灾害救援医学

[美] 格雷戈里·赛奥顿 **主编**

郑静晨 彭碧波 **译**

冯国华 罗 青 顾建华 郭 晓 孙 瑜 贺加贝 潘奕婷 **审校**

中国科学技术出版社

·北 京·

图书在版编目（CIP）数据

灾害救援医学／（美）赛奥顿主编；郑静晨，彭碧波译．
—北京：中国科学技术出版社，2014.4
书名原名：Disaster medicine
ISBN 978-7-5046-6564-5

Ⅰ．①灾…　Ⅱ．①赛…②郑…③彭…　Ⅲ．①灾害－
急救医疗　Ⅳ．① R459.7

中国版本图书馆 CIP 数据核字 (2014) 第 043082 号

Disaster Medicine, 1/E
Gregory Ciottone, Philip Anderson, Erik Auf Der Heide, Robert Darling, Irving Jacoby, Eric Noji, Selim Suner
ISBN-13: 9780323032537
ISBN-10: 0323032532

出 版 人	苏　青
责任编辑	单　亭　张　莉
责任校对	韩　玲　赵丽英　凌红霞　孟华英　何士如
责任印制	张建农
版式设计	中文天地

出　　版	中国科学技术出版社
发　　行	科学普及出版社发行部
地　　址	北京市海淀区中关村南大街16号
邮　　编	100081
发行电话	010-62173865
传　　真	010-62179148
网　　址	http://www.cspbooks.com.cn

开　　本	889mm×1194mm　1/16
字　　数	2200千字
印　　张	64.25
印　　数	1—3000册
版　　次	2014年4月第1版
印　　次	2014年4月第1次印刷
印　　刷	北京长宁印刷有限公司
书　　号	ISBN 978-7-5046-6564-5 / R·1714
定　　价	158.00元

（凡购买本社图书，如有缺页、倒页、脱页者，本社发行部负责调换）

谨以此书献给灾难发生后的受害者和幸存者以及照顾他们的医疗工作者

副 主 编

菲利普·安德森（Philip D. Anderson）
医学博士
哈佛医学院医学助理教授
国际灾难及紧急医药部门主管
马萨诸塞州波斯顿贝斯以色列女执事医疗中心急诊科
主治医生

埃里克·以奥夫·德·黑德（Erik Auf Der Heide）
医学博士，公共卫生学硕士，美国急诊医师协会会员
佐治亚州亚特兰大美国毒物和疾病登记署卫生官员

罗伯特·达林（Robert G. Darling）
医学博士，美国急诊医师协会会员
美国海军医疗队队长
国家安全海军医疗办公室高级医学顾问
国家安全医疗队首席专职顾问

欧文·雅各比（Irving Jacoby）
医学博士
圣地亚哥加利福尼亚大学及加利福尼亚州拉荷雅医学
院医药外科教授
急诊科主治医生
加利福尼亚州圣地亚哥加利福尼亚大学医院应急准备
和响应医疗顾问

艾瑞克·诺基（Eric Noji）
医学博士，公共卫生硕士
佐治亚州亚特兰大疾病控制与防治中心高级卫生官员

塞利姆·斯诺尔（Selim Suner）
医学博士，外科硕士，美国急诊医师协会会员
美国布朗医学院外科急诊部助理教授
应急准备和灾难响应急诊科主任
罗得岛州普罗维登斯罗得岛医院应急准备委员会主席

各 节 编 辑

凯瑟琳·布伦斯菲尔德（Kathryn Brinsfield）

医学博士，公共卫生硕士，美国急诊医师协会会员

国家安全波士顿紧急医疗服务医疗顾问

马萨诸塞州波士顿大学药品和公共卫生学院急诊医学和环境健康学助理教授

乔纳森·伯斯坦（Jonathan L. Burstein）

医学博士，美国急诊医师协会会员

哈佛医学院医学系急诊医学部门灾害救援医学分部主任

马萨诸塞州波士顿哈佛公共卫生学院公共卫生准备哈佛中心科学副主任

约翰·卡西尔（John D. Cahill）

医学博士，热带医学医生

助理教授

纽约州纽约市圣卢克－罗斯福医院急诊医学和传染病学主治医生

爱德华·斯塔卢克（Edward W. Cetaruk）

医学博士

科罗拉多州丹佛市科罗拉多州医科大学毒理学和临床药理毒理学有限公司健康学中心部助理临时教授

弗朗西斯·黛拉·科尔特（Francesco Della Corte）

医学博士

助理教授

意大利诺瓦拉东皮埃蒙特大学麻醉学重症监护主席

艾瑞克·迪克逊（Eric W. Dickson）

医学博士

爱荷华州爱荷华市爱荷华大学医学院急诊部主席

罗伯特·费瑞塔斯（Robert L. Freitas）

医院管理硕士

急诊医学项目主任

马萨诸塞州波士顿哈佛医学中心医师

大卫·贾瑞特（David G. Jarrett）

医学博士，美国急诊医师协会会员

美国陆军空军医师医疗队上校

马里兰州贝塞斯达武装部队放射生物学研究所主任

马克·凯姆（Mark E. Keim）

医学博士

卫生官员和团队领导

国际紧急难民卫生分部

国家环境健康中心

佐治亚州亚特兰大美国疾病控制中心

国际健康与发展部临床副教授

图兰大学公共卫生和热带医学

路易斯安那州新奥尔良

荣誉科系

国际紧急灾难与难民研究中心

美国霍普金斯大学医学院

马里兰州巴尔的摩

凯萨琳·肯尼迪（Katharyn E. Kennedy）

医学博士

马萨诸塞大学医学院急诊系急诊医学助理教授

马萨诸塞州伍斯特马尔堡医院急诊主任

詹姆斯·麦德森（James M. Madsen）

医学博士，医院管理硕士

美国陆军空军医师医疗队上校

马里兰州 APG-EA 美国陆军化学防护医学研究所化学伤患看护部科学顾问
服务大学预防医学和生物统计学副教授
马里兰州贝塞斯达服务大学病理学、军事、急诊医学和新型感染性疾病助理教授

肯恩·米勒（Ken Miller）
医学博士，博士
加利福尼亚州尔湾市奥兰治县消防部门医疗顾问
加利福尼亚州圣安娜奥兰治县医疗保健处 / 紧急医疗服务助理医疗顾问
国土安全部 / 联邦应急管理局加利福尼亚城市搜救第五特遣部队医疗队主任
国家安全局 / 联邦应急管理局 / 国家灾难医疗系统加利福尼亚灾难医疗救助组组长
哥伦比亚特区华盛顿国家安全局 / 联邦应急管理局事故支援队 / 联合管理队卫生官员

杰瑞·毛塞史德 (Jerry L. Mothershead)
医学博士，美国急诊医师协会会员
马里兰州贝塞斯达健康学服务大学助理教授
俄亥俄州巴特尔纪念研究所医疗准备与反应小组医师顾问

罗伯特·帕特里奇 (Robert Partridge)
医学博士，公共卫生硕士
急诊医学助理教授
罗得岛医院及布朗医院国际紧急医疗急诊科分部主任

里昂·桑切斯（Leon D. Sanchez）
医学博士，公共卫生硕士
马萨诸塞州波士顿贝斯以色列女执事医疗中心急诊科

查尔斯·斯图尔特（Charles Stewart）
医学博士，美国急诊医师协会会员，美国急诊医师协会会员
科罗拉多州科泉市

加里·威尔科（Gary M. Vilke）
医学博士，美国急诊医师协会会员，美国急诊医师协会会员
圣地亚哥医学中心加利福尼亚大学急诊科临床医学助理教授
加利福尼亚州圣地亚哥市圣地亚哥郡紧急医疗服务医疗顾问

艾瑞克·威斯坦因（Eric S. Weinstein）
医学博士，美国急诊医师协会会员
南卡罗来纳州沃尔特博勒科勒顿紧急服务医疗中心医疗顾问
南卡罗来纳州查尔斯顿南卡罗来纳大学
美国急诊医师学会灾害救援医学部主席
卫生总部灾害救援医学紧急救护队急救医师

理查德·赞恩（Richard D. Zane）
医学博士
马萨诸塞州波士顿哈佛医学院布里格姆和女子医院急诊科副主席

编 著 者

乔治·亚历山大 (George A. Alexander)
医学博士
马里兰州贝塞斯达国家癌症研究所国家卫生研究所辐射研究项目

安吉拉·安德森 (Angela C. Anderson)
医学博士，美国儿科学会会员
儿科急诊医学
临床毒理学和药理学
孩之宝儿童医院
罗得岛州普罗维登斯布朗大学医学院儿科和急诊医学副教授

安德鲁·阿丁斯丹（Andrew W. Artenstein）
医学博士，美国急诊医师协会会员
罗得岛州波塔基特市罗得岛纪念医院传染病部生化防御和新型病原体中心主任

卡维塔·巴布（Kavita Babu）
医学博士
马萨诸塞州伍斯特市马萨诸塞州大学医学院毒理学急诊科会员

费尔明·巴瑞图（Fermin Barrueto）初级研究员
医学博士
外科 / 急诊科助理教授
马里兰州巴尔的摩马里兰大学医学急诊医师

卡丽·巴顿（Carrie Barton）
医学博士
阿拉巴马州伯明翰防灾准备中心灾害救援医学研究员

布鲁斯·贝克尔（Bruce M. Becker）
医学博士，公共卫生硕士
罗得岛医院 / 孩之宝儿童医院急诊科主治医生
罗得岛州普罗维登斯布朗医学院公共卫生部副教授

马修·伯克曼（Matthew Berkman）
医学博士
哈佛大学附属急诊医学住院医师规范化培训
马萨诸塞州波士顿贝斯以色列女执事医疗中心

安德鲁·伯恩（Andrew I. Bern）
医学博士，美国急诊医师协会会员
佛罗里达州德尔雷比奇德瑞医疗中心急诊主治医生
佛罗里达州好莱坞市好莱坞医疗中心

米拉娜·布克曼（Milana Boukhman）
医学博士
医学讲师
哈佛医学院灾害救援医学会员
马萨诸塞州波士顿贝斯以色列女执事医院急诊科主治医生

彼得·布鲁斯特（Peter Brewster）
西弗吉尼亚州马丁斯堡退伍军人医疗中心紧急卫生保健组教育、培训、练习项目主管

舍顿·巴德（Churton Budd）
注册护士，高级急救技术员
俄亥俄州托莱多市俄亥俄医学院第三信息学系统分析员

詹姆斯·伯克（James M. Burke）
医学博士
加利福尼亚州格兰代尔安德温斯特医疗中心主治医生

美国海军后备军海军上校
新泽西州迪克斯堡市舰队医院

弗雷德里克·伯克利 (Frederick M. Burkle)
初级研究员，医学博士，公共卫生硕士，美国儿科学
学会会员，美国急诊医师协会会员
高级学者
科学家、客座教授
国际紧急灾难难民研究中心
马里兰州巴尔的摩约翰霍普金斯大学医疗部
国际紧急灾难难民研究中心开鲁县亚太分支主任

琳恩·巴克利·伯内特 (Lynne Barkley Burnett)
医学博士
佛雷斯诺县县长办医学顾问
社区医疗中心医德会主席
国立大学法医病理学副教授
加利福尼亚州弗雷斯诺斯州农工大学 EMS 操作和计
划兼职讲师

尼古拉斯·文森特·凯克鲁索 (Nicholas Vincent Cagliuso)
高级研究员，博士，公共卫生硕士
新泽西州泽西市新泽西州及纽约港务局应急管理办公
室应急准备分析员

约翰·卡西来 (John D. Cahill)
医学博士，热带医学博士
助理教授
纽约纽约市圣卢克 – 罗斯福急诊医学及传染病主治医生

杜安·卡尼瓦 (Duane C. Caneva)
医学博士，美国急诊医师协会会员
美国海军中校
马里兰州贝塞斯达市健康科学服务大学军部 / 急诊医
学部兼职助理教授

朱莉·安·卡萨尼 (Julie Ann P. Casani)
医学博士，公共卫生硕士
马里兰州巴尔的摩市马里兰健康和心理卫生部公共卫
生准备与响应办公室主任

玛丽·谢非 (Mary W. Chaffee)
科学博士（卫生），外科硕士，注册护士，注册高级
助理护士，美国护理学院会员
马里兰州贝塞斯达健康科学服务大学护理研究生院博
士生
哥伦比亚特区华盛顿外科办公室国土资源海军医学办
公室前任主任

亨利·常 (Henry C. Chang)
医学博士
纽约州曼哈斯特北岸大学医院急诊科

詹姆斯·常 (James C. Chang)
注册工业卫生师，理学学士，理学硕士
北卡罗来纳州达勒姆杜克大学医院紧急管理协调员

安娜·陈 (Anna I. Cheh)
医学博士
马萨诸塞州波士顿贝斯以色列女执事医疗中心哈佛大
学附属急诊医学住院医师实习

伊斯特·陈 (Esther H. Chen)
医学博士
宾夕法尼亚州费城宾夕法尼亚大学医疗中心急诊科

特利基·西克尼 (Teriggi J. Ciccone)
医学博士
马萨诸塞州波士顿贝斯以色列女执事医疗中心哈佛大
学附属急诊医学住院医师规范化培训住院总医师

玛丽安·斯耐塔 (Marianne E. Cinat)
医学博士
加利福尼亚州奥特兰欧文医疗中心加利福尼亚大学尔
湾分校地区烧伤中心

格里高利·契奥托 (Gregory R. Ciottone)
医学博士，美国急诊医师协会会员
哈佛医学院国际急诊部主任
马萨诸塞州波士顿贝斯以色列女执事医疗中心灾害救
援医学分部主任

罗伯特·契奥托（Robert A. Ciottone）
博士
临床心理学家
克拉科大学心理学教授
马萨诸塞州伍斯特马萨诸塞大学医学院精神病学和儿科学副教授

史蒂文·凯博瑞（Steven T. Cobery）
医学博士，医疗队，美国海军后备队
罗得岛普罗维登斯市罗得岛医院布朗大学医学院神经外科住院医师

乔娜妮·科诺（Joanne Cono）
医学博士，持有国家许可证的助产士
佐治亚州亚特兰大疾病控制与预防中心恐怖主义准备与紧急应对联合办公室科学副主任

凯莉·科里甘（Kelly J. Corrigan）
医学博士，文学硕士
哈佛医学院医学讲师
马萨诸塞州波士顿贝斯以色列女执事医疗中心主治医生

弗朗西斯·黛拉·科特（Francesco Della Corte）
医学博士
副教授
意大利诺瓦拉东皮埃蒙特大学麻醉学和重病特别护理主席

克里斯托·卡班（Christo C. Courban）
医学博士
布里格姆和女性医院
剑桥医院
马萨诸塞州波士顿哈佛医学院

海莉·克兰莫（Hilarie Cranmer）
医学博士，公共卫生硕士
马萨诸塞州波士顿布里格姆和女性医院急诊科

斯蒂芬·卡尼（Stephen O. Cunnion）
医学博士，公共卫生学硕士，博士
宾夕法尼亚州费城宾夕法尼亚大学医院宾夕法尼亚大

学旅游医学急诊科

罗伯特·达林（Robert G. Darling）
医学博士，美国急诊医师协会会员
美国海军医疗队队长
国家安全海军医疗办公室高级医学顾问
哥伦比亚特区华盛顿国家安全医疗队首席专职顾问

大卫·戴维斯（David Davis）
医学博士
北卡罗来纳州达勒姆杜克大学医学中心急诊医学

提莫斯·戴维斯（Timothy Davis）
医学博士，公共卫生硕士
佐治亚州亚特兰大艾默利大学医学院副教授

詹妮弗·黛拉普纳（Jennifer E. Delapena）
医学博士
马萨诸塞州波士顿贝斯以色列女执事医疗中心

舍研·德（Chayan Dey）
医学博士，美国急诊医师协会会员
国际紧急灾难难民研究中心急诊科
马里兰州巴尔的摩约翰霍普金斯大学医学院

威廉·迪克森（William E. Dickerson）
医学博士
美国空军医疗队上校
马里兰州贝塞斯达武装部队放射生物学研究所军事医学部部长

艾瑞克·迪克逊（Eric W. Dickson）
医学博士，美国急诊医学学会会员
爱荷华州爱荷华市爱荷华大学医学院急诊科科长

莎伦·迪琳（Sharon Dilling）
新泽西州牙医学大学生化防卫中心顾问
新泽西州海茨敦市新泽西州信用联盟通信主任

索菲亚·戴尔（K. Sophia Dyer）
医学博士
波士顿大学医学院急诊科助理教授

马萨诸塞州波士顿医疗中心急诊部主治医生

詹森·帝里克（Jason Dylik）
医学博士，内科急救专家
北卡罗来纳州达勒姆杜克大学外科系急诊部

乔纳森·艾德罗（Jonathan A. Edlow）
医学博士，美国急诊医师协会会员
贝斯以色列女执事医疗中心急诊科副主席
马萨诸塞州波士顿哈佛医学院医药副教授

马歇尔·爱丁伯格（Marshall Eidenberg）
疗骨学博士
初入培训部主任
军医培训部 DCMT 医学主任

卡玛·恩尼斯·霍尔库姆（Khama D. Ennis–Holcomb）
医学博士，公共卫生硕士
马萨诸塞州波士顿布里格姆和女性医院急诊科高级住院医生

丹尼斯·菲茨杰拉德（Denis J. Fitzgerald）
医学博士
禁毒与抵御恐怖医疗支持项目首席卫生官员
伤患看护研究中心
健康科学服务大学
哥伦比亚特区华盛顿美国国防部

凯瑞·佛舍尔（Kerry Fosher）
理学士、文学士、文学硕士
新汉普郡黎巴嫩达特茅斯医学院新英格兰应急准备中心、纽约州锡拉丘兹市锡拉丘兹大学麦斯威尔公民权及公共事务学院与法学院国际安全与反恐协会研究与实践协会

罗伯特·弗瑞塔斯（Robert L. Freitas）
医学管理硕士
马萨诸塞州波士顿哈佛医学院医师应急医学计划主任

赖安·弗里德伯格（Ryan Friedberg）
医学博士
马萨诸塞州波士顿哈佛大学附属应急医学住院医生实

习计划贝斯以色列女执事医疗中心

富兰克林·弗里德曼（Franklin D. Friedman）
医学博士，外科硕士
塔夫茨大学医学院应急医学助理教授
塔夫茨和新英格兰医疗中心应急临床手术主任
应急医学部门
马萨诸塞州波士顿

费雷德里克·冯（Frederick Fung）
医学博士，外科硕士
医学部、职业医学部临床教授
加利福尼亚大学，警官
警官，加利福尼亚州
医疗主任，职业医学
夏普里斯 – 司提丽医疗中心
医疗主任，职员健康
夏普卫生保健
加利福尼亚州圣地亚哥

罗伯特·福尔贝里（Robert D. Furberg）
理学士，国家注册的急救医疗技术辅助人员证书
护理人员，应急医疗服务教育
帕克伍德消防
北卡罗来纳州三角研究园
兼任讲师，应急健康科学
应急医学部门
华盛顿特区乔治华盛顿大学

韦德·盖什（Wade Gasch）
医学博士，美国急诊医学学会会员
马里兰大学医学院应急医学部助理教授
治疗前护理主任
应急医学
马里兰大学医疗中心
主任医师和医疗主任
巴尔的摩市消防部门
马里兰州巴尔的摩

菲奥娜·加拉希（Fiona E. Gallahue)
医学博士
纽约布鲁克林纽约卫理公会医院应急医学部门住院医

师副主任

露西尔·甘斯（Lucille Gans）
医学博士
埃德蒙顿，亚伯达，加拿大
亚历山大·格铎，医学博士
麻醉学和重症监护室住院医师
东皮埃蒙特大学
马焦雷黛拉凯伊黛医院
意大利诺瓦拉

詹姆斯·盖林（James Geiling）
医学博士，美国内科医师协会会员
医学副教授
达特茅斯医学院
助理主任，新英格兰应急准备中心
达特茅斯－西区考克医疗中心
汉诺威市，新罕布什尔
医疗服务长官
退伍军人事务部医疗中心
佛蒙特州怀特河枢纽

保罗·吉安诺尼（Paul Giannone）
公共卫生硕士，橡树岭科学与教育研究所研究员会员
灾难计划员，国际应急和难民健康分部
国家环境健康中心
美国疾病控制与预防中心
佐治亚州亚特兰大

威廉·格鲁克曼（William Gluckman）
骨科医学，急救护理员，美国急诊医师协会会员
外科助理教授，新泽西州医学院
应急主治医师，新泽西医科与牙科大学
医院，医疗主任，大学应急医疗服务
新泽西州纽瓦克市

苏珊·戈尔曼（Susan E. Gorman）
药学博士
科学副主任
国家战略储存计划
疾病控制与预防中心
佐治亚州亚特兰大

斯科特·古迪（J. Scott Goudie）
医学博士
哈佛大学附属应急医学住院医师计划
贝斯以色列女执事医疗中心
马萨诸塞州波士顿

罗伯特·古热莱塔（Robert M. Gougelet）
医学博士
医学（应急医学）助理教授
达特茅斯医学院
应急响应医疗主任
达特茅斯希区考克医疗中心
新罕布什尔黎巴嫩

马克·格莱伯（Mark A. Graber）
医学博士
应急医学和家庭医学副教授
爱荷华大学药学院
爱荷华州爱荷华州市

吉尔·格兰特（Jill A. Grant）
医学博士
圣安东尼奥统一服务健康教育联盟
应急医学住院医师计划
布鲁克陆军医疗中心
得克萨斯州山姆休斯敦堡

迈克尔·格林伯格（Michael I. Greenberg）
医学博士，公共卫生硕士
应急医学临床教授
天普大学医学院
应急医学教授
公众健康教授
德雷克赛尔大学医学院
宾夕法尼亚州费城

P. 格雷格·格里诺（P. Gregg Greenough）
医学博士，公共卫生硕士
助理教授和联合主任
国际应急中心，灾难和难民研究，医学院和公众健康
约翰霍普金斯大学医疗体系
马里兰州巴尔的摩

沙迈·格鲁斯曼（Shamai A. Grossman）
医学博士，外科硕士，美国急诊医师协会会员
主任，临床决策单位和心脏应急中心
应急医学部门
贝斯以色列女执事医疗中心
医学讲师
哈佛医学院
马萨诸塞州波士顿

L·圭多蒂（Teel L. Guidotti）
医学博士，公共卫生硕士
教授
环境和职业健康部主席
主任，职业医学和毒理学部（医学部）
乔治华盛顿大学医疗中心
华盛顿特区

黛博拉·古特曼（Deborah Gutman）
医学博士，公共卫生学硕士
临床助理教授
应急医学部
布朗医学院
主治医生
应急医学部
罗得岛州医院
罗得岛州普罗维登斯

平夏斯·哈尔佩恩（Pinchas Halpern）
医学博士
以色列特拉维夫市特拉维夫大学医学系特拉维夫索尔瑞斯基医学中心与赛克勒急诊科主任

丹·汉夫宁（Dan Hanfling）
医学博士，美国急诊医师协会会员
华盛顿特区乔治·华盛顿大学急诊医学临床医学副教授
弗吉尼亚州福尔斯教堂爱诺华健康系统应急管理与灾害救援医学主任

雷切尔·霍罗兹（Rachel Haroz）
医学博士
宾夕法尼亚州费城德雷塞尔大学医学院急诊医学系急诊医学讲师

邦尼·哈特斯坦（Bonnie H. Hartstein）
医学博士
得克萨斯州山姆·休斯敦堡布鲁克陆军医学中心急诊医学系与马里兰州贝塞斯达国防医科大学儿科副教授

约翰·希克（John L. Hick）
医学博士，美国急诊医师协会认证会员
明尼苏达州明尼阿波里斯市汉尼伯医疗中心内科医师及明尼苏达大学急诊医学副教授

斯蒂芬·胡德（Stephen F. Hood）
文学硕士
弗吉尼亚州阿什本突发事件与灾难应对研究所及乔治·华盛顿大学公共管理/国家政策协调者

迈克尔·霍洛维茨（Michael Horowitz）
医学博士
宾夕法尼亚州费城德雷塞尔大学医学院急诊医学系急诊医学住院医师

库尔特·霍斯特（Kurt R. Horst）
医学博士
马萨诸塞州伍斯特急诊医学系
麻省大学医疗中心
麻省大学医学院

汉斯·豪斯（Hans R. House）
医学博士，热带医学与卫生学专科医师
爱荷华州爱荷华市爱荷华大学卡弗医学院急诊医学副教授及爱荷华急诊医学住院部主任

柯蒂斯·亨特（Curtis J. Hunter）
医学博士
得克萨斯州圣安东尼奥市急诊医学住院医师联盟
圣安东尼奥武装部队健康教育主要教员
得克萨斯州山姆·休斯敦堡布鲁克陆军医学中心急诊医学系主任
马里兰州贝塞斯达国防医科大学军事与急诊医学副教授

詹森·因佩拉托（Jason Imperato）
医学博士，工商管理学硕士
马萨诸塞州波士顿贝斯以色列女执事医疗中心主治医师

皮耶·鲁奇·英格拉西亚（Pier Luigi Ingrassia）
医学博士
意大利诺瓦拉马焦雷慈善医院与东皮埃蒙特大学麻醉学与重症监护室住院医师

欧文·雅各比（Irving Jacoby）
医学博士
加利福尼亚州圣地亚哥加州大学应急准备与响应医院医学总监与急诊医学系主治医师
加利福尼亚州拉荷亚圣地亚哥加州大学医学院医学与外科教授

西娅·詹姆斯（Thea James）
医学博士
马萨诸塞州波士顿医疗中心与波士顿大学医学院临床讲师与外科主治医师

大卫·贾斯洛（David Jaslow）
医学博士，公共卫生学硕士，急救护理员，美国急救医学协会会员
宾夕法尼亚州费城阿尔伯特·爱因斯坦医疗中心急症科特殊手术中心联合主任
可运作公共卫生与灾难年医学应急医疗服务部主任

格雷戈里·杰伊（Gregory D. Jay）
医学博士
罗得岛普罗维登斯罗得岛医院急诊科医学与急诊医学研究室主任、副教授
布朗医学院工程学院医学副教授

米里亚姆·约翰（Miriam John）
医学博士
新泽西州纽瓦克市纽瓦克贝斯以色列医学中心住院医师

迈克尔·琼斯（Michael D. Jones）
医学博士
得克萨斯州山姆·休斯敦堡 SAUSHEC EM 住院医师计划与布鲁克陆军医学中心

杰弗里·卡舒克（Jeffry L. Kashuk）
医学博士，美国外科医师学会会员
宾夕法尼亚州费城哈尼曼大学附属医院外科手术

临床副教授

迈克·凯姆（Mark E. Keim）
医学博士
马里兰州巴尔的摩约翰·霍普金斯大学医学院国际突发事件、灾难与难民研究中心名誉教员
路易斯安那州新奥尔良杜兰大学公共卫生与热带医学院国际卫生与发展系临床医学副教授
佐治亚州亚特兰大美国疾病控制与预防中心国家环境卫生中心国际突发事件与难民卫生部卫生干事与组长

凯瑟琳·肯尼迪（Katharyn E. Kennedy）
医学博士
马萨诸塞州伍斯特马尔堡医院急诊医学主任
麻省大学医学院急诊医学系急诊医学副教授

保罗·金姆（Paul D. Kim）
医学博士
弗吉尼亚州阿什本突发事件与灾难回应研究所与乔治·华盛顿大学手术副主任

西尔维亚·金姆（Sylvia H. Kim）
医学博士
马萨诸塞州波士顿贝斯以色列女执事医疗中心
哈佛大学附属急诊医学住院部

里奥·小林（Leo Kobayashi）
医学博士
罗得岛普罗维登斯布朗大学急诊医学系、大学急诊医学基金会

劳拉·科库尔彻基（Lara K. Kulchycki）
医学博士
马萨诸塞州波士顿贝斯以色列女执事医疗中心
哈佛大学附属急诊医学住院医师计划

瑞克·库尔卡尼（Rick G. Kulkarni）
医学博士
加利福尼亚州洛杉矶加州大学医学中心急诊医学系主治医师、信息学主任
加州大学洛杉矶分校戴卫·格芬医学学院医学副教授

克里斯多佛·朗（Christopher R. Lang）
医学博士
华盛顿特区乔治·华盛顿大学急诊医学系

格雷戈里·拉尔金（Gregory L. Larkin）
医学博士、科学学士、公共卫生学硕士、美国急诊医师协会会员
得克萨斯州达拉斯西南医疗中心、得克萨斯大学急诊医学部外科教授

托马斯·莱博斯克特 III（Thomas P. Lebosquet）
医学博士
北卡罗来纳州达拉姆市杜克大学医学中心急诊医学住院医师

布鲁斯·李（Bruce Y. Lee）
医学博士，工商管理硕士
宾夕法尼亚州匹兹堡大学决策科学与临床系统建模部医学副教授

凯瑟琳·李（Catherine Y. Lee）
公共卫生学硕士
纽约瓦尔哈拉纽约医学院研究助理

大卫·李（David C. Lee）
医学博士
纽约大学急诊医学系临床副教授
纽约曼哈赛特北岸大学附属医院急诊科研究部主任

杰伊·莱默里（Jay Lemery）
医学博士
纽约长老会医院急诊医学主治医生
威尔·康奈尔医学院急诊医学主治医生

丹尼尔·莱姆金（Daniel L. Lemkin）
医学博士
马里兰州巴尔的摩马里兰大学医学院急诊医学系临床讲师
马里兰大学巴尔的摩分校
紧急医疗会员
巴尔的摩市消防部门医学副主任

珍妮特·林德（Jeanette A. Linder）
医学博士
马里兰州巴尔的摩市马里兰大学医学中心放射肿瘤科副教授

劳伦斯·林德（Lawrence S. Linder）
医学博士，美国急诊医师协会会员，意外与急救医学协会会员
马里兰州格伦伯尼巴尔的摩华盛顿医疗中心高级副总裁/首席医疗官、急诊科主任

珊·W. 刘（Shan W. Liu）
医学博士
马萨诸塞州波士顿麻省总医院急诊医学教员
哈佛医学院外科讲师

克雷林·卢埃林（Craig H. Llewellyn）
医学博士
马里兰州贝塞斯达国防医科大学灾难与人道主义援助医学主任、外科教授

弗朗西斯卡·隆巴尔（Francesca Lombardi）
医学博士
意大利诺瓦拉马焦雷慈善医院与东皮埃蒙特大学麻醉学与重症监护室住院医师

希瑟·朗（Heather Long）
医学博士
纽约曼哈赛特北岸大学附属医院急诊科主治医生

爱德华·卢奇（Edward B. Lucci）
医学博士，美国急诊医师协会会员
华盛顿特区沃尔特里德陆军医疗中心突发事件与可运作医学主任

唐纳德·麦克米伦（Donald Macmillan）
文学硕士，检察官，急救护理员
康涅狄格州纽黑文市紧急医疗部
耶鲁大学医学院

劳拉·迈可诺（Laura Macnow）
医学博士
马萨诸塞州波士顿贝斯以色列女执事医疗中心急诊科
主治医师
哈佛医学院急诊医学讲师

詹姆斯·麦德森（James M. Madsen）
医学博士，公共卫生硕士
马里兰州贝塞斯达军队服务大学病理学、军事与急诊
医学与新兴传染病副教授
马里兰州阿伯丁试验场埃奇伍德区美国陆军医学研究
防化研究院化学伤亡护理部门陆军上校、医疗队成
员、航空军医、美国陆军科学顾问

布莱恩·马奎尔（Brian J. Maguire）
公共卫生博士，工商管理硕士、急救护理员
马里兰州巴尔的摩市马里兰大学巴尔的摩分校紧急健
康服务系副主任

约翰·马龙（John D. Malone）
医学博士，美国内科医师学会会员，美国传染病协会会员
马里兰州贝塞斯达预防医学与生物统计学系、爱德
华·赫伯特医学院、国防医科大学医学教授

保罗·曼尼斯卡尔克（Paul M. Maniscalco）
公共管理硕士，急救护理员
弗吉尼亚州阿什本突发事件与灾难应对研究院、乔
治·华盛顿大学医疗卫生技术人员
国家急诊医学会副总干事、前主席

大卫·马尔科齐（David Marcozzi）
医学博士
北卡罗来纳州达拉姆市杜克大学医学中心外科急诊病区

彼埃特罗·马尔盖拉（Pietro D. Marghella）
美国医学管理人员学会会员、美国胸科医师学会会员
华盛顿特区国防医科大学美国海军兼职助理教授、军
医总队总指挥

詹姆斯·马汀（James F. Martin）
医学博士
得克萨斯州山姆·休斯敦堡布鲁克陆军医学中心急诊

医学住院医师计划
圣安东尼奥国防健康教育协会

詹姆斯·麦克金奈尔（James Mckinnell）
医学博士
加利福尼亚州托伦斯洛杉矶海港医学中心医学系住院
内科医师

米歇尔·麦克马洪－唐纳（Michelle Mcmahon–Downer）
医学博士
罗得岛普罗维登斯布朗大学医学院罗得岛医院急诊科

克劳福德·米切姆（C. Crawford Mechem）
医学博士，美国急诊医师协会会员
宾夕法尼亚州费城市消防部门紧急医疗医学总监
宾夕法尼亚大学医学中心急诊医学系副教授

须弥山·梅塔（Sumeru Mehta）
医学博士，公共卫生硕士
得克萨斯州圣安东尼奥国防健康教育协会、布鲁克陆
军医疗中心急诊科急诊超声检查主治医师、主任

帕特里夏·迈因哈特（Patricia L. Meinhardt）
医学博士，公共卫生硕士、文学硕士
纽约埃尔迈拉阿洛特·奥格登医疗中心职业与环境医
学中心医疗执行理事

劳拉·黛安·麦尔维尔（Laura Diane Melville）
医学博士
纽约布鲁克林区纽约卫理公会医院

杰弗里·梅茨格（Jeffery C. Metzger）
医学博士
北卡罗来纳州达拉姆市达拉姆警察局选择性执行分
队、杜克大学医学中心急诊医学住院医师

安吉拉·密尔斯（Angela M. Mills）
医学博士
宾夕法尼亚州费城宾夕法尼亚大学医学中心急诊医学
系副教授

安德鲁·密恩斯坦（Andrew M. Milsten）
医学博士，理学硕士，美国急诊医师协会会员
美国急诊医师协会灾难医务科时事通讯编辑、快速护理、急救护理运输与大众集会活动医学总监、安娜·阿伦德郡消防部门医学副总监、马里兰大学帕克分校急诊医学部门临床副教授

詹姆斯·普法夫（James Pfaff）
医学博士，美国急诊医师协会会员，美国急救医学学会会员
得克萨斯州山姆·休斯敦堡 SAUSHEC EM 住院医师计划布鲁克陆军医疗中心主治医师

威廉·波尔卡罗（William Porcaro）
医学博士
马萨诸塞州波士顿贝斯以色列女执事医疗中心哈佛附属急诊医学住院医师计划

劳伦斯·普罗诺（Lawrence Proano）
医学博士，美国急诊医师协会会员
罗得岛普罗维登斯罗得岛医院布朗大学急诊医学计划主治医师

纳杰马·拉赫曼 – 卡恩（Najma Rahman–Kahn）
医学博士
纽约布鲁克林区路德教会医院主治医师

维托利奥·拉霍（Vittorio J. Raho）
医学博士
马萨诸塞州波士顿贝斯以色列女执事医疗中心哈佛附属急诊医学住院医师计划住院医师

普拉桑迪·拉马努詹（Prasanthi Ramanujam）
医学学士
马萨诸塞州波士顿大学医学院波士顿医疗中心急诊科

温德·瑞恩斯特拉（Wende R. Reenstra）
医学博士，公共卫生博士
马萨诸塞州波士顿贝司以色列女执事医疗中心急诊科

安德鲁·赖斯纳（Andrew Reisner）
医学博士
马萨诸塞州波士顿马萨诸塞州总医院急诊科、哈佛医学院讲师

马克·雷斯图恰（Mark C. Restuccia）
医学博士，美国急诊医师协会会员、美国急救医学学会会员
马萨诸塞州伍斯特麻省大学纪念卫生保健、麻省大学医学院急诊医学副教授

詹姆斯·迈克尔·莱利（James Michael Riley）
注册急诊技师
华盛顿特区美国公民及移民服务局安全与调查办公室高级安全分析师

艾伯特·罗曼诺斯基（Albert J. Romanosky）
医学博士
马里兰州巴尔的摩马里兰州健康与心理卫生部公共卫生防范与应对办公室医学总监

彼得·罗森（Peter Rosen）
医学博士
马萨诸塞州波士顿贝斯以色列女执事医疗中心急诊科主治医师
哈佛大学医学院医学系高级讲师

马克·罗森塔尔（Marc S. Rosenthal）
公共卫生学博士，运营总监
密歇根底特律西奈恩典医院急诊科西奈恩典医院急诊医学住院医师计划、韦恩州立大学研究室主任 / 住院医师副主任、主治医师、急诊医学副教授

乔纳森·鲁宾（Jonathan M. Rubin）
医学博士
威斯康星州密尔沃基县紧急医疗医务处副主任、威斯康星医学院急诊医学副教授

里昂·桑切斯（Leon D. Sanchez）
医学博士，公共卫生学硕士
马萨诸塞州波士顿贝斯以色列女执事医疗中心、哈佛

医学院急诊医学临床讲师、急诊医学主治医师

黛布拉·施耐利（Debra D. Schnelle）
理学硕士
纽约水牛城纽约州立大学研究基金会副项目策划 / 副项目经理

耶利米·舒尔（Jeremiah D. Schuur）
医学博士
罗得岛普罗维登斯布朗大学急诊医学住院医师部总住院医师

艾里克·瑟吉安科（Eric M. Sergienko）
医学博士
华盛顿海岸线地带美国海军医疗与外科手术局海军少校

金贾尔·赛斯拉曼（Kinjal Sethuraman）
医学博士，公共卫生硕士
纽约国际急诊医学协会会员
长岛犹太医疗中心急诊科
阿尔伯特·爱因斯坦大学

马克·夏皮罗（Marc J. Shapiro）
医学博士
罗得岛普罗维登斯布朗大学急诊医学系大学急诊医学基金会

山姆·沈（Sam Shen）
医学博士，工商管理硕士
马萨诸塞州新贝德福德南海岸医疗体系、圣路加医院主治医师

苏珊娜·谢泼德（Suzanne M. Shepherd）
医学博士，美国急诊医师协会会员，热带医学与卫生文凭
宾夕法尼亚州费城宾夕法尼亚大学附属医院、宾夕法尼亚大学旅行医学教育与研究主任、副教授

威廉·邵夫（William H. Shoff）
医学博士，热带医学与卫生文凭
宾夕法尼亚大学费城宾夕法尼亚大学附属医院、宾夕

法尼亚大学旅行医学、急诊医学系

肖思·迈克尔·赛勒（Sean Michael Siler）
运营总监
得克萨斯州山姆·休斯敦堡布鲁克陆军医学中心急诊医学系、健康科学协会急诊医学住院医师部、圣安东尼奥军警部门高级住院医师、美国陆军医疗队队长

艾利森·斯斯特斯基（Alison Sisitsky）
医学博士
马萨诸塞州波士顿贝斯以色列女执事医疗中心
哈佛附属急诊医学住院医师计划

克雷格·西森（Craig Sisson）
医学博士
罗得岛普罗维登斯布朗大学急诊医学计划
罗得岛医院

彼得·斯穆勒维茨（Peter B. Smulowitz）
医学博士
马萨诸塞州波士顿贝斯以色列女执事医疗中心
哈佛附属急诊医学住院医师计划

约翰·索伦森（John H. Sorenson）
博士
田纳西州橡树岭国家实验室杰出研发人员

查尔斯·斯图尔特（Charles Stewart）
医学博士，美国急诊医师协会会员、美国急救医学学会会员
科罗拉多州科罗拉多瀑布

凯瑟琳·斯图尔特（M. Kathleen Stewart）
理学硕士
科罗拉多州科罗拉多瀑布

肯特·斯托克（Kent J. Stock）
运营总监，工商管理硕士，美国急诊医师协会会员，美国急救医学学会会员
南卡罗来纳州查尔斯顿低地国家传染病助理医师

卡罗尔·苏利丝（Carol Sulis）
医学博士
马萨诸塞州波士顿医疗中心医院流行病专家
波士顿大学医学院医学副教授

尼古拉斯·苏庭哥（Nicholas Sutingco）
医学博士
马萨诸塞州波士顿哈佛医学院附属布莱根妇女医院急诊科

纳尔逊·唐（Nelson Tang）
医学博士，美国急诊医师协会会员
马里兰州巴尔的摩约翰霍普金斯大学医学院急诊医学系特殊手术组主任

伊丽莎白·特明（Elizabeth Temin）
医学博士
马萨诸塞州波士顿医疗中心急诊医学医师
波士顿大学医学院急诊医学讲师

理查德·坦普尔（Richard A. Tempel）
医学博士
北卡罗来纳州达拉姆市杜克大学医学中心急诊医学部

克雷格·索恩（Craig D. Thorne）
医学博士，公共卫生硕士，美国内科医师学会会员，
美国职业与环境医学学会会员
马里兰州巴尔的摩马里兰大学医学中心安全与员工健康医学总监
马里兰大学医学副教授

詹森·特蕾西（Jason A. Tracy）
医学博士
马萨诸塞州波士顿哈佛医学院、哈佛附属急诊医学住院医师部、贝司以色列女执事医疗中心住院医师副主任

斯蒂芬·特劳伯（Stephen J. Traub）
医学博士
马萨诸塞州波士顿哈佛医学院医学讲师
贝司以色列女执事医疗中心急诊医学系麻醉科联合主任

乔纳森·哈里斯·瓦伦特（Jonathan Harris Valente）
医学博士
罗得岛普罗维登斯罗得岛医院、孩之宝儿童医院急诊科
布朗医学院副教授

维多利亚·凡德卡姆（Victoria M. Vanderkam）
注册护士，工商管理硕士
加利福尼亚州奥林其伊文医疗中心
加州大学欧文分校地区烧伤中心

卡罗尔·维纳布尔（Carol L. Venable）
医学博士
马萨诸塞州波斯顿医疗中心急诊科

费思·维拉斯（Faith Vilas）
博士，有限合伙人
得克萨斯州达拉斯美国宇航局约翰逊航天中心行星天文学小组

盖里·维尔克（Gary M. Vilke）
医学博士，美国急诊医师协会会员，美国急救医学学会会员
加利福尼亚州圣迭戈县紧急医疗服务医学总监
加州大学圣迭戈医学中心急诊医学系临床医学副教授

芭芭拉·沃格特·索伦森（Barbara Vogt Sorenson）
博士
田纳西州橡树岭国家实验室高级研究员

斯科特·韦纳（Scott G. Weiner）
医学博士，公共卫生硕士
马萨诸塞州波士顿塔夫茨大学新英格兰医学中心主治医师、塔夫茨大学医学院急诊医学副教授

艾里克·温斯坦（Eric S. Weinstein）
医学博士，美国急诊医师协会会员
SC-1 灾难医疗救护队急诊医师
美国急诊医师学会灾害救援医学部主席
南卡罗来纳州查尔斯顿南卡罗来纳医科大学
南卡罗来纳沃尔德伯勒科勒顿医疗中心紧急服务医学总监

罗伊·卡尔·维尔纳（Roy Karl Werner）
医学博士，理科硕士
爱荷华州爱荷华市爱荷华大学卡弗医学院急诊医学副
教授

塞奇·维纳（Sage W. Wiener）
医学博士
纽约布鲁克林区国王县医院/纽约州立大学唐斯泰特
医学中心急诊医学系医疗毒理学副主任、纽约州立大
学唐斯泰特医学中心急诊医学系副教授

阿比盖尔·威廉姆斯（Abigail Williams）
注册护士，法学博士，公共卫生硕士
马萨诸塞州伍斯特艾比盖尔威廉姆斯专业服务联合公司

肯尼斯·威廉姆斯（Kenneth A. Williams）
医学博士
罗得岛普罗维登斯布朗大学急诊医学系大学急诊医学
基金会

特雷西·威廉姆斯（Tracy E. Wimbush）
医学博士
马萨诸塞州波士顿哈佛医学院、马萨诸塞州总医院

罗伯特·伍拉德（Robert H. Woolard）
医学博士
罗得岛普罗维登斯罗得岛医院、布朗医学院急诊医学
系临时主席

凯文·叶思凯（Kevin Yeskey）
医学博士，美国急诊医师协会会员
马里兰州贝塞斯达国防医科大学灾难与人道主义援助
医学中心副主任、副教授

桑德拉·允（Sandra S. Yoon）
医学博士
马萨诸塞州波士顿贝斯以色列女执事医疗中心
哈佛附属急诊医学住院医师计划

帕特里克·才利（Patrick Zelley）
医学博士，理学硕士
罗得岛普罗维登斯布朗大学医学院
罗得岛医院急诊科

前　言

纵观有文字记载的历史，灾难给受灾的人们带来的是不可估量的伤痛和苦难。截至目前，灾难性的暴风雨、地震和火山喷发等自然灾害，仍是对人类社会造成极大破坏的最常见形式。然而，最近关于灾难的新闻中增加了世界上各恐怖派别预谋的恐怖主义袭击事件。时间追溯到 2001 年 9 月 11 日，我们有理由推想在此之前身处美国的绝大多数人不会认真地考虑恐怖主义袭击问题。我们当然也注意到世界各地不断发生的各种形式的灾难，东京沙林毒气袭击事件让我们在震惊的同时也感到迷惑；然而，我们却依然低估甚至忽视了发生在自己国家的恐怖主义袭击事件和恐怖爆炸事件，因为我们很少有人亲身经历。类似事件似乎只有在人们完全丧失了理智的时候才可能发生。

我们无法知晓詹姆斯·琼斯究竟是采用什么手段让一群人甘愿实施自杀和谋杀活动的，食品杂货店的氰化物杀人事件更是骇人听闻，俄克拉荷马城爆炸事件后，我们才渐渐开始意识到恐怖行动的危害竟然如此巨大。

当然，有一少部分人已充分认识到这种危害性。他们努力装备自己和自己的国家，尝试加强对恐怖主义灾难的教育、防备和认识，并加以积极应对。

我本人虽然对生物恐怖主义完全不了解，却受邀担任医学研究所生物恐怖主义委员会的主席之职。至今我仍然不明白为什么我会被邀请，但这对我来说是一次具有挑战性并很有教育意义的经历，至少让我学会了思考应对生物恐怖主义袭击事件时可能采取的措施以及进行生物恐怖主义教育的必要性，而不再是把它当成公民永远不会遇到的事情，而我作为一名医师，更应该深切地认识到这一点[①]。"9·11"事件后，

人们越来越明显地感觉到自身无法预测恐怖袭击可能带来的后果，也越来越确信人们必须更灵活、更有创造性地去应对恐怖袭击。

恐怖行为作为一种蓄意的人为非自然性灾难，除了对人类造成心理创伤外，与其他大规模意外灾难相比并无差别。

我们已经目睹了世界上很多突发事件的发生，也在一定程度上了解了如何去防灾，如何去救灾，但是我们通常又不得不面对这样一个事实：那就是我们无法确切地知道下一次灾难会在什么时间什么地点发生，又会带来什么样的损失。

我们的日常生活中存在许多意外和恐怖事件的诱因，而且这些诱因很容易被释放出来。好运气有时也会在不经意间降临到我们的头上，正如那次我在芝加哥大学的经历一样，当时我们接到电话，通知在芝加哥市南边发生了工业意外事故，造成大量氯气泄漏。当时我们不知道有多少人受灾，也不知道确切的受灾区域，只能尽可能通知所有可能涉及的应急部门开展救援活动。这些救援部门也都经过几年强化训练，而且参与过伊利诺伊州中央铁路的一次通勤火车相撞事故的救援，但我们多少还是有点沮丧。

然而，幸运的是，当天的大风将氯气团吹出了密歇根湖。此次工业事故没有造成任何人员伤亡，据当时估计，如果当时没有刮风或风向与芝加哥常年的风向不同的话，将造成 100 多万人员伤亡。

还有一次类似的幸运事件，发生在我在丹佛的时候。在一个周日的早上，一列火车脱轨造成氮气泄漏。幸运之神再次降临，因为事故发生在周日的早上，24 个小时之后才会出现早班高峰期的交通拥堵，因而再次避免了一起惨祸的发生，但结果仍造成了 3 名人员重度中毒，20 名人员轻微中毒。

因此，就灾难的不可预测性和它带来的可怕后果

---

① IOM 关于生物恐怖主义的报告。

来说，自然灾害和人为灾难并不存在本质的不同。很显然，最好的准备工作就是制订出成熟、可行、高效的救灾计划。当然，这并不是说我们已经有了可用的救灾计划，也不表示我们可以用来学习和需要我们为之准备的罕见疾病、化学品或前所未有的事件场景不存在。

本书本着严谨的态度意在达到上述目的。读过这本书后，我首先想到的是应该删去一些介绍恐怖主义的章节，因为这些章节给出了很多恐怖袭击的方法。然而我又意识到，恐怖袭击的方法也是恐怖袭击的独有特点之一，我们现在也在用独特的思维逻辑来思考备灾和救灾了，这是多么不可思议！

后来，我又觉得花费太多的时间和金钱用来准备应对那些曾经发生过而以后不会再发生的事件，华而不实。最后，冷静下来之后我才明白，要针对罕见的、非比寻常的、不会重现的事件做准备，唯一的办法是认真分析它们，试着归纳它们可能引发的问题，并努力建立既能应对可模拟的已知事件，又能应对未知的和没有经历过的事件的一个体系。

在这一点上，本书提供了一个良好的开端。你可能像我一样，在读这本书的时候会感到触目惊心，也可能会感到恐惧，尤其是当你意识到自己以及自己周围没有做好应对或响应的准备时，更是如此。而造成这个问题的原因并不是因为你没有注意到危险性的存在，而是根本没有一个有效的体系来支撑。

无论你是否在你所在的社区、医院或州的灾难管理部门担任任何职务，阅读本书对你参与到对意想不到事件的思考与规划中来，无疑都具有重大的教育意义，并且会令人非常兴奋。我相信在这本书里，你不仅能找到很多有关你熟悉问题的说明、真相以及创造性的解决方案，还能了解到许多你未曾思考过的问题。

世界上的任何计划都无法阻止悲剧的发生，无论是自然的悲剧还是人为的悲剧。然而，毫无疑问的是，完善的救灾系统能减少悲剧，拯救生命和心灵，帮助我们以更积极的心态去面对我们不得不面对的这个世界。

我相信你会喜欢上这本书。不仅因为它是由多位学识广博、经验丰富的灾难管理专家精心编写而成的，更因为我相信它一定是你读过的所有书中最发人深省的一本。至少对我而言它起到了这样的效果。虽然我们可能仍然必须忍受很多悲剧，虽然悲剧的多样性和严重程度仍然令我感到惊骇，但是这本书让我不再感觉那么无助，对整体情势也不再感觉那么愤怒。

制订计划的目的在于施加控制，也许计划并不完美，但总是大大好过被动地成为受害者。试想，警觉的急救医师能够想到并诊断出炭疽热病例后，多少人的生命因此得以挽救？如果没有"9·11"事件，他会联想到炭疽热病吗？估计不会。但是只要有一个人的生命因为有人阅读这本书增加了知识和认识而得到挽救，那么本书的编者所做的大量工作和努力就是值得的。

彼德·罗森
博士
哈佛大学医学院高级医学讲师
贝斯以色列女执事医疗中心急救医学主治医师

序

美国世贸中心大楼遭到袭击后，第一批联邦灾难医疗救援队前往救援。我作为其中一个救援队的指挥官，缓缓走向了世贸中心大楼遭袭击后的废墟。看到遭到毁坏的大楼，我感觉到深深的无助。被撞毁的两座大楼还在不断冒着黑烟，我有一种感觉，摆在我们面前的灾难是如此巨大，我们此次的任务是如此艰巨，也许无论采取怎样的救护措施都无法进行有效的补救。在开始运用我们的培训知识投入整个救灾任务之前，这种无助的感觉丝毫没有减弱。我们就像是一台大型机器上的一个钝齿，被放置在精确的位置，在其他部件的支持配合下，以我们自己的方式维持着这台机器的正常运转。意识到这些的那一刻，我决定加入这本书的编写。

本书的编写理念是将所有有用的资源集合在一起，从而帮助人们全面理解灾害救援医学及其在灾难管理中的作用。东南亚海啸发生后不到一年，飓风卡特里娜号登陆了美国墨西哥海湾，不久，这本书便出版了。目睹了这两次灾难分别在印度洋和美国一个大城市造成的大面积损毁，我们再也无法忽视这种自然灾害所带来的极大破坏力了。但是，这两次灾难事件都有一个显著的特点。尽管印度洋海啸袭击的是一些最贫困的地区，而飓风卡特里娜袭击的是世界上最发达且最富有的国家，但值得关注的是，无论这两个地区的社会经济有多大差异，这两个地区遭受的毁坏程度却惊人的相似，甚至可以说是完全相同。灾难会毫无预兆地发生，会任意选择它的受害对象，具有战胜最完备的预防体系的破坏力。如果我们找不到出版这本书的正当理由的话，那么我们应该指出，近些年发生的灾难事件要求我们医护专业人员必须加强对灾害救援医学基础知识的理解，并随时做好准备投入救灾活动中，无论灾难是否发生，何时发生。

本书是一本综合性的教材，方便读者快速了解灾

害救援医学。第一部分介绍了灾害救援医学和管理方面的许多议题，其中重点介绍了筹备和响应灾难性事件所涉及的多个学科。正是由于灾难性事件应急和准备过程具备整合性，才使得灾害救援医学成为一门如此独特的学科。本书的目的正是为了给读者提供一种研究灾害救援医学这一学科的综合性方法，并帮助医疗专业人员提升和扩展他们的知识储备。本书中可能会引入一些读者不熟悉的话题，因为绝大多数的从业人员对本书所讨论的一些非医学类学科也并不精通。虽然很多信息可能是完全陌生的，但是这些信息也可能是你身边发生的某一次灾难性事件中至关重要的因素。

本书的第二部分，或者称为"事件记录"章节，向读者介绍了每一个可能发生的灾难场景以及每个灾难场景周围的管理问题。本部分可以作为参考资料，也可作为书中讨论的每个主题的实事咨询材料。读者会在这些章节中找到详细具体的事件描述，书中描述的灾难场景有些是历史上真实发生过的，有些是人们认为可能会在将来发生的。有些部分描述的是自然事件和意外事件，而有些部分则对恐怖袭击进行了详细的描述。探讨这些话题并没有任何简单的方法，尤其是当读者读到恐怖事件的描述时往往会感到心神不宁。与恐怖主义有关的章节力图对每一种恐怖行为实施者现在所掌握的或者未来可能使用的袭击模式作出说明。在某些情形下可以证明书中所描绘的场景是正确的，但在很多情况下是错误的。但是，我们必须对每一种可能的袭击模式都进行探讨，只有这样，在灾难发生时，我们才能采取恰当的备灾和救灾措施。在这部分的很多章节中，我们刻意用了"袭击"这个词，意在强调当这些起因或者场景被人为释放出来时，实际上就是"袭击"的形式了。将这些术语包含在学术性的医学教材中也正强调了本

书编写的氛围。在经历了 2001 年"9•11"恐怖袭击事件、俄罗斯贝斯兰小学人质惨剧以及 2005 年伦敦"7•7"爆炸事件后，对恐怖主义进行深入全面探讨的必要性已经显而易见。本书第二部分在尊重灾难事件经历者的尊严的前提下，对这些灾难事件的场景进行了尽可能详尽的描述。在某种程度上正是让受灾者和幸存者经历痛苦和苦难的灾难事件铸成了本书的大部分内容，同时本书也是为颂扬他们的精神而写的。

最后，我必须说到我们优秀的编辑和撰稿团队，你会在前几页找到他们的名字。我费了很大的工夫才找到了各领域的专家，因为这些专家不仅致力于研究自己的学术领域，而且还参与亲身实践。他们不仅是理论研究专家还是实践专家。正是这些优秀的专家在灾难来临时舍弃各自的小家投入救灾系统中去，也正是他们呼吁地方、全国乃至全世界人类预防灾害，不断学习历史，应对未来。本书用了两年多的时间进行筹备，其中部分原因就是因为这些编辑和撰稿人经常被派遣到世界各地的灾害区进行长时间的救护工作。不同于其他任何学科的是，在灾害救援医学的研究中，丰富而实用的教科书主要是大量实战经验的结晶。你会身临其境般地感受这些经历，并能从中学习到很多有用的知识。

由于灾难无处不在，因此全社会都应感谢那些研究和实践这一领域的人们。作为社会的一员，在此，我谨向该领域的从业者致以谢意。

格雷戈里•赛奥顿

博士

美国急诊医师协会会员

目　　录

第1部分

灾害管理概述

Part 1

◄ 灾 害 救 援 医 学 ►

1 灾害救援医学简介

Gregory R. Ciottone

纵观历史，应急医护人员所关心的都是灾难的受害群体。与处理其他领域的疾病和损伤一样，医务人员承担的责任就是为疾病患者或灾难伤员提供医疗护理。然而，与其他医学领域不同，对灾难伤员进行护理要求医疗服务提供者掌握大量非医学类的跨学科知识。这也就要求医疗服务提供者不能仅掌握医学领域的知识。无论是在医院还是在野外，为了安全高效地完成协调救灾工作，相关人员必须充分理解灾难管理原则。

20 世纪 80 年代中期，随着灾难管理和急诊医学的联合，灾害救援医学逐渐形成并开始发展。虽然到目前为止，灾害救援医学仍未成为一门得到公认的医疗学科，但灾害救援医学的实践者已经参与了很多人类历史上最具灾难性的大事件。比如，当代灾害救援医学实践者分别参与了东南亚海啸[1]、飓风安德鲁[2]、印度地震[3]、马德里火车站连环爆炸[4]以及世贸中心恐怖袭击[5]的善后工作，而这些不过是其中的几个例子而已。在过去几十年中，灾害救援医学的基本原则首次在实时事件中得到了应用，而且2004 年的东南亚海啸证明，此类应用非常有必要继续发展下去。

随着急诊医学专业的发展，急救医师必须掌握灾害救援医学这个新领域并且确保灾害救援医学对其提出的严格要求。我们正是出于对这种形势的认识才编写了此书。如果我们将自己称为灾害救援医学专家，并认为我们被社会赋予了应对灾难性人为事件的责任的话，那么，我们必须在这个充满活力的领域里不断探索最新的学术知识。在确保理事会进行监督之前，我们仍然有责任向公众保持这种高层次水准。

■ 灾难周期

由于灾难来袭时毫无预兆，被袭地区往往会措手不及，所以要求每一位紧急服务人员都必须有备灾和救灾实践层面的基础知识。正如在本书其他章节中所讲的那样，应急救护人员在灾难管理中的角色是综合性的。所有灾难都遵循相同的循环模式，该循环模式叫作灾难周期（见图 1-1）。图 1-1 中描绘了灾难发生的四个必要阶段：备灾、救灾、灾后重建、减灾 / 预防。紧急医疗专家会参与到该循环过程的各个阶段中。作为自己所在社区中的活跃分子，紧急医疗专家应该参与到医院、地方以及区域的减灾和备灾过程中。一旦灾难发生，他们会立刻进入救灾和灾后重建的工作状态。通过参与备灾和救灾过程中不同领域的工作，包括灾害危害性分析、资源分配和创立灾难

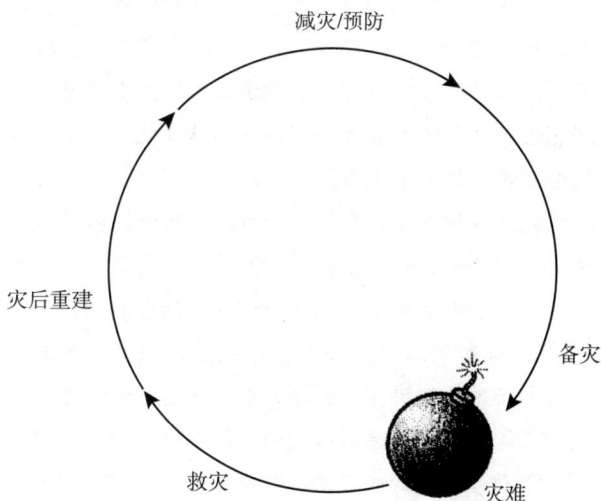

图 1-1 灾难周期

法律法规，紧急医疗专家积极地参与并融入灾难周期中。透彻地了解社区对灾害救援医学的需求也有助于全面完成备灾和救灾工作。

■ 自然灾害和人为灾难

在有文字记载的历史中，无论就发生频率还是就影响范围而言，自然灾害都要远远大于人为灾难。最早发生的一些灾难与基本的社区基础设施共同作用造成了巨大数量的人员伤亡。鼠疫杆菌带来的几种传染病造成了数百年内亿万人的死亡；鼠疫病原体和鼠疫杆菌剥夺了欧洲无数条生命，鼠疫过后，欧洲几乎成为一片废墟。[6]就在写作这本书之时，我仍然担心会发生世界范围的禽流感。[7]近几年发生的禽流感和严重急性呼吸系统综合征（SARS）已经证明：尽管随着时间的推移医学取得了极大的进步，但是世界依然受到疾病暴发的影响。此外，已经被根除的疾病，比如天花，还存在重新进入社会的潜在可能性，也许是不慎从仅存的少数研究源中遗漏，也许是通过蓄意释放。由于长期面对疾病会导致人类自身已发展的内在免疫力随着时间下降，所以这种事情是毁灭性的，会使更多的人处于危险中。最后，大型客机的普及使得人们能够在短时间内到达世界的任何地方，这也加大了疾病的预防和控制难度。先前能够控制流行病暴发的自然地理屏障，比如海洋，在当代也失去了原有的隔离作用，使得疾病的暴发与几百年前相比变得更为容易。

除传染病外，每年还会有很多其他形式的自然灾害袭击人类，比如地震、洪水以及致命的暴风雨。人们只需清楚地记得 2004 年发生的印度洋大地震以及随之而来的印度洋海啸对人类生命和社区资源造成的毁灭性破坏，就足以能明白预防和抵御此类自然事件的必要性。想一下引发海啸的地震在海啸发生前几个小时就已经发生了，我们就很难理解当今取得了很多伟大成果的先进社会能够进行遥远的太空旅行，却未能检测到最近历史上发生的任何一次最致命的自然灾害。2004 年的印度洋海啸告诉我们：尽管人类取得了很多技术上的进步，但是灾难仍然能够毫无预警地袭击人类并给人类造成极大的人员伤亡。意识到这一点，我们就必须警惕起来，继续加大力度研究和实践减灾、备灾和救灾工作。

现在，恐怖袭击也在威胁着全世界人类的安全。

在发达国家和发展中国家都见证了一些最冷酷无情的剥夺生命事件，而彻底了解其原因却并不容易。我们在看报纸、听广播或者看电视新闻报道时得知世界上某个地方发生恐怖袭击事件的消息已经变得司空见惯。因为这种事情发生的频率太高了，所以人们已经对此感到麻木。今天，一则类似汽车爆炸的新闻可能只能归类为每日新闻广播中的一则小新闻。在当今社会恐怖袭击事件很常见，毫无疑问，这类事件在将来还会出现，并且很有可能在规模和程度上出现增加趋势。

理想主义的信仰演变成暴力袭击有多层次基础，这超出了本书分析的范围。然而，世界上正在发生的事件确实证明：灾害救援医学领域里研究的原则必须包括用于准备恐怖袭击和应对恐怖袭击的原则。因为世界上存在一些专门设计为别人带来灾难的聪明"人才"，那么同样地，世界上也必须拥有一大批为准备和应对这些灾难而作出极大努力的人。灾难的应对措施包括执法的部署、证据的收集以及军事人员和设备的部署，而这些通常是不会出现在自然灾害的救灾过程中的。要成功地完成人为灾难的救治任务，将这些特有的设备整合到全面的救灾措施中是非常必要的。同时，灾害救援医学专家必须深入地理解每个环节的角色。

■ 灾难的定义

事实上，要对备灾和救灾进行深入探讨，就必须先对"灾难"一词下一个明确的定义。过去我们通常用"灾难"来形容很多不同的事件，但给"灾难"下定义并非易事。对此类事件的最早文件记录之一是关于一次洪水灾害的记录，出现在好几部作品中，包括《圣经》中也有记载。据记载，那次洪水灾害淹没了古代世界上人口最多的大面积土地，使数百万人丧失了生命，并且摧毁了大量人类居住的土地。这当然符合"灾难"的定义。类似地，2004 年发生的印度洋海啸剥夺了 20 多万人的生存权利，这无疑也符合"灾难"的标准。2005 年印度巴哈兰布尔区发生的公交车车祸造成 48 名人员死亡，也被称为"灾难"。同样地，2003 年"哥伦比亚号"航天飞机在重返地球时发生爆炸造成机上 7 名宇航员罹难，此次事件被媒体称为"哥伦比亚灾难"。那么，造成 7 名人员死亡的事件和造成数以万计人员伤亡的事件划归同一范畴，这显然有悖于"灾难"的定义。那么，"灾难"的定义到底是什么？是谁给"灾难"下的定义？又是以什么样的标准来下定义的呢？

造成数千人伤亡的事件是否应该被认定为灾难呢？这是一个很难争论出结果的问题。现在让我们来分析一下为什么会出现这种情况。究竟死伤人数为多少时这个事件才能被称为灾难呢？从医疗需求的角度来分析，事情就变得简单很多。因为世界上任何一种医疗保健制度都无法应对这么多数量的伤亡人员，事件发生的社区的所有基础设施被超负荷使用，所以这种规模的事件便可称为灾难。按照这样的逻辑，我们可以作出下列陈述：完全占用了现有社会医疗保健系统的事件被称为灾难。这个定义与联合国灾害管理培训计划（UNDMTP）作出的"灾难"的定义相似。[8]

灾难是指严重扰乱了社会运行秩序，造成了广泛的人员伤亡、财物损失和恶劣的环境影响，并且受影响社会无法依靠自身资源进行处理的事件。

世界卫生组织（WHO）也采用相似的定义。通过应用这些定义，人们就可以理解，发生在乡村、造成 10 到 20 人伤亡的小事件也可被称为灾难。因为如果没有外部的救援，当地有限的资源就无法进行充分的救治。

被广泛接受的联合国灾害管理培训计划和世界卫生组织关于"灾难"的定义很好地证明了 2004 年印度洋海啸和 2005 年巴哈兰布尔区公交车车祸属于灾难的范畴。那么"哥伦比亚号"航天飞机爆炸呢？显然，上述的定义不允许任何人用灾难来描述那个可怕的事件。这揭示了灾难专家和外界公众定义事件时的差异。以"哥伦比亚号"航天飞机爆炸事件为例，该事件并不符合"灾难"的公认标准。但是，它是一个数百万人通过电视目睹了的极其悲剧的事件。而《剑桥词典》中对"灾难"的定义是：一件非常悲伤的事件，特别是涉及人员死亡或伤亡的事件。这样的定义可能会引起公众对此类事件的误解，认为悲剧事件都可被定义为灾难。与灾难十分相似，悲剧事件，尤其是被人们通过现在传媒广泛了解的悲剧事件会对社会产生深刻持久的影响。本书中所探讨的"灾难"的定义与联合国灾害管理培训计划和世界卫生组织作出的"灾难"的定义相同。

■ 灾害救援医学

灾害救援医学是急诊医学和灾难管理结合产生的学科。纵观历史，医药在救灾过程中，尤其在急诊医学中的作用已经被明确规定。照顾灾难伤员的责任是由应急专家来承担的。因此，救灾医疗服务已经以多种形式存在了数千年。无论灾难何时发生，总会有一些具有一定水平的医护人员去照顾伤亡人员。借鉴在上两个世纪里通过战场场景学到的经验教训，美国很多救灾医疗服务遵循的是军事模型。[9]相关的军事经验教会了人们如何在严峻的环境中对大量伤病员进行有效救护。但是，军事模型并不能直接转化成平民适用的救护方法。例如，一名年轻健康的战士在战场上受外伤的情形和他在乡村环境中受外伤的情形是截然不同的。在乡村环境中，地震可能造成大批伤员严重营养不良或提前衰老。基于这种认识，创立由军事实践演化而来的灾害救援医学就变得很有必要。这个新成立不久的、在灾难中具有医疗作用的组织正在发展成为一个更正式的灾害救援医学专业。这使实践者能够进一步确定自己在整个备灾和救灾系统中的角色。

灾害救援医学是一门真正的系统学科。没有灾难诊所，也没有哪个从业人员早上出门的意图是为了看护灾难患者。灾难医疗护理任务经常被强加给从业人员，也不是那种寻找就会有的工作。但对那些参加了灾难援助组织或者联邦救灾团队，比如灾难医疗救援队（DMAT）的医学专家来说却是另一种情况，这些医学专家会被派遣至灾难现场去救治那些灾难事件的受害群众。除上述情况外，救灾工作会交由未掌握灾难医疗护理知识的紧急救护人员进行处理，这些人员会被迫搁置自己的常规工作，过渡到自己在整个救灾过程中的角色。

与那些参加了灾难救援组织的成员不同，如果一名紧急救护提供者被要求去治疗灾难伤员，那么很有可能是因为这名紧急救护提供者的周围发生了大灾难。由于灾难发生的不确定性，我们无法预测谁会成为下一个紧急救护提供者。因此，我们必须让每一名参加紧急医疗服务的人员都掌握灾害救援医学和灾难管理的基本工作知识。此外，随着近段时间恐怖威胁的逐渐增加，出现了大量可能涉及外来化学的、生物的、核子的药剂和外来形式的恐怖袭击。而绝大多数临床医生对这些药剂的了解十分有限，因此，对这些救灾人员进行专业知识教育非常重要。

灾害救援医学领域涉及多个医学学科的研究。根据所发生事件的类型不同，灾难会带来不同的损伤和疾病模式。地震会引起压迫，并带来由此产生的挤压综合征；龙卷风刮起的飞溅的碎片会带来穿透性创伤；不同种类的细菌、病毒以及真菌会导致自然的或人为的疾病暴发。因为伤亡情形具有潜在多变性，所以灾害救援医学专家必须进行常见损伤和疾病模式的培训。尽管所需的知识是极为广泛的，但是与灾害救援医学领域相关的重点知识的范围使这种培训变得具有可操作性。灾害救援医学的研究必须以医疗培训为前提。灾害救援医学专家通常都以医学的其他领域为主要研究对象，以灾害救援医学为第二研究对象。只有掌握了多个学科的知识，这些灾害救援医学专家才算做好了应对各种损伤和疾病模式的准备。

同时，灾害救援医学有着与其他医学领域所不同的道德标准。灾害救援医学是根据可用资源的数量、患者的病情以及存活的可能性为大多数受害群众提供医疗护理的。根据对患者生存可能性的预测，灾难分流可对患者进行分别治疗。这一分流过程可能会作出这样的决定：受伤最严重的病患得不到医疗护理，而那些受伤程度相对较轻的病患则得到了医疗护理。分流人员的工作职责就是根据灾难发生的具体环境和可用的资源作出某个病患是否拥有极大存活概率的决定。如果这个患者的存活希望不大，那么根据灾难分流原则，将会对那些存活希望较大的患者进行医疗护理。这项基本的灾难分流原则对医疗护理提供者具有巨大的心理影响，作为一名医者，每个人接受的思想训练都是治病救人，不放弃任何一个有需要的患者。而这种拒绝为危重患者或重伤人员提供医疗服务的行为对灾害救援医学专家来说无疑是一种具有折磨性的行为。

灾害救援医学专家进行医疗服务遇到的独特而多变的情形要求不断对这个新的学科进行持续的发展和积极的学术探讨。综合的研究方法与医疗原则以及对灾难管理程序的深入理解相结合，可以使灾难救护人员更加成熟，拥有更加充分的救灾准备。如果世界上的紧急医疗服务提供者都能够对灾害救援医学的基本原则有一个基本了解，那么，灾难周期中的灾害救援医学系统将会取得长足的进步。这个学科的知识面分散得越广泛，我们社会为应对下一次灾难性事件所做的准备就越充分。

参 考 文 献

1. Wattanawaitunechai C，Peacock SJ，Jitpratoom P. Tsunami in Thail—disaster management in a district hospital. *N Engl J Med*. March 2005；352（10）：962–4.

2. Nufer KE，Wilson–Ramirez G. A comparison of patient needs following two hurricanes. *Prehospital Disaster Med*. April–June 2004；19（2）：146–9.

3. Jain V，Noponen R，Smith BM. Pediatric surgical emergencies in the setting of a natural disaster：experiences from the 2001 earthquake in Gujarat，India. *J Pediatr Surg*. May 2003；38（5）：663–7.

4. Gutierrez de Ceballos JP，Turegano Fuentes F. Casualties treated at the closest hospital in the Madrid，March 11，terrorist bombings. *Crit Care Med*. January 2005；33（1 suppl）：S107–12.

5. Simon R，Teperman S. The World Trade Center attack. Lessons for disaster management. *Crit Care*. December 2001；5（6）：318–20.

6. Lowell JL，Wagner DM，et al. Identifying sources of human exposure to plague. *J Clin Microbiol*. February 2005；43（2）：650–6.

7. Larkin M. Avian flu：sites seek to respond and reassure. *Lancet Infect Dis*. March 2005；5（3）：141–2.

8. Disaster Management Training Programme. *Disaster Preparedness Guide*. 2nd ed. Available at：http：//www.undmtp.org/english/disaster_preparedness/disaster_preparedness.pdf#xml=http：//undmtp.org.master.com/texis/master/search/mysite.txt?q=disaster+preparedness&order=r&id=60413a1214953850&cmd=xml.

9. Dara SI，Ashton RW，et al. Worldwide disaster medical response：an historical perspective. *Crit Care Med*. January 2005；33（1 suppl）：S2–6.

2 公共卫生与灾难

Catherine Y. Lee ，James Michael Riley

公共卫生简介

早在公元前 310 年，罗马人就提出了公共卫生这一理念。他们认为，干净和清洁的环境是保持身体健康的条件，也是接连发病原因和预防措施的重要手段。例如，在此期间，由于居住在沼泽地和污水附近的人口死亡率剧增，该地区的人们成立了一个联盟，从此，罗马帝国开始在建立输水管道和污水处理系统这两个重大公共卫生项目上开展卫生控制工作，旨在消除街头的污水，并为城市提供洁净用水。如今，美国和其他国家的公共卫生基础设施建设正在不断地为社会和人民的安康做出贡献，其中政府干预也产生了巨大影响。20 世纪（1900~1999 年）十大最具影响力的公共卫生成就为[1]：

1. 疫苗接种计划，即消灭天花、消灭美洲的脊髓灰质炎以及在世界范围内控制麻疹、风疹、破伤风、白喉和其他疾病；

2. 机动车安全；

3. 更安全的工作场所；

4. 传染病控制；

5. 降低冠心病和中风的死亡率；

6. 食品健康与安全；

7. 母婴健康；

8. 计划生育；

9. 饮用水氟化；

10. 认识到烟草对健康带来的危害。

公共卫生建立在社会努力的基础上，即全民共同努力去保护、提高和改善人民的健康水平。与医疗学科不同的是，公共卫生方案与服务强调的是对全民疾病预防和健康需求的管理，而前者强调的是对单个患者疾病的研究与治疗。如今，公共卫生被定义为"一门通过组织团体共同努力，研究疾病预防、寿命延长、促进身心健康和机能……发展社会机制，从而确保生活在社区内的每个人都达到健康的生活标准，保持身体健康的科学和艺术[2]。"公共卫生的使命是：创造社会条件，满足并实现人们健康的愿望。公共卫生包括三个主要方面，即评估、政策制定和保证。[3]

这三个方面相互依存，周而复始。评估强调的两个职能是：①健康监测；②诊断和调查。政策制定的职能是：①告知、教育和赋予权力；②动员社区成员参与；③制定政策。保证的职能是：①承上启下的连接作用和提供照顾；②确保工作人员能力达标；③评估。[3]

与公共卫生的传统计划一样，公共卫生的内容涵盖了孕产妇健康、生殖健康和伤害控制与预防等各个方面，而且灾难应对领域涉及的公共卫生也遵循公共卫生的基本原理——评估、政策制定和保证。本节通过重点介绍与这些原理相关的一些特殊学科，向读者阐述公共卫生是如何融入备灾和救灾系统中的。同时，我们也将在本节中讨论公共卫生救灾周期（图 1-1）、救灾政策、救灾医疗服务的规定以及工人安全和流行病学 / 数据问题等一系列话题。

公共卫生救灾周期

减灾是认知风险和风险存在的缺陷并努力减少灾难带来的危害，增加社会抵御此类不可抗力事件的能力或者减少灾难对社会造成的影响的过程。公共卫生旨在减轻由爆炸、化学品泄漏、自然灾害（比如洪水和地震等）、传染性疾病等带来的危害；减少基础设施中的缺陷，例如，公共设施简陋、资源缺乏、人才缺失以及科学滞后等问题。增强设施的抗爆炸能力可能是减灾的方式之一，但也可以通过更新监控系统，比如在医院安装最新的监控系统，从而加大对传染病早期检测的力度。如今，这些系统及其最新的技术参数正在全国各地使用，保护人类免受生物恐怖袭击的伤害。预警提供了快速的救灾反应，有效降低了发病率和死亡率。

备灾是制订正式救灾计划的过程。备灾过程由很多部分组成，包括员工教育与培训、公共卫生资源识别和分类（包括人员、物资和设施）、标准作业程序制定（SOPs）、紧急救灾预案和通信计划以及重点物资和防护装备预安置等。这一阶段也应包括桌面演练和功能演练。公共卫生人员在演练的同时必须参与并融入其他救灾部门，以便更好地熟知每个利益相关者各自的作用和能力。此外，在此阶段，公共卫生部门须达成各部门之间的协议、谅解备忘录（MOUs）和外部援助合同等。

疾病控制与预防中心（CDC）是规划者获得备灾工作基本指导方针的参考源，基本方针内容包括：

1. 制定互助协定，并与地方、区域、国家和联邦合作伙伴建立密切联系；

2. 进行危害与风险评估；

3. 进行能力评估，确认本系统的资源量；

4. 获得上述资源，增强能力；

5. 制订与社区内其他救灾组织一致的计划；

6. 制定监督、登记和数据备案系统；

7. 制订公共事务和风险沟通计划；

8. 对员工进行培训和认证，确保其掌握个人防护装备的用法和其他健康行为的做法；

9. 为志愿者和各工作人员进行程序、指引、控制和管理系统的定位；

10. 参与演练；

11. 参与演练和事件的行动后检验。[4]

紧急救灾是各责任机构和部门与地方、区域和联邦急救机构一起启动的紧急救灾计划，对某种具体的威胁或情况进行处理。例如，在应对生物或化学恐怖事件时，公共卫生部门应积极响应，进行现场调查，推荐维护公共安全的措施和建议，进行风险沟通，为受害群众提供传染病诊察和预防治疗，并启动疾病预防和环境净化措施。[5]

■ 灾后重建工作

公共卫生部门必须明确可用于灾后重建工作的资源，并安抚身心备受影响的灾民。公共卫生部门的灾后重建工作具有跨学科性，涉及社会多个部门（执法、军事、公共政策和公共工程部门等）。灾后重建工作的难易程度由灾害造成的社会影响程度决定。此外，重建工作包括几个部分，其中一个部分是发生地震、爆炸或滑坡时的搜索和救援（SAR），医疗服务机构重建（诊所和医院被摧毁时适用），建立维系生命的基本设施，如卫生设备、电力和水等。可怕的印度洋海啸造成印度尼西亚、泰国和印度以及其他很多国家的数万人遇难，这证明了公共卫生救援行动的国际性，这是一个跨越商业和政府部门的多边、全球性救援的典型例子。这次灾难的灾后重建工作依然在进行，并且可能会持续数年。

■ 救灾防灾政策

2004 年印度洋海啸发生后的数周里，海上漂浮的临时救生筏上的幸存者竟奇迹般地获救，并被带回海岸。与此同时，美国也正经历着自己的灾难。在加利福尼亚州拉康奇塔小镇，13 人因泥石流被困，6 人

案例 2-1　美国地方公共卫生系统应对史上最严重的恐怖袭击

　　2001年9月11日，两架被恐怖分子劫持的民航飞机撞击了纽约世贸中心的双塔摩天楼。两座110层的双塔楼在90分钟内相继倒塌。发生撞击事件后30分钟内，纽约州卫生署（NYS DOH）迅速召集预设的紧急行动中心委员会并开始了救灾工作。纽约州卫生署的护理人员协助急救中心进行检伤分类和治疗工作。在与美国红十字会合作的同时，卫生署也为安置在紧急避难所无家可归的居民提供医护护理。卫生署还在灾难现场和周边社区进行环境监测。由于该地区停水停电，加之空气中弥漫着浓厚的污染物，卫生署除了履行日常工作职责外，还肩负着监测广大市民和紧急救护人员的双重任务。卫生署还要定期发送关于紧急公共卫生资讯的传真、电子邮件和关于当地医院和治疗医师的新闻公报。卫生署还设计并实施了救灾和救援人员安全计划。灾难发生后，卫生署在疾病控制与预防中心的协助下创建了四个疾病和伤害监控系统。

遇难。在南卡罗来纳州的葛莱尼堤维尔，列车相撞导致高浓度氯气烟雾冲天、滚滚外泄，造成 9 人死亡、250 人受伤。2005 年秋，飓风卡特里娜横扫美国墨西哥湾沿岸，造成新奥尔良市洪水泛滥，被"洗劫一空"。虽然这些灾难所造成的伤亡、损失和破坏程度不及海啸，但是仍旧符合被列为灾难的标准。

那么，判断一个事件是否是联邦灾难事件的依据是什么？根据《斯塔福德救灾和紧急援助法案》的规定，一般情况下，只有州长或其委托人与联邦紧急事务管理署（FEMA）区域主管协调后才可根据联邦救灾计划（FRP）宣布联邦灾难。[7]《斯塔福德救灾和紧急援助法案》中规定的联邦救灾计划是一项跨部门的计划，它阐述了在灾害超过受灾地区的自我急救能力时，应向州政府和地方政府运送联邦救援物资。当灾区所在州或受灾当地的物资不能满足紧急救灾和灾后重建要求时，总统应宣布执行长期联邦灾难恢复计划。[7]《斯塔福德救灾和紧急援助法案》对重大灾难的有关定义如下[7]：

> "重大灾难"指发生在美国任何地方的自然灾害（包括飓风、龙卷风、暴风雨、浪潮、风海流、海啸、地震、火山爆发、山体滑坡、泥石流、雪灾或旱灾等），或者火灾、洪水或爆炸（不考虑起因）。当这些事件发生后，由总统检测其破坏力，当其破坏力确实造成了严重影响时，根据本法规定增补各州、地方、政府和各灾难救援组织的援助力量和可用资源，以减轻由此引起的灾害损失、艰辛和困苦。

发布重大灾难声明使受灾社区享受到所有联邦灾害救济援助，包括公共设施和非营利性设施的修补、更换和重建，授予伤残补助金，颁发临时住房券或更换居住设施以及失业援助等。[8]

2001 年"9·11"事件发生后，美国总统宣布国土安全总统令（HSPD），号召制订新的国家救灾计划（NRP），"调整联邦的协调结构、能力和资源，以标准化、多学科和全危险的方法管理国内事件[6]。"制订如此强有力计划的前提是使从地方政府到联邦政府，从私人到公共机构的各级救灾部门的运行模式实现标准化无缝衔接。国家救灾计划将构建一个国家级框架，使协调沟通、事件管理、资讯共享等方面内容标准化，并且使灾害的指令和协议合理化。国家救灾计划全面实施后，将取代国家初步救灾计划（INRP）、联邦救灾计划（FRP）、美国政府机构间国内恐怖主义作战计划（CONPLAN）和联邦辐射紧急救灾计划（FRERP）。[6]

国家救灾计划还为开展长期的社区重建和减灾工作提供指导。国家救灾计划全面实施后，国土安全部部长宣布了"最具全国影响力的突发事件"。2004 年12 月起草的国家救灾计划概述了"最具全国影响力的突发事件"的四个标准：

1. 任何联邦政府部门或机构在自己的权限范围内已向国土安全部部长请求援助；

2. 州或地方的资源和当局不堪重负，并已提出了联邦援助的申请；

3. 多个联邦部门或机构已全面投身参与到突发事件的急救当中；

4. 总统已任命国土安全部部长承担管理国内突发事件的责任。[6]

适用于公共卫生的特定支持职能被称为紧急援助职能 # 8——公共卫生和医疗服务，或称为 ESF-8。ESF-8 为各州、地方和部落政府提供补充援助，帮助他们确定突发事件造成的全国影响力并满足受灾群众对公共卫生和医疗的需求。这种支援分为以下几种核心功能：

1. 公共卫生 / 医疗需求评估（包括行为健康）；

2. 公共卫生监督；

3. 医护人员；

4. 医疗设备和物资。

国家救灾计划方案规定，协调员和主要机构是卫生与人类服务部门。

■ 公共卫生运营

美国公共卫生协会（APHA）制定了一项基本原则，旨在引导公共卫生应对恐怖主义。[11]该原则共包含 12 条，本文将在下文中详述其中 7 条。

1. 通过加强**公共卫生基础设施建设**（包括劳动力、实验室和信息系统）和其他公共卫生体系（包括教育、科研和信仰团体），提高识别、应对和防范重大公共卫生问题的能力，包括恐怖袭击等方面出现的健康问题；

2. 确保能为恐怖袭击中**无防御能力者、感染者、病患者和受伤者**提供包括药物和疫苗的卫生保健；

3. 对卫生专员和公众进行**教育和通报**，使之能够更好地识别、应对和预防恐怖主义造成的负面健康影响，提高社区卫生服务专员的实用性和可用性；

4. 满足直接或间接受到恐怖主义影响的人群对**心理健康**的需求；

5. 进行**环境**、食品和水供应的保护，确保**救援人员和重建人员**的健康、安全；

6. 确保澄清公共卫生机构、执法机构和先遣救灾员各自的**任务和责任以及相互关系**；

7. 建立公共卫生系统并维护系统开发能力，采集有关恐怖主义和其他灾害对受害群众、救援人员和公众带来的生理和心理方面的影响，针对恐怖主义和其他灾害造成的伤亡情况，制定统一的定义并建立标准化的**数据分类系统**。

所选的美国公共卫生协会原则中所包含的关键问题有：①公共卫生基础设施；②医疗服务，包括药物和物资分配；③教育、培训与交流；④环境健康和预防措施；⑤心理健康；⑥员工安全与先遣救灾员；⑦数据采集与分析。本文将对以上问题进行简要介绍、讨论并提出一些建议。

■ 公共卫生基础设施建设

在美国，正式的公共卫生计划已实施 200 余年之久。例如，美国公共卫生署（USPHS，最初被称为海军医院）的历史可追溯到 1798 年，那年通过了一项救助生病和受伤海员的法案。在法案启动后的 200 多年时间里，为了扩大基础服务范围，海军医院进行了重组。

如今，美国公共卫生署已被世界广泛认可。与其他联邦合作伙伴和国家机构，包括美国卫生和公共服务部及其下属机构，如疾病控制与预防中心、食品和药物管理局（FDA）、美国农业部（USDA），美国公共卫生署继续参与在全国联邦公共卫生体制中，共同在全国范围内影响着公共卫生。直到最近，美国公共卫生署还为灾难医疗体系（直属于联邦紧急事务管理署）提供积极的协助与指导。作为灾难医疗体系的合作伙伴，美国公共卫生署提供了多领域的专业知识，还将继续给予援助和支持。

美国公共卫生系统包括商业、公众、政府和非政府机构，正如它所服务的对象不同一样，它本身也是多种多样的。它包括联邦、地区、州和地方运营的政府公共医疗卫生机构；医疗服务基础设施，如医院和诊所；公共卫生和健康科学学术机构；社区实体，如学校、组织和宗教团体；商务企业和媒体。[3] 通过合伙经营和增加与专业军事医疗卫生机构的合作，公共卫生也在不断地扩大。此类医疗卫生机构包括：美国陆军传染病医学研究所（USAMRIID）和其他国防机构；国家研究所，如国家过敏与传染病研究所（NIAID），直属国家卫生研究所；联邦（联邦调查局）和地方执法及紧急救灾团体；法医学团体，该团体由国家医疗检验办公室和法医科学家组成。

无论是研发机构（如美国卫生和公共服务部的生物防御计划部）还是向受害者提供援助的部门（如国土安全部的灾难医疗体系），公共卫生救灾系统并非集中于或包含多个政府机构。譬如，就参与机构及其各自的功能而言，生物恐怖袭击救灾活动所涉及的范围就十分宽泛。[9] 仅美国卫生和公共服务部就引起了数个下属机构的回应，其中包括：美国医疗研究与质量局（AHRQ）、疾病控制与预防中心、食品和药物管理局、国家卫生研究所和紧急救灾整备局。参与公共卫生的其他部门有：美国农业部，其中包括动物卫生检查局（APHIS）、农业研究局（ARS）、食品安全监督服务局（FSIS）、危机规划和管理办公室（OCPM）；商务部下属机构（DOC），包括国家标准与技术研究院（NIST）；国防部下属机构，包括国防部高级研究计划局（DARPA）、民间支援的联合特遣部队（JTFCS）、国民警卫队和美国陆军；能源部（DOE）；司法部（DOJ），包括联邦调查局（FBI）和司法项目办公室；交通运输部（DOT）下属机构，包括美国海岸警备队（USCG）；美国财政部（财政部）下属机构，包括美国特勤局（USSS）；美国退伍军人事务部（DVA）；环境保护局（EPA）和联邦紧急事务管理署。[9]

不同机构所提供的服务因目标受众的差异而不同。例如，疾病控制与预防中心的目标受众是国家和地方的卫生机构。在行为方面，疾病控制与预防中心大力支持生物恐怖主义备灾和救灾计划、化学和放射性事故备灾和救灾计划、自然灾害和恐怖事件备灾和救灾计划（如爆炸事故，可能会导致人员产生重大的身体创伤）并为之提供津贴、技术支持和执行标准。[9] 应急备灾局旨在提高医疗救护的能力，譬如生物事件的早期识别、公众预防、大规模伤亡人员救助和灾难伤亡管理。[9] 它的目标受众是当地的行政辖区，其中包括消防和警局部门、紧急医疗服务队（EMS）、医院和公共卫生机构。[9] 司法部旨在大力协助各州制订战略计划和培训资助计划，帮助其获取救灾设备，进行消防演练规划，并得到执法部门、紧急医疗救助和危险急救（有害物质急救）队、医院和公共卫生机构的救助。[9] 通过向州救灾管理机构提供有效的援助，联邦紧急事务管理署有效地维护了地方应对所有灾难后果的管理计划、针对各种灾难的培训和演练，甚至包括应对生化事件的计划等。[9] 例如，联邦紧急事务管理署和美国陆军，进行了化学制品存放备灾计划（CSEPP）和放射性事件紧急备灾计划。[12] 化学制品存放备灾计划的目标是提高诸如美国废弃化学弹药事故的备灾能力。[12] 根据辐射应急备灾计划进行了一系列演习，确保住在核电厂周围居民的人身安全，同时做好充分准备，不会在灾难来临时坐以待毙。

灾难发生时，战斗在一线的救灾人员包括公共卫生官员、医护人员（医生、护士和其他医疗专业人员）、公共工程人员、消防队员、紧急医疗服务队人员和执法官员。[9] 公共卫生机构的核心组成部分包括当地的公共卫生部门，这些部门被描述为"……直接为公民提供公共医疗服务的公共卫生体制的关键组成部分[13]。"公共卫生部门是地方或州政府的管理和服务单位，平均员工数为 20 人。该数字经常会发生变化，有时只有 1 人，有时甚至超过两万人，平均有 72 名全职工人。[13] 地方公共卫生部门提供各种服务，范围涉及免疫接种及食品和牛奶检测。[13] 大多数部门都开展儿童和成人免疫接种、传染病控制、流行病监控、社区评估和性病咨询服务。[13] 其他部门开展伤害控制计划、固体废弃物管理和全面的初级保健服务。[13]

在紧急救灾中，卫生部门可能起不到领导机构的作用，因此必须与其他组织机构密切合作并加入事故指挥中。[9] 卫生部门和所有的紧急救灾机构在规划阶段应建立互助协定，与所在地区的主要合作伙伴建立密切的工作联系。

合作伙伴包括紧急救灾管理机构（EMAs）、紧急医疗服务队、医疗和行为医疗保健机构、消防部门、执法部门、地方救灾计划委员会；州立、地区和部落公共卫生救灾协调员；邻近辖区的卫生机构、人道主义和志愿者组织机构、民营企业和学术机构，如公共健康和医药学校。[9] 例如，2004 年 8 月至 9 月，四次飓风（分别是"查理"、"弗朗西斯"、"伊万"和"珍妮"）席卷了佛罗里达州，肆虐了数以万计人

口的家园，使他们无家可归。联邦紧急事务管理署派遣了来自 15 个州的 5000 名工作人员进行援助行动，并且安排 3800 名国民警卫队成员提供安全保护、指挥交通和物资分发等服务。[14] 此外，由 14 万多名志愿者组成的国家和州立志愿者组织结构，如红十字会和宗教团体，抵达佛罗里达州后，给佛罗里达州的难民提供了大量帮助，包括准备饮食和清除倒下的树木等。[15]

此外，美国公共卫生服务部门还与其他联邦合作伙伴和国家机构进行了并肩作战，比如卫生和公共服务部及其下属机构、疾病控制与预防中心、食品和药物管理局以及农业部。这些机构仍然是全国公共卫生系统在联邦层面的积极合作伙伴，从而能够在全国范围内影响公共卫生系统。直到最近，美国公共卫生署才为国土安全部下属的国家灾难医疗系统（现直属联邦紧急事务管理署）提供积极的协助与指导。作为灾难医疗体系的合作伙伴，美国公共卫生署不仅提供了多个领域的专业知识，还将继续给予救援与支持。

■ 医疗服务

生物攻击可能导致成千上万的人感染疾病。因为，在感染后的数小时之内，没有任何迹象发生，因此我们无法判断到底有多少人被感染。[16] 譬如，我们可以假设这样一个场景：某个国家暴发了天花并在全球蔓延，造成 15000 人被传染，2000 人死亡。[17] 因此，我们建议对国民采取大规模的预防措施——让广大群众使用抗生素成为人类存活的关键。[16] 有些人认为使用疫苗虽然不是抵御生物威胁的第一战斗力量，但与抗生素一起使用却能控制天花疫情和预防炭疽热，控制全球大规模流行病感染，防止与实验室和卫生保健环境接触的高风险性工作人员发生交叉感染。[18]

由于大多数公共卫生部门、医院和地方机构缺乏足够的药剂，无法满足国家救灾之需，因此可以利用国家战略储备［（SNS），原名为国家药品储备（NPS）］的联邦医疗资源。2002 年，《国土安全法案》实施后，国土安全部和疾病控制与预防中心开始共同管理国家战略储备。由国土安全部规定国家战略储备计划的目标和性能要求，并负责部署和执行 12 小时一揽子计划。[19] 医疗用品储备包括抗生素、化学解毒剂、抗毒素、生命支撑药物、静脉注射和呼吸维持设

备、医疗／外科手术工具等，确保在国家发生紧急事件的关头，这些物品可以在紧急事件发生后12小时内直接运送到美国各地战略指定的仓库。[19] 国家战略储备并非第一救灾工具，而是为国家和当地卫生机构的医疗物资进行增加和补充。国家战略储备计划实施季度质量检查，使材料循环使用，并对所有的方案实行年度库存盘点，并定期检查环境条件、安全性和整体方案维护。[19] 在州政府办公室直接向疾病控制与预防中心或国土安全部请求资源援助时，国家战略储备计划会作出调整。[19]

为保证救援物资得到充分的利用，在国家战略储备完成交付后，必须采取以下几个关键步骤：正式签收并卸载物资，安排足够的人员对物资进行包装、分发、调配、追踪和储存，安排当地的卫生部门分配剂量，提供通信和安全设施。[16]

除了需要考虑向公众分发大规模疫苗时涉及的后勤工作外，我们还必须考虑其他的公共卫生问题。这些问题包括如何在生物袭击事件发生之前将急需医疗服务的公众分为若干个小组，这是一个非常敏感的步骤。[16] 同时，公共卫生人员应时刻准备好清楚地分发专用试剂和药品信息，安排多语种服务人员并分发多语种宣传册，满足特殊群体的需求，为配药中心和参与工作的人员提供个人防护装备（PPE），并且在人群恐慌的情况下提供安全保护。[16]

无论是恐怖主义爆炸事件造成的创伤还是神经性毒剂泄漏造成的呼吸衰竭，灾难都会造成不同程度的损伤和疾病。因此，在救灾方面，救灾分布的广度（从地方到国际范围）不同，救灾所派遣的人员不同，救灾所持续的过程不同以及治疗伤者所采用的医疗管理方法也不同。

例如，某些传染病需要采取大规模的救灾行动，因此需要国内乃至国际的合作伙伴提供人力和物力资助，对可能被感染的人群进行监控、报告和治疗。此类救灾行动会因疾病暴发的地点和规模不同而不同。然而，自然灾害如飓风则需要各种完全不同类型的医疗救灾，因为，自然灾害不仅导致了环境恶化，而且出现了更严重的医疗问题。例如，由于受灾群众未得到及时的疏散撤离而导致的受伤和死亡；由于未采取预防保护措施而导致的财产损失；在灾后复苏阶段因不遵守食品与水安全和伤害预防指导方针等导致的损失等。[20] 飓风可带来的伤害有：溺水身亡、触电、被飞溅岩屑刮伤、被钝物挫伤、被树木或其他重物压伤

导致的骨折、因紧张情绪造成的精神错乱、心脏病发作、肠胃疾病、呼吸道疾病、传染病、皮肤病、毒物中毒、火灾、被流离失所的野生动物如兽类、蛇等咬伤，甚至包括因链锯和电动工具等机械设备的无法正常使用而导致的伤害。[20]

化学品和放射性事件会造成具体的医疗问题，包括损伤程度识别、预防和解毒方法。在有限的医疗环境下管理大量受害患者确实具有挑战性，其中包含的问题有：排除污染源、现场院前急救管理、交通运输、使用个人防护装备、损伤治疗（特别是与化学品和放射性后遗症相关的损伤治疗），如皮损、水疱和烧伤、神经系统失常、吸入性损伤和急性辐射综合征。某些灾害事件因其本身的性质，在医疗管理方面并没有具体划分。

2003年8月14日，美国东北部和加拿大东南部（渥太华和多伦多）发生大面积停电事件，致使包括纽约、新泽西州、佛蒙特州、密歇根州、俄亥俄州、宾夕法尼亚州、康涅狄格州、马萨诸塞州在内的24000km^{2}地区的50万人受到影响。[21] 此次停电事故的原因被怀疑是由于34万伏电网被击落后全国21家电厂停工造成的。[22] 停电不仅瓦解了所有的电气设备，如导致电脑闭锁、高楼升降电梯乘客被困、地铁失速、机场控制和着陆程序崩溃，还影响到医院的正常运营、食品冷藏、交通运输和大部分通信渠道。虽然备用发电机能够使电气设施继续运行，但出于节约的原因，也只能开启小部分。此次停电事故造成美国3人死亡，1名消防队员受伤；在加拿大渥太华，1名少年因火灾受伤而死亡，另外1人因被车撞倒后死亡。据报道，在停电的30个小时内，纽约发生了3000起火灾，主要是因人们点蜡烛时引起的，紧急医疗服务队人员接到了呼叫911的8万多个电话，数量是平时的2倍。[22]

另一方面，有限的突发性灾害会造成直接的损伤和死亡（如恐怖爆炸事件、交通事故灾害和建筑倒塌等），因此要求这个地区或者区域一级具备更强大的救灾能力。这与大规模的自然灾害发生后，受灾害影响的广大地区需要提供国内和国际援助有所不同，譬如发生在2004年的海啸事件以及几次洪水、飓风甚至发生在海外更为复杂的人道主义紧急事件。一旦发生爆炸，必须对创伤处理系统进行装备，做好接纳患者、管理好大量受轻伤、即将涌入附近医院的患者的准备，与此同时，做好意外伤亡人数入院率超出预期

入院率的准备。医师应做好要给数百名伤者治疗的准备，尽管这是一项很复杂的工作，可能会造成公用事业的损失，给医院带来困难或造成医院设施的损坏。[23] 高能量灾害如地震、龙卷风或爆炸等造成的身体创伤因其伤害的严重性，更有可能在地区创伤诊疗中心进行治疗。在美国，有 600 多家区域创伤诊疗中心，由他们来协调紧急医疗服务队，其中包括医护人员和空中医疗运输队。[24] 区域创伤诊疗中心由医护人员和紧急医疗技术人员（EMT）组成。紧急医疗技术人员负责将受伤灾民运送到创伤诊疗队，那里有外科医师、急诊医师，还有一些护士和专员。这支强大的创伤诊疗队由不同专业领域的 16 名专科医生组成，从神经外科到妇产科，他们所涉及的领域各不相同，这里同时具备手术室和重症监护室，已做好了随时接收受伤患者的准备。[24]

对于疾病暴发而言，所需的医疗服务和公共卫生的供给能力还是相当大的，它涉及从地方性救灾到国际范围内救灾这个大型网络。2002 年 11 月，严重急性呼吸道综合征（SARS，"非典"）在全球暴发，它削弱了亚洲的医疗保健体系，给美国的公共卫生系统也带来了不少问题。严重急性呼吸道综合征对亚洲国家造成的影响最大，其中 7782 人感染，729 人死亡。此次事件不仅挑战了亚洲的医疗保健系统，对亚洲的经济产生了不利影响，还对国际卫生法典的有效性进行了考验。[25] 急性呼吸道综合征病毒只是冠状病毒家族的一部分。在感染后的 2 至 10 天内，患者会出现咳嗽、发烧、全身酸痛等一系列与其他呼吸系统疾病相似的症状，因此也被称为非典型肺炎。[25] "非典"的死亡率为 11%，对年龄超过 65 岁的感染人群来说，致死率可能大于 50%。[25] "非典"是一种传染性强的呼吸系统疾病，主要通过直接和间接接触感染患者呼吸系统分泌物和污染的物品而感染。

2003 年 2 月，非典型肺炎在全球暴发，且一直持续到同年 5 月。当时，一名因救治"非典"患者而感染病毒的医生，旅途停留在香港一家酒店，导致病毒传染给同样住在该家酒店的其他房客，就这样，病毒随后被携带至越南、新加坡、加拿大多伦多等国家和地区，为"非典"的二次暴发埋下了祸根。[25] 疫情从亚洲蔓延至全球 26 个国家，并在 2003 年 5 月达到高峰期，每周都有数百名"非典"疫情病例被通报。

为了预防和控制"非典"疫情的传播，公共卫生机构致力于病例确诊、接触者追踪、传播控制和对接触者管理。[25] 病例确诊和接触者追踪即"对确定感染的患者进行病情症状、实验室检测结果和病史界定，并对已感染患者接触过的个人进行追踪[25]。"疾病传播控制即"通过使用适当的手部卫生装备和个人防护装备，如口罩、隔离服、手套等，控制致病菌的传播"。采取检疫隔离的办法，将已感染者隔离；限制那些虽未发病、却与病原体有接触的潜在感染者的流动。[25]

教育、培训与沟通

桌面演练是防灾规划教育的形式之一。桌面演练的参与者十分广泛，可能包括政府官员（市长、市议会成员、风险经理），公共工程 / 公用事业人员（水警司、煤气公司代表），执法人员（警察局局长、警长），社区服务人员（红色十字代表），应急管理人员（应急项目经理、国民警卫队代表），消防部门的代表（消防队长、调度员），紧急医疗 / 救护人员（紧急医疗协调员、公共卫生官员）和公共信息官员。[12] 桌面演练通常包括高层官员，演练过程中会要求与会者讨论各自的机构或单位在面对某个特定的场景时可能作出的反应，并且强调更高层次的政策和程序问题。[12] 桌面演练与全规模演习或实地演练不同，例如，在全规模演习中，模拟医院救灾场景可以开展操作评估和设备部署工作，但在桌面演练中并不涉及设备或人员管理工作，而更像是在教室里举行的课堂练习。[12]

全规模演习包括可用于实际突发事件中的策略、技巧和程序，设计的场景也非常逼真。[12] 联邦紧急事务管理署分别于 2000 年 5 月、2003 年 5 月和 2005 年 5 月进行了 3 次美国高级官员演练（即高级官员 1 号演练、高级官员 2 号演练、高级官员 3 号演练）。这三次都是大规模无预警实地演练，涉及联邦、州和地方机构。2000 年的高级官员 1 号演练由联邦紧急事务管理署和司法部共同领导，并在科罗拉多州丹佛市进行了生物武器事件演习，在新罕布什尔州朴次茅斯市进行了化学事件演习，在华盛顿进行了大规模意外放射性事件演习。[12] 2003 年，为期 4 天的高级官员 2 号演练涉及在华盛顿州西雅图市发射的放射性散布装置（RDD）或"脏弹"；以及在芝加哥进行的生物事件，涉及鼠疫耶尔森氏杆菌 / 肺鼠疫。[26] 高级官员 3 号演练是迄今为止美国最大的反恐演习，拥有 1 万多名参与者，涉及 275 个联邦、州、地方和私营机构以及国际合作伙伴——加拿大和英国，约有 13 个国家派出了自己的代表观察员。此次演练在康涅狄格州新伦敦市模拟了化学物质释放事件，并在新泽西州进行了生物袭击演练。

医生和其他医护人员通常奋斗在检测疾病暴发的第一线上，他们在疾病的早期检测阶段起到至关重要的作用：

"医护人员应警惕疾病的严重程度和诊断线索，这些线索可能是罕见传染病暴发的征兆——通常与生物制剂的故意释放有关，一旦发现有群体感染，医护人员应立刻报告给当地或州卫生部门 [23, 27]……"

医生和其他医疗人员有责任保持对罕见疾病的高度警戒，探明病史，并评估职业照射和环境照射。[28] 疾病控制与预防中心指出，以下三种迹象可能是有意的生物释放，并强调医师应对此类迹象保持高度警觉 [27]：

1. 非寻常的突发性疾病或地域性聚集疾病，（例如，出席同一项公开活动或聚会的人士），或者患者所呈现出的临床症状和体征意味着传染病的暴发；

2. 常见疾病的异常年龄分布；

3. 出现大量急性弛缓性麻痹症状且伴随明显的延髓麻痹病例，可能是肉毒杆菌毒素释放。

通常恐怖袭击或非恐怖袭击灾难发生后，需要大量超出医生日常所用的知识储备和专业技能来医治患者。[23] 正如美国医学协会所提出的那样，用什么可以"填补这一空白"呢？[23] 这些内容可能包括早日确诊罕见传染病需要熟知的病症；管理化学品和辐射污染受害患者的指导方针；爆炸发生后伤员检伤分类和救治严重创伤患者的协议等。在这方面，专业组织和社会团体已加入了共同致力于发展灾害预防和恐怖主义袭击教育的行列，同时，通过开展各种研讨会，举办远程课程培训，出版书籍、期刊，建立相关网站，分发自学材料等活动，组织医疗保健人员参加学习培训。[23] 参加同样教育培训活动的不仅有社区医生，还有护士、助理医师和社区技术员。著名专家评论说，有关公共卫生的互联网网站，如疾病控制与预防中心的生物恐怖袭击网页，不仅向公众提供了相关的资讯，而且有助于医生了解有关生物恐怖主义的最新发展动向和研究建议。[28]

当灾难发生时，非常有必要向公众传达相关的健康问题。公共卫生官员经常能获取来自社会各界的信息。[20]

1. 公众（最为重要）；

2. 医院和医院急诊部门；

3. 社区服务人员；

4. 社会服务机构；

5. 先遣救灾员，例如消防人员、警察和紧急医疗服务队；

6. 国民警卫队代表；

7. 地方和地区实验室医生；

8. 政策制定者，如政府官员、市长、省长；

9. 传统的合作伙伴，包括美国红十字会和公共工程系统。

通过与媒体沟通，公共卫生机构可以建立一个网络，定期传递健康报告，使广大市民了解到最新的教育资讯。[20] 这些资讯必须真实可信，在任命一名公共信息官员传递信息之前，需要签订一份推进协议。[20] 一些公共卫生资讯可能包含食品和水安全、伤害预防措施和预警信息，例如，飓风来袭时增强及时疏散力量或龙卷风来临时增加临时避难所的数量。[20] 同样，信息资讯还应该包含对预期危害的事实描述（自然、人为或生产事故）、安全防范措施以及及时疏散要求或搭建临时避难所。[20] 所有的信息应当清楚（如果需要的话，书面消息应以双语容易理解的文字书写）；简洁；相关的技术资料的译文应通俗易懂。更重要的是，派送者应核实该信息是否到达目标受众手中，是否已被受众阅读和理解。只有公众留意到公共卫生官员所采取的种种行动和提出的一些建议，才意味着这些信息已成功、充分地传递给了它的目标受众。[20] 专家强调，预警信息直到最后一秒才能发送。相关记载表明，过早通报危急信息会使公众因害怕而产生恐慌，因此会造成比实际灾难发生更多的伤亡情况。[20]

灾难发生期间，应在公共卫生系统和合作伙伴之间建立安全且足够的通信线路，其中包括具有下列功能的计算机设备：带光盘驱动器，有收发电子邮件功能，能持续不间断地上网，还要安装安全软件，保护电脑不被入侵、敏感数据不被泄露。[20] 医院和卫生部门等固定设施应有备用电源，一旦灾难破坏了总电源，备用电源可以发电使电气和通信系统重新运行起来。[20] 用于公共卫生急救的通信设备包括：无线电设备，如双向无线电通信设备、寻呼机、广播电台、电视和人造卫星；电线设备，如电话、传真机和计算机调制解调器；无线电设备与电线设备的结合体，包括移动电话和卫星电话。[20] 然而，我们必须意识到：在灾难发生时，像这些常规的通信设备可能根本无法使用，尤其对公共部门和私营部门来说更是不可用的。譬如2005年7月7日发生在伦敦的爆炸事件，当时移动电话网因为使用者激增、超负荷使用而瘫痪，私营企业主发现基本无法收发电子邮件，手机也打不出电话。

■ 环境卫生及防范

灾难发生后采取环境卫生防范措施会减少疾病和伤亡的发生。由于供水系统被破坏，灾难造成的种种环境卫生问题，灾后疾病感染的风险会大大增加。环境卫生防范措施包括维持水源和粮食安全、合理处置废弃物保持良好的卫生环境、控制病媒人群等。[20]大多数卫生部门优先考虑的环境卫生工作包括以下内容[29]：

1. 确保供应充足的安全饮用水；

2. 提供食物保护措施；

3. 确保基本的环境卫生服务；

4. 提高个人卫生水准；

5. 通过提供相关感染途径的健康风险咨询/建议的方法，协助先遣救灾员的工作；

6. 为救灾管理人员提供信息，评估紧急情况的规模，确保救灾的有效性。

兰德斯曼[20]提出了一个"三位一体"的方法来减少与危害环境的接触。

1. 控制措施，包括阻止可能的危害释放或发生，控制疾病传播，防止与感染者接触，如净化、处理和采集干净的水源；

2. 建立多重障碍，即建立多重阻碍，将不卫生的条件隔离到人类的可接触范围之外，有时这是公共工程部门需要解决的问题；

3. 加大危害和人群之间的距离。

必须使用定量分析的调查方式，来鉴定社区里现有的处理设施和程序，明确如何实现卫生设施覆盖率，进行安全饮用水分发并建立饮用水饮用等级标准。饮用和接触污染的水源都可能导致粪口传染疾病，如霍乱、伤寒、甲型肝炎和痢疾等。[20]公共卫生学建议将饮用水煮沸，避免食用某些可能已变质的食物，并且定点提供饮用水，这才是环境安全的关键。比如，食物储存不当，往往会滋生蜡样芽孢杆菌、产气荚膜梭菌、沙门氏菌、金黄色葡萄球菌和甲类链球菌。[20]灾难发生时，必须考虑到天气因素，根据天气的冷暖，搭建足够的临时住所。在住房不够的情况下，若使灾民暴露在糟糕的环境条件下会使他们遭受冻伤、体温过低、中暑和脱水。[20]向公众发布教育和警醒信息，这一点尤为重要，必须提醒未经培训而使用机械发电机发电的人严防一氧化碳中毒。病虫害防治可以减少老鼠和蚊子种群的侵染。人群也很重要。

■ 心理健康

多项研究都描述并指出了人们在灾后所面临的心理健康问题和需要采取的干预措施。专家指出，大量的问卷调查、访谈和精神疾病分类研究证明了灾后心理后遗症的确存在，并且指出了对多场灾难研究成果进行交叉对比和普遍化介绍的困难性。[29]虽然受灾的社区对精神健康表示认同，但是他们也认为需要进行更多的调查。[30]他们也认同"灾害带来的最严重创伤在心灵和社交方面"这一说法。[30]灾害造成的心理健康问题正日益成为灾后评估不可或缺的一部分，心理健康问题也逐渐成为公共卫生救助迫切需要解决的一个问题。

社区心理健康服务机构强调，心理健康护理人员和救灾人员必须深入了解灾难中受害者的心理和社会需求。[30]因为灾难能够引发受难者产生特定的情绪反应并采取各种不同的心理应激，影响到主要受害者（指亲身经历灾难的人）和次要受害者（如主要受害者的亲戚、同事、同学等）。其他可能遭受心理健康问题困扰的人包括围观者、救援人员、尸体处理人员、医务人员、疏散人员和难民。[30]我们应当意识到，灾难过后大多数成人和儿童都会经历数日正常的应激反应[31]（见专栏2-1）。值得注意的是，正常的应激反应能够促进个人反省，加快个人成长并增强个人韧性。

灾难过后，易出现的三种心理健康问题，分别是：急性应激反应、创伤后精神紧张性精神障碍（PTSDs）和心理适应障碍或持久性人格改变。[30]急性应激反应以情感缺乏为特点，对外界刺激无相应反应，外在活动和随机运动受到抑制，感到震惊或不知所措，出现的身心症状有：震颤、心悸、换气过度、恶心、呕吐等。[30]创伤后精神紧张性精神障碍的定义如下[32]：在接触某次可怕的事件后会引起焦虑症（诊断概论见《精神障碍诊断与统计手册Ⅳ》）发病，或者给患者带来痛苦的精神折磨，甚至带来身体伤害或者威胁。创伤后精神紧张性精神障碍的诊断标准如下。

1. 是否目击、经历或被迫面对创伤事件；

2. 是否再度体验此创伤事件；

3. 持续逃避与此创伤有关之刺激；

4. 持续过度警醒；

5. 此障碍总期间超过一个月；

6. 造成临床上的重大痛苦或功能损害。

专栏 2-1　灾难发生后的正常应激反应

暂时的情绪反应

　　休克

　　恐惧

　　悲伤

　　愤怒

　　绝望

　　情感麻木

认知反应

　　混乱

　　迷失方向

　　担忧

　　记忆力减退

　　不想有的回忆

身体反应

　　不安

　　疲劳

　　睡眠困难

　　食欲与性欲改变

　　工作和学校或是婚姻、家庭关系内的人际反应（以不信任、烦躁不安、孤僻、批判态度和冷漠为特点）

1/3 的幸存者会经历可能导致创伤后精神紧张性精神障碍、焦虑症或抑郁症的严重应激反应。可能导致创伤后精神紧张性精神障碍的严重应激反应包括精神游离，灾难二次体验（噩梦），极端逃避与此创伤有关的回忆（药物滥用），极端情绪麻木，过度反应（恐慌、愤怒），严重的焦虑（极度的无奈、冲动或走火入魔）以及严重的抑郁症。对于亲眼目睹或亲身经历过灾难的人来说，对其造成的心理健康影响可能会更大。譬如，那些人不仅失去了爱人，生命受到威胁或面临人身伤害（尤其是儿童），亲眼目睹了可怕的死神、人身伤亡和身体残缺，经历了极度恶劣的环境或人类的暴力破坏，还丧失了美好的家园。[31] 对于那些曾经有过其他创伤病史、患慢性内科疾病和心理障碍、长期贫困和近期一直被紧张情绪所困扰的人来说，面对灾难可能会面临更大压力，因此患创伤后精神紧张性精神障碍的可能性更大。[31] 另一方面，国家创伤后精神紧张性精神障碍中心声称有些因素可能会起到保护作用，包括：社会支持，更高的收入和教育，充分了解和掌握曾经发生的灾难和创伤性事件，减少与创伤者的接触，并定期提供有关紧急情况的事实和信息。

最近，在一次全国心理健康与灾难的研讨会上，专家们推荐了一些早期干预措施。[32] 早期干预的定义如下[32]：

在危机事件、创伤性事件、紧急事件或灾难事件发生后一个月内，为受害者和幸存者提供的心理疏导，旨在减少事件带来的相关困扰及其严重程度或持续的时间。心理卫生服务可能包括心理急救、需求评估、咨询服务、培养恢复力与自然忍受力、检伤分类以及心理和药物治疗。

干预措施包括以下内容：

1. 基本需求；

2. 心理急救；

3. 需求评估；

4. 救援与重建环境监察；

5. 宣传和信息传播；

6. 技术援助、咨询和培训；

7. 培养韧性和恢复；

8. 检伤分类；

9. 治疗。

在培训方面，到国外进行心理健康研究需要考虑一些具体的问题。国际作者认为具备一定水平的文化与社会意识，能够为本土和地方当局提供力量，并融入多重整合和基础设施建设中去，了解政治动态（特别是在有冲突发生的地区），运用科学和临床知识进行心理健康评估，从道德的角度来看是势在必行，也会增加该计划成功的可能性。[33]

■ 人员安全和先遣救灾员

在美国，有超过 100 万名消防战士，其中 75% 左右都是志愿消防员；在警察部门有 55.6 万名全职执法人员；有 29.1 万名专职治安人员以及 15.5 万名国内注册的紧急医疗技术人员。[34] 先遣救灾员面临着双重职能：报告第一时间观测到的环境及其风险，同时开展院前急救。由于灾难现场是变化不定的，紧急救灾人员必须表述清楚灾害活跃地带的主要危害与次要危害的具体位置，而相关病原体危害的证据还未确定，因此，紧急救灾人员必须具备一定的情境意识。

这就带来了情绪上、心理上和身体上的挑战，这些挑战有可能会给救护人员带来危险。

　　灾难给紧急救灾人员带来的主要危害来自于实际的致病物。例如，某种化学物质的释放或泄漏可能造成毒性损伤，可能是物理性窒息（如在封闭的空间、筒仓等，因吸入大量惰性气体造成的血氧不足），还可能是呼吸道刺激物（如因氯气或碳酰氯造成的肺损害和炎症反应）或全身性毒物（如由有机磷酸酯、挥发性碳氢化合物或氰化氢引起的上呼吸道、肺泡损伤或皮肤或神经损害）。

　　紧急先遣救灾员也会受到现场次要危害的困扰。这些危害可以多种环境风险的形式出现。例如，救援人员在面临灾难时可能面临下列危险，如暴乱、爆炸和火灾、交通事故、农场事故、工厂事故和铁路灾害，等等。[35] 设想这样一个场景：一辆油罐车的侧翻引发了一场重大交通事故，急救人员可能面对车辆起火、燃料爆炸、侧翻的汽车和卡车上装载货物不稳定随时掉落的危险以及交通管制、健康安全、接触泄漏的有毒化学品和危险化学品的风险。爆炸给先遣救灾员带来的潜在危险有建筑物倒塌、二次爆炸和毒烟释放等危害。

　　先遣救灾员要接受如何使用个人防护装备的培训，应对蓄意或意外化学、生物或放射性事件（如意外情况下发生的工业事故等）。毒性药剂可以是无形的，即无法感知的，因此，对于所接触毒剂的数量、类型和时间也无从得知。国家司法研究所（NIJ）的声明指出："使用个人防护衣物和设备的目的是屏蔽或隔离有害物质在使用过程中可能产生的化学、物理和生物危害。"[36] 个人防护装备包括整套的服装和装备，使救灾人员能够安然面对和穿越重重阻挠。国家司法研究所将个人防护装备分为以下基本三类[36]：

　　1. 呼吸设备（如过滤式呼吸器和提供的呼吸器等设备）；

　　2. 防护服（隔离式防护服、连身服、罩袍等）；

　　3. 其他防护服装（如防护罩、靴子和手套）。

　　美国国家司法研究所紧急情况先遣救护人员选取个人防护设备指南中详细介绍了紧急先遣救灾员如何选择个人防护装备，这对想要全面详细了解个人防护装备的人来说，无疑是不错的参考资料。[36]

　　国家安全卫生研究所指出，大规模突发事件（如世界贸易中心的恐怖袭击事件）与小规模灾难（如本地发生的交通事故和爆炸事件）不同的是，大规模突发事件在如何保护救护人员免受伤害、疾病和死亡等危险方面给我们带来了更严峻的挑战。大规模灾害有以下特点[37]：

　　1. 影响巨大、伤亡人数众多；

　　2. 覆盖地理范围广；

　　3. 需要长期的救灾行动；

　　4. 涉及多重、多样化的危害；

　　5. 需要广泛的外界救援组织的救援能力和资源援助；

　　6. 吸引（"汇聚"）大量独立的志愿者和物资；

　　7. 损害重要的交通、通信和公共工程基础设施；

　　8. 直接影响救灾组织的行为能力。

　　因此，保障救灾人员的安全离不开人力资源管理，制订周密的计划有助于在混乱的、多部门的环境中部署任务。其中包括绘制救灾年表（短期和长期）；设置合理高效的轮班工作制度，防止人员气力耗竭；控制现场并管理汇聚的自愿者；清查人员防护装备和资源数量并发放使用；安排经验丰富、见多识广、谋略技巧丰富且高度熟练的救灾安全管理人员到现场进行应急。[37] 更重要的是，通常这并不被认为是一种拯救生命的功能，而是一种管理需要，只有这样才能管理好卫生和灾害信息，防止出现现场信息泛滥的情况。其中包括在多个机构之间传递和共享所有类型和级别的关键信息，除此之外，还要了解各类信息的内容，包括灾难现场情况变化报告、目前可用职工人数和他们各自身体状况方面的数据、数量的标准数据以及个人防护装备和可用物资的可用性。[38]

■ 数据采集与分析

　　公共卫生检测和分析部门追踪的关键功能领域包括：监督系统的开发和使用、通过运算法和统计学方法作出分析以及重要制剂造成的疾病和损伤调查。[5] 受关注程度最高的是生物制剂，其被疾病控制与预防中心分为以下几类：炭疽芽孢杆菌（炭疽）、鼠疫杆菌（鼠疫）、重型天花（天花）、肉毒梭菌毒素（肉毒杆菌）、土拉热弗朗西斯杆菌（兔热病）、丝状病毒（埃波拉出血热、马堡病毒出血热）和沙粒病毒［拉沙（拉沙热）、胡宁（阿根廷出血热）及相关病毒］。[27]

　　生物恐怖事件中的流行病学与普通的流行病学没有太大的区别。[39] 首先，实验室和临床研究的结果用于确认疫情的发生，以病例的界定决定病例的数量和疫情的严重程度。描述放射性活动的不寻常等级和疫情严重程度，并将疫情与上年相比较，来衡量之间的偏差。疫情的暴发可根据时间、地点、人物和获取的数据进行描述，来确定疾病起源的关键数据。[39] 通过病例数据分析，计算疫情曲线，可以得出疫情暴发与正常发病率之间的差别。[39] 但是，如果涉嫌蓄意生物制剂泄漏，时间点就是至关重要的因素，正如此前强调的那样，早期发现是关键。因此，包括症状监测系统和实时计算机模型在内的监控系统正在开发中。"由于生态和疾病的地方性程度发生变化，患者群流离失所，卫生保健常用资源的缺失，居住环境过于拥挤，卫生环境的崩溃，以及公共事业分崩瓦解等一系列原因，经检测传染病患者（包括媒介源性、水源性、人际传播等疾病）增加，因此，应集中监视疾病的发病率、患病率、疾患或受伤的严重程度"，将监督的重点集中在疾病和损伤的发生率、患病率和严重程度上。上述工作将最终帮助人们判定患病接触与暴发结果之间的关系，并判断暴发结果是否带来具体的损伤、疾病或死亡。[20] 在建立监测系统的同时，管理者应考虑使用现有的系统，如那些用来追踪可报告性疾病的系统，也可考虑开发临时系统来追踪在灾难发生之前、进行之中或发生之后的某个具体伤害和疾病。[20] 患者医疗记录为主要数据，受害者调查与访谈为次要数据，由于主要数据与次要数据可能存在差异，因此数据来源还需明察。主要数据采集的主要方法是直接观察或调查，主要数据采集的方法是与关键信息提供者进行会谈或对已有记载进行审查。[20]

数据可以从多方采集，如可从住院资料、医院和诊所、私营机构、保险公司、临时庇护站、先遣救护者和流动健康诊所等地方获取。[20] 越来越多的非传统数据资源，如雇主保存的工人病假记录等，已被用来

作为审查疾病是否暴发。接下来，确立明晰的病例界定，统一汇报。最后，采用适当的分析方法，如描述性方法、传播地理图形分析、疾病或死亡率分析。也可以采用时间段分析法，测算所出现的患者数及发病率。[20] 需要记住的是，在灾难情况下，严格的流行病学方法可能不具有可行性，因为收集重要的数据迫在眉睫，一旦错过合适的时间，将意味着有更多的人群接触危害，或是受到危害影响。因此，在灾难情况下，应采用"临时应急性的"数据收集方法。"临时"意味着简单和灵活；"应急"意味着那些量化数据经粗略估计汇集在一起，能即刻解决问题。

卫生部门正在开发和测试更多的综合征监测系统以应对生物恐怖主义。综合征监测是"一种研究方法，卫生部门工作人员利用统计警报自动采集和生成的数据连续不断地（实时）监控疾病指标或至少每天（接近实时）检测疾病暴发。这种方法比传统公共卫生机构可能采用的方法（例如疾病监测报告或电话咨询等）更快捷、更全面。"症状监测使用非传统的数据源取代实验室数据。这些数据反映了"院前临床诊断，如急诊科的主诉病情、救护车运行记录的临床印象、填写的医药处方、药品零售和产品采购、学校或工厂的缺勤率以及在临床的种种医疗迹象和症状等"一系列事件。[40]

■ 结论

从历史上看，促进并管理社会健康体已经表现出增加社会安定的作用。这门名为公共卫生的学科内容广泛，涵盖多个社会行业和专业领域，政府和非政府机构以及地方、区域、联邦，甚至国际机构。总的来说，这些救灾小组的研究有益于制定正确的策略，减

案例 2-2　公共卫生评估

2001年9月14日，疾病控制与预防中心派遣一支实地小组到纽约市的急诊科对可能隐蔽的生物释放因素开展监察。在开展监察的前两周，流行病情报服务官员（EISO）在15家医院安排工作人员进行24小时监察；在余下的30多天监察期间，在12家医院安排工作人员进行每天18小时监察。每当发现重大病例时，该小组就每天清晨到达现场录入数据并将数据汇报给纽约市卫生与心理健康部门。仅9月13日~10月12日，急诊部就有68546条急诊病例记录，其中外伤所占比率最高，约占18.6%；其次是慢性呼吸状况加重，约占7.6%；同时还报告了腹泻/肠胃炎病症，约占4.4%；上、下呼吸道感染，约占4.2%。15岁以下少年儿童最常见的症状是呼吸综合征（约占67%）和皮疹综合征（约占59%）。25~64岁的患者中，约有80%的患者因吸入异物去看医生，75%的人因焦虑去看医生。专家还专门对世界贸易中心方圆两英里（1英里≈1.6千米）范围内的家庭邮政编码进行了专门分析，分析发现，世贸中心方圆两英里范围内的人并不比其范围以外的人更易患生物恐怖袭击综合征。然而，研究发现，在9月11日因烟雾/粉尘吸入到医院看急诊科的患者中，来自世贸中心塔楼附近的患者是来自其他地区人口的61.5倍。总体来说，没有发现支持生物恐怖因素释放的卫生数据。[41]

轻对未来健康问题可能造成的不良影响。本文总结了灾害周期的各个阶段及其所涉及的参与者以及发布灾难报告和救灾的基本政策。此外，我们还回顾了各项公共卫生基础设施、灾难中医疗服务的提供、灾难的教育和通信服务、心理健康问题、员工安全问题以及数据采集和分析的价值和技术问题。

因此，建议公共卫生和灾害救援医学的初学者可以查阅本文内容的参考文献，或者通过互联网搜索了解更多这方面的内容。重要的是，救灾人员不仅要具有前瞻性、训练有素、见多识广、经验丰富，还要向社区和同行公开传达相关事实与知识。这才是应对灾难、挽救生命的第一步。

参 考 文 献

1. Ten Great Public Health Achievements—United States, 1900–1999. *MMWR*. April 1999；48（12）：241–3. Available at：http://www.cdc.gov/mmwr/preview/mmwrhtml/00056796.htm.
2. Gostin LO. Public health law, ethics, and human rights：mapping the issues. Available at：http://www.publichealthlaw.net/Reader/ch1/ch1.htm.
3. Institute of Medicine, Committee on the Future of Public Health.*The Future of Public Health*. Washington, DC：National AcademyPress；1988.
4. Centers for Disease Control and Prevention. Public health emergency response guide for state, local, and tribal public health directors. Version 1.0. Available at：http://www.bt.cdc.gov.
5. Biological and chemical terrorism：strategic plan for preparednessand response：recommendations of the CDC Strategic Planning Workgroup. *MMWR*. April 2000；49（RR–04）：1–14.
6. National Emergency Management Association. National response plan—initial draft. Available at：http://www.nemaweb.org/docs/national_response_plan.pdf.
7. National Governors Association. *A Governor's Guide to Emergency Management. Volume One：Natural Disasters*. Washington, DC：National Governors Association；2001.
8. Bea K. *Federal Disaster Policies After Terrorists Strike：Issues and Options for Congress*. American National Government and Finance Division；2002.
9. US General Accounting Office. *Bioterrorism：Public Health and Medical Preparedness*. Testimony Before the Subcommittee on Public Health, Committee on Health, Education, Labor, and Pensions. Washington, DC：US General Accounting Office；2001. Available at：http://www.gao.gov/new.items/d02141t.pdf.
10. US Department of Homeland Security. Initial national response plan fact sheet. Available at：http://www.dhs.gov/dhspublic/display? content=1936.
11. American Public Health Association. One year after the terrorist attacks：is public health prepared? A report card from the American Public Health Association. Available at：http://www.apha.org/united/reportcardfile.htm#back1.
12. US General Accounting Office. *Combating Terrorism：FEMA Continues to Make Progress in Coordinating Preparedness and Response*. Washington, DC：US General Accounting Office；2001. Available at：http://www.gao.gov/new.items/d0115.pdf.
13. National Association of County and City Health Officials. *Preliminary Results from the 1997 Profile of U.S. Local Health Departments*. Washington, DC：National Association of County and City Health Officials；1998. Available at：http://www.edgewood.army.mil/downloads/reports/comp_mass_casualty_care.pdf.
14. Landesman LY. *Public Health Management of Disasters, the Practice Guide*. Washington, DC：American Public Health Association；2001.
15. CBS News. Floridians seek relief. Available at：http://www.cbsnews.com/stories/2004/09/28/national/main646024.shtml.
16. Community Outreach, Mass Prophylaxis：a mass casualty care strategy for biological terrorism incidents, June 2001.
17. O'Toole T. Smallpox：an attack scenario. *Emerg Infect Dis*. 1999；5：540–6.
18. Russell PK. Vaccines in civilian defense against bioterrorism. *Emerg Infect Dis*. July–August 1999；5（4）：531–3.
19. Centers for Disease Control and Prevention. Strategic National Stockpile. Available at http://www.bt.cdc.gov/stockpile.
20. Federal Emergency Management Agency. Thousands of volunteers help Floridians recover. Available at：http://www.fema.gov/news/newsrelease.fema?id=15437.
21. GlobalSecurity.org. Great Northeast power blackout of 2003. Available at：http://www.globalsecurity.org/eye/blackout_2003.htm.
22. CNN.com. Power returns to most areas hit by blackout, U.S.–Canadian task force charged with investigating outage. Available at：http://www.cnn.com/2003/US/08/15/power.outage.
23. American Medical Association. Featured CSA report：Medical preparedness for terrorism and other disasters. Available at：http://www.ama-assn.org/ama/pub/category/print/14313.html.
24. National Foundation for Trauma Care. U.S. trauma center crisis：lost in the scramble for terror resources. Available at：http://www.traumacare.com/NFTC_CrisisReport_May04.pdf.
25. US General Accounting Office. *SARS Outbreak：Improvements to Public Health Capacity Are Needed*

for Responding to Bioterrorism and Emerging Infectious Diseases. Washington, DC : US General Accounting Office ; 2003. Available at : http : //www.gao.gov/new. items/d03769t.pdf.

26. US Department of Homeland Security. Top Officials (TOPOFF) Exercise Series : TOPOFF2. After action summary report for public release. Available at : http : // www.dhs.gov/interweb/assetlibrary/T2_Report_Final_ Public.doc.

27. Recognition of illness associated with the intentional release of a biologic agent. *MMWR.* Oct 2001 ; 50 (41) : 893–7.

28. Lane HC, Fauci AS. Bioterrorism on the home front : a new challenge for American medicine. *JAMA.* 2001 ; 286 : 2595–7.

29. North CS, Kawasaki A, Spitznagel EL, Hong BA. The course of PTSD, major depression, substance abuse, and somatization after a natural disaster. *J Nerv Ment Dis.* December 2004 ; 192 (12) : 823–9.

30. Dubouloz M. Mental health. In : de Boer J, Dubouloz M, eds. *Handbook of Disaster Medicine.* Netherlands : Van der Wees Publishers ; 2000.

31. US Department of Veteran Affairs, National Center for PTSD. Available at : http : //www.ncptsd.va.gov.

32. National Institute of Mental Health. *Mental Health and Mass Violence : Evidence–Based Early Psychological Intervention for Victims/Survivors of Mass Violence. A Workshop to Reach Consensus on Best Practices.* Washington, DC : US Government Printing Office ; 2002. NIH Publication No. 02–5138. Available at : http : // www.nimh.nih.gov/healthinformation/massviolence_ intervention. cfm.

33. Weine S, Danieli Y, Silove D, Van Ommeren M, et al. Guidelines for international training in mental health and psychosocial interventions for trauma exposed populations in clinical and community settings. *Psychiatry.* Summer 2002 ; 65 (2) : 156–64.

34. US Department of Homeland Security. About first responders. Available at : http : //www.dhs.gov/dhspublic/ display?theme=63& content=237.

35. Badiali S. Pre–hospital care. In : de Boer J, Dubouloz M, eds. *Handbook of Disaster Medicine.* Netherlands : Van der Wees Publishers ; 2000.

36. National Institute of Justice. Guide for the selection of personal protective equipment for emergency first responders. NIJ Guide 102–00 (Volumes I, IIa, IIb, and IIc.) Available at : http : //www.ojp.usdoj. gov/nij/pubs– sum/191518.htm.

37. Centers for Disease Control and Prevention. Protecting emergency responders, volume 3. Available at : http : // www.cdc.gov/niosh/docs/2004–144.

38. RAND. Protecting emergency responders : lessons learned from terrorist attacks. Available at : http : //www. rand.org/publications/CF/CF176.

39. Pavlin J. Epidemiology of bioterrorism. *Emerg Infect Dis.* July–August 1999 ; 5 (4) : 528–30.

40. Centers for Disease Col and Prevention. Draft framework for evaluating syndromic surveillance systems for bioterrorism preparedness. Available at :

41. Syndromic surveillance for bioterrorism following the attacks on the World Trade Center—New York City, 2001. *MMWR.* September 2002 ; 51 (special issue) : 13–15. Available at : http : //www.cdc.gov/mmwr/ preview/mmwrhtml/mm51SPa5.htm.

3 灾难中的紧急医疗服务（EMS）系统

Robert D. Furberg，David E. Marcozzi

紧急医疗服务（EMS）系统在灾难管理中的作用是提供高效可靠的院前救护。但是，早在第一紧急医疗服务单位到达现场之前就应该进行许多慎重考虑。灾难管理可在以下四个阶段中进行检查[1]：

1. 预防和规划；
2. 备灾；
3. 救灾；
4. 灾后重建 / 分析。

在预防和规划的过程中会使用到一个概念，即灾害危害性分析（HVA）的有效应用。本书会在本文中对这一概念进行简要讨论。灾害危害性分析明确了风险存在的可能性，并确立了高效救灾计划的关键组成部分。通过当地应急规划司法委员会（LEPC）成员和事故救治其他参与者的共同努力，我们可以采取一些措施来降低潜在的生命和财产损失。

管理人员必须履行他们的筹备职能，以确保救护人员、紧急管理人员及市民可以充分了解操作的预期结果并进行相应的培训。

在救灾阶段，公共安全人员必须及早有效地启动事故指挥系统。一旦在这种情形下运行该系统时，救护人员应承担减缓事故所需的特殊任务。对护理人员和紧急医疗人员来说，最重要的工作就是进行检伤分类、治疗和运送。接受过必要培训并拥有专业装备的专业医疗单位可能需要根据事故指挥官的命令承担额外的职责。

基础设施和生活社区的重建和复原分别是初期灾后重建工作和长期灾后重建工作的重点。虽然紧急医疗服务系统在灾后重建过程中并不起主要作用，但是灾难管理的最后阶段对系统重估和改善有至关重要的意义。在事故管理中使用到的具体分析方法（包括检伤分类的有效性和预测结果的评估）对于全人类来说都是非常有用的。[2]

现代民用 EMS 系统的使用人员发现，在战场上启用这一系统后，他们在管理国内灾难遇到相似的情况时使用的技术和该领域的先驱们使用过的技术相同。尽管现代紧急医疗服务系统能够减缓紧急事件给人们带来的日常压力，但是灾难救援中经常要求紧急医疗服务机构能够确保从不同的角度对重大突发事件进行有效解决。本文将详细介绍为优化紧急医疗服务系统在灾难管理中的作用而采取的操作方面的调整措施。[3]

■ 历史回顾

紧急医疗服务是战争的产物。从克里米亚战场第一次组织使用救护车到诞生于越南丛林中的现代区域军医，紧急医疗服务的历史无疑和军国主义的历史血脉相连。

作为拿破仑的首席外科医师，男爵多米尼克·吉恩·拉瑞的主要功绩是在 150 多年前的克里米亚战争中使用了历史上第一辆救护车。正是由于拉瑞非常精通外伤的关键特性，所以他开创了用棚式马车加快向治疗区转移受伤士兵的历史。这一改进极大地减少了对战争中作战部队无效救治的数量。

美国内战期间，克拉拉·巴顿整理并提出了对受伤步兵进行紧急救护的理念。巴顿曾经担任护士联盟的管理人，在离开护士联盟后，她义无反顾地开始了对病员和受伤士兵的医疗救治改革。她还在美国成立了红十字会并担任了该协会的第一任会长。在担任会长期间，巴顿指导了很多发生在美国以及全世界的灾难救济工作（比如饥荒、洪灾、瘟疫和地震）。

军事技术的发展带来了越来越多的人员伤亡。因此，在第一次世界大战中，士兵接受了更全面的关于受伤步兵管理和运输的培训。而航空医学运输体系也在第二次世界大战中成立并在朝鲜冲突中得到进一步完善。[4]

越南的看护兵与今天的护理人员非常相似。护理人员会在各种各样日益复杂的干预条件中进行培训并变得训练有素，而且经常会在极端恶劣的环境中一次性对多名患者进行护理。军队的状况是否积极应用早期的先进干预条件以及是否通过直升机从交战前线到规定的护理点进行快速运输，都对战场的死亡率有很大的影响。事实证明，军事医学领域里外伤护理的发展可以有效地逐步减少丧失免疫力士兵的死亡数量。第一次世界大战中的伤亡率为8%，到第二次世界大战时下降到了4.5%，朝鲜战争时是2.5%，而到越南冲突时已下降到了2%以下。[5]虽然战争一直在大幅度走向机械化，而且战争的军火力量也一直在猛烈地增加，但是我们依然从前两次世界大战和多场国际冲突中学到了很多医疗经验，从而拯救了越来越多的士兵。以前的医疗救治遵循的是经验主义，现在则是根据实际的医疗案例进行救治。从经验主义到循证医学以及战场急症护理的转变使得越来越多的人能够从武装冲突中得以幸存。因此，美国人民很快便对快速、先进的区域稳定带来的巨大益处以及通过武装机构实现到规定护理点的快速运输有了期待。

在战场外伤护理有了进步后，美国20世纪60年代早期的研究者发现，越南战争中步兵伤员的存活可能性要比越南任何一次高速公路车祸中受伤的普通公民的存活可能性大得多。这一差距引发了1966年内两次重要的立法行为。首先，美国国家科学院/全国研究理事会（NAS-NRC）出版了《意外死亡及残疾：现代社会被忽略的疾病》。该白皮书提出了11种改善伤员护理的建议，包括设立各种紧急医疗服务系统标准（含培训标准和公共安全基础设施标准）和设置"……一个全国统一的救护车呼叫号码。"第二项法案是由美国国会起草的1966年《公路安全法》。这项法规授权建立美国交通运输部（USDOT）和国家公路交通安全管理局（NHTSA），这两个机构规定了美国紧急医疗服务系统的立法机关和财政援助机关。1968~1972年，共有近1.42亿美元用在了各州开发和评估首批高级生命支持项目中。

初期的培训主要围绕创伤运动学、创伤固定和提供恰当的运输方式到最终的医疗设施。在过去的30年间，美国的紧急医疗服务系统已经在公共安全部门建立了适合自己的环境。随着医疗条件和治疗方案复杂程度的稳定上升，对护理人员的独立性的要求也越来越强。除了这些进步外，紧急医疗服务系统在"国内战场"上一直是可靠的资源，个人对援助的需求量已超出了可用资源量。为了保证紧急医疗服务系统能在大规模突发事件中得到有效利用，人们成立了一个组织性极强的特殊机构。

然而，在这个机构成立之前，民用部门的重大事件通常需要几个机构共同响应。由于缺乏充分的互动及沟通，几个部门往往会彼此独立地执行任务，这就导致了管理的混乱和效率的低下。受损通信系统也可能对事故减灾效果产生很大的影响，2001年"9·11"事件的灾后重建工作就能充分证明这点。纽约市应急管理办公室（OEM）在1996年提出了它现有形式的设想，并将其总部设在了世贸中心7号大楼。[6-7]应急管理办公室的通信取决于世贸中心1号大楼上的天线。世贸中心7号大楼在第一次袭击发生后9个小时内的倒塌极大地削弱了紧急医疗服务系统、纽约市警察局和纽约市消防部门之间的协调能力。由于无线电波无法进行相互传播，救护人员也就没有公共资源用于可靠沟通。另外，由于纽约市区的地方医院和区域医院之间缺乏协调沟通，因此患者的检伤分类和运送也受到了不利影响。[8-9]

20世纪70年代早期，加利福尼亚州的消防管理员成立了突发事件应急指挥系统（ICS），来管理以前遇到的迅速蔓延的火灾和运营赤字等情况。在突发事件应急指挥系统成立之前，上述问题的附带问题包括：管理人员缺乏、紧急救护组织的结构不同、不实的事故信息、不充分和不兼容的通信系统、缺乏机构间计划的协调部门、模糊的管理机关、机构间术语不统一、含混不清的事故处理目标。1980年，联邦办公室在突发事件应急指挥系统结构的基础上又成立了一个国家级项目，称为国家机构间事故管理系统（NIIMS）。突发事件应急指挥系统能够灵活适应事故的规模和严重程度，还能灵活地利用可用资源。这种灵活性使得该系统不仅能够有效应对自然发生的大小事故和灾难，还能减弱人为造成的各种大小事故和灾难的严重程度。随着公共安全人员对突发事件应急指挥系统越来越熟悉，联邦政府认为有必要成立一个政府机构根据灾难管理日益复杂的应用来制定实践标准。为了应对越来越多的恐怖袭击威胁，确保更有凝聚力地应对大规模突发事件，联邦政府制定了联邦政策，其中明确了紧急医疗服务的作用。[10-11]

1998 年，美国国会发布了一份报告，报告中强调了对"化学或生物恐怖袭击行为造成的实际和潜在灾难性影响"的担忧。立法者指出，尽管联邦政府对灾难进行了整体预防，并且在应对此类事件时处于后期救护者的位置，但是州政府和地方政府用于初期救护的公共安全人员仍然需要额外的援助。《拨款法案》（公法 105~119）授权美国司法部部长向州和地方需要专门培训和设备的救护人员提供援助，以"安全地应对和处理涉及大规模杀伤性武器（WMD）的恐怖袭击事件。"

1998 年 4 月 30 日，美国司法部部长授权司法程序办公室（OJP）开发和管理针对州和地方应急机构的培训和设备援助计划。为了完成这一使命，即开发和管理全国国内备灾计划，司法程序办公室成立了国内备灾办公室（ODP）。

2001 年 10 月 8 日，根据美国总统下达的行政命令，国土安全办公室和国土安全委员会成立。这两个新成立的机构的功能包括事故管理和对恐怖事件的准备，应对和灾后重建过程进行监督。2002 年的《国土安全法案》正式确定成立国土安全部（DHS）。在自 20 世纪 60 年代以来的重大联邦重建工作中，新成立的国土安全部（DHS）已经管辖了 22 个政府机构，其中包括联邦紧急事件管理署。[12]

■ 现行做法

紧急医疗服务在灾难管理案例中的作用包含四个阶段的方法：预防和规划、备灾、救灾和灾后重建 / 分析。从 20 世纪 70 年代早期这些关键的阶段出现起，它们的使命就被确定为降低各种规模灾难的危险程度。美国国土安全部和国内备灾办公室成立后，这两个机构都为市、州和联邦救护人员制定了公共安全指导原则。通过制定这些原则并对目前的实践方法进行重新评估，确保了救护人员能够针对某个特定情况选择最恰当的管理策略。坚持使用这一结构可以使紧急医疗服务系统优化自己的灾难应对能力。[13-14]

预防和规划阶段包括对具体危害的鉴定、对生命和财产威胁的评估以及为减少潜在损失可采取的先发制人的措施。为减少潜在生命和财产损失而采取的措施通常被称为减灾。减灾措施可能包括公众认知活动、紧急规划委员会（LEPC）的参与和立法行为。

备灾阶段包括对公共安全人员和社区成员的培训教育。美国国土安全部指定国内备灾办公室为实施国内备灾工作和制定应急计划实施标准的领导机构。1983 年，根据美国总统的行政命令，建立了国家灾难医疗系统（NDMS）。通过与当地社区以及联邦政府的合作，国家灾难医疗援助队（DMAT）和国际医疗外科响应队（IMSURT）在全国各地建立了服务点。作为灾难的快速应对机构，部署这些团队的目的是在联邦援助的约定资源可投入使用之前补充当地的医疗护理力量。国家灾难医疗援助队的责任包括对伤员进行检伤分类，在灾难现场严峻的环境中提供高质量的医疗护理，辅助患者疏散工作。由国家灾难医疗援助队进行调度而参与到救灾活动中的紧急医疗服务人员主要是提供重要的护理工作，而不是发挥他们特有的应急响应能力。在救灾和规划阶段内发展初级护理设施、护理提供者和紧急医疗服务系统之间的密切联系可以极大地帮助紧急医疗服务人员过渡到这个角色。同时，国家灾难医疗系统也确保救援队的装备可以在无任何外来资源的援助下工作 72 个小时。这个巨大的差异突出了日常工作和长期性工作的不同。通常情况下，紧急医疗服务的系统装备和人员可以工作 24 ~ 48 个小时。但是，要使一个巨大的灾难现场完全得到减缓，不花费大量的时间进行工作是不行的。[15-17]

2002 年 8 月 1 日，ODP 发行了紧急救护人员指南，帮助相关机构基本了解培训的必要性，以便安全有效地应对涉及大规模杀伤性武器（WMD）的突发事件。该指南是作为一种资源进行设计和编辑的，介绍了包括私人部门和公共部门在内的专家意见。同时，这份指南是在那些参加过首批救护培训的重要联邦机构的帮助下编写而成的，里面涵盖了美国国家防火机构及美国职业安全和健康管理局发布的现有模式和标准。它的提供者、课程开发者和培训人员对基础知识、基本技能和救护能力进行了综合编译，强调了可操作的救护策略的重要性，为读者提供了相关参考。紧急救护人员指南规定了培训目标，确立了特殊救护科目所需的三种不同责任层次的基本操作知识，即认识、执行和管理（见表 3-1）。培训是根据救护提供者的经验水平和对上述三种不同责任层次的操作职能来进行

表 3-1　责任层次

认　识	执　行	管　理
● 认识危险物品事件 ● 了解大规模杀伤性武器机构或物品的探测协议 ● 了解并遵循大规模杀伤性武器和危险物品事件的自我保护措施 ● 了解保护潜在犯罪现场的步骤 ● 了解并遵循机构或组织对大规模杀伤性武器或危险物品事件的现场安全和控制程序 ● 了解并遵循如何正确地使用设备向高层官员申请额外的援助或紧急救护人员	● 成功地完成相应的认识层次和执行层次的培训 ● 了解ICS和UCS，并在需要时提供实施援助 ● 了解并遵循自我保护措施、援助和疏散程序 ● 了解并遵循潜在大规模杀伤性武器事件现场的工作程序	● 成功地完成相应的认识层次、执行层次和管理层次的培训 ● 了解并遵循ICS和UCS的程序，了解这两个系统的实施和整合原理 ● 了解并遵循向事故受伤人员提供紧急医疗救治的协议 ● 了解并掌握自我保护措施 ● 了解向主要救护基地运输事故伤员的可用计划和物资 ● 了解并遵循保护潜在犯罪现场的程序 ● 了解并遵循对救护人员进行医疗监督的部门流程

资料来源：美国国内备灾办公室2003年8月1日发布的紧急救护人员指南。

的。特殊救护课程（如执法、消防、紧急医疗服务）之间的共同点可以体现在这些方面：为确保更有凝聚力地进行救护，可以对受训人进行共同训练，并使他们达成共识。[18-19]

关于认识层次的指南主要是针对执法人员、消防员和初级水平的紧急医疗技术人员。这类救护人员至少要在事故发生后第一时间到达现场。一旦开始进行管理操作，属于认识层次的人员更多执行的是一种辅助职能。这些紧急救护提供者在遭遇极度恶劣的环境时负责识别和转诊。培训的目的是使救护人员对操作行为有一个基本的了解，包括通知对额外专用资源的需求、维持现场控制和自我保护措施的展示。

关于执行层次的指南主要适用于高级水平的紧急救护提供人员，包括参与到援救过程、火灾扑救过程或者涉及危险物品事件中的护理人员和消防员。根据在某个给定事故中的不同突发事件应急指挥任务，执行层次的救护人员必须根据指挥员的命令高效地履行他们的主要职责和附加任务。因此，这些人员需要熟悉突发事件应急指挥的工作知识，并具有遵循统一指挥系统（UCS）的能力。同时，他们还必须了解如何使用两个系统（ICS和UCS）来处理事故，掌握每个系统的集成和实施程序。这些程序包括：建立完善的通信系统来处理事故；确定固定的检伤分类、治疗和运输工作区；协调多个救灾机构。执行层次的救护人员还必须掌握、管理受害群体所需的自我保护措施、援救和排污能力以及疏散程序。

规划层次和管理层次的紧急救护提供人员通常是行政主管、监督员和紧急事故管理官员。根据该层次

指南进行工作的人员必须首先完成认识层次和执行层次的目标。这些目标包括事故救治前的计划过程和事故所用资源的管理过程。这一层次负责培训的人员将会是救灾过程中下属紧急医疗人员的领导人或管理人员。这些领导人员同时也必须有能力监控下属人员的医疗监护。

与准备阶段相同，国内备灾办公室会为各层次的救护人员提供多种培训机会。为了加强地方和州的救护能力，国内备灾办公室的设备资助计划分别向以下地方提供了资金：全美50个州、哥伦比亚特区、波多黎各自由联邦、美属萨摩亚、英联邦北马里亚纳群岛（CNMI）和美属维尔京群岛。[20]

紧急医疗服务救护人员的首要工作就是提供可靠的院前护理。因此，为达成这一目标，救护人员首先必须将突发事件应急指挥系统整合到他们的救护计划中，以便有效地进行事故管理。

在救灾阶段，为有效地救灾，救护人员之间必须相互协调。民用救灾计划通常包含几个不同性质的工作，比如消防及救护、紧急医疗服务和执法，这些工作将会在同一个指挥员的命令下进行。随着事故规模的扩大，为了提供高效的管理，指挥系统的结构也必须扩大，以满足日趋多样化的需要。在大规模的突发事件中，相对于涉及地方、州和联邦资源分配的协调性来说，潜在的组织结构会显得更为重要。

所有事故现场的救护人员必须熟悉突发事件应急指挥系统和统一指挥系统的结构和功能。通过建立一个可管理的控制范围，突发事件应急指挥系统使整体通信成为现实。在同一个事故指挥员（IC）的指挥

下，下属的指挥员在各自的工作部门进行自己范围内的控制。在事故指挥员下面，系统的整体结构包括四个部门：计划执行、规划、后勤和财务。突发事件应急指挥系统在各个部门的应用，包括帮助各指挥员选择合适的救护人员，并进行任命和委派。突发事件应急指挥系统结构下的计划执行部门拥有明显的优势。首先，指挥员可以对每个现场救护人员的角色进行清晰确定。领导人员的工作会被委派给其他人，这样就优化了每位领导人员的能力，使他们可以很好地完成每一项任务，也简化了他们实现各项重大事故干预措施的能力。

在当地的救护人员到达现场后，最初的突发事件应急指挥系统的职能就转变为管理资源。一旦地方、州、联邦和私营救护人员到达现场，突发事件应急指挥系统的结构就可能被调整以适应扩大的救灾规模。统一指挥系统的任务和功能就是支持最初的突发事件应急指挥系统结构的扩大。当对大规模突发事件进行救援时，统一指挥系统可以联合多个事故指挥员。事故指挥员负责事故的全面管理，并负责安排突发事件的救援措施，包括：整体援助目标和策略的开发和实施，援助资源的订购和分发。统一指挥系统的成员需要团结合作，来确定共同的突发事件援助目标，制定援助策略，共享信息，对可用资源进行最大化利用，并提高个体救灾机构的效率。

灾难管理的最后一个阶段是灾后重建/分析过程。初期的灾后重建是指受灾社区接受援助以达到灾后正常运行状态所使用的方法。而长期灾后重建是为了对受灾社区遭受的损失和损坏进行重建和复原。紧急医疗服务系统在这些直接灾后重建过程中的作用通常是有限的。但是，受灾的社区系统必须自行进行后勤恢复工作和精神恢复工作，这样他们才能在灾后恢复到正常的运行状态。需要特别指出的是，在必要时必须对设备进行说明和维修，一次性物资也必须进行替换和妥善处置。紧急医疗服务系统下的灾后重建工作还有一个非常重要的功能，那就是负责维护好救灾人员的福利。严重事件应激晤谈（CISD）和本行业适当的司法咨询可能会调整个体的灾后恢复情况，这对于重新开始正常的运行非常有必要。还有另外一种可能就是，在这个阶段，紧急医疗服务系统会对它在本次突发事件中的表现性能进行重要分析。系统的自我评估对确定系统中有待完善的不足之处有重要意义，最后，对紧急医疗服务系统的自我分析也为特殊方法的

使用提供了有力支持。[20-23]

尽管被人们当成了准备部分，但是方案规划和评估项目为回顾救灾过程提供了有价值的数据。国内备灾办公室的国土安全方案和评估项目为州和国家提供了评估救灾方法的机会。比如 ODP 在 2003 年 5 月 12 日至 16 日指挥了高级官员 2 号演练（TOPOFF2）。该运动是同类事件中规模最大的一次，有 25 个联邦机构、州和地方机构和部门、加拿大政府参与测试国内事故管理。这次运动模拟的是华盛顿州西雅图散布放射性物质的装置发生爆炸和几个芝加哥市区发生了肺鼠疫。我们在模拟运动开始前同样安排了重要的情报演练（即模拟的网络攻击）和对其他地区的仿真模拟恐怖威胁。这次模拟运动结束后，人们发起了重要讨论来评价本次救灾过程。经过严格的审查，美国国土安全部在 2003 年 12 月 19 日向公众发布了一份详细的灾后报告。

"T2 行动后总结报告"在进行分析后提出了几个有趣的话题，其中提到了美国国土安全咨询系统的一些重要缺陷。参会地区首次未能就提高美国应对"红色/严重恐怖预警"威胁条件的问题达成一致，官员对"灾难"和"紧急事件"的声明也揭示了不同机构救灾人员的概念混淆。在模拟运动中，美国国土安全部使用了新培养的主要联邦官员（PFO），试图设置一个责任为联系联邦政府和地方政府的职位。评估员观察了突发事件应急指挥系统和统一指挥系统案例中主要联邦官员的协调融合度。此外，也对国家战略储备中后勤方面的复杂医疗预防分配进行了评估。在模拟公共卫生紧急救护中遇到的资源分配挑战、通信挑战和信息共享挑战说明参与演练的市政系统方面有待改善。从操作的角度来看，在规划/管理层次上，通过实施具体的风险效益分析来达到首批救护人员安全和受害群体援助之间的平衡是远远不够的。

对世界范围内的重大突发事件进行分析可能给我们提供一些有说服力的数据。在对解剖学评分系统进行价值预测的基础上建立检伤分类方法模型已经显示了人类在检伤分类领域和资源分配领域的提高，这些提高基于事实证据，并以产生的结果为动力。对钝性外伤患者和穿透性外伤患者诊断结果的有效分析为萨科检伤分类方法提供了框架。对灾难管理进行改善的有力证据只来源于有效的分析。由于医疗保健和减灾的全球化，从全世界突发事件中得来的数据必须以有用的格式进行传送。通过对术语标准化和统一其重要

性，乌特斯坦模式的应用可能有助于保持数据的国际价值。乌特斯坦模式最初创立是用来确定心脏骤停的幸存率和对数据上相似的事件进行国际性对比，近些年来已经被应用到了灾难的结果中。将有效的流行病学方法应用到灾后管理对减少灾难医疗方法中的经验主义是至关重要的。[24]

■ 隐患

紧急医疗服务（EMS）系统在灾难中的作用就是向受害群体提供可靠的院前治疗。为了有效地完成这一目标，紧急医疗服务人员必须使用突发事件应急指挥系统/统一指挥系统和有效的检伤分类方法。因此，各种普遍存在的缺陷必须在救护人员进入重大突发事件的现场之前解决。尽管联邦的培训资源和资金是广泛可用的，但是这些系统还很容易因预防/备灾阶段的不充分准备被打垮。值得注意的是，不能提供正确的灾害危害性分析（HVA）、救护人员缺乏使用突发事件应急指挥系统的经验以及由于管理层次人员的不妥任命造成救灾计划缺乏远瞻性都会为国内救灾活动带来重大的损失。

灾害危害性分析是指通过三个范畴（发生的概率、危害性和准备情况）对潜在事件进行详细检查的过程。发生的概率是根据对已知的直接风险、相关的历史数据和任何其他的相关历史资料进行分析得来的。风险评估的定义中包括了生命、财产、金融和法律地位的潜在损失总数。最后，准备过程会将发生概率和风险的总体价值合并到一份综合计划中，这份综合计划包含了对培训需求、应急计划和资源分配的规定。最后一点，灾害危害性分析使得管理者能够对备灾流程中的共同因素进行考虑。这种优先权会被用来实施灾难管理中所有必要参与者都参加的协调统一工作，从而简化向突发事件应急指挥系统/统一指挥系统案例的过渡。在事故的初期援救阶段，不充分的灾害危害性分析会对突发事件应急指挥系统/统一指挥系统的有效建立产生直接影响。

在救灾初期对核准过的突发事件应急指挥系统结构用法的错误培训和不充分培训会导致事故进一步复杂化。不能使人们认识到高效领导模式的重要性会很快使整个救灾计划难以执行。使人们理解启用动态的指挥结构（这样的结构可以根据需要进行扩展，并可以很容易地整合到多个救灾机构中）要高于救护伤员

也很重要。作为对事故指挥员初期测试的一部分，要确保详细的风险效益分析与即将开始的救援工作环境相适应。当救援人员因为缺乏资源而无法向需要的人提供紧急医疗护理时，他们会很容易变得手足无措。在这个例子中，我们可以更清楚地看到更大的关键性失败，即对救援人员的直接威胁会在很大程度上削弱整个事故的成功救援。幸运的是，美国的每位紧急医疗服务人员在初期的资格培训课程中都会理解突发事件应急指挥系统的基本理念。同时，让救援机构意识到在合理的时间建立突发事件应急指挥系统的重要性非常必要，以使所有救援人员最大限度地熟悉灾难现场和灾难操作流程。对一个已经熟知的管理而言，救援机构应当在每一次救援活动中都授权突发事件应急指挥系统的使用，这会为认识层次和执行层次的人员带来明显的好处。随着救援人员在突发事件应急指挥系统结构实施、部门委托和指挥过渡过程中获得越来越多的实践经验，他们会越来越信赖 ICS 基本理念的应用。重复使用会使救援人员越来越确信突发事件应急指挥系统技术，不论遇到何种规模的灾难。

固定医疗护理设施在规划和准备阶段的失败是非常常见和明显的。虽然紧急医疗服务系统为保证备灾阶段的完美已经采取了非常前沿的措施，但是在重大突发事件中还是会出现很多系统范围内让人措手不及的事情。灾难发生的概率是灾害危害性分析过程中考虑的一个重要因素。对最小风险做最少准备是合理的，但是紧急医疗服务系统必须保证能够应对所有潜在突发事件。虽然单个救灾区域的风险在减少，但是管理者必须考虑所有因素，包括互助协议、邻近区域灾害危害性分析结果、备灾阶段采取的行动以及多个相邻救灾机构的综合集成性。最好在灾难发生之前将当地和区域的规划/备灾阶段工作做好，并形成高效的、高度整合的计划，以降低救灾成本。

参 考 文 献

1. de Boer J. Order in chaos：modeling medical management in disasters. *Eur J Emerg Med*. 1999；6（2）：141-8.

2. Abrahams J. Disaster management in Australia：the national emergency management system.*Emerg Med（Fremantle）*. 2001；13（2）：165-73.

3. Pozner CN, Zane R, Nelson SL, Levine M. International EMS systems：the United States：past, present, and future. *Resuscitation*. 2004；60（3）：239-44.

4. S and ers MJ. *Mosby's Paramedic Textbook.* Revised 2nd

ed. St. Louis：Mosby；2001：2-13.

5. Committee on Trauma and Committee on Shock，Division of Medical Sciences，National Academy of Sciences，National Research Council. *Accidental Death and Disability：The Neglected Disease of Modern Society.* Washington DC：National Academy of Sciences；1966.

6. New York City Office of Emergency Management. Available at：http：//www.ci.nyc.ny.us/html/oem/.

7. New York State Emergency Management Office. Available at：http：//www.nysemo.state.ny.us/.

8. Simon R，Teperman S. The World Trade Center attack：lessons for disaster management. *Critical Care.* 2001；5：318-20. 8a. Asaeda G. The day that the START triage system came to a STOP：observations from the World Trade Center disaster. *Acad Emerg Med.* 2002；9（3）：255-6.

9. US Department of Labor，Occupational Safety and Health Administration. Incident Comm and System eTool.Available at：http：//www.osha.gov/SLTC/etools/ics/nrs.html.

10. National Interagency Management System. Available at：http：//www.niims.net/.

11. US Department of Homel 和 Security. Available at：http：//www.dhs.gov/dhspublic/.

12. Cuny FC. Principles of disaster management lesson 1：introduction. *Prehospital Disaster Med.* 1998；13（1）：88-92.

13. Becker B. Disaster management：problems 和 solutions. *RI Med J.* 1991；74（8）：383-9.

14. Alson RA，Alex and er D，Leonard RD，Stringer LW. Analysis of medical treatment at a field hospital following hurricane and rew. *Ann Emerg Med.* 1994；22（11）：726-30.

15. Roth PB，Gaffney JK. The Federal Response Plan and Disaster Medical Assistance Teams in domestic disasters. *Emerg Med Clin North Am.* 1996；14：371-82.

16. US Department of Homel and Security，National Disaster Medical System. Available at：http：//www.ndms.dhhs.gov/.

17. US Department of Homel and Security. Initial National Response Plan. Available at：http：//www.dhs.gov/interweb/assetlibrary/Initial_NRP_100903.pdf.

18. Office of Domestic Preparedness. *Emergency Responder Guidelines.*Washington DC；2002.

19. US Department of Homel and Security，Federal Emergency Management Agency. Available at：http://www.fema.gov/.

20. Weddle M，Prado-Monje H. Utilization of military support in the response to hurricane Marilyn：implications for future militarycivilian cooperation. *Prehospital Disaster Med.* 1999；14（2）：81-6.

21. Holsenbeck LS. Joint Task Force and rew：the 44th Medical Brigade mental health staff officer's after action review. *Mil Med.* 1994；159（3）：186-91.

22. Johnson WP，Lanza CV. After hurricane and rew. An EMS perspective. *Prehospital Disaster Med.* 1993；8（2）：169-71.

23. Branas CC，Sing RD，Perron AD. A case series analysis of mass casualty incidents. *Prehospital Emerg Care.* 2000；4（4）：299-304.

24. Task Force on Quality Control of Disaster Management. Health disaster management：guidelines for evaluation 和 research in the Utstein style. Volume 1. *Prehospital Disaster Med.* 2003；1（suppl 3）17：1-177.

4 应急医学在灾难管理中的作用

Andrew I. Bern

要了解应急医学在灾难管理中的作用，就需要先了解在过去 50 年中应急医学这个专业的发展史和进化史，还要了解在过去 50 年中灾害救援医学、灾难医疗服务、紧急医疗服务（EMS）、应急管理、公共卫生的发展史和进化史以及政府机构和非政府机构所进行的立法干预（见表 4-1）。本文重点讲述的是促进灾难管理现行政策形成的历史事件。同时，本文还将揭示灾难管理中有待改进的方面。

尽管灾难管理对全世界而言都是极其重要的，但是，美国的灾难管理方法与世界其他地方的灾难管理方法相比却存在差异。造成这种现象的部分原因可能是美国历史上发生的灾难的性质不同。比如，在 1987 年之前灾难曾经造成人员死亡的美国区域里，芝加哥大学社会学博士库冉里仅鉴定出 6 次死亡人数在 1000 人以上的灾难事件。这 6 次灾难发生在 1865~1928 年，分别为两次飓风、两次火灾（其中一次发生在一艘轮船上）、一次洪灾和一次发生在轮船上的爆炸。[1] 与在世界其他地方发生的灾难性事件相比，美国的灾难性事件造成的人员伤亡有很大不同。1917 年的流感造成了世界上 2000 万人死亡，1932 年苏联发生的饥荒造成了 500 万人死亡，还有 1985 年 11 月 13 日发生在哥伦比亚的火山大喷发同样造成了 21800 人死亡[2]，海地马普的山洪暴发造成了近 2000 人死亡。[3] 再近一些的灾难事件还有 2004 年 12 月发生的东南亚海啸，造成了 20 多万人死亡。

灾难性事件并不只是造成大量人员死亡。1992 年 8 月 14 日至 8 月 27 日，飓风安德鲁袭击美国并造成了巨大的损失，成为美国历史上破坏力最大的自然灾害事件，造成佛罗里达和路易斯安那两个州总计 260 亿美元的损失。南佛罗里达州无数房屋被摧毁，企业也蒙受了巨大的损失，造成了无数人流离失所（飓风造成了 15 万到 20 万人无家可归，近 60 万所房屋和企业被摧毁或严重受损）。[4] 按照"萨菲尔 – 辛普森"飓风等级标准划分，飓风安德鲁属于四级飓风，其持续风速为每小时 145 英里，最高风速达每小时 175 英里。[4] 但与 2005 年袭击美国墨西哥湾岸区的飓风卡特里娜造成的损失总数相比，飓风安德鲁造成的损失可能就显得微不足道了。

在欠发达国家或发展中国家或者长期处于战乱和冲突的地区，平民百姓经常面对复杂的人道主义危机。这种危机事件通常具有多层面性、长期性，而且涉及大面积的地理区域，与饥荒紧密相连，人民也难以找到或者为他人提供避难之处。而且，很多人道主义危机都包括突发性公共卫生事件，这些事件通常会伴随传染病的暴发和公共设施的损毁。同时，这些突发性公共卫生事件也经常带来社会问题、心理问题以及政治问题，这些问题的解决需要得到国际社会的支持，通常是来自联合国、国际红十字委员会以及多个国家或其他非政府组织的干预。[5-11]

尽管灾难研究中心（位于特拉华州纽瓦克市）和自然危害研究中心（位于科罗拉多州波多尔市）进行了很多社会科学和工程方面的研究，但是现在基本上还没有任何研究中心的临床研究、实验室研究或循证研究能够证明该如何进行灾害救援医学和应急管理的实际操作。

表 4-1　发展历程／标志性事件时间表

时　　间	事　　件
公元6世纪	建立维吉尔兵团——第一个专业的消防服务系统
13世纪	在英国建立了防火保险体系
1666年	发生了1666年伦敦大火灾，此次火灾发生后带来的变化促进了当代消防体系模式的形成
1798年	成立美国海军总医院（后更名为美国公共卫生署）
1917年	大规模流感暴发
1931年	中国发生洪涝灾害
1932年	苏联发生饥荒
1953年	美国成立卫生部、教育部和福利部（内阁级别）
1954年	哥伦比亚发生火山喷发
1966年	美国国家科学院/国家研究理事会发布公告——《意外身故及残疾：现代社会被忽略的疾病》
1968年	美国急诊医师协会（ACEP）基金会成立
1973年	创立紧急医疗服务体系
1979年	联邦紧急事务管理署成立
	南加利福尼亚州重大紧急事故火灾抢救资源组织和事故指挥系统成立
	美国公共卫生署并入美国卫生和人力服务署
1983年	开始实行危机事件应激性晤谈
1988年	美国急诊医师协会（ACEP）成立灾害救援医学部
1991年	美国国家消防协会开始规范发展
1992年	飓风安德鲁袭击美国
1993年	世贸中心遭遇恐怖袭击
1995年	俄克拉荷马市发生爆炸事件
1999年	联邦应急计划实施
2000年	2000年通过《减灾法案》
2001年	医疗保健机构评审联合委员会制定备灾变化标准（备变标准）
	9月11日，世贸中心和五角大楼以及宾夕法尼亚州遭恐怖主义分子袭击
	美国发生炭疽攻击事件
2002年	通过美国《国土安全条例》
2003年	第五号美国国土安全总统指令要求建立全国突发事件管理系统（NIMS）和国家应急预案（NRP）
	美国国土安全部成立
2004年（11月）	各州必须建立防灾减灾基金会资格档案，完成威胁评估

■ 历史回顾

> 忘记过去的人注定要重蹈覆辙。
>
> ——乔治·桑塔亚纳

人类对于灾难的恐惧和与灾难进行抗争的历史可以追溯到有文字记载的历史时期，从人类开始惧怕死亡时便存在了。在古代，异教徒们相信献祭（包括人祭）可以安抚他们的神灵并消除他们的灾难，比如火山喷发、气候灾难和战争。火灾和洪涝灾害的反复发生使人们开始了应对这些事件的系统尝试。公元6世纪发生的一场火灾将几乎1/4的罗马销毁殆尽，于是罗马皇帝奥古斯都建立了维吉尔兵团，这是史料记载中第一个经过专业训练并配备有装备的消防服务机构。到13世纪，早期的火灾缓解和灾后重建项目以及建筑规程和防火保险才在英国出现。而当代消防服务系统的模式则是根据1666年伦敦大火灾之后做的改善工作而形成的。那次火灾造成了20万人流离失所，并烧毁了伦敦市中心。[12] 据《圣经》记载，减缓火灾的原则是在诺亚建造方舟的过程中得以实践的。历史上记载的第一次减灾工程是阿门内姆哈特二世（埃及第十二王朝的法老）建造的用来预防洪涝灾害发生的带水闸的灌溉渠和水坝。[12]

旧约中《出埃及记》（《圣经》第二卷）的故事指的是对埃及产生深刻影响的10次大灾难，这些灾难使埃及法老相信让以色列人的离开是上帝的旨意。随着人类使用的武器从石头逐步进化为刀子、长矛，再进化到炸药、枪支、核设施和生化物质，人类正在努力用医学方法化解这些武器造成的事件后果并减小这些事件造成的影响。当代的检伤分类方法可以追溯到18世纪，多米尼克·吉恩·拉瑞男爵在拿破仑战争中首次使用到该概念，拉瑞男爵的这一举措无疑是值得称颂的。检伤分类的概念十分简单，即首先将病患按照他们伤口的严重程度进行分类、治疗和稳定。接下来，就是对最大数量的伤亡人员进行最好的护理。在内战期间，手术技巧和迅速的前线干预措施得以应用。与第二次世界大战不同的是，在朝鲜和越南战争期间，人们在对伤员进行初步治疗后将其快速疏散到了先进的治疗设施区，这一举措大幅度地减少了死亡人数。1966年，美国国家科学院／全国研究理事会发布了一项报告——《意外身故及残疾：现代社会被忽略的疾病》。该报告呼吁人们将学到的军事教训应用到平民社会。最终，它促使了紧急医疗服务（EMS）体系在1973年的建立。

■ 应急医学

20世纪60年代早期，急诊患者都是由患者的私人医生或者在医院轮流上班的医务人员进行医疗护理的。1965年，急诊室出现了全职的专业护理人员。1968年，美国急诊医师协会（ACEP）在密歇根州兰辛市成立。该协会的使命是在这一全新的实践环境中（即应急医学）对医师进行教育，并改善急诊患者接受的护理质量。为了完成这一使命，ACEP制定了应急医学的核心内容[13]并定期进行修订，并且在1976年成立了美国应急医学委员会，促使美国医学专业委员会于1979年批准成立了改进的联合委员会，1989年批准成立了初级专业委员会（从此应急医学成为第23个医学专业）。ACEP还开展了多种形式的培训项目，让1970年的首届毕业生参加应急医学住院实习、教育会议、制定研究日程以进一步定义和发展该专业。

■ 灾害救援医学和灾难医疗服务

1976年，美国急诊医师协会出版了《急诊医师在大规模伤亡人数／灾难管理中的作用》。[14]该政策分别于1985年通过审核，1997年重申，2000年进行了修改和补充[15]（见专栏4-1）。在这份政策中，"美国急诊医师协会认为急诊医师应该在灾难规划和灾难管理以及病患护理中起主要的医疗作用"。同时，这份政策还呼吁急诊医师应当参与到"地方的、区域的以及国家的灾难救护网络中"。应急医学大学协会进行了灾害救援医学培训的再次呼吁，并进一步呼吁进行灾害救援医学免费培训。[16]美国急诊医师协会在政

专栏4-1　美国急诊医师协会政策声明——灾难医疗服务

美国急诊医师协会（ACEP）认为急诊医师应该在灾难规划、灾难管理和病患护理中起主要作用。由于高效的灾难医疗服务的实现要求预先进行培训和丰富的经验，所以急诊医师应该不断地进行培训，以使自己能够履行这样的职责。

当自然力量或者人为力量造成的破坏性影响超过某个地区或者区域所能提供的医疗护理的能力，无法满足人们对医疗护理的需求时就会发生医疗灾难。

灾难规划、测试和救护是需要进行协调合作的多学科活动。各个机构或者个人会贡献出不同的力量、观点和经验。在这种情况下，急诊医师有责任确保救灾工作高效协调地进行。

紧急医疗服务和灾难医疗服务拥有共同目标，那就是实现最佳的急诊医疗护理。但是这两个系统实现上述目标的方法却是不同的。紧急医疗服务通常是将最多的资源分配给少部分的个体使用，而灾难医疗服务却是将有限的资源分配给最大数量的人使用。涉及生物、化学、放射性物质或者核设施的灾难，无论是蓄意的还是无意的，都给人们带来了完全不同的社区规划和救灾挑战。另外，与传统灾难相比，他们可能会造成更多的二级伤亡人员。由于紧急医疗服务的医疗控制属于应急医学的范畴，因此，向病患提供直观的医疗救护以及紧急医疗服务的院后医务监督仍然是急诊医师的职责。

对已建立的灾难管理方法进行改善需要将研究数据和实践数据进行整合。当有新的概念或者技术出现时，急诊医师应该运用自己的组织能力、学习能力和研究能力去充分吸收这些改善。

有当地灾难救护网络、区域灾难救护网络和全国灾难救护网络存在的地方，急诊医师应该积极参与，并加强这些救护网络的建设；在灾难救护网络不存在的地方，急诊医师应该坚持不懈地进行救护网络的规划与建设实施。

该政策声明由紧急医疗服务委员会起草，由美国急诊医师协会于2000年6月审核通过。该政策将取代美国急诊医师协会在1985年6月审核通过和在1997年3月重申的原同名政策。

资料来源：经许可转载自美国急诊医师协会之灾难医疗服务，期刊名：Ann Emerg Med，2001年8月第38卷第9~198页。

策中倡导急诊医师应该加入"社区综合计划的开发"来应对灾难，该政策还倡导急诊医师应该通过参加灾难医疗援助队（DMAT）开发国家灾难医疗体系（见1985版及1999年修订版）。[15]美国急诊医师协会灾害救援医学部是在1988年设立的。通过继续参加和倡导灾害救援医学，灾害救援医学部成员参与了各种级别的活动——灾难医疗队、研究和写作、教育会议以及医院和社区灾难管理和应急管理。

■ 紧急医疗服务

如今，先遣救护人员（包括EMT—紧急医疗技术人员、医护人员、消防员、执法代表、护士和紧急医师）将紧急医疗服务（EMS）和灾难医疗服务联系在了一起。[17]无论是在火灾、交通运输事故还是在危险物品突发事件中，对突发事件的援救物资是否够用有决定权的人都是当地紧急医疗服务单位的先遣救护人员。这些先遣救护人员有权利决定是否还有需要进行检伤分类、稳定病情和运送至指定医疗设施区的伤员。灾难管理和紧急医疗服务的目的也不尽统一。灾难管理是从第二次世界大战后民防的模型发展来的，侧重点放在了减灾和备灾上。而紧急医疗服务是从实用的军事化模式发展来的，侧重点放在了救灾上。EMS（作为紧急医疗服务与消防服务关系的分支）首先应用了事故指挥系统。[18]

■ 应急管理

联邦紧急事务管理署（FEMA）的历史可以追溯到1803年的一个国会法案。在这个第一部关于灾难的联邦法案中记录，"在发生了一次大面积的火灾后，新罕布什尔镇得到了援助。[19]"应急管理的概念正是在20世纪50年代预防核袭击的民防模式（"卧倒并掩护"）的基础上发展起来的。

20世纪60年代和70年代发生的4次严重飓风和两次地震证明，受灾社区需要增强全国协调性并增加财政资源。这些灾难将国民的注意力从民防转移到了自然灾害。于是，由各州紧急事件服务理事和应急管理理事组成的国家应急管理协会在1974年成立。1979年，美国总统卡特颁布了12148号行政命令，设立了联邦紧急事务管理署（FEMA）。为了更高效地执行其作为全危机应急管理项目的职能，

FEMA吸收了多个已有的机构，包括联邦保险管理局、国家火灾预防和控制管理局、国家气象服务社区备灾计划、美国总务部联邦备灾局、美国住房与发展部旗下的联邦灾难援助管理局的各种计划。另外，民防的责任也从国防部的国防准备机构中转移了出来。[19]

与应急管理领域的其他机构一样，联邦紧急事务管理署（FEMA）也开始了对灾难事件特有的四个阶段的思考，这四个阶段包括减灾、备灾和规划、救灾、灾后重建。

减灾包括可以防止灾难发生和减小灾难后果的行为。1994年加利福尼亚州北岭市的地震带来的教训深刻影响了当地的建筑风格、工程标准和建筑地点的选择。[20]相似地，对飓风的减灾行为包括对人员疏散路径、建筑风格、报警系统以及发生飓风时家庭物资供应建议的提前规划。**备灾和规划**包括通过对发生可能性的评估，采取措施避免或者减小威胁事件影响的行为。这样的可能性评估目前被称为灾害危害性分析（HVA）。[21]在威胁评估基础上进行社区或者医院的灾难救助计划就是这样的例子。[26-27]**救灾**包括为突发事件现场带来各种资源（物资、人力和协调性）以减小受灾人群的负面健康影响的行为，还包括在合适时间提供安全服务、援救服务、检伤分类服务、稳定服务和运送伤员至指定的安全护理区的行为。政府和私营组织参与提供干预设施不仅关系到救灾阶段，还对第四个阶段——灾后重建有重要影响。**灾后重建**包括使受灾社区恢复至正常运营状态所需的各种行动。灾后重建工作可能需要花费数周或者数月的时间，而飓风安德鲁的灾后重建工作则需花费十多年。在某些情况下，受灾社区可能再也恢复不到灾前的运营状态了。

1982年，国际城市管理协会进行了一项全国性的调查。调查发现，20%的地方政府没有制订正式的灾难救助计划。[12-22]而在大约10年之后，医院的备灾工作也并未有所转变。根据医疗保健机构评审联合委员会（JCAHO，1990）的数据，在接受调查的医院中，只有21%的医院符合他们的备灾要求。[23]2002年美国通过了《国土安全条例》，2003年成立了国土安全部。同年，联邦紧急事务管理署并入美国国土安全部，国家灾害医疗系统由FEMA进行运营管理。根据第五号美国国土安全总统指令/HSPD-5，美国建立了一个唯一的综合性全国突发事件管理系统。该系统

首先考虑的工作重点是建立一个全国统一标准，并改善所有参与机构和组织的互通性。该系统建立的全国统一标准取代了国家火灾事故指挥系统。

■ 现行做法

灾难管理是涉及多个专业学科的多学科实践活动。通过查阅 1999 年的联邦救灾计划，我们可以看到这种多学科实践方法的复杂性。这份计划将紧急支持功能（ESFs）分为下列 12 个领域：

1. 运输系统；
2. 通信系统；
3. 公共建设及工程；
4. 消防；
5. 信息和规划；
6. 公众医护；
7. 资源支持；
8. 卫生和医疗服务；

9. 城市搜救队；
10. 食品；
11. 能源；
12. 应急医学（该计划中此领域在卫生和医疗服务领域起作用）。

应急医学在灾难管理中的作用可以被视为以下三种角色中的任何一个：传统角色、积极的领导角色或者系统整合角色。图 4-1 中给出了灾难管理系统中的 9 个潜在互动关系。图的中心是急诊医师和急诊患者之间的关系（见图 4-1，1）。当某个地方发生灾难时，每位急诊医师将会发现自己需要承担图 4-1 中 2~5 的职责，即使他没有灾害救援医学方面的经验也要承担这些职责。值班的急诊医师需要在他的科室、医院、EMS 系统和社区中起领导作用。急诊医师的职责由医院的事故指挥系统（需符合医疗保健机构评审联合委员会的要求）[30] 规定的"工作行为"和医院执行的救灾计划决定。医院紧急事件指挥系统就是其中一种模型。图 4-1 中标注的 2 到 5 只是当地医院

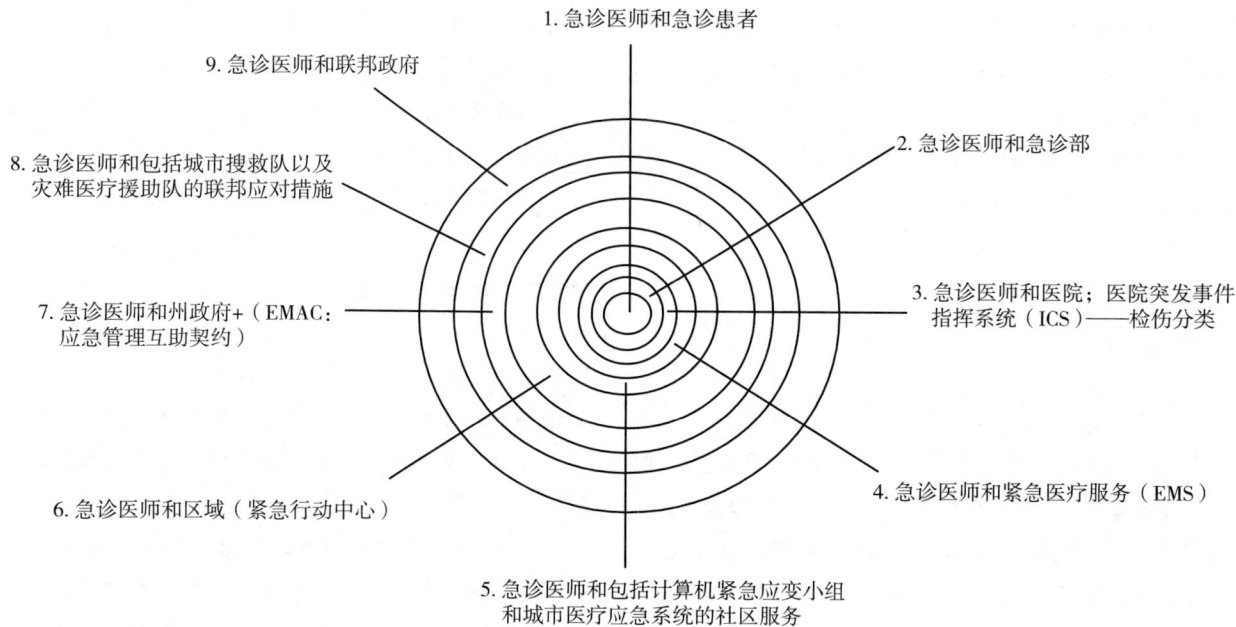

图 4-1 参与环形图：急诊医师在灾难管理中的不同作用

应对全危机事件的部分作用，这被称为一级地方性应急措施。二级应急措施和三级应急措施是指超出地方或者区域救灾能力时由州政府和联邦政府向突发事件提供资源的行为。联邦和州政府提供的资源会有所帮助，而提供二级、三级救护的时间取决于对灾难程度的定义标准。是否进行减灾、规划、救灾和灾后重建工作主要取决于灾难发生后至少2到3天内受灾社区的自恃能力。

现行的方法也受到下列因素的影响：用于医院灾难管理的医疗保健机构评审联合委员会（JCAHO）标准；灾难事件通用的原则；以及未来的发展方向，比如全国标准和培训的发展变化。[28-30]

广义概念和定义

本书其他章节会对这些内容进行广泛介绍。

全国突发事件管理系统

全国突发事件管理系统（NIMS）是应第五号美国国土安全总统指令/HSPD-5（"国内突发事件管理"）的要求建立的，提供了全国突发事件管理的最佳做法。[25] 该指令原计划在2005财政年度实施，用以作为联邦备灾援助向州、地方、各民族和当地组织提供减灾、备灾、救灾和灾后重建工作的前提资格条件。全国突发事件管理系统（NIMS）是由加利福尼亚州潜在紧急事件消防资源系统（FIRESCOPE）[18] 演变而来的。消防服务队在20世纪80年代末救助加利福尼亚火灾的时候发展了事故指挥系统，后来该系统又发展为全国火灾事故指挥系统。

美国国家防火协会标准1600版

美国国家防火协会出版了2004版《NFPA1600：灾难管理/应急管理和产业联系性计划标准》[32]，该版本通过对公共组织和私营组织进行普查得出了全国最佳的实践做法、消防术语和参考资料。由NFPA标准委员会设立的灾难管理委员会于1991年将这项工作推向了高潮。这项标准在2004年1月被确定为美国统一标准。

会合

会合是指与人们走向或者远离灾难事件的相关行为。它包括个体（比如想参与救灾过程的医疗护理提供人员）偶然到达事故现场的行为，也包括灾难受灾区域内未进入EMS系统的个体寻找医疗护理提供人员的行为。

互助

互助是指通过使用合作备忘录或合同与邻近组织或远方组织一起有序地、有计划地协调使用资源的行为。应急管理互助契约（EMAC）就是州与州之间共享资源的好例子。

特殊救援部队

特殊救援部队包括社区应急小组（CERTs）、灾难医疗援助队（DMATs）、城市搜救队、城市医疗应对系统（MMRS）、专门救援油类和非放射性物质灾难的国家响应队（NRT）以及其他特殊救援队。这些部队提供的救护资源都是通过联邦渠道被送至灾难现场的（最长不超过72个小时），而城市医疗应对系统和应急管理互助契约则是例外，因为前者由地方控制，后者由州政府控制。

国家药品储备

国家药品储备计划是三级联邦救灾计划的一部分，旨在为医疗灾难事件提供药品支持。

医疗保健机构评审联合委员会

早在2001年9月11日世贸中心大灾难发生8个月之前，医疗机构评审委员会（JCAHO）就出版了《环境护理标准》（见专栏4-2）的修订本。"9·11"事件发生1个月后，即2001年10月10日，医疗保健机构评审联合委员会主席——丹尼斯·利瑞在国会前公布了一些证据，他说："一些人认为医疗服务系统在面对生物恐怖袭击事件时能够以某种方式很好地容纳几千名寻求医疗护理的患者、伤员和焦虑患者。我很遗憾地在这里告诉大家，我们还需要做很多工作才能实现这样的系统。"

现行的医疗保健机构评审联合委员会标准支持综合性的应急管理方法和全危机救援方法，这些方法可以将内部威胁和外部威胁统统考虑进去。2001年夏导致纪念赫尔曼医疗系统和纪念赫尔曼儿童医院解散的休斯敦洪灾促进了JCAHO标准（该标准满足了应急医院和灾难医院的优先权）的进一步改革。美国急诊医师协会（ACEP）发布了一项政策声明，声明中推荐了一些遵守这些标准的必要措施。[33]

专栏 4-2   修订版 JCAHO 标准总结

2001年元月——重大改变

1. 应急备灾这一观点和实践方法转变为应急管理（减灾、备灾和规划、救灾以及灾后重建）。

2. 使用包含灾害危害性分析（HVA）的全危机威胁评估方法对NBCEI（核事件、生物事件、化学事件、爆炸事件和燃烧弹事件）和自然事件以及人为事件进行考虑。

3. 医院机构设立指挥和控制系统，比如医院突发事件指挥系统（HEICS）。这些系统的目的是改善使用公用系统的组织之间的协调合作性。这也包括对激活计划的标准的规定。

4. 社区范围内的实践会涉及参与实况模拟活动医院机构的所有部门。让各部门都参与的首要目的是为了评估既定救灾计划的每个环节，并测试救灾机构的协调合作能力、沟通能力、协调能力以及指挥和控制能力。

5. 场外处理能力/场外治疗包括排污能力、对感染患者的隔离和治疗以及在事故现场和其他救护场地进行的医疗护理运送。

6. 医疗护理机构与公共卫生机构之间的整合包括对沟通系统、信息报告系统、疫苗接种和治疗计划的双向监督。

处理灾难突发事件的一般原则

克服对未知事件或意外事件的恐惧的最好办法之一就是通过学习、归纳和做充分的准备来了解并参与这些事件。我们对已经了解的事情或者意料之内的事情是不会有恐惧感的。这正是各种系统试图对灾难事件进行描述的动力。灾难的分类、等级和类型表明了一种灾难的分类方法，对灾难事件进行时间进程上的划分又是另一种分类方法。人们在龙卷风袭击前通常看不到任何预警，但在飓风发生前72个小时内则可以找到一些蛛丝马迹，为之做准备。有时，人们可以通过观察潮涨潮落、回顾历史事件、监控河堤或者跟踪降水情况来预测洪灾是否会发生。灾难可以简单定义为对大面积地理区域造成多领域破坏的事件。哈顿矩阵图的因素和元素，如违反人类、结构、物理环境和社会经济条件的前驱症状、影响和恢复是在尝试着更好地预测人类对备灾、救灾、灾后重建和资源分配的需求。[34]

我们已经对与灾难管理的4个阶段——减灾、备灾和规划、救灾和灾后重建——相关的许多原则进行了讨论（见表4-2）。特殊治疗的注意事项和技巧是与特殊事件相关的，包括（却不仅限于下面所列）排污；暴发性损伤的治疗、压挤综合征和筋膜间室综合征的治疗、放射性物质爆炸损伤的治疗、休克的治疗、传染病的治疗；核事件、生物事件或者化学事件造成的损伤的治疗；公众照护和人道主义的复杂灾难。在危急事件压力汇报中，人们研究了一种七步法并将这种方法进行了实际应用（该方法是指由米切尔博士于1983年开发的一套为突发事件先遣救护人员或者受害成员提供心理支持的系统计划。[35]）

表 4-2   与应急管理 4 个阶段相关的灾难管理原则

阶段	内容
减灾	威胁评估应包括： ● 灾害危害性分析（HVA） ● 发生可能性高的历史事件 ● 一些机构的调查结果，比如美国国家海洋和大气管理局
备灾和规划	根据减灾阶段获得的信息采取正确的行动和保护性措施 执行互助计划和合作备忘录
救灾	在医院外时： ● 首先通告并确认灾害影响，采取应急行动，包括建立指挥和控制系统——事故指挥和控制系统（ICS） ● 划分禁区、影响区、支援区和安全区 ● 开始检伤分类、稳定服务和文件记录工作 ● 在充分的通信系统的保障下，医疗护理机构内部将伤病员运送至二级评估区或者指定的护理区 在医院时： ● 启动医院紧急事件指挥系统 ● 继续在医疗护理机构内部进行检伤分类、稳定服务、治疗或者排污工作 ● 和伤病员、其亲属、媒体和社区进行正确的文件记录和沟通工作 其他： ● 激活社区组织和公共卫生系统并使其参与救灾工作
灾后重建	进行涉及多个组织的多学科救护工作，使社区恢复至正常运营状态 先遣救护人员和社区成员作危急事件压力汇报

未来的发展方向

以往应急医学专注于专用研究中心的研究成果，提高了公共组织和私营组织[32]对多个学科的协调能力和沟通能力。而现在标准术语和流程[32]的实施、教育和培训[36-39]的实施、联邦救护与国土安全部的合作[24]、全国救灾计划的建立[40]、国家突发事件管理系统（NIMS）[25]的采纳、药品储备的标准化以及培训和专业救援队（如DMATs）设备的标准化无疑将带来应急管理领域各种能力的改善和提高。

■ 隐患

今天，虽然行动后报告确认的依然是10个主要领域的问题，但我们的社区面对着日益严峻的威胁（见专栏4-3）。正如《纽约时报》所载，这些问题得到了美国恐怖袭击事件委员会（也称"9·11"委员会）出具报告的证明。报告中指出了很多问题，包括沟通不到位、在历史上的管辖权战争（也称地盘战）中警方和消防援助单位的协调性不够以及缺乏有效统一的指挥。[41]这些问题导致了很多先遣救护人员丧生。而空中交通指挥员会遭受"令人恼火的信息传达错误、协调性遭破坏和指挥系统损毁的问题，因此他们不得不临场发挥，找出防御灾难（这些灾难以前从未训练过）的有效措施。[42]"

在对库冉里博士发表于20世纪70年代的29次灾难报告进行研究的基础之上，奥夫·德尔·海地在1989年[1]发表报告称：另一个问题是潜在的病患接收医院的患者分布不均。奥夫·德尔·海地在报告中说："在75%的被调查案例中，大多数伤亡人员被送到了最近的医院。在46%的被调查案例中，超过75%的伤亡人员被送至最近的医院。但是在大约50%的灾难案例中，受灾区域有过半数的医院甚至只接收了一名伤员[1]。""9·11"事件中的伤员分布情况也出现了相同的问题。很多地区的绝大多数医院已经启动了他们的灾难救助计划，等待着伤病员的到来，然而却没有伤病员被运来。与此同时，离世贸中心袭击现场最近的医院却在灾后第一天就接收了600多名伤病员。然而，大纽约医院协会的报告却称"袭击事件发生后，7300名伤病员分散在了市区的100多所医院里[43]。"这再一次证明了在区域范围内进行伤病员分布计划的缺失以及正确捕捉与灾难事件直接相关的、不同于常规的灾害流行病学遇到的挑战。

和其他地方（如以色列）的演练操作相比，医疗保健机构评审联合委员会规定的整个演练过程的准备工作就显得非常微不足道。在以色列，通常每个月都会对医院多达20%的持牌床位进行突击检查。而在美国，由于医院和社区在完成像医疗保健机构评审联合委员会这样的组织交给的任务时在资金上往往力不从心，所以实况演练和练习都会因成本太高而受到限制。[43-45]

目前投入使用的检伤分类系统有几个，但是对所有情形中全部患者进行精确检伤分类和危重损伤诊断的工具缺乏统一的标准或者协定。[36-37, 39]

作为多学科性专业科学，灾害救援医学的发展和提高对研究的资金和组织性、核心内容的发展以及实践者的能力素质提出了要求。[46]2001年9月11日之后，美国就进入了危机模式，一直在填补它的救援系统漏洞[24, 47]，通过了20多项重大的法律议案。[48]由于意识到过去没有投入足够的资金进行国家统一标准的制定、演练的培训和装备的购置，美国外交关系委员会（森·沃伦·B·鲁德曼任该委员会主席）发表了一份报告来增强人们这方面的意识。这份名为《应急救援人员面临的问题：严重资金不足和极度防备不足》的报告详细讲述了资金不足的严重程度。在过去5年中，所有行政辖区（包括地方、州和联邦）仅紧急救援人员需要的资金总额就达到了2014亿美元。[49]

这是目前的状况，这种状况使得急诊医师有机会定义自己在灾难管理中的角色和应急医学在灾难管理中的作用。

专栏4-3　10个长期存在的问题（十C问题）

1. 责任人：谁对运行操作负责？
　　a.谁有权利激活和叫停救灾计划？
2. 指挥和控制：事故指挥系统——缺乏实施（行政指挥系统）
3. 通信系统
4. 协调能力
5. 会合（包括未经请求的志愿者向灾难现场的调动和未融入EMS系统的个体向医疗护理机构/医院的运送）
6. 纳污能力和排污能力
7. 能力和快速部署问题
8. 合作能力（社区和医疗护理组织之间）
9. 系统启动失败或妥协造成的混乱与混沌
10. 危急事件压力晤谈（向突发事件的先遣救护人员和受害个人提供心理支持）

参 考 文 献

1. Auf der Heide E. Disaster Response：The Principles of Preparation and Coordination. St. Louis：Mosby；1989.

2. The Disaster Center. The most deadly 100 natural disasters of the 20th century. Available at：http：//www. disastercenter.com/disas－ter/ TOP100K.html.

3. Weiner T. Floods bring more suffering to a battered Haitian town.*The New York Times*. May 29，2004.

4. Hurricaneville. The story of hurricane Andrew. Available at：http：//www.hurricaneville.com/andrew.html.

5. Burkle FMJ. Complex humanitarian emergencies. In：Hogan DE, Burstein JL, eds. *Disaster Medicine.* Philadelphia：Lippincott Williams & Wilkins；2002：431.

6. Sharp TW, Burkle FM Jr, Vaughn AF, Chotani R, Brennan RJ. Challenges and opportunities for humanitarian relief in Afghanistan. *Clin Infect Dis*. 2002；34（suppl 5）：S215-28.

7. Spiegel PB，Burkle FM Jr, Dey CC, Salama P. Developing public health indicators in complex emergency response. *Prehospital Disaster Med*. 2001；16（4）：281-5.

8. Sharp TW, Wightman JM, Davis MJ, Sherman SS, Burkle FM Jr. Military assistance in complex emergencies：what have we learned since the Kurdish relief effort？ *Prehospital Disaster Med*. 2001；16（4）：197-208.

9. Burkle FM Jr. Complex emergencies：an introduction. *Prehospital Disaster Med*. 2001；16（4）：182-3.

10. VanRooyen MJ, Eliades MJ, Grabowski JG, et al. Medical relief per－sonnel in complex emergencies：perceptions of effectiveness in the former Yugoslavia. *Prehospital Disaster Med*. 2001；16（3）：145-9.

11. Burkle FM Jr, Hayden R. The concept of assisted management of large-scale disasters by horizontal organizations. *Prehospital Disaster Med*. 2001；16（3）：128-37.

12. Quarantelli EL. *Disaster Planning，Emergency Management，and Civil Protection：The Historical Development and Current Characteristics of Organized Efforts to Prevent and To Respond To Disasters.* ［Preliminary report.］Newark，DE：Disaster Research Center；1995. Available at：http：//www.udel.edu/DRC/preliminary/227.pdf.

13. Allison EJ, Aghababian RV, Barsan WG, et al. Core content for emergency medicine. *Ann Emerg Med*.1997；29（6）：791-811.

14. The role of the emergency physician in mass casualty/disaster management. ACEP position paper. *JACEP*. 1976；5（11）：901-2.

15. Skiendzielewski JJ. American College of Emergency Physicians Policy Compendium 2003. 2003：21-2.

16. Disaster medicine：current assessment and blueprint for the future. SAEM Disaster Medicine White Paper Subcommittee. *Acad Emerg Med*. 1995；2（12）：1068-76.

17. Bern AI.Disaster medical services. In：Roush WR, Aranosian R，Blair T，et al，eds. *Principles of EMS System: A Comprehensive Text for Physicians*. Dallas：American College of Emergency Physicians；1989：77-93.

18. Irwin RL. The Incident Command System. In：Auf der Heide E，ed. *Disaster Response：Principles of Preparation and Coordination*. St. Louis：Mosby；1989.

19. Federal Emergency Management Agency. FEMA history. Available at：http：//www.fema.gov/about/history.shtm.

20. Berman MA, Lazar EJ. Hospital emergency preparedness—lessons learned since Northridge. *New Engl J Med*. 2003；348（14）：1307-8.

21. Joint Commission on Accreditation of Healthcare Organizations. *Guide to Emergency Management Planning in Health Care*. Oakbrook Terrace，IL：Joint Commission Resources，Inc；2002.

22. International City Management Association. *Emergency Manage-ment，Baseline Data Reports V*. Vol. 15.Washington，DC：International City Management Association；1983.

23. *Community Medical Disaster Planning and Evaluation Guide*. 1st ed. Dallas：American College of Emergency Physicians；1995. Community Medical Disaster Planning and Evaluation Guide.

24. Noji EK. Creating a health care agenda for the Department of Homeland Security. *Manag Care*. 2003；12（suppl 11）：7-12.

25. The White House. Homeland Security Presidential Directive/HSPD-5. Management of Domestic Incidents. Available at：http：//www.white－house.gov/news/releases/2003/02/20030228-9.html.

26. Terrorism preparedness in state health departments—United States，2001-2003. *Morb Mortal Wkly Rep*. 2003；52（43）：1051-3.

27. Barbera JA, Macintyre AG. The reality of the modern bioterrorism response. *Lancet*. December 2002；360 Suppl：s33-4.

28. General Accounting Office. *Bioterrorism：Public Health Response to Anthrax Incidents of 200*1. October 15，2003. GAO-04-152. Available at：http：//www.gao.gov/new.items/d04152.pdf.

29. Mothershead JL, Tonat K, Koenig KL. Bioterrorism preparedness. III：state and federal programs and response. *Emerg Med ClinNorth Am*. 2002；20（2）：477-500.

30. Joint Commission on Accreditation of Healthcare Organizations. *2003 Hospital Accreditation Standards. Accreditation Policies，Standards，Intent Statements*. Oakbrook Terrace，IL：Joint Commission Resources，Inc；2003.

31. California Emergency Medical Services Authority. Hospital Emergency Incident Command System（HEICS III）Update Project. Available at：http：//www.emsa.ca.gov/Dms2/download.htm.

32. National Fire Protection Association. *NFPA 1600：Standard on Disaster/Emergency Management and Business Continuity Programs 2004 Edition*. Available at：http：//www.nfpa.org/PDF/ nfpa1600.pdf?src=nfpa.

33. Hospital disaster privileging. *Ann Emerg Med*. 2003；42（4）：607-8.

34. Noji E，Siverston K. Injury prevention in natural disasters. A theo-retical framework. *Disasters*. 1987；11：290-6.

35. Mitchell JT. When disaster strikes… the critical incident stress debriefing process. *JEMS*. 1983；8（1）：36-9.

36. Kennedy K，Aghababian RV，Gans L，Lewis CP. Triage：techniques and applications in decision making. *Ann Emerg Med*. 1996；28（2）：136-44.

37. National Disaster Life Support Education Consortium. *Basic Disaster Life Support*. 2nd draft ed. National Disaster Life Support Education Consortium；2003.

38. Waeckerle JF，Seamans S，Whiteside M，et al. Executive summary：developing objectives, content, and competencies for the training of emergency medical technicians, emergency physicians, and emer-gency nurses to care for casualties resulting from nuclear, biological, or chemical（NBC）incidents. *Ann Emerg Med*. 2001；37（6）：587-601.

39. Garner A，Lee A，Harrison K，Schultz CH. Comparative analysis of multiple-casualty incident triage algorithms. *Ann Emerg Med*. 2001；38（5）：541-8.

40. US Department of Homeland Security. Initial National Response Plan fact sheet. Available at：http：//www. dhs.gov/dhspublic/dis-play?content=1936.

41. Smith D. Save the rescuers from one another. *The New York Times*. May 18，2004.

42. Schmitt E，Lichtblau E. To the minute，panel paints a grim portrait of day's terror. *The New York Times*. June 18，2004.

43. Greater New York Hospital Association. Hospital expenditures for emergency preparedness. February 2003. Available at：http：//www. gnyha.org/pubinfo/200302_Emergency_Prep_Exp.pdf.

44. Bern AI. Question arises as to who pays for disaster drills underDRGs. *Emerg Dep News*. 1984；6（8）：5，11.

45. Bern AI，Galloway E，Krohmer JR，Gamm SR，Roth RM. Financial implications of disaster preparedness：a cost analysis of an area-wide community-based mass casualty/disaster incident（UAEM，abstract#28）. *Ann Emerg Med*. 1984；13（5）：389.

46. Waeckerle JF，Lillibridge SR，Burkle FM Jr，Noji EK. Disaster medi-cine：challenges for today. *Ann Emerg Med*. 1994；23（4）：715-8.

47. Koenig KL. Homeland security and public health：role of the Department of Veterans Affairs, the U.S. Department of Homeland Security, and implications for the public health community. *Prehospital Disaster Med*. 2003；18（4）：1-7.

48. Rubin CB. *Emergency Management in the 21st Century：Dealing with Al Qaeda, Tom Ridge, and Julie Gerberding*.［Working paper 108.］Boulder：Natural Hazards Center, University of Colorado；May 5，2004.

49. Rudman WB，Clarke RA，Metzl JF. *Emergency Responders：Drastically Underfunded, Dangerously Unprepared. Report of an Independent Task Force Sponsored by the Council on Foreign Relations*. 2003.

50. American College of Emergency Physicians. Disaster medical serv-ices. *Ann Emerg Med*. August 2001；38；198-9.

5 医院在灾难中的作用

Mary W. Chaffee，Neill S. Oster

■ 引言

2001 年 6 月，当第一场暴雨袭击得克萨斯州休斯敦时，医院的工作人员还不知道持续的暴雨会淹没医院大楼，医院即将被迫停水断电，也不知道他们将在如此艰难的条件下为成百上千名患者进行医疗护理。

1995 年 4 月 19 日清晨，一名前美国士兵正驾驶一辆租来的面包车驶向默拉联邦大楼，车上装载了 4000 磅（1 磅 =0.45359237 千克）硝酸铵炸药，此时俄克拉荷马城 13 家医院急诊部的白班工作人员正在赶往医院准备上班，他们不知道自己即将面临救治 324 名爆炸受害者的任务。

1984 年，俄勒冈州沃斯科县某家饭店的食客从色拉自助吧台挑选食物的时候，他们意料不到自己会很快因水性腹泻被送往医院，这次事件是由邪教狂热分子故意投毒引起的。

2003 年 3 月，多伦多 11 名正在看护有呼吸道症状患者的医护人员还不知道他们将很快感染严重急性呼吸道综合征（SARS）。

可以肯定的是，这些事情他们事先都没有料到。灾难的反复无常使受害者和救灾者在灾难来临时常常措手不及。

但是，有些事情我们是知道的，比如，我们知道今年会有飓风、台风、龙卷风、地震、泥石流、火灾和暴风雪；我们也知道人们会拿起枪支、制作弹药，会对他人造成痛苦和苦难；我们知道列车事故、汽车连环相撞、建筑坍塌和爆炸会引起人员伤亡；我们也知道传染病可能造成的后果——蔓延、患病，然后死亡；我们知道恐怖分子一直没有放弃他们的暴力袭击

行为；我们也知道事故的幸存者和他们的看护会出现心理健康问题。

医院作为卫生系统的核心，是灾难事件发生后接收伤员、感染者、出血患者、骨折患者和受惊吓患者的场所。众所周知，医院是受灾群众寻求保健、慰藉和救助以拯救生命的地方。所以，尽管灾难可能不会发生，但是美国的许多医院仍继续在为灾难做准备。

美国医院容纳患者的能力

美国有 5700 多家医院，这些医院组成了多样化的医疗保健服务系统。

美国的医院因地理分布（城市、郊区和乡村）、财务和管理结构（营利性、非营利性、私立和公立）、保健类型（一般医疗服务或特殊医疗服务，如精神科或小儿科）、与政府的关联（国防部、退伍军人健康管理局或公共卫生服务）的不同而不同。这些医院都有执行救灾任务的可能，也都可能成为灾难的受害者。许多专家认为，这些医院并没有做好有效应对灾难的充分准备（见表 5-1）。

表 5-1 2005 年美国医院容纳患者能力的对比情况 *

美国医院可容纳总人数	5764
美国社区医院	4845
美国联邦政府医院	239
机构医院（如监狱医院、大中专院校医院）	23
非联邦精神病医院	477
非联邦长期护理医院	180
美国医院配备的总床位	965256
社区医院配备的总床位	813307

*资料来源：美国医院协会。2005年版医院统计。查询网址：www.hospitalconnect.com/aha/resource_center/fastfacts/fast_facts_us_hospi- tals.html 。

■ 历史回顾

医院在社会中的作用

美国内战爆发前，医院在美国卫生保健方面的意义并不大。1873 年进行的首次调查显示全国仅有 178 家医院。[1] 当时没有哪一位绅士或女士愿意冒险住进任何一家医院进行治疗。19 世纪，低迷的医疗实践还不为人们所熟知，也没有广泛运用到家庭医疗中，医者也没有能改变病程的相应医疗设备。然而，医学发现和科技进步却改变了这一现状。麻醉术、手术消毒、抗生素、X 射线以及其他先进技术的有效使用，使医院逐渐成为一个环境舒适、充满希望和给人康复的地方。到了 20 世纪，医院不仅变成一个庞杂的金融机构、医疗教育的核心，还成为现代技术展示的平台。医学的进步不仅为慢性病患者提供了援助，还为严重外伤患者、医疗外科患者和精神科急诊患者带来了希望。

灾难对医院的影响

曾经的经历告诉我们：灾难时期人们对医院的要求是复杂且多样的。

● 飓风卡特里娜

2005 年，飓风卡特里娜席卷了美国路易斯安那州和密西西比州，飓风过后，接踵而来的洪水使新奥尔良市的各大医院陷入重重危机。医院内的基础服务设施均被迫停用，给医疗工作者和患者带来极大困扰，导致了美国历史上最大规模的医院疏散。

● 得克萨斯州休斯敦的热带风暴"埃利森"导致水灾发生

2001 年 6 月，热带风暴"埃利森"引起的暴雨量达 3 英尺（1 英尺 =0.3048 米），雨水造成的洪水泛滥彻底中断了得克萨斯大学健康科学中心及其临床附属医院的服务。其中，赫尔曼纪念医院是所有医疗体系中受灾程度最严峻的，医院的主电源、应急发电机和通信系统发生故障，医护人员被困，也无法开展救援工作。水供应不足，与此同时，下水道系统也出现故障。医院只好对 570 名患者进行垂直疏散，医院也因此关闭了 38 天。而人们并不认为暴风雨淹没的地带存在某种风险。[2]

● 加利福尼亚州北岭地震

1994 年 1 月 17 日，加利福尼亚州北岭发生了地震，地震破坏了一些当地的医院。有 6 家医院立即疏散了患者，其中 4 家医院的患者全部被疏散，另外两家医院只疏散了部分患者。这 6 家医疗机构中，其中 5 家都遵循先疏散病情最严重患者的原则，而第六家医院因担心地震将引起建筑结构倒塌，先疏散比较健全的患者，以求在最短的时间内疏散最多的患者。这家医院在两个小时内成功地将 334 名患者从建筑大楼疏散至开阔场地。所有的医院都采用了临时运输设备，包括背板、毯子和床垫等。[3]

● 2001 年世界贸易中心爆炸案

纽约市的贝尔维尤病院是一级创伤中心，距离世贸中心约 3km。世贸大楼被袭事件发生后 5 个小时内，约有 90 例患者到医院就诊，事件发生后 24 小时内，约有 194 例患者到医院检伤并接受治疗。尽管医者已经尽了最大努力，但是医院还是与患者失去了联系，也耗尽了医疗物资，最后在医生的协调下才让患者冷静了下来，并保证了患者的安全。[4] 纽约大学市中心医院距离事故现场仅几个街区之遥，在世贸中心爆炸案发生后两个小时内，约有 350 例患者到该医院就诊，多数患者是步行抵达医院的。[5] 圣文森天主教医疗中心在爆炸发生后几分钟内就启动了其制订的救灾计划，该计划曾在 1993 年发生的世贸中心爆炸案中实行。2001 年 9 月 11 日，圣文森医院接收并治疗了近 800 名受灾群众。

由于圣文森医院与世贸中心共用一路水管线和通信线路，因此，此类设施的系统功能均受到影响。医院立即为受灾群众及其家属、救援人员和工作人员提供危机咨询、教牧关怀、心理健康等服务。[6]

● 俄克拉荷马城爆炸案

默拉联邦大楼的爆炸案发生后，造成 168 人死亡，700 人受伤，其中 388 人重伤。第一例患者在爆炸发生后 15 分钟内被送抵医院门诊部，而距爆炸现场 1.5km 范围之内的医院接收了为数最多的受害者。[7]

● 罗得岛夜总会火灾

2003 年 2 月 20 日，罗得岛西沃里克一家喧嚣的夜总会发生火灾。火灾造成 100 人当场死亡，近 200 人受伤。肯特县医院距离火灾现场 2 英里，是一家拥有 350 张床位的社区医院，在火灾发生后 1 个小时之内共接收了 40 位受灾群众，其中 25 人被迅速插管抢救治疗。医院的重要物资和通风设备迅速被耗尽，由于现场沟通不畅，医者只好在家庭成员的支持以及疼痛管理科的协助下努力救治病患。[8] 最终，罗得岛和马萨诸塞州医院共接收 196 名烧伤患者，其中包括圣地兄弟会儿童医院，该医院接收并治疗了 16 名成人受灾群众。[9]

灾难所带来的潜在影响非常惊人。1984 年 12 月，印度博帕尔联合碳化物工厂 40 吨异氰酸甲酯泄漏，导致 50 多万人接触该致命气体。在泄漏事故发生的第一周内，就有 6000 人死亡。1987 年 9 月，巴西戈亚尼亚的工人在打扫一家被拆的癌症诊疗所时，将含有铯 –137 的污染源带回家之后卖给了一家废品收购站。收购者被这个闪闪发光的物品所蒙骗，不停地在朋友和邻居面前炫耀。直到被送往医院，医生才将核辐射公布于众，事件震惊了所有的医院工作人员。尽管只有 250 人实际接触到核辐射，28 人显示出放射病的症状，但医院还是对 11.28 万人做了检查。1995 年 3 月 20 日，日本"奥姆真理教"狂热分子在东京地铁系统的 5 辆列车上放置了沙林，导致 4000 人自行前往医院，641 人被官方送往医院，245 名医院的工作人员和救援人员因净化程序缺失或净化程序薄弱而感染。[10]

卫生系统在灾难中作用的演变

2001 年 9 月 11 日，当美国的医院和医护人员面临着美国本土最严重的恐怖袭击以及东海沿岸暴发的炭疽袭击事件时，举国上下无论是个人还是组织团体均英勇响应救灾。恐怖袭击事件发生后，人们在思想方面发生了强大的转变，也称为方法的根本转变，即把卫生系统看作国家安全的基础。然而，另一种观点也已悄然发生改变。灾难发生时，通常紧急医疗服务（EMS）、警察和消防队员一直被认为是先遣救灾人员。然而最近，医院也已被指定为先遣救灾机构和先遣接收机构。

医院在国家安全方面的重要性与日俱增、不可忽视，同时，医院也被认为是社区中的避风港，市民同样期望医院及时备灾备患，满足他们的不时之需。如今，医院已被认为是紧急事件发生时必要的先遣救灾机构。然而，在应急与救灾方面，医院所做的准备工作还远不能及公众所盼。最重要的是，准备工作的充分与否与救灾能力有直接关系。尽管医院的日常运营需要耗费大量的院方资源，但仅凭拨款改进紧急救灾能力是不可行的，甚至是不明智的。在目前看来，社区融合是发展的必然趋势，但是医院（网络医院和政府设施除外）似乎没有与其他社区医院建立健康关系的理由。当灾难来临时，即便是竞争对手也必须联手

协作，以满足社区群体的需求。

公众的期盼

医院在社区医疗卫生、社会结构和经济生活方面发挥了至关重要的作用。患者都盼望医院和卫生系统的工作人员可以在任何情况下给予他们照顾。对备灾水平的要求也在不断地变化。过去曾被认为充分的准备在如今已无法被人们接受。医院必须在设备、培训、设施改善和物资方面加大投资，否则就会因备灾不充分而无法有效应对救灾。[11] 医院离不开公众的信任；灾难期间不良的表现会导致医疗服务机构的财政瘫痪。鲁宾[12] 曾写道：人们都希望医院能够在第一时间正确诊断并解决所接收患者的疾病。

■ 现行做法

医院漏洞的来源

由于医院存在某些固有的特性，因此在面对救灾压力时，会出现一些漏洞。医院存在的固有特性有：

- **服务的复杂性**

医院不仅是提供医疗保健的服务机构，还充当洗衣店、宾馆、办公楼、实验室、饭店和仓库的角色。

- **命脉依赖性**

医院完全依赖基础公共设施——水、下水道系统、电力、医疗气体、通信设施、燃料和废物收集等。

- **含有害物质**

医院环境内可能含有有毒药剂、有毒气体和液体。

- **含危险物品**

重型医疗设备、仓储货架等，在地震等灾难发生时，此类设施或货架上的物资会倾倒或滑落。[13]

影响备灾的多种力量

多种力量造成医院在备灾方面岌岌可危。为了降低经营成本，卫生系统已将接纳容量缩减至最低限度。急救部门挤满了因未参保或保额不足而无法获得医疗救助的人。护理队伍已严重不足，医生也由于无节制的责任保险费用放弃了诊疗。

过负荷能力

许多医院衡量自身过负荷能力的标准是：他们可以以标准的空间、高质量的护理标准和可以提供帮助

的附加人员队伍向多少患者提供舒适的护理。在现实中，灾难从来不会遵守医院的容纳限制。假设 300 名爆炸伤员被送往一家只有 50 个病床位的社区医院，那么，医院的空间格局必须发生改变，可能是规划者从未想到过的格局，如小教堂、门厅和办公室等，都住满了患者。当医护人员习惯了一定的护士与患者比例时，他们就会发现，在灾难发生时，这个比例会增高很多，他们必须得适应。病患者激增的接纳能力不能仅被视为安置患者的床位数量或空间的大小，还必须包括与医疗病护相关的所有协助性医院服务。

医院备灾的关键要素

如果医院服务在灾难中没有发挥作用，那么医院将使那些对它寄予厚望的群体感到失望。这类群体不仅包括受灾群众，还包括那些需要照顾的人群——待产妇女、慢性疾病发作的患者、有割裂伤需要缝合的儿童等。重要的医院急救管理方案起到保险政策的作用，能够增加在困难情况下持续运营的机会。灾难的发生扰乱了医疗护理的正常供给，制定并执行有效的医院急救管理方案能够减轻灾难带来的危害，做好充分的备灾准备，积极救灾并完成灾后重建。该方案应包括以下几个部分：

- **急救管理人**

急救管理人是医院急救管理方案制定、改善、实施与执行的主要领导力量。

- **急救管理方案**

该方案确定了医院对内部与外部紧急事物的应对方案。审慎（预定）的方案有利于发展战略的制定，避免个别组织在回应时遇到压力。

- **执行领导**

医院的行政领导为组织的发展指明了方向。缺乏行政领导的医院在执行紧急备灾任务方面将受到很大的阻挠。

- **战略规划**

医院的战略规划是引导医院努力实现其使命的蓝图。至关重要的是，战略规划将急救管理与备灾巧妙地融合起来。

- **应急管理委员会**

由于医院的经营在灾难来临时会面对重重压力，因此需要极为广泛的成员来进行协调和备灾工作。

- **危害灾害性分析（HVA）**

危害灾害性分析是一项用来评估特定环境中是否存在风险的方法，可以根据急救管理方案解决最有可

能影响医院运营的危害。

- **弱点分析**

对医院在灾难来临时保持运营所赖以生存的各个方面进行评估，判断医院在压力面前是否展示出致命的缺点。美国海军医学部医院以及许多纽约的民用医院采用了医院急救分析工具对其备灾水平进行了评估。医院急救分析工具对 230 多项有助于应急备灾与救灾的因素进行检验。专家小组进行周密的分析后，医院会接收一份行动报告，报告中记载了所有的优势和弱点以及如何制订有利的战略计划来加强备灾。

- **员工培训、演练与不断进步**

医疗机构评审联合委员会要求医院工作人员参与急救管理计划的执行，发挥其在紧急情况发生时的作用，并接受相关教育。也需要进行急救计划演练。所吸取的经验教训也应纳入计划，以不断取得进步。

医院的备灾理念

严格遵守下列理念将加强医院急救备灾水平：

- **有备无患**

当社区的洪水上升的时候，当龙卷风来袭摧毁了一所小学的时候，当路过的火车脱轨、泄漏有毒化学品的时候，或者当火灾逼近的时候，此时已为时已晚，因为我们已经没有时间去更新旧的计划、培训员工如何有效救灾、检查电话号码和囤积救灾物资。对灾难问题不重视——认为自己或者医院不会出现任何问题——这对有效的规划与救灾是一个重大威胁。

- **保护员工**

只有真正具备自我保护意识的观念，才能确保工作人员在救灾过程中免于受灾或患病。确保充足的备灾库存，如手套、口罩和其他设备，并且进行自我保护政策方面的培训和指导。

- **构建备用计划**

预计初级方案可能失败，构建每一项急救措施的替代选项。

- **尽可能依靠标准流程**

在非正常的情况下，若人们所从事的活动能密切反映他们在正常情况下的状态，他们才能做得最好。

- **保持记录**

患者的护理记录是获取灾难护理赔偿的关键。

- **降低服务的计划**

救灾期间无法维持正常的服务水平。确定可以暂时限制或简化的服务，如选择性外科手术等，以便重新

分配人员和物资。

联邦政府在医院紧急备灾和救灾中的作用

联邦政府已实施一系列方案，旨在加强地方和国家的抗灾能力。

国家灾难医疗系统

美国有一个完善的急救医疗安全体系——国家灾难医疗系统（NDMS）。国家灾难医疗系统有两个主要功能，旨在加强灾难医疗救灾。第一，提高救灾小组的专业化程度，在灾难现场增强医疗紧急救灾能力；第二，当需要住院治疗的患者太多，造成民用或联邦卫生体系不堪重负时，国家灾难医疗系统就能按照计划发挥其作用——分担民用或联邦卫生体系的住院患者对床位的需求。

国家灾难医疗系统的联邦协调中心（FCCS）在维持国家灾难医疗系统入院患者数量和提供培训与演练方面发挥着区域的作用。国家灾难医疗系统启用后，联邦协调中心将起到调节患者接收和被疏散患者分配两个作用。

医院签订无偿协议加入国家灾难医疗系统。经认可，通常情况下他们必须具备 100 张以上病床。该协议委托医院为国家灾难医疗系统的患者提供一定数量的急性病治疗床位。然而，众所周知，医院也可能提供不了协定中规定的床位数量。接收国家灾难医疗系统患者的医院所产生的护理费用由联邦政府报销。

国家战略储备

国家战略储备（SNS）于 1999 年成立，原名为国家药品储备。现由美国国土安全部监管，是国家抗生素、化学解毒剂、抗毒素、静脉注射液、气道管理设备以及医疗 / 手术项目储备仓库。当发生卫生紧急事件时，国家战略储备旨在为地方机构提供医疗补充。

Noble 培训中心

Noble 培训中心位于阿拉巴马州的安尼斯顿（原 Fort McClellan 军事基地旧址），是美国唯一一家提供备灾和救灾健康 / 医疗照护专业人员实体培训的医疗服务机构，由国土安全部监管运营。Noble 培训中心提供各种培训计划，其中还包括对医院领导的培训。可登录 http：//training.fema.gov/emiweb/ntc/ 了解更多详情。

尽管联邦政府有许多有助于紧急救灾的资源，但是经验表明，医院必须自给自足，保证在事件发生后，医疗资源可持续使用 24~72 个小时。

医院备灾过程中的关键因素

综合的医院应急管理方案必须具备一系列的关键要素，以充分保护患者和医务人员并保证医院设施持续运作。这些将在下文中进行讨论。

事故指挥

正如急救措施对心脏搏停来说必不可少一样，一份有条理的方案对全院范围内紧急事件的成功应对可以起到提纲挈领的作用。医院紧急事件指挥系统（HEICS）旨在提供协调帮助。该系统于 1992 年在加利福尼亚州奥兰治县进行开发与测试，旨在提供救灾方案。医院紧急事件指挥系统（HEICS）使用：

1. 可重复、可预见的指挥系统；

2. 灵活的组织设计，可以缩小问题的范围；

3. 各部分的检查项目清单，简化任务响应过程并仔细定义每项任务的内容；

4. 通用的语言，可与外部机构顺畅沟通。

紧急行动中心

紧急行动中心（EOC）在紧急救灾过程中起到战地指挥所的作用。它应该充分发挥作用，融入地方和县城一级的紧急行动中去（见专栏 5–1）。

演习、操练与培训

医院救灾演习由于一向得不到重视，致使演习计划和设计者也敷衍了事，参与者不仅徒劳无功，还遭到种种抱怨。与实际事件不同，演习需要在正常的工作时间进行宣布和计划，而且很少涉及会受实际事件影响的每一所医院。因此，我们鼓励医院在夜间和周末的时间经常组织工作人员参与演习，然后建立模拟"伤亡"管理的全方位功能性演习。公众参与对确定计划中有用的或需要调整的工作和内容也很重要。只有通过演习才能充分体会到计划的重要性，也才能确定出计划中不完善的地方。

基础服务和设施工程

作为备灾的一部分，保持设施的结构完整性和基础服务却常常被忽视。2003 年，美国东北部和加拿大出现的大范围停电事故证明了电力服务故障造成的

位置
- 安全的内部空间，窗子不可取
- 在综合大厅或大楼的深远处，预留可替代的、装备好的空间，以备紧急行动中心被损坏或出现故障

设备
- 事件指令装置以识别紧急行动中心的工作人员（背心、球帽）
- 带互联网接入的计算机
- 专用电话线
- 通信顺畅（COWS）
- 双向通信（400兆赫、800兆赫）
- 传真机
- 带有线接入的电视机
- 电冰箱
- 收音机
- 手提式扩音器
- 阻隔带
- 手电筒和电池
- 备用发电机
- 黑板、写字板或其他能与紧急行动中心团队成员沟通的方式

信息
- 医院急救管理方案
- 参考材料（紧急救灾、临床参考和有害物质）
- 紧急情况突发时，当地应急机构（警局、消防局、紧急医疗服务所、应急管理办公室、卫生署等）的联络电话号码、电邮地址、传真号码查询
- 有关国家资源的紧急联络信息，包括疾病控制与预防中心（CDC）、辐射紧急援助中心/培训网站（REAC/TS）、美国毒物与疾病登记署（ATSDR）、环境保护署（EPA）和国家应急中心
- 员工信息通告（联系电话号码）
- 与其他机构和供应商签订理解/协议备忘录
- 地方和区域地图应包括实用站点、高压氧供应能力、紧急医疗服务所、警察部门、消防局、烧伤诊疗单位以及其他重要基础设施。

影响。因此建议每家医院能够做到以下几个方面：

1. 确保应急电源发电量可维持3~4天；
2. 每年执行发电机（组）负载测试；
3. 在安全的地方保存充足的水资源和水资源的替代品，并确保存储量可供医院所有服务设施（卫生、保健、洗衣）使用3~4天；
4. 在安全的地方保存医疗气体，可使用3~4天；
5. 配合加热通风空调系统，在建筑物受到气流污染时，该系统最好能够关闭，从而使特定区域的气流

能够被操纵；
6. 保存充足的燃料资源，保证可维持满负荷需求使用3~4天；
7. 针对日益增加的污染废弃物制订管理和处置计划。

人身安全

灾难发生期间，保证人身安全尤为重要，这也逐渐成为面对灾难的一大挑战。为了确保环境的安全，出口必须得到控制。除了上述内容外，人身安全计划还应包含的其他内容有：

1. 安防部队承担24小时的安全责任，该部队应接受犯罪背景调查和专业执法培训；
2. 所有出入口应严格控制、监视并能够被锁定；
3. 医院在接到通知后，应能够立即执行周边安全防护（"闭锁"）；
4. 医院的工作人员应接受与防范禁闭相关的培训与演练；
5. 医院领导应被告知引发闭锁系统执行的原因；
6. 为灾难中工作的后备安保员制订计划。

情况报告（快速需求评估）

至关重要的一点是，医院必须能够迅速在形势报告（通常称为"sitrep"）或者快速需求评估（RAN）中向领导评估灾难对运营的影响，并向领导反映灾难的状态。评估至少应包括以下内容：

1. 灾难的广度和严重程度、人员伤亡的范围和性质；
2. 运营状况和任何被破坏的关键服务；
3. 运营中断造成的影响以及恢复运营的能力。

工作人员注意事项

在灾难中，医院的工作人员必须能够得到及时和准确的通知，包括在何时何地、多久进行信息报告以及其他必要的信息。所有工作人员的联系信息必须不断更新和验证。此外，该医疗服务机构必须能够接收来自外部机构的警告和通知，并且能够发送警告。

检伤分类制度

急诊室里每天都要进行检伤分类，但最重要的事情则是对患者进行治疗。然而当灾难发生时，检伤分类必须改变原有程序，应该像在战场上工作一样，其中最大的好处是为尽可能多的患者提供检伤服务。现

存多个灾难检伤分类制度，包括 START（简单分类与快速治疗）、ID-ME（立即治疗、延后治疗、轻伤及期待治疗）和 MASS（转移、评估、分类和运送）。重要的是，医院使用的检伤分类制度应与为患者检伤并将患者送往医院的医疗服务机构所采用的检伤分类制度相一致。无论选择何种体系，都必须进行灾前培训与演习。

备用检伤分类区

当送往医院急诊部的患者数量超过了医院设施的容纳能力时，医院必须提供备用检伤分类区为超出的病患处理伤情。备用检伤分类区必须有照明设备，以便在夜间使用，同时还应具备防风雨、可控温等能力。

风险沟通与媒体管理计划

需要一个与媒体合作的计划。我们并不建议允许媒体工作人员在灾难期间随便出入医院，而是在预定的会面地点提供定期的相关动态和机构状态的事实情况更新。风险沟通包括邀请权威专家在高压力、低信任的环境下（如灾难发生的情况下）向公众传达措辞谨慎但最为有效的消息。在危险情况下，备灾医院领导的沟通原则能够确保通过媒体向公众进行有效的沟通。

灾难心理健康服务

人们对于灾难最严重时期使用的某种精神健康服务的价值一直都存在争议。但很显然，每一次灾难都会给一些人造成心理创伤。主要受害者是那些直接受灾人员，次要受害者是那些在施救中产生病症的救援人员。第三受害者是受灾群众的亲戚、朋友和其他受到影响的人。严重的突发事件打破了受害者的自我平衡，也突然改变了他们的正常生活。因此，医院必须为灾民提供心理健康服务计划，同时也要考虑那些试图应对压倒性事件的医护人员的需求——迫切需求和长期需求。我们建议医院应该具有训练有素的危机调停服务队，并将之很好地融入救灾管理计划中去。

证据和犯罪现场管理

如果发生了造成大量人员伤亡的蓄意事件，不仅要将受害者送往医院接受治疗，更为重要的是要将肇事者绳之以法。医院的工作人员需要接受有关潜在证据妥善管理——收集与保存的培训。证据的收集容器包括可用来为患者排除污染的 50 加仑［1 加仑（美制）≈ 0.0037854 立方米）的水桶以及可以用来保存其他类型证据的袋子。执法机构和法医部门可以提供相关培训和指导。工作人员应熟知并遵循相关的程序，即在照护患者活动期间收集和保管证据。

餐饮服务

灾难的发生会导致对医院餐饮服务系统的需求增加。有关人员应该估测出充足的患者和工作人员的食品量。当灾难发生时，由于医院可能需要保持数日自给自足，因此，需要储备可供 3 ~ 4 天使用的食品量。因此，灾难演习中应该涉及餐饮服务人员。

志愿者的作用

志愿者是否能给予帮助，取决于他们与医院的关系以及他们自身的背景。志愿者应由经常在医疗机构服务的个人组成，他们熟知规范的程序并积极参加演习，是救灾工作中宝贵的人力资源。同时，灾难可能会吸引那些希望给予帮助的志愿者的到来。有一种现象叫作"汇聚志愿服务"，即在大规模事件发生时，会有大批意料之外的和不请自来的医护人员到来希望能给予帮助。这些"自由人员"也可能会带来麻烦甚至可能是骗子。

救灾物资

虽然有"及时的"供应计划和可用的库房，但是医院也应该保存专用的救灾物资，并在灾难发生时迅速安排物资补给。救灾活动会迅速耗尽关键物资及临床物资。进行逼真的演习将有助于确定充足的库存量，不必开放实际的供应物资即可补充库存。为确保救灾物资不会过期，也可将它们安排到日常使用中。

■ 隐患

灾难的经验已经证明，医院救灾过程中会出现一些可预见的隐患。

伤亡人员的分布

由于灾难发生时即刻开始的现场控制是很混乱的，而且沟通也经常是问题百出，所以患者一般都是被送至最近的医院。这会造成其他较远的有接纳容量和医护能力的医疗服务机构未得到充分利用。

个人防护装备

医院的工作人员必须是自我保护方面的专家，否则，他们本身将会成为问题的一部分，并且给救灾带来更大的压力。在某些特定的环境中，对所需要的防护等级还存在一些争议，但很显然，口罩（N95）和手套（乳胶或非乳胶）可以防止生物制剂的传播。

通信

通信故障往往被认定为是救灾中可预见的故障。医院需要检查内部通信系统（包括医务人员和患者）与外部机构。多层次的备用通信设施对处理预期故障是必不可少的，其中包括使用800兆赫兹的收音机、紧急行动中心专用的长途电话线、医院单位与重要工作人员之间的双向通信、车载基站并安装业余无线电运行设备。不得已的情况下，可安排健跑人员进行信息传递。

紧急患者排污

医院必须做到迅速识别病患，并为暴露在辐射环境中的患者或处于对健康与安全有威胁的复杂环境中的患者排除污染。如果医院需要使用的外部器械或净化设备需要花费很长的安装时间，则必须立即使用相关替代品，如软管或急诊室外的水龙头等。应考虑到患者的隐私，妥善管理患者的贵重物品和衣物，并且处理带到医院的武器。具备一支训练有素、经验丰富且装备精良的团队是努力并取得成功的基础。

幼儿护理

医院将因制订了幼儿与其他员工家属护理计划而受益。当灾难发生时，可要求工作人员延长工作时间，但可能无法安排常规家庭护理。

患者入院、身份识别与追踪

建立维护救灾设备，将有利于大量患者入院。如果使用了自动化的患者追踪系统，则需要准备一份人工系统作为备份。全部体制都能够管理身份不明的患者。

大规模伤亡事故

许多医院没有充分的方案或根本没有制定管理大规模死亡事故的方案。一般情况下，大多数医疗服务机构的停尸房空间有限，因此必须提前判断可能增加的超额负荷能力。冷藏车、冷藏空间和其他备用方案（包括溜冰场）的安排工作应能够处理敏感的社会方案。涉及污染物残骸的事件以及可能导致复杂的文化和宗教问题的事件，应提前审查。

灾难药品

必须保证救灾药品在医疗点可随时领取。由于这些药物通常存放在制药部门或仓库，所以医护人员需要花大量时间试图寻找并获得关键性药物，从而会失去抢救患者的宝贵时间。除了储备应对神经毒剂和其他紧急情况能迅速发挥药效的药品外，还需储备适量的抗生素，可为患者和工作人员起到预防作用。

■ 结论

当灾难发生时，患者汇聚在医院，因为他们知道这是他们可以得到护理的地方，因此，他们用尽一切办法赶到这里。此外，与灾难的受害者一起来到医院的，还有他们的家属、至亲和媒体，还有那些对医院护理有迫切需求的人。对于那些在很大程度上依赖于运气、存在侥幸心理、认为灾难只会在别处发生的医院，若一味秉承极简主义的态度，则永远无法着手完成防灾规划。

一家医院接收了大部分罗得岛夜总会火灾受害者，这些受害者是幸运的，因为当他们被送往医院的时候正赶上护士在轮班换岗，也就是说当时有两班护士在岗。然而，医院还将其积极有效的救灾反应归功于其对相关重要部门和程序进行的训练。

应急计划是备灾的支柱力量，但是每次灾难来临都会引发灾难事件。因此，在重重压力下，我们需要创造性的救灾措施。这种灵活应对的能力被称为计划的创新能力。好的计划会使用一般性灾难管理的"全危险"方法，但也倡导运用独立首创、量身定做的救灾方法应对特定的环境。

美国的卫生系统形成于紧急救灾计划的黑暗时代。自然灾害经常发生，在过去对备灾保持一种极简主义的态度还是能够被接受的。但是恐怖主义造成的危害以及对卫生系统产生的影响，确实刺激并增加了研究方面的投资，护理和医疗学校的灾难培训项目纷纷复苏，也开发具有前瞻性的项目，如ER One。ER One已成为美国新一代急诊室的典范。ER One坐落于华盛顿特区，目前正在开发应对恐怖袭击、自然灾害和新兴疾病的医疗后果的新方法。想要了解更多资讯请登录 http：//er1.org。

如果创新方案能够说服反对者，如果资源能够优先使用于备灾，如果医疗保健机构的领导能够尽全力确保当灾难来临时所有依靠医院救治的病伤员都能得到他们需要的救治（见专栏5-2），那么，医院急救管理的下一阶段将有望复兴。

参 考 文 献

1. Rosenberg CE. The Care of Strangers—The Rise of America's Hospital System. Baltimore：The Johns Hopkins University Press；1987：5.

2. Nates JL. Combined external and internal hospital disaster：impact and response in a Houston trauma center intensive care unit. Crit Care Med. 2004；32：686-90.

3. Schultz CH，Koenig KL，Lewis RJ. Implications of hospital evacua- tion after the Northridge, California, earthquake. N Engl J Med. 2003；348：1349-55.

4. Wolinsky PR，Tejwani NC，Testa NN，et al. Lessons learned from the activation of a disaster plan：9/11. J Bone Joint Surg Am. 2003；85：1844-6.

5. Cushman JG，Pachter NL，Beaton HL. Two New York City hospitals' surgical response to the September 11，2001 terrorist attack in New York City. J Trauma. 2003；54：147-55.

6. Feeney J，Parekh N，Blumenthal J，et al. September 11，2001：a test of preparedness and spirit. Bull Am Coll Surg. 2002；87：12-17.

7. Hogan DE，Waeckerle JF，Dire DJ，et al. Emergency department impact of the Oklahoma City terrorist bombing. Ann Emerg Med. 1999；34：160-7.

8. Dacey MJ. Tragedy and response—the Rhode Island nightclub fire. N Engl J Med. 2003；349：1990-2.

9. Gutman D，Biffl WL，Suner S，et al. The Station Nightclub fire and dis- aster preparedness in Rhode Island. Med Health R I. 2003；86：344-6.

10. Sullivan DK. Mass decontamination：why re-invent the wheel? J Emerg Mgmt. 2001；2：52-4.

11. Healthcare Association of New York State. Meeting New Challenges and Fulfilling the Public Trust：Resources Needed for Hospital Emergency Preparedness. New York：Healthcare Association of New York State；2001：1-4.

12. Rubin JN. Recurring pitfalls in hospital preparedness and response. J Homeland Security. January 2004；1-15. Available at：http：//www.homelandsecurity.org/journal/articles/rubin.html.

13. Pan American Health Organization. Principles of Disaster Mitigation in Health Facilities. Washington，DC：Pan American Health Organization；2000：7-25.

14. Joint Commission on Accreditation of Healthcare Organizations. Health Care at the Crossroads—Strategies for Creating and Sustaining Community-wide Emergency Preparedness Systems. Oakbrook Terrace，IL：Joint Commission on Accreditation of Healthcare Organizations；2003：11.

15. Chaffee MW，Miranda SM，Padula R，et al. DVATEX：Navy Medicine's pioneering approach to improving hospital emergency prepared- ness. J Emerg Mgmt. 2004；2：35-40.

16. US Department of Homeland Security. National Disaster Medical System. Available at：http：//oep-ndms.dhhs.gov/dmat_faq.html.

17. Briggs SM，Brinsfield KH. Advanced Disaster Medical Response—Manual for Providers. Boston：Harvard Medical International Trauma and Disaster Institute；2003：27-33.

18. Oster NS，Doyle CJ. Critical incident stress. In：Hogan DE，Burstein JL，eds. Disaster Medicine. Philadelphia：Lippincott Williams and Wilkins；2002：41-6.

19. Cone DC，Weir SD，Bogucki S. Convergent volunteerism. Ann Emerg Med. 2003；41：457-62.

20. Gabriel EJ. Making room for outside the box thinking in emer- gency management and preparedness. Jt Com J Qual Saf. 2003；29：319-20.

6 复杂紧急事件

Frederick M. Burkle, P. Gregg Greenough

自美苏"冷战"结束后，95% 的大规模冲突都是民族或国家内部战争。由于这些冲突大多是由各种复杂的政治因素、社会文化因素和经济因素引起的，所以它们通常也被称为复杂紧急事件（CEs）。

Zwi 和 Ugalde[1] 对复杂紧急事件（CE）的定义是：生存和生活的维持能力主要受到政治因素，尤其是大量暴力事件威胁的情境。在过去 10 年中，冲突和战争造成了很多国家的分裂，这些国家和地区包括：黎巴嫩、索马里、卢旺达、前南斯拉夫、科索沃、东帝汶和伊拉克。CE 表示的是灾难性突发公共卫生事件，不幸的是，这些事件经常会发展成持久连续的社会冲突。

■ 主要特征

复杂紧急事件的本质特征包括下列几项：

复杂紧急事件已经存在了很多年，但是直到最近 20 年，人们才意识到此类事件属于最常见的人为灾难。[2] 目前世界上有 35 个国家面临着爆发严重冲突的危险，其中 11 个国家面临解体。全球饥饿人数的比例已高达 18%，超过 8.5 亿的人口因为缺乏食物难以维持基本的健康，而造成这种现象的主要原因则是悬而未决的冲突和战争。[3] 在过去 10 年中，冲突已经削减了农业和公共卫生基础设施的预算，直接导致平民发病率和死亡率的攀升。

复杂紧急事件的受害者通常会受到社会方面、经济方面和性别方面的不公平待遇，还会受到贫穷、歧视、文化和宗教迫害、轻视、种族歧视、压迫、宗教原教旨主义和其他一些致死因素的威胁，这些致死因素会带来不同种族、部落和宗教团体之间内部不和。所有这些都对公共卫生以及医疗保健的方式和可用性带来了不利影响。

绝大多数受害者是平民，其中免疫力差且未受保护的儿童、妇女、老人和残疾人的发病率和死亡率尤其高。"冷战"期间，冲突事件造成的死亡人数中有一半是平民。复杂紧急事件造成的平民死亡人数占战争造成死亡总数的 90%，其中，儿童的死亡人数比士兵的死亡人数还多，仅 1993 年 1 年内由内乱造成的儿童死亡人数就达 200 多万。[4] 种族屠杀和其他违反《日内瓦公约》的行为造成了针对平民的暴力事件的高发率。

5 岁以下儿童的死亡人数（按每千人计）和参与武装冲突的国家比例之间存在线性关系。那些经常得不到任何人道主义救援的人以及需要父母或监护人为之提供必需援助的孤儿或者无人陪伴的儿童情况最糟糕，其死亡率也最高。一般情况下，迅速建好难民营后，最弱势的伤员很容易湮没在大批难民中间难以找到，而那些没有人道主义救援经验的工作人员往往也会忽略他们。

必须在政治环境中了解和处理复杂紧急事件。复杂紧急事件的干预措施、救济措施、成功与否取决于政治行动和即将结束的外部军事行动（至少包含暴力的行动）。20 世纪 90 年代，国际社会响应了更广为人知的复杂紧急事件并取得了不同程度的胜利（伊拉克库尔德人脱离了萨达姆政权逃至伊拉克北部，遭反政府武装组织破坏的索马里发生严重饥荒，巴尔干半岛的种族和宗教清洗以及东帝汶的政治困境）。但是，在其他一些冲突事件中，外界救援是遭到限制或禁止的（如卢旺达和刚果民主共和国发生的大规模屠杀以及苏丹发生的激烈冲突战争）。由于少数民族和族群濒临灭绝，所以构成他们文化的风俗、技能以及卫生和公共卫生的改善基础也将不复存在。

医疗保健专业人员面临着两个重大挑战：一是降低由传染病、创伤引起的即刻发病率和即刻死亡率，二是减少由供水设施、环境卫生设施、避难设施和食品供应设施的缺失而造成的直接死亡。

保健机构和医疗中立机构会对目标进行锁定，这是复杂紧急事件的一贯特性。我们可以预言，医院是首先遭受破坏的机构，也是最后得到恢复的机构。[5] 饥饿婴儿专用的治疗性喂养中心和初级卫生中心通常会遭到破坏和洗劫，卧病的妇女和儿童常被残杀在病床上。在复杂紧急事件中，交战各方有意使卫生问题政治化，一旦问题被政治化，他们就会草率地处决或扣留医生或护士以造成恐慌。随着政治暴力事件的增加，可用的医疗保健方法及其多样性都在减少。[1]

■ 历史回顾

在过去 25 年内积累的很多证据证明战争对健康有巨大影响。战场流行病学研究对复杂紧急事件的卫生和公共卫生特点进行了定义。研究数据进一步表明，暴力冲突和卫生结果指标（平均寿命、婴儿死亡率和免疫率）之间有着持续的负相关联系。[6] 其他研究已经确认了地雷和制裁措施对儿童健康的不利影响，以及政府的不稳定和社会的衰退是肺结核、疟疾和艾滋病病毒失控的复杂催化因素。[1,7] 1990~1995年，按伤残调整生命年（DALYs）的测量标准来计算的话，战争带来的疾病负担与谋杀和自杀带来的疾病负担相等。另外，新的数据分析显示，完全由战争和冲突结果造成的死亡人数的排名将会继续攀升，即从原来的致残原因前 20 名上升至 2010 年的前 10 名。[8]

冲突不仅为人们带来直接苦难，也带来间接苦难。直接苦难包括损伤、死亡和残疾、人权和国际人道主义法律的滥用以及心理压力；而间接苦难实际上会因为人口迁移、食品供应链的破坏以及卫生和公共卫生基础设施的损坏给人类带来高发病率和高死亡率。现在至少有三种流行病学模型可以主导人道主义救援工作的现行政策。

■ 流行病学模型

发展中国家的模型

处于战争和冲突严峻时期的非洲和亚洲国家健康状况通常是根据中重度营养不良人数的比例以及传染病的暴发频率来确定的，多数情况下是综合两者的情况来确定的。发展中国家在过去 20 年间最常见的复杂紧急事件包括饥荒和被迫迁移。从 20 世纪 80 年代起，这些国家发生的饥荒基本都涉及了人类，并且很多饥荒加速了复杂紧急事件的出现。[4]

人口迁移的最严重后果会出现在灾难的最严峻时期，即救援工作尚未开始或处于早期救援的阶段。[6] 在迁移活动的初始阶段，难民（指越境迁移的人口）和内部迁移人口中会出现高死亡率。内部迁移人口享受不到由联合国难民事务高级专员（UNHCR）根据国际法向难民提供的免受迫害和人权滥用的即时保护。内部迁移人口没有基本的医疗保健服务以及食物、水和环境卫生的救助，必须自己照料自己。没有援助基础设施，难民的死亡率会达到 70%，这一比例要比土著居民的基线死亡率高很多。在刚果戈马市的难民营里，原发性人口死亡率比基线人口死亡率高出 60 多倍。[9]

冲突对卫生和健康的影响与冲突本身有着直接或间接的关系。[4] 过去 10 年中，75% 的流行病发生在复杂紧急事件中。流行病学指标显示了高原发性死亡率，如果对这些指标进行分析的话，这些指标还表明某些年龄段人群（5 岁以下儿童及老人）和某个性别人群（妇女和女性户主家庭）的脆弱性。例如，索马里地区的营养不良儿童普遍有着很高的病死率。其中，荨麻疹造成的病死率高达 50%~81%。[4,10-11]

发达国家的模型

在战争之前，像伊拉克、前南斯拉夫、马其顿和科索沃这些国家都有着相对健康的人口，其人口概况和西方国家相似。以前，这些国家的婴幼儿流行病患病率和营养不良患病率很低，后来这种状况逐渐被老年人营养不良和患慢性病的情况所取代，因为老年人无法逃离冲突，也无法获得医疗保健服务。在这样的情况下，高级武器造成的战争创伤就成了人们死亡的主要原因。而在前南斯拉夫，儿童、青少年和孕妇则成为特殊目标，仅狙击手就杀死了 3000 多名儿童。强奸和接触性损伤通常也会给人们造成心理疾病[12]。

长期战乱或战火弥漫的国家模型

海地和苏丹都存在着长期冲突和动荡不安的独特问题，这些问题无疑妨碍了其医疗卫生、保健服务的提供和获取、疾病预防以及教育的发展进步。除艾滋病的高发病率外，海地地区的疾病健康状况可以看作是 20 世纪初美国健康状况的一个典型代表。大规模的森林砍伐不仅造成了严重的环境崩溃，还带来了慢性健康疾病，损毁了基础设施。[13-14] 海地所面临的严重紧急现状和发展问题正是战火弥漫型国家经受的考验。人们无法确定辅助设备到底放在何处才能起到最佳效果。一些人认为，如果人们不集中精力优先发展，那么严峻的紧急现状仍然会变得更糟，这种看法也许是正确的。苏丹从 1955 年开始就一直处在战乱中，该国儿童一直在慢性营养不良的环境中生长，所了解的只有暴力文化，而很少接触医疗保健和教育。生殖健康更是闻所未闻的奢侈内容，绝大多数的医疗护理设施必须从国外进口。

■ 干预措施的发展

普格[15]记录了 20 世纪 90 年代干预措施的发展阶段。最初，人们认为人道主义救援能够满足临时冷战后冲突带来的各种需求。到 20 世纪 90 年代中期，人们才清楚地认识到复杂紧急事件比预想的更危险，持续时间更长，更复杂。

人道主义救援最初是由国际救援组织按照国际条约和契约（如《日内瓦公约》）在中立立场和公平的态度下进行控制的。一旦涉及军事力量时，这些国际组织就会以"保证救援安全"为名进行控制。比如，索马里等国家已经完全向散漫的反叛组织妥协了，而这些反叛组织却根本不了解《日内瓦公约》中规定的救援人员的保护职责。

干预措施、救济工作和复杂紧急事件干预措施的成功和失败取决于很多国家、机构和组织的政治活动和政治行动。对于联合国（UN）和西方政权来说，政治行动就是"军事行动"。20 世纪 90 年代早期，联合国救援行动包括《联合国宪章》第六章中规定的维和部队的部署，这样的部署行动目的在于帮助平息冲突，并为联合国机构和国际救援组织（IROs）的介入提供一些冠冕堂皇的理由。那些有关军民关系的草草定义随着时间的推移越来越受到质疑。由于国外军事力量，尤其是西方军事力量的加入会威胁到所有外籍工作人员的中立立场，所以很多人道主义界人士认为军事介入十分危险而且完全没有必要。军队和平民共同干预时，双方对彼此的作用、合作

性和军事干预措施的安全标准都存在争议（即人道主义社区和军政社区经常辩论的所谓的"推出策略"和"终止状态"）。

很快人们意识到，没有政治解决方案就不可能实现持续发展和长期提高。能够改善初期救援工作的人道主义必要性受到了否定者的质疑，也受到了另外一些人的质疑，这些人强烈认为如果没有明晰的政治路线图给予人们减少冲突的理由，那么援助工作本身就不成立。到 20 世纪 90 年代中期，调查研究的结果揭示了人道主义保护方面的另一个类似危机，即人道主义社区没有保护那些需要保护的人。那些被请求实施援救计划的救济机构前后自相矛盾，而且缺乏专业精神。另外，虽然世界各地对干预措施的需求越来越大，但是捐赠机构和政府对需求资源的投资却越来越少。这一现象在 20 世纪 90 年代的标志事件是当医疗保健人员成功应对了拯救生命的挑战后却发现灾难现场又陷入了危机状态。[15]

在世纪之交，研究结果公布了因反对人道主义救济机构和维和部队而引发的蓄意暴力事件和土匪行为所造成的死亡人数，这一数字实在令人担忧。其中一份研究表明，在 1985~1998 年的 375 例救济机构和联合国维和部队工作人员死亡案例中，68% 即 253 例死亡案例是由蓄意暴力事件造成的。在 52 例国际红十字委员会（ICRC）及国际红十字会和红新月会联合会的员工死亡案例中，77% 是由蓄意暴力事件造成的。[16]

这些事件促使人们下决心用和平执行部队替代维和部队。根据《联合国宪章》第六章规定，维和部队由联合国安全理事会调遣，安全理事会无权设立平息暴力事件的军事力量，也不具备平息暴力事件的法律权利。根据《联合国宪章》第七章的规定，在和平协议生效之前，和平执行部队为保护公民可以利用自己的资源用全新的方法停止暴力事件。由维和部队向和平执行部队转变是一个非常缓慢的过程，进行了 3年时间，期间完成了 33 个安理会新决议。从启动之日起，所有的联合国军事干预措施已经在《联合国宪章》第七章中得到了授权。[17]

令人深受鼓舞的是，不同救济组织在项目、计划、教育、培训和决策等的合作性和协调性方面达成了共识。这种共识拉近了卫生和人权与"权利话语"定义之间的关系，"权利话语"宣称，受害者有权接受人道主义援助，并且非政府组织（NGOs）和联

合国机构有义务向受害者提供援助。寻找共识的过程也激发了一场关于制定统一护理标准框架和救灾社区等级内专业性基准的辩论。

在复杂紧急事件最混乱的时期，医疗保健专业人员（而不是医疗保健提供者）要承担起和交战派系进行沟通、协调和游说的职责，争取说服交战派让出卫生基础设施，而不是将之全部损毁。只有这样做（即和交战派进行沟通和协调），执政者才会在政治动荡期更加重视维持必需的卫生项目。医疗保健提供者以决策者的身份越来越多地参与到这一"政治过程"中并不是一项舒适的工作。相反，这些干预措施可能充满了人身风险，似乎也违反了现存条约规定的救援组织的公平立场和中立立场。承担这些角色有助于医疗保健提供者与叛军协商"停火时间"，从而有时间开发出独特的解决方案并建造"安全区"，在那里，弱势群体可以远离周围的战火。

■ 现行做法

跨国救灾模型

在暴力事件引起国际社会的关注之前，在有冲突的国家中建立非政府组织或者其他救灾组织绝非不常见的事情。通常情况下，只有暴力事件持续上升，出现越境难民向邻国迁移，国际社会才会决定进行干预，也才会出现较大规模的跨国人道主义援助。在实施救援几周或者数月之前，联合国安理会内部将对包含有人道主义救援范围和参与人员名单的救援方案进行讨论。实施干预措施的主要目的是为了结束能够造成卫生影响的暴力事件，所以联合国的救援方案首先会根据《联合国宪章》第七章的规定对和平执行部队提出一些要求。这些和平执行部队的任务是结束暴力事件，停止对国际法律和人权的滥用，提供一个能够减少发病率和死亡率的安全援助环境和国际援救组织能够正常工作的安全环境。当需要制定和平协定和协议时，就需要用到外交关系了。和平协定和协议必须在联合国重新部署和平执行部队之前或者联合国用维和部队代替和平执行部队之前就开始执行，维和部队的职责是维持和平（见《联合国宪章》第六章）。

人道主义援助的资源通常来自于联合国人道主义援助协调办公室（OCHA）和其他联合国机构的支持，比如世界粮食组织（WFP）、世界卫生组织（WHO）、联合国儿童基金会（UNICEF）、红十字

会、非政府组织（NGOs）和其他主要代表工业化国家政府的捐助机构，比如美国国际开发署（USAID）、加拿大国际发展署（CIDA）和日本国际协力机构（JICA）。

复杂紧急事件的多部门救援在20世纪90年代的10年时间里得到了飞速发展。通过向普通弱势难民和迁移人口实施主要的救济和援助计划，非政府组织（NGOs）承担了越来越多的政府职责和国际组织职责。1991年，在伊拉克北部的非政府组织达到了28个；而到了1995年，海地的非政府组织已经达到了710多个。

健康评估

人道主义社区（即国际组织、非政府组织、私人政府组织和维和军队）有职业义务根据最佳的可用资源安排救援工作。[18]这一理念是循证保健概念的基础。

在复杂紧急事件中，对医疗保健的需求率和需要率部分取决于公共卫生基础设施的损坏速度和道德修养管理措施的消失速度。最初，医疗保健的需求率比资源生产率高。历史上的复杂紧急事件救援活动经常会因为可用信息的质量不高以及评估操作的方式问题而宣告失败。[19]评估工作及援救工作经常受到机构问题和人员缺乏、医疗病例缺乏和财政资源缺乏的限制。[20]在资源有限的情形下，流行病学使用的是一种更为简单的数据分析方法，这种分析方法叫作快速评估，有时也被称为近似评估。[21]一旦确认了紧急事件的发生，经验丰富的跨学科团队必须立即进行初期的评估工作。

在20世纪90年代的10年时间里，尽管卫生评估和营养评估的操作很急促，也面临着困境和各种限制因素，但是这两者的质量都有了极大提高。随着指标确认、流行病学分析、数据检索技术和救援人员教育和培训等各方面取得的大幅进步，卫生评估和营养评估作为一门艺术和科学也在不断改善。

数据收集工作先于现场评估工作，其参考材料主要来源于现存的国家概况、地形、调查数据、先前的人口和健康调查、早期的警告系统工具和以前进行的或者正在进行的国内评估。[22]补充数据还可以从航空影像图和卫星图中获得，这种方法对于追踪难民的迁移方向尤为有效。背景健康信息可以从一些组织的历史报告中获取，如WHO、比利时灾难流行病研究中心、欧洲实用流行病学专家小组（EpiCentre）和疾病控制与预防中心的名为《发病率和死亡率周报告》

的出版物。背景健康信息包括下列的基本资料，但不仅限于这些基本资料[4, 23-25]：

1. 地方病；

2. 死亡率；

3. 突发事件造成的发病率；

4. 营养状况；

5. 医疗保健资源；

6. 医疗保健服务中断造成的影响。

可用的评估文档应包含详细的检查表、评估原则、规划技巧、方法和格式等信息。

使用循证方法可以使决策者（政策决策者、操作决策者和基层决策者）区分人们的不同需求、可用资源以及制定每个决策需要付出的代价，帮助人们区分事实证据支持的结论和未经证实的臆想。今天，人们都期望进行有效且值得信赖的健康评估，同时，还期望健康评估可以和具体性能和结果指标、特定区域和特定灾难的流行病学研究以及高效性的测量相关联。[26] 评估的形式可能不同，但评估将永不会停止发展。[25, 27]①

使用的评估工具可以根据复杂紧急事件的不同阶段而发生变化。为了获得及时准确的数据从而根据紧急事件的情形对可用资源进行理性分配，复杂紧急事件的快速健康评估应该重点考虑救援管理人员和决策者的需求。快速评估有助于促进调查方法向更有调理、更集中、持续时间更长的监督系统发展，同时，还促进了健康信息系统（HIS）的发展。健康信息系统促进了人口学和重要统计学数据的收集、疾病监督系统的管理、医院和临床出院诊断的常规检测以及疾病暴发的调查。[28] 执行健康信息系统的速度可以作为救援工作的效率和有效性的测量标准。

20 世纪 90 年代早期，由于人道主义救援的贫乏和不连贯性、评估标准的缺失，救援方案时常受挫。[23] 到 20 世纪 90 年代后期，世界卫生组织制定的快速评估协议和人道主义章程以及最低标准（即环球计划）为水源、环境卫生、营养、食物援助、避难所和场地规划、卫生服务的评估及援助提供了必要的标准指南。环球计划的人道主义宪章描述了管理人道主义行为的核心原则，并规定了各州和党派在冲突中应承担的法律义务，即保证受灾人享受援助和保护的权利。[13] 当州政府无法对复杂紧急事件进行救援时，他们有权授权人道主义组织进行干预，而人道主义组织的工作会以评估为开端。

非正常死亡这一概念是研究流行病学的重要工具，对于那些存在冲突的区域和人口迁移率很高的区域尤其如此。在刚果民主共和国东部的战乱区域（大部分地区由于缺乏安全保障都无法接触援助组织及其评估）里，正在进行的战争迫使境内无数流离失所的人们向森林、丛林和其他遥远的区域迁移，这些区域没有食物，没有医疗，更没有避难的地方。[29] 卫生系统和基本的环境公共卫生基础设施也被摧毁。评估小组冒着极大的风险对刚果东部区域 5 个省份进行了一次包含 11 次死亡率调查的流行病学评估。结果显示，在 32 个月的时间里，该国的冲突造成了近 250 万例非正常死亡（在调查期内，实际死亡人数远远超过预期死亡人数），以前的报告曾记载战争造成了近 10 万人死亡。[29] 评估结果表明，战争伤亡人员不仅包括暴力事件的受害者，90% 的死亡人员的死亡原因是传染病（例如疟疾、腹泻病）和其他与环境破坏直接或间接相关的非暴力因素（如营养不良）。区域卫生基础设施的损毁和区域安全的缺乏意味着绝大多数人口无法获得医疗和公共卫生服务，这就使得他们更容易患病。此外，这次评估也为人道主义危机惊人的比例提供了唯一的证据。[29] 同时，还展现了流行病学记载方法对评估的极端重要性，该记载方法记录的内容是与医疗护理缺乏、基本公共卫生缺乏和环境服务缺乏相关联的人权否定。虽然该研究结果没有经过有确切数字保证的实证审查，但是，这份评估确实能够表明大规模的国际救援工作正在实施。

健康干预措施

所有支持复杂紧急事件公共卫生需求的健康干预和完全干预都是经快速评估、集中调查和监督后确定的。这三个阶段（快速评估、调查和监督）的劣质监控将导致可预见性的疾病暴发和公共卫生服务的中断。如果调查指标和监督方法不完整或者不准确，那么对卫生、营养与环境指标、地方病、损伤预防（如地雷损伤）、性别缺陷、年龄缺陷之间敏感关系的检测能力就会不足。

---

① 对评估过程的完整解释可见：Burkle FM. Evidencebased health assessment process in complex emergencies. In：Cahill KM，ed. *Emergency Relief Operations*. New York：Fordham University Press and The Center for International Health and Cooperation；2003.

任何健康干预措施的目的都是为了减少发病率和死亡率。控制地方病一直都是各国的重点工作，对发展中国家而言更是如此。处于冲突中的发展中国家所有儿童都应该接受荨麻疹疫苗的免疫注射和维生素A的补充，以降低荨麻疹和其他传染性疾病并发症的发病率，如肠道疾病和呼吸道疾病。疟疾、艾滋病和性传染病（STDs）也会造成严重的负面影响。如果这些患者能够在疾病的严重阶段（即发病后4~6周内）接受人道主义救援，那么疾病的发病率和死亡率就会大大降低。人们优先考虑的事已经从建造避难帐篷转移到了水和环境卫生、食物和避难所等公共卫生保护性基础设施的维持，安全性和充足燃料的保证工作以及基本公共卫生系统的重建。性滥交和生殖系统防护措施不足已经导致了性传染病的高发病率以及难民营中的高怀孕率。世界卫生组织的急救卫生包携带的安全分娩用品和外科用品可为1万人提供近3个月的护理，因此可以在复杂紧急事件中提供即刻援助。[30]

食物计划

食物计划必须能够为无家可归的普通人群提供恰当的给养，为严重营养不良的人提供治疗性喂养或者补给性喂养。这些计划也应该能够解决微量营养不良，满足艾滋病患者或者肺结核患者的特殊营养需求。另外，这些计划还应该重点关注母婴健康、生殖系统健康和对伤残人士的保护工作。苏丹、莫桑比克、埃塞俄比亚、索马里、安哥拉和黎巴嫩的婴儿喂养中心经常被袭击，交战各方进行食物转移也变得司空见惯。

蛋白质—能量营养不良症（PEM）由三个部分组成，即营养不良、微量元素缺乏病（尤指缺乏维生素A、维生素B_6、维生素C和锌的人）和继发感染。人们经常使用PEM这个术语代替夸希奥科病（恶性营养不良）或者消瘦症来定义疾病程度。确实，很多病例的临床症状都是混合出现的（消瘦症加夸希奥科病），临床上也很难区分。营养评估是用分组抽样的调查方法对刚加入难民营的难民进行筛选，然后在那些方便抽样的人口中进行评估的方法。作为人群健康最具体的指标，5岁以下儿童的营养不良率仅在原发性死亡率之下。[9, 18, 25, 31] 营养不良率还决定了补给性喂养中心和治疗性喂养中心对食物配给运输的紧急程度和需求程度。目前，一些干预措施已经进入了常规性操作阶段，所以在进入复杂紧急事件的严重阶段和

实施阶段之前已不必进行评估。最具说服力的例子就是发展中国家对难民人口维生素A的补充和荨麻疹疫苗的免疫注射的规定。20世纪90年代早期的复杂紧急事件研究结果表明，维生素A可以减少营养不良儿童的死亡率和发病率，尤其可以减少患有荨麻疹（急性、慢性、物理性）和其他呼吸道疾病的死亡率和发病率。确实，补充维生素A可以减少由于各种原因造成的儿童死亡率。[32] 如果荨麻疹发生在人口稠密的难民营环境中，那么这个地方的死亡率和发病率就会失控。基于这种情况，人们制定了协议，规定1~6岁儿童在进入难民营进行登记注册时都要接受荨麻疹疫苗注射并补充维生素A。这样，初期评估工作的侧重点就是鉴别需要提供服务的人群，根据计划结果的调查和监督从而保证监控工作的持续进行。救济计划强调的是初级医疗护理方法，主要是口服补液、喂养中心和免疫，提高难民社区的参与程度，还强调计划的高效协调性和非政府机构间的信息共享（非政府机构会直接治疗需要护理的患者）。[33]

医务人员

发展中国家急需的医疗和护理资源是公共卫生人员、预防医学和传染病治疗人员、初级护理人员、妇产科人员、大众医疗人员和应急医学人员。[34] 对于发达国家的复杂紧急事件来说，需要从国外进口的医疗和护理包括外科手术、麻醉术和应急医学。[34] 发生复杂紧急事件的战乱国家需要得到公共卫生方面的关注。但是，根据储存需求的评估结果向医疗保健人员提供治疗方法和社会预防性公共卫生核心内容也非常重要。这种评估通常会反映出独立项目和计划的目标。一般情况下，援助机构用的都是救济小组、发展小组和宣传小组经过培训的专业人员。

■ 单边救援模型

在2003年与伊拉克的战争中，美国和它的合作伙伴选择了一种不符合《联合国宪章》第七章规定的单边方法。他们设想这场战争历时不会很久而且不会发生重大人道主义危机，所以才采用了这种方法。同时美国政府也发生了内部改革。按照美国总统行政指令的要求，国防部承担了人道主义救援的领导职责，从传统意义上来讲，这项职责本是由美国国务院和美国国际开发署的外国灾难援助办公室（OFDA）承担

的。对救济、灾后恢复和灾后重建的规划工作是由美国国防部（DoD）新成立的伊拉克重建与人道救援办公室（ORHA）进行的，该办公室后来更名为联盟驻伊拉克临时管理局（CPA）。

起初，正是由于美国国防部（DoD）确定不需要采取人道主义救援，所以联合国机构和主要的非政府组织做的规划工作很少，从美国接收到的资金支持也微乎其微。包括联合国难民事务高级官员（UNHCR）、世界卫生组织（WHO）和国际红十字委员会（ICRC）在内的很多机构将他们的储备资金用在了有限的备灾计划中。

波斯湾战争之后发表的国际研究结果表明，平民的卫生状况相较于以往变得更加糟糕并且可能会产生人道主义影响。值得指出的是，从 1990 年开始，一些指标开始出现大幅度下降，而其他指标在 20 世纪 90 年代中期伊拉克未实行"石油换食物"和"石油换医疗"计划（该计划允许伊拉克从国外进口和分配食物、药物以及卫生物资和设备）之前也达到了最低点。1994~1999 年的婴儿死亡率（每 1000 个 12 个月以下的新生儿死亡人数）从 47.1 上升到了 108，而 5 岁以下儿童的死亡率（每 1000 个新生儿的死亡人数）从 56 上升到了 131。严重营养不良率也从 1991 年的 3.6% 上升到了 1996 年的 11%。然而，由于伊拉克在 2002 年与联合国儿童基金会（UNICEF）、世界卫生组织（WHO）、红十字会和几个主要的国际非政府组织之间进行了合作，所以这一年该国的营养不良率下降到了 4%。同时，报告也反映了肺结核、霍乱、伤寒症、阿米巴痢疾、梨形鞭毛虫病、利什曼病和疟疾的发病率呈上升趋势。人们不知道这代表的是真正的上升趋势还是人们采取了更严格的监督和记录措施的结果。[35-39]

在遇到意外事故时，主要救济资源是由人道主义组织存入仓库的，这样的资源包括：国家和区域的世界卫生组织紧急事件卫生急救包，国家和区域的世界卫生组织外科急救包，国家和区域的世界卫生组织安全分娩急救包、帐篷、毛毯、储水煲和高蛋白的食品筐等。[30]

许多非政府组织拒绝与军队主导的救灾工作进行合作。国际红十字委员会是战争中唯一运营的人道主义组织，根据《日内瓦公约》的授权，其特殊职责是迁移伤亡的平民并修复战争中损毁的重要公共基础设施。之前接受过世界卫生组织（WHO）和国际红十

字委员会（UNICEF）培训的伊拉克国民可以进行疫情控制、提供基本医疗保健及修理水设施和环境卫生基础设施。

不幸的是，对公共卫生设施和医院的大面积掠夺和损毁会导致卫生系统瘫痪。由于计划存在缺陷，美国和它的军事合作伙伴准备不充分，人员配备也不足，因而达不到国际法律对占领国安全需求和灾后重建需求的规定。一般情况下，其健康后果和发达国家的健康后果是相似的，即造成老年人受创伤或得慢性疾病而无人照看。最后，虽然美国积极要求并支持联合国机构的回归，但是，安全问题仍然是基本服务回归的最主要阻碍因素。

这种应对冲突和战争的单边方法是否代表一种复杂紧急事件的新处理模式还有待商榷。

虽然伊拉克和阿富汗缺少非政府组织的援助，但是根据两国人道主义援助工作者作的报告，2003 年发生在两国的重大袭击事件比以往更多，在 76 例人道主义工作者被杀害的案件中，有 43 例是由恐怖袭击或者与恐怖袭击有关的袭击造成的。这两个国家的绝大多数受害者是非政府组织雇用的当地平民。[40]

■ 隐患

问题依然存在。世界人道主义社区缺乏一种能够满足复杂紧急事件各种需求的一致方法。联合国和联合国机构需要进行改革。非政府组织的发展也不均衡，过去 10 年内的发展给操作领域的合作带来了重重困难。环球计划标准也出现了重大问题，评估和检测计划中使用的基本指标（如死亡率）经常会被误解或者忽略。

无论使用怎样的流行病学模式，较大规模的人道主义社区发现自己在应对援助需求时经常会出现准备不足的情况，甚至还会出现手足无措的情况。肆意违反《日内瓦公约》和国际人道主义法律使得救灾人员越来越难以保证他们执行计划和项目时的安全。巴尔干战争后人道主义救援的军事化趋势和政治化趋势已经使救济组织无法再保持中立的立场和公平的态度。

虽然多边援助方法和单边援助方法都有无法克服的缺陷，需要立即进行整改，但是人道主义援助将会一直追求国际协调方法，让多个部门和多个机构的参与者进行横向的整合、沟通和信息共享。没有联合国机构和国际救援组织（IROs）等领导机构的协调与配

合，这项工作是无法完成的。

战乱国家的人口城市化已经引发人道主义援助从传统的乡村转向都市环境。几乎 2/3 的非洲人口现在居住在城市，他们极度缺乏社会保护和人身保护。伊拉克的城市公共卫生基础设施一直年久失修，而灾后恢复和灾后重建工作的最大障碍就是缺乏安全的环境，但是，就是在这样的城市环境中却居住着 95% 的伊拉克人口。目前的人道主义社区根本没有做好防卫城市公共卫生衰竭的准备工作，更不用说做好不安全环境中城市公共卫生衰竭的防卫准备工作了。

在进行人员调遣之前必须对派遣人员进行复杂紧急事件的工作培训。为了成功并安全地提供医疗保健服务，卫生提供者需要扩充各方面的知识储备，包括：一体化管理、交通运输、后勤、通信、协商和药品、安全和国际人道主义法律。尽管 20 世纪 90 年代后期人道主义社区变得越来越专业化，越来越注重教育和培训，但是仍然无法满足人道主义救援工作对教育和培训的需求。

参 考 文 献

1. Zwi A, Ugalde A. Political violence in the Third World : a public health issue. *Health Policy Plan.* 1991 ; 6 : 203–17.

2. Burkle FM. Lessons learnt and future expectations of complex emergencies. *BMJ.* 1999 ; 319 : 422–6.

3. International Crisis Group. Crisis Watch. Available at : http : // www.crisisgroup.org/home/index.cfm?id=1200&l=1.

4. Toole MJ, Waldman RJ. Refugees and displaced persons : war, hunger and public health. *JAMA.* 1993 ; 270 : 600–5.

5. Coupland RM. Epidemiological approach to surgical management of the casualties of war. *BMJ.* 1994 ; 308 : 1693–7.

6. Burkholder BT, Toole MJ. Evolution of complex emergencies. *Lancet.* 1995 ; 17 (3) : 187–201.

7. Spiegal P, Burkle FM, Dey CC, Salama P. Developing public health indicators in complex emergency response. *Prehospital Disaster Med.* 2001 ; 16 (4) : 281–5.

8. Michaud CM, Murray CJL, Bloom BR. Burden of disease : implications for future research. *JAMA.* 2001 ; 285 : 535–9.

9. Davis AP. Targeting the vulnerable in emergency situations : who is vulnerable? *Lancet.* September 1996 ; 348 : 868–71.

10. Moore PS, Marfin AA, Quenemoen LE, et al. Mortality rates in displaced and resident populations of central Somalia during 1992 famine. *Lancet.* April 1993 ; 341 (8850) : 935–8.

11. Toole MJ. Mass population displacement. A global public health challenge. *Infect Dis Clin North Am.* June 1995 ; 9 (2) : 353–66.

12. Spiegel PB, Salama P. War and mortality in Kosovo, 1998–99 : an epidemiological testimony. *Lancet.* 2000 ; 357 (9257) : 2204–9.

13. Deforestation rates for Haiti : forest cover statistics for 2000. Available at : http : //rainforests.mongabay.com/deforestation/2000/ Haiti.htm.

14. Bradshaw AL. *International Environmental Security : The Regional Dimensions.* Carlisle Barracks, PA : Center for Strategic Leadership ; 1998.

15. Pugh M. Military intervention and humanitarian actions : trends and issues. *Disasters.* 1998 ; 22 (4) : 339–51.

16. Sheik M, Guitierrez I, Bolton P, et al. Deaths among humanitarian workers. *BMJ.* July 2000 ; 321 : 166–8.

17. Burkle FM. Complex emergencies and military capabilities. In : Maley W, Sampford C, Thakur R, eds. *From Civil Strife to Civil Society : Civil and Military Responsibilities in Disrupted States.* Tokyo and New York : United Nations University Press ; 2002 : 68–80.

18. Davidoff F. In the teeth of the evidence : the curious case of evidence- based medicine. *Mt Sinai J Med.* 1999 ; 66 : 75–83.

19. Desendos JC, Michel D, Tholly F, et al. Mortality trends among refugees in Honduras, 1984–1987. *Int J Epidemiol.* 1990 ; 19 (2) : 367–73.

20. Margolis RA, Franklin RR, Bertrand WF, et al. Rapid post-disaster community needs assessment : a case study of Guatemala after the civil strife of 1979–1983. *Disasters.* 1987 ; 13 (4) : 287–99.

21. Gregg MB. *Field Epidemiology.* Oxford, UK : Oxford University Press ; 1996.

22. United Nations High Commissioner for Refugees. *Handbook for Emergencies.* 2nd ed. Geneva : United Nations High Commissioner for Refugees ; 2002 : 40–60.

23. World Health Organization. *Rapid Health Assessment Protocols for Emergencies.* Geneva : World Health Organization ; 1999.

24. Sphere Project. *Humanitarian Charter and Minimum Standards in Disaster Response.* 2nd ed. Oxford, UK : Oxfam Publishing ; 2003.

25. Hakewill PA, Moren A. Monitoring and evaluation of relief programs. *Tropical Doctor.* 1991 ; 21 (suppl 1) : 24–8.

26. Burkle FM, McGrady KAW, Newett SL, et al. Complex emergencies : III. Measures of effectiveness. *Prehospital Disaster Med.* 1995 ; 10 (1) : 48–56.

27. Burkle FM. Evidence-based health assessment process in complex emergencies. In : Cahill JM, ed. *Emergency Relief Operations.* New York : Fordham University Press and the Center for International Health and Cooperation ; 2003 : 55–79.

28. Elias CJ, Alexander BH, Soky T. Infectious disease control in a longterm refugee camp : the role of

epidemiologic surveillance and investigation. *Am J Public Health*. July 1990；80（7）：824–8.

29. Roberts L. *Mortality in Eastern Democratic Republic of Congo：Results from Eleven Mortality Surveys*. Final draft. New York：Health Unit, International Rescue Committee；May 2001.

30. World Health Organization. The new emergency health kit：1998. Available at：http：//www.who.int/medicines/library/par/newemergency– health–kit/nehk98_en.pdf.

31. Anker M. Epidemiological and statistical methods for rapid assessment：introduction. *World Health Stat Q*. 1991；44（3）：94–7.

32. Glaziou PT，Mackerras EM. Vitamin A supplementation in infectious diseases：a meta–analysis. *BMJ*. 1993；306：366–70.

33. Organization for Economic Cooperation and Development. *Evaluation and Aid Effectiveness：Guidance for Evaluating Humanitarian Assistance in Complex Emergencies*. London：Development Assistance Committee/Overseas Development Institute；1999：13–14.

34. Van Rooyen MJ，Eliades MJ，Grabowski JG，Stress ME，Juric J，Burkle FM. Medical relief personnel in complex emergencies：perceptions of effectiveness in the former Yugoslavia. *Prehospital Disaster Med*. July–

September 2001；16（3）：145–9.

35. UNICEF，Ministry of Health Iraq. *Child and Maternal Mortality Survey 1999：Preliminary Report*. New York：UNICEF and Ministry of Health Iraq；1999.

36. International Study Team. Health and welfare in Iraq after the Gulf Crisis：an in–depth assessment，1991. Available at：http：//www.warchild.ca/docs/ist_1991_iraq_report.pdf.

37. UNICEF，Central Statistical Office，Ministry of Health Iraq. *Multiple Indicator Cluster Sample（MICS–1996）*. Baghdad：UNICEF，Central Statistical Office，and Ministry of Health Iraq；1996.

38. UNICEF，Ministry of Health Iraq. *Integrated Nutritional Status Survey of Under Five Years and Breastfeeding/Complementary Feeding Practices of Under Two Years in S/C Iraq*. New York and Baghdad：UNICEF and Ministry of Health Iraq；2002.

39. World Health Organization. *Communicable Disease Profile—Iraq*. Geneva：World Health Organization；2003.

40. King DJ. The year of living dangerously：Attacks on humanitarian aid workers in 2003. [Special posting.] Washington DC：Humanitarian Information Unit，Washington DC：US State Department；March 29，2004.

7 儿童与灾难

Bruce M. Becker

儿童、老人和孕妇是灾难中最弱势的群体。无论是在生理方面还是心理方面，他们都没有成年人从灾难引起的急性、亚急性和慢性病压力中逃生的能力强。儿童的年龄越小越容易受到疾病的侵害。儿童所需的食品、衣物、住所、医疗保健、卫生设施、水、医疗护理以及人身安全都来自于他们的父母或者监护人。无论发生何种灾害，都会有一定比例的幸存儿童与父亲或母亲甚至双亲分离，有时可能是生离死别。没有了成年人的适当监管，灾情对儿童造成的危害甚至会成倍增加。灾难发生前期，儿童比其他人更易患营养不良症，因此，他们对灾后粮食供应的减少更为敏感，其患蛋白质能量营养不良症与微量营养素缺乏症的发病率亦会增加。灾难期间，儿童由于其特殊的身体构造更容易患闭合性颅脑损伤。此外，大量自然和人为灾难最严重时期过后随之而来的大面积结构性破坏会导致大批人群无家可归，儿童更容易因急性感染或体温过低而陷入脱水和呼吸不良等危险。灾难造成的社会结构性破坏可能导致儿童在生活中长期处于抑郁状态，易患创伤后紧张性精神障碍症等，还可能打断他们正常的生长和发育，甚至带来终身残疾。可悲的是，孤儿还可能成为某些丧心病狂的成年人魔爪下的受害者，因为这些成年人可能胁迫他们成为苦隶、妓女或内战和叛乱中的小兵。儿童由于其独特的生理和心理弱点，因此在灾难期间和灾难发生之后所受到的伤害比成人多，儿童的年龄与其发病率及死亡率是成反比的。以往的救灾规划方案对儿童重视不够，鲜有对儿童需求的考虑与描述。显然，对于灾难中儿童恰当的医学和心理护理可以写的材料有很多。本文只作为一个引言和概述，有兴趣的读者可以参阅本文结尾处的推荐阅读材料。

在制定、准备、实施和评估任何一项救灾干预措施时，救灾规划师都必须考虑到儿童的独特特点和需求。本文重点强调了儿童在灾难中的特殊需求，对历史发展进行了回顾，集中介绍了现行政策；最后强调了应该注意的事项，还提供了一些参考文献和补充阅读材料。值得注意的是，大多数大中型自然或人为灾难会破坏儿童的家园以及他们的家庭社会结构。幸存儿童及其父母或监护人会成为流离人口或难民。因此，只有关注难民或流离人口中儿童的医疗护理问题，才可能解决有关儿童的救灾问题。本文深入讨论了以上两个问题，对儿童来说无疑是一场医疗上和心理上的连续性挑战。灾难发生后，必须立即提供急性医疗护理（假设其影响是断断续续且长期的），然后为本地或较远地区因灾难而被迫离开家园或流离失所或成为难民的儿童提供亚急性和慢性护理。

■ 历史回顾

过去国际社会的救灾程序非常混乱，不仅缺乏监管，效率也不高，只注重资本投资、结构更换以及大规模物资的调拨，如医疗用品和设备、服装、罐头食品和帐篷等。其中大部分物资已陈旧不堪，无法让现代人接受；不同国家的人员不仅无法通用，还易引起误解；质量也非常差，对受灾人口，尤其是对儿童来说，几乎起不到什么作用，因为这些物品中几乎没有一个是儿童专用的。而且运输、分拣、储存和分发这些救灾物资的成本相当高，分流资源本可以更好地运用在其他方面。此外，未经训练的人员对药剂和医疗器械的不当使用也会造成预料不到的负面影响。一旦考虑到儿童问题，这些与救灾有关的历史问题就会被放大。以美国的紧急医疗服务（EMS）系统为例，该系统也只是在最近才开始以不同于成人的院前救治方法对儿童进行治疗的。这种变化之所以发生，是因为原有的大多数设备、药物和培训与大多数儿童护理完全无法进行联系。因此，儿童并没有得到充足的、医学上正确的循证方法来进行院前医疗护理。同样，20 世纪 80 年代中期之前的救灾计划杂乱无章，也很少进行评估，这些救灾计划完全无视受灾儿童的诉求——他们需要单独治疗，甚至更需要医疗和心理护理。尤为悲剧性的是，由于大多数发展中国家的近一半人口是年龄低于 15 岁的儿童，而医学上认为最具毁灭性的自然灾害和人为灾难却通常发生在发展中国家。其对人类的破坏直接导致内在基础设施不足，从而在灾难面前大幅降低了弱势群体的抵抗力，导致地方性和全国性紧急救灾和长期救灾物资不足。

在人们对受灾儿童的关注发生改变之前，尽管许多卫生保健行业的从业人员都渴望做点什么，但是没有任何人有过儿科灾害救援医学方面的经验或者接受过相关培训。人们从未进行过初步需求评估，偶尔会进行规划工作，而结果分析则是根本不存在的，所有工作都是根据以前的研究报告进行的。20 世纪 80 年代，发展中国家才开始将初级医疗保健引用到医疗保健开发项目。也是在那个时期，初级医疗保健也才开始应用到难民营和灾害救援医学中。免疫、营养、口服补液疗法，与受灾人口进行协同与合作，与当地卫生部进行联系，与地方和国际非政府组织之间进行合作，正确的信息采集，包括灾后影响（不包括救灾前）评估以及结果评估等这些观点才逐渐成为大家的共识。事实证明，这种灾难和难民医疗救助的概念研究法和过程研究法的效果与日俱增。尽管涉及这些概念和过程的作品和资料已有很多，但这一领域仍然存在研究与信息匮乏的现象，特别是缺乏关于儿童的灾难急救、突发事件急救和难民营急救等方面的信息和研究。不幸的事实是，灾难中死亡率最高的人群是儿童，其中 5 岁以下儿童的死亡率最高。[1-2]

有关儿童高死亡率的具体例子在灾难文献中的记载非常多。20 世纪 80 年代，在泰国、苏丹和索马里，在被迫移徙或早期移居难民营的人口中，5 岁以下儿童的死亡率是其他人口的 2 倍，累计死亡率达到每月 105‰。在灾难发生之前，国家基准原发性死亡率为每月 1‰ ~2‰。为了得出一些结论，我们将每月

90‰的死亡率与国家基准原发性死亡率相比可知其几乎增加了 4500％！20 世纪 80 年代中期，大批逃往苏丹的埃塞俄比亚难民中，总体死亡率为每月 27‰，而年龄低于 5 岁的儿童的死亡率却是每月 65‰。[3]

20 世纪 90 年代中期，内战造成大量尼加拉瓜和洪都拉斯的儿童无家可归，只好逃往难民营，导致婴儿的死亡率占全部死亡人数的 42％，5 岁以下儿童的死亡率占全部死亡人数的 54％。[4] 1992 年的索马里饥荒中流离儿童的死亡率高达 74％。[5] 1996 年，卢旺达内乱期间，流离的图西族儿童的死亡率占扎伊尔国戈马难民营中难民死亡率的 54％。[6] 扎伊尔难民营中 5 岁以下儿童的累计平均死亡率达每月 36‰，是基线死亡率的 15~18 倍。

从这些例子能够很清楚地看出，无论是遭受自然灾害或人为灾难的群体，还是流离人口或难民群体，死亡率最高的都是儿童，而且年龄最小的儿童死亡率最高。这些死亡率反映了人们所承受的极大痛苦以及浪费的人力资本；反映了人们潜在健康状况下的急性病况和慢性病况，而这些病况很有可能被低估。回忆偏差，许多国家的报告中都不包含产儿死亡率以及会增大分母（增加援助的基线人口）和缩小分子（即死亡人数下降，意味着提供了更好的医疗和救援服务）的政治因素等这些都会造成婴儿死亡率被低估。

儿童为什么会死亡？报告上引起儿童死亡常见的自然灾害或人为灾难（包括内乱、战争和被迫移居难民营）原因包括急性呼吸道感染、麻疹、疟疾、严重营养不良、腹泻病、损伤（枪伤、地雷和弹片炸伤、挫伤）和烧伤。[2] 现代医学文献中基本没有证据能够证明改良的救灾措施、复杂紧急情况救助措施和难民危机解救措施可以改变儿童的死亡原因或者降低其死亡率。显然，如果我们想在降低令人痛心的儿童死亡率方面取得更大进步，我们就需要寻找儿童评估和救治的更好方法。

■ 现行做法

进行适当的灾难干预能够降低儿童的发病率和死亡率，因此需要进行适当的灾前备灾和培训工作，并准备必要的设备；及时对灾情进行适当的评估；对灾难和受灾儿童特殊的健康和心理需求迅速给予适当干预；制定短期和长期的干预策略。在灾难发生时，能

够根据灾难与复杂紧急情况的不同形式实行可持续的方案来解决儿童所患的急性、亚急性和慢性等可预见性病情也同样重要。

在过去的几十年中，人们已对灾难医疗救援活动进行了更严格的审查。对大量证据数据的收集和分析使规划者能够对干预小组进行正确的培训，使之时刻准备好应对世界上可能出现的各种类型的灾难和复杂紧急情况。有些数据关注的就是儿童的需求。支持救灾基础工作，尤其是儿童护理的 6 个主要方面是：水、卫生设施、营养、避难所、医疗救治与治疗和心理援助。如果其中的任何一个方面没有得到很好的处理，那么，救灾队或救灾组织为保护受灾群众而构建的一切防护措施将功亏一篑。以下将从儿童与灾难的角度简要介绍该领域学科。

水

水是生命之源。大多数自然或人为灾难以及复杂紧急事件会造成灾难现场净水供应的中断。地震可能会破坏水井、城市供水系统和污水处理系统。飓风和海啸会导致残留物质、有毒的化学品和海水污染水源与水井。内战和叛乱军队往往因战争的战略需要而破坏水源。每人每天所需的水量最少为 10 升，儿童所需的水量也是如此。每人每天需要消耗 15~20 升水，用于饮用、烹饪和保持个人卫生。在集体喂养中心喂养的儿童每人每天需要消耗 20~30 升水，以解决营养不良或营养失调造成的问题。在医院，需要每天为每个病号提供 40~60 升水。水源必须方便易取，水井必须安置在合理的范围内。家庭成员必须有可运输和储存水源的容器。在大多数国家中，妇女、母亲或年龄较大的女童负责采集和管理水源。如今，母亲花费在其他方面的时间（如照顾孩子）已经转移到了管理水源上。需要注意的是，净水被人类接触后会被污染，尤其是儿童，若把小手伸进大开口的储水瓶子或罐子里，极易造成粪口病原体的传播，如志贺氏菌、霍乱和伤寒等，这些同样是造成儿童死亡的主要病因。

在灾难情况下，脱水引起的肠胃炎可能是造成灾难中 5 岁以下儿童死亡的主要原因。脏手疾病主要包括腹泻性痢疾、霍乱、伤寒、病毒性肝炎、脊髓灰质炎、肠虫病等，此类疾病在发展中国家的儿童中发病率极高，且因卫生条件差和缺乏足够的清洁水源和清洗物资（如肥皂）而极易传播。向群体分发肥皂并提供卫生健康教育，教会他们正确的餐前洗手和便后洗手方法，能极大地减少腹泻病的发病率和新病症的产生。在莫桑比克向难民营分发香皂，使儿童腹泻的发病率减少了近 30%[7]；同时给难民发放带有盖子或小壶口的盛水容器，也使 5 岁以下儿童的腹泻发病率减少了近 30%。[8]

救灾队成员应接受供水评估、污水处理方面的培训并具备相关经验，并且掌握简单的干预指导措施，从而保证供水安全，满足妇女和儿童需求。短期内的迅速干预可能包括提供移动水源或安装临时过滤系统；长期干预措施包括钻深井或自流井，并在井口建立围栏，防止水源污染。肥皂和水的便携装置能减少水传播疾病和潜在致命的胃肠道疾病的发病率。

卫生设施

灾难或复杂紧急事件发生后，现场缺乏卫生设施已成为一个非常严峻的问题。大多数自然和人为灾难会破坏污水管道和污水处理设施。许多国家的农村地区没有抽水马桶、地下排污系统或污水处理系统。儿童极易受到粪口病原体的侵害。1991 年，在库尔德难民人口中，5 岁以下儿童的死亡率达每月 15‰，其中 75% 与营养不良伴随的腹泻疾病有关。[9]

救灾队应了解灾后地区匮乏的卫生条件，并积极做好应对准备。同时，他们应具备相关能力，以便对受灾人口所需的卫生设施进行评估以及对受灾人口的排便习惯有所估测。在一些发展中国家，给 3 岁以下儿童穿尿布或小短裤的现象并不常见。儿童在整个居民区随处大小便，因此促进了粪便中病原体的传播。经常会见到患痢疾病的儿童将粪便拉在母亲身上，这样不仅会促进粪便污染物的传播，还会传染给母亲和其他兄弟姐妹。排便区、茅厕和公厕都能为粪便中的病原体提供生存环境。然而，救灾队员必须考虑到排便的传统方法和习惯以及与排便相关的宗教、文化和社会习俗以及跨性别与年龄的设施联合使用问题。这些问题尽管在经济发达地区由于个人厕所的广泛使用很容易解决，但是由于自然或人为的灾难这些设施不能正常使用。因此，必须迅速制定一系列的解决方案并加以实施。由于大量人口无法自由出入厕所，必定会借助其他手段或寻找其他地方解决内急，无疑会给流行病的传播带来隐患。

霍乱是一种灾后常见且致命的疾病。风险因素包括卫生条件差、缺乏肥皂和洁净水源。在一个家庭中，霍乱的发病率和 5 岁以下儿童的数量有直接关系。[10] 霍乱的死亡率以 4 岁以下幼儿为最高，与年龄较大的儿童和成年人相比，其相对危险度为4.5％。[11] 大多数幼儿患者确诊和入院后 24 小时内就会死亡。

营养

遭遇了自然灾害或人为灾难的儿童极易患蛋白质能量营养不良症（PEM），而且该病的死亡率极高。PEM 还可以增加绝大多数传染病，包括麻疹、疟疾、腹泻和急性呼吸道感染病死率（CFR）。0~5 岁儿童所面临的风险最大。[12] 在灾难环境或复杂紧急情况下，即使是轻度营养不良症都能成为儿童死亡的重要因素。[13-14] 儿童灾后蛋白质能量营养不良症通常是该群体灾前潜在饥荒状况恶化的后果。灾害发生前，通过了解该地区人口的社会经济状况，能够预测此类灾后饥荒的严重程度。可能导致饥荒的预先存在条件包括普遍贫困、顽固病症患者的死亡、就业不足，而且该地区的儿童中有一半或一大半因普遍给养不足或经常挨饿导致营养不良的发病率居高不下。不幸的是，这种情况在许多发展中国家还非常常见。蛋白质能量营养不良症的发病率与儿童原发性死亡率有直接关系。儿童人口中患蛋白质能量营养不良症的人数约占儿童人口数量的 5％，其与每月小于0.9‰的原发性死亡率有很大关系。相反，蛋白质能量营养不良在儿童人口中的发病率超过 40％时会直接导致原发性死亡率高达每月 30‰~40‰，同比增长超过 4000％。

灾害评估小组到达现场后应准备好对儿童的营养状况进行评估。在这种情况下，儿童营养评估应集中在儿童身高和体重方面的变化（体重身高比，WFH）。身高和体重根据抽样儿童能很容易、迅速且准确地测定出来。对于突发的粮食供应变化，体重比身高更敏感，更能明显地将粮食供应的变化反映出来。体重身高比的测定也适用于评估喂养方案的有效性。身高年龄比（HFA）的测定更多反映的是慢性营养缺乏症，异常的身高年龄比能反映出发育障碍短小症。无论是体重身高测定还是身高年龄测定，都要与被评估的特定人群（参考人口）标准值进行对比，并且为评估结果提供标准差比值。标准差比

值是指与参考人口相比，患者高于或低于平均值的标准差（SD）数。

在营养良好的人口中，5 岁以下儿童的体重与身高标准差比值介于平均值 ±2 的人口比例仅占不足 3％。而在经常遭遇一定程度营养不良的国家，在5 岁以下儿童中，体重与身高标准差比值小于 −2 的人口比例约占 5％。如果 8％以上的年幼儿童的体重与身高的标准差比值小于 −2，就意味着发生了营养紧急情况。5 岁以下儿童中度或重度蛋白质能量营养不良症的发病率是该底层人口生活状况的一个重要指标。患重度蛋白质能量营养不良症儿童的死亡原因包括脱水、感染、体温过低、心脏衰竭和严重贫血。急性呼吸道感染、尿路感染、麻疹、腹泻（传染性或吸收障碍性）、疟疾、皮肤感染，败血症在患蛋白质能量营养不良症的儿童中更为常见，也更易致命。临床症状可能伴有不明显的发热和疼痛等。例如，患蛋白质能量营养不良症并伴随麻疹的儿童的死亡率高达30％（喂养充足且健康的儿童患麻疹的死亡率不足5％）。对蛋白质能量营养不良症患病儿童应该进行传染病检查并积极治疗。

由于患蛋白质能量营养不良症儿童的体温调节功能受损，因此，建议给这些儿童多盖被子并与母亲同睡，患病期间最好不要给孩子洗澡。蛋白质能量营养不良症也会导致体内葡萄糖储存不足和糖质新生功能受损，而低血糖症状往往伴随着感染。充血性心力衰竭（CHF）可见于继发性流体过载，在对患胃肠炎和脱水症的儿童进行超负荷补水时可发病。充血性心力衰竭也可能由严重贫血引起，并伴随高由于输出量心力衰竭、电解质紊乱、硫胺素缺乏引起的湿性脚气病或长期蛋白质缺失引起的心肌萎缩等。由于这些儿童长期耐受轻度至中度贫血，因此不应给他们输液，因为超负荷补水会导致充血性心力衰竭。但是这些儿童被诊断出缺水很令人苦恼，因为他们往往还因血液蛋白不足而水肿。他们时常感到疲倦、精神萎靡，甚至昏迷。蛋白质能量营养不良症和传染性疾病发病率的增加成为灾难后儿童尤其是流离失所儿童或难民儿童死亡率大幅度增加的主要原因。

微量营养素缺乏包括铁、维生素 A、维生素 C、烟酸和硫胺素的缺乏，常发病于受灾难和复杂紧急情况影响的难民营或流离的儿童中。这些儿童可能患贫血、坏血病、糙皮病或脚气病。营养缺乏症发病于长期流离的儿童中。[15-16] 巴勒斯坦难民营中约有超过

2/3 的儿童被查出患有贫血症。[17]

对底层受灾难或复杂紧急情况影响的儿童进行初步评估，若评估结果显示蛋白质能量营养不良症的发病率较高，救援队应尽快制定并执行补充喂养或食疗方案。补充喂养方案通常在门诊患者中进行，一般可用于标准差比值介于 −2 和 −3 的儿童。该方案的对象可以包括 12 岁以下儿童以及孕妇或哺乳期妇女。根据方案，除了每天的普通口粮外，救援机构每天还提供额外的 500 卡路里热量和 15 克蛋白质。根据补充喂养方案，既可以在现场为儿童准备食物，让他们在社区中心吃掉，也可以向母亲分发干粮。重大社会和文化问题可能会影响这些方法的有效性。补充喂养方案，即非干粮食物。非干粮食物的分配需要在指定地点进行预备和分配，并且需要相关组织加强管理。此外，对那些必须把孩子带到现场来喂养的母亲来说，这一过程必然需要耗费一定的时间。此外，患蛋白质能量营养不良症的儿童将集中在一个区域，这样必定会增加传染病传播的风险。然而，可对较少数量的儿童采用此种分配方案。不过，向现场提供的非干粮食物喂法表明，孩子能够吸收给予他们的补充喂养。干粮分发给母亲后，家人应用清洁厨具准备烧火和做饭。一些分给母亲的口粮也可能被其他家庭成员享用，或者被母亲变卖换购其他商品。文化的制约因素往往决定食品在家庭中的分配：父亲得到的最多，其次是家中的男孩子，最后才是女孩子和母亲。这可能会影响到分配给营养不良儿童的补充干粮。5 岁以下儿童的标准差比值若小于 −3，且 / 或伴有水肿，应纳入住院治疗喂养方案。在第一周，每天应给这些儿童补充 100 卡路里的热量和每千克含 1 ~ 2 克蛋白质的物质，接下来，每天为他们补充 200 卡路里的热量和每千克含 2 ~ 3 克蛋白质的物质，直至标准差比值大于 −2。

避难所

自然和人为灾难通常会破坏人们的家园，导致无数家庭流离失所。无论灾难发生在怎样的气候和季节，缺失避难所都会给儿童带来极大的负面影响。灾难医疗队必须将应急避难所的建设作为干预灾难的一部分。

计划与设计不周的避难所或避难所群可能成为无数儿童和家庭最易致病的温床。过于拥挤的环境和不合格的卫生条件必然导致传染病的流行。各种环境因素如与带菌者接触以及缺乏隐私环境等，都会加剧儿童和成年人的心理困扰，并可能导致抑郁症和创伤后应激障碍。因此，很难预测受灾人口的流离状态会维持多久。譬如，一些巴勒斯坦难民自从 20 世纪 40 年代中期以来就一直住在难民营里。

在灾难现场规划个人和团体避难所时的注意事项包括安全和防护。许多复杂的紧急情况里都涉及了一定程度的内乱，双方士兵经常无处藏身，所以不得不分享狭小的空间，这很可能导致营地的内部动乱。很显然，这会对儿童造成影响，他们需要被保护，防止其受到任何暴力的影响。保持合理的净水供应，是维护儿童健康的关键。必须考虑环境的卫生风险，包括污浊的开放式水域和沼泽地。此外，户外开放式的灶火也会危害儿童的健康，在这种情况下，火灾引起的烧伤也是医疗队较为常见的病状。

更换基础设施是恢复社会秩序和儿童灾后生活的重要方面。需要更换的基础设施可能包括游乐场、学校以及健康和营养设施。

医疗救灾与治疗

救灾队到达受灾现场后应立即对现场儿童进行快速健康评估，以明确一项适当的战略干预计划。救灾队成员应确定受灾儿童的主要健康需求和营养需求，并创建一个持续的健康和营养监测系统。同时，应对当地基层人群的灾难应对能力进行评估。救灾队成员还应确定受灾儿童的总数以及年龄 / 性别分类和家庭及家庭成员的数量等，也可通过进行便利抽样来完成。获得相关的健康背景信息也很重要，其中包括了解灾难发生前该地区儿童主要的健康问题、先前的医疗护理来源、重要的健康信念、父母的传统观念和家庭的社会结构，其中包括家庭内部决策制定的途径，受灾区公共卫生计划的力度和覆盖范围，包括各种儿童疾病的免疫接种率。评估小组应确定可用的食品和资源供应，必要的物资管理与机遇，如有必要应创建供应方案。进行环境条件评估，包括气候、地理环境以及现场住房材料、燃料、现有住所、卫生设施安排、净水供应的可利用率。首先，救灾小组应尽可能利用现有设施。救灾队建立的临时卫生设施应包括如下设施：供水、制冷、（用于寒冷气候的）制热设施、（用于炎热气候的）带屏风的窗户、发电设备、疫苗接种及其设备，包括维持制冷变化的材料以及基本药品、一次性医疗用品和非一次性医疗用品等物资。准备适合儿童使用的药物和设备，如有可能，携带 Broselow 急救尺和配套的医疗包，其中包括不同大小的气道和静脉注射设备以及复苏的标准药物。在救灾的最初阶段，应请当地的医务人员加入救灾工作中，因为他们拥有丰富的本地行医经验，非常了解当地儿童的语言、文化和社会学背景，并且熟悉国家和本土的卫生资源。救灾医疗队应为儿童准备预印的健康记录表格。由于儿童的健康记录和接种信息表很有可能已在灾难中遭到毁坏，因此，有必要在耐用材料上重建记录与信息表格，以便在救灾医疗队离开后继续使用。

特殊类型的灾难或复杂紧急情况会带来特殊类型的儿童健康问题。由于此部分内容已在本书与灾难有关的章节中进行了详细介绍，在此就不再赘述。然而，火山爆发所产生的烟雾和火山灰等物质容易引起急性呼吸系统疾病，破坏慢性哮喘患者的控制性药物治疗，诱发哮喘病的发作，引起急性哮喘和反应性呼吸道疾病。医疗救灾队应准备足量的 β 受体激动剂、类固醇和氧气以管理定量雾化吸入器和喷出器。地震通常会造成儿童头部受伤、矫形外科损伤与挤压综合征。幸运的是，儿童挤压综合征的记录远低于成年人。而且地震可能引起电气火灾和天然气线路、炉灶和供热单位的毁坏，因此，地震通常也与烧伤有关。医疗队应准备适宜的烧伤护理物资，并根据烧伤病情将患者转至受灾区以外具备护理能力的医院。以2004 年东南亚海啸为例，海啸、飓风和洪水导致大量水源被粪便病原体污染。在此环境下，儿童很容易患胃肠炎并出现脱水症状。因此，救灾队不仅应提供充足的滤水器、净水器和运输物资、口服补液疗法（ORT）和儿童专用的静脉注射设备，还要拥有给儿童进行静脉注射的经验。

麻疹已被确定是导致灾后流离儿童死亡的主要原因。在灾前的麻疹疫苗接种覆盖率不足或未知的情况下，救灾队应安排该地区儿童优先进行麻疹疫苗接种。在普通人群中，80% 的疫苗接种覆盖率就足以实现群体免疫，但是 80% 的比率在流离儿童中还无法实现群体免疫，因此，还需要实现百分之百的覆盖率。在某个群体中，若儿童的原发性死亡率超过了每天万分之一或万分之三，那么应对这些人口中 6 个月至 15 岁的所有儿童进行免疫接种。疫苗接种应优先给予患有蛋白质能量营养不良或其他潜在健康问题儿童，包括患传染性疾病的儿童。蛋白质—能量营养

不良症、发热、急性呼吸道疾病、腹泻、人类免疫缺陷病毒感染、结核病和急性麻疹等，这些都不是疫苗接种的禁忌，唯一的禁忌就是不能给怀孕中的妇女接种。维生素 A 缺乏症易增加麻疹病例的病死率。因此，在救灾早期，应给所有儿童特别是流离人口中的儿童提供维生素 A，并将之列为营养计划的一部分。麻疹疫苗接种所需的疫苗应冷藏保存，同时应准备质量过关的一次性无菌注射器械。

腹泻性痢疾是一种患病率高且死亡率高的疾病，尤其是在供水不足地区，该病普遍发病于 5 岁以下的儿童。预防与治疗同样重要：建立水源供应点，所供应水源应干净、充足，以便于各个家庭前去采水，向公众分发肥皂并鼓励洗手。同时，救灾队应解决环境卫生问题，尽快在灾难现场提供公共厕所。口服补液疗法是治疗儿童腹泻的主要疗法。2 岁以下的儿童，每次腹泻后应口服 50~100 毫升的补液；2 岁以上的儿童，每次腹泻后应口服 100~200 毫升的补液。整个腹泻过程中应保证持续喂养补液。针对严重脱水（尤其是霍乱感染引起的严重脱水，≥ 10%）的儿童，应采用静脉注射疗法，即根据体重每千克注射 70~100 毫升。然而，鼻胃管水化作用也非常有效，与静脉注射疗法相比，前者的资源利用率更高；但若患者持续呕吐，该疗法的效用将被大大降低，因此应当放弃。患蛋白质能量营养不良症的儿童，应采用口服补液疗法和静脉注射疗法进行治疗，防止患充血性心力衰竭。

如果可能的话，应当进行霍乱弧菌、沙门氏菌、志贺氏菌的实验室测试，并对诊断结果进行适当的抗菌处理。无论现场是否配备实验室设施，患血性腹泻并伴随发热症状的儿童都应该使用抗生素进行治疗。发生灾难或复杂紧急事件后，管理并监视儿童人口中的腹泻疫情非常重要。监测应包括病例界定、病例数量和严重程度、腹泻的病原体类型、发病的特定年龄群和特异性腹泻的死亡率和受灾人口的人数统计。应及早发现霍乱的蔓延并采取适当的预防和保健措施，包括向群体分发水和肥皂，禁止吃剩下的食物或加热后食用，禁止食用受污染水域里的鱼类，将感染者与家人暂时分开等措施，以防止感染蔓延。令人震惊的是，霍乱是为数不多的可通过尸体传播的传染性病原体之一。

急性呼吸道感染可能是导致 5 岁以下流离儿童死亡的首要原因。根据世界卫生组织的协议，患急性呼吸道感染且有发热症状的 5 岁以下儿童，应使用抗生

素进行治疗。

如果灾难或复杂紧急事件发生在热带或亚热带环境，疟疾很可能成为儿童的一大危害，使被感染儿童的死亡率可高达25%。特别值得关注的是流离失所的患疟疾的流动人群，因为他们会把疟疾从低度流行区传播到高度流行区，而低度流行区恰恰缺乏适当的免疫防疫。由于治疗方法的选择受到地域性耐药模式的制约，因此预防措施非常重要。灾难医疗救援队应及时发现并设法减少蚊子的繁殖率，特别是减少积水地区蚊子的繁殖率。以苄氯菊酯加工的织网、毛毯、帐篷和服装等更经济有效，比疟疾的医药治疗便宜很多。

生殖健康和性病在救灾活动中往往被忽略。当然，由于灾难发生后挽救生命和重建基本卫生设施成为救灾者的关注焦点，因此，这种忽视也能被理解。不过，在亚急性和慢性阶段，随着家庭单位的瓦解和社会结构的破坏，以及创伤后应激障碍症和社会经济状况恶化，这些问题所产生的影响会越来越大。流离失所人口的性暴力和性别暴力非常常见，而这种暴力侵犯的目标往往指向儿童，因为他们更容易受到伤害。需要抚养自己孩子的单身母亲、青春期的男孩女孩和各年龄段的孤儿常被引诱到各类性交易中。因此，还要进行免费安全套发放并普及健康教育以及紧急性交后的避孕方法。

救灾工作者应实行全面的预警措施，并关注该国本土人口中艾滋病的发病情况。应该对医疗、牙科和外科手术材料进行消毒和灭菌，同时对注射剂和血管注射剂的使用进行限制。应尽量避免或拒绝救灾队在当地采集未经详细病毒分析的血液，但备灾储用的血液则可以放心使用。救灾队必须妥善处理医疗废弃物以及尖锐器具。一些欠发达国家在缺少消毒程序的情况下重复使用这些尖锐器具，从而造成了血源性病原体的传播。救灾队员也应该为自己采取接触后预防措施，防止针头刺入或其他接触传染。

心理援助

灾害或复杂紧急事件会对儿童带来巨大的心理压力。他们作为灾难或紧急事件的受害者，常常感到巨大的焦虑和恐惧，其中包括对死亡和伤害的恐惧，以及担心与家人失散或成为孤儿的恐惧。这些儿童往往可能表现出退缩行为或攻击行为、抑郁甚至是自杀行为。许多经历过1999年雅典地震的儿童都表现出焦

虑或创伤后应激障碍等症状。儿童的发病率高与他们更接近地震的震中、更能切身感受到女性面对灾难威胁所产生的恐怖感有直接关系。[18]家长应对灾难的态度直接决定了灾难对子女所产生的后续影响。土耳其波鲁发生地震后，研究人员发现，儿童患创伤后应激障碍的严重程度主要受其父亲所表现出来的创伤后应激障碍与抑郁症的影响。有些父亲因经历了灾难而变得更加急躁和冷漠，而这些症状会给他们的孩子带来严重影响。[19]雅典地震后，抑郁症的患病率逐步升高，在那些经历了灾难的儿童中，78%的儿童表现出中度到重度创伤后应激障碍症状。儿童的中度到重度创伤后应激障碍症状也与高度抑郁症有关。[18]研究发现，日本阪神大地震后，也普遍出现了儿童抑郁症、创伤后应激障碍和焦虑症。[20]

一些研究人员所作的报告中称，自然灾害发生后，虐待儿童的现象有所增加。美国的专家认真研究了加利福尼亚州的洛马普列塔地震和佛罗里达州的安德鲁飓风的影响，大部分证据均表明，大型灾难事件发生后，虐待儿童的现象逐步升级。[21]北卡罗来纳州的研究人员发现，受弗洛伊德飓风影响的几个县城中，儿童脑外伤的发病率有所增加。该病的发病率在灾难发生过6个月以后才逐渐回落到基线水平。[22]

很显然，儿童和家长在心理上都受到了灾害的影响，而且灾害对父母的影响会对自己的孩子产生多米诺骨牌效应或"弹跳"效应。灾难医疗救灾队应尽早为受灾儿童启动心理辅导，只有这样才能尽可能避免伤残发病率的长期发展，包括创伤后应激障碍、焦虑症、抑郁症和自杀行为。恢复正常化的社会结构，如学校、游乐场、社区中心以及基本公共服务，如住所、水、卫生设施、食品和衣物等，都能与灾害心理平复咨询产生同样的改善效果。

关注灾难中的儿童就不得不考虑灾难和复杂紧急事件所产生的心理后遗症。灾难会导致许多成年人死亡，因此，大量失去父母的儿童成为无家可归的孤儿。医疗救灾队到达灾难现场后，应立即建立身份识别和数据库服务系统，设法将与父母失散的儿童重新带回父母身边或带到其他合适的家庭成员或亲属身边。而那些孤儿很可能受到成年人的虐待，因为，这些成年人可能胁迫他们做苦工。在持续发生内乱或冲突的国家里，10岁左右的孤儿或与父母失散的儿童往往被迫加入叛军部队或参加武装战争。很难想象，

此类暴力活动会给这些儿童带来怎样的长期负面心理影响。

■ 隐患

灾难医疗救灾队应积极备灾，为给受灾儿童或紧急事件受害儿童提供适当的护理做好充分准备。在启动灾难医疗救援之前，应专门针对儿童进行早期的现场需求评估。

有必要对灾难医疗救灾队配备适当的医疗器械并专门进行儿童诊疗方面的相关培训，希望这些措施能为现场的受灾儿童或紧急事件受害儿童提供适当的护理。

通常人们认为成年人灾害医疗救援中的初级医疗保健的基本内容与儿童灾害医疗救援中的内容同样重要：重点都在于提供水源、食品、服装、卫生设施、住所、伤害和疾病治疗与心理辅导。

蛋白质能量营养不良症是灾后或复杂紧急事件发生后最容易出现的儿科问题，因为在许多国家，一旦发生此类紧急事件，营养不良症或营养失衡症在儿童中的发病率就会增加。应迅速对儿童进行营养评估并提供治疗或补充喂养方案，从而降低儿科的发病率和死亡率。

制订有效和快速的免疫接种计划，尤其是针对麻疹等传染病的免疫接种计划，因为灾后此类传染病会对儿童产生重大影响，尤其是在基线免疫接种率不足的地区更是如此。

洁净的水源和良好的卫生条件是预防儿童感染潜在致命胃肠道传染病的两个最重要的干预方式，因为儿童更易受到粪口传播病原体的侵害。

在灾难医疗救灾中，心理问题必须尽早解决，以防止儿童出现长期的创伤后应激障碍和抑郁症。

参 考 文 献

1. Toole MJ, Waldman RJ. Prevention of excess mortality in refugee and displaced populations in developing countries. JAMA. 1990；263：3296-3302.
2. Toole MJ, Waldman RJ. The public health aspects of complex emergencies and refugee situations. Annu Rev Public Health. 1997；18：283-312.
3. Shears P, Berry AM, Murphy R, Nabil MA. Epidemiological assessment of the health and nutrition of Ethiopian refugees in emergency care in Sudan, 1985. BMJ. 1987；295：314-18.
4. Desenclos JC, Michel D, Tholly F, Magdi I, Pecoul B, Desve G. Mortality trends among refugees in Honduras, 1984-1987. Int J Epidemiol. 1990；19：367-73.
5. Moore PS, Marfin AA, Quenemoen LE, et al. Mortality rate in dis- placed and resident population of central Somalia during 1992 famine. Lancet. 1993；341：935-8.
6. Nabeth P, Vasset B, Derin P, Doppler B, Tectonidis M. Health situations of refugees in eastern Zaire. Lancet 1997；349：1031-2.
7. Peterson EA, Roberts L, Toole MJ, Peterson DE. The effect of soap distribution on diarrhea：Nyamithuthu Refugee Camp. Int J Epidemiol. 1998；27：520-4.
8. Roberts L, Chartier Y, Chartier O, et al. Keeping clean water clean in a Malawi refugee camp：a randomized intervention trial. Bull World Health Organ. 2001；79：280-7.
9. Yip R, Sharp TW. Acute malnutrition and childhood mortality related to diarrhea：lessons from the 1991 Kurdish refugee crisis. JAMA. 1993；270：587-90.
10. Hatch DL, Waldman RJ, Lungu GW, Piri C. Epidemic cholera during refugee resettlement in Malawi. Int J Epidemiol. 1994；23：1292-9.
11. Swerdlow DL, Malenga G, Begkoyian G, et al. Epidemic power among refugees in Malawi, Africa：treatment and transmission. Epidemiol Infect. 1997；118：207-14.
12. Mason KB. Lessons on nutrition of displaced people. J Nutrition. 2002；132：2096F-103S.
13. Rice AL, Sacco L, Hyder A, Black RE. Malnutrition as an underlying cause of childhood death associated with infectious disease in developing countries. Bull World Health Organ. 2000；78：1207-21.
14. Pelletier DL, Frongillo EA Jr, Shroeder DT, Habicht JP. The effects of malnutrition on child mortality in developing countries. Bull World Health Organ. 1995；73：443-8.
15. Prinzo ZW, de Benoist B. Meeting the challenges of micronutrient deficiencies in emergency-affected populations. Proc Nutr Soc. 2002；61：251-7.
16. Toole MJ. Micronutrient deficiency in refugees. Lancet. 1992；339：1214-16.
17. Hassan K, Sullivan KM, Yip R, Woodruff BA. Factors associated with anemia in refugee children. J Nutrition. 1997；127：2194-8.
18. Groome D, Soureti A. Post-traumatic stress disorder and anxiety symptoms in children exposed to the 1999 Greek earthquake. Br J Psychol. August 2004；95：(Pt 3)：387-97.
19. Kilic EZ, Ozguven HD, Sayil I. The psychological effects of parental mental health on children experiencing disaster：the experience of Bolu earthquake in Turkey. Fam Process. Winter 2003；42（4）：485-95.
20. Kitayama S, Okada Y, Takumi T, Takada S, Inagaki Y, Nakamura H. Psychological and physical reactions on children after the Hanshin- Awaji earthquake disaster. Kobe J Med Sci. October 2000；46（5）：189-200.

21. Curtis T, Miller BC, Berry EH. Changes in forced incidents of child abuse following natural disasters. Child Abuse Negl. September 2000; 24（9）: 1151-62.

22. Keenan HT, Marshall SW, Nocera MA, Runyan DK. Increased incidence of inflicted traumatic brain injury in children after a natural disaster. Am J Prev Med. April 2004; 26（3）: 189-93.

延 伸 阅 读

1. Clinical Guidelines. 4th ed. Medecins Sans Frontieres; 1999.

2. Refugee Health: An Approach to Emergency Situations. Medecins Sans Frontieres; 1997.

3. Mandalakas A, Torjesen K, Olness K, eds. Helping the Children: A Practical Handbook for Complex Humanitarian Emergencies. Kenyon, MN: Health Frontiers; 1999.

4. Sphere Project. Humanitarian Charter and Minimum Standards in Disaster Response. Available at: http://www.sphereproject.org/.

5. Mears S, Chowdhury S. Health Care for Refugees and Displaced People. Oxford, UK: Oxfam; 2001.

8 灾难造成的心理影响

Tracy E. Wimbush, Christo C. Courban

灾难造成的心理影响往往不可估量。灾难造成的人身伤害是直观的，但灾难事件给人们带来的心理伤害却很难估量。灾难中受到的严重外伤刺激，通过少量干预措施可能很快恢复，但所有人都认为，当谈及对灾难的情绪反应时，没有人能做到"毫无反应"。

■ 历史回顾

从传统意义上来讲，灾害救援医学一直以来只关注个人的医疗和手术需求，而忽略了灾民和救灾人员的情绪和心理诉求。这些年来，人们越来越关注自然灾害、战争、意外事故和恐怖主义行动等事件及其给人类带来的心理创伤，并将之列为精神病学的一个方面进行研究。早在 1866 年，文献中就有关于铁路事故造成的心理创伤的早期报告。[1] 近年来，那些热衷于灾难管理的研究者们越来越关注灾难对人类产生的心理后果。因此，灾难过后，会出现大量冒险记录情感创伤和协助干预措施的主要证据。

直到 1980 年，《心理障碍诊断与统计手册》第 3 版（DSM-Ⅲ）问世，许多专家才认为这种心理障碍病症已存在了几百年，并且建议该病的障碍因素可在荷马的《伊利亚特》中被认定。《心理障碍诊断与统计手册》的编撰人员首次记载了灾后最具破坏性影响的心理后果——创伤后应激障碍（PTSD）。其他人则认为灾后心理反应受到了文化限制。这一概念得到琼斯和他同事的支持[2]，通过认真研究 1856 年伤残军人的战争养老金档案，他们发现，那些伤残人士的症状貌似与创伤后应激障碍（PTSD）相似，但不完全相同，例如炮弹休克症和心功能失调等病症，不符合创伤后应激障碍（PTSD）的标准。有趣的是，几乎所有的伤残退伍军人都没有出现"病理性重现"。病理性重现这一术语描述了患者坚持对事件保持重复性体验的状态，是诊断是否患有创伤后应激障碍（PTSD）的必要标准。一些专家认为，病理性重现是建立在文化基础上的一种现象，并在 20 世纪后期，随着电影院的不断发展和流行，变得日渐突出。因此，当人们对文化敏感性需求和最新心理干预措施的了解度发生变化时，人们给出创伤性事件的心理反应建议也会发生变化。

■ 现行做法

灾难事件发生后，在确定需要采取怎样的干预措施之前，有必要了解灾后心理健康的障碍性阶段。研究者对心理反应进行了多阶段的分析。Burkle[3] 总结了 3 个主要阶段。第一个是预影响阶段，即在灾难事件发生之前。此阶段的应激反应主要表现为担心，尽管应激反应的表现可能不同，但通常包括拒绝和焦虑。第二个是影响阶段，即灾难事件发生的活跃期。我们对此阶段预期反应的了解来自于 20 世纪 50 年代 Tyhurst 与 Glass 的早期作品。他们曾这样记载道：只有小部分人（12%~25%）仍然保持着冷静和清醒，还有同样比例的人已经开始表现出混乱、困惑和其他疯狂举动。大多数人在此阶段会出现暂时性的反应迟钝，表现为缺乏情感、茫然和不知所措。第三个是善后阶段，也称为反冲或后影响阶段。此阶段的情绪反应差异比较大，包括幸存者对逃脱的庆幸和内疚感、感情的自我意识、情绪不稳、木然等。[3]

灾民可分为三大类。一级伤亡人员主要包括遭受人身伤害和严重心理后遗症或心理危害的群体；二级伤亡人员包括一类伤亡人员的亲朋好友以及灾难事件的目击者，他们虽然没有亲历灾难事件的发生，却受到同样的影响；三级伤亡人员是救援人员和医疗机构的医护人员。[3-4]

能及早发现病理创伤后反应是解决问题的关键。多项研究显示，早期干预和治疗会达到很好的效果。[3-4] 灾难检伤分类的划分方法很少筛选或包括存在高风险的心理创伤，从而导致此类病理状态的发现与诊断大幅延迟。精神病文献中有大量灾难一级伤亡、二级伤亡和三级伤亡的检伤分类算法[4]。检伤分类的划分方法应具备一定的敏感性和包容性。在初步检伤分类确定了潜在的援助需求后，心理健康小组可以进一步进行检伤分类，并确保治疗的必要性和及时性。

大多数精神机能障碍都与创伤有关。由于灾民的反应各不相同，有的表现为各种病患，但大多数灾民只出现轻微症状，通常不需要进行干预治疗。专栏8-1列出了一系列常见症状[1]。应告诫医护人员将应对灾难事件的严重反应与"自然"反应区分开来，因为这样做可能会阻止早期的干预措施。[3]专栏8-2列出了一系列与创伤性事件有关的精神病理学。迄今为止，创伤后应激障碍（PTSD）是创伤引起的最明显的心理后果（见专栏8-3）。然而，应提醒医护人员不要忽视其他潜在、可治疗的病理特征，如严重抑郁症或焦虑症等，

专栏 8-1   面对灾难的常见反应

- 冷漠
- 焦虑
- 拒绝
- 无助
- 不合时宜的说笑
- 失眠
- 轻度混乱
- 情绪波动
- 过度干预救灾工作
- 躁动
- 恐惧

专栏 8-2   与创伤性事件有关的精神病理学

- 创伤后应激障碍（PTSD）
- 药物滥用
- 焦虑症
- 抑郁症

专栏 8-3   创伤后应激障碍（PTSD）的诊断标准

- 亲身经历了创伤性事件
- 持续重新经历创伤性事件（灾难场景重现）
- 逃避与普通应激相关的创伤与麻木刺激
- 提升觉醒
- 症状至少持续了1个月且造成了重大损害或压力

认真诊断并判断是否患创伤后应激障碍（PTSD）。[5]

对接触极端应激源或创伤事件的人进行创伤后应激障碍（PTSD）症状诊断，创伤后应激障碍（PTSD）主要表现为以下三种症状：

1. 患者坚持对事件保持重复性体验的状态或出现"病理性重现"；

2. 避免任何刺激，可能提醒患者回想起灾难中的受害人，导致患者情绪感知能力下降（又称"木然"）；

3. 过度反应，其特点是惊跳反应、焦虑和烦躁感增强。

只有持续1个月以上的症状才可诊断为创伤后应激障碍（PTSD）。[6-7] 创伤后应激障碍（PTSD）是美国第四大最常见的精神障碍疾病。[8] 经确定，有几种危险因素可导致病情发展为严重的创伤后应激障碍（PTSD）。其中包括严重的人身伤害、持续的愤怒、目睹他人受到伤害甚至死亡、生离死别、社会支持不足和受到创伤性事件的严重影响等。创伤后应激障碍（PTSD）可分为急性或慢性。[9] 如果症状持续超过3个月，可诊断为慢性创伤后应激障碍（PTSD）。[6-7]

Davidson[9] 将创伤后应激障碍（PTSD）的预防方法划分为三类，即一级方案（防止接触）、二级方案（防止外伤接触后症状的即刻发展）和三级方案（预防创伤后应激障碍的恶化）。虽然防止接触是一种理想方案，但实际情况却不允许我们如此实施。通过努力实施二级方案，我们建议在事件发生后的数周内针对中枢神经系统进行药物治疗，如氢化可的松和心得安两种药物，可能会阻止创伤后应激障碍（PTSD）的发展。三级方案通常包括心理咨询和开药方。初步心理咨询往往由非专业人员进行。心理咨询应强调教育的重要性并且传达安全与支持的情感。研究表明，当需要更多的援助时，接触疗法、认知疗法和人际关系疗法可能是有效的。[8] 有效的药物包括：选择性血清素再吸收抑制剂（SSRIs）、三环抗抑郁药（TCAs）、单胺氧化酶抑制剂（MAOIs）和抗惊

专栏 8-4　创伤后应激障碍（PTSD）的药物治疗

选择性血清素再吸收抑制剂（SSRIs，经证明对三种症状有效）

- 舍曲林（左洛复）
- 帕罗西汀（百可舒）

单胺氧化酶抑制剂（MAOIs，经证明对三种症状有效，与酒精作用可产生潜在的不良反应，应谨慎使用）

- 苯乙肼
- 溴法罗明

三环抗抑郁药（TCAs，对侵入性症状很有帮助）

- 阿米替林
- 丙咪嗪

抗惊厥药

- 拉莫三嗪

注：苯二氮平类药物为非推荐药品，应谨慎使用。

厥药。[6-8] 专栏 8-4 列出了有效药物以及它们的目标症状清单。值得一提的是，许多专家并不主张使用苯二氮平类药物治疗创伤后应激障碍（PTSD）。[6-8]

创伤后应激障碍（PTSD）的另一种二级预防方案包括紧急事件压力管理（CISM）。紧急事件压力管理（CISM）中最常使用的方法是进行危机事件应激晤谈（CISD）。危机事件应激晤谈（CISD）法由 Mitchell 于 1988 年研发制定，并将之作为一种发生在创伤事件后、不寻常的干预手段使用。主要针对救援工作人员以及其他三级灾民，包括护士、医生，甚至还包括 911 接线调度员，直到最近才广泛应用于各个领域，包括抢救银行劫案中受伤的财务工作者和杀害同室囚犯的囚徒等。[10-11] 危机事件应激晤谈（CISD）可采取多种方式。一般情况下的晤谈即是精神健康方面的专业人士和未经历创伤事件的小组成员举行的小组会议。在晤谈期间，与会者一边陈述自己的亲身经历，表达对灾难的恐惧感或关注，一边由心理健康服务者记录受难者的亲身经历和切身感受，并一起探讨应对策略。危机事件应激晤谈（CISD）的目标是规范危机经验、防止不良应激情感的发展，并且对后续需求进行评估。[6, 12-13]

Everly 和 Mitchell 是紧急事件压力管理（CISM）的开拓者，他们指出，紧急事件压力管理（CISM）或其变体已被普遍接受并成为许多行业的护理标准。[19] 例如，使用其危机管理技术的行业有美国空军、美国烟酒枪炮及爆炸物管理局、澳大利亚陆军和马萨诸塞州的心理健康部等。

虽然紧急事件压力管理（CISM），尤其是危机事件应激晤谈（CISD）被普遍接受，但关于其有效性仍然存在意见分歧。[12-16] Wessely 和 Deahl[14] 发表评论说："心理晤谈以及其他早期干预方式的有效性仍然是心理健康研究中最值得争议的领域之一。"往往很多人都指出，研究结果存在互相矛盾，而且文献中缺乏随机对照研究。[14, 17] 在对心理受创后进行的一次性会话晤谈的荟萃分析中，Van Emmerik 和他的同事[18] 发现，危机事件应急晤谈（CISD）并未改善心理受创后的自然恢复。Weiss 和他的同事[5] 对 46 个国际公认的心理健康专家和灾难管理专家进行了一项调查，调查发现，灾后立即进行心理晤谈可能对少数人受用，但是对绝大多数人来说，都是不受用甚至可能是有害的。其他人则指出，危机事件应激晤谈（CISD）所产生的积极影响可能更多，由于心理健康服务者的宗旨是避免常见错误，因此在整个过程中他们会将不良影响降至最低，比如没有足够多训练有素的心理健康服务者、允许泄露机密、允许将危机事件应激晤谈（CISD）转变为心理晤谈、缺乏危机事件应激晤谈（CISD）的策略团队以及缺乏对紧急事件压力管理（CISM）过程的普遍认识。[6, 12]

相信很多人普遍对危机事件应激晤谈（CISD）与紧急事件压力管理（CISM）的运用以及二者的区别感到困惑。Everly 和 Mitchell 最近对相关术语进行了阐释，并提供了有关紧急事件压力管理（CISM）应用的最新信息。[19] 他们是这样解释的：危机事件应激晤谈（CISD）指的是针对紧急事件压力管理（CISM）进行的一次晤谈会议。他们建议该会议在危机事件发生后的 2~14 个小时内举行，一般情况下，会议会持续 1.5~3 个小时。他们还告诫公众，在发生大规模灾难的情况下，建议危机事件应激晤谈（CISD）在事件发生的 3 周后举行。Mitchell 解释说，尽管危机事件应激晤谈（CISD）往往是单独使用的，但它绝不是一项独立的干预措施或者说绝不是一项能够代替心理治疗的措施。相反，危机事件应激晤谈（CISD）只是紧急事件压力管理（CISM）系统的组成部分之一。紧急事件压力管理（CISM）系统由 8 个核心部件组成。专栏 8-5 中列出的是紧急事件压力管理（CISM）系统的组成部分，并针对每个组成项在下文中进行了简要叙述。

紧急事件压力管理（CISM）的第一个组成项是危机前干预方案。干预的目的是确定可能存在的心理

专栏 8-5　紧急事件压力管理（CISM）的核心内容

> **事前准备**
> - 危机干预方案
> - 遣散/人员磋商和/或危机管理简报
>
> **减压措施**
> - 危机事件应急晤谈（CISD）
> - 个人危机干预措施
> - 田园式危机干预措施
> - 家庭紧急事件压力管理（CISM）和/或组织协商
> - 追踪/转诊治疗

创伤／危机，并为之提供相应信息。干预措施还包括压力管理教育、抗压培训以及为小组成员和小组管理缓解危机。

　　紧急事件压力管理（CISM）的第二个组成项是危机干预方案，其中包括人员遣散、员工咨询和危机管理晤谈（CMB）。晤谈目的是实行压力管理，实现心理减压，并为压力管理的实施提供机会。减压专为紧急医疗服务人员而制定，当紧急医疗服务人员接触危机事件且换班之后应立即进行减压。员工咨询旨在为工作人员提供咨询与建议。例如，员工咨询与建议的受用者应包括救灾队队长、护理督导员和消防队长。危机管理晤谈与解压相似，但前者倾向于为平民服务。例如，需要危机管理晤谈的群众可能包括刚刚经历校园暴力事件的教师，或者刚从抢劫事件中恢复神智的商店员工。

　　紧急事件压力管理（CISM）的第三个组成项是消除压力症状。实现减压这一目的实际就是将临床症状减轻直至消除的过程。同时也为伤员分类中病情较重者提供必要的援助。危机事件发生后 12 个小时内，召集小组会议探讨消除压力症状，并在与会期间鼓励小组成员共同讨论刚刚发生的危机事件。消除压力症状分三个阶段，分别是：①介绍晤谈团队；②探索经验；③提供预期情绪与可用性资源的有关信息。

　　紧急事件压力管理（CISM）的第四个组成部分是前面提到的危机事件应激晤谈（CISD）。正如 Mitchell 所预期的那样，我们将按照以下 7 个阶段分小组进行讨论：

　　1. 第一阶段是介绍团队阶段；

　　2. 第二阶段是讲述事实阶段，即队员描述自己在整个事件中的作用；

　　3. 第三阶段是思想探索阶段，即参与者探索自己在事件发生时所产生的想法；

　　4. 第四阶段是反应阶段，即允许个人表达他们的情绪反应或感受；

　　5. 第五阶段是症状阶段，即参与者共同探讨自事件发生以来，在身体方面、情感方面和行为方面出现的症状；

　　6. 第六阶段是疏导阶段，即在任务报告队的帮助下平复参与者的情绪，并且为其产生的相关预期反应提供信息；

　　7. 第七阶段是重新入题阶段，即对会议进行总结并回答相关问题。

　　危机事件应激晤谈（CISD）通常在危机发生后的第 1 天至第 14 天举行，一般需花费两个小时。然而，在发生大规模灾难的情况下，应进一步推迟其举办时间。至于晤谈，其目的在于缓解症状、消除症状和检伤分类，而其原型的目的并非成为一种独立的干预方式。

　　紧急事件压力管理（CISM）的其他组成项，如个体危机干预措施、牧师危机干预措施和家庭／组织紧急事件压力管理（CISM），应建立在需要的基础上。其中，追踪／转诊治疗是关键所在。紧急事件压力管理（CISM）的领导者必须努力保持与社区医护人员之间的联系，使转诊治疗和追踪工作无懈可击。[19]

■ 隐患

　　调查研究结果显示，虽然紧急事件压力管理（CISM）的明显优点还存在争议，但其存在的一些缺陷是可以避免的，因此，在处理灾害所带来的心理影响时，我们必须避免以下情况的发生：

　　1. 未能认知每个人面对灾难时，都会产生不同的情绪反应，并且只对那些存在最明显障碍性反应或功能障碍性反应的人提供帮助；

　　2. 只对医疗损伤和手术损伤进行评估和治疗，不承认灾难事件造成的心理后果；

　　3. 未能认识到不良情感应激的早期预警信号，紧急事件压力管理（CISM）往往是初始响应的马后炮；

　　4. 使用危机事件应急晤谈（CISD）作为独立的干预措施，而不是作为紧急事件压力管理（CISM）方案的单个元素；

　　5. 让缺乏训练素养或未经训练的个人领导紧急事件压力管理（CISM）。

参 考 文 献

1. Lamprecht F，Sack M. Posttraumatic stress disorder revisited. Psychosom Med. 2002；64：222–37.

2. Jones E，Vermaas RB，McCartney，H et al. Flashbacks and post–traumatic stress disorder：the genesis of a 20th–century diagnosis. Br J Psychiatry. 2003；182：158–63.

3. Burkle FM. Acute–phase mental health consequences of disaster：implication for triage and emergency medicine services. Ann Emerg Med. 1996；28：119–28.

4. Burkle FM. Triage of disaster–related neuropsychiatric casualties，in psychiatric aspects of emergency medicine. Emerg Med Clin North Am. 1991；9：87–105.

5. Weiss M，Saraceno B，Saxena S，van Ommeren M. Mental health in the aftermath of disasters：consensus and controversy. J Nerv Ment Dis. 2003；191：611–15.

6. Hageman I，Andersen HS，Jorgensen MB. Post–traumatic stress disor– der：a review of psychobiology and pharmacotherapy. Acta Psychiatr Scand. 2001；104：411–22.

7. American Psychiatric Association. Diagnostic and Statistical Manual– IV–TR.Washington DC：American Psychiatric Association；2000.

8. Yehuda R. Current concepts：post–traumatic stress disorder. N Engl J Med. 2002；364：108–14.

9. Davidson JRT. Surviving disaster：what comes after the trauma. Br J Psychiatry. 2002；181：366–8.

10. Simms–Ellis R，Madill A. Financial services employees'
experience of peer–led and clinician–led critical incident stress debriefing follow– ing armed robberies. Int J Emerg Ment Health. 2001；3：219–28.

11. Stoll B，Edwards LA. Critical incident stress management with inmates：an atypical application. Int J Emerg Ment Health. 2001；3：245–7.

12. Hammond J，Brooks J. The World Trade Center attack：helping the helpers：the role of critical incident stress management. Crit Care. 2001；5：315–17.

13. Dyregrov A. Helpful and hurtful aspects of psychological debriefing groups. Int J Emerg Ment Health. 1999；1：175–181.

14. Wessely S，Deahl M. Psychological debriefing is a waste of time. Br J Psychiatry. 2003；183：12–14.

15. Everly GS，Boyle SH. Critical incident stress debriefing（CISD）：a meta–analysis. Int J Emerg Ment Health. 1999；1：165–8.

16. Bledsoe BE. Critical incident stress management（CISM）：benefit or risk for emergency services. Prehosp Emerg Care. 2003；7：272–9.

17. Everly GS，Flannery RB，Eyler VA. Critical incident stress manage– ment（CISM）：a statistical review of the literature. Psychiatr Q. 2002；73：171–82.

18. Van Emmerik A，Kamphuis J，Hulsbosch A，Emmelkamp P：Singles session debriefing after psychological trauma：a meta–analysis. Lancet. 2002；260：766–71.

19. Everly GS，Mitchell JT.The debriefing "controversy" and crisis inter– vention：a review of lexical and substantive issues. Int J Emerg Ment Health. 2000；2：211–225.

9 多人伤亡的突发事件和灾难中紧急医疗服务的道德问题

Pinchas Halpern， Gregory L. Larkin

灾难和多人伤亡突发事件（MCI）影响着世界的每一个角落。虽然自然灾害和战争已经困扰了人类数千年，但是人为的多人伤亡突发事件已渐渐成为一种新的威胁形式，人们必须发展应对的医学措施，即使在和平时期也是如此。各国公民越来越多地遭遇毫无预警的多人伤亡突发事件。MCI 可在短时间内造成院前护理系统和医院系统超负荷工作，给临床、组织机构甚至道德方面带来重大挑战。MCI 还引发了特有的道德、检伤分类、资源分配和公共卫生问题。灾难要求人们在迅速重组医疗系统的同时还要迅速协调在安定时期约束护理提供方的类似伦理和道德准则。但是，许多至为关键的道德难题是可以预测到的，因此，我们需要提前制定政策，对医疗支援人员在 MCI 和灾难中的职责以及工作重点作出明确规定。前瞻性道德审议、事先规划道德修养计划和预防政策可以使道德方面的医疗决策合理化，保证为终端个体患者和整个公众提供最理想的服务。

MCI 和灾难的备灾过程可以分为三个阶段：事前、事中和事后。不同的医疗照护者可以解决不同阶段的问题，每个阶段都会遇到或多或少的管理难题、临床难题和道德难题。在这三个以时间为依据划分的阶段中，人们遇到的主要难题包括对意外事件的充分准备、现场检伤分类和运送、治疗职责、离场治疗的场地范围、资源管理和灾后恢复过程中实现长期公平。本章将重点介绍苦苦挣扎在 MCI 和灾难中的紧急医疗服务（EMS）提供人员和应急医学（EM）提供人员面临的主要道德挑战和实际困境。

■ 历史回顾

虽然近年来已经制定了很多套道德法则来指导医务人员的工作，但是这些道德法则通常无法应对 MCI 和灾难，因而造成了潜在的不确定性。人们公认的很多习惯做法并没有任何科学依据，因此，医师常常被迫用常规进行治疗。但是，常规有时可能与公众接受的道德引导相矛盾，使医师无从选择，只能主观创造一些普通道德法则的变形法则，并将之应用在人们制定普通道德法则时没有考虑到的情形中。

随后介绍的是历史上制定的医务人员需要遵守的一些道德法则。几个世纪以来，新到任的西方医师须遵守的是希波拉底誓言。[1] 受毕达哥拉斯主义者的启发，这本经典专著指出，不论有任何经济条约或其他条约，不论在何种情况下，医师都必须时刻准备好并乐于援助有任何医疗问题的患者。"我所采纳的准则就是，根据我的能力和判断，一切行为从患者的利益出发，不能对他们造成伤害或者使他们有任何损失……无论我走进怎样的一间房子，我在那里需要做的都是站在患者的角度制止一切不道德行为或者腐败。"

《日内瓦公约》[2] 也指出了医师正直行医的义务和医师对医学惯例的遵守问题。《日内瓦公约》认为，患者的健康是医师的首要职责，医师有权从大众利益出发使用医学力量禁止任何形式患者间的歧视行为，维持患者间的融洽关系。

基本原则

Priel 和 Dolev[3] 借用 Beachamp 和 Childress 得出的道德原则主义概念，规定了常规医学道德基于的四项原则：

1. 行善原则：这一重要的犹太教和基督教共有的理念要求医务人员尽全力达到最佳治疗结果，延长患者／受害人的生命。

2. 避害原则：即"无害至上"或者"首先不要造成伤害"的经典见解。这是绝大多数紧急医学道德的指导原则。

3. 尊重自主权原则：医务人员必须向患者充分解释他们的医疗护理，并尊重患者的知情决策权。

4. 公平原则：必须在所有受灾群众中公正地分配医务人力资源和治疗方法。

这四条原则的顺序并不是绝对的，不同的情况可能要求这些原则重新进行优先排序。有时甚至可能是互相矛盾的。比如，某位外科医生希望通过手术治疗为患者带来健康，但是手术治疗也可能会给患者带来短期的不适甚至是一些并发症伤害。因此，向患者提供既善意又无害的护理造成了行善原则和避害原则之间的冲突。遇到这种情况时，临床医生必须放弃其中一个原则而选择另外一个原则。

医疗机构

很多医疗机构都建立了道德准则，但是建立了明确的 MCI 和灾难道德模式的医疗机构却少之又少。世界医学学会（WMA）的道德规范中有一个专门介绍灾难护理的章节。[4] 美国急诊医师协会（ACEP）的道德规范专门针对"自然灾害或人为灾难带来的流行性疾病、大规模伤亡或者受灾群众造成卫生护理设施资源超负荷使用的情形"。该道德规范规定应由急诊医师承担"向最可能从中受益的患者和有适当生存概率的患者集中使用卫生护理资源"的职责。[5] 美国急诊医师协会的道德规范并没有针对灾难和 MCI 的情形作出相关规定。[6] 美国医师学会的道德规范也没有具体提及 MCI 和灾难受害者的护理原则[7]，而美国医学协会（AMA）在它的道德规范中作了这样的描述："……医师和其他卫生专业人员应该熟知道德规范、法律规定和救灾事宜，其中包括：①治疗受灾群众的专业职责（包括那些携带潜在传染性疾病的患者）；②自身免受伤害的权利和责任；③作为救护志愿者的其他相关职责和权利；④其他相关责任事宜。[8]"由于研究结果显示医疗专业人员对灾难和 MCI（如生物恐怖袭击事件[9]）的备灾状态非常糟糕，美国医学协会（AMA）的道德规范这样写道："……既然我们可以确定医师具有救灾的社会责任，那么我们当然可以要求这个行业承担另一个衍生职责，即确保该行业成员时刻准备有效地执行救灾活动。我们不仅有必要清晰地规定这一专业职责，而且有必要迅速地履行这一职责。"

欧洲急诊医学协会（EuSEM）没有明确的相关道德规范。世界灾难和急诊医学协会（WADEM）的健康灾难管理规定[10]：

> 检伤分类……指利用稀有资源向整个受灾人群提供最大利益，甚至可能会为了更多数人的利益牺牲其他情况下拯救的个体受灾人。但是，当检伤分类这个概念流传至其他管理领域时，它的观点却很难为人接受。比如，我们应该将有限的水资源按某种方法分配给最少数量的需要水的人（这样的人只占了受灾人群的一部分）以维持生命吗？或者我们应该将 1 升水（或少于 1 升的水）平均分配给每个人吗？我们清楚地知道这样做会导致每个人都渴死，只是时间稍微晚点而已。由于道德标准本身并不是自然法则，而是人类的干预措施，那么我们如何确定决定的事情是符合道德标准的呢？

以色列医学协会（IMA）的道德原则是这样规定的："在紧急事件中，急诊医师可以根据自己的最佳判断采取行动，从而有效免除对急诊医师的工作要求，比如尊重患者的知情同意权、隐私权和选择照护者的权利以及向患者提供信息的义务[11]。"美国公法认为，即使对自身没有危险，急诊医师也没有向患者提供援助或帮助的责任。但是，专家指出，可以根据执业医师资格要求命令医疗保健提供者在紧急事件中提供医疗护理。[12]另外，虽然个体医师没有提供医疗护理的责任，但是医院和其他机构有时需要履行这种责任，尤其在发生紧急事件时。目前的法律条文，包括《美国残疾人法案》的规定都试图忽略急诊医师的权利，与此同时却鼓励急诊医师参与救助。现行的法律系统没有给人们提供积极参加救护的奖励措施。到目前为止，只有《州紧急事件卫生权利法案范本》（MSEHPA）系统地解决了护理方面的责任问题。[13]虽然 MSEHPA 不是一部法律，但是它为国家立法人员提供了指导，甚至影响着国家颁布法律和方案的形式。比如，MSEHPA 允许国家要求医疗保健提供人员必须在紧急事件中提供医疗护理。由于给医疗保健提供人员带来过重负担的方案不会被接受，所以医疗保健服务提供人员的职责也会发生改变，这些改变具有很大风险。[12]以色列 1988 年的通用法律规定："在不对职责。"

自身或其他人造成危害的前提下，人们有义务向其他处于严重紧迫生命危险的人提供援助。"

国际红十字会和红新月会运动的灾难救助操作模式是："无论受助人是何种种族，有何种信仰，无论他属于任何国籍，也无论他有怎样不利的条件，我们都要给予救助……援助的先后顺序只由受助人的需求决定……我们既对我们要救助的人负责，也对为我们提供资源的人负责。[14]"作为以色列的国家级紧急医疗服务组织，以色列红大卫盾会（MDA）针对灾难和MCI的道德规范是这样描述的："……治疗受灾群众要按照医疗标准设定的先后顺序进行，不考虑年龄、性别、宗教信仰、国籍、社会地位和经济地位……照护者通常会尽力拯救尽可能多的受灾群众，甚至会以牺牲单个受灾群众的幸存机会为代价……在治疗受灾群众的同时要尽力保护受灾群众和照护者的安全。恰当平衡受灾群众的危险和照护者的危险是照护者和事故指挥员的职责。"（见医学博士哈尔彭·平夏斯的《人员沟通》一文）以色列陆军医疗队的道德规范假定支配该领域医疗护理管理工作的操作协议包含潜在的道德困境，同时该道德规范并没有从专业的角度解决这个问题。

■ MCI 和道德问题的产生原因

在本文中阐述过的所有道德规范都牵涉病患和照护者之间的关系以及医师和制度之间的关系，也说明了原则的连续性。因此，根据这些更加典型的道德规范，医师必须从专业角度和后勤方面做好抗击灾难的准备，并且为患者提供最好的服务，包括尽自己能力范围内的一切可能去拯救患者的生命。医师不应该歧视患者，而要以平等、公正的方式对待患者。医师应当告知患者他们的决定，向患者提供真实的治疗信息和预后信息，但分享信息会引起患者护理延迟或者给患者护理造成不利影响的情况除外。我们接下来要讨论的问题是 MCI 如何改变这些原则的优先顺序以及各级责任组织的相关贡献。

MCI 的定义为：需要进行医疗护理的伤员人数和伤员类型与应急系统向每个个体提供最佳护理的医疗能力之间的不平衡状态。灾难可以被定义为应对突发事件（如自然灾害和战争）过程中涉及区域基础设施或国家基础设施（人文设施、后勤设施或者医疗设施）重大损坏的 MCI 事件。诸如饥荒和流行病等灾

难的影响持续时间可能很长，会带来更大规模的医疗护理需求，这种需求会伴随着更复杂的纯医疗支持和后勤支持（如水和食物供应以及庇护设施）之间的互动。在 MCI 或者灾难中，先前提到的一些道德原则在实际中可能会得不到应用，因此这就产生了一些有趣的道德问题。

行善原则

如果救援医师意图将救援的受益范围最大化，而且他的行动指导原则是这条原则的话，那么他就必须在一个或少数几个患者身上投入大量时间，基本上他也就无法履行对其他需要医疗护理病患的道德义务了。照护者是否应该集中精力治疗一个患者，而用部分精力照护最大数量的其他患者？或者也许应该只照顾那些干预成本低、容易救活的患者？从这个角度来说这两种做法并不完全符合行善原则。

非歧视原则（无歧视性区别对待）

众所周知，患者在接受医疗护理和资源分配时不应受到歧视。这个问题在 MCI 事件中尤其重要，因为根据其定义，MCI 事件是相关资源无法满足患者需求的情形。MCI 事件中患者间必然会有区别对待，但是我们到底应该以什么样的标准来采取区别对待，同时不会造成任何形式的不公平或者不当区别待遇呢？是否可以根据受伤的严重程度来进行治疗？还是可以根据患者的年龄、社会地位、对社会的贡献或种族等来进行治疗呢？优化灾难各方人员结果的决策法律还没有生效。如果分配医疗援助的决定是根据受伤严重程度来定的，那么帮助重伤员以及接受即刻护理生命就能被拯救的人合适？还是帮助那些受了潜在致命伤、幸存概率很低但也许有存活可能性的人会更好？这一治疗优先的问题是 MCI 事件中最难解决的道德问题之一。

避害原则

由于 MCI 本身的性质，照护者可能被迫根据表面的估测结果，而不是遵照现代医疗实践中普遍可用的诊断技巧，作出个体伤亡人员的关键治疗决定和疏散决定。另外，照护者可能由于特殊压力或者身体不适产生的压力，造成误诊（比如检伤分类的低估和高估），从而给患者带来伤害。那么，MCI 事件中的护理提供人员需要对这些伤害负责任吗？而志愿护理人员的责任和非志愿护理人员的责任又有什么不同呢？

患者自主权和知情权原则

在 MCI 事件中，由于医务人员可能没有足够的

时间与患者沟通治疗决策，医疗护理管理工作也需要尽可能简便，所以这条原则可能不会被采用。通过对受伤类型和可用医疗设施进行专业考虑和政策思考，相关人员可以决定患者的疏散去向，即使违背患者自身的意愿或者从其他角度考虑会损害患者的最大利益（比如离家很远），也不更改疏散地址。当患者拒绝接受医疗护理时，医务人员没有时间考虑患者的这种要求是否合理，因此在 MCI 事件中就产生了是否需要使用强制手段来管理医疗护理的问题。而且，如何考虑患者挑选医院的要求以及将自己和亲属疏散在一起的要求呢？何种程度的上述两项要求应该予以考虑呢？我们是否应该用更多的时间来向每位患者解释清楚所采用的医疗护理？我们是否应该在进行医疗护理之前对患者作清晰的解释以便更多的患者能够更迅速更有效地准备好接受医疗护理？

人员安全原则

在危险因素还没被清除的情况下（比如从坍塌的建筑物中营救伤员，可能有其他爆炸物的恐怖活动，化学物污染患者、放射性物质污染患者、生物污染患者需要治疗），医务人员应该怎样开展工作？他们是应该冒着人身危险进行护理工作还是应该等危险因素消除之后再进行？什么程度的人身危险可以接受？医务人员是否应该在突发事故发生之前，或者甚至在突发事故发生之后被迫接受疫苗接种来预防潜在的生物恐怖主义疾病（比如天花）？是否应该强制那些未进行疫苗接种的人员治疗感染患者，即使这些救援医师以前曾拒绝（或者不能）接受疫苗接种？在炭疽热袭击事件中，究竟哪些医务人员应该接受宝贵的预防性抗生素药物？在救援医师所在医院没有完全准备好应对突发事件，并且人员防护设备可能不达标或者缺失的情况下，救援医师是否应该被强制执行救援化学突发事件的命令？

非标准流程或调查流程以及药物的使用

医学知识的进步是在实验的基础上取得的。比如，公共资料和个人资料提出了很多新的 MCI 检伤分类方法。那么，如何对这些方法进行测试呢？医师应该接受政府奖励或者其他补助然后根据个人经验学习未经验证的 MCI 应对技巧吗？在灾难或者 MCI 事件中进行实验会产生特别的道德问题，这些问题通常在机构审查委员会的审查流程中不会遇到，现在也没有标准指南。

MCI 中有一个特别的现实情况，生命经常受到威胁，而且速度惊人；在重大灾难最严重的时期，那些以前的道德规范，甚至那些广泛被人接受的医疗道德规范可能也不再以原有的形式应用。这一特殊实际情况带来了道德难题。

■ 现行做法

MCI 和灾难中的实时道德标准

检伤分类

一些作者赞同实用道德的观点，并建议医务人员在 MCI 事件中尽可能地降低发病率和死亡率。[15] 实用道德的观点试图将大众的利益最大化，而传统上，人们接受的救治原则是尽最大力量挽救每一个患者（即使忽略了某些患者可能会提高总计受助人的数量），这两点的观点似乎有些矛盾。在 MCI 事件中，护理人员必须谨慎地管理委托给他们的有限资源。因此，临床医师将自己的精力全部集中在某一个患者身上的做法是错误的。因为，这种做法会使其他伤员的生存概率受到不公平的限制。在 MCI 事件中，按需求公平共享资源的方法可能会破坏和平时期通用的"谁先来，谁先治"的惯例。

即使假定功利性主义的资源共享是 MCI 事件思考模式的正确取向，我们仍然有必要设定治疗的先后顺序。幸运的是，目前人们达成了一个广泛的共识，规定临床医师应该先救治哪些伤员。对那些受了致命伤的人或者严重病态的人，救护人员很希望救治，然而那些受了重伤却没有生命危险的人往往会得到优先治疗。文献中提供了大量如何决定治疗先后顺序的建议，但是研究资料证明了 MCI 事件中检伤分类高估和检伤分类低估的高发生率。[16-17] 在我们接受这种观念转变之前，我们有必要考虑一下其他规定 MCI 事件治疗先后顺序的潜在方法：

1. 任意选择患者治疗的先后顺序：这种方法基于这样的理念：每一个人都有平等接受医疗治疗的权利。就这个方法本身来讲，通过随意选择，为每一个伤员提供了平等的被选中的机会。这种方法的问题是它没有为每一个人提供平等生存的机会，因为照护者可能将他们的时间都用在治疗没有生命危险的人身上，而那些没有接受治疗的人可能会死亡。这个方法不符合尽可能多地降低死亡率这一原则，也不符合公平和平等分配的原则。公平和平等原则有机地将患者需要的治疗程度和患者实际接受的治疗程度联系了起来。

2. 根据"谁先来，谁先治"进行选择：这个方法可能看起来很公平。和上一个方法一样，可能含有某种程度上的任意性。但是，这种方法可能随着时间的推移会造成更多的人员伤亡，并且与基于需求进行资源公平分配的原则也不一致。而且，按照伤员到达治疗现场的顺序——也就是根据这个决定先来后到——设定的规则似乎看起来有些武断，让人无法接受。

3. 不治疗：由于小组成员无法决定谁先接受治疗，他们会在足够的人员到达现场之后才开始进行治疗。这样所有的患者都可以得到公平的治疗。这个理论上的解决方案否定了行善原则和避害原则中存在的问题。但是，这种方法会阻碍时效性救治，也会给患者带来损害，而这两个结果都有悖于临床医师的道德责任。

4. 非医学标准的选择方法（如性别、年龄、职业、社会地位、社会贡献、种族本源等）：在国家危机时期或战争时期，拯救一个总统或一位将军可能会给全国人民都带来好处，而且先救受伤的儿童或一位受人尊敬的公众人物看起来也是很自然的事情。但是考虑到每个人都有平等的生存权利，不论其有怎样的社会地位、年龄、性别、种族、信仰，也不论其是否残疾，救助医师都不得歧视每一位有权得到医疗护理的患者。意识形态问题不得超越道德准则里规定的人道主义优先权。[18-19]

5. 按照需求的紧急程度：治疗的先后顺序是根据受伤的严重程度和护理受益的可能性决定的。世界医学联合会提出了如下的优先权范围建议：

- **第一优先人群**：有生命危险但通过紧急医疗治疗可以救活的受灾群体；
- **第二优先人群**：没有即刻生命危险但需要即刻医疗救治的受灾群体；
- **第三优先人群**：延期后可能耽误治疗的受灾群体；
- **第四优先人群**：突发事件带来了情感压力或情感疾病的受灾群体；
- **第五优先人群**：重伤难以救活的受灾群体。

初看这份优先权范围分类，可能觉得它不符合道德规范，似乎会"在现场放弃某个受灾群众"。但是，这正是 MCI 事件和常规事件之间的主要区别。MCI 事件的紧急性要求尽可能地降低发病率和死亡率，减

少灾难造成的巨大痛苦。遵守这一规则就意味着拯救几个可能被救活的重伤患者，而放弃一个生存概率渺茫的致命伤患者。医疗保健不一定要均匀地分配，但一定要公正地分配，让每个受灾人都能够接受他所需要的医疗护理。该方法不仅决定灾难现场的治疗先后顺序，而且还对向医院疏散患者的先后顺序有决定作用。

多年来，所有针对 MCI 检伤分类的 EMS/EM 协定在救灾方案中都遵循了两条原则——在绝大多数情况下尽可能降低死亡率和永久性发病率，根据受伤的严重程度决定治疗的先后顺序。检伤分类一词来源于法语单词"trier"，意思是"进行分类"。根据需求将患者进行分类对"在预后观察结果和评估的基础上决定治疗先后顺序"至关重要。检伤分类的工作是在医疗设备到达现场后开始的，与整个现场的观察工作是同时进行的。事实上，检伤分类就意味着，在医疗治疗开始之前，到场的医务人员将对灾难现场进行查看，然后将受灾群众按照受伤的严重程度划分为不同的类别。只有对伤员和现场可用救灾资源进行评估后，医务人员才开始进行治疗和疏散工作。这一简短的规划阶段并不是浪费时间，它使医务人员有时间进行现场评估，并确定出急需帮助的人群。MCI 现场的受灾群众疏散工作也须按照受伤的严重程度来进行。最先被疏散的是那些情况不稳定的受灾群众，比如有严重呼吸障碍的患者、创伤伤口在现场无法进行治疗的患者以及逐渐失去意识的患者。接下来被疏散的是那些情况稳定但伤势严重的受灾群众，最后是那些伤势较轻的受灾群众。在很多情况下，疏散的先后顺序不等于治疗的先后顺序（比如一名急需治疗的气胸患者一旦在现场得到治疗后就不再属于急需进行疏散的患者了）。[20] MCI 事件中的治疗工作和检伤分类工作必须由训练有素且经验丰富的医务人员妥善安排。减少检伤分类高估和检伤分类低估可以最大限度优化救灾行动的效果，减少伤害的发生。检伤分类必须以发展的眼光时刻关注正送往医院的患者、已经到达医院的患者、期望去医院的患者以及患者可用的资源。

患者的自主权

一份最近的医学时事通讯指出，人们往往会忽略"大规模流行病中的一些细节，比如，患者的自主权、详细的文件记录、个性化护理[21]……"。确实，在灾难中我们的主要目标是向最大数量的受灾群众提供最

好的治疗和护理，在某些灾难情形中当尊重患者自主权的原则与这一目标相冲突时，我们可能会放弃这一原则[22]。当然，这并不意味着尊重患者自主权的原则根本不重要；相反，在条件允许的情况下，即使时间非常有限，所有的尝试工作都应该听取患者的具体医疗愿望。如果患者的医疗愿望不伤害大多数伤员的利益，符合正在实行的手术要求和协定，那么就会被给予重视。但是儿童要求与父母或者亲属疏散到一起的情况除外。

医务人员在 MCI 事件中的人身安全

医务人员需要和其他应急部门协调合作，如警察和安全部队。现场安全不仅包括灾难现场的安全，还包括治疗护理现场的安全。因此，医院可能会在自然灾害中受到破坏，成为不安全的场所。医院在战争区域遭到轰击，水污染和食物污染威胁着医务人员和其他大众。恐怖主义分子也会将目标锁定为医院，化学制剂和生物制剂不仅会极大地威胁灾难现场的医务人员，还会极大地威胁护理区域的医务人员。医疗指挥员会在现场和安全指挥员以及其他部门的指挥员进行协商，从而对如何平衡人员安全和伤员需求作出特殊决定。然而，所有工作必须优先遵循原则。医务人员还必须恰当处理实用性原则与医务人员提供时效性护理和实用性护理的责任之间的平衡关系。实用性原则，即指保证那些通常未接受过训练的救援人员和战士等医疗军队的安全，从而保证他们可以正常工作。值得注意的是，虽然以色列国家紧急事件服务队（EMS）和红大卫盾会（MDA）禁止该国成千上万的未成年志愿者进入灾难现场，但是，依然有很多未成年志愿者通过在灾难现场的外围区域做服务工作参与MCI 事件。这些灾难现场的外围区域已经被灾难现场指挥员宣布为安全区域。通过这种方法，受灾群众享受到了医疗服务，而医务人员的风险也被缩减至最小。尽管如此，2000 年 9 月 ~2003 年 9 月在以色列MCI 事件中还是有 12 名 EMS 执勤人员受伤，另有 2名执勤人员被杀。

生物恐怖主义和流行病

尽管美国在 2002 年暴发了炭疽热袭击事件，在2003 年又发生了 SARS 小型流行病，但是任何一个现代国家都没有运用现代方法应对大规模流行病的经历。虽然缺乏经验和基于证据的资料，但是我们有必要对道德问题进行讨论。道德问题产生于某些特定情形，这些特定情形可能会对社会及其医疗体系造成巨大的潜在影响。部分道德问题如下：

1. 社会利益与个人利益之间的内在辩证法。下面这个问题可作为思考依据：是否限制个人接受疫苗或护理的行为或自主权？社会大众是否需要隔离感染患者和治疗感染患者？如何处理两者之间的关系？

2. 在目前缺乏可行的治疗方法的情况下，是否用实验性治疗法（完全由实验得来的研究结果）来代替目前的治疗方法？

3. 社会是否需要对被迫（即使自愿）接受治疗并产生副作用的人负责？医务人员的家庭成员感染疾病后，社会是否需要对他们负责？社会是否需要对感染疾病的照护人员负责？

4. 是否强制医师进行预防性抗生素注射和疫苗接种？

5. 如治疗医师拒绝（或者未能或者无权）进行疫苗治疗或者抗生素治疗，这些医师是否有权拒绝为感染患者提供护理？

6. 为降低疾病传染，是否可以强制要求医师在医院加班？

7. 稀有资源如何在普通大众与医务人员 / 救灾人员或者政治人物 / 国防官员之间进行分配？

8. 医院是否可以拒收患者，强制患者去社区诊所寻求治疗？

9. 是否可以向民用部门发布分类研究信息？

10. 为维持公共秩序，使公众服从，是否可以隐瞒信息或者修改信息？

11. 制造稀有药物是否可以侵犯专利权？

12. 是否可以强制私营企业生产制造所需的药品？

13. 了解到拒绝其他患者而接受感染患者会影响医院的收入后，是否可以强制医院接收感染患者？

14. 是否允许政府机构收购私营企业的关键物资？

15. 是否对心智不健全的患者以及监狱囚犯进行所需的治疗？

自然灾害

2005 年，飓风卡特里娜给加利福尼亚州新奥尔良市带来巨大的洪灾。灾难发生时，当地很多医院的大量患者被洪水淹没并丧生。这一事件再一次强调了医师在重大自然灾害中对自己患者的责任。在这种情形下，医师至少面临三个困境：①原有职责为确保患者安全并保持正在进行的治疗，在灾难发生时则要兼顾自身、家人和同事的安全；②在基础设施遭到严重破坏的情况下向患者提供充足的治疗，至少是能够保命的治疗；③通过对此类灾难进行充分的预先准备，承担减缓灾难影响的责任。最严重的问题似乎是维持生命的设备出现即刻故障或者略有延迟的故障，比如，由于缺乏电源或氧气导致呼吸器断路，由于缺乏电源或透析液导致透析设备的功能出现障碍。空调系统缺乏、药品储备减少或者损坏、人员死亡、救援资格不达标或者受损，全部或者部分医疗设施遭到破坏等这些都可能使医院无法提供充足的医疗护理，甚至无法提供极少的医疗护理。

那么，在这种情况下，医师的职责是什么呢？"患者第一"或"先救自己和亲人"这些建议似乎没什么用。在具体情况中，医师的职责是尽自己最大的努力拯救患者的生命或防止不可逆性损伤或者器官损害的发生。正确的做法是，只有到了最后期限，和同事以及上级讨论过并做过文字记录后，医师才可以决定在适当的时间停止为拯救生命或者保留肢体而进行的治疗。不可否认的是，有时候可用的时间范围非常短暂（比如雪崩和海啸）。在雪崩和海啸的例子中，医师的职责就是尽可能多地救人，当然也包括自救。最后，为了减少或避免部分此类问题，医师的责任（当然也是管理人员的责任）还包括通过恰当的规划、装配设备和培训人员来准备应对灾难的医疗措施。当然，此类减灾准备活动应该在灾难发生前完成，因此没有任何或者很少有时间限制。这就使医师在这方面的职责对自身有了更强的约束力，并且人们也越来越无法原谅医师不履行职责的行为。

■ 隐患

实际情况中存在着太多的可能性难题，而且这些难题困境的复杂程度也各不相同，因此，本文内容无法全部解决。而且，不可能并且没有必要对每一种出现的灾难情形都制定相应的救灾政策。技术上的困惑、专业知识的缺乏以及人们情感上的麻木都会严重损害救援人员的救援行动，而且，即使是最好的道德规范也并不能够作为万全之策去应对大规模伤亡事件中的道德挑战。

人们在灾难事件发生之前、灾难事件发生过程中以及灾难事件发生之后可能会遇到特殊的障碍。救灾个人或者救灾系统可能会出现职业倦怠或者准备不充分的情况。当只存在社会公认的各种书面道德约束或社会道德规范或洛克式社会契约时，灾难事件中的道德误区包括上文所讲的检伤分类、资源分配、安全、公平和照顾伤员方面的所有问题。在灾难最严重的时期，人们有获得名利和财富的机会，还有改变日常惯例的机会。

但是，在MCI事件中也存在最基本的美德和恶行标准，美德有助于MCI的道德救援，而恶行则恰恰相反。这些美德告诉人们各种各样优于道德规范、道德原则和道德政策的绝大多数好行为。大约在公元前330年，亚里士多德在他的著作《尼各马可伦理学》中将美德规定为所有道德行为的基础。在该书中，亚里士多德还认为，行善就是在不足和优秀之间寻找中间立场，即中庸之道。例如，医疗保健提供人员要想勇敢地应对危险的灾难和MCI情形就必须有足够的勇气。在个人防护装备可用的情况下，救援人员不佩戴这些装备就匆忙或者鲁莽冲入感染区域内的行为则是有勇无谋的表现。与这种行为形成鲜明对比的是那些因为害怕和恐怖而不敢采取行动的救援人员。勇气是应对危险造成的痛苦的意愿，它要求我们不仅要勇敢地治疗那些MCI事件的受害者，还要勇敢地治疗那些MCI事件的始作俑者。它还要求我们能够在困境中或者不常见的情境中坚定地表明自己的道德立场。有勇气的行动包括：为了达到更好的救援效果，勇敢地对那些受人尊敬的社会成员、家庭成员或者朋友说"不"；在严峻的条件下，果断地放弃对某些期待救援的患者进行治疗；在朋友和同事中执行检疫和报告的规定；停下手中的救援工作去接听救援电话而不担心被人误认为玩忽职守；参与到传染病的救援过程中；勇敢地承担经济风险的行为。

公正对于促进公平和按照需求恰当地分配稀有资源都是至关重要的。同时，法律还规定救援提供人员必须遵守世界医学会制定的《日内瓦宣言》，即对患者进行治疗时不考虑患者的"年龄、疾病或伤残、信仰、人种、性别、国籍、政治宗派、种族、性取向和社会地位[4]"。

同样，衡量利益冲突以及在特殊情形中运用技术和道德标准时都需要审慎的态度，并进行合理地判断。对哪些人进行检伤分类、查阅、运送以及清除污染都需要谨慎的智慧。

管理工作也需要谨慎的态度，因为它需要对如何使用稀有资源达成共识。这种态度在每天的医护资源分配工作中都要用到，但是，在灾难中遇到资源限制和时间限制时，人员和设备的最优化利用，就尤其显得重要。

显然，人们在"9·11"事件中最缺乏的品质就是警觉。24 小时的监护即使在晚上、周末甚至假期都未曾放松过。监督活动和 MCI 备灾计划要求医务人员时刻保持警醒状态，一旦灾难发生，在当地的救灾计划启动之前就应准备好应对灾难的能力。"亡羊补牢"为时已晚，收效甚微。

虽然上文的讨论可能已经向我们证实，谨慎、勇气、公正的管理工作和警觉的状态对于救灾、备灾以及 MCI 事件的准备工作都是重中之重，但是，我们还是有必要强调，冲动、怯懦、存有偏见、放任自流和拖延的行为都是危险行为，应该避免。正如几世纪前的意大利哲学家托马斯·阿奎那所说，每种美德都有一种恶行与之相对，这种恶行会阻碍此种美德的表达。其中一种可能的避免方法就是起草一些政策和规章制度，规定社会上德高望重的人履行其应该担当的道德角色。

■ 解决之道

美德，或者说品德，是矫正错误行为和恶行的一种重要方法。下列有关医疗救助的原则进一步详细阐述了公平、谨慎、勇气、管理和警觉的核心美德，并且考虑了医务专业人员在 MCI 事件中对患者、同行和社会的三重责任。

1. 提供基础设施和及时的地方医疗保健方法是社会和医疗机构的职业责任。这一责任可以缩小供求之间的差距，从而减少享受次优化治疗护理的伤员的死亡数。即使在 MCI 事件中也是如此。与此同时，医疗保健提供人员还要履行如下义务：谨慎地管理和分配稀有资源以避免造成资源浪费，并努力实现所有受灾群众利益的最大化。

2. 即使在面对经济限制和机构限制的情况下，也非常有必要通过长期学习、演习、保持警觉、培训等各种方式进行指定救援人员角色的准备工作，以应对 MCI 事件。

3. 实用原则和公正原则要求医疗护理资源按照公平的方式进行分配，使最大数量的受灾群众得以幸存，减少他们的痛苦。因此，检伤分类工作必须按照公平的原则进行，不得对不同性别、不同年龄、不同种族、不同信仰、不同人种或者不同社会分工的个体患者有歧视。决定治疗先后顺序的唯一因素只是医疗因素和操作因素。对患者身份的确定不得影响治疗先后顺序的决定，特殊情况和灾难前政策规定的人除外。

4. 救护者即使在面临自身有危险的情况下，也有责任治疗 MCI 受灾群众。在灾难发生之前，相关政府机构应该对如何平衡患者的需求和救护者的人身安全权利进行讨论并作出明确要求。在对绝大多数受灾群众进行及时有效的治疗同时保证患者、其他救援提供人员和自身的安全。要按照操作限制对最大数量的医疗护理进行管理，至少应该努力使受灾人员的人数降低最少。

5. 在 MCI 事件中尊重患者的自主权、尊严、隐私权和知情权尤为重要。但是，在紧急情况下，首先需要对所有患者进行迅速治疗，这时，这些权利可能会被暂时搁置。

6. 应当对 MCI 中患者身份的确认、隐私权的保护以及保密性工作的实施进行监督。

7. 必须与关心和照顾 MCI 受灾群众的其他人协调合作，并保护公共卫生。

8. 加入 MCI 救助中来，不计个人得失、不辞劳苦、不求回报，这才是对该职业的尊重。同时还须避免机会主义，并抵制名誉和财富的诱惑。

■ 结论

灾难和 MCI 事件提出了大量检伤分类、资源分配方面的道德挑战，也提出了患者治疗在微观层次（患者治疗）、中观层次（专业原则）以及宏观层次（社会方面）的道德挑战。对这些挑战、灾难演练和 MCI 道德政策与道德协定的发展进行前瞻性思考，有助于使医务人员的行为符合指导医学的大多数基本道德原则。为了确保广泛地履行责任，必须由医学领导人和灾难现场提供实际护理的人员共同努力，提前制定 MCI 道德政策和规章制度。并不是每一个"外行人"都能理解 MCI 现状。因此，向那些亲身经历过 MCI 事件和灾难护理的人学习经验，对世界各地正在准备应对 MCI 事件的医学专业人员来说是非常有帮助的。

参 考 文 献

1. Zuger A, Miles SH. Physicians, AIDS, and occupational risk. Historic traditions and ethical obligations. *JAMA*. October 1987；258（14）：1924-8.

2. United Nations High Commissioner for Refugees. Geneva Convention relative to the Treatment of Prisoners of War. Available at：http://www.unhchr.ch/html/menu3/b/91.htm.

3. Priel I, Dolev E.［Ethical considerations in mass casualty situation.］*Harefuah*. July 2001；140（7）：574-7, 680.

4. World Medical Association. Medical ethics in the event of disasters. *Bull Med Ethics*. October 1994；102：9-11.

5. Larkin GL, Moskop J, Derse A, Iserson K. Ethics manual of the American College of Emergency Physicians. Available at：http://www.acponline.org/ethics/ethicman.htm.

6. American Academy of Emergency Medicine. Code of ethics. Available at：http://www.aaem.org/codeofethics/index.shtml.

7. Ethics manual. Fourth edition. American College of Physicians. *Ann Intern Med*. 1998：128（7）：576-94.

8. American Medical Association. Code of medical ethics. H-130.946 AMA Leadership in the Medical Response to Terrorism and Other Disasters. Available at：http://www.ama-assn.org/apps/pf_new/ pf_online?f_n=resultLink&doc=policyfiles/HnE/H-130.946.HTM&s_t=disaster&catg=AMA/HnE&catg=AMA/BnGnC&catg=AMA/DIR&&nth=1& &st_p=0&nth=3&, last accessed July 2, 2005.

9. Alexander GC, Wynia MK. Ready and willing? Physicians' sense of preparedness for bioterrorism. *Health Affairs*. 2003；22：189-97.

10. World Association for Disaster and Emergency Medicine. Health Disaster Management：Guidelines for Evaluation and Research in the Utstein Style. Available at：http://wadem.medicine.wisc.edu/Ch9.htm.

11. Israeli Medical Association. Available at：http://www.ima.org.il/EN/.

12. Garland B. Bioethics and bioterrorism. *J Philosophy Sci Law*. March 2002；Volume 2. Available at：http://www.psljournal.com/archives/newsedit/bioethics_bioterrorism.cfm.

13. The Center for Law and the Public's Health at Georgetown and Johns Hopkins universities. The Model State Emergency Health Powers Act. Available at：http://www.publichealthlaw.net/MSEHPA/MSEHPA2.pdf.

14. International Federation of Red Cross and Red Crescent Societies.Humanitarian ethics in disaster and war. Available at：http://www.ifrc.org/publicat/wdr2003/chapter1.asp.

15. Trotter G. Of terrorism and healthcare：jolting the old habits. *Camb Q Healthc Ethics*. Fall 2002；11（4）：411-14.

16. Kilner T. Triage decisions of prehospital emergency health care providers, using a multiple casualty scenario paper exercise. *Emerg Med J*. July 2002；19（4）：348-53.

17. Hirshberg A, Holcomb JB, Mattox KL. Hospital trauma care in multiple-casualty incidents：a critical view. *Ann Emerg Med*. June 2001；37（6）：647-52.

18. Resnik DB, DeVille KA. Bioterrorism and patient rights：'compulsory licensure' and the case of Cipro. *Am J Bioeth*. Summer 2002；2（3）：29-39.

19. Raymond NA. Medical neutrality：another casualty of the intifada. *J Ambul Care Manage*. October2002；25（4）：71-3.

20. Parmet WE. After September 11：rethinking public health federalism. *J Law Med Ethics*. Summer 2002；30（2）：201-11.

21. *Ramifications*［Newsletter of the Richmond Academy of Medicine］.December 2001；13（17）：19. Available at：http://www.msv.org/public/articles/Ramifications_December_01.pdf.

22. Wynia MK, Gostin L. Medicine. The bioterrorist threat and access to health care. *Science*. May 2002；296（5573）：1613.

10 紧急救灾中的责任问题

Abigail Williams

随着潜在或实际灾难性事件紧急救灾的频繁出现，如今，越来越多的组织开始逐渐加入紧急救灾过程中，包括那些以救灾为唯一使命的机构以及那些提供各种其他服务的机构，还包括救灾机构。过去，发生了灾难和大规模事件后，人们对救援部队和红十字会出动救灾已习以为常，也普遍接受。然而，在过去的 10 年至 20 年里，参与紧急救灾的机构越来越多，也更趋于多样化。在很大程度上，过多的媒体报道会引导公众在发生紧急情况时，期望能获得更加专业、高效和有力的救灾措施。

那么，造成紧急救灾能力增强的原因是什么？其中，包括很多种因素：20 世纪 60 年代，民防网络在某种程度上发展成为一个准政府的阶级组织，但其原因不仅限于此。当地司法管辖区的紧急事务管理人员和急救计划小组，应具备能进行紧急追踪、事件认知力强且能迅速赶往现场进行救灾的人力和资源。这种结构建立在横向和纵向两个方面，包括来自周围的司法管辖区、县区、州一级地区和联邦一级的相互援助。地方执法部门、消防部门和紧急医疗服务（EMS）部门，作为基层的救灾机构，将这种传统结构完美地展现出来。联邦紧急事务管理署（FEMA）及其各类联邦子团队，极好地展现了下一级的救灾体系。[1] 但是，一旦有涉及流行性疾病或化学品接触的事件发生，疾病控制与预防中心（CDC）以及职业安全与健康管理局（OSHA）等相关机构就会参与救灾。一旦发生交通事故，可能还会牵扯到国家运输安全委员会（NTSB）和运输部（DOT）。若灾难的发生涉及恐怖事件或犯罪事件，那么，联邦调查局（FBI）和其他执法部门，如中央情报局（CIA）和美国联邦烟酒枪械管理局（ATF）等，在不久之后也将成为救灾部门与实际统领部门的一部分。

与此类政府救灾机构相似的是其他地方性救灾机构和区域性救灾机构。尽管每个机构都归属于事故指挥系统（ICS）的整体运营，但各个机构都有着各自不同的指挥结构。这些机构可能包括搜救队、重大事件应激晤谈队、警犬搜救物资、地区的空中医疗救护（直升机）方案、各种公用事业和建筑资产、物资和物流资源、宗教组织和其他机构等。这些机构可能是由志愿者组成的组织机构，也可能是需要支付给服务者一定费用的组织机构。组织机构的工作人员可能接受过良好的培训，训练有素；也可能是未经培训的生手。尽管在美国各地，事故的指挥通常由数个机构以不同的方式共同执行，但是在紧急救灾与演练战果报告中，事故指挥几乎总是以失败的进程被引用。[2-8] 1993 年，世贸中心爆炸案发生后，在一份精心批阅的战果报告中，事故指挥体系、跨司法管辖区和跨部门的救灾与通信问题均记录在案有据可查。[9] 在对美国哥伦拜恩高中校园枪击事件的调查过程中，关于"经验教训"一节的内容，有人这样指出："在这次行动中，消防部门的通信设施受到空前的压力……必须建立通信部门，使之能够处理其辖区范围内可能突发的大型紧急事件……我们所使用的标准便携式收音机，战术频率因超负荷使用而无法工作。指挥系统也遭遇了同样的问题[10]。"

在美国，由于人力资源和资产情况得到了大力宣传，因此，无论是针对可感知的紧急情况，还是真实的紧急状况，采取救灾措施已经成为公众的期盼。正是由于存在这种期盼，公众才越来越关注救灾的及时性和充足性。然而，人们对于此类公众的认知正在发生显著的改变，具体反映在联邦法庭根据哥伦拜恩高中校园枪击事件采取的紧急救灾措施，产生的一项重要举措上。在对此次校园枪击事件的调查结果中发现，标准的消防部门通信设施因不堪重负而崩溃。

紧急救灾机构的联邦案件给我们的启示是，在事故指挥系统（ICS）的实施和运用中，我们必须制定合理的护理标准。在某种特定情况下，在事故指挥系统（ICS）的执行过程中，凡是因救灾机构未能采取合理行动而导致受灾者受到的任何伤害，都由救灾机构负责。从传统意义上讲，政府和地方自治的救灾人员所依赖的地毯式保护，一直由《好撒玛利亚人法》和其他有限的免责律例决定。如今，这些地毯保护已被破坏，在一定程度上，实施合理紧急救灾的权利得到了加强。从理论上说，整体影响将提高紧急救灾人员在救灾过程中的责任意识。不过，结合本文的论点基础，Sanders 认为，紧急救灾系统所产生的影响还未被广泛接受。[11]

■ 历史回顾

在救灾过程中，因工作人员玩忽职守，对急救医疗服务产生的诉讼威胁几乎不存在。到目前为止，还没有报告一例起诉医疗保健人员在工作中玩忽职守的胜诉案件。然而，有关救灾期间对患者的护理和护理人员的安全问题，仍然是颇具争议的话题。该话题在一些具体情况中最容易出现：

1. 第一种情况：救灾人员在救灾过程中受伤或死亡。譬如，Linda Anderson 就属于这种情况。她曾是一名年轻的护士，但是在俄克拉荷马市联邦政府大楼的爆炸事件中，她为了抢救受灾者，闯入了危险区而不幸身亡。[12]

2. 第二种情况：公民在被迫接受净化、检疫、免疫或隔离时，认为自己的公民自由权受到了侵犯。

3. 第三种情况：救灾人员因第三方的玩忽职守而受伤。[13]

4. 第四种情况：具有生命体征的受灾者因没有得到适时的救治，而死于非致命的伤害。[11]

在哥伦拜恩高中校园枪击事件中，该学校教师 Dave Sanders 在试图疏散学生时，遭遇枪击。枪击事件发生后，师生无数次拨打 911 报警电话，但得到的回应永远是，救援人员将在 10 分钟内赶到。遗憾的是，直到下午 4 点钟，救援人员才姗姗来迟，而那时，Dave Sanders 已经死亡。[11]

通常情况下，在灾难中受伤的受灾者会起诉相关事故的责任机构，因此会受到律师团和广大救援者的广泛关注。在某种情况下，律师团不仅会考虑受害者受伤的首要原因（如飞机失事、火车相撞、建筑物坍塌或爆炸事件等），还会考虑任何继发性损伤的来源。因此，紧急救灾的关键是加强协调，提高紧急救灾人员的护理质量，确保符合相关所有法律、法规和标准的规定。

■ 关于法律

虽然在医疗服务中，专用的紧急救灾体系是近年来发展的成果，但我们必须明白，监管该救灾体系法定义务的法律绝不是最新制定的。事实上，这些法律和法规来自于几个世纪以来颁布的判例法、成文法和规章的逐步发展。这些适用于紧急救灾的法律、法规由传统的通用法、交通法和附加了联邦强制责任的规章条例组成。因此，了解过去几年中出现的法规来源以及应用程序，对于了解在紧急救灾应用中产生的法律责任和区别至关重要。

法律的渊源

美国的联邦宪法和各州的宪法是美国所有法律和个人权利的基础。根据宪法的规定，应设置立法机关，制定相关法律，并由法院作出司法解释，再由陪审团确定政府必须保护的事实与权利，最后，由政府的行政部门负责相关法律的执行。在过去的半个世纪里，出现了一种新的法律来源——行政法规。尽管在紧急救灾的责任讨论中，新的法律来源并没有严格区分政府立法机构与行政部门之间的区别，然而，宪法保护的权利却很少被拿来使用，无论是否要求陪审团参与审讯，并确定医疗事故的索赔。当个人认为政府的行为（即在灾难发生后，在某些特定情况下采取的戒严、强制隔离、强制检疫与消毒等措施）侵犯了宪法保护的个人权利时，上述情况会发生变化。在医疗领域，法律的主要来源一直是法院系统，主要体现在人际交往的权利和责任划分以及推动价格责任的陪审团制度方面。在一定程度上，立法机关曾试图改革医疗纠纷案件的法院体系并限制赔偿责任，同时制定新的标准和规定，新的标准和规定可能成为医疗责任事故索赔的基础。

法院的理念

国家的法院所行使的职责建立在一系列基础原则之上。了解这些原则对探讨紧急救灾和紧急护理人员的法定义务至关重要。

庭审地点

按照国家标准，大多数过失案件都是在州法院进行审判的。涉及"多样化"公民问题（如来自不同国家的居民或服务机构）、宪法或体制问题，或者涉及对联邦雇员的行为指控等案件除外。法庭必须遵循相关程序，由州法律确定案件相关方的权利，由过失方对其所造成的损失（资金损失）或不良影响进行赔付。

根据事故发生的县确定并组织州法庭。从案件提交地点（庭审地点）的社区选择陪审团。通常是在发生医疗责任事故的县，但是由于存在一些技术性问题，可能会导致一场事关究竟在何地审理案件，由哪位法官主持审判，或者是从何种类型的社区选择陪审团等法律论战。立案选择地点对案件的判决结果非常重要。在紧急救灾的情况下，由于案件中的医疗护理可能涉及不止一个州或县，因此增加了案件审理地点选择的复杂性。

判例法

在某种程度上，人们都盼望法庭在开庭前能够遵循既定先例的判决结果。这就是遵循先例。这种遵循先例所采用的法律程序通常被称为普通法或判例法。

法院的作用

美国的法律制度建立在多政府部门职责的基础上。立法机关负责立法，法院即在立法期间开始作为。如果法律的语言中存在含混之处，则由法院对法律作出解释。然而，法院常常根据评论家的观点，以歪曲或扩大立法机关语言的方式，在指定新的法规和解释方面起到更积极的作用。

现行的权力等级制度

并非所有的法律渊源都是平等的。权力的建立基于适用的法律渊源与法院体系，存在着明确的职权体系。在大多数司法体系中，由最高法庭——通常由美国的最高法庭对掌管的较低一级上诉法庭和审判法庭的所有问题作出决定。该州的最高法庭所作出的决定，只对该州的法庭有效，其他州法庭所作出的决定，可能也具备一定的影响力，但对于别州而言，不具备任何约束力。州上诉法院的决定通常只对作出决定的上诉法院控制范围内的审判法庭具有约束力。

地方一级的法院拥有能够调控该县法院程序的规则与条例。但是，主审法官的决定只对个案的当事人有约束力。在联邦法院体系中存在着同样的等级制度，而且其裁决受到相同联邦机构的约束力，这点与州体制非常相似。不同的是，裁决何时针对美国宪法作出解释，而且裁决通常受到联邦一级和州一级法律的控制。类似的区别还表现在，联邦法律优先或优越于州法律。联邦法院的决定对联邦法庭和其地域范围内或司法管辖范围内的州法庭有约束力。一旦某个州成为联邦法院诉讼案件的一方时，将采取不同的措施。联邦法院的裁决将由涉案的具体情况决定。

主审法官的作用

主审法官的作用表现为根据法律和案件的相关证据，按照一定程序对案件作出判决。通过对法庭文件中的各种元素作出裁决，由主审法官决定哪些问题允许在法庭上讨论。法官也在"发现"的过程中，决定各方可以利用的信息项目。

在审判期间，法官作为裁判不仅要确保双方遵守法庭的礼仪规则，此外，法官还以请求或反对的态度来决定需要出示的证据以及出示证据的方法等。证据的裁决结果通常会对案件的最终结果产生深远的影响。待证据出示完毕，双方律师作完终结辩论后，由法官向陪审团给予口头"指令"。该口头"指令"是书面指示的阅读程序，陪审团成员在商议判决结果时，可以运用这一程序。许多案件的结果都取决于这些指令的确切措辞。

宣判后，主审法官可以作出重新审理或者推翻陪审团结论的裁定。这些判后请求通常是为向上级法院提起上诉做准备的。一旦提起上诉，主审法官便失去了对此案件的管辖权，除非案件被上级法院驳回，并作出相应指示或者裁决。

陪审团的作用

在美国，大多数州和所有的联邦法院都允许过失侵权案件中的任何一方请求陪审团审案。陪审员的人数可能会因地区或司法管辖区的不同而存在差异。在选择陪审团成员方面，不同的法院遵循不同的程序。当案件由陪审团审案，而不是由法官审案（陪审团不参与的合议庭）时，案件的成本和复杂性都会急剧增加。但绝大多数的过失侵权案件都是陪审团审案。

在审判过程中，陪审团成员坐在庭审现场，听取证人的证词，查看实物证据，斟酌所有律师的论点，并且按照法官的指示遵循相关法律。在任何情况下，陪审团的决策必须建立在事实认定、证据确凿的基础上。这意味着陪审团必须确信给定的事实更为可靠，或可信度大于50%。陪审团被认为是法院系统的"良心"。它负责根据事实、证据和相关法律作出裁决，整个过程中不允许带有个人的同情心和偏见。

护理的标准

通常情况下，陪审团必须确定的重大事实是：案件中紧急救灾者实施的护理是否符合护理标准。在某种程度上基本确定了紧急救灾过程中施救人是否如诉讼中所声称的那样，因"玩忽职守而伤害"他人。

由同一类型的紧急救灾机构，根据法律、法规、判例法或标准证词制定护理的标准。例如，在哥伦拜恩枪击案中，所谓的未能适当使用事故指挥系统（ICS），导致了一场起诉市政紧急救灾的案件。一般来说，欲证明救灾机构玩忽职守，相同救灾专业机构的专家必须证明该救灾机构提供的护理服务不符合类似情况下预期的护理标准。各州对护理标准的定义各不相同，但在理念上，应该是在同种情况下，相同类型救灾机构预期、可接受最低限度的护理能力和护理水平。

法院对相关问题作出的法律裁决可能会影响陪审团对事实的裁决，我们将从陪审团通常要决定的以下四个方面探讨过失责任的概念。

1. 职责：紧急救灾机构与患者之间建立的联系，是否已明确了责任划分。

2. 违约：在某种程度上，未能履行职责的紧急救灾机构，所提供的专业护理是否达到标准护理。

3. 损伤：因紧急救灾机构的作为或者不作为，未能达到护理标准，导致受到法定事实上的伤害（生理伤害、心理伤害、财产损失或其他合法权利的损害），使伤情恶化，导致费用的产生或增加，或（在某些州）降低理想结果出现的机会。未能提供符合标准的护理与造成的损失之间是否有逻辑关系。

4. 损害赔偿：对于受灾者在未来可能遭受的伤害或蒙受的损失给予何种金钱赔偿。通常包括医疗费、住院治疗费、家庭护理费、误工费和精神损失费。

有关护理标准的问题将在以下关于紧急救灾职责的讨论中多次出现。

■ 适用于紧急救灾法律的基本概念

在任何与医疗体系相关的法律中，其重中之重在于患者对其基本权利选择的观念。任何具备完全民事行为且未受损伤的成年人均有权利选择（或拒绝）其将得到的任何医疗救助，哪怕他的选择看起来不符合逻辑或者可能导致伤亡。因医疗条件或受伤、中毒、精神疾病或不具备完全民事行为能力而无法表示同意的人，可在"默示同意"的理念下同意接受合理且必要的护理措施。在紧急情况下，"紧急异常"允许在未获得同意的情况下，提供护理、抢救和消毒服务。在发生核武器、放射性、化学或生物污染事件时，该问题就显得尤为重要，同时，要求对人们实行消毒、隔离，甚至可能对之采取一段时间的隔离措施。出于对公共健康和公共安全的考虑，他们并没有权利拒绝这种护理要求。即使有些组织承认，在紧急情况下，个人有拒绝接受护理的权利，但是绝大多数紧急救助机构建议，受到毒害污染的人员在未消毒之前不能离开现场。受到重伤的人员除外，他们应被送往医院进行紧急救护与消毒。这样就提出了两个选择权之中的一个。首先，允许个人冒着风险停留在污染区，当然，人们很可能不同意这样做。其次，在违背个人意愿的情况下，对其强行进行消毒，由此可能引发各种因限制人身自由、殴打和非法监禁等原因造成的索赔案件。值得强调的是，对于刑事或违反宪法指控的回应，起于非自愿的个人治疗。针对所发生的污染性事件，其目的是实现大规模消毒、隔离和检疫，以防止污染物的扩散，从而避免重大公共卫生灾难的发生。在这种情况下，个人的权利多由义务取代。

具备完全民事行为能力且未受损伤的成年人依法表示同意后，可得到相应的护理服务。然而，当涉及未成年人时，问题就围绕着由谁来表示赞同而展开了。本章的目的就是为了表明：在异常紧急的情况下，应始终遵循征得患者同意的要求，但是，无论是否已征得受灾人的正式同意，都必须开展救护护理与其他紧急救灾服务，甚至，能够在受灾者明确表示拒绝后仍为之提供救灾护理与其他紧急救灾服务。

■ 违规监管

由于各州监管违规的规章各不相同，其对责任产生的效果也不同。在一些州，若违规监管的存在导致产生了某种不良的后果，可以在不诉诸专家建立护理标准的情况下，采取设立常规医疗纠纷体系的方法。这种方法被称为"自身"的标准，如违反就是玩忽职守的确凿证据。其他州采用的是"表面上"的规则，这种规则能够将责任转移到被告方，以证明此类违规不属于玩忽职守。然而，无论是哪种情况，都肯定会对患者造成伤害。

并不是每次违规行为都会导致责任案件的发生。因此，如果没有很好地遵守维修规程，便不能成为玩忽职守索赔的理由，但是，却可能成为刑事或行政申诉案的基础。在立法机关或政府机构尚没有明确意图去创建安全标准的情况下，或是在这个问题上还没有能予以优先考虑的法院裁决，那么，就应该由受害方向法官证明规章的安全标准及其使用所产生的法律责任。

■ 法律责任的附加时间

在描述这种同时发生和重叠发生的医疗救灾时，通常会随之而来的问题是"法律责任在何时附加或分离？"

这个问题的答案是：在紧急救灾过程中，法律责任会流向任何一位可辨认身份的人。尽管美国公民承认，在紧急救灾过程中，救灾机构会提供有能力、训练有素的救灾人员维护现场的稳定，并且进行搜索、救援、医疗护理、安排输送，但是，这些都不是宪法阐明的公民权利。然而，参与救灾的群体或者志愿者必须了解如何提供安全有效的护理服务；同时，不能向"灾难无规则可言"之类的谣言屈服。虽然灾难的特点在于其不可预见性，但是，各种灾难卷土重来是有规律可循的，由此产生的大量研究被称为灾难流行病学。灾害流行病学涉及对曾经发生的类似灾难数据进行的回顾性采集与分析，同时对类似灾难事件管理的最佳实践作出了前瞻性思考。[14]

在确定杰斐逊县治安局的行为是否存在责任过失时，科罗拉多州法院仔细查阅了有关哥伦拜恩枪击案的资料，相关分析结果显示：在紧急救灾过程中，"权利"的准确性建立在非宪法的基础上。[11] 法院指出，救灾责任问题的核心（即在这种情况下，市政部门）主要考虑的问题是，任何特定的个人在面对紧急救灾时，是否有公认的"权利"。法院审查了传统的法律测试，其中首先确定是否有此项规定，"普遍适

用的权利是否受到……美国宪法第十四条修正案的保护"。第十四条修正案作出如下陈述[15]：任何国籍任何州……的任何法令、条例、规章、风俗或习惯的名义……直接或间接剥夺美国……任何公民受宪法或法律保障的权利、特权或豁免权的，应在法律、公平诉讼或其他适当的救济程序中，对受害方承担责任。

因此，Sanders 法院解释道，本节的原文制定于 1871 年，"在第十四条修正案的保护下，使个人或群体代表本州行使权力，专为权利受到侵犯的个人提供能够获取赔偿的办法。[11]"法庭承认，这项修正案的制定者显然设想它在特定情况下（如以州之行为故意、有意或存心剥夺个人的生命、自由或财产）能够提供一种补救的方法。大多数法院都已对此表示认定，Sanders 法院阐明，"第十四条修正案没有明确将扭曲的行为转化成违宪行为[16]。"相反，Sanders 法院指出，在一定程度上，第十四条修正案的确保护了公民不受政府（州、地方或市政）权利的"专制、辱骂或压迫[15]"。在定义紧急救灾中实施援助的权利基础时，Sanders 法院所阐明的基本原则是：第十四条修正案并没有赋予"政府援助明确的权利，即使这种援助对挽救生命、维护自由、保护财产利益而言是必需的，政府本身也不能剥夺个人的权利[17]"。因此，法院指出在一般情况下，面对紧急救灾，任何个人都没有严格基于宪法之上的权利。[11] 因此，在一般意义上，假设政府或政府的救灾机构所采取的救灾行动被认定符合护理标准，个人在一般情况下也无法因救灾中遭受伤害、救援失败或因其他紧急救灾行动遭受伤害而起诉政府或政府的救灾机构（或私人救灾机构）。

具体来说，Sanders 法院在其裁决中宣称，即使美国最高法院认为第十四修正案的正当程序条款"并没有将宪制上的责任强加于各州之上，使之保护个人免受暴力、火灾或紧急医疗救助中的其他侵害[17]。"根据其他州法院和联邦法院的先前决定，Sanders 法院表示，正当程序条款实际上"起到限制州行为和权力的作用，而不是有效维持最低安全与治安水准的保障。[11]"同样，正如前文所言，法院所依靠的优先决策也适用于"无责任"的一般性规则的免责条款，"无责任"的一般性规则也关注了一些紧急救灾机构。[18] 关于法院仰仗"特殊关系论"和"州引起或加强危险学说"的说法，这些将在下文中进行讨论，并将之作为一种潜在的工具，为紧急救灾中因救灾人员的作为或不作为而受到伤害的个人获得赔偿。

■ 紧急救灾法律义务的性质

特殊关系原则

法院接受的"特殊关系学说"是被公众认可且普遍接受的。该学说只适用于州、市级或其他政府机构限制个人"以自己为名义的行为自由，保护自己免受伤害"的情况下。[11] 此类限制可表现受制度化限制的精神病患者；限制活动，如在必要的运送期间，以医疗为目的给病患人员戴上手铐或限制其自由；或在监禁期间（进行的隔离与检疫）。[19] 因此，法院指出："正是政府对自由的限制引发了对第十四条修正案权利的异议，而不是创造一项宪法权力去保护其本身。"法院指出，多年来他们在具体限制级别的定义和解释方面作出很大努力，与监禁或制度化相似的是，这些足以让该州承担保护特定个人的责任。在大多数司法管辖区，如科罗拉多州的联邦第十巡回审判庭已接受了这一要求，即必须由受害方举证，证明政府官员为了根据特殊关系学说建立保护责任而实行的非自愿的限制行为。[21] 对于在政府机构领导下的非私有部门（市立）紧急救灾机构或私有救灾机构来说，一旦出现非自愿的限制行为，如紧急情况下实行的隔离、检疫、强制性消毒、周边戒严或强行隔离等，即承担相应责任。作为紧急救灾机构，如果打算限制个人或个人群体，那么，该救灾机构或机构群体自然应该对个人或群体承担保护责任。

因此，Sanders 法院承认"特殊关系论"这一例外，进一步讲，这会在逻辑上产生一种共识，即该州或该州主导的机构即使在面对已知风险的情况下，缺乏无意识的约束，也不会引发宪法上"保护责任的指控"。[11] 除非该州或该州的主导机构声称缺乏保护机制而导致与受伤个人之间存在着某种监管、限制或其他特殊关系。这些法院一致认为，正如 Sanders 案例中所指出的那样，任何保护个人的肯定性责任都必须来自于对个人自由活动的限制。这不仅仅是救灾机构对个人实际或潜在困境的了解，而是掌握对其活动的"克制"或限制。此外，人们通常认为紧急救灾者对风险对他人危害的了解与判断双方是否存在特殊关系没有必然联系。即使在紧急救灾人员能够合理预见不作为可能造成伤害的情况下，"明确的保护责任并不成立，除非或直到受害方能够证明限制了其自我保护能力的监管关系在事实上的确存在[22]"。

州创立或强调的危险学说

政府机构没有保护任何个人不受私人暴力行为侵害的义务，通常的第二个例外情况是："州创立"或"加强危险学说[11]"。全国的法院都在考虑，哪些州的行为会"带来或加强"危险存在以及建立保护机制这一问题。[23] 例如，一些法院已经明确表示：驾驶高速行驶的汽车，造成骑自行车者、其他驾驶人员或路人受伤的警察，应为其给他人带来的特殊伤害负责。很明显，有关政府责任的问题悬而未决，因为该州使其人民置身于危险之中，或使市民更容易受到危险的侵害。[24] 因此，人们通常认为该州的行为者所创造的环境实际上是危险的，他们也一定知道这种环境是危险的，要想让他们承担相应的责任，他们必须使用他们的权力去创造一个本不存在的机会。"如果给原告带来的危害存在于该州干预行为之前，那么，即使该州将原告推到了面临同样危险的处境，该州也不会对之负责，因为该风险本来就存在。[11]" 一般情况下，如果受害方不能证明被告方的某些安抚行动为受害者个人带来危险或增加危险的存在，法院会驳回原告的诉讼请求。[18] 根据 Uhlrig 测试分析，要判断政府机构是否给受害方带来危险或增加危险，必须作出以下证明：

1. 受害方是否是特别指定的群体中受限制的一员；

2. 紧急救灾人员的行为是否使原告面临较大的风险、受到严重或直接的伤害；

3. 受害方所面临的风险是否明显，受害方是否对风险有所了解；

4. 紧急救灾机构是否鲁莽行事，毫不顾忌风险的存在。

总体看来，这种行为是否能冲击联邦法官的内心，使之"良心发现"。

受害方还必须表明，该州机构和个体救灾机构以某种方式引起或增加了危险的存在。

■ 紧急救灾人员的法律保护：现实政策

《志愿者保护法案》

1997 年，美国前总统克林顿将同年颁布的《志愿者保护法案》（VPA）签署成为法律，旨在为非营利组织保护下服务的志愿者提供法律赔偿责任的豁免权。[25] 与其他任何州法律相比，该法律享有优先权。"在一定范围内，这些法律的内容会与该法案的内容相冲突"，在这种情况下，任何州都可以选择比《志愿者保护法案》（VPA）更有保护力的法律，而对于保护力度比较小的州法律来说，需要优先选择《志愿者保护法案》（VPA）。然而，《志愿者保护法案》（VPA）规定，一些条款必须写入州法律，其中包括要求各州非营利机构设置风险管理程序，并且为非营利组织志愿者的行为提供替代责任。从本质上来看，《志愿者保护法案》（VPA）在某种情况下，为那些在非营利组织服务的志愿者提供有限豁免权。享受有限豁免权必须符合下列条件。当非营利组织的志愿者因粗心大意或墨守成规造成过失被起诉时，《志愿者保护法案》（VPA）将为志愿者提供豁免权。值得注意的是，该法案不为非营利组织本身提供豁免权。法律只保护那些以志愿者身份代表非营利机构行事的个人。同时，在州法律可能会追究志愿者个人责任时，优先参考《志愿者保护法案》（VPA）。《志愿者保护法案》（VPA）只适用于501（c）（3）和501（C）（4）非营利组织中无偿服务的志愿者。该豁免权是有限的豁免权，只保护志愿者免于遭受因普通过失招致的索赔诉讼，而不保护志愿者因重大行为过失、故意行为、肆虐行为、鲁莽行为或犯罪行为而遭受的索赔诉讼。《志愿者保护法案》（VPA）不包括任何蓄意的、故意的或能够证明对个人权利或安全公然漠视蔑视的行为。

《志愿者保护法案》（VPA）的一项条款规定：在采取救援的过程中，确保受到非营利组织志愿者无心伤害的第三方获取充足的伤害赔偿，同时，为这些志愿者提供个人豁免权。在其志愿者根据法案获得豁免权之前，这部分法案允许该州设立一个慈善机构，"由志愿者代表该组织机构行使救灾，同时为救灾中受到志愿者伤害的个人的康复提供经济上的安全保障"。具有足够限制的通用责任政策被认为是复苏的经济安全保障。

有限豁免权

有限豁免权的核心内容是客观合理。从救灾机构的角度来看，在特定时间、相同或相似的情况下，紧急救灾机构只要在合理的范围内采取救灾行动，就不会承担任何责任。联邦灾难医疗援助队（DMATs）也同样享有政府的豁免权。因为，他们被认为是受雇于联邦政府的联邦机构，当他们参与部署并在灾难环境中提供护理服务时，他们履行的职责是紧急救灾。有些人认为，《好撒玛利亚人法》和其他豁免律例为

紧急救灾中"能做到最好的"医疗护理提供了地毯式的保护，从而促进了急需时的志愿服务。但是，在紧急救灾方面，尽管救灾如期而至，人员训练有素，或者甚至高出专业水准，人们对于这种保护的力度和豁免权的充分性等话题，仍然提出许多问题。虽然，有些人自信地认为，应用于救灾之中的《好撒玛利亚人法》与其他豁免律例和法律，发挥了极好的作用。但是，值得注意且有趣的是，迄今为止还没有任何一项研究能够证明这一理论：正是迫于责任的重重压力，志愿者才不乐意参与救灾行动。地毯式保护的另一方面是，它为救灾期间不符合标准的做法打开了大门。因为，即使他们没有采取合理的行为方式，他们也不用担心法律的影响。政府的救灾机构，如市政消防、警局和紧急医疗服务机构（EMS），在法律责任方面都受到一定数量的限制。目前，在紧急救灾方面，还没有出现公认的权利。因此，即使不采取救灾行为，也无责任可言。若医护人员在职责范围内实施医疗护理存在争议，《联邦民事侵权赔偿法》（FTCA）[26]可让联邦政府对其员工的不作为负责。与通则相对的是，联邦政府在责任方面有绝对的豁免权。因此，根据《联邦民事侵权赔偿法》（FTCA），在相同的情况下，联邦政府能够以个人身份，根据案件所在法律管辖区的法律规定承担赔偿责任。《联邦民事侵权赔偿法》（FTCA）限制了在其保护伞下能够得到赔付的损害类型和赔付金额，并在索赔方面设置了一些程序性障碍。此外，《联邦民事侵权赔偿法》（FTCA）中还提到了有关放弃豁免权的例外情况。根据在法规或规章的执行过程中出现的种种作为或者不作为，若尽责尽心的护理起到了一定作用，对于强制性检疫隔离所引起的伤害，有明令禁止对其要求索赔。其他提到紧急事务管理豁免权与后果管理豁免权的联邦法案包括《罗伯特·斯塔福德救灾和紧急援助法案》和《国土安全法》[27]。尽管这些律例旨在免除政府和救灾机构的责任，但是却显示出政府和救灾机构的鲁莽、玩忽职守或不守信。军事侵权赔偿法旨在为服兵役期间造成人身伤害或死亡的人提供赔偿。该法案包括向玩忽职守的行为提出索赔要求，或针对联邦雇员在其职责范围内的玩忽职守提出索赔要求以及根据军队的非战斗性活动提出索赔要求，如训练与演习等。也存在相似类型的州级豁免律例和市级豁免律例。

综上所述，有限豁免权的基本原则已确定。然而，由于豁免律例的目的是限制民事责任的风险，因

此，可能给各级政府的运作带来有害的影响。[28] 一些自主性决策，诸如政府机构的应急管理和救灾难免会影响到个人生活。有时，政府机构尽管是出于好意，并且付诸细致的实践活动，同样会产生不良的影响，但是，这些问题已由法院妥善解决。[11] 而且，在紧急情况下作出的决定，在一定程度上来说，难免是不完美的，因此是可以理解的。[11] 在紧急事务管理中，必须在承受巨大压力情况下，在匆忙和不确定的氛围中作出决定。尽管紧急救灾机构在事后为自己的每一个行为所造成的损害性后果承担责任，但是对于紧急救灾来说，只起到寒蝉效应的效果。有限的豁免权使州、市级和联邦紧急救灾机构能够自由行使公正的判决，保护"所有人，明显不称职者或知法犯法者除外"[31]。综上所述，虽然可能承担的责任越来越多，但只在有限的情况下，政府、市立或（某些州）私立的紧急救灾机构才对因玩忽职守导致他人受到伤害的结果负责。要证明玩忽职守行为的存在，就必须证明"招致危险的情形"、"特殊关系"或渎职行为的存在导致其蓄意或鲁莽行为引发对责任问题的思考。

■ 隐患

1. 假设灾难的发生是没有规则可言的；

2. 没有制订灾难紧急救灾计划；

3. 假设因乐善好施或其他有限的豁免权而不能起诉某人；

4. 行为超出了执业证书或资格证书规定的范围；

5. 在救灾中未能针对发现的问题作出相应的改变；

6. 未能对每次救灾行动作出评定，也未能发现改进的机遇；

7. 将任何一次紧急救灾 / 演练中吸取的"经验教训"作为一种逆喻手法；

8. 无法采纳或实行综合事故指挥系统（ICS）。

参 考 文 献

1. Federal Emergency Management Agency. Terrorism training resources. Available at：http：//training.fema.gov.

2. Reinvestigation into the death of Daniel Rohrbough at Columbine High School on April 20，1999，Executive Summary. Available at：http：//news.findlaw.com/hdocs/docs/columbine/columbine41702 shrfrpt.pdf.

3. Kallson G. Collapse of Coalinga. J Emerg Serv. 1983；8（7）：26-7.

4. Kems DE. EMS response to a major aircraft incident in Sioux City，Iowa. Prehospital Disaster Med. 1990；5（2）：159-66.

5. Morris GP. The Kenner air disaster. A 727 falls into a New Orleans suburb. J Emerg Med Serv. 1982；7（9）：58-65.

6. Nordberg M. United Flight 232：the story behind the rescue.Emerg Med Serv. 1989；18（10）：15，22-31.

7. Okumura T，Takasu N，Ishimatsu S，et al. 1996 Report on 640 victims of the Tokyo subway sarin attack. Ann Emerg Med. 1996；28（2）：129-35.

8. National Transportation Safety Board. Collision of Two Canadian National/Illinois Central Railway Trains Near Clarkston，Michigan. Washington，DC：U.S. Government Printing Office；2002. NTSB Publication No. PB2002-916304.

9. Federal Emergency Management Agency，US Fire Administration，National Fire Data Center. The World Trade Center Bombing：Report and Analysis. Available at：http：//www.usfa.fema.gov/ downloads/pdf/publications/tr-076.pdf.

10. El Paso County Sheriff's Office. Reinvestigation into the death of Daniel Rohrbough at Columbine High School on April 20，1999，Executive Summary. Available at：http：//news.findlaw.com/ hdocs/docs/columbine/columbine41702shrfrpt.pdf.

11. Angela Sanders，et al.，v The Board of County Commissioners of the County of Jefferson Colorado，et al，. 192 F Supp 2d 1094.

12. CBS News. Victims of the Murrah Building Bombing. Rebecca Needham Anderson. Available at：http：//www.cbsnews.com/sto- ries/2000/04/14/national/main184045.shtml.

13. Worcester Cold Storage firemen sue the building owner. Available at：http：//www.firehouse.com/worcester/26_APsuit.html.

14. Auf der Heide E. Resource Management in Disaster Response. St.Louis：Mosby；1989.

15. Fourteenth Amendment，42 USC 1983.

16. Daniels v Williams，474 US 327，331（1986）.

17. DeShaney，489 US 196.

18. Uhlrig v Harder，64 F3d 567（1995）.

19. City of Revere v Mass General Hosp.，463 US 239（1983）.

20. Youngblood v Romero，457 U.S. 307（1982）.

21. Leibson，73 F3d 276.

22. Reed v Gardner，986 F2d 1122.

23. Medina v City and County of Denver，960 F2d 1493.

24. L.W. V. Grubbs，974 F2d 119.

25. Pub L No. 105-19（Volunteer Protection Act）.

26. Biotech.law.lsu.edu/cases/immunity/ftca.hat.

27. US Department of Homeland Security. Available at：http：//www.dhs. gov/dhspublic/.

28. Harlow v Fitzgerald，457 US 800.

11　美国的救灾机构

Jerry L. Mothershead

对紧急的突发事件和灾难及时应对，保护人民的生命、健康和财产安全是政府的职责。在美国，由各州长代替总统对其公民的健康和福利负责，因为州长掌握更宽泛的治安权，其中包括为保护公众安全而号召人群疏散、征用私人财产、要求实行检疫以及采取其他行动的各类地方政权。[1]紧急救灾由当地政府机构在界定的司法管辖区（例如，城镇、市区和县城）实施。地方政府确定其物资需求后，由州政府负责根据州一级或联邦一级的可利用资源进行物资需求协调与分配。

本文将对美国紧急事件与灾难管理的发展进程展开讨论并对本国的现行救灾机构进行概述。

■ 历史回顾

早期：1776~1945 年

首例有史料记载的联邦政府救灾事件可追溯到1803 年，当时新罕布什尔州政府要求为一系列毁灭性火灾事件的善后工作提供资金援助。

在随后的 150 年里，地方一级以上的各政府机构对重大突发事件和灾难作出响应的特点只能用亡羊补牢来形容。通常，重大事件发生后，外部物资会从邻近社区纷纷运达，从而使事态得到控制。重建工作通常进展缓慢，州政府鼓励地方社区向其申请经济援助。只有州政府无力或不愿向这些地方社区给予帮助时，联邦政府才会参与进来。那样，通常需要联邦立法授权支出补充资金，以协助相关的州与社区。

由于某些类型的灾难发生频率较高，当灾难发生的频率和严重程度足以引起全国关注时，国会将设立一个办事处或派出机构以解决此类灾害引发的一系列

问题。因此，在 20 世纪上半叶，美国成立了复兴银行公司，旨在提供特定类型的灾后贷款。而公共道路局针对交通基础设施的损毁提供了资金。另外，通过了《防洪法》，此项法案赋予美国陆军工程兵团更多落实防洪工程的权力。这种失控且混乱的方法在第二次世界大战结束前一直有效。[2]

民防时代：1945~1974 年

现代应急管理的发展始于 20 世纪 50 年代，与此同时美国通过了两项联邦立法：①《民防法》，旨在为保卫民防抵御敌特攻击提供资金援助方案（避难所方案和救灾医院一揽子计划等）；②《赈灾法》，旨在向州和地方政府提供公共基础设施修复、重建的资金。[3]

20 世纪 50 年代和 60 年代，保卫民防抵御敌特攻击，尤其是核攻击（如 1961 年的古巴导弹危机）是联邦政府的首要任务。与此同时，州政府和地方政府正在与重大自然灾害进行积极抗争：如发生在阿拉斯加州的大地震（1964 年）、贝齐飓风（1965 年）和卡米尔飓风（1969 年）。联邦民防资金大大超过了为自然灾害供应的备用资金，根据联邦要求，禁止将民防基金用于自然灾害的备灾。

与此同时，有关灾难响应的各种研究和指导方针初见端倪。20 世纪 70 年代初，南加利福尼亚州发生的一系列严重荒地野火促使国会开展了"潜在紧急事故火灾抢救资源系统（FIRESCOPE）"这一基金资助项目，使事故管理系统（IMS）这一概念从中发展起来。国家消防协会（NFPA）制定了灾难管理的首个标准，主要针对医疗设施的备灾。（J. Kerr，个人通信，加拿大渥太华，2000 年）

关于灾难研究的首次评估发生于1975年，它对灾害研究团体的研究成果进行了总结。[4]

州与联邦救灾之间的协调：1974~2001年

20世纪70年代，全国州长协会（NGA）号召对零碎的联邦民防和灾难援助计划进行梳理以提高效率。1974年，美国国会通过了《罗伯特·斯塔福德救灾和紧急援助法案》，该法案统一了民防与灾难援助方案的各项联邦资金。[5]1979年，卡特总统成立了联邦紧急事务管理署（FEMA），作为灾难响应各行政部门的总体协调机构。[6]州一级也作出了这方面的努力，建立了州应急管理机构或与之功能相似的办公室。

20世纪70年代和80年代建立的联邦紧急事务管理署（FEMA）以及颁布的各项执行方案改善了联邦救灾响应状况，但总体而言，权力和职责的划分还不明晰，有时甚至存在争议。为了解决这些冲突，并促成一项协调一致、可应对救灾的方案，美国制定了联邦救灾计划（FRP），并将之作为主要的组织指导原则，为26个联邦成员机构和美国红十字会安排各自的作用和职责。这26个联邦成员机构和美国红十字会的主要任务是：在重大危机事件来临之际提供紧急援助。[7]虽然几经修改，但联邦救灾计划并没有解决所有的救灾和协调问题。为了应对各种灾难，还制定了多种联邦计划，其中包括联邦放射性紧急事态应对计划（FRERP）及国家石油和有害物质污染的应急计划，通常被称为国家突发事件计划（NCP）。

在未进行协调干预的情况下，连续出现了不同的问题。其中之一就是州政府和联邦政府的救灾物资的运送常常被延误。全国州长协会（NGA）成功游说国会颁布《应急管理互助契约》（EMAC）[8]的立法。对于示范性州民防立法颇具影响力的首个修正案于20世纪50年代通过。这项立法为救灾期间州与州之间的资源共享建立了雏形。

在世纪之交，协调自然灾害与技术性灾难事件的救灾与灾后重建的框架机构分为州和联邦两个级别。遗憾的是，对灾难管理办法的主要修订将再次面对新的问题。

新千年，新的威胁：2001年之后

恐怖主义于20世纪90年代降临美国，并于1993年第一次袭击了美国的世贸中心，接着，又于1995年炸毁了俄克拉荷马市市中心的联邦政府大楼。在国际上，恐怖组织的队伍在不断地扩大，而恐怖者的行为也变得更具杀伤力。除常规武器外，恐怖组织还使用能造成更大伤害的化学、生物和放射性物质，并将恐怖威胁的矛头指向平民以及过去曾经受到攻击的政治领袖或行业泰斗。1994年，日本的"奥姆真理教"教派试图使用沙林神经毒剂袭击当地的地方法官，虽然最终没有取得成功，但却在1995年成功地袭击了东京地铁站的乘客。1998年，美国驻非洲两个大使馆遭遇了爆炸事件，随后美国军舰"科尔号"遇袭。

这一系列事件引起了联邦政府行政部门和立法部门的关注。克林顿政府（1992~2000年）颁布了一系列行政命令，即总统决策指令（PDD），并且制定联邦法规，增加防御姿态，以保护美国和其公民不受到恐怖袭击。在联邦机构中设立新的办事机构，包括司法部、卫生和人类服务部及国防部。其中最具影响力的立法是《防御大规模杀伤性武器法》[9]，通常被称为《Nunn-Lugar-Domenici立法》。为地方救灾人员提供设备和培训资源，从而减轻大规模杀伤性武器（WMD）事件造成的影响，这也是制定该法的目的之一。

尽管这些举措显赫一时，但事实证明，在抵御恐怖袭击事件方面，我们做得还远远不够。2001年9月11日的恐怖袭击事件，不仅完全摧毁了纽约的世贸中心，极大地破坏了五角大楼，还造成了近3000人的死亡。一个月以后，美国又遭受了炭疽杆菌（炭疽）攻击事件，毒素开始通过美国的邮政系统传播，造成了11人死亡，11人受感染。总之，这些事件的发生促使美国联邦政府历经了自成立以来的数次重大整改。

■ 救灾的现行概念

2001年发生的恐怖事件向美国政府发出了冲击波。美国政府在恐怖事件发生后的前3个月内，引入了新的反恐立法，从而使新的反恐立法的数目超过了十年前的总和。布什当选美国总统后，继续发出了一系列新的行政指令以及行政指令的修改指令，现统称为国土安全总统指令。该指令号召对行政机构进行变革，以反对恐怖主义造成的威胁。全面增加国内和国际"全球反恐战争"的资金支持，不包括在阿富汗战争和伊拉克战争中的开支。

想要更好地了解美国的紧急事务管理系统，必须先了解美国各级政府在灾难缓解、备灾、救灾和灾后重建中所发挥的作用和责任，并且认识到美国各政府机构在备灾和救灾方面发挥着不同的职能。在救灾和灾后重建阶段，指定的紧急事务管理机构负责协调同级组织和机构内的日常减灾与备灾工作，与政府级别无关。指定的紧急事务管理机构也可成为州与联邦救灾机构不同层次之间相互协调的连接点。

地方级别的紧急事务管理

由于每个州都有下属的司法管辖区，司法管辖区的设立常常会受到地域的限制，因此，地方紧急事务管理可能会发生在城市、乡村、城镇、郊县或（在某些州）教区一级。在很大程度上，人们对于紧急备灾与救灾的重视程度取决于司法管辖区内的人口总数，对该地区实际威胁度的感知以及人口集中度。然而，归根结底，紧急事务管理在实质上还是资金问题。

行政／管理官员负责紧急事务的管理与运营，与司法管辖区的类型无关。该官员也可以是社区的安全官员、消防队长或警察局局长。其主要职责是在社区范围内组建一个多民主的组织模式，从而将各个不同的救灾与灾后重建机构结合起来，包括有害物质处理团队、消防服务机构、执法机构、城乡或地区卫生部门和公共工程部门等机构。

州级别的紧急事务管理

美国的 50 个州和 6 个地区都有紧急事务管理机构，紧急事务管理机构属州政府行政分支监管。在大多数情况下，这些机构是能够独立存在的机构，或者能够越来越多地纳入该州的国民警卫机构中。州紧急事务管理机构（SEMA）对以下内容负责：对低一级管辖区的紧急事务管理机构进行规范、培训和监督；协同其他州一级组织和机构协调备灾与计划活动；管理和分发州或联邦紧急事务管理专项资金。在某些州，与灾难相关的组织机构，如州紧急医疗服务队（EMS）办公室，是州紧急事务管理机构（SEMA）的一部分。在全国范围内，此类下属机构绝不相同。

在救灾和灾后重建的运营过程中，州紧急事务管理机构（SEMA）通常在州一级紧急行动中心进行整体运营的协助工作，并向联邦协调官员提供联络人员（现场的联邦紧急事务管理人），收到来自地方紧急事务管理机构（EMA）的援助请求，并向地方紧急事务管理人提供州级资源（包括人员和物资）和专业知识与技能。

各州除了依靠自身资源外，还可以向其他应急管理互助契约（EMAC）的缔约州请求援助。最初，虽然只有几个州签订了此项协议，但在 2001 年的恐怖袭击事件发生之后，几乎所有的州和地区都已签订了此项立法。根据《应急管理互助契约》（EMAC），州政府可以向其他缔约州请求人力和物资援助。如果可以，援助州可向该州政府提供以上资源，前提条件是请求州要求援助人员提供合适的法律保护，并对援助州所提供的资源进行偿还。根据《应急管理互助契约》（EMAC）的实际措辞与附件内容，此类资源可以包括国民警卫队或非国家机关的医务人员。

最后，尤其是美国东部地区的一些州，已经与加拿大的一些省份签署了国际应急管理互助契约（EMAC），允许进行跨国界的资源共享。

联邦一级的紧急事务管理

除非受影响州的州长要求总统作出全国性灾害宣告，否则灾难的严重程度鲜能达到全国性灾难事件的标准，且必须经过核准后，才可执行已协定的联邦救灾计划。然而，每个可能参与救灾的联邦机构仍然能够行使其自主权，并直接回应联邦救灾计划之外的援助请求。例如，在石油泄漏事件中，对于石油泄漏不符合国家紧急临界值标准的，环保局可以在清理行动中提供专家给予援助。同样，疾病控制与预防中心可以调动其流行病学调查服务队，对暴发的传染性疾病协助进行评估与遏制。然而，在这种情况下，用以偿还机构的资金流将超出总统级灾难宣告中规定的资金内容，可能会耗尽州或机构的资源。

美国国土安全部

由于美国国土安全部（DHS）在紧急事务管理的整体联邦一级中起到举足轻重的作用，因此必须了解美国国土安全部（DHS）当前的组织机构和功能。最初，美国国土安全部（DHS）被授权作为总统的咨询机构；然而，却逐渐朝着"国土安全"这一概念的方向慢慢发展，并在国会的推进下，成为只关注美国国土安全问题的联邦机构。2002 年 11 月，布什总统签署了《2002 年国土安全法（H.R.5005）》[10]，将美国国土安全部（DHS）作为内阁级的执行机构建立起来。美国国土安全部（DHS）下辖 22 个机构和18 万名员工，将多个联邦职能机构整合成一个致力于保护美国的单一机构。美国国土安全部（DHS）下属的机构有：新建的交通运输安全管理局、美国海岸警备队和联邦紧急事务管理署（FEMA）等。尽管美国联邦紧急事务管理署（FEMA）依然保持其作为美国所有救灾机构牵头协调机构的传统角色，但受到美国国土安全部（DHS）的监督。授予美国国土安全部（DHS）秘书特别权力，包括授权其在某些紧急情况下，根据《斯塔福德法案》开始联邦救灾行动，无须事先与总统磋商。

美国国土安全部（DHS）是围绕四个主要功能指挥部以及一个支援和管理指挥部组建起来的：

1. 科学和技术指挥部在研究和开发方面协调各部门所作出的努力，包括为全方位恐怖威胁进行的备灾与救灾，其中也涉及大规模杀伤性武器（WMD）。

2. 信息分析与基础设施保护指挥部对危害家园的情报进行评估，发出警告并采取适当的预防和保护行动。

3. 边境与运输安全指挥部负责维护边界和运输系统的安全，是美国运输安全管理局、美国前海关总署、（发挥边境安全职能的）前移民归化局、动植物卫生检验局和联邦执法培训中心等机构的所在地。

4. 紧急事件的备灾与救灾指挥部确保美国已做好备灾准备，并且具备从恐怖袭击、自然灾害或技术性灾难中复苏的能力。美国联邦紧急事务管理署（FEMA）于 2003 年被纳入该指挥部，但仍保留其名称，尤其是在救灾行动期间，在一定程度上保留了其自主权。

需要由总统宣布进入灾难状态的国家灾难和紧急事件后，所有的救灾措施都在美国国土安全部（DHS）的协调范围内进行。在这种情况下，联邦紧急事务管理署（FEMA）在执行救灾和复苏方案方面发挥着国土安全部（DHS）运营部门的作用，并在两个最近颁布的文件框架内［即国家应急预案（NRP）和国家事故管理系统（NIMS）］行使与此相关的职能。

国家应急计划

2003 年 2 月 28 日，总统发布了国土安全第 5 号总统令[12]，以加强美国管理国内事件的能力。为了实施这一指令，美国国土安全部（DHS）秘书长号召制订统一且全面的联邦紧急行动计划（EOP）。该国家应急预案（NRP）[13]在形式上与早期国家应急预案相同，并将之与以下的特定危险紧急行动计划（EOPs）连接起来：

1. 联邦救灾计划（FRP）[14]；
2. 美国政府国际反恐应急计划[15]；
3. 联邦放射性紧急事态应对计划[16]；
4. 大规模移民应急预案；
5. 国家应急计划[17]。

根据国家应急预案（NRP），联邦紧急事务管理署（FEMA）起到总体协调联邦支援的作用。然而，根据国家应急预案（NRP）的构成，可以看出支援从属于 15 个不同的紧急事件支援职能单位（ESF），见表 11-1。由于这些支援职能单位的资源和专长可能存在于多个联邦机构，因此就需要紧急事件支援职能单位（ESF）协调机构、初级机构（通常情况下与协调机构相同）以及多个二级（支援）机构对各个紧急事件支援职能单位进行协调。

表 11-1　紧急事件支援职能单位

紧急事件支援（ESF）职能单位编号	功能区
1	交通
2	通信
3	公共建设/工程
4	消防
5	紧急事务管理
6	大众保健与住房
7	资源协助
8	公共卫生与医疗服务
9	城市搜索与救援
10	石油与有害物质
11	农业和自然资源
12	能源
13	公众安全及治安
14	重建与缓解
15	对外交流

国难当头之时，将启动总部级别的各类紧急行动中心、监督机构与政策制定机构，总部级别的机构不仅包括美国国土安全部（DHS），还包括其他联邦机构。地区救灾协调中心（RRCC）是负责与州/本地运营经理互动的总指挥办公室。在地方/区域层面，主要的协调办公室现被称为联合指挥办公室（JFO）。联合指挥办公室（JFO）负责协调联邦、州、地方、部落、非政府和私营部门救灾机构地方性组织与协调工作。除了联邦、国防和州陆军校级军官外，联合指

挥办公室的主要员工来自紧急事件支援职能（ESF）协调机构和其他州代表。

国家事故管理系统

美国国土安全第五号总统令（行政命令）呼吁建立标准化的事件管理系统，从而有利于多联邦、州和地方救灾组织之间的互通性和融合性。国家事故管理系统（NIMS）[18]为国家应急预案（NRP）的实施提供了标准化体系。国家事故管理系统（NIMS）提供了一个稳固且又灵活的全国性框架。在框架范围内，无论灾难事件的大小、起因和复杂性关系，地方、州和联邦各级的政府和私营部门不仅能够有效地开展工作，还能有效地意识到备灾、防灾、救灾和灾后重建的重要性。在联邦政府行政部门的所有机构内强制要求使用国家事故管理系统（NIMS）。虽然并未强制州和地方的司法管辖区使用国家事故管理系统（NIMS），但是用于救灾和国土安全的联邦资金方案与这些司法管辖区在备灾、规划与救灾方面是否使用国家事故管理系统（NIMS）有直接关系。

■ 结论

迄今为止，紧急事务管理已历经200余年的演变。随着美国国土安全部（DHS）的创立，这个颇具权威的中央行政机关负责监督所有联邦紧急事务的管理活动，使之前从未实现的协同与合作得以实现。与此同时，在救灾和灾后重建期，倡导并完善紧急事务管理在国家和地方各级提出的方案，承诺实现更好的等级融合。

虽然紧急事务管理中已存在一些标准，但是美国仍然需制定一些更有意义的可衡量标准。尽管在教育和培训方面均有所改善，但依然没有达到紧急事务管理各级所要求的程度。大多数社区仍然缺乏关键性物资与资源。除此之外，像大众保健问题、环境恢复和担保运营等问题还尚未得到解决。

在过去的几年中，美国已经建立了一个框架体系，并且取得了很大进展，未来有可能取得更大进展。

参 考 文 献

1. Pine J. A Review of State Emergency Management Statutes.Washington，DC：Federal Emergency Management Agency；1989：8.

2. Federal Emergency Management Agency. FEMA history. Available at：http：//www.fema.gov/about/history.shtm.

3. LaValla P, Stoffel R. Blueprint for Community Emergency Manage-ment：A Text for Managing Emergency Operations. Olympia, WA：Emergency Response Institute；1983.

4. White GF, Haas JE. Assessment of Research on Natural Hazards, Cambridge：MIT Press, 1975.

5. Robert T. Stafford Disaster Relief and Emergency Assistance Act, as amended by Pub L No. 106-390, October 30，2000. Available at http：//www.fema.gov/library/stafact.shtm.

6. Drabek T. The evolution of emergency management. In Drabek T, Hoetmer G, eds. Principles and Practices for Local Government. Washington, DC：International City Management Association；1991：17.

7. Federal Emergency Management Agency. Federal Response Plan. Washington，DC：Government Printing Office；Document 9230.1-PL：Supersedes FEMA 229（April 1992）.

8. National Emergency Management Association. Emergency Manage-ment Assistance Compact. Available at：http：//www.emacweb.org/.

9. Pub L No. 104-201（Defense Against Weapons of Mass Destruction Act of 1996）.

10. U.S. Citizenship and Immigration Services. HR 5005 Homeland Security Act of 2002. Available at：http：//uscis.gov/graphics/ hr5005.pdf.

11. U.S. Department of Homeland Security. The Department of Homeland Security. Available at：http：//www.dhs.gov/interweb/ assetlibrary/book.pdf.

12. The White House. Homeland Security Presidential Directive/ HSPD-5. Available at：http：//www.dhs.gov/dhspublic/display? theme=42&content=496.

13. U.S. Department of Homeland Security. Initial National Response Plan fact sheet. Available at：http：//www.dhs.gov/dhspublic/dis- play?theme=43&content=1936.

14. U.S. Department of Homeland Security. Emergencies and disasters：planning and prevention：National Response Plan. Available at：http：//www.fema.gov/rrr/frp/.

15. Federal Emergency Management Agency. U.S. Government Intera- gency Domestic Terrorism Concept of Operations Plan. Available at：http：//fema.gov/pdf/rrr/conplan/conplan.pdf.

16. U.S. Department of Homeland Security. Federal Radiological Emergency Response Plan（FRERP）—Operational Plan. Available at：http：//www.fas.org/nuke/guide/usa/doctrine/national/frerp.htm.

17. Environmental Protection Agency. National Contingency Plan overview. Available at：http：//www.epa.gov/oilspill/ncpover.htm.

18. U.S. Department of Homeland Security. National Incident Management System. Available at：http：//www.dhs.gov/dhspub-lic/display?theme=51&content=3423.

12 地方灾难救援

Jerry L. Mothershead

所有的灾难都是地方灾难。不论何种类型、何种震级、是否持续，地震都会给地区带来影响。因此，地区救灾人员是出现在灾难现场的首批人群，也是救灾资源和救灾组织撤离灾难现场后开展灾后恢复工作的人员。

在不同类型的灾难中，公共安全是由不同的政府机构、公共组织和私营组织负责的，而维护基础设施的目的则是拯救生命、保护财产、为相关人群确认和重建基本服务设施。这些目标的优先选择过程和协调过程需要这些救灾组织和灾后重建组织的领导人员及普通成员之间进行协调、合作和谅解。

一般来说，美国的这些社会服务设施是按照行政管辖权区域的框架组织而成的，整体协调工作由行政管辖区的行政机构执行。遗憾的是，该种政府机构系统在美国并没有完全建立起来。总体框架通常包括各郡内的大都市区（如城市和城镇），而郡是由州政府管辖的。但是，很多州事实上只是联合体，郡可能会被教区代替，而且一些州认为城镇或者独立的城市并不从属于周边的郡。

因此，任何单一的地方救灾计划都不会适用于所有地区。确切地说，本文将重点介绍功能单位和概念性的组织结构、救灾流程、救灾责任，重点强调相关概念，而不再介绍细节方面的问题。

■ 地方政府

人们公认，紧急事件和灾难的保护工作、预防工作以及救灾工作都是政府部门的责任。鉴于各种因素，地方管辖区既没有应对紧急事件的制度，也没有与周边社区联合为更大规模的紧急事件提供全面应急管理的能力。当然，人口规模较大的管辖区更倾向于设立独立的办公室，以协调防灾、减灾，规划救灾功能。在这里，我们将这样的办公室称为应急管理办公室。

然而，即使是在独立的功能区，依然会涉及多个政府机构。执法部门只是其中一个例子。城市通常拥有独立的警察局，警察局局长则直接接受市管理人员的监督（如市长、市议会）。但是，如果这个城市隶属于某个郡管辖，那么，该城市范围内的某些执法职责也将由郡警长办公室履行，而州警局可能会负责其他任务或者执行相同任务。该城市可能还拥有一个具有联邦执法和调查两项责任的联邦调查局（FBI）地方办事处，社区中还应包括入境港口和其他联邦执法机构，如海关与边境保护局和美国公民与移民服务机构，上述机构在辖区内也可能拥有一定的权力。

公共卫生和医疗服务的责任更加混乱。所有的州都设有隶属于州政府行政部门的公共卫生部门。一方面，公共卫生基础设施可能包含各地区、各县、各区及各市可能存在的公共卫生办公室。公共卫生组织的成员都是政府雇员；另一方面，医疗护理可能成为各个组织的责任。美国现在仅存极少数的公共卫生医院，大部分住院治疗与护理都是由不受独立管辖边界限制的私人医院出于营利或公益目的提供的。在所有社区，医生办公室和不属于任何一所医院的独立诊所都很常见。渐渐地，独立实验室、其他诊断中心和其他医疗服务也开始出现，它们不属于较大的医疗保健体系，却是医疗保健网络的组成部分。紧急医疗服务（EMS），可由消防应急服务、独立政府机构、医院或签约的服务人员提供，且多个紧急医疗服务

（EMS）人员，可为个人或多个管辖区服务。紧急医疗服务（EMS）及消防应急服务可能是收费的事业机构、志愿团体或复合团体。在全州范围内，紧急医疗服务（EMS）可归属于公共卫生部门、紧急事务管理署或其他州立组织机构的责任范围。

根据国家应急预案（NRP）的范例，灾难发生时可能需要的主要职责有 15 项。[1] 在联邦政府支持的情况下，已确定一个独立的联邦机构或组织担任主要协调单位，负责向州政府和地方政府提供这种功能保障（注：部分州有额外的州级主要职责）。这 15 项主要职责，通常由当地单位负责提供，都已列入表 12-1 中。最重要的不是某个具体组织，因为不同管辖区的组织可能不同；而是一些地方级别的组织或单位已被分配了主要协调职责，并拥有必要的资源（物力、人力和财力），可在紧急情况下或在有要求时获得外部资源，并把外部资源纳入该功能组织的流程和框架的情况下，把上述资源提供给这些服务项目，用于服务项目的重建和维护。

表 12-1　社区基本功能

功　　能	责任机构
运输	市政工程部
通信	
市政工程	市政工程部
消防	消防及紧急服务部
突发事件管理	地方紧急事务管理署
公共保健	
资源提供	各部门
公共卫生和医疗	司法管辖区的公共健康部
城市搜索与救援	消防及紧急服务部
石油泄漏和有害物质	消防及紧急服务部
农业和自然资源	
能源	
公共安全与治安	司法管辖区的执法机构
恢复和减灾	各部门
外部通信	区域紧急预警机构

注：表中的空白处表示，该功能通常不属于当地管辖办公室或机构的责任，或政府尚未作出责任安排。

细读表 12-1 就能看出，应急管理非但离不开各级地方政府机构和组织，而且，若要实现救灾完全有效，非政府和行业组织的参与也很有必要。电力、照明及天然气资源和服务几乎完全由私营企业专门提供。与公众的重要沟通要靠当地新闻的媒体机构和电信公司合作完成。

■ 辅助组织和能力

当务之急是在紧急救灾的准备和规划中，考虑到当地全部资源的全面核算。该指令由地方应急规划委员会（LEPC）在普通的大众论坛中发出。根据《紧急规划和社区知情权法案》的规定，强制设立地方应急规划委员会和州应急响应委员会（SERC）。[2]

该法案要求每个州设立一个州应急响应委员会。[3] 美国的 50 个州及其领土和属地已成立该委员会。印第安部落可以成立一个独立的州应急响应委员会，或作为该部落所在州的州应急响应委员会的一部分。

在一些州，现有的机构已组成了州应急响应委员会，例如，州环保机构、应急管理机构、交通运输机构及公共卫生机构。而在其他州，州应急响应委员会是新的组织，成员代表来自公共机构与部门、各种民间团体和协会。州应急响应委员会的职责如下：

1. 建立地方应急规划区；

2. 协调州应急响应委员会的活动；

3. 审查地方应急响应预案；

4. 监测与危险物品相关的立法和信息管理；

5. 了解大宗已知有毒工业材料的存放位置；

6. 根据应急预案和社区知情权法案，建立用于接收和处理公众对信息收集要求的程序；

7. 对不遵守报告要求的设施业主或操作员提起民事诉讼。

地方应急规划委员会一般包括来自执法部门、民防部门、消防部门、应急管理体系、公共卫生部门、地方交通部门、通信和传媒机构，涉及有毒工业材料处理和医疗团体机构的民选官员和代表[4]以及广大市民代表。地方应急规划委员会的首要职责是对化学突发事件制订计划、进行备灾和应对。地方应急规划委员会必须对所有有害物质进行识别和定位；为化学事故的应对及时制定程序方案；确立方法并告知市民必须采取的行动；对藏匿有毒工业材料的企业和工厂进行协调，制定和检测应对方案。地方应急规划委员会还将接收由地方机构提供的紧急泄漏情况和危险化学品的库存信息，并必须把这一信息公之于众。地方应急规划委员会作为社区的一个焦点，向其提供进行有害物质、应急预案、健康和环境风险方面的信息讨论。

■ 地方资源

城市医疗反应系统（MMRS）计划的目标之一就

是力图把所有潜在的救灾能力凝聚到协作功能区。[5]在卫生和医疗支持的情况下，这种功能拓展远远超出了应急管理系统、医院医疗和地方管辖区公共卫生的传统界限。根据城市医疗反应系统的范例，一个或多个司法管辖区应联合起来，根据更多的区域性解决办法优化对资源的利用，以造福所有公民。对于超负荷救灾能力和对紧急情况的反应能力的所有功能元素则再怎么强调也不为过。一个部门的脱节或失败，甚至可能导致整个范围内的救灾受阻以及理想救灾方案的匮乏。[6]

除了传统的机构和组织外，还有许多额外资源可用于应对突发公共卫生事件或其他严重影响健康的灾难。包括私人组织、公司和其他企业通过志愿者组织或社会招募相应的志愿者。其他医疗或辅助资源的部分目录已列于表12-2中。在地方规划中重要的是招募、培训以及编目所有潜在的参与组织、机构和个人；优化利用这些资源的合作规划；对此类人员和组织进行培训，创立一个有凝聚力的救灾组织。有凝聚力的志愿服务对区域应急管理人员来说是一个重要的辅助，但为了优化使用这些资源，有必要制定相应的使用规划。

表 12-2　社区医疗资源的来源

应急管理系统/交通运输	门诊设备
救护车公司	医生办公室
医院救护车	物理治疗中心
军事领域的救护车	紧急护理诊所
空中救护服务	牙科诊所
校车	
交通服务	**后勤**
出租车服务	药房
	医疗供应中心
诊断检查服务	百货公司
独立实验室	家具城
诊断中心	
透析单位	**专职医疗人员**
	兽医
	医科学生
住院设施	护理专业学生
养老院	专职医疗培训中心
康复中心	医疗探测器单位
戒毒中心	学校/职业卫生护士
宾馆	
健身房	

需要特别提出的一个组织是国家减灾活动志愿组织（NVOAD）[8]。国家减灾活动志愿组织协调多个组织共同救灾。这些组织在灾难发生之前就集合完毕，有效减少了重复，可以提供更高效的服务。经证明，这种共同努力是各种志愿者和组织共同救灾的最有效方式。

医疗后备队（MRC）是近期由美国卫生和人类服务部（DHHS）资助、通过卫生局局长办公室提出的一项倡议。[9]医疗后备队计划的使命是建立地方志愿者医疗和公共卫生专业人员队伍，其中专业人员可以全年和在危机时期贡献他们的技能和专业知识。医疗后备队计划办公室是社区信息交流的中心，同时也是"最佳范例"。医疗后备队由当地医疗和公共健康的志愿者组成，志愿者可以在如流行性感冒、化学品泄漏或发生恐怖主义行为的紧急情况下为所在社区提供帮助。医疗后备队（MRC）机构以社区为基础，是市民服务队的专用部门和全国志愿者网络，致力于确保他们的家庭、房屋和社区远离恐怖主义、犯罪和各种灾难。市民服务队、美国志愿队、老年人志愿队以及和平团都是美国"自由军团"的一部分，促进整个美国的志愿精神和服务。

■ 地方救灾的操作概念

因为任何一个灾难都有其自身的特点，所以救灾中的实际操作概念将根据实际情况而变化。但是，对一些影响救灾的基本概念，应急管理人员和规划人员应加以重视。

社区警报

对即将发生的事件有足够的预警能力是社区为灾难做好准备的前提。遗憾的是，很多灾难都未能被各种形式的探测器提早预测到，或对灾难的分析报告还没有达到可以根据报告采取适当行动的程度。文献中有证据表明，"错误的"警报实际上会阻碍接下来的社区行动，"狼来了的故事"就是经常发生的典型事例。

大多数警报都由政府机构发出。大多数传播和分送系统由私营公司管理运营，同时还需要有效的公私合作伙伴关系。威胁侦测和预警通信技术正在大踏步地前进。随着前置期和可靠性的改善，警报对社会的贡献也越来越大。

如果希望有效，警报应及时传达给且仅传达给处于危险中的每个人，无论他们当时在做什么或在任何地方。引起人们关注和鼓励人们采取适当措施需要一定的时机。如果人们在发出警报之前已经对危险有所了解并且已经制订了行动计划，则最有可能对警报作出适当的回应。警报必须以多元化的社会中大家都能理解的方式发出。必须使用单一的、一致的、容易理解的术语，在某些社区中，可能还需要用多种语言发布警报。如果预警的事件没有发生，人们很可能会关闭警报装置。

以下是失败或无效的警报实例：

1.1994年3月27日，阿拉巴马州：龙卷风造成20名礼拜者在礼拜中丧生。警报在龙卷风袭击教堂的12分钟前已经发出。尽管是通过电子媒体发出，但教堂附近没有一人收到警报。

2.1998年2月22日至23日，佛罗里达州，龙卷风致42人死亡。国家气象局发出了14个龙卷风警报，因为人们都已经入睡，所以大部分人都没有收到警报。

为了使人们能收到警报，需根据人们从事的活动采用不同的警报装置。有效的预警系统也应该有备用装置。1998年5月31日，发生在南达科他州的龙卷风致6人死亡。风暴使电力系统瘫痪，造成警报器故障。

救灾现场行动

救灾组织的当务之急是保全生命。这不仅包括针对受灾者的搜索和救援、解救、检伤分类、现场治疗、运送及彻底的治疗和康复行动，还包括通过遏制灾难，防止群体经受进一步的危险。

灾难必须得到控制。在有害物质蔓延的情况下，很容易认识到这一点。但这种观念适用于任何灾难。可以从地理上（架设防洪堤坝）加以控制，也可以在灾区内部进行控制（例如，暴乱、抢劫或恶意破坏是某些灾难频繁的后遗症）。上述抢劫等行为实际上象征着二级灾难或群体灾难。在传染性疾病渐进暴发的情况下（例如，由传染原造成的传染性疾病，如麻疹、流感或天花），控制疾病传播是公共健康的主要目标。如果在灾难前期没有对灾难加以控制，经济和生命会遭受更大的损失。

凡是能够想到的能够抢救和治疗直接受灾人员的所有行动，都必须优先于财产的抢救或保护。按有优先次序排列包括：

1. **搜索与营救**：在有危险物品（HazMat）的环境下，危险化学物品处理队进入"危险区"时有可能

已经是事件发生后一个小时了。因此，轻伤员可以先行自行处理并在重伤员之前寻求治疗，这就会导致地区医院出现"轻伤员和重伤员集中分布"的双峰分布情况。

2. **受灾者检伤分类**：此项工作可能需要在多个操作阶段完成。传统的检伤分类以外伤为依据，而这种分类方式不一定最适合化学或生物事件的受灾者。

3. **消毒，特别是在已知有毒物质事故中的消毒**：几年前进行的一个调查[10]显示，在医院接受治疗的有毒物质事故的受灾者，只有18%在未到达医院之前接受消毒。1995年，沙林毒气袭击东京，近600名患者在事件发生后的45分钟内到达St.Luke医院，其中没有一人事先消过毒（幸运的是，大多数受灾者不需要消毒）。尽管如此，许多医院工作人员在对受灾者进行治疗和评估时，还是检查了受灾人员的神经毒剂接触症状。

4. **受灾者的现场治疗**：大部分受灾伤者不会在现场停留很长时间接受院前检伤分类和治疗。留在现场的通常是受伤最严重的伤者，在救援物资到达之前没有能力离开现场。但是，同样有趣的是，一些研究最近已经质疑等待救援的受灾者的治疗效果。[11]在一项研究中，那些等待应急管理体系机构救援的受灾者的发病率和死亡率明显高于那些被以最快速度送到社区医院的受灾者。

5. **受灾者的运送**：伤员运送也是灾难处理中比较复杂的一个方面。虽然距离最近的医院可能配备有最好的医疗设施，但如果其他伤情严重的受灾者已使其不堪重负，那么紧急医疗服务指挥部将需要调用"首批候选医院"[12]。伤势严重的受灾人员在能够提供救治的医院间调配不适用就近原则时，采用上述做法。

6. **对受灾者进行重新检伤分类和接受定点医疗救治机构**：必须通过相关程序和政策应对受灾人员骤增的情况，同时也应准备接受受到影响但并不属于群体伤亡事件的人员。

真正的群体伤亡事件会使应急救灾人员不堪重负。大多数应急救灾人员和紧急医疗服务人员都受过简单的检伤分类和快速治疗（START）的培训。[13]培训内容包括评估精神状态、呼吸情况及外周静脉灌注药物，可以在短短30秒内完成，仅允许进行最低层面的治疗和头部复位治疗，以降低呼吸道阻力和伤口包扎防止大出血。

现场的救护车和车辆控制都是需要考虑的重要事

项。1979 年，Avianca 飞机在长岛失事，很多救援车辆自发前来救援，以至于离开的车辆无法驶上通往现场的唯一一条车道。所有到达现场的车辆都须转移到车道外的停靠区域，且车上至少需要留一名工作人员。

受污染车辆的残留污染或在密闭空间治疗的伤者身上散发的气体会对伤者和工作人员构成危险。一般情况下，情况稳定的患者应在运送到治疗地点之前，在现场进行全面消毒。情况不稳定的患者应进行大致消毒，可能只需要脱去衣物并与其他受灾人员一起等待运送到治疗地点。车辆一旦运送了可能受到污染的患者，则在内外全部清洗干净前应视为受污染车辆。

接收机构的注意事项

接收机构必须有能力为潜在患者进行消毒，还应有足够的空间让患者停留一段时间，即便这些患者终会被转移到别处。

拥有多家医院的社区应制订首批候选医院计划。该计划可根据总受灾人数要求配置医院资源。如果就近的医院已经人满为患，而稍远的医院仍有大量空余资源，那么这时如果坚持选择前者对于受灾者而言并非明智之举。整个医院系统对受灾者合理分配将为最多患者提供最大化利益，这也可以理解为交通分流的模式。

在规划过程中，医疗机构必须确定如何为应对患者数量激增迅速扩大自己的服务。这就需要通过召回人员、紧急招募志愿者、取消选择程序和请情况稳定的患者提前出院等方式增加人力。这也意味着可以有额外的空间安放病床，例如，帆布床、担架、自助食堂、其他开放空间以及一些日间外科诊所。虽然在美国的历史上，医院没有发生过救灾物资短缺的情况，但在外部供给到达之前，还是应储备一些物资用来响应灾难处理。

首先，必须保护救灾机构。如果救灾机构受到污染，将危及整个救灾过程。救灾机构应有权宜的集体保护方法，还必须安排安全人员进行使用权限控制。

公共福利问题

覆盖范围广泛的灾难会使该地域的人们流离失所。根据地理位置、社区的社会经济状况、灾难类型、警报的充分性（根据人口数量），这不一定会成为问题。

1. **避难所：** 由于收到飓风警报而撤离的东海海岸居民，大多都会转移到居住在内陆的朋友或亲人家里，内陆这片广阔的地域并未因为流动人口的激增而受到较大影响。尽管如此，那些尚未疏散或没有亲属的受灾人员，可能会被迫待在避难所。

2. **医疗保健：** 我们必须谨记，因为灾难的关系，无家可归的受灾人员会有额外需求，而这些人中的部分人员也可能有自己的特殊需求，特别是生活在养老院或康复中心的人员，或者大量长期患病者更是如此。

3. **家庭援助方案：** 这一点在灾难刚发生的时候显得尤为重要。身在外地的人希望知道自己的亲人是安全的。对在灾难中失散的家庭来说，重新安置是个重要问题。在此期间，必须随时为幸存者准备治疗方案。

■ 地方救灾问题

紧急响应的各个阶段受许多跨领域事宜或功能的影响，具体包括：

1. 紧急行动中心和指挥所的设立以及人员配备；

2. 有效统一的或伴随的指挥系统操作；

3. 机构内部和机构间的通信；

4. 有效的物力和人力资源管理；

5. 不同部门对与外部机构的快速无缝整合的反应能力，无论是通过谅解备忘录，或是通过激活州或联邦应急反应计划；

6. 媒体，可以立即到达并且有信息需求（有效的媒体关系将在行动后审查时发挥作用；同时，公众会有信息上的需求，并可能在信息和指导上都有需求）；

7. 在犯罪或恐怖行为造成的灾难事件中，犯罪现场调查员和重要管理机构之间的合作将与法庭问题一样重要；

8. 从职业安全及健康管理标准的应用到责任问题，都涉及法律问题；

9. 最后，根据具体的灾难和社会各界的响应，可能会有控制骚乱人群，安装防暴装置和犯罪现场之外的其他执法机构职能的问题。

■ 结论

地方应对灾难是最后的决战。有效的规划、准备和救灾需要对所有可用资源进行鉴定和分类，对来自不同组织的人员进行教育和培训以及可以无缝整合这些资产的救灾机构。

参 考 文 献

1. U.S. Department of Homeland Security. National Response Plan. Available at : http : //www.dhs.gov/dhspublic/interapp/editorial/editorial_0566.xml.

2. U.S. Environmental Protection Agency. Emergency Planning and Community Right to Know Act, 42 USC 11001 et seq. 1986.http : //www.epa.gov/region5/defs/html/epcia.htm.

3. State Emergency Response Commission. Available at : http : //www.lepcinfoexchange.com/sercpages.html.

4. U.S. Environmental Protection Agency. Local Emergency Planning Committee (LEPC) Database. Available at : http : //www.epa.gov/ceppo/lepclist.htm.

5. Metropolitan Medical Response System. Available at : https : //www.mmrs.fema.gov/default.aspx.

6. Hick JL, Hanfling D, Burstein JL, et al. Health care facility and community strategies for patient care surge capacity. Ann Emerg Med. September 2004 ; 44 (3) : 253-61.

7. Cone DC, Weir SD, Bogucki S. Convergent volunteerism. Ann Emerg Med. December 2003 ; 42 (6) : 847.

8. National Voluntary Organizations Active in Disaster. Available at : http : //www.nvoad.org/.

9. Medical Reserve Corps. Available at : http : //www.medicalreservecorps.gov/.

10. Okumura T, Ninomiya N, Ohta M. The chemical disaster response system in Japan. Prehospital Disaster Med. July-September 2003 ; 18 (3) : 189-92.

11. Demetriades D, Chan L, Cornwell E, et al. Paramedic vs private transportation of trauma patients. Effect on outcome. Arch Surg. February 1996 ; 131 (2) : 133-8.

12. Auf der Heide E. Disaster Response : Principles of Preparation and Coordination. St. Louis : Mosby ; 1989.

13. Bozeman WP. Mass casualty incident triage. Ann Emerg Med. April 2003 ; 41 (4) : 582-3.

13 救灾规划：州级计划与响应

Esther H. Chen，Bruce Y. Lee，Jerry L. Mothershead

州级救灾管理在过去的 15 年里发生了巨大变化。州级政府已经从联邦政府的范畴中走了出来，并发展了自己的救灾系统，已成为保护自己的公民不受灾难侵袭的保护伞。因为各州可以行使其对社区灾难防治方案的权力，还可以调动联邦资源，所以已成为灾难规划和救灾的核心。2001 年 9 月 11 日世界贸易中心和五角大楼被袭击后，打击恐怖主义成为州级政府工作的另一个焦点。然而，对所有灾害的全面应急管理仍然是各州应急响应部门的主要目标。本文将对一个具有代表性的州级应急管理组织和有关州级法律法规进行讨论，并对"9·11"事件以后的一些具体政策变化进行解读。

■ 历史回顾

第二次世界大战之前，大多数州并没有专业的救灾组织或系统，主要依靠少许的联邦计划进行灾后援助。在第二次世界大战至 20 世纪 70 年代之间，联邦政府相继成立了一些机构，如 1946 年成立的传染性疾病中心（疾病控制与预防中心的前身）和 1953 年成立的卫生、教育部和福利部；20 世纪 60 年代为处理内乱，通过了联邦法律；20 世纪 70 年代经历劫机事件后，改善了各州之间的交流，并进一步促进了各州救灾方案之间的统一性。[1]1974 年，国家应急管理协会成立，分享各州应对自然灾害的经验，同时提供州际援助。[2]然而，灾害管理仍然相对分散，直到 1979 年，卡特总统建立了联邦应急管理署（FEMA）以巩固联邦救灾，并协调地方、州和国家的防灾和减灾工作。[3-5]1986 年，《应急规划和社区知情权法案》（EPCRA）强制各州成立自己的应急管理机构（EMAS）或委员会，以对州和地方灾难作出规划和应对。[6-7]现在，各州和地方政府负责保护自己管辖范围内的公民。目前，美国 50 个州均设有应急管理机构（EMAS），同时有 23 个州已在联邦的协助下，建立了州国土安全部。[7-9]

■ 现行政策

应急管理基础设施

应急管理机构

州级应急管理机构负责协调州级救灾工作，并辅助地方政府做好灾难发生前的规划和灾后救援工作以及接受外部援助。传统的应急管理机构包含几个州和地方机构，并由一名受州长监督的主管负责（表 13-1）。州长是首席执行人员，被授权宣布进

表 13-1 应急管理委员会

参与者	描述
州长	首席执行官：宣布灾害紧急情况，指示各州级机构和地方机构提供援助，并暂停在州灾难紧急情况下会妨碍行动的所有法规或条令
主管 州级机构	配合其他州机构的主管协调该州的灾难管理活动副官长
行政人员	委员，国家警察 检察长 国家消防部部长 主管，应急服务机构 卫生部部长 环境保护部部长 运输部部长 农业部部长 公共福利部部长 劳动和工业部部长

入紧急状态，动员州和地方机构提供援助，并暂停在州灾难中会妨碍行动的法规或条令。一些州有很多与灾难相关的资源，且很多州已经建立了应急管理委员会。[10]

应急管理机构还负责对具体灾难进行及时、系统的救助，开展州紧急行动计划（EOP）。[11]州级紧急行动计划（EOP）通常有三个主要组成部分：一个安排具体救灾任务的实施计划，一个部署资源的行动计划和一个长期的资源需求计划。

所有州级应急管理方案的常见应急准备要素包括：

1. **通信**：包括救灾人员的通知和全州范围内通信体系结构的维护和测试。

2. **危险意识**：有关自然灾害的信息旨在让公众了解安全简单的预防措施。个别州还发布有关减灾的信息。[5, 12]

3. **灾前准备**：社区备灾采用双层方式。以地方标准，州级资金用来建立临时住所，对有害物质进行适当的处理，制定应急救灾措施。该信息旨在为群众提供疏散程序、灾难供应资源和家庭应急计划。个别州甚至已经开发了针对儿童的资源。[13-14]

4. **训练和演习**：通常与由联邦紧急事务管理署（FEMA）开发的课程相结合，开发应急救灾方案以及提供管理人员和技术培训。在社区层面提供抗灾训练和演习。

5. **威胁警报**：应急管理机构就自然和技术性威胁提供日常建议和警告，为应急管理人员提供更具体的潜在灾难信息。

6. **应急资源**：应急管理机构保存一份可用急救管理资源的现有提纲。

7. **区域规划**：地方和社区政府拥有自己的紧急行动计划，并可以使用国家资源传播公众安全信息、安排训练演习、定期评估其社区的灾害风险。

州级应急管理机构的代表通常是州紧急行动中心的运营主管，在全州范围的灾害事件发生时，负责协调各州的救灾活动。

州级紧急救灾委员会

《应急规划和社区知情权法案》（EPCRA）规定，州级紧急救灾委员会（SERC）包括应急管理机构主管、州级机构主管（如卫生部、交通部、粮食和农业部）和地方应急规划委员会（LEPC）的代表。州级紧急救灾委员会（SERC）的职责包括：建立和监督地方应急规划委员会（LEPC）、向公众提供有害物质的信息及审查该州和地方的应急救灾预案。

国土安全部

随着联邦国土安全部（DHS）的发展，23个州拥有独立的州级国土安全部，不受EMA司法管辖。州级国土安全部主管直接由州长领导，协调用于恐怖主义侦查、预防、应对和恢复州及地方的资源，并且为了保护市民的安全，有充分的权力指挥所有可用的州级机构和地方机构。其他州级方案包括：

1. **州级安全计划**：各州都有自己的安全计划，安全计划提供了一个提高保护公民免受恐怖主义侵袭能力的框架。

2. **安全补助资金**：各州可以分配联邦基金，用于加强所有致力于恐怖主义防备准备和培训。

3. **公民防备**：向公众提供与准备应对潜在的恐怖行动相关信息，对公民进行潜在化学、生物和放射性材料辐射防护的培训。

4. **训练**：根据社区和州级标准提供训练方案。紧急医疗队须受过识别生物、化学和放射性材料辐射以及应对大规模人员伤亡事件的培训。

保持国家应急管理机构和国土安全部相互独立有一定的优越性。两个独立的、规模较小的精简机构可以专注于各自的领域，并培训必要的专业知识，效率高于承担责任范围更大的一个单一机构。两个独立但类似的机构也意味着，一个机构无法履行其职责时，还有备用资源可以利用。组织文化和员工都不相同的两个独立机构也可以就同一问题提供不同的观点。

另一方面，保持国家应急管理机构和国土安全部相互独立也有其缺点。两个不同的机构可能产生多余的服务和职员，大大增加了成本。而且，对任何应急管理基础设施来说都至关重要的沟通问题[15]可能会受到这两个部门独立行政壁垒的阻碍。此外，管辖事宜的划分并不总是很清楚，尤其是不能立即确定是负责生物恐怖主义还是自然灾害，或是两者都要负责。另外，不同的措施和见解可能会引起冲突和混淆。

国民警卫队

州级国民警卫队建立于殖民地时期，由总副官管理，由国家空中警卫队和国家陆军警卫队组成，负责在战争期间保护公民，在紧急情况下提供援助，具有州政府和联邦政府双重职责。[16] 根据国家规定其任务是：保护生命、恢复财产、维护和平与公共安全。不受联邦控制时，警卫人员可由负责应急管理的州长调遣。[17-18] 国民警卫队提供额外的人力、联邦培训和联邦资源。然而，依靠国民警卫队也有其潜在的风险。国民警卫队的其他职责，可能会使其实用性受到限制，尤其是在战争时期。即使有警卫人员，警卫人员的集合和响应也需要时间。此外，在和平时期，各州可能没有与国民警卫队合作的经验，使得在危机发生时，各州不能对其进行有效利用。警卫人员也必须与不熟悉的州和地方人员及资源协同工作。另外，竞争大和晋升机会少可能会影响国民警卫队招募和保留足够的专业人员。

卫生部

各州都设有一个卫生部（DOH），其任务是提供公共卫生监测，应对医疗事故或公众健康威胁。卫生部通常对以下州级机构和州级方案具有管辖权：

1. **紧急医疗服务（EMS）**：地方紧急医疗服务体系为灾难提供应急人员。资金用于救灾人员的培训、灾难伤亡事件的车辆装备及在本地资源不足时协调地区和州际紧急医疗服务（EMS）系统。

2. **社区卫生服务区**：支持的方案包括传染性疾病的报告和检测、提供免疫接种与促进社区的公众健康和环境卫生。健康中心的人员都已受过识别和控制生物恐怖袭击和疾病的培训。

3. **公共卫生监测**：卫生部负责公共卫生疾病的监测（包括由生物恐怖袭击引起的疾病）和联系相应的联邦机构。

4. **环境健康流行病学**：包括对环境毒素、化学和物理制剂的监测以及生物监测。

5. **医院组织**：在紧急情况下，卫生部有权调用医务人员，并从医院获得药品和医疗用品。卫生部还负责协调应急管理和医疗组织。

6. **国家战略储备**：州卫生部，在生物恐怖袭击或其他突发公共卫生事件的情况下，负责对公众的集中预防和疫苗接种活动进行监督和协调。

紧急医疗服务（EMS）机构

州紧急医疗服务机构负责监管全州范围内的EMS系统，确保及时、适当的入院前护理。州紧急医疗服务机构还负责管理州内灾害的入院前急救和提供资金支持备灾工作。该机构的一些具体角色和职责如下：

1. **紧急医疗服务系统开发**：该机构根据社会的需求，负责评估和改善多个区域和地方的EMS系统，为开发新的EMS系统提供资源，为全州的EMS系统制定标准，并审查地方EMS计划。

2. **创伤系统开发**：该机构设定州级创伤系统标准，还按照不断变化的社会需求对创伤系统进行评估，指定创伤中心，并为不断提高服务质量，对重大创伤挂号处进行审查。

3. **教育和培训**：医院护理系统所有方面的标准都由州级机构制定。州级机构还须为地区EMS提供人员审查课程安排，制订一个全州范围内的EMS交流计划，并为急救培训计划制定标准。

4. **备灾和救灾**：州紧急医疗服务机构负责制定或协助当地卫生机构建立应急预案，形成并协调全州范围内的互助制度，并通过训练和演习对这些协议进行测试。

5. **公共教育和信息**：发布EMS系统相关的信息，以促进公众认识其在社会中的作用。

州立医院组织

每个州的医院、卫生系统及长期的护理机构已经形成了一个集体协会。该协会的目的是改善其社区的医疗保健服务，为社区的公民提供医疗保健途径和完善法律法规。该组织就公共卫生政策问题代表其成员向州政府和联邦政府及国家组织请求援助，促进医护人员和领导的专业发展，并促进其员工之间的沟通。此外，该组织还在医院协调备灾并制定准则，包括备灾相关的准则。

州立法

救灾

自2001年以来，美国已颁布了无数联邦法律和州法律、行政指令及应对恐怖主义、国土安全和后果管理的法规，但随着《罗伯特·斯塔福德救灾和紧急援助法案》的通过，1974年颁布了联邦救灾援助的第一部综合法。[20] 联邦应急计划是《罗伯特·斯塔福德救灾和紧急援助法案》的一个运作组成部分，[21-22] 于2004年12月变更为国家应急计划。[23] 可部署的联邦资源包括：灾情评估、医疗人员和设备以及应急通信。《罗伯特·斯塔福德救灾和紧急援助法案》和

EPCRA 是联邦救灾援助政策的支柱，本书在其他章节中有所介绍。

在 EPCRA 获得通过前后，各州也都通过了自己的应急服务法，赋予了州长紧急权力，在紧急情况下向各州机构分配职能，并为灾害管理授权调动所有地方资源和州内资源。通过该法和其他法规，州长通常获得授权在该州处于紧急情况时制定或暂停任何法规，采办灾害期间各州和地方所需的资源，如有必要，动员国民警卫队和私营人员，在其他通信方式不可用的情况下，使用新闻通讯社。

由于许多州都缺乏独自应对重大灾难的资源，因此，美国国会于 1996 年通过了《应急管理互助契约》（EMAC），以使各州在任何灾难中都能相互支持。[24]每一个签订《应急管理互助契约》的州可以就任何紧急情况向签订《应急管理互助契约》的另一个州请求工作人员（包括国民警卫队）和物质资源。提出请求的一方负责承担所有外州人员的法律责任及产生的所有费用。签订《应急管理互助契约》的州均可以拒绝另一个州的请求。截至 2005 年 5 月，美国已有 48 个州（加利福尼亚和夏威夷除外）签署了这项协议。

突发公共卫生事件应对

联邦法律明确了联邦及各州的公共卫生职责。美国卫生和人类服务部（DHHS）负责控制传染性疾病对美国边境的威胁，开展疾病监测和生物医学研究，并在灾害期间提供医疗援助。2001 年后，在美国卫生和人类服务部的带领下，大多数州都建立了公共卫生机构办公室，具体负责突发公共卫生事件的准备和应对方案。根据《公共健康服务法》，各州和地方卫生部可能需要应邀协助对传染性疾病的检疫，需要对自身参加卫生相关活动的人员进行培训，可以在突发卫生事件期间请求美国卫生和人类服务部提供临时援助。[25]

虽然大多数州已有现成的公共卫生和灾害相关法律和法规，足以应对多数紧急情况，但 2001 年秋天的炭疽事件之后，政府对这些规范进行了系统的审查，发现了一些缺陷，已经为疾病控制与预防中心编写了《州紧急卫生权力法案范本》（MSEHP）。[26-27]该法案范本是各州立法时可以参考的范本。很多州已把很多《州紧急卫生权力法案范本》的规定纳入了法律。《州紧急卫生权力法案范本》旨在促进突发公共卫生事件的早期发现和应对，除其他要求外，还在突发卫生事件情况下，授予相关州政府行政机关以特别权力。

州综合救灾

爱达荷州对 2001 年 10 月显露的潜在炭疽进行了说明，即在重大灾难中，如何协调地方资源、州资源和联邦资源。爱达荷州的紧急医疗服务交流中心接到的有关可疑粉状物质和其他有害物质的电话呈指数增长时，危机便开始了。这些电话大多是由当地的执法人员打来的，在进行有害物质调查的过程中，当地执法人员充当现场指挥员。然后，通讯中心按照规定通知州长、应急管理机构及州公共卫生人员、执法人员和管理有害物质人员到州应急管理机构，以决定最佳的管理策略。这些官员向州实验室代表发出警报。这些代表将接受测试样本，医务人员向地区卫生部门和医院分发公共卫生指南，并联络联邦调查局处理一些相关的邮件威胁。该疾病控制与预防中心为 11 个其他实验室提供协议，由于州实验室的工作人员很快就不堪重负，因此这些实验室的人员必须接受测试程序的培训。[28]如果本州资源不足以应对灾难，如"9·11"事件发生后，州长可以从相邻的州获得实验室、医务人员、执法人员或军事人员援助。

■ 结论

各州在协调地方和联邦应对自然灾害和人为灾害时发挥了关键作用。许多州自身缺乏应对大规模灾难的资源，因此必须通过《应急管理互助条约》（EMAC）或联邦政府争取其他州的援助。2001 年的"9·11"事件使各州处理恐怖袭击的能力显著提高。因此，州政府机构现在能够更好地应对所有潜在灾难。对应急管理未来发展方向的优化包括：建立州和地方各级的灾害管理和规划标准，加强紧急救援人员之间的通信，通过技术进步提高对威胁袭击的检测和鉴定，并改进现有的应急反应能力，以应对新威胁的挑战。

参 考 文 献

1. Mothershead JL, Tonat K, Koenig KL. Bioterrorism preparedness. III: state and federal programs and response. Emerg Med Clin North Am. May 2002; 20 (2): 477–500.

2. National Emergency Management Association. Available at:

http：//www.nemaweb.org.

3. Federal Emergency Management Agency. Emergency health and medical occupations：final rule. Fed Regist. February 1980；45（28）：8600-2.

4. Disaster assistance：reorganization and revision of regulations—Federal Emergency Management Agency. Proposed rule. Fed Regist. November 1979；44（213）：63058-71.

5. Implementation of state assistance program for training and education in emergency management—Federal Emergency Management Agency. Final rule. Fed Regist. January 1981；46（3）：1270-3.

6. Chaff L, Blevins-Doll C. Community right-to-know. J Healthc Prot Manage. Spring 1990；6（2）：27-35.

7. Biological and chemical terrorism：strategic plan for preparedness and response. Recommendations of the CDC Strategic Planning Workgroup. MMWR Recomm Rep. April 2000；49（RR-4）：1-14.

8. US Department of Homeland Security. State homeland security and emergency services. Available at：http：// www.dhs.gov/dhspublic/interapp/editorial/editorial_0306. xml.

9. Snyder JA, Baren JM, Ryan SD, Chew JL, Seidel JS. Emergency medical service system development：results of the statewide emergency medical service Technical Assessment Program. Ann Emerg Med. June 1995；25（6）：768-75.

10. Mignone AT Jr, Davidson R. Public health response actions and the use of emergency operations centers. Prehospital Disaster Med. July-September 2003；18（3）：217-19.

11. State and Local Guide（SLG）101：Guide for All-Hazard Emergency Operations Planning. Washington, DC：Federal Emergency Management Agency；1996.

12. Jardine C, Hrudey S, Shortreed J, et al. Risk management frameworks for human health and environmental risks. J Toxicol Environ Health B Crit Rev. November-December 2003；6（6）：569-720.

13. Hohenhaus SM. Pediatric emergency preparedness in schools：a report from the 2001 Southeastern Regional EMSC annual meeting. J Emerg Nurs.August 2001；27（4）：353-6.

14. Sapien RE, Allen A.Emergency preparation in schools：a snapshot of a rural state. Pediatr Emerg Care. October 2001；17（5）：329-33.

15. Laxminarayan S, Kun L. The many facets of homeland security. IEEE Eng Med Biol Mag. January-February 2004；23（1）：19-29.

16. Lalich RA. The role of state government, local government, and nongovernmental organizations in medical innovative readiness training. Mil Med. May 2002；167（5）：367-9.

17. Likos AM, Neville J, Gaydos JC. Influenza outbreak and response preparedness in the Air National Guard. Mil Med. November 2002；167（11）：929-33.

18. Zarychta WA. National Guard Civil Support Teams. Responding to weapons of mass destruction. Emerg Med Serv. March 2003；32（3）：63-5.

19. Gebicke M. Combating Terrorism：Use of National Guard Response Teams Is Unclear. Washington, DC：US General Accounting Office；May 1999.

20. USC 5121. Available at：http：//www4.law.cornell.edu/ uscode/42/5121.html.

21. Becker SM. Are the psychosocial aspects of weapons of mass destruction incidents addressed in the Federal Response Plan：summary of an expert panel. Mil Med. December 2001；166（12 suppl）：66-8.

22. Roth PB, Gaffney JK. The Federal Response Plan and disaster medical assistance teams in domestic disasters. Emerg Med Clin North Am. May 1996；14（2）：371-82.

23. Couig MP, Martinelli A, Lavin RP. The National Response Plan：Health and Human Services the Lead for Emergency Support Function #8. Disaster Manag Response.Apr-Jun 2005；3（2）：34-40.

24. Pub L No. 104-321（Granting the Consent of Congress to the Emergency Management Assistance Compact）. Available at：http：//thomas.loc.gov/cgi-bin/bdquery/ z?d104：HJ00193：TOM：/bss/d104query.html.

25. Reich DS. Modernizing local responses to public health emergencies：bioterrorism, epidemics, and the model state emergency health powers act. J Contemp Health Law Policy. Spring 2003；19（2）：379-414.

26. Bayer R, Colgrove J. Bioterrorism, public health, and the law. Health Aff（Millwood）. November-December 2002；21（6）：98-101.

27. Gostin LO, Sapsin JW, Teret SP, et al. The Model State Emergency Health Powers Act：planning for and response to bioterrorism and naturally occurring infectious diseases. JAMA.August 2002；288（5）：622-8.

28. Tengelsen L, Hudson R, Barnes S, Hahn C. Coordinated response to reports of possible anthrax contamination, Idaho, 2001. Emerg Infect Dis. October 2002；8（10）：1093-5.

14 某些联邦灾难救援机构及其功能

Jerry L. Mothershead，Kevin Yeskey ，Peter Brewster

在"美国的救灾机构"一文，我们回顾了美国应急管理的发展历程以及当前操作理念的基本框架。本文我们将重点讨论几个联邦灾难救援组织和机构、州和地方应急管理人员使用的支援系统及其救灾功能。自从 2001 年发生"9·11"事件后，灾难管理的功能和措施已经以接近指数的发展速度在增加，因此我们不可能对所有联邦救援机构的功能逐个进行深入讨论。所以，本文我们将重点介绍公共卫生管理人员、医疗应急管理人员以及医疗保健专业人员最感兴趣的机构。

最后，本文还将详细介绍当前的联邦救灾操作理念，并将阐述联邦部门目前在应对灾难和灾难性紧急事件时面临的重大问题和挑战。

■ 主要的联邦救灾机构

事实上，虽然所有的联邦行政分支机构都拥有一些相同的功能和专业知识，这些功能和专业知识可以在灾难中拯救生命、减少痛苦以及减少这些事件对人类的影响，但是能够提供最直接、最突出援助的 5 个支援系统为：

1. 美国国土安全部（DHS）；
2. 美国卫生和公众服务部（DHHS）；
3. 美国国防部（DoD）；
4. 美国退伍军人事务部（DVA）；
5. 美国红十字会（ARC）。

美国国土安全部

"美国的救灾机构"一文中详细介绍了美国国土安全部的组织结构及其主要功能。在 2002 年《美国国土安全法案》的各项规定中，有三个重要的救灾系统从美国卫生和公众服务部移交至美国国土安全部：美国国家灾难医疗系统（NDMS）、国家战略储备计划（SNS）和都市医疗救灾系统（MMRS）。[1] 此外，尽管联邦紧急事务管理署（FEMA）仍然保持其很多自治功能，但也在 2003 年移交给美国国土安全部下属的紧急事件应急和响应理事会。

美国国家灾难医疗系统

美国国家灾难医疗系统（NDMS）是一种公私合作关系，是美国国土安全部（DHS）/联邦紧急事务管理署（FEMA）、美国卫生和公众服务部（DHHS）、美国国防部（DoD）、美国退伍军人事务部（DVA）与民用医院以及卫生专业人员之间的合作系统。灾难医疗系统（NDMS）有两个主要功能：一是在造成大规模伤亡人数的事件中充当军事医疗操作的备份系统，二是为发生在美国及其领土内的灾难造成的伤亡人员提供联邦医疗保健援助。[2] 灾难医疗系统（NDMS）是根据 1984 年的一份学术合作备忘录建立的，并且在 2002 年被写入法律中。灾难医疗系统（NDMS）有三个组成部分：①现场医疗保健操作；②医疗疏散；③最终医疗护理。只有总统宣布某次灾难为国家级紧急事件时才会启动灾难医疗系统。美国国土安全部（DHS）秘书处、美国卫生和公众服务部（DHHS）秘书处以及美国国防部（DoD）秘书处也可以下达启动灾难医疗系统的命令。

现场医疗保健操作的提供主要通过调遣灾难医疗救援小组和灾难医疗救援队（DMATs）来完成。目前有 85 个这样的救援队，其中大约 24 个可以随时进行现场医疗保健操作。随着新的灾难医疗救援队不断成立，已成立的灾难医疗救援队不断增加自身的功能，灾难医疗救援队（DMATs）的数量和功能也在不断发展。大多数的灾难医疗救援队由100多名医师、护士和同盟医疗保健人员组成，这些人员都是临时就职于救援小组的联邦工作人员，或者是自愿花费时间进行紧急事件操作准备和培训的人员。一旦启动灾难医疗救援系统，这些人员便成为联邦资产，受到随之而来的责任保护。大多数灾难医疗援救队（DMAT）也许会在灾难现场或者作为当地医院的候补人员实施一般临床操作。还有很多专业救援小组，比如，烧伤救援小组、儿科救援小组、挤压性损伤救援小组以及心理健康救援小组。美国国家灾难医疗系统（NDMS）还包括4个灾难兽医援救小组（DVATs）和10个灾难丧葬业务应对小组（DMORTs）。其中1个灾难丧葬业务应对小组（DMORT）接受过污染遗体和感染遗体处理的特殊培训。在美国北卡罗来纳州、科罗拉多州和加利福尼亚州，还有3个较大规模的国家医疗救援小组或大规模杀伤性武器应对小组（NRMT）。这些救援小组接受特殊的培训，配备的装备也不同寻常，这些都是为了使其能够在涉及化学物质、生物物质或者放射性物质的恐怖主义袭击事件中援助当地的紧急事件救援组织。最后，NDMS还合并了一个最新成立的家庭援救核心小组。国家灾难医疗救援队被部署任务后可以自我维持3天，后续的再补给则由管理支持单位（MSUs）负责。

医疗疏散操作由美国国防部进行协调。[3] 医疗法规由坐落在美国斯科特三号空军基地的全球病患运动需求中心（GPMRC）制定。全球病患运动需求中心既可用于和平时期疏散军事伤亡人员，也可用于战斗行动时期疏散军事伤亡人员。真正的医疗疏散工作主要是在美国运输司令部指挥员的主持下通过美国空军固定翼飞机执行的，比如C-141运输星和C-17环球霸王Ⅲ（两者单次运输都可超过50个患者）。根据需要，在实际情况中也可使用非传统的空中疏散平台或者地面运输工具。可能进行患者疏散工作的大多数灾难医疗援救队成员都接受了固定翼飞机和直升机的基本知识培训。

最终医疗护理是由自愿支持灾难医疗救援系统操作的1800所医院提供的。整个美国总计有近10万张可用床位（包括提供救援的医院员工使用的床位）。建立了合作关系的医院之间可以通过地区联邦协调中心（FCCs）进行协调。地区联邦协调中心（FCCs）由退伍军人健康管理局（VHA）或者美国军队医院管理。[4]

国家战略储备计划（SNS）

国家战略储备计划（SNS）最初由美国国会于1998年批准设立，其目标是向由各种原因引发的突发公共卫生事件或受灾难影响的地区快速调派和提供药品及其他医疗物资。国家战略储备计划包括很多方面的内容，如科学审查、教育、培训、技术支持和后勤支持。国家战略储备计划最初只包括两个部分：12小时快速营救一揽子计划和供应商管理库存（VMI）物资贩卖计划[5]。

12小时快速营救一揽子计划是经过预先设置的。在良好的环境和安全保障下，该计划已在全美国范围内完成战略部署。该计划在接到美国国土安全部（DHS）秘书处以及美国卫生和公众服务部（DHHS）秘书处的命令后，可在12个小时内到达离灾难现场最近且最合适的机场。12小时快速营救一揽子计划可提供大量缓存救灾物资，这些物资的储存面积大约为5000多平方英尺，可由飞机或者地面运输工具进行运输。这些物资包括抗生素、抗病毒制剂、呼吸道救助物资和静脉注射物资。单独储存的通风设备可以按照需求情况进行运输。同样单独储存的疫苗可以全部或者部分运输到灾难现场。为了能更及时地到达灾难现场，人们根据CHEMPACK计划的要求于2003年在某些地区放置了化学药品解毒剂。

如果提前得知12小时快速营救一揽子计划中的某些特殊物资需要运送至灾难现场，那么这些物资可以从供应商管理库存（VMI）中获得。供应商管理库存（VMI）由与联邦政府签订合同的药品公司或者其他医疗物资公司储存。然而，作为所需的特殊后续物资，供应商管理的库存物资必须在12小时快速营救一揽子计划物资到达灾难现场后的24~36个小时内到达灾难现场。

各州都必须制订并演习向预防中心、疫苗接种中心或者区域医院请求获取、储存、分段运输、分配和配发药品的计划。缓存物资由一小组医疗后勤人员护送，我们将这些医疗后勤人员称为技术援助响应部队（TARUs）。

都市医疗救灾系统

1997年，为了整合多种不同的救灾功能，美国卫生和公众服务部（DHHS）成立了都市医疗特攻队（即现在的都市医疗救灾系统 MMRS）。尽管都市医疗灾难系统的主要任务是改善化学或生物恐怖袭击事件的备灾工作，但是这个系统也可有效地应用于各种类型的灾难中。都市医疗救灾系统计划可为大都市区域的现有系统提供技术援助和资金，从而增强其功能。该计划的津贴需根据一系列特殊的、可衡量的目标进行。其最初的目标是为美国最大的 120 个社区提供服务，而现在该计划的目标则是在 200 个都市区域内提供都市医疗救灾系统服务。[6]

美国卫生和公众服务部

美国卫生和公众服务部（DHHS）是一个联邦机构，其职责是保护全国人民的健康，为所有美国公民提供基本的卫生服务。美国卫生和公众服务部的年度预算为 5020 亿美元（2003 财政年度的统计数据），员工人数为 65000 多名。[7] 它管理了 11 个业务部门的 300 多个计划，同时还是美国公共卫生署（USPHS）委托兵团（CC）的根源组织。

美国卫生和公众服务部在为国内社区和国际社会提供救灾和备灾服务方面已有多年经验。[8] 它是协调联邦卫生和医疗救助服务（8 号应急支援功能）的主要联邦机构，详见国家救灾计划详述（NRP）[9]（见专栏 14-1）。美国卫生和公众服务部是美国国家灾难医疗系统（NDMS）的合作伙伴。2002 年的《公共

专栏 14-1　8 号应急支援功能：公共卫生和医疗服务

- 卫生评估和医疗需求评估
- 医疗保健问题的监督
- 医护人员的获得和分配
- 卫生及医疗设备和物资的获得和分配
- 患者疏散
- 医院内护理
- 食品/药品/医疗设备安全
- 工作人员的健康和安全
- 放射性物质检测
- 化学物质检测
- 生物物质检测
- 心理健康评估
- 公共卫生信息的制定和传播
- 传染病媒介控制
- 水安全以及废水和固体废弃物的处理
- 受灾群众身体鉴定服务/殡葬服务

卫生威胁和紧急情况条例》授权美国卫生和公众服务部秘书处采取适当行动以应对突发公共卫生事件，并授权其设立公共卫生紧急事件基金。[10] 其他的议会法律规定，美国卫生局局长有权制定并执行相关法规，以"预防传染病从国外到美国各州或者从一个州到其他州的传入、传播和扩散。[11]"

美国卫生和公众服务部的救灾和备灾活动由其业务部门和美国公共卫生署（USPHS）的委托兵团（CC）实施。而协调活动由美国卫生和公众服务部的秘书长助理人员执行。同时，美国卫生和公众服务部（DHHS）有权召开国家生物安全科学咨询委员会，该委员会可指导生物安全研究同行互查系统的发展方向以及确认和执行调查研究所用的指导方针。这些调查研究可能需要进行安全监督，为科学家和体力工作者制定专业的操作模式，提供教育研究团体所需的生物安全资料。

公共卫生紧急预案助理秘书长（ASPHEP）办公室

该办公室的功能有：①连接美国卫生和公众服务部内部机构与其他联邦部门、机构和办公室；②连接美国卫生和公众服务部及负责公共卫生突发事件和紧急事件备灾活动的州救灾部门和地方救灾部门。公共卫生紧急预案助理秘书长办公室必须确保：①确认出美国卫生和公众服务部内部的卫生及医疗缺陷，并对其进行优化；②美国卫生和公众服务部备灾计划与其他联邦计划相协调；③救灾计划与美国卫生和公众服务部内部相协调，并与其他联邦、州和地方救灾计划相结合。[12] 公共卫生紧急预案助理秘书长办公室负责为美国卫生和公众服务部秘书处管理最先进的指挥中心，该指挥中心日间全天候有人值班，是美国卫生和公众服务部各机构的信息管理及沟通中心，也是与其他联邦机构进行联系的最主要联系点。公共卫生紧急预案助理秘书长办公室还拥有一个专家小组，负责监督所有美国国家战略储备医疗对策的制定和获取。

为了改善卫生和医疗备灾工作，协调联邦投资的各项备灾活动，公共卫生紧急预案助理秘书长办公室会和州政府和地方政府进行合作。美国卫生和公众服务部（DHHS）已经制定了衡量备灾工作的指南、标准和达标标准。

公共卫生紧急预案助理秘书长办公室在灾难发生时会派遣救援人员到灾难现场。被派遣的救援小组叫作秘书处应急救援小组（SERT），作为秘书处的

咨询小组被派遣至美国卫生和公众服务部的地区办事处（虽然他们可以被派遣至距离灾难事发地更近的现场）。美国卫生和公众服务部的灾难现场操作协调工作是由它的地区办事处和地区卫生管理人员负责的。秘书处应急救援小组（SERT）成员和地区救灾人员可以担当州救灾操作中心、美国国土安全部灾难现场办事处和美国国土安全部地区办事处的 8 号应急支援功能联络员。

医疗保健研究和质量局（AHRQ）

医疗保健研究和质量局（AHRQ）的使命是通过发起、实施和传播与医疗保健质量、安全、效率及有效性相关的研究及研究结果从而改善医疗保健的质量、安全、效率和有效性。[13] 医疗保健研究和质量局是美国卫生和公众服务部的一个附属机构，有多种灾难援助功能，但其重点则是生物恐怖主义（BT）的相关问题。医疗保健研究和质量局还投资并实施了很多与生物恐怖主义相关的研究，为临床护理提供者组织了很多音频会议，发表了很多循证实践报告，并且在音频会议的基础上分发了问题摘要。在救援过程中，医疗保健研究和质量局也可以为公共卫生紧急预案助理秘书长办公室提供援助。

疾病控制与预防中心（CDC）

疾病控制与预防中心（CDC）是世界上最重要的公共卫生组织，它拥有在全世界范围内应对灾难和突发性公共卫生事件的丰富经验。[14] 通过其在疾病预防活动中的领导作用，疾病控制与预防中心同时对减灾和救灾也有重大作用。它在流行病救助、疾病监督、环境卫生、公共卫生实验室准备工作以及大众传播等领域都是国家领导机构。通过与有毒物质和疾病注册登记处相协调，疾病控制与预防中心（CDC）在传染病救治、化学及危险物品爆炸、传染病媒介控制、放射性物质检测以及大众传播（风险沟通）中担当了美国卫生和公众服务部的领导机构。另外，疾病控制与预防中心还负责制订科学的国家战略储备计划。

疾病控制与预防中心的流行病学家及其他救援小组的成员会被派遣去支援公共卫生突发事件。这些人员会进行现场调查，开展接触者追踪调查，协助监督工作，并提供某些问题的技术咨询，如传染病媒介控制。疾病控制与预防中心的实验室可以进行专业实验，根据临床标本确定生物或者化学物质，有时甚至可以根据环境标本进行相关确定。疾病控制与预防中心还负责管理检验室反映网络（LRN）以解决生物恐怖主义问题以及国家公共卫生实验室网络。这两个网络都可以对致病原进行高级检测。检验室反映网络（LRN）计划的参与者必须进行培训并签署协议，同时也会接收到一些资料并加入一个安全报告系统。

大众传播可以在很多疾病控制与预防中心的场地发生。众所周知，长期以来专业人员获取和更新公共卫生调查数据和突发事件新闻的期刊是《发病率及死亡率月报告》（MMWR）。疾病控制与预防中心也开发了另外两个用于沟通的网络——美国健康警报网络（HAN）和流行病交流网（Epi-X）。美国健康警报网络（HAN）是一个全面开放的网络平台，用来发布健康警报消息；而 Epi-X 相对来说更加安全，主要针对的是联邦、州和地方层级的流行病学家和其他公共卫生专业人员。疾病控制与预防中心还通过现场授课和远程会议的方式对救援提供人员进行培训。

疾病控制与预防中心拥有最先进的紧急事件处理中心，该中心是所有机构的信息收集中心，全天 24 小时对地方、州和联邦机构开放。

美国食品和药物管理局（FDA）

美国食品和药物管理局（FDA）规定其公共卫生使命为："确保人类药品和动物药品、生物产品、医疗设备、本国食品供应、化妆品以及辐射性物质的安全性、有效性和来源稳定性[15]。"食品和药物管理局（FDA）规定了生物制剂（包括血液供应）、化妆品、药品（处方类或非处方类）、食品（肉和乳制品除外）、医疗设备、放射性电子产品、兽药的安全。同时，食品和药物管理局（FDA）也对动物健康负有责任，因为动物健康与食品安全和食品供应息息相关。

美国食品和药物管理局（FDA）调查了食源性疾病暴发和药品干预，并支持美国卫生和公众服务部（DHHS）对国内灾难的救助活动。近几年，美国食品和药物管理局在恐怖主义突发事件的备灾活动中起到了重要作用，并组建了几个新的办事处来促进它的各项活动。其中的危机管理办公室（OCM）协调了美国食品和药物管理局的很多紧急事件救助活动。危机管理办公室（OCM）下属的应急行动办公室协调了美国食品和药物管理局的很多现场活动和总部的活动。应急行动办公室一直是美国食品和药物管理局的紧急事件运营中心。

美国食品和药物管理局拥有食品安全领域的专业知识，包括本地食品和进口食品的生产、加工、储藏和保存。它和其他联邦机构进行合作以建设能够应对食品安全突发事件的国家实验室网络，还在近 90 个美国港口安排外勤人员对进口食品进行检查。为了确保安全血液的持续供应，美国食品和药物管理局与美国血库进行了合作。为了帮助引导生物恐怖主义（BT）医疗对策的发展，美国食品和药物管理局还与美国卫生和公众服务部（DHHS）的各个机构以及药品工厂进行了合作。最近颁布的新法规改善了美国食品和药物管理局对新产品和医学对策的审批流程。同时，美国食品和药物管理局与其他联邦机构也进行了合作，其目的是：①制定这些医学对策在特殊人群中的使用指南以及未经美国食品和药物管理局批准的新产品或者市场产品的使用指南；②开发试验性新药（IND）的生产设施；③推广临床试验器械豁免（IDE）的应用。

卫生资源与服务管理局（HRSA）

卫生资源与服务管理局（HRSA）在备灾过程中会提供大量补助资金来改善医院生物恐怖主义的备灾情况。卫生资源与服务管理局（HRSA）通过各州卫生部门提供资金来解决与医院运营相关的过负荷能力问题、通信问题、排污问题以及演习问题。[16]

联邦职业健康办公室隶属于卫生资源与服务管理局（HRSA），它的职责是为联邦工作人员提供临床服务、环境卫生服务以及员工援助计划。该组织的成员会在灾难事件的野外办事处、地区办事处以及总部为联邦工作人员提供灾后临床服务和咨询服务。

印第安人卫生服务署（IHS）

印第安人卫生服务署（IHS）在应对直接影响部落民族和保留地卫生系统和医疗体系的灾难中处于领导地位。[17]纳瓦霍保留地暴发汉坦病毒时，印第安人卫生服务署的医务人员积极投身到救援工作中。（事实上，汉坦病毒疾病直到 1993 年才为人所熟知，当时印第安人卫生服务署的一名内科医师在美国新墨西哥州报告了两个身体健康的年轻人死于严重呼吸衰竭。[17a]）部落领导人和当地医务人员都积极地投入各自相应的 BT 救援工作中。为了满足疾病暴发与生物恐怖主义事件相关的公共卫生需求，印第安人卫生服务署在 2002 年成立了监督办公室。印第安人卫生服务署的工作人员也参加各种国内灾难的救助。

美国国立卫生研究院（NIH）

美国国立卫生研究院（NIH）在国家医疗卫生服务系统中的职责由它的 27 个学院和学术中心执行。美国国立卫生研究院的职责与医学研究和行为研究的管理相关。[18]其下属的美国国家心理卫生研究所支持外伤救援领域和暴力救援领域的研究。[19]而美国国家环境卫生科学研究所支持的是由环境有毒物质造成的卫生方面影响的研究。[20]美国国立卫生研究院还支持并且亲自实施各种研究，以增强人们对特殊生物制剂救灾方面的基本生物知识和免疫机制的理解。在美国国家过敏和传染病研究所（NIAID）的指示下，美国国立卫生研究院（NIH）领导了很多这样的活动，并接受了美国卫生和公众服务部（DHHS）援助的大量资金，以加速研制新型改良疫苗、诊断工具、潜在 BT 物质的治疗方法。[21]美国国立卫生研究院还积极投身开发生物制剂的医学对策。美国国家过敏和传染病研究所（NIAID）还在其临床研究办公室设立了生化防御研究办公室和生化防御临床研究分支机构。除了进行研究活动外，美国国立卫生研究院还赞助了地区生化防御研究中心和生物封存实验室。

物质滥用和心理卫生服务管理局（SAMHSA）

物质滥用和心理卫生服务管理局（SAMHSA）是为政府提供联邦心理卫生服务协调服务的机构。物质滥用和心理卫生服务管理局可以辅助心理卫生需求的评估工作，并确定可向受灾人员提供的心理卫生服务。物质滥用和心理卫生服务管理局还向那些辅助心理健康顾问培训的州和提高心理健康救灾能力的州提供津贴补助[21]，发行救灾规划、备灾、灾难心理健康影响方面的出版物以及心理健康救灾人员的培训手册。物质滥用和心理卫生服务管理局还拥有一个技术援助中心，救灾人员可以进入其中。

美国公共卫生署的委托兵团

美国公共卫生署（USPHS）的委托兵团由美国卫生局局长领导，它雇用了 6000 多名军官，这些军官都获得了卫生方面或者医学方面的专业学历。[22]委托兵团的人员分布在美国卫生和公众服务部的所有业务部门，并且可以分配给其他联邦机构。委托兵团担当美国海岸警卫队队员的医疗保健部队，其工作人员已经在世界范围内救助了各种各样的灾难。这里，有两个特殊的单位值得讨论，即美国公共卫生署的灾难医疗救援队和委托兵团的预备部队（CCRF）。美国公共卫生署的灾难医疗救援队是所有后来的灾难医疗救援队的原始模型，也是接受国内救灾任务最多的联邦医疗救援单位之一。委托兵团的预备部队全部由美国公共卫生署的官员组成，有 3000 多名救灾人员可以随时被派遣去应对各种突发性公共卫生事件和医疗事件。[23] 预备部队的工作人员会接受与国家灾难医疗系统的救援队相似的培训，同时还必须满足其他公共卫生署官员所不具备的要求。被派遣的预备部队的工作人员必须依靠当地机构才能向受灾群众提供食物、水、避难处、环境设备、地方运输以及通信。

美国退伍军人事务部（DVA）

美国退伍军人事务部是一个内阁级机构，主要包括三个部门：退伍军人福利管理、国家公墓系统和退伍军人健康管理局（VHA）。退伍军人健康管理局（VHA）是美国最大的医疗保健系统，拥有 21 个退伍军人综合服务网（VISNs）。在这 21 个退伍军人综合服务网中有 150 所医院，800 个诊所，另外还有 400 个附属机构，如咨询中心。退伍军人健康管理局有 15000 多名医师和近 20 万名其他医疗保健专业人员，其主要作用是为军队退伍人员提供医疗护理。同时，它还在医学研究和医疗保健人员教育方面发挥了重要作用。

退伍军人健康管理局的第四个作用与应急管理有关。[24] 作为国家救灾计划的援助机构以及国家灾难医疗系统的合作伙伴，为了保持政府运营功能的连续性，退伍军人健康管理局的作用（通过美国本土医疗运营综合计划）是为美国国防部提供备份医疗运营计划。退伍军人健康管理局还有一个独特的作用，即在放射物质紧急情况中充当现场紧急医疗救援小组的作用。

虽然与应急管理和救灾行动相关的机构间协调工作和政策制定事宜由秘书级工作人员解决，但是日常管理和监督工作则由应急管理战略医疗集团（EMSHG）负责。应急管理战略医疗集团的总部在马丁斯堡，其外围人员由 3 个地区和 37 个区域的紧急事件管理人员组成。这些外围人员负责协调退伍军人集成服务网络及其附属机构的所有应急管理活动。

退伍军人健康管理局（VHA）在过去 10 年中参与了绝大多数国家灾难的救援活动，包括 2001 年发生在纽约市的恐怖袭击事件的救援活动。这些人员也为国家安全特别活动（NSSE）提供了援助，比如总统就职大典和奥林匹克运动。[25]

第 12657 号总统行政命令规定了退伍军人健康管理局（VHA）的另一项附加职责，即为涉及放射性物质的紧急突发事件提供医疗救援活动。[26] 退伍军人健康管理局的成员包括 25 个放射性紧急事件医疗救援小组（MERRT），这些成员小组可以在到达放射性紧急事件现场后保持自我维持状态。这些成员小组本身并不是先遣救灾组织，相反，他们会在医院里提供增补医疗护理，并在排污和监测过程中提供技术援助和指导。放射性紧急事件医疗救援小组是作为联邦资源被派遣的。

有几个退伍军人综合服务网（VISNs）也已经发展了 80 个多学科紧急事件医疗救援小组（EMRTs），这些救援小组不能够自我维持，也不属于联邦资源。发展这些救援小组的主要目的是使退伍军人综合服务网的职责具有可扩增性。但是，他们可以根据其他调度命令去遥远的国家进行灾难救助。

目前退伍军人健康管理局（VHA）的一个首创事件是在灾难紧急医疗人事系统（DEMPS）的数据库中登记人数。如果一名全职退伍军人健康管理局（VHA）的员工被派遣并且同意去灾难现场提高自己的救灾能力，那么他需要在灾难紧急医疗人事系统（DEMPS）中进行登记。这个计划在编写这本书时还处于初期阶段。

退伍军人健康管理局在联邦灾难缓存管理中也有一定作用。除了对国家战略储备计划（SNS）的缓存物资进行后勤管理外，退伍军人健康管理局还需要保存自身机构使用的缓存物资。如果扩展开来，这些缓存物资还可以用来援救社区规模的灾难。它还为国家安全特别活动（NSSE）事件储备缓存物资，为影响美国国会的灾难提供储备救灾物资。

退伍军人健康管理局（VHA）的最大作用体现在地方应急管理方面。退伍军人健康管理局运行着大多数国家灾难医疗系统（NDMS）的地区联邦协调中心（FCC）。另外，退伍军人健康管理局管辖的医院负责在备灾和灾难规划阶段对本地社区的医疗保健资源进行援助。最后，作为社区医疗保健网络的一部分，退伍军人健康管理局的资源会自动被用于援助当地灾难。比如 2000 年得克萨斯州休斯敦市发生灾难后，洪水导致当地的民用医院系统全部瘫痪，于是退伍军人健康管理局机构接收了从灾难现场转移来的患者。

美国国防部（DoD）

美国国防部是一个援助性的机构，国家救灾计划（NRP）所包含的 15 项紧急支援功能几乎都需要得到美国国防部的援助。它的军队服务包括大量的物质资源和人力资源，这些资源可以被用在世界上任何地方的救灾活动中。陆军民政部门分支机构（主要见于后备役部队）甚至拥有重建政府职能的专业知识。除了现役部队外，美国国防部在某些情况下也可以召集所有军队的预备役部队，还可以将陆军和空军警卫队人员联合在一起组成军事救灾部队。由于篇幅原因，本文不再——详述。

美国国防部队对联邦、州和地方紧急事件管理人员的援助受到很多议会法规和行政命令的制约，这些议会法规和行政命令被统称为民政局军事援助（MSCA）。[27] 民政局军事援助规定的通用指南包括下列几项：

1. 首先应用民用资源；

2. 只有当民政局的供应能力无法满足需求时才可提供国防部资源；

3. 民政局军事援助要求的专业国防部援助必须被有效利用；

4. 民政局军事援助以外的军事操作对民政局军事援助有优先权；

5. 非联邦政府管辖的美国国民警卫队在民事紧急情况中对州和地方政府机构军事援助的提供负有主要责任；

6. 除了提供民政局军事援助规定的物资外，美国国防部和现役部队不得获取和保存任何供应物资、材料或者设备；

7. 一般情况下，国防部资源不得用于法律执行或者情报收集。

任何民间紧急事件或者袭击事件造成的紧急严重情形都可能需要军事指挥员采取立即行动以拯救生命，避免受灾者受难或者减轻大的财产损失。当发生这种情况，并且时间上不允许向上级指挥部获取批准时，当地军事指挥员有权采取必要措施以回应民政局的请求。这通常被称为即刻响应。

根据民政局军事援助指南和国家救灾计划的规定，军事援助的请求由主要联邦机构（LFAs）通过联邦紧急事务管理署（FEMA）在参谋长联席会议上提交给军事援助联合主管（JDOMS）。军事援助联合主管（JDOMS）有权命令统一作战指挥官、部队以及防御机构向总统宣布灾难和紧急事件提供民政局军事援助支援。军事援助联合主管（JDOMS）负责确认来自主要联邦机构（LFAs）的军事援助请求，并计划、协调、执行国防部民间援助活动。军事援助联合主管（JDOMS）会对联合参谋部进行控制以在灾难期间实施救灾操作。

从操作上来讲，民政局军事援助由坐落在科罗拉多州科罗拉多普林斯的美国北方指挥部（USNORTHCOM）通过劳动力—结果管理联合操作任务（JTF-CM）执行。[28] 美国的两支大陆军团（第一军和第五军）拥有救灾小组，这些救灾小组可被派遣至灾难现场附近，对所有分配救灾任务的军队有经营控制权。另外，美国北方指挥部有一个常设的特遣部队，即联合特遣部队—民间援助（JTF-CS）。这个特遣部队专为国土防卫的使命而建立。

美国国防部的资源分为两大类：①可以增强其他联邦机构类似功能的大众资源；②可以提供专业知识和技术援助的特殊资源。平民医疗规划者感兴趣的大众资源包括：

1. 75 所以上军事医院以及 10 万名以上公共卫生专业人员和医疗保健专业人员；

2. 可调遣的医疗平台，其规模从美国空军可进行空中运输的远征医疗支持到两艘拥有 100 个床位的美国医疗船不等；

3. 可用于疏散患者的重要空中资产，详见 NDMS 部分所述；

4. 被称为战时储备的缓存药品和缓存医疗物资，这些缓存物资只有在最罕见的情况下才可用于执行民政局军事援助使命；

5. 可用于重大灾难的专业资源[29]；

6. 可部署的公共卫生实验室；

7. 专门训练的救援小组，如美国陆军化学和生物特殊医疗扩增救援小组（C/B-SMART）、美国海军特殊精神病干预小组（SPRINTs）以及美国空军辐射评估小组（AFRATs）；

8. 通过美国陆军传染病医学研究所（USAMRIID）、化学防御医学研究所（USAMRICD）、放射性物质武装部队研究所（AFRRI）或病理学武装部队研究所（AFIP）获取的专业反馈能力。

因为国防部拥有作战任务，所以它还有一些其他的专业功能。比如，技术护送分队（TEU）需接受培训并进行装备，以处理极端危险物质和辐射源，进而形成更大规模的防护队。这些防护队有特殊的国土防卫功能。美国海军陆战队包括化学和生物即刻救灾部队（CBIRF），该部队由 350 个人组成，可在危险环境中进行即刻救援活动，包括患者疏散、排污、紧急情况稳定和治疗。

美国红十字会（ARC）

1905 年，美国国会特许美国红十字会[30]的使命为"……在和平时期推行国家级和国际级救灾系统，并将这些系统应用在瘟疫、饥荒、火灾、洪灾和其他大规模国家灾难的减灾活动中，设计并执行这些灾难的预防措施。"每年，美国红十字会都要救援 6 万多起不同规模和复杂程度的灾难。红十字会是国家救灾计划中具有公众照护应急支援功能的主要联邦机构，在公共卫生和医疗服务的应急支援功能中有重要作用。

红十字会可以提供能够解决基本人类需求的避难所、食物、卫生和心理卫生服务，还能为受灾群众提供家庭援助和个人援助，以帮助他们重新开始正常的日常独立生活。红十字会还为紧急事件工作者提供给养，处理灾难区域以外的相关家庭提出的请求，向受灾群众提供血液和血液制品，并帮助受灾难影响的群众获取其他可用资源。

■ 联邦灾难救援中的问题

美国政府拥有大量的救灾资源和广泛的专业知识，有能力高效地应对几乎所有可以想象到的灾难，至少也能应对大多数能够想象到的灾难。但是，目前仍然有一些问题还未得到解决，其中一些如下：

1. 救援时间：确定、启动和调度这些救灾资源可能会花费大量的时间，当地的救灾机构也不能期望在灾难发生后 24~48 小时内获得联邦救灾资源，尤其是那些较远的灾难发生地以及灾难导致运输基础设施（飞机场、铁路或者高速公路）停用的地方。

2. 确定合适资源：一般情况下，联邦救灾资源的主要功能就是救助灾难和救济受灾人群。因此，世界上没有功能完全相同的两个救灾小组。申请联邦资源时必须考虑功能要求，而不是救灾平台。对特殊机构的救灾资源能否满足申请需求的确认过程可能会放慢

救灾的速度。目前，通过构建全国突发事件管理系统（NIMS），人们正在进行资源分类。而资源分类也许能够解决这个问题。

3. 指挥和控制：除了在恐怖主义事件中起到法医和其他执法功能外，联邦资源还可以扩增州和地方当局的权利。由于各级政府均拥有很多救灾组织，且每个救灾组织均有各自需要遵守的救灾协议和救灾流程，因此这些救灾组织在高速运营时进行合作和整合可能会遇到重重困难。再者，全国突发事件管理系统（NIMS）的目的在于通过指挥和控制减轻先前提到的一些问题。

■ 结论

美国政府通过其拥有的大量联邦救灾机构可以很好地应对自然灾害、生产事故和恐怖主义行为造成的灾难。通过向地方政府或州政府申请救灾援助可以获得这些资源。然而，在指挥和控制、协调以及及时获取这些资源等方面依然还存在挑战。

参 考 文 献

1. U.S. Citizenship and Immigration Services. H.R. 5005, Homeland Security Act of 2002. Available at：http：//uscis.gov/graphics/homeland.htm.

2. U.S. Department of Homeland Security. National Disaster Medical System. Available at：http：//ndms.dhhs.gov/.

3. Defense Technical Information Center. Department of Defense Directive 6000.12. Health Services Operations and Readiness. Available at：http：//www.dtic.mil/whs/directives/corres/pdf/ d600012wch1_042996/d600012p.pdf.

4. U.S. Department of Homeland Security. National Disaster Medical System. Federal coordinating centers. Available at：http：//oepndms. dhhs.gov/fcc.html.

5. Centers for Disease Control and Prevention. Strategic National Stockpile. Available at：http：//www.bt.cdc.gov/stockpile/.

6. Federal Emergency Management Agency. Metropolitan Medical Response System. Available at：http：//mmrs.fema.gov/.

7. U.S. Department of Health and Human Services. Available at：www.os.dhhs.gov.

8. Roth P, Gaffney J. The federal response plan and disaster medical assistance teams in domestic disasters. *Emerg Med Clin North Am*. May 1996；14（2）：371-82.

9. Federal Emergency Management Agency. Department of Homeland Security National Response Plan, 2005.

Washington DC：Government Printing Office.

10. Pub L No. 106-505（The Public Health Threats and Emergencies Act of 2002）.

11. USC 42（The Public Health and Welfare Act，January 2003）.

12. Pub L No. 107-188（The Public Health Security and Bioterrorism Preparedness and Response Act of 2002）.

13. Agency for Healthcare Research and Quality. Available at：http：//www.ahrq.gov.

14. Centers for Disease Control and Prevention. Available at：http：//www.cdc.gov/.

15. U.S. Food and Drug Administration. Available at：http：//www.fda.gov/.

16. Health Resources and Services Administration. Available at：http：//www.hrsa.gov/.

17. U.S. Department of Health and Human Services. Indian Health Service. Available at：http：//www.ihs.gov/.17a. Health and Human Resources. Available at：http：//www.hhs.gov/asl/testify/t990629c.html.

18. U.S.Department of Health and Human Services. National Institutes of Health. Available at：http：//www.nih.gov/.

19. National Institute of Mental Health. Available at：http：//www.nimh.nih.gov/.

20. National Institutes of Health. National Institute of Environmental Health Sciences. Available at：http：//www.niehs.nih.gov/.

21. U.S. Department of Health and Human Services Administration. Substance Abuse and Mental Health Services Administration. Available at：http：//www.samhsa.gov/index.aspx.

22. Mullan F. *Plagues and Politics：The Story of the United States Public Health Service*. New York：Basic Books；

1989.

23. U.S. Department of Health and Human Services. Office of Public Health Emergency Preparedness. Available at：http：//www.hhs.gov/ophep/.

24. Koenig KL. Homeland security and public health：role of the Department of Veterans Affairs，the U.S. Department of Homeland Security，and implications for the public health community. *Prehospital Disaster Med*. October-December 2003；18（4）：327-33.

25. Hodgson MJ，Bierenbaum A，Mather S，et al. Emergency management program operational responses to weapons of mass destruction：Veterans Health Administration，2001-2004. *Am J Ind Med*. November 2004；46（5）：446-52.

26. Federal Emergency Management Agency. Executive Order 12657：Federal Emergency Management Agency Assistance in Emergency Preparedness Planning at Commercial Nuclear Power Plants.Available at：http：//www.fema.gov/library/eo.shtm.

27. Defense Technical Information Center. Department of Defense Directive 3025.15. Military Assistance to Civil Authorities. Available at：http：//www.dtic.mil/whs/directives/corres/pdf/d302515_021897/d302515p.pdf.

28. U.S. Northern Command. Available at：http：//www.northcom.mil/.

29. Joint Publication 3-41 "Joint Doctrine for Chemical，Biological，Radiological，Nuclear，and High Yield Explosive Consequence Management"（draft document）February 2005. Available at：http：//www.dtic.mil/doctrine/publications_status_operations.htm.

30. American Red Cross. Available at：http：//www.redcross.org/.

15　国际灾难援助

Dan Hanfling，Craig H. Llewellyn，Frederick M. Burkle

自然灾害、生产事故和恐怖主义灾难等全球性灾难每天都在发生，带来了重大的人文影响、经济影响和环境影响。最近发生的一些灾难凸显了一个需求，即美国应该能够在国际环境中提供快速的、援助性的、持续的救灾活动。在过去25年里，仅地震就造成了世界上100多万人死亡。[1]在过去短短5年时间里就发生了3次重大地震，分别为土耳其伊兹米特地震（造成17118人死亡，5万多人受伤），印度古吉拉特邦地震（造成2万人死亡，16.7万多人受伤）和伊朗巴姆城地震（造成43200人死亡，3万多人受伤）。[2]2004年12月发生的灾难性海啸横扫南亚，造成大约20万~30万人死亡，超过110万人无家可归。另外，自"冷战"结束后，世人目睹了越来越多的复杂紧急事件（CEs）。这些由管理不善、经济萧条、政治腐败和社会颓废导致的复杂紧急事件都可以称为州内冲突。州内冲突的特点是涉及强烈的暴力，这些暴力通常会带来文化团体、种族群体和宗教团体之间的相互竞争。[3]阿富汗伊斯兰国持续了二十多年的武装冲突，因为美国和英国在恐怖主义战争中实施的军事干预而结束。500多万阿富汗人成为难民或境内的流离失所人员，急需最低量的基本资源以维持健康和安宁。[4]最糟糕的灾难事件包括1992~1993年在波斯尼亚共和国发生的种族屠杀暴力事件，1998年在卢旺达发生的种族屠杀暴力事件以及1994年至今发生在车臣共和国的种族屠杀暴力事件，还有最近发生在苏丹达尔富尔的危机事件。这些事件都反应出急需能够快速协调国际救灾的措施。最近发生的苏丹危机事件使成千上万人变成了难民，他们获得的国际援助非常有限。由于政治出现动乱、严重干旱和饥荒以及国际干预措施非常迟缓，这些难民均面临着死亡的危险。[5]

死亡和毁坏除了给家庭带来灭顶之灾外，还会使社区变得分崩离析，基本的社会需求、经济需求和医疗需求得不到满足。洞悉到复杂紧急事件带来的这些漏洞，我们就可以很快调度由政府机构、非政府机构、国际机构和军事力量组成的国际救灾组织。作这些努力的目标包括提供充足的食物、清洁水、避难所、环境卫生和基本的医疗护理。这些基本护理可以通过专业救灾功能（比如搜索与营救[6]、外科救援[7]和公共卫生技术援助[8-9]）来扩增。本文旨在对美国政府（USG）与联合国、联合国机构、红十字会、非政府组织（NGO）以及其他人道主义援助的提供机构联合建立的国际救灾系统的组成进行简要回顾。

■ 现行做法

美国政府在国际救灾活动中的作用

根据《1961年对外援助法》第491条，美国政府有一项灵活权利，即美国国际开发署（USAID）一旦接到求援国家发布的国与国之间的官方求助请求，便可响应灾难受害者的需求。美国总统任命美国国际开发署（USAID）的领导人为国际灾难援助的特派协调员。美国民主和冲突及人道主义援助局（DCHA）及其国外灾害救助处（OFDA）主要负责协调和执行美国政府的所有官方救灾工作。

国外灾害救助处（OFDA）的工作是"拯救生命、减轻苦难和降低灾难的经济影响"。这主要通过与受灾国政府、其他捐助政府、国际组织、联合救灾机构、民间志愿组织（PVO）和非政府组织进行协调合作完成。对救灾负有首要责任的是受灾国政府。只有当美国政府和受灾国政府共同宣布灾难符合下列标准时，国外灾害救助处才会实施救灾。第一，灾难的量级超过了受灾国的救助能力；第二，受灾国已经向美国政府请求援助并将接受该援助，而且该援助被认为是为了维护美国政府的利益。[10]

在官方宣布灾难的量级并向美国政府发出求助请求后，国外灾害救助处（OFDA）会获得一笔高达 5 万美元的自主资金，这笔自主资金可以立即用于满足最初的救援需要。使用这一救灾官方机构只是为了启动援助工作。除了提供资金援助外，国外灾害救助处还可以提供其他方面的援助。经受灾国政府批准，美国大使馆可以请求国外灾害救助处派遣一个或多个区域顾问或者一个评估小组到灾难现场，或者可以派遣一个救灾援助队（DART）直接协调美国政府救灾援助的管理工作（见专栏 15-1 和专栏 15-2）。

在国外灾害援助处，隶属于美国国际开发署的区域顾问遍布全世界，尤其在欧洲 / 中东、亚洲 / 非洲和拉丁美洲 / 加勒比地区。这些救灾专家可以在世界范围内利用公共部门的资源和私人部门的资源在灾后 24 个小时内进行救助工作。美国弗吉尼亚州费尔法克斯县和加利福尼亚州洛杉矶县有专门的团队，这些团队拥有丰富的向国外灾害援助处提供搜索与营救、医疗评估与救援、操作领导以及后勤援助的经验。费尔法克斯县的弗吉尼亚国际搜救一队（在联邦紧急事

专栏 15-1　灾难现场情形评估

受灾区域（地点和范围）

受灾群众的人数

死亡率和发病率

损伤和疾病类型

受灾人口的特点和情形

可用的急救医疗服务、卫生服务、营养物质、水资源以及环境卫生设备

持续威胁和新型威胁的等级

基础设施及关键设施的损坏情况

房屋和商业建筑的损坏情况

农业和食品供应系统的损坏情况

经济资源和社会组织的损坏情况

受灾国采取的救援等级以及处理灾难的内部能力

其他捐助国以及民间志愿组织/非政府组织提供的救援等级

资料来源：美国国际开发署《灾难评估及灾难救援现场操作指南》第3.0版。详见：http://www.usaid.gov/our_work/humanitarian_assistance/disaster_assistance/resources/pdf/fog_v3.pdf.

专栏 15-2　救灾援助队的职责

按照以下方法，美国驻受灾国大使和美国国际开发署任务组（若其参与）向参与救灾活动的美国政府机构提供管理援助：

● 在能够执行持续救灾活动的地方提供操作演示

● 根据救灾援助队的任务目标制定并在经过批准后执行国外灾害救助处的现场救灾策略

● 协调美国政府救灾物资的流动和运输

● 协调美国政府与受灾国、其他捐助国、救灾组织的救灾工作，当军事组织参与救灾时，应协调美国政府与军事组织的救灾工作

● 基金救济组织

● 检测并评估美国政府投资的救灾活动

资料来源：美国国际开发署《灾难评估及灾难救援现场操作指南》第3.0版。详见：http://www.usaid.gov/our_work/humanitarian_assistance/disaster_assistance/resources/pdf/fog_v3.pdf.

务管理署全国城市搜索与救援响应系统中称为弗吉尼亚第一特遣部队）在 1998 年被派遣至肯尼亚内比罗参与大使馆爆炸救援，在 1985 年被派遣至墨西哥参与墨西哥市的地震救援，在 1990 年被派遣至菲律宾的马尼拉，在 1999 年被派遣至土耳其的伊兹米特，在 1999 年被派遣至土耳其的迪兹杰和中国台湾的斗六市，在 2004 年被派遣至伊朗的巴姆市。

尤其是在救援由大地震或者恐怖主义袭击造成的坍塌建筑时，评估小组的成员和救灾援助队的成员通常是从这两个国际搜救队中的任意一个救援队中选拔出来的。由重要的成员——比如搜索与营救专家、医疗专家、后勤专家和技术专家（含建筑工程师）——组成的评估小组会被尽快派出，并根据灾难的范围和规模进行最初的现场疏散工作。根据美国国防部（DoD）提供的空投物资，随后可能会派出搜救小组。被派遣的搜救小组由 70 多人组成，装备有 58000 多英镑的设备（包括食物和水），可以在严峻的环境中自行持续 7~10 天。在土耳其伊兹米特地震中，费尔法克斯县搜救小组在超过 11 平方英里的区域里实施了侦测，评估了 70 多个潜在救援现场，平均每天评估近 27 个救援现场，成功完成了 4 次现场营救行动和 40 多项搜寻工作。[11]

国外灾害救助处（OFDA）并不是唯一一个向外国提供人道主义援助的美国政府办公室。经美国《480 号公法》第一条和第三条授权，由美国国际开

发署管理的"食物与和平计划"（FFP）负责协调政府的国外食物援助计划。这些计划是为需要食物援助的国家提供的双边资助项目。另一方面，第二类紧急食物援助计划专门针对忍受"由自然灾害、国内冲突或者其他危机带来的粮食隐患"之苦的人群。[12] 这项计划是无偿进行的。根据 1949 年《农业法》中第 416（b）条的规定，这一食品援助计划中的大部分计划是与美国农业部相配合的，而美国农业部在向发展中国家分配剩余商品的工作中与"食物与和平计划"紧密相连。1949 年的《农业法》确保了美国对紧急喂养计划的援助作用，尤其是与自然灾害引发的突发事件（如旱灾）和内乱事件相关的紧急喂养计划。

美国国务院（DOS）也在国际灾难救助中有重要作用。国外灾害救助处（IDP）主要救助的对象是境内流离失所的人口，相反，美国国务院的主要职责则是代表美国政府为难民人口（跨越州界的人群）提供护理及援助。美国人口、难民和移民事务局（PRM）负责管理向国际救援组织发放的多边资助，比如联合国保护下的运营资助。这些资助可用于响应难民的紧急求助。另外，美国国务院／美国人口、难民和移民事务局通常会对救灾机构的项目预算进行捐助。

为回应 1998 年 8 月对美国驻肯尼亚内比罗大使馆和驻达累斯萨拉姆大使馆的袭击事件[2, 13]，更为了健全当地紊乱的救灾体系，培养可信的医疗能力和手术能力，美国国务院（DOS）投票决定支援国际医疗外科救援小组（IMSuRT）的建立。不论在何种灾难情形下，许多国家本已脆弱的医疗基础设施都无法满足要求的功能和性能，最终无法向需要的人提供充足的医疗保健。2002 年，超级台风凤仙登陆关岛后，国际医疗外科救援小组被派遣至那里支援岛上的医疗保健服务；2003 年，在发生过自然灾害后，国际医疗外科救援小组又一次被派遣至西太平洋的密克罗尼西亚岛。国际医疗外科救援小组最近的一次救援任务是于 2004 年 1 月被派遣去援救伊朗的巴姆地震。[7]

由于国际救援行动的产生是恐怖主义活动的结果，因此，美国分别在 1995 年发布了第 39 号总统决策指令，在 1998 年发布了第 62 号总统决策指令。这两项总统决策指令清楚地规定了美国恐怖主义威胁的救援机制以及违背美国海外利益的大规模杀伤性武器事件的救援机制。这些行政指令明确重申美国国务院是外交后果管理的主要联邦机构，并指明美国国务院负责领导和管理对外紧急支援小组（FEST）和结果管理响应小组（CMRT）。美国国土安全部（DHS）的成立迫使美国国内救灾体系需要进行整体调整。但是，新起草的全国救灾计划（NRP）明确规定，"为保护美国公民的利益和美国的海外利益，国务卿有责任协调与国内突发事件有关的国际预防活动、备灾活动、救灾活动和灾后重建活动[14]。"

美国国防部（DoD）承担着提供国际灾难援助的重大责任。自"冷战"结束后，维和任务、灾难援助任务和人道主义援助任务中越来越多地涉及军事物资（见表 15-1）。根据《丹敦修正案》，美国国防部内部的维和及人道主义事务办公室（PK/HA）在与美国国际开发署和美国国务院进行合作的方面负有主要责任。《丹敦修正案》中规定，在空间距离可行的情况下，美国军事部队有权力通过空运或者秘密海运的方式向受灾难影响的国家运输捐献人道主义救助物资。军队可以带给人道主义事务和救灾行动的其中一些功能和优势，包括后勤支援、大型起重机操作、安全、通信基础设施的建立、额外的人力资源以及指挥和控制的整合。

表 15-1　美国国防部参与的援助行动

伊拉克北部	1991~1996 年
前南斯拉夫（含波士尼亚）	1992~1998 年
索马里饥荒救济	1992 年
卢旺达难民危机	1994 年
飓风米奇	1998 年
科索沃	1999~2000 年
委内瑞拉洪灾	1999 年
莫桑比克洪灾	2000 年
阿富汗	2001 年至今
伊拉克	2003 年至今
南亚海啸	2005 年

支持外交工作的军事行动的常见表现形式有以下两种。所有主要参与方对争议问题达成一致意见后开始进行维和任务，他们的任务是监督和促进具体协议的执行，比如停火协议或者休战协议，他们的目的是鼓励持续谈判、调解、仲裁和司法审查，从而签署一份永久的政治解决方案。当这些参与方接受来自联合国的命令时，上述这些工作就可称为"第六章行动"，详细参见《联合国宪章》第六章——《和平解决争端》。为了恢复国与国之间的和平关系，采取武力威胁或者军事力量以实现对决议或者制裁决议的遵守行为可以称为"第七章行动"，详细参见《联合国宪章》

第七章——《对于和平之威胁、和平之破坏及侵略行为之应对办法》。这两种类型的"维和"任务经常会涉及灾难救助活动。但是，军事领导人员必须清楚地认识到存在"使命偏离"的风险，即军事作战人员最终会承担更广泛的作用，或者承担最初不属于计划任务内的事情。

专为此种类型"维和"任务而建立的指挥控制部队称为联合特遣部队（JTF）。为改善灾难现场的协调工作并提高多个参与军事机构的整合程度，联合特遣部队（JTF）的行动通常会伴随着大规模的军事行动。反过来，为了协调和促进美国与国际或地方救灾机构之间以及与受灾国当局政府之间的人道主义行动和其他任何跨国军队行动，联合特遣部队经常建立军民作战中心（CMOC）。军民作战中心可能请求美国国际开发署灾难救援队的咨询顾问加入军民作战中心，以帮助审查和确认救援社区发出的军事援助请求。灾难救援队的代表通常会预先与国际灾难救援社区的主要机构建立合作关系，这有助于军事领导人员理解各机构的功能、专业知识水平以及所涉及的救援机构的操作方法。灾难救援队还可以对救援机构的功能、操作方法以及美国军事的优先顺序提出建议并进行培训教育。

军事指挥员可能选择建立一个人道主义援助协调中心（HACC），以专门协调人道主义援助需求。当军民作战中心（CMOC）承担起号召其他军民组织这一额外职责时，尤其是与基础设施建设和当局政府重建相关的军民组织时，军事指挥员就会建立人道主义援助协调中心，就像战后伊拉克的现况。与之相关的是，作为国家安全和外交问题（包括与人道主义援助相关的国家安全和外交问题）主要论坛的国家安全理事会（NSC）也会影响国际灾难救援。最后，在需要的情况下，美国地址调查局、疾病控制与预防中心、美国林务局以及美国环境保护署都会为灾难以及海外潜在危险的救援提供技术援助。

国际救灾组织及其在国际灾难救援中的作用

自美国建国以来，美国在国际灾难救援活动及灾难救援协调工作中就发挥了重要作用。历史上很多联合国机构都有责任保证救灾国家和非政府组织之间的协调性，其中包括：联合国开发计划署（UNDP）、联合国难民署（UNHCR）、联合国儿童基金会（UNICEF）、联合国粮食与农业组织（FAO）、世界粮食计划署（WFP）以及世界卫生组织（WHO）。这些机构都是在各自独立的条约下创建的，由不同的管理机制进行监督，其主要资金为独立于联合国预算的双边捐助。这种断裂的组织方法通常会掺杂国际政治"高压攻势"的紧急情况，导致联合国救灾机构在灾难事件和复杂突发事件中呈现出不均衡的状态，有时甚至成为无用的机构。

1991 年，联合国大会通过了联大第 46/182 号决议，呼吁改善并加强人道主义援助。[15] 该决议强制要求进行联合国紧急救援协调员的身份鉴定，并确定建立人道主义事务部。1998 年，人道主义事务部更名为联合国人道主义事务协调办公室（OCHA），协调人道主义危机救援活动，积极倡导人道主义救援，并促进支持人道主义救援政策的制定。这也包括改善人道主义者与参与救援活动的军事部队之间的关系。联合国人道主义事务协调办公室的部分职责是通过监督联合国灾难评估和协调小组（UNDAC）和国际搜索及救援咨询团（INSARAG）完成的。联合国灾难评估和协调小组由不同的国际灾难管理专家组成，这些专家可在灾难发生后立即被派遣至灾难现场对优先需求进行快速评估。该小组的专门职责就是为东道主国家的政府当局和联合国驻当地代表提供援助，从而促进国际灾难救助的协调工作。在地震救援活动中，联合国灾难评估和协调小组（UNDAC）主要用于协调国际搜索和营救活动。通常的情况为，第一个到达现场的国际搜索和营救小组会建立现场行动协调中心（OSOCC）。

在由突发性或者缓慢性灾难事件引起的卫生和医疗问题中，世界卫生组织承担了联合国主要技术机构的职责。世界卫生组织的宪法强制要求世界卫生组织应该"提供恰当的技术援助，在紧急事件中，一旦接收到求助国政府的请求或者接受本国政府的命令还应当提供必要的援助。[16]"世界卫生组织设立有地区办公室（包括泛美卫生组织），其组织框架非常有助于其向国家和地方政府、捐助社区以及国际组织和非政府组织提供技术咨询服务。世界卫生组织还在确定公共卫生优先权和行动计划的操作方面有着重要作用。

在人道主义救援和救灾涉及的所有国际组织中，国际红十字委员会（ICRC）的历史最悠久，规模最大，而且最广为人知，其标志是红色十字架，总部在瑞士。根据国际社会认可的《日内瓦公约》的规定，国际红十字会可以作为中立调解人为冲突中的受害人提供保护，扩大范围来讲，还可以为灾难的受灾群众提供援助。它独立于其他所有的国际人道主义组织和非政府组织，且保持着中立的政治、宗教和意识形态立场。总部同样设在瑞士的红十字会与红新月会国际联合会（IFRC）是世界上所有红十字会和红新月会的联盟组织。红十字会与红新月会国际联合会由 178 个会员团体组成，其秘书处设在日内瓦，还有 60 多个代表团帮助协调自然灾害的救灾活动并辅助难民人口逃离冲突区域。值得注意的是，美国红十字会（ARC）虽然不是美国的政府机构或者政府组织，但也不是中立机构，不属于红十字会与红新月会国际联合会（IFRC）的成员。

最后一点，可能也是最重要的一点是，承担救灾和人道主义援助整体责任的是民间志愿组织（PVO）和非政府组织（NGO），至少在复杂突发事件中如此。民间志愿组织是私立且非营利性的人道主义援助组织，它可以参与经济发展和救助活动。这些组织需在美国国际开发署进行登记，与非政府组织具有同等社会地位，"非政府组织"通常是美国以外的组织使用的术语。随着紧急救援服务越来越被人们重视，政府机构、联合国以及私人捐献者在向灾难受灾群众分配大多数人道主义援助物资时也越来越依赖非政府组织。在联合国协调的所有救灾援助工作中，90% 以上的工作都是由非政府组织执行的。[17] 人们熟知的专门解决卫生和医疗需求的民间志愿组织包括无国界医生（MSF）、国际医学委员会（IMC）和国际援助委员会（IRC）。无国界医生于 20 世纪 60 年代末成立。当时尼日利亚比夫拉地区发生了内乱，内乱给当地带来了严重的疾病和饥荒，为了改善该地区不适宜、不协调的救济供应工作，人们成立了无国界医生。无国界医生是同类组织中第一个采用"积极应对方法"提供灾难救济的组织，是国际救灾舞台上一个重要的参与者。但是，军事援助在人道主义救助中越来越多的应用给很多国际救灾组织带来了独特的问题。因为这些国际救灾组织在自己的人道主义工作中是受到国际法律保护的，前提是他们遵守了公平、中立和普遍的原则。因此，很多非政府组织不愿意与国家军队合作。

为了在一定程度上降低人道主义援助对军事援助的日益依赖，由国家非政府组织成员、国际非政府组织成员、红十字运动会、联合国机构以及学术界人员组成的多边小组在 1997 年制订了环球计划。该计划集中在 6 个关键领域制定"最低标准"：水供应和环境卫生、营养、食物援助、避难设施、卫生服务以及食品安全。这些最低标准和配套的指南是根据两个基本的哲学理念制定的。第一个理念是："为减轻灾难和冲突带给人们的苦难，应该采取一切可能的措施。"第二个理念是"受灾难影响的人有权利有尊严地活着，因此他们也有接受援助的权利。"[19]

■ 隐患

国际社会对灾难事件中救援人员的工作形式、工作内容以及工作使命存在着很多误解（见专栏 15-3）。这些误解会导致需要进口和分配很多救济物品。反过来，这可能会引发一系列意想不到的后果。比如，1998 年送至科索沃流离失所者（IDP）安置营地的零食饼干在营地居民中并不受欢迎。这些饼干被随地丢弃，随后成为老鼠和蛇进入安置营地的诱因。[18] 意识到另外一点也是至关重要的，即在灾难暴发之前以前瞻性的方法加强当地应对灾难的能力也是非常重要的，尤其是加强当地卫生和医疗领域的灾难应对能力。[20-21]

最令人震惊的错误包括导致完全不当救灾措施的行为，这种错误的明显标志可能是对当地需求缺乏救灾能力（如自然灾害暴发后，为改善卫生条件建立大规模疫苗接种诊所的能力）。另一个例子是当地技术无法与国外技术相提并论时雇用外籍人员的能力。最糟糕的是，救援工作可能变成受灾国家东道主政府的负担，比如部署昂贵的战地医院。战地医院因费用问题可能会在最后一个幸存者从灾难现场得救很久之后才到达灾难现场，又在随后一两周内离开，却未确认原住民医疗保健服务部门是否得以重建。为了采取可视行动满足国际公众的需求，人们可能会放弃一些更实用甚至更有用的方法。

有很多障碍会损害成功灾难救助工作的执行。红十字会与红新月会国际联合委员会对现有国际灾难救援法律进行的最近一项评估例证了救援组织面临的下列挑战，受灾难影响的人口获得救援的方法有很大不同。此外，这些障碍中很多是由州政府救灾促进工作的延期、低效率和不一致导致的。在某些情况下，这种现象的原因可能是资源不足的东道主政府受灾难影响后其基础设施超负荷使用；另一方面，这种现象还可能是某些国际救灾社区为谋求政治利益或金融利益

专栏 15-3　国际救灾的谬见

错误看法：需要大量国外医疗志愿者。

事　　实：通常情况下，当地人口已足够满足即时救生需求。只有当受灾国有经验的医护人员不够时，才需要请求国外医疗志愿者。

错误看法：需要运送各种形式的紧急国际援助。

事　　实：任何不是基于需求评估结果进行的草率救援活动只会使灾难更加混乱。在很多情况下，灾难受害者或他们的地方政府或援助机构可以满足绝大多数即时需求。

错误看法：每次灾难发生后必然会暴发流行疾病。

事　　实：灾难发生后流行疾病不会自发暴发。死尸不会成为引起流行疾病暴发的威胁。能够防止流行病暴发的关键因素是改善环境卫生条件以及教育受灾群众。

错误看法：发生自然灾害后受灾人群常常需要食物援助。

事　　实：食物援助通常是不需要的，因为自然灾害很少会造成农作物减产。

错误看法：灾难受害者通常需要衣物。

事　　实：几乎完全不需要旧衣物，而且在很多情况下旧衣物不符合当地文化。

错误看法：将灾难受害者安置在临时居住点是解决住宅损坏的最佳方法，包括将帐篷当作避难所使用。

事　　实：在受灾国家中，将救灾资金用来购买帐篷比购买建筑材料、工具以及其他与建筑有关的物品更好。

错误看法：灾难结束后几周内一切都会恢复正常。

事　　实：灾难的影响会持续很长时间。在灾后的最初一段时间内，受灾国家会消耗大量财力和物力。成功的救灾计划会使他们的救灾操作适应下列实际情况：随着救灾需求和短缺物资变得更加紧迫，国家救援机构的救灾兴趣会下降。

资料来源：改编自 Noji E 编写的 1997 年版《灾难的公共卫生影响》之灾难性质：共性及公共卫生影响，第 17～18 页，牛津大学出版社。

而进行有意操作的结果。[22]

另外，在国家救灾机构和国际救灾机构内部及相互之间往往缺乏协调性，部分原因可能是缺乏"机构记忆"，因为，救灾涉及的个人参与者会不断变化。其结果是，大型救灾组织会重蹈覆辙，不断重复以前的错误。更糟糕的事情是，这些组织不会考虑交换救灾方法。这种情况的一个悲惨例子发生在最近一次美国对阿富汗的军事行动中。人体每日口粮（HDR）是美国国防部于 1993 年在人道主义援救工作中引入使用的概念，是指高蛋白、2000 卡路里（1 卡路里 ≈ 4.1855 焦耳）的配给。提出该数据的目的是为了找到一个所有族群和宗教团体都能接受的数值，在其他食物到达之前可被作为暂时喂养资源以缓解某种营养不良或者多样性营养不良。人体每日口粮放置在显眼的黄色包装中，当美国国防部向阿富汗投放用黄色油漆漆过的集束炸弹时把这些口粮也丢在了阿富汗。虽然这件事发生在美国对科索沃进行军事行动之前，但是本应从这一"工作问题"中学到的经验知识还是由于作战部队的军事操作人员轮班而丢失了。[18]

灾难现场的职责协调工作也会遇到困难。到现在为止，还不存在管理此类协调工作的标准化协议。"移交计划的缺失、证明文件不完整或者证明文件的缺失、个体从业人员的非持续性、与受益人沟通不到位以及对期望事项的误解"都会造成这种问题。[23] 这些难题可能是由非政府机构社区内部存在的障碍而造成的，也可能是由改善及加强相关国际合作伙伴协调性时遇到的障碍而造成的，如联合国人道主义事务协调办公室和国际社会中其他的重要救灾机构。

■ 结论

美国政府应对国际灾难事件以及人道主义危机的行动展现了它在国际事务中的作用。尽管这些工作通常反映的是受灾国方面对援助和支援的迫切需求，但是，我们必须意识到，在某些情况下，这一救援行动可能被人认为有干预外国政府工作的嫌疑。主要的美国政府救援机构必须紧密合作，包括美国国际开发署、美国国务院以及美国国防部。他们还必须与国际救灾组织进行合作，包括主要的联合国机构、国际红十字委员会以及很多非政府组织、民间志愿组织，这些救灾组织组成了救援社区的支柱。

参 考 文 献

1. Noji E. Earthquakes.In：Noji E，ed. *The Public Health Consequences of Disasters*. Oxford：Oxford University Press；1997：135–78.

2. US Geological Survey. Earthquake Hazards Program. Available at：http：//neic.usgs.gov/neis/eqlists/eqsmajr. html.

3. Burkle FM. Lessons learnt and future expectations of complex emergencies. *BMJ*. 1999；319：422–6.

4. Sharp TW, Burkle FM, Vaughn AF, et al. Challenges and opportunities for humanitarian relief in Afghanistan. *Clin Infect Dis*. 2002；34：S215–28.

5. Time for action on Sudan. *The New York Times*.［Editorial］. June 18, 2004；A26.

6. Macintyre AG, Weir S, Barbera JA. The international search and rescue response to the US Embassy bombing in Kenya：the medical team experience. *Prehospital Disaster Med*. 1999；14（4）：215–21.

7. Schnitzer JJ, Briggs SM. Earthquake relief—the U.S. medical response in Bam, Iran. *NEJM*. March 2004；350（12）：1174–6.

8. Keim ME, Rhyne GJ. The CDC Pacific Emergency Health Initiative：a pilot study of emergency preparedness in Oceania. *Emerg Med（Fremantle）*. June 2001；13（2）：143–4.

9. Keim ME. History of the Pacific Emergency Health Initiative. *Pac Health Dialog*. March 2002；9（1）：146–9.

10. US Agency for International Development, Bureau for Humanitarian Response, Office of Foreign Disaster Assistance.Field Operations Guide for Disaster Assessment and Response. Policy Guidelines. August 1998：xix. Available at：http：//www.usaid.gov/ our_work/humanitarian_assistance/disaster_assistance/resources/pdf/fog_v3.pdf.

11. Fairfax County Urban Search and Rescue, Izmit, Turkey Earthquake Response After Action Report, August 1999.

12. 2002 USAID Annual Report. Available at：http：//www.usaid.gov/our_work/humanitarian_assistance/disaster_assistance/publications/# annual_reports.

13. Clack ZA, Keim ME, Macintyre AG, Yeskey K. Emergency health and risk management in sub–saharan Africa：a lesson from the embassy bombings in Tanzania and Kenya. *Prehospital Disaster Med*.April–June 2002；17（2）：59–66.

14. National Response Plan, Draft No. 2, U.S. Department of Homeland Security, p. 21, April 28, 2004.Available at：www.dhs.gov.

15. UN General Assembly. Resolution 46/182. December 1991. Available at：www.un.org/documents/ga/res/46/a46r182.htm.

16. World Health Organization. Handbook for Emergency Field Operations. Available at：http：//www.who.int/hac/techguidance/tools/7661.pdf.

17. Burkle FM Jr. Complex humanitarian emergencies. In：Hogan DE, Burstein JL, eds. *Disaster Med*. Philadelphia：Lippincott Williams & Wilkins；2002：49.

18. Disaster Assessment and Response Team orientation training.Lecture presentation at：USAID Office of Foreign Disaster Assistance. July 2003；Arlington, VA. 2004 Sphere Handbook. Available at：www.sphereproject.org/handbook/hdbkpdf/hdbk_ann.pdf.

19. 2004 Sphere Handbook. Available at：www.sphereproject.org/handbook/hdbkpdf/hdbk_ann.pdf.

20. VanRooyen MJ, Eliades MJ, Grabowski JG, et al. Medical relief personnel in complex emergencies：perceptions of effectiveness in the former Yugoslavia *Prehospital Disaster Med*. July–September 2001；16（3）：145–9.

21. Hsu EB, Ma M, Lin FY, et al. Emergency medical assistance team response following Taiwan Chi–Chi earthquake. *Prehospital Disaster Med*. January–March 2002；17（1）：17–22.

22. International Federation of Red Cross and Red Crescent Societies.International Disaster Response Laws（IDRL）Project report 2002–2003. Presented at：28th International Conference of the Red Cross and Red Crescent Societies— "Protecting Human Dignity"；December 2–6, 2003；Geneva. Available at：http：//www.icrc.org/web/eng/siteeng0.nsf/iwpList189/B38EC5E7ECBC52F9C1256E6D 00364BF5.

23. Bradt DA, Drummond CM. From complex emergencies to terrorism—new tools for health–sector coordination in conflictassociated disasters. *Prehospital Disaster Med*. 2003；18（3）：263–71.

16 灾难／应急管理方案

Peter Brewster

公共卫生和医疗部门是应急管理的一个关键因素。应急管理是运用科学、技术、规划和管理处理极端事件的学科和职业，极端事件指伤害或危害广大民众生命、造成重大财产损失并扰乱社会生活的事件。[1]本文介绍了政府和其他公共事业机构在支持公共卫生和医疗部门方面的多项方案。

■ 应急管理（EM）的概念、原则与系统

1980 年，联邦紧急事务管理署（FEMA）创立。同时，联邦对所有危害的重新关注也随之开始。联邦紧急事务管理署（FEMA）变更为美国国土安全部（DHS），被纳入《2002 年国土安全法案》，然而，在此变更之前，联邦紧急事务管理署（FEMA）资助了很多适用于公众健康和医疗部门的教育方案和概念。这些方案可以在现场通过远程学习课程或自学进行学习，集中在以下概念中。

综合应急管理

综合应急管理（CEM）通过以下四个阶段的活动应对所有危害。

1. **减灾**：减灾阶段须进行的活动示例包括：对潜在的危险、威胁和事件进行分析，这些危害可能会对人口、基础设施和救灾组织的作战能力有负面影响，以及策划结构性和非结构性的行动以减少或消除这些负面影响。

2. **准备**：准备活动包括：对所需的物力、人力和信息资源进行确认，以弥补基础设施或操作系统的损失或损坏。对可用资源进行保护和清点，现场没有的资源，须预先计划取得资源的安排。危害普及教育及

家庭准备是备灾活动的组成部分，也是对紧急事件责任机构的培训和演习。

3. **应对**：事件确认，则应对阶段开始，一般情况下，一旦持续的负面影响停止，即可过渡到恢复阶段。关键的应对活动包括：对形势的评估、预警和通知、与其他机构的协调、设定目标和优先事项及分配资源，以处理与灾难相关的问题。

4. **恢复**：恢复阶段首先着手确定优先考虑的社区系统的运行状况，启动其重建工作以及提供救灾援助服务（金融和心理健康服务）。恢复阶段的最后一部分是对经验教训进行总结，并对以后的减灾、准备、应对和恢复活动作出改进。

综合应急管理系统

为了实施综合应急管理（CEM），联邦紧急事务管理署开发了综合应急管理系统（IEMS）。综合应急管理系统（IEMS）由三个基本部分组成：①一套与综合应急管理（CEM）的四个阶段相关的程序开发步骤；②一个广泛收录的原则（会对灾难实施救助的不同团体被纳入了规划进程）；③一个所有灾难通用的功能组织方法，不只适用于特定的危害、机构或人群。

事故指挥系统

综合应急管理系统（IEMS）在 20 世纪 80 年代初，教导规划人员按照功能说明那样思考，从而产生了事故指挥（管理）系统（ICS）。事故指挥（管理）系统（ICS）是更大的国家机构间事件管理系统（NIIMS）的一部分，该国家机构间事件管理系统（NIIMS）包括标准化的培训、资格和认证、辅助出

版物和技术。[1]该事件命令／管理系统在本书的其他部分有详细描述。事故指挥（管理）系统（ICS）的概念，是国家事故管理系统（NIMS）概念的主要参考依据。医院紧急事件指挥系统（HEICS）在加利福尼亚州圣马刁县开发，该系统是为了适应固定地点医疗设施的需求而对事故指挥（管理）系统（ICS）系统作出的有针对性的调整。

标准化的应急管理系统

因为事故指挥（管理）系统（ICS）是一个成功的现场救灾管理系统，所以加利福尼亚州将其组成部分、原则和组织结构推广到整个州，包括 5 个救灾级别：现场、当地政府、作业区（县）、互助区以及国家。标准化的应急管理系统（SEMS）给所有公共机构强制规定了应急责任。[2]其目的是解决在各个救灾级别中，应急操作中心（EOCs）内部或机构之间出现的协调问题。

灾难研究

灾难研究的使用提高了应急管理领域的效果。有关人类在灾难中行为的社会学研究和报告已经确定了以媒体为媒介的"神话"（趁乱打劫、无助的灾民等），把同行从危害的重点推到一个功能上通用的重点，并把性别、种族和特殊人口问题引到了最前沿。环境和物理科学家已经在土地使用政策、结构设计和建筑规范及提高了安全性的检测和预警系统方面取得了进展。

■ 联邦计划

城市准备措施

在前面的文章中已经讨论过城市医疗反应系统计划。20 个城市和国家首都区／哥伦比亚特区已确定根据人口特征和位置参加这项试验计划。城市准备措施（CRI）的目的是帮助这些地区提高自己从国家战略储备接收和发放药品及医疗用品的能力。重点是统一的、政府间（地方、州和联邦）的行动计划、培训和演习的发展。

生物恐怖主义防备计划

美国卫生和人类服务部（DHHS）发起了一个多年度的计划，旨在提升国家公共卫生和医疗健康系统的准备工作，以应对生物恐怖主义的袭击、其他传染病的暴发以及其他公共健康威胁和突发事件。[3]疾病控制与预防中心（CDC）、卫生资源与服务管理局（HRSA）和卫生健康研究和质量机构（AHRQ）已经联合起来，确保自然资源的最有效利用。

该程序的保护伞结构集中在以下重点领域：

- 备灾计划和准备评估；
- 监测和流行病控制能力；
- 实验室能力——生物制剂；
- 实验室能力——化学制剂；
- 健康警报网络／通信技术；
- 健康风险沟通和健康信息传播；
- 教育和培训；
- 跨领域方案（国家灾难医疗系统和城市医疗反应系统计划的结合点，以及天花的防备和心理健康服务）。

卫生资源与服务管理局（HRSA）作为该计划的一部分，执行了一个补助计划，旨在提高美国医院的超负荷能力。[4]到目前为止，医疗卫生行业还没有收到用于紧急备灾活动的重大财政支持。这些资金与拨款指导、现有的医院备灾标准和通过卫生健康研究和质量机构（AHRQ）提供的培训和其他资源一起，将有助于确保更有效的全国范围内的应急管理能力。

国内备灾计划

司法部司法程序办公室与国家国内备灾计划共同拨款，购买用于火灾、紧急医务及有害物质的救灾服务和执法机构的专用设备。这些资金的目的是要加强司法管辖区应对涉及化学和生物制剂和放射性、核能和爆炸装置的恐怖主义行为的能力。对需求评估的早期补助金支付，形成了全州战略的基础——"路线图"，可识别有针对性的补助资金。

《2002 年国土安全法》使美国国内备灾计划演变成了国土安全部。国土安全部的国内备灾办公室（ODP）是美国就恐怖主义行为备灾管理的联邦一级主要机构。国内备灾办公室（ODP）的职责包括：协调联邦的备灾工作，与所有州、地方、种族、教区和被指定打击恐怖主义的私营部门的应急响应机构合作以及为训练、演习和装备提供支持。[5]国内备灾办公室（ODP）负责很多资助项目，如演习、培训和技术援助服务，为州和地方的急救人员提供支持。

军医教育资源

国防部（DOD）的研究与发展中心，特别是美国陆军士兵和生物化学指挥部（SBCCOM）[6]、美国陆军医学传染病研究所（USAMRIID）[7]和美国陆军医学防化研究院（USAMRICD）[8]拥有绝对的权力和用于化学、生物、放射／核以及爆炸性药剂应对策略的资源。这些机构还向民用部门提供教育规划。

■ 大学课程

灾难研究中心

灾难研究中心（DRC）于 1960 年在俄亥俄州立大学成立，并于 1985 年迁于其当前位置德拉瓦大学。[9]灾难研究中心（DRC）的董事及员工都是该领域中最知名的社会学家，可帮助从业人员了解如何在面对紧急情况时，使个人、家庭单位、组织、社区和社会作为一个整体。位于科罗拉多大学博尔德分校的自然灾害研究和信息应用中心（灾害中心），一直处于在灾难研究界、政策制定人员和从业人员之间建立有效联系的最前沿。[10]灾害中心是世界各地灾难研究中心的一个交流中心。

应急管理学位课程

在 20 世纪 90 年代之前，开设了紧急情况管理的第一个 4 年制的学位课程。通过联邦应急管理署的高等教育项目，许多州及民办高校和大学根据联邦应急管理署已提出的样品课程模板提供全方位的学位课程。[11]尽管灾害已经越来越多地加入了学校的地理、土地利用规划、公共卫生和护理课程中，但是卫校的课程还是缺乏足够的应急准备方面的知识，不能为医生提供一个统一的标准。

■ 标准

美国测试和材料协会 1228 号规范和国土安全 E54 委员会

美国测试和材料协会（ASTM）是通过客观的、共识进程制定自愿性标准的最大的组织之一。美国测试和材料协会（ASTM）1288 号规范和应对多伤亡事件的标准指南阐明了紧急医疗服务和医院的协调及操作问题。[12]美国测试和材料协会 1228 号规范和国土安全 E54[13]委员会根据以下国土安全的应用制定标准

和指南：保护边界、港口和运输系统，推进和利用科学和技术及准备和应对国家的紧急事件。7 个小组委员会专注于以下几个领域：化学、生物、放射性、核和爆炸传感器和探测器（CBRNE）；培训和程序；净化工程；个人防护装备（PPE）；建筑和基础设施的保护；安全控制及威胁和易损性的评估。

美国国家防火协会 99，1600

美国国家防火协会（NFPA）是共识标准的另一个全球开发商。美国国家防火协会（NFPA）的标准制定过程包括：技术委员会根据委员会成员和公众的提案拟定产品需求，审查提案及委员会表决，制定草案标准，征求公众意见，最终审查意见，并由委员会投票表决产生最终的草案标准，每五年产生一个草案标准。

医院原始的紧急备灾标准于 1975 年由美国国家防火协会（NFPA）技术委员会起草（NFPA 99），至今仍是一个主要的参考标准。[14] 20 世纪 90 年代初，联邦、州和地方政府和私营部门的应急规划人员开始为灾难／应急管理和业务连续性计划（NFPA 1600）制定建议办法。美国国家防火协会（NFPA）1600 已成为各州和地方的准备能力评估（CAR）（1997 年）和应急管理认证程序（EMAP）（2000）的框架。[15] 2004 年，美国国家防火协会（NFPA）1600 被美国国家恐怖袭击委员会（又称 9-11 委员会）认定为国家备灾标准。[16-17]

护理标准医疗机构环境认证联合委员会

医疗机构环境认证联合委员会（JCAHO）是美国医疗卫生行业标准的领先开发商。没有医疗机构环境认证联合委员会（JCAHO）的认证（这些组织都使用 JCAHO 标准），医疗机构不得根据医疗保险和医疗服务接受报销。医疗环境（EC）标准旨在为患者的护理提供一个安全的环境，医疗环境（EC）标准包括安全、危险材料和废弃物、消防安全、医疗设备、公用设备系统、安全以及应急管理。医疗机构环境认证联合委员会（JCAHO）应急管理标准（EC[4]）反映了对医疗卫生行业主流应急管理机构的核心关注。[18]

■ 结论

美国常规紧急事件的管理由执法部门、消防部

门、救援机构、危险物品和紧急医疗服务人员按当地标准处理。灾难发生时，很多其他组织可能也要参与救援。[19]

应急管理人员努力提高个人和团体的能力，以解决紧急事件和灾难产生的问题。通过创建可以收集、整理并分配信息和资源的结构和程序，提高解决问题的能力；发现问题、确定目标和优先次序；分配现有资源。这些安排是通过一个常规流程建立的，在该流程中，各机构相互作用发现危害，制订规划和培训计划，建立通信和配套设施及通过训练和演习进行实践。[20]

参 考 文 献

1. Hoetner G. Introduction.Emergency Management：Principles and Practices for Local Government.Washington, D.C.：International City Management Association，1991：xiii. 1a. National Interagency Incident Management System. Incident Command System. Available at：http：//www. fs.fed.us/fire/operations/niims.shtml.

2. State of California，Governor's Office of Emergency Services. Standardized Emergency Management System（SEMS）guidelines. Available at：http：//www.oes.ca.gov/Operational/OESHome.nsf/0d737f261e76eeb588256b27007ac5ff/b49435352108954488256c2a0071e038?OpenDocument.

3. Centers for Disease Control and Prevention. Continuation guidance for cooperative agreement on public health preparedness and response for bioterrorism—budget year five. Available at：http：//www.bt.cdc.gov/planning/continuationguidance/index.asp.

4. Health Resources and Services Administration. Bioterrorism Hospital Preparedness Program. Available at：http：//www.hrsa.gov/bioterrorism/index.htm.

5. US Department of Homeland Security，Department of Justice，Office for Domestic Preparedness. Available at：http：//www.ojp.usdoj.gov/odp/.

6. U.S. Army Soldier and Biological Chemical Command（SBCCOM）. Available at：http//www.hld.sbccom.army.mil/ip/detectors.

7. U.S.Army Medical Research Institute of Infectious Diseases（USAMRIID）. Available at：http：//www.usamriid.army.mil/index.htm.

8. U.S.Army Medical Research Institute of Chemical Defense（USAMRICD）. Available at：http>//chemdef.apgea.army.mil/.

9. University of Delaware，Disaster Research Center. Disaster data. Available at：http：//www.udel.edu/DRC/disdat/busbib.html.

10. University of Colorado，Natural Hazards Center. Available at：http：//www.colorado.edu/hazards.

11. Emergency Management Institute. FEMA's EMI Higher Education Project.Available at：http：//training.fema.gov/emiweb/edu/.

12. American Society for Testing and Materials. F1288-90（2003）Standard Guide for Planning for and Response to a Multiple Casualty Incident Available at：http：//www.astm.org/cgi-bin/SoftCart.exe/DATABASE.CART/REDLINE_PAGES/F1288.htm?L+mystore+qjcg0290+1089149374.

13. American Society for Testing and Materials. Committee E54 on Homeland Security Applications. Available at：http：//www.astm.org/cgi-bin/SoftCart.exe/COMMIT/COMMITTEE/E54.htm?L+mystore+qjcg0290+1089168340.

14. National Fire Protection Association. Hospital requirements. In：NFPA 99：Standard for Health Care Facilities，2002 ed. Quincy，MA：National Fire Protection Association；2002.

15. Federal Emergency Management Agency. Capability Assessment for Readiness（CAR）. Available at：http：//www.fema.gov/pdf/rrr/car.pdf.

16. National Emergency Management Association，Emergency Management Assistance Compact. Available at：http：//www.emacweb.org/emac/index.cfm?CFID=5327&CFTOKEN=28115803.

17. National Emergency Management Association，Council of State Governments. Available at：http：//www.csg.org/CSG/default.htm.

18. Joint Commission on Accreditation of Healthcare Organizations. Emergency Management Standards—EC.1.4 and EC.2.9.1.Available at：http：//www.jcrinc.com/subscribers/perspectives.asp?durki=2914&site=10&return=2897.

19. Drabek T. Strategies for Coordinating Disaster Responses. Boulder：Institute of Behavioral Studies，University of Colorado；2003：42. Monograph 61.

20. Dynes RR. Community emergency planning：false assumptions and inappropriate analogies. Int J Mass Emerg Disasters. 1994；12：141-58.

17　社区灾害脆弱性评估

James C. Chang

社区灾害脆弱性评估（HVA）是指对大量灾害、灾害的个体概率及社区可能会遭受的后果进行系统检查。实施此种评估需要对社区有一个深入了解，且该种评估通常由多学科小组实施。灾害脆弱性评估（HVA）经常被用作社区应急管理方案的依据。

如在本书"卫生保健设施的灾害危害性分析"一文中介绍的基于医院的灾害脆弱性评估（HVA），社区灾害脆弱性评估（HVA）帮助紧急规划人员为社区可能面临的潜在威胁限定范围。同基于医院的灾害脆弱性评估（HVA）一样，社区领导也面临着同样的预算、资源有限和危害选择方面的挑战，且资源都集中运用在了危害的选择上。然而，与基于医院的灾害脆弱性评估（HVA）不同的是，社区灾害脆弱性评估（HVA）的范围和执行往往超出基于医院规划人员的直接控制（有时甚至根本影响不到），而是由地方应急管理官员实施。

医疗机构若要开发一个成功的应急准备方案并履行其义务向社区成员提供医疗护理，就必须与社区规划人员和救灾机构相结合，因为医疗机构是社区不可或缺的组成部分。

■ 历史回顾

想要了解 HVA 实践的产生渊源，就必须研究美国应急管理短暂、零碎的历史。

1803 年，新罕布什尔州朴次茅斯市遭遇的毁灭性火灾造成地方资源和州资源都不堪重负之后，美国国会建立了联邦援助先例，并通过立法，该先例允许联邦资源用于支持州和地方政府。美国国会还通过了 128 个其他类似法案的特别立法，用于支持 1906 年旧金山地震的受灾人员和 1803~1950 年的其他重大灾难的受灾人员。[1]

1916 年，美国国会制定《美国陆军拨款法案》时《民防计划》诞生。该法案确立了国防委员会（CND）及其下属的州国防委员会和地方国防委员会以应对能预见的敌人威胁。多数民防事业随着第一次世界大战的结束而终止。

短暂的中断之后，联邦机构被授权应对具体灾害。1933 年，复兴金融公司被授权资助被地震损坏的公共设施的维修和重建工程。1934 年，公共道路局被授权拨款维修被自然灾害（主要是洪水）损坏的高速公路和桥梁。未雨绸缪（备灾）的应对方法中一个显著的变化随着 1936 年《洪水控制法案》的制定而产生。该法案允许美国陆军工程兵团积极建造坝、堤以使当地少受洪水侵袭。[1]

在继续保持对实际紧急事件或预测紧急事件响应的情况下，1941 年，国防委员会解散并成立了民防办公室。同国防委员会一样，民防办公室的重点是建立一个面向特定（即敌人）威胁的防护服务方案。活动包括建立民防军团，负责约 1000 万名志愿者和 44 个州及 1000 个地方委员会活动的协调工作。民防办公室随着第二次世界大战的结束而被取消。[1]

联邦民防局（FCDA）于 1949 年由杜鲁门总统为应对日益严重的"冷战"问题而设立。《1950 年联邦民防法》被迅速通过，授予了联邦民防局（FCDA）权力和资源开始规划和协调活动。联邦民防局（FCDA）和其新理事 Val Peterson 最值得一提的成就之一就是民防活动具有了其和平时期的价值，如防灾规划。与此同时，美国国会继续根据《1950 年联邦灾难法案》加强联邦政府在救灾（但不备灾）中的作用。该法案

旨在 "协助重建街道和农场到市场的公路和道路" [1]，很多人把此看作是国会为联邦在救灾中的持续作用而建立的法律基础。[1] 后续法案包括《1970 年救灾法》和《1974 年救灾法》，增强了联邦政府在救灾中的作用。

1961 年恢复的民防办公室于 1972 年被重新命名为国防预备局。日益紧张的国际紧张局势和不断增长的核武器储备产生了危机重置计划（CRP）的概念。危机重置计划（CRP）的前提是在国际紧张局势加剧时对高危地区民众进行疏散，本质上，这是成功开发了许多沿海地区的现有飓风疏散计划的一个扩展。1974 年，美国国会通过了《1974 年灾难救济法》，明确授权联邦政府协助备灾活动。

实施危机重置计划（CRP）过程中遇到的困难和联邦、州及地方应急规划人员经历的挫折，促成了 1978 年全国州长协会（NGA）的研究和报告，该研究和报告呼吁一个协调一致的联邦政策和紧急情况规划方法。全国州长协会（NGA）报告介绍了当前应急管理的基石——综合应急管理（CEM）的概念。为了应对全国州长协会（NGA）报告和来自选民的压力，吉姆·夫特总统于 1979 年设立了联邦紧急事务管理署（FEMA），收集整合了很多零碎的联邦计划，并实施了综合应急管理（CEM）计划。

由 Louis Giuffrida 主管负责的新机构采取了要求加强民防计划、改进民防计划能力的立场，以处理自然灾害和其他国内大规模突发事件。为了应对民众对危机重置计划（CRP）的持续怀疑和完全抵制，新机构放弃了危机重置计划（CRP）转而支持综合应急管理（CEM）。综合应急管理（CEM）不侧重具体的情景及其后果（例如核攻击、地震或洪涝），而是鼓励地方机构和州机构提出以下问题：

- 我们的社会正在面临什么样的危险？
- 哪些资源可用？缺乏哪些必要的资源？当地政府在什么时期之内可以合理地得到所需资源？
- 可以采取哪种减灾措施减少以后的灾害侵袭？

以上问题是综合应急管理系统（IEMS）方法不可分割的一部分，综合应急管理系统（IEMS）是联邦紧急事务管理署实施综合应急管理（CEM）的工具。根据综合应急管理系统（IEMS）规定，应急管理人员对危险和应对能力进行了系统的评估。确定存在的差距，然后建立多年度整治计划、减灾和恢复计划来解决这些差距。综合应急管理系统（IEMS）的使用暗含了从反对应急管理到对应急管理的积极态度的变化。该规划方法有利于从应急管理的一个具体危险过渡到所有危险方式 [1]。

■ 现实政策

若要妥善规划社区的突发事件，很有必要确定潜在危险的清单、发生概率或相对风险及其后果。该灾害脆弱性评估（HVA）帮助规划团队决定：要特别注意什么样的危险，必须计划什么行动及可能需要什么资源。

为了更好地描述社区灾害脆弱性评估（HVA）的步骤，现将其分解成以下几个部分：

- 灾害脆弱性评估（HVA）团队成员；
- 危险辨识；
- 危险分析（发生概率和后果）。

灾害脆弱性评估（HVA）团队成员 [2]

由于种种原因，应为灾害脆弱性评估（HVA）和制订最后的紧急行动计划考虑一个团队成员，原因包括：

- 分享（协作）专业知识；
- 发展和促进团队精神和工作关系；
- 确保已对危险做了整体的检查；
- 建立主人翁意识并从各方获得支持。

根据其既定目的，各团队的支持者会有所不同（例如灾害脆弱性评估与计划发展）。灾害脆弱性评估（HVA）团队的潜在成员可能包括以下机构的代表：

- 紧急事务管理署；
- 社区领导（例如市政府官员、郡长）；
- 每个社区公共安全机构，例如执法部门：警察局、警长办公室，消防部门，紧急医疗服务（EMS）；
- 医院和其他社区医疗机构；
- 公共医疗机构（当地卫生部门）；
- 规划部门或机构；
- 公共 / 市政工程；
- 地方应急规划委员会（LEPC）；
- 专业团体（例如合格的有害物质管理人员、美国安全工程师学会）；
- 特殊危险场地或操作（如军事基地、工业园区、水坝、核电厂）；

- 主要商业实体；
- 其他应急管理规划人员（例如来自地方、郡、地区，或州机构或私营企业的应急管理规划人员）。

危险辨识

危险辨识是指辨别在司法管辖范围内，什么样的紧急情况已经发生或可能发生的过程。把紧急情况分为以下几类可能有助于达到评估目的：

- **自然造成的紧急情况：** 例如洪水、飓风、龙卷风、冬季风暴；
- **技术造成的紧急情况：** 例如电源或应用程序故障、有害物质排放、计算机系统故障；
- **人为造成的紧急情况：** 例如运用大规模杀伤性武器的攻击。

部分潜在紧急情况列于专栏 17-1 中。该列表并不完整，因此必须注意，以确保在汇编社区潜在危险的整体列表时，不会不适当地排除或遗漏个别危险。[2] 注意危险可能有不同的来源也同样重要。例如，流行病可能是自然发生的或是生物恐怖袭击的结果。最后，灾害和紧急情况可以联系在一起。例如，飓风可能会导致洪水、泥石流和公共工程设备的损失。

很多潜在的信息来源可支持危险辨识工作，其中包括[3]：

- 规划小组成员的经验；
- 社区中的公用工程或其他主要商业实体的经验；
- 地方和州紧急事务管理署的记录；
- 地方应急反应机构的记录；
- 报纸或其他历史文献；
- 类似或相邻社区的经验；
- 由联邦紧急事务管理署（FEMA）和州紧急事务管理署、美国地质调查局（USGS）和州地质调查局、国家气象局（NWS）及联邦保险管理局（国家洪水保险计划）编制的危险信息地图；
- 核电厂周围 10~50 英里的应急计划区地图（EPZs）；
- 由地方应急规划委员会（LEPC）编制的有害物质分布地图；
- 极危险物质的使用者提交的风险管理计划；
- 地方美国红十字会或其他救灾机构的记录；
- 任何联邦、州或私人的危险分析结果；
- 地方或州历史协会或地区大学（例如历史系、

专栏 17-1　潜在紧急情况一览表

自然造成的紧急情况

雪崩
旱灾
地震
传染病
洪涝
飓风
滑坡
泥石流
强雷暴
温度极限
下沉
龙卷风
海啸
火山喷发
野火
风暴
冬季风暴（暴风雪、冰雹）

技术造成的紧急情况

飞机失事
溃坝
有害物质释放
猪或其他动物养殖场废物封存失败
信息技术系统故障
电源故障
放射性释放
火车脱轨
城市火灾
公用设施中断（天然气、水、下水道、电话、数据）
水源污染

人为造成的紧急情况

内乱
大规模人员伤亡事件
恐怖主义（化学、生物、放射线、核或杀伤力大的爆炸物）

社会学系、地理学系、工程学系）；

- 专业人员或商业协会（例如保险公司、工程师和建筑商）；
- 工程评估（例如可靠性研究、故障平均时间间隔研究）；
- 社区常住居民。

危险分析（概率和后果）

一旦整理出潜在危险的列表，下一步就是分析或描述每个危险的概率和影响或后果。

概率

这是一个对危险或发生紧急情况的可能性的评估，一般被描述为无、低、中或高。其他可能对概率的评估或描述有所帮助的相关因素包括[4]：

- **发生频率**：发生频率越频繁，可能性就越高。
- **危险事件的地点和对该地区的影响**：在社区范围内或社区附近发生的事件很有可能会影响到该社区，但是在一定距离之外发生的事件不太可能会影响到该社区。
- **季节性（或其他周期性）变化**：一些规律性发生的事件可以被推定为发生的可能性更大一些。司空见惯的例子包括每个秋冬的流感季节和与厄尔尼诺现象有关的干旱或洪涝（取决于地理位置）。

一些危险的性质很难预测，可能很难对其正确地划分概率指标，如内乱和恐怖主义。

后果

此为危险对社会的影响，并可以分为人身、财产和商业三类。每个类别的例子包括但不仅限于：

人身影响

- 受伤
- 疾病
- 死亡
- 心理影响

财产损失

- 使用建筑物、构筑物或住所造成的损坏或损失
- 使用基础设施造成的损坏或损失（例如道路、公用配电系统）

商业损失

- 业务中断（包括由记录损失、无法访问记录、记录不完整引起的记录保存问题）
- 预料之外的成本
- 税收损失（所有原因引起的税收损失，如旅游业的损失、销售税和服务费）
- 性能指标下降
- 负面宣传
- 罚款、罚金和诉讼费用

影响程度可以定性地表示为无、低、中、高或灾难性，也可以定性地以数值评分来表示。作为一个需

要考虑的事项，灾害脆弱性评估（HVA）团队不妨对毫无征兆就发生的灾害（例如龙卷风袭击）投入更多精力。

■ 总结

社区灾害脆弱性评估（HVA）的最终目标应该是社区面临危险的一个列表。根据应急管理或牵头策划机构的需求，该列表是否会被优先考虑尚未可知。专栏 17-2 中介绍了节选自《2001 年紧急行动计划》的达勒姆郡（北卡罗来纳州）的一个灾害脆弱性评估（HVA）实例。[5]

专栏 17-2　达勒姆郡的灾害脆弱性评估（HVA）计划实例

达勒姆郡面临多种危险，所有危险均有可能扰乱社会，造成损害、制造伤亡。潜在危险（自然、技术和国家安全）如下：

- 重大火灾
- 洪水/溃坝
- 龙卷风/强雷暴
- 强冬季风暴
- 飓风
- 电源故障
- 旱灾
- 地震
- 大规模伤亡/死亡
- 有害物质
- 固定的核设施（摄入途径）
- 国家安全突发事件
- 内乱
- 蓄意破坏/恐怖主义
- 飞机失事（民用/军用）
- 桥梁损坏情况严重
- 公用设施损坏（电话、电力、水、下水道，等等）

如本文前文所介绍，灾害脆弱性评估（HVA）是社区综合应急管理活动的基础，社区综合应急管理活动包括创建计划、备灾活动、减灾方案及恢复计划的制订。

威胁评估

特定的恐怖主义脆弱性评估（或威胁评估）工具，在社区灾害脆弱性评估（HVA）中受到不断地重视。

尽管威胁评估在格式和过程上都与社区灾害脆

弱性评估（HVA）相类似，但还是有几个方面有所不同。例如，威胁评估只侧重于恶意活动或人为对社区的影响（相对于所有危险）。更复杂的威胁评估实际上关注的是恶意行为对其具体目标的结果，如基础设施、重要功能区、象征性的目标甚至是特别的活动（例如音乐会）。威胁评估也通常由执法官员（而不是多学科小组）执行。

《风险管理系列：减轻对建筑物的潜在恐怖袭击参考手册》中有一个关于恐怖主义脆弱性评估过程的出色讨论。[6] 其他恐怖主义威胁评估的优秀实例有：北卡罗来纳州农业和消费者服务部的恐怖主义威胁脆弱性自我评估方法 [7] 和宾夕法尼亚州市警务人员教育和培训委员会的脆弱性评估工作表。[8]

■ 结论

灾害脆弱性评估（HVA）对任何社区来说，都是应急管理活动的关键步骤。灾害脆弱性评估（HVA）确定了社区中潜在危险的范围和广度。根据综合应急管理（CEM）规定，将通过各种方法处理灾害脆弱性评估（HVA）团队进行的危害识别（和优先），这些方法包括制订紧急行动和应急计划、减灾方案和备灾工作，如培训和演练。灾害脆弱性评估（HVA）虽不可能为每一个可以想象的紧急情况做出计划或准备，却可以确保该计划的制订是用来处理发生概率较高的危险或后果严重的危险。

威胁评估是灾害脆弱性评估（HVA）的一个特殊类型，侧重于恐怖主义或其他恶意行为的威胁。威胁评估甚至有更专业的版本，侧重于具体的公用工程、产业或行动。例如，RAM-W（或风险评估方法－水）是一种由桑迪亚实验室开发的威胁评估工具，侧重于恐怖主义对饮用水处理厂的威胁。[9]

医疗设施可以为社区灾害脆弱性评估（HVA）工作做出贡献，反过来又受益于社区灾害脆弱性评估（HVA）工作。医院管理人员和专家可以为社区应急管理人员就一些问题提供专业知识，如大规模人员伤亡管理、传染性疾病的后果及人员激增管理。同时，社区灾害脆弱性评估（HVA）可用作医疗机构自身灾害脆弱性评估（HVA）的外部危害基础。例如，如果

社区灾害脆弱性评估（HVA）确认，有害物质事件是导致大量人员伤亡的概率事件，则该事件应在医疗机构的灾害脆弱性评估（HVA）中有所体现。最后，通过灾害脆弱性评估（HVA）对所有可能的危害作出协调一致的应对，应是社区和医疗机构紧急规划人员的共同目标。

参 考 文 献

1. Federal Emergency Management Agency. State and Local Guide（SLG）101：Guide for All-Hazards Emergency Operations Planning. Chapter 2：The Planning Process. Available at：http：//www. fema.gov/pdf/rrr/2-ch.pdf.

2. Drabek T. The evolution of emergency management. In：Drabek TE, Hoetmer GJ, eds. Emergency Management：Principles and Practice for Local Government. Washington, DC：International City Management Association；1991：6-8, 10-13, 17-18.

3. The National Lessons Learned & Best Practices Information Network. Emergency Management Programs for Healthcare Facilities：Hazard Vulnerability Analysis：Comparing and Prioritizing Risks. Available at：https：//www.llis.dhs.gov/frontpage.cfm.

4. Mitigation and hazard management. In：Drabek TE, Hoetmer GJ, eds. Emergency Management：Principles and Practice for Local Government. Washington, DC：International City Management Association；1991：140-2.

5. Basic Plan. In：Durham/Durham County Emergency Operations Plan. Durham, NC：Durham County Emergency Management Agency；2001：BP-2.

6. Federal Emergency Management Agency. Risk Management Series：Reference Manual to Mitigate Potential Terrorist Attacks Against Buildings. FEMA publication 426. Washington, DC：Government Printing Office；December 2003. Available at：http：//www. fema. gov/pdf/fima/426/fema426.pdf.

7. North Carolina Department of Agriculture & Consumer Services. Terrorism Threat Vulnerability Self Assessment Tool. Available at：http：//www.ncagr.com/BioTerror_Assessment.htm.

8. Municipal Police Officers' Education and Training Commission. Vulnerability Assessment Worksheet. Available at：www.mpoetc.state.pa.us/mpotrs/cwp/view.asp?a-1133&q-441444.

9. Sandia National Laboratories Security Risk Assessment Methodologies Overview. Available at：http：//www.sandia.gov/ram/RAM%20Overview%20%20Pres%20rev1.pdf.

18 卫生保健设施的灾害危害性分析

James C. Chang，William Gluckman，Eric S. Weinstein

1988 年，Jander Boer 与同事[1]首次尝试的出版物对灾难进行了准确记录与划分，可用于灾难管理的学习与预防。"灾难"一词被定义为一种引起大量伤亡且必须调动医疗服务队的破坏性事件。[1]在建议的灾害医疗严重性指数中规定了量化灾难所需要的参数，即伤亡负荷（伤亡人数）、事件的严重性（受伤的严重程度）以及医疗服务的能力。[1]17 年后，确定灾难对医疗机构（HCF）影响的重要性得以提升，因为医疗机构（HCF）已成为社区内的产业领袖，因此必须能够迅速恢复到正常的业务运转。站在患者的病床边，医疗服务者个人能够敏锐地意识到医疗实践的经营，但是对于正常医疗机构（HCF）运营中断对社区造成的不良后果并没有认知。本文还针对医疗机构（HCF）讨论了工商业界的紧急事件管理原则，以调节灾难对临床产生的影响。

灾难是造成重大损毁的事件，它扰乱了人类的正常活动或社区的正常运行，并且使本地资源受到严重打击。一个在大城市很容易处理的事件，对乡村小镇来说，却可能就是一场灾难。虽然我们无法精确地预测灾难，但是对于灾难所造成的多重后果却是可以作为一项综合性的紧急事件管理计划被预见的。该计划的内容包括灾害危害性分析（HVA）。灾害危害性分析（HVA）有助于医疗机构（HCF）制订事件计划，并且允许在评估结构损伤和运营损失的同时继续操作，还有助于获取所需的必需品，保护医务人员和患者。我们能从工商业界学到很多有关备灾的知识。

灾害危害性分析（HVA）虽然不是企业和行业内的新概念，但却是医院灾难计划发展过程中的一部分，并在 2001 年得到美国医疗卫生机构认证联合委员会（JCAHO）的认可。紧急事件管理标准（EC.4.1）要求医院在该组织[2]执行灾害危害性分析（HVA）的基础上应对各种灾害并确定具体程序。灾害危害性分析（HVA）有助于医疗机构（HCF）的减灾、备灾与救灾活动，并且有助于灾后重建。危害可能招致损伤和死亡，导致财产、基础设施或环境的破坏或造成损害等威胁。灾害危害性分析（HVA）是一个紧急事件管理的工具，可策略性地计划和使用潜在的有限资源并规避风险。

■ 历史回顾

过去，许多事件都对医疗机构（HCF）产生了影响。随着科技的不断进步，社会不断受到地缘政治的恐怖威胁，未来摆放在我们面前的当然是更多的挑战。医院本身必须为紧急事件做好准备。按照传统，备灾通常建立在非正式的灾害危害性分析（HVA）的基础上，并且在很大程度上取决于感知问题。例如，北方的医院专门针对恶劣的寒冬气候出现的相关问题制订了预防计划，南方的医院制订了飓风计划，南加利福尼亚州的医院制订了预防森林野火和地震的计划。因此，制订应急救灾预案的正式机构必须考虑到所有危害，只有这样预案才不会有瑕疵。

危害识别主要依靠医疗机构（HCF）或机构在运营过程中，对能够被预料的潜在紧急事件进行采集。采集的详细清单可由原因和地点组成，或由二者结合组成。评估事件的原因可分为以下几类：自然因素造成的紧急事件、技术因素造成的紧急事件以及人为因素造成的紧急事件（见专栏 18-1）。

医疗机构（HCF）历经的两种灾难类型：①发生在医疗机构（HCF）内部的灾难，独立于医疗机

专栏 18-1　灾害识别

自然因素造成的紧急事件

干旱

地震

洪灾

飓风（热带气旋、台风）

滑坡

强雷暴

温度过高或过低

浪潮

龙卷风

荒地野火

风暴

雪/冰雹/暴风雪

火山灰

流星坠落

传染性疾病

技术因素造成的紧急事件

飞机坠毁

医疗疏散直升机

其他航空坠机事件

医疗气体的泄漏

空气

氧气

氮气

一氧化二氮

电气/电力短缺或出现故障

备用发电机缺失

火灾：化学品、纸张、木材或其他材料

计算机网络中断或缺失

火灾报警器、烟雾探测器缺失

蒸汽不足

食品污染

气动管遭破坏或损毁

食品供应中断

饮用水的缺失或泄漏

固定设备发生的危险事件

无吸力/真空装置

燃油供应或交付中断

电梯服务中断或损毁

有害物质泄漏

结构损坏

天然气/管道故障

有毒烟雾

下水道故障

空调故障

设备制冷不足

患者/工作人员面临风险

仪器的损毁（恒温控制/调节）

供应链中断

劳动争议

劳工短缺

通信故障

广播：核心灾区、外部区域

紧急医疗服务或其他无线电

核心灾区医疗机构（HCF）电话

外部区域电话

移动电话

卫星

交通中断

劳动争议

公路/高速公路堵塞事件

人为因素造成的紧急事件：是否有政治、恐怖主义或犯罪意图

大规模伤亡事件

创伤

暴乱

化学、生物、放射性、核能或高能量爆炸*

传染病

食源性疾病

拐卖（婴儿、儿童或成人）

武装或威胁入侵者

炸弹威胁

内乱

法庭辩论

人质事件

暴力的劳工行为

访问贵宾

工作场所的暴力事件

*化学、生物、放射性、核能或高能量爆炸性物质。

构（HCF）的实体设施单独存在；②发生在医疗机构（HCF）外部的灾难，产生了直接影响（伤亡事故）和间接影响（例如，公路损毁导致电力和物资供给不足）。较常见的内部灾难与业界所面临的灾难相似，

但是，直到最近，灾害危害性分析（HVA）也没有对常见的内部灾难进行正式考虑。Milsten[3] 还对医院从1977 年到 1997 年 3 月所面临的直接和间接性灾难进行了详尽分析，结果表明，外部灾难和内部灾难并不

相互排斥。

本文重点关注的是内部灾害特定事件的灾害危害性分析（HVA）或发生在医疗机构（HCF）范围内部、因灾难的后果间接影响医疗机构（HCF）的灾害危害性分析（HVA）。

■ 现行做法

成功的减灾措施和有效的救灾计划应建立在对医疗机构（HCF）易损性全面了解的基础上。医疗机构（HCF）的易损性主要表现为救灾服务的供应能力不足、体力不支和组织缺陷等。灾害危害性分析（HVA）也应该在人员、流程、计划以及其他属性特征范围内突出并确定优势。在创造能力、团队精神和强大的成功精神鼓舞下，自发地学习过去曾在灾难中取得的成就以及最佳的实践方法。

所有灾害危害性分析（HVA）的研究结果都具有一定的主观性，因为如果硬性指标无法达到的话，许多假设的制定，甚至备灾水平就会与风险的认知有关。应鼓励利用多学科团队，确保了解每一项危害的整体特征，以帮助减少分析与歪曲或错误结果的固有主观性。该团队应由医疗机构（HCF）如下领域的代表组成，由熟悉灾害危害性分析（HVA）的人领导团队：

- 紧急事件管理；
- 治安／安全；
- 设施（如工程、维修、信息技术、通信等设施）；
- 经营（如护理、医务人员、实验室和放射科）；
- 辅助性服务（如材料、食品、家政或环境服务）；
- 管理；
- 财务／业务。

社区代表，如当地的紧急事件管理员、消防官员、警察官员和城市管理员也能够提供宝贵意见。其他人员，其中包括医院的巡回管理员也能从中受益，只要该团队的规模易于管理能达成共识，并且在合理的时间内能完成目标。

定期会议上明确的议程和相关的业务模型将有助于灾害危害性分析（HVA）团队完成任务。

在大多数灾害危害性分析（HVA）工具中，预装了一系列开发者认为普通医疗机构（HCF）可能面临的危害清单。重要的是，通过审查灾害危害性分析（HVA）工具中列出的危害清单，灾害危害性分析（HVA）团队能够确保清单内容的全面性以及对各个机构的适用性。灾害危害性分析（HVA）工具应强调所有可能发生的事件，但是，与事件发生的可能性大小无关。第一步是"集思广益"，即确定所有可能产生的危害，并在各县的地方紧急事件管理委员会（LEPC）以及各县和各州的紧急事件管理办公室的援助下将这些可能产生的危害消除。有关危害的分类可参见专栏 18-1。

特定的危害会给人类造成威胁，与之相关的风险或影响因素有：人身影响（患者和工作人员）；财产影响：建筑与财产；业务影响：继续经营的能力。可以给每一项风险设置指定的数值，以便于风险的比照和对比。所受到的这三种影响是均衡的，每一类都有一个指定的数值。这点在整体评估中很重要。

每个类别的例子包括但不仅限于[4]：

人身影响：

- 可能造成工作人员受到人身伤害或死亡；
- 可能造成游客受到人身伤害或死亡；
- 可能造成患者受到人身伤害、死亡或造成不良后果。

财产影响：

- 设施的损毁（包括设备的丢失）；
- 设施不可用造成的损失；
- 设备和／或供应物资的丢失或损坏；
- 与设施、设备或服务项目更换／维修有关的成本增加。

业务影响：

- 业务中断；
- 意料之外的成本消耗；
- （因各种原因造成的）收入损失；
- 记录保存问题（例如，记录的丢失、无法访问或完整性遭到破坏）；
- 工作人员不能或不愿意作工作报告；
- 患者无法到达设施处使用设施；
- 名誉上的损害；
- 罚款、罚金以及法律费用；
- 未来保费的增加。

风险的等级可以用数值或者不存在、低度、中度、高度和灾难性等非书面性术语表示。因此，灾害危害性分析（HVA）团队希望为在毫无征兆的情况下发生的危害（如龙卷风侵袭等）增加权衡。

或然性事件在尽可能接近的基础上，可能发生并造成影响的程度。当然，也能以指定数值来表示。据史料记载，这也是最好的办法（例如，数值范围1~5，其中数字1代表发生的概率很低，数字5代表发生的概率非常高）。回顾历史数据对能够"据理推测"未来来说，起到至关重要的作用。这是对危害或紧急事件发生可能性进行的评估，通常被描述为不可能、可能性较小、可能性一般或可能性较大。其他可能有助于评估或描述或然性的相关因素包括以下内容[5]：

发生的频率：很明显，发生的越频繁，可能性就越大。

危害性事件发生的地点及对区域的影响：事件发生的地点距离医疗机构越近，直接（或间接）影响到医疗机构的可能性越大；反之，事件发生的地点离医疗机构有一定的距离，影响到医疗机构的可能性就较小。

季节性（或其他周期性）变化：事件的发生是有规律可循的，这些有规律可循的事件可被推定为发生的可能性较大的事件。比较常见的例子包括每年秋冬季节发生的流感季节以及与厄尔尼诺现象有关的干旱或洪涝事件（取决于地点）。

在可能的情况下，或然性应建立在客观数据的基础上，如历史档案等，以了解当地发生过的灾难情况。灾害危害性分析（HVA）团队可随时了解设备的故障率或故障数据之间的平均时间。即便如此，设备的维修记录和服务的预期年限可能会导致灾害危害性分析（HVA）的结果受到影响。然而，通常情况下，或然性的评估结果会被灾害危害性分析（HVA）团队成员的前期经验和近期组织记忆所影响。

医疗机构的备灾能以单独的类别或结合其他元素（如可能性或风险）明确表示出来。直观地说，面对紧急的突发事件，若医疗机构能够充分备灾，便能够减少突发事件造成的影响。备灾的组成部分不仅有助于跟踪组织的备灾成效，同时，随着备灾水平的提高，已经成为减少灾害危害性分析（HVA）分数的工具。汇报备灾结果有助于确定需要改进的高风险或或然率的领域。可以为备灾指定一个数值，或者在可能的前提下，以清单的形式罗列出针对某个特定事件的现存计划。备灾也可以指资源和可用资源的数量（如很多、很少或者没有，等等），资源可以划分为内部资源和外部资源。二者的平均值即是备灾的数值。

这三个组成部分（风险、概率和备灾）数值的增加提供了一个值。通过观察该概率与影响的图示（图18-1），我们会期望在突发事件或然性较高、影响力

较大的地区得到更多的资金，同时在突发事件或然性较低、影响力较小的地区所需要的资金就相对较少。

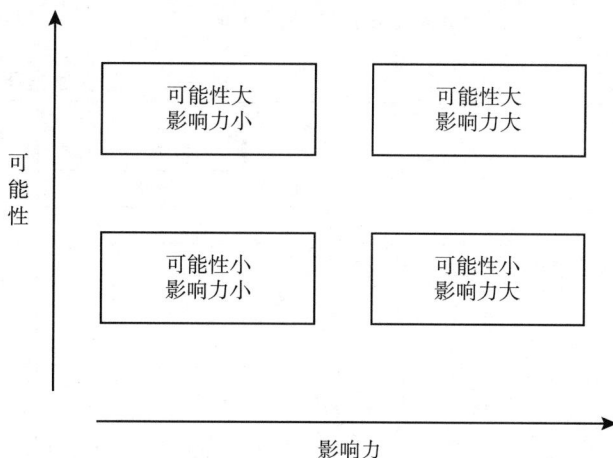

图 18-1 或然性与影响

为了获得最大利益，灾害危害性分析（HVA）应以足够多的细节来描述每个灾害事件的特点，并生成一个灾害事件优先化的清单。做到这一点，即意味着需要考虑到各个危害事件的脆弱性、风险（后果）和备灾水平的等级划分或排名方式。这种特性可以是定性的或是定量的，每种方法都各有利弊。

定性评估的执行可能更简单快捷。但是，定性评估往往难以完全贯彻到底。定性分析很简单，就像灾害危害性分析（HVA）团队成员根据自己的主观判断，为列出的潜在危害性事件排列顺序一样。更为复杂的定性评估方法可见于退伍军人健康管理局紧急卫生保健组织（EMSHG）提供的灾害危害性分析（HVA）模型。该模型使用的是从0（不适用）到3（可能性和风险后果较大）的计分系统。对于任何一类得分大于或等于2的危害事件，都需要采取防范行动。[6]定性灾害危害性分析（HVA）模型通常在危害事件之间产生的差别极小，并有将所有的危害事件归为某一类（如可能性大）或其他类别的趋势。这些模型在执行时的灵活性极小，不利于组织确定其应急计划或资源分配的组织优先性。

可以通过强化不同危险之间的差异，运用定量评估的方法为实施提供更大的灵活性。根据选择的灾害危害性分析（HVA）工具，每个危害事件的分数可能是或然率、风险系数和备灾分数的和或者乘积，或者源自于更为复杂的加权公式。例如，美国杜克大学医院（北卡罗来纳州德罕市）使用的灾害危害性分析（HVA）工具，就采用某个危害事件的或然率乘以给人类、财产和商业带来的风险系数，然后用得出的乘

积结果，乘以医疗机构的备灾分数，即

$$\Sigma（每个事件发生的概率 \times 每个事件的风险系数）\times$$
$$医疗机构备灾分数 = 事件的加权分数$$

以杜克大学医院的灾害危害性分析（HVA）为例，请参阅表 18-1。

表 18-1　灾害危害性分析（HVA）抽样

突发事件类型	或然性评价	人身影响	财产影响	业务影响	影响评价	内部资源	外部资源	资源评价	总计*	应急预案是否到位
	高低	影响力大		影响力小		资源少	资源多			
分　　数	5←→1	5←→1				5←→1				
技术性事件										
电气故障	3	1	3	1	1.7	2	2	2.0	6.7	
运输系统故障	2	1	1	2	1.3	3	2	2.5	5.8	
燃油短缺	2	1	1	1	1.0	1	1	1.0	4.0	
天然气故障	2	1	1	1	1.0	2	1	1.5	4.5	
供水故障/污染	3	1	1	1	1.0	3	3	3.0	7.0	
下水道故障	2	1	1	1	1.0	3	3	3.0	6.0	
蒸汽故障	2	1	1	1	1.0	3	3	3.0	6.0	
火警故障	3	1	1	1	1.0	3	1	2.0	6.0	
通信故障	5	3	3	3	3.0	2	2	2.0	10.0	
医疗气体故障	2	2	1	1	1.3	2	2	2.0	5.3	
医用真空泵故障	2	3	1	1	1.7	2	2	2.0	5.7	
暖通空调设备故障	3	2	1	2	1.7	2	2	2.0	6.7	
信息系统故障	3	3	3	3	3.0	2	2	2.0	8.0	
内部火灾危害	4	4	4	4	4.0	2	1	1.5	9.5	
危险材料内部泄漏	4	2	1	2	1.7	3	1	2.0	7.7	
物资不可用	3	1	1	2	1.3	2	2	2.0	6.3	
结构损毁	2	2	2	2	2.0	4	2	3.0	7.0	
自然事件										
飓风	3	3	3	4	3.3	2	2	2.0	8.3	
龙卷风	2	1	3	2	2.0	2	2	2.0	6.0	
强雷暴	4	2	2	2	2.0	2	2	2.0	8.0	
降雪	5	2	1	3	2.0	2	2	2.0	9.0	
冰暴	4	3	2	3	2.7	2	2	2.0	8.7	
地震	2	1	3	1	1.7	2	2	2.0	5.7	
浪潮	1	1	2	1	1.3	2	2	2.0	4.3	
气温过高或过低	4	2	1	1	1.3	1	1	1.0	6.3	
干旱	3	2	2	2	2.0	2	2	2.0	7.0	
外来洪灾	2	3	2	3	2.7	2	2	2.0	6.7	
荒地野火	2	1	1	1	1.0	1	1	1.0	4.0	
滑坡	1	1	1	1	1.0	1	1	1.0	3.0	
火山爆发	1	1	1	1	1.0	1	1	1.0	3.0	
传染病	3	2	1	4	2.3	2	2	2.0	7.3	
人为事件										
大规模伤亡事件（创伤）	5	4	1	4	3.0	3	3	3.0	11.0	
大规模伤亡事件（医疗）	5	4	1	4	3.0	3	3	3.0	11.0	
大规模伤亡事件（有害材料）	4	3	1	4	2.7	3	3	3.0	9.7	
化学恐怖主义	5	5	1	5	3.7	3	3	3.0	11.7	
生物恐怖主义	5	5	1	5	3.7	3	3	3.0	11.7	
核能恐怖主义	5	5	3	5	4.3	3	3	3.0	12.3	
化学意外事件	4	5	1	5	3.7	3	3	3.0	10.7	
生物意外事件	1	5	1	5	3.7	3	3	3.0	7.7	
核能意外事件	1	5	3	5	4.3	3	3	3.0	8.3	
贵宾陷入困境	3	1	1	1	1.0	2	2	2.0	6.0	
拐卖婴儿	2	4	1	3	2.7	2	2	2.0	6.7	
人质事件	3	3	1	3	2.3	3	2	2.5	7.8	
内乱	5	2	2	3	2.3	2	2	2.0	9.3	
劳工行为	3	1	1	3	1.7	2	2	2.0	6.7	
法庭辩论	4	1	1	1	1.0	2	2	2.0	7.0	
炸弹威胁	5	2	1	2	1.7	2	2	2.0	8.7	

*是或然性、影响力评价和资源评价的总和。

杜克大学医院和类似的定量灾害危害性分析（HVA）模型所得出的最终结果都是加权分数，二者都强调了每种危险发生的概率、后果和备灾水平。接下来，根据事件的加权分数，规定应急计划的优先性。机构可能会选择得分最高的潜在紧急事件优先解决，直到清单上所列的潜在紧急事件全部得以落实与解决。该主题内容的变化，可能是在第一年解决前五个（或其他数字）得分最高的事件，同时推定即将在第二年完成的规划、备灾减灾等活动，并解决接下来得分最高的5个事件，以此类推。第三种方法是预先建立一个标准的临界值，任何超过此临界值的危害方案都需要采取某种行动（如规划、备灾和减灾）。

一些更为复杂的灾害危害性分析（HVA）工具，如Kaiser Permanente发明的医疗保健系统，则通过生成分数（百分比）和图形/视频结果的方式，采取进一步量化的方法。[7]

灾害危害性分析（HVA）是组织紧急事件管理方案的基础。因此，对于耗费精力和资源确保工作能够顺利完成非常有利。评估人应当列出并录入该组织可能面临的潜在紧急情况，并将各个危险情况的特征、发生的可能性及后果一一进行描述。自动化的灾害危害性分析（HVA）工具是一个重要的节省时间的工具，主要表现为其既能作为一种能测试不同危害场景的工具，又能作为一种文档编制的辅助工具。通常情况下，回顾并反思医疗机构（HCF）在过去的5至10年中所面临的内部和外部灾难实况，为灾害危害性分析（HVA）团队采取行动提供充分的保障。

需要采取系统且一致的方法。团队的领导人应确保每个团队成员在此过程中的投入都是均等的。

灾害危害性分析（HVA）的最终结果应对可能影响医疗机构（HCF）的可能性事件、潜在性事件的或自古以来存在于内部和外部的间接性事件进行全方位优先化和（尽可能的）客观评估。得出的灾害危害性分析（HVA）结果是医疗机构（HCF）紧急事件管理方案的基础。旨在制度的范围内，作为努力进行减灾、备灾及救灾和预算的基础。直观来看，得分最高或排名最靠前的紧急事件应首先解决；反之，得分较低或排名较靠后的事件应在时间和经费许可的前提下进行解决。

实行年度灾害危害性分析（HVA）评定和重新评定，确保为机构的紧急事件管理方案的影响力进行经营环境变化方面的评估。定期重新评定灾害危害性分析（HVA）的另一个原因体现在能够反映减灾和备灾活动的益处。例如，由于医院的备灾活动能够减少紧急事件的风险（和后果），如电源故障这一项可以在优先事项的项目清单中下移，而其他更具有迫切性的事项，可以向前移。

最后需要考虑的是，灾害危害性分析（HVA）的结果（包括草稿和工作文件）应被看作是敏感文件，应与患者的病案记录、同行审查、质量确认函/整改书或敏感的商业文件等一样受到同等程度保护。需要牢记的是，灾害危害性分析（HVA）详细记录了组织的易损性，并根据使用的模式和辅助文档的水平描述了该机构是如何应对紧急事件的。一旦这些信息落入不法分子手中，就可能增加机构的易损性，降低抵御袭击的能力。正是因为这个原因，此类信息不能自由传播（例如，放在互联网上）。可联系机构间OPSEC支援人员（IOSS）或登录网站（www.ioss.gov），获取运营安全方案的指导文书、培训课程和咨询支持。[8]

■ 隐患

典型的隐患就是低估了完成灾害危害性分析（HVA）所需要的时间，还不允许有足够多的时间充分完成评估。在复杂的城市环境中，大型机构进行灾害危害性分析（HVA）是一个持续多天的过程。相关的缺陷之一是，随着评估的进展，人们对评估的兴趣逐步减少，每个主题所花费的时间通常与该团队已经耗去的时间有直接关系。大多数评估都始于对各种危害事件详尽透彻的讨论，随着时间的推移，其中大多数都以更为粗略的审核匆匆收尾。

有时，很有必要重申灾害危害性分析（HVA）的唯一目的，即在医院进行紧急事件规划的过程中，制定解决危害的优先化清单。当然，也常见到某个特定的服务机构或群体的代表，在各自领域以公开态度思考任何提及的危害事件。值得注意的是，要确保这种偏见不会导致危害被任意驳回，而驳回的理由却是"这种危害永远不会在这里发生"。

灾害危害性分析（HVA）对于精心设计的救灾计划十分重要，因此需要定期更新。地理和产业方面的变化会影响医院和需求方面的决策变化。例如，城镇区新建的一家化工厂，可能使机构有害物质威胁的评估结果发生显著变化。

至于另一个问题，有时也被称为"纸上方案"，仅仅因为一份书面文件的存在，就给人一种真正有备无患的假象。"救灾计划只是一种假象，除非将救灾建立在对人类行为有效假定的基础上，吸取各组织的看法与观点，并与资源相结合，才能被参与者所认知与接受。[9]"

■ 结论

如今，在资源有限的医疗环境中，为每一件可以想象的危险或不测事件制订计划，是不切合实际的。医疗保健管理人员需要分配其有限资源，确保灾情能够迅速解决，对于"万一"发生的事情，可以暂缓解决。灾害危害性分析（HVA）是医疗机构（HCF）管理员的工具，使之能够系统地评估和鉴定机构可能面临的多种危害。在实施灾害危害性分析（HVA）的同时，若不能进行审慎调查，可能就会造成不良影响，如造成紧急事件管理协调人专业上的窘迫、人命丧失、业务中断、名誉受损以及因应急方案不足引起的诉讼。正确使用灾害危害性分析（HVA）有助于最大限度地减少上述风险。

参 考 文 献

1. deBoer J，Brismar B，Eldar R，et al. The medical severity index of dis-asters. J Emerg Med. 1989；7：269-73.

2. Joint Commission on Accreditation of Healthcare Organizations. Available at：http：//www.jcaho.org/.

3. Milsten A. Hospital responses to acute-onset disasters：a review. Prehospital Disaster Med. 2000；15（1）：32-45.

4. The National Lessons Learned & Best Practices Information Network. Emergency Management Programs for Healthcare Facilities：Hazard Vulnerability Analysis：Comparing and Prioritizing Risks. Available at：https：//www.llis.dhs.gov/frontpage.cfm.

5. The National Lessons Learned & Best Practices Information Network. Emergency Management Programs for Healthcare Facilities：Hazard Vulnerability Analysis：Identifying Potential Disasters and Probability. Available at：https：//www.llis.dhs.gov/ frontpage.cfm.

6. Emergency Management Strategic Healthcare Group, Veterans Health Administration. Section 3.10.3-Hazard Vulnerability Analysis（HVA）Instructions. Available at：http：//www1.va.gov/emshg/apps/ emp/emp/hva_instructions.htm.

7. California Emergency Medical Services Authority. Kaiser Permanente Medical Center Hazard and Vulnerability Analysis. Available at：http：//www.emsa.ca.gov/dms2/kp_hva.xls.

8. Interagency OPSEC Support Staff. Available at：http：//www. ioss.gov/.

9. Auf der Heide E. Disaster Response：Principles of Preparation and Coordination. Chapter 3. Available at：http：//orgmail2.coe- dmha.org/dr/DisasterResponse.nsf/section/03?opendocument.

19 公共信息管理

Sharon Dilling，William Gluckman，Marc S. Rosenthal，Eric S. Weinstein

灾难期间或灾难过后，随之而来的是混乱和疯狂。无论是可疑的传染性疾病，还是地震，抑或是炸弹爆炸事件，都会有两个不变的事实：①公众需要了解的信息是，到底发生了什么；②媒体需抵达现场，并尽量告知公众他们想要了解的情况。自越南的实况转播进入数百万个美国家庭中以来，公众认为，观看即时新闻，不仅是他们的习惯，更是他们的权利。随着公众对信息的渴求与日俱增，面对持续增长的竞争力，各媒体之间展开了疯狂的广告、赞助商和观众的争夺战。这些因素已大举进入救灾过程中。传播准确的公共信息，并为病患或伤者提供相应的紧急救护，始终是一项挑战。在接受适当的医疗培训之前，紧急救援人员绝不会想到为患者治疗。灾害通信的培训也非常重要，即备灾是关键。了解公众和媒体需要哪些类型的信息，将有助于减轻灾害的影响，赢得媒体的信任，使市民放心。在合理的时间内，以清晰和真实的方式表达信息将进一步保证信息的有效性。

■ 媒体的发展进程

15 世纪，印刷业的发展使廉价制作的报刊和书籍成为向广大群众传播信息的工具。[1] 1896 年，马可尼发送的一条无线信息，将无线电带入人们的生活，使电子通信在第一次世界大战期间得以实现。[2] 新闻影片将第二次世界大战的编辑图像带给了观众，虽然这一举措略有推迟。到了 20 世纪 50 年代，"美国梦"横空出世，电视机成为各家各户客厅的核心装饰物。到了 20 世纪 60 年代，几乎所有的美国人都会选择打开电视——观看肯尼迪总统之子向覆盖着美国国旗的父亲灵柩鞠躬致敬；美国著名广播电视新闻记者

Walter Cronkite 成为"美国最值得信赖的人"；当然，还有越南战争。电视报道作为向人类还原严酷现实的窗口，使绝大多数美国人看到了之前从未见到过的战争景象，这无疑已经改变了历史的进程。

到了 20 世纪后期，新媒体的发展实现了一天 24 小时不间断的新闻报道，从而使有线电视在美国得似普及。几年后，在新千年来临之际，互联网和电子邮件颠覆了传统的通信工具，使信息传播得更加快捷，只需点一下电脑的鼠标就能纵览天下。互联网与具有竞争力的新闻业相结合，满足了公众和媒体的即时通信需求。因为，他们对信息紧迫性的追求已远远超过了对准确性的追求，甚至在某些情况下，超出了理性范围。1994 年，数百万观众在电视机前观看辛普森驾驶着一辆白色福特悍马越野车驶进高速公路。随后就是 2001 年 9 月 11 日发生的"9·11"事件。无论如何，这些电视画面都无法逃脱观众的眼睛。他们只好怀着悲痛的心情，把此事件的过程进行还原。全世界人民一遍又一遍地观看了此次事件的整个过程。在观看过程中，他们竟情不自禁地想要按下暂停键，好给受害者多留点和平共存的时间。灾难期间，观众一整天都在关注相关的新闻报道，希望能看到有人从燃烧的废墟中活着走出来。每天 24 小时的新闻报道从未间断，持续了近两个星期。所有的常规节目都被停播，观众都迫切地想要了解到底发生了什么事情。尽管我们非常悲痛，但是，这场可怕的悲剧很好地为我们说明了我们对紧急救灾和公共信息的预期结果。

■ 媒体与灾难

无论是大规模灾难的医疗管理，还是小规模灾

难的医疗管理，都需要多方面的救灾响应，以确保疏散、评估、治疗和恢复工作的及时进行。此类救灾通常建立在事故指挥系统（ICS）的基础上，因此需要任命事件指挥官员、首席物流执行官员和其他人员。关于事故指挥系统（ICS）和灾难管理最重要的一点是公共信息管理，而这一领域恰恰是经常被忽略的。具备提供适当且及时信息的能力，能够为救灾工作带来显著影响。

公共信息管理的组成部分，不仅包括向救援人员和志愿者发布备灾通知，还包括向媒体和媒体组织不断发送关于救灾执行的动态信息。与媒体保持有效互动可提高信息的准确分布，最终有助于救灾工作的展开。同时，满足媒体得到真实信息的要求。这不仅适用于医院或其他在灾难中提供援助的机构，还适用于快速救灾部门（如警察局、消防部门和紧急医疗服务队）以及中间救灾组织（如国家灾难医疗系统的灾难医疗援助队、美国卫生和公共服务部的医疗储备军团及联邦紧急事务管理署等）。

灾难发生时，应尽可能将大量的重要信息传达给受灾地区，从而达到良好的救灾效果。该信息不仅为灾害管理提供了基础，还增加了公众对救灾机构的信任。例如，如果政府经常向群众预报可能会发生风暴，需要立即撤离，而随之而来的风暴只造成了微不足道的损失，这样就会造成当地人们对政府的不信任。如果该地区接踵而来的是五级飓风，那么这一次，该地区的人可能因为之前的多次误导，没有理会政府的撤离要求，或他们已不再相信地方政府或者灾难协调官员了。但是，如果当地政府仅向居民发出潜在危险风暴警告，而且只有在可能造成重大财产损害和人员损伤事件的时候，才要求人员撤离，并且向人们告知有关政府决定的细节，那么，居民才会对撤离要求加以回应，从而减少人员伤害和生命损失。显然，当灾难比期望更严重时，警告或要求撤离的决定不只是依赖于实际风险，还依赖于潜在的法律行动或者相关负面宣传。

此外，事件发生后，该地区撤离的群众或相关利益人都希望进入受灾地区寻找家属，搜寻个人物品，并评估财产损失，以便开始重建或修复工作。这些都取决于运行的公共通信系统所提供的信息。如果受灾群众所采取的搜寻手段没有得到及时协调，人们都重返受灾地区可能会妨碍正常的救灾工作，扰乱救灾通信。例如，移动电话塔可能因用户的超负荷使用，造

成重要的电话无法切入。最好的策略是在疏散指令和随后的撤离指令后给予重返指令。利用电话、电台、网站和其他手段为重返受灾地区的群众提供及时且准确的信息，减少焦虑和潜在的交通拥堵，同时减少对有限救灾机构资源的过度使用，否则会将他们的工作重心转移至与不明真相的搜寻者的沟通上。最后，需要将食品、饮用水、医疗服务、现金、收容所、住房和燃料等来源以及有效的政府援助等信息传达给重返受灾地区的居民。

信息的有效管理有助于最大限度地减少财产损失、降低受伤甚至死亡的概率，而且还可以提高救灾团队的有效性。要做到这一点，需要制定一系列的措施，向公众传达可靠且一致的信息。灾难不仅包括典型的自然现象（如洪水、飓风、龙卷风）或人为行为（如工业意外或恐怖主义行动），还包括基础设施建设的损失（如计算机信息系统、电网、饮用水系统、下水道系统和罢工等）。即使灾难可能不会造成任何人员伤亡，但事实是，确实是"哪里"出了问题，并将问题带入了公众的视线。在这种情况下，媒体将会对此产生极大的兴趣，政府和公众也不例外。事件由"违规"企业或团体进行处理，能够提供良好的公共关系（PR）评论，并最大限度地减少灾难给公共关系（PR）造成的影响，或者说如果破坏了公共关系（PR），会使灾难造成更大的影响，并给"违规"企业或团体带来潜在的危害。

▓ 现行做法

灾难袭来之后，大量媒体会拥入受灾地区，竞相为公众发布即时新闻。随着世贸中心和五角大楼被炸，消息渐渐传开，消防人员、警察和救灾人员纷纷赶往救灾现场。记者身后不远处是摄影师和摄像师。打开电视机，映入眼帘的是飓风的播报现场，毋庸置疑，身着黄色雨衣的记者正站在空旷的海滨地区进行播报，现场的人员已疏散，记者身旁就是汹涌的浪涛，天空中还时不时划过一道道闪电。打开收音机，听听记者在野火附近发回的报道或眼看森林野火一点点地逼近，现场记者是如何在呛鼻的烟火中一边咳嗽一边作现场报道的。拿起报纸，看看记者从龙卷风席卷现场作的采访——狂风袭来，在呼啸的狂风中，一家人在避难窖中蜷缩成一团。

重要的是，应批准媒体在事故现场出现。因为

记者是不会离开的，因此，最好帮助他们找到一个合适的地方，既能接近事故现场，满足他们的采访需求，又能与事故现场保持一定距离，防止他们在播报时陷入危机，沦为受害者。或者，更糟的是，使救助他们的紧急救援人员也置身于危险之中。当媒体陷入危机模式时，他们将依次播报所收到的全部信息。[3] 向媒体提供真实的信息，将有助于对信息的有效管理，而绝非是对信息的控制。无论记者是否有时间去验证信息的真实性，他们也会认为，能够报道点什么远比什么都没有报道要好得多。如果他们没有可报道的内容，就可能会对事件进行推测。2004 年 7月 6 日出版的《纽约邮报》发表了一篇标题为《Kerry的选择》的新闻稿，文中公然宣称 Dick Gephardt是总统候选人，John Kerry 是副总统候选人。同日上午，Kerry 宣布，他选择的副总统候选人是 JohnEdwards。同样，《芝加哥每日论坛报》于 1948 年刊登了一篇臭名昭著的新闻报道，名为《杜威大败杜鲁门》，同样值得反思。候选人 Gephardt 事件发生后，原本就声名狼藉的《纽约邮报》再次受到打击，事件曝光后，Kerry 从竞选中受益匪浅。[4] 虽然媒体犯的错误尚不能被定论为危机，但清楚表明了时间和竞争力给媒体施加的压力。在大多数情况下，我们最好能向媒体提供一些信息，哪怕只是一些微小的细节，只要是正确的就好。

尽快向媒体提供事实资料，哪怕是很小的细节或已知的实情都可能是有益的。通常，资讯的第一来源是最可靠的。同时，不要忘记，在接受他人提供的资讯同时，一定要表露出自己的同情。[5] 就在美国世贸中心大楼遭遇袭击坍塌后，纽约市市长 Rudy Giuliani立即向整个国家和纽约的人民发表讲话。尽管他只提供了极少量的新信息，但却陈述了他所了解的事实，并表达出他对受难者的同情——他也很悲痛。他说，"伤亡人数比我们所能承受的数字要多得多。[6]" 这并不是一个未知的事实，而且这当然也绝不是一条新的资讯。市长 Giuliani 从不以善于表达同情心而著称，但是，在世贸中心灾难发生后，他的这一举动成为他职业生涯的转折点，使他无疑成为这座城市有史以来最受欢迎的市长。

用事实说话。真相总是会公布于众的。纵观历史，无数事例证明，尽管在最初的时候向公众撒了谎，但是，一旦将真相告诉公众后，公众还是能够原谅这些不诚实行为的。如果一个人向公众散布了一条错误信息，而后来被确定为假信息，那么曾建立起来的所有公信都将随之烟消云散。

对媒体来说，时间和空间都意味着金钱。报社在安排报纸排版的时候，首先考虑的就是广告的印制位置，其次才是新闻文章对广告周围空白空间的填补。由于报纸的空间有限，因此需要惜字如金，使精挑细选的文字发挥最大的价值与作用。研究表明，报纸读者的阅读和理解能力的平均水平是 6 年级左右。因此，如果新闻撰写的目标读者是 6 年级的学生，那么，大部分人都能读懂。当然，重要的还是，将目标读者牢记在心，并随时进行相应的调整。对于电视媒体来说，遵循 27/9/3 规则就非常受用。该规则由风险信息交流中心的 Vincent Covello 博士制定，他的建议是，将每条新闻的字数保持在 27 个以内，时长不超过 9 秒，评论或观点不超过 3 个，以求观众的最大理解。[7]

媒体不可能永远是朋友，但也不必视为敌人。[3]和那些救灾人员一样，媒体也有自己的工作要求。在灾情持续期间，媒体通过一系列措施，包括提供疏散通道、安全提示或其他重要意见等，在公众沟通方面可能发挥至关重要的作用。在紧急状况下，使媒体不断了解最新的进展情况至关重要且不容忽视。若不能向媒体不断提供更新的资讯，可能会导致媒体不择手段地接近事故现场，以直接获得一手资讯，或者可能从第三方获取不太可靠的信息资源。把媒体当作朋友，让他们传播你提供的信息，而不是传播第三方提供的小道信息。

"抱最好的希望，做最坏的准备"这句话绝对是非常适用的老生常谈，在灾难发生前，将公共信息系统筹备到位。现行的紧急救灾做法是进行救灾计划与演练。其中应始终包括对公众信息构成的测试[8]。

医疗 / 紧急医疗服务（EMS）/ 消防模式

灾害事件时有发生，无论是造成数十人伤亡的公交事故，还是要求地方疏散的毒害物质事件，抑或是飓风等区域性事件。在这种情况下，当地社区或更大型区域会进入灾难模式，因为各部门所需要的物资远比部门能提供的资源多得多。紧急医疗服务队（EMS）必须重新指定救护车和救援车辆；医院的急诊部门必须做好伤亡人员的接应工作；政府应当为现场控制和司法调查提供资源，同时为现场适度的救灾和恢复保留证据。在维持日常医疗保健、维护法律和秩序以及保留社区基础设施的同时，所有这一切都必然会发生。救灾的整体水平取决于灾难的规模大小、受灾人数的多少、可用资源和物资的动态匹配以及其他方面的具体需求。

在救灾的早期阶段，会同时发生多种灾难事件：在启用灾难管理系统的同时，将紧急医疗服务（EMS）/消防/警务人员派遣至事故现场。旁观者也会提供相应援助，随着消息的传播，抵达现场的人虽然可能给予援助，但在更多情况下，他们不是合格的救灾者。我们应当针对此类汇聚的志愿者制订相应的服务计划，因为这是救灾过程中无法避免的（相关内容将在本书其他地方中进一步探讨）。[9] 地方应急管理代表应与当地媒体合作，以防出现救灾人员在接到救灾指令之前，媒体就承担拨打紧急救助电话求救的情况。如果有人通过致电媒体寻求帮助，相应的救灾人员在到达灾难现场以后，应直接奔向聚集地，然后再到勤务点。管理志愿者的过程中可能会耗尽用于紧急救灾的宝贵资源。通过播报某些类型的资讯，媒体可以发挥协助医疗服务者抵达工作现场、确保将所有的救灾团队送往预先安排的召集点以及防止志愿者受伤的重要作用。媒体在应对灾难事件的同时，还必须有明确的地点指向，使他们在准确地进行新闻报道的同时，能够确保自己的人身安全。

此外，我们必须承认，来自不同政府机构和非政府机构的救灾单位，由于基于不同的观点，对灾难事件的动态会给予不同的解释，从而引导其管理或管理中的角色。遗憾的是，由于这些意见会产生分歧，仅凭各救灾单位的观点和潜在的知识基础，容易给灾难事件本身蒙上一层混乱和矛盾的色彩。因此，必须遵循谨慎的原则，因为媒体人可能分别接触各救灾单位或各单位不同的成员，防止各救灾单位或单位个人，在不知情的情况下向媒体提供前后矛盾的信息。这样可能会导致公众误解、失去对政府的信任。此外，如果此类误解的产生是由指令控制系统管理员的行为造成的，可能直接导致救灾的中断。灾害现场时常出现实时报告，而此类对事实的误解可能是导致实时报告发生的直接后果。尽管媒体在现场进行了实时报告，但是却缺少重要元素或报告了未经证实的信息。我们可以决定对因政治上的权宜之计，或聚光灯下媒体人的新闻报道触发的动态救灾和重建，或转移资源工作进行干预。

媒体报道的影响

媒体与灾害救援医学相互作用的新领域表现在公众对新闻报道与新闻画面的反应，可能诱发创伤后应激障碍（PTSD）。[10] 据报道，针对事件铺天盖地的媒体报道范围越广，尤其是有关灾难的报道画面越多，创伤后应激障碍症（PTSD）的患者越可能增加。在小儿群体中尤为如此。[11] 笔者认为，与重大事件过度接触，如世贸中心的恐怖主义事件，可能引发心理或精神疾病。[12]

媒体传播

目前，已围绕公共救灾的不确定性进行了多项研究。研究结果可能带来的启示是：公众将如何应对媒体通信产生的影响。一项研究结果表明，绝大多数受访者更喜欢评估风险的范围。因为他们认为，正是因为这些范围的存在，才使政府看起来更加诚实可靠。然而，只有半数人想知道该地区是否安全。最后，针对风险这一问题，科学家之间产生了分歧，即使大多数人的意见一致，也往往导致公众产生最坏的假设。我们得到的启示是，需要为救灾行动安排新闻发言人。[13] 其他着眼于风险传播的研究不仅适用于风险传播，尤其适用于灾害事件发生之前，还为风险传播提供了目标。这些都属于建立信任、提高认识、加强教育、促进协定与激励的作用。在发生飓风或其他重大灾害之前，制定此类目标有助于促进社会的救灾行动。因此，媒体成为公共信息官员（PIO）和相关责任机构共事、制定目标和需求的沟通桥梁。[14]

《底特律自由新闻报》

媒体也同样关注安全问题，并尽量减少救灾工作的干扰与冲突。《底特律自由新闻报》就要求它的记者和摄像师以工作团队的形式参与工作。这些团队的记者在工作上有很大的发挥空间，只要在他们感觉舒适或安全的前提下，允许他们采取任何必要的方式去收集新闻素材。这些团队通常都低调行事，并得到责任机构包括警察的认同，以减少可能出现的问题。记者和编辑都希望发布准确及时的信息，在尽可能的情况下，这些信息已通过多个数据源进行了验证。他们宁愿利用至少2种甚至3种来源去核实信息的真实性。此外，他们还必须遵守最后的期限原则。最后，这些团队也愿意帮助相关责任机构传播他们所获取的信息（《底特律自由新闻报》总编辑 T. Fladung，2004年专用通讯）。

从近期灾害中吸取的经验教训

在过去的十几年中，我们经历了各种不同的灾难。这些经历有助于我们窥探到公共信息管理的行为准则和注意事项。这些事件源于飞机和火车事故、地震和恐怖事件。无论在何种情况下，我们在灾难中吸取的经验和教训，不仅提高了灾害水平，同时还体现了公共信息管理的重要性。

1995 年东京发生的沙林毒气攻击事件

1995 年 3 月 20 日，东京经历了一场沙林神经毒气中毒攻击事件。在此次事故中，首个受到毒害攻击中毒的患者在医院救护中心的救护车还尚未展开病员运送工作之前，就抵达了医院。在事件发生后约两个半小时，首次记者招待会在一家医院举行，有关事件的首个电视新闻公告发布于攻击事件发生的 3 小时后。那时，大多数患者都已向地方的医疗机构（HCF）作了汇报。此外，在所有患者离开灾难现场之前，关于受灾人口的数据，还没有任何来自官方的初步报告。在这种情况下，虽然来自官方的媒体通告和新闻发布时间比较晚，但是新闻内容与首次会议后获取的信息是一致的。[15]

1995 年俄克拉荷马城的爆炸事件

1995 年 4 月 19 日，恐怖主义者的恐怖行动造成俄克拉荷马城的默拉联邦大楼发生爆炸，导致整座大楼被摧毁。爆炸事件造成当地多人受伤，并在事件发生不久后，迅速被记者报道。地方紧急救灾部门（EDs）立即调取各方成员参与救灾，大量医务工作者立即赶到地方紧急救灾部门参与医疗救助，随着各个部门人员齐聚，工作人员决定直接到爆炸现场参与医疗及救援工作。除了当地的救灾机构外，地方的媒体也在未得到通知或请求的情况下，安排接受过医疗培训的工作人员抵达联邦大楼参与救灾，从而使现场的志愿者数量达到 300 人。尽管志愿者为救灾提供了人员疏散援助，但是事故现场并不安全，因为现场并没有设置保护设施，导致一名志愿者被现场从高处坠落的建筑残骸击中，不幸身亡。[16]

我们从这次灾难中吸取的经验教训包括：如何要求更多的医疗服务者到达各自的服务岗位，以及如何防止大量未受过专业训练的志愿者在现场汇聚。如果事发地点需要额外支持，事故管理指挥官可以通过应急管理渠道提出要求。媒体可以为特定的志愿者接受具体的要求指令，如聚集、集合或分阶段进行资格审查、晤谈、设备装配和安排运输任务。医疗设施的接收机构，可通过直接沟通或通过已经存在的灾难协议，使他们的要求得到满足，并通过正规渠道，组织不在编的医疗专业人员，汇聚有限的资源，加入现有工作人员的团队中，致力于救灾。灾难发生后，应尽早通知媒体，并告知对其任务完成的期望值、给予他们的限制以及他们可能对救灾和灾后重建工作带来的阻碍。应将这种伙伴关系传达给公众，以建立公众的信任。此外，如果事件的管理团队出于对安全的考虑不希望旁观者围观，也需要通过媒体将此类信息传达给公众。

■ 公共信息管理的隐患

在危机或灾难期间，管理信息流可是个不小的任务。然而，以下 10 项常见的隐患需要避免。

未召集专家到来

协助紧急救灾人员应对紧急情况：安排医生照顾生病或受伤的患者；安排搜寻救援队，寻找被困的个人；安排消防人员救火。灾难发生时，无论灾难的规模或大或小，都需要召集能够对灾难有效发言的专家。

这并不是说，消防人员不是现场的最佳发言人，而是，任何对媒体发言或正式向公众发布信息的人，都应当接受一些公共信息官员（PIO）的基础培训。[3] 在发生大规模灾难的情况下，强烈建议指定一名主要发言人。在疾病控制与预防中心、联邦紧急事务管理署以及一些专门从事危机和风险沟通的私人公司，才能获得培训方案。

避免使用复杂的语言或术语 [17]

在危机形势下，人们的听力会受到极大挑战。受激动情绪和过度焦虑心情的影响，往往会出现听觉错误。此外，由于遭遇危机的人有着不同的教育背景和理解能力，因此，最佳的实践准则是使用通俗语言，即维持 6 年级学生的阅读水平。[17] 尽量使信息清晰、简洁扼要。避免使用缩略语或缩写，避免给公众带来困扰。

避免吵架、打架或发脾气

就本质而言，灾难会给人带来压力。当我们处于需要处理大量生命和财产损失的处境时，很难保持冷静。通常情况下，若救灾人员连续长时间工作，都难以得到休息，很容易使情绪失控或发火。在向公众或记者发言时，保持冷静是关键。当言辞变得激烈或感到不安的时候，别担心，应尽可能礼貌地结束会谈。记者经常在争论中占上风，因为出版编辑和他们站在一条战线上。最好的方法就是提供一份简洁且真实的救灾报告，并写下你的观点。[8] 必要时，可多次重申你的主要思想。不要偏离你的主题信息或重点内容。

不要预测未来

通常情况下，危机发生之后，人们最常问的问题就是接下来会发生什么。除非有人将一个能预知未来的水晶球拿到危机现场，否则这类问题是无法解答的。因为，没有人能预知未来。但应确保大众能够放心，让他们知道我们正在尽全力缓解危机，或者说尽可能给予他们最贴心的照顾。[18]

可以回答"我不知道"

不要回答你没有资格回答的问题。事实上，在向公众提供信息时，确保已做好充分准备：可以用几种不同的方式多次重复你所了解的信息，并承认你没有资格回答某个具体问题，不妨告诉他们谁能回答这个问题，这样反而增加了你的可信度。[7]

未表示同情

同情心或敏感度是灾难沟通中的关键。而许多先遣救灾人员或医疗服务者往往能在情感上与危机形势脱离，而公共信息官员（PIO）却无法做到。最有效的新闻传播者就是真正关心和在意其报道对象的人[7]。

撒谎、混淆或掩盖事实真相

历史已经证明，从水门事件到莫妮卡·莱温斯基丑闻，再到玛莎·斯图尔特的法律困境，起初，这些事件本身并不是问题，问题出在刻意地掩盖。千万不要掩饰或隐藏信息。在这个普遍使用电子邮件、手机和最先进通信工具沟通的年代，任何信息都是无法掩盖的。当然，自由裁量权和良好的判断力只是影响因素，关键还是避免撒谎或公然掩饰真相。

反应缓慢

在救灾过程中，缓慢和稳定并不能取胜，这一点尤其体现在抢救伤员或通信沟通方面。[18] 应在深思熟虑的基础上迅速作出救灾反应，同时确保救灾的准确、真实性。

完全没有反应

"无可奉告"是一句臭名昭著的言论，无论在哪儿，都会让老练的公共信息官员（PIO）不寒而栗。其实，说点其他的，比如说回答"我不知道"或是"我出去一下，等我回来后，回答你这个问题"等，都比说"无可奉告"好很多。最主要的问题是，要记住：当你试图用"无可奉告"作为你的回答的时候，这种推辞会让人瞬间感觉到讲话者仿佛在刻意隐瞒什么，或是没有诚实地面对发生的问题。永远都不要忘记什么可以评论，什么不可以评论，对可以评论的内容进行回答，即使答非所问。

未启用应急通信设备

在学校实行消防演练，在社区实行疏散演练，在医院实行紧急救灾演练，通信设备应当是任何一项演练活动的重要组成部分。当真正的灾难来临时，实践经验是成功的关键。允许信息人员参与预定的演习，也可要求当地媒体参加。提前与他们共事，方便他们提供更真实的场景以及对重大事件的报道。[8]

公共信息管理的关键是要做好充分准备，以准确的信息迅速作出反应，能够让人感同身受。

■ 结论

良好的灾难管理为大众传播系统提供了恰当的信息。该系统的目标是在救灾机构、媒体与大众之间建立一定的联系。成功的主要支柱是向公众提供准确与及时的信息。[19] 媒体可以是朋友，也可能是敌人。通常，彼此互相尊重才能建立良好的合作关系，维持更为顺畅的交互作用。提供准确及时的信息有助于防止记者搜寻不可靠的事实。媒体并不是造成任何恐慌的原因。人类群体产生的任何恐慌情绪都是由灾难事件本身造成的，而不是由对灾难事件的新闻报道造成的[20]。建议组织必须处理好与媒体的关系，并在灾害事件发生前，建立媒体政策。此外，现场还需要相关代表或公共信息官员。媒体希望得到的不只是事实，还有有趣的人文故事。应建立适当的程序，允许救灾人员作相关内容陈述：亮化英雄事迹的卓越效果，然后通报给媒体。[21] 公共信息官员（PIO）应该考虑预先制定新闻发布的形式，并为该地区制定一份联系人名单和一份专家名单，号召上述人员向公众和记者说明情况。[22] 即使媒体可能是侵入性的，他们也可以发布准确的信息以及劝谕或警告等。[23] 建议媒体能够给予协助，共同向公众提供准确的信息。在事件发生之前，可邀请媒体与组织领导共同加入有关灾害事件的救灾演习或推广活动。[24]

参 考 文 献

1. McLuhan M. The Gutenberg Galaxy. Toronto：University of Toronto Press；1962.
2. Weightman G. Signor Marconi's Magic Box：The Most Remarkable Invention of the 19th Century and the Amateur Inventor Whose Genius Sparked a Revolution. New York：DeCapo Press；2003.
3. Society for Healthcare Strategy and Market Development. Crisis Communications in Healthcare：Managing Difficult Times Effectively. Chicago：2002.
4. Colford P. Another Post Exclusive. New York Daily News. July 7，2004.
5. Emergency Management Laboratory of the Oak Ridge Institute for Science and Education. Emergency Public Information Pocket Guide. Oak Ridge，TN；May，2001.
6. Pooley E. Time Magazine Person of the Year 2001：Mayor of the World. Time Magazine. Dec. 31，2001.
7. Covello VT. Risk Communication. New York：Center for Risk Communication/Consortium for Risk and Crisis Communication Slides；2004.
8. Reynolds B，Hunter-Galdo J，Sokler L. Crisis and Emergency Risk Communication. Atlanta：Centers for Disease Control and Prevention；2002.
9. Cone DC，Weir SD，Bogucki S. Convergent volunteerism. Ann Emerg Med. 2003；41：457-62.
10. Njenga FD，Nyamai C，Kigamwa P. Terrorist bombing at the USA embassy in Nairobi：the media response. East African Med. 2003；80（3）：159-64.
11. Pfefferbaum B，Seale TW，Brandt EN Jr，et al. Media exposure in children one hundred miles from a terrorist bombing. Ann Clin Psychiatry. 2003；15（1）：1-8.
12. J Ahern，Galea S，Resnick H，et al. Television images and psycho- logical symptoms after the September 11 terrorist attacks. Psychiatry. 2002；65（4）：289-300.
13. Johnson BB. Further notes on public response to uncertainty in risks and science. Risk Analysis. 2003；23（4）：781-9.
14. Bier VM. On the state of the art：risk communication to the public. Reliability Engineering System Safety. 2001；71：139-50.
15. Okumura T，Suzuki K，Fukuda A，et al. The Tokyo subway sarin attack：disaster management，part 2：hospital response. Acad Emerg Med. 1998；5：618-24.
16. Maningas PA，Robison M，Mallonee S. The EMS response to the Oklahoma City Bombing. Prehospital Disaster Med. 1997；12（2）：9-14.
17. Covello VT. Best practices in public health risk and crisis commu- nication. J Health Communication. 2003；8：5-8.
18. Sandman PM. Anthrax，Bioterrorism，and Risk Communication：Guidelines for Action. Presented at：Centers for Disease Control and Prevention；November 20，2001；Atlanta.
19. Quarantelli EL. Ten criteria for evaluating the management of community disasters. Disasters. 1997；21（1）：39-56.
20. Garrett L. Understanding media's response to epidemics. Public Health Reports. 2001；116（suppl 2）：87-91.
21. Anzur T. How to talk to the media：televised coverage of public health issues in a disaster. Prehospital Disaster Med. 2000；15（4）196-8.
22. Allison EJ. Media relations at major response situations. JEMS. December 1984；39-42.
23. Auf der Heide E，Lafond R，et al. Theme 1. Disaster coordination and management：summary and action plans. Prehospital Disaster Med. 2001；16（1）22-5.
24. Schultz CH，Mothershead JL，Field M. Bioterrorism preparedness I：the emergency department and hospital. Emerg Med Clin North Am. 2002；20：437-55.

延 伸 阅 读

1. Covello VT. Message Mapping，Risk Communication，and Bio-terrorism. Presented at：World Health Organization Workshop on Bio-terrorism and Risk Communication；October 1，2002；Geneva，Switzerland.

20 灾难中的信息学和电信学

Churton Budd

恐怖主义行为使美国和其他很多国家面临新型危机的威胁。透过这些威胁，人们隐约可见时时存在的自然灾害（比如地震、火灾及飓风）、人为灾难或生产事故（如交通事故及输电网络的缺乏）。所有这些突发事件激发了收集、分析、协调、分配以及阐释多种类型卫生信息和备灾信息的强烈需求。随着生物恐怖主义的风险越来越大，人们更加需要也更加强调高级信息收集工具的使用以及完成信息收集需要的信息技术。这些信息收集工具对复杂监督需求的管理非常必要，而数据分析对趋势的确认非常必要。数据分析可以尽早确定灾难是否暴发，使人们快速沟通卫生信息、减灾策略以及对灾难现场医疗保健工作人员提供的治疗方法。

幸运的是，应急管理所涉及的很多人员已经开始关注技术发展，因此，很多供应商已经意识到需要开发硬件和软件以满足救灾人员的需求。各种各样的工具已经应用到了减灾、备灾和救灾活动中。其中，在救灾过程中出现的一个较为困难的问题是无法进行沟通。通信系统的崩溃会对几乎所有重大救灾活动造成影响。每一次救灾活动中都会出现或大或小、不同程度的通信问题。正因为抗灾社区体验了这些不合格的通信系统，因此已经找到了改善这些系统的策略以及用有效的方法代替不合格通信系统的方法。随着时间的推移，人们收集、分析和宣传备灾信息和救灾信息的能力也在不断提高。而这主要得益于过去半个世纪中信息技术的发展。

■ 历史回顾

虽然救灾社区接受信息技术的开始过程非常缓慢，但是信息技术正在迅速发展。20 世纪 80 年代之前，电脑系统主要用于商业界、银行界以及科学界。多数情况下，与紧急事件规划或防灾规划相关的这些系统使用仅限于国防部以及制订救灾计划和进行仿真演练的大型商业研究公司（这些公司偶尔也会进行流行病学研究或社会学研究）。

20 世纪 80 年代台式电脑和个人电脑（PC）得到迅速发展。从此，人们可以将数据储存在轻便易携带的磁盘中。到 20 世纪 80 年代中期，救灾人员可以在电脑上录入数据、生成文档，也可以更新电子表格，还可以追踪救灾物资和资源，有时甚至在灾难现场也可实现这些操作。在 20 世纪 80 年代晚期，互联网在普通人群中变得越来越普及。互联网的前身——BITNET 和 ARPANET，转变成了万维网，普通群众通过美国计算机服务（CompuServe）及美国在线服务（America Online）这两大电脑公司开始享受拨号网络连接服务。主要学习中心的在线资源，同时开始收集与灾难管理和灾难规划相关的数据。人们可以通过邮件或者网站交换文档和文件，这些网站被称为FTP 网站，充当文件储存库的作用（这些网站遵守文件传输协议，即从一台电脑向另一台电脑传输二进制文档或者文本文档时遵循的传输方法）。被称为"黄鼠工具（gophers）"（互联网上使用的一种卡片索引程序，是 "go for this and that" 的缩写）的特殊软件程序会对这些文件储存库进行分类，并允许人们通过输入关键字进行搜索。这些程序就是大型搜索引擎的前身。

美国海洋与大气管理局在 1988 年开发了很多应用程序，其中一款为计算机辅助突发事件操作管理软件包（CAMEO）。计算机辅助突发事件操作管理软件包被用来帮助先遣救灾人员轻松获取救灾信息，同时还为获取当地信息和开发事故现场提供了工具。它包含了绘图、空气传播模型、化学数据库以及其他的工具，这些工具可以及时向紧急事件救援人员提供重要信息。在只读光盘（CD-ROM）的帮助下，人们还可获得危险物品信息和材料安全数据表（MSDS）。只读光盘还可以储存其他数据库，这些数据库可以使救援人员在灾难现场进入信息图文库获取需要的信息。最近美国疾病控制与预防中心（CDC）开发了一款名为 EpiInfo 的统计软件（见 www.cdc.gov/epiinfo）。通过该软件，流行病学家或者公共卫生专业人员可以制定调查问卷或表格，根据客户的要求编制数据录入程序，获取数据或对数据进行分析。EpiInfo 可以用来生成流行病学统计数据、表格、图表和示意图。

被称为地理信息系统（GIS）的专业计算机制图软件将数据和地图信息整合在一起。由于灾难通常会受到空间的限制，因此地理信息系统可以协助灾难管理各个阶段的工作。在制订救灾计划时，观察地图会使灾难规划人员的工作变得更加简单。地图上会显示灾难的范围、受损最严重的地方以及灾难影响最大的地方、处于危险之中的财产和人员、可用的资源种类以及需要救灾资源的地方。通过使用地理信息系统生动展现灾难发生地的关键信息，灾难管理人员可以快速绘制出灾难现场，制订优先顺序和行动计划。

20 世纪 90 年代，信息交换技术得到了急速提高。互联网上的目录服务器使紧急事件管理人员、救灾人员和医疗服务提供人员能够在非正式环境中讨论救灾活动。救灾人员在灾难现场给目录服务器发送邮件也是非常常见的。在灾难现场学到的经验也可以立即在整个救灾社区传播开来。美国紧急事务管理署、科罗拉多大学自然灾害中心和美国疾病控制与预防中心等机构均已开始在各自的网站上公布大量与灾难相关的公共信息。卫星电话系统以及移动手机数据网络的使用，使拥有手提电脑的人能够与灾难现场保持联系，并向其他救灾人员和救灾机构收集和传播大量信息。

今天，我们很难在灾难救援现场找到不使用邮件或其他电脑资源工作的人。由于信息技术还在快速发展，所以信息技术的量化依然存在困难，即便如此，信息技术的使用似乎仍然在降低救灾的操作成本，提高其效率。便携式电脑的尺寸不断减小，最小的为掌上电脑（PDA）。移动电话和掌上电脑也合并成了一种通信/信息设备。虽然针对灾难救援和灾难管理人员的信息技术培训仍然落后于公司部门的信息技术培训，但是，也正逐渐成为一项职位要求。现在电子商务已经允许灾难救援人员实时进行救灾物资的采购和支付。人们可以用很低的花费快速建立无线宽带网络，从而接收大量信息资源。公众的教育程度也有了很大程度的提高，可以自行搜索自身需要的医疗保健信息，进行在线理财，还可以使用网络上可用的大量公众资源进行灾难研究、减灾和备灾。

我们无法预测灾难管理中的信息学在未来可能发生的变化，因为信息技术整体上仍在持续快速发展。在未来的某一天，灾难救援人员很可能使用配备有小巧灵活屏幕的嵌入式计算机。随着声音和数据技术的继续融合，人们还有可能通过控制声音完成数字设备的互动。储存设备也将继续缩小尺寸，灾难的受灾群众可以将他们的全部财务记录、健康记录和其他私人信息储存在可装入口袋中的微小芯片中，这样做可以保护他们的重要个人信息，避免在灾难中被毁坏。实时监测和监督可以帮助灾难救援人员更早地意识到将要发生的灾难。监测患者流动的能力、追踪资源的能力以及实时绘制灾难现场地图并使之形象化的能力可以使规划人员和管理人员更好地适应灾难，并有效地调整救援措施。对灾难救援人员来说，信息技术将有可能继续成为越来越强大的工具。

■ 现行做法

为了帮助人们更好地了解信息学和电信学如何在灾难中起辅助作用，我们会讨论灾难管理人员和救援人员目前使用的多种信息学和电信学工具及其原理。其中一些工具是在备灾和减灾阶段使用，一些工具是在救灾阶段使用，还有些工具则可以在整个救灾周期中使用。

电脑设备

人们可以很快意识到电脑彻底改变了我们生活的很多方面。有些人在他们的日常工作中非常依赖电子邮件，一旦公司的电子邮件系统瘫痪，他们就会发现很难开展商业活动。同样的情况也适用于那些使用互联网上的大量信息开展研究的研究人员。一旦无法获取互联网上的信息，这些研究人员差不多都会有一种戒断症状。从公司的大型计算机到便携式个人电脑，灾难管理人员和救援人员可用的电脑设备有多种类型。

笔记本电脑

除台式个人电脑之外，使用最普遍的电脑设备也许就是笔记本电脑了。随着技术的进步，笔记本电脑的速度和功能与台式机越来越接近。由于存储非常便宜，因此现在的普通笔记本电脑比几年之前的笔记本电脑的硬盘驱动器大。很多为台式计算机编写的应用程序也可以应用在笔记本电脑中，因此很多笔记本电脑的内存与台式电脑的内存是相等的。新的芯片组和微处理器使用时要求的功率更低，且运行时散热也更少，因此电池的运行时间会更长。有些笔记本电脑甚至采用了无风扇设计，大大延长了电池的寿命。笔记本电脑变得越来越薄，并且很多都附带了一些设备，如与电影院相同效果的宽显示屏、DVD 播放器、光盘驱动器以及高速外围连接设备，如火线和 USB 连接器。绝大多数新型笔记本电脑还含有无线接入技术，如蓝牙和 WiFi。有了扩充口、外部键盘、鼠标和显示器，人们发现自己可以将电脑放在办公桌上，用完后可以将这些部件拆分，旅游时携带也非常方便。笔记本电脑替代台式电脑后可以使用户在其他办公地点继续使用所有便利设施，如在办公室和家里一般。专栏 20-1 给出了一些旅行时保护笔记本电脑的建议。

平板电脑

与笔记本电脑相似的一种专门的便携式电脑被称为平板电脑。这种电脑最近才进入市场，但是很快就受到了公众的青睐，这种设备主要通过笔触输入数据。平板电脑正在垂直市场（如医疗保健行业和仓库地板）寻找利基市场。它们对填写表格非常有用，如灾难现场的病历卡或者实地调查。这些病历卡和实地调查可以加入地理信息系统中绘制图表。平板电脑的性能通常和笔记本电脑的性能差不多，电池的寿命却更长，体积更小，而且使用笔触输入方法，给人们带来了极大的方便。

人们对灾难现场使用的笔记本电脑或者平板电脑的选择有千万种。在选择电脑设备时，对电脑设备适用的情形进行考虑是非常重要的。目前有很多"加固的"设备，旨在满足军用标准，如耐冲击、抗振动、防水和防尘埃撞击。这些加固电脑的价格可达普通成品笔记本电脑价格的两倍。如果人们购买的是加固电脑，那么，我们确信无疑这种电脑一定可以在灾难中保存完好且数据不会丢失。然而，还有一种选择是从当地的计算机商店或者电子产品商店购买普通笔记本电脑后再为之买份保险。多数情况下可以使用免赔额为几百美元、每年保费为 50 美元的保险单。毫无疑问，这样的保单包含设备的重大损失（如严重跌落、压碎或者浸水），但是可能不包含轻微破损，如磁盘驱动器接口发生折断。当购买加固电脑时，应该向供应商询问有关跌落测试

专栏 20-1　携带笔记本电脑旅行的检查清单

- 由于人们无法确保正在使用的网络受到了足够保护，因此，请更新抗病毒保护软件和间谍保护软件至最新的病毒库。
- 使用可以制作驱动器映像的程序（如诺顿克隆精灵），这样的程序可以创建笔记本电脑硬盘驱动器的影像。如果硬盘驱动器受损，还可以根据影像进行恢复。
- 请检查电池。如果时间允许的话，请在旅行过程中循环使用，在旅行结束后再将电量充满。如果可能的话请携带一块充好电的备用电池，以便在电源断绝的情况下延长电脑的工作时间。请考虑使用替代能源，比如太阳能电池板充电器、一次性备用电池、蓄电池以及 12 伏的电池适配器，以便可以将汽车电池的电量转换成笔记本电脑的电量。
- 携带笔记本电脑旅行的准备工作包括将电脑放置在硬壳加垫箱子里。这种箱子还可以放置各种各样的插头、适配器和备用网络电缆，以防出现意外情况。不要忘记放置电源电缆和充电电缆。
- 将所有的东西放置在塑料包装袋中，包括那些自身有包装的设备。如果可以找到足够大的箱子放置你的笔记本电脑，就可以避免由于箱子暴露在恶劣天气或者箱子漏水造成的电脑受潮。温度的变化会导致冷凝，所以如果你将自己的电脑设备放在了袋子中，请在袋子中再放几袋硅胶干燥剂。
- 如果你去的地方在能够操作发电机功率的区域，请携带一个过负荷电压保护以防止用电高峰期你的电脑设备遭到损坏。
- 无论如何都不要将你的笔记本电脑或者电脑设备进行行李检查，确保它可以作为随身行李进行存放。保持电脑远离金属探测器，因为它可以消除媒介的磁性。
- 请携带电脑保护锁以确保你的电脑安全。虽然这并不能预防真正想要盗窃电脑的小偷，但是却可以防止当你转身时电脑被顺手拿走或被抢走。

和浸水测试等专业问题以及购买设备是否符合 MIL 标准（见专栏 20-2）。

　　如果可能，将设备放置在不同的天气状况下进行测试，无论艳阳高照还是夜幕降临。确定该设备的屏幕在日光直射的情况下是可读的，在夜间使用时可以调暗，携带时符合人体工学原理，承重或体积庞大不会对其造成过大压力。将外围设备接入个人电脑，检测其连接是否成功，是否出现无法连接或者连接不良的现象以及其防水性和其他硬性标准是否出现无效的现象。这个简单的操作可以检测电脑接口、附件接口以及插头。

掌上电脑

　　另一个尺寸比平板电脑更小的掌上设备是个人数字助理，也称为掌上电脑（PDA），其大小与人的手掌相同。掌上电脑已经成为很多医疗保健行业从业人员的第二个大脑。以往医疗保健人员的实验室工作服上挂满了写有分数和尺寸的塑料卡片、快速指南手册以及其他参考文本，而现在医疗保健人员不再需要穿着或携带这些实验室工作服，只需将所有信息储存在掌上电脑中即可。这些信息可以被编入索引中并快速引用。掌上电脑可以分为两类：掌上操作系统（Palm OS）和微软袖珍电脑操作系统。虽然大多数主要厂商生产的软件对上述两个操作系统都适用，但由于掌上操作系统存在的时间更长，因此掌上操作系统拥有更多医疗方面的共享软件和免费软件。掌上电脑对灾难救援人员来说是一个无价之宝。在灾难现场，灾难救援人员在很多情况下无法进入急诊科图书馆寻找《医生用药指南》或其他药典查阅资料。然而，有了掌上电脑后，灾难救援人员就可以将这些参考资料带到救灾现场（见专栏 20-3）。在很多情况下，寻找需要的信息只需输入一个关键字就可完成搜索。

　　地址簿、日历、通讯录、任务簿以及备注可能是掌上电脑中更常用的内置应用程序。在灾难救援中，

掌上电脑的其他用处还包括为其他救灾人员和救灾机构记录联系信息。掌上电脑中包含很多用于快速填写表格的程序以及记录数据和生成快速即席报告的数据库应用程序。一些掌上电脑还包含有内置照相机，可以快速记录灾难现场以备后用。外部键盘等附件使人们甚至可以在掌上电脑上输入完整的文档并将其用红外线功能的打印机打印出来。

　　掌上电脑可能看似是独立设备，但它需要定期与笔记本电脑或者台式电脑进行连接以实现同步过程。在同步过程中，设备供应商会通过互联网提供软件更新；日历、地址簿、任务簿和备注也会实现与台式电脑软件的同步；新型软件会从台式电脑上安装至掌上电脑。如果你正在掌上电脑上记录数据，那么可能需要将这些数据作为一个功能全面的数据库从掌上电脑的表格工具中传递到台式电脑正在运行的应用程序中。

　　与笔记本电脑一样，掌上电脑在旅行携带时也有很多有用的附件。可附键盘对于向掌上电脑录入报告以及随后的打印都非常有用。掌上电脑应配备一个硬壳箱子，推荐做法是将掌上电脑放置在塑料包装袋中以避免恶劣天气对它造成损坏。如果灾难救援人员无法得到外界的参考资料，使用掌上电脑可以很容易获得并使用大量网络上可用的医学文档和参考资料。这些信息可以通过在互联网上搜索与医疗保健、灾难以及救灾相关的文档和软件获得，有些信息是免费的，而有些则是收费的。太阳能电池充电器是掌上电脑的完美充电器选择，因为它充电时不需要太多电量。最后，必须保证将掌上电脑中的数据上传至台式电脑或

笔记本电脑中，并将重要的文件和信息储存在外置记忆媒介中。掌上电脑电量隐患且无法充电时可能会丢失所有未备份的数据。[2]

　　和笔记本电脑以及平板电脑一样，掌上电脑也有多种选择。对于那些不熟悉掌上电脑的人，推荐先借一台掌上电脑试用一天，如果可能的话，可以摸索其工作流程及其在特殊日子中的使用方法。应该注意该设备是否可以放置在你的口袋中或者被随身携带，以防因为携带不方便而被你遗忘在某个地方，而需要时却发现它不在手边。完美的掌上电脑应该是小巧且不惹人注目的，但是应该有足够的计算能力、储存能力和高性能以满足用户的需要。在购买掌上电脑时应该考虑加固的掌上电脑。虽然与加固笔记本电脑相比价格并不高，但是考虑了各种因素的加固掌上电脑的价格却是普通掌上电脑的两倍。掌上电脑的小巧性和高度便携性使它成为人们更好的选择，因为相对于笔记本电脑而言，用户更愿意携带它进入灾难现场。

局域网 / 广域网 / 无线网

　　随着紧急事件管理人员使用的信息技术越来越复杂，灾难救援人员建立局域网（LAN）也变得十分常见。局域网中会建立事故指挥部（如紧急行动中心或者灾难现场办公室）。局域网会将一组电脑连接起来，电脑与电脑之间可进行即时信息传递；文件和文档可进行共享；更重要的是，文件存储器集中到了一个所有工作站都可访问的大型网络硬盘中。因此，从集中化的硬盘中就可定期取出备份资料，而不需要从各个个体工作站中获取。在很多情况下，人们可以建立广域网，将多个局域网连接在一起。比如，通过虚拟专用网（VPN），灾难现场办公室可以在公共网络中与总部连接在一起。虚拟专用网络连接提供了一个全方位的互联网安全通道，其中的网站彼此之间无法进入传输线路。这创造了一个不受地理或距离限制、只受连通性限制的广域网。

　　无线网络是一种全新的网络，它利用的是网络接入点。网络接入点是连接工作站无线收发器卡或笔记本电脑无线收发器卡的收发器。虽然这种收发器建立的无线网络在本质上与有线网络是相似的，但是无线网络的便利之处在于无须在所有站点建立网络电缆即可快速建成。无线网络甚至可以在众多帐篷中应用，将治疗区域帐篷与指挥帐篷连接在一起。遗憾的是，和声音无线电频率一样，无线网络非常容易接收和被

偷听者解密，因此安全度不高。用无线网络传输机密操作安全信息和患者信息时必须以高级加密方法加以保护。

通信设备

全球卫星定位系统

　　全球卫星定位系统（GPS）是在 1985 年作为军事系统出现的，其基础为 24 个卫星信息传送器。通过测量用户位置到四颗卫星的距离，就可以建立用户的三个坐标位置（纬度、经度、高程）。虽然全球卫星定位系统最初是为美国国防部开发的，但是 1983 年大韩航空 007 号班机误入苏联领空被击落后，里根总统提议将之应用至平民社区。卫星的配置在 20 世纪 90 年代得到完善，海湾战争促进了商业 GPS 接收器的批量销售，在那时军队制造的 GPS 接收器并不多。从那时起，GPS 就逐渐应用在了旅行、调查、绘制地图以及运输行业中。此外，很多临时用户在偏远地区消遣或定位他们最喜欢的钓鱼地点时也会携带 GPS。对于灾难救援人员而言，GPS 可以帮助他们确定避难所的位置，或者疏散患者的直升机的着落区域，还可以帮助救援人员定位用于救援灾难物资的位置，并绘制成映像。将个人电脑或者掌上电脑转变成复杂的 GPS 绘图部件需要很多附件。[3]

移动电话

　　移动电话可能是人们使用最广泛的沟通工具。很多灾难救援机构认为移动电话是他们最主要的沟通工具，并将这一想法公布给他们的救灾人员。灾难发生后，普通市民会给自己的朋友以及家人打电话确定他们的安危，救援人员会抵达灾难现场安排救灾资源，媒体会到达现场准备报告灾难情形，而座机因为断电或者其他故障变得无法使用时，人们会把移动电话作为自己主要的通信工具。因此，移动网点会在灾难发生后经历一个使用高峰期。我们有理由认为由于移动网点在灾后的超负荷使用，移动电话在这一时期会出现接听困难。通常情况下，移动手机供应商将移动网点分散开来后每次只能处理 20%~30% 的客户群。这对于正常话务量来说刚刚好，但是当灾难发生，当所有客户需要在某个集中的时间段与他人联系时，或者外面的人员带着自己的移动电话来到这个区域时，移动网点的线路可能就会极度拥堵以至于无法使用。幸运的是，现在正在执行的几个方案或许可以减少移

动电话系统的拥堵，特别是减少灾难救援人员的手机拥堵。移动电话供应商可以在车载基站（COW）上安装带有移动天线的追踪器、转发器、发电机和蜂窝站。车载基站从战略上讲可以放置在灾难区域，并与公共电话网络相连接，以增加手机通信的可用性。并且，少数手机提供商在他们的系统中还添加了以下功能：紧急事件工作人员在手机系统中拥有优先权，并且可以更快地与他人进行联系。可惜的是，法律并没有强制要求这种做法，而且需要购买的额外硬件价格很高，所以只有极少数手机供应商采用这种技术，因此这不是一个可信赖的选择。在 2003 年实行灯火管制措施之后，纽约市只有一家手机供应商提供了灾难救援人员的优先接入权。[4]

卫星电话系统

目前市场上有很多卫星电话系统供应商，他们使用的技术也各不相同。IMARSAT 也许是最早的卫星电话服务供应商，早在 20 世纪 90 年代就开始了它的服务。早期的电话系统由两部分组成：一是形状像伞的折叠天线，二是公文包大小的带有手机听筒的箱子。虽然箱子的体积很大，但是携带起来很方便。在可能的情况下，通过电话系统进行数据传输非常缓慢，其速度为每秒 300~4800 字节（而宽带有线调制解调器的速度为每秒 700~1500 千字节）。最初卫星电话的成本高达每分钟 3 美元，但现在绝大多数供应商每分钟只要 1 美元左右。电话的大小也已经缩小至比笔记本电脑稍大的尺寸了。手机向上翻起的盖子与笔记本电脑打开的屏幕相似，可以作为天线使用，使用时应该指向其中一颗卫星并成某个夹角。

由于很多电话系统都使用地球同步轨道卫星群，因此人们必须能够从地理学上认识天线应该指向的正确方向，然后将天线指向这个方向并成正确的倾斜角才能收到良好的卫星信号。很多供应商的卫星电话上安装有自动天线系统，该系统可以成为手机与卫星保持连接的工具，还可以在赶往灾难现场的途中使用。茂密的枝叶、植被以及大雨都会减弱信号强度。一些更新的电话系统，如铱星系统和全球星系统，安装了电话听筒，该电话听筒的尺寸略大于家庭使用的无线电话。这些系统使用低地球轨道卫星群，包含为移动电话技术制定的移动通信特别小组（GSM）协议。这些使得手机在移动网站覆盖的范围内能够与陆地 GSM 移动网络进行连接，而在离开陆地 GSM 移动

网络的覆盖范围后能自动转变成轨道卫星。然而，卫星电话系统的投入运行和维持需要高昂的成本。很多供应商已经濒临破产，投资者进行投资后才又被拯救回来。[5]

移动通信工具

很多灾难救援机构已经建立并部署了配备有通信设备和计算机设备的工具，这些通信设备和计算机设备可以执行各种功能。移动通信工具通常自身装备有发电机，包括很多无线电系统。通过编程，这些无线电系统可以在很多不同射频上进行通信。无线电话务员可以在不同的无线电系统以及无线电机构之间传递信息，也许可以帮助处理某些缺乏互通性的问题。移动通信工具还可以连接电话网络和互联网。成熟度不同的移动通信工具可能包含有卫星电话系统、高频电台以及带有扫描仪和打印机且可以传真的电脑。受过专门训练的无线电话务员（无论是业余爱好者还是公共安全调度员）以及信息技术人员通常会使用这些工具中的其中一个。在很多情况下，这些移动通信工具是事件指挥人员在指挥部使用的一部分工具。在更持久的通信系统建立之前，这些移动通信工具可以对救灾人员或灾难现场办公室起到支持作用。在大规模群众集会或者短期灾难中，这类通信工具可以在小范围内提供快速通信援助，当突发事件结束后还可以完全拆除。

无线电系统

我们可以找到很多介绍无线电通信的书籍，甚至专门介绍灾难通信的书籍也很多。专业通信专家和业余无线电话务员花费了大量时间接受无线电系统培训，因此，本文对通信系统以及救灾过程中经常使用的频率只作简要介绍。救灾人员了解正在使用的系统、何时应该使用此系统、何时不该使用此系统以及如何最佳利用这些工具是非常重要的。

射频（RF）是电磁波谱的一部分，可以产生电磁波并连通天线。目前有很多不同模式的 RF 频谱，在灾难救援中经常用于声音传输和数据传输（见表 20-1）。高频（HF）是指频率为 3MHz~300MHz 的波段，这样的波段传统上被称为短波。高频无线电波通常会被电离层反射回地面，因此这个范围的频率经常被用在中程或远程地面通信中。无线电发射台和接收台的所在地发生太阳黑子和其他太阳活

动、极光、日光／月食，甚至频谱内选择不同的波段都会减小信号强度与背景噪声之间的相对偏差（信噪比），有时甚至会影响到高频无线电波的正常通信。换言之，如果干扰信息增加了静电噪声（即背景噪声），发射台就必须变得越来越强大，以使被传输的信号在噪声中可以被人们听见。射频无线电波被用来为广泛分散的人口发射国内广播。而高频无线电波通常用在无线电话务员的高频网络中，简单来讲，无线电话务员可以将信息从一个无线电台传输至另一个无线电台，通过多次连接之后基本可以实现全球通信。当发生飓风或者重大地质灾害事件导致灾难现场与外界的联系被切断后，向外界提供第一手信息的往往是无线电话业务员。

表 20-1　灾难救援中使用的典型无线电频率

波段	频率	说明	用途/局限性
HF	3MHz~30MHz	高频	该无线电波可以从电离层反射至地面，因此适合远程信息传输。易受环境噪声和干扰信息影响
VHF	30MHz~300MHz	甚高频	可进行视线瞄准发射，受环境噪声影响较小。比高频波段更容易被地貌阻断
UHF	300MHz~3000MHz	超高频	可进行视线瞄准发射，更容易穿透地貌和人造地物。波长更短，因此适合更小的天线
SHF	3MHz~30GHz	超音频（微波）	比甚高频电波和超高频电波更容易穿透大气层和地面建筑。该波段可用的射频频谱更多

为了实现更多的本地通信，人们可以使用甚高频无线电波（VHF）。甚高频的波段为30MHz~300MHz，调频无线电波（88MHz~108MHz）和各种电视信号的波段都包括在其中。甚高频无线电波通常不会被电离层反射回地面，因此仅限于地方通信。电磁源造成的大气噪声以及干扰对甚高频无线电波的影响小于其对低频电波的影响。然而，甚高频无线电波比高频电波更容易穿透建筑物和其他实体物质。超高频无线电波包括300MHz~3GHz的波段，还包括一些电视信号专用的频率（在美国为高于13频道的波段）。超高频无线电波穿透稠密居住区建筑物的能力略优于甚高频，其波长非常短，因此可以使用更多

紧凑的天线。有些人认为超高频天线比甚高频更长的天线更方便、更美观。在更复杂的通信系统中，可能偶尔会出现超音频信号（SHF）。超音频信号包括从一个天线向另一个天线传输的微波。这些超音频微波信号可以携带声音和数据，卫星无线电波段也包括在这个频率范围内。

由于无线电波是收发两用的，因此频率的使用也有两种类型。频率的单一使用是指发送和接收时使用相同的频率，比如当有人在说话时其他人就无法说话；频率的双重使用允许复式对话，比如打电话。频率的双重用法可以在灾难区域中心放置转发器。转发器接收一个频率的信息后，再将之以其他频率转播出去。转发器通常被放置在较高的地点，天线位置也很高，其天线的接收信号能力很强，可以吸收微弱的信号。它还包含一个强大的信号传送器，可以将信号传送至更远的地方。转发器可以将手提收音机的信号传输范围从数英里扩大至数十英里。穿透能力不强的频率往往传输性更好，超音频无线电波便是如此。[6]

专业信息系统与决策支持系统

最近几年，人们逐渐意识到有必要建立由数据、监督工具、人员和患者追踪以及循证医学组成的专业信息系统来支持灾难救援和灾难管理。10年前，卫生部门的工作时间并不是一周七天，一天24小时，在某些情形下甚至无法进行传真操作。但这些部门现在正在开发并使用复杂的系统来监测生物恐怖主义、新型灾难以及生态问题对人们的影响。

美国有线电视新闻网是一家有线电视网络，它经常在灾难现场快速传递信息。2001年的"9·11"事件就是这种情况，当数百万人目睹第二架飞机撞向世贸大楼时，美国有线电视新闻网的广播员在几分钟内现场报道了这一事件。在一天之内，灾难现场的工作人员可以从灾难现场向他们的机构发送几百封邮件。随着救灾计划的启动，救灾资源可以投入使用，救灾人员也可以汇报他们的情况。通信的方式有很多种，决策人员可用的大量信息在增加并被更加迅速地传播开来。信息可以进入当地的救援中心，在很多情况下，信息可以直接从来源地点进入机构总部。每条信息都必须被解读，因此需要解读人员精通原始资料。来自灾难现场的评估结果、要求以及需要可能是从不同的原始资源得来的，并且还可能包含有相互矛盾的

信息。大多数情况下，只有当地的突发事件管理人员才可以正确解读这些信息。在大面积灾难事件中，更高层次的巩固和评估可能非常困难。

对现场救援人员发来的信息进行分析和信息流本身具有同等的重要性。应该由当地知识渊博的人对辅助人员收集到的信息进行有意义的整合，然后将之传输至总部。这类决策支持系统中有很多这样的例子。疾病控制与预防中心就是根据州卫生部门整合的信息作出决策的。而州卫生部门则是根据地方卫生部门传送的信息向疾病控制与预防中心作报告的。地方卫生部门的信息又来自急诊科医师，而急诊科医师可能在过去1个小时的时间里观察到6个患者出现了同样异常的症状（仅作为例子说明）。如果急诊医师直接向疾病控制与预防中心反映这一情况，那么这个信息就会被记录在文件中。在急诊医师按照正确的渠道向上级整合并沟通这一信息之前，这个信息将得不到人们的关注。[7]

人道主义信息系统（HIS）

人道主义信息系统（HIS）是专门连接、整合和报告信息来源的系统，包含了一个早期预警预报系统，该预警预报系统会对特殊数值的变化趋势进行监控（如降水量、植被制图、作物生产和市场价格），并对人为因素进行测量（如营养状况、失业情况以及贫困水平）。在小面积灾难事件中，该系统还包括了严重度评分法。严重度评分法是根据逐户调查工作的结果将居住人口的健康状况、心理状况以及生命安全指数绘制成表格，然后用全球卫星定位系统和地理信息系统将这些信息绘制成图，绘制出受灾社区在灾后的整体卫生和安全状况。因此，执行需求评估是为了估测受灾人口的需求。人道主义信息系统（HIS）应该追踪灾难现场的资源以及这些资源的运输过程，然后估测出这些资源是否能够满足他们的目标，是否正以有效的方式被送往受灾群众手中。[8]

监测及生物恐怖主义检测系统

人道主义信息系统是由各种软件整合而成的单一系统。与人道主义信息系统不同，虽然生物恐怖主义检测系统在开发过程中使用的是联邦资金，但开发工作则由私人企业进行。这些私人企业会对多种来源的医院数据进行持续检测。这一工作允许以统计学的显著模式进行数据常规化分析，减少特异性指标，快

速将发展趋势警示汇报给卫生官员。虽然在过去几年里，公共卫生监督并未及时出现，但是这个现象目前已经得到改善，必须在确认灾难情形以及当地文化具有建设性之前经常收集数据。通常情况下，人们在感染某些疾病之后很少有机会接受高效的治疗，比如炭疽热患者。但检测系统的使用可以加快从多种来源中快速确定出相似症状的过程，而且在这种情况下还可以进行实时报告。随着技术的进步，环境生物传感器可以与生物恐怖主义检测系统相连接，从而在大范围感染或疾病病症暴发之前提供更早的检测结果。由于多数医院信息系统会对每位患者进行登记，因此可以根据患者数据对其进行识别，而且医院信息系统的访问权限可以很容易地转移给地方数据库，甚至国家数据库，比如由疾病控制与预防中心倡导的国家疾病监测信息系统。对秘密生物袭击或者化学袭击进行的初次检测很有可能在地方层级进行。越来越多的地方机构和州机构在探索罕见疾病模式和损伤模式的检测方法。提早应对这些模式对快速应对生物袭击或化学袭击是非常必要的。遗憾的是，很多此类计划只在区域内或者州内施行，并未在全国范围内开展。地方卫生机构，甚至一些州卫生机构在此方面的财政预算非常贫乏，此类系统的研究及开发成本也远远超出了很多较小自治市的能力范围。系统被开发出来后常常缺乏与其他信息系统的整合性，往往需要专门人员负责加载初始数据并制定系统间传输数据的复杂方案。美国国防部的检测系统名为电子化社区流行病早期预警监测系统（Electronic Surveillance System for Early Notification of Community-based Epidemics, ESSENCE）。该系统每天从世界范围内近300个陆军、海军、空军和海岸警卫队系统中下载门诊患者数据，目前接收一至三天内访问该系统的患者数据，这一时间长度涵盖了潜在疫情暴发后最佳的应对时间，给人们充分的时间采取应对措施。依靠人工输入患者来访数据，从而生成主要指标的系统以及依靠人工将患者来访数据输入中央数据库系统很容易出现数据的迁移变化，并可能对数据变化和所生成的表格给出看似合理的解释，因此，这一过程很容易造成数据错误和不一致。此外，事实表明，提早几个小时进行检测可以极大地影响隐蔽袭击的后果。遗憾的是，最初的自动监测系统再也无法快速检测出病原体，甚至可能使人们错误地以为自己身处安全的环境中。目前生物恐怖主义监测系统的供应商还非常少，最有前途的项

目是由美国国防部、疾病控制与预防中心以及其他联邦机构提供资金的项目。[3]

■ 结论

灾难信息学和电信学已经成为灾难管理人员和灾难救援人员必不可少的工具。随着这些工具在我们日常生活中越来越普遍，它们正试图越来越多地参与灾难救助领域。邮件、即时通信、局域网和企业内部网、移动电话、收发两用无线电设备、电话会议以及很多其他复杂工具在掌上设备中变得越来越普及，而且灾难救援人员也越来越广泛地使用这些工具。信息变成了一种商品，而购买旨在帮助人类减少苦难的信息分析工具和信息传播工具也许是最好的消费方式。

选择设备可能是灾难救援人员最难完成的任务，因为市场上台式电脑、笔记本电脑、平板电脑以及掌上电脑的品牌有许多种。供应商也许能够帮助用户选择满足自己需求的产品，但是很多供应商对灾难救援人员的角色不熟悉，因此也不了解这些设备可能面临的遭遇。一般情况下，销售用于公共安全和现场服务领域硬件的供应商会更了解这些设备操作时所处的严峻环境。因此，这些供应商是咨询不同设备的理想人选。

保护设备和数据是灾难技术救援人员的另一项重要任务。重要的是，救灾人员应确保设备在运输过程中储存在平坦的硬壳箱子中，并确保在备灾、调遣以及遣散各阶段中多个地方储存足够的数据备份。这包括将软件的备份件复制在光盘上，以防硬件在灾难中损毁。

为帮助建立和维持与本国机构及其他救灾人员的通信，救灾人员在救灾过程中可能使用全球卫星定位系统接收器、移动电话、无线电系统以及互联网等各种通信工具。这些通信工具将会成为持续救灾活动以及事件报道的生命线。而且，用户还面临在特定情形下选择最佳无线电频率的难题。救灾人员需要确定灾难区域附近的最佳移动设备供应商，供应商的规模应该足够大或者拥有足够多的客户群，以便有足够的经济能力补充当地或者被损坏的移动站点，从而保证通信系统在灾后可以更好地为人们使用。接入互联网的方法有很多种，比如拨号接入、无线接入以及固定局域网接入，这些保证了用户在灾难发生后接入互联网方式的灵活性。

随着灾难救援人员在履行救灾职责的过程中越来越依赖电子产品，他们需要考虑使用备用电源和其他充电方法，如太阳能充电器、手动发电器、一次性电源包。他们需要考虑将墙壁充电器、电线、软件保护器以及插头带至灾难现场。救灾和灾后重建工作需要救灾人员能够以电子通信的手段快速收集信息并对信息快速评估，这就要求救灾人员更加熟悉电脑，了解电子产品并熟知技术知识，从而救灾人员的效率会更高。报告结果和评估结果会通过指挥系统快速地制成表格并传输出去。评估工作可能依赖于计算机监控技术、用于追踪资源的信息收集技术和数据库分析技术以及统计学分析方法，所有这些技术和方法都可以在灾难现场以简洁有序的方式将信息传递给不同的参与人员和机构。随着这些技术在我们日常生活中的不断普及，显然也会在灾难救援工作中变得同样普及。

参 考 文 献

1. Gantz J. 40 years of IT—An Executive White Paper from IDC. International Data Corp；2004. Availlable at：http：//edn.idc.com/prodserv/downloads/40_years_of_IT.pdf.

2. Bucklen KR. Earthquake in Iran：using the pocket PC for disaster medical relief. *Pocket PC*. June/July 2004；69–72.

3. Zubieta JC, Skinner R, Dean AG. Initiating informatics and GIS support for a field investigation of bioterrorism：the New Jersey anthrax experience. *Int J Health Geogr*. November 2003；2（1）：8.

4. Schumer C. Schumer reveals：When cell phones failed during blackout, only one NY cell phone company had emergency plan in place［press release］. Available at：http：//schumer.senate.gov/SchumerWebsite/pressroom/press_releases/PR01953.html.

5. Requirements on Telecommunications for Disaster Relief from the International Federation of the Red Cross and Red Crescent Societies. Presented at：ITU-T Workshop on Telecommunications for Disaster Relief；2003；Geneva.

6. Coile RC. The role of amateur radio in providing electronic communications for disaster management. *Disaster Prev Manage*. 1997；6（3）：176-85.

7. Henry W, Fisher I. The role of information technologies in emergency mitigation，planning，response and recovery. *Disaster Prev Manage*. 1998；7（1）：28-37.

8. Maxwell D, Watkins B. Humanitarian information systems and emergencies in the Greater Horn of Africa：logical components and logical linkages. *Disasters*. March 2003；27（1）：72-90.

9. Farrel B. The National Communications System. Available at：http：//www.naseo.org/committees/energysecurity/energy assurance/farrell.pdf.

10. Fazio S. The need for bandwith management and QoS control when using public or shared networks for disaster relief work. Presented at : ITU-T Workshop on Telecommunications for Disaster Relief ; 2003 ; Geneva.

11. Garshneck V. Telemedicine Applied to Disaster Medicine and Humanitarian Response : History and Future. Presented at : 32nd Hawaii International Conference on System Science ; 1999 ; Hawaii.Available at : http : //esd12.computer.org/comp/proceedings/hicsS/1999/0001/04/00014029.PDF.

12. Teich JM, Wagner MM, Mackenzie CF, Schafer KO. The informatics response in disaster, terrorism and war. *J Am Med Inform Assoc*. March-April 2002 ; 9 (2) : 97-104.

13. Brennan PF, Yasnoff WA. Medical informatics and preparedness.*J Am Med Inform Assoc*. March-April 2002 ; 9 (2) : 202-3.

14. Sessa AB. Humanitarian Telecommunications. Presented at : ITU-T Workshop on Telecommunications for Disaster Relief ; 2003 ; Geneva.

15. Garshnek V, Burkle FM Jr. Applications of telemedicine and telecommunications to disaster medicine : historical and future perspectives. *J Am Med Inform Assoc*. January-February 1999 ; 6 (1) : 26-37.

16. Zimmerman H. Communications for Decision-making in Disaster Management. Presented at : ITU-T Workshop on Telecommunications for Disaster Relief ; 2003 ; Geneva.

21 减 灾

Robert M. Gougelet

减灾包括在灾难发生之前采取的一系列广泛措施，通过这些措施可以防止疾病、伤亡的发生，同时也可以减少财产的损失。减灾规划通常包括以下几个方面：

- 维持减灾规划正常运转的能力；
- 建筑设计；
- 在危险区域之外建设房屋（例如洪区）；
- 基础建筑设施；
- 保护建筑物内物品；
- 保险；
- 公共宣传；
- 监控系统；
- 警报系统；
- 人员疏散。

对于紧急事件规划者来说，把减灾的基本要素纳入紧急情况计划中是至关重要的，此外，规划者还应当拥有一定的权利和资源，把这些变更运用到其组织、机构和社区中。紧急事件规划者应当在多年的自然灾害减灾活动中对减灾的概念有一个基本的认识。近年来，联邦政府修改了灾难紧急响应计划中的危险操作，此举赋予了减灾这一概念以新的视角。尽管没有必要重新定义减灾的概念，但是随着美国逐步调整自身面对新的挑战和威胁，了解减灾与风险降低策略的范围和复杂程度演变过程还是很有必要的。举个例子，为了在地震、洪水、冰风暴以及恐怖袭击中保护人民的安全和公共设施，应该提前采取何种措施？对每一次大规模伤亡事件来说，这个问题的答案在不同地方各不相同，并且在很大程度上与当时事件的周围环境息息相关。不管怎样，对减灾目标和概念有常识性的认识，并且对历史政策和当前惯例有一定了解将

有助于社区制订行之有效且经济适用的减灾计划。本文将介绍减灾策略的演变过程，概述美国减灾政策中的关键历史因素，凸显当前的关键减灾惯例，并且描述可能会阻碍减灾工作的常见隐患。减灾规划的范围意义深远，因此，本章着重阐述在社区中发生大规模伤亡事件时医疗救助的持续性。

■ 减灾的目标及概念

简单来说，减灾意味着减少大规模伤亡事件对公众及其财产造成损害的可能性。然而，这一简单的定义中包含了许许多多可能要开展的活动。例如，为确保像电力、通信之类的基础设施在自然灾害过程中持续可用而开展的活动，与为减少洪灾后恢复经济损失或向公众普及如何在炸弹事件中减少受辐射的风险而作出的努力是大不相同的。

减灾策略关注的重点可以从单一的硬性措施延伸至更多的弹性措施。硬性措施是指采用物理手段来保护设施，例如固定设备、保护电力以及通信线路、安装备用发电机、设立防暴墙，或者是给设施上锁、加防护。减灾中的硬性保护措施很少在医院这类系统或机构中使用，因为此类型系统的运行特点就是对周围社区开放。在这种情况下，一个能够灵活应对损害并且能够保持甚至扩大当前操作范围的弹性系统将会使上述设施机构更加安全。但是减灾中的弹性措施同样具有一定的局限性。在很多情况下，硬性结构是最合适的选择，特别是对于没有收到事先通知或警报而受到影响的市民来说更是如此。其中可能包括在地震区用来保护、监视食物和饮用水系统的硬性结构以及用来固定、保护核电站的硬性结构。在这种情况下，弹

性措施可能无法预防在大量病患中疾病或死亡的发生，并且规划者应当把硬性措施定位在任何实际、经济可行的范围内。核能、放射线、化学威胁以及生物袭击对紧急事件规划者构成了新的挑战。隐蔽袭击、大量的潜在病原体（包括传染病原体）以及不固定的袭击目标都使得规划任务相对以前来说更加困难。这一复杂性同样模糊了减灾和救灾活动之间的界线。尽管不可能为所有的紧急事件作出减灾规划或者是开展救灾活动，但是我们知道，我们起码应该有一个基本的、通用的响应框架。该框架中对相互的协调和沟通作出了要求，以确保各部门之间可以共享[1]信息并且在面对不同环境时能够灵活快速地制订紧急计划。

■ 历史回顾

从传统意义上来说，美国的减灾活动一直都侧重于自然灾害。然而，早期人为灾难的减灾规划中包括了辐射性尘埃避难所以及目标城市居民撤离（如果发生核战争）。美国联邦应急管理局（FEMA）声明如下[2]：

减灾是应急事件管理的核心部分。通过对损害预防和洪水保险等方式，减灾计划一直在努力减少灾难对人们生活和财产的影响。这些方式包括：实行分区域限制来保护危险区域中（例如洪水区以及地震断层带）的建筑物、工程建筑以及基础设施免受地震损害。颁布并执行有效的建筑条例来保护财产免受洪水、飓风以及其他自然灾害的影响，以减轻自然灾害对人民生活和区域的影响。

减灾活动起源于当地社区对常见问题的风险评估，然后为这些问题制定解决方案，以此来降低居民和财产可能承受的风险。[3]

但是，自 20 世纪 90 年代中期以来，减灾规划越来越复杂。恐怖袭击、工业事故以及新的或再度出现的传染性疾病都只是我们面临的一小部分威胁，这一小部分的威胁也开始占用更多的规划时间和资源。在减灾策略中有许多必须要处理的威胁，但随着其范围的不断扩大，各级政府[4-6]的规划以及应对措施在各个方面都受到了极大的挑战。在恐怖袭击的最初阶段分享情报信息的重要性现已被视为国家政策中的关键减灾优势（特别是在生物恐怖袭击事件中）。从理论上来说，如果有任何迹象表明在美国境内可能发生传染性生物袭击，那么情报警告系统就可以首先识别该

情报，之后在当地开展适当的响应活动，为隔离、治疗并控制可能发生的疫情争取时间。情报分享必须成为减灾工作（旨在缩减人为灾难的影响范围）的关键部分。医疗社区中也会有同样类似的情况，当监视系统在医生办公室或医疗保健部门作出初始诊断之前监测到异常群体性疾病时，就可以通过医疗社区发出早期预警。新的国家事故管理系统（NIMS）发表声明称情报必须在事故管理部门内互相分享，并且声称当发生紧急事件时，应建立一个能够涵盖情报功能的第六功能区或事故指挥系统。情报的地位在国家事故管理系统（NIMS）中不断上升，这也确立了及时分享有效情报的重要性。为确保在需要用情报分享来减轻灾难后果[7]时这一重要资源的可用性，通过把情报分享引入现有的危险监视进程中，把情报分享与操练、演习、日常活动综合到一起这两种方式，在灾难发生之前建立一个情报分享系统是一个很大的挑战。

美国 2000 年的减灾法令（DMA-2000）通过授权特定减灾项目基金并且联合总统府共同评定了社区中减灾规划的重要性。在 DMA-2000 法令规定下，总统应当批准各个社区或是各州获取基金，这些获得基金的社区或是各州应当已经确定在其范围内存在自然灾害并且已经证明了其自然灾害减灾公私合作关系。DMA-2000 通过加强民众的意识和普及教育来提供经济刺激，以此来优先考虑联邦政府为各州、各地方社区以及各印第安部落提供下列帮助事项：

- 为实现灾害防范目的而建立以社区为基础的有效合作关系；
- 实施有效的灾害防范措施来降低自然灾害可能造成的损害；
- 确保重要服务机构功能的连续性；
- 借用其他非联邦资源达到抵抗自然灾害的目的；
- 为即将运用到新旧结构的长期减灾工作作出努力。

这一重要法令力图鉴定并且评估各州以及地方政府遭受自然灾害的风险（其中包括印第安部落）。授权基金将会用于执行适当的措施，减少自然灾害造成的损失，确保关键服务机构和社区的设施在自然灾害[8]过后依然可以正常使用。

减灾工作的复杂性在不断地增加，进一步证明资料见 2002 年的《恐怖主义风险保险法》。该法令填补了保险行业无法为大规模恐怖袭击事件提供保险这一空白。联邦政府在 2001 年 9 月 11 日的恐怖袭击事件之后立即通过了该法令，打消了公众关于该事件

可能对经济产生广泛影响的疑虑。该法令提供了一个透明的公—私共享方案来赔偿因恐怖主义活动而遭受的保险损失。该法令的目的在于"通过解决市场混乱问题来保护消费者，确保财产的普遍可用性和支付能力以及恐怖主义袭击的伤亡保险；允许自由市场有过度周期，以稳定、恢复上述保险的价格，在符合国家保险监管和消费者保护法的同时提高应对能力，承受任何后续损失。[9-10]" 有效减灾规划目前有望把私有企业的许多不同方面纳入其范围内。私有企业是一个很关键的合作伙伴，其影响范围可以从对社区构成潜在威胁（比如化工厂），延展到能够为社区提供灾难响应和帮助。这一点在医疗救助上显得尤为正确。在美国，大多数的医疗救助服务由私营部门提供。值得注意的是，全国防火协会（NFPA）近日发布了NFPA1600，**灾难／紧急事件管理及业务持续项目标准**，2004 年修订版本。该标准为灾难管理、紧急事件管理以及业务持续性设立了一套通用准则。规划者可以使用这些标准来评估或制定项目来应对灾难或者进行灾后恢复工作。[11]

尽管在 2001 年 9 月 11 日的恐怖袭击之后，减灾规划已经成为所有企业和机构的重点项目，但医疗救助的设置还是被减灾规划中新的挑战和复杂程度影响着。当中国和加拿大的医疗救助工作者和首位响应者于 2003 年在治疗 SARS 病毒携带者后死亡的时候，严重紧急呼吸系统综合征（SARS）的暴发撼动了减灾机制和医疗救助预防机制的根基。由于对疾病、隔离人员以及传染性的担心，通往多伦多地区多家医院的通道在几个月内受到了极大的限制。多伦多政府在这一事件上的经济开销也达到几十亿美元。医院和社区都陷入了一个复杂的减灾和预防危机之中。

全美以及地方健康办公室协会（ASTHO）已经出台具体指导方针和清单，以此来帮助各州和社区准备面对可能暴发的疫情。[12] 通用流感预防规划与SARS 规划有相似之处，同样都需要投入大量的工作为民众研发预防性疫苗，同时也强调对医疗救助工作者的保护。[13] 尽管处于一个摸着石头过河的情形，但是从多伦多 SARS 暴发事件中我们还是学到了许多有效的策略。为了能够在疾病暴发时有效控制其影响，最有效的减灾策略应该是对患者进行居家隔离，建立公共信息战略来减少公众的担心，关闭受影响的机构并在其得到安全批准之后重新开放，计划建立一个协调信息、指挥控制中心，预先制定适当协议和程序来

保护医疗救助工作者首批响应者的安全。[14]

疫苗接种是医院和社区减灾规划中不可或缺的一部分。2002 年秋，美国政府要求各州做好充分准备应对天花疫情的暴发。准备工作要求各州在 10 天之内制订一个为该州内所有人接种的计划，该计划的实施从医疗保健人员开始。[15] 各机构以及各社区需要关注疾病的风险、医疗救助工作人员的接种效果以及维持治疗的能力。医疗救助工作者在得到正确妥善通知后，在响应、治疗患者的时候就不会有风险，也不会把疾病传染给家人。所有社区响应规划必须把接种的有效性以及开展大规模人群接种的能力考虑在内。SARS 以及流感两者的预防计划现在都需要解决抗病毒剂的可用性问题和可能出现的囤积问题，同时也需要解决为全体居民接种的程序问题（在疫苗可用的情况下）。

美国所经历过的地震、龙卷风、飓风、火灾以及洪灾，让我们学到了许多经验，但是，想要为恐怖袭击或自然灾害做好准备还是十分困难的，因为，灾难能够迅速席卷各个区域、各州甚至是整个国家。这些历史事件、政策的发展以及公众注意力的转移都使得实际规划和操作环境更加复杂。本文的下一部分将介绍减灾策略需要考虑的一些现行重点方法。

■ 现行做法

现实的减灾策略随着所处的环境变化而变化。本文将通过对比发生在不同地区、各自社区准备程度不同的两次地震响应方式来说明减灾的影响。在举例之后会讨论减灾中的关键因素以及降低风险的办法（分为三大类）：与其他组织、司法管辖区协同合作，医院的关注点以及基于社区医疗推荐和监督的减灾策略。

要保护社区以及其关键设施免受地震灾害影响的第一步就是基于地震灾害图的全方位风险评估。在选定位置时需要评估地下土壤条件、发生滑坡的可能性以及其他潜在危险[15]。位于地震断层带的社区必须制定并实施严格的建筑条例。

在位于伊朗的巴姆发生地震后，城市的一大片地区第一眼望去就像是一片被烧焦的森林，只有几棵树孤单地立着。不过很快就发现那些立着的"树木"原来是直立在混凝土堆中的钢结构横梁。相比之下，位于加利福尼亚州的北岭在发生地震以后，很多建筑虽

然在结构上出现了损坏，但是仍然没有垮塌也没有造成人员伤亡。毫无疑问，这都归功于整个加利福尼亚州制定并执行了严格的建筑条例。对于在巴姆地震中的受害者来说，挽救生命最重要的方法就是制定并实施一个严格的建筑条例。[16]建筑条例是保护人们在建筑物垮塌时免受伤害和伤亡的最低标准。但是并不保证社区的正常功能在自然灾害之后能够继续使用。[17]

对于设施的结构性保护要求合格的、有经验的结构工程师在规划、施工、改建以及改装阶段发挥积极作用。结构工程师对于灾害的第一反应是对建筑物的损毁进行评估，并且协助决定人员撤离的必要性和为保证设施的功能一致性而需要采取的措施。比较地震期间有关地震数据的大量分析和随后鉴定的建筑物损毁情况，可以为结构工程师提供关于建筑物结构弱点方面极具价值的信息。这一信息有助于社区建设更好、更稳固的设施。[18]

下列为保护设施结构完整的措施应当在灾难发生之前准备到位[19]：

- 与结构工程公司订立合同，参与规划、建设、改装以及改建；
- 通过订立合约协议保证结构工程师在灾难发生后及时反应（在允许延迟的时间范围内），以确保结构稳定性，评估人员撤离的必要性，并且采取其他措施保证基本功能的连续性；
- 对所有建筑物订立详细目录并分类；
- 进行易损性评估；
- 确保遵守条例；
- 测定公共安全风险；
- 加强测定结构的必要性并且优先考虑；
- 准备易损结构清单，为人员撤离和损毁评估。

网络上有用于结构性地震保护的大量可用资源和技术支持。FEMA网站上把这些资源逐条分列在三大类中：地震工程研究中心和国家地震灾害减灾项目资金中心、地震工程和建筑组织、条例和标准组织。[20]FEMA发布了风险管理系列出版物，为建筑师和工程师提供了具体的指导来保护建筑物免受恐怖袭击的侵害。[21]商业和住宅建筑安全研究所对商业和住宅建筑行业来说都是一个能够提供具体事件信息的最佳资源。[22]

要保护设施免受地震损坏，同样也需要保护设施的非结构部分。这些非结构部分不包含在建筑物基本结构之中（专栏21–1）。

专栏 21–1　设施的非结构部分

橱柜
压缩气罐
燃料罐
发电机
设备和物资
标志和图片
电线
通信和学习技术线路
书架
窗户
插座
储存箱
危险物品
储物柜
建筑物扶手和装饰面
电脑硬盘驱动器

易损仪器的翻转、摇摆、滑动、陷落、变形以及内部震动都可能会对非结构部分造成初级损毁。但是采取一些相对来说比较简单而且不需要结构工程师操作的措施就能够避免对非结构部分造成或引起损毁。这些措施可能包括固定松散物件和结构，锚定头重脚轻的物件，拴住大型设备或使用弹簧架。

其他措施可能需要工程师的帮助，比如通过弹簧架安置和固定发电机，使其免受震动损害，或者是放松燃气和电力线路来使发动机免受滑动损害。医院以及其他医疗护理设施特别容易因为非结构部分的原因而受损。考虑常用医疗护理物件的放置位置，例如，静脉输液架、监视器/电击器、架子上的制药剂以及医疗用品。重点服务项目一旦缺失紧急电源，例如电脑X射线断层扫描仪、实验室仪器以及透析设备等，都会对医疗护理的连续性产生很大影响（E. Aur der Heide，个人通信，2005年2月[23]）。发电机电源的缺失可能是由于交叉开关故障、冷却系统缺失或电力与燃料线路连接缺失三种情况造成的。医院的紧急情况规划中需要对电力系统不断审查，以此来确定是否需要新的或关键性的设备。

与联邦政府展开合作并了解从中可以获得的联邦政府物力资源、结构和时间表，这对妥当的减灾规划来说十分重要。[24]本书其他地方对HIMS和国家应急预案均有描述。每个文件都详细描述了联邦政府在灾难发生时的组织结构和应急权利。[25-26]医疗保健组织、社区以及各州都被要求确保其减灾策略、应急策略和恢复策略与国家所制定的方针保持一致。总统决策令国土安全部总统令五号令（HSPD）规定在 2005 财政年度之前，"秘书长须制定标准和指导方针，以测定某个州或地方机构是否采取了 NIMS[27]" 并且制定所有相应的减灾和风险降低策略。

除了努力配合联邦政府的预案之外，减灾策略规划者同样应当在社区范围内或是跨越司法管辖区域构建一个功能性合作关系。这一点在近来发表的许多规划指导方针中都有所强调。[17, 28-30] 通过把规划的重要特征、风险评估、演习、通信以及指挥控制问题合并到功能操作项目中，这些指导方针可以帮助医院及其社区为大规模伤亡事件做出预案。

医院同样也会带来各种挑战。总统决策令八号令（HSPD）规定医院有资格成为首批紧急救灾机构。[31]因此，他们也需要考虑重要的减灾活动。减灾对于一个医院来说意味着什么？在当前充满危机的环境中，减灾意味着把灾害对一个机构造成的影响降到最低限度，并且确保医疗救护的延续性。

7×24h 服务公众已经成为医院紧急医疗的标志。但是，一个医院能够采取的最重要的减灾策略就是，在大规模伤亡事件或危险材料事件发生时限制、控制患者和家人与外界接触。除此之外，各个机构必须要有计划和能力来为患者消毒，保护工作人员及其家人，在周围地区患者数量激增前期采用补充计划处理，在社区内设立另外的治疗设施，培训员工及早发现和治疗与大规模杀伤性武器有关的疾病或伤亡，在灾难发生时或发生后确保医疗保健的一致性和财政的稳定性。

尽管医院在发生大规模伤亡事件时永远都是患者获得医疗救护的主要来源，但现在必须要把社区内的最佳范例与医疗保健资源相结合。[32] 医院需要与其他社区内的响应者合作来开展操练和演习，借此来测定医院对于大规模伤亡事件的真实反应能力。[33] 医院同样也需要保证其工作人员接受过适当的培训以完成灾害脆弱性评估，需要配备职工门诊患者治疗设施，确保医疗救护的一致性。[35-36] 即便拥有了非常详尽的规划，在作出有效但延迟了的响应之前，大多数社区还是会在灾难发生后的几分钟、几小时或者是几天之内变得不堪重负。社区必须把医疗护理的一致性当成是一个全国性问题，不能仅仅只是强调医疗护理中医院

和紧急情况医疗服务中心的事情。社区诊所、私人医疗办公室、养护院、透析设备、药房以及家庭护士的缺失会使发生大规模伤亡事件时到医院寻求治疗的患者人数大大增加。开展风险沟通和教育普及，特别是为了保护受影响人员而开展的活动，能够大大减少寻求医疗救助病患的数量。

医院在为大规模伤亡事件做好准备和减灾两方面承担着巨大的社会责任。在发生飓风、洪水、地震和龙卷风地区的医院已经为这些威胁做了多年准备。然而，医院内的重复性系统故障将持续下去，通信中断和电力损失，造成对设施的实际损坏。[37] 为了规避这些故障，医院需要认识到减灾规划和风险降低规划必须足够详细并且达到能与军事规划相比的后勤支持水平。

监护是卫生紧急事件中另外一个关键减灾策略。能够在生物事件中提早发现前哨病例将会使结果变得大不一样，特别是在传染性事件中。联邦政府资助并要求各州参加由 CDC 和卫生资源服务管理指导方针所规定的监护方案。越早发现事件，特别是当它具有传染性的时候，就可以越早实施治疗方案和预防措施，以此防止疾病扩散到医疗救护工作者和响应者以及社区的居民之中。在建立当地供应商和所在社区之间的关系时，公共卫生部门发挥着重要作用。地方、州级以及联邦政府公共卫生机构必须确保每个社区都配备有效的监护系统。这些机构同样可以协助医院员工、紧急医疗服务工作人员以及执法先遣救灾人员在认知和人身保护方面的训练。

■ 隐患

在灾害救援医学中最大的挑战就是激励医疗保健机构参与减灾活动。提前采取措施来降低财产损害、预防人员伤亡，永远是最好的办法。就医院的情况来说，一些初步的研究证明，影响医院参与减灾活动动机的因素主要有四个：立法规定、经济因素、医院的"护卫"角色、灾难以及威胁对日程安排和政策制定的影响。研究中发现，"当管理机构和立法强制制定有效的减灾措施时，医疗机构才会更加积极地参与减灾活动。[40]" 鼓励捐税、政府援助津贴、建筑条例和保险要求都可能会促使管理员和决策人员在减灾规划中投入更多时间和精力。[17]

■ 结论

大量的减灾活动是发生大规模伤亡事件后开展响应活动和恢复活动的必要先决条件。截至目前，在美国还没有发生过我们预计过的最坏情况。但是我们必须坚信，即便出现极其重大的毁灭性灾难的概率微乎其微（不管是人为的还是自然的），我们仍然需要全力关注。如果没有其他的激发因素，必须在发生此类事件时可以妥善应对。

参 考 文 献

1. Aur der Heide E. Principles of hospital disaster planning. In Hogan DE, Burstein JL, eds. Disaster Medicine. Philadelphia：Lippincott, Williams & Wilkins；2002.

2. Federal Emergency Management Agency. Mitigation Division. Available at：http：//www.fema.gov/fima/.

3. State of Vermont Emergency Management Agency. Mitigation. Available at：http：//www.dps.state.vt.us/vem/mitigation.htm.

4. Centers for Disease Control and Prevention. Smallpox Response Plan and Guidelines（Version 3.0）. Available at：http：//www.bt.cdc.gov/agent/smallpox/response-plan/index.asp.

5. Centers for Disease Control and Prevention.Severe acute respiratory syndrome（SARS）. Available at：http：//www.cdc.gov/ncidod/sars/.

6. Centers for Disease Control and Prevention. Biological and chemical terrorism：strategic plan for preparedness and response. Recommendations of the CDC Strategic Planning Workgroup. Morb Mortal Wkly Rep. April 2000；49：RR-4.

7. Federal Emergency Management Agency. NIMS compliance. Available at：http：//www.fema.gov/nims/nims_compliance.shtm#nimsdocument.

8. Federal Emergency Management Agency. The Disaster Mitigation Act of 2000. Available at：http：//www.fema.gov/fima/dma2k.shtm.

9. U.S. Department of the Treasury. H.R. 3210. Terrorism Risk Insurance Act of 2002. Available at：http：//www.treasury.gov/offices/domestic-finance/financial-institution/terrorism-insurance/pdf/hr3210.pdf.

10. Manns J. Insuring against terror? Yale Law Journal. June 2003；112（8）：2509-51

11. National Fire Protection Association. NFPA Standard on Disaster/Emergency Management and Business Continuity Programs. 2004 ed. Available at：http：//www.nfpa.org/PDF/nfpa1600.pdf?src=nfpa.

12. Association of State and Territorial Health Officials and National Association of County and City Health Officials. State and Local Health Official Epidemic SARS Checklist. Available at：http：//www.astho. org/pubs/SARSChecklist.pdf.

13. Association of State and Territorial Health Officials. Preparedness Planning for State Health Officials. Available at：http：//www.astho.org/pubs/Pandemic%20Influenza.pdf.

14. Gopalakrishna G, Choo P, Leo YS, et al. SARS transmission and hospital containment. Emerg Infect Dis. March 2004；10（3）：395-400.

15. Federal Management Emergency Agency. Mitigation ideas：possible mitigation measures by hazard type, a mitigation planning tool for communities. Available at：www.fema.gov.

16. Personal observations during deployment：DMAT NM#-1 Northridge Earthquake 1994, IMSURT-East Bam, Iran 2004.

17. Auf der Heide E. Community medical disaster planning and evaluation guide：an interrogatory format. Am Coll Emerg Physicians. 1995.

18. Hays W. Data acquisition for earthquake hazard mitigation-abstract. Presented at：International Workshop on Earthquake Injury Epidemiology for Mitigation and Response；July 10-12, 1989；John Hopkins University, Baltimore.

19. State of California, Governor's Office of Emergency Services. Hospital and Earthquake Preparedness Guidelines. Available at：http：//www.oes.ca.gov/Operational/OESHome.nsf/978596171691 962788256b350061870e/C3 8723C529A5CA5188256BBF005E375F?OpenDocument.

20. Federal Emergency Management Agency, National Earthquake Hazards Reduction Program. Publications and resources. Available at：http：//www.fema.gov/hazards/earthquakes/nehrp/eq_links.shtm.

21. Federal Emergency Management Agency, Mitigation Division. Risk Management Series publications. Available at：http：//www.fema.gov/fima/rmsp.shtm.

22. Institute for Business and Home Safety. Available at：http：//www.ibhs.org/.

23. Technical Guidelines for Earthquake Protection of Nonstructural Items in Communication Facilities. Bay Area Regional Earthquake Preparedness Project（BAREPP）.

24. Federal Emergency Management Agency, Response and Recovery. A guide to the disaster declaration process and federal disaster assistance. Available at：http：//www.fema.gov/rrr/dec_guid.shtm.

25. U.S. Department of Homeland Security. National Incident Management System. Available at：http：//www.dhs.gov/interweb/assetlibrary/ NIMS-90-web.pdf.

26. U.S. Department of Homeland Security. National Response Plan. Available at：http：//www.dhs.gov/dhspublic/interapp/editorial/editorial_0566.xml.

27. U.S. Department of Homeland Security. Homeland Security Presidential Directive/HSPD-5：Management of Domestic Incidents. Available at：http：//www.dhs.gov/dhspublic/display?content=4331.

28. Gougelet R, Athher Mughal M. It takes a community : the Army's integrated bioterrorism response model. Frontline First Responder. September 2003. Available at : http : // www.emsmagazine.com/ffr/ffrsep0003.html.

29. Rosen J, Gougelet R, Mughal M, Hutchinson R. Medical Disaster Conference. Coordination draft : conference report. June 13–15, 2001 ; Dartmouth College, Hanover, NH. Available at : http ://www.dartmouth.edu/~engs05/ readings/md/summary/DartMedDisRepv1.2.pdf.

30. Improving Local and State Agency Response to Terrorist Incidents Involving Biological Weapons. Available at : http :// www.edgewood.army.mil/downloads/bwirp/bwirp_planning_ guide.pdf.

31. The White House. 2003 Homeland Security Presidential Directive/HSPD-8 : National Preparedness. Available at : http :// www.whitehouse.gov/news/releases/2003/12/20031217-6. html.

32. Joint Commission on Accreditation of Healthcare Organizations.Health Care at the Crossroads : Strategies for Creating and Sustaining Community–wide Emergency Preparedness Systems. Available at : http ://www. jcaho.org/about+us/public+policy+initiatives/emergency_ preparedness.pdf.

33. Joint Commission on Accreditation of Healthcare Organizations. Revised Environment of Care Standards for the comprehensive accreditation manual of hospitals. Joint Commission Perspectives. December 2001 ; 21 (12). Available at : http ://www.jcrinc.com/subscribers/ perspectives.asp?durki=1018.

34. Joint Commission on Accreditation of Healthcare Organizations. Analyzing your vulnerability to hazards. Joint Commission Perspectives. December 2001 ; 21 (12). Available at : http ://www. jcrinc.com/subscribers/ perspectives.asp?durki=1007.

35. Acute Care Center : A Mass Casualty Care Strategy for Biological Terrorism Incidents. Available at : http ://www. edgewood.army. mil/downloads/bwirp/acc_blue_book.pdf.

36. Neighborhood Emergency Help Center Pamphlet : A Mass Casualty Care Strategy for Biological Terrorism Incidents. Available at : http ://www.edgewood.army.mil/ downloads/bwirp/nehc_green_book.pdf.

37. Milsten A. Hospital responses to acute–onset disasters : a review. Prehospital Disaster Med. January 2000 ; 15 (1) : 32–45.

38. U.S.Department of Health and Human Services, Health Resources and Services Administration. National Bioterrorism Hospital Preparedness Program. Available at : http ://www.hrsa.gov/bioterrorism/.

39. Centers for Disease Control and Prevention. Continuation Guidance for Cooperative Agreement on Public Health Preparedness and Response for Bioterrorism–Budget Year Five. Available at : http ://www.bt.cdc.gov/planning/ continuationguidance/index.asp.

40. RP Connell. Disaster Mitigation in Hospitals : Factors Influencing Decision–making on Hazard Loss Reduction [thesis]. University of Delaware ; 2003. Available at : http ://www.udel.edu/DRC/thesis/connell_thesis.DOC.

延 伸 阅 读

1. Guidelines for Vulnerability Reduction in the Design of New Health Care Facilities. Available at : www.paho.org/english/ dd/ped/vulnerabilidad.htm.

2. Principles of Disaster Mitigation in Health Facilities. Available at : http ://www.paho.org/English/PED/fundaeng. htm.

3. Protecting New Health Care Facilities from Disasters. Available at : http ://www.paho.org/english/dd/ped/ proteccion.htm.

22 疫 苗

Kent J. Stock

■ 历史背景

《生物和毒素武器公约》于 1972 年达成。公约各成员国共同制定了一个协议，禁止开发、生产、储存以及购买生物武器。本协议是自 1925 年《日内瓦公约》以来，国际社会为禁止生化武器而制定的第一份综合性协议，同时这也是第一份全面禁止某特定种类武器的国际协议。本协议在 1972 年 4 月 10 日开放签署并于 1975 年 3 月 26 日生效。目前已有包括美国和苏联在内的 144 个国家签署了本协议。

2001 年 10 月 4 日，佛罗里达州报告称在该州境内发现一例吸入性炭疽热病例。[1] 疾病控制与预防中心（CDC）的流行病学家随后鉴定并证实了 22 个病例。其中 11 例为吸入性炭疽热，另外 11 例为皮肤性炭疽热。[2] 在美国，通过信件流通传播炭疽热孢子这一行为似乎是生物恐怖主义有意为之。在基地组织袭击了世贸中心和五角大楼之后，我们国家的防护弱点被暴露在恐怖分子面前，特别是那些使用生物武器的恐怖分子。为了应对恐怖主义的袭击，美国国家政府和联邦政府在 2001 年 10 月通过了《爱国者法案》，并于 2002 年 6 月通过了《公众健康安全保障和生物恐怖预备应对法案》。通过这些法案设立了国土安全局，并授权了美国卫生和人类服务部（DHHS）开始保护民众免受生物武器的攻击。具体措施为加强监控系统与准备状态。

美国卫生和人类服务部（DHHS）联合疾病控制与预防中心（CDC）和美国国立卫生研究院，召集了研究单位人员共同讨论并制订了生物防御研究的日程和战略规划。要遏制生物恐怖主义就必须要关注以下病菌：鼠疫耶尔森式杆菌、土拉热弗朗西斯菌、炭疽杆菌、重型天花病毒、肉毒梭菌以及出血热病毒。[3] 重型天花病毒（天花）极其可怕，因为它会引发很高的死亡率，而且缺乏特殊的治疗方法，加之拥有大量的易感人群。[4] 疾病控制与预防中心（CDC）于 2001 年 11 月发布了**过渡性天花应急计划与指导方针**。[5] 这些指导方针在随后的 2002 年进行了一次更新。[6] 这是美国政府机构针对预期可能出现的生物武器威胁而首次发起并实施的大规模民用疫苗接种策略。

最初，政府官员讨论的焦点在于是否应该为全体美国民众接种疫苗，以此来消除未来可能受到袭击的威胁，或者是否应该在灾难发生以后建立一个具有针对性的接种方案，又或者是否发生某种灾难的可能性比较大。疾病控制与预防中心（CDC）官员决定支持在确认天花病例之后"全员接种"的这一做法。[5] 该接种方法重点关注监控和控制策略。其步骤包括确诊天花病例，隔离确诊患者，为病例的接触者以及其家人接种。[5] 本规划不建议对已经有文件记录的病例进行大规模接种。考虑到他们需要为天花患者提供医疗服务的情况，需要为自愿接种的首批救灾者、医护人员以及紧急救助人员制定另外的措施，医疗护理和紧急救助人员因为担心疫苗的安全性和天花的低威胁性而对疫苗接种的积极性不高。

在过去曾经有过对非平民人群进行大规模接种的方案。1998 年，美国国防部就建议对军队的新兵进行炭疽热疫苗接种。但是由于担心会产生副作用，有些新兵不同意接种。最近为驻伊拉克的军事人员开展的炭疽热疫苗接种活动获得了积极的配合，取得了较大的成功。[7] 美国政府现正紧密研究大规模军事人员炭疽热疫苗接种项目的实施策略，如此一来从上述接种活动中学到的经验就可以运用到普通民众的接种方案中。

■ 免疫

免疫是指把免疫力通过人工的手段引入人体，从而预防疾病的发生。Edward Jenner 于 1796 年首次引入了"人工引入免疫力"这一概念。[8]他观察到一个现象，那就是挤牛奶的女工与牛痘有接触，但是却对天花具有免疫力。他发明了通过把牛皮肤上牛痘瘢痕中的液体注射到易感人群的接种方法。接种人群通常都会出现轻微病症，不过，其中有些人也会出现伴有继发性并发症的扩散性感染。

免疫可以通过主动免疫和被动免疫两种方式来实现。主动免疫通常都需要用疫苗来刺激宿主对特定的微生物产生免疫反应，而被动免疫则需要通过向易感宿主体内转移衍生抗体才能提供暂时的保护，例如，为易感宿主注射免疫球蛋白。免疫试剂包括疫苗、类毒素、抗毒素以及含抗体溶液，通常都是从动物或者人的身上提取的。

免疫系统对引入抗原的初始反应发生在初次接触之后。在接触一段时间之后，就会产生体液免疫和细胞免疫。通常情况下，循环抗体存在的时间不会超过 7~10 天。如果再次出现抗原，就会产生更为强烈的体液免疫和细胞免疫，这种现象称为记忆性应答。这种记忆性应答的结果就是在 4~5 天之内产生抗体。

免疫原性的决定因素有很多。免疫原性由宿主的生理状态（例如营养、免疫状态和年龄），遗传特点（例如组织相容性复合体），免疫剂的使用方式（例如使用剂量方式和时间、佐剂的使用）以及抗原的组成和纯净度共同决定。

■ 疫苗

理想的疫苗应当具有以下特点[9]：

- 免疫制剂应当简单易制，制剂所用标准化药剂应当具有量化而稳定的免疫生物制品效力；
- 应当易于使用；
- 不给使用者和易感接触者带来疾病；
- 应当可以提供持久（理想状态下为永久）的免疫力，持续时间可以通过经济简便的技术来测定；

- 应当无污染并且不含任何潜在有毒物质；
- 不良反应的影响应当达到最低或轻微的程度。

目前的疫苗通常情况下都无法满足上述标准。其中大多数疫苗要么是免疫力有限，要么是有副作用。

疫苗通常都由减毒活疫苗或灭活性微生物制剂构成。许多病毒性疫苗中含有减毒活病毒（例如麻疹、腮腺炎、风疹和口服型小儿麻痹症疫苗）。有些病毒和大部分细菌的疫苗都属于灭活型，亚单位研制，或者都与免疫生物制品活性蛋白质相结合（例如破伤风类毒素）。减毒活疫苗旨在为接种者引入更为广泛的免疫反应，同样也可以诱发更为持久的免疫反应。灭活疫苗产生的抗原通常情况下比较少，这就需要追加疫苗注射。

目前获批的疫苗都是有效而且安全的。但是，不良反应通常都是因为对疫苗的使用不当而造成的。不良反应的危害可以小到无关紧要，也可以大到威胁生命。其中就包括注射部位反应、发烧、应激反应以及过敏反应。活病毒的使用有时会引起传播性感染，因此不能用于特定人群中（例如免疫功能不良的人群）。美国国会于 1986 年通过了《国家儿童疫苗损伤法》。这一法令要求各州都需向美国卫生和人类服务部（DHHS）秘书处报告任何疫苗不良反应事件。这一法令的通过也促成了疫苗不良反应事件报告机制的成立。[10]该机制最主要的功能就是调查、研究最新的疫苗不良反应事件或者已知疫苗不良反应事件发生频率的变化。该报告机制还帮助鉴定了不常见的不良反应病例，其中包括与轮状病毒疫苗有关的肠套叠[11-12]，天花疫苗接种者的心肌心包炎和心肌缺血病例[13]以及在感染黄热病病毒之后出现的内脏和神经疾病。[14]

疫苗发展和接种策略的实施对儿童的发病率和死亡率产生了深远影响。[15]1951~1954 年，在疫苗还未取得许可之前，美国每年都会有将近 16000 例的小儿麻痹症病例。[16]这对于美国小学生的安全来说影响巨大。为了解决小儿麻痹症带来的健康威胁，美国政府于 1954 年开始了一项现场试验，为几千名易感学校儿童接种由 Jonas Salk 博士研发的但尚未取得许可的小儿麻痹症活疫苗。《生命》杂志把这次试验称作是"美国医疗史上最伟大的一次试验"。这一历史性试验 25 年之后，美国才出现最后一株小儿麻痹症野生株病例。[17]1988 年，世界卫生组织发布了全球小儿麻痹症根除计划。小儿麻痹症现在已经在西半球范围内得以根除。2003 年，在全球范围内仅有 6 个国家报告了 677 例病例。

■ 生物制剂

根据成为恐怖主义武器的可能性，疾病控制与预防中心（CDC）将生物制剂分为 A 类、B 类和 C 类三大生物制剂种类。[18] 因为拥有极高的传播性、传染性和死亡率，容易引起恐慌和社会动荡，需要特殊的公众准备工作等特殊性，所以，A 类生物制剂拥有最高的优先权；B 类生物制剂的传播性一般、发病率一般、死亡率低，需要加强诊断和疾病监护能力；C 类生物制剂包括新出现的、有可能在今后变成生物武器的病原体。免疫制剂对多个生物恐怖主义制剂有免疫效果。

A 类生物制剂

炭疽菌（炭疽杆菌）

位于密歇根州兰辛市的 BioPort 公司是美国首家生产人用炭疽疫苗的公司。该公司生产的疫苗在 1970 年获得政府批准，惯用旧称为炭疽吸附疫苗（AVA），现在的名字是 BioThrax。该疫苗是从一株无包膜、灭活炭疽杆菌的无细胞培养滤液中研制得来的。[19] 首先对引入保护性免疫力产生反应的抗原称之为保护性抗原。[20] 免疫计划包含六次疫苗注射。从第一次注射后起算，在第二周、第四周及第六个月、第十二个月、第十八个月皮下注射 0.5 毫升剂量的疫苗。[21] 此后每年仍需追加注射。被选中的实验室技术人员和军事人员应当接种现有可用疫苗。[22] 该疫苗可以有效预防成人皮肤性疾病。通过研究非人灵长类动物发现，该疫苗同样对吸入性疾病具有免疫作用。[23] 不良反应包括注射部位反应、发烧、畏寒、肌痛以及过敏反应。该疫苗不适用于儿童或孕妇，目前还暂不具备事后预防的功能，但是，一旦发生生物武器袭击事件，最好还是使用抗生素。[4]

肉毒杆菌毒素（肉毒杆菌）

肉毒杆菌毒素的治疗方法主要是被动免疫——使用抗毒素。人源性肉毒杆菌抗毒素 [此前惯称为肉毒毒素静脉注射免疫球蛋白（BIG-IV）] 是唯一获批可用于婴儿肉毒杆菌中毒的抗毒素。[24] 该抗毒素的效果在随机试验中得到了证实。[25] 在美国，如果想要获得 BIG-IV，可以联系加利福尼亚州卫生部门。从马身上

提炼出来的三价肉毒杆菌抗毒素（毒型 A、毒型 B 和毒型 E）和二价抗毒素（毒型 A 和毒型 B）可以用来治疗食品或伤口肉毒杆菌中毒。马抗毒素可以通过疾病控制与预防中心（CDC）从国家卫生部门获得。静脉注射马抗毒素可以中和暂时还未到达神经末梢的毒素分子。每个患者需要注射一小瓶（10 毫升）的三价抗毒素（A 型：7500 国际单位，B 型：5500 国际单位，E 型：8500 国际单位）。[26] 除此之外，不再需要任何多余剂量。预计半衰期是 5~8 天。[27] 9% 的接种者出现过敏反应。[27-28] 一项回顾性调查指出，尽早使用抗毒素（在症状发作 24 小时以内）可以把总体死亡率降到 10%，相比较之下，在症状发作 24 小时之后使用抗毒素的病患中，死亡率是 15%；而在完全不使用抗毒素的患者中，死亡则高达 46%。[29] 马抗毒素暂时还不能用于婴儿肉毒中毒，主要是担心过敏反应会对婴儿造成伤害。截至目前，还没有获批的肉毒杆菌类毒素疫苗。

天花病毒（重型天花）

Edward Jenner 于 1796 年首次完成了天花病毒疫苗接种。[8] 目前市面上可用的天花病毒疫苗获批于 1903 年。[30] 美国最后一例天花发生在 1949 年。美国政府为消除天花设置的常规性接种也于 1972 年终止。世界卫生组织在 1980 年正式宣布天花在世界范围内已经被完全根除。Wyeth Laboratories 公司是美国唯一获得批准的天花病毒疫苗生产商，并且在 1983 年 5 月停止向公众发放疫苗。[31] 直到 1984 年，亚特兰大疾病控制与预防中心（CDC）和莫斯科病毒制剂研究所才获得了天花病毒分离菌。由于生物恐怖主义威胁，美国生产了 1500 万剂天花病毒疫苗，而这些疫苗全部都来源于纽约市卫生局牛痘病毒株。[32] 到 2002 年底总共有 2.8 亿剂可用疫苗。Sanofi-aventis 已经确认将会为国家疫苗储存库增加 7000 万 ~9000 万剂天花疫苗[32]。

美国唯一获批的天花疫苗是牛痘病毒的冻干活性制剂。[24] 疫苗制剂中含有牛痘病毒，与天花病毒不同的是，牛痘病毒会引起天花和牛痘，而 Jenner 恰好就利用了牛痘病毒来研制种痘方法。该疫苗对天花具有很高的预防作用。一剂疫苗的保护期限一般都是 5 到 10 年不等。[24] 联邦政府最近已经签署合同，决定生产并购买一种新的疫苗制剂。这种疫苗制剂源自组织细胞培养，并且可能在今后 1~2 年之内投入使用。

改良型疫苗病毒安卡拉株（MVA）可能是合适的新型天花疫苗。[33] 该新型疫苗是灭毒株，因此可能会比非灭毒产品更安全。天花疫苗目前已经获得了美国食品药品管理局的批准，可以供特殊危险行业从业人员使用，其中就包括实验室工作人员。为了公众和公共卫生工作人员的安全，加之面临这类生物恐怖主义的威胁，疾病控制与预防中心（CDC）建议并且实施了一项志愿接种计划。

疫苗的接种需要通过使用双叉针才能完成。由于毛细现象，两个针尖可以把疫苗液体聚在针头。然后把分叉针对准皮肤，利用多针点刺技术在直径 5 毫米上皮组织范围内进行 15 次点刺。该注射部位应当覆盖上宽松、非密封敷料。患者需避免触摸该部位，以防把病毒转移到身体的其他部分。接种部位皮肤将会在接种后 3~21 天之内出现受损情况。[24] 最终皮肤上会结痂或者结疤。

虽然天花疫苗被认可是安全的，但是也会出现不良反应。大约有 70% 的儿童在接种疫苗后会出现发烧的现象。[24] 注射部位表现出疼痛和肌肉疼痛等其他轻微副作用。接种并发症包括种痘后脑膜炎（每 100 万初次接种人群中平均有 12.3 人），进行性痘疹（每 100 万初次接种人群中平均有 1.5 人），牛痘性湿疹（每 100 万初次接种人群中平均有 38.5 人），全身性牛痘（每 100 万初次接种人群中平均有 241.5 人），疏忽接种（每 100 万初次接种人群中平均有 529.2 人），皮疹（每 3700 接种人群中平均有 1 人，多形性红斑是最常见的一种），史蒂芬 – 强生症候群（不常见）以及心肌心包炎（每 12000 接种人群中平均少于 1 人）。[13, 34-35] 每 100 万初次接种人群中大约有 1 人会因为对疫苗产生致命反应而丧生。[34] 不能对下列人群进行天花疫苗接种：患有过敏性皮炎和湿疹的人群；急性、活动性或皮屑脱落皮肤病患者；免疫状态不稳定人群；孕妇或母乳喂养妇女；一周岁以下的儿童；或者是对疫苗成分过敏人群。[36]

该天花疫苗可以用在接触后的预防工作中。如果在接触后 96 小时之内使用该疫苗，则可以有效防止患病或是大大降低患病的严重性。[37-38]

鼠疫（鼠疫耶尔森氏菌）

目前市面上经济可用的鼠疫疫苗于 1911 年首次获批。[30] 该疫苗为死菌疫苗。首轮接种需要从注射之日起算，第四周和第六个月分别再次注射。每隔六个月需要再追加注射三剂量疫苗，之后每一到两年注射一次。该疫苗无法预防肺鼠疫，不过对淋巴腺疾病能够起到一定的保护作用。[39-40] 接种后会出现局部反应和头痛等不良反应，而过敏反应和其他严重系统反应并不是很常见[41]。疫苗主要是对高风险工作人群使用，比如工作在地方病肆虐地区的军事人员，与鼠疫耶尔森氏杆菌有直接接触的实验室工作人员或者是在地方动物病流行地区研究动物的研究员。疫苗制造商在 1999 年就停止了疫苗的生产，市面上目前也没有疫苗出售。目前研究人员正在研究能够对抗肺鼠疫的疫苗[42]。

兔热病（野兔热弗朗西斯杆菌）

世界上首例兔热病疫苗于 20 世纪 30 年代在苏联成功研制。该疫苗属于灭活型疫苗，并且有几百万名居住在地方性兔热病流行地区的居民都使用过该疫苗。[43] 美国境内现在使用一种由无毒性活疫苗衍生而成的研究性灭活型疫苗。这种疫苗是为那些长期接触野兔热弗朗西斯杆菌的实验室工作人员保留的。[44] 该疫苗产品现在由美国国家食品和药物管理局监管，但是，目前为止还没有上市销售。在一项回顾性调查中发现，活性疫苗能够为实验室工作人员提供一定的保护作用，帮助他们对抗急性吸入性兔热病。[45] 活性疫苗无法提供能够抵抗溃疡腺疾病的保护力，但是接种过疫苗的人群相较于没有接种疫苗的人群，其症状会更加轻微。由于其效力有限，暂不推荐在接触后预防工作中使用该疫苗。

出血热病毒

该类病毒包含四个不同的病毒科。丝状病毒科包括埃博拉病毒和马尔堡病毒；沙粒状病毒科包括拉沙病毒和新世界沙粒状病毒；布尼亚病毒科包括内罗病毒素、白蛉热病毒和汉坦病毒；黄病毒科包括登革热病毒、黄热病、鄂木斯克出血热病毒以及科萨努尔森林病毒。与上述所有病毒相关的临床类疾病都能引起人体发烧和出血性倾向。目前为止，除了黄热病疫苗外，尚无任何获批的出血热病毒疫苗。

黄热病疫苗于 1953 年首次获得国家批准。[30] 该疫苗属于灭活型疫苗，对于穿行在地方性疾病流行区域的旅行者来说，该疫苗具有显著效果。[46] 由于该黄热病病毒潜伏期较短，所以不推荐在接触后预防工作中使用。

研究人员目前正为上述几种出血热病毒（其中包括埃博拉病毒）研究疫苗。[47] 由于生化试验安全级别 –4（BSL）实验室的要求，疫苗研究工作受到一定限制。生化试验安全级别 –4（BSL）实验室空间是开展实验的最大设计容量。该实验室过去常用来为科学家提供一个安全的环境，供其研究那些暂无治疗办法或疫苗的致命性病原体。

B 类生物制剂

Q 热（贝式考克斯菌）

在美国目前尚无有效的人用疫苗。

波状热（布鲁士菌）

在美国目前尚无有效的人用疫苗。

马鼻疽（鼻疽伯氏菌）

在美国目前尚无有效的人用疫苗。

类鼻疽（类鼻疽伯克氏菌）

在美国目前尚无有效的人用疫苗。

脑炎（甲病毒属）

脑炎病例包括东方型马脑脊髓炎、西方型马脑脊髓炎和委内瑞拉马脑炎病毒。在美国目前尚无有效的人用疫苗。

斑疹伤寒（普式立克次体）

在美国目前尚无有效的人用疫苗。

毒素（例如蓖麻毒素、葡萄球菌肠毒素 B）

在美国目前尚无有效的人用疫苗。

鹦鹉热（鹦鹉热衣原体）

在美国目前尚无有效的人用疫苗。

食品安全威胁（例如沙门氏菌和大肠杆菌 O157：H7）

目前在美国有两种伤寒疫苗已获得批准可用。首例口服疫苗于 1990 年获得批准可用。[30] 口服 Ty21a 疫苗适用于 6 岁或 6 岁以上儿童或成人。[24] 每人每两天需服用总量为 4 剂量的肠溶胶囊。每一枚胶囊都应该在餐前一小时，用温水送服并且在服用之前处于冷藏状态。制造商建议每五年应更换一个全新系列的胶囊。[24] 口服疫苗可以把不良副作用减少到最低。根据以往的报告，口服疫苗的副作用包括腹部不适、恶心、呕吐、发烧、头痛以及皮疹。[24] 首例不经胃肠的疫苗于 1917 年获得批准使用。[24] Vi 多糖荚膜疫苗适用于两岁或两岁以上儿童。[24] 该疫苗的使用方法为肌肉注射法，每剂剂量为 25 微克（0.5 毫升）。制造商建议每两年追加注射。[24] 不经胃肠疫苗引起的不良反应包括发烧（0~1%）、头痛（1.5%~3%）以及注射

部位反应（7%）。[24] 两种疫苗在首轮免疫之后的效力从 50% ~ 80% 不等。[30] 目前来说，该疫苗的接种工作比较适合在下列人群中开展：常出入地方性疾病流行区域的旅行者，与伤寒沙门氏菌携带者有接触的人员以及在工作中常与伤寒沙门氏菌接触的实验室工作人员。[30] 一般来说，该疫苗不能用于小于两岁的儿童、孕妇以及对疫苗有过敏反应的人群。正在使用抗生素，特别是磺胺类药或甲氟喹的个人不能服用口服 Ty21a 疫苗。[30] 患者在使用疫苗 24 小时之前停止使用上述所有药品。免疫功能不全的个人不能使用该口服疫苗。[30]

目前在美国尚无可用疫苗能够预防由大肠杆菌 O157：H7 引发的疾病。

饮用水安全威胁（例如霍乱弧菌和小隐孢子虫）

目前在美国尚无疫苗能够预防由霍乱弧菌和小孢子虫引发的疾病。在其他地方有两种口服霍乱疫苗（WC/rBS 和 CDV103Hgr）[24]。但是两种疫苗都不能用在不满 2 周岁的儿童身上。[24] 这两种疫苗对霍乱弧菌 0139（孟加拉）无任何效果。[24] 因此世界卫生组织不再建议为进入或来自霍乱流行地区的个人进行免疫接种。现在霍乱疫苗接种也不再是任何国家的入境要求。

C 类生物制剂

新兴威胁因素（例如尼帕病毒和汉坦病毒）

目前在美国尚无可用人用尼帕病毒疫苗和汉坦病毒疫苗。

其他因素

流感

目前可用的灭活流感病毒疫苗于 1945 年首次获得批准。[30] 该疫苗生产于胚化母鸡蛋，其中包含有全灭活病毒、裂解病毒或神经氨酸酶 / 血球凝集素亚单位疫苗。[24] 这些疫苗属于多价疫苗并且通常情况下都含有三个病毒株。[24] 面对预计可能在下一个季节泛滥的流感新病毒株，研究人员每年都需要研发疫苗来解除威胁。在美国，为大众接种的最佳时间是每年十月到十一月。流感暴发的高峰期通常都是每年的十二月到来年三月。一剂疫苗的保护时间一般为 4~6 个月。[48] 疫苗的效力预计为 30%~80%。[48] 疫苗的效力会受到接种人口、预计指标和疫苗、循环病毒间对

抗等因素的影响。发热反应在 13 岁以下儿童接种者中并不常见。[24] 24 个月以下儿童在接种后一般会在使用疫苗后 6 到 24 小时之内出现发热现象。[24] 13 岁或 13 岁以上接种人群中会有 10% 出现局部反应。[24] 在疫苗注射人群中，出现格林巴利综合征的概率略有上升。[24] 这也导致了在接种人群中有百万分之一的额外发病率。[24] 有过格林巴利综合征或对蛋白、鸡肉或疫苗其他成分过敏的人不应使用该灭活型疫苗。[24] 免疫规范顾问委员会（2004）为疫苗的接种列出了下列主要人群[49]：

- 所有 6 到 23 个月大的婴儿；
- 65 岁以上的老人；
- 孕妇；
- 患慢性患者群，并且与流感相关的并发症对该人群具有更高（相较于别人）的威胁性；
- 医疗保健工作人员；
- 养老院以及其他慢性病保健部门的工作人员；
- 下列人群的家属：对高风险人群进行看护、与之共同生活并频繁接触的工作人员，或者是有可能把流感传染给他人的工作人员。

鼻内疫苗现在也进入了研发阶段。灭活鼻内疫苗已经显示出比注射疫苗更为有效的免疫性。[50] 通过鼻腔使用的活病毒疫苗现在也正处于研发阶段。上述两种疫苗都研发自于冷冻减毒流感病毒。它们的优势是便于使用并且可以诱导产生黏膜免疫力。[48] 疫苗接种者中有 44% 出现鼻液溢现象，有 26.6% 出现咽喉炎。[51] 在一项以身体健康儿童为研究对象的调查中，该疫苗的有效性达到了 93%。不良副作用通常都会在使用疫苗后的 7 天之内发生。年龄为 5~49 岁的健康个人都应该使用鼻内活病毒疫苗。[49] 孕妇、在特殊保健单位看护免疫功能严重缺陷患者的医疗保健工作人员以及照顾不满 6 个月大婴儿的看护人员这三类人群不应使用活病毒疫苗。[49]

未来规划

疫苗的研究正在稳步向前推进。私人和公共机构的研究员都正在努力研制更有效、更安全的疫苗产品。研究的重点放在了开发新的疫苗传送系统上（例如 DNA 疫苗、新颖的使用方法、创造组合产品以及消除不良反应）。

由于面临越来越多的生物恐怖主义威胁，多国政府机构现已开始规划资源，指导其工作，通过此举动研发生产疫苗，保护广大人民群众免受生物恐怖主义威胁。美国国家卫生研究所及其附属部门——国家过敏与感染性疾病研究所都在努力研发以治疗方法、疫苗和诊断工具为形式的医疗对策，保护国家免遭生物恐怖主义的蓄意攻击。[53] 具体生物恐怖主义药剂的研究日程由多个政府部门共同详细制定。[54-55] 在国家卫生研究所的生物防卫研究预算中，大约有 6.52 亿美元的资金将用于疫苗研究。[56]

检疫和隔离

韦伯斯特新世界词典[57] 把"检疫"定义为"一段时间，最初为四十天，在此期间疑似携带传染病的到岸船只将被扣留，严格隔离在港口"。"检疫"一词来源于意大利语，意为"四十天的时间跨度"。[57] 在 14 世纪，从海外回国的意大利商人通常都会被要求检疫，因为那时正好是欧洲暴发黑死病最严重的时期。现代人通常把这个词语运用到其他情况中，例如在生物恐怖主义时期，检疫指对旅行的限制、对公共集会的限制以及为保护其他人而对患病个体的隔离。这一用法也引起了很多误会。近年来，许多作者也正通过提供一个现代环境下的词语解释来努力阐述清楚这一情况。他们把"检疫"定义为"强制实体隔离，包括对行为的限制，对可能以及接触过传染病的健康个人或群体的限制，或者是定义为按照具体的地理区域界限把人们隔离。[58]"人身检疫得到了公共健康条约的支持。[58] 历史上因为检疫而产生的不良后果有：被检疫人群中疾病传播概率的上升、暴力活动的形成以及受到种族偏见影响而作出的决定。[55, 60-61]

隔离指"对于确定或疑似感染传染性疾患者员的分离和限制，以此来防止向他人传播疾病。[58]"检疫和隔离两个概念不可相互交换使用。

参 考 文 献

1. Centers for Disease Control and Prevention. Ongoing investigation of anthrax—Florida. October 2001. *Morb Mortal Wkly Rep*. 2001；50：877.

2. Centers for Disease Control and Prevention. Update：investigation of bioterrorism–related anthrax—Connecticut, 2001. *Morb Mortal Wkly Rep*. 2001；50（48）：1077–9.

3. Lane HC, La Montagne J, Fauci AS. Bioterrorism：a clear

and present danger［erratum in：*Nat Med*. 2002；8：87］. *Nat Med*. 2001；7：1271-3.

4. Henderson DA, Inglesby TV, Bartlett JG, et al. Smallpox as a biologic weapon：medical and public health management. *JAMA*.1999；281：2127-37.

5. Centers for Disease Control and Prevention. *Interim Smallpox Response Plan and Guidelines：Draft 2.0.* Atlanta：Centers for Disease Control and Prevention；November 21, 2001.

6. Centers for Disease Control and Prevention. *Interim Smallpox Response Plan and Guidelines：Version 3.0.* Atlanta：Centers for Disease Control and Prevention；November 26, 2002. Available at：http：//www.bt.cdc. gov/agent/smallpox/response-plan/index.asp.

7. Folio LR, Lahti RL, Cockrum DS, et al. Initial experience with mass immunization as a bioterrorism countermeasure. *J Am Osteopath Assoc*. 2004；104（6）：240-3.

8. Hopkins DR. *Princes and Peasants*. Chicago：University of Chicago Press；1983.

9. Dennehy PH, Peter G. Active immunizing agents. In：Feigin RD, Cherry JD, Demmler GJ, et al, eds. *Textbook of Pediatric Infectious Diseases*.Vol. 2. 2004.

10. National Childhood Vaccine Injury Act of 1986, at Section 2125 of the Public Health Service Act as codified at 42 USC Section 300aa-26.

11. Centers for Disease Control and Prevention. Intussusception among recipients of rotavirus vaccine：United States, 1998-1999.*Morb Mortal Wkly Rep*. 1999；48：577-81.

12. Zanardi LR, Haber P, Mootrey GT, et al. Intussusception among recipients of rotavirus vaccine：reports to the Vaccine Adverse Event Reporting System. *Pediatrics*. 2001；107：E97.

13. Centers for Disease Control and Prevention. Cardiac adverse events following smallpox vaccination：United States, 2003. *Morb Mortal Wkly Rep*. 2003；52：248-50.

14. Centers for Disease Control and Prevention. Adverse events associated with 17D-derived yellow fever vaccination：United States, 2001-2002. *Morb Mortal Wkly Rep*. 2002；51：989-93.

15. Centers for Disease Control and Prevention. Impact of vaccines universally recommended for children—United States, 1990-1998. *Morb Mortal Wkly Rep*. 1999；48：243-8.

16. Pickering LK, Baker CJ, Overturf GD, et al.Active and passive immunization.In：*Red Book：2003 Report of the Committee on Infectious Diseases*. 26th ed. Elk Grove Village, IL：American Academy of Pediatrics；2003：2.

17. Strebel PM, Sutter RW, Cochi SL, et al. Epidemiology of poliomyelitis in the United States one decade after the last reported case of indigenous wild virus-associated disease. *Clin Infect Dis*. 1992；14：568-79.

18. Centers for Disease Control and Prevention. Biologic and chemical terrorism：strategic plan for preparedness and response.Recommendations of the CDC Strategic Planning Workgroup. *MMWR Recomm Rep*. 2000；49（RR-4）：1-14.

19. Michigan Department of Public Health. *Anthrax Vaccine Adsorbed*. Lansing：Michigan Department of Public Health；1978.

20. Brachman PS, Friedlander A. Anthrax. In：Plotkin SA, Orenstein WA, eds.*Vaccines*.3rd ed. Philadelphia：WB Saunders；1999：629-37.

21. Franz DR, Jahrling PB, Friedlander AM, et al. Clinical recognition and management of patients exposed to biologic warfare agents. *JAMA*. 1997；278：399-411.

22. Centers for Disease Control and Prevention. Notice to readers：use of anthrax vaccine in response to terrorism：supplemental recommendations of the Advisory Committee on Immunization Practices. *Morb Mortal Wkly Rep*. 2002；51：1024-6.

23. Ivins BE, Fellows P, Mitt ML, et al. Efficacy of standard human anthrax vaccine against *Bacillus anthracis* aerosol spore challenge in rhesus monkeys. *Salisbury Med Bull*. 1996；87：125-6.

24. Pickering LK, Baker CJ, Overturf GD, et al. Summaries of infectious diseases. In：*Red Book Report of the Committee on Infectious Diseases*. 26th ed. Elk Grove Village, IL：American Academy of Pediatrics；2003：245, 386-91, 557, 688.

25. Arnon SS. Clinical trial of human botulism immune globulin. In：Das Gupta, BR, ed. *Botulinum and Tetanus Neurotoxins：Neurotransmission and Biomedical Aspects*. New York：Plenum Press；1993：477-82.

26. Shapiro RL, Hatheway C, Swerdlow DL. Botulism in the United States：a clinical and epidemiologic review. *Ann Int Med*. 1998；129：221-8.

27. Hatheway CL, Snyder JD, Seals JE, et al. Antitoxin levels in botulism patients treated with trivalent equine botulism antitoxin to toxin types A, B, and E. *J Infect Dis*. 1984；150：407-12.

28. Black RE, Gunn RA. Hypersensitivity reactions associated with botulinal antitoxin. *Am J Med*. 1980；69：567-70.

29. Tacket CO, Shandera WX, Mann JM, et al. Equine antitoxin use and other factors that predict outcome in type A foodborne botulism. *Am J Med*. 1984；76：794-8.

30. Orenstein WA, Wharton M, Bart KJ, et al. Immunization. In：Mandell GL, Bennett JE, Dolin R, eds. *Principles and Practice of Infectious Diseases*. 5th ed. 2000：3211.

31. Centers for Disease Control and Prevention. Recommendation of the Immunization Practices Advisory Committee（ACIP）：vaccinia（smallpox）vaccine. *Morb Mortal Wkly Rep*. 1991；40：1-10.

32. Breman JG, Henderson DA. Diagnosis and management of smallpox. *New Engl J Med*. 2002；346：1300-8.

33. Lane JL, Ruben FL, Neff JM, et al. Complications of smallpox vaccination, 1968：national surveillance in the

United States. *N Engl J Med*. 1969；281：1201-8.

34. Centers for Disease Control and Prevention. Executive summary：smallpox response plan. Available at：http：//www.bt.cdc.gov/agent/smallpox/response-plan/files/exec-sections-i-vi.pdf.

35. Centers for Disease Control and Prevention. Adverse reactions following smallpox vaccination.Available at：http：//www.bt.cdc.gov/agent/smallpox/vaccination/reactions-vacc-clinic.asp.

36. Dixon CW. *Smallpox*. London：J&A Churchill；1962：1460.

37. Dixon CW. Tripolitania，1946：an epidemiological and clinical study of 500 cases，including trials of penicillin treatment. *J Hyg*.1948；46：351-77.

38. Earl PL，Americo JL，Wyatt ES，et al. Immunogenicity of a highly attenuated MVA smallpox vaccine and protection against monkeypox.*Nature* 2004；428：182-5.

39. Speck RS，Wolochow H. Studies on the experimental epidemiology of respiratory infections：experimental pneumonic plague in Macacus rhesus. *J Infect Dis*. 1957；100：58-69.

40. Centers for Disease Control and Prevention. Prevention of plague：recommendations of the Advisory Committee on Immunization Practice（ACIP）. *Morb Mortal Wkly Rep*. 1996；45（RR-14）：1-15.

41. Orenstein WA，Wharton M，Bart KJ，et al. Immunization. In：Mandell GL，Bennett JE，Dolin R，eds. *Principles and Practice of Infectious Diseases*. 5th ed. 2000：3218.

42. Titball RW，Eley S，Williamson ED，et al. Plague. In：Plotkin S，Mortimer EA，eds.*Vaccines*. Philadelphia：WB Saunders；1999：734-42.

43. Sjostedt A，Tarnvik A，Sandstrom G. *Francisella tularensis：host-parasite interaction. FEMS Immunol Med Microbiol*. 1996；13：181-4.

44. French GR，Plotkin SA. Miscellaneous limited-use vaccines. In：Plotkin S，Mortimer EA，eds. *Vaccines*. Philadelphia：WB Saunders；1999：728-33.

45. Burke DS. Immunization against tularemia：analysis of the effectiveness of live *Francisella tularensis* vaccine in prevention of laboratory-acquired tularemia. *J Infect Dis*. 1977；135：55-60.

46. Monath TP. Yellow fever：an update. *Lancet Infect Dis*. 2001；1：11-20.

47. Sullivan NJ，Sanchez A，Rollin PE，et al. Development of a preventative vaccine for Ebola virus infection in primates. *Nature*.2000；408：605-9.

48. Cifu A，Levinson W. Influenza. *JAMA*. 2000；284：2847-9.

49. Centers for Disease Control and Prevention. Influenza. Available at：http：//www.cdc.gov/flu.

50. Muszkat M，Yehuda AB，et al. Local and systemic immune response in community-dwelling elderly after intranasal or intramuscular immunization with inactivated influenza vaccine. *J Med Virol*. 2000；61：100-6.

51. Nichol KL，Mendelman PM，et al. Effectiveness of live, attenuated intranasal influenza vaccine in healthy, working adults：a randomized, controlled trial. *JAMA*. 1999；282：137-44.

52. Belshe RB，Mendelman PM，et al. The efficacy of live, attenuated, cold-adapted, trivalent, intranasal influenza virus vaccine in children.*New Engl J Med*. 1998；338：1405-12.

53. Fauci AS. Biodefence on the research agenda. *Nature*.2003；421：787.

54. National Institute of Allergy and Infectious Diseases. NIAID biodefense research. Available at：http：//www2.niaid.nih.gov/biodefense/.

55. Eidson W. Confusion, controversy, and quarantine：the Muncie smallpox epidemic of 1893. *Indiana Mag Hist*. 1990；LXXXVI：374-98.

56. Hirschberg R，La Montagne J，Fauci AS. Biomedical research—an integral component of national security. *New Engl J Med*.2004；350：2119-21.

57. *Webster's New World Dictionary*. 2nd College ed. New York：Simon and Schuster；1982：1162.

58. Henderson DA，Inglesby TV，O'Toole T. *Bioterrorism：Guidelines for Medical and Public Health Management*. Chicago：AMA Press；2002：222.

59. Merritt D. The constitutional balance between health and liberty.*Hastings Cent Rep*. December 1986：2-10.

60. Markel H. "Knocking out the cholera"：cholera, class and quarantines in New York City. 1892. *Bull Hist Med*. 1995；69：420-57.

61. Center for Law and the Public's Health at Georgetown and Johns Hopkins Universities. Public Health and the Protection of Individual Rights. Jew Ho v Williamson，103 F. 10（1900）. Available at：http：//www.publichealthlaw.net/Reader/dl.php?doc_id=7103010.

23 职业医学：危机时期的财富

Tee L. Guidotti

公司和其他大型机构现在深切关注着救灾操作的连续性和自身人员安全。2001 年"9·11"事件发生后，对这些功能的迫切需求使人们开始关注这些组织中使用得当的大量资源，即他们的职业卫生服务。相反，作为人类公认的最古老的医学专业之一的职业医学也由于人们对企业安全和国土防卫的需要变得更加活跃，其任务也更加广泛。[1]

职业卫生服务最常见于制造部门和工厂的内科诊室中。通常，这些服务包括至少一名职业卫生护士（也是一个专业化的职业）、一名职业医师（通常以签约方式）以及辅助人员。所有这些人员会定期向工厂管理人员作报告，并负责公司医疗主管的专业事务。医疗主管主要负责解决员工的旅行纠纷，管理内部卫生资源以及审查卫生事宜。职业卫生服务小组主要由医师领导，并解决与卫生相关的问题，通常与行业卫生人员和安全官员相互协助进行常规沟通并解决纠纷。而行业卫生人员和安全官员的日常工作更多定位为制定流程、监管工厂运营、执行规章文件、鉴定并测量健康危害。这些以危险物品为研究目标的专业人员通常向不同的管理人员作工作报告，或者直接向工厂管理人员作工作报告。这一基本模式曾经是该行业的规范模式，但是国内行业的重组、对核心业务管理模式的整改以及服务行业的兴起推进了新模式的形成。在新模式中，服务被外包给了承包商和咨询公司。[2]

然而，无论某个企业采用的是哪种模式，绝大多数大规模行动中都包含有下列要件：对工作人员的健康状况进行检测的工具、记录工作人员健康状况的系统、记录和评估危险物品的系统、应对紧急事件的机制以及健康咨询小组。[3]

这些才是大型组织所需要的基础设施类型。有了这些基础设施，这些大型组织才能进行救灾，保证救灾操作的安全性和连续性。[4] 因此，大型组织已经采用了一种能够保证其救灾操作并保护其人员安全的结构。过去职业卫生服务参与应急管理非常常见，而现在也很自然地参与到了灾害救援医学中，包括对结果管理和减灾活动的培训以及准备过程、[5] 本地电厂机械设备的备灾活动、风险管理操作的规划过程。[2, 6] 作为一个活跃的医疗团队成员，职业卫生服务小组在与当地院前医护提供人员和医院（隶属于当地应急委员会）的谈判过程中也发挥了重要作用。

专栏 23-1 中介绍了由职业医师组成并进行监督的公司医疗部门的常规功能。[2] 这些功能传统上被归纳为若干个概括性使命：保护健康、支持生产、减少损失和责任、管理卫生事宜、确保遵守行业法规并符合行业最佳做法。传统意义上认为，这些功能只具有支持功能，不属于组织机构的经营活动。这也正是这些功能在 20 世纪 80 年代和 90 年代被私营部门和政府部门外包的原因。

过去主要工业事故和潜在恐怖主义袭击对救灾操作连续性以及关键人员幸存的严重威胁混淆了人们的判断力[4, 7]，而现在公司部门正在重新认识这些功能的危急程度。人们日益认识到职业医师的重要性在于其对公司的生存具有潜在作用，而不仅仅在于他们所做的有效操作。[3] 例如，鉴于美国陶氏化学公司对密歇根州做出了援助贡献，尤其在灾难规划中付出了巨大努力，密歇根公共卫生部为其颁发了奖品。

使医疗人员变得训练有素、见多识广，并预先使他们获取救灾资格对于他们现场处理突发事件的好处是显而易见的。类似的突发事件可能包括（但不限

专栏 23-1　职业卫生服务的核心功能

1. 为受伤员工提供急性护理
- 提供现场护理
- 检测场外护理

2. 设备投入使用之前评估其操作适合性
- 评估设备在救灾工作中的功能能力
- 根据《美国残疾人法案》的要求对设备进行调整

3. 雇用员工后对其进行功能考核
- 进行"操作适应性"评估。该项评估对受伤员工重返工作状态的恢复能力和功能能力进行评估，并对可能需要作出的调整措施进行估测
- 对提出员工赔偿要求的受伤员工进行损伤评估
- 确定患有非职业性疾病或损伤的员工离开工作场地的时间（该工作通常由其他医师执行）

4. 回顾员工赔偿要求的前因后果

5. 对接触特殊危险物品（如噪声、化学物质、灰尘以及放射性物质）的员工进行周期性健康监测（通常采用一年一次健康检查的形式）

6. 对异常危险物品、疾病暴发、罕见损伤、意外死亡事故以及其他紧急事件进行调查

7. 制订能够提高员工健康状况以及生产率的预防计划、健康促进计划以及教育程序

8. 处理现场员工的卫生问题，以减少死亡和残疾

9. 建议并咨询职业保健领域的卫生问题、健康与员工赔偿保险问题以及监管问题

10. 现场灾难规划以及应急管理

11. 卫生问题的外部沟通（如与当地公共卫生机构以及当地医师的沟通）

12. 管理公共卫生组织及地方医院与医学界的关系

13. 开展员工援助项目，以帮助有酒精滥用、药品滥用以及其他成瘾且干扰工作行为（如赌博）的员工

14. 在高级行政人员中间执行行政健康计划，如特殊医疗评估和卫生问题检测

　　更大规模的组织以及更复杂的组织可能也会使执业医师参与环境风险的处理过程、产品安全的管理过程、卫生服务的承包过程，代表组织行使行业健康活动参与权、前瞻性备灾计划、风险管理以及其他高级管理功能。

于）用邮件向公司员工发送感染物品，将公司设备（如飞机）或潜在的化工设备或存储设备用作攻击工具。职业医师接受过危险物品评估的培训，因此，有责任确定出能够重新安全进入灾难现场的时间以及设备安全重启的时间。另外，职业医师也负责处理袭击行为对人们造成的心理影响。

　　医师可能需要处理重大威胁因素对经营活动造成的大面积损毁的后果。当公司的产品、设备或操作工具被用来运送威胁因素或成为恐怖袭击活动的目标时，医师还需要维持这些公司的正常运营，保护这些公司的产品和商标免受灾难损毁。医师的上述两个作用虽然不突出，但同样重要。在危机时期，职业医师通过帮助管理人员保持工作状态或帮助关键基础设施保持正常运行也许能使受灾社区重新复苏。[8]

　　同样，职业医师被号召起来管理与严重卫生问题有关的企业救灾活动，如去 SARS 和其他急性传染病可能暴发的区域旅行；快速调查疾病的疑似暴发或潜在有害物品的接触行为；测定受污染的设施何时可以重新获得和重新使用，如受炭疽污染的邮局设施。[4]"非典"期间，当自己所需的信息无法从常规来源获得时，一些公司（包括国泰航空公司）加入了非正式的检测网络来分享观察到的疾病趋势和经验。保洁公司的中国区医疗领导人时刻警惕着紧急问题的发生，因此在官方发布任何"非典"预警一个月前就制定了"非典"防范措施。

　　这些职能的实现依赖于医师在灾难规划以及员工卫生防护中的传统参与。[2, 6]从传统意义上说，灾难规划已经成为医疗部门和职业医师在企业环境中的一项核心功能。职业医师在企业环境中承担的职责通常有：规划紧急事件的医疗应对措施；确定可用于处理严重损伤和大规模人员伤亡事件的设施和资源；在必要的情况下为重要人物提供卫生防护。虽然外包已经减少了很多组织，尤其是服务部门中职业医师直接参与应急管理规划的现象，但由于对组织的操作流程、

有害物质、工作人员以及组织政策缺乏详细了解，所以该项功能还未完全被外部咨询取代。

职业医师可以用很多其他方式增加灾难性后果的管理价值，包括：

- 使重要人物在灾难性事件中得以幸存；
- 灾难性事件发生后的业务连续性；
- 与卫生相关的紧急事件中对救援资源的即时联系性；
- 对工作人员的监督以及对灾难暴发的早期检测；
- 与公共卫生机构合作的应急响应活动的整合性；
- 需要调动当地所有可用医疗资源的事件中的过负荷能力；
- 疫苗接种计划和其他保护措施；
- 建立现场后果管理和减灾计划；
- 制订排污计划；
- 向紧急事件管理人员提供专业技能和行业知识；
- 对选择有效的个人防护装备（PPE）提出建议；
- 与地方应急规划委员会、院前护理以及医院进行联系；
- 在救灾现场以及其救灾操作本身含有本土风险的社区里进行继续教育和培训；
- 获取材料安全数据表上的信息；
- 领导实施行动后讨论以改善操作流程和系统。

高效地履行这些职责需要花费时间安排备灾活动和结构化的职业卫生服务。职业卫生服务提供者需要接受培训，以便在危机时期发挥应有的作用。然而，即使是大规模企业也需要花费大量资金才能组成效率不高的全面员工结构和支撑结构，以处理可能发生也可能不发生的灾难性事件。这正是很多领导人员，尤其是那些重要行业和危险行业的领导人员采用现存职业卫生服务变形服务的原因。

将应急管理合并至职业卫生服务的任务体系可以建立起企业在其他方面不具备的应急响应系统。用于追踪员工健康状况的相同资源可以被用于监督潜在生物恐怖主义疾病暴发的检测过程。有害物质识别技术和测量技术可应用于检测化学物质和放射性物质的威胁。主要值班职责为检测卫生状况和提供及时临床护理的医务人员可以在危机时期提供过负荷能力。对高级行政人员的卫生防护及其需要的个人知识可以保证重要人物的安全并使其正常工作，尤其当他们转移至新的地点或在高压环境及有潜在危险的环境中工作时更是如此。通常被用来确保安全工作环境的技术也

可以用于确定重返工作的恰当时间以及重新使用被污染或损坏设施的合适时间。对可预见的工业灾难进行规划和通报并改善对未知威胁的应对活动，前提是该复杂灾难规划的目的是确定救灾资源和意外事件，并不是针对单一威胁的突发事件而制订的详细计划。

也许对于注重节约成本的管理人员来说，最具吸引力的事情是灾难不发生时用于提高职业卫生服务领域应急管理能力的投资不被"浪费"。同样，应急管理能力会支持并改善行业人员和政府人员需要的传统职业卫生服务，还可能带来成本节约，提高生产率并减少由于他们自身的因素造成的责任。

意识到自己的职责并清楚地知道自己以及自身所保护的员工和行政人员在救灾最前线的作用，职业医师已经做好了在应急管理中扮演更重要角色的准备。该领域最重要的专业组织——美国职业与环境医学学会（ACOEM）在过去一段时间里已经提供过很多培训，包括大规模杀伤性武器的培训（"9·11"事件及炭疽病袭击事件之前正常开展），急性感染疾病的培训（尤其以"非典"的救灾模式为例）以及"桌面演习"，以培训灾难及大规模人员伤亡事件中应急管理和结果管理的参与者。在"9·11"事件发生后，美国职业与环境医学学会的一支特遣部队为大规模袭击事件的幸存者制定了心理健康管理指南，然后将该指南分发给了它的所有成员并且发布在了美国职业与环境医学学会的网站上——所有这些工作只用了四天时间。该成就是史无前例的，受到了医学专业组织的广泛钦佩。

2003年，美国职业与环境医学学会的领导人员组建了职业卫生协调小组（OH-CG），以在危机时期协调资源、存取管理资源以及共享信息。职业卫生协调小组由美国卫生和公众服务部发起，由医师、职业卫生护士、行业保健专家以及其他职业健康专业人员组成，是一个工作委员会。其终极目标是成为美国卫生和公众服务部在卫生领域的信息共享与分析（ISAC）组织。这对于很多领域来说都是一个极不寻常且鼓舞人心的发展。信息共享与分析在美国国土安全部拥有官方地位，其目的是协调美国经济和社会重要领域的规划响应活动。例如，在关键公用事业及运输等工业领域已经实现了信息共享与分析。职业卫生协调小组是卫生领域建立的首个信息共享与分析中心，现已成为医疗保健行业协调委员的附属职业卫

生委员会，也是医疗保健方面的信息共享与分析中心。这对于这个相对较小的医学专业来说是一项了不起的成就。由于职业卫生涉及各个行业，因此人们期望职业卫生协调小组（OH-CG）能够成为其他关键领域的服务资源，而非只集中在卫生领域本身，这样做便可以使其以独特的方式与其他信息共享与分析中心进行更多的联系。职业卫生协调小组的使命是通过独立于任何其他沟通模式的方式在危机时期为职业卫生专业人员在需要的时间提供其所需的资源。

组织机构应该如何准备其职业卫生部门以在危机中根据这一标准应对灾难呢？其中一个答案是建立高效且有效的团队。团队合作精神不仅来源于培训和计划，而且来源于人员之间的日常接触和合作。在职业卫生服务中担任复杂职责且对操作流程、人员结构以及设备有清晰了解的团队在紧急事件中的表现会比外部服务提供者更好，因为在危机事件发生时外部服务提供者可能不会参与其中。

另一个答案是建立能够在不利环境中快速检索出危险物品、疾病或损伤模式以及个人健康记录的冗余信息和通信系统。为了达到这一目标，职业卫生系统可能需要进行升级，但庆幸的是升级所需的技术现已可用。与地方应急规划委员会、地方工业以及其他类似的机构进行合作不仅减少了初期成本和持续成本，而且使规划、培训以及救灾活动变得更加有效。

很显然，人们需要获取必要的专业知识。为了承担额外的职能，职业卫生人员可能需要接受专业培训，但这种专业培训并不是对当前职责的大范围延伸。郡应急管理人员盼望通过公共领域的政府奖助或者其他计划共享培训机会。运用结果管理、减灾、教育、排污以及个人防护装备等策略与当地院前护理相协调的现场培训和救灾活动会支持职业安全与保健管理总署保护员工的工作，还可以减少组织机构承保人的责任风险。保险费的减少以及紧急事件中损失的减少也许能够证明花费在备灾过程中的开支是正确的。

建立互助网络及互助协议非常重要。这样，职业卫生人员就可以提前与当地医院、专科医生、公共卫生机构以及先遣救护人员协调沟通工作安排，维持危机事件中救灾工作正常运转需要的良好人际关系。第一步是使地方应急规划委员会更加积极地参与到互助网络及互助协议的建设中。有些郡的地方应急规划委员会较其他郡的地方应急规划委员会更加积极、活跃，灾难响应性也更高。为大型组织提供的职业性的卫生服务机构有机会领导并成为社区应急管理的中流砥柱。

现场疏散工作拥有自身特点，并且保护灾难现场时需要保证救护车及先遣救护人员随时可用，还需要规定救援操作区域（如执行救援行动、检伤分类、稳定伤亡人员、排污以及"事故指挥"活动）。考虑到上述因素，人们可能需要进行设施规划。在遇到外部威胁时，即使无特殊危害的地点也可能从应急计划中受益。比如，首次炭疽袭击事件发生在危险系数并不高的一家报刊办公室里。

在各种突发事件中，人们可能需要规划过负荷能力，并预测现场处理大规模人员伤亡事件时是否需要根据互助协议发出求助申请以援助其他单位（尤其在当地医院无法运作或无法到达的情况下），以及在大规模疫苗接种活动中是否需要提供服务。现场排污工作需要在医院或工业事故的第二现场继续进行。在地方应急规划委员会、郡应急管理人员或医院的命令下可能会进行过负荷能力操作，其中可能包括专为突发事件制定的单独医疗互助协议，以及由训练有素的医师和其他医疗保健提供人员通过使用供应商合同或预留设备和物资，提供二次检伤分类和治疗。该策略可以使医院和社区的医疗保健传送系统能够在工业突发事件中基本按照标准进行操作。任何与饮用水、电力以及避难物有关的设施都可参与其中。预先安排的现场评估工作细节应该在郡应急管理办公室、医院或当地人员之间提前签署的互助协议、供应商合同、谅解备忘录或特殊情况协议中清晰陈述。对各项支出进行文件记录有重要作用，正如其在突发事件指挥体系中一样[9]，可以对救灾活动中所有非志愿人员以及签署合同的人员进行补偿。

人们可以期盼并规划某些常规职能。例如，如果炭疽或者一些其他威胁可能在某个公司发生的话，那么人们可以提前执行一些程序来保护公司员工，限制损坏的发生，并迅速评估发展情况。这项工作可以由美国最大的直接邮件运营商 DST Output 根据医务主管的建议来及时执行。规划工作对避免恶作剧病毒以及预防不明确或未知危害物质对公司造成破坏尤其重要。比如，我们经常见到一种未知的白色粉末出现在装卸码头或者办公室后，会造成公司的正常运营停滞一天甚至更长时间，直到该有毒物质被清除后才能恢复正常。而如果能够当场检测出这是无害物质的话就可以节省很多时间，免除人们的焦虑。

遭遇真正的紧急事件时，绝大多数人会采取恰当且理性的方式应对，这种方式可以帮助他们度过危机并减缓人身伤害和损伤。有些人在紧急事件中有能力帮助他人[10]，人们的应对行为取决于（至少是部分取决于）紧急事件是否由自然灾害或"技术"事件造成（即由人类活动造成的突发事件）。[6]对蓄意袭击事件的看法也可能影响一些人的心理反应。但是，在面对预见性灾难事件时，仍然有一些人会表现得不理智，出现心理症状和不适应行为。[11-12]对谣言造成的员工焦虑感和心理症状以及工地上出现的突发性死亡进行处理时，需要快速评估技能和风险沟通技能，采取处理措施后可以通过保持员工信心和维持员工正常工作来拯救企业。人类进行的紧急事件演习与由不明原因引起的实际紧急事件之间的差异对人类而言也是一个挑战，即要求职业医师进行专业知识的学习。

在灾难发生前，通过提高其职业卫生服务小组灵活高效的应急管理能力，企业也许能够控制它的灾后索赔责任和潜在损失。除了通过规划和高效的结果管理来减少实际损失外（高效的结果管理是最重要的），此类企业还能够在灾难过后表明其已经完成了旨在预测和筹备可信威胁因素的尽职调查。而这可以减少由于疏忽或过错为其带来的惩罚性罚款或索赔。虽然这方面的法律认定标准多种多样，但看似合理的情况是：一家表面准备充分的公司在忽视了可预见性的威胁因素后被指控的可能却很小。

在正常商业时代的经典商业模式中，公司管理部门优先考虑的事情按顺序依次为：股东利益和利润、生产和运营的连续性、损失控制、风险管理。对政府机构而言，首先考虑的事情为机构使命，其后的优先性与公司管理部门相似。但是，在危机时期最重要的事情则是企业生存和保护人民。过去人们一直认为职业医学和职业卫生服务只具有支持功能（即促进优先级管理），不具备核心业务优先级。但在企业生存和业务连续性受到威胁的新时期，职业卫生服务和职业医师可能会在企业生存以及员工保护方面发挥作用。在面对特殊威胁时，明智的企业可能会寻求在其内部建立一个正常运作的救助系统，以服务其自身利益。

参 考 文 献

1. Emmett EA. What is the strategic value of occupational and environmental medicine? Observations from the United States and Australia. *J Occup Environ Med*. November 1996；38（11）：1124-34.

2. Guidotti TL, Cowell JWF, Jamieson GG. *Occupational Health Services：A Practical Approach*. Chicago：American Medical Association；1989：369.

3. McLellan RK, Deitchman SD. Role of the occupational and environmental medicine physician. In：Upfal MJ, Krieger GR, Phillips SD, Guidotti TL, Weissman D, eds. Terrorism：biological, chemical, and nuclear. *Clin Occup Environ Med*. 2003；2（2）：181-90.

4. Hudson TW, Roberts M. Corporate response to terrorism. In：Upfal MJ, Krieger GR, Phillips SD, Guidotti TL, Weissman D, eds. Terrorism：biological, chemical, and nuclear. *Clin Occup Environ Med*. 2003；2（2）：389-404.

5. Haddow GD, Bullock JA. *Introduction to Emergency Management*. Boston：Butterworth Heinemann；2003：37-47.

6. Guidotti TL. Managing incidents involving hazardous substances. *Am J Prev Med*. 1986；2：14-154.

7. Guidotti TL, Hoffman H. Terrorism and the civilian response. In：Upfal MJ, Krieger GR, Phillips SD, Guidotti TL, Weissman D, eds. Terrorism：biological, chemical, and nuclear. *Clin Occup Environ Med*. 2003；2（2）：169-80.

8. Landesman LY. *Public Health Management of Disasters：The Practice Guide*. Washington DC：American Public Health Association；2001：145.

9. Hogan A. Municipal and emergency health care planning in disasters. In：Hogan DE, Burstein JL. *Disaster Medicine*. Philadelphia：Lippincott Williams & Wilkins；2002：108-9.

10. Auf der Heide E. Common misconceptions about disasters：panic, the "disaster syndrome", and looting. In：O'Leary M. *The First 72 Hours：A Community Approach to Disaster Preparedness*. Lincoln, NE：Universe Publishing, 2004：340-79.

11. Guidotti TL, Alexander RW, Fedoruk MJ. Epidemiologic features that may distinguish between building-associated illness outbreaks due to chemical exposure or psychogenic origin. *J Occup Med*. 1987；29：148-50.

12. Amin Y, Hamdi E, Eapen V. Mass hysteria in an Arab culture. *Int J Soc Psychiatry*. 1997；43（4）：303-6.

13. Bartholomew RE, Wessely S. Protean nature of mass sociogenic illness：from possessed nuns to chemical and biological terrorism fears. *Br J Psychiatry*. 2002；180：300-6.

14. Boxer PA. Occupational mass psychogenic illness. History, prevention and management. *J Occup Med*.

1985；27（12）：867-72.

15. Cardena E，Spiegel D. Dissociative reactions to the San Francisco Bay area earthquake of 1989. *Am J Pyschiatry*. 1993；150（3）：474-8.

16. Colligan MJ，Urtes MA，Wisseman C，Rosensteel RE，Anania TL，Hornet RW. An investigation of apparent mass psychogenic illness in an electronics plant. *J Behav Med*. 1979；2（3）：297-309.

17. House RA，Holness DL. Investigation of factors affecting mass psychogenic illness in employees in a fish-packing plant. *Am J Ind Med*. 1997；32（1）：90-6.

18. Leach J. Why people "freeze" in an emergency：temporal and cognitive constraints on survival responses.*Aviat Space Environ Med*. 2004；75（6）：539-42.

19. Magnavita N. Industrial mass psychogenic illness：the unfashionable diagnosis. *Br J Med Psychol*. 2000；73（pt 3）：371-5.

20. Norwood AE，Ursano RJ，Fullerton CS. Disaster psychiatry：principles and practice. *Psychiatr Q*. 2000；71（13）：207-26.

21. Ryan CM，Morrow LA. Dysfunctional buildings or dysfunctional people：an examination of the sick building syndrome and allied disorders. *J Consult Clin Psychol*. 1992；60（2）：220-4.

22. Streuwing JP，Gray GC. An epidemic of respiratory complaints exacerbated by mass psychogenic illness in a military recruit population. *Am J Epidemiol*. 1990；132（6）：1120-9.

24 救灾过程中的员工健康和安全

Clifford S. Mitchell, Brian J. Maguire, Tee L. Guidotti

本文讲述的是救灾过程中员工的安全问题，包括灾难活动中涉及的员工评价及员工管理问题、医疗监督问题、员工接触危险物品的相关法律法规规定以及特定员工群体的具体问题。在灾难中以及在灾后对员工安全和健康实施保护需要周密的计划、培训、职业医学整合、护理、工业卫生、安全以及环境功能。最近发生的灾难事件，包括 2001 年 9 月 11 日的"9·11"事件以及美国邮政系统的炭疽芽孢事件，表明将应急准备工作与职业、安全及健康的其他方面相结合非常重要。[1]

■ 事前规划

我们在前面讨论了灾难的事前规划，包括互助网络的必要性、设施规划及超负荷能力、对潜在威胁制剂的忧虑。除此之外，对人员准备和人员培训进行考虑也非常重要，不仅需要对首批救护人员和第二批救护人员进行培训，还需要对可能参与灾难救援活动的潜在人员进行培训，包括技术支持人员和其他类别的人员。[2] 所有员工都应该接受事前培训，并进行灾难救援活动中某些基本方面的"仿真"演练，包括：

- 出口和疏散；
- 个人防护装备（PPE）的使用；
- 威胁因素 / 危险物品的识别；
- 应急响应系统的激活；
- 突发事件指挥；
- 员工自身在紧急事件中的特定功能。

另外，某些员工可能需要接受额外的培训，这取决于其工作内容。美国职业安全与健康管理局（OSHA）制定的《危险废物操作和应急规范》（HAZWOPER）标准中列出了一些类似要求。[3] 危险废物操作和应急规范描述了对危险废物的要求，并阐述了在可能涉及化学物质、生物物质、核物质、放射性物质或其他危险物质的应急救援现场的员工安全规定。美国职业安全与健康管理局对以下几类人员的培训要求进行了区分：需要基本培训的员工、可以进行操作的员工、被称为危险物品技术员的员工（即阻止危险物品泄露的员工）、对危险物品有专业知识的员工以及现场突发事件指挥人员。

事前规划的另一方面涉及个人防护用品。而个人防护装备的选择涉及工业卫生、安全、职业医学、护理与那些参与潜在风险评估的人员和机构之间的协调合作。最近，美国国家职业安全与卫生研究院（NIOSH）发布了预防化学物质、生物物质、放射性物质以及核物质（CBRN）危害的呼吸防护标准。[4]

■ 救灾过程中的员工管理

在灾难救援过程中，工作人员应该进行简短但充分的情况通报和培训，以确保他们能够意识到自己在灾难现场面对的特殊危险，能够正确地使用个人防护装备，并了解灾难现场使用的特殊指挥结构和沟通系统。这可适用于大规模灾难发生后进行初期救援活动的工作人员。接收灾难伤员的医院工作人员（即"首批接收人员"）也应该接受培训，培训的内容取决于医院工作人员与感染患者的直接接触程度。[5] 由于培训的内容在紧急事件发生时可能变得不实用，因此在理想情况下，对首批接收医院工作人员的培训应该在突发事件发生之前实施。[6-7]

对严重受伤个体实施的医疗管理将在下文进行讨

论。但是，一些针对救灾活动参与人员（尤其是当他们接触有潜在危险的制剂时）管理问题的特殊注意事项需要说明。这些注意事项包括急诊照射的生物监测方法、接触后的疾病和损伤监督、心理健康注意事项以及特殊物质接触后的报告要求。

在很多情况下，根据《危险废物操作和应急规范》（HAZWOPER）标准的要求，被指定为首批或第二批救灾人员的工作人员会在医疗监督程序中登记，并且接受基本医疗评估或事前医疗评估。[8]尽管该标准没有规定必须进行测试，但是它规定"……必须提供与危险物质及健康危害物质处理有关的，尤其强调有病症的员工病史及其工作史（如果属于救灾工作人员则需提供其更新后的病史及工作史）以及员工对工作职责的适应能力，包括其在工作现场可能遇到的特殊条件（如极端温度）下穿戴所需个人防护装备的能力[9]……"通常，这些工作人员还会进行临床测试，包括实验室测试（尤其指基本的肝脏和肾脏功能测试以及血液透析）、肺功能测试、胸透、心电图扫描以及临床上要求的其他测试。个别测试项目的选择需要根据工作人员接触潜在毒性物质的可能性、该物质的毒理学特性以及该项测试作为疾病或损伤筛选测试的医学判断效果来决定。

在灾难中可能接触危险物质的工作人员应该在突发事件结束后尽快接受测试。测试的目的包括以下几项：

- 对接触情况有一个尽可能详细的了解；
- 评估进行内部给药的必要性；
- 在有生物测试方法的情况下，确定合适的生物测试方法；
- 必要时对急性照射进行治疗；
- 确定后续行动的必要性，包括监督行动。

评估危险物品接触情况以及内部给药的必要性时需要了解现场危险物质的信息、接触危险物质的活动及持续时间、所穿戴的个人防护装备的类型以及其他相关信息。对医疗提供人员而言，与知识渊博的行业卫生人员磋商后创建一份调查问卷通常会有助于他们的工作，因为他们可以将调查问卷分发给所有可能被危险物品感染的工作人员。调查问卷有助于使信息标准化，更容易高效率地观察大量患者。它不仅可以包括工作人员当前接触危险物质的信息，还可以包括过去的职业接触和环境接触以及相关的病史。目前有好几个不错的标准化职业/环境历史表格可供参考。[10]

医学监督需求取决于涉及的制剂种类以及接触人群的类型。有些物质（如铅和石棉）对职业接触的后期监督措施有特殊的管理要求。但在很多情况下，医疗保健提供人员会针对每个案例的具体情况给出监督建议。

为了尽可能全面了解人员接触危险物质的特点及范围，医疗保健人员应该与行业卫生人员、安全人员以及环境人员进行密切协调。在事故中及事故后进行环境取样可以帮助人们选择正确的生物接触指标。如果接触事件发生在工业场所，那么通过公司的环境卫生和安全部门以及公司根据《应急规划及公众知情权法案》所作的评估报告可以获取附加信息。[11]材料数据安全表可以从网络上下载，各类数据（如美国国家医学图书馆的毒理学数据）也可从网上查询。这些资料对选取正确的监督测试非常有帮助。[12]放射性紧急事件可用的资源包括坐落在橡树岭科学及教育研究所的辐射紧急援助中心／培训基地（REAC/TS）（详细资料可查询：http://www.orau.gov/reacts/）。化学物品接触事件可用的资源包括地方毒品控制中心、行业应急响应中心（很多此类机构设有24小时热线电话或在线服务）以及联邦机构（如美国环境保护署）。美国疾病控制与预防中心为临床医师设有应急备灾培训机会登记处，还设立了生物危害物质信息登记处。对世贸中心清洁工人的后续调查表明，系统收集病症和生物接触指标非常重要。[14]

在灾难中，心理健康问题是员工安全与健康管理的一个重要组成部分。针对灾难造成的心理健康影响，人们进行了大量研究。研究结果表明，心理健康专业人员应对参与救灾活动的人员进行事前规划和事后管理活动。仍然有必要对灾难管理中各种心理健康干预措施的有效性进行大量研究。[15]灾难过后，应急救援人员以及灾难现场的所有工作人员都需要做大量的准备工作才能重新开始自己原来的工作。[16]

尽管灾后短期时间内人们不会考虑到职业疾病报告和员工赔偿问题，但参与救灾活动的工作人员必须考虑到这些问题。美国职业安全与健康管理局（OSHA）的法规要求领导人员必须做职业疾病和损伤报告。如果灾难工作人员将救援当作他们工作的一部分，那么，这些灾难工作人员可能最终会受到美国职业安全与健康管理局法规的保护。[17]类似的情况为，很多州规定了职业疾病的监督报告要求，在某些情况下，这些要求也适用于灾难救援的工作人员。最后，在救灾过程中遭受损伤或疾病的工作人员有权获得员工赔偿。

■ 灾难救援中的职业

该部分讲述的是灾难救援中涉及的代表性职业人群。2001年"9·11"事件的经历表明，很多个人和志愿者也会参与灾难救援活动，在医疗救援中也应该考虑他们的卫生需求。但是，本部分讨论的职业人群在很多情况下可能会处于含有能够威胁生命的危害物质的情形。

首批救援人员

首批救援人员主要是指应急人员及安全人员，"首批接收人员"一词用来指在急诊室首先接收受灾群众的人员。对于首批救援人员而言，压倒一切的首要任务是保护受灾群众，并保护灾难现场。他们会拯救（或者保护）那些无法自救的人。在人身风险可以接受的情况下，他们的第二个任务就是保护财产免受破坏或损害。为了完成这一重要任务，首批救援人员可能会接触社区其他人不敢接触且其他职业不可接纳的危险物品。

通常可充当首批救援人员的职业人群包括：
- 警察；
- 消防人员［经常接受紧急医疗服务（EMS）及危险物品（HazMat）人员的交叉训练］；
- 紧急医疗服务人员。

在救灾早期经常派遣的另外两类工作人员被称为第二批救援人员和技术支持人员。第二批救援人员包括的范围很广：某些紧急公共卫生和医疗人员、危险物品人员、犯罪现场技术人员、城市搜索与营救人员、殡葬中心工作人员、放射性安全监测专家、机构工程师以及救灾活动各方面涉及的所有可能人员。危险废物作业与应急规范标准对技术支持人员的定义为：某些重型设备（如起重设备、起重机、推土设备及挖掘设备）的操作人员以及在灾难现场接触危险物品的人员。

除了冲向灾难现场提供即刻援助的过路人和街坊邻居外，首批救援人员通常是最先到达灾难现场的人员。也正因为如此，他们经常会接触普通工作无法容忍的危险物质。在恐怖主义袭击事件中，他们还经常成为被袭击的目标。

首批救援人员的职业风险还包括威胁受灾群众的危险物质。由于首批救援人员通常是在对灾难现场进行保护、排污、完全搜索之前到达的，因此他们可能在到达现场之后就立即面临危险的情况。比如，首先到达恐怖主义爆炸现场的人员一定会面临针对他们的二次爆炸设备。即使在灾难现场得到保护以后，首批救援人员还会遇到他们在日常生活中遇不到的突发事件和情形。

虽然组成首批救援人员的每种职业都有各自需要面对的危险因素、风险以及惯例，但首批救援人员有几个共有特点，包括：
- 清楚地意识到人身危险的存在，且根据相应的应对机制通常可以选择拒绝救援；
- 长期相对和平的环境或日常工作会被剧烈活动突然打断，而且此类剧烈活动通常伴随着心理压力；
- 必须遵守严格的行为准则，人们对其工作寄予很高的期望，且其工作常伴随复杂的工作职责和指南，工作出现失败时会被处以高额罚金；
- 严格要求团队合作和互助友爱，其相互依赖的观念很重，抛弃自己的同伴会受到社会的惩罚；
- 有严格的等级制度或指挥系统，对于减少不确定性和确保正确执行流程是必不可少的。

消防人员

消防人员面对的职业危险可以被分为物理性职业危险（主要为危险环境/条件、热应力和人体工学压力）、化学性职业危险以及心理性职业危险三类。[18-19]消防人员在火灾中对危险物品的接触程度取决于燃烧物质的性质、火的燃烧特点、着火结构、不可燃性化学物质的存在度、控制火灾的措施、需要救援的受灾群众人数、消防人员在救火时的任务或职责。首批消防人员冲进熊熊燃烧的建筑或在火灾扑救过程中遇到的危险物质及火灾暴露程度被称为致命危险，而消防人员在后期进入火灾现场搜寻可能使火灾复燃的燃烧物质的过程被称为详细检查，致命危险不同于消防人员在详细检查过程中遇到的危险物质及火灾暴露程度。通常情况下，前者更容易造成创伤，而后者更容易使人吸入危险化学物质。

消防过程中存在很多物理性危险因素，这些物理性危险因素可以带来严重的物理损伤。[20]强化训练、职能经验、严格的录用筛选、良好的胜任能力以及身体状况可以减少损伤的发生。但是，由于工作本身的性质，消防人员可能会由于错误估计而置身于危险的处境和境地中，甚至可能成为被援救的对象。他们进入的地方并不仅仅是一个燃烧着的建筑物，更是一个随时可能坍塌的建筑物。墙壁、窗户以及地板可能突然倒塌，将消防人员困在火中，或者使消防人员跌落。裸露的电线可能会使消防人员触电身亡。

因此，消防活动中造成的损伤可能有以下几类：烧伤、跌落损伤以及高空坠物的击打。这些原因造成消防人员的死亡率相对于其造成的其他工作人员的死亡率要高出很多。烧伤风险高的消防工作还包括尽早进入火灾现场以及火灾中心（如屏住呼吸进入火灾中心）等。烧伤通常与地下室火灾、火灾事故前发生的最近损伤以及现职非消防部门的救援人员培训不当有关。跌落损伤主要与自给式呼吸器（SCBA）的使用、阶梯工作以及货物分配工作有关。

救助室内火灾时遇到的苛刻条件对消防人员的体能提出了复杂要求。人体积极应对体内热量而发生的新陈代谢反应、火灾环境带来的热量以及出汗使人体丧失的水分，都会增加对人体体力的要求。通过观察心率得知，消防人员在模拟的火灾场景中以一种独特的方式调整其体力水平。最初，他们的心率会在不到一分钟的时间内迅速增加到最大心率的70% ～ 80%，随着火灾扑救活动的进行，他们的心率会维持在最大心率的85% ～ 100%。[21]

消防人员在扑灭火灾时会发挥他们最大的水平。攀登消防云梯、拖拽消防软管、携带旅行消防梯、拯救伤员以及升高消防梯是最费体力的工作，这几项工作需要消耗的体力则依次下降。对体力要求最高的任务是"第一把手"（即第一个进入火灾建筑物内的消防人员）的搜索活动及营救受害者活动，这两项工作会使人出现最高的平均心率和直肠温度。对体力要求第二高的工作是提供"二次帮助"服务（即稍后进入火灾建筑物以扑灭火灾或实施额外搜索与营救活动）。接下来对体力有高要求的工作依次为外部消防工作和消防指挥工作（通常在远离火灾现场的地方指挥消防工作）。其他对体力有要求的工作为攀爬消防梯、拖拽消防软管、携带旅行消防梯以及升高消防梯，它们需要消耗的体力则依次下降。

在消防过程中，核心体温和心率在一段时间内会出现周期性变化：在实施进入火灾现场的准备工作时两者会出现轻微上升，然后，由于暴露在高温环境中两者会出现更大幅度上升，随后，由于在高温环境中的极大工作量两者会出现急速上升。20~25 分钟后，生理压力会保持在正常个体能够承受的范围之内（消防人员使用的自给式呼吸器允许的内部工作时间长度为 20~25 分钟）。但是，在出现多次重返火灾现场的延长消防任务中，由于没有足够的时间让自给式呼吸器的气瓶冷却下来，因而可能会出现核心体温的累积上升，热应激的风险也会变得越来越大。

很显然，虽然合格的"消防战斗服"装置可以将烧伤的风险降至最低，但烧伤和其他热损伤仍是造成消防人员受伤的主要原因。"闪燃"是指在密闭空间里由易燃材料或热材料释放的可燃气体与过热的空气混合达到一定浓度后遇明火发生并瞬间释放热量的燃烧。发生"闪燃"的火灾现场可能会吞没消防人员或者切断他们的脱险通道。热空气本身通常不会对消防人员构成很大威胁。水蒸气和热的湿空气可以造成严重烧伤，因为水蒸气中含的热能比干空气中含的热能要多得多。幸运的是，水蒸气造成的烧伤并不常见。而火灾现场的辐射热通常很强烈，因此单独的辐射热也可以造成烧伤。由于长期暴露在热环境中，因此消防人员还可能出现皮肤变化特征。

在火灾条件下，人体积极应对热量和水分丧失时发生的新陈代谢反应会使身体需求变得复杂。在紧张的消防环境中，人们在工作时体内产生的热量与火灾产生的外部热量共同作用会使人体温度大幅度上升至异常高水平。为改变自给式呼吸器温度而进行的半小时间隔休息已经不能够阻止体温的攀升，而在长期消防工作中，体温继续上升则可能使消防人员出现危险情况。虽然进行个人防护很有必要，但个人防护装备（尤其是自给式呼吸器）给消防人员带来了很大的额外体力负担。

消防过程中的热应激可能来源于热空气、辐射热、与热物体表面的接触以及救灾过程中人体产生的无法冷却的内热。强体力活动会导致体内生成热量，因此热应激由防护服的绝缘性能和强体力活动共同造成。高温可能导致热应激，出现脱水、中暑和心血管崩溃的危险。

异常接触某些物质，如过多接触塑料制品燃烧产生的烟气，可以引起严重的肺损伤、反应性气道功能疾病（以前未出现过）甚至终身残疾。普通消防活动可能会导致人体发生短期变化，如出现哮喘等，这些疾病可以在几天之内治愈。这似乎不会增加慢性肺部疾病造成死亡的风险。但是，这个结论不适用于那些异常强烈接触过危险物质的人员。

在与火灾有关的死亡人数中，50%以上由烟雾接触造成，并非由烧伤造成。造成火灾死亡率和发病率的其中一个主要原因是受灾环境中氧气消耗造成的缺氧，缺氧会导致身体活动能力、意识及逃生能力的丧失。无论是单独的烟雾还是与其他物质混合后的烟雾都带有毒性。烟雾的毒性主要取决于燃烧物质、火灾程度、是否存在可用于燃烧的氧气以及氧气量。建筑物火灾中通常只会产生可达致死浓度的一氧化碳和氰化氢。

消防人员往往根据烟雾的浓度判断他们面对的危险物质的毒性，而且往往只根据他们见到的情形来决定是否使用自给式呼吸器。但在火焰熄灭后他们往往会发现这种判断方法有误导性。自给式呼吸器是一种有效的个人防护装备，正确地使用可以防止消防人员接触燃烧物质。在"详细检查"过程中，消防系统往往需要使用自给式呼吸器，但是个体消防员可能会忽略这个要求，只在救援"致命危险"期间穿戴。

空气中一氧化碳及氰化物的浓度与烟雾浓度之间并没有明显关联。根据火灾中着火材料的不同，消防人员也可能会接触二氧化氮、二氧化硫、氯化氢、醛类以及有机化合物，如苯。

与其他情况相比，某些情况可能会产生更多的空气污染物。当燃烧物质在阴燃，即不完全燃烧时，空气中会产生一氧化碳，在这种情况下消防人员在清扫及"详细检查"阶段应特别注意避免接触烟雾。在非高温条件下，最危险的阴燃物质是合成材料。混凝土可以有效地保存热量，也可以吸收受到压缩的气体。在火灾被熄灭后这些压缩气体会从这些多孔材料中释放出来并释放氯化氢或其他有毒烟雾。房屋建筑和家具中含有的高分子塑料材料会形成特殊的有害物质，因为这些材料燃烧后会变成毒性物质。包括聚氯乙烯和天然纤维素在内的几种聚合物在阴燃时常会产生丙烯醛、蚁醛和挥发性脂肪酸。当聚氨酯和聚丙烯腈燃烧时氰化物的浓度会随着温度的上升而增加，当燃烧温度在800℃~1000℃之间时会产生大量丙烯腈、乙腈吡啶和氰苯。聚氯乙烯由于含有大量氯元素而具有自熄性，因此已被提议是制作家具的理想材料。令人遗憾的是，当发生长时间火灾时，这种材料会产生大量盐酸。[22]

近20年来引进的自给式呼吸器以及其他保护性设备已经为消防人员创造了一个更加安全的工作环境。但是，这些设备附加的重量提高了对消防人员的体能要求，在某些情况下甚至会使消防人员失去身体平衡。消防人员特有的"消防战斗服"装置可能重达51磅，给消防人员带来了很大的体能消耗。防护服在遇水时也会变得更加笨重。调查发现，消防人员穿戴自给式呼吸器后的工作效率会下降20%，而这在极端和危险环境中会成为一个重要的限制因素。

警察

在灾难中，警察有以下几项功能：①建立并维持灾难现场的秩序；②保护灾难附近危险人员的安全；③保护其他救援人员的安全；④涉及刑事犯罪调查时保持灾难现场的公正；⑤在很多情况中提供援救行动以给予帮助。在灾难中，警察的其中一个最重要功能就是维持灾难现场的安全，避免善心志愿者无意中将自身或其他人员置于危险中。尽管警察也是首批或者第二批到达灾难现场的人员，但是他们未必能够获得与其他首批救援人员相同的个人防护装备，并且他们的工作性质也使他们不可能一直穿戴个人防护装备。在某些情况下，很难保证所有接触了危险物质的警察都能够参与到灾后医疗管理及后续管理行动中。

紧急医疗服务人员

紧急医疗服务人员包括护理人员、紧急医疗技术人员（EMT）以及其他院前护理提供人员。这些人员每年在美国为近2200万名患者提供治疗。[23]此外，他们也是自然灾害和人为灾难的首批救援人员，还是美国国家灾难救援系统的重要组成部分。虽然院前护理人员在美国的运营历史已经有100多年，但直到最近人们才对这项工作的所有风险进行调查。最近的调查结果表明，该群体的职业致死率高于国家职业致死率两倍还多[24]，而非致命性职业损伤率和患病率可能高于国家非致命性职业损伤率和患病率的5倍还多[25-26]，与此同时，紧急医疗服务工作人员的非致命性损伤率和患病率也超过了警察和消防人员的非致命性损伤率和患病率。[27]由于直到现在才意识到这些风险，因此很多紧急医疗服务人员及其管理人员、市议会成员及市长还未意识到这项工作的危险范围。

紧急医疗服务人员的传统职责是提供现场治疗并迅速将伤员运送至医院。[28]除了参与备灾和救灾活动外，近些年来紧急医疗服务机构也开始参与社区卫生活动，因此其职责也有了发展。比如，有家机构制订了一项计划，该计划可以以 50% 的速度减少该县的儿童溺水率。[29] 目前，全国各地的紧急医疗服务机构越来越多地参与到了各种社区卫生项目中。[30-31]

不同司法区域内的紧急医疗服务组织也有很大差异。在较大的城市中，消防部门通常只为重要的求助电话提供紧急服务；消防部门人员接受的培训也有很大差异，有些人员只花费了几个小时接受基本指令的培训，而有些人员则进行了全套护理培训。在有些司法区域内，紧急医疗服务机构由与市政府签订合同的私营企业担任；而在另外一些司法区域内，紧急医疗服务机构则由当地的消防部门管辖，当地消防部门可以安排消防人员或者雇用平民人员为救护车提供服务；还有一些司法区域则由市政府拥有并操作的"第三方服务机构"提供紧急医疗服务；最后，医院甚至警察机构也可能成为当地紧急医疗服务机构的经营者。

美国估计有 90 万名紧急医疗服务工作人员，其中近 17.5 万人是全职工作人员，15.4 万人是护理人员。[23] 志愿者也为美国提供大量紧急医疗服务。[32] 美国还有 40 多个不同等级的院前护理提供人员。[32] 但是，根据其工作内容，大多数紧急医疗服务工作人员可以分成两个主要类别：初级生命救援人员（如紧急医疗技术人员）和高级生命救援人员（如护理人员）。各州对这些人员的培训要求也各不相同，但总体来说，紧急医疗技术人员的培训时间为近 300 个小时，而护理人员的培训时间比紧急医疗技术人员多出 1200 个小时。各州和各地方管辖区的规定也各不相同。

紧急医疗服务工作人员每日面对的风险包括由于搬运患者、被攻击、被针头刺伤等造成的肌肉骨骼损伤以及与运输有关的损伤（如救护车碰撞、直升机坠毁以及在救援现场被来来回回的救援交通工具撞伤）。紧急医疗服务人员可能必须背着很多患者通过多级楼梯或光滑的表面。他们会响应从高犯罪率区域打来的求助电话，进入高压力居住者居住的房屋。当处于照明隐患环境中的患者或者移动救护车上的患者需要进行即刻治疗时，被针头刺伤损伤的发生风险就会大大增加。资料表明，交通事故是引起致命损伤的最主要原因，同时，也是很多严重非致命损伤的引发原因。

心理压力也许是紧急医疗服务人员的一个重要危险因素，但人们还未很好地理解其短期影响和长期影响。人们也不清楚紧急医疗服务工作如何影响慢性疾病。由于紧急医疗服务工作人员往往非常年轻，而且

这些工作人员的更换速度非常快，因此没有任何数据可以表明紧急医疗服务工作是如何影响工作人员患心血管疾病、癌症以及其他疾病风险的。此外，人们也不了解紧急医疗服务工作人员的总体健康水平。尽管警察部门和消防部门通常有严格的身体标准和要求，但是紧急医疗服务机构基本上没有此类规定。

个人防护装备在不同机构和不同管辖区的实用性也有很大不同。虽然所有紧急医疗服务工作人员可以随时获得手术手套和面具，但也有消息报道，很多工作人员根本无法获得头盔、救援手套、消防战斗服或重靴。这种资源缺乏可能会恶化紧急医疗服务工作人员在灾难中面对的危险。

其他在灾难中可能加剧紧急医疗服务工作人员的职业健康风险因素包括缺乏与灾难相关的培训、紧急医疗服务监察人员的备灾工作不充分、与其他公共安全人员的协调和沟通不到位以及设备隐患。虽然人们关于灾难救援活动以及灾难操作活动对紧急医疗服务工作人员的具体职业健康影响知之甚少，但我们有理由推测，在救灾活动中，从事以上职业的人群在灾难中受损伤的风险会更大，这些职业是人们公认的日常工作中非致命性损伤率和患病率最高的职业。

第二批救援人员以及技术支持人员

人们针对第二批救援人员以及技术支持人员在灾难中接触危险物质和健康后果实施的研究很少，尽管如此，经验表明，这些人员也可能处于接触有害物质的危险之中，特别是因为在某些情况中，这些工作人员接受的培训以及获得的个人防护装备比首批救援人员少得多。[1] 在灾难发生之前对这些工作人员进行充分的培训并使之进行"仿真"演习非常重要。同时，让这些人员参与灾后医疗评估和监督活动也十分重要。

■ 建议

如果人们想要降低灾难工作人员忍受的疾病和损伤严重程度，就必须对灾难的方方面面进行考虑，包括引发灾难的因素、灾难工作人员以及灾难发生的物理环境和社会环境。此外，在灾难的每个阶段（灾前、灾中、灾后），我们都可以采取一些措施来降低损伤和疾病的严重程度。特别是医疗保健工作人员需要参与到灾难规划、提供培训指南、选择适当的个人防护装备、协调受伤患者的检伤分类和运输等各项工

作的方方面面，并确保当灾难发生时各种设备可以及时进行灾难救援。尤其重要的是要实施医疗监督以检测危险物品接触对人口数量带来的微妙变化，这种变化通常在单个工作人员身体上难以检测出来。任何救灾计划中都必须包含风险沟通。

参 考 文 献

1. Lippy B. Protecting the health and safety of rescue and recovery workers. In：Levy BS, Sidel VW, eds. *Terrorism and Public Health：A Balanced Approach to Strengthening Systems and Protecting People*. New York：Oxford University Press；2003：80-100.

2. Mitchell CS, Doyle ML, Moran JB, et al. Worker training for new threats：a proposed framework. *Am J Industr Med*. November 2004；46（5）：423-31.

3. US Department of Labor, Occupational Health and Safety Administration. Hazardous waste operations and emergency response（29 CFR 1910.120 and 29 CFR 1926.65）. 29 CFR 1910.120 available at：http：//www.osha.gov/pls/oshaweb/owadisp.show_document?p_table=STANDARDS&p_id=9765. 29 CFR 1926.65 available at：http：//www.osha.gov/pls/oshaweb/owadisp.show_document?p_table=STANDARDS&p_id=10651.

4. National Institute for Occupational Safety and Health. CBRN respirator standards development. Available at：http：//www.cdc.gov/niosh/npptl/standardsdev/cbrn/.

5. US Department of Labor, Occupational Safety and Health Administration. *OSHA Best Practices for Hospital-Based First Receivers of Victims from Mass Casualty Incidents Involving the Release of Hazardous Substances*. January 2005. Available at http：//www.osha.gov/dts/osta/bestpractices/firstreceivers_hospital. html.

6. Auf Der Heide E. Principles of hospital disaster planning. In：Hogan D, Burstein JL, Eds. *Disaster Medicine*. Philadelphia：Lippincott Williams & Wilkins；2002：57-89.

7. Vogt BM, Sorensen JH. *How Clean Is Safe? Improving the Effectiveness of Decontamination of Structures and People Following Chemical and Biological Incidents*. Oak Ridge, TN：Oak Ridge National Laboratory；2002.

8. US Department of Labor, Occupational Health and Safety Administration. Hazardous waste operations and emergency response（29 CFR 1910.120［f］）. Available at：http：//www.osha.gov/pls/oshaweb/owadisp.show_document?p_table=STANDARDS&p_id=9765.

9. US Department of Labor, Occupational Health and Safety Administration. Hazardous waste operations and emergency response（29 CFR 1910.120［f］［4］［i］）. Available at：http：//www.osha.gov/pls/oshaweb/owadisp.show_document?p_table=STANDARDS&p_id=9765.

10. US Department of Health and Human Services, Agency for Toxic Substances and Disease Registry. Case Studies in Environmental Medicine：Taking an Exposure History. Available at：http：//www.atsdr.cdc.gov/HEC/CSEM/exphistory/pdffiles/exposure_history.pdf.

11. Environmental Protection Agency. RCRA, Superfund & EPCRA Hotline Training Manual（40 CFR 350-372）. Available at：http：//www.epa.gov/ceppo/pubs/hotline/intepcra.pdf.

12. National Library of Medicine Specialized Information Services. Toxicology and environmental health. Available at：http：//sis.nlm.nih.gov/Tox/ToxMain.html.

13. Centers for Disease Control and Prevention. Emergency preparedness and response：agents diseases, and other threats. Available at：http：//www.bt.cdc.gov/index.asp.

14. Landrigan PJ, Lioy PJ, Thurston G, et al. Health and environmental consequences of the world trade center disaster. *Environ Health Perspect*. May 2004；112（6）：731-9.

15. Wells JD, Egerton WE, Cummings LA, et al. The U.S. Army Center for Health Promotion and Preventive Medicine response to the Pentagon attack：a multipronged prevention-based approach. *MilMed*. September 2002；167（suppl 9）：64-7.

16. US General Accounting Office. *U.S. Postal Service：Clear Communication with Employees Needed before Reopening the Brentwood Facility*. Statement of Bernard L. Ungar and Keith Rhodes before the Committee on Government Reform, US House of Representatives. GAO-04-205T；October 23, 2003；Washington, DC.

17. US Department of Labor, Occupational Safety and Health Administration. Recording and reporting occupational injuries and illness（29 CFR 1904）. Available at：http：//www.osha.gov/pls/oshaweb/owastand.display_standard_group?p_toc_level=1&p_part_number=1904.

18. Agnew J, McDiarmid MA, Lees PS, Duffy R. Reproductive hazards of fire fighting. I. Non-chemical hazards. Am J Ind Med. 1991；19（4）：433-45.

19. McDiarmid MA, Lees PS, Agnew J, Midzenski M, Duffy R.Reproductive hazards of fire fighting. II. Chemical hazards. Am J Ind Med. 1991；19（4）：447-72.

20. Hodous TK, Pizatella TJ, Braddee R, Castillo DN. Fire fighter fatalities 1998-2001：overview with an emphasis on structure-related traumatic fatalities. Inj Prev. August 2004；10（4）：222-6.

21. Eglin CM, Coles S, Tipton MJ. Physiological responses of fire-fighter instructors during training exercises. Ergonomics. April2004；47（5）：483-94.

22. Brandt-Rauf PW, Fallon LF Jr, Tarantini T, Idema C, Andrews L. Health hazards of fire fighters：exposure assessment. Br J Ind Med.September 1988；45（9）：606-12.

23. Maguire BJ, Walz BJ. Current emergency medical services workforce issues in the United States. J Emerg Manage. 2004；2（2）：17-26.

24. Maguire BJ, Hunting KL, Smith GS, Levick NR.

Occupational fatalities in EMS : a hidden crisis. Ann Emerg Med. 2002 ; 40 (6) : 625–32.

25. Gershon RRM, Vlahov D, Kelen G, Conrad B, Murphy L. Review of accidents/injuries among emergency medical services workers in Baltimore, Maryland. Prehospital Disaster Med. 1995 ; 10 (1) : 14–18.

26. Schwartz RJ, Benson L, Jacobs LM. The prevalence of occupational injuries in EMTs in New England. Prehospital Disaster Med.1993 ; 8 (1) : 45–50.

27. Maguire BJ, Hunting KL, Guidotti TL, Smith GS. Epidemiology of occupational injuries and illnesses among emergency medical services personnel. Abstract available at : http : //apha.confex.com/apha/132am/techprogram/paper_92287.htm.

28. Walz BJ, ed. Introduction to EMS Systems. Albany : Delmar Publishing, 2001.

29. Harrawood D, Gunderson MR, Fravel S, Cartwright K, Ryan JL.Drowning prevention. A case study in EMS epidemiology. J Emerg Med Serv. 1994 ; 19 (6) : 34–8, 40–1.

30. Kinnane JM, Garrison HG, Coben JH, et al. Injury prevention : is there a role for out–of–hospital emergency medical services? Acad Emerg Med. 1997 ; 4 (4) : 306–12.

31. Yancey AH 2nd, Martinez R, Kellermann AL. Injury prevention and emergency medical services : the "Accidents Aren't" program. Prehosp Emerg Care. 2002 ; 6 (2) : 204–9.

32. US Department of Transportation, National Highway Traffic Safety Administration. Human Resources. In : EMS Agenda for the Future. DOT HS 808 441, NTS–42. August 1996. Available at : http : //www.nhtsa.dot.gov/people/injury/ems/agenda/emsman.html#HUMAN.

25　备　灾[*]

Mark E. Keim ，　Paul Giannone

起步早则畅通无阻，起步晚则危难重重。

——毛利谚语

■ 发展中的定义

备灾作为一种经验主义工作，若想对其进行有效介绍，我们必须使用一些有明确定义的专用术语。遗憾的是，"世界上不存在'灾难'的统一定义[1]"。因此，在本文开篇部分会对"灾难"进行定义，从而为进一步探讨备灾打下基础。为使"灾难"的定义清晰实用，我们将在本文中广泛介绍"灾难"的各种定义，与此同时，我们还将选择性地介绍一些适用于备灾活动的"灾难"定义。

目前联合国[2]和世界卫生组织[3]采用的"灾难"定义为："严重扰乱了社区和社会运行秩序，造成了广泛的人员伤亡、财物损失、经济损失和恶劣的环境影响，并且受影响的社区和社会无法依靠自身资源进行事件处理的。"未超出社会处理能力的破坏性事件被称为紧急事件："……需要立即采取措施以减少其不利影响的突发性及不可预见性事件。[3]"与日常紧急事件不同，组织机构在灾难中必须完成以下工作[4]：

- 迅速与更多熟悉及陌生的团体取得联系；
- 调整状态以适应丧失部分自主权和自由的情形；
- 采用不同标准；
- 在公共卫生部门及私营企业之间形成比平时更密切的联系。

同时，紧急事件和灾难往往从概念上与灾祸区分开来。

与灾难不同，灾祸中往往发生下列情形[4]：

- 大多数或者全部社区结构受到严重影响；
- 当地政府无法履行其日常职责，且该情况通常会持续至灾后重建阶段；
- 大多数甚至全部的社区功能会同时突然中断；
- 最后，周围社区无法向受灾社区提供帮助。

因此，社区和国家必须评估他们自身特有的缺陷，并对缺陷范围内可能发生的事件进行规划。

紧急事件和灾难是当人们处于"威胁事件或潜在破坏现象"（人们称之为危险）[3]时发生的一部分连续事件。当脆弱人群处于危险中时，就会出现"死亡、人员损伤、财产受损以及经济活动中断[3]"，这些事件被称为"风险"。危险和危害会产生风险。因此，灾难由人群对危险事件的脆弱程度决定，而不取决于危险事件发生与否。[5]救灾功能的效果取决于社区可用的资源种类以及社区对这些资源的使用能力[6]（人们称之为应对能力或应对机制）。很多因素都可增加人们在卫生紧急事件和灾难面前的脆弱性。[7]能够造成人类脆弱性的一个最重要因素就是贫穷。"灾难对最贫困国家的最贫穷人群的危害性最强——而该危害性会使他们丧失生命。[8]"

紧急事件和灾难的危害性具有两面性——对危险物质的接触程度（即敏感性）以及应对其造成的结果或从其影响中恢复的能力（即恢复力）。危害性降低计划可以降低敏感性，增加恢复力。对灾难的危害性可以通过对紧急事件的预防和减缓活动降低。[9]恢复力可以分为两类：自然恢复力和人为行动恢复力。多孔土壤比咬合土壤能更快速地将洪水排出去，这就是自然恢复力的一个例子。而人为行动影响恢复力的一个例子是社会各阶层的秩序以及社会组织结构促进（或阻碍）救灾和灾后重建活动的方式。恢复力由以

---

[*] 本文观点仅代表作者本人观点，并不能反映美国疾病控制与预防中心或美国健康和人类服务部的政策。

下三部分组成：吸收能力、缓冲能力、对突发事件的应对能力以及对承受的损害恢复能力。[1]

随着备灾活动的增加，社会对突发事件的承受能力以及减少其不利影响的能力也在增强。[1]通过增加备灾活动，既增强了我们的恢复力，又降低了灾难的危害性，并因此减缓了灾难的风险。此外，有效地减缓风险活动可以增强人们应对社会日常紧急事件的缓冲能力，因此可以将基本功能变化对可用资源变化的影响降至最低。[1]

在预防医学中还可以考虑对灾难实施灾前及灾后公共卫生援助活动。[10]灾前采取的预防措施包括一级预防措施和二级预防措施。[11]一级预防措施旨在阻止不利事件的发生。比如，在频繁发生洪灾的区域实施泛滥平原管理（floodplain management），可以从根本上预防洪灾在未来时间全面暴发。提前采取二级预防措施将减少或消除风险影响。[7]二级预防措施也包括减灾措施和备灾措施，减灾措施是指"为限制自然危害、环境恶化以及技术危害而采取的结构性调整措施和非结构性调整措施"，备灾措施是指"为保证有效地应对危害影响而提前采取的活动及措施[2]……"最后，灾难救援活动及灾后重建活动之后，人们会采取行动以减少人员死亡和财产损失，加速社区各项功能恢复至灾前正常运营状态，这些措施被称为三级预防措施。

最近，全国应对紧急事件及灾难的整体方法已经从特设灾后救援活动转变为更系统更综合且强调灾前活动重要性的风险管理过程，包括防灾活动、减灾活动和备灾活动。[7]灾难风险管理包括风险减缓策略，是更全面系统救灾活动的一部分。该救灾活动包括对悲剧事件（含紧急事件及灾难）的预防、减缓、救援以及恢复等。

■ 历史回顾

过去30年间发生的事件使人们理解了备灾活动的重要性。1976年发生的危地马拉地震使2.3万人丧生，促进了多篇分析国际救援活动文章的发表。[4, 9]对此次地震以及随后其他大规模灾难事件的灾后分析结果强烈主张进行多重备灾活动。20世纪80年代，人们基于危险和危害的观点之上，逐渐形成了一些新的概念。这些概念在非洲饥荒以及1985年墨西哥市地震中得到了进一步的验证。为了更好地反映备灾活动

的全新重要性，工业化国家政府开始放弃他们的灾难救济方法。人们实施了越来越多的灾难研究；该领域变得越来越专业化并出现了学术课程；人们还出版了指南手册并开发了标准化工具；捐助国及捐助机构出现了越来越严重的"救灾疲劳"；与成本极度昂贵的救灾工作相同，防灾和备灾的成本效益开始出现经济增值。这些都使得人们越来越意识到备灾的重要性。人们也非常了解灾难给全球卫生带来的越来越重的负担。在20年的时间里，仅自然灾害就使全球300万人丧生，8亿人受灾，并造成超过230亿美元的财产损失。[9, 12]为了应对越来越严重的此类威胁，联合国大会将1991~2000年的10年时间定为"国际减轻自然灾害十年"（IDNDR），并呼吁全人类共同努力以减轻受灾人群的痛苦和损失。

联合国"国际减轻自然灾害十年"科技委员会的一项主要成就是在1994年5月召开了减轻自然灾害国际会议，在会议上签订了《建立更安全世界的横滨战略与行动计划：自然灾害预防、准备及减缓指南》。[13]该行动计划的其中一项战略声明："（全世界）将提高并增强各国应对自然灾害及其他灾难的预防能力、减灾能力以及备灾能力，包括对非政府组织的动员以及地方社区的参与，同时在合适的情况下还将提高并增强各国关于灾难预防、减灾及备灾的立法制度。"

约翰内斯堡可持续发展世界峰会进一步声明："为了建设更安全的21世纪世界，有必要制定一些综合的、兼容性的、包含多种危害的救灾方法，包括预防措施、减缓措施、备灾措施、救灾措施以及灾后重建措施，以处理危害性、风险评估和灾难管理。[14]"

联合国大会关于自然灾害的最新决议充分考虑了世界可持续发展峰会的成果以及国际减灾策略的作用。在2005年1月在神户举行的第二次世界减灾会议上，上述决议将《横滨战略行动计划》调整为此次会议的主要目标。[15]

■ 现行做法

备灾方法

"紧急事件准备活动是指为了增强某个国家应对各种紧急事件的整体能力，并实现从救灾活动到灾后重建工作以及可持续发展的有序过渡而采取的长期发展活动计划。[9]"

为了更有效地进行备灾活动，备灾计划必须成为降低灾难危害性整体策略的一部分，不能作为单独的项目来执行。如上文所指，降低灾难危害性的计划必须包括通过预防措施和减缓措施降低敏感性的活动。

为了充分保护社区、财产以及环境，备灾活动必须遵守一些指导原则。高效的方法应该是：

- 具有综合性[16]；
- 应为全危害救灾方法；
- 应为多部门和跨部门方法[16]；
- 根据社区实际情况制定[16]；
- 适合用户；
- 符合当地文化及具体情况。

在可持续发展的背景下，综合性救灾方法需要为紧急事件管理周期内的不同阶段（即预防/减灾，备灾、救灾以及灾后重建）制定和执行策略。这些不同阶段在时间和空间上经常会彼此重叠。紧急事件管理应该是每个国家正常管理计划的一部分。

可持续发展是全球广泛使用的一个概念。可持续发展是指"既满足当前人类的需求又不损害未来人类满足其需求能力的发展模式[16a]"。这一概念于1972年5月5日至16日在斯德哥尔摩举行的联合国人类环境会议上被首次提出，已经存在了数十年。此次会议通过的《人类环境宣言》的第一项原则声明："人类有权利在一种尊严和福利的生活环境中享有自由、平等和充足生活条件的基本权利，并且负有保护和改善这一代和将来世世代代环境的庄严责任[16a]。"

2002年可持续发展世界峰会达成的可持续发展实施计划再一次将可持续发展规定为国际日常工作的核心内容。

全危害救灾方法[17]负责为可能发生的各种紧急事件和灾难制定并执行紧急事件管理策略，包括自然灾害和技术紧急事件，其中，技术紧急事件也包括与冲突相关的恐怖主义危害和战争危害。

多部门和跨部门方法是指备灾活动中应涉及所有的组织，包括政府机构、私营组织以及社区组织、传统领导机构和非正式领导机构。如果不使用该方法，那么紧急事件管理很可能被分散开来，效率极低。[3]多部门和跨部门方法还可以通过风险降低的制度化以及在长期发展计划中应用其原则将紧急事件管理和可持续发展联系在一起。

根据社区实际情况制订备灾计划的前提是社区的成员、资源、各组织以及社区行政机构构成了紧急备灾计划的基础。常言道："所有灾难都具有地域性"，即是说所有的初期救灾活动都始于地方级别。人们可以期望紧急事件管理的外部援助，但不应将之当作减低风险的唯一方法。

这些综合性方法还可以通过紧急事件管理的制度化以及在发展计划中应用其原则将风险降低与可持续发展联系在一起。政府和非政府组织的所有管理阶层有义务制定和执行最终程序。最终程序的关注点不仅包括灾难，还包括社会的整体可持续发展。社区级别、省级别以及国家级别都应该创建这些程序。各级别固有的风险降低能力是紧急事件或灾难来袭时高效救灾和灾后重建工作的前提。没有风险降低能力，任何从灾后重建到发展之间的过渡工作都无法可持续性进行。

备灾活动的卫生目标

卫生紧急事件备灾活动的目标包括以下几项：

- 降低发病率和死亡率[11]；
- 为伤亡人员提供护理[11]；
- 处理不利的气候条件和环境条件[11]；
- 保证正常健康状况的恢复[11]；
- 重建卫生服务[11]；
- 保护员工；
- 保护公共卫生和医疗资源。

为满足这些需求而采取的措施可被分为以下四类[11]：

- 防护性措施（如建筑法规、泛滥平原管理）；
- 保护性措施（如早期预警、社区教育）；
- 救生性措施（如营救与救济）；
- 恢复性措施（如重新安置和重建工作）。

备灾活动的构成

虽然备灾和规划在很多情况下可以交换使用，但规划只是综合备灾计划的一个组成部分。紧急事件备灾活动通常包括灾难危害性评估、紧急事件规划、培训和教育、警报系统、专业沟通系统、信息数据库与管理系统、资源管理系统、资源储备、应急演练[3]、人口保护系统以及突发事故管理系统。[19]

备灾计划的流程

综合备灾计划包括以下几个流程：

- 政策制定；

- 灾难危害性评估;
- 灾难规划;
- 培训和教育;
- 检测和评估。

政策制定

政策制定包括通常由国家政府实施的、主要与紧急事件准备活动以及紧急事件特殊机构有关的立法行为。同时,联邦政府、州组织、社区组织以及非政府组织都有必要制定正确的政策。

所制定的政策应确保各组织机构内部、各组织之间及其采取的活动拥有共同目标;确保快速决策流程的合理化;确保所采取的行动符合法律规定,避免人们承担不必要的法律责任;确保所采取的行动符合惯例。如果没有统一的政策,备灾计划将缺乏协调性和统一的方向,其实施结果也会不尽如人意。法律法规、行政部门的决议、机构间达成的协议以及机构目标都可成为备灾政策。

危害性评估

危害性评估可以确定出可能影响社区的潜在危害因素并将之按优先顺序排列,还可以识别出可能发生损害的地点以及社区为降低危害性应该改进的方面。该评估还可以确定当地的备灾能力以及应对机制,并且提供灾后重建策略的标准,该标准描述的是社区"正常"状态。而评估危害性的方法可能有很多种。这里介绍的危害性评估方法是指一系列步骤,每个步骤都包含很多技巧。比如,危害确定、社区和环境分析以及危害描述都属于这样的步骤。相反,也有很多技巧可用于危害识别,对危害可能影响的人群、财产以及环境的描述,对危害的描述以及对风险降低建议的描述。Keim 和 Rhyne[20] 将备灾系数(PQ)定量为灾难恢复力的客观衡量标准。卫生部门备灾活动的度量标准也被认为是更广泛危害性评估的考虑因素(危害性评估还包括以工程为基础的减灾测量)。

灾难规划

灾难应急规划是指通过协议达成的关于紧急事件准备、应对以及恢复的一系列工作安排,包括对职责、管理结构、策略以及资源和信息管理的描述。灾难规划与保护生命、财产以及环境等事宜有关。

"制定规划比规划本身更重要。"

——Mark Keim(医学博士)

书面计划本身只是规划过程的一个结果。规划过程应该达到下列目标:

- 了解组织机构在救灾以及灾后重建工作中的职责;
- 建立更强大的紧急事件管理网络;
- 提高社区的参与性以及对备灾规划的认识;
- 形成高效的救灾和灾后重建策略及系统;
- 形成一份简单且灵活的书面计划。

■ 灾难规划的功能方法

尽管引起灾难的危险因素差别很大,但是潜在公共卫生结果和随后带来的人群需求却差异不大。[17] 例如,战争、化学物质泄漏、洪灾、飓风以及地震都会迫使人们离开自己的家乡。基于此认识,某个司法区域只需对不同危害的速度、范围、持续时间、地点以及强度稍作考虑就可以制订一份具有为无家可归人员提供避难所功能的计划。

除危害外,仅灾难就可导致 15 种公共卫生结果,带来 32 种公共卫生需求,并非所有公共卫生结果都由公共卫生人员完成。比如,公共工程和其他环境机构也参与提供安全水、环境卫生设备以及避难设施。表 25-1 列出了所有自然灾害和生产事故造成的公共卫生结果和人口需求(突发危害除外)。

紧急事件救灾规划的一个重要方面是识别所有的常用功能,为完成每项功能分配职责,并确保责任机构充分了解标准的操作流程,清楚自身应如何实现与更多功能相关的重要目标。

Keim 和 Giannone 发明了灾难及紧急事件自动规划工具(ADEPT),这一基于软件设备的技术可帮助公共卫生官员轻松获得基于证据的书写方法、练习方法、改善突发公共卫生事件操作的方法以及规划方法。灾难及紧急事件自动规划工具(ADEPT)可根据各种主要危害因素识别出公共卫生救助活动的所有功能,然后帮助用户为每一种功能分配任务并设定功能指标。该工具广泛集合了公共卫生、应急管理、人道主义援助、持续质量改进以及突发事故管理的国家标准和国际标准。[22-23]

表 25-1 各种与灾难相关的公共卫生结果及其功能

公共卫生结果	公共卫生功能
一般的所有结果	资源管理
	心理卫生服务
	生殖健康服务
	社会服务
	职业健康和安全
	业务连续性
死亡	丧葬保健
	社会服务
	心理卫生服务
疾病和损伤	卫生服务
	损伤预防和控制
	流行病学
	疾病预防和控制
失去洁净水	获取安全水
失去避难所	避难所和定居地
	社会服务
	安全
失去个人用品和家居用品	个人用品和家居用品
环境卫生和日常卫生遭到破坏	环境卫生、粪便处理以及卫生改善
固体废弃物管理遭到破坏	固体废弃物管理
公众对安全问题的担忧	风险沟通
	公共信息
	安全
害虫和病菌增加	害虫和病菌控制
医疗保健系统的丧失或损坏	卫生系统和基础设施支持
慢性疾病加重	卫生服务
食物缺乏	食物供应、食物安全及营养
地面积水	公共建设及工程
有毒物质接触	风险评估
	人群保护
	卫生服务
	有害物质应急反应
	职业健康和安全

■ 灾难计划的构成

大多数使用功能方法的救灾计划包括以下四个基本组成部分：

- 一份"基本计划"：含有政策声明、职责分配和操作方案；
- 一个"功能附件"或一组应对偶然事件的功能附件：围绕各关键职能部门目标的实现进行任务组织；
- "针对具体灾害的附录"或参考表：可提供面

对特定危害事件时适用于某一特定功能的附加详细信息；
- 标准的操作流程或清单：详细介绍了救援人员应如何完成每项功能的相关任务。

培训和教育

培训和教育包括对公共卫生人员和社区救援人员实施应急管理技巧和知识的培训，告知社区在紧急事件中可能需要采取的措施以及社区参与应急管理的途径。

下列是应急管理的培训和教育目标：

- 社区有权参与应急策略的制定过程；
- 社区了解应对不同类型紧急事件时可采取的正确措施以及其可求助的机构；
- 应急管理人员能够完成分配给他们的任务。

针对不同受众和不同目的，培训和教育的策略有很多种。因此应根据不同需求、不同受众、培训目的、可用培训时间以及可用的财力及其他资源选择培训和教育策略。

培训和教育的策略包括以下几种：

- 讲习班、研讨会、正规教育计划或会议[16]；
- 自主学习[16]；
- 个别讲授[16]；
- 演习[16]；
- 手册、视频资料、媒体广告、时事通讯或学术期刊[16]；
- 非正式或正式演讲[16]；
- 对公众（从小学生到专业人员）进行培训[16]；
- 公开展示和公开会议[16]；
- 实行辅导制或分配临时任务。

检测和评估

检测和评估是指对应急准备计划的制订和执行情况进行测定，并确定改善应急准备计划可采取的措施。检测和评估可应用于灾难准备计划的各个过程。

下面给出了四种检测和评估备灾计划的方法：

- 项目管理；
- 工作汇报；
- 演习；
- 系统分析。

项目管理是指在项目执行阶段采取的检测和评估方法，包括以下三方面。

- 测定项目目标的进展情况；
- 分析并确定项目偏差的形成原因；
- 确定正确的措施。

工作汇报是指行动结束后进行调查的过程，或者采取重大的或有战略意义的重要行动后对获得的经验教训进行讨论的过程。这些评估工具通常在灾难事件结束后会被立即投入使用，评估结果有时并不是基于数据分析，而更多的是描述性语言。其最简单的形式可能是论坛或者讨论会，在这些论坛或讨论会上，人们对正确的行动措施加以总结，并找出改善服务的应对措施。

演习是应急计划中一种常用的检测和评估方法。演习可被用来测试应急计划、应急流程、培训、协调灵活性以及沟通系统等方方面面。演习的目的以及被测试的应急准备工作必须是经过慎重考虑确定的，并且还必须非常具体。演习的目的不应该是测试整个应急计划或者培训的所有方面。

一些典型类型的演习包括：

- **操作演习**：在紧急事件仿真演习中进行真实的人员和资源调度；
- **桌面演习**：在人员面前呈现灾难情景，然后对这些人员进行问题询问，如应该采取的措施，如何执行这些措施；
- **组合演习**：将人员分为若干小组对某个给定的灾难情景进行讨论和思考，然后将小组的应急计划和决议在公开讨论会上作进一步讨论。

系统分析用于对应急计划各组成部分进行调查研究，即通过将各部分与其存在目的、检查清单以及关键问题进行核对后搜索出人们认为重要计划的组成部分。[33] 国家紧急事件概要以及卫生政策实施的是概括分析，而与技术部门及管理部门有关的部分实施的是更加详细的分析。

备灾过程的管理

无论是制订或执行整个应急计划，还是实施危害性评估或应急计划项目，人们都需要项目管理方法。

项目管理有三个主要阶段：项目定义、项目规划以及项目执行。[23] 项目定义主要考虑的是项目的宗旨和目标以及项目的范围和职权；项目规划是指为完成项目目标，确保项目能够按时完成使其资源得到有效利用而对各项任务排序的过程，包括以下几项工作：确定任务、分配职责、制定日程以及确定资源分配和时间。项目执行包括项目绩效、检测和评估以及采取正确措施。

20 世纪 80 年代晚期和 20 世纪 90 年代早期，美国商业界的管理理论和管理结构发生了改革。一群彼此独立但观点相似的思想家对传统的管理方法进行了细致缜密的研究，提出了"持续质量改进"（CQI）一词 [23]。在持续质量改进的各种具体应用中，它表现出了一些固有的主要特点。这些特点包括：

- 顾客导向（在灾难管理中表现为受灾者导向）；
- 偏差知识的统计学应用；
- 关注过程；
- 设计与创新；
- 对领导权的重新定义。

从那时起，相继出现了很多介绍在不同环境中实行持续质量改进的作品，包括制造业和服务业（含医疗保健行业）。[23] "由于持续质量改进在提高质量时特别关注过程，而应急部门是一个注重过程的部门，因此持续质量改进的应用尤其与应急部门相关[23]。"同时，灾难管理也是一个注重过程的部门，因此它也与持续质量改进的应用有很大关联。

备灾过程中的持续质量改进

在很大程度上，灾难规划者认为自己的工作对于最终结果的作用是不可估量的。虽然从受到灾难影响到灾后恢复的过程中受灾者会进行很多测量，但是这个过程一直被人们认为是不可估量的过程，尤其是客户满意度、成本、结果以及测量方式。[34] 由于备灾过程的本质是随着灾难事件发展和改进的过程，人们测量公共卫生方面能够测量的差异，因此这便成为备灾过程中的一个矛盾。尽管如此，目前仍出版了大量旨在支持有效测量程序应用的作品，以评估和检测人道主义援助工作。[35]

虽然应急医学和灾害救援医学领域里一直都存在某些协议，但是个体从业者还是有很大空间可以根据自己的喜好诊断和治疗患者的。实行持续质量改进原则后，医学及其他专业中临床路径变得更加明确。通过公认的治疗协议对特殊因偏差进行有效控制的例子很多，包括使用高级创伤生命支持课程 [36]、高级心脏生命支持课程 [37]、高级儿科生命支持课程 [38] 以及特别针对灾难管理的环球计划 [24] 原则。

■ 顾客导向

简言之，顾客就是指受某个过程或某个产品影响的个人。在备灾和救灾活动中，顾客的定义包括"外部顾客"，如社区以及社区所在的社会，以及"内部顾客"，如多部门的首批救援人员和救济工作人员以及这些人员所在的救援机构。

■ 偏差知识的统计学应用

灾难管理人员的一项重要技能是对变形知识在备灾过程中的应用和理解能力。公共因偏差是指自然发生的、可预测的、所有过程中固有的变化。统计学原理的使用可以使人们确定由自然界常见原因引起的变化，并帮助人们实施正确的干预措施以改善救灾系统。对公共因偏差基本原则的不理解造成的一个最常见后果是由于过度解释数据而造成系统损坏。[23] 特殊因偏差是指由非典型事件或情形造成的、非备灾过程中固有的自然变化。这类特殊原因通常取决于操作人员（由备灾系统中服务提供个体的变化造成）。不同操作人员以完全不同于其他操作人员的方法提供服务时，情况更是如此。从本质上来说，持续质量改进在很多方面都是科学方法在跨职能备灾过程中的简单应用，这种跨职能备灾过程使人们更深刻更基础地了解救灾和灾后重建工作。

■ 关注过程

包括备灾计划在内的任何项目或计划都包括了一系列产生输出结果的输入行为和过程，这种输出会带来某些结果。备灾过程的输入行为包括人员的时间和精力、人员对危害性和紧急需求的认知、金钱和资源以及人员的承诺及毅力。在这里，我们所说的过程即是指备灾过程。输出包括危害及危害性信息、培训、资源获得、能意识到自身在紧急事件准备、应对及恢复过程中职责的机构、对应急计划的承诺以及经过改善的应急准备工作。正确有效的备灾活动可以更好地保护生命、财产、环境以及持续发展的能力。[3]

事实上，所有的备灾及救灾干预措施都要求救灾过程相互依赖且跨越不同的职能部门以成功完成其任务。正是因为灾难事件是一个包含很多过程的环境事件，因此持续质量改进的准则使灾难医学的改进变得有希望。正如戴明第一次指出的那样，85% 的不利结果是由过程本身造成的，而只有 15% 的不利结果是由个体服务提供人员的错误操作造成的。[23] 鉴于此，持续质量改进的工作重点是过程及系统改善方面，而不是个人表现。

■ 强调设计及创新

持续质量改进中另一个重要的理念是强调设计及创新。正如保健专家唐纳德·柏威克[39]教授所指，"每个过程都会提供一些信息，根据这些信息可以反过来改善过程。"这是从以异常个人表现为重点到以过程改善为重点的极大转变。在传统的行动后调查和报告中，人们通常是通过剔除灾难操练或灾难演习中的不良因素和不利事件来改善备灾计划的质量，或者通过轶事式的方式认识灾难救援中的"经验教训"来改善备灾计划的质量，而不是通过改善整个过程和系统来提高上述质量。但是，高品质并不仅仅意味着消除不利事件；而剔除救灾系统中的异常个人表现可能对备灾活动的平均表现产生微小的影响。备灾计划成功与否取决于修改本身给计划带来的价值提升。当强调的重点放在系统分析（分析方式为将整个性能曲线改变至正确的性能曲线以提高"平均性能"）而非不利结果的异常值时，持续质量改进的这一目标才能得到最好的实现。

■ 对领导权及授权的重新定义

持续质量改进理论的创立人指出，传统的管理方法有一些微妙的、固有的、不可避免且可预测的影响。[23] 传统管理的作用是观察系统，并通过劝勉、奖励报酬和控制的方法向相关人员提供反馈信息。持续质量改进理论认为，系统的持续创新必须包括人员更新（指负责向患者或顾客提供服务的人员）。传统管理系统造成的一个结果是被保罗·巴特顿[40]称为"功能性筒仓"的出现。"功能性筒仓"也被称为"火炉烟囱管"，是指救灾系统中的救援单位或救援子单位彼此之间毫无协调性，单独进行操作的情形。事实上，"功能性筒仓"会使灾难管理过程出现人为的功能纵向独立现象，从根本上来说，这种功能纵向独立现象会造成功能横向隔离。当出现功能纵向独立时，必要的过程之间会被拆分开来（灾难受害者和现场救援人员通常会更明显地感受到这一变化）。鉴于此原因，社区、规划者以及救援人员的管理理念应该有效过渡到协作管理哲学，以使管理人员可以共享救灾系统，工作人员可以获得系统授权，管理质量可以作为社区结果和满意度的参考标准。和环球计划的人道主义宪章一样[24]，戴明的持续质量改进方法根植于人类尊严及潜能的各项原则。[23] 对领导权的重新定义和对社区的授权及提供一些利益刺激机制被认为是有效备灾活动必须遵循的一项基本指导原则。[16]

■ 隐患

灾难管理的常见隐患

在一份对过去灾难管理问题及其原因的调查中总结了以下几个问题：

- 损害评估隐患；
- 问题排名不恰当；
- 资源的识别、定位、运输以及使用不充分。

在被调查的 22 次美国灾难中，这份调查报告确定了 98 例不正确的管理活动。绝大多数灾难管理问题是由于管理人员不了解全部救灾活动或者不知道这些救灾活动的操作方法造成的。[10] 灾难管理难题还经常包括沟通系统和协调系统出现的故障。[41] 加勒比海地区的人们针对灾难管理问题频繁重现的现象有一句谚语："马儿永远不会掉入同一个坑中两次……只有人才会重蹈覆辙。"我们可以通过充分的备灾活动以及纠正过去的错误并阻止救灾过程中许多错误的发生。

将备灾活动当作短期活动

"在灾难易发国家，经常进行备灾活动十分必要。[5]"为了更加有效，备灾计划应该成为整体危害性降低策略的一部分，且不应作为单独项目执行。[9]

对灾难现象缺乏有效假设和了解

"灾难医疗援助计划的有效规划和执行需要了解可能发生的灾难类型、可能导致发病和死亡的原因以及随之而来的医疗护理需求。[12]"紧急事件中的医疗保健决策经常是根据不充足或不必要的医疗保健援助、医疗保健资源的浪费以及无效的医疗保健措施而作的。[42] 此外，灾难固有的特点增加了实证研究和前瞻研究的难度。这些备受瞩目的事件也很容易获得公众和个人的高度关注。因此，尽管灾难研究已经确定了导致潜在损伤的可变因素，但在相关著作中仍有很多错误的轶事病例报告[41]。

对外部援助、移动野战医院以及专业外科团队产生过度依赖

"家人、朋友和邻居在灾难余波中对自身进行搜索、疏散和解救[44]"已经变成了灾难主要参与者（包括受灾者和灾难救援人员）的个人经验。经验还告诉我们：当外部救援小组到达灾难现场开始救援时，大多数濒临死亡的人员已经死了[11,45-47]；当发生化学物质感染时，受害人群在到达医院之前通常不会进行任何院前清理。[48] 因此，外部应急救援在很大程度上是昂贵的、奢侈的，而且也不是特别有效。[11] 这类医疗救援操作被称为第二次灾难[49]。

此外，救援措施也并不总是带来最有效的恢复方法。灾难，如发生在美国中部的飓风米奇，可能还会摧毁一代人在人文、制度以及经济发展方面的成就，并使本就很高的外部援助和资金依赖性变得更高。[50] 这并不意味着应该放弃灾难救援，而意味着需要开发综合性更强、更节约成本的灾难风险减低方法和管理方法。

灾难演习的滥用

灾难演习对成功实施灾难救援活动起到关键性作用。遗憾的是，灾难演习却不经常发生，不能有效地测试备灾计划和参与人员，还可能造成一种安全假象。[41] 此外，灾难演习的目的不应该是为了测试整个应急计划或培训的所有方面。[3]

灾难规划中的问题

鉴于以下原因，标准救灾计划完成后很少会在救灾操作中得到采用。

- 繁复冗杂性：救灾计划文件往往很厚、不易使用，且只符合法律规范却不能解决操作问题；
- 救灾人员往往没有接受已定救灾计划的培训，甚至不了解已定救灾计划；
- 卫生救灾计划没有融合到整个计划过程中去，假设在需要的情况下，其他外部救援人员和救援机构将协调并支持公共卫生救援活动，此时它们不能很好地融入国家救灾计划和救灾工作；

- 综合了政府规章 / 要求以及最佳方法的救灾计划往往遇到操作上的难题；
- 人们总是倾向于指定一份救灾计划，且不考虑具体情形而采取相同的救灾措施。[3]

此外，当公共卫生规划者努力以高效经济的方法执行这些任务时，会面对很多挑战，包括：

- 世界上很多公共卫生官员用于制定、评估和改善应急操作计划质量的知识、经验和时间都非常有限；
- 救灾计划必须能够应对各种各样的危害因素和意外事件，计划中往往包含了大量信息，同时计划还必须在灾后阶段容易使用和获得；
- 公共卫生救灾活动必须与其他政府和非政府机构和部门高度整合，而且必须有科学依据；
- 现有应急操作模型和指南的重点是备灾计划的内容（或任务），而不是过程（或管理系统），并且缺乏清晰的性能指标和结果以及有效的救灾措施。

卫生部门救灾计划中过分强调大规模伤亡护理

过去卫生部门的救灾计划往往十分重视大规模伤亡护理，包括外科护理和急救护理[20]，尽管这些干预措施对公共卫生的影响作用很小。[44]

人力资源管理计划的不周密

当受灾群众处于危难中时，营救人员通常不肯进行休息或者停下来补充食物或水。[41] 这会导致高度疲劳，从而妨碍有效救援操作的进行，并影响工作人员安全甚至患者护理。很多备灾计划和项目没有考虑救援人员的休息需要、职业卫生措施以及灾难救援人员的危急事件压力管理。善意志愿者遭受的必然袭击事件带来的人员问题也时有发生。[41, 51]

■ 备灾工作展望

备灾工作的前景取决于灾害救援医学和灾难管理（属于经验科学）的发展程度。医学中常见的情形是，普遍适用的程序或模板并不能适用于所有情形。必须准确诊断并鉴别受灾人口的特殊需求和资源后才能进行"治疗"。然而，现在有大量并且越来越多的证据可以对消息灵通的决策者进行指导。在社区内运行良好且综合所有部门的最佳做法，如环球计划最低

标准，也许会变得司空见惯。质量评估和管理方法，如备灾系数、危害性指数和持续质量改进[23]计划，也许会为备灾工作的客观化提供一些方法。电脑驱动的灾难应急计划和管理工具也许会进一步促使更多人员作出及时迅速的循证决策，如疾病控制与预防中心开发的灾难及紧急事件自动化规划工具就是一种防灾规划软件[21]，再如泛美卫生组织开发的人道主义救援物资管理系统。[52] 在综合性灾难风险降低策略中使用更全面的备灾方法可能会促进全球备灾工作的可持续发展。这将完全取决于目前从事备灾工作人员的努力。未来几代人也许会对我们深谋远虑的投资表示钦佩，也许会咒骂我们自私的无知短见。虽然备灾工作的益处在目前很少实现，但未来往往会变得非常明显。

参 考 文 献

1. Task Force on Quality Control of Disaster Management, World Association for Disaster and Emergency Medicine, Nordic Society for Disaster Medicine. Health disaster management : guidelines for evaluation and research in the Utstein Style. Volume I.Conceptual framework of disasters. *Prehospital Disaster Med*. 2003；17（suppl 3）：1-177.

2. United Nations, International Strategy for Disaster Reduction. Terminology : basic terms of disaster risk reduction. Available at : http ://www.unisdr.org/eng/library/lib-terminology-eng-p.htm.

3. Koob P. World Health Organization. *Health Sector Emergency Preparedness Guide*. Geneva : The World Health Organization；1998.

4. Quarantelli EL. *Emergencies, Disasters and Catastrophes Are Different Phenomena*. [Preliminary paper.] Newark, DE : Disaster Research Center；2000. Available at : http ://www.udel.edu/DRC/Preliminary_Papers/pp304.pdf.

5. de Ville de Goyet C, Lechat M. Health aspects in natural disasters. *Trop Doct*. 1976；6：152-7.

6. Koenig K, Dinerman N, Kuehl A. Disaster nomenclature—a functional approach : the PICE system.*Acad Emerg Med*. 1996；3（7）：723-7.

7. Clack Z, Keim M, Macintyre A, et al. Emergency health and risk management in sub-Saharan Africa : a lesson from the embassy bombings in Tanzania and Kenya. *Prehospital Disaster Med*. 2002；17（2）：59-66.

8. Nelson D. Mitigating disasters : power to the community. *Int Nurs Rev*. 1990；37（6）：371.

9. de Boer J, Dubouloz M, ed. *Handbook of Disaster Medicine*. The Netherlands : International Society of Disaster Medicine；2000.

10. Sidel V, Onel E, Geiger H, et al. Public health responses to natural and human-made disasters. In : Last JM,

Wallace RB, eds. *Maxcy- Rosenthal-Last Public Health and Preventive Medicine*. 13th ed. Norwalk, CT : Appleton and Lange ; 1992 : 1173-86.

11. Lechat M. *Disaster as a Public Health Problem*. Brussels : Catholic University of Luvain ; 1985.

12. Noji E. Natural disaster management. In : Auerbach P, ed. *Wilderness Medicine*. 4th ed. St. Louis : Mosby ; 2001 : 644-63.

13. *Yokohama Strategy and Plan of Action for a Safer World : Guidelines for Natural Disaster Prevention, Preparedness and Mitigation*. Available at : http : //www.unisdr.org/eng/about_isdr/bdyokohama-strat-eng.htm.

14. Proceedings of the World Summit on Sustainable Development Plan of Implementation, Johannesburg, South Africa. Available at : http : //www.un.org/esa/sustdev/documents/WSSD_POL-PD/English/POIToc.htm.

15. Second World Conference on Disaster Reduction to be held in Kobe during January 2005. Available at : http : //www.unisdr.org/eng/wcdr/wcdr-index.htm.

16. Emergency Management Australia. *Australian Counter Disaster Handbook. Counter-Disaster Concepts and Principles*. Vol 1. 2nd ed. Canberra : Emergency Management Australia ; 1993.

16a. United Nations. Declaration of the United Nations Conference on the Human Environment at Stockholm, June 5-16, 1972.Available at : http : //www.unep.org/Documents.multilingual/Default.asp?DocumentID=97&ArticleD=.

17. Federal Emergency Management Agency. *State and Local Guide 101 : Guide for All Hazard Emergency Operations Planning, SLG101*. Washington, DC : Federal Emergency Management Agency ; 1996.

18. National Institute for Chemical Studies. *Sheltering in Place as a Public Protective Action*. Charleston, WV : Environmental Protection Agency ; 2001.

19. The White House. Homeland Security Presidential Directive/HSPD- 5. Management of Domestic Incidents. Available at : http : //www.whitehouse.gov/news/releases/2003/02/20030228-9.html.

20. Keim M, Rhyne G. The Pacific Emergency Health Initiative : a pilot study of emergency preparedness in Oceania. *Australian J Emerg Med*. June 2001 ; (13) : 157-64.

21. Keim M, Giannone P. The PEHI process : an integrated approach to public health emergency operations planning and quality management. Lecture presented at : Sixth National Environmental Public Health Conference : Preparing for the Environmental Public Health Challenges of the 21st Century ; Feb. 16, 2004 ; Atlanta.

22. Auf der Heide E. *Community Medical Disaster Planning and Evaluation Guide*. Dallas : American College of Emergency Physicians ; 1995.

23. Mayer T, Salluzo R. Theory of continuous quality improvement. In : Salluzo R, Mayer T, Strauss R, et al, eds. *Emergency Department Management*. St. Louis : Mosby ; 1997 : 461-79.

24. The Sphere Project. *Humanitarian Charter and Minimum Standards in Disaster Response*. Oxford, UK : The Sphere Project ; 2004.

25. World Health Organization. *Handbook for Emergency Field Operations*. Available at : http : //www.who.int/disasters/repo/ 7660. doc.

26. United Nations, Protein-Calorie Advisory Group. *A Guide to Food and Health Relief Operations for Disasters*. New York : United Nations ; 1977.

27. Davis J, Lambert R.*Engineering in Emergencies : A Practical Guide for Relief Workers*.London : Intermediate Technology Publications ; 1995.

28. *Community Emergency Preparedness : A Manual for Managers and Policy-Makers*. Geneva : World Health Organization ; 1999.

29. *Handbook for Emergencies*. 2nd ed. Geneva : United Nations High Commissioner for Refugees ; June 2000.

30. *Water Manual for Refugee Situations*. Geneva : United Nations High Commissioner for Refugees ; November 1992.

31. Eade D, Williams S, eds. Emergencies and development. In : *The Oxfam Handbook of Development and Relief*. Vol 2. Oxford : Oxfam Publishing ; 1995.

32. Sandler R, Jones T, eds. *Medical Care of Refugees*. Oxford : Oxford University Press ; 1987.

33. *Guidelines for Assessing Disaster Preparedness in the Health Sector*. Washington, DC : Pan American Health Organization ; 1995.

34. Burkle FM. Complex humanitarian emergencies : III. Measures of effectiveness. *Prehospital Disaster Med*. 1995 ; 10 (1) : 48-56.

35. Burkle F. Measures of effectiveness in large-scale bio-terrorism events. *Prehospital Disaster Med*. 2003 ; 18 (3) : 258-62.

36. Committee on Trauma, American College of Surgeons. *Advanced Trauma Life Support Course*. Chicago : American College of Surgeons ; 1994.

37. American Heart Association. *Advanced Cardiac Life Support Course*. Dallas : American Heart Association ; 1995.

38. American Academy of Pediatrics/American College of Emergency Physicians. *Advanced Pediatric Life Support*. Dallas : American College of Emergency Physicians ; 1995.

39. Berwick DM. Continuous improvement as an ideal in healthcare. *New Engl J Med*. 1989 ; 320 (1) : 53-6.

40. Batalden PB, Buchanan ED. Industrial models of quality improvement.In : Goldenfield N, Nas DB, eds. *Providing Quality Care : The Challenge to Clinicians*. Philadelphia : American College of Physicians ; 1989.

41. Waeckerle J. Disaster planning and response. *New Engl J Med*. 1991 ; 324 (12) : 815-21.

42. Seaman J. Disaster epidemiology : or why most international disaster relief is ineffective. *Injury*. 1990 ;

21 : 5.

43. Duclos P, Ing R. Injuries and risk factors for injuries from the 29 May 1982 tornado, Marion, Illinois. *Int Epi Assoc*. 1989 ; 18（1）: 213-19.

44. Sapir D, Lechat M. Reducing the impact of natural disasters : why aren't we better prepared? *Health Policy Planning*. 1986 ; 1 : 118.

45. de Bruycker M, Greco D, Lechat MF. The 1980 earthquake in southern Italy : rescue of trapped victims and mortality. *Bull WHO*. 1983 ; 51 : 1021.

46. Pan American Health Organization.*WHO/PAHO Guidelines for the Use of Foreign Field Hospitals in the Aftermath of Sudden-Impact Disasters*. Available at : http ://www. paho.org/english/dd/ped/FieldHospitalsFolleto.pdf.

47. Pluut I. Field hospitals in Bam, Iran. Available at : http ://www.disaster- info.net/downloadzone/bam.htm.

48. Levitin H, Siegelson H. Hazardous materials. Disaster planning and response. *Disaster Med*. 1996 ; 14（2）: 327-48.

49. Lechat MF. Updates in epidemiology of health effects of disasters. *Epidemiol Rev*. 1990 ; 12 : 192.

50. Anonymous. Impact of hurricane Mitch on Central America. *Epidemiol Bull*. December 1998 ; 19（4）: 1-13.

51. Quarantelli EL. *Delivery of Emergency Medical Services in Disasters : Assumptions and Realities*. New York : Irvington ; 1985.

52. SUMA Humanitarian Supply Management System. Available at : http ://www.disaster-info.net/SUMA/.

26 备灾及救灾中的政策问题

Eric S. Weinstein

人们认为，公众的认知、科学、政府需要履行的职责以及个人权利共同组成了公共卫生政策。为卫生保健服务人员、官员和患者提供指导是一项持续的协调工作，能为尽可能多的人带来最大利益。《圣经》和其他古老文字中的引文均表明减少疾病传播是一项值得称赞的工作。有学者很快指出，几个世纪以来，规范移民这一具有操纵性的政治活动，使得人们缺乏对科学知识的鉴别能力，因而，愚昧无知的人会在潜意识中拒绝保护受灾难影响的人，对处于苦难中的人视而不见。本文从个人权利和公共健康威胁这两个角度对最近的公共卫生政策的案例进行了讨论。

■ 对科学家的道德观点

在我们自由民主的社会里，政策制定者的任务赋予他们保护公众健康的权利，因此，他们也必须考虑自由权、隐私权、参加社团的权力、集会权以及言论自由权等民事权利和政治权利。[1]人们一致认为有必要控制疾病的传播并减少生物恐怖主义、自然灾害或工业灾难带来的生命或财产损失。乔治城大学奥尼尔卫生法研究所的格斯汀教授写道，限制人们享有自由权、隐私权或财产权本身并无任何错误，但多余、专横、不公正或野蛮的限制行为则是不正确的。当政府采取行动抵制某种威胁无效或无客观可信的科学知识作为依据时，就会发生上述不正确的限制行为。当某种正在演变的未知疾病开始对个体产生影响，且技术和动态相关信息的获取渠道非常有限时，保护公共健康就变得非常困难。很多疾病的早期临床症状看起来是相同的，但是直到疾病的后期才可以确诊。试想一下，当某种未知疾病对整个大洲的许多、数百或成千

上万人造成影响，并且在人群中造成极大恐慌时，政府就不得不立即采取应对措施。为了及时控制和治疗这一神秘疾病，我们采取了必要的公共卫生措施，而政府的职责在于捍卫并严格评估这些措施的有效性。我们可以确信，基于循证诊断、治疗和社会损失的研究调查可以确定某种疾病的结构、病菌以及易感人群。针对这样的已知疾病，我们可以采取有效的公共卫生政策予以应对。公共卫生机构面对的挑战是在极短的时间内熟悉新型综合症状或中毒症候群。[1]

树立或保持健康状态，预防或减少疾病传播，随之而来可能引起对个人权利的禁止或限制，因此，维持二者之间的平衡，应该遵循减少风险或减轻损害的信条。法律学者可以与公共卫生部门一起承担这个责任，公共卫生部门并不精通侵入力的影响、干预措施对个人权利侵犯造成的影响以及个体接受干预措施的范围和选择。干预措施持续的时间应该与预期效果成比例，同时还要进行审查以减少可能限制个人权利的不良效果。[1]

一项公正的公共卫生政策会给需要的人带来益处，给危及公众健康的人带来负担。这些政策不应带有性别歧视、种族歧视或者其他任何人口因素的歧视，但经科学证明为正确的政策以及经应用后能够获得预期结果的政策除外。其中一个能够解决感知上的不公平或对个人权利缺乏敏感性的方法是法定诉讼程序。利用自身对公共卫生政策的制约性影响，个体可征求其他人员对公共卫生干预措施优势的自主性、及时性意见。通过上述做法，个体可以进一步减少政策误用和无效措施的负面影响。这种公正的知情决策可以改变救济措施从而纠正政策滥用现象以及政策带来的意外后果。这种形式过程的改进会在将来带来更

多正确政策，并为能够提供司法服务的政府建立信任。[2] 遗憾的是，当公共卫生机构被迫采取措施以应对不明疾病时，时间就变得非常重要。人们可以而且应该在应对威胁的动态过程中自发进行回顾，以便于在对灾难事件有了科学了解后可以按比例缩减对个人权利的限制。[3] 在向谨慎的媒体公布事实之前，不知情的公众必须信任政府以遵守公共卫生政策。在公开论坛中进行仔细讨论不仅可以使公共卫生政策更容易地为人们所接受并因此获得期望的结果，而且有助于吸引不知情的个人或团体通过自身参与讨论过程从而促进政策的形成。整体公众的共同利益可以通过社区个人的参与得以实现。透明的政策可以强调事实，平息谣言并消除疑惑。如果制定公共卫生政策时坚持以均衡的、非歧视的以及公平的方法来确定行动的必要性的话，那么个人权利毫无疑问将得到保护。[4]

■ 疏散命令："为了自己，你也许会留心这条建议"

命运会造就机遇。本文作者自愿撤离查理飓风（2004 年 8 月 13 日）[5] 救援现场后发布了查理飓风威胁的应对措施，随后又写了本文。1998 年发生在南卡罗来纳州查尔斯顿地区的弗洛伊德飓风经历了臭名昭著的强制疏散，自此之后，新的疏散措施就被付诸实施了。当时，受灾群众沿着公路 I-26 一直走到哥伦比亚，沿途用 18 个小时，经过了 150 多英里的路程，这次疏散行动给他们带来了极大的痛苦。在弗洛伊德飓风暴发的时候，当地居民对雨果飓风依然记忆犹新[1]，约 1/7 的南卡罗来纳州人口参与了整个海岸线的疏散行动。[6] 在经历过弗洛伊德飓风有缺陷的疏散行动后，公众的大声疾呼使回顾灾害救援医学的科学对整个数据收集过程造成了重大变化，南卡罗来纳州的主管人员正是根据州法律采用该数据收集过程后才宣布了强制性疏散行动。[7] 灾难演习已经证实，尽管处于危险中的南卡罗来纳州海岸线地区出现了移民潮，但通过计算机辅助场景与车道逆转、新公路建设、南卡罗来纳州数百名执法人员以及运输部工作人员的战略性合作成功减少了疏散行动的时间，减少的时间甚至多达 10 个小时。[8] 弗洛伊德飓风疏散行动后不久，人们进行了客观的评估活动，随后又增投了资金以促使相关人员作出发布强制疏散命令的行政决策。疏散命令可以让某个州花费数百万美元，破坏以旅游业为支柱的地方经济秩序，并进一步降低

本已岌岌可危的公众信任。为了使疏散工作更容易，2003~2004 年举行的南卡罗来纳州大会通过投票决定修改 1976 年的一部法律，授权地方长官下令整改行车通道，以使疏散区的所有车道在离开疏散区时方向一致。[9]

■ 疾病暴发法律及《急诊治疗与积极劳动法案》：患者护理保障

任何防范方法的关键之处在于地方行政机构颁布紧急命令或公告，这些命令或公告可以为公共卫生部门、医疗保健服务系统以及其他政府机构建立新的运行程序。[10] 如果某个县暴发了大规模疾病，那么应由该县县长或县委员会按照明确规定的过程颁布命令或公告。如果疾病暴发的范围跨越了县，那么应由地方长官颁布命令或公告。1986 年颁布的《急诊治疗与积极劳动法案》（EMTALA）规定院前护理可以实行区域化，以向创伤及急性脑血管意外事件（CVA）的受害者提供最佳的医疗护理，并向需要特殊护理的患者提供所需的医疗服务，如儿科、妇产科及越来越多的精神科服务。根据减缓突发公共卫生事件（PHE）威胁的行政命令，可以按照最准确及时且最有事实依据的决定，将符合共同制定标准的患者送至已建立的医疗卫生机构（HCF）或新建立的机构，这些新建立的机构配备有必要的人员、设备以及物资以满足患者的需求。[11] 这一计划可以在预期的已知病原体暴发时间之前或在检测到新型疾病的早期阶段完成（新型疾病的检测通过症状检测触发器完成）。

拨打 911（或其他电话号码）完成紧急医疗运输的请求后进入医疗保健系统的患者在救护车到达后可能会接受急诊技师（EMT）的评估。目前，某些系统可以使急诊技师－护理人员（EMT-P）通过紧急医疗服务（EMS）对患者实施运输中适宜性的检测。该检测必须按照场外医疗指导人员制定的严格标准进行，且必须经由县政府官员下达必要的批准文件。最重要的是，该检测还必须经过全体急诊技师人员、现场医疗控制人员与求助电话审查人员之间进行沟通交流才可实施。[12] 在突发公共卫生事件中，大多数现场检伤分类过程的实用扩展工作是由包括急诊技师－护理人员、注册护士（RN）或中级医疗保健提供人员（如医师助理和护理师）的全体紧急医疗服务人员完成的，即按照预设标准执行患者疏散工作。这些标准

可以重新设定，因为在集合合作团队，或者学习以前知道的，回顾的疾病暴发响应经验的过程中一直在演变，该过程必须包括：对疾病暴发的适宜教育；向紧急医疗服务救援人员发放设备、物资及个人防护装备（PPE）；对易感人群及疑似人员的筛选过程。易感人群及疑似人员会很容易身处危险之中。[13]患者会加入突发公共卫生事件的疏散及治疗过程，而且紧急医疗服务疏散现场的所有人员必以联系人的身份加入突发公共卫生事件的疏散过程。相关人员必须对疏散现场实施流行病发生可能性的评估，并作出相应的判定。[13]

通过使用优先医疗调派系统或与911操作系统相似的调派系统，突发公共卫生事件现场评估小组（FET）可以迅速被派遣至灾难现场。呼叫了911系统的人（未使用911系统的区域可以拨打其他电话号码以请求救护车服务）会接受呼叫者询问，以提供疾病症状和其他可获得的信息。呼叫者会被告知一些护理外行人适用的急救护理建议，或被告知一些在现场评估小组到达现场之前可以采取的病情遏制方法。然后，调派优先医疗系统或相似系统，将现场评估小组运送至灾难现场以实施与常见标准紧急医疗服务疏散工作区分开来的疏散工作。

如果评估小组确定患者属于突发公共卫生事件的潜在受害者，那么紧急医疗服务的全体人员可将该患者运送至鉴定和治疗主要复杂症状的医疗卫生机构（HCF）。如果患者处于困境中，那么评估小组会按照标准的操作流程对其进行照护，并将其运送至医疗卫生机构。[11]紧急医疗服务全体人员会被告知医疗卫生机构对患者采取的防范措施及其流程。在行政管理人员宣布突发公共卫生事件（PHE）期间，提供医疗卫生服务的目的地（如最近的医院）可能不是一家标准的医疗卫生机构，而可能是一家治疗发烧的医院或专为应对突发公共卫生事件建立的医疗卫生机构。[13]这些提供医疗卫生服务的地方包括经过培训的医疗保健工作人员（HCW），这些人员也配备有救援设备和救援物资，并穿戴有适当的个人防护装备（PPE）。当其他医院和医疗卫生机构在没有特殊需求患者流入的情况下被允许致力于照顾他们日常数量的患者时，最近的医院、公共卫生诊所或者其他有足够空气交换、水、热气和空气、食物准备、休息室、淋浴设备等的建筑以及社区等各种场所都可以防范突发公共卫生事件。特殊需求患者数量的激增或污染激增会导致医院

和医疗卫生机构的瘫痪。[11]通过预先存储或签订供应协议，这种新型医疗卫生机构在短期内可以进入全面运作。

人们可以制定一些指导方针，并在未来突发公共卫生事件中得到广泛考察。当疾病暴发时可以采用这些指导方针。如果患者下定决心满足预定标准，那么患者离开设有就近检测点的家乡并到另一个医疗卫生机构寻求长期护理或疾病预防后，这一过程才可以继续[3]。如果患者不满足该标准，那么他可以在当地接受适宜的诊断和护理，然后再被送往急救医疗卫生机构（如医院、诊所或医师办公室）做进一步诊断、护理或办理出院手续。[14]在突发公共卫生事件中，从最初的医疗卫生机构驶往下一个护理地点的过程中用于运送患者和陪同人员的运输工具必须实施防范措施。

《急诊治疗与积极劳动法案》规定，医疗卫生机构的专用急诊部门（ED）应该为那些提出医学鉴定请求的患者进行医疗筛选检查（MSE），还应该实施由第三方提出的医疗筛选检查。[15]行政人员将某次突发事件宣布为突发公共卫生事件期间，自愿求助于应急部门的患者可以接受由医院指定的注册护士或穿戴个人防护装备的中级护理提供人员实施的医疗筛选检查。为确保医疗保健工作人员（HCW）可以承担自己的任务，进行相应的疫苗接种，并且为身边的威胁事件提供服务，必须对他们进行筛选。[3]患者可能会进行经过突发公共卫生事件医疗卫生机构医师公认的医疗筛选检查（MSE）。这样的医疗筛选检查必须有正确的《急诊治疗与积极劳动法案》转移文件。如果患者在被转移至突发公共卫生事件医疗卫生机构之前需要稳定，或者患者为进行急性或长期护理需要获得医疗卫生机构的许可，那么医疗筛选检查也会相应开始，同时保留防范措施的实施。

医疗卫生机构（HCF）的防范措施包括对所有员工进行突发公共卫生事件（PHE）具体表现症状和迹象的培训，对经常待在工作站的工作人员进行个人防护装备的培训以及对公众入口位置的限制。[3]医疗卫生机构指定的医疗保健工作人员有权对患者进行筛选，引导患者进入医疗卫生机构的接收区进行严格诊断。如果患者来医疗卫生机构的目的是参观或者办理其他业务，那么，医疗保健工作人员还有权将这些人员与急诊部门区分开来。更重要的是，如果一个寻求医疗看护的患者通过非典型性入口进入医疗卫生机构，那么相应的，医疗卫生机构可以启动防范措施。

突发公共卫生事件特定的引导标示可以指引患者进入医疗卫生机构遏制区——一个专门进行初始评估的区域——进行评估。

与来自执法部门、公共安全部门、运输部门或其他类似机构的人员合作，接受过专业培训的医疗保健工作人员在远离医疗卫生机构入口的地方协助对那些自愿求助于医疗卫生机构的患者进行分类较为合理。为了维护公众利益，减少酒后驾驶，执法人员目前设立了道路障碍，他们会在设立道路障碍的地方检查司机的驾驶证、行车证以及医疗保险卡，拍摄有违法行为嫌疑的不良司机、过客和交通工具[16]。突发公共卫生事件的行政命令可以增加执法人员的某些权力，使他们能够采取疾病控制措施以帮助公共卫生工作[17]。在事发地点建立通往医院的安全交通车队可以作为筛选的检查站，如上文所指，可以引导患者到达突发公共卫生事件医疗卫生机构或者普通医疗卫生机构的遏制区以完成医疗筛选检查（MSE）。交通工具和交通工具上的人员将进入流行病评估和控制阶段。如果突发公共卫生事件的医疗保健工作人员在筛选后确定某个患者出现了突发公共卫生事件的疑似症状，那么就可以派遣突发公共卫生事件现场评估小组实施进一步评估和运输。运输患者的交通工具也必须进行隔离，检测污染物含量并进行相应的净化。

■ 天花疫苗：三思而后行

疾病控制与预防中心（CDC）的免疫实践咨询委员会（ACIP）在 2001 年 6 月修订了其于 1991 年制定的推荐规范，新的规范包括天花（牛痘）病毒被用作生物恐怖主义制剂以及因意外原因导致天花暴发的两种情况下牛痘疫苗的用法。该计划包括对被派遣照顾感染患者的首批救援人员和治疗团队实施接触前疫苗接种。[18]当 2001 年版的推荐规范被发布时，免疫实践咨询委员会（ACIP）的主席是莫德林[19]。后来莫德林先生在 2002 年 3 月写了一篇严谨的社论文章，呼吁政策制定者重视疫苗发病率的最有效分析结果以及天花暴发的最有效风险评估成本。福奇博士[20]也发出了相似的警告，他提醒人们关注世界各地的抗天花接种计划在面对已知风险、已知传播途径和已知情形时被中断的原因，虽然感染天花的风险在逐步下降，但每年都会出现几例由于疫苗接种导致的人员死亡。福奇博士非常赞同"封闭疫苗接种"策略。过去几十

年间人们使用的就是这种策略，该策略会将疑似感染人员和确诊感染人员隔离开来，然后对他们以及他们的联系人实施追踪和疫苗接种。这种策略可以降低疫苗不良反应（AVE）的发生风险，并有效利用疫苗和其他资源（包括人力资源）以调整计划。[20]

广泛的疫苗接种计划预计可造成 4600 种严重疫苗不良反应和 285 人死亡。[21]这些数据对于下列人群来说是无法接受的：感染了种类和风险不明的天花病毒却未出现明显症状的人。[22-23]梅尔泽[24]通过疾病控制与预防中心在 2001 年 12 月表示，易感人员的数量和假定的疾病传播率是社区人为释放天花病毒导致天花发患者数的最主要因素。对已暴发的天花事件的数据分析显示，一个天花感染患者随后可以感染一到两个人，当决定防范措施时，这些数据非常重要。数据表明，在不考虑疫苗不良反应（AVE）、天花发病率的影响以及政策调整成本的前提下，封闭疫苗接种的监督防范策略可以在最短时间内控制疾病的暴发，且造成的死亡人数最少。[24]

跨行业医学审查期刊开始在其每周公告中保留部分版面以详细介绍国家天花疫苗接种计划（NSVP）。为了筹备该计划定于 2003 年 1 月 24 日举行的开幕仪式，人们公开调查了医院在预筛选审查、疫苗管理、员工疫苗不良反应监测以及必要时向 50 万名预定急救医疗工作人员提供治疗等方面的财政负担。他们还担心，由于接种过疫苗的工作人员可能不得不放弃工作，因此基于含混假设的谬传会给此类大规模计划造成人员流失。医院还注意到，他们的医疗保健工作人员可能会通过自己使用的设备将天花传染给患者和医疗保健工作人员的家庭成员。此种情形下的公共卫生政策未能解决向接种过疫苗却出现暂时性或永久性疫苗不良反应的医疗保健工作人员作出赔偿后出现的法律后果。如果医疗保健工作人员无法工作时，谁应该为他们支付后续医疗费用呢？是通过员工赔偿金还是医疗保健工作人员自己的医疗保险[25]？这些问题仍未得到回答。

2002 年通过的《美国国土安全条例》增加了对疫苗制造商的责任保护，同时还规定医院有权管理疫苗，对他人有传染危险的个人有权接受疫苗接种。但医院律师对应该实施保护的地点存在争议，因为似乎只有医院接种门诊部在灾难现场时医院本身才会受到保护，而当医院选择场外医疗卫生机构（如诊所）时医院本身则不会受到保护。

随着国家天花疫苗接种计划（NSVP）的启动，关于医疗保健工作人员疫苗不良反应的报告也越来越多，这使得该计划的实施变得十分缓慢。如果一些医疗卫生机构中有 30% 的医疗保健工作人员可能必须放弃工作，那么人员紧缺问题就会变得非常严重。2003 年 4 月，疾病控制与预防中心的免疫实践咨询委员会（ACIP）针对 2001 年天花疫苗推荐用法发布了一份补充文件——《预防接种计划中天花疫苗的推荐用法》。原用法中要求每家医院应建立并维持至少一支救援小组，而在新用法中更改为州政府拥有一支救援小组即可。已获得的疫苗不良反应知识支持疫苗接种卫生建设，并对预先接种过的医疗保健工作人员进行筛选，将合格的人员派送至医疗卫生机构治疗小组。保护接种现场所用的医用敷料被特定小组改变之后会承受很大压力，健全的洗手技术也是如此。除出现微小疫苗不良反应的情况外，在执行国家天花疫苗接种计划之前无须担心行政休假的问题。疾病控制与预防中心发布了一份初步调查报告，报告显示，在近 24 万名接受过首次疫苗接种的健康人群中出现了 10 例心肌心包炎病患，而在 11 万名接受过多次疫苗接种的健康人群中无人患病。[26] 报告中还记录了两名出现疫苗不良反应的平民志愿者（其中一名患有心肌炎，另一名患有心包炎），他们的患病概率高于 1998 ~ 2000 年未接受疫苗接种的健康军事人员的患病概率。更令人担忧的是，报告中记录了五名平民志愿者出现了心肌缺血性的疫苗不良反应，三名平民志愿者出现了心肌梗死，两名平民志愿者出现了心绞痛的症状。调查后发现，在五名心肌缺血症状患者中，其中有四名身体中携带有已知的心血管疾病危险因素，另外一名则患有已知的心血管疾病。[26] 根据这些发现，疾病控制与预防中心的免疫实践咨询委员会（ACIP）发布了另一份补充文件，这次将患有心脏病以及携带有国家天花疫苗接种计划风险因素的人群都包括了进去。[27]

肯特·赛克维兹回答了这个问题：天花的传染性如何？研究发现，天花具有二次传染的风险，其致死率为 11%，而且通过与感染源病例的微小接触就可以带来明显的医院传播。人们的持续亲密接触经常会导致家庭中发生偶然传播，并且人们认为这种接触与免疫能力的差异以及皮肤病学的不同有关。医院经常被建议不要批准刚进行过疫苗接种的医疗保健工作人员提出的行政休假，因此，医院必须衡量内部员工携带流行病可能带来的风险。[28] 从 2003 年 1 月至 2003 年 4 月 4 日收集的数据并未证实赛克维兹的研究结论，37875 名进行过疫苗接种的平民志愿者并未对其他人造成天花感染。[29] 鉴于利益的不确定性、风险的降低、伊拉克长期战争结束后未发现任何大规模杀伤武器存在的痕迹、美国有争议的法医学环境等原因，人们对国家天花疫苗接种计划没有热烈响应。

国家天花疫苗接种计划启动一年多以后，政策制定者向那些自愿接受疫苗接种的医疗保健工作人员表明，通过颁布《天花应急救援人员保护法案》（2003 年 12 月 13 通过），他们正在倾听医疗保健工作人员的忧虑。[30] 国家天花疫苗接种计划的投入资金为 4200 万美元，从而保证该计划能够为天花应急计划的合格人员提供财政和医疗福利。美国健康和公众服务部（HHS）对天花应急计划行使批准权，并承担天花疫苗引起的某些医疗损害。此外，未进行疫苗接种的个体在与接受过疫苗接种的应急计划成员或接触过疫苗接种人员的人进行接触后会受伤，而且这些受伤的、未进行疫苗接种的个体有资格获得国家天花疫苗接种计划规定的福利。国家天花疫苗接种计划还为符合规定的隐蔽损伤幸存个体提供福利。通过在 2003 年 8 月 27 日发布联合公报版本的《天花疫苗损害赔偿表》，美国健康和公众服务部开始实施赔偿项目，并注意到医疗保健工作人员认为自己与国家天花疫苗接种计划隔离开来这一现象。[31]《天花疫苗损害赔偿表》一经发布就即刻生效。将该表从美国健康和公众服务部划转为联邦法律后，公众对赔偿计划的信任度也降低了。

博兹特和另外一些人[32] 于 2002 年 12 月 19 日在《新英格兰医学杂志》的网站上提出了一个天花疫苗政策模型。在采取多种控制天花传播的措施后，这种结果随机模型将对各种威胁因素（包括恶作剧型的威胁因素）进行考虑，并预测死亡人员的数量，但不会预测发病率和疫苗不良反应的范围。该研究将政策含义带至了灾难前线，特别是实行隔离政策的好处，强调在判例法缺乏的同时对公民自由剥夺的关注。[32] 联邦法律赋予美国公共卫生署（USPHS）这样的权力：为预防疾病的传染，必要时可在合理的时间以合理的方式拘留被认为在传染性阶段感染了传染病的个人。[33] 几个世纪以来，防范措施成功地抵制了天花的传播。天花可通过面对面接触时产生的大滴呼吸道飞沫传播。1988 年，世界卫生组织通过对天花患者周围采集的空气样本进行研究后发现，这些样本很少呈阳性。观察还发现，大多数患有常见疾病的患者咳嗽时已将其飞沫传送至远方。这两个结果为制定天花控制策略提供了临床病例。[34] 疫苗控制可用于患病风险最高的人群，即那些有过两米以内接触的人群。[35]

■ 控制策略：限制接触，限制传播

巴贝拉和他的同事[36]共同出版了一本介绍检疫（潜在接触感染患者）和隔离（通过患者症状/迹象/实验室诊断被确定为疑似感染）防范措施的初级读本。大型检疫这个术语用来帮助公共卫生政策计划人员区分小数量潜在感染患者和政策计划人员预想的生物恐怖主义场景和地方流行病。[36] 在学校和工厂等公共场合中，医师为专用急诊部门的患者提供大规模服务以限制感染源传播给其他人。而大型检疫这一临床策略与上述情形中使用的理由证明没有什么不同。医师开具一张理由证明，那么学校或者主管人员就意识到医师的意图是保护其他学生或员工免受感染。不上学或者不上班对于学生和员工来说造不成任何影响或损伤。公众也十分感激政府为避免流行病对他们或其他人的健康构成重大风险而采取的措施。为了构建更健康更安全的社会，个人与政府之间签订的公共卫生合同放弃了某些权力和自由。美国的联邦法规也适用于州际贸易以及州与州或国与国之间的旅游，而州法令则适用于大多数需要强制隔离个体的其他情况。鉴于下列问题，公共卫生机构（必要性、有效方法、比例原则以及公平性）的结构框架必须应用于警察机关的严格检疫和隔离过程：

1. 关于已知传染性疾病诊治过程的科学性是否支持将感染人群或可能被未感染人群感染的人群隔离开来？

2. 在考虑被隔离人群的尊严并为他们提供适当的舒适环境的前提下，被隔离人群是否能够居住在不会进一步促进疾病传播的住处？

3. 将个体与他们的家庭、生活和社区隔离开来的风险是否大于未被隔离，因而他们进一步促进疾病在他们的家庭、工作场所和社区传播的风险？

■ 科学驱除恐惧

在出现发热症状而未出现皮疹的阶段里，天花不

具有传染性。如果某个人接触了天花，就可能会被隔离在家里，在出现发热症状之前，他可以正常进行大多数日常活动。然后在确定他们的发热症状是不是由天花所致之前，这些个体会被隔离。与文件记录患过天花的患者进行亲密接触后，应该进行天花疫苗接种（在没有禁忌的前提下）。如果接触天花的患者不愿意承受天花疫苗出现不良反应的风险，或者被查出有某些禁忌，那么会被批准经历整整18天的检疫期，以观察发热症状预示的信息。该患者的联系人也会被隔离，以减少天花向其他人传播。如果目前的前期症状为天花的症状，那么可能需要增加接种疫苗的量，或者疫苗对该患者是一种禁忌，那么会执行其他的治疗方法。这将会是最宽松的治疗选择——允许进行观察而又没有完全破坏感染个体及其周围人的生活。[37]

■ 严重急性呼吸系统综合征——"非典"（SARS）：不同政府的及时科学交流

加拿大

德沃什教授和他的同事[3]展示了2003年3月在列治文山医院（位于加拿大多伦多）采取快速措施控制严重急性呼吸系统综合征（非典）病毒的明显证据。与两个有"非典"迹象的患者进行亲密且无保护接触的病患和医院人员被确诊感染上了严重急性呼吸系统综合征，并被告知待在家里，按照症状和迹象一览表对自己进行检测，且必须每天向公共卫生部门作两次电话汇报。然后，出现"非典"初期症状（尤其是发热症状）的15名人员被隔离。从那之后，没有再发现其他的"非典"病例。[3]

中国

2003年5月，即在"非典"暴发高峰期一个月后，北京海淀区与"非典"疑似患者有过30分钟以上亲密接触的人群接受了检疫。起初，检疫持续了14天，随着人们对检疫策略的修改，检疫期依次变为10天和3天。对进入该地区的旅行者而言，最宽松的选择就是个人监测并辅之以密切的医疗监督，这种检疫方法可以在不限制人员行动的前提下立即识别出感染人员和患者。只有那些与"非典"患者有过接触的人员在检疫期内被查出感染了"非典"。相反，没有与"非典"患者有过接触的人员均未检测出"非典"病毒。检疫工作中并未发现"非典"患者向亲属

或其他接触人员产生二次感染。接触过"非典"患者的人员被送回家中，并被告知监测他们的体温，并且所有家庭成员都要严格遵守洗手预防措施，使用非人工呼吸用防毒面具。对数据的回顾结果显示，如果公共卫生部门只关注接触过"非典"明显症状患者的人员，那么被检疫的人员数量将减少66%。在潜伏期内接触过"非典"患者的人员很少甚至不会感染上"非典"。人们可以确定的是，接触"非典"患者的人员可以独自监测自己的体温，在进行个人监测的同时进行公共卫生检测。如果患者出现发热症状，那么必须离开自己的家并被隔离。这样的调整可以让人们立即恢复至自己的日常生活，减少家庭中用于观察患者的资源总量。由于通过监测可鉴定出患病个体的数量，因此可以实时收集数据以更及时地作出调整。

中国台湾省

台湾公共卫生局采用不同的防范措施：在2003年2月至6月10日期间与"非典"患者有过亲密接触的人员的检疫期为14天，随后为与世界卫生组织保持一致，其检疫期更改为10天。与"非典"患者有过亲密接触的医院人员和病患在医疗卫生机构中接受检疫，其他人员一律在家中进行检疫，无家可归的人员则可以根据自己的意愿选择去政府检疫中心进行检疫。这一分级检疫机制的适用人群在4月28日至7月4日期间扩大至包括去台湾旅行的人。游客会在机场过境酒店或者家中接受为期10天的检疫；如果是商业公差旅游，则在其雇主指定并进行支付的检疫点进行检疫（其他公差旅游则在政府指定的检疫点进行检疫）。当所有这些检疫点都无法使用时，这些游客就在政府检疫中心进行检疫。6月9日，由于台湾商界领袖不断施压，台湾当局对台湾企业中的中国大陆返台工作人员的限制才得以放松。这些人员在戴医用口罩后可返台进行工作。[39]

处于检疫期的人员需要待在他们接受检疫的地点，戴医用口罩，观察学习其他的防范措施，并且还要经常测量体温。由于游客与医疗保健工作人员和"非典"患者的家庭成员一样，都极易与"非典"患者进行亲密接触并引发发热症状，因此A级检疫（适用于与"非典"患者有过亲密接触的人员，检疫期为14天）与B级检疫之间存在着限制性的差异。除非得到公共卫生局的许可，否则接受A级检疫的人员不得离开检疫现场，在得到批准离开检疫现场后，这

些人员的饮食须由公共卫生局负责。而接受B级检疫的人员可以自由出入公共场合进行锻炼，还可自行购买食物。为了清晰地展示两种检疫方法的不同，台湾当局官员使用视频监视器以监视接触"非典"患者的人员以及被查出在家中违反检疫规定的人员。由于在"非典"暴发末期视频监视器的广泛使用，大多数在家里进行检疫的人员都处于视频监视器的监督之中。完成检疫的人员会从当地政府收到相当于147美元的付款，并享受到一些其他社会服务。[39]

在131132名接受检疫的人员中，有286人（0.2%）由于违反检疫规定而受到了罚款的处罚。在50319名接受A级检疫的人员中，有4063人（8%）接受了视频监视器的监督，其中112人感染了"非典"。在80813名接受B级检疫的人员中，有21人（0.03%）感染了"非典"。"非典"病毒感染风险最高的人群分别为医疗保健工作人员（0.34%）、"非典"患者的家庭成员（0.33%）以及在同一航班上与"非典"患者的距离在三排之内的人员（0.36%）。而"非典"患者比例最低的人群是仅在"非典"感染区域旅行过的人群。[39]

中国香港特别行政区

2003年3月1日，香港特别行政区的"非典"传播范围被追溯至威尔斯亲王医院的医疗保健工作人员以及他们的联系人。在缓慢执行了一些内部防范措施之后，尤其是采取隔离措施后，"非典"疫情得到了遏制。"非典"疫情的第二次暴发是由于一名患者使用住宅区的厕所后，导致整个住宅区不得不接受检疫。由于被感染住宅区的人员没有遵守检疫规定或者没有坚持执行防疫指南而去了邻近的住宅区，因而疫情变得更加严重。第三次"非典"浪潮暴发在人满为患的医院，当时整个香港区域都处于"非典"疫情的包围中。截止到4月10日，香港特别行政区对确诊"非典"患者造成的家庭接触实施了家庭检疫。从实施家庭检疫到确诊患者感染之间的时间差导致了4月17日的"非典"高峰期。直到4月25日，家庭隔离政策的适用人群才扩展至与疑似"非典"患者有过接触的家庭。[40]

■ 公共卫生立法

《国家紧急卫生权利示范法案》于2001年12月21日颁布，为政府官员、立法机关以及公共卫生官

员按照下列原则审查本部门法规提供了框架：准备、监督、财产管理、人员保护以及沟通。[41]戈斯汀指出，公共卫生法规的内容错落有致地包含在数十年前应对公共卫生威胁时执行的旧法规中。他还指出，对目前循证医学进行审查或者对可靠医学进行审查都是不可能实现的。随着技术的发展[1]，医学理论得到了扩展，人们也明确定义了个人权利的法律意义，但公共卫生法律却并未得到并驾齐驱的发展。旧法律救济措施可能不适用于目前的公共卫生困境，授权不充分可能会影响救济行动的有效性，通过技术提出无实际意义且相互冲突的法规可能会阻碍地方、州以及联邦政府之间的协调性。[41]强制权可能是保证公众安全和健康的唯一方法，执行强制权时不可掉以轻心。公共卫生法律授权政府可以根据必要性原则、方法有效性原则、比例原则以及公平原则通过权力限制个人利益以保护公众健康。相反，个人会放弃自主权、自由权以及财产权。示范法案本身分为紧急事件发生之前的预申报权力和申报紧急事件后地方长官使用的权力。突发公共卫生事件的申报必须符合下列标准：①必须是疾病或者公共卫生状况的突发事件或紧急威胁；②该突发事件或紧急威胁必须由生物恐怖主义事件或新型感染性致病原或新型生物毒素或者得到控制后再次复发的感染性致病原或生物毒素造成；③该突发事件或紧急威胁可能会造成大量人员死亡、严重残疾或长期残疾，或者会使大量人员广泛接触感染源或有毒物质，从而造成大量未来损害。[41]

示范法案过滤了冗余的法规，删除了不相干的法规，并根据一系列规定个人控制措施用法的条件、原则和要求增强了传统公共卫生的权力。具体的进步包括家居隔离以及其他创造性且限制性较少的控制措施（而非强制隔离和强制检疫措施）的使用；允许对患者实施控制以提供法律诉讼程序；正确的医疗护理；卫生以及食物。[41]与公众进行透明性沟通以解释说明保护性措施和心理健康服务的获取途径可以减少公众的错误认知。主管人员进行特定声明后，行使权力的人员可以获得豁免权。自2004年7月起，根据29个州出台的相似法律示范法案指导方针，其中20个州已经颁布了一些相关法律。[42]

公民自由论的支持者指出，公共卫生权力虽然取得了一些进展，但联邦政府保留了州际贸易和对外贸易的权力、国防权力以及金钱支出权力。即使建立了国土安全部后，疾病控制与预防中心依然是突发公共卫生事件中主要的结果咨询机构。发生生物恐怖主义事件时，联邦调查局将提供与州危机管理机构相协调的联邦危机管理。美国大多数州的主要结果管理机构缺乏州基本公共卫生法律要求的行使正常职责时的全面透彻性。

安纳斯[2]声称，示范法案应当能够解决实际问题，但是要求这些当局参与实际场景还未可知，而且这些实际场景取决于州政府在突发公共卫生事件中向主管人员推荐使用的救援过程的透明度。这些当局可以应对以各种方法接触公众的各种生物制剂及相应的毒素。根据流行性感冒的定义，每年暴发的流感当然属于突发性公共卫生事件，政府必须做好全面准备工作以防止全国范围流感的暴发。2001年秋季的炭疽热事件造成的恐慌无法与涉及社区医疗保健工作人员调遣的真实突发公共卫生事件相比。目前没有出现任何经验主义证据能够证明人们还未建立一定的防范措施。

■ 未来的发展方向

公民自由论的支持者以及法律学者越来越熟悉疾病暴发或灾难暴发的科学以及其他公共卫生威胁因素。科学家越来越了解预期治疗方法和干预措施的道德分歧和法律分歧。这些公共利益监护人之间的协同作用和协调合作将日益提高政府起草有效公共卫生政策的能力。

参 考 文 献

1. Gostin L. Commentary：When terrorism threatens health：How far are limitations on human rights justified. J Law Med Ethics. 2003；31：524-8.

2. Annas G. Bioterrorism, public health, and civil liberties. New Engl J Med. 2002；346（17）：1337-42.

3. Dwosh H, et al. Identification and containment of an outbreak of SARS in a community hospital. Canadian Med Assoc J. 2003；168（11）：1415-20.

4. Gostin L, Bayer R, Fairchild A. Ethical and legal challenges posed by severe acute respiratory syndrome：implications for the control of severe infectious disease threats. JAMA. 2003；290（24）：3229-37.

5. State of South Carolina, Office of the Governor. Gov. Sanford expands voluntary evacuation to entire SC coast [press release].Available at：http：//www.scgovernor.com/interior.asp?SiteContentId=6&pressid=119&NavId=54

&ParentId=0.

6. Dow K, Cutter S. South Carolina's response to hurricane Floyd. Available at : http : //www.colorado.edu/hazards/qr/qr128/qr128.html..

7. South Carolina Code of Laws. § 25-1-440 (Additional powers and duties of governor during declared emergency) . Available at : http : //www.scstatehouse.net/code/t25c001.htm.

8. Intelligent Transportation Systems. Summary of Regional Hurricane Traffic Operations Workshops. Available at : http : //www.itsdocs.fhwa.dot.gov /jpodocs/repts_te/13788.html.

9. South Carolina Legislature Online. South Carolina General Assembly 115th Session, 2003-2004.Available at : http : //www.scstatehouse.net/sess115_2003-2004/prever/246_20030122.htm.

10. Center for Law and the Public's Health at Georgetown and Johns Hopkins Universities. The Model State Emergency Health Powers Act. Article IV. Section 401. Declaration. Available at : http : //www.publichealthlaw.net/MSEHPA/MSEHPA2.pdf.

11. Rosenbaum S, Kamoie B. Finding a way through the hospital door : the role of EMTALA in public health emergencies. J Law Med Ethics. 2003 ; 31 (4) : 590-601.

12. Frew S, Aranosian R. Medical-legal concerns of EMS. In : Roush W, ed. Principles of EMS Systems. 2nd ed. Dallas : The American College of Emergency Physicians ; 1994 : 351.

13. McIntosh B, Hinds P, Giordano L. The role of EMS systems in public health emergencies.Prehospital Disaster Med. 1997 ; 12 (1) : 30-5.

14. Centers for Disease Control and Prevention. Use of quarantine to prevent transmission of SARS—Taiwan 2003. Morb Mortal Wkly *Rep*. 2003 ; 52 (29) : 680-3. Available at : http : //www.cdc.gov/mmwr/preview/mmwrhtml/mm5229a2.htm.

15. emtala.com. Emergency Medical Treatment and Labor Act, 42 USC § 1395dd, Stat a (Medical screening requirement) . Available at : http : //www.emtala.com/statute.txt.

16. Roadblock Registry. U.S. Supreme Court. Delaware v Prouse, 440 US 648 (1979) . Available at : http : //www.roadblock.org/federal/caseUSprouse.htm.

17. Center for Law and the Public's Health at Georgetown and Johns Hopkins Universities. Model State Emergency Health Powers Act. Article IV. Section 404. Enforcement. Available at : http : //www.publichealthlaw.net/MSEHPA/MSEHPA2.pdf.

18. Rotz LD, Dotson DA, Damon IK, Becher JA, Advisory Committee on Immunization Practices. Vaccinia(smallpox) vaccine. Recommendations of the Advisory Committee on Immunization Practices (ACIP) , 2001. *Morb Mortal Wkly Rep*. 2001 ; 50 (RR-10) : 1-25. Available at : http : //www.cdc.gov/mmwr/preview/mmwrhtml/rr5010a1.htm.

19. Modlin J. A mass smallpox vaccination campaign : reasonable or irresponsible? *Eff Clin Pract*. 2002 ; 5 (2) : 98-9.

20. Fauci A. Smallpox vaccination policy—The need for dialogue.*New Engl J Med*. 2002 ; 346 (17) : 1319-20.

21. Kemper A, Davis M, Freed G. Expected adverse events in a mass smallpox vaccination campaign. *Eff Clin Pract*. 2002 ; 5 (2) : 84-90.

22. Mack T. A different view of smallpox and vaccination. *New Engl J Med*. 2003 ; 348 (5) : 460-3.

23. Schneider C, McDonald M. "The king of terrors" revisited : the smallpox vaccination campaign and its lessons for future biopreparedness. *J Law Med Ethics*. 2003 ; 31 (4) : 580-9.

24. Meltzer MI, Damon I, LeDuc JW, Millar JD. Modeling potential responses to smallpox as a bioterrorist weapon. *Emerg Infect Dis*. 2001 ; 7 (6) : 959-69.

25. Piotrowski J. Smallpox, big worries. Preparing medical-response teams is easier said than done, according to healthcare providers across the nation. *Mod Healthc*. 2003 ; 33 (1) : 6-7, 12-3, 1.

26. Wharton M, Strikas RA, Harpaz R, et al, Advisory Committee on Immunization Practices, Healthcare Infection Control Practices Advisory Committee. Recommendations for using smallpox vaccine in a pre-event vaccination program : supplemental recommendations of the Advisory Committee on Immunization Practices (ACIP) and the Healthcare Infection Control Practices Advisory Committee (HICPAC) . *Morb Mortal Wkly Rep*. 2003 ; 52 (RR-7) : 1-16.

27. Supplemental recommendations on adverse events following smallpox vaccination program : recommendations of the Advisory Committee on Immunization Practices. *Morb Mortal Wkly Rep*. 2003 ; 52 (13) : 282-4.

28. Sepkowitz K. How contagious is vaccinia? *New Engl J Med*. 2003 ; 348 (5) : 439-44.

29. Centers for Disease Control and Prevention. Update : adverse events following civilian smallpox vaccination—United States,2003. *Morb Mortal Wkly Rep*. 2003 ; 52(34): 819-20.

30. Health Resources and Services Administration. Smallpox Emergency Personnel Protection Act of 2003. Available at : ftp : //ftp.hrsa.gov/smallpoxinjury/pl10820.pdf.

31. Health Resources and Services Administration. Smallpox Vaccine Injury Compensation Program. Available at : http : //www.hrsa.gov/smallpoxinjury/frn082703.htm.

32. Bozzette SA, Boer R, Bhatnagar V, et al. A model for a smallpox-vaccination policy. *New Engl J Med*. 2003 ; 348 (5) : 416-25.

33. 42 USC chapter 6A, subchapter II, part G, § 264. Available at : http : //www.cdc.gov/ncidod/dq/42USC264.htm.

34. Fenner F, Henderson DA, Arita I, Jezek Z, Ladnyi ID. Smallpox and its eradication. Available at : http : //www.

who.int/emc/diseases/smallpox/Smallpoxeradication. html.

35. Kaplan E, Craft D, Wein L. Emergency response to a smallpox attack : the case for mass vaccination. *Proc Natl Acad Sci USA*. 2002；99（16）：10935-40.

36. Barbera J, Macintyre A, Gostin L, et al. Large-scale quarantine following biological terrorism in the United States. *JAMA*. 2001；286（21）：2711-17.

37. Epstein J, Cummings DAT, Chakravarty S, Singa RM, Burke DS. Toward a containment strategy for smallpox bioterror : an individual-based computational approach. Center on Social and Economic Dynamics. ［Working paper 31.］December 2002. Available at : http : // www.brookings.edu/dybdocroot/ es/dynamics/papers/ bioterrorism.pdf.

38. Centers for Disease Control and Prevention. Efficiency of quarantine during an epidemic of severe acute respiratory syndrome—Beijing, China, 2003. *Morb Mortal Wkly Rep*. 2003；52（43）：1037-40.

39. Centers for Disease Control and Prevention. Use of quarantine to prevent transmission of severe acute respiratory syndrome-Taiwan, 2003. *Morb Mortal Wkly Rep*. 2003；52（29）：680-3.

40. Chau P, Yip P Monitoring the severe acute respiratory syndrome epidemic and assessing effectiveness of interventions in Hong Kong Administrative Region. *J Epidemiol Community Health*.2003；57（10）：766-9.

41. Gostin LO, Sapsin JW, Teret SP, et al. The Model State Emergency Health Powers Act : planning for and response to bioterrorism and naturally occurring infectious diseases. *JAMA*. 2002；288（5）：622-8.

42. The Center for Law and the Public's Health at Georgetown and Johns Hopkins Universities. The Turning Point Model State Public Health Act : State Legislative Table. Available at : http : //www. publichealthlaw.net/Resources/ ResourcesPDFs/MSPHA％20Legis Track. pdf.

27 互 助[*]

James Geiling ， Kerry Fosher

灾难发生时，紧急救灾人员的首要任务是收集救灾物资，赶赴现场，然后开始执行已反复训练过的救灾行动。人员、物资和设备都要满足行动的要求，一旦完成救灾，应急人员便进行休整，准备进行下一场灾难救援。但当灾难随着时间和范围的推移缓慢发展，涉及多个辖区的多个组织时会发生什么情况？或者，突然袭击引发的灾害涉及多个辖区的多个组织，当地资源迅速枯竭时又会发生什么情况？受灾人员哪怕需要的只是一张温暖的床或一顿热饭，都可能会超出当地资源的供应能力。

就像一个人在烤蛋糕时可能需要从邻居那里借点儿糖一样，应对突发事件的组织偶尔也需要其他组织的援助。互助是机构间在公众安全与卫生服务方面进行合作和协调的最早、最根本的形式之一。如果没有预先达成互助协议，救灾消耗或耗尽社区资源不仅会危及直接受灾民众的健康和安全，还会给救援人员和应急管理人员本身的健康和安全带来威胁。

本文介绍了联邦政府规划支持救灾活动的简短发展史，那段历史对州政府和地方政府的救灾工作均有参考价值。本文还介绍了制定互助协议的基本概念，地方、州和联邦各级制订计划的组织线索以及会破坏互助计划和行动的两个常见误区。

■ 互助的概念

应对、恢复与区域能力建设

互助最基本的形式是在需要资源的时候在组织之

间共享资源。互助可以向当前的或预期的突发事件提供具备人员、设备、物资和药剂的救援组织。互助协议用来规范共享的过程，确定什么资源在什么情况下可以共享。互助协议还可以解决潜在的问题，如共享组织和救灾人员的责任，互惠资格的审查和许可，共享组织撤回资源保护自己的能力以及对账户和回报的期望值。

互助协议往往在同类型组织之间签订，如医院与医院之间、执法机构与其他执法机构之间、公共事业公司与公共事业公司之间。为应对灾难，图书馆和博物馆之间甚至都签有互助协议。[1-2] 但是，管辖区之间也签订有互助协议，如州州互助或郡郡互助，覆盖范围包括公共安全、健康和公共工程组织。

想到互助时，大多数人脑海中都会浮现出一幅灾难现场停满了来自不同管辖区的消防车或救护车的画面。用于处理紧急情况或灾难的互助是很常见的计划，但互助的概念并不仅仅局限于救援。互助协议中通常还包括重建工作，还可以让互助计划使得组织间分享危机过后所需的公共建设工程和行政资产。事实上，一切都不能阻止合作规划和培训协议形式的互助，即使在事件发生前也无法阻止，虽然这种行为就目前来看比较罕见。

救灾和灾后恢复互助在美国的许多领域已被规划人员纳入决策模型中。[3] 作为救灾设备和培训拓展的技术基础，规划人员必须就如何分配资源才能使资源在该地区达到最大价值作出决策。通过使用或签订旨在解决如何共享区域资源的互助协议，可以更加灵活地作出上述决定。可以根据潜在用户的最佳获取方法分配资源方案，这些潜在用户是指互助协议的协议机构。

* 本文中表达的观点或主张是作者的个人观点，不代表或反映退伍军人事务部或美国政府的官方立场或观点。

概念性规划问题

作为一种规划工具，互助对一个州或地区的整体能力建设非常重要。在财政困难时期，许多地区不能为每个领域或每个机构提供完全相等的资源。好的互助协议在选择如何为整体备灾分配资源时，可以让规划人员考虑整个互助网络的能力。当然，这种互助规划一直在以非正式的标准使用。规划人员往往知道在其地区中可以共享的其他组织。然而，互助协议的使用可以使互助过程更加系统可靠，尽量减少差距或误解。如上文所述，大多数互助协议都要求解决资金、责任、许可证审批和互助组织的需求问题，以便根据对自身脆弱性的判断拒绝援助。更复杂的协议还可能包含协议附件，以处理共同行动的利益问题。

大多数概念性规划最关注的问题是定义、管理或可持续性。当一个组织意识到自己已被压垮时，通常会请求互助，比如医院。然而，这意味着必须有人决定"被压垮"的标准，并在互助资产有所帮助时满怀希望地认识到行动就是最好的能力。推进工作以明确各种情况下"几乎被压垮"的状态，在向流畅的实际行动努力过程中起了很大作用。组织还必须努力给其资源"分类"，根据紧急情况的类型对他们可以共享或期望获得的资产进行分类。当请求者请求的是援助而不是一个特定的组织时，根据互助协议提出的请求可能更容易获得成功。此外，预先确定的资源可以为援助工作提供极大的方便。

互助管理计划必须包括救援物资和人员的派遣、接收、现场管理和遣返方式。一个组织是否需要适当的救援派遣取决于其是否认真考虑过援助并且真正需要援助。接收组织还必须具有接收援助并将其投入当前行动的协议。最后，接收组织必须了解如何遣返人力资源和返还或处理物资资源。

对于多种类型的紧急情况和所有灾害，可持续性是其成功应对灾难和灾后恢复的关键因素。互助往往可以在州或国家提供援助之前到位，为组织或管辖区提供资源"后备"，以维持救灾。如果资源要求太过紧急或耗尽资源，或者如果资源在有利于延长救灾期限之前被召回，则可能会出现问题。一些互助规划人员现在想把应对可持续性的讨论放入互助协议中，并作出指导，以帮助那些现场人员对响应时限作出合理判断。

根据事件管理，处理互助队伍带来的所有资源成为事件指挥机构的职责。然而，事件管理只是一个系统，用于规范处理紧急情况或灾难中的组织机构的活动。该系统取决于良好的操作指导，以确保响应灾难时唯一不可预知的因素是灾难本身。

诸如国家应急管理协会和美国医院协会[4]之类的团体已经制定了协议范本，以便组织地方和州制定自己的互助协议时参考使用。该标准化趋势的一个公认实例是《应急管理援助契约》（EMAC），该契约是州－州互助协议的模板方案。[5]《应急管理援助契约》是一个适用于各州的全国互助制度，但为满足地方需求，允许作出一些调整，本文后面将对《应急管理援助契约》进行详细介绍。目前，只有两个州还没有采用《应急管理援助契约》，分别为加利福尼亚和夏威夷。

虽然为满足组织和区域的需求，每个协议都必须作出相应调整，但标准化除了简化程序之外还有其他益处。在某些情况下，在创建协议时节省的时间和资源可用来培训人员实施协议，还可以用于有时会由于其他优先培训事项而被忽略的互助元素。标准化还有助于确保协议能够解决操作问题，并与国家应急计划[6]和国家事故管理系统等国家计划相一致。[7]

■ 历史回顾

尽管在本书的其他地方有详细讨论，但国家救灾历史的简要回顾也可以为大众提供一个视角，通过这个视角可以了解到各级不同政府间的互助协议和进程，随着时间的推移日趋成熟的发展过程。美国现在的联邦一级灾难响应组织可以追溯到 20 世纪 60 年代初，那个时期，新成立的住房和城市发展部下属的联邦灾难援助政府管理机构，成功应对了多个大规模灾难。例如，1964 年的阿拉斯加地震之后，需要的救灾资源远远超出了当地现有的资源，引发了有关联邦政府妥善应对灾害能力的很多问题。回顾这场灾难和接下来几年发生的灾难，凭借 1974 年通过的《赈灾法》确立了总统灾难声明程序。根据该法提供的法律程序，州长可以在灾害后正式请求联邦援助以提供该州能力之外的支持。[8]实质上，这是首个州—联邦政府间的具体灾害互助协议。

然而，联邦一级的灾害反应仍然很零碎。100 多个联邦机构可以应对的灾害范围从自然灾害到涉及危险品运输的事故。[9]1979 年，卡特总统发布第 12127 号总统令，该总统令把很多与灾害相关的职责划分给了联邦紧急事务管理署（FEMA）[10]。到1989年，随着柏林墙的倒塌和全球核战争威胁的下降，联邦紧急事务管理署（FEMA）获得了资助和授权，同样努力把重点集中在了非核灾难的应对上。目前联邦灾难应对的基础，源于《罗伯特·斯塔福救灾和紧急援助法案》。该法案为联邦政府实施救灾响应提供了操作指南和资金支持。[11]

■ 现行做法

本节介绍了组织机构在着手制订互助计划时可以用到的资产或政策，可以是地方级别的，也可以是州级和联邦级别的。活动的等级和组织、政策的有效性各不相同，而且，虽然本节介绍的各种可能性可能并非全部有答案，但每种可能性都提供了一个开启互助的平台，且都是互助整体大环境的一部分。

地方社区资产

所有灾难都是从地方性事件开始的。基层急救人员通常都在救灾的第一线，在救灾过程中往往置个人安全于不顾。诸如生物恐怖事件的一些灾害，可能随着时间和距离的推移缓慢发展，但首例病例通常都是由当地医护人员或观察到异常情况的救援人员首先确认的，比如在2001年的炭疽事件中，首例病例就是由一名医生确认的。[12]

社区灾害或紧急情况规划历来都由消防部门执行，在某种程度上是因为消防人员长期的训练，并持有处理日常紧急情况方面的丰富经验。城镇行政长官或市长为总负责人，消防部门通常担任策划人员和行动人员。执法机构在制定总体应急预案中也发挥了重要作用。上述两部门的紧密结合，对成功策划和执行紧急情况及灾难应急预案至关重要，紧急情况和灾难应急预案的目标是社区居民的公共安全。这些部门与其他城镇或地方建立互助关系，为超过其处理能力的事件提供支持。其他机构一直较少参与此种准备。

地方应急规划委员会

虽然自1986年以来，社区已经依法成立了地方应急规划委员会（LEPC），但2001年的"9·11"事件还是让政府极大地加强了这些组织扩展灾难规划过程的力度。目前，规划不仅必须跨辖区进行，而且还必须涉及工业、消防和执法人员以外的其他单位。

特别值得一提的是联邦政府于1986年授权成立了州应急委员会（SERC），各州应急委员会负责发展应急规划区"……推动应急预案的编制和实施[13]"。在这些地区，各州将"……把当地应急规划委员会的成员分配到每个应急规划区。各委员会应至少包括下列团体或组织的代表：经选举产生的州官员和地方官员；执法部门、民防部门、消防部门、急救部门、健康部门、当地环保部门、医院和运输人员；广播和平面媒体、社会团体；和本小节中规定设施的业主和运营商。[13]"凡是在州应急委员会（SERC）有效的地区，凡是涉及应急计划、健康、环境风险的所有方面，州应急委员会（SERC）都应当成为社区中信息和辩论的中心。

美国公民服务队

2001年"9·11"事件之后，联邦政府成立了美国"自由军团"，努力为公民提供机会为其社区服务并树立服务公民和责任的文化。虽然美国"自由军团"由联邦政府管理，但美国"自由军团"的一个部门——美国公民团的组成部分旨在加入地方志愿者，为地方事件服务。社区应急救灾小组（CERT）计划有助于帮助个人志愿者更好地协助社区，通过该计划，志愿者可以支持应急人员，直接帮助受灾人员，并组织到达现场的志愿者。社区应急救灾小组（CERT）计划还可以协助提高以公共安全为目标的项目。[14]

其他可在当地进行援助的美国公民兵团的主要成员是医护人员—医疗储备队（MRC）部分成员。"医疗储备队计划可以协调实习医师和退休医师、护士和其他卫生专业人员以及其他对卫生问题感兴趣的公民的能力，对卫生问题感兴趣的公民指渴望成为志愿者，以解决其所在社区持续的公众健康需求问题，并在大规模突发事件情况下为其社区提供帮助的公民。[15]"

美国卫生和人类服务部的卫生局长办公室负责对该计划进行监督，但其组成成分、任务、启动、使用等均由当地州公民兵团委员会管理。地方社区领导发展医疗储备队并明确了其在救灾中的角色和职责。医疗储备队也可在日常公众健康和安全活动或其他志愿者工作中发挥作用。最后，医疗储备队可配合当地城市医疗应对系统（MMRS），并协助当地灾后医疗援助队进行救灾。

城市医疗应对系统

目前，全国很多地区都已发展了城市医疗应对系统项目。该国家计划由美国卫生和人类服务部于1996年开始执行，但在联邦紧急事务管理署的监督下，该计划已经转移到美国国土安全部项下。各区域只有朝着医疗救灾能力与备灾区域化这一目标，同时为达成此目标完成一系列步骤，才能签订城市医疗应对系统合同。该项目的主要目标是开发可以协调现有计划和资源，同时协助各机构进行规划、培训和运用的强大区域系统。该项目起初在各大城市间发展区域化灾难响应。目前，城市医疗应对系统项目的发展范围已经比较广泛。最新的城市医疗应对系统项目开始于2003年，覆盖了新英格兰北部的三个州。（更多信息请访问：http://www.nnemmrs.org）

城市医疗应对系统项目和地方应急规划委员会一样，经授权可吸纳协调规划工作中各个学科的人员。因此，在寻找既有知识资源和合作协议来完善新的互助协议方面，上述两个机构奠定了良好的基础。

其他政府机构

其他政府组织会在地方灾害应对中发挥突出作用。尽管联邦机构、地方军队、退伍军人事务署、联邦执法机构等可作为一些社区的应急救灾机构，但搜索和救援组织可能来自州渔猎管理机构、私人机构、国民空中巡逻队和其他机构，因此需要在救灾规划中预先明确各机构的角色、职责和指挥关系。

志愿者组织及志愿者

美国红十字会（ARC）为大多数社区的卫生与安全事务发挥着积极的作用。美国红十字会不属于政府机构，但却是联邦授权的救灾机构。[16]美国红十字会是国家应急计划的紧急支援功能（大众保健）的主要龙头机构。美国红十字会的工作人员均为专业人员和志愿者，救灾工作旨在满足受灾人员眼前和灾害有关的需求以及紧急救援人员的需求。美国红十字会在灾难期间为人们提供避难所、食物、健康和心理健康服务，以解决人们的基本需求，并在灾难过后继续提供服务，以帮助灾民和紧急救援人员重新回归正常生活。美国红十字会的特殊避难所也有义务协助护理和管理因为病症较轻要求其出院或因为医院设施被破坏而被疏散的住院患者。美国红十字会通常为到达其避难所寻求帮助的所有受灾人员提供医疗护理。但事前

互助协议和讨论有助于在既定的社区内协调灾后卫生服务工作。[17]

其他救援机构出现在灾难现场进行救灾，并在支持受灾人员和救援人员上发挥作用。在2001年9月11日的五角大楼灾难中，第一个到达的救援机构是救世军（J. Geiling，根据个人观察）。救世军是一个基督教徒性质的国际组织，其任务包括"……为满足受突发事件影响的人员的需求，平等地提供支持、培训和资源。"[18]其他宗教或公益组织在其所在地需要的时候，为社区提供部分帮助。

个人志愿者也往往自发赶到灾难现场，为救援工作提供部分帮助。这种"扎堆志愿服务"可以被定义为"……非计划内到达或未经邀请前来的救援人员，希望在大规模突发事件的现场提供援助，通常为自由职业者，即不了解现场指挥机构或不经过现场指挥机构指挥就在突发事件中进行自发救援的人员。[19]"上述这些志愿者并不仅限于医务人员，还可能包括消防部门和执法部门的代表和其他人员。这些志愿者之所以到达现场，一部分原因是被善意的媒体记者、政治家或具体组织的专业人员发出的请求帮助所误导。

上述志愿者和负责监督救灾工作的人员都要因此面临挑战，具体包括：志愿者安全；处理对救灾工作的干扰；防御工作，特别是犯罪现场的防御工作；以及紧急救灾人员资格。这些"证明材料"一般可以是到达现场进行救援的医疗服务人员的医疗技术和许可证，但也适用于其他救援人员。例如，事故管理人员经常需要处理自发到现场救援的消防队员，这些消防队员可能会有助于救灾，但其特殊技能并未经证实，是未知的，可能带来现场的安全隐患。因此，有人提出设立国家消防资格认证制度。[20]最后，大规模灾难的持续救灾可能需要具备专业知识的专业人员在其正常工作的地方轮班工作，如果其工作人员与那些自发前来的志愿者一样到灾难现场自行救灾，则组织将没有有效性可言。[19]

志愿者继续聚集在灾害现场的可能原因有两个：①志愿者，尤其是紧急救灾人员，是真诚无私的，并想为救灾提供帮助；②志愿者往往不确定灾害现场的确切需要，因此断定任何帮助都胜过袖手旁观，所以志愿者就来到了灾害现场。通常到灾难现场进行救援的人员很可能会继续寻求机会提供援助。然而，迅速获得需求评估并传播此类信息，可以防止不必要的援

助。这种沟通取决于一个功能良好、行之有效的、组织间的互助双向无线通信系统。到区域灾难现场进行救灾的主要救灾人员应主动确定此种角色和责任，在通常涉及多个组织或司法管辖区的情况下，此种角色和责任更应该主动确定。

扎堆行为并不仅限于人员活动。不必要捐赠的设备、衣物和医疗用品（包括需要大量后勤和行政支持的血液制品）也会出现在救灾现场。遗憾的是，此等募捐的管理会使用灾害管理本身所需的关键资产。[21]

地方应急管理计划及互助

对机构和可用人员的审查以及考虑救灾中可能出现的人员是救灾规划或减灾阶段的重要方面。把这些信息正式列入计划并制定互助协议，可最大限度地提高救灾行动顺利进行的概率。指定地方层面的计划对负责完成计划的个人（或志愿者）而言是一项艰巨的工作。国家响应计划列出了计划的基本组成部分，州政府往往把该计划模板提供给自己的城镇参考使用。例如，佛蒙特州的"示范镇紧急行动计划"就目的陈述、灾害脆弱性分析、行动、保障资源、锻炼和培训及完成镇计划所需的其他部分内容对社区完成紧急行动计划进行指导。特定紧急支援功能的细节见国家响应计划的附件13[22]。

在其他地方，通常是比较大的城市，可能会出现更复杂的情况：不同的司法管辖区和各级政府的多个机构不仅在日常事务中互动，同时也就紧急情况和灾难进行交流。国际大都市华盛顿特区已成立了由17名成员组成的政府委员会（COG），以帮助该地区的协调工作。总的来说，由于马里兰州、弗吉尼亚州、联邦政府、公共机构、私营部门、志愿组织及当地学校和大学的加入，政府委员会已建立了区域应急协调计划（RECP），在区域突发事件之前、期间或之后，为规划、沟通、信息共享和协调活动方面的协调提供一个媒介。[23] 该计划描述了其设立的目的和范围以及组织成员之间的角色、职责、沟通与关系协调。区域应急协调计划以与佛蒙特州计划类似的方式，介绍了15个领域的紧急支援功能或区域紧急支援功能（RESF），"确定了组织的资源和能力，这些资源和能力需能满足大规模紧急事件或灾难经常需要的特定类型的援助或要求。[23]" 紧急支援功能的15个领域为：交通运输；通信基础设施；公共建设及工程；消防；信息和规划；大众保健；资源辅助；健康、心理健康及医疗服务；城市搜索和救援；有害物质；食品；能源；执法；媒体关系及社区外展活动；募捐和志愿者管理。

上述监管机构和组织部门都希望能在大众需要之时为大众服务。然而，每个组织的政治、经济和结构可行性及组织成员个人，在很大程度上取决于预先安排的关系和旨在发生紧急情况或灾难事件时互相提供紧急援助的互助协议。上述安排的条件可能是提供互惠服务或接受劳动力、物资或设备的直接财务报销。虽然可能会依据不成文的相互谅解为事件作出安排，甚至可能在事件发生后才进行安排，但在理想情况下，应在事件发生之前以书面形式编纂安排。联邦紧急事务管理署（FEMA）的公共援助互助协议（恢复部门保险单号码9523.6）指定了标准，在此标准下，联邦紧急事务管理署根据此互助协议产生的公共援助计划，确认费用报销资格。[24]

周密规划的互助计划，使报销服务更加便捷，特别是在主要的大都市地区，如之前对华盛顿地区的概述。例如，华盛顿地区政府委员会（COG）的《国家首都地区互助法案》于2004年12月得到认可和国会支持，并于2005年4月获得批准施行。[25]

已签订互助协议的地区以外的紧急救灾人员，比如非常偏远的地区，还必须考虑这些应急人员如何共享救灾资源的问题。通常，上述应急人员的资产范围非常有限且覆盖面积较大。这些企业的资金在过去已被限制。但是，联邦政府从2003年的预算中拨出1.4亿美元，帮助计划建立互助协议和已经建立互助协议的农村社区。[26]

最后，即便已明确界定和编纂了的互助协议能够服务于所有参与救灾的团体，也要重视灾难规划和互助协议的制订，因为这对成功救灾至关重要。通过规划过程发展应急组织之间的关系，包括规划人员管辖权之内和之外的应急组织。交换名片、通过演习制订计划、完善通信计划以及备灾中的其他活动，都能促进参与组织之间的信任感，从而提高救灾中组织间和跨组织的整体交流。[27]

医院

自2001年的"9·11"恐怖袭击事件之后，医院备灾和预防规划的重要性急剧飙升。立法机构委派医院为应急救灾单位，也使得医院有资格获得资金，支持规划过程，解决了医院在备灾过程中经常遇到的问题。[28] 本书其他部分对个别医院的备灾和救灾进行了详细论述。[29] 但是，其他组织和机构越来越期望医院能够做好充分准备。不过，很遗憾，医院的备灾和训练往往都是单所医院单独进行，这样一来，当灾难袭击时，医院与这些团体的互动能力便有所减弱。

如上文所述，地方应急规划委员会（LEPC）准则建议地方医院参与社区应急备灾。除了患者接收和治疗的常规协议之外，目前，这些准备工作需要耗费大量资金，但是资金能力目前尚达不到，如计划接收在化学事故中的伤亡人员。医院的初级资格认证由医疗机构评审联合委员会（JCAHO）进行监督。该机构还规定了各种应急准备，同样需要额外耗费大量资金备灾。如果医院得不到足够的财政支持，而没有进行应急准备，大规模伤亡事件的受灾人员将面临"救护车无法救护"的情况。[30]

无论如何，医疗机构评审联合委员会都会继续完善其条件。医疗机构评审联合委员会应急准备的大多数要求均由其医疗环境（EC）部门提出。医疗环境性能要素4.10，要求医院与社区建立危险脆弱性分析，医院的作用涉及社区应急管理计划以及一个"所有危险"指挥机构，该机构须能迅速与社区的指挥机构相融合。每年必须进行两次测试计划演习，其中一次演习必须包括在社区范围内参与的演习（医疗环境4.20）。[31]

受灾区域的医院往往会被寻求治疗和护理的受灾人员踏破门槛，这些受灾人员实际上仅需要极少的医疗护理。此外，那些只是处于潜在生物危害潜伏期需要观察的个人，可能会造成医院没有多余的力量去治疗重病患者或重伤人员。为了防止这种日益增加的负担，医院应与特殊的庇护所签订互助协议，如上文介绍过的由美国红十字会管理的组织或其他志愿者组织。另外，紧急护理中心、个别医师或医护人员诊所、心理健康诊所、外科手术中心、养老院等，都可以为轻度患者提供护理。上述机构及其他机构也可以帮助照顾只需要居所的受灾个人。医院可以与这些组织合作，以减缓非常需要治疗的患者激增带来的压力，本书其他地方对这一主题进行了详细介绍。

社区还可使用其他模式来进行检伤分类、治疗和配给正常护理中心之外的配药设施。由军事和文职专家组成的团队所创立的模块化紧急医疗系统就是一个例子。[32-33] 随着大规模伤亡事件的总体规划指导文件的出版，这一系列出版物概述了两类中心的规划详情，这两类中心可以快速设立，以帮助减轻医院的负担。邻里紧急帮助中心旨在管理无症状和症状不严重的患者，对其提供有限的护理和治疗。[34] 急症护理中心（ACC）旨在为那些需要住院治疗，但不需要重度生命维持或重症护理的受灾人员提供护理帮助。[35] 各区域可以根据自身需求和资源灵活使用这些模式，并为社区提供了一个实用方法来处理大众护理事件。事实上，当前卫生资源和服务管理局（HRSA）的授权指导中已定义了急症护理中心（ACC）的概念。[36] 最后，美国卫生和公共服务部正在开发一系列的联邦医疗应急监测站，以满足地方医疗机构应对患者激增时治疗能力的需求。[37] 每个中心都意在鼓励社区利用现有设施建设中心，并要求社区努力与设施的业主达成"谅解备忘录"和互助协议，确保该中心能够建立、配备人员和遣散，且不需要耗费医院的资源。

志愿者是这些救灾规划和管理的重大挑战。如前文所述，积极的志愿者往往聚集在灾难现场提供援助。这种责任感也适用于那些到患者多到不堪重负的医院或损坏的医院协助有需要的患者进行护理活动的医疗服务人员。在救灾规划中，相关机构须决定是否使用志愿者，或安排志愿者担任什么角色；是否使用身为护士或医生的志愿者；如果使用志愿者，如何证明志愿者的资格。[38] 美国急诊医师协会建议，所有医院均应建立一个相应程序，让外界的医师人员参与到紧急救助中来，为已公布的医院灾难提供应急响应支持。理想情况下，救灾资格认证应在事件发生之前完成，且资格认证应在医疗服务人员所在的"当地医院"进行。在灾难事件中，如果医疗服务人员具有适当的身份证明，那么就可以立即授予其资格参与救灾。提供上述资格认证的医院必须为灾难中在其机构提供医疗护理的医生购买专业责任保险，并做好解决受伤工作人员赔偿问题的准备。[39-40] 提供救灾凭证必须遵守由医疗机构评审联合委员会（JCAHO）为医务人员（MS）制定的医务人员指导方针4.220。该标准的执行要素包括：确定负责授予此类资格的人员，确定管理那些持证人员的机制以及制定在事件发生后尽快核实证书的有限途径。[31]

身份证明和资格认证可以作为议题纳入有利于整个社区或整个州的互助协议中。由于救灾人员和志愿者都到达了灾难现场，安保人员能够确定哪些人员以什么身份参加救援至关重要，往往没有对执照和执业证书了解太深。调整身份证明的标准，可以提高该程序的速度和准确性。美国正在实施一些国家性举措，如上文所述的消防服务资格认证提案。另一项举措是用于卫生专业人员志愿者提前登记（ESAR-VHP）计划的卫生资源和服务管理局（HRSA）资金应急系统，该系统的目的是为资格认证和身份认证提供标准条款。卫生专业人员志愿者提前登记（ESAR-VHP）倡议依据《美国公法 107~188》、《2002 年公共健康安全和生物恐怖主义防备和应对法案》（第 107 条，卫生专业人员志愿者提前登记的应急系统）提出。（公法 107~188 可参考：http：//thomas.loc.gov/）。2005 年颁布的卫生资源和服务管理局（HRSA）准则要求得奖者在其所在区域发展卫生专业人员志愿者提前登记（ESAR-VHP）活动。最新的卫生专业人员志愿者提前登记（ESAR-VHP）发布于 2005 年 6 月。然而，医疗机构应寻求地方举措并积极参与，以确保满足地方需求，并使当地公民对开发于他们所在社区的系统有所了解。

与其他以社区为基础的组织一样，医院必须与其所在社区的其他单位共享资源和计划。互助协议或谅解备忘录正式划分了各单位的角色和职责。协议不仅要包括公众安全和社会行业的代表，还应包括附近其他医疗机构的代表。在医疗机构之间制定详细又实用的互助协议是一项艰巨的任务。在大多数协议机构接受这种非正式协议之前，必须反复进行协调、检查、讨论、法律审查等工作。

幸运的是，有几个模板可以辅助该进程[41-44]，具体包括：谅解备忘录的目的、通信请求的时间和方法、文档标准、患者运送指导、医院监管、金融和法律责任以及通知患者家属和医生。同样重要的是，这些事项不仅会在医疗操作的通则中进行讨论，同样也适用于患者的疏散以及和人员、药品、物资或设备的转移。

指挥机构

社区遭受灾害袭击时，地方、社区一级的资产通常最先用于救灾。大多数应急救灾社区的组织均力图采用事故指挥系统（ICS）原则建立灾害现场指挥和控制系统。本书其他地方将详细介绍。事故指挥系统建立了行之有效的组织模板，该模板可以以模块化的方式扩大或缩小，以此来满足形势的要求。行动部门的紧急医疗服务分支应负责救灾行动的医疗支援。根据本书其他地方详细介绍的国家事故管理系统（NIMS），物流部门也建立了医疗单位，为紧急救援人员本身提供医疗支持。[7]如果事件是基本上涉及所有医疗资产的大规模伤亡事件，则可由卫生部门人员担任行动组组长或事件指挥官。[45]

医院在内部或外部灾难救援中往往不遵守该组织模式规定，他们往往依靠自己的组织结构进行救灾，这样的组织结构日渐发展成为现在的模式用以支持医院的日常运营。然而，在灾难袭击时，医院必须与应急管理机构沟通，以确保机构和人员的安全，保障、优化对患者的护理，并有效地使用稀缺资源。如前文所述，医疗机构评审联合委员会（JCAHO）授权的应急管理体系，很容易与社区的应急管理体系相融合。

医院紧急事故指挥系统（HEICS）正迅速成为医疗系统的救灾标准。该系统的组织机构反映出事故指挥系统（ICS）的五个功能区：指挥、行动、规划、后勤以及金融和管理。工作事项表为每个岗位的服务人员提供了检查清单，帮助其优化救援工作以及把工作分类为紧急任务、一般任务和长期任务。医院紧急事故指挥系统不是包办式系统，而是必须适应每个事件的一道程序，需要有应急管理政策和程序的支持。[46]医院紧急事故指挥系统结构侧重于内部灾难的管理。如前文所述，对想要有效融入任何社区的灾难响应机构来说，与外部机构协调非常必要。医院紧急事故指挥系统可以通过确保遵守事故指挥系统原则的救援团体和领导（理想情况下）在事故指挥系统中找到相应人员以更好地协调救灾，从而促进上述进程。

运达灾难现场的州政府和联邦政府资产，将同样符合属于他们自己的事故指挥系统形式；为遵守国家事故管理系统（NIMS）发布新的指导方针，任何组织间的不同都可能会发生改变。[7]一场重大事故，可能需要建立多个事件指挥所（ICP）和机构紧急行动中心（EOC）。为管理整个事件，代表机构可能需要会面，成立一个联合行动中心（JOC），该中心通常设置在灾难现场以外，以便有效地进行战略上的统一指挥（J. Geiling，个人观察）。

医务工作者往往认为，日常的急救护理和实践足以应对备灾工作。虽然医疗和管理技能通常对常见的紧急情况比较有效，但并不能为混乱的灾难救援召集医护人员或机构。例如，救灾往往需要完成一般紧急情况下通常不会发生的一系列任务要求，如现场安全、搜索和救援行动、患者的转移和疏散活动、媒体的安排以及巨大的信息需求。若不了解灾难环境风险的组织环境，则各种类型的服务人员将会出现这样的情况：独立救灾时尽力做到最好，但共同救灾时，会伤害到自己和患者，不能有效利用手头的稀缺资源。[47] 因此，了解救灾组织对个人和组织的安全、对有效救灾来说势在必行，对互助资产的有效请求和管理也非常重要。

州政府资产

如上文所述，大多数灾难发生时都是地方事件，运用当地、社区一级资产进行救助。附近的州和联邦机构也可以作为社区之外的额外应急救灾机构。当社区资源无法满足需求或其他灾害特征导致需要州政府或联邦政府参与救灾（如涉及多个管辖区的火灾应对或与恐怖主义相关的事件）时，所在州的应急管理机构将作出反应。

国民警卫队

很多国有资产可以在现实情况的要求下用来支持由州负责管理的救灾工作。把州政府资产纳入州应急管理计划，自然需要详细的规划。因自身具有一定的复杂性，国民警卫队常常被忽视。根据州长的安排，除非警卫队当时被要求服务于联邦政府，否则在其所在州发生灾难时该组织应为公众利益服务。近日，国民警卫局成立了新部门，即大规模杀伤性武器民间支援队［CST（WMD）］。支援队由副官长指挥，最终由每个州的州长管辖。该支援队会在两个小时之内集合完毕，以提高地方和区域应对恐怖主义的能力，主要用于已知或涉嫌使用大规模杀伤性武器的事件。杀伤性武器包括核武器、化学制品或生物制剂。支援队部署到事件现场后，由事件指挥官指挥，并为救灾工作提供评估、建议和援助。从本质上讲，支援队可以作为其他防火组和有害物质支援队的补充力量，在其他州或联邦资产到达之前发挥桥梁和纽带的作用。[48]

州应急委员会

每个州都有自己的救灾组织系统。然而，上文介绍授权成立地方应急规划委员会（LEPC）的法律，还授权成立了州应急委员会（SERC）。[13] 每个州长任命"……州应急委员会（通常）产生于现有机构，如州环保机构、应急管理机构、交通运输机构或公共卫生机构。在其他国家，州应急委员会是公共机构和部门与民间组织和协会的代表组成的新组织。"[49] 该委员会的职责是：在每个地区建立地方应急规划区和地方应急规划委员会（LEPC）、协调和监督地方应急规划委员会（LEPCs）的活动、实施培训经费的监督建议和分配以及对地方应急规划进行年度审查。

《应急管理援助契约》

若灾难发生在几个州的边界，则可由各州进行救助，而不必在《应急管理援助契约》（EMAC）的保护下请求联邦救助。《应急管理援助契约》同《公法》104~321一样，于1996年立法，是各州之间的互助协议和一种合作伙伴关系，而且由于面对着各种灾害的共同威胁，该契约一直沿用至今；《应急管理援助契约》不是一个组织，而是一个法律机制。通过其组织的州外援助缓解了人员和设备跨州界穿梭的情况。《应急管理援助契约》援助申请是具有法律约束力的合同，规定请求援助的一方有义务偿还所有州外花费并处理牵涉到州外工作人员的责任投诉。最后，《应急管理援助契约》允许各州请求援助，并提供"各州官员争执不下的"稀缺资源。[50]

州内互助立法范例

《州内互助立法范例》由国家应急管理协会制定，与国土安全部、联邦紧急事务管理署（FEMA）及其他紧急救援机构相呼应，为扩大根据《应急管理援助契约》立法的互助协议提供了一个强大的模板。一个多学科的课题专家小组于2004年1月聚集，审查各级政府的各种互助协议，深入审查和评价开发出上述模板的最佳范例。该范例涵盖11项基本条款，"该范例就是一个工具和资源，可供各州和各管辖区在制订或完善全州互助协议时使用。预计，各州和各管辖区可能会对该范例作出修改，以符合各州法律和权限，或满足其独特的需求和情况。此外，该范例中拟议的条款和规定与被列入互助协议的建议最小纲要相辅相成，互助协议是国家事故管理系统计划草案的一部分。[51]"

联邦资产

一旦救灾工作超出了地方、州或各州间的能力，或灾难源于公认的恐怖主义行为，联邦就须调动资源协助灾区救灾，也可以请求具备不同领域救灾能力的各种组织进行救援。本书其他地方对很多组织进行了详细介绍。在比较大又毗邻联邦机构的大都市地区，这些资产应以最快速度发往灾难现场用于紧急救援。然而，对于不属于上述情况的灾难，应根据联邦政策以指定方式把联邦资产组织起来用于救灾。

国家应急计划（NRP）是联邦救灾的管理文件。如前文所述，该计划是联邦应对灾难需求的基础。目前，国家应急计划根据联邦紧急事务管理署的指导，被分配给国土安全部（DHS）、牵头机构和支持机构，用以发挥 15 个紧急支援功能（ESF）以提供强大的救灾能力。[6]

国家应急计划已经完全取代了联邦应急计划。"国家"是对该计划名称的刻意变更，强调联邦政府跨越政府范围制订救灾计划的能力，协助当地官员和机构进行救灾。[52]

灾难申报程序和联邦救灾援助

遭遇灾难袭击时，各个社区、州和其他组织通过互助协议进行合作，协助灾区和受灾人员救灾。正如前文所述，手头可能有部分联邦资产，根据不同的情况（例如，恐怖事件），其他救灾组织和个人可能会先一步到达灾难现场。除此以外，请求获得联邦援助的联邦灾难申报程序遵循 1988 年《罗伯特·斯塔福德救灾和紧急援助法案》规定的指导方针。该法案规定"申请由总统申报发生重大灾难的请求应由受灾州的州长进行填报。[53]"

州长填报的请求由联邦紧急事务管理署区域办事处处理。第一步由州政府官员和联邦政府官员进行初步损失评估（PDA）。该评估须与州长的请求一致，必须证明救灾需求超出了地方政府和州政府的负担能力。虽然发生的灾难可能以明显灾难性事件进行评估，但决定依据将以初步损失评估的结果为准。等待联邦资产批准期间，州长必须启动州应急计划，对州救灾所用资源做好记录。除了初步损失评估（PDA）之外，还需进行影响评估。影响评估会反映出公共和私营部门的财务成本状况。最后，州长必须就所申请的援助提供需求评估。根据该评估信息和州长的诉请，由总统决定援助请求是否有效，以及声明该灾难事件为联邦灾难事件可启动广泛范围内的联邦计划，并对灾难的应对、救援和恢复提供援助。[53]

全国互助和资源管理计划

政府救灾的级别越高，救灾能力越强，复杂性也就更高。预先建立的互助协议和既定的救灾能力可以提高整个救灾工作的时效性。为了简化制定互助协议和管理资源的流程，联邦紧急事务管理署同时发起了全国互助和资源管理计划及国家应急管理协会。联邦紧急事务管理署希望通过全国互助和资源管理计划，为所有灾害提供一种有效且高效的灾难应对方法。

该系统一旦付诸实施，将通过允许应急管理人员对外部资源进行迅速识别、定位、要求、命令和追踪来强化各级政府的备灾和救灾工作。该计划的主要概念包括：运用事件发生前签订的互助协议；救灾资源文件和库存相关条款；针对预先确定的、经认证、分类和能力划分的资源来部署国家库存；以及用于追踪所有救灾资源的自动化资源管理系统。[54] 最后，为帮助缓解应急管理人员决定灾区所需资源的负担，该计划还力图把联邦、州和地方资产分类，或分组为八个学科。上述分组将有助于确保请求救灾的人员得到必要的保障和支援。

■ 操作误区

本节介绍两个最常见，但是对于最佳互助计划或救灾操作最具毁灭性的误区。

双帽综合征

本文提到的救灾组织结构在本书其他地方还有详细介绍。组织结构的建立旨在确保彻底、可靠、迅速的灾害响应能力，以及对脆弱性危害的有效应对。应急管理人员已经介绍并亲自鉴定了很多救灾薄弱环节。不过，经验丰富、身体健康并且可立即参与救灾的紧急救灾人员将永远是救灾工作的有力保障。

由于政府日常需求的预算变得紧张以及目前国土安全部的额外需求，因而现有的人力资产变得越来越少。为了继续提供必要的服务，许多机构都需要个人履行"双帽"使命，承担两个职位的职责。主动请求、要求或自愿做双份工作的人员，可能会给灾难事件的应对工作增加负担。这种双帽综合征在公共部门范围之外的机构也屡见不鲜。例如，请求兼职人员或下班人员协助救灾工作，就意味着这些人员可能无法提供正常时候可提供的服务。事实上，签订非正式互助协议的机构员工有可能都是共享人员。这些挑战在启用警卫队或预备役军事期间会被放大。这些人员中有很多同时就职于其他公共部门。调查表明，所有公共服务部门、消防和救援行动、私人救护以及紧急管理服务都深受双帽综合征的危害。[55] 显然，这个问题使灾难应对更加复杂，因此，在灾前规划和培训时也必须把这个问题考虑在内。

情况如此复杂，谁在负责？

最后，本书中所介绍的详细应急救灾能力，最终都可能满足灾难现场的"实战"需求。明确的指挥和控制关系、政策指导、监管法令、互助协议、谅解备忘录或简单的"君子协定"为各方执行救灾制定了理想的机制。然而，灾难发生时，到现场救助的机构往往来自不同的地方，常常有着不同的灾害管理竞争观念。互助和工作计划，应提前安排，而不是到了灾难现场才着手准备，因为灾难现场所做的安排往往没有时间进行演练。因此，参加救灾的个人既需要灵活救灾，又需要具备接受上级组织授权现场发挥的能力。这种"计划好的即兴发挥"不但应该在预料之中，理想情况下，还应在灾难规划中反复演练。[56]

此外，到达现场的决策人员往往来自组织层次结构的下级组织。他们往往无法理解其组织在整个救灾过程中的参与作用，而是专注于他们更熟悉的组织内部政策和程序。在灾难用语中，这被称为"鲁滨逊克鲁索综合征"（Robinson Crusoe Syndrome）（即我们是岛上唯一的人类）。这种只看重组织目标的狭隘观点不仅体现在救灾中，而且在规划中也已经有所波及。[57] 这一问题也凸显了侧重跨部门或跨组织救灾培训的重要性，遗憾的是，这种培训并不常有。

■ 结论

各机构之间的非正式互助协议在救灾中使救灾成功的概率明显提高，给各救灾机构提供了强大并充足的救灾能力。救灾工作取得成功的关键在于人——人的可用性、体力、对救灾环境的了解以及在事件发生之前接受的培训。只有通过反复训练，才能对这些计划和能力的细微差别进行总结和补救，以满足那些只能依靠救灾人员及其计划救助的受灾人员的需求。

参 考 文 献

1. Inland Empire Libraries Disaster Response Network. Available at：http：//www.ieldrn.org/mutual.htm.
2. Lower Hudson Conference of Historical Agencies and Museums.Available at：http：//lowerhudsonconference. org/empart/Planning/Page10564/page105644.html.
3. National Emergency Management Association. If disaster strikes today，are you ready to lead? A governor's primer on all-hazards emergency management. Available at：http：//www.nemaweb.org/docs/Gov_Primer.pdf.
4. American Hospital Association. Model Hospital Mutual Aid Memorandum of Understanding. Available at：http：//www.aha.org/aha/key_issues/disaster_readiness/resources/content/Model HospitalMou.doc.
5. Emergency Management Assistance Compact. Available at：http：//www.emacweb.org/.
6. U.S. Department of Homeland Security. National Response Plan.Available at：http：//www.ccep.ca/responseplan.pdf.
7. U.S. Department of Homeland Security. National Incident Management System. Available at：http：//www.fema.gov/nims/.
8. Federal Emergency Management Agency. Robert T. Stafford Disaster Relief and Emergency Assistance Act，as amended by Public Law 106-390，October 30，2000. Available at：http：//www.fema.gov/ library/stafact.shtm.
9. Federal Emergency Management Agency. FEMA history. Available at：http：//www.fema.gov/about/history.shtm.
10. Federal Emergency Management Agency. Executive Order 12127：Federal Emergency Management Agency. Available at：http：//www.fema.gov/library/eo12127.shtm.
11. Roth PB，Gaffney JK. The federal response plan and disaster medical assistance teams in domestic disasters. Emerg Med Clin North Am. 1996；14（2）：371-82.
12. Bush LM，Abrams BH，Beal A，Johnson CC. Index case of fatal inhalational anthrax due to bioterrorism in the United States. New Engl J Med. 2001；345（22）：1607-10.
13. 42 USC chapter 116，subchapter I，section 11001. Available at：http：//www4.law.cornell.edu/uscode/42/11001.html.
14. U.S.Citizen Corps. Community Emergency Response Team（CERT）. Available at：http：//www.citizencorps.gov/programs/.
15. U.S. Citizen Corps. Medical Reserve Corps（MRC）program. Available at：http：//www.citizencorps.gov/programs/.
16. American Red Cross. Disaster services. Available at：http：//www. redcross.org/services/disaster/0，1082，0_319_，00.html.
17. American Red Cross. Frequently asked questions. What health services does the American Red Cross provide during a disaster? Isn't this the government's

responsibility? Available at : http : //www.redcross.org/faq/0, 1095, 0_378_, 00.html.

18. Salvation Army. Relief work. Available at : http : //www1.salvationarmy.org/ihq/www_sa.nsf/vw-search/E5C6EB09E25BC2A080256D4B004CEF40?opendocument.

19. Cone DC, Weir SD, Bogucki S. Convergent volunteerism. Ann Emerg Med. 2003 ; 41（4）: 457-62.

20. Fire Chief. National credentials? Available at : http : //www.firechief.com/preparedness/firefighting_national_credentials/.

21. Auf der Heide E. Convergence behavior in disasters. Ann Emerg Med. 2003 ; 41（4）: 463-6.

22. State of Vermont, Department of Public Safety. Model Town Emergency Operations Plan. Available at : http : //170.222.24.9/vem/ MODEL.doc.

23. Metropolitan Washington Council of Governments. Regional Emergency Coordination Plan（RECP）. Available at : http : //www.mwcog.org/security/security/plan.asp.

24. Federal Emergency Management Agency. Public Assistance : 9523.6 Mutual Aid Agreements for Public Assistance. Available at : http : //www.fema.gov/rrr/pa/9523_6.shtm.

25. Metropolitan Washington Council of Governments. Resolution requesting congressional support for national capital region mutual aid. Available at : http : //www.mwcog.org/uploads/committee-documents/v15ZXVg20040416070148.pdf.

26. US Department of Homeland Security. Mutual aid agreements : support for first responders outside major metropolitan areas. Available at : http : //www.dhs.gov/dhspublic/display?theme=63&content=233&print=true.

27. Auf der Heide E. Inter-agency communications. In : Disaster Response : Principles of Preparedness and Coordination. Available at : http : //orgmail2.coe-dmha.org/dr/index.htm.

28. White House. Homeland Security Presidential Directive/HSPD-8. Available at : http : //www.whitehouse.gov/news/releases/2003/12/print/20031217-6.html.

29. Geiling JA. Hospital preparation and response to an incident. In : Roy M, ed. Physician's Guide to Terrorist Attack. Totowa, NJ : Humana Press, Inc ; 2004 : 21-38.

30. Barbera JA, Macintyre AG, DeAtely CA. Ambulances to Nowhere : America's Critical Shortfall in Medical Preparedness for Catastrophic Terrorism. Cambridge, MA : John F. Kennedy School of Government, Harvard University ; October 2001. BCSIA Discussion Paper 2001-15, ESDP Discussion Paper ESDP-2001-07.

31. Joint Commission on Accreditation of Hospital Organizations. Comprehensive Accreditation Manual for Hospitals : The Official Handbook（CAMH）. Update 2, May 2005. Oakbrook Terrace, IL : Joint Commission on Accreditation of Hospital Organizations ; 2004.

32. U.S. Army Soldier and Biological Chemical Command. Improving local and state agency response to terrorist incidents involving biological weapons. 2003. Available at : http : //www.nnemmrs.org/surge.html（Community Planning Guide）.

33. U.S. Army Soldier and Biological Chemical Command. Modular Emergency Medical System : A Mass Casualty Care Strategy for Biological Terrorism Incidents. 2002. Available at : http : //www.nnemmrs.org/surge.html（Modular Emergency Help Center）.

34. U.S. Army Soldier and Biological Chemical Command. Neighborhood emergency help center pamphlet : a mass casualty care strategy for biological terrorism incidents. 2001. Available at : http : //www.nnemmrs.org/surge.html（Neighborhood Emergency Help Center）.

35. U.S. Army Soldier and Biological Chemical Command. Acute Care Center : A mass casualty care strategy for biological terrorism incidents. 2003. Available at : http : //www.nnemmrs.org/surge.html（Acute Care Center）.

36. Health Resources and Services Administration Special Programs Bureau. National Bioterrorism Hospital Preparedness Program FY 2004 Continuation Guidance. May 2004. HRSA grant materials are available at : http : //www.hrsa.gov.

37. U.S. Department of Health and Human Service. Federal Medical Contingency Stations Type III（Basic）demonstration. Presented at : Denver Convention Center ; January 6, 2005 ; Denver.

38. Burrington-Brown J. Practice brief. Disaster planning for a masscasualty event. J AHIMA. 2002 ; 73（10）: 64A-64C.

39. American College of Emergency Physicians. Hospital disaster planning. Ann Emerg Med. 2003 ; 42（4）: 607-8.

40. 2003 American College of Emergency Physicians' Board of Directors. Hospital Disaster Privileging, Policy No. 400326, Approved February 2003. Available at : http : //www.acep.org.

41. American Hospital Association. Model hospital mutual aid memorandum of understanding. Available at : http : //www.kyha.com/documents/ModelMOU.pdf.

42. New Hampshire Hospital Association and Vermont Hospital Association. Draft model language for hospital mutual aid agreements. Available at : http : //www.mhalink.org/public/Disaster/files/prep-2003-13-2.pdf.

43. New Hampshire Hospital Mutual Aid Network. Memorandum of understanding. Available by permission from Bizzarro K, New Hampshire Hospital Association. Available at : http : //www.nhha.org.

44. Vermont Association of Hospitals and Health Systems. Guidelines for inter-hospital mutual aid response : letter agreement. Available at : http : //www.vahhs.com/lucie/mutualaid/LetterAgreement.htm.

45. Auf der Heide E. The Incident Command System. In :

Disaster Response : Principles of Preparedness and Coordination. Available at : http : //orgmail2.coe-dmha. org/dr/index.htm.

46. San Mateo County Health Services Agency Emergency Medical Services. HEICS, the Hospital Emergency Incident Command System. Available at : http : //www. emsa.cahwnet.gov/dms2/heics3.htm.

47. Bissel RA, Becker BM, Burkle FM. Health care personnel in disaster response : reversible roles or territorial imperatives? Emerg MedClin North Am. 1996 ; 14 (2) : 267-88.

48. 103rd Weapons of Mass Destruction Civil Support Team. General fact sheet. Available at : http : //c21.maxwell. af.mil/wmd-cst/cst_factsheet_103rd.pdf.

49. The Right-To-Know-Network. What are LEPCs and SERCs? Available at : http : //65.108.196.28/Downloads/ LEPC_Bulletin.pdf.

50. Emergency Management Assistance Compact. About EMAC. Available at : http : //www.emacweb.org/.

51. National Emergency Management Association. Model Intrastate Mutual Aid Legislation. Available at : http : // emacweb.org/docs/Wide%20Release%20Intrastate%20 Mutual%20Aid.pdf.

52. U.S. Department of Homeland Security. Initial National Response Plan fact sheet. Available at : http : //www.dhs. gov/dhspublic/display?theme=43&content=1936.

53. Federal Emergency Management Agency. A guide to the disaster declaration process and federal disaster assistance. Available at : http : //www.fema.gov/rrr/dec_ guid.shtm.

54. Federal Emergency Management Agency. National mutual aid and resource management initiative. Available at : http : //www.fema. gov/preparedness/mutual_aid.shtm.

55. Denlinger RF, Gonzenbach K. The "two-hat syndrome" : determining response capabilities and mutual aid limitations. Perspectiveson Preparedness. 2002 ; 11 : 1-11.

56. Auf der Heide E. Principles of hospital disaster planning. In : Hogan DE, Burstein JL, eds. Disaster Medicine. Philadelphia : Lippincott Williams & Wilkins ; 2002 : 57- 78.

57. Auf der Heide E. Disasters are different. In : Disaster Response : Principles of Preparedness and Coordination. Available at : http : //orgmail2.coe-dmha.org/dr/index.htm.

28 超负荷救灾能力

Julie Ann P. Casani , Albert J. Romanosky

2001 年的 "9·11" 事件经常被视为备灾新定义的关键示例。事实上，在 2001 年美国遭遇恐怖袭击之前，已有多种因素迫使医疗行业开始考虑超负荷救灾能力。早在 20 多年前，急诊室人满为患这一危机就让有关部门意识到有必要弹性管理医院床位数量、为患者迅速办理出院手续、推迟预定手术、按照优先分配准则分配救护车、改变实践范例等问题，以便帮助护理人员提供紧急医疗护理。自 2001 年以来，类似严重急性呼吸道综合征（SARS）和天花疫情的备灾工作已说明了对超负荷救灾能力和服务能力的需求，不仅要增加病床数量，还需提供专业或特定的治疗（例如，高级别呼吸道隔离）。超负荷救灾规划的大部分内容都专注于多伤亡事件中受害人的创伤护理；恐怖主义和工业化学事故；突发公共卫生事件，如生物恐怖袭击和流行病。每种类型的事件所需要的能力类型都有差异，但总体原则还是有的，且该原则还有益于所有灾害救援的超负荷救灾能力规划。

资助超负荷救灾能力已成为巨大的挑战之一。美国健康经济学试图对不断增加的医疗费用加以限制，此举已导致紧急护理病床的整体减少，并最终造成家庭护理和中级护理机构相关行业极大地扩展了其覆盖范围。对大多数紧急护理医院来说，制定 "底线" 本身就是一个挑战，更不用说为可能永远不会发生的事件提供服务和职位，开发有限制的或没有预先支付的昂贵资源，以及为可能无法报销的资源消耗进行规划了。最终的结果是与势力和政策相对立，在该政策的规定下，备灾工作正试图提高超负荷救灾的能力，同时成本控制措施正把医疗护理分离出紧急护理中心（ACCs）。

超负荷救灾能力的定义涉及以下几个方面："潜在的病床；可以对患者进行检伤分类、管理、接种疫苗、消毒或简单地安置可用空间；所有类型的可用人员；必需的药品、物资和设备；甚至在超出授权能力的情况下，提供卫生保健的法定资格。[1]" 该定义的组成部分是多种元素，而不是单纯的设施或病床。希克及其同仁[2]仍然把超负荷救灾能力定义为 "医疗卫生系统处理需要特殊评估或特殊干预患者的能力。" 该定义与其他定义的区别非常重要，因为它侧重于更加专业化的资源和非固定病床的接诊能力。历史事件和理论模型都曾估算过灾后需要护理的重病患者人数。然而，"重病或受伤患者" 的定义只能根据情况决定，并不能表明受灾人员可能需要的医疗水平。发生大规模伤亡事件（MCIs）后，按照国家灾难医疗系统（NDMS）计划，创伤相关的预测范围为每百万人口 100 例至 300 例到每百万人口 300 例至 600 例。生物恐怖袭击或大规模传染病模式的预测就比较有限了。上述预测包括 NBC-CREST（国防部）每百万人口 500 例的模式概数和 15%～35% 的流感发病率规划概数。流感模式假定被感染总比例为 30%，而且，在当前的疫苗接种人数下发生普通的流感疫情，会导致 5 倍之多的人数因流感而住院和死亡，因流感而住院或死亡的大多是 65 岁及 65 岁以上的老人。[3]根据 1918~1920 年的流感数据，流感发病人数预测是根据德国现有人口所作的（约 8200 万）。估计会有 2000 万至 2500 万的流感病例发生，其中 20 万需到医院就诊，总住院治疗时间为 160 万天，流感将造成 12 万人死亡，每年超额死亡 17.5 万人。这是 2500 名患者 / 100 万人口的比率。还预测到因二次感染流感而患肺炎的病例约为 120 万人。[4]

由于评估需要根据病原体展开而且范围广大，所以为了达到规划目的，很多人通过每天每 100 万人中流感患者超过 500 人（包括成人和儿童）的比例计算所需的超负荷救灾能力。表 28-1 中介绍了区域能力要求的示例，A 区域是 A 城市所在的州内地区。[5]

大多数的预测原型都以现有的医疗服务模式为主，但是这一模式在病患人数过多的时候是否能用、是否可用尚不知晓。不管是由什么原因引起的患者激增，若要把救援水平提高到需求水平，多学科、多机构、各地区的合作规划是必不可少的，因为没有任何一个单一的部门可以提供所有急需资源。来自医保调查与质量报告机构和生物恐怖主义备灾与救灾区域化机构的执笔者共同认为："区域化对生物恐怖主义灾难救灾的各个环节都具有一定的辅助作用，其中包括在必要的灾难服务中提供超负荷救灾的能力，如检伤分类、提供医疗护理及预防性治疗分布和分配、疫情暴发调查、安全管理、应急管理……"信息管理战略的实施和事件发生前签订的（指定救灾角色、报酬及指挥系统）协议有益于各个机构之间的协调。

规划和应对的总体协调是实施的关键。新模式和范例的引入向救灾人员和公众提出了挑战，因为他们会本能地以为还在使用过去的模式和范例。如果有望实施新的方案和对策，则需要通过加强沟通、教育和演习来强化实施。事件管理系统和事件指挥系统必须与通信系统和拟定协议紧密联系在一起。

系统分级响应程序有必要采用多重模式，以解决人数激增的患者的护理问题。[7-8] 上述模式所提供的工具包可以用于评估现有资源的利用率并确定补充资源，为救灾提供必要的定位、人员和物资。此外，根据不同事故的不同类型，可能需要转移必要资产和资产的可用性。例如，毁灭性的爆炸事件所需的紧急救灾策略就与大规模传染病事件的持续救灾策略不同。无论是哪种模式都不允许医护人员接触生病或受伤的人员。在多伦多的 SARS 事件中，在急诊室、重症监护病房、冠心病监护病房工作的护士的发病率为 10.3% ~ 60.0%。[9] 此外，未能报道的健康服务人员

可能会进一步影响到救灾。如果医疗人员的身体或心理承受能力不强，则评估现有资源潜在的不可靠性可能会特别麻烦，比如 2003 年暴发的 SARS 疫情和埃博拉病毒暴发初期的出血发热。同样，如果模式实行医院离事发地点很近，那么，上述任何模式都无法预测医疗救助机构的损失情况或通往该医疗机构道路的损坏情况。

为了做好治疗成指数增加的重病或受伤患者的整体准备，必须对一些可变因素进行考虑。在每一天的日常工作中，医疗系统都以既定的"常规操作"为标准，提供必要的检伤分类、治疗和后续维护服务。如果已经满负荷运行的医疗机构还要再考虑其他的动态变化，那么暂时的供需平衡就会被破坏。已实施的行动可应用于各种救灾活动中，但不能解决眼前超负荷危机背后的根本问题：即重要类型护士短缺、医疗保险不公平现象、国家采取措施不当以及卫生经济发展趋势。在许多情况下，迫切的需求已经得到满足，系统也还原到一个不断增加新压力的正常模式。

不管是在每天、每周、每月或每个季节中，如果发现患者人数达到高峰，则应通过实施紧急行动向地方供应专用设备，以适应这种增加的需求。这样可能会导致办公时间延长、急诊室患者转诊转移、救护车服务不及时、提早解除协议，等等。2001 年，美国医院协会的一项调查表明，60% 的医院和 80% 的城市医院认为其急诊室的医疗水平"达到"或"接近"要求标准，90% 的 1 级创伤中心病床都超过 300 张。[10] 据报道，当时所有医院中，12.5% 的医院的急诊室转诊率达 20% 或 20% 以上。通过现有患者的出院、选择性手术的取消以及调用休班工作人员，可释放约 20% 的医院容量。该应对工作通常面积有限、时间有限、难度大但还可控、偶尔地"例行公事"。该级别反复或长期的压力，可造成短期（周）衰退，或理想情况下的长期解决方案，如增加工作人员、重新设计空间，等等。仔细检查这些解决方案有助于深入了解较大规模的、长期超负荷救灾能力情况的潜在解决

表 28-1 区域能力要求

	人 口	超负荷（病床/患者）	当前每日发病人数	增长（%）
A 州	5595211	2798	10006（48 个医疗机构）	28
A 区	2571695	1286	6129（22 个医疗机构）	21
A 城市	628670	314	3827（12 个医疗机构）	8

方案。为实现灵活运用而重新设计空间的新增成本，在大多数监管制度下比固定的建筑物或永久性的空间分配更具成本效益并可免税。该过程涉及一些不断变化的行动，如手术安排和人员转移的灵活性、深入理解长期灾难服务的影响。例如，位于以色列海法的Rambam 医疗中心通过改变工作人员的分配和重新设计空间，把烧伤患者的处理人数从 15 人提高到了136 人。[11]

长期事件或需要特定护理的事件要求系统优先满足其独特需求，而不是为紧急行动做准备。但是不应假定为，患者多达 100 倍时就需要 100 倍的力量进行救灾。在某些情况下，救灾会根据不同的资源、社区和事件类型有所变化，将会达到"紧急行动"不能再满足救灾需要的临界值。这种情况下，应实施"灾难救援"。措施包括：①"积极转移"患者到检伤分类和净化机构；②治疗和发布/参考协议的实施；③非紧急住院室转化为长期护理室；④普遍家庭护理计划机构可投入使用（图 28-1）。患者的"积极转移"指把救护车和患者从紧急护理室安置到能进行检伤分类、净化和治疗的地方的定向和重新定向。"积极转移"可通过远离护理设施和公共宣传活动的运输系统进行，这里的公共宣传活动是指导人们在现场之外的护理中心寻求护理而不是去医院护理之类的活动。为了使备用救援机构、医师和护理人员具备提供适当应急护理和接诊的能力，应执行治疗和出院协议以及转诊协议。这些方案都需要大量的规划、政策和法律研究，以及在

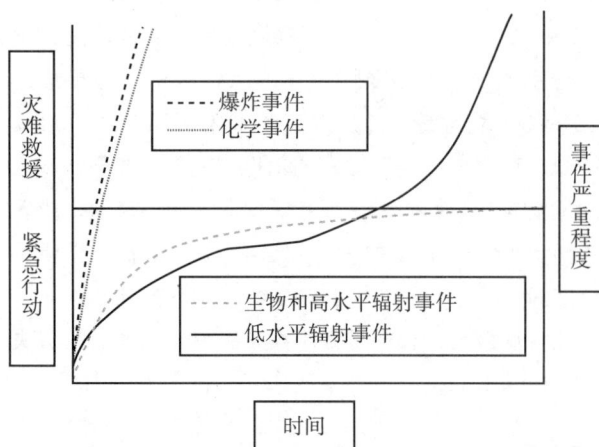

图 28-1 灾难事件的应对和严重程度的确定与时间的关系

注：灾难事件的应对和严重程度的确定都需要时间。根据事件的性质，医疗卫生系统会尽力满足不断增加的需求。由于服务需求的提高，"紧急行动"将取代"一般行动"。由于该系统被一再强调，因此灾难应对须转变为"灾难救援"。

准备实施过程中与公众的对话。

■ 现实政策

本节给出了规划能力的矩阵（表 28-2）。人们认识到，这是通过分配资源和预测需求两种困难手段进行操控的唯一途径。该模型是预先填充的，可以作为规划人员的规划起点。完全可以预料的是，社区可以添加或删除反映居民使用的可用资源和文化认同的成分。有关成分的讨论如下。

医疗护理场所已经划定完毕，但前提条件是，即便护理场所会提供持续的护理，患者可能也不会到每一个护理场所接受护理。"住院前"的护理场所在事故现场和确定护理机构之间提供医疗护理。"住院前"的护理场所还可能通过紧急救灾机构（执法部门、消防/救援/紧急医疗服务等）提供护理，或通过大规模事件的便携式应急检伤分类和净化中心提供护理。该护理场所可能还包括任何特设非正式社区急救中心。对这些活动中心进行整合可能是个挑战，尤其是在通信和信息系统有限的情况下。然而，一般公共社区的教育和备灾可以消除一部分系统增加的需求。可以假设，并不是每个人都必须在正规医疗单位接受治疗；还可以假设，并不是每一位患者都要在住院前的活动场所接受护理，并可能自行到传统机构接受护理。事实上，绝大多数能走动的患者都可以自行到他们知道的距离紧急灾难最近的传统机构（医院）接受护理，如自然灾害、爆炸等。对一些发展和进步更慢的突发公共卫生事件来说，上述情况是否属实尚未知晓。宣传工作和一致的、明确的信息方案和政策可能会影响到上述行为。

传统机构是指定期提供紧急护理和一般护理的地点。上述传统机构包括：基于医院和非医院的应急机构；私营医疗服务人员办公室；小型和大型的团体医疗服务；社区卫生服务中心，包括私人经营的和公共卫生机构管辖的社区卫生服务中心。

在突发公共卫生事件中，可通过民众自发或政策和程序的实施，把医疗护理分离出传统医疗机构。人们普遍认为，传统医疗机构的容量扩展可为激增的需求提供解决方案。据推测，如果情况确实如此，那么超负荷救灾能力将不再是问题，建设和提供更多传统医疗机构才是关键。正如前文所述，这与当前的市场和整体卫生政策力量是对立的，也是超负荷救灾能力

表 28-2 超负荷救灾规划表

组成部分	住院前护理场所	传统机构护理场所	非传统机构护理场所	家庭护理场所
机构	检伤分类机构	急诊室、紧急护理中心	场外治疗中心（紧急护理设机构），长期护理机构（场外检伤分类、治疗和交通中心）	家庭
	净化机构	医院	—	宿舍
	私营企业、社区卫生中心、联合诊所	公共医疗卫生中心	—	旅馆
	运输车辆（紧急医疗服务、私人运营商、运输部门资源）	—	—	—
人员	EMS人员（ALS/BLS）	医疗服务人员	医疗服务人员	公共卫生：流行病学的调查和追踪
	公共卫生和医院工作人员	志愿者	公共卫生机构	家庭医疗保健机构
	志愿者		志愿者	社区和宗教团体
	灾难医疗援助队（DMATs）、美国公共医疗卫生服务（USPHS）、都市医疗应对系统（MMRS）	—	灾难医疗援助队（DMATs）、美国公共医疗卫生服务（USPHS）	非政府组织
	—	—	非政府组织	—
	—	—	医疗专业的学生	—
	—	—	国家战略储备	—
药品和物资	都市医疗应对系统（MMRS）	国家战略储备	国家战略储备	国家战略储备
	灾难医疗援助队（DMATs）	计划缓存	计划缓存	医疗服务人员
	计划缓存	医疗服务人员	—	计划缓存
	医疗服务人员	—	—	—
政策（包括法律和法定问题）	检伤分类协议	专科医院的指定	—	协调
	互助协议	检伤分类协议	国家战略储备	—
	志愿者资格认证	出院计划	医疗服务人员	—
	—	转院协议	转院协议	—
	—	志愿者资格认证	志愿者资格认证	—

* 该矩阵预先填充了元素，以开始规划超负荷救灾能力。请参阅本文对列出元素的介绍和讨论。

被质疑的确切原因。因此，在突发公共卫生事件压力增加的情况下提供服务，该系统就需要除了关注传统机构资源之外，对非传统机构予以关注。对生物事件或传染病突发公共卫生事件来说，可能包括采用士兵生物和化学命令（SBCCOM）模块化紧急医疗系统模式，建立治疗和检伤分类中心，但不是建立在医院，而是在诸如长期护理机构、酒店及学校的其他地方。[12-13] 对化学事故来说，就可能在急诊室外为净化、检伤分类和治疗设立地点，例如，在灾难现场外的检伤分类、治疗和运输中心（OST³C）[14]，如果可以在灾难现场附近迅速建立这样一个中心，便可被救灾人员发现并服务于救灾。

最后，可能有很多患者不在任何一种紧急护理机构接受治疗，而是在家中进行治疗和后期调养，或以后转诊。这种非医疗机构的家居环境并不意味着非护理。相反，家庭护理可能需要相当复杂的护理和病例管理，并需要利用医疗和非医疗社区及家庭资源。

机构

住院前护理场所

在私营部门救护车不用于应急事件运输的地区，有必要事先签署谅解备忘录（MOUs），以确保人员、紧急报销、派遣协议、医疗指导的有效性和资格认证。可以使用运输部门的额外资源优化事先的规划。公共服务部门和私人服务部门的公交车、出租车和面包车都可用于运送大量患者。公共部门的运输车辆速度通常较快，且方便政府机关调用。许多政府机关与私人输送系统订立合约，以满足更常规的运输需求。相关人员可能把这些运输工具的服务范围扩大为包括既可运送患者，还可运送工作人员。最后，在灾难的初始阶段，公共交通运输工具还可以为受灾人员提供避难所。

传统医疗机构护理场所

美国已在防止地震和洪水等自然灾害破坏关键建筑物方面做了大量努力。抗震设计保障了医院的稳定性，并允许在高风险地区持续为患者提供医疗护理。

传统机构通常会根据事件的不同需要重新分配指定病床，以此解决患者骤增、病床短缺的问题。例如，具备心脏监测能力的术后麻醉恢复区，可转为重症监护病房。由于手术室还可容纳较小的手术用品，因此当天有手术安排的手术室也可用于治疗急性损伤。每天都用作单人病房且具有额外氧气插口的病房，可用作传染性疾病患者隔离室。

由于需求的增加，可以把整个医院需要隔离的患者集中到专门的多房间病房。可以通过相对较低的成本安装允许少量或大量空气负离子进入病房的通风导向板，建设能够满足高层次呼吸和隔离特殊需求的病房。在事件发生时，空气流动和空气交换可以适当调整、运用，以便灵活使用非特定病床。《生物恐怖主义防备和应对的区域化》作者通过回顾性分析确定，"在事件发生之前进行医院分配有助于降低成本和改善患者的状况。创伤护理区域化的迹象表明，高品质、高性价比护理的核心内容可以限制定点医院专业护理的成本，同时增加治疗重伤患者的经验。生物恐怖主义响应系统可能会受益于事件发生前的医院指定。"然而，在多伦多的 SARS 事件中，人们发现，把感染者转移到指定机构可能有助于防止疫情的进一步蔓延，特别是在控制措施仍然透明并普遍使用的疫情暴发初期。[15-16] 文献中对此作出了详细记录，而 Einav 及其同伴 [17] 在一项与恐怖主义有关的大规模伤亡爆炸事件研究中做了进一步描述，最紧急的受灾人员和非紧急受灾人员都已被送到最近的医院，即使该医院不是指定的创伤中心。笔者建议转变创伤护理模式，所有医院都应达到外伤护理能力的最低水平。事实上，在以色列，最新的模式指定就近医院作为所有创伤患者被送达的转运医院。只有最严重的患者才能

接受手术治疗，其他不太严重的患者在伤势稳定后即被送往周边医疗机构，因此，该医疗机构就成为检伤分类中心。在大规模人员伤亡事件中，受灾人员可能有必要并希望被转送和转移到三级医疗机构接受先进的专业护理。然而，在灾难救援阶段，受灾人员可能无法接受这些专业化的服务，因为专业化的服务已转为一般护理，或医护人员无暇提供专业化的服务。此外，由于某些原因，如位置邻近、保险范围、个人喜好等，直到把受灾人员积极转诊到检伤分类中心或已经转诊后，患者可能仍更倾向于他们自己选择的医院。人们可能无法预测哪些机构将成为重点护理机构，即使不是全部医院也有大部分医院将成为主要机构。出于这个原因，每个医疗机构都必须做好治疗患者的准备。

由于患者的自我喜好或有计划的梯度转移检伤分类计划，因此除了医院外，还需要其他传统的医疗机构。轻微病情和轻度损伤的患者可能会被检伤分类到紧急护理中心、公共卫生服务中心及社区卫生服务中心。事件发生前的实验室清单和放射能力的结果将决定最佳的检伤分类方案。

当关键医疗保健的获取途径被灾害中断后，患者（如进行血液透析的患者和处在慢性脆弱健康状况的患者）与转移到传统医疗机构的病患可能会以不同的方式造成救灾能力超负荷。传统机构需要维持提供关键服务的能力以及为社区超负荷运作做出贡献的能力。

非传统医疗机构护理场所

治疗和运输中心（OST^{3}C）这一模式使用的是快速部署中心。不管是自己选择该中心的患者，还是由救护车从爆炸或化学事件运送过来的患者，该中心统统接收。有人曾建议，及早部署当地医疗中心可以减轻当地医院的负担。[18] 为防止该中心受到进一步的污染，可能需要迅速建立净化机构。在该中心的患者护理流程指导患者先进行检伤分类流程，然后通过运输部门转移到医院或治疗区域接受明确护理。预计护理时间会相对较短（24 小时或少于 24 小时），并进行简单观察以进一步确诊。由于紧急、骤发事件（爆炸、结构坍塌或化学排放）的大部分伤亡人员将被迅速运送出现场，因此治疗和运输中心（OST^{3}C）模式最显著的弱势是对迅速部署能力和执行能力的缺乏。因此，治疗和运输中心（OST^{3}C）机构必须经过精心

的策划、整合和训练。而这些策划、整合和训练往往会限制其投入使用；然而，该机构的另外两个潜在作用包括短期（12~24 小时）观察室和大型活动的预先部署，如群众集会。物理要求包括：为救护车的通行控制交通流量、男女储物柜和淋浴设施，或用于外净化、供热和空调、发电机组后备电力的外部供水等。用于治疗和运输中心（OST³C）的潜在建筑物有体育馆、健身中心、酒店的会议中心以及任何其他具有大空间容量的建筑。

模块化紧急医疗系统（MEMS）的紧急护理中心（ACC）提供了一个可以联系到护理中心的途径。如模块化紧急医疗系统（MEMS）中所述：紧急护理中心（ACC）[19] 是一个有组织、有装备，并配备有工作人员的机构，专门为受到生物或传染病事件影响的受灾人员提供服务。[9] 紧急护理中心（ACC）旨在治疗在数天或数周内需要紧急护理而不是机械通风的患者。需要密集生命支持护理的患者将被转到传统医院进行治疗。紧急护理中心（ACC）应靠近传统医院，并对那些自荐或被推荐到急症监护中心的急诊室进行初步评估和后续检伤分类的公众保持透明。[19] 然而，紧急护理中心（ACC）也可被纳入转移协议，以缓解该检伤分类功能和优化紧急护理中心（ACC）效用给急诊室带去的压力。紧急护理中心（ACC）模式是一个配备有 250 张床位的系统（5×50 床护理室），可扩展到最多容纳 1000 名患者，需要 4 万 ~4.8 万平方英尺的规模。理想的建筑物包括兵工厂、学校、酒店会议室及社区中心。上述建筑可提供适当的空间、供暖和空调、厨房设施、充足的管道设施及电力和水的供应。上述建筑物可能还提供必要的互联网接入。[19]

紧急护理患者或为给灾民提供床位从传统紧急护理机构提前出院的患者，都可以使用长期护理机构（养老院、辅助生活设施和康复中心）。

特殊医疗需求病房主要用于需要专门服务的人员。这一现状可能使医疗社区不但能够为这部分人员提供紧急服务，还可能允许为亚急性治疗和中长期治疗提供长期护理和家庭护理。在优化事件之前（最好在社会评估之后），必须对该种类型的病房和必要的特定资源需求制订计划。

家庭护理场所

从医院出院的患者、在检伤分类中心接受检伤分类和治疗后返回家中的患者或在家接受观察以确定症状的患者需要特定的设施资源。可能需要提供充足的家庭护理配件（如轮椅、拐杖、绷带）。卫生行政部门为获取流行病信息或症状而对患者进行的检测，需要获得足够的电话监听或接触在家里提供服务的医疗服务人员。根据需要，家庭必须能够提供电热或空调、电力、水、食物供应及其他基本需求。如果家庭不能满足上述基本需求，还可以在别处使用替代家庭护理，如酒店和大学宿舍。

上文提到的所有设施都有额外的注意事项。那些可能被其他救灾机构（如美国红十字会、国民警卫队兵工厂）采用的救灾设施要慎重鉴定。此外，可以使用带有坚硬外壳或是帐篷式的便携式结构，并提供符合成本效益的、非建设性的解决方案。外壳的选择、天气因素、使用情形都可能会影响其使用寿命。如果不公开承诺，就必须制定设施谅解备忘录，以确定其可用性和事后的报销和恢复。另外，必须建立和使用充分的地方或州政府官员征用设施的法律权力。

人员

在采取救灾行动之前和突发事件不断演化的过程中，人员的作用可能会改变，实践范例也可能会转换。表 28-3 阐明了上述转变。

住院前的护理场所

对于在正式的事故现场对患者进行的检伤分类、治疗和运送，传统的消防/救援/紧急医疗服务（EMS）和其他紧急救援机构须提供必要的护理。非正式的检伤分类和运送，也由旁观者和受伤人员自己执行。正规的资源可由社区团队给予补充，如社区应急救灾小组（CERTs）。社区应急救灾小组（CERT）计划是全风险、全危险的培训，在培训过程中，市民可以首先独立采取行动，且这些行动可以起到重要作用。社区应急救灾小组（CERT）计划由洛杉矶消防部（LAFD）制定，该计划用于在该部门进行救灾之前和救灾过程中，雇用公民志愿者参与救灾，以增强救灾能力。

1993 年，联邦紧急事务管理署（FEMA）向全国的社区普及了上述概念和方案。应急管理研究所（EMI）与洛杉矶消防部（LAFD）合作，扩大了社区应急救灾小组（CERT）的救援物资，使其适用于所有危险。2002 年 1 月，社区应急救灾小组（CERT）

表 28-3　医疗服务人员的职能 *

医疗服务人员	日常职能	在患者激增时的职能
公共卫生部门：州卫生部门和地方卫生部门	心理健康、流行病调查、疾病监测、警报、医疗监管和监督、专家资源、实验室分析	*危机和资源的管理和协调及救灾的监管邻里紧急救助中心（NEHCs）、紧急护理中心（ACCs）、治疗和运输中心（OST²C）*
医院	对所有患者的诊断和治疗	对重症患者的诊断和治疗
社区卫生服务人员：私人职业医生、联合诊所、社区卫生中心、外科手术中心	对非重症患者的护理和治疗（一般医疗和心理健康服务）	对稍重症患者的护理和治疗（轻微外伤和手术患者）
消防/救援/紧急医疗服务（EMS）：公共及私人	现场事故指挥系统及控制检伤分类、治疗及运送	检伤分类、治疗及运送；*在危机和资源的管理和协调上发挥更大作用*

* 医疗提供者的角色随着事件的进展可能发生变化。此表（斜体部分）反映了医疗提供者新的或不同的角色。

被纳入了市民服务队，市民服务队是一个统一结构，连接各种志愿服务相关活动以扩大社区资源，预防犯罪和应急响应。截至 2004 年 12 月，50 个州、3 个地区以及 6 个其他国家都已使用了社区应急救灾小组（CERT）训练，共有 1900 个社区应急救灾小组（CERT）。[20]

由于爆炸事件能够引起与灾难性事件同样程度的严重后果，因此要在实施 MCI 行动的同时不断完善 MCI。如 Sacco 检伤分类法或 START（简单的检伤分类和快速治疗方案）等系统的使用将简化检伤分类，以上两种系统均是供具备基本急救技能的救援人员使用的，以便其在 30 ~ 40 秒或更短的时间内对受灾人员进行检伤分类。Sacco 检伤分类法不仅试图给患者指定敏锐性级别，还允许给患者分配现有资源。最佳情况下，根据 MCI 协议，检伤分类工作人员将限制治疗，并把患者运送出去。

诸如便携式检伤分类室或治疗和运输中心（OST³C）的中央收集站，可以配备传统紧急救灾人员之外的工作人员。预计这些中介中心提供的护理不会成为传统急诊室护理的替代品，工作人员应该至少能够为患者提供基本生命维持功能。个别管辖区可能会决定为这些中心配备更高层次的护理人员，例如，可以为预防性的抗生素或疫苗接种进行筛选和配药。目前有几种模式可用于建立检伤分类和配药站点、优化人才资源，以及预测接种疫苗或配发药物人员的人数。[21-22] 生物恐怖主义和疫情响应模式（BERM）[23]为确定此类诊所所需人员数目和类型提供了一个计算机模型，规划人员可以利用该模型提供充足的资源。大多数配药点计划以医学模式为基础，因此，可以为患者提供不同程度的检伤分类。据估计，这些服务人员可能是公共卫生机构和社区的志愿者，因为

医院的员工需要站好自己的岗位，无暇充当上述服务人员。

可用于"住院前"场所护理的额外资源包括那些参与志愿团、灾难医疗救援小组（DMATs）、都市医疗应对系统（MMRS）的人员。这些资源可以依赖直接响应突发事件的人员，而不是需要向传统机构报道的工作人员。

国家灾难医疗系统（NDMS）的一部分——联邦灾难医疗救援小组（DMAT）——是一个医疗小组，目的是在通常发生的，距离救援队很远地方的灾害或其他不寻常的事件期间，为紧急医疗服务的提供人员提供支持。灾难医疗救援小组（DMATs）带着可支持其 72 小时救援的充足物资和设备部署到灾害现场，并在固定或临时医疗点提供医疗服务。灾难医疗救援小组（DMATs）可以提供初级卫生服务和加入超负荷工作的当地医护人员的行列中。灾难医疗救援小组（DMATs）旨在成为救灾要素，帮助地方进行医疗护理，直到可以调动其他联邦资源或合同资源，或已经控制救灾形势为止。每个灾难医疗救援小组（DMAT）可部署的单位大约包括 35 个成员。然而，救援队的人数可能超过这个数字的三倍，以便可以为每个工作角色都分配足够的人员。这可确保在救灾部署时有足够的可用人员。团队成员由医疗专业人员和辅助人员组成，这些医疗专业人员和辅助人员非常有组织性，接受过良好的训练，且随时可应对突发事件。一些州和地区正在发展州内灾难医疗救援小组（DMATs）或医学储备军团。在大规模的灾难中，灾难医疗救援小组（DMAT）提供当地人员超负荷救灾的能力可能会受到限制，因为这些团队经常想依靠预期会在灾难中救灾的同一群专业人员。

都市医疗应对系统（MMRS）由美国国土安全

部和联邦紧急事务管理署管理，通过日益系统化的综合能力直接支持现有地方紧急救灾人员、医疗、公共卫生、应急管理的提高，以管理造成大规模伤亡事件（MCI）的大规模杀伤性武器，直到重要的外部资源到达救灾现场并投入使用（通常是 48 ~ 72 小时）。该计划为都市管辖区提供培训、物资、医疗缓存及协调工作。该计划不提供额外人员，但为某个地区的救灾工作提供组织结构和资源。美国现有 125 个都市医疗应对系统（MMRS）参谋部。

传统机构活动场所

传统机构对患者的护理可能需要调用额外资源，并根据员工类型的不同重新分配人员等。相对于医院内的超负荷救灾能力总量，规划人员可以计算出如下所需工作人员的数量：

$$每周 168 小时 \div 每周 40 小时的工作量 =$$
$$4.2 名全职员工（FTEs）$$

在每周 7 天、每天 24 小时运作的情况下，每名员工的职位需要 4.2 名全职员工（FTEs）。

如果工作人员与患者的比例保持在 1：4，则：

$$（新增病床数 \div 4）= 工作人员职位数$$
$$（工作人员职位数）\times（4.2 名全职员工）=$$
$$每周需要的额外医疗服务人员数$$

如果工作人员与患者的比例保持在 1：6，则：

$$（新增病床数 \div 6）= 工作人员职位数$$
$$（工作人员职位数）\times（4.2 名全职员工）=$$
$$每周需要的额外医疗服务人员数$$

如果工作人员与患者的比例保持在 1：10，则：

$$（新增病床数 \div 10）= 工作人员职位数$$
$$（工作人员职位数）\times（4.2 名全职员工）=$$
$$每周需要的额外医疗服务人员数$$

根据表 28-1 给出的区域新增病床计算结果，表 28-4 给出了不同人员配备比例下所需工作人员的计算结果。

预先建立的志愿者系统是医院的额外工作人员来源。紧急工作人员可以雇用非全职员工、退休员工或不再进行临床实践但仍有许可证的医疗服务人员志愿者。志愿者管理方案必须提供招聘、资格认证、紧急通知 / 部署、有价值人员的培训 / 定向。个体医疗单位必须决定是否给予任何特定的医护人员紧急特权，以在医疗单位负责的机构中进行实践。实践方法包括：在紧急情况下，接受其他可信医疗机构的合格救灾人员，一同制订机构应急准备计划，依靠开发志愿医疗队伍的政府计划，建立互助协定。志愿卫生人员提前登记的应急系统（ESAR-VHP）是为增加医师、护士、药剂师、行为健康专家、紧急医疗技术人员以及其他适当的医疗专业人员提供协调应急的额外步骤。志愿卫生人员提前登记的应急系统（ESAR-VHP）仍在开发中，将通过医院、资格认证委员会、专业组织等互相协作，为医护专业人员建立一个区域接受的标准化先进登记制度。通过提供快速的身份验证和后勤的需要来管理自发志愿者人数增加给组织带来的负担。为志愿者提供适当的协调努力并整合这些善意的和急需的人员，将为各方取得积极成果。

非传统医疗机构护理场所

一旦规定的护理转移或扩充到非传统机构中，有针对性地储备医疗服务人员同样会从传统医院中转移出去。医院外的主要服务人员、公共医疗服务人员、志愿团、灾难医疗救援小组（DMATs）及其他联邦资产将成为在这些地方提供医疗服务的最大支柱。此外，如美国红十字会赈灾服务和救世军的非政府机构也会提供医疗服务。必须弄清事件发生之前的机构财产清册、提供医疗服务的类型及医疗服务人员的人数和身份，以便制订一个不会"双重计算"的资产可靠计划。例如，国民警卫队医务人员的使用可能是社区

表 28-4　新增患者所需的额外工作人员

	人　口	新　增 （病床/患者）	医疗服务人员 （1：4）	医疗服务人员 （1：6）	医疗服务人员 （1：10）
A州	5595211	2798	2938	1958	1175
A地区	2571695	1286	1350	900	540
A城市	628670	314	329	220	131

计划的关键。然而，很多国民警卫队医务人员同样是地方医院的医疗服务人员，或可能成为重要的联邦资产，未必会再次参与地方救灾。

ACC模式建议，一个有50个床位的护理室至少应有以下人员每12小时轮班一次：

- 医师（1）；
- 医师助理（PA）或护师（NP）（医师助理）（1）；
- 正式护士（RNs）或正式护士（RNs）与职业护士（LPNs）混合（6）；
- 护理助理/护理技术支持人员（4）；
- 医疗职员（单位秘书）（2）；
- 有氧治疗师（RT）（1）；
- 病例经理（1）；
- 社会服务人员（1）；
- 病房管理员（1）；
- 患者运送人员（1）。

在50个床位的护理室中，每12小时轮班直接护理患者的最少人数是12人，其中包括医师、医师助理、护士、护士助理。

如果事件从"紧急行动"发展到"灾难行动"，而导致必要医疗服务人员的绝对人数发生变化，则医疗服务人员的角色也将随之改变。如表28-3所示，由于已实施"灾难行动"和积极分流，因此社区医护人员可能需要负责向不太严重的患者和受伤的患者提供护理，而医院医护人员将负责更多的垂危患者和受伤患者。

家庭护理场所

家庭护理必然需要病例管理。该种病例管理可由事件各个阶段的一些护理资源和患者的家庭护理提供。如果患者是住院治疗的，则通过住院治疗和出院进行案件管理，该案件管理可由该医疗机构负责。然而，如果患者从未接受过住院治疗或已经从该医疗机构出院，则案件管理可由公共卫生机构、社区医生等负责。家庭护理的事前资源清单将揭示社区中目前存在的、需要的资源及灾难中会产生的、可以通过备灾活动解决的所有差距。

卫生行政部门将致力于流行病学调查，其中包括病例调查和病例接触。卫生行政部门也有可能负责症状监测和传染病暴发时检疫的启动和维护。此外，公共卫生机构通常还提供具有医疗服务人员和公众信息的热线电话。在多伦多，225名居民达到了SARS的诊断标准。多伦多公共卫生机构调查了2132例潜在SARS病例，确定了需要检疫的23103名SARS患者接触人员，并记录了SARS热线的316615通电话。[24] 暂停不必要的服务可能会需要增加额外的公共卫生人员。但是，长期事件还是需要定期重新评估，以便再次启动上述服务。

家庭护理的医疗服务人员可能来自专业和非专业的医护资源。可能可以利用家庭护理机构和美国红十字会这种非政府机构，且这种机构有能力提供专业水平的服务。口服水化治疗、换药护理、日常生活活动等基本服务，可由以社区为基础的正式和非正式医护网络提供。家庭、教会和社区组织都可以提供此类服务，并可能都愿意提供此类服务，他们提供的资源很少但很有教育意义，并对此服务进行了适当的保护。事前的宣传可以把这些团体组织起来并接受其适当的支持。

药品和物资

药品和物资通常被视为短期需求和弱点。事实上，在长期事件中，如传染性疾病事件，药物和物资供应短缺可能会成为越来越多、越来越广泛的问题。灾难可能会很快耗尽包括药品在内的可用物资，或可能妨碍外部对灾区救灾物资的进一步补充。重要的是进行需求评估并制定一个持续的物资管理流程，以评估当前和预期即将需要的物资需求、采购和经费。在美国的许多灾害中，并没有出现过供应短缺的情况，但相反，过多的捐款也造成了完全不同的挑战（见"志愿者及捐赠管理"部分）。遗憾的是，事件发生之前采购和储备设备的费用很高，且在当前的经济环境下难以使人接受，与医疗机构继续转移到"及时"存货如出一辙。物资标准水平、区域负债采购和转投股票的梯度增加可以缓解备灾过程中的经济负担。联邦响应系统预计了这种需求和购买，且正在以该水平进行战略前沿部署。然而，根据事件的性质，明智之举是假设设施和机构应为事件发生后48～72小时内救灾物资的自给自足制订好计划。这就给事件规划增加了额外负担，如爆炸或化学事件，在第一小时或更早的时间内就需要供应充足的救灾资源。在这种情况下，应使用外部资源提供后续服务，并重新储备所需物资。

如果额外物资储存在仓库的中央位置，就有太多因素需要考虑，包括分配决定、送货速度和机制、可以送达的交货地点。有限的物资供应可能无法满足需求，因此在事件发生之前就应决定好分配政策，以此来促进交流、宣传以及决策人员合理的决定。不同事件的送货速度和机制可能会有所不同。自然灾害可能会妨碍大量增加的救灾物资的地面运输。2001年9月11日，五角大楼遭受袭击，应急车辆及警方封锁了道路，联邦设施的有序疏散导致了交通瘫痪，向哥伦比亚特区的一些医院预期运送的救灾物资也受到了限制（MedStar卫生系统、个人通信，2004年1月）。

充足的个人防护装备（PPE）对预期具有超负荷救灾能力的工作人员健康非常必要。根据事件的性质，在确定病原体之前，使用个人防护装备（PPE）的类型可能是对自己最好的保护。职业安全与卫生管理局明确制定了个人防护装备的标准。在非污染的物理性危害灾难中，如地震引起的建筑物倒塌，个人防护装备（PPE）应包括对肢体、头部、耳朵和眼睛的保护。在住院前的护理场所，疑似化学、爆炸污染或未知原因的污染现场，"灾区"工作人员的救灾工作可能需要一级保护。一级个人防护装备（PPE）提供了最高级别的保护，其中包括正压式呼吸器、自给式呼吸器（SCBA）和完全封闭的化学套装。转移受灾人员并进行后续净化后，在达到指定保护的适当水平之前可以采用分级"降压"的保护。例如，对感染未知传染病患者的初步评估可能最先接触的是配备有完全高效能空气粒子（HEPA）呼吸和喷嚏预防装备的医疗服务人员。一旦确定病原体并采取了其他潜在的预防措施（例如接种疫苗），个人防护装备（PPE）可以换为适当的面罩和普遍的预防措施。维持一场救灾需要的个人防护装备（PPE）的数量取决于设备的耐用性和寿命（一次性使用对多次使用）、设备在使用者之间的转移（共享）、医疗服务人员数量的预期变化。耐用的应对有害物质的装置不是每次使用后就可丢掉的东西，一套装备可能在一个事件中被使用数天，也可以在工作人员之间来回传用。用于天花呼吸防护装置的N95口罩，供轮班超过12小时的个人使用，但不能共用，且轮班结束之后应及时处理掉。个人防护装备（PPE）的要求估算可以通过下列公式计算。

每天的工作人员数 × 每天每人的换班次数 =
每天预期的个人防护装备（PPE）数

诸如抗生素、化学解毒剂、绷带和夹板之类的医疗用品，可以保存于传统机构和中央位置。预计所需物资的数量将取决于预期的增长需求，还可能与需求成比例。为调节耐用品和非耐用品的差异，需要在材料管理人员的协助下作出调整。在传统的紧急救灾机构（警察、消防/救援/紧急医疗服务）和一些诸如应急管理机构和公共卫生机构中，额外资源包括预先的缓存物资。可部署的资产，如国家战略储备、CHEMPAK方案、灾难医疗救援小组（DMATs）及都市医疗应对系统（MMRS）有缓存的医用材料，上述医用材料不仅要维持团队的救灾工作，还要治疗伤亡人员和患者。很多应清点的社区资源可用于救灾。制药厂商、兽医药房和实践、牙科医生及牙科供应店等可能有有用并可用的物资。使用规划应包括紧急采购计划、分摊政策、为加快事后恢复同这些机构签订的谅解备忘录。

诸如电力、食品和水之类必备品的运送，必须考虑到由于受伤或生病而不能接受这些服务的人员。如美国红十字会和救世军的传统正规救灾服务应和社区和以诚信为本的团体等非正规服务联合起来，这样一来，接受家庭护理的患者就能被确定下来，组织机构也是个人病例管理计划的一部分。

法律和政策问题

政策发展和决策，应尽可能在事前阶段头脑冷静时精心规划和制定，应具备充分审查当代文学和学科的能力，并可以实现对话、辩论和教育。

检伤分类、治疗和转院协议、互助协议、认证计划需要由法律顾问输入并审查。若想为政府官员的紧急事件决策权力提供依据，则可能会需要对法令和法规做一些额外的变更。实践范式转移引起的法医保护以及对激增人员的赔偿和责任。

前文所述对患者的积极转移引发了一些严重的法律问题。与医疗事故责任、州规范及《联邦紧急医疗转移和劳动法》（EMTALA）有关的问题必须深入研究、认真解决。在《联邦紧急医疗转移和劳动法》（EMTALA）的其他项目中，在患者转院之前为患者做充分检查，在转院过程中维持之前的护理标准，并在接收医疗机构中提供接收患者的医生。在不具备司法机关审查并批准的行之有效协议的医疗机构之外进行的检伤分类，将导致医疗服务人员的不予接受和不予治疗。在国家宣布灾难的过程中，《联邦紧急医疗转移和劳动法》（EMTALA）条例可能会被当局中止，但在地方或州灾难中，该法的条例将保持有效。[25]

有效的规划和资源利用也会输给压倒性的事件对资源的消耗，并导致需要重新评估和接受护理标准的退化。事件之前必须对这种潜力进行认真讨论，不仅要与政策制定者和法律专家讨论，还要与广大市民进行探讨。

■ 结论

总的来说，超负荷救灾能力规划的目标是提供一系列的预先部署流程，以确保在分级、分阶段的救灾过程中提供适当的医疗护理和资源。可以通过对人口需求和社区资源的充分评估，以及制订计划对潜在的灾难响应进行规划和实施，制订计划是为满足对资源的需求，如有需要，增加对资源的需求。规划可能不一定包括大笔资金支出，但将为创造性的协作流程提供刺激因素。学科和实践的结合必不可少，因为所有的医疗机构都不可能独自承担这个重大责任。广大市民通过多个政府机构的协作从而众志成城地应对灾难，最终将为整体的超负荷救灾能力贡献力量。

参 考 文 献

1. Joint Commission on Accreditation of Healthcare Organizations. Health Care at the Crossroads : Strategies for Creating and Sustaining Community-wide Emergency Preparedness Strategies.Available at : http ://www.jcaho.org/about+us/public+policy+initiatives/emergency_preparedness.pdf.

2. Hick JL, Hanfling D, Burstein J, et al. Health care facility and community strategies for patient care surge capacity. Ann Emerg Med.2004 ; 44（3）:253–61.

3. van Genugten MLL, Heijnen MA, Jager JC. Pandemic influenza and healthcare demand in the Netherlands : scenario analysis. Emerg Infect Dis. 2003 ; 9（5）:531–8. Available at : http ://www.cdc.gov/ncidod/EID/vol9no5/02–0321.htm.

4. Fock R, Bergmann H, Bussmann G, et al. Influenza pandemic : preparedness planning in Germany. Euro Surveill. 2002 ; 7（1）:1–5.

5. Health Resources and Services Administration. National Bioterrorism Hospital Preparedness Program, FY 2004 Continuation Guidance. Available at : ftp ://ftp.hrsa.gov/hrsa/04guidancedot/hrsa04biot.pdf.

6. Stanford-UCSF Evidence-based Practice Center. Regionalization of Bioterrorism Preparedness and Response : Evidence Report/Technology Assessment No.

96. Rockville, MD : Agency for Healthcare Research and Quality ; April 2004. AHRQ publication 04–E016–2.

7. Allswede MP, Watson SJ. AHRQ Partnership for Quality. 2002. Available at : http ://www.ahrq.gov/news/ulp/surge/allswedetxt.htm.

8. Cantrill SV, Eisert SL, Pons P, et al. Rocky Mountain Regional Care Model for Bioterrorist Events : Locate Alternate Care Sites During an Emergency. Available at : http ://www.ahrq.gov/research/altsites/.

9. Varia M, Wilson S, Sarwal S, et al. Investigation of a nosocomial outbreak of severe acute respiratory syndrome（SARS）in Toronto, Canada. CMAJ. 2003 ; 169（4）:285–92.

10. American Hospital Association. Emergency Department Overload : A Growing Crisis. Available at : http ://www.aha.org/aha/press_roominfo/ content/EdoCrisisSlides.pdf.

11. Posner Z, Admi H, Menashe N. Ten-fold expansion of a burn unit in mass casualty : how to recruit the nursing staff. Disaster Manag Response. 2003 ; 1（4）:100–4.

12. Expanding Local Healthcare Structure in a Mass Casualty Terrorism Incident, Modular Emergency Medical System. U.S.Army, SBCCOM ; June 2002. Available at : http ://www.edgewood.army.mil/hld/ip/mems_copper_book_download.htm.

13. Neighborhood Emergency Help Center, A Mass Casualty Care Strategy for Biological Terrorism Incidents. U.S. Army, SBCCOM ; May 2001. Available at : http ://www.edgewood.army.mil/hld/ip/mems_copper_book_download.htm.

14. An Alternative Health Care Facility : Concept of Operations for the Off-site Triage, Treatment and Transportation Center（OST3C）, Health and Safety Functional Workgroup, CWIRP. U.S. Army, SBCCOM ; March 2001. Available at : http ://www.edgewood.army.mil/hld/ip/mems_copper_book_download.htm.

15. Dwosh HA, Hong HH, Austgarden D, Herman S, Schabas R. Identification and containment of an outbreak of SARS in a community hospital. CMAJ. 2003 ; 168（11）:1415–20.

16. MacDonald RD, Farr B, Neill M, et al. An emergency medical services transfer authorization center in response to the Toronto severe acute respiratory syndrome outbreak. Prehosp Emerg Care. 2004 ; 8（2）:223–31.

17. Einav S, Feigenberg Z, Weissman C, et al. Evacuation priorities in mass casualty terror-related events : implications for contingency planning. Ann Surg. 2004 ; 239（3）:304–10.

18. Peleg K, Reuveni H, Stein M. Earthquake disasters—lessons to be learned. Isr Med Assoc J. 2002 ; 4（5）:373–4.

19. Modular Emergency Medical System : Concept of Operations for the Acute Care Center（ACC）. U.S. Army, SBCCOM ; May 2003. Available at : http ://www.edgewood.army.mil/hld/ip/mems_copper_book_download.

htm.

20. Federal Emergency Management Agency. CERT Overview. Available at：http：//training.fema.gov/emiweb/CERT/overview.asp.

21. Centers for Disease Control and Prevention. Download Maxi-Vac Version 1.0（Draft）. Available at：http://www.bt.cdc.gov/agent/smallpox/vaccination/maxi-vac/index.asp.

22. Centers for Disease Control and Prevention. Smallpox Response Plan and Guidelines（Version 3.0）. Annex 3：Guidelines for Large Scale Smallpox Vaccination Clinics. Available at：http://www.bt.cdc.gov/agent/smallpox/response-plan/files/annex-3.pdf.

23. Weill/Cornell Bioterrorism and Epidemic Outbreak Response Model（BERM）. Available at：http://www.hospitalconnect.com/aha/key_issues/disaster_readiness/resources/vaccination.htm.

24. Svoboda T，Henry B，Shulman L，et al. Public health measures to control the spread of the severe acute respiratory syndrome during the outbreak in Toronto. New Engl J Med. 2004；350（23）：2332-4.

25. Mitchiner JC. EMTALA：What Everyone Needs to Know. Available at：http://www.mpro.org/IT/webex/emtala/emtala_handouts.pdf.

29　运营和后勤

David Jaslow

有效的灾难管理取决于救援机构和救援人员在清晰的领导结构中进行协调工作的组织能力，这种领导结构彼此之间可以相互协调以实现具体的救灾目标，并减缓灾难的严重程度。发达国家在应急响应方面的特点是其拥有计划得当且能够有效应对和管理复杂灾难事件的能力。[1-2]

运营和后勤指的是组成事件管理系统（ICS）基本成分的五项管理职能中的两项。该专业术语还被用于描述在灾难事件中完成特殊任务的实际组成部分或工作单位。这样的专业术语已经为人们所熟知，常被用来描述地方或区域紧急突发事件（而不仅仅是灾难事件）中的相同职能。

运营科负责履行突发事故总指挥制定的一系列目标，并制定能够减缓灾难突发事件及其结果的战略性计划。这种战略性计划需要对战略资源进行组织、分配和监督，所有战略资源都存放在运营科。后勤部门负责提供运营科维持战略目标所必需的服务及援助需求。简而言之，后勤部门的职责就是寻求必需的装备、人员和服务以支持救灾操作。虽然运营科和后勤部门是两个相互独立的功能实体，且其各自职责也完全不同，但运营科在主要突发事件中的效率在某种程度上取决于后勤部门良好的组织结构和功能执行力，就像赛车手与他的后勤维修人员之间的关系。

■ 历史回顾

美国的联邦救灾历史可追溯到 1803 年，当时新罕布什尔州发生了一场毁灭性的火灾，美国国会于当年颁布了一部法案，规定新罕布什尔州可以使用联邦救灾措施。显然，自此后，美国联邦政府有了相当大

的发展，并且已经开始增加并编撰灾难援救法规。需要指出的是，和美国大多数法律一样，灾难救援的规定（如 1803 年新罕布什尔州火灾后的灾难援救规定）非常被动，而且没有任何前瞻性。无数法律和条例（如洪灾控制法案和火灾援救法案）为联邦救灾带来了相对分散的援救方法，而在《罗伯特·斯塔福德救灾和紧急援助法案》于 1974 年颁布之前，灾难援助活动通常需要上百个机构的参与。[2] 为了进一步统一联邦灾难救援，卡特总统在 1979 年宣布建立联邦紧急事务管理署（FEMA），且规定其职责为协调联邦灾难救援活动。

尽管灾难援助活动通常属于联邦层级的法律活动，但历史上灾难救助和资源调度的协调工作通常由司法行政区管辖，而司法行政区在法律上只管辖灾难发生的地点。换言之，和政治相同，所有灾难都具有"地区性"，或者至少在开始时都具有"地区性"。在美国大多数司法行政区域内，除纯粹与法律执行相关的情形（如狙击兵或绑架人质的情形）外，拥有司法权的当局消防队长（或其指定人员，被称为司法人员）成为涉及生命或财产急迫危险的突发事件中的实际指挥人员，不考虑其在重大突发事件救援中的培训程度、经验、能力、知识或胜任能力。无论是何种规模和范围的灾难，事故指挥人员对救灾活动均享有全部管理权利，除非他将管理权利转让给其他人。

几十年来，对突发事件管理过程是否缺乏救援资源，有决定权的事故指挥人员之间公认的标准惯例是尽快地从邻近社区调集额外的人力资源供应、设备以及应急交通工具。该概念被称为互助。虽然个体机构或者政治辖区之间会签订正式或者非正式的互助契约或互助协议，但是到目前为止美国还不存在国家互

助系统或者能够指导人们制订互助计划的标准指导方针。在更加先进的火灾援救系统中，互助资源是根据预先规定的规则或计划进行分配的，该概念被称为**自动援助**。开发互助系统时遇到的最大一个挑战是要克服火灾服务中"越多越好"的错误观念，因为这种观念会导致大量资源被分配至灾难现场，却不考虑这些资源是否适合灾难现场，是否是灾难现场必备资源，甚至灾难现场是否需要这些资源。而这个问题也是志愿部门较多的国家面临的一个棘手问题。

如果地区资源无法满足救灾需求，那么传统上采取的下一步行动是向州应急管理机构请求援助。主管人员有权宣布某个地区处于紧急状态，在这种状态下可以释放物质和财政资源，并激活国家警卫队。只是到了最近 10 ~ 15 年，很多州才建立了独特的、能够动员救灾活动的专业救灾小组，如城市搜救小组（USAR）、危险物质 / 大规模杀伤性武器（WMD）特遣部队、紧急医疗服务（EMS）突击队以及其他类似的组织。1996 年，美国国会颁布了《应急管理援助契约》，该互助协议允许人力救援资源及物质救援资源跨越州的界限，通过正确途径请求这些资源并经过受灾州主管人员批准后，这些资源可在公开宣布的灾难现场投入救灾运营中。

在 1979 年创建联邦紧急事务管理署之前，美国在灾难运营和后勤支持方面没有统一的联邦救灾或援救措施。联邦紧急事务管理署的职责是负责灾难应对、灾难规划、灾后重建以及灾难减缓。自创建后，联邦紧急事务管理署在灾难运营及后勤工作中的作用一直未得到明确定义和调整，直到经历了几次大规模灾难后（包括飓风雨果、飓风安德鲁以及洛马普雷塔地震），上述作用才得到了更好的定义和调整。而克林顿总统在任时联邦紧急管理署的署长詹姆斯·李·威特在将该机构从主要负责灾后重建阶段工作的组织到主要承担救灾职责的组织的转变中发挥了重要作用。

■ 现行做法

运营方面

大多数救灾工作始于呼叫 911 求助电话，而警察或者消防人员则是到达灾难现场的第一批救援人员。第一批到达灾难现场的救援人员会开始进行初期救援工作，通常包括评估立即进行减灾工作的可能性、调集更多的援救资源以及成立一个紧急事件处理中心（EOC）或者指挥中心。尽管第一批救援人员的人数可能会很少，但是他们将在更多资源到达灾难现场之前承担起初期评估灾难规模和范围的职责。当更多资源到达灾难现场后，第一批救援人员接下来会进行减灾工作以立即拯救生命。稍后，这些人员将会评估灾难的潜在短期影响和潜在长期影响，确定超出当地司法范围（包括州和联邦）的资源需求，并组建一个突发事件应急指挥系统。

根据突发事件的不同性质、突发事件的持续时间、稳定突发事件所必需的不同资源种类，灾难运营的规模和复杂程度也不同。在灾难突发事件中常见的战略资源包括火灾扑救、技术营救、危害物质防范以及紧急医疗服务，这里只略举几例。在灾难事件中需要调配的资源种类和数量完全取决于突发事件的性质以及指挥人员设定的战略目标。

在本书其他部分详细讨论过的突发事件应急指挥系统（ICS）是各种规模、各种复杂程度紧急突发事件中人员和运营管理的国家标准。突发事件应急指挥系统是一个灵活的管理体系，可允许各部门根据事故的动态变化进行相应扩张或者收缩。2004 年下半年，美国国土安全部发布了全国突发事件管理系统（NIMS），并将之作为突发事件应急指挥系统的补充模板。全国突发事件管理系统的构建理念为建立一个统一的指挥体系，并为美国应对大规模灾难事件的各种公共组织和私人组织提供互用性和兼容性框架。

运营科主管是由事故指挥人员任命的、管理和指挥救灾操作的个人，其最终职责为制定并执行策略和战略以实现突发事件援救目标。运营科主管的另一个职责是进行战略决策（即决定以何种方法、在什么时候将某些资源部署在什么地方以减缓灾难）。但是，作出这些决策的胜任能力依赖于灾难现场以及指挥部门发来的源源不断的信息。如果突发事件持续的时间超过一个作业服务周期（通常指一个工作周期），那么运营科主管会任命一名副主管，两人实行倒班制，以确保彼此有充足的时间进行营养补充和休息。

在救灾期间建立一个强健的运营科会遭遇几个难以克服的障碍。不同机构的人员可能不习惯于在一起工作，或者使用的救灾术语不同。救灾机构之间的沟通系统也可能不相同。不同机构或资源类型完成战略目标的方式可能不同。另一个经常被人误解的隐患是政治影响及自我影响，该影响往往使人作出一些会带来危险的决定。

从灾难现场的角度出发，运营科主管在救灾的初期阶段必须完成以下几个目标。第一，必须制订一份突发事件行动计划（IAP）。该计划必须详细写明救灾任务的目标以及如何实现这一目标。在灾难中必须为每个运营阶段都制订一份突发事件行动计划。第二，必须确定其组织结构覆盖的范围。选出最能胜任此项任务的人员来执行该任务，而不可根据人员的等级或者灾前的职位头衔来选取监督人员。监督人员应被授予称号并负责管理运营科的附属机构。控制范围应保持在组织结构中七个人以内。第三，当派遣应急救援人员到与灾难事件有关的不稳定环境中执行搜索、营救、疏散、医疗护理和减灾活动时，运营科主管必须与事故指挥人员和安全官员共同决定自身将承担的风险程度。第四，运营科主管必须保持与部门内部成员、其他突发事件应急指挥系统部门以及事故指挥人员之间的高效沟通。第五，运营科主管在作决定时必须理解灵活性原则。灾难事件对普通民众看起来可能是静态的，但是应急救援人员必须理解这些事件本质上是动态的。环境条件的改变、次生灾害、疲劳、资源有效性以及其他很多因素都会导致灾难条件的改变，而这些条件的改变要求突发事件减缓人员的决策具有适应性和灵活性。

在地方紧急事件中，突发事件应急指挥系统中的运营科通常很少发生扩张。但是，被美国国土安全部标注为"国家重大突发事件"的事件可能会迫使人们创建分部、小组、分支机构、特遣部队以及突击队。这些单位代表了职责的功能分隔和地理分隔。这种情况也发生在 2001 年世界贸易中心撞击事件中。纽约消防部门（FDNY）保留了对整个突发事件的指挥权和控制权，并根据突发事件应急指挥系统的原则制定了一个统一的指挥体系。灾难现场的面积只有 16 英亩（1 英亩 ≈ 4046.86 平方米），但实际情形需要运营科进行大规模扩张。人们根据附近灾难现场的街道名称制定了一些规定。救援小组含有一些功能，如技术营救、火灾扑灭以及紧急医疗服务。每个救援小组的分支机构由隶属于特殊资源类型的人员组成，如城市搜索与营救分支机构。城市搜索与营救分支机构中包含了城市搜索与营救特遣部队。来自纽约消防部门的紧急医疗服务突击队以及附近的互助组织会接受派遣任务以援助城市搜索与营救特遣部队和其他的专业资源。

多种联邦资源可用于援助地方突发事故总指挥处理大规模灾难事件及其善后工作。这些促进他们相互合作和协调的资源和方法说明详见于 2004 年 12 月开始的国家救灾计划（NRP）中。国家救灾计划将联邦协调结构、功能和资源调整为统一的、涵盖各种学科及各种危害因素的救灾方法以管理国内突发事件。专栏 29-1 给出了国家救灾计划的内容概要。

专栏 29-1　国家救灾计划概要

基本计划
附件
紧急支持功能附件
援助附件
突发事件附件

美国国土安全部派遣的两个最常见的应急响应资源是城市搜救特遣部队以及灾难医疗援助小组（DMATs）。城市搜救特遣部队专门负责救援钢筋混凝土建筑坍塌。不论何种原因造成灾难事件，他们的首要任务是援救被困在密闭空间中的人员。灾难医疗援助小组是移动的野战医院，其人员包括各种学科的医疗保健专业人员。当地基础设施无法使用时，这些医疗保健专业人员可以在延长救援期内提供医疗护理。此外，还有一些专门为儿童、烧伤患者、大规模杀伤性武器事件受害者、动物以及死者提供护理的专业灾难医疗援助小组。[3]

后勤方面

在灾难中，后勤的典型功能包括获得、维持、追踪基本的人员、物资及设备；提供沟通硬件并安装沟通系统；建立食物服务；安装并维持突发事件援助设施，如餐厅、突发事件指挥所以及夜间休息区域；为人员及物资获得必要的运输资源；向突发事件人员提供医疗服务。突发事件的规模、持续时间以及特殊需求决定了是否必须在突发事件应急指挥系统中创建独立的物流部门。根据定义，大多数灾难满足突发事故总指挥建立后勤部门时使用的标准。后勤部门的本质，或者称为职责，是解决如何获得所需资源以及如何将资源运输至需要的地方的问题。这是一个令人畏惧的职责，历史上有很多例子向我们证明获取所需资源非常困难，但事实证明，将所需资源（包括人力资源）运送至需要的地方往往是最具挑战性的工作。

后勤部门主管需要管理、指挥并最终负责运营后勤部门。如果突发事件的持续时间超过一个作业服务周期（通常指一个工作周期），那么后勤部门主管会任命一名副主管，两人实行倒班制以确保彼此有充足的时间进行营养补充和休息。

后勤部门通常包括两个分支机构：服务和支援。服务分支机构包括医疗单位提供的、需要人际互动的直接服务职能，包括沟通、医疗护理以及营养品；支援分支机构的职能通常不包括人际互动，如交通工具和运输、物资以及设施。

由于在大规模突发事件中，后勤部门服务分支机构中的医疗单位经常与日常紧急医疗服务的运输混淆，因此前者需要人们给予特别关注。在突发事件应急指挥系统中紧急医疗职责分为两个截然不同的种类。紧急医疗服务通常是运营科的分支机构，其职责是向灾难受害者提供紧急医疗护理和治疗。医疗单位的职责则只向灾难救援人员提供紧急医疗评估和治疗。

从理论上和职能上来说，这是非常重要的差异。医疗单位在火灾现场类似于恢复部门，或者称为"修复"部门。恢复部门的职责是检测消防人员及其他应急救援人员在突发事件中生理压力和心理压力的迹象和症状。这些症状通常可以通过水合作用、营养品或者休息得以成功减缓。恢复部门是一个职能部门，是为治疗火灾受灾者而建立的独立于紧急医疗服务人员的治疗部门。在灾难现场，特别是因为救援人员通常不需要医疗治疗，而且救援人员在受灾者治疗区域的嘈杂环境中难以恢复时，受灾者的治疗区域应该与救援人员的治疗区域在物理环境上隔离开来。

后勤部门主管应该与规划主管以及财政主管／行政主管密切合作。随着灾难事件的发展以及救灾目标的改变，突发事件行动计划可以提供关于必需物资和装备的有用信息，因此后勤部门主管应该对突发事件行动计划进行检测。同时，后勤部门主管还必须留心需要签订合同的、购买的或者进行物物交换的物资和装备。由于缺乏资金会直接影响后勤部门的职能发挥，因此他们还必须经常与财政主管／行政主管进行沟通。

大规模救援行动，如2004年东南亚海啸的救援行动，使我们深刻理解到后勤工作为何在救灾活动中如此重要。联合国救援人员将这次空前的海啸灾难称为"后勤噩梦"，因为这次海啸灾难的救援工作非常复杂，在不同国家的各州和各政府机构的代表之间建立一个统一的指挥体系尤其困难。在救援过程中，飞往印度尼西亚某机场的航班一度停飞，停飞的原因则是由于地面上飞机太多，机场空间隐患而无法卸载飞机上的货物。而造成这一现象的起因是地面运输失效以致货物无法被运送至终端用户手中。此外，还有部分原因是交通工具缺乏，其他原因还包括道路处于整修期导致可用交通工具无法到达某些地区。[4]具有讽刺意味的是，东南亚海啸救援过程中在后勤方面遇到的最具挑战的问题是如何将充裕的物资和资金分送至灾难现场。相似的问题出现在美国过去20年经历的各种灾难事件中。

隶属于联邦紧急事务管理署的作业支援司（OSD）可以为联邦紧急事务管理署提供必需的后勤、物品供应、卫生和安全以及其他任务支援服务，以完成该机构的全危害管理问题（见专栏29-2）。联邦紧急事务管理署的移动运营科包括五个地区移动应急支援（MERS）分遣队和移动空中便携式通信系统。地区移动应急支援分遣队有一支庞大的专用车队和专职人员，在需要的情况下为灾区运送食物、水、燃料，并提供先进的通信设备和物流支持。这些资源主要供地方、州和联邦的紧急救灾人员使用，而非灾民。

专栏29-2　联邦紧急事务管理署作业支援司的职责

- 为联邦紧急事务管理署及其应急管理合作伙伴所在地区机构范围内的物流系统、灾难支援机构提供物流支持
- 保护人员、设施和设备，确保为联邦应急管理署及其紧急管理合作伙伴提供安全的环境
- 机构范围内的职业安全及健康计划
- 联邦紧急事务管理署为雇员制定的减灾方案
- 支持不同的重要任务，如印刷、绘制、存储和分配联邦紧急事务管理署的出版物、表格和记录；管理方案；空间管理；作战物资、设备和服务的采购

■ 隐患

大规模灾难的管理工作困难重重，事实上，其中大部分问题在一定程度上都是可预见且会在每次重大灾难中重复发生（见专栏29-3）。没有一件灾难事故的发生是按照计划进行的。事故指挥人员、运营主管和后勤主管应具备灵活决策的能力，并且在必要时下放权力以及适应事故条件和任务优先级的能力，这点尤为重要。

方面在发达国家之间一直处于领先地位，或许是因为美国成功地将许多组织行为的原则与急诊医学和应急管理有效地融合。协调紧急救灾，制定统一的指挥结构，资源追踪与通信系统的功能维护仍然是每次救灾过程中必须面临的挑战。国家事故管理系统和国家应急预案代表联邦政府表现出联邦政府在过去十年中在改善救灾和物流能力方面做出的重要贡献。提前发现救灾与物流保障中的隐患，制订完备的应急计划，对于要在灾难事件中起到指挥和领导作用的人来说，是最重要的一课。[6]若想了解更多有关救灾、事故指挥系统、国家事故管理系统或国家应急预案方面的内容，可以登录联邦应急管理署网站，自学该网站创建的课程。网址是：http：//www.training.fema.gov/emiweb。

专栏 29-3　救灾作业低效甚至无效的相关因素部分清单

- 缺乏问责机制，包括监管隐患、指挥流程含混不清或不存在
- 因现有通信设备利用效率低、通信系统中缺乏冗余或冗余故障以及代码和术语冲突导致的沟通不畅
- 缺乏系统有序的规划过程
- 缺乏共同与灵活的预定管理体制，无法使责任授权和工作量管理变得行之有效
- 缺乏预定义的方法，无法将部门间的要求有效融入管理结构和规划过程当中
- 缺乏对灾难现场的控制，禁止随便出入，否则将无法控制大量灾害志愿者的拥入以及紧急救灾人员的"独立行动"
- 在协调、追踪和记录人类与材料资源方面存在困难

大多数社区已经制订了相当全面的应急管理计划，以解决该地区发生的危害事件。但是，这些计划往往缺少重要的公共卫生和医疗部分，即该部分在其与整体灾难事件的关系方面定义隐患。Joe Barbera 博士和 Anthony MacIntyre 博士都是乔治·华盛顿大学灾害救援医学专业的专家，他们以健康和医疗为重点，为大规模伤亡事件以及更常见的紧急事件的管理设计了一个综合的模型。医疗卫生事件管理（MaHIM）系统的定义为"组织和管理各种参与大规模伤亡事件救助的医疗和公共卫生机构的总体系统"。它建立在公众健康和应急管理原则的基础上，并尝试指出社区在大规模伤亡事件的背景下，解决问题和紧急救灾的方法，而不是紧急医疗服务队的个人救灾，也不是医院或公共卫生部门的个人救灾。[5]有关医疗卫生事件管理的内容可参见网址：www.gwu.edu/~icdrm/publications/index.html。

■ 结论

长期以来，美国在对灾难性事件的应急救灾速度

参 考 文 献

1. Lewis CP, Aghababian RV. Disaster planning, Part I. Overview of hospital and emergency department planning for internal and external disasters. *Emerg Med Clin North Am*. 1996；14（2）：439-52.

2. Dara SI, Ashton RW, Farmer JC, Carlton PK Jr. Worldwide disaster medical response：an historical perspective. *Crit Care Med*. 2005；33（1 suppl）：S2-6.

3. Roth PB, Gaffney JK. The federal response plan and disaster medical assistance teams in domestic disaster. *Emerg Med Clin North Am*. 1996；14（2）：371-82.

4. VanRooyen M. After the tsunami—facing the public health challenges. *New Engl J Med*. 2005；352（5）：435-8.

5. Barbera JA, Macintyre AG. Medical and Health Incident Management（MaHIM）System：A comprehensive functional system description for mass casualty medical and health incident management.Institute for Crisis, Disaster, and Risk Management. Washington, DC：The George Washington University；October 2002.

6. Auf der Heide E. Disaster planning, Part II. Disaster problems, issues, and challenges identified in the research literature. *Emerg Med Clin North Am*. 1996；14（2）：453-80.

30 突发事件应急指挥系统

Nicholas Sutingco

很多突发事故，不论是重大灾难还是轻微事故，通常都需要多个机构通过已建立的指挥和控制系统进行协调救援活动。人们建立的突发事件应急指挥系统（ICS）适用于紧急事件现场，现在已经成为有效应急救援活动中指挥、控制以及协调的模范工具。为提高救援活动的效率和有效性，突发事件应急指挥系统将领导原则和经营原则应用到了应急救援活动中。突发事件应急指挥系统旨在对人员和资源进行组织，在应急救援过程中启动必要的服务项目，并提供可用于各种突发事件的、容易辨认且容易被人接受的组织结构。总之，突发事件应急指挥系统在保证救援活动的效率以及救援资源的有效利用的前提下，为各机构在保护生命、财产和环境的工作中提供了一种协调工作的方式。

联邦法律要求突发事件应急指挥系统可用于有害物质（HazMat）泄漏事件的救援工作中。实际上，美国很多州将突发事件应急指挥系统作为他们应对所有突发事件的标准救援系统。一些国家组织也对突发事件应急指挥系统进行了改善，如联邦紧急事务管理署（FEMA）和国家野外火灾协调小组。美国国家火灾预防协会更将突发事件应急指挥系统作为其突发事件救援工作的标准。此外，突发事件应急指挥系统还得到了美国公共工程协会和国际警察首长协会的赞同。它还被美国国家防火协会（NFPA）写入1995版《灾难管理推荐惯例》（NFPA1600）中，也是美国国家机构间突发事件管理系统（NIIMS）的一部分。

■ 历史回顾

1970年秋季，南加利福尼亚州发生了多次野外

火灾，总面积达600多万英亩。火灾发生13天后，报道称有772座建筑物倒塌，16人失踪。[1]一份关于此次灾难的应急救援活动报告中提出了协调方面存在的大量问题。因此，美国国会投入资金组成了由美国林务局领导的各州、各郡和各市消防部门联盟，以调查和解决这些问题。该联盟被称为加州潜在紧急事件消防资源系统（FIRESCOPE）。它指出了在多机构救援活动中反复出现的很多问题，包括救援术语不标准，沟通系统不统一，指定机构缺乏统一的行动计划，以及救援机构无法按照灾难现场的实际情况进行扩充和签订合同。[1]加州潜在紧急事件消防资源系统（FIRESCOPE）为解决这些问题而作出的努力促进了最初的突发事件应急指挥系统模型的形成。

后来，突发事件应急指挥系统发展成为一个"全危害"工具系统，可用于应对各种类型的火灾和非火灾紧急事件。突发事件应急指挥系统之所以取得很多成就，取决于其灵活而标准的组织机构和一系列流程。隐患为奇的是，突发事件应急指挥系统的用户发现，该系统非常实用，且可以用于各种大规模紧急事件和突发事件中。多年来，最初的加州潜在紧急事件消防资源系统中的突发事件应急指挥系统被很多机构修改并采用，因而产生了很多变体系统。相比于原始突发事件应急指挥系统，这些变体系统可能确实非常方便易用，但它们在大规模突发事件（如地震和洪灾）中的应用往往达不到标准。

各个社区的应急规划和救灾方法经常存在轻微差异。在大规模突发事件中，现有差异可以导致社区的协调工作变得复杂。另外，为了使原始突发事件应急指挥系统模型得到更方便的应用，通过将新型应急管理观念应用至市紧急事件处理中心（EOC），突发事

件应急指挥系统得到了更广泛的使用。更多地方政府采用突发事件应急指挥系统来组织和管理它们的应急救援活动。[2-6] 不同范围内存在着若干种医院模型，而越来越受到人们青睐的结构是医院紧急应变指挥系统（HEICS）。

1987 年，北加利福尼亚医院委员会完成了对突发事件应急指挥系统的改制工作，使其拥有了医院应急响应的功能。在一份名为《医院地震备灾工作指南》的出版物上，突发事件应急指挥系统的原则被应用于旨在联合医院和其他应急救援者的系统中[7]。该出版物于 1991 年由北加利福尼亚州奥兰治县的紧急服务中心编写，需要特别指出的是，它是原始医院紧急应变指挥系统（HEICS）的发展基石。自那时起，医院紧急应变指挥系统出现了三个版本，但突发事件应急指挥系统基本原则渗透的所有原始属性没有发生任何变化。稍后我们将在本文中进行讨论。

■ 现行做法

没有任何两次灾难或紧急事件是完全相同的。同样，任何应急管理工具都不可能适用于所有类型的突发事件。将这一点牢记于心，我们就不会吃惊于有效应急管理工具的主要理想因素是它的灵活性，即应急管理工具在不失去对救援单位的兼容性的同时，为满足不同情形的需求可以灵活修改。同时，应急管理工具还必须在各种规模的突发事件中保持有效性。有些消防部门几乎在每次救援工作中都使用了突发事件应急指挥系统，[5-6] 这使得这些消防部门更加熟悉该系统的应用。当在较大规模突发事件中更大规模地应用突发事件应急指挥系统时，用户会更加得心应手，而且资源密集型的紧急事件也变得相对更加简单。

最初的突发事件应急指挥系统组织包含五个主要部分：指挥、规划、运营、后勤和财政 / 行政[8-10]（见图 30-1）。

每一次突发事件都会使用这五个部分——从日常应急管理工作到大型灾难救援工作。在小规模突发事件中，突发事故总指挥（IC）可能独自管理这五个主要部分。而在较大规模的突发事件中，可能有必要分别设立各个部分并为每个部分指定领导人员（即部门主管），部门主管直接向突发事故总指挥汇报工作。所有规模和复杂程度不同的突发事件都有突发事故总指挥，负责执行突发事件应急指挥系统的五项基本活动。突发事故总指挥可以根据灾难情形扩充或收缩突发事件应急指挥系统组织。

指挥功能

指挥功能由突发事故总指挥进行直接管理。突发事故总指挥的职责包括下列几项[8-10]：

- 建立指挥系统并制定正确的组织结构；
- 建立履行主要指挥功能的事故指挥部（ICP）；
- 制订并执行突发事件行动计划（IAP）；
- 保护生命和财产；
- 管理资源，包括人力资源；
- 建立并维持与外部机构的有效沟通（包括启动后的紧急事件处理中心）；
- 保证救援人员和公众的安全；
- 负责维护任务成就；
- 批准有关部门向媒体公布信息；
- 记录突发事件的财务状况。

随着突发事件变得越来越复杂，突发事件的指挥人员也许会发现有必要授权当局执行上述这些活动。当需要扩展指挥功能的组织结构时，突发事故总指挥可以设置下列指挥人员岗位（见图 30-2）[8-10]：

- 信息官员处理与媒体相关的事宜，并协调信息的发布以及紧急事务处理中心的公共事务办公室；

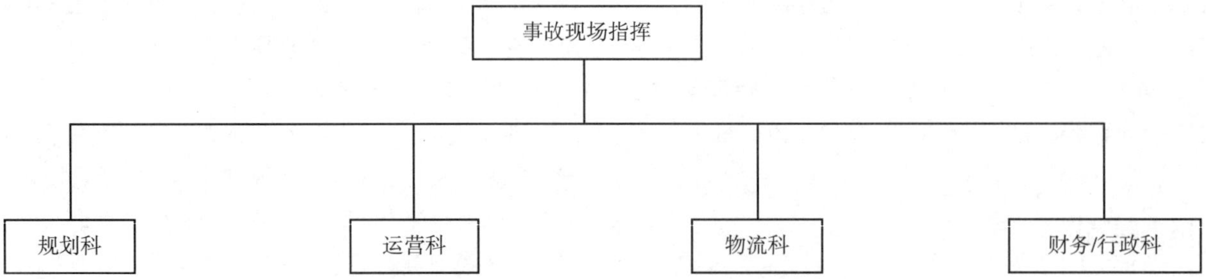

图 30-1　最初的突发事件应急指挥系统组织

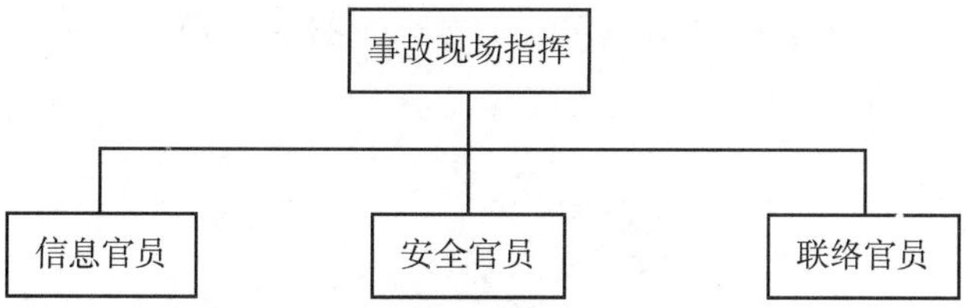

图 30-2　突发事故总指挥岗位

- 安全官员评估并检测安全条件，制订计划以保证人员安全；
- 联络官员是突发事件救援工作中其他所有机构的现场联系人。

另外，根据突发事件的规模和复杂程度，这些岗位下面可能会有很多附属岗位。

通过授权地方当局对事故管理中这三个特殊领域的问题作出决策，突发事故总指挥的效率可以得到提高。

当突发事故总指挥决定扩大或者收缩突发事件应急指挥系统组织时，他们应该考虑以下三个主要原则：[4-5, 11]

- 生命安全；
- 稳定事件；
- 保留财产。

第一，最重要的原则通常是公众和所有救援人员的安全；第二，在制订能够最大限度进行救援工作并有效利用可用资源的计划时，突发事故总指挥必须考虑事件现场的稳定；第三，当执行突发事件行动计划（IAP）时，突发事故总指挥有责任将财产损失缩至最小。

在谨慎考虑过这些原则以及其他原则之后，突发事故总指挥可能会根据事件的不同复杂程度启动某个或所有额外的总参谋部门，包括规划、运营、后勤和财政/行政。相反，每个部门主管都可以根据需求进行内部扩充。最后，应该强调的是，突发事件应急指挥系统组织结构的复杂程度取决于突发事件的复杂程度，而不取决于突发事件的规模：包括其地理区域或者所用资源数量。

规划部门

在小规模突发事件中通常由突发事故总指挥负责规划救援行动。但是，当突发事件非常复杂时，规划部门则由突发事故总指挥启动。规划部门会对事件情形进行持续评估，其职责可被描述为很多功能小组[8-10]（见专栏 30-1）。

专栏 30-1　规划部门的功能小组

- 形势小组
- 资源小组
- 文件小组
- 危害评估小组
- 特殊需求人口小组
- 技术专家和志愿者小组
- 遣散小组

形势小组负责收集、处理事故信息，并将这些信息传播给所有参与部门和机构；资源小组负责记录所有人员和设备；文件小组负责保存事故记录；危害评估小组负责进行财产损失评估；特殊需求人口小组负责为有特殊需求的人口设计保护计划；技术专家和志愿者小组负责派遣有专业技能和知识的救援人员以应对即将到来的突发事件；最后，当突发事件接近尾声时，遣散小组负责消减所有资源。

还应该注意的是，这一特殊总参谋部门的主要职责是制订突发事件行动计划（IAP）。突发事件行动计划详细描述了事故救援活动以及在各个明显的特定时期内应该使用的资源。[1, 4, 8, 10] 总之，规划部门的特殊任务是，预先准备其他突发事件指挥系统总务部门可能出现的问题和需求，并向突发事故总指挥提供事故实时状态的更新。

运营部门

运营部门负责执行规划部门制订的突发事件行动计划。运营部门主管的主要职责是根据突发事件行动计划协调运营部门的工作，其他职责还包括确定运营部门需要的资源和运营部门的组织结构，向突发事故总指挥通告运营部门的情形和资源状态，以及辅助突发事故总指挥制定事故援救目标。[8-10]

整个运营部门职责在突发事件的实际现场得以履行，包括却不仅限于：检伤分类、营救、紧急医疗服务、消防以及向受灾者提供灾难救济服务（如提供避难处）。[8-10] 这些职责在突发事件应急指挥系统中被称为分支机构，可以根据突发事件的复杂程度进一步分解为部门或小组。而是否对这些分支机构进行分解则由运营部门主管决定。应该指出的是，在积极救援过程中，运营部门是唯一与公众有直接联系的总务部门。由其他总务部门控制的其他工作可以支持运营部门的工作。

后勤部门

后勤部门的功能是援助所有事故救援人员。该部门的职责是根据运营部门的要求和突发事故总指挥的命令组织必要的设施、人员和物质,包括设备。和规划部门相同,后勤部门也可以被描述为很多功能小组[8-10](见专栏30-2)。

专栏 30-2　后勤部门的功能小组

- 通信小组
- 信息系统小组
- 医疗小组
- 食物小组
- 供应小组
- 捐赠物品小组
- 设施小组

我们曾说过,每个总务部门都可以根据其需要扩充或者收缩,因此后勤部门也可以包含通信小组以负责设计通信计划并维持突发事件应急指挥系统总务部门与外部机构之间的通信。信息系统小组的职责则是建立和维护向应急救援工作人员传播灾难现场信息所需的技术。后勤部门中的医疗小组则向突发事件救援人员提供医疗护理,注意不是向平民受害者提供医疗护理——平民受害者由运营部门组织的紧急医疗服务小组进行护理。食物小组向应急救援工作人员提供食物和水。供应小组为应急救援工作人员预订人员和物资资源。捐助物品小组负责存储捐助物品,这项工作在历史上的灾难救援活动中非常艰巨。[12]最后,设施小组的职责是建立并维护应急救援人员必需的设施。

财政/行政部门

简单来说,财政/行政部门负责跟踪突发事件的成本。为了保证足额偿付该成本,对所有财政运营进行详细记录非常必要。当突发事件的规模大到需要发布总统公告时,这项工作尤其重要。该总务部门有四项关键工作,这四项关键工作可分配给不同的功能小组[8-10](见专栏30-3)。

计时小组在救灾过程中记录所有人员的时间;采购小组处理所有的合同文书工作(如设备的合同文书工作);赔偿小组或索赔小组负责处理损伤和损害赔偿;成本小组负责给出节约成本的建议。值得注意的

专栏 30-3　财政/行政部门的功能小组

- 计时小组
- 采购小组
- 赔偿小组或索赔小组
- 成本小组

是,这些工作通常是在紧急事务处理中心进行,我们会在本文中进行讨论。

突发事件应急指挥系统的理念和原则

突发事件应急指挥系统的理念和原则经过了长时间的检验,并且在各级政府机构和各行各业得到了证实。为了确保每个可能参与突发事件的人熟悉突发事件应急指挥系统的原则,人们可以进行突发事件应急指挥系统培训。[8-10]突发事件应急指挥系统结构中包括了一些核心原则[4](见专栏30-4)。

专栏 30-4　突发事件应急指挥系统核心原则

- 公共术语
- 模块化组织
- 综合通信
- 统一指挥
- 统一的指挥系统
- 统一的突发事件行动计划(IAP)
- 可操控的控制范围
- 特定救灾设施

公共术语

当救援工作中涉及多个机构时,在应急管理系统中使用公共术语就变得非常重要。显然,当救援机构对主要功能、设施、人员、设备和单位描述的术语有差异时,就会给救援人员带来困惑,降低救援工作的效率。而突发事件应急指挥系统预先指定了所有这些组成部分的术语,并实现了对这些术语的标准化。[4, 8, 10]

在普通管辖区内很少会在同一时间发生多重突发事件。在这种情况下,突发事故总指挥将给他负责的事件命名一个独一无二的名字。[5]当多个突发事件需要共享相同无线电频率时,这一行为就非常有用。此外,坚持使用公共术语这一理念要求在无线电传输中使用通俗易懂的语言(即不要使用编码语言或者某一

机构专用编码）。

模块化组织

图 30-1 举例说明了模块化组织的原则。随着第一个到达现场的官员（即后来的突发事故总指挥）评估突发事件的复杂程度并根据需要启用其他功能区，模块化组织便得以建立。比如，在突发事件应急指挥系统中，模块化组织意味着为较大规模突发事件启动规划部门以帮助制订突发事件行动计划。

综合通信

综合通信是指能够根据一系列使用公共术语描述的标准协议建立独立通信计划系统。[4, 8, 10] 将医院应急救援与周围社区整合在一起的工作非常复杂，这充分说明了建立广泛公认的通信系统的重要性。

对于医院和急诊部门的准备工作而言，内部沟通和外部沟通都至关重要。急诊部门和实验室应该保存疾病控制与预防中心、联邦调查局以及地方公共卫生部门的电话号码。[13] 当报告可能发生的生物恐怖主义袭击事件、激活流行病监测计划或者请求抗生素或其他物资时，应保证救援机构间能够进行畅通无阻的通话。此外，和救援资源（如都市医疗救援小组、灾难医疗援助小组以及国家大规模杀伤性武器警卫队援助小组）取得联系时也需要进行通信。[14]

统一指挥

当尝试着建立统一的事件救援策略和任务时，让参与救援工作的多个机构和所有人员向同一个指定人员（即突发事故总指挥）汇报工作会有所帮助。统一指挥并不意味着每个救援机构要放弃自己的权利和义务，相反，这些救援机构会在统一指挥这一理念的指导下为指挥过程做出自己的贡献。因此，统一指挥可以使事故救援工作在单份突发事件行动计划的指导下进行。[4, 8, 10]

另外，我们建议，机构领导人通常应该在大规模应急救援工作开始之前进行相互沟通以增进对彼此的了解。毫不奇怪，在应急救援工作中，这种人与人之间的熟悉会增加合作机构间的协调性。

统一的突发事件行动计划

统一的突发事件行动计划有益于复杂突发事件的救援工作。通过详细描述救援目标和援助活动，统一的突发事件行动计划可以在混乱复杂的突发事件救援环境中建立秩序。[4] 突发事故总指挥决定是否需要制订突发事件行动计划。当救援工作需要多个救援机构联合经营救援资源或救援工作涉及多个行政辖区时，突发事件应急指挥系统至少需要一份书面突发事件行动计划。书面的行动计划可能会包括多份附件表格（如交通计划、安全计划、通信计划）。总的来说，书面行动计划比口头行动计划更受人们欢迎，因为在州和联邦救援工作中，书面行动计划可以避免发生责任诉讼，在发生责任诉讼时可以提供必要的文件证明。[8, 10]

突发事件行动计划应该定期进行调整，调整时间的长度为**作业服务周期**。通过周期性修改，人们的精力集中在短期救援措施，而非不确定的长时间救援措施，因此重大的救援目标会更加容易实现。作业服务周期可长可短，通常不超过 12 个小时。[8, 10] 突发事故总指挥在慎重考虑突发事件的复杂程度和规模后确定作业服务周期的时间长度。

可操控的控制范围

在突发事件应急指挥系统中，控制范围这一概念是指为了保证救援工作的效率，在某一组织结构下控制资源数量的理念。根据这一理念，管理人所负责的人员数目应该能够优化该组织的效率。通常，管理人员的平均控制范围为 5 种资源或 5 名员工。[4, 8, 10]

特定救灾机构

救灾过程中至少应该有一个特定机构可以让突发事故总指挥、指挥人员以及总务部门集中管理事故操作——紧急事务处理中心。[8, 10] 部署之前需要建立暂存区域以准备和组织所有必要的资源。还有一些其他必要的设施，这些设施可以被指派至不同的地理位置。

紧急事务处理中心

紧急事务处理中心（EOC）是突发事件应急指挥系统重要成员集合在一起集中管理所有救灾操作的地方。大多数行政辖区都设有紧急事务处理中心，并将之作为当地应急备灾计划的一部分。在较大规模的突发事件中，紧急事务处理中心可能会承担额外功能，并在很多方面扩大其业务范围。[5] 比如，紧急事务处理中心可能会在灾区附近设立前线指挥中心。此外，它还可以设立物流中心和紧急医疗服务区域。但是，当代的技术水平已经使人们几乎可以在任何地方设立紧急事务处理中心。

综合资源管理

综合资源管理的原则是通过加强资源控制使资源得到最大化利用。通过实施综合资源管理，人们的资源管理责任会增加，而资源的自由使用会减少。[4, 8, 10] 我们应该记住，人员也是一种至关重要的资源，和其他所有资源一样，人力资源也可以被指定为一种状态情况。比如，"被分配的"资源在救灾过程中是现场可用的，"可用的"资源是在暂存区域等待分配的资源，而"非服务状态的"资源则指不可进行分配的资源。

■ 历史上的紧急事件指挥系统

医院紧急事件指挥系统是医院的应急管理系统，其组织结构图中包含了很多岗位（见图30-3）。图30-3中出现的每个岗位都有其特殊使命以及一份个人清单，以指导该岗位人员完成应急救援任务。这些个人清单被称为**工作行动表**。此外，医院紧急事件指挥系统还设计了一些标准化表格以全面简化并提高系统本身。所有工作行动表的开头内容都相同，即个人的工作头衔、所属监管人员、部门行动中心的地址以及规定岗位职责的使命宣言。[7]

医院紧急事件指挥系统的核心属性包括以下几项（其中一些核心属性的依据是突发事件应急指挥系统的基本原则）：

- 与突发事件应急指挥系统的可操控控制范围原则相似，医院紧急事件指挥系统也为所有人员提供了可操控的监督范围。
- "模块化组织"使医院紧急事件指挥系统成为一个灵活的系统，这也是突发事件应急指挥系统的另一个核心原则。无论突发事件的复杂程度如何，医院紧急事件指挥系统都可进行扩充或收缩以满足各种危机事件的需要。
- 工作行动表是享有优先权的应急救援任务的岗位描述。这些表格还可以提醒救援人员已设定的标准报告用语。
- 工作行动表和相关表格可促进文件的细节和整个危机救援工作。当试图挽回损失和降低责任时，这种综合文件就变得非常有必要。[7]

医院紧急事件指挥系统会对医院系统内部的结构和权力机关施加影响。和最初的突发事件应急指挥系统一样，医院紧急事件指挥系统由紧急事件总指挥全面领导，包括了四个指挥部门。这四个部门——规划部、运营部、后勤部和财政部——都由紧急事件总指挥任命部门主管，这些部门主管负责管理自己的部门以及自己部门涉及的资源。

■ 结论

突发事件应急指挥系统既能够处理小规模的例行操作，还能够处理覆盖大面积地区、涉及多个社区或者州的大规模突发事件。虽然很多突发事件不需要启动这四个总务部门，但其他一些突发事件则需要成立某些甚至全部总务部门。①

突发事件应急指挥系统是一个简单却详细的系统。理解这个系统非常容易，但是充分发挥它的潜能则需要不断进行练习并熟练掌握它。为了提升并不断改善突发事件应急指挥系统的原则，美国联邦紧急事务管理署、美国应急管理研究所以及其他类似的机构提供了一些培训课程。通过接受这些培训课程或者通过自主学习，人们可以详细了解突发事件应急指挥系统和医院紧急事件指挥系统，而这些内容在本文中未进行讨论（例如，目前的突发事件应急指挥系统培训课程乃至以医院为基础的救灾计划都包括了标准化表格，这些表格能够简化并增强这些灵活系统的执行）。

参 考 文 献

1. FEMA（Federal Emergency Management Agency）（1987）. *Exemplary Practices in Emergency Management: The California FIRESCOPE Program.* Emmitsburg, MD: FEMA, National Emergency Training Center, Emergency Management Institute.

2. Auf der Heide E. *Community Medical Disaster Planning and Evaluation Guide.* Dallas: American College of Emergency Physicians; 1995.

3. Auf der Heide E. Disaster planning, part II: disaster problems, issues, and challenges identified in the research literature. *Emerg Med Clin North Am.* 1996; 14: 453-80.

---

① 关于HEICS的详细信息，请参照the California Emergency Medical Services Authority at（916）322-4336, or visit its Web site at http://www.emsa.cahwnet.gov/.

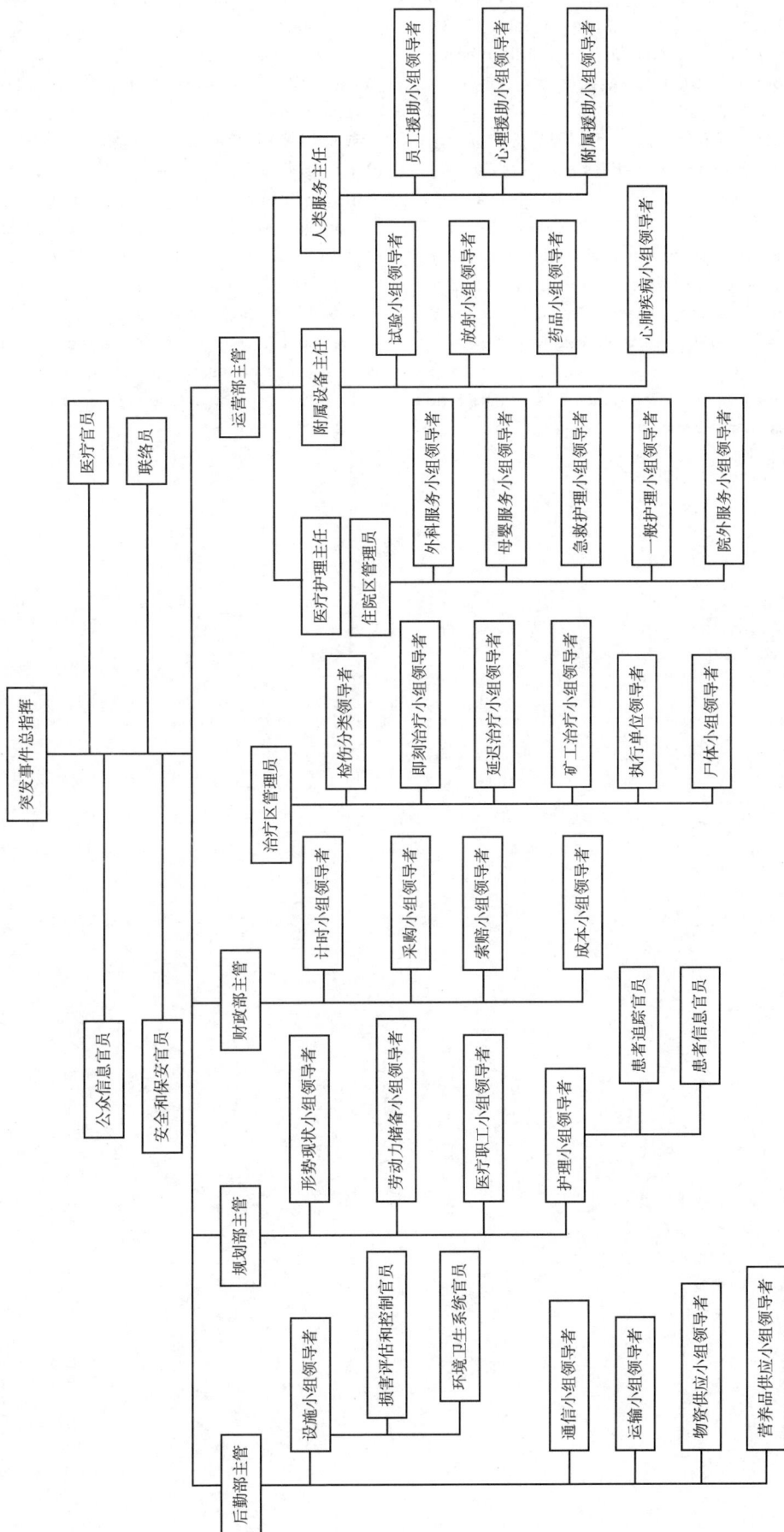

图 30-3 医院紧急事件指挥系统组织结构图（经许可转载自加利福尼亚州紧急医疗服务局）

4. Auf der Heide E. *Disaster Response : Principles of Preparation and Coordination.* St. Louis : Mosby ; 1989. Available at : http : //orgmail2.coe-dmha.org/dr/flash.htm.

5. Burstein J, Hogan D. *Disaster Medicine.* Lippincott Williams and Wilkins ; Philadelphia ; 2002.

6. Christen HT, Maniscalco PM. *The EMS Incident Management System : EMS Operations for Mass Casualty and High Impact Incidents.* Jersey City, NJ : Prentice Hall ; 1998 : 1-15.

7. State of California Emergency Medical Services Authority. Hospital Emergency Incident Command System. Sacramento, CA : Emergency Medical Services Authority. Available at : http : //www.emsa.cahwnet.gov/dms2/heics_main.asp.

8. Wildland Fire Net. Incident Command System training curriculum. Available at : http : //www.firescope.org.

9. U.S. Coast Guard. Incident Command System field operations guide. Available at : http : //www.uscg.mil/hq/g-m/nmc/response/.

10. FIRESCOPE. Available at : http : //www.firescope.org/.

11. Waeckerle JF. Disaster planning and response. *N Engl J Med.* 1991 ; 324 : 815.

12. Hogan DE, Waeckerle JF, Dire DJ, et al. Emergency department impact of the Oklahoma City terrorist bombing. *Ann Emerg Med.* 1999 ; 34 : 160-7.

13. Kortepeter M. *USAMRIID's Medical Management of Biological Casualties Handbook.* ed 4. Washington, DC : U.S. Army ; 2001 : k14-k27.

14. Garshnek V, Burkle FM Jr. Telecommunications systems in support of disaster medicine : applications of basic information pathways. *Ann Emerg Med.* 1999 ; 34 : 213-18.

31 救灾现场安全

Robert L. Freitas

紧急医疗服务（EMS）人员在其教学培训过程中接受过现场操作和现场安全相关的培训。培训内容包括一般紧急医疗服务（EMS）响应中的事项和关注重点，比如机动车交通事故、暴力行为以及电气事故，这里只是列举了一部分。尽管有这样的培训，但是每年因执行公务受伤或在送达医院之前就已死亡的医疗服务人员仍不在少数。《急救医学纪事》[1] 中的一项研究把紧急医疗服务（EMS）工作人员 12.7 人 /10 万人的死亡率与普通医疗工作者 5.0 人 /10 万人的死亡率作了一个对比。由于数据收集不够充分，相较于其他公共安全工作人员的受伤比例，紧急医疗服务（EMS）工作人员的受伤比例就比较不为人知。尽管 Rand 公司曾经做过一个关于所有公共安全工作人员受伤比例的调查[2]，而且此调查也涉及了该问题，但是此种现象依然存在。医院医疗工作人员不太可能会获得紧急事件医疗响应中现场安全的相关培训。虽然近年来一直在强调对医院工作人员开展有害物质培训，而且该培训也涉及了一些现场安全概念，但总体情况还是如此。

在灾难救援过程中会出现一系列特殊情况，而这些情况在常规紧急医疗服务（EMS）响应中则比较少见。根据不同的灾难类型，上述特殊情况包括建筑物的二次垮塌、在陌生环境中进行操作、暴露于烟尘中、身体劳累脱水、安全装备不齐或完全没有以及其他很多危险。在 2001 年的世贸中心（WTC）灾难中就有 10 名急诊医师（EMTs）和医务辅助人员丧生以及至少 116 人受伤。[3] 医院内的志愿工作人员（由于其临近工作地点，可以首先响应灾难）和紧急医疗服务人员（接到命令开展急救救灾）都需要意识到该救灾活动的威胁性和风险，而且需要采取措施降低这些

风险。受伤或丧失能力的救灾人员会增加其他公共安全人员的负担，因为公共安全人员必须在救助那些本来就需要救助的受灾人员的同时救助队友。受伤的医疗救助者会减少受灾人员获得救助的机会。

■ 历史回顾

不论医院外还是医院内的医疗护理人员，都会定期参加救灾活动，且在救灾中很少考虑到自身的安全。美国国内或国际上的文献对灾害救援医学和管理都有相当大量的介绍，但却较少涉及紧急救灾安全方面的问题。正式院前急救已有四十多年的发展历史，培训项目、教学方法以及规章制度等都比较完整。但是对医疗救助人员的安全培训和设备却落后于其发展步伐。

正式的事件指挥系统（ICS），即便从 20 世纪 70 年代就已用于火灾事故处理，也仅仅是在最近几年才开始真正成为医疗救助操作的一部分。紧急医疗服务（EMS）机构在过去十年里逐渐采用了事件指挥系统（ICS），医疗社区现在也正开展正规培训，这也是美国医疗保健组织认证联合会强制规定的项目。[4] 在事件指挥系统（ICS）中，事件安全官员（ISO）担任直接负责收取事件报告的事件指挥官，事件指挥官同时拥有决定一切与救灾人员人身安全相关行动的最终权利。但是根据记载来看，这一组织结构并非行之有效，特别是在灾难发生时。发生重大灾难时，事件安全官员往往没有足够的资源用于数量庞大的救灾人员，其中也包括对接下来的任务毫无准备的志愿者们。在 2001 年的世贸大厦恐怖袭击事件中，有报道称，"医护人员只穿戴了手术服、手术鞋和医用口罩，并且需要为医疗救护活动的开展清理现场的金属碎

片。"[5]在某些情况下,消防员会把自己的个人防护装备(PPE)给志愿者用。[6]

多年以来,许多医院都配备有急救箱,为医院的外出救灾人员提供医疗手术设备,但急救箱中几乎没有安全设备。医院的临床医护人员会定期参加救灾活动(现在也如此),但是通常都没有或较少接受安全培训,也没有为特定类型的灾难配备足够的个人防护装备(PPE)。在 1995 年发生的默拉联邦大楼(俄克拉荷马市)爆炸案中,一名身穿牛仔裤和运动衫的志愿者护士因其头部被坠落残片砸到而死亡。[6]随着大量的文字资料在世贸中心袭击事件之后不断出现,对于救灾人员人身安全问题的正确理解也日益得到关注。

■ 现行做法

救灾现场安全的现有惯例目前还在不断发展,但很大程度上是在回顾 2001 年世贸大厦的恐怖袭击事件。Rand 公司联合美国国家职业安全与健康研究所(NIOSH)发布了一系列报告,想借此扩大关于救灾现场安全的知识范围。依据早期对救灾响应的研究,Rand 和美国国家职业安全与健康研究所(NIOSH)开展了更多关于该项目的研究,发布了《紧急救灾人员伤亡报告》。[2]该报告讨论了能够对公共安全工作人员造成伤害的种类以及引发原因,同时列出了实例:在如何更好地收集伤亡数据方面,紧急医疗服务(EMS)人员缺乏良好的数据追踪系统和解决方案。该报告的其他三个部分讨论了救灾人员在救灾工作中或在提供救灾援助时所面对的安全问题。[7-9]

尽管如此,公众更需要认识到,灾难救助所面对的情况不仅限于紧急医疗服务(EMS)与医院医护人员可能会遇到的范围。Auf der Heide[10]认为,一般紧急情况响应任务与灾难救助的不同点不仅仅是需要调动大量人力和设备来控制影响范围,还有不同因素之间的相互作用。在一般的救助情形中,救助人员或许会受到少数危险情况的威胁,而且威胁时间通常不长。相比之下,在救灾活动中,救灾人员可能会受到多重危险的威胁,而且威胁通常持续时间长,因此,救灾人员没有充分的休息时间(专栏 31-1)。

宽广的地理范围和陌生的环境

在大多数紧急医疗救助中,需要开展的活动被限

专栏 31-1　灾难救助中的风险和危险事项

- 宽广的地理范围
- 陌生的环境和事物
- 飞落的残片
- 损毁建筑物的二次垮塌
- 接触有害物质
- 机器或设备噪声过大
- 不利的天气
- 个人防护装备不充足
- 废墟地区,有可能会跌落或被绊倒
- 志愿者的聚集
- 恐怖主义分子埋下的二次爆炸装置
- 延长的期限,会引起过度劳累、睡眠不足以及碳水化合物和食物补充不足

制在一个很小的区域内。在灾难发生时,特别是在自然灾害中,地理范围可能会非常广阔。因此救灾人员需要能够识别危险,发现其他救灾人员,快速估计灾难紧急程度,并判断受灾人数。

1992 年发生在佛罗里达安德鲁和路易斯安那州的飓风席卷面积超过了 1000 平方英里。[9] 2004 年末,发生在东南亚的一场海啸途经路线覆盖了超过三个大洲。由于地理范围宽广,救灾活动中对周围环境的不熟悉,很难要求救灾人员在他们自己不熟悉环境情况的时候提供帮助。因为不在即时可见的视野范围内,他们可能无法察觉那些能够威胁他们的危险。宽广的地理范围可能意味着救助人员要在现场停留数小时、数天甚至是数周,以此来巩固救灾效果。

据报道,自 2001 年的恐怖袭击事件之后,在美国至少有"六个联邦、市级消防部门和紧急医疗服务(EMS)部门,三个私人救护车服务队和许多志愿消防部门及救护车消防队对五角大楼提供了援助",当时,甚至还有远在得克萨斯州的救护车参与了世贸大厦的救灾活动。[3, 6]尽管公众提供了各种各样的帮助,但救灾人员对当地环境的不了解还是可能会造成一些安全问题。比起当地单位来说,相距较远的救灾人员要花费更多的精力到达集结待命地区或灾难现场。救灾人员对环境的不熟悉也可能把他们引到危险区域,而且这种情况早在安德鲁飓风发生时已经出现过。[9]如果当地的路标和警示标志有损坏,那么,即便是当地救灾人员也可能无法顺利到达,这一现象在飓风安德鲁的救灾活动中也曾发生过。[9]令情况更加复杂的是,在灾难发生前期,公众可能要从该区域撤离,

这样一来就有可能引起交通拥堵，继而引发交通事故。[11] 由于道路被堵塞或者是无人引导，救灾人员很可能因为不熟悉周围环境而无法找到通往指定地点的其他路径。响应救灾的医院医护人员通常情况下都不熟悉如何在照明不足、资源有限以及危险重重的环境下开展救灾活动。对于那些不熟悉在特定地区开展救援的救灾人员来说，想要寻找逃生路线和安全区域还是很困难的。即便是救灾人员熟悉该区域，电气危险也可能是个麻烦，更何况是在一个陌生的环境中。因为在陌生环境中，救灾人员在定位自己位置的时候可能不会像往常那么警惕，从而很有可能会走入或驶入危险区域，比如说触碰到火线。救灾人员必须确保他们知道自己的行驶方向，知道如何寻找其他的路线（如果原来的路线已被阻隔），并且知道在迷失方向时如何与协调组织取得联系。尽管全球定位系统还没有广泛地运用到医疗救护中，但是它有能够为救灾组织在陌生区域提供导航的希望。可能在灾难发生前期不太容易拿到地图，但是，若有一张该地区的地图，即使是手绘地图，都还是很有帮助的。

坠落或飞溅的残片

从建筑物上掉落的残片，不管是原来受损建筑物上的，还是后来救援工作造成的，都是一个需要注意的问题。现场医疗救护人员可能会因为专注于救治伤员而没有注意到上方的危险，而且救援设备现场运作的噪音会掩盖了残片坠落时的声音。适当的头部和眼部保护措施对现场救灾人员是极其重要的。一般为医疗救助工作人员配备的眼部防护装置都可以防止体液喷溅，不过在烟雾缭绕的环境下就几乎发挥不出作用了，这一点在世贸大厦袭击事件中就已得到证实。在世贸大厦事件发生后的头十天里就有超过 1000 人称眼部受伤。[7]

损毁建筑物的二次垮塌

在地震中经受住首轮震波的建筑物仍然会因为余震或救援工作而垮塌。世贸大厦七号楼直到 9 月11 日下午 5 点才倒塌，这差不多是在飞机撞向另外一栋建筑 8 小时之后才发生的。[6] 在搭建检伤分类或救助治疗站点之前，救灾人员需要先确认该建筑物的安全，并得到建筑工程师或是事件安全官员（ISO）人员的认可，除此之外，还需要确认该建筑物与垮塌事件的其他建筑物之间的安全距离。在损毁的建筑物附近开展救援工作，需要制定逃生路线并确定安全区域。

接触有害物质

每一个灾难现场都存在不被人察觉的有害物质威胁。本书的其他地方会讨论恐怖主义蓄意策划的危险物品威胁，但危险物品却无处不在，医院、实验室、铁路、学校以及交通运输中心都会有危险物品，这里只列举一部分。当地震发生时，地下管道或地上储存罐可能会被损坏，进而有害物质会泄漏到周围的环境中。[11] 在爆炸或地震中受损的建筑物也可能会泄漏用于生产加工的燃料或化学物质，泄漏的化学物质有可能会混合在一起从而形成新的、毒性更加强烈的物质。

在重大火灾或建筑物垮塌事件中，救灾人员暴露在烟尘或其他空气污染物中也是救灾的一个难题。美国国家职业安全与健康研究所（NIOSH）以世贸大厦袭击事件为对象，深入研究烟尘对救灾人员产生的影响。调查参与者在 2002 年 7 月 16 日到 12 月 31 日之间接受了评估调查，研究发现，所有参与者（1138人）中约有 60% 的人出现了新型、急性下呼吸道感染症状，而约有 74% 的人出现了新型、急性上呼吸道感染症状。[12] 应配备合适的个人防护装备（PPE），并且事件安全官员（ISO）要求每名现场工作人员都必须使用该设备。所有救灾人员在前往灾难现场之前至少应该意识到危险物质的存在。如果对情况有疑问，救灾人员可以等待特殊行动小组用他们的测试装置来判断该现场是否安全，以及是否可以进行救援活动。

机器或设备噪声过大

根据灾难的性质，救灾人员需要把重型设备带到现场，帮助救灾。重型设备在排气时或在搬运碎片残骸时可能会产生过大的噪声。过大的噪声可能会让救灾人员与其他医疗护理小组成员之间的交流变得困难，而且还有可能致使救灾人员听不到余震警示、二次垮塌等危险情况的信号。虽然建议救灾人员配备防噪声听力保护设备，但该保护设备的隔音效果同样会产生救灾人员之间交流困难等问题。该类设备通常都是设计用来阻挡重型设备产生的高频噪声，而不是低频噪声的。[7] 除此之外，在佩戴该类设备的时候很难听清广播和其他通信设备的声音。

不利的天气

由于医疗救助工作人员通常都只是根据当天的救灾情况决定他们的着装情况，因此就会造成在面对持续时间比较久的自然灾害时衣物准备可能不够充分的情况。紧急医疗服务（EMS）人员习惯在夏季的白天穿着短袖制式衬衫，但是到了晚上就会感觉到冷，另外，穿着医院制服的医护人员在救灾活动中遇到突发的暴风雨就束手无策了。俄克拉荷马市爆炸事件的救灾人员不得不面对波动幅度从 40℃～80℃ 的巨大温差、强风、暴雨以及闪电等天气情况。[13] 医院内外有可能会被召集参加救灾的工作人员应当准备好适当的服装，其中需要准备寒冷天气和雨天的装备，以应对不同的天气条件。

个人防护装备不充足

紧急医疗服务（EMS）以及医院工作人员在灾难救助的个人防护设备方面准备不足，且训练也不够充分。人们通常认为，政府在某些不常发生但需要投入大量资金和培训时间的事项方面预算不足。[8] 同时也有说法称：因为没有一个专门负责救灾人员个人防护装备的中央机构，不像是消防员和国家火灾预防机构（NFPA），政府给个人防护装备的拨款通常都被削减了。[8] 即便是国家火灾预防机构（NFPA）的《紧急医疗事故防护服标准》[14] 也只是涉及了体液接触，并没有提到救灾活动中可能会遇到的危险。近年来的救灾经验告诉我们，即使是拥有了良好的个人防护装备（PPE），灾难具有的多重危险性质也使得想要在所有阶段都配备适合的装备变得十分困难。[7] 在灾难环境中，个人防护装备（PPE）不仅仅需要具有抗血液传播病原体的功能，还要可以抵抗不同灾难中特殊的危险。此外，由于灾难救助的时间可能会延长，负责机构必须要在救灾人员的个人防护装备（PPE）磨损、浸湿或者是接触化学物品而破损时能够为其替换新的装备。多个机构共同参与的救灾活动也使防护装备共享成为一个难题。各个公共安全管理部门对个人防护设备（PPE）的要求各不相同，导致部门之间的相互协调性不高。一套个人防护装备对消防员来说可能已经足够，但是却无法适用于患者的治疗过程，尽管可能适用于患者发病阶段。配备消防服装仍然不是解决问题的办法，从以往的经验可以看出，很多时候消防服装太重太烦琐，不适用于长时间的灾难救助。

防护眼镜可以帮助救灾人员避免体液接触，但并不能很好地帮助他们把伤员从高浓度粉尘环境的碎石堆中救出来。面罩或玻璃面板可以提供液体飞溅保护，但是在粉尘或烟雾可以穿透面罩或玻璃板的环境中就不适用了。在建筑施工中用到的安全眼罩或许更加合适，但是长时间的佩戴会引起眼部不适、镜片模糊，影响周围的视觉。[7] 清洗镜片的器具和材料应当随时备用，因为粉尘和污垢颗粒会附在镜片上，从而影响视力。许多医疗救助人员并没有佩戴手部防护器具，而这一点在国家职业安全标准中已有要求。手部防护器具可以使救灾人员免受有害物质侵害，避免严重割伤或撕裂、严重磨损、针刺、化学和极端温度烧伤。[15] 手套具有隔离血液传播病原体的防护作用，但即便是手套适用于大部分医疗工作，工作人员也应该佩戴更加耐用的手套，因为在灾难情况下的操作可能会遇到多重危险。皮质手套不适合医疗工作者，因为它们会吸收水分，而且无法净化。很有必要为医护人员配备抗皱、防割、防刺破而且足够柔软的手术手套。

依靠其他机构或其他资源来确保足够的设备是不切实际的。不同机构在响应救灾的时候会使用不同品牌、不同型号的设备，因此不同机构使用的呼吸器、面罩和过滤筒之间难以相容。救灾人员无法使用由毫无培训经验的人员提供的设备（专栏31-2）。

专栏 31-2　危险情况下救灾人员的个人防护装备（等级 D*）

- 长袖衬衫
- 头部保护装备，用来防止坠落残片砸伤头部或头部撞到物体
- 防水靴，用于凹凸不平或地面有尖锐物体的场地（安全靴在长时间使用之后会使脚底起泡）
- 手套，可以保护救灾人员的双手，避免接触有害物质、割伤、撕裂、针刺以及烧伤
- 带有可拆卸保护边的护目镜，适用于充满粉尘或其他有害颗粒的环境
- 电池供电或可充电的手电筒，如果电力控制部门与救灾人员在一起
- 恶劣天气装备
- 寒冷天气装备

*不可用于化学、核能、生化或辐射事件的救灾中。

可引发跌落或被绊倒的废墟区域

在大多数的灾难中，化学和生物灾难除外，都会

遗留下废墟地区，而且废墟区域通常占地面积很大。飓风可能会遗留下巨大残骸区域。安德鲁飓风摧毁或损坏了超过 13 万所房屋，其中还包括迈阿密戴德县 90% 的移动房屋。[16] 飓风所造成的大片损毁区域需要由救援人员谨慎处理。在默拉（俄克拉荷马）的爆炸案之后，建筑物废墟堆积了 35 英尺高。[9] 废墟通常由线路、管道、水泥块和其他建筑材料组成，很尖锐，而且很有可能磨坏防护服。东南亚海啸在其所到之处留下了绵延海岸线数千米的废墟区域。救灾人员需要清理废墟以便搜寻伤员或划定救助区域。灾难发生后，风也可能把残片刮到其他地方去。救灾人员可能把注意力放在了救灾仪器或上方的威胁物上，而忽略了碎片的飞落，导致因失足或跌倒而受伤。不管在任何时候，即使救灾活动是在白天进行，能够拥有一个好的照明条件对救灾人员来说也是至关重要的。救灾人员应当尽量在白天进行搜救，因为到了晚上即便是有手电筒，废墟区域也十分危险。此外，救灾人员很有必要在白天搜救完全失去电力的建筑物。医院里面用的钢笔形小电筒不适用于此种搜救工作。推荐使用一次性电池或充电式电筒（如果救灾人员携带了充电装置）。不带充电装置的装备只有在充电时才可用，持续时间较长的救灾活动可能会使救灾人员无法取回充电装置。

志愿者的聚集

医疗救护的部分思想就是志愿精神。这一点在灾难救助中尤为正确。救助人员想要帮助那些需要帮助的人，不论是通过有组织的方式，例如灾难医疗协助小组（DMATs）或红十字志愿者活动，还是通过个人到现场救灾的方式，但是救灾人员通常都没有接受过任何训练，也没有配备任何装备。救助机构或许会拥有不同的行为准则、不同的设备和不同的人员配置。大多数官方志愿者机构都会在收到救灾请求之后到达现场。尽管他们的救援会阻塞交通，但是不会带来任何安全问题。如果现场官方救灾组织和志愿救援组织之间的沟通不良，就会引起事件指挥系统（ICS）的运行不畅，而且如果各种资源使用不当就可能会在无意中威胁到救灾人员的安全。志愿救灾人员大多都没有可以用于与指挥中心或其他救灾人员联系的无线电通信设备，也使得信息资源无法有效分享利用。这一点在 1988 年的达拉斯沃斯堡机场救灾活动中得到了证实。不熟悉机场救灾计划的志愿救灾组织在机场外部设立了一个检伤分类区域，此举使得官方救灾人员不断地在事故现场寻找病患和伤员，事实上是这些伤员已经被疏散出现场了。[6] 当事件安全官员（ISO）不了解现场所有人员的救灾情况时，他们的安全责任就会受到一定的影响。为所有人员进行灾后有害物质接触检测非常重要，这一点从世贸大楼袭击事件中可以得知。有证据显示，大多数响应救灾的志愿者组织都没有携带适当的设备，要么就是从医院搬走医护可能会用到的设备，要么就是使用现场其他救灾人员的设备，这两种做法都不是最好的方法。[6] 志愿救灾人员在完成任务方面的表现通常都不是很令人满意，特别是在没有受过正规训练的情况下，因为他们不知道如何完成任务，也不清楚其他救灾人员使用的专业术语。[10] 给志愿者发布的指令应当以清晰易懂为准。除此之外，指令发布人应当确认志愿者明白他所要求完成的任务。对于医院内想要参与外部救灾活动的工作人员来说，能够参与救灾部门中的专业救灾小组或其他灾难志愿医疗组织（例如国家灾难医疗服务部）益处多多。这些组织可以提供培训，并且可以减少志愿者毫无准备地到达救灾现场时为其他救灾人员造成麻烦等情况的发生。因为救灾现场志愿者的工作也关乎他们自己的生命安全，所以协调机构应当制定清晰的策略来妥善保护他们的安全，然后再把他们融入救灾工作中，除此之外，还需要提前指派一名志愿者管理人员。[10]

恐怖分子埋下的二次爆炸装置

每一次由恐怖分子引发的灾难或事件都具有发生二次爆炸的危险，这种爆炸会伤害到已经到达现场的医疗工作人员。1997 年发生在亚特兰大的两次爆炸事件虽然不能被定义为灾难，但同样值得引起对二次爆炸装置的关注：其中一次于首次爆炸一小时后发生在一个家庭服务中心，爆炸产生的碎片和爆炸波效应使 4 位公共安全工作人员受伤。另外一次发生在一个休息室中，当时二次爆炸装置并未爆炸（如果有，一名在附近工作的救灾人员将会负伤）。[18] 在世贸大厦袭击事件中，第二架飞机在第一架飞机撞击北塔约 15 分钟之后撞击了南塔，在第二架飞机撞向南塔的时候现场已经聚集了很多救灾人员。[7] 救灾人员在恐怖袭击中必须时刻警惕，防范二次袭击的恐怖主义袭击装置，注意灾难现场奇怪的包裹或意图不明确的可疑人员。一个撤退计划或了解安全区域所在位置在救灾工作中尤为重要。

持续时间较长的救灾活动会引起救灾人员过度疲劳、睡眠不足以及食物、碳水化合物补充不足

由于救灾活动持续时间较长，因而救灾人员很容易感觉到疲劳、睡眠不足、没有时间吃饭或者是补充足量水分。有报道称，俄克拉荷马事件中的救灾人员轮班时间超过了 24 小时，超负荷的工作对他们的现场救灾意识和判断产生了不利影响。[19] Rand 调查显示，救灾人员一般会与带头人保持一致，如果带头人的休息时间和恢复时间不足，那么他的下属也会出现同样的情况。[9] 灾难救助通常都会在首批救灾人员身体疲劳之后，召集休班的医护人员来执行任务。[10] 所有救灾人员，包括高级救护人员，每天的工作时间不得超过 12 小时。[19] 根据不同的实际情况，这一标准可能还需再进行调整。为救灾人员提供符合他们饮食习惯而且随时可取的充足食品和水源也极为重要。

■ 灾难地点的现场安全

根据 Garrison 的观点，"救灾人员的潜意识里没有想到过要避免所有的危险情况"[20]。排除所有与灾难救护相关的危险情况和潜在风险是十分重要的，而且大多数紧急医疗服务（EMS）人员很清楚地知道救灾工作会不时地遇到危险情况。灾难中的情况很复杂，而且复杂的方式各不相同。因此灾难救助的挑战在于要通过合适的机制来了解灾难救助多变的环境，以规避风险。规避风险最好的方法就是运用安全管理循环系统（见图 31-1）。该系统包括了灾难救助过程中必须要连续执行的三个功能部分：收集目前状况的信息、分析可用选择并得出结论、实施决定。[9] 在灾难现场收集信息是个难题。保护在现场工作的救灾人员的关键在于不同机构之间能有效分享信息。因为对救灾活动作出响应的组织数量巨大，特别是恐怖主义灾难事件。2001 年的"9·11"事件中，有 159 个公共部门和 290 个其他组织参与了救灾活动。[21] 在数量庞大的救灾队伍中，很多救灾组织只关注他们自己的任务，而忽略了他们的活动在整个灾难救援中的位置和作用。

Auf der Hiede[10] 把这一现象描述为"鲁滨逊克鲁索症"，因为这会使救灾人员认为"我们是这个灾难现场唯一的救助者"。许多救援机构或许已经拥有

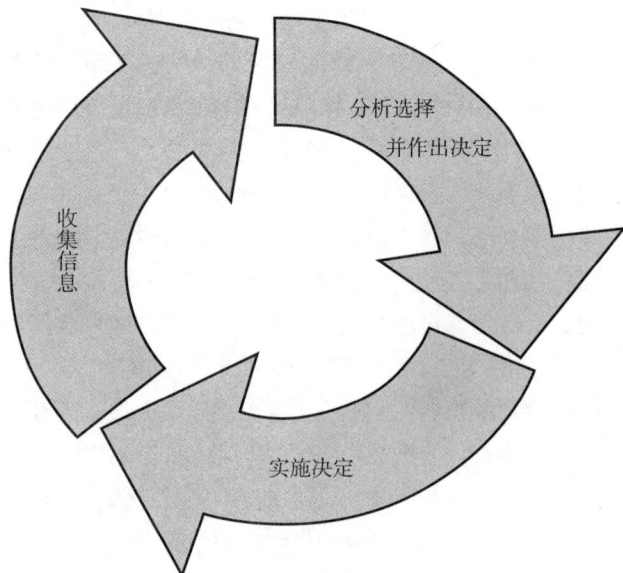

图 31-1 安全管理循环系统

注：重绘于 Jackson B，Baker J，Ridgely M，以及其他作者所作的《保护紧急救护人员》，卷三：自然灾害与恐怖主义事件救灾安全管理。圣塔莫妮卡，加利福尼亚州：Rand 公司，科技政策研究所（国家职业安全与健康研究所）；2004。

应对危险情况或减灾的有用信息、救灾活动或风险评估的专业技能，以及其他救灾组织需要的伤员或资源所处地等信息。使用事件指挥系统（ICS）具有重要意义。Auf der Heide 认为，在灾难救援中，任何一个单一救援活动都没有一个良好运作的事件管理系统（ICS）给现场带来更好的安全管理，因为在事件管理系统（ICS）中，所有的机构都可以有效分享信息。同样重要的是，事件指挥人员与现场救援人员之间必须及时相互传递信息。

由于许多灾难的覆盖面积广大，所以事件安全官员（ISO）可能无法提供所有危险区域的准确位置图片，特别是当救援机构之间沟通有障碍的时候，这是大多数救灾活动普遍存在的问题。定期响应救灾活动的医疗组织可以有他们自己的安全官员或者是指派其中一名员工为助理事件安全官员（ISO），借此可以构建与事件安全官员（ISO）的沟通桥梁。以国家火灾预防机构（NFPA）的《消防部门安全官员标准》[22] 为指导方针，安全官员的任务就是当救援活动不安全或者出现巨大安全隐患时，发出指令要求救灾人员立即"更改、暂停或是停止所有活动"。当认定救灾活动或潜在风险暂时不会带来危险时，事件安全官员（ISO）将"采取适当措施减缓或消除风险"。

一旦完成信息的收集，下一步就是分析可用选择，继而考虑尽可能多的已知情况，最终作出决定。

举例来说，在医疗救护人员到达到灾难现场展开救援的初期，可能就需要先对受灾人员展开医疗救护。许多可以自救或已得到同伴救助的受灾人员都需要医疗救治。如果救灾人员花费时间分析可用选择的话，他们会意识到受灾人员周围有接受过训练的搜救人员，可用资源可以更有效地用到设立救助点上，搜救工作也可以由接受过正确培训、配备适当装备的人员开展。一旦作出决定，下一个任务就是开展工作，完成决定事项。任何与安全相关的决定都必须由直接管理机构内部人员共同商讨，而且必须得到指挥机构中事件指挥员的批准。知道哪些人员正处在现场、如何联系他们这两点具有重大意义。就如同许多灾难中存在的情况一样，许多不在值班的医护人员会从家里赶到救灾现场，但是他们没有配备足够的通信设备（例如移动无线电通信设备）。若想在特定的时间知道他们处在什么位置可能没那么容易。如果没有电子通信设备，那么信使就是一个不错的选择。如果需要传达的信息简洁明了，那么志愿者就可以很好地发挥信使作用。

原材料管理安全

如果作出的决定关乎安全问题，那么必须认识到良好的安全措施不可挑选，且所要采取的行动须对组织范围内的所有人员具有强制性。事件安全官员（ISO）或许是最终的决定者，但是合理的补充和商讨应当与关乎现场安全的话题一同进行。安全措施中的原材料管理（CRM）已经有了将近 25 年的历史。起初叫作**驾驶舱资源管理**，来自于美国国家航空航天局（NASA）对坠机事件中人为因素的调查结果。该管理办法已经运用到了医疗部门中，包括紧急医疗训练部门和劳工、运输、操作室员工、空军医疗部门。[23]训练的最初目的是想讨论失误引起的原因，以及高压力、高工作量、疲劳状态的操作和紧急情况的处理方式对失误的影响。

训练以询问问题、声明立场、交流策略、讨论解决争端为原则，借此来获取信息。原材料管理（CRM）的培训工作并非在路上或灾难现场开展，而是开展于规划准备阶段。如果不事先对原材料管理（CRM）相关问题进行商定，可能会给医疗社区带来麻烦。举个例子，紧急医疗服务（EMS）机构的医疗主管必须明白，任何与安全有关的决定都适用于他本人，即便这个决定是由一个安全官员（同时也是初

级紧急医疗技术人员）制定的也适用于他本人。很明显，安全问题或安全命令必须符合当前的情况，但在危险性较小或者无坠落物体且位置偏远的治疗中心强制要求佩戴安全帽时就显得意义不大了。很明显，同样的强制命令在事故多发地区，比如因为有下坠物体还不禁止不戴安全帽就进入，则属于安全官员需要注意的范围。原材料管理（CRM）阐述到，上文中提到的医疗主管应当能够直率地告诉事件安全官员（ISO），他在建筑物的地基上发现了一道裂缝，或者是在不受事件安全官员（ISO）排斥的情况下询问救治小组所处地点是否安全。需要再次强调的是，救灾活动并不是一成不变的操作。虽然 8 小时前出现的危险情况可能已经得到处理或者是被确定为未发现，但是负责现场安全的人员必须一直不断对环境进行评估，收集新信息，分析现有可用选择，并且最终作出新的决策，上述任何一步都可能会改变原计划。安全管理循环系统必须在整个事件结束之前不断重复。在真正开展救灾工作之前，一个包括现场安全手续在内的良好规划和准备会大大减少伤亡程度。

灾难响应

灾难的通报方式最初有多种形式，有非正规形式，也有正规形式。医院可能会在第一名受灾人员到达医院急症部门口时就知道灾情。而公共安全机构可能会在其公共安全响应站点（PSAP）接到大量电话或者是灾难直接影响到了公共安全机构所在地时知道灾情，比如在活动板房里感觉到震感。对大多数人来说，媒体的报道则是得知灾难的主要方式，其他人则是由政府派遣到灾难现场而得知。一旦作出决定指明了要开展救灾响应活动，根据官方的各种协助需求，应该首先想到医疗救助人员的人身安全问题，这就需要考虑到下列问题：

● **我可能需要什么样的个人防护装备（PPE）？如果我目前没有配备个人防护装备（PPE），那么可在何处获得？**期望他人会在你到达现场的时候给你提供合适的个人防护装备（PPE）是极其危险的想法，除非你们事先已经安排妥当。别人提供的个人防护设备（PPE）你可能无法适应或者是尺码不对。救灾人员至少应当配备合适的 D 级水平的设备，其中包括一顶安全头盔、足够的鞋袜、容易被识别的身份标志（例如印有技术水平等级的反光背心）、安全手

套、护目镜、一个手电筒以及隔离身体与物质的预防措施。

- **根据灾难事发地点判断可能出现的危险的类型。** 如果是在工业现场救灾，必须要严格检查危险材料，而且可能需要不同的个人防护装备（PPE）或通往现场的不同路径。如果是在爆炸事件中救灾，必须要考虑到恐怖主义或者是二次爆炸。如果是在靠近水域的地方救灾，那么就可能需要为救灾人员准备救生设备。在演练危险处理方法的同时也要把现场可能出现的预计情况一并演练，并且做好减灾准备。

- **我要去哪里救灾？如何到达？** 如果事件覆盖的面积很广，比如说飓风安德鲁，就可能需要从很远的地方调用救灾人员。偶尔也会有专业的队伍（比如外科手术队伍）被护送到现场。备受等待的专业队伍不能把时间都浪费在寻找合适的会合地点或者是灾难发生地点，因为灾难现场的伤员没有那么多时间等待救援。确定方向，如果不确定方向，那么就申请护送。即使手上有地图，也得时刻提醒自己，当地的地标很可能已经被损毁、不可用了。救灾人员就需要花点时间从在线地图服务网站上下载一些方向指南。

- **到达现场之后向谁报道？** 如果灾难现场尚未设立事件指挥系统（ICS），此时更重要的事情就是，作为首批到达的救灾人员最好是先估计一下灾难现场的大小范围并且把这些情报报告给通信中心，而不是为你遇到的首位伤员开展救治。如果灾难现场已设立事件管理系统（ICS），那么，就需要知道向谁报告、如何找到他们，并让他们知道你已经到达。另外，需要每隔30分钟汇报一下最新情况，除非有其他规定。

现场评估

救援工作一旦展开，不管预计的救灾时间是30分钟还是30个小时，都要尽量随时获取现场条件的最新情况。随着救灾人员不断靠近救灾现场，其应该首先估计受灾范围，然后等救灾设备到位之后再离开现场。在救灾工作开始的前几分钟内，通信中心人员可能会忙于接听电话、派遣得力队伍，但即使是转达的信息对其他部门来说也是很有用的（比如像交通阻塞或危险情况的信息）。救灾人员必须对旁观者、逃离现场的伤员以及接近现场的好奇者保持警戒。一旦靠近现场，救灾人员必须注意其他救灾人员的动向，因为其他救灾人员在进入现场时可能并不知道你在现场，或者是都不清楚他们自己的方向。救灾人员应当注意电力中断的标志，因为这些标志可以提示你是否有落下的电线，与此同时，还应观察冒烟或漏气的情况。[24,26] 如果救灾人员是由其他机构人员送到现场的，这并不意味着驾驶人员比起救灾人员更了解现场的安全情况；在整个救灾过程中，救灾人员必须自己负责自己的人身安全。

随着救灾人员不断靠近现场，任何气味的出现都可能预示着附近有化学物质、火情或者是其他危险材料。不管危险物质是否明显，一旦构成了危害（直接或间接引起灾难），救灾人员都必须快速作出判断，以免最终成为受害者。[26] 美国交通局的《紧急情况响应手册2000》[25] 对处于有危险物质的现场救灾人员来说，是一本非常具有实战意义的指导手册。

正如前文所述，掉落的电线在灾难现场很常见，但是却有致命的威胁。如果已经断电，而且有电线杆受到损坏，应先数一数该电线杆上的电线数量，然后再数数无损伤电线杆上电线的数量。如果两根电线杆上的电线数量一致，那么很有可能还没有人碰到过电线。[25] 在到达灾难现场的那一刻，甚至是运送车辆还没有停下来之前，就要决定车辆的停放位置。车辆需要逆风、向上停靠（如果位置允许），以避免有毒气体或烟雾。旗帜或烟雾的飘动方向可以很好地指示风向。一般来说，紧急救护车辆应当尽可能靠近灾难区域。不过，世贸大厦袭击事件证实了这一做法的不可取之处。有目击者称，见到15辆连成一排的救护车"被坠落的建筑物残骸砸烂摧毁。"[3] 如果车辆不是用于紧急运送伤员，或是没有配备必需的设备、个人防护装备（PPE）、通信设备，那么就应该把车辆停靠在远离现场的安全地点。如果车辆内有必需的设备，可以考虑先卸载必需设备，然后停靠到安全地点。可能会有其他车辆争抢停车位置，而且对这个位置有迫切需要，救灾工作中的云梯消防车可能就是最好的例子。如果有车辆着火，救灾组织车辆应当停靠在着火车辆100英尺以外的地方，从而减少爆炸或接触泄漏燃料的危险。[26]

警戒、通信、逃生路线与安全区域

野外消防员和城市搜救人员所运用的一套简单易

记的系统同样可以应用到救灾活动中，这一系统被称为 LCES（警戒、通信、逃生路线与安全区域）。[11, 27] 保持警戒通常都是事件安全官员（ISO）的主要功能，但是由于灾难的范围比较广，事件安全官员（ISO）可能无法亲自到达每一个救灾现场，或者说并非所有的救灾人员都可以与事件安全官员（ISO）进行通信。如果出现危险情况，一名观察操作的人员就很有必要，但同时，此人不应是病患救助警戒员或具体地点安全官员。该人员可以自由观察各项操作，识别潜在危险，并且减轻灾害后果（如果合适）。他必须容易让大家辨认出来，要么通过他所在的位置，要么通过身上所穿警戒员或安全官员背心。

要在救援队伍到达的同时建立好通信系统，不仅包括建立与事件指挥员的通信系统，还有与派遣中心的通信系统。救援响应小组在到达现场的同时就需要准确建立好驻扎地。如果街道标志都已损坏，建立工作就比较困难，但是对所有救援队员来说，一个确定的驻扎地点是十分有益的。使用容易辨认的地标，例如该区域的建筑物，可以产生一定的帮助作用。举例来说，注明"我们在湖的南岸"或许并不是准确的位置，但是同样可以帮助别人联系到我们。全球定位系统装置在建立区域的时候就显得特别有用。

无线电通信可能无法发挥很大作用，因为其可能被急救交通信息塞满，或者是接收不到常用频率，因此使用信使就必不可少了。警戒或通信人员应当对灾难现场中可能使用到的其他通信形式保持关注。搜救人员所使用的紧急情况报警系统中包含一个空气扬声器（气喇叭）或一个汽笛，两者都用于紧急情况中：

- 三次一秒短警报代表撤离；
- 一次三秒长警报代表停止行动或静音行动；
- 一次长警报和一次短警报代表恢复行动。

根据不同灾难的性质不同，在需要时提前制订一个逃生计划十分重要。在俄克拉荷马爆炸事件的搜救工作中，总共发生了三次炸弹恐慌，使得治疗区域的人员全部撤离。[13] 工作人员或车辆或许会因受限于其他救灾人员而需要重新安置。但有时到达安全区域的最近途径并不一定是最直接的一条路线，比如在大楼垮塌事件中，最近的路线很有可能把人带入垮塌区域。很显然，在这样的情况下，其他绕行的路线才是最安全的。

当灾难中还有不断发生的危险情况时，建立一个安全区域则是最重要的事项。安全区是指在危险地点之外相对安全的区域，它可能是远离垮塌或损毁建筑物的地点，也可能是远离危险区域（在危险物质事件中），还可能是已经采取措施加固建筑物的地点。如果救援队员撤离到了安全区域，首先要做的就是在队员到齐之后清点人数，以确认所有队员都在。

■ 隐患

自"9·11"事件之后，我们在救灾人员的安全问题方面取得了一定经验。Rand 公司和美国职业安全与卫生研究所（NIOSH）共同为紧急事件管理人员提供了大量救灾人员安全管理资源。[2, 7-9] 为更好地管理所有事件中医疗救灾人员的受伤数据情况，其实行了各类措施，但其中仍然存在着一些隐患。救灾医疗服务都是由许多不同的组织共同提供的，但是不同的组织拥有不同的服务标准。联邦政府应当制定一个紧急医疗响应安全标准，如国家火灾预防部门（NFPA）中的消防安全标准。研究是必不可少的，同时杂志文章和宣传资料有助于使公众注意到这个问题。Rand 公司的调查显示，佩戴预先设计的个人防护装备（PPE）可以帮助救灾人员安全展开工作。但过度自信仍然是该问题的主要根源，如果没有实际行动，医疗救助人员始终会在救灾时受到伤病和死亡的威胁。标准的个人防护装备（PPE）和训练必须在我们对灾难还保留有清晰记忆的时候展开，比如世贸大厦袭击事件和东南亚地区海啸。

参 考 文 献

1. Maguire BJ, Hunting KL, Smith GS, et al. Occupational fatalities in emergency medical services: a hidden crisis. Ann Emerg Med. 2002; 40: 625-32.

2. Houser AN, Jackson BA, Bartis JT, Peterson DJ. Emergency Responder Injuries and Fatalities: An Analysis of Surveillance Data. Santa Monica, CA: The Rand Corporation; 2004.

3. 9-11 attack on America: united we respond. EMS Insider. 2001; 28: 1-8.

4. Joint Commission on Accreditation of Healthcare Organizations. Guide to Emergency Management Planning in Health Care. Oakbrook Terrace, IL: Joint Commission Resources; 2002.

5. Martinez C, Gonzalez D. The World Trade Center attack. Doctors in the fire and police services. Crit Care. 2001; 5

（6）：304-6.

6. Green W. Freelance response to the site—medical staff option of choice? American Academy of Medical Administrators. Spring 2003. Available at: http: //www. aameda.org/MemberServices/Exec/Articles/ spg03/ freelance-%20Green.pdf.

7. Jackson B, Peterson DJ, Bartis J, et al. Protecting Emergency Responders: Lessons Learned from Terrorist Attacks. Santa Monica, CA: The Rand Corporation; 2002.

8. Latourrette T, Peterson DJ, Bartis J, Jackson BA, Houser A. Protecting Emergency Responders, Vol 2: Community Views of Safety and Health Risks and Personal Protection Needs. Santa Monica, CA: The Rand Corporation; 2003.

9. Jackson B, Baker J, Ridgely M, Bartis JT, Linn HI. Protecting Emergency Responders, Vol 3: Safety Management in Disaster and Terrorism Response. Santa Monica, CA: The Rand Corporation; 2004

10. Auf der Heide E. Disasters are different. In: Auf der Heide E, ed. Disaster Response: Principles of Preparation and Coordination. St Louis: Mosby; 1989.

11. Federal Emergency Management Agency, US&R. Structural collapse technician course—student manual. Available at: http: //www.fema. gov/usr/sctc.shtm.

12. Physical health status of World Trade Center rescue and recovery workers and volunteers—New York City, July 2002—August 2004. Morb Mortal Wkly Rep. 2004; 53 （35）：807-12.

13. FEMA urban search and rescue (USAR) summaries. In: Smith C, ed. Alfred P. Murrah Federal Building Bombing April 19, 1995 Final Report. Stillwater, OK: Fire Protection Publications; 1996.

14. National Fire Protection Association. NFPA 1999: Standard on Protective Clothing for Emergency Medical Operations. Quincy, MA: National Fire Protection Association; 2003.

15. US Department of Labor, Occupational Safety and Health Administration. Inspection guidelines for 29 CFR 1910. Subpart 1, the revised Personal Protective Equipment Standards for General Industry.Available at: http: //www. osha.gov/pls/oshaweb/owadisp. show_document?p_

table=DIRECTIVES&p_id=1790.

16. Florida Division of Emergency Management. Introductory statement to the inaugural meeting of the state Hazard Mitigation Plan Advisory Team. Available at: http: // www.floridadisaster.org/brm/ state-mitigation-strategy/ shmpat/introductory-statement.htm.

17. US Department of Homeland Security, National Disaster Medical System. DMAT: Questions & answers. Available at: http: //www. ndms.dhhs.gov/dmat_faq.html.

18. Eric Rudolph charged in Centennial Park bombing ［press release］. Washington, DC: US Department of Justice; October 14, 1998.

19. US Department of Homeland Security, Lessons Learned Information Sharing. Setting and enforcing maximum shift lengths at incident sites. Available at: http: // www.llis.gov/member/secure/getfile.cfm/ LL%202D%20 setting%20and%20enforcing%2epdf?ID=6656.

20. Garrison H. Keeping rescuers safe. Ann Emerg Med. 2002; 40 (6) 633-5.

21. Lyman F. Messages in the Dust: What Are the Lessons of the Environmental Health Response to the Terrorist Attacks of September 11? Washington DC: National Environmental Health Association; 2003.

22. National Fire Protection Association. NFPA 1521: Standard for Fire Department Safety Officer. Quincy, MA: National Fire Protection Association; 2002.

23. Agency for Healthcare Research and Quality. Making Health Care Safer: A Critical Analysis of Patient Safety Practices. Evidence Report, Technology Assessment No. 43. Available at: http: //www.ahrq.gov/clinic/ptsafety.

24. Borak J, Callan M, Abbott W. Hazardous materials exposure. Englewood Cliffs, NJ: Brady; 1991: 8.

25. US Department of Transportation Research and Special Projects Administration. 2000 Emergency Response Guidebook. Neenah WI: J.J. Keller and Associates; 2000.

26. Limmer D, O'Keefe M. Emergency Care. 10th ed. Upper Saddle River, NJ: Brady; 2005: 180-4.

27. US Department of Agriculture, Fire and Aviation Management Division. LCES: Lookouts-Communications-Escape Routes-Safety Zones. Available at: http: //www. fs.fed.us/fire/safety/lces/lces.html.

32 需求评估

Shan W. Liu

需求评估领域，或者说快速监视领域的发展对于提高公众医疗干预的效率和效果都具有重要意义。需求评估作为制定项目政策和资源分配的基础，服务于地方政府、州政府以及联邦政府。事实上，需求评估、政策制定和政策确保三者共同构成了公共医疗卫生的核心功能。[1]

如果从需求评估最大化在救灾响应中所占重要性的角度来看，灾害救援医学并没有什么不同之处。在冲击力较强的灾难中，降低死亡率的最有效办法就是通过开展具体的、准确定位的干预措施来消除引起人员伤亡的因素。[2-3] 但在大多情况下，救灾响应都以直觉为基础，而不是数据。灾难需求评估可以用来了解灾难对人民群众的安全和医疗系统基础设施所造成的影响，这样一来，救灾社区就可以更有效地展开救援工作。需求评估旨在不断调查灾后情况、提供数据来描述紧急程度并且警醒救灾社区，这样一来，救灾社区就可以采用适当的干预措施，并把适用的设备带到现场。但是从本质上来说，需求评估是为了平复灾后混乱而设计的。[2] 即使是在开展紧急活动的情况下，也有必要进行需求评估。[4] 需求评估宣传并确保了救灾活动不仅仅是为了取悦政治选举赞助人，更是为了解决受灾社区的真正问题。[5] 本文将介绍快速对灾难进行需求评估的主要结构和原理。

■ 历史回顾

从历史上看，公众认为救灾工作由慈善机构组织，同时有各种团体和个人不顾现实情况的需求提供支援和帮助。这样看来，过去的紧急事件医疗救助通常都是临时的、不合适的并且效率低下的。[6]

灾难需求评估引进于 20 世纪 60 年代传染病学的实际运用，那时大批国际医疗救灾队伍都在尼日利亚内战中开展救援工作。疾病控制与预防中心的传染病学专家研发了用于快速评估营养状态和开展调查的全新技术。但是该技术在灾难救助工作中的广泛运用一直处于缓慢的发展中。到了 20 世纪 70 年代末，对灾难传染病学的需求日益明显。大型救助工作负责人的数量是管理、规划人员的两倍，不过他们通常都缺乏能够成功应对重大灾难的公共医疗经验。灾难现场中一直混杂着过期的、无标签的、不合适的药品。

1980 年，圣海伦斯火山灾难被视为美国历史上的一座里程碑，通过这一事件，美国联邦政府形成了其救灾的方式，特别是在多层次政府机构之间的协调工作上。传染病研究因此也把重心转移到了根据灾难需求而定位的战略上，此举给救灾带去了更加适宜的策略，同时也降低了灾难的死亡率和发病率。20 世纪 80 年代末到 90 年代，公众开始对灾难公共医疗感兴趣，特别是新兴专业社区和科技论坛。[7]

■ 现行做法

尽管每一个具体灾难的需求评估不同，但是世界卫生组织（WHO）还是为常见的紧急事件制定了一个快速安全评估准则。大体来说，快速安全评估的主要步骤包括目标描述、准备工作、规划、执行评估、分析数据以及结果陈述。[8] 评估的主要用途就是决定问题所在、危险程度以及当务之急。[2]

在解决评估的众多步骤之前，有两个问题需要提出并回答：需求评估由谁来做？评估报告由谁来接收？理想情况下，需求评估通常是由最终实施救助项目的机构负责。一个评估团队应当包含跨学科、受训于收集精准资料的人员，比如传染病学家、统计学家、工程师和医疗规划人员。这样的团队同样也应当包含来自事发国家或事发社区的成员，以及当地的非政府组织（如果合适）。[9]

执行需求评估的关键点在于要面向合适的受众。最主要的受众群体当然还是出资赞助调查的机构。不过，同样需要注意的是，要尽可能广泛地传播该信息。因此，听众的人群自然才会包括幸存者、非政府组织（NGO）、美国国家机构、捐助政府以及新闻界代表。每一个群体将会扮演不同的角色，也必然会有不一样的信息需求。

目标

在灾难发生时，快速评估需要收集主观和客观两方面的信息。通过收集这些信息可以估测受灾社区的损毁程度及其重点需求，从而制定一个合适、即时的响应优先事项。作为一个快速评估程序，必须在有限时间内拿出评估结果，评估要么是在紧急情况发生时进行，要么是在紧急情况发生后立刻进行。进行中的评估需在重新修建和灾后恢复阶段展开。[2]

需求评估的主要部分如下[8-9]：

- 紧急情况确认；
- 描述灾难的类型、影响和可能的变化趋势；
- 通报国际社会形势的严峻；
- 衡量当前和预计的安全影响；
- 评估现有救灾能力和即时需求；
- 推荐即时响应。

需要牢记的是需求评估的主要作用有助于加强工作和准备。

准备工作

尽管为所有可能发生的灾难做规划是不可能的事，但是很关键的一点是，医疗系统至少应该拥有一个适合的基本框架，从而可以立即开始适当的评估和响应。灾难的准备工作包括以下几点：

- 培训和评估；
- 监测；
- 紧急事件规划；
- 弱点评估。

大多数的灾难准备工作都包含需求预测和组织响应系统两个方面，以便在紧急事件发生时能够快速部署。根据世界卫生组织（WHO）颁布的快速安全评估准则，紧急事件的准备工作需要包括以下几个问题：

- 是否有关于紧急事件准备工作、救灾响应和灾后恢复的全国性医疗政策？
- 在卫生部门中是谁负责掌管紧急事件应对准备工作的事务？
- 医疗机构、民防组织和其他关键政府各部门之间存在着怎样的协调关系？
- 卫生部、联合国和各非政府组织（NGO）存在着怎样的协调关系？
- 灾难发生时有何种可操作计划？
- 在灾难管理中是否有国家和地区的医疗规划？
- 监控设施是否可以监测到灾难的前兆？
- 环保医疗部门是否已经开始准备工作？
- 是否已经确定有设施和地点可以提供避难场所？
- 灾难的预防工作中有何种训练活动？其中的参与者都有谁？是否已经开展过灾难演习？
- 有何资源可以促进灾难的快速响应（例如紧急事件预算和物资补给）？
- 是否有系统为灾难中的关键人员和物资信息提供更新服务？

即使每一种灾难环境都需要特有的快速需求评估，但是最有效的救灾工作还是始于灾难发生前正确的准备工作和规划。[8]

规划

在接到灾难发生报告甚至是听到传言后，就应该更新准备工作清单。但是不同的灾难需要不同的救灾时间表。突然发生的紧急情况（例如地震）需要在事件发生几小时之内就作出评估。从另一个角度来说，在发生洪灾和人口迁移紧急事件中，评估可以在 2～4 天时间内完成。

在灾难发生的紧急情况下，快速需求评估通常都包括四个主要阶段：

- **阶段一（第一天）**：当地社区在救灾时拥有的信息量通常不多，甚至是没有。初步的伤亡预计报告需要在 24 小时之内作出，作为判断所需资源的初步指导策略。
- **阶段二（第二天）**：需求评估在很大程度上要求关注对难以到达区域所需资源的快速评估；主要医疗救护资源匮乏；次级需求，比如帐篷、食物和水。此时需要对附加援助进行评估，其中包括国家或国际援助。

- **阶段三（第三天至第五天）**：首要任务是保证避难场所和恢复主要医疗机构。这样一来，评估的重点就更应该放在环境卫生、食品、特殊保护以及为易受伤人群恢复主要医疗设施。
- **阶段四（第五天以后）**：此时，灾难救助应当完全展开。此时的评估应当关注监视系统的建立以及卫生状况的分析。

最后一步准备工作包括决定收集信息的类型，协调不同组织、选举团队成员和领导以及分配管理任务。团队成员应当包括熟悉该区域和受灾人群情况的人员，同样，团队里还应包括对该类紧急情况拥有一定经验、流行病学分析技术，以及能用少量数据作出决定的人员。后勤问题，比如路途通关、运输、安全条例和发展通信系统，必须在评估之前解决。

执行评估

在灾难发生的紧急初期阶段收集的特殊信息应当包括以下事项[2]：

- 划分受灾区域界线；
- 判定通往受灾区域主干道上的交通运输问题；
- 为幸存者鉴别主要威胁（例如山体滑坡和化工厂受损）；
- 审查广播设备损害情况；
- 审查在重要救灾人员之间建立或恢复通信的需求；
- 指派调查员前往尚无报告的地区；
- 评估医院的状态，特别是评估通往受灾区域的道路情况、医院结构的受损情况、操作能力，以及救灾人员和基础设备的可用性；
- 开始调查被隔离或受影响程度较大的社区，并且评估该地区受伤人群是否获得了足够的治疗；
- 优先安排需要组织性搜救工作的地区；
- 评估空运中心的受损程度、跑道、燃料储藏库等；
- 审查政府可获取的基础物品的堆积情况；
- 评估救生路线服务的完整度，以此来决定优先顺序：通信、水资源供应、电力、公路网络和排污系统。

快速监视系统必须做到系统化、清晰化。[5] 尽管要在灾难发生时进行需求评估，但是必须保证数据收集和分析的标准化。信息收集方法的四个主要步骤为：汇总现有数据，检查受灾区域，采访主要报告人员以及快速调查。在汇总现有数据时，政府和国内外非政府组织（NGO）都可以提供各种信息，其中涉及该区域的地理特征、面积大小以及社区先前及现有的卫生状况。同时，上述非政府组织（NGO）也可以为紧急救灾活动提供各种资源。

受灾地区的检查可以通过空中检查和地面检查两种方式完成。空中评估在测评受灾区域范围、基础设施和环境状况方面是最有效的测评方法。小组评估可以帮助评估人员进一步了解帐篷和食物的有效性以及潜在的威胁，并粗略估计受灾人群的数量和类型。不论是空中评估还是地面评估，评估得到的观察结果都应该用来制作地图、标注受灾区域、相关资源位置，比如卫生设施、水资源、帐篷和食物分发点。[8] 空中评估的另外一个关键点在于确立一个可靠的平均值。由于比例取决于相对准确的受灾人群预计，因此人口总数的预计（比如房屋数量乘以平均家庭人数）可以用作平均水平的初步预计值。[6]

对重要报告人的采访应涵盖受灾社区的各个部门，而且应该成为评估的重点。采访对象将包括社区领导、当地政府官员、医疗工作人员和其他紧急救护团体人员。报告人员提供的信息应当包括以下几个方面：

- 受访者对于事件的看法；
- 该地区之前的状况；
- 受灾社区的大小；
- 足够的安保、暴力行为的流行程度；
- 预计发病率和死亡率；
- 现有食物供应和食物（例如，每人每天大约 1900 ~ 2100 卡路里）；
- 水源供应和质量（例如，每人每天大约 15 升清洁用水）；
- 足够的卫生设施（例如，每 20 人需要一个厕所）；
- 现有的燃料、通信线路；
- 社区现有资源。

尽管重要报告人员的采访并不能快速提供信息，但是调查员还是应当时刻牢记，这些收集到的数据很有可能有夸张成分。[8-9]

除了对受灾区域进行检查和对重要报告人员进行采访外，调查对于准确的情况评估也相当重要。然而，尽管快速调查更加准确，但却花费更多的时间和资源。因此，只有当从其他地方获得的信息不可靠时，调查才具有可操作性。以下为灾难中更加常用的快速监视手段：哨兵监视、专业团队调查（抽样法）和关键部门详评。

哨兵监视

当专业人员设计出一个能够在特定地点检测出特殊问题的报告系统时，就可以大量运用此法。而且此法在早期预警阶段尤为有效。

专业团队调查（抽样法）

根据可靠样品而周密设计的调查可以使调查者准确归纳结果，并且把它们运用到广大人群中。抽样方法有下列几种：

- **简单随机抽样**：此时所有处于危险环境中的成员都有可能被选中，而且选中的成员对其他选中的成员没有任何影响。
- **系统随机抽样**：选取名单中的固定次序人员，比如第二十个人。如果名单不是随机选取或者不完整，则抽样结果很有可能不准确。
- **分层随机抽样**：把人群分为多组，随机抽取，然后把所有人合并到一个样本中。
- **整群抽样**：选取的样本限制在一定数量的地理区域中，称之为整群。从每一个被选中的地理区域中随机取样，然后汇总为一个整体样本。

关键部门详评（由专业人员进行）

关键部门详评对水源供应和电力测评具有不可或缺的作用，而且可以由部门内外人员开展。[2]

评估灾难对卫生条件造成的影响涉及伤员、失踪人员、疾病和死亡率等问题。对初级损伤的快速评估应当包括对伤员数量、严重程度、类型和受伤部位的评估。初级损伤通常都是由灾难本身造成的，反之，二次损伤都是在灾难后发生的，这类损伤包括清理现场时所受的损伤。研究幸存者在受到此类损伤时会选择的救助地点，可以提供一个主要数据资源。

灾难的严重性与失踪人口数量紧密相关。尽管很难达到准确数字，但是通过调查家庭和搜寻小组（例如消防部门）可以获得大概数字。

尽管在灾难发生后的几天内一般不会出现传染性疾病，但是调查员应当查明已经出现或者是有可能广泛传播的病原体。评估人员同样也应当制订一个初步计划，为疾病控制提供最佳方案。

在紧急事件中，死亡率通常都只以已发现的遇难者数量为准。数据中应当包括各年龄段死亡率、不同性别死亡率、死因以及危险因素。[8]举例来说，在复杂的人道主义环境中，粗死亡率（CMR）可以通过确定下葬地点以及派遣守卫清点坟墓数量来计算。死亡率应当以每天每一万人的形式经常上报。总的来说，紧急事件（例如人道主义危机）的死亡率大约为每一万人中每天死亡 0.4 ~ 0.6 人。死亡率超过 1.0 应被视为超标，死亡率超过 2.0 应被视为极点。[9]突发灾难无疑将会引起更高的死亡率。

除了评估灾难对卫生造成的影响外，评估灾难对医疗机构造成的潜在影响也很重要。其中首要任务就是评估医疗机构的受损范围，鉴定还在正常运转的医疗机构。调查员应当收集涉及设施所在地、设施类型、灾后结构统一性、容量、人员伤亡以及人员和供给缺乏的信息。如果时间允许，所收集数据还应当涵盖接受治疗的伤员、疏散伤员接受特殊治疗的需求，还有最急需的药品种类和其他资源供给。

在医疗评估之外，调查员同样需要检查灾后环境形势的完整性。有必要分析水资源补给、卫生、庇护所以及交通状况。干净水源的充足供应是重中之重，因此需要特别注意估计缺水社区及可能已受污染水源的范围大小，还要估计水源供应方面受到的损害程度。

挑战

可以确定的是，开展快速评估的工作人员面临着极大的阻碍。通往限制区域的道路可能会被阻断、可能遭受危险、可能会接收到不标准的报告以及不准确的基本信息。[4]数据通常都是在极为不利的条件下快速收集的，而且信息的来源必须完整。[7]由于受到时间、压力和有限的调查资源等条件的限制，较为准确的数据通常都是在评估后期收集到的，比如重建和恢复阶段。因此，需求评估应该是一个持续的过程。[10]因此，审查这些数据的人员必须清楚数据收集方法，以及其固有的限制性和不准确资源。[2]

数据分析与陈述

数据的分析应当采用标准方法，以确保分析结果同样适用于其他情况。分析应当尽可能细化，以便促进适当干预措施的制定。数据的陈述应当采用标准方式，其分析结果可以为救灾组织清楚指明首要任务。应当尽可能广泛地展示所有分析结果，借此提高信息的多样性和互补性。一般而言，下列事项均可用作陈述标准[8]：

- 响应原因；
- 受灾区域；
- 描述受灾社区（其中包括伤亡情况）；
- 灾难影响（例如日死亡率，预计财政损失）；
- 现有资源；
- 额外需求——即时、中期以及长期需求。

尽管在混乱环境中收集信息有很大的难度而且时间有限，但最终的数据分析和陈述必须尽可能清楚明了，因为救灾基金和救灾响应活动都是直接按照报告的数据制定的。

■ 隐患

快速需求评估的最大挑战在于能否找到一个合适的团体或组织，该团体或组织必须拥有足够的可信度和权威来发布消息，并且能够确保人道主义救援可以反映出该评估的分析结果。如果评估过程没有决策者参与，那么它仅仅是一份医院报告单，而不是重要的数据信息。评估中各项调查活动都需要得到其他机构的信任和配合，以避免重复工作。评估开展时间较晚通常是一个很大的隐患，会造成评估结果被人忽视。第二个隐患就是评估通常都是由不具备适当技能的人员开展的。[5] 欠佳的数据收集与分析可能会造成比完全没有数据还要糟糕的结果。第三个隐患在于评估人员把注意力都放在他们认为受灾最严重的地区，而并没有整体来看所有区域。这种做法会造成两个问题：第一，评估人员认为受灾最严重的地区可能实际上并不是最严重的；第二，如果只关注受灾最严重的地区，评估报告就会有失偏颇，从而导致错误计算死亡率。总的来说，灾难发生时有失准确度的报告是一个很严重的问题。取样的大小通常要么太小，要么太随意。而且从医院和诊所获取的信息具有误导性，因为那些寻求医疗救助的人员实际上并不一定是最需要医

疗救助的人员，而且真正需要救助的人没能或没有到医疗机构接受治疗。[6]

标准灾难监视运算法则拥有快速判定受灾人群急切需求的巨大潜力，向救灾和恢复工作中最急需的地区分派物资。[11] 尽管评估是在灾难发生的动荡时期作出的，但是有经验的调查员应当采取一种合理、系统的方法来监测情况。这些信息将最终指导立即开展或预备开展的救灾活动，因此可以直接预防发病率和死亡率。

参 考 文 献

1. Petersen D，Alexander G. *Needs Assessment in Public Health：A Practical Guide for Students and Professionals*. New York：Kluwer Academic；2001.

2. Stephenson RS. *Disaster Assessment. Disaster Management Training Programme*. 2nd ed. United Nations Development Programme/Office of the United Nations Disaster Relief Coordinator；1994.

3. Gregg M. Surveillance and epidemiology. In：*The Public Health Consequences of Disasters 1989*. CDC Monograph. Atlanta：US Department of Health and Human Services；September 1989.

4. Briggs S，ed. *Advanced Disaster Medical Response Manual for Providers*. Boston：Harvard Medical International Trauma and Disaster Institute；2003.

5. O'Toole M. Medical and public health needs：the role of the rapid assessment. Presented at：Proceedings of the First Harvard Symposium on Complex Humanitarian Disasters；April 10–11，1995；Boston.

6. Guha-Sapir D. Rapid assessment of health needs in mass emergencies：review of current concepts and methods. *World Health Stat Q*. 1991；44（3）：171–81.

7. Noji E，ed. *The Public Health Consequences of Disasters*. New York：Oxford University Press；1997.

8. World Health Organization.*Rapid Health Assessment Protocols for Emergencies*. Geneva：WHO；1999.

9. Leaning J，Briggs S，Chen L. *Humanitarian Crises*. Cambridge，MA：Harvard University Press；1999.

10. Auf der Heide E. *Disaster Response：Principles of Preparation and Coordination*. St. Louis：Mosby；1989.

11. Lillibridge SR. Disaster assessment：the emergency health evaluation of a population affected by a disaster. *Ann Emerg Med*. November 1993；22：1715–20.

33　灾难通信

Khama D. Ennis-Holcombe

有效且高效的通信对成功实施灾难管理至关重要。在人们第一次拨打911求助电话之前，相关部门就应该做一些通信方面的准备工作，如预料和探索潜在的通信需求。然后需要建立通信基础设施，在投入使用之前还必须进行检测。

本文我们将讨论在灾难或者大规模人员伤亡事件中提供充分通信时所必需的医疗设备规划。

■ 历史回顾

曾经，美国政府的灾难救援工作需要几十个联邦机构负责各个独立部门，而很少进行明确的通信规划。然而，人们通常认为现有的通信基础设施已足够使用。

1979年，美国总统吉米·卡特创建了联邦紧急事务管理署（FEMA），以协调国内救灾工作。虽然联邦紧急事务管理署代表了救灾工作的联合，但在其成立之初并未立即进行通信规划。而且，灾难管理在很大程度上仍然将注意力放在了自然灾害上，如飓风和地震，或者意外的人为突发事件，包括石油泄漏和放射性物质泄漏。[1]

在经历了"9·11"世贸大楼恐怖袭击事件后，美国政府在国内灾难管理方面面临着前所未有的挑战，其通信系统承受着巨大压力。在第一架飞机撞击世贸中心大楼后的几分钟内，纽约市的警察部门在贝尔维尤医院的急诊室召开了一次会议，会议决定成立指挥中心，开始协调紧急医疗服务。随着媒体和公众逐渐了解撞击事件，电话线路变得堵塞，甚至无法进行联系。此外，专门为处理影响纽约市的大规模灾难事件而建立的紧急事件处理中心坐落在世贸中心7号大楼，因此大部分建筑在袭击事件中遭到了破坏，人员也都被疏散了。[2]随着袭击事件的相关信息的发布，应急部门内部的通信变得越来越困难。警察和管理人员可以通过直接对话、无线电广播设备和寻呼机进行通信，但是无法用移动电话和陆上线路进行通信。

在"9·11"事件过后，美国政府紧接着实施了很多灾难管理方面的改革，包括成立了美国国土安全部，并将联邦紧急事务管理署并入其中。通过此次整改，人们将蓄意恐怖行为添加至灾难范畴，同时更加注重建立和保护应急通信基础设施。[3]

■ 现行做法

紧急事件中的通信方式有很多种，包括特定机构和后备资源的标准系统。[4]

2004年3月批准成立了美国国家突发事件管理系统（NIMS），作为协调联邦级别、州级别和地方级别首批救援人员灾难管理活动的工具。[5-6]国家突发事件管理系统的其中一个目标就是保证灾难管理所必需的系统应用于正确的地方，避免在需要使用救援系统时浪费时间修改计划。通信指南的其中一个基础是地方通信系统遵守全国通用的通信标准。在某个地区运行良好但无法与附近地区和其他机构进行互动的系统能发挥作用是非常有限的。当通信需求超出了当地的通信能力，需要与更多救灾系统联系时，地方通信系统应该能够融入更大的通信方案。

地区应急救援系统有很多形式。多数情况下，911求助电话在被提交至初期救援提供部门（包括消防部门、警察局和紧急医疗服务部门）之前会通过公众安全应答点（PSAP）转至警察部门。[7]这些系统会使用一些操作技术，包括无线电广播设备和有始发站定位功能的电话。除很多移动电话同时求助的情形外，这些系统可以立刻定位出求助电话的发出地点。首批救援人员可以在第一时间内得到通知，医院也可以在第一时间内获知可能的患者数目。

设有急诊科的医院有一些可以即时通知救护车的电话方式。这种电话方式可以使在途中的救护车做出优先安排，还给救援人员留有准备设施的时间。在多数地区，这种通信方式的基础是超高频（UHF）和甚高频（VHF）无线电传播，这两种无线电传播是通过建立在特殊地点而又覆盖整个服务区的无线电塔传播信息的。美国马萨诸塞州和康涅狄格州使用的就是这样一种通信方式——协调医疗应急指令（CMED）。超高频和甚高频无线电系统的变化范围都很大。比如，24 瓦特的发射机可以将信号传送至 50 英里的地方，但是，如果使用继电塔的话，这一范围将大幅增加，从而比大多数正在使用的继电塔还要强大得多。

从得知灾难的那一刻起就可以根据提报的患者数目制定医疗救援地点规划。指定一个地区指挥组织以及定位一个指挥中心都可以提高个体医疗救援机构的沟通效率。在某些救援系统中，突发事件总指挥的职责由首批救援人员中级别最高的人履行。设立急诊科后，急诊科的负责人可能是现场主治医师的最高领导人。与其他医疗机构进行沟通和协调是突发事件总指挥最重要的工作，可以确保为患者提供最好的护理。

除建立指挥组织外，还有必要阐明信息转发方式，包括在特定机构以及多个机构和部门之间的通信方式。比如，医院内部存在一些方法可以向各部门主管警示潜在灾难。经常使用的方法可能是发布总体公告，但分页文本（每一页文本的内容为不同部门的重要人员名单）是一种更加简单且经事实证明更好的信息沟通方式。分页操作员会收到一份重要人员清单，发生灾难时，通过小组页面可以向所有人员发送单独信息。这种通信方式需要提前进行讨论和准备，但这种方式可以节约大量时间，消除救援人员的困惑。分页文本还可以成为单个部门内部的有效通信方式。

突发事件总指挥会给现场高级官员分配任务。需要处理的领域应该包括以下几个方面：

- 媒体沟通；
- 机构内部的沟通；
- 机构间 / 部门间的沟通；
- 急诊科医疗护理；

- 急诊科病情稳定的患者的转移；
- 急诊科与医院指挥中心之间的沟通。

通常会指定专门人员以监督和协调这些任务。很多医院会设立公共关系部，公共关系部的管理人员负责媒体沟通，以将媒体的关注点转向患者护理。此外，地方突发事件总指挥必须能够与灾难现场进行双向沟通。媒体沟通中需要优先沟通的信息包括急诊科的能力、医院的能力以及潜在的危害。

当灾难规模超出医疗机构的承受能力时，机构内部的沟通可以提供救济。邮件、电话和无线电通信都是非常好的沟通方式，通过这些沟通方式，医院可以保持联系并保证患者护理得到最佳协调。比如，如果两家医院的地理位置非常相近时，可以将特殊患者送往设备最好的医院以消除他们的隐忧。再如，如果一个机构中对管理人员的潜在危害越来越明显时，我们有必要通知其他处于危险中的机构。考虑到生物武器、化学武器以及放射性武器越来越多，机构内部的沟通变得十分重要。

在灾难未发生时，强大的医院间沟通系统有利于医院的正常运营。这些系统可被用来帮助转移患者，协调实施能够提高整体运营效率的任务。

无论是自然灾害还是人为灾难，都会给救援工作人员带来巨大压力。对突发事件现状的精确沟通可以减少人们的困惑。虽然任何工作场合都需要有效的沟通，但在灾难管理中尤其需要有效的沟通。

指挥系统的所有沟通途径都应该设计成上下双向的。护士、住院医生以及内科医生应能够与患者的监护人讨论患者的病情及担忧，然后患者的监护人可以将这些细节转告给他们的上级以避免丢失有价值的信息。

在沟通和信息收集循环圈中起到连接作用的是患者本身。患者群体，包括患者群体收集医疗系统信息时可能使用的沟通方法，是沟通计划中需要考虑的部分。[8]1999 年 8 月发生在土耳其的地震造成了 17000 人死亡。在这次地震中，一个需求评估小组发现，81% 的人口依靠口头宣传进行沟通，只有 23% 的人口依靠有线广播系统进行沟通，20% 的人口依靠电视进行沟通，还有 15% 的人口依靠无线电广播进行沟通。[9]

■ 隐患和对策

可用于加强医疗系统沟通的资源有很多。疾病控制与预防中心设立了卫生警报网，该网络旨在确保为当地卫生官员提供高速互联网接入，增加安全沟通能力，改善早期预警广播系统，优化当地救灾系统的总体组织能力。

为了使电视广播能够有效传播，无线电塔需要一定程度的无障碍空间；但没有了障碍物，无线电塔的保护也更加困难。虽然这种类型的基础设施非常脆弱，但是对无线电塔进行战略上的复制可能会在灾难救援过程中起到缓冲作用。如果灾难范围超出了当地系统的承受能力，那么可以使用联邦后备系统。联邦紧急事务管理署（FEMA）成立了移动应急支援（MERS）系统，以在全美国范围内提供援助。在这个系统中，美国被划分为10个地区。每个地区设立移动救援单位，这些移动救援单位可以通过卫星电信、视距微波线路、无线电通信（高频、超高频和甚高频）、发电器（在断电时可用）提供援助。高频无线电广播通过联邦紧急事务管理署的全国无线电广播网和区域广播网络与联邦应急中心、州应急中心以及地方应急中心进行沟通。超高频无线电广播和甚高频无线电广播可用于地方无线电通信。[10]

除了这些已建立的系统外，在加利福尼亚州还有一个名为医院灾难援助通信系统的储备无线电系统，该系统提供业余无线电爱好者国内应急通信业务（RACES），通过拥有专业知识的志愿人员完成许多与通信相关的任务。[11]这项公共服务的目标是在非常时期援助政府机构和医疗保健机构之间的通信，并将其服务扩展至全国范围。

每个地方都可能随时断电，断电的原因可能是用电高峰期系统的超负荷使用，比如2003年美国东北部的灯火管制或蓄意破坏造成的服务中断。无论是何种原因，人们都必须建立备用发电器以预备断电的可能性，以便在供电中断后立即启动备用发电器。应定期对这些发电器进行维修和检测。在灾难管理中，电力对通信技术和医疗设备的操作都是至关重要的。

最后，定期检测计划可以保证用户对计划的适应。人们甚至可以将尽可能多的灾难通信系统合并至日常操作中。在美国罗得岛州，联系着州上所有急救护理医院的灾难通信系统每天都会使用三次，以报告救护车的转移状态。

■ 结论

灾难管理中最重要的沟通原则是做好准备、保证效率以及制订备份计划。做好准备可以保证灾难管理工作人员了解自己的职责以及如何履行这些职责。各救灾机构的高效沟通系统可以优化技术的用法，并有助于维持有效的指挥系统。最后，制订备份计划可以保证救援工作人员即便是处在未曾预料到的自然和人为灾害中也能顺利完成自己的任务，即使在自然灾害和人为灾难中身陷不可预知的困境。事实上，在灾难发生之前给予通信系统的关注越多，灾难发生时工作人员会越好地扮演自己的角色。

参 考 文 献

1. Federal Emergency Management Agency. Available at：http：//www.fema.gov/about/history.shtm.
2. Kendra JM，Wachtendorf T. Elements of resilience after the World Trade Center disaster：reconstituting New York City's Emergency Operations Centre. *Disasters*. 2003；27（1）：37–53.
3. American College of Emergency Physicians，Terrorism Response Task Force. *Positioning America's Emergency Health Care System to Respond to Acts of Terrorism*. October 2002. http：//www.acep.org/webportal/PracticeResources/IssuesByCategory/MassCasualty/default.htm.
4. Stephenson R，Anderson P. Disasters and the information technology revolution. *Disasters*. 1997；21（4）：305–34.
5. Perry RW. Incident management systems in disaster management. *Disaster Prev Manage* 2003；12（5）：405–12.
6. US Department of Homeland Security.National Incident Management System. Available at：http：//www.dhs.gov/interweb/assetlibrary/NIMS–90–web.pdf.
7. Federal Communications Commission. Communicating during emergencies. Available at：http：//www.fcc.gov/cgb/consumerfacts/emergencies.html.
8. Perry RW，Lindell MK. Preparedness for emergency response：guidelines for the emergency planning process. *Disasters*.2003；27（4）：336–50.
9. Daley W，Karpati A，Sheik M. Needs assessment of the displaced population following the August 1999 earthquake in Turkey. *Disasters*.2001；25（1）：67–75.
10. Federal Emergency Management Agency.
11. HDSCS home page. Available at：www.hdscs.org.

34　媒体关系 *

Daniel F. Noltkamper

在灾难中，应急管理组织和媒体代表扮演着不同的角色，而且往往是相互竞争的。[1] 应急管理组织的侧重点在救灾、控制、搜索和营救、灾后重建以及恢复，而媒体则将精力集中放在收集信息并将信息传播给公众。两者各有自己的目标，虽然目标不相同，但协调得当的话两者可以相辅相成。

遗憾的是，最近一些事件证明，灾难可以为电视真人秀或电影提供所有吸引人的成分，包括戏剧性的故事、挑战、动作、英雄主义和苦难。[2] 这些特质吸引了全国人民，有时甚至是全世界人民的兴趣，也许还为某些组织和个人提供了获得地位或名誉的机会。虽然这种结果出人意料，但是当获取地位或名誉变成救灾的主要动力时，这种现象就成为一个问题。在减少自然灾害世界大会以及媒体、科学信息和灾难圆桌会议上，国际减轻自然灾害十年委员会主席奥拉维·埃洛（Olavi Elo）博士表明："媒体认为应该优先报道的内容并没有帮助到我们：人类的苦难比安全无恙的人群更具有报道价值。[1]" 据一份调查估计，所有新闻故事中，只有 25% 涉及自然灾害、技术危害和内部动乱。[2]

有了新技术后，向更多人群传播信息变得更加容易，而且往往更加及时。电视频道和互联网报道的激增加大了对有新闻价值的话题的竞争。[3] 新闻记者和媒体组织需要完成某项工作，满足某些客户和广告商，还需要将信息告知公众。

救灾组织致力于减缓危害、保护公众、修复基础设施并援助灾后重建工作。很多情况下这些工作是由小型的地方救援机构在几天之内完成的。虽然他们需要向处于危险中的人们传递信息，但是他们本身可能已经过多地承担了其他职责。过去，人们将新闻记者视为消耗资源的人和应急救援的障碍。现在人们对媒体的态度已经发生了转变，确定了媒体在灾难管理中的作用。

灾难规划中应当包括媒体。媒体的参与可以使他们更好地理解救援计划和他们可以采取的救援措施，并帮助他们建立联系点。与媒体尽早建立良好关系可以使救援人员和媒体在出现紧急事件时更好地合作。虽然灾难中出现恐慌的情况很少，但是与媒体进行信息沟通将减少恐怖事件造成的破坏，并能够减少个人焦虑。

■ 历史回顾

印刷媒体与广播媒体

美国的第一份报纸《公共事件》出现在 1690 年并且在此之后很快出版。1704 年，美国第一份大获成功的报纸《波士顿邮报》开始出版。20 世纪最大的一次自然灾害是 1900 年发生在美国得克萨斯州飓风加维斯顿。飓风发生当天，当地的一家报纸《新闻日报》在第三版面写了一段文章进行报道：此次灾难属于第四等级，造成了 6000 人死亡，并摧毁了 3600 所房屋。1906 年，一场地震袭击了旧金山，地震引发的二次火灾使当地三家报纸无法运营。这三家竞争对手变成了合作伙伴，在奥克兰出版了对此次灾难有详细描述的《Call-Chronicle-Examiner》，并于第二天在旧金山分发了这份报纸。[5]

无线电广播史上最重要的时刻是 1937 年 5 月 6

＊　本文出现的观点仅代表作者本人观点，不能反映海军部门、国防部或美国政府的官方政策或态度。

日，当时记者赫伯·莫里森对发生在新泽西州莱克赫斯特的兴登堡灾难进行了实况报道。随后芝加哥的 WLS 广播公司也进行了播报。[6]

电视对灾难的报道（即使首次报道）存在时差。1933 年 3 月 10 日，一场地震袭击了洛杉矶，直到第二天 W6XAO 频道才播放了一组受灾地区的照片。1938 年，电视这种媒体首次对灾难进行了报道，当时沃德岛发生火灾的时候，美国无线电公司的移动设备却在皇后区的一所公园里。

紧急咨询系统

1951 年，美国总统杜鲁门批准了电磁辐射控制（CONELRAD）计划，以通过电视、广播电台和调频电台提供紧急广播。该计划使得总统可以通过大量媒体向公众发送信息。[7] 1963 年，美国总统肯尼迪将电磁辐射控制计划修改为急救广播系统。从此这项工作由美国联邦通信委员会（FCC）、美国联邦紧急事务管理署（FEMA）和美国国家气象局（NWS）共同执行。肯尼迪总统还宣布急救广播系统可用于州和地方紧急事件救援。

虽然急救广播系统没有像预先计划的那样用于战争公告和核袭击事件，但该系统在 1976 年至 1996 年的 20 年间播报了 2 万多起民事紧急事件。其中绝大多数（85%）公告与天气有关。1997 年，急救广播系统更名为紧急警报系统（EAS）。1998 年，紧急警报系统添加了拥有 1 万多用户的有线电视系统。紧急警报系统还包含了美国国家气象局的人声警报无线电系统。美国联邦紧急事务管理署通过州和地方应急规划人员提供了可供系统使用的信息。[2, 8-10]

■ 现行做法

媒体：利还是弊？

在救灾过程中，媒体可能带来益处，也可能成为障碍。每个灾难救援系统和应急管理系统都有应对媒体的计划。虽然媒体经常成为救灾过程的障碍，但也能提供大量的沟通机会。媒体是一种向公众传递信息以拯救生命、减少财产损失和增强公众危害意识的经济有效的方式。[1] 警报器可以提供最初的警报，但大多数人随后需要根据广播媒体的信息来确定威胁是否真的存在，并获取更多信息。媒体在灾难中可能会发出警告信息，如果对媒体进行认真规划和正确利用的

话，它们可以成为公众的警告信息源头，并预防损伤和死亡的发生。由于无线电通信日趋多载化，且媒体的直升机可以拍到清晰的灾难画面，因此直接参与救灾过程的救援机构可以将媒体信息视为一种资源。很多医院是从媒体信息上首次了解到灾难，而且也是根据媒体对事件的报道来实施接受伤亡人员的准备工作的。[11]

媒体在灾难救援过程中可以起到很多积极作用。他们可以向目标人群传达保护和疏散指令，从而减少对应急救援人员的需求。在收到特别请求时，记者和新闻主播可以承担与自己的任务完全相反的工作，从而起到安抚公众的作用。媒体报道的另一个益处在于能够鼓励不受灾难直接影响的地区进行捐助，还可以促使政府发起财政支援。[2] 媒体的报道可以增加政治援助和公众援助，并增强人们对未来灾害的关注。[3] 如果灾难区域的媒体机构没有受到灾难影响，那么可以帮助灾区以外的相关人员了解灾难情况，从而减少不必要的询问。最后，对灾难的后续报道可以促进未来应急服务资金的募集，并协助受灾区域政治人员的重选工作。[2]

新闻媒体可以增加公众的捐助兴趣，激发他们的捐赠欲望。很多情况下，当地领导人员在接受采访时会呼吁人们进行捐赠。虽然呼吁的意图是好的，但是媒体参与捐赠后出现问题的例子屡见不鲜。捐赠需要人力资源和存储设施。如果没有良好的存储设施，很多物品可能会腐烂。接下来就需要人力处理这些物品，这一过程可能会产生公共卫生问题。运送物品的卡车会增加受灾区域的交通压力。通常，受灾区域会收到不需要的物品，而这些物品也需要存储和处理。另一方面，当救灾物资到达灾难现场后，媒体可能会对外部援助进行大量报道。公众的错误认知可能导致人们停止捐赠需要的物资。[12]

在灾难情形下，并非所有人都认为与媒体合作是一件容易的事。人们的一个主要担忧是日益繁重的资源分配工作会将人们的注意力从指挥和控制、伤员护理、搜索和营救以及疏散方面转移开来。可能受影响的资源包括救援人员和公务人员（可能应邀接受采访）、运输、通信设施、电源和照明设施、工作场所、住房供给、食物以及水。媒体可能为了获得伤亡人员数目和损害数量等信息给政府官员施加压力。如果媒体获得的数据不一致，那么政府官员就会被描述成无能的指挥控制机构。媒体还可能迫使政府官员过早地

作出决定。[2]

如果媒体报道的只是一些趣闻，那么它很可能有所夸张。这样的例子包括：反复展示遭到破坏的部分而不展示未受影响的区域；报道抢劫盛行（事实上并非如此）。当多家新闻媒体都对相同的几个事件进行报道时，情况尤其如此。媒体经常在恐慌还未发生时就大量报道。这些夸张报道会导致受灾群众的亲人发来更多询问，从而增加应急救援其他方面的人员的工作量。当在照片上看见加油站排着长长的队伍和拥挤的高速公路时，人们决定不实施疏散工作，此类报告无疑会妨碍疏散工作。[3]

众所周知，媒体直升机有助于搜索与营救、灾难分析，并为官员提供灾难现场的最新消息。截至2001年10月，有200辆直升机用于媒体报道；其中125辆用于主要的大城市。[13]然而，直升机被用于报道故事后，人们产生了一些担忧：领空会变得拥挤；对低级救援结构可能造成进一步损害。根据《14号美国联邦航空法规》第91.137部分救灾航班安全操作的规定，美国联邦航空局可以制定暂时的限制条件以避免航班进入突发事件、灾难和特殊事件的灾难现场。为防止救灾结构出现断裂，并保护灾难现场处于损伤风险中的人群，人们建议2000Km以上的空中领域和灾难区域周围1海里（1海里=1852米）范围内为航空禁区。除飞机的旋翼洗流和振动可能对建筑物造成损害外，飞机产生的噪声也可能干扰传感器定位受困个体。[14]

媒体形式

媒体可以分为广播媒体和印刷媒体。广播媒体包括电视和无线电广播，印刷媒体包括新闻报纸和杂志。互联网报道是广播媒体和印刷媒体的综合形式。广播媒体和印刷媒体在灾难报道中的需求和作用各不相同。两者都可在灾难中为公众提供新闻信息，而这也是他们的谋生之道。广播媒体和印刷媒体都非常擅长挖掘有报道价值的新闻故事。

24小时卫星新闻频道和有线电视新闻频道需要在各自的节目时间里播报一些能够捕获观众眼球的新闻。地方新闻节目争相向附近的居民播报新闻，而很多人在看过这些报道后会继续浏览网络新闻。电视报道使用直升机和圆盘式卫星电视天线后可以覆盖所有的区域。先进的技术创造出了更小且成本更低的照相机和传递设备，开展报告时需要的小组成员也越来越

少，因而新闻小组的移动性更强。如果当地的新闻电台无法使用，那么可以通过未受影响区域的新闻电台传递信息。这些新闻电台可以反过来将报告发送至受影响的区域。[2, 15-16]

电视新闻非常形象生动。为了吸引观众，新闻电台会使用图形和图像。出于同样的目的，大多数灾难新闻会提供很多有用的图像。持续的救灾行动为新闻记者提供了大量背景材料。电视新闻需要从政府官员方面获得短小而简洁的报告——即在时长为20~30秒的报告中将最重要的信息包含进去。而且电视新闻需要在播放预定新闻节目两个小时前进行信息更新。有时，他们甚至会中断常规节目插播一些人们关注的爆炸性新闻。由于电视具有生动的图像，因此政府官员在接受采访时应该保持镇静，举止得当。

无线电台可以使人们快速获取信息。电台媒体也可以突然中断常规节目向公众播报未知新闻。他们也希望从政府官员那里获取简洁明了的报告。[3]由于电台的媒体形式是声音，因此在某种程度上他们可能希望有一些背景噪声，但这些背景噪声可能会干扰正在转发的信息。[16]

印刷媒体的时效性没有广播媒体那么强，因此这种媒体形式可以向人们提供更多的细节性信息和背景信息。[2]在印刷媒体中，政府官员的名字以及技术词汇必须拼写清楚。印刷媒体对灾难事件的报道会更持久更详细，从而有助于安排未来资金。而且印刷媒体需要的设备更少，对灾难现场电源的依赖性也没有广播媒体强。2002年12月超级台风"凤仙"袭击关岛时，破坏了当地的电力和电话线路，导致电视和电台媒体无法使用。通过使用电脑、发电器和弗吉尼亚州的一家服务器，《太平洋每日新闻》才能够将暴风雨的影响发表在报纸和它的网站上。由于多数道路无法通行，报纸只分送给了避难所中的居民。关岛受灾人群的亲人、美国国家气象局和联邦航空局可以在网站上获取信息。[17]在这种情况下，可以向公众传递信息的媒体形式是技术含量最少的媒体形式。

互联网报道既有广播媒体的特点，又有印刷媒体的特点。互联网报告可以一天24小时呈现信息，结合了视频、音频和印刷形式的沟通方式。网络可访问性使救灾官员能够使用更少的资源向公众和媒体传递信息和实时更新。预先印制好的公共安全公告可以告知人们在灾难现场可能遇到的多种危害，这种公告也可放置在某个机构的网站上。电子邮件小组与媒体进行

联系可以加速信息更新。

所有类型的媒体都应该对受影响区域的特殊群体给予特殊考虑。应该解决语言障碍、文化障碍以及与视觉受损或听觉受损个体的沟通障碍。[2]

无论是广播媒体人员还是印刷媒体人员，参与灾难救援的政府官员都应该获取他们的姓名、联系电话和邮箱地址，以便在他们到达灾难现场时提供更新后的信息。同时，所有关于受灾区域的背景材料将有所帮助。他们也许还会对特殊故事和人们感兴趣的故事进行报道，激发其他地区的人们的兴趣。

国家媒体和地方媒体的差异

国家媒体机构感兴趣的是总体情况。他们也会报道一些特殊领域的故事和人们感兴趣的故事。人们可能会问国家媒体机构的著名人物、历史结构和重要结构以及重要国宝。国家媒体机构的资源比地方媒体机构的资源更重要，一旦将国家媒体机构的资源给予地方媒体机构，它们很快会引起官方人员的注意。国家媒体机构的资源包括明星记者、业务专家以及住房、电力、电话线路方面的后勤协调人员。由于很多国家网络与国家媒体机构之间经常互相影响，因此两者会进行合作。

地方媒体机构的记者通常是第一个到达现场的人。很多地方媒体记者居住在受灾区域或者受灾区域的附近，能够理解灾难对当地的影响。他们可能参与救灾过程的所有阶段（如减灾、规划、救灾和灾后重建）。在减灾阶段，他们可能就当地的危害作报告，降低灾难风险。对危害因素和风险的报道可能会为应急救灾组织带来政治援助和经济援助。地方媒体记者应该参与灾难规划阶段，以便更好地理解应急救灾计划并建立联络点。在救灾阶段，他们可以对即将发生的紧急事件、公共安全公告、疏散指令、效用有限性以及救灾过程中的信息提出初期警告。他们在灾后的长期报道有助于灾后重建阶段的进行。[2, 18-19]总体而言，相对于国家媒体，地方媒体更关注自身社区的福利问题。[11]

很多时候，人们对地方新闻机构的关注会转移到国家媒体组织上。应当记住，地方记者是一种宝贵资源。随着国家媒体机构和地方媒体机构之间良好关系和友谊的建立，地方记者可以对应急救灾过程进行更好的报道，帮助协调媒体联合采访，发行报纸和杂志。如果参与了灾难规划阶段，他们还可以在公共信息官员（PIO）过度劳累时接替他们的工作。

公共信息官员（PIO）

在突发事件应急指挥系统中，公共信息官员向突发事件总指挥作工作汇报。公共信息官员的职责包括：制定并维护媒体联系名单；安排采访；选择并准备合适的采访团队；在媒体和重要人士通过采访现场时进行护卫；准备并发布新闻稿；收集并验证信息。为了完成这些任务，公共信息官员必须了解当地的救灾计划、灾难管理理念、救灾团队的能力以及州和联邦救灾计划。[3]

对公共信息官员进行专业培训可以使突发事件总指挥的代表人成为一种宝贵资源。公共信息官员必须懂得互联网和电话接入，在某些情况下还需要一定的媒体关系。来自各救灾机构的公共信息官员可能组成小组，并任命一名代言人以发布经过协商的信息。[11]一名经验丰富且装备精良的公共信息官员可以解决很多新闻界的困境。公共信息官员应该时刻保持与媒体的联系，并与其他救灾机构的公共信息官员建立联系，如医院和政府机构。[19]在很多情形下，公共信息官员可以向媒体推荐有趣的新闻，这样的新闻包括对公众实施关于应急管理规划人员和救灾人员作用的教育。

网站可以帮助公共信息官员传播信息。预先印刷好的公共安全公告和新闻稿可以放在网站上。这可以保证向新闻机构提供的信息更加精确。新闻机构可以通过网站或邮件进行实时更新。预先录制好信息的24小时热线电话也非常有用。公共信息官员还应该保持通信记录，以记载与新闻机构的所有互动。为了确保在救灾过程中提供精确的信息，通信记录应该包括的内容有：谈话人信息、谈话内容以及谈话时间。在灾后重建阶段，通信记录可用于更新联系人名单和总结经验教训。为了改善未来的救灾计划，可以对参与救灾过程的地方媒体机构和国家媒体机构进行一次调查。

记者招待会

为了向公众传达信息，应尽可能快地提供信息。新闻中心可以满足此需求。新闻中心应建立在安全的地方，以避免接触危害因素，包括传染性伤亡人员。同时，新闻中心还应该拥有渠道获取食物、饮品，拥有卫生间。某些场合（如医院）应设立不干扰患者监视仪的移动电话使用区。在灾难中，大多数媒体机构

会共享信息并设立信息收集点。这能够使记者在截稿日期内快速获取大量信息。[20-21]

尽可能多地收集信息，然后对外界发出一致信息。一个更有公信力的人将会增加信息的可信性。这个人应该非常了解救灾过程，但也可以根据需要邀请其他专家协助其工作。如有可能，应从指挥站中选取发言人，以保证如实报道信息。可以提前公布发言人的姓名、头衔以及背景信息。在招待会开始前可以分发问题卡，重复的问题可以由主要发言人回答。在招待会初期可以公布会议的议程。[21]

如果新闻中心人满为患，那么可以进行媒体联合采访。一名记者或一小组记者出席记者招待会，然后将获取的信息与未出席记者招待会的媒体成员分享。建立安全通道后，媒体联合采访对于受灾地区的媒体（代表）同样适用。这种采访形式得到了大家的认同，实施时每家电视媒体、无线电媒体和印刷媒体都应至少派一名代表人员参加。参与灾难规划阶段的地方记者是协调媒体联合采访和媒体访问代表的理想人选。

采访原则

媒体提出的问题具有可预见性，因此相关人员可以提前做一些准备工作。接受采访的人应该镇静、专业，避免发怒和沮丧。对自己的回答要进行思考，避免盲目作答；媒体可以将采访中的停顿部分编辑删除。在采访中应该谈论救援团队、灾难及其影响以及自己获知的伤亡情况，应避免推测的话语、具体数字、技术行话以及"非官方……""我认为"和"无可奉告"等此类措辞。当不知道问题的答案时，应坦诚地告知媒体并可提议稍后提供答案。在接受采访初期可以采取进攻的策略，提供所有可用信息。主导性的声明，如"最重要的信息是……"可以满足很多记者的需求，尤其是满足广播媒体记者的需求。[3, 22] 采访也提供了验证信息和揭示真相的机会。虽然媒体经常隐瞒那些发言人认为对公众有危害的信息，但我们还应特别强调这些信息不应该发布出去。需要传达的关键信息包括[23]：

- 高级领导人员清楚地了解自己正在处理的问题是什么；
- 应急管理人员了解如何应对灾难；
- 具体的救灾计划；
- 公众为保护自己需要了解的事情；

- 如果发生恐怖袭击事件，相关方面为找出肇事元凶而采取的措施。

其他可能出现的问题还包括：救灾行动的负责人是谁；情形是否还在控制之中；怎样对伤员进行护理；此次事故发生的原因以及事故是否可进行预防；还可能发生哪些情况。找出能够获取信息的其他途径，如网站和热线电话。

在采访中可能需要回答一些细节性问题。与伤亡有关的问题包括：死亡人数和受伤人数有多少；免于受伤的人有多少；是否有重要人物受伤。财产损害的细节问题可能集中在重要的建筑物、艺术和珍宝，知名人士，保护这些财产采取的措施以及保险问题等方面。救援方面的问题包括：谁最先发现灾难；实施救援的人员及速度；是否出现英雄行为；无家可归人员会被安置在哪里。关于灾难原因的问题可能包括：灾难发生前出现的问题或威胁迹象；有无发起刑事调查或法律诉讼。其他可能提出的问题包括：是否检测到其他爆炸；是否观察到犯罪行为或暴力事件；是否有自救法律；预期的救灾范围和持续时间。[2]

■ 隐患

1. 灾难规划中未包括媒体：地方资源有助于获取公众支持和资金，教育公众并告知公众信息，帮助实施媒体联合采访。因此，当国家媒体记者到达后不应忽略地方媒体机构。

2. 假设媒体未参与灾难救援：事实上，媒体会参与灾难救援。在大规模灾难中还会出现国际媒体代表。

3. 隔离和忽略媒体：得不到信息时，媒体会根据自己掌握的少量信息编造故事。

4. 使用未经培训且缺乏经验的公共信息官员：当训练有素且经验丰富的公共信息官员组织和指导媒体时，应急管理机构才能充分发挥其作用。

5. 隐藏真相："无可奉告"等措辞的使用会使媒体和公众猜想存在隐患问题。

6. 评论趋于"非官化"：奇怪的是印刷媒体和广播媒体上出现了非正式评论。

7. 猜测：任何假设都可能是错误的，当人们发现正确信息时，就会认为媒体能力不足。

8. 不能在发出捐助和请求志愿者呼吁之前代表捐助机构和志愿者与潜在接收机构进行协商：当不需要

捐助物品和志愿者时应提前发出通告。

9. 不能提供灾难的详细信息,以便公众确定自己的朋友或家人是否安全:这些详细信息包括标注出受灾区域和未受灾区域的地图。这种地图可以减少救灾过程中政府官员收到的询问。

参 考 文 献

1. The Role of Media in Disaster Mitigation : Roundtable on the Media, Scientific Information, and Disasters. Available at : http ://www. annenberg.northwestern.edu/pubs/disas/disas32.htm.
2. Auf der Heide E. The Media : Friend or Foe. In : Auf der Heide E, ed. *Disaster Response : Principles of Preparation and Coordination.* St Louis : Mosby ; 1989. Available at : http ://orgmail2.coe-dmha.org/dr/flash.htm.
3. Burkholder-Allen K. Media Relations and the Role of the Public Information Officer : What Every DMAT Member Should Know.Available at : http ://www.mediccom.org/public/tadmat/training/NDMS/MediaRelationsArticle.pdf.
4. Auf der Heide E. Common Misperceptions about Disasters : Panic, the "Disaster Syndrome," and Looting. In : O'Leary M, ed. *The First 72 Hours : A Community Approach to Disaster Preparedness.* Lincoln, NE : iUniverse Publishing ; 2004 : 342-7.
5. Earthquake and Fire : San Francisco in Ruins. Web reprint from : The Virtual Museum of the City of San Francisco. Available at : http ://www.sfmuseum.org/1906/callchronex.html.
6. Widner J. Hindenburg Disaster, Herb Morrison Reporting. 2003. Available at : http ://www.otr.com/hindenburg.html.
7. Wikipedia, the Free Encyclopedia. CONELRAD. Available at : http ://en.wikipedia.org/wiki/CONELRAD.
8. Wikipedia, the Free Encyclopedia. Emergency Broadcast System. Available at : http ://en.wikipedia.org/wiki/Emergency_Broadcast_System.
9. Wikipedia, the Free Encyclopedia. Emergency Alert System.Available at : http ://en.wikipedia.org/wiki/Emergency_Alert_System.
10. Federal Communications Commission. Fact sheet : the Emergency Alert System (EAS). Available at : http ://www.fcc.gov/eb/easfact.html.
11. Auf der Heide E. Principles of hospital disaster planning. In : Hogan DE, Burstein JL, eds. *Disaster Medicine.* Philadelphia : Lippincott Williams & Wilkins ; 2002 : 74-5.
12. National Voluntary Organizations Active in Disaster. Donated Goods in Disaster Response. Available at : http ://www.nvoad.org/history5.php.
13. Association of Electronic Journalists. Testimony of Barbara Cochran : U.S. House of Representatives Committee on Transportation and Infrastructure Committee on Aviation. Available at : http ://www.rtnda.org/foi/chopperban.html.
14. FAA Office of Communications, Navigation, and Surveillance. Temporary flight restrictions. In : AC No. 00-59 : Integrating Helicopter and Tiltrotor Assets in Disaster Relief Planning. Available at : http ://www.faa.gov/and/AC0059/ACNo0059.htm#TemporaryFlight.
15. Staten C. Emergency Services Guideline for Media Affairs. Available at : http ://www.emergency.com/emsmedia.htm.
16. International Federation of Red Cross and Red Crescent Societies. Communications Guide : The News Media. Available at : http ://www.ifrc.org/publicat/commsguide/html/Archive/Chapter3.PDF#xml=http ://www.ifrc.org/.
17. Federal Emergency Management Agency. When the Media is a Disaster Victim. How One Small Paper Kept the World Informed.Available at : http ://www.fema.gov/nwz03/nwz03_media.shtm.
18. Telg R. Getting the News Out in Times of Disaster. Available at : http ://edis.ifas.ufl.edu/WC034.
19. Telg R. Firefighter Public Information Officers' Communication Effectiveness with the Media During the 1998 Florida Wildfires. Presented at : Southern Association of Agricultural Scientists, Agricultural Communications Section ; January 2000 ; Lexington, KY. Available at : http ://agnews.tamu.edu/saas/paperrt.htm.236 EVENT
20. St. Luke's, News and Media Center. Disaster/Crisis Guidelines. Available at : http ://www.callstlukes.org/news/disaster/guidelines.html.
21. Pan American Health Organization. Media Relations in Emergencies. Available at : http ://www.paho.org/English/PED/medios.htm.
22. Center for Disease Control and Prevention. Media Relations ivision : Crisis Plan (Draft). Available at : http ://www.nphic.org/revised.doc.
23. Medical News Report. Special Report : Federal Anti-terrorism isaster Drill Has Important Lessons for PR. Available at : http ://www.medicalnewsreport.com/med0007.htm.

35 志愿者及捐赠管理

Andrew M. Milsten

向需要帮助的人伸出援手是人类的本能。1999 年南斯拉夫战争中，成千上万人得以幸存很大一部分原因是因为外国政府、个人以及私营机构给予了捐助。[1]但是，根据送往灾区的物品、人员以及物资的数量不同，捐赠物和志愿服务可以帮助救灾行动，也可以成为救灾行动的障碍。人们普遍有一个误解，认为当灾难发生时应尽快将拥有的所有东西都送往灾区。这种误解会导致大量人力资源和非人力资源的浪费。

捐赠有两种类型：现金捐赠和实物捐赠。现金捐赠由于其灵活性和易协调性成为一种理想的捐赠方式，同时，现金还可以通过正常渠道购买物资，从而支持了地方经济。最近，互联网成为一种获取现金捐赠的有效方法。2004 年东南亚海啸发生后，人们通过互联网迅速捐赠了大量现金，亚马逊网在事发几天时间里募集了多达 300 万美元的善款。[2]现金捐赠呈现下降趋势的原因是现金容易被滥用。[1]相对于现金捐赠而言，实物捐赠的标准化程度较低。虽然实物捐赠非常有用，但是可能会给捐赠人带来不可预知的问题。[1]本文将重点讨论灾难志愿服务、实物药品和血液捐赠。

■ 捐赠简介

药品捐赠

危急时期，很多机构会提供药品捐赠，包括个人、私营企业、非政府组织、国际组织（如联合国）以及外国政府。[3]集中介绍灾难以及复杂人道主义紧急事件（如难民问题）药品捐赠的文献表明，很多受灾区域依赖于外国医疗互助（包括突发性紧急事件援助和长期援助）。[3-4]药品捐赠是一个复杂的问题，虽

然可以帮助受灾国家保证自己的治疗质量，满足医疗保健需求，但是此种捐赠也会造成大量不良后果。比如，人们普遍认为有药品送往灾难现场比不送任何药品要好得多，这种错误观念会导致受助国经常收到很多不当医用材料。[5]虽然捐赠者的出发点是好的，但捐赠的药品往往含有不合适的营养成分或不适宜治疗当地的疾病（如 1994 年送往刚果民主共和国用于治疗霍乱的商业软饮料）。[6-8]此外，"药物倾销"行为往往也会导致受灾区域收到大量无用药品。[9-10]"药物倾销"是指不良产品的捐赠。人们对其进行了数量和质量两方面的研究（如数量、适应性和可用性）。[3, 11]

■ 历史回顾

药品捐赠

医疗捐赠的规范和管理问题已经存在了很多年。1957 年之前，这个问题由红十字会负责。第二次世界大战后，这些问题引起了国家机构和国际组织的关注。然而，直到波斯湾战争过后，联合国才开始审视缺乏紧急救援的现象。[12]

1976 年后才开始出现关于大量不当捐赠药品对受助国的有害影响的报告。1996 年，联合国任命世界卫生组织为各国际卫生机构的工作协调员。[12]为了完成这一使命，世界卫生组织在波斯尼亚采取了很多措施，包括建立机构间协调委员会、评估需求、协调药品供应、分发药品清单和指南、促进基本药物包的使用。[13]虽然世界卫生组织做了很多工作，但是波黑灾难中的药品捐赠还是由于下列原因遭到了批判[1, 3, 14-16]：

● 药品质量差，甚至出现过期药品；

- 药品捐赠增加了战后混乱；
- 药品分发不均等；
- 非政府机构可以向某个区域运送其他非政府机构最近已经运送过的同类型物资；
- 经常收到不当药品；
- 媒体支配捐赠者及其捐赠数量的作用过大。

一些作者认为上述评论有些"自以为是"。他们指出，以药品有效期为例，有效期限的规定都极为严格，而人们有可能以"成倍增加使用剂量"的方式来解决过期药物问题。[17] 同时，这些作者还指出患者不使用捐赠药品病情会加重。[17] 使用过期药品通常不为人们所接受，原因有以下几种：过期药品会产生有毒代谢物；可能产生未知功效；形成不良捐赠的风气；降低捐赠的可信性；违反《控制危险废料越镜转移及其处置巴塞尔公约》（简称《巴塞尔公约》）关于危险废物跨国流通的规定，包括未使用的药品及其处理。《巴塞尔公约》还规定，所有有毒化学品的持有者、接收者以及运输者须得到《巴塞尔公约》有关执行当局的许可[1, 3, 6, 18]。

不当捐赠的例子见表 35-1。1985 年苏丹战争中出现的不当药物捐赠包括隐形眼镜护理液、开胃药、降低胆固醇的药物以及过期抗生素。[5] 1993 年在立陶宛，由于标签脱落或模糊不清，11 名妇女在服食了天主教慈善团体博爱捐赠的药品（克洛散泰——一种动物驱虫剂）后出现了暂时性失明，而这些药品被错当成了治疗子宫内膜异位的药品。[5, 19] 1995 年格鲁吉亚（苏维埃社会主义共和国联盟）收到了 20 吨过期磺胺嘧啶银盐；1994 年非洲的厄立特里亚国收到了 7 货车阿司匹林以及一集装箱治疗心血管疾病的药物，但这些药物未经过批准而且两个月后即将过期，还收到了 3 万瓶过期的氨基酸注射液，这些注射液由于气味难闻难以处理。[5, 20] 还有一些完全无用的捐赠（虽然不是药品捐赠），比如，印度古吉拉特邦发生地震时收到了比基尼；日本神户发生地震时收到了成箱的内衣；非洲马拉维的医院收到了隆胸假体；而斯里兰卡收到了滑雪外套。[19, 21]

人们经常将不良捐赠行为的责任强加给美国的制药公司，当然并非所有的捐赠行动都不正确。比如，美国礼来制药厂捐赠了 600 万标签不清晰的头孢克洛片，而这些药片都即将过期，而且未通过美国食品药品管理局的销售批准。[19] 然而，也有一些值得长期持续的美国制药项目，包括默克伊维菌素捐赠计划（自 1988 年起免费提供伊佛霉素治疗河盲症）；赛诺菲-安万特合作计划，即与世界卫生组织和无国界医生

表 35-1 药物倾销的案例

时间（年）	地 点	捐赠数量（公吨*）	不当数量	备 注
1976[9]	危地马拉地震	100（7000箱）	90%未进行分类	花费了1120个小时进行分类
1984~1985[36]	埃塞俄比亚饥荒	不详	不详	价值50万美元的不当药品被销毁
1985[42]	墨西哥地震	1088 药品：31% 食品：14% 物资、衣服和毛毯：24%	—	6%~14%重型机械（急需）
1985~1987[11]	苏丹饥荒	不详	800万氯喹和50万哌嗪过期	38万胺吸药片为违禁维生素，而婴儿食品则未进行登记
1989[5, 27]	亚美尼亚地震	5000 药品：65% 静脉注射液：20% 消耗品：15%	70% 过期：8% 凝固：4% 未分类：18% 无用：11% 无法鉴定：12%	标签模糊的抗生素（238瓶使用了21种语言） 50个人花费6个月进行分类
1992~1996[3]	波黑共和国	27800~34800	50%~60%	—
1994~1997[23]	亚美尼亚、海地、坦桑尼亚共和国	运货16500次（重量不详）	10%~42%	6%过期
2000[19]	委内瑞拉洪灾	不详	70%	花费16000美元分类药品

＊1公吨=1000千克。

（一个医学非政府组织）合作分发药品治疗非洲的昏睡症；瑞士罗氏制药公司以更低廉的成本生产 HIV 蛋白酶抑制剂（奈非那韦和沙奎那位）以供发展中国家使用。[19, 22]

1999 年，世界卫生组织指出了药品捐赠存在的 6 个具体问题，由此制定了良好的实践指南。[15, 23-24] 存在的问题如下：

1. 捐赠的药品与受助国的实际情形不相关；

2. 药品未进行分类，出现标签不规范；

3. 质量低劣的药片（如过期药品）；

4. 忽略当地的管理程序；

5. 受助人需缴纳高额的海关费（由于药品的高标价）；

6. 捐赠数量不正确（一些药品太多而另一些则太少）。

很多作者同意世界卫生组织的评估结果，并考虑了其他因素[15]。比如，伯克曼斯指出，送往波黑共和国的三类捐赠物包括：符合世界卫生组织跨部门药品捐赠指南的药品；杂项药物（如未分类药品和免费样品）；大量无用或不能使用的捐赠药品（如 1961 年的封缄胶带和第二次世界大战时期的救援物资）。1985 年苏丹战争期间，苏丹收到了很多小包装药品和使用过的药品（药包已被打开）。[4] 苏丹战争时出现的另一个药品捐赠问题是当地的医生往往不熟悉新引进的药品。更有甚者，一旦存储的新型药品被消耗完，患者总是希望继续用更贵重的药品，而这将导致治疗中断。[4] 在克罗地亚（1990~1994），人们发现药品捐赠带来了"治疗原则的改变"和开药模式的改变，并在里耶卡大学医疗中心组织了药物收购，如减少复方磺胺甲恶唑、氨苄青霉素和头孢氨苄的使用，增加阿莫西林和克拉维酸、庆大霉素和头孢呋辛的使用。[10] 无国界医生还指出，通用的药品捐赠惯例和文化不能促进地方对通用名药品的生产，可能会阻碍受助国可持续成本回收计划的执行。[19] 最后，药学专家 Hogerzeil 指出，过量捐赠会带来囤积、偷盗和黑市交易。[5, 26]

向受灾区域捐赠医学材料的原因多种多样，大多数捐赠人的意图是好的。[6, 13] 但是，药品捐赠也存在一些不利于他人的原因，例如：避免药物销毁成本，出于宣传目的，剩余或浪费药品处理，政治压力下采取捐赠措施（即为了走过场的药品捐赠），捐赠企业或私人自愿组织为了获得税收利益，或者为了刺激某种产品的市场（在潜在新市场提高品牌认知度）。[3, 6, 15, 9, 25] 无论这些动机被看作是道德上的腐败，还是自私自利的行为，或者有意图的行为，这些观念上的错误本文都将不再讨论。

无论捐赠的原因是什么，药物倾销导致的结果是确定的，而缺乏资源的受助国通常不得不承受这些结果。对大量捐赠的医疗物资进行储藏、分类、组织和处理非常困难。研究波黑共和国灾难的人员很难找出闲散的医疗物资，因为存储这些物资的仓库不得随便进入，而且很少有人知道它们的位置。[3] 无法使用的捐赠药品的销毁成本非常高：波黑共和国销毁 1 吨价值为 2000 美元的药品需要花费受助国 3400 万美元，并且需要建熔炉厂——正如马其顿和亚美尼亚的情形。[3, 6, 24, 27] 若捐赠的药品可以使用但却不适合灾难现场，应将这些药品运往其他国家，而不是销毁；但是每 1000000 千克药品通常需要 200 万到 400 万美元的运费。[24] 其他无形的消耗成本还包括卫生和环境危害、存储、处理和运输，这些成本往往比捐赠药品本身的价值还高。[3, 5] 接踵而至的 2004 年东南亚海啸中，人们担心废弃的水瓶会污染环境；而在斯里兰卡，不再需要的药物（如吗啡）被释放出来并进一步发展成为失控状态。[21] 世界卫生组织已经制定了药品安全处理指南，包括使用卫生填土、封装、氮封（即用氮气封装）、排至下水道、高温熔化和化学废物处理中心。[6, 13, 24, 27]

亚美尼亚的地震反映出不良捐赠风气带来的地方成本。1988 年 12 月，土耳其亚美尼亚一个居住着 70 万人口的地区遭到了地震（6.9 里氏震级）袭击，预计死亡人数为 2.4 万人至 6 万人。地震后的三天内，来自 74 个国家的国际救援到达灾难现场，包括 5000 吨医学材料（价值为 5500 万美元）、资金和人力资源。[27] 当地准备不充分的地方资源很快被耗尽，当地一片混乱。亚美尼亚机场每天要进行 150 次飞机着陆，无人管理的货物被放置到飞机跑道上并被遗留在那里。亚美尼亚的救援人员很快超负荷工作，难以在大量捐赠物中寻找到特定物资，更无法将医疗材料运送至灾难现场。当时用了一个月时间建立有效的捐赠物管理策略。[27] 药剂师有 2/3 的时间花在寻找正确药品上，而对捐赠物品进行分类则花费了 50 个人 6 个月的时间（多数非医学专业人员使用制药教科书和交替索引重新标注捐赠药品）。[5, 27] 而在处理大量沉重行李和寻找足够的储藏空间方面也存在问题（建立的 32 处仓储用房存储了 70% 的捐赠药品，而剩下的则运往了莫斯科）。另外，遭到低温破坏的药品的处理也存在问题（被破坏的药品为4%）。[27]

■ 现行做法

药品捐赠

药品捐赠问题解决方案的制定主要根据基本的灾难规划技术，如提前对预料的需求做出准备；意识到每场灾难都不相同并且需要优先处理的事情也会发生变化；实施真实的需求分析。[28-29] 很多人提倡在受助国和捐赠人之间进行更好的需求沟通，交换更加真实的信息。[5, 6, 13] 受助国应该制定减灾规划，以巩固约束捐赠人的法律政策，使药品捐赠和紧急救援更集中（使用良好的药学实践原则），执行登记程序和品保程序以及制定国家基本药品清单。[3, 5, 23]

泛美卫生组织（PAHO）/世界卫生组织的供应管理系统（即1992年建立的服务更新管理助理）是国际管理工具的好例子。该系统可以帮助受灾国家更有效地处理捐赠物。为了帮助灾难管理人员分类大量捐赠物，服务更新管理助理使用了简单的追踪软件。

通过在捐赠物入口点（机场、海港和国界）进行目标优选和数据收集，该系统可以对这些物品进行分类，从而发挥其作用。该系统的其他小组成员会在仓库和配送中心收集数据，然后通过电子邮件方式将这些信息发送至中心区域。在中心区域会生成详细介绍捐赠活动和捐赠状态的自定义报告。[30]

根据1999年公布的指导方针，世界卫生组织率先制定了药品捐赠良好实践标准。[24] 该组织于1990年开始着手这项工作，通过与100多个机构进行国际协商后完成了这项工作。[5] 世界卫生组织的指导方针提供了核心捐赠原则，包括四个类别 [5, 14, 23, 31-33]（见专栏35-1和表35-2）。世界卫生组织还保存了基本

> **专栏 35-1   世界卫生组织指导方针：药品捐赠核心原则**
>
> - 最有利于受助人
> - 受助人的意愿和权利
> - 统一药品质量标准
> - 捐赠人和受助人之间进行有效沟通

表 35-2   世界卫生组织药品捐赠指导方针（1999 年版）

药物选择	• 所有药品捐赠行为应根据受助国的明确需求和相关病症进行。未经受助国同意，药品不得运往受助国 • 除受助国特别请求外，所有捐赠药品及同名药品的使用应经过受助国批准，且该药品应包含在国家基本药物清单中（若无国家基本药物清单，则应包含在世界卫生组织的基本药物标准清单中） • 捐赠药品的描述、浓度和配方应尽可能与受助国常用药品相似
质量保证和保质期	• 所有捐赠药品应来源可靠，且应符合捐赠国和受助国的质量标准。应采用香港环球贸易广场制定的医药产品移动质量认证计划 • 任何已经分发给患者，随后重返药房或其他地方，或作为免费样品赠予健康专家的药品不得进行捐赠 • 捐赠的药品到达灾难现场后应至少有一年的保质期
说明、包装及标签	• 所有药品的标签应使用受助国健康专家容易理解的语言；所有单个药品容器至少应含有国家非专利名称（INN）或通用名、批号、药物剂型、浓度、生产商名称、容器中所含数量、存储条件以及有效期 • 捐赠药品应尽可能使用较大的数量单位和医院通用包装 • 所有捐赠药品的包装应符合国家运输规定，并附带详细的装箱单，每个经过编号的纸箱装箱单上应注明国家非专利名称、药物剂型、数量、批号、有效日期、体积、重量以及特殊的储存条件。单箱重量不应超过50千克。同一纸箱中不得将药品和其他物资混合
信息和管理	• 应告知受助人所有筹备进行捐赠的药品，准备好的捐赠药品以及已经在运输途中的捐赠药品 • 捐赠药品在受助国的申报价值应根据同类药品在受助国的批发价格决定，如果没有此类信息，则应根据同类药品在世界市场上的批发价格决定 • 除提前与受助国达成特殊协议外，捐赠药品产生的国际运输费用、地方运输费用、仓储费、出关费用、适当存储和处理的费用应由捐赠机构支付

资料来源：摘自世界卫生组织1999年修改的药品捐赠指南（第二版）。详见：http://www.who.int/medicines/library/par/who-edm-par-1999-4/who-edm-par-99-4.shtml。

药物清单（即标准清单，修改于 2003 年），并鼓励各个国家制定本国的药物清单（以安全性、适宜性、有效性和成本节约性为考虑重点）。[6, 34]

虽然世界卫生组织在各地（阿尔巴尼亚、卢旺达和索马里）的药品捐赠指南不同，但这些指南正逐渐被人们接受，并且极大地改变了捐赠惯例。[20, 24, 31] 但是，正如菲利普·奥提尔博士[18]所指出的那样，药品捐赠指南的制定应保证有效的协调。比如，药品捐赠指南本身不能解决大量未经批准的药品捐赠带来的问题，还有检测系统薄弱、处理无用药品产生的高成本、培训差距、协调不力、责任划分不明确、地方价值观和传统价值观得不到重视、过分依赖捐赠物资、军事人员不熟悉人道主义救援工作（1999 年科索沃危机中北大西洋公约组织的军事人员不了解标准人道主义分配流程）等问题也不能靠指南本身得到解决。[35] 理想情况下，捐赠管理和协调工作是由一小组专家成员完成的，这些专家成员对灾难非常熟悉，而且有能力持续调整捐赠要求以满足社区卫生需求。官僚主义作风越弱的组织越适合这项工作，尤其是那些愿意将捐赠得来的款项专用于材料采购以建立协调系统的组织更适合这项工作。[18]

世界卫生组织还制定了卫生急救包，一种专为即刻救助难民而设计的、含有足够 1000 个人使用的药品和医疗物资的标准工具箱。[5, 36-37] 联合国儿童基金会（UNICEF）和国际诊疗所协会也会存储卫生急救包。[4] 当在受灾国内完成更具体的需求评估并组织采购时，卫生急救包会作为短期（三个月）使用商品组装在一起。[36] 卫生急救包会提前进行包装（以减少后勤工作），里面包括推荐治疗日程表、防范设备和两张药品清单（A 清单含有 25 种药品，供接受最初级培训的卫生工作人员使用；B 清单含有 31 种药品，供治疗医师开药方用）。卫生急救包在 1990 年后逐渐形成，并于 1998 年进行更新，在同一次灾难中不止一次使用，并引起人们对过度依赖国际物资的担忧。为了消除对卫生急救包的过度依赖，世界卫生组织筹划制定了基于地方疾病模式的国家特色化应急药品清单。卫生急救包专用于旱灾、饥荒或战争的紧急阶段。下列情形或地方不建议使用卫生急救包：急性灾难，如飓风或地震（此类灾难发生后 24 ～ 48 小时内会有救援且此类灾难的卫生需求有很大差异）；卫生急救包的运输成本大于其本身价值；有国家应急规定的国家。虽然事实证明卫生急救包非常实用，但是使卫生急救包有价值的则是其中包含的药品。[36]

人们提出了一些有助于促进良好捐赠风气并消除药物倾销不良习惯做法的观点和条例。这些观点涉及的范围极广，但主要集中于提供有质量保证的检测和追究捐赠人药物倾销行为的法律责任。[38] 斯奈尔[6]指出："捐赠人和救济机构需要对公众实施捐赠教育，并通过与媒体及政策制定者沟通恪守践行优秀标准的承诺。"希尔斯特朗[25]建议，允许在病患、贫困者或婴儿的护理中使用捐赠物，捐赠物不得进行金钱转让。此外，药品捐赠应该符合世界卫生组织的指导方针，包括制定正确的说明文档；以合理的市场利率进行估价，避免只为减免税款而进行的药品捐赠。[25, 39] 托马斯[19]建议，所有享受税款减免政策的英国制药公司应该在其公开公布的年度报表中列明捐赠的药品。他还建议应该对法律进行修改，以使受助国享受税收抵免，并取缔所有超过世界卫生组织限制捐赠者利益指南范围的捐赠行为。2002 年，英国宣布了一系列措施，以放宽对居住在发展中国家的贫困人口获取基本药物的管控。这些措施包括投资实施针对联合国确定的三种"目标"疾病（疟疾、肺结核、艾滋）治疗方法的研究；鼓励英国制药公司进行药物捐赠的立法行为。[19] 世界卫生组织建议，捐赠人应注意后勤问题，如制定正确的说明文档，调查可适用的地方法律，考虑仓储成本和天气以及从受助方获取更有价值的信息。[1] 世界卫生组织提出的其他建议包括在紧急事件初期分配资源以协调捐赠，建立搜集中心，制定捐赠政策和国家药品政策，对公众进行教育。[1, 39]

血液捐献

血液捐献是"公众利他救援行为的一部分"[40]。灾难过后，人们会因为意识到社区需要血液，或者出于社会义务和社会责任、个人的社会压力，或者需要补充朋友或亲人以前用掉的血液，或者提高自尊心而进行血液捐赠。[41] 这些原因似乎大于人们不进行捐赠的原因，如恐惧、不便、繁忙、认为医疗技术不合格，或者未被要求进行献血，或者对献血漠不关心。[41]

灾难过后捐赠的血液数量十分惊人。[42] 1989 年旧金山地震发生后 5 天内，捐献的血液量比平时的捐献量增长了 200%（包括受灾城市和未受灾城市）。[40] 2001 年 9 月 11 日世贸大楼恐怖袭击发生后，血液捐献量增加了 1.3 ～ 2.5 倍。大众呼吁和献血促使形成了 572000 个献血点，在事发后第二天就收集到了足以满足当时需求的血液。积极的响应活动包括给血库拨打了 12000 个电话，24 个小时内捐赠了 5000 个单位的血液，另外警察向受灾区域护送了 1800 个单位的血液，以及公众按血型排数小时队伍进行献血。[43] 虽然飞机航班被禁飞，但美国红十字会启动了航空事故救援队，并通过军事交通运输从周围国家调度了 5 万个单位的血液。[41, 43]

来自美国血液中心（其所包含的 75 个分级血液中心只对一半的捐献者进行了血液采集）的进一步报告显示，"9·11" 事件发生后 4 天内有 259000 人捐献了血液（是正常捐献人数的 3 倍）。[44] 另外，美国红十字会的报告显示 615995 人在 36 个献血站进行了无偿献血（是正常捐献人数的两倍）。[44] 医院外部收集到的血液如此之多，以至于在事件发生后的几周内有 208000 个单位的血液被丢弃，最后，只有 206 个单位的血液用于伤员治疗。[45]

■ 志愿服务简介

灾难志愿服务

灾难发生后志愿者的数量也会大增。志愿者在正确管理和指引下可以完成很多工作。相反，如果没有正确的管理和指引，他们可能会阻碍救援活动的进行，成为后勤问题。[28] 一些报告作者认为，"公众的行为（包括个人行为及集体行为）将使灾难结果大为不同"，而且可以将志愿者整合到救灾过程中。[46-47] 然而，其他作者认为，"自由" 医务人员和 "会聚性志愿服务" 是救援系统中的一个问题，对灾难管理有破坏性。[46, 48] "会聚性志愿服务" 的定义为意想不到的或者不请自来的人员到达灾难现场以提供援助，这些人员随后便从事自由职业（在没有得到指挥机构通知的情况下在应急突发事件现场进行救援操作）。[48] 大多数志愿者会聚现象的发生有两个原因：第一，官方对损害估计过高，从灾难现场发出 "运送一切可用物品" 的请求；第二，旁观者填补急缺的官方救援人员。

当然，志愿者对大多数灾难救援有益。民间志愿者组织（如红十字会和灾难积极志愿组织）允许人们帮助有需要的地方。[49] 纽约市设有民间志愿者管理人员，这些管理人员非常精通该领域，但在 "9·11" 恐怖袭击事件的前期救援阶段未得到充分利用。除大型民间志愿者组织外，大多数志愿者参与灾难救援的原因是时机恰当、自身处于适宜情形或者拥有帮助别

人的愿望。自发志愿者对早期搜索与营救工作特别重要。在 1989 年加利福尼亚州罗马普里埃塔地震引发的尼米兹高速公路坍塌事件中，共有 50 人得救，其中 49 人由志愿者拯救。志愿者用路标做成背板，然后等了数小时后紧急医疗服务小组才到达现场。[47] 志愿者通常会立即实施未经协调的搜救工作（当紧急医疗服务被中断时，志愿者主要在大型的、多站点灾难中实施上述工作），并在紧急医疗服务能够满足需求的时候离开现场。[46-47, 50-51] 由于志愿者和受灾者完成了绝大多数即时搜索和营救工作，因此明智的做法似乎是对其进行计划而非对其进行阻止。尤其因为了解失踪人员下落和最后见过失踪人员的人往往是自发志愿者，因此可以对应急救援人员进行培训以使他们执行和协调这些工作。1998 年瑞士航空公司飞机坠毁事件中，当地的消防人员和渔夫（被称为 "恢复志愿者"）被组织起来进行搜索和营救船队的工作，而其他的当地居民（被称为 "辅助志愿者"）则进行辅助。不幸的是，虽然人们尽了最大努力而且组织工作做得很到位，但人们却只发现了失事后的飞机残骸和人类尸体。此外，灾难过后，这些志愿者享受不到充分的援助（46%~71% 的志愿者会患上创伤后心理压力紧张综合征）[52]。

然而，当志愿者阻碍了后勤工作，或超越了职责，或不遵守安全和控制措施，或没有遵守正确的指挥命令和医疗监管时，就会成为救灾工作的负担。[53] "9·11" 事件中发生了外科医学学生穿着手术服并背着医用无菌开胸手术包在世界贸易中心坍塌区域内徘徊的事情。显然，虽然出于好意，但这些工作如果考虑不周，就会收益甚小。[48] 比如，俄克拉荷马市联邦大楼发生爆炸后，没有正确的现场保护装置却尝试提供援助的护士被坠落的残骸砸死。[54]

■ 历史回顾

志愿服务

志愿者被看作是灾难乌云中的 "一缕希望" 和佩戴荣誉徽章的英雄。爱国主义情感、勇气、大爱精神和责任感，甚至是负罪感都会强迫人们提供志愿服务。[49, 55-56] 志愿服务可以使人们做一些 "对自己心理健康有建设性和公共性影响的事情，为人们提供愤怒情绪的发泄口，帮助人们克服无助感，因而，志愿服务对社区和个人的捐赠工作十分有益"[49]。一般说来，

志愿者通常相信他人是善良和诚实的，同时，志愿者往往和蔼可亲、大公无私且富有同情心[57]。而且，根据 Elshaug 的研究结果，志愿者非常容易相处，有积极的生活态度，充满活力，而且能够将精力集中于手中的工作。

理解公众灾难救援活动对实际灾难救援规划非常重要。[46-47]对灾难中公众行为的研究表明，灾难情形中极少出现恐慌现象。虽然某些情形可以导致恐慌（如被困在燃烧的建筑物中和 1942 年发生在椰子林夜总会的火灾），但这种情况是极少出现的。对 900 多次建筑物火灾的大量调查结果均显示未发现恐慌现象，包括对世贸中心 1993 年和 2001 年的两次恐怖袭击事件以及贝弗利山夜总会火灾的调查。[58-59]

另一个问题是志愿者在灾难中的作用。医务人员、消防人员、执法人员以及民间人士的著作主要介绍的是会聚性志愿服务。[48]比塞尔[51]为灾难情形中的个人角色提出了一些通用法则，包括：医师应在检伤分类区域进行干预（除在受困情况下无法实施干预措施外）；只有接受过特殊培训的医师和护士才可以在野外环境中工作；医师的主要职责应该在医院中履行。多数医师并未接受在严峻环境中工作的相关培训，比如，在加利福尼亚公共汽车突发事件中，由于现场自愿医师和护士"表现欠佳"，事故现场一片混乱。"表现欠佳"包括不了解基本的心脏复苏术。[48, 60]如果灾难现场的志愿者（医学学生、住院医师和主治医师）接受的培训程度不同，那么医师在救援过程中的作用会变得更加含混不清，绝大多数援救人员不了解上述作用之间的差异，也不能核查志愿者的胜任资格证明。当医务人员像熟悉日常工作一样熟悉救援任务时，他们才能淋漓尽致地发挥其作用。[28, 54, 61]

由于灾难规划者将灾难救援的参与者范围只集中在授权机构，因此他们往往将自发会聚的志愿者视为不必要的累赘。[47]比如，一些人抱怨自发会聚的志愿者在遵守协议、控制人群、保证人身安全、维护治安、追踪患者以及履行责任和义务方面会制造麻烦，而且还必须向这些志愿者提供食物、庇护所以及环境卫生设施。[48, 62]然而，灾难现场的研究调查结果表明，大多数初期搜索与营救、伤员护理和运输工作并未按照灾难计划中规定的那样由警察、消防人员和紧急医疗服务人员实施，而是临时由未接受培训的市民（家庭成员、同事、邻居以及碰巧在现场的人们）执行。[47, 63]

上述情况经常发生，因为在灾难救援早期，能够在事发时间和事发地点提供救援的已获授权且训练有素的救援人员并不多。在这样的情况下，旁观者、受灾者以及其他人员会填补这一空缺。有时，首先到达现场的警察、消防人员或紧急医疗服务单位采取的简单措施可以指导和疏通旁观志愿者的工作，使之更为有效。比如，1953 年龙卷风袭击美国得克萨斯州韦科后，初期的搜救工作非常不协调，且效率极低。但随后军方人员将平民志愿者合并至他们的队伍中，形成了高效率的救援组织。大多数小组由一名领导人员、一名助理领导人员、一名联络人员和 15 名成员组成。通过步话机，联络人员时刻保持与总部和其他附近小组的联系。每个小组应张贴表明其工作区域的标语。[64]灾难应急计划中应指定一名人员负责协调灾难现场的自发志愿者。灾难培训和演习也应考虑志愿者的参与。

汇聚在医院的志愿者可能会造成安全问题和护理质量问题。[65]医院必须符合医疗保健机构评审联合委员会（JCAHO）制定的医师及护士应急认证标准。人们认可的鉴定资料包括：有效的医院营业执照复印件；证明医院属于灾难医疗小组成员的有效许可证件；或者由医院在职人员出具的志愿者身份确认文件。[65]通过执行某些程序和模仿主治医师，人们可以核查志愿者的执业医师资格和能力。[65]

■ 现行做法

志愿服务

将志愿者医师融入救灾计划中可以提高他们的效率（如与地方医学团体、城市医疗救援系统和医学后备部队进行协调）。了解突发事件应急指挥系统也非常重要。[28]这种融合在随后的 1995 年默拉联邦大楼爆炸事件、1985 年墨西哥地震、1953 年韦科龙卷风以及 1994 年加州北岭市地震中都发挥了作用，其中在加州地震中，当地紧急医疗服务机构将志愿者护士合并至拜候护士协会。[42, 47, 62, 66]除不可抗力原因外，参与医院外部患者护理的医师应该尽量保证紧急医疗服务人员遵守他们的协议；情况允许时，则必须经过与基站医师协商后才可准许紧急医疗服务人员违反协议。[48]医务人员应忽视过度炒作的新闻报道，并应熟知可靠的求助电话和接通求助电话的正常渠道。[46]另一方面，呼吁物品捐赠和志愿者加入的政府官员和新闻媒体应该与预定接收方进行协商，确定他们真正需要的帮助。此外，当需要志愿者和捐赠物品时，政府官员应提前通知新闻媒体。[47]

各种各样的指导方针（如加利福尼亚州和佛罗里达州制定的指导方针）都讨论了应对民众中志愿者会聚的方法。[67-68]一些作者在报告中指出，公众被"专业人员认为是不必要的累赘"，黄色警戒线不仅是身体上的屏障，还形成了公众的心理屏障。[47]格拉斯指出，公众并不是被动地发挥辅助作用，而是通过关注公告、建立合作关系和动员当地组织参与到灾难救援中。由于在大规模灾难中未接受培训的公众成员必定会参与伤员护理，因此向这些人员提供如何保护自身和救助他人的信息非常重要。上述工作可在灾难发生之前实施，并在灾难救援过程中进行实时信息增补。这些信息包括如何就地避难，如何净化感染患者，如何切断气体和电源，获取解毒剂、碘化钾和预防性抗生素，营业的时间及最宽敞的医院和医疗设施及其所在位置。

此外，灾难救援人员应争取使媒体成为盟友，正如在飓风安德鲁和佛罗里达州 Homestead 的灾难中，区域广播播音员通过广播让人们进入浴缸避难并用床垫遮盖自己，因此拯救了很多生命。[47]另外，对志愿者进行教育、在社区内实施快速需求评估、在州内建立医疗互助无线电系统、公布需要的捐赠物品类型和志愿者类型都非常重要。[46]医疗保健评审联合委员会（JCAHO）建议应促进社区应急备灾计划的制订，包括使社区参与当地备灾活动、赞助应急备灾中心、制定应急规划和备灾模板、保留当地医疗保健设施、制定领导和维护指南。[69]

参 考 文 献

1. World Health Organization. EDM 18 Private Donations : An Ounce of Prevention is Worth a Pound of Cure. Available at : http ://www.who.int/medicines/library/monitor/edm18b.html.
2. Markon J, Smith L. Internet sparks outpouring of instant donations. *Washington Post*. 2004 : A1, A23.
3. Berckmans P, et al. Inappropriate drug-donation practices in Bosnia and Herzegovina, 1992 to 1996. *N Engl J Med*. 1997 ; 337（25）: 1842–5.
4. Khare AK. Drug donations to developing countries. *World Hosp Health Serv*. 2001 ; 37（1）: 18–19, 33–4.
5. Hogerzeil HV, Couper MR, Gray R. Guidelines for drug donations. *BMJ*. 1997 ; 314（7082）: 737–40.
6. Snell B. Inappropriate drug donations : the need for reforms. *Lancet*. 2001 ; 358（9281）: 578–80.
7. Smego RA Jr, Gebrian B. Donation of medicines to developing countries. *Clin Infect Dis*. 1994 ; 18（5）: 847–8.
8. World Health Organization. Getting the best from drug donations. Available at : http ://www.who.int/medicines/library/monitor/edm_en21.pdf.
9. Lacy E. Pharmaceuticals in disasters. In : Hogan DE, Burstein JL, eds. *Disaster Medicine*. Lippincott Williams & Wilkins : Philadelphia ; 2002 : 34–40.
10. Vlahovic Palcevski V, Vitezic D, Palcevski G. Antibiotics utilization during the war period : influence of drug donations. *Eur J Epidemiol*. 1997 ; 13（8）: 859–62.
11. Ali HM, Homeida MM, Abdeen MA. "Drug dumping" in donations to Sudan. *Lancet*. 1988 ; 1（8584）: 538–9.
12. Gray R. Standardization of health relief items needed in the early phase of emergencies. *World Health Stat Q*. 1996 ; 49（3–4）: 218–20.
13. Forte GB, Alderslade R. Inappropriate drug-donation practices in Bosnia and Herzegovina. *N Engl J Med*. 1998 ; 338（20）: 1473–4.
14. Bonn D. Call made for application of drug-donation guidelines. *Lancet*. 1999 ; 353（9170）: 2131.
15. Saunders P. Donations of useless medicines to Kosovo contributes to chaos. *BMJ*. 1999 ; 319（7201）: 11.
16. Kent D, Glatzer M. Inappropriate drug-donation practices in Bosnia and Herzegovina. *N Engl J Med*. 1998 ; 338（20）: 1472–4.
17. Hoehn JB. Inappropriate drug-donation practices in Bosnia and Herzegovina. *N Engl J Med*. 1998 ; 338（20）: 1472–4.
18. Autier P. Inappropriate drug-donation practices in Bosnia and Herzegovina. *N Engl J Med*. 1998 ; 338（20）: 1472–4.
19. Thomas M. Drug Donations : Corporate Charity or Taxpayer Subsidy [press release] ? Available at : http ://www.waronwant.org/textonly/0143/www.waronwant.org/?lid=141.
20. Schouten E. Drug donations must be strictly regulated. Georgia has tight guidelines. *BMJ*. 1995 ; 311（7006）: 684.
21. Barta P, Bellman E. Sri Lanka is grateful, but what to do with ski parkas? Well-meaning donors send heaps of useless stuff ; pajama tops, no bottoms. *Wall Street Journal*. 2005 : A1.
22. Roche. *Roche Drug Donations Policy*. Available at : http ://www.roche.com/pages/downloads/sustain/pdf/drug_don_pol.pdf.
23. Reich MR, et al. Pharmaceutical donations by the USA : an assessment of relevance and time-to-expiry. *Bull World Health Org*. 1999 ; 77（8）: 675–80.
24. World Health Organization. WHO calls for good drug

donation practice during emergencies as it issues new guidelines. Available at : http : //www.who.int/inf-pr-1999/en/pr99-45.html.

25. Hillstrom S. Charitable Donations of Drugs by Corporations. Available at : http : //www.drugdonations. org/eng/eng_nieuws7.html.

26. Aplenc R. Inappropriate drug-donation practices in Bosnia and Herzegovina. *N Engl J Med*. 1998 ; 338 (20) : 1472-4.

27. Autier P, et al. Drug supply in the aftermath of the 1988 Armenian earthquake. *Lancet*. 1990 ; 335 (8702) : 1388-90.

28. Waeckerle JF. Disaster planning and response. *N Engl J Med*. 1991 ; 324 (12) : 815-21.

29. Rottman SJ. Priorities in medical responses to disasters. *Prehospital Disaster Med*. 1989 ; 5 (1) : 64-6.

30. Humanitarian Supply Management System. Available at : http : //www.disaster-info.net/SUMA/english/Links.htm.

31. Ahmad K. WHO releases stricter guidelines on emergency drug donations. *Lancet*. 1999 ; 354 (9182) : 928.

32. Pan American Health Organization. Drug Donations. Available at : http : //www.paho.org/english/PED/te_ddon. htm.

33. World Health Organization. Guidelines for Drug Donations—Revised 1999 (Second edition). Available at : http : //www.who.int/medicines/library/par/who-edm-par-1999-4/who-edm-par-99-4.shtml.

34. World Health Organization. The WHO Model List of Essential Medicines. Available at : http : //www.who.int/ medicines/organization/par/edl/eml.shtml.

35. Borrel A, et al.From policy to practice : challenges in infant feeding in emergencies during the Balkan crisis. *Disasters*. 2001 ; 25 (2) : 149-63.

36. Simmonds S, Mamdani M. Essential drug lists and health relief management. *Trop Doct*. 1988 ; 18 (4) : 155-8.

37. World Health Organization. The New Emergency Health Kit 1998. Available at : http : //www.who.int/medicines/ library/par/newemergency-health-kit/nehken.shtml.

38. World Health Organization. WHO Medicines Strategy 2004-2007 : Countries at the Core. Available at : http : //www. who.int/medicines/strategy/MedicinesStrategy2004_2007. shtml.

39. World Health Organization. Managing Drug Supply. Available at : http : //www.who.int/medicines/library/ monitor/EDM2526_en.pdf.

40. Busch MP, et al. Safety of blood donations following a natural disaster. *Transfusion*. 1991 ; 31 (8) : 719-23.

41. Glynn SA, et al. Effect of a national disaster on blood supply and safety : the September 11 experience. *JAMA*.2003 ; 289 (17) : 2246-53.

42. Zeballos JL. Health aspects of the Mexico earthquake—19th September 1985. *Disasters*. 1986 ; 10 (2) : 141-9.

43. Becker C, Galloro V. An overwhelming response. Within hours of the disaster, medical supplies were on their way to N.Y., D.C. *Mod Healthc*. 2001 ; 31 (38) : 18-19.

44. Villarosa L. Out to do good, some first-time blood donors get bad news. *New York Times*. Dec 20, 2001 : B6.

45. Meckler L. Five times more blood discarded than is usual. *Standard-Times*. Sept 10, 2002 : A7.

46. Auf der Heide E. Convergence behavior in disasters. *Ann Emerg Med*. 2003 ; 41 (4) : 463-6.

47. Glass TA. Understanding public response to disasters. *Public Health Rep*. 2001 ; 116 (suppl 2) : 69-73.

48. Cone DC, Weir SD, Bogucki S. Convergent volunteerism. *Ann Emerg Med*. 2003 ; 41 (4) : 457-62.

49. Ellis SJ. A Volunteerism Perspective on the Days After the 11th of September. Available at : http : //www.energizeinc. com/hot/01oct.html.

50. Barbera JA, Lozano M Jr. Urban search and rescue medical teams : FEMA Task Force System. *Prehospital Disaster Med*. 1993 ; 8 (4) : 349-55.

51. Bissell RA, Becker BM, Burkle FM Jr. Health care personnel in disaster response. Reversible roles or territorial imperatives? *Emerg Med Clin North Am*. 1996 ; 14 (2) : 267-88.

52. Mitchell TL, et al. 'We Will Never Ever Forget.' : the Swissair flight 111 disaster and its impact on volunteers and communities. *J Health Psychol*. 2004 ; 9 (2) : 245-62.

53. Cook L. The World Trade Center attack. The paramedic response : an insider's view. *Crit Care*. 2001 ; 5 (6) : 301-3.

54. Martinez C, Gonzalez D. The World Trade Center attack. Doctors in the fire and police services. *Crit Care*. 2001 ; 5 (6) : 304-6.

55. Ruderman SR. Convergent volunteerism. *Ann Emerg Med*. 2003 ; 42 (6) : 847.

56. Adelman DS. Reaction to disaster volunteering not what I expected. *Nurse Educ*. 2002 ; 27 (1) : 5.

57. Elshaug C, Metzer J. Personality attributes of volunteers and paid workers engaged in similar occupational tasks. *J Soc Psychol*. 2001 ; 141 (6) : 752-63.

58. Noji EK. The nature of disaster : general characteristics and public health effects. In : Noji EK, ed. *The Public Health Consequences of Disasters*. New York : Oxford University Press ; 1997 : 3-20.

59. Auf der Heide E. Common misconceptions in disasters : panic, the "disaster syndrome," and looting. In : *The First 72 Hours : A Community Approach to Disaster Preparedness*. Lincoln, NE : iUniverse ; 2004 : 340-80.

60. Lewis FR, Trunkey DD, Steele MR. Autopsy of a disaster : the Martinez bus accident. *J Trauma*. 1980 ; 20 (10) : 861-6.

61. Wegner D, James TF. The convergence of volunteers in a consensus crises : the case of the 1985 Mexico City earthquake. In : Dynes RR, Tierney KJ, eds. *Disasters, Collective Behavior, and Social Organization*. Newark : University of Delaware Press ; 1994 : 229-43.

62. Team OCDM. *Final Report : Alfred P. Murrah Federal Building Bombing, April 19, 1995*. Stillwater, OK : Fire Protection Publications ; 1996 : B-114, C-246.

63. Auf der Heide E. Principles of hospital disaster planning. In : Hogan D, Burnstein JL, eds. *Disaster Medicine*. Philadelphia : Lippincott Williams & Wilkins ; 2002 : 57-89.

64. Moore HE. *Tornados over Texas : A Study of Waco and San Angelo in Disaster*. Austin : University of Texas Press ; 1958.

65. Downs K, Jefferies C, Klass M. Credential volunteers during disasters. *Hosp Peer Rev*. 2003 ; 28（8）: 108-10.

66. Stratton SJ, et al. The 1994 Northridge earthquake disaster response : the local emergency medical services agency experience. *Prehospital Disaster Med*. 1996 ; 11（3）: 172-9.

67. State of California, Governor's Office of Emergency Services. They Will Come : Post-Disaster Volunteers and Local Governments. Available at : http : //www.oes.ca.gov/Operational/OESHome.nsf/PDF/They%20Will%20Come%20Post-Disaster%20Volunteers%20and%20Local%20Government/$file/TheyWillCome.pdf.

68. Volunteer Florida. Unaffiliated Volunteers in Response and Recovery. Available at : http : //www.volunteerflorida.org/publications/docs/unaffiliatedvolunteers.pdf.

69. Joint Commission on Accreditation of Healthcare Organizations. Introduction to Health Care at the Crossroads : Strategies for Creating and Sustaining Community-wide Emergency Preparedness Systems. Available at : http : //www.jcaho.org/about.us/publicpolicyinitiatives/emergency_preparedness.pdf.

36 个人防护装备

John L. Hick，Craig D. Thorne

如今，个人防护装备（PPE）已成为医务人员常用的缩写词汇，即使在消防应急、紧急医疗服务（EMS）或长时间军事服务的情况下，也很常见。从本质上讲，个人防护装备（PPE）有助于保护个人免受工作环境中可能遇到的危害。个人防护装备（PPE）也可用于保护工人免受一般性的环境危害（例如极端温度和噪声等），与工作相关的特别威胁（如落物、高空坠物等），或者是紧急情况下面对的威胁（如危险化学品和传染剂等）。没有一种防护设备适用于所有人，或能够应对所有的威胁，因此必须根据使用的环境和风险等级，选择适合自己的个人防护装备（PPE）并正确使用。

对于绝大多数个人防护装备（PPE），尤其是化学防护服和呼吸器而言，最关键的问题是，保护的级别越高，不仅需要耗费高昂的代价和较高的训练水准，同时也会给使用者带来更大的生理和身体负担。因此，有必要使用结构性方法来进行风险评估，并选择适当的设备，从而实现在危险中给予合理的保护。

本文回顾了个人防护装备（PPE）的概念，最近从个人防护装备（PPE）、呼吸器类别和重点法规中吸取的经验教训，以及在紧急医疗救护和净化去毒行动中如何选择个人防护装备（PPE）的问题。

■ 历史回顾

除了"标准预防措施"要求的手套、简单的口罩和隔离措施外，直到最近，医务人员的个人防护装备（PPE）问题也未能得到广泛关注。2003年严重急性呼吸道综合征（SARS）的流行、1995年东京地铁沙林毒气攻击事件、1995年俄克拉荷马城摩拉

联邦大楼的爆炸事件和2001年9月的恐怖袭击事件等，这一系列灾难性事件证明：适当个人防护装备（PPE）的不足，会在某些情况下，给医务人员的健康造成不良影响。因此，在救灾过程中，个人防护装备（PPE）作为一个关键问题应给予广泛关注。

1995年3月，东京市区的地铁发生沙林毒气案。此次袭击事件造成12人死亡，4000多人因中毒入院治疗。由于在接受治疗或送往医院之前，这些伤亡人员并没有经过解毒处理，结果报告显示，造成135名院前救助人员和100名医院救助人员，出现了与神经性毒剂接触者相同的病症。幸运的是，这些救助人员都不需要紧急治疗。[1-2]为伤情最严重的受害者（其中包括一名心脏骤停的受害者和一名呼吸骤停的受害者）提供医疗救治的11名医师所受的感染情况最为严重，其中6名医师需要接受解毒治疗。幸运的是，他们已完全康复，而且并没有因自己出现的种种病症而停止对患者的救护。[3]约80%的受害者选择自行转介至医院，与美国的经验相似的是，鲜有化学污染事件的受害者在抵达医疗机构之前会接受解毒处理。[2, 4]这点已引起大多数司法管辖区重视，决定重新考虑制订历史性计划：即受毒害污染的病患人员在接受解毒处理之前不应与医护人员接触。面对没有接受解毒处理，直接运送至紧急医疗服务（EMS）机构和医院的中毒病患人员，医护工作人员需要做好充分准备，并清楚地认识到佩戴个人防护装备（PPE）是提供安全救护的关键。

严重急性呼吸道综合征（SARS）为医护人员带来了独特的风险和挑战。这种传播特性尚未完全明确的新型病毒，于2002年以采取积极的检疫措施和使用个人防护装备（PPE）的方法得以控制。在多伦

多首次暴发的严重急性呼吸道综合征浪潮中，约有79.2%的患者在医疗机构受到感染。[5] 积极使用个人防护装备（PPE），包括 N95 口罩、预防措施和手套等，一般情况下，能有效阻止病毒蔓延。在为患严重急性呼吸道综合征的患者进行的一次艰辛且漫长的插管尝试中，尽管医护人员都佩戴了个人防护装备（PPE），但仍有至少 6 名医护人员感染了严重急性呼吸道综合征病毒。[6] 有建议指出：在可能产生有害雾剂或引起咳嗽的情况下，如插管、吸痰、气道正压和雾化吸入治疗等过程中，需要使用更高级别的个人防护装备（PPE）。[7]

国家职业安全与卫生研究院（NIOSH）与兰德公司发布了一份全面的"经验教训"报告，总结了 2001 年世贸中心（WTC）的恐怖爆炸事件、炭疽热事件和 1995 年俄克拉荷马城摩拉联邦大楼爆炸案出现的问题。该报告题为"保护紧急救灾人员：恐怖袭击中吸取的经验教训"，该报告详细介绍了紧急救灾人员面对的诸多挑战（见专栏 36-1）。[8]

很显然，世贸中心（WTC）的恐怖事件发生后，诸多司法管辖区对个人防护装备（PPE）的使用和环境安全的相悖信息不断作出响应。由于缺乏实施呼吸系统疾病预防措施的实施计划，可能导致救灾过程复杂化，且将救灾人员置身于风险之中。由于身处爆炸中心点，因此，世贸中心（WTC）的救灾人员不断遭受呼吸道疾病的侵害。[9]

■ 现行做法

灾害危害性分析

选择适当的个人防护装备（PPE），首先要对救

专栏 36-1　恐怖事件中救灾人员面临的历史性危害

- 实质性危害包括火灾、喷气燃料的燃烧与爆炸、带锋利钢筋的瓦砾堆和热金属、坠落的残骸（在俄克拉荷马城的爆炸事件中造成一名护士身亡）、有害物质、电气事故、建筑物坍塌、热应力、毒气排出和呼吸刺激物
- 穿着化学防护服，造成与热相关的癫痫发作
- 眼部外伤（通常与微粒接触有关），占世贸中心所有救灾人员外伤的12%
- 潜在的次生灾害，包括爆炸装置和化学、生物和放射性物质
- 个人防护装备（PPE）的缺陷
- 沉重的头盔妨碍行动
- 自给式呼吸器（SCBA）沉重烦琐
- 自给式呼吸器的面罩灰雾化（能见度降低），而且妨碍口头语言传达和无线电通信设备的交流
- 自给式呼吸器的氧气瓶难以携带进入狭小的空间，而且有限的氧气供应（1小时）使工作人员必须离开工作岗位去更换新的氧气瓶
- 团队之间，氧气罐或过滤器不可互换，且各团队在不同的标准下工作
- 电动过滤式呼吸器（PAPR）堵塞后，长时间使用会产生不舒适感。许多工人并不选择使用防尘口罩（因为几乎起不到保护作用，而且还会造成鼻梁擦伤），也不会戴口罩和围巾（颈部保护装置）
- 使用呼吸器造成工作人员之间难以互相沟通，常常导致工人打开面罩进行交谈
- 消防战斗服（由消防员使用的常见防护服）增加了热压力和身体疲劳度
- 在世贸中心，滚烫的瓦砾堆随处可见，常常将救灾人员的靴底融化，清洗站虽然能将靴子降温，但会导致大量救灾人员的脚部受潮，并出现严重水疱。约440名在世贸中心救灾的人员需要接受水疱治疗
- 钢筋靴（鞋底和脚趾）可以防止脚面被尖锐的物体穿破，但会产生和保留热量，使脚产生水疱及灼伤
- 建筑消防手套起到很好的保护作用，但容易潮湿变硬，降低敏捷度
- 世贸中心的救灾人员并没有坚持保护人们的双手不受潜在危害的伤害，如人体遗骸和体液
- 护目镜一应俱全，但在救灾现场却被放置在一边，没有起到保护双目不受空气中颗粒侵害的作用
- 佩戴护目镜很不舒服，不仅阻碍观测周边，易被烟雾覆盖，而且与半面呼吸器极不匹配
- 在世贸中心，许多救灾的工作人员（特别是执法人员）即使在重型机械旁也没有坚持使用听力保护装备，因为他们需要听到无线电和自己的声音，并且在搜寻幸存者的过程中需要听到幸存者发出的声音
- 世贸中心、五角大楼和俄克拉荷马城的大多数志愿者都没有接受过个人防护装备（PPE）和有害物质的事前培训
- 尽管消防员普遍接受了详细的事前培训，但对于真正的执法人员而言，事实或许并非如此
- 很难获得准确的实时危害信息，炭疽热事件尤为如此
- 在一些地点可采用系绳索和安全带的方式防止跌落，但并未坚持使用

灾人员可能遭遇的危害情况进行分析，并评估救灾人员的角色和责任划分。通过灾害危害性分析（HVA）获得社区应急规划组的救助，同时需要对医疗机构评审联合委员会（JCAHO）认可的医疗机构进行灾害危害性分析（HVA）。[10] 灾害危害性分析（HVA）使用一系列特定威胁因素的数值进行排名（如化学品泄漏），其中包括风险事件的发生、对现存威胁的备灾和对生命的威胁等。由数值计算的得分来确定每个事件对社会构成威胁的严重性。针对每个社区进行的灾害危害性分析（HVA），反映了每个社区紧急救灾人员必须考虑的独特风险因素。个人防护装备（PPE）的选择，可能会受到以下灾害危害性分析（HVA）因素的影响：

- 社区及周边地区的人口密度；
- 社区是否是恐怖袭击的高风险地区或中度风险目标（如政府大楼、商业中心或其他具有象征性的地点）；
- 社区工业是否带来化学危害（如电子工业中是否有使用氰化物和氢氟酸的现象）；
- 主要交通干线，尤其是公路和铁路是否存在运输事故风险；
- 临近上述潜在的袭击目标地、工业危害地和交通运输风险地是否有医疗机构、学校或其他重要场所；
- 社区中是否经常发生有害物质（HazMat）事件；
- 应对有害物质事件的资源是否可用（如迅速进入现场，并对现场进行消毒可能会减少受感染的人群，但不会消除已离开现场、在现场之外受感染的人群）。

界定机构/设施的作用

　　紧急救灾中的利益相关方包括紧急医疗服务机构、医疗保健机构、消防和救援机构、紧急事件管理部门和执法机构。必须明确界定各机构的责任，以及在紧急情况下，尤其是在涉及有害物质泄漏的情况下，各机构可能需要的援助或者能够提供的资源。

　　一旦发生有害物质泄漏的紧急事件，紧急医疗服务机构发挥的作用将取决于辖区的规划。在除污区（即泄漏区以外减少污染的地区），服务人员是否能够提供医疗服务取决于其自身接受的培训。在除污区，非消防基础的紧急医疗服务人员在伤检分类和治疗的过程中，必须配备个人防护装备（PPE）。在发生大规模化学品泄漏的情况下，受害者可能自行转至救护车、在远离化学品泄漏现场的地方呼叫 911，或自行至医院、附近的紧急医疗服务机构和消防服务机构。这种被化学品污染患者的流动，从本质上导致了除污区的迁移，使之前干净的（无辐射）区域遭到污染。由于除污区的迁移，因此需要为紧急医疗服务人员提供一定的防护装备，并制订适当的方案计划以及准备必要的设施。紧急医疗服务人员的角色和责任以及所需要的防护装备都需要一一界定，并在事件发生前一一演练。

　　直到最近，医院通常依靠消防机构在医院为患者解毒去污。然而，由于这些资源往往被部署到事故现场，因此消防机构往往无法及时给予医院协助。大多数医院现已认识到，医院应至少具备一些为患者解毒去污的内在能力，并且为医院的团队配备适当的个人防护装备（PPE），为自行转至医院的受污染患者解毒去污。一部分医院的团队已与社区有害物质团队结合，并将以提供必要的培训与防护设备为使命，从而实现从防御性解毒去污救灾向化学品泄漏现场进攻性救灾的转变。

救灾人员可能面临的风险

　　虽然有害物质的泄漏很少造成严重的伤害，但是潜在的接触风险可能会使现场的救灾人员和医院的救助者遭受严重后果。毒物与疾病登记署（ATSDR）保存了一份各州志愿者曾参与过的一系列有害物质泄漏事件，与石油有关的事故除外。毒物突发事件监测系统（HSEES）的数据库目前涉及 15 个州。[11] 1993~2001 年，共有 44015 个事件记录：其中 3455 件（约占 7.8%）造成了伤害，其中 74% 的受害者被送往医疗机构。[4] 毒物突发事件监测系统数据的另一项分析结果显示：只有 5% 的受害者需要入院治疗。[12] 绝大多数都有自限性的呼吸道症状。2001 年，最具潜在伤害性的化学物质有：氯（伤害发生率为 18.8%）、氨（伤害发生率为 18.2%）、酸（伤害发生率为 14.2%）、农药（伤害发生率为 17%）[13]。

　　毒物突发事件监测系统的数据显示，1996~1998 年，共有 348 名救灾人员在 126 次事件中受伤，占总事故数 16986 的 0.7%。在受伤的救灾人员中，执法人员和消防员占绝大多数，其中大多数的不适症状包括恶心和呼吸系统的不适。入院率为 6.6%。在 3~4 年间，无死亡病例报告。[4]

在全部的有害物质泄漏事件中，导致医院工作人员受伤的事件占 0.3%，占受害人数的 0.1%。[4] 涉及紧急救灾部门的员工与受污染病患人员接触的 6 次事件中，其中有 5 次为在医疗机构本身发生的有害物质泄漏事件。工作人员都不需要入院治疗，也没有使用个人化学品防护装备。其他报告也已总结了应急部门疏散或救灾人员因吸入受污染病患人员呼出的毒气而患病的事件。[14-19] 这些事件中最严重的是吞食了有机磷农药企图自杀的病患人员。[14-16] 在患者复苏期间，工作人员因为接触这些患者带有农药的呕吐物以及农药泄漏的气体，造成至少一名工作人员必须插管并接受积极的解毒治疗。[14] 摄入有机磷农药的病患人员可能会连续数日呼出毒气，并给医疗工作者带来持续的风险。[16] 国家职业安全与卫生研究院的记录表明：1987~1998 年，46 名医疗工作人员因吸入农药制剂受伤。[14] 结合东京地铁的沙林毒气袭击事件和这些毒剂所带来的化学恐怖主义风险来看，很显然，农药在毒性的次发性接触方面带来了相当大的风险。

可利用有限的研究数据记录受污染病患人员身体和衣物泄漏的毒气等级。[20-21] 消除并控制受污染病患人员的衣物，预计可减少 90% 的污染物，因此，应优先考虑。[21-22] 理论上，应在露天的环境中进行。

化学防护装备

在工作人员抵达现场初期，可能还没有意识到化学物质的泄漏。尽管消防服配有自给式呼吸器，能起到一定的化学防护作用，足以用于对受害者的援救工作中[23]，但事件指挥官必须根据形势明确应采取的适当行动。同时，在发现化学品威胁时，必须尽快穿上防护服、手套和靴子，并佩戴适当的呼吸器。

职业安全与保健管理署（OSHA）和环境保护署将有害物质现场救灾使用的个人防护装备（PPE）定义为四个基本层次（见表 36-1 和图 36-1，职业安全与保健管理署标准 29，《美国联邦法规》，1910.120，附录 B）。一般来说，防护装备的等级越高（A 级为最高水平），防护装备的重量、成本和生理负担就越大。防护等级的增加，通常也意味着移动性、灵活性和视野范围的缩小。个人防护装备（PPE）固有的风险包括跌倒或绊倒的危险、影响完成任务的能力、热应力[19, 24-27]、焦虑[28]和癫痫发作，虽不常见，但根据报告确实存在。[19] 随着防护服的重量和保热性的增加，心血管系统的需求也急剧上升。选择个人防护装备（PPE）的基础是，防护装备不能给使用者带来不必要的风险，同时，可以针对化学危害提供一定的安

表 36-1 个人防护装备（PPE）类别

级别	级别简介	优点	不足
A	全封闭式防护服与自给式呼吸器	针对接触性危害和汽化危害的保护级别最高	● 花费和培训要求需限制有害物质救灾队的使用 ● 缺乏移动性 ● 热应力与躯体应力 ● 空气供给有限 ● 需要进行适合性检测
B	封闭式防护服或接头/接缝密封，与供气式呼吸器（SAR）或自给式呼吸器	进入未知环境中能够提供足够高水准保护	● 与A等级相同 ● 过滤式呼吸器的软管可能成为安全隐患或发生移位
C	防溅服和过滤式呼吸器（APR）（注意：尽管过滤式呼吸器和电动过滤式呼吸器在保护方面存在显著差异，但分类等同）	● 移动性显著增强 ● 躯体应力较小 ● 对某些危险化学品的保护水平越高，所需的作业时间越长 ● 面罩不需要进行适合性检测	● 不适用于某些高浓度环境、低于大气氧含量的环境或高度飞溅污染的环境 ● 花费适中，培训适中
D	普通工作服	● 流动性增强 ● 躯体压力较小 ● 延长作业时间 ● 更时尚	● 不针对特定的危害提供保护 ● 花费低，培训少

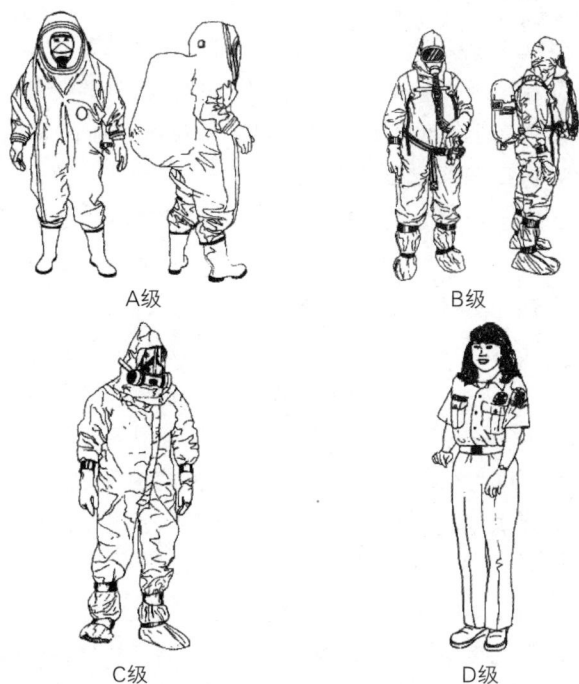

A级 B级

C级 D级

图 36-1 个人防护装备（PPE）的等级划分

注：毒物与疾病登记署资料。危害物泄漏事件的紧急医疗服务救灾查询网址：http：//www.atsdr.cdc.gov/mhmi-v1-2.pdf

全防护。由于个人防护装备（PPE）的选择通常围绕呼吸组件的选择进行，因此，必须对各类呼吸器进行审查。每个呼吸器都有一个指定的防护因数，它反映了给予用户的保护等级。简而言之，防护因数等于使用者的接触量。[1]例如，一名工作人员佩戴了一个指定防护因数（APF）为 1000 的电动过滤式呼吸器（PAPR），与没有穿着防护装备者相比，这名工作人员接触的毒气量为 1/1000。

供气式呼吸器

供气式呼吸器通过供气软管或气罐向独立于环境中的使用者提供新鲜的空气，从而提供高水平的呼吸防护。当进入某个环境中，而有害物质的特性或潜在数量尚不明确时，或者是空气中的氧气含量尚不明确时，需要使用这种类型的呼吸器。

自给式呼吸器是紧急救灾中最常用的供气式呼吸器。自给式呼吸器通过气罐输送氧气，通常需要工作人员把气罐背在身上。作业时间受气罐储气量的限制（通常不到 1 个小时）。消防服务人员经常使用这种呼吸保护装置，与消防相关的紧急医疗服务人员通常将此种个人防护装备（PPE）列入他们的化学保护规划方案中。局限性包括装备的重量（25~30 磅）、成本、

需进行适合性检测、供气持续时间和需要填充空气瓶。即使自给式呼吸器提供了极好的保护，但其局限性使其在很多情况下无法正常使用（如照顾传染病患人员者，提供以医院为基础的解毒去污，或保护除污区周边等情况）。自给式呼吸器的指定防护因数约为 10000，是所有呼吸器类型中防护因数最高的。[29]

供气式呼吸器（SAR）通过软管从附近干净的空气源提供空气（如压缩机或医院的供给线）。为了满足职业安全与保健管理署提出的 B 级水平要求，呼吸器的面罩必须紧贴面部，提供应急备用空气源，以防呼吸器出现故障或问题。[30]面罩宽松的供气式呼吸器不满足 B 级标准要求，但当体制倾向局部危害属性要求附加的保护水平时，也被部分净化队使用。其优点主要包括可能实现新鲜空气的无限供给，使用时间更长。局限性主要为救灾使用时移动性和灵活性不强。这些呼吸器最适合医疗保健人员用于解毒室或明确的区域内，同时确保供气软管不会缠结与过度拉伸，或造成绊倒隐患。典型的面罩紧贴型供气式呼吸器的指定防护因数是 1000，虽然不同的型号和类别会使因数产生变异（如面罩紧贴型与面罩宽松型）[29]。

过滤式呼吸器

过滤式呼吸器（APR）中专门设计的滤芯能够去除空气环境中的颗粒物和特定化学物质。这些过滤器并不会影响周围空气中的氧气浓度，因此，不适用于可能缺氧的环境中。过滤式呼吸器只能去除某些指定的化学物。当然，当空气中的污染物含量过高时，可能会超过过滤器的处理能力。因此，过滤式呼吸器只适用于空气中毒剂浓度确定的情况下，或空气中毒剂浓度小于滤毒器工作极限的情况。

非电动的过滤式呼吸器需要靠使用者呼吸过程中的吸力将周围空气吸入并流经过滤器。非电动的过滤式呼吸器包括防尘面罩、军用和民用防毒面具等。进行适当的适合性检测后，非电动全面罩过滤式呼吸器能达到的指定防护因数是 50。[29]值得重视的是，这种面罩常用于军队的沙场战斗，保护军人不受致命级神经毒剂或其他化学制剂的危害。优点包括成本低、使用时间长。不足之处包括增加了呼吸做功和生理压力、面罩雾化，且需要进行适合性检测。

电动过滤式呼吸器利用电动原理将空气抽入通过滤器罐，从而减少了使用者的呼吸做功，降低了吸入呼吸器面罩周围空气中杂质的风险。电动过滤式呼

吸器通常配有宽松的一次性或可重复使用的兜帽，因此不需要进行适合性检测，适用范围也相当广泛。带兜帽的电动过滤式呼吸器有"双重"滤毒罐，保护先遣急救员和医院的工作人员免受普通有害化学或生物制剂的毒害。又因其成本相对较低、重量较轻、灵活性强而广泛使用。限制因素包括：依靠电池电源、过滤器的适用期限以及过滤器需要和毒剂相匹配。目前，拟定的电动过滤式呼吸器的指定防护因数为 1000。[29]必须严格遵循使用说明，在特定模式下，正确佩戴电动过滤式呼吸器，能够提供的防护因数能达到 20000，但若没有佩戴内部的兜帽，则会导致保护水平下降至1000，甚至更低[31-32]（《个人通信》，2001 年）。通常情况下，电池组可一次性使用或可充电重复使用。需不断关注可充电电池组，确保有充足的工作电量。但在传染病事件期间，电动过滤式呼吸器的灵活性使之能够重复使用。

微粒过滤器面罩，如通常用于患者护理、用于预防肺结核病毒和其他微生物体的呼吸器也被称为过滤式呼吸器。面罩分为 N 级（不耐油）、R 级（耐油）和 P 级（防油）。N95 型的过滤器（整个面罩）能去除 3~5 微米范围内 95% 的微粒物。N100 型呼吸器的过滤器能去除 3~5 微米范围内 100% 的微粒物。而简单的半面式呼吸器提供的指定防护因数只达到 10，因为面罩和其他部件周围会夹带雾沫颗粒。因此，将N95 型面罩换成 N100 型面罩不会起到明显的附加防护作用，除非换一套功能更加强大的防护服，而绝非佩戴一个简单的半面面罩。[33-34]

随着呼吸系统的防护技术日新月异的发展，呼吸系统方案的管理员应确保熟知其可用选项及选项相对优势和劣势。区域合作规划与购买有助于在事件发生期间实现资源共享。

化学防护服必须根据使用的类型量身打造。与参与病患人员解毒工作者相比，进入除污区，可能直接接触有害物质的人员穿的防护服必须更加厚实。防护服的选择应遵循国家防火协会（NFPA）1992 年和 1994 年制定的有害物质现场的救灾行动标准，以及职业安全与保健管理署最近颁布的医院净化行动标准。[35-36]常见于地方交通、农业或工业用途的化学品也有助于防护服的选择。目前，用于灾区周围控制以及紧急医疗服务在除污区作业的个人防护装备（PPE）依然是争论的焦点。一般来说，防护服的尺寸应比普通工作服宽大地多，以防在蹲坐或者其他活

动过程中被撕裂（例如，平均体重为 70 千克的人应穿 XXL 号的防护服）。防护服的各种配置均能实现，然而最理想的配置还是取决于防护服所具有的使命以及所具备的其他部件。例如，在穿着靴子的情况下，可以选择穿不带脚套的防护服（允许遮住靴子），但当套穿了袜式丁基短靴时，可以选择穿整体性的短靴式脚套。这些整体性的脚套，无论在何时都不能当作主要鞋类去穿，因为它们的耐磨性较差。

在为某个团队（如医院的去污队）而非为个人（如消防队员）选购防护装备时，应选择中号、大号、特大号——略大于适合尺寸的靴子。丁基胶或其他橡胶靴能够为除污区的作业起到适当的防护作用。袜式丁基短靴可用于比较低的腐蚀面（如医院净化室内部），但一般不适用于室外使用。

带丁基胶保护套的丁腈手套为除污区的作业起到广泛的危害保护作用。银盾手套价格更为昂贵，但可能更适合用于明确的特殊化学毒剂。保护套的选择既要满足耐磨损需求，又要满足执行任务时的灵巧性需要（如能够给予管理肌注解毒的注射）。美国陆军健康促进与预防医学中心（USACHPPM）建议将 14 毫米厚度的丁基胶手套（标准的检验用手套厚度为 4 毫米）作为与被化学战争试剂或有毒工业化学品污染的患者接触的最低厚度。[37]

生物防护装备

只有在极少数情况下，才需要对接触生物制剂的病患人员进行物理去污。除非病患人员从传染装置接触生物制剂并受生物制剂感染（如炭疽孢子）。用于排除污染的个人防护装备（PPE）应包括同级别的化学防护服和高级呼吸防护设备：包括能用于化学品解毒作业的高效空气过滤器（HEPA）或供气式呼吸器装置。与已感染或有症状的生物制剂感染者接触的护理相关个人防护装备（PPE），将在下文进行有关讨论。

生物制剂个人防护装备（PPE）的分类包括[38]：

1. 标准性预防措施：使用手套和适当的手部卫生保健，防止潜在传染性病患人员疾病的传播。只有在病患人员的护理过程中，可能出现飞沫或污物的情况下，才需要增加防护袍和眼部防护措施。

2. 接触传播预防措施：在为所有病患人员进行护理期间，执行标准性预防与隔离措施，防止面部、手臂、前躯干等部位接触分泌物、呕吐物和排泄物等

（例如肠道感染和各种出血热病毒）。

3. 飞沫传播预防措施：当工作地点距离病患人员不足 3 英尺时，应采取标准性预防措施与飞沫呼吸器（如外科口罩），防止致病原的飞沫传播（例如针对鼠疫采取空气防护措施），可能无法对所有的飞沫都起到防护作用。

4. 空气传播预防措施：采取标准性预防措施与 N95 型或更高防护级别的口罩，防止气雾型致病原在空气中传播（例如，采取空气传播预防措施防止水痘、天花和肺结核的传播）。

5. 特殊病原体的预防措施：基于"非典"的经验，与之前相比，呼吸道传播的高风险病原体可能需要更高水平的预防措施。建议在高风险区作业可能产生气雾或引起咳嗽时（例如，吸气引液、气管插管和正压通气），应经常采取接触传播预防措施与空气传播预防措施，并且选择用电动过滤式呼吸器取代 N95 型口罩。[6-7] 这些预防措施都是当前热议的话题。

根据职业安全与保健管理署制定的血源性致病原控制规范，为病患人员提供护理的医护人员应按常规穿戴非无菌检查手套和隔离服，以保护手臂和前躯干；戴上标准的手术（防飞沫）口罩；并且佩戴能够提供充足飞溅保护的面罩（可集口罩、单独面罩或护目镜于一体）。[39]

医护人员在需要时应随时采取更高级别的保护措施。防护袍、手套、面罩/护目镜、N95 型口罩或电动过滤式呼吸器和其他物资的组装可能出现各种不利于救灾的漏洞，因此医护人员可不必组装建议的组件。穿/脱和解毒程序指令表见包内。[40]

能适应 N95 型口罩的职业医生在护理病患人员期间可以使用该口罩，其他医师需使用电动过滤式呼吸器，直到适应使用 N95 型口罩为止。重大事件发生后（如"非典"），可能导致空气传播预防措施的执行时间延长，因此需要尽快制定方案，能够对其他员工进行迅速的适合性测试。

条例与培训

所有的个人防护装备（PPE）必须成为机构或公共机构内部呼吸系统保护与有害物质/解毒救灾持续计划的一部分，确保有望使用这些保护设备的员工具备使用这些设备的能力，并且能够根据设备的适应性、用途和局限性舒适地使用。诸多条例可适用于个人防护装备（PPE）的选择和正确

使用。所有使用个人防护装备（PPE）的个人必须符合职业安全与保健管理署制定的呼吸系统防护标准（29 美国联邦法规 1910.134）、个人防护装备（29 美国联邦法规 1910.132）、眼睛与面部保护（29 美国联邦法规 1910.133）、手部保护（29 美国联邦法规 1910.138）、危害通识（29 美国联邦法规 1910.1200）与血源性病原体（29 美国联邦法规 1910.1030）。国家职业安全与保健管理署机构的要求可能比联邦标准的要求更加严格。大多数使用个人防护装备（PPE）的健康服务机构/代理机构的专业人员或雇员，都非常熟悉这些标准和员工的应用程序。

国家防火协会针对从事有害物质事件救灾人员（包括紧急医疗服务人员）的培训与装备方面，制定了大量的规范标准（如国家防火协会准则 471，473，1981，1992，1994 和 1999）。对城市搜索和救援队还提供了具体指导（国家防火协会准则 1951）。[35] 从事有害物质泄漏的救灾人员包括在职业安全与保健管理署制定的（危险废弃物作业与应急）美国联邦法规规范 29 1910.120 内，这或许是管理有害物质救灾最全面的标准。

职业安全与保健管理署要求在受污染环境中参与救灾的人员，至少需要使用的最低级别为 B 级防护装备（即供气式呼吸器与接缝密封式化学防护服），直到空气中毒剂含量通过监测达到阈值以下，才能使用过滤式呼吸器或其他更低一级的防护设备。[41] 这个要求给紧急医疗服务和医院的医护人员造成很大难度，因为在通常情况下，毒剂的类型是未知的，同时，在除污区（即降低和控制污染程度的地方）还提供医疗与护理服务。特别是对医院来说，存在这样一种困惑，那就是对于为毒物受害者提供医疗护理的去污队员怎样才是合适的防护装备，以及 HAZWOPER 标准（Hazardous Waste Operations and Emergency Response）在何种程度上，适用于在地理上远离毒物释放地点的社区救灾人员。

2004 年，职业安全与保健管理署针对个人防护装备（PPE）与培训，公布的两封解释信[42-43]和一篇全面的指导，为医疗保健机构服务人员澄清了这个问题。[36] 在这些文件中，职业安全与保健管理署在法典中规定，在以下情况下，电动过滤式呼吸器是医院使用的最低等级的呼吸系统保护装备：

● 医疗机构应作为"自行转至"医院的受污染伤员的"第一接收机构"，而非除污区救灾人员

的"第一接收机构";

● 机构本身并不是有害物质泄漏的现场;

● 进行灾害危害性分析,确定给社区和机构造成的具体危害;

● 受害者在接触毒剂后,必须至少停留 10 分钟(留出时间,以便等待污染物的蒸发或消散),在医疗机构,通常情况下,至少要花费 10 分钟才能穿上个人防护装备(PPE);

● 受害者的衣服必须尽快脱掉并隔离存放;

● 解毒必须在通风良好的地方进行,最好是户外。

若这些条件得到满足,且社区内部没有出现任何需要使用更高级别防护装备的危险情况(如极为贴近特殊的化学品生产、储存仓库或处理现场),则保护呼吸系统的最低等级的个人防护装备(PPE)是电动过滤式呼吸器,其保护因数为 1000 或更高,能够过滤有机蒸气、酸性气体、颗粒物和生物制剂等(达到高效空气过滤器的水平)。[36]

危险废弃物作业与应急规范也为救灾人员的培训界定了要求。[44]有关这些法规在医院解毒队的应用,已在职业安全与保健管理署的指导方针中给予澄清。[36]对于参与有害物质救灾却不使用个人防护装备(PPE)的个人,或是对事件本身尚无认知、对事件报道还不了解就采取行动的个人(紧急救灾部门人员和执法人员),进行仪式训练。[43]

至少,所有使用化学品个人防护装备(PPE)的救灾人员必须经过培训后,达到操作水平(8 小时或能力资格)[43],每个救灾人员必须:

● 了解在救灾或紧急救灾预案中的作用;

● 通过表现的症状和体征,确定存在的有害物质;

● 评估现场安全,包括评估自我的风险;

● 选择并安全使用适当的个人防护装备(PPE);

● 了解净化过程。

接受培训并达到操作水平的医护人员必须具备有害物质认知教育的能力。这种认知能力可能包含在 8 小时的操作培训课程内或单独进行。[36]

此外,任何使用呼吸防护设备的工作人员都必须遵守职业安全与保健管理署规定的《呼吸防护标准》(29《美国联邦法规》120.134)。本标准的主要特点包括:

● 呼吸器的选择程序;

● 按常规正确使用呼吸器,合理预见紧急情况;

● 使用前应确保无其他医疗状况(至少是筛查问卷调查,见《呼吸防护标准》的附录 C);

● 使用之前进行适合性测试,此后每年都要进行测试(见《呼吸防护标准》的附录 A 和附录 B1);

● 设备的检查、清洗 / 解毒、储存、修理和维护;

● 针对他们可能会接触的呼吸系统危害的类型、正确使用方法(包括穿脱方法)、局限性 和维护等问题开展主题培训与教育。

大多数医疗机构和救灾机构的呼吸保护方案计划已经就位。已奠定的良好基础、专于职业安全与健康和感染控制或其他相关学科的主题专家,有助于新技术和新协议的执行。

■ 隐患和持续的挑战

个人防护装备(PPE)技术仍在不断地迅速革新。新技术有望开发出更轻便、价格更低、散热性能更好的个人防护装备(PPE)。然而,技术进步的速度之快,使现行的审批程序以及 2001 恐怖事件发生后随之出现的新标准望尘莫及。目前,除污区开展的工作还缺乏对适当技术的明确指导。这种情况可能会导致个人产生困惑,并在机构和设施的选择过程中难以抉择,需要了解的是,个人防护装备(PPE)的选择,既不能太多,也不能太少,否则无法满足预期的标准。令医院负责备灾的领导感到惊愕的是,对于要求医院工作人员使用的个人防护装备(PPE)的等级水平,目前还没有任何建议,也没有达成任何共识。有人提议将之命名为"H"级个人防护装备(PPE),以满足这一需求。显然,关于安全而舒适的个人防护装备(PPE)、解毒方法、特殊毒剂的空气浓度建模以及个人防护装备(PPE)的选择,都需要进行进一步研究。

此外,检测技术能够为更广泛的有害物质提供更好的环境筛选以及毒剂浓度的定量评估。目前,事故指挥官可能仍对适合的个人防护装备(PPE)不太了解,这可能会导致个人防护装备(PPE)的选择要么过于保守(因个人防护装备不合适,医护人员面临产生不良后果的风险);要么过于自由(使医护人员因接触污染物而面临受伤风险)。

最后,医护人员应学习因个人防护装备(PPE)使用不当可能造成的后果,包括急性化学效应和晚期肺效应。

一般情况下,各社区和各地区能在尽可能的情况下,通过规划、采购和集体训练的方法帮助减少个人防护装备（PPE）的操作性问题。这也使得储藏的物资得到部署，成为常用材料的真正替代品，从而更好地被接受，且需要进行的培训最少。

长久以来，各个司法管辖区一直不愿意分享他们在个人防护装备（PPE）领域遇到的问题、争议和障碍，唯恐人们认为机构在保护其救灾人员方面出现了种种问题。我们应鼓励开展更好的对话，分享宝贵的实践经验与吸取的教训，从而制定更好的有害物质救灾方案。近期发布的国家职业安全与卫生研究院/兰德公司的报告[8]和发布的行动后报告精粹为这段历史带来了可喜的变化。

在当今这个处处潜藏化学恐怖主义的时代，对危害的界定实在令人忧心，因为我们无法真正评估威胁的范围。因此，医护人员必须选择合适的个人防护装备（PPE），使之在关键时刻能够适时阻止各种威胁；反之，医护人员决定放弃使用个人防护装备（PPE），则意味着面临成为事故受害者的风险。尤其是对于那些可能要在除污区环境中长时间执行工作任务的人员来说，关于个人防护装备（PPE）的成本平衡、易用性和保护范围等微妙的问题，目前还没有明确的答案。

我们只能希望，未来我们不会在个人防护装备（PPE）的使用方面被迫吸取太多惨痛的教训。然而，在此期间，我们应当通过为可预见的威胁选择适当的防护技术，开展救灾事件等一系列手段，努力为社会的救灾做充分准备，使我们的工作人员能够舒适地使用他们的个人防护装备（PPE），并充分了解如果不这样做可能产生的后果。

参 考 文 献

1. Okumura T, Suzuki K, Atsuhiro F, et al. The Tokyo subway sarin attack：disaster management, part 1：community emergency response. Acad Emerg Med. 1998；5：613-17.
2. Okumura T, Suzuki K, Fukada A, et al. The Tokyo subway sarin attack：disaster management, part 2：hospital response. Acad Emerg Med. 1998；5：618-24.
3. Nozaki H, Hori S, Shinozama Y, et al. Secondary exposure of medical staff to sarin vapor in the emergency room. Intensive Care Med. 1995；21：1032-5.
4. Horton DK, Berkowitz Z, Kaye WE. Secondary contamination of emergency department personnel from hazardous materials events, 1995-2001. Am J Emerg Med.2003；21：199-204.
5. Svoboda T, Henry B, Shulman L, et al. Public health measures to control the spread of the severe acute respiratory syndrome during the outbreak in Toronto. New Engl J Med. 2004；350：2352-61.
6. Cluster of severe acute respiratory syndrome cases among protected healthcare workers—Toronto, Canada, April 2003. Morb Mortal Wkly Rep. 2003；52：433-6.
7. Centers for Disease Control and Prevention. Public Health Guidance for Community-Level Preparedness and Response to Severe Acute Respiratory Syndrome（SARS）Version 2：Supplement I：Infection Control in the Home, Healthcare, and Community Settings. Atlanta：Centers for Disease Control and Prevention；2004. Available at：http：//www.cdc.gov/ncidod/sars/guidance/ i/pdf/i.pdf.
8. Jackson BA, Peterson DJ, Bartis JT, et al. Protecting Emergency Responders：Lessons Learned from Terrorist Attacks. Santa Monica, CA：RAND Corporation；2002.
9. Physical health status of World Trade Center rescue and recovery workers and volunteers—New York City, July 2002-August 2004. Morb Mortal Wkly Rep. 2004；53（35）：807-12.
10. Joint Commission on Accreditation of Healthcare Organizations. The 2001Joint Commission Accreditation Manual for Healthcare Facilities EC 1.4 and 1.6（rev）. Oakbrook Terrace, IL：Joint Commission on Accreditation of Healthcare Organizations；2001.
11. Agency for Toxic Substances and Disease Registry. Hazardous Substances Emergency Events Surveillance. Available at：http：//www.atsdr.cdc.gov/HS/HSEES.
12. Burgess JL. Risk factors for adverse health events following hazardous materials incidents. J Occup Environ Med. 2001；43（6）：558-66.
13. Agency for Toxic Substances and Disease Registry. Hazardous Substances Emergency Events Surveillance（HSEES）Annual Report 2001：Victims. Available at：http：//www.atsdr.cdc.gov/HS/HSEES/ annual2001.html#victims.
14. Centers for Disease Control and Prevention. Nosocomial poisoning associated with emergency department treatment of organophos- phate toxicity—Georgia, 2000. Morb Mortal Wkly Rep. 2001；49（51）：1156-8.
15. Merritt NL, Anderson MJ. Malathion overdose：when one patient creates a departmental hazard. J Emerg Nurs. 1989；15：463-5.
16. Merril D. Prolonged toxicity of organophosphate poisoning. Crit Care Med. 1982；10：550-1.
17. Thanabalasingham T, Beckett MW, Murray V. Hospital response to a chemical incident：report on casualties of an ethyldichlorosilane spill. BMJ 1991；302：101-2.
18. Nocera A, Levitin HW Hilton JMN. Dangerous bodies：a case of fatal aluminum phosphide poisoning. MedJAust. 2000；173：133-5.
19. Hick JL, Hanfling D, Burstein JL, et al. Personal protective equipment for healthcare facility decontamination personnel：regulations, risks, and recommendations. Ann Emerg Med. 2003；42：370-80.
20. Schultz M, Cisek J, Wabeke R. Simulated exposure of hospital emergency personnel to solvent vapors and respirable dust during decontamination of chemically exposed patients.

Ann Emerg Med. 1995；26：324-9.

21. Fedele P，Georgopolous P，Shade P，et al. Technical report：Inhospital response to external chemical emergencies：Personal protective equipment，training，site operations planning，and medical programs（final draft）. Washington，DC：Joint publication of the U.S. Army Soldier and Biological Chemical Command，Environmental and Occupational Health Sciences Institute，and Veterans Health Administration（VHA）；2003.

22. Macintyre AG，Christopher GW Eitzen E，et al. Weapons of mass destruction events with contaminated casualties：effective planning for healthcare facilities. JAMA. 2000；4：261-9.

23. U.S. Army Soldier Biological and Chemical Command. Guidelines for incident commander's use of firefighter protective ensemble with self-contained breathing apparatus for rescue operations during a terrorist chemical agent incident. Aberdeen Proving Ground，MD：U.S. Army Soldier Biological and Chemical Command；1999.

24. King JM，Frelin AJ. Impact of the chemical protective ensemble on the performance of basic medical tasks. Mil Med. 1984；149（9）：496-501.

25. Hendler I，Nahtomi O，Segal E，et al. The effect of full protective gear on intubation performed by hospital medical personnel. Mil Med. 2000；165（4）：272-4.

26. Carter BJ，Cammermeyer M. Emergence of real casualties during simulated chemical warfare training under high heat conditions. Military Med. 1985；150（12）：657-63.

27. Carr JL，Corona BM，Jackson SE，Bochovchin V The effect of chemical protective clothing and equipment on Army soldier performance：A critical review of the literature. Technical Memoranda 12080. Aberdeen Proving Ground，MD：U.S. Army Human Engineering Laboratory；1980.

28. Carter BJ，Cammermeyer M. Biopsychosocial responses of medical unit personnel wearing chemical defense ensemble in a simulated chemical warfare environment. Military Med. 1985；150（5）：239-49. Military Med

29. Occupational Health and Safety Administration. 29 CFR Parts 1910，1915 1926：Assigned Protection Factors；Proposed Rule. Available at：http：//www.osha.gov/FedReg_osha_pdf/FED20030606.pdf.

30. Occupational Health and Safety Administration. Hazardous waste operations and emergency response. Code of Federal Regulations 1910.120（g）（3）（ⅲ）. Available at：http：//www.osha.gov/pls/oshaweb/ owadisp.show_document?p_table=STANDARDS&p_id=9765.

31. Campbell LE，Lins R，Pappas AG. Domestic preparedness：sarin vapor challenge and corn oil protection factor（PF）testing of 3M BE10 powered air-purifying respirator with AP3 cartridge. Aberdeen Proving Ground，MD：U.S. Army Soldier Biological and Chemical Command；2001.

32. 3M Corporation. Technical Data Bulletin #155：Test criteria for the 3M cartridge FR57 against various military and industrial chemical agents. Available at：http：//multimedia.mmm.com/mws/mediawebserver.dyn?ffffff5myruf_3GfT3GfffVNYRAj&egO-.

33. Weber A.，etal. Aerosol penetration and leakage characteristics of masks in the health care industry. Am J Infect Control. 1993；21：167-73.

34. Chen CC，Willeke K. Characteristics of face seal leakage in filtering facepieces. Am Ind Hyg Assoc J. 1992；53（9）：533-9.

35. National Fire Protection Association. Codes and Standards. Available at：http：//www.nfpa.org/Codes/codesandstandards/ hazmat/hazmat.asp.

36. Occupational Safety and Health Administration. OSHA Guidance for Hospital-Based First Receivers of Victims from Mass Casualty Incidents Involving the Release of Hazardous Substances（Final Draft）. May 18，2004.

37. U.S. Army Center for Health Promotion and Preventive Medicine. Personal protective equipment guide for military medical treatment facility personnel handling casualties from weapons of mass destruction and terrorism events. Technical guide 275. Aberdeen Proving Grounds，MD：U.S.Army Center for Health Promotion and Preventive Medicine. Available at：http：//chppm-www.apgea.army.mil/documents/TG/TECHGUID/ TG275new.pdf.

38. Garner JS. Guideline for isolation precautions in hospitals. The Hospital Infection Control Practices Advisory Committee. Infect Control Hosp Epidemiol. 1996；17（4）：53-80.

39. Department of Health and Human Services，Department of Labor. Respiratory protective devices：final rules and notice. Federal Register. 1995；60（110）：30336-30402.

40. Minnesota Department of Health Chapter Association for Practitioners of Infection Control. Personal Protective Equipment for Smallpox and Viral Hemorrhagic Fever Patient Care. Available at：http：//www.health.state.mn.us/divs/idepc/dtopics/infection control/PPE/ PPE n95.pdf.

41. Occupational Health and Safety Administration. Hazardous waste operations and emergency response. Code of Federal Regulations 1910.120（q）（3）（ⅲ-ⅳ）. Available at：http：//www.osha.gov/pls/ oshaweb/owadisp.show_document?p_table=STANDARDS&p_id= 9765.

42. Occupational Health and Safety Administration. Standard interpretations. Training and PPE requirements for hospital staff that decontaminate victims/patients. Available at：http：//www.osha.gov/pls/oshaweb/owadisp.show_document?p_table= INTERPRETATIONS&p_id=24523.

43. Occupational Health and Safety Administration. Standard interpretations. Respiratory protection requirements for hospital staff decontaminating chemically contaminated patients. Available at：http：//www.osha.gov/pls/oshaweb/owadisp.show_document? p_table=INTERPRETATIONS&p_id=24516.

44. Occupational Health and Safety Administration. Hazardous waste operations and emergency response. Code of Federal Regulations 1910.120（q）（6）. Available at：http：//www.osha.gov/pls/oshaweb/ owadisp.show_document?p_table=STANDARDS&p_id=9765.

37 监 测

P. Gregg Greenough, Frederick M. Burkle

世界卫生组织（WHO）将监测定义为"为公共卫生干预方案的制定、实施和评估进行连续不断的系统化采集、分析与数据的解读[1]"。其中的关键点是其持续性及其与特定行动相结合。监测是反复持续的，且与运营行动与行动的导向性政策相结合，与快速评估和实地调查不同的是，后者只是在灾难期间，在不同的组织和机构中偶有发生，并为特定的健康问题提供"快照"，因为这些都是"一次性"事件。当灾难事件从紧急阶段过渡到恢复和发展阶段时，监测数据会为政策、规划和灾难管理探测的成功或失败提供趋势分析。

监测还包括"数据的比较和解读，以便及时发现人口的健康和环境状况可能发生的变化[2]"。数据的采集和整理需对灾难事件进行及时的分析、解读，并将之传递给所有参与救灾且与提高人口的健康水平息息相关的人。因此，检测是一项周期性的运动——随着时间的推移，不断向前发展。[3] 这样一来，监测既能追踪医疗系统的疾病负担，认清持续发生的健康问题，又能监控对具体干预的救灾情况。除此之外，灾难期间，没有任何一种方法具备追踪健康趋势的能力。

■ 历史回顾

从历史上看，在公众卫生在西方世界发展的过程中，监测已经以某种形式实行开来。早在 17 世纪初，德国的 Leiniz 和英国的 Graunt 就提出了将数值应用于疾病和死亡数这一概念。与此同时，Sydenham 发明了一种疾病的分类方法，通过这种分类方法能够更好地理解统计分析，并产生统一认识。

到了 19 世纪，各国致力于将健康信息国有化，收集重要的统计数据进行分析，并启动报告机制。尤其是英国的 Farr 和美国马萨诸塞州的 Shattuck，优化了这些概念，并将之应用于社会经济条件和公共卫生实践。在世纪之交，各州和大多数欧洲国家都要制定特定的传染病报告。在美国，1918~1919 年暴发的大规模流感带给我们的提示是，制定国家死亡率报告非常必要。[4]

20 世纪 50 年代和 60 年代发生的事件有助于界定监测的定义，并阐明其在公共卫生实践中的作用。美国疾病控制与预防中心（CDC）的 Langmuir 强调系统地收集病患人员数据，及时进行分析，并及时将分析结果传递给决策者；世界卫生组织的 Raska 强调将监测系统应用于可传染性疾病的控制与预防方面。1968 年，世界卫生大会拓宽了对传染性疾病监控的范围与任务。此后，检测系统开始逐渐应用于铅中毒、受伤、药物滥用、先天畸形、行为危险因素、灾害以及许多其他的公共健康问题。

监测系统在人道主义救援中的常规使用，伴随着现场实战标准的发展进程。20 世纪 90 年代之前，人道主义救援工作的从业人员，是工作在各个机构、具备各级能力、缺乏培训的工作人员和志愿者，通常情况下，他们不会为自己的工作负责。1996 年，由 228 个人道主义组织组成的专家小组开始为各个领域制定最低的技术和道德标准——食品、营养、水、卫生与保健服务，并将之命名为 Sphere 项目，该项目在人道主义专员在何种冲突和灾难期间该如何操作，达成了共识。根据 Sphere 项目，卫生服务的设计和发展应"遵循相关公共健康数据的不断收集、分析与利用[5]"。

使用监视系统最有说服力的例子，要数 1994 年在扎伊尔戈马使用的监视系统及其造成的直接影响。大量难民突发迁移至戈马的数周后，发现那里土地贫瘠，难以维持他们的生活；同时，公共卫生基础设施的匮乏，导致霍乱疫情横行以及接踵而来的痢疾，共造成 5 万人死亡。在疫情暴发的第一个月，紧急监测系统记录的粗死亡率为每天 2‰~3.5‰。在疫情暴发的第二个月，凭借迅速获得的监测数据引导救灾工作和具有针对性的干预工作有序地进行，将死亡率减少至每天 0.5‰~0.8‰。[6] 在迭代的人道主义危机背景下，对于必须干预人道主义危机的人来说，中肯且不间断的健康信息所发挥的作用，即作为救灾和灾后重建的组成部分，目前已被广泛接受。

■ 现行做法

首先是建立监测系统目标。世界卫生组织概述了 6 个适用于紧急情况下的目标：确定公共卫生重点、通过发病率和死亡率数据收集与分析监控紧急情况的严重程度、监测暴发和监视暴发响应、监视重大疾病中的发病与病例死亡率、监视特定卫生干预措施的影响，并能向受影响地区的卫生部门提供信息。[7] 为了实现这些目标，监测系统的监测重点应简单明了，传输的数据应易读易懂，并能灵活应对新的健康问题和方案活动。

下一步是界定灾区的利益人群及其与卫生部门的关系。人口的组成结构是什么（年龄、性别，种族等）？有关建立基线的人口数字的探讨可参考本书"灾难管理效力度量标准"一文。灾难发生之前和灾难发生之后，人们在哪里生活？如果灾难真的发生了的话，人们从哪里获得医疗服务？公共卫生事件发生在哪里？国家卫生信息系统的结构和功能是怎样的？哪些政府、非政府和国际机构在卫生部门工作？

为了回答这些问题，监控系统追踪了各项指标——定性或定量的结果措施，描述了健康和卫生服务的过程和结果方面的人口状态；他们可能关联或预测某个方案、系统或组织的价值。监测系统的固有价值是其具备长久的追踪能力以及与基线对比的能力。发病、患病率、死亡率和发病率是紧急阶段最常见的量化指标（见专栏 37-1）。

救灾期间，在初始快速评估的基础上建立监督机制。这些评估的结果应侧重于产生最高发病率和最高

专栏 37-1　量化指标的定义

- 发病：在指定的时间内，某种疾病发生的新病例数
- 患病率：在指定的时间内，人口中受影响的人口数量除以同时期的人口总数
- 发病率：在指定的时间内，患病的人数（发生率）或受影响的人数（患病率）除以人口总数
- 死亡率：在指定的时间内，发生在人口中的死亡人数除以同时期面临死亡风险的人数

死亡率的健康问题，尤其是受影响的人口是否流离失所。死亡率是识别压力下人口的最重要指标。通常，将粗死亡率（CMR）使用于紧急事件，追踪灾害产生的传染性疾病或损伤的影响。灾难发生时，获取的实用性初步定量基线数据应包括：

- 人口的规模大小，特别是受影响的总人口数；弱势群体的人口数量，包括妇女、老人和年龄小于 5 岁的儿童；以及大量拥入的外流人口；
- 粗死亡率（计算结果见本书"灾难管理效力度量标准"一文）；
- 5 岁以下儿童的死亡率（计算结果见本书"灾难管理效力度量标准"一文）；
- 具体病例的死亡率和发病率（计算结果见本书"灾难管理效力度量标准"一文）；
- 营养状况，特别是年龄为 6 个月至 59 个月儿童的体重与身高比例。

在紧急阶段，疾病最有可能导致死亡或明显的发病率，如腹泻性疾病（尤其是在营养不良、流离失所的人口中）、急性呼吸道感染、麻疹和脑膜炎等，应重点监控。紧急阶段过后，到了灾后阶段，应持续监测艾滋病病毒/艾滋病、结核病、性病传染率、慢性疾病管理、损伤、免疫覆盖率（例如，扩大免疫规划）以及长期的医疗保健措施。对流离失所的受灾人口的监控，最终应纳入该国的国家卫生信息系统，本文将稍候进行讨论。

初步定性指标为人口的需求提供了基础，尤其是获取水、环境卫生和健康服务的状态。早期定性关键指标包括：

- 免疫覆盖率；
- 卫生服务和充足饮用水的获得；
- 医疗保健服务的获得；
- 医疗服务的能力或功能水平；
- 食品配送。

随着灾害响应程序的制定，过渡到灾后阶段后，检查救灾工作的定性指标，将引导资源和计划方案。灾后阶段的定性指标可能包括：

- 持续获得医疗保健服务（可以使用卫生服务或卫生设施的人口比例）；
- 可用性（与总人口相比，服务和资源的数量）；
- 医疗保险（享受给定服务的人口比例）；
- 服务的质量（与标准和准则相比，收到的实际服务措施）；
- 卫生资源分配的公平性（也许可以解释为什么人口中某个小群体的情况比另外一个群体差）；
- 主要项目活动（参与保健服务的个人或团体救援机构）。

在程序性能方面，现场的流行病学专家建议指标应具有 SMART 属性，即为"个体性（specific）、可衡量性（measurable）、准确性（accurate）、现实性（realistic）和时限性（time-bound）"的缩写。[8] 指标必须具备一定的敏感性，以监测对健康问题产生的救济影响，并确定这些努力是否对人口产生实际影响，或者是否需要采取新的战略。

数据采集

数据采集的方式完全取决于监测系统的使用类型。主动监测系统的数据要求通过某种类型的取样机制积极寻找案例，通常是直接来自于家庭的报告，更普遍的是来自卫生机构的报告。在紧急阶段，主动监测的使用更为广泛。被动监测系统依赖于数据源的报告，尤其是呈现在他们面前的案例。紧急情况过后，一旦卫生服务得以恢复，则被动监测系统适合进行长期持续的监控。两者各有实际的利弊。主动监测提供了更准确的数据，但由于劳动力过于密集，因此实施的成本更高。在紧急阶段，对关键疾病的精确死亡率和发病率的需求，证明了其成本和作用的合理性。根据定义，被动监测系统代表了一个自选的群体，可能无法准确地代表更大的群体。由于被动监测系统的成本更低，需要的训练较少，因此对长期监测而言更实际。无论在哪种情况下，监控系统都应该具有较高的灵敏度，即具备监测"真实"疾病或伤情病例的能力。[3]

通常情况下，人们可能会听到"定点监测"一词。在这种系统下，选择数据的采集点（例如，在系统内部指定的卫生设施）将负责识别和报告特定的疾病或健康事件。在受灾人口中选择特定的年龄群或处于特定地点环境中的人群，进行重点监测（例如，年龄为 6 个月至 59 个月儿童的身高与体重比例参数）。定点医疗事件是指可能会影响人口健康稳定性的条件——往往是现实水平的预防和治疗护理需要关注的预警信号——应立即采取行动。对于出现在拥挤难民营中的脑膜炎病例，要求医疗机构立即进行救治，以避免形成疫情灾难。

尤其是在紧急阶段，数据收集工具应该简短、便于使用、易于理解，并长期保持一致。设计的这些工具只能以清楚明确的方式收集最小且最重要的信息。针对传染性疾病使用简单一致的诊断标准至关重要。所有参与监控的健康服务人员应该理解，譬如，出现的全身性皮疹持续时间超过 3 日，体温超过 38℃、并且伴随咳嗽和流鼻涕，或目赤等一种或多种症状，可定义为麻疹病例。腹泻系指每天排泄 3 次或 3 次以上稀便或水样大便。在疟疾盛行的国家，体温超过 38.5℃，但没有其他感染症状者，确诊为疟疾病例。根据这些简单且敏感的定义，我们可以遵循趋势。疾病数据的管理和分析软件，由疾病控制与预防中心的网站免费提供，不仅有助于生成数据表格，还有助于数据分析。

数据源是最常见的卫生设施，尤指医疗服务人员、医院、急诊科和门诊记录在流离人口居住的临时难民营，登记系统提供人口统计数据。可能有必要实行家庭监控，以确定基本的需求。其他人口和健康数据来源包括接种卡（通常由母亲携带）、埋葬记录、家庭辅导网络和对其他救灾部门负责的非政府机构（例如供水、卫生、食品和营养部门）。有效的非传统信息来源包括警察、消防、急救机构、药房、掘墓人等。Abdullah 与 Burnham[9] 利用其相关资源（见表 37-1）阐明了具体的指标。在这种情况下，卫生服务基础设施可能被灾难摧毁，政府和非政府救灾机构——无论地方还是国际机构——需要在提供预防和治疗护理过程中，介入并建立监测系统。根据疾病控制与预防中心的数据分类，使用标准化的患者数据采集方式，能够提高准确度。[10]

监控系统的判断应依据其简洁度。数据收集应当是一个简单的过程，并符合逻辑格式。指标应该能代表与灾难和灾后阶段相关人群（例如，在突发事件中，腹泻更有可能是一个棘手的问题，而绝非十二指肠感染）。数据输出应准确可靠，并能及时识别疾病

表 37-1　监测指标与信息来源

监　　测	指　　标	信　息　来　源
人口统计	● 总人口	登记记录，人口普查，社区卫生工作者报告
	● 人口结构（年龄，性别）	
	● 人口迁移（新来的，迁出的）	
	● 弱势群体的认同	
	● 出生率	
死亡率+	● 粗死亡率（CMR）	医院死亡指标，宗教领袖，社会记者（包括社区卫生工作者）
	● 年龄别死亡率（<5,<5）	
	● 死因别死亡率	● 寿衣分布，埋尸承包商，墓地，营地管理门诊患者和住院记录，实验室
	● 病死率（CER）	
死亡率 1.常规的 2.突发的（每天）	● 发病率（新案例）	救济中心记录，社区健康工作者记录
	● 患病率（现存案例）	
	● 年龄性别发病率	
	● 成比例发病率	
营养检查监测营养不良率很高	● 严重的营养不良率	营养学（平时MCH门诊记录）喂养中心记录出生登记营地管理
	● 全球营养不良率	
	● 在MCH门诊的增重率/减肥率	
	● 微量营养素缺乏症发生率	
	● 低出生体重发生率	
	● 日均口粮	
	● 推迟月经初潮年龄	
程序执行过程	● 供给中心登记和人数	设备记录．免疫调查（每年），传统接生员记录
	● 水和卫生设施（数量，质量，出入口）	
	● 免疫接种	
	● 孕产妇保健覆盖率（ANC，助产，PNC）	
	● 门诊患者和住院患者人数	
	● 口服补液盐（ORS）分配	

　　资料来源：摘自Abdallah S与Burnham G合编的《霍普金大学与红十字会/红新月会的突发公共卫生事件应急指南》，巴尔的摩：霍普金大学2000年版。

的暴发（例如使用标准的病例定义）。数据的采集应定期且不间断地进行，同时还要具备一定的灵活性，以适应新的健康问题或突发性的方案变化。

数据分析、解读与传播

　　在紧急情况下，应每天收集数据，并每周一次汇报至各级政府以及在卫生部门工作的非政府救援机构。在紧急情况后期，应保持每天记录数据，每月采集一次数据并分析。在整个阶段，监测数据应以书面形式或数字形式发送至现场一级的中央单元进行分析。大多数国家都有某种长期使用的监督机制，以缓解追踪疾病的负担。通常，这种机制只是设立

在卫生部内，是广泛的卫生信息系统的一个组成部分，在美国州一级，地方公共卫生办公室和疾病控制与预防中心具有一定的数据分析手段。假设一个国家的卫生信息系统，在灾难发生后完好无损，那么，它应该提供是否发生传染病和非传染病的灾前基线健康信息。由此，人们可以了解健康信息的背景，如地方性疾病的季节性变化、慢性疾病的负担、损伤模式和其他周期性的健康趋势，并从中评估最新的监测数据。

　　监测数据的分析应着眼于时间变化的群集事件，或者人口中特殊群体变化的群集事件。[11] 为了实现这一目的，分析应强调时间、地点和人物方面的趋势。

解读应突出需求和优先事项，并在可能的情况下，参考"正常"值或指标阈值。最重要的是，指标如何随着时间的变化而变化以及这些变化如何与方案计划结合起来。[12] 使用图表、地图以及地理信息系统（GIS）软件，使之对利益相关者的解读更有意义。监测数据流必须与以行动为导向的信息系统相结合。该信息系统的首要任务是向那些需要了解情况并采取行动的人员提供信息。

■ 隐患

监测系统必须具备较高的灵敏度——即具备监测人口中既定健康问题真实病例的能力。有效监控系统的最大敌人是那些负责收集数据的人，会因为各种原因，造成报道不足。

首先，监视系统依赖于信息流。灾难发生时，很容易造成已建立的信息流系统被破坏（例如，医疗中心被摧毁、人口的迁移和通信运输网络的破坏）。此外，被动型系统尤为如此——如果医疗服务提供者缺乏兴趣，没有看到迭代数据采集与处理的价值，或因感到过度劳累、忙于病患人员护理的报告数据而没有足够时间，那么发现和报告病例的动机就会减少。缺乏兴趣往往是因为在传播过程中，没有向医疗服务者提供分析资料造成的，因此无法体会对人口健康带来的有益效果。无论是处于任何原因的报道不足，都会破坏监测系统的优势。

另一个值得关注的是信息源。依靠医疗机构提供的监视信息。如果该地区人口未能充分使用正式的医疗卫生设施，从而引发了关于以医疗机构为基础的监视系统，是否准确代表了人口健康需求的问题。[13] 这通常意味着那些可能有所作为的人没有切实理解和重视这些紧急和迫切的健康问题。

最后，并非许多国家都具备这种有效分析与解读的能力。除了容易获取的工具，如疾病数据的管理和分析软件，可以管理数据、精通电脑的技术人员，通常还需要了解公共健康、具备相关背景知识的专业人员，解释其对灾难管理和其他重要利益相关方的重要性，因为上述专业人员可能只是名义上了解人口公共卫生数据的结果。

参 考 文 献

1. World Health Organization. Communicable Disease Surveillance and Response. Available at : http ://www. who.int/csr/en.

2. Eylenbosch WJ, Noah ND, Foldspang A, et al. The surveillance of disease. In : Eylenbosch WJ, Noah ND, eds. Surveillance in Health and Disease. Oxford : Oxford University Press ; 1998.

3. Wetterhall SF, Noji EK. In : Noji EK, ed. The Public Health Consequences of Disasters. New York : Oxford University Press ; 1997 : 37–64.

4. Thacker SB. Historical development. In : Teutsch SM, Churchill RE, eds. Principles and Practice of Public Health Surveillance. New York : Oxford University Press ; 2000 : 1–16.

5. The Sphere Project. Humanitarian Charter and Minimum Standards in Disaster Response. Oxford : Oxfam Publishing ; 2004 : 270.

6. Goma Epidemiology Group. Public health impact of Rwandan refugee crisis : what happened in Goma, Zaire, in July, 1994? Lancet.1995 ; 345 : 339–44.

7. World Health Organization. Surveillance. In : Communicable Disease Control in Emergencies. Geneva : World Health Organization ; 2003.

8. Bradt DA, Drummond CM. Rapid epidemiological assessment of health status in displaced populations—an evolution toward a standardized minimum essential data set. Prehospital Disaster Med. 2003 ; 17（4）: 178–85.

9. Abdallah S, Burnham G. Disaster epidemiology. In : Abdallah S, Burnham G, eds. The Johns Hopkins and Red Cross/Red Crescent Public Health Guide for Emergencies. Baltimore : Johns Hopkins University ; 2000.

10. Leonard RB, Stringer LW, Alson R. Patient-data collection system used during medical operations after the 1994 San Fernando Valley– Northridge earthquake. Prehospital Disaster Med. 1995 ; 10（3）: 178–83.

11. Rowley E, Robinson WC. Surveillance and registration systems. In : Robinson WC, ed. Demographic Assessment in Disasters : A Guide for Practitioners. Baltimore : Center for International Emergency, Disaster and Refugee Studies, Johns Hopkins Bloomberg School of Public Health ; 2002.

12. Médicins Sans Frontiéres. Refugee Health. London : Macmillan Education Ltd ; 1997.

13. Roberts L, Hofmann CA. Assessing the impact of humanitarian assistance in the health sector. Emerging Themes Epidemiol.2004 ; 1（3）: 1–9.

38 大规模人员死亡事件管理

Nelson Tang , Chayan Dey

当代复杂灾难造成大量死亡人数的可能性在日益增长，因此复杂灾难事件管理对规划和应对此类事件显得尤为重要。历史上，对造成大规模伤亡的灾难实施的后果管理是救灾及灾后重建工作中考虑相对欠缺的环节。灾难医疗机构的现有理念越来越强调大规模人员死亡事件的管理。

大规模人员死亡事件通常是指死亡人数超出当地行政区域的应对能力（包括验尸官和验尸员）的突发事件。与范围较广的灾难救援机制相同，自然灾害或人为灾难的死亡事件管理需要有效协调和派遣多级资源和培训人员。考虑到受害者家属以及他们对受害者遗体鉴定、文档记录以及处置的要求，大规模人员死亡事件救援行动的及时性变得更加重要。[1]

在美国，美国国土安全部和联邦紧急事务管理署可以在某些情况下将某些特殊联邦资源应用于地方大规模伤亡事件的救援行动中。今天，人们越来越意识到管理大规模人员死亡事件对救援人员及医疗保健工作人员的重要作用。

■ 历史回顾

灾害救援医学的传统做法是尽可能迅速地将死亡人员和无法医治的受灾者从患者护理区和医疗救援区分离出去，并将他们送至陈尸所。然而，我们可以预料的是，大规模灾难发生后，急速增加的死亡人数会迅速占满当地的陈尸机构。越来越多的恐怖主义灾难事件和大规模杀伤性武器的潜在使用都使死亡管理变得更加复杂。人们对尸体处置前清污措施的担忧以及应对此类事件的执法部门规定的刑事调查和证据收集要求都使移除大量尸体成为一项高度复杂的工作。

与最早存在的大规模墓葬和火葬的观念相反，最近经历的灾难事件表明，成千上万的尸体可以得到有效管理，包括对重新找到的尸体进行有序的运输、处理、身份确认和处置。很多此类经验来源于民用航空灾难和军事航空灾难。[2-3]

事实证明，法医学的两个基本法宝——放射线检查和牙科检查——对大规模人员死亡事件的管理仍然非常必要。在现代法医学中，对异常物质、个人物品、牙科制品、外科制品以及神秘的骨骼损伤进行放射线检查是行之有效的技术方法。此外，将灾难死者的阳性放射线检查鉴定结果与死者生前的个人记录进行对比也同样有效。[4-5] 对死者牙齿进行评估和对灾难死者鉴定数据进行对比是两种基本的方法，同时，人们规定了牙医和牙科专业人员在大规模人员死亡事件中的作用。[6-7] 虽然这种传统的法医方法在技术和操作上似乎仍然存在逻辑方面的挑战，但已经被直接应用在了大规模人员死亡事件的救援活动中。

■ 现行做法

在美国，根据国家救灾计划，国家灾难医疗系统（NDMS）的任务是在由国家宣布的灾难中进行受灾者身份鉴定和提供殡葬服务（见专栏38-1）。为了完成这一使命，20世纪90年代早期成立了灾难丧葬管理小组（DMORT）。该小组由国家灾难医疗系统和联邦紧急事务管理署领导，小组成员包括医疗志愿者和法医志愿者。这些医疗志愿者和法医志愿者接受过专门的知识培训和技能培训，包括：受灾者身份鉴定、丧葬服务、法医病理学以及人类学方法，在灾难

专栏 38-1　灾难丧葬管理小组（DMORT）的
服务及功能

- 临时的现场停尸处理
- 受害者身份确认
- 法医学鉴定
- 法医口腔病理学鉴定
- 法医人类学方法
- 身体残骸的预备和处理
- DNA（核酸）的获取
- 现场档案编制
- 记录和数据录入
- 数据库管理
- 数据的检索及恢复
- 临死前数据收集
- 死后数据收集
- 安全官员和专家
- 防腐和入棺
- 私人物品的处理
- 协调遗体的处置
- 心理支持
- 家庭援助服务
- 与其他机构联络

资料来源：转载自灾难丧葬管理小组，详见：http：//
www.dmort.org/DNPages/DMORTHelp.htm。

发生时会参加灾难救援活动[9]（见专栏 38-2）。通常，灾难医疗救援小组的成员会和灾难丧葬管理小组的成员一起被派至灾难现场以向大规模人员死亡事件中的

专栏 38-2　灾难丧葬管理小组标准人员配备

- 验尸员
- 验尸官
- 病理学家
- 法医人类学家
- 医疗记录技术人员
- 指纹技术人员
- 牙科法医
- 牙科助理
- 放射治疗师
- 心理健康专家
- 丧葬承办人
- 计算机专业人员
- 行政辅助人员
- 安全人员和调查人员

资料来源：转自联邦紧急事务管理署。灾难丧葬管理小组（DMORT），http：//www.fema.gov/preparedness/resources/health_med/dmort.htm。

受灾人员提供维护服务和医疗保健服务。他们的服务对象也包括那些长期在严峻环境中工作、急需医疗保健维护的大量人群。

灾难丧葬管理小组（DMORT）的成员必须持有他们所属学科的有效资质证书和许可证。在现实的应急救援过程中，灾难丧葬管理小组则根据地方当局的指导提供技术援助和人员以恢复、鉴定和处理死亡受灾者。[10]救援过程中应至少有一个灾难丧葬管理小组了解处理污染或感染尸体的专业知识。

目前，联邦紧急事务管理署的救灾系统中设立了两个灾难可移动储物所（DPMUs），可接受派遣请求，以援助国家灾难医疗系统中的灾难丧葬管理小组的救援活动（见图 38-1）。灾难可移动储物所是调度至灾难现场的设备和物资的储存场所，包括一个专用于存储所有处理部件以及预先包装好的设备和物资的指定工作站。这两个灾难可移动储物所暂存于联邦紧急事务管理署的后勤中心，其中一个在马里兰州洛克威尔士市，另一个在加利福尼亚州圣何塞市。[10]

在大规模人员死亡事件救援中，美国军方拥有可快速部署的多领域资源，这些资源能够快速地恢复、检查、鉴定和归还残骸。1997 年，驻欧美军模仿民用灾难丧葬管理小组的理念成立了灾难丧葬事务应对小组（DMART）。这是军事系统中唯一将丧葬事务与法医人员结合在一起以援助救援指挥员的救援小组。[11]

灾难受灾者身份鉴定（DVI）是指在大规模人员死亡事件中明确鉴定死亡受灾者身份的过程中使用的术语。进行明确的身份鉴定具有重要的法律意义，并且可以缓和受灾者亲属的心情。通常说来，只有在确定了所有幸存者的身份并将这些幸存者运离灾难现场后才可以进行灾难受害者身份鉴定。通过将受灾者的死前数据和死后数据进行对比，灾难受害者身份鉴定可以鉴定出所有受灾者。

国际刑事警察组织（Interpol）为灾难受灾者身份鉴定（DVI）制定了一套标准流程。其书面流程写在了灾难受灾者身份鉴定指南[12]中。虽然灾难受灾者身份鉴定指南必须适用于具体情况，但这一通用方法可用于各种灾难环境中。无论实际情况中使用的是何种方法，灾难受灾者身份鉴定必须及时、准确、周密，而且还必须符合国际标准。

现在灾难的复杂程度和规模被恐怖主义行为诱发的灾难事件进一步放大，并促进了大规模人员死亡事

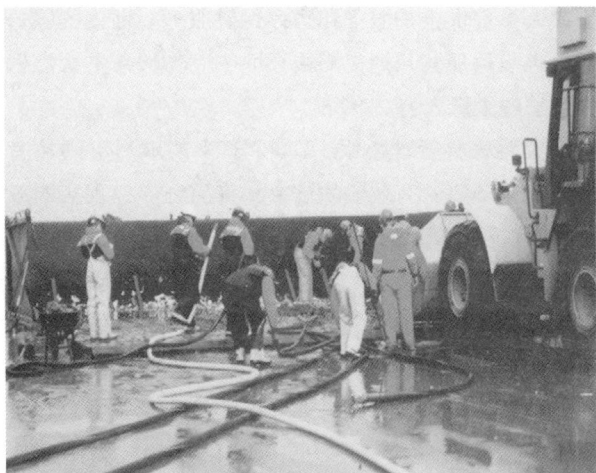

A

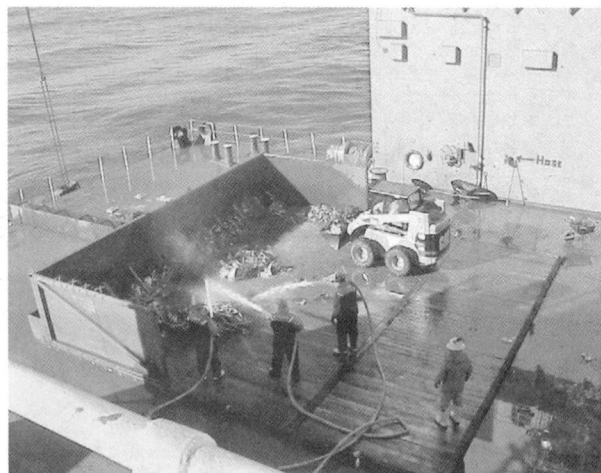

B

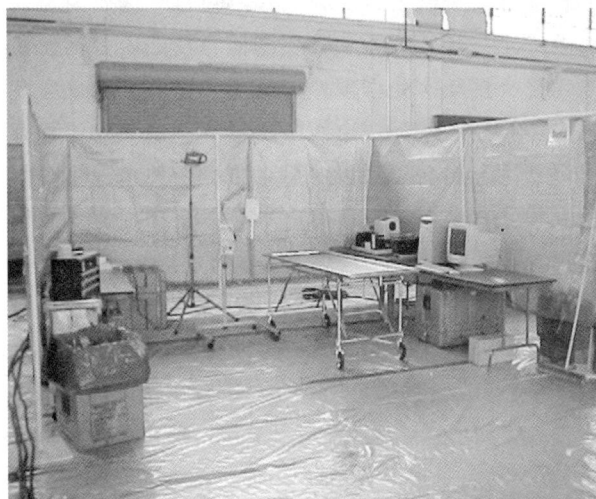

C

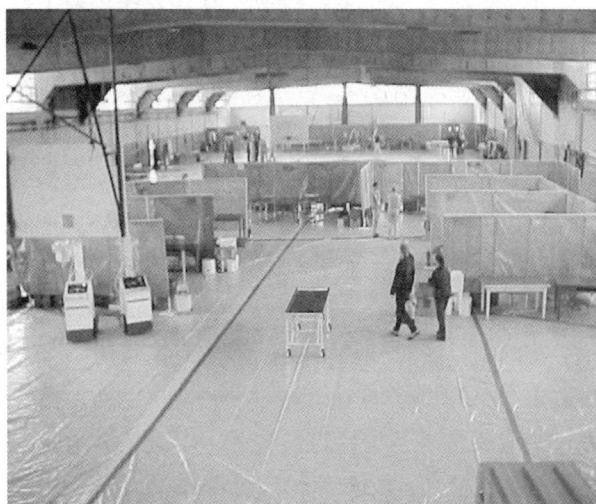

D

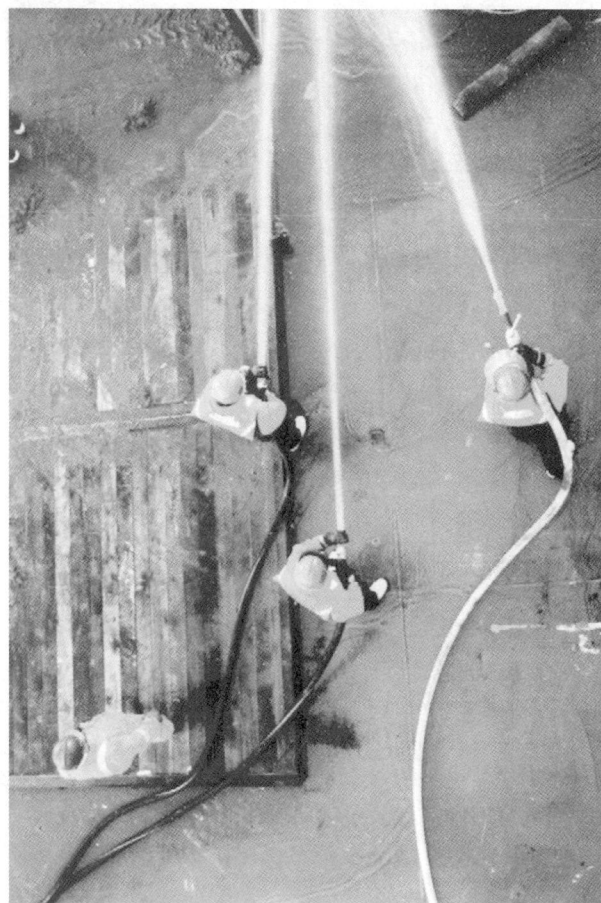

E

图 38-1　A-E：埃及航空公司空难造成的大规模人员死亡事件的恢复操作。B 和 C 显示的是灾难可移动储物所的成立阶段

件中法医调查学的技术进步。作为受灾者身份鉴定的工具，法医生物信息学和大量 DNA 分析技术的发展被人们认为是 2001 年 9 月 11 日纽约世贸中心恐怖袭击事件的直接结果。[13-14] 灾难结果管理的前景也许证明了下列技术会得到进一步发展——大规模的、超速的灾难受灾者身份鉴定流程。

隐患

最近历史上发生过的重要灾难事件表明，人们完全能够有效地应对大规模人员死亡事件。然而，如果不要求指定专业人员提前掌握法医学、病理学、丧葬服务技能以及死者身份鉴定和处理专业知识，而将此类救援过程概念化也是错误的做法。只依赖地方资源是不够的，将地方当局的工作与联邦专业团队协调起来对于及时成功地完成大规模人员死亡事件救援工作非常必要。在灾难规划和救灾过程中，必须为大规模人员死亡事件管理中适当救灾机制的激活及特定专用资源的部署设定恰当的标准。

对灾难受灾者进行有效的死后身份鉴定既有重要的实用意义，也有重大的社会心理学意义。人们认为，实施受灾者身份鉴定这一想法不再是奢侈的想法，而是非常必要的想法。出于法律、道德、宗教和经济方面的目的，对灾难死者进行准确的身份鉴定具有重要的意义。及时签发死亡身份证明直接关系到死亡人员的注册、保险索赔和其他可能的死亡利益索赔，还可能关系到个人遗体的最后处置。[15]受灾者的最终身份鉴定结果和遗体的快速认领可以使受灾者的亲属根据其生前的宗教信仰和个人信仰安排葬礼。此外，如果遇到跨国灾难，出于运输时间的考虑，实施遗体认领的时间应该更早。

人们没有很好地了解处理尸体存在的感染风险，因此对其定量也不够清晰。传统观点认为，灾难受灾者（无论是生还的还是死亡的）的恢复工作应在实施了传染病防护措施后进行。在恢复、处理、法医检查和处置死者尸体的过程中应保证实施传染病病原体预防措施。如果灾难事件存在发生化学或生物武器袭击事件的可能性，那么工作人员应当穿戴与威胁因素相匹配的个人防护装备。绝大多数灾难现场都存在多种人身危害物和环境危害物，包括碎片残骸、有害物质、危险建筑。死亡者管理工作人员必须简要了解这些有害物质，避免置身于不必要的人身伤害风险中。

对抗大规模人员死亡事件和管理大规模人员死亡事件对医疗保健工作人员及救援工作人员的实际影响范围和影响程度还未完全可知。有证据表明，正如人们之前认为的那样，医疗培训和临床经验可能不会为这些人员提供他们所需的情绪防护和心理保护。相反，大规模人员死亡事件救援人员的情绪反应和心理弱点在开展救援工作之前、之中和之后似乎会发生重大改变。[16]该领域的前期研究结果表明，即使是灾难受灾者尸体处理和身份鉴定工作的短期负面心理效应与缺乏练习和培训之间也不存在一一对应关系[17]。越来越多的现代灾难救援计划要求救援人员作出任务报告，并向救援人员提供应激性暴露的心理支持。为那些直接负责处理和鉴定灾难事故遗体的人员提供额外的专业支持服务也是十分明智的做法。

结论

造成人员大量死亡的灾难事件可能会超出地方甚至区域有效应对此类突发事件的资源量和能力。结果管理的分析报告表明，综合性、协调性的救灾方法可以有效管理大量死亡人员。在大规模人员死亡事件的救援过程中，特殊的联邦援助可用于扩充地方资源。在某些情况下，国家灾难医疗系统可以派遣灾难丧葬管理小组的专业人员和灾难可移动储物所的资源至救灾现场。

人们一般认为，生还受灾者的管理是一级救援行为，死亡受灾者的处理、鉴定和处置是二级救援行为。虽然如此，后者仍然具有非常重要的意义。在灾难事故的管理过程中，必须时刻警惕个人的人身安全，并拨出款项以购买恰当的个人防护装备。处理遗体的工作，尤其在大规模人员死亡灾难中，可能对事件救援人员产生不同程度的重大情绪影响和心理影响。

参 考 文 献

1. Hooft PJ，Noji EK，Van de Voorde HP. Fatality management in mass casualty incidents. *Forensic Sci Int*. 1989；40（1）：3-14.

2. Clark MA，Clark SR，Perkins DG. Mass fatality aircraft disaster processing. *Aviat Space Environ Med*. 1989；60：64-73.

3. Ludes B，Tracqui A，Pfitzinger H，et al. Medico-legal investigations of the Airbus，A320 crash upon Mount Ste-Odile，France. *J Forensic Sci*. 1994；9（5）：1147-52.

4. Lichtenstein JE，Madewell JE. Role of radiology in the study and identification of casualty victims. *Radiologe*. 1982；22（8）：352-7.

5. Warren MW，Smith KR，Stubblefield PR，et al. Use of radiographic atlases in a mass fatality. *J Forensic Sci*. 2000；45（2）：467-70.

6. Fixott RH，Arendt D，Chrz B，Filippi J，McGivney J，Warnick A. Role of the dental team in mass fatality incidents. *Dent Clin North Am*. 2001；45（2）：271-92.

7. Brannon RB，Connick CM. The role of the dental hygienist in mass disasters. *J Forensic Sci*. 2000；45（2）：381-3.

8. Disaster Mortuary Operational Response Team. Available at：http：//www.dmort.org/DNPages/DMORTHelp.htm.

9. Federal Emergency Management Agency.Resource：Disaster Mortuary Operational Response Team（DMORT）. Available at：http：//www.fema.gov/preparedness/resources/health_med/dmort.htm.

10. Federal Emergency Management Agency, National Disaster Medical System. What Is a Disaster Mortuary Operational Response Team（DMORT）? Available at：http：//www.ndms.fema.gov/dmort.html.

11. Labovich MH，Duke JB，Ingwersen KM，et al. Management of a multinational mass fatality incident in Kaprun，Austria：a forensic medical perspective. *Mil Med*. 2003；168（1）：19-23.

12. International Criminal Police Organization（Interpol）. Disaster Victim Identification. Available at：http：//www.interpol.int/Public/DisasterVictim/default.asp.

13. Cash HD，Hoyle JW，Sutton AJ. Development under extreme conditions：forensic bioinformatics in the wake of the World Trade Center disaster. *Pac Symp Biocomput*. 2003；638-53.

14. Holland MM，Cave CA，Holland CA，et al. Development of a quality，high throughput DNA analysis procedure for skeletal samples to assist with the identification of victims from the World Trade Center attacks. *Croat Med J*. 2003；44（3）：264-72.

15. Busuttil A，Jones JSP. The certification and disposal of the dead in major disasters. *Med Sci Law*. 1992；32(1)：9-13.

16. Keller RT，Bobo WV. Handling human remains following the terrorist attack on the Pentagon：experiences of 10 uniformed health care workers. *Mil Med*. 2002；167（4）：8-11.

17. Taylor AJW，Frazer AG. The stress of post-disaster body handling and victim identification work. *J Human Stress*. 1982；6：4-12.

39　动物的灾害管理

James M. Burke

当前的地缘政治气候已经迫使美国为未来环境制订应急预案。虽然大部分研究重点都着眼于人身安全，然而，动物和农业方面的灾害管理同样需要加以探讨。与可能存在的生物或恐怖威胁相比，自然灾害更容易使动物种群面临较为频繁的风险，因此需要考虑给予这些资源适当的保护。

美国的农业是个收入超过 1000 亿美元的大产业，是美国民生的重要命脉，有助于维持经济增长和军事戒备能力。[1] 将动物放在较大型的设施集中管理，并为之提供丰富的食物来源，会增加生物灾害或恐怖威胁给农业造成的影响。同时，在疏散过程中，我们也应当考虑到城市地区大量的陪同动物。因为大多数的避难机构是不接收动物的。总而言之，灾难中的大量动物——无论是家畜还是宠物——都可能需要人们的照顾。

通过对过去发生的灾难进行分析，我们虽然能从中发现一些错误，但是，也能吸取经验教训。大规模的自然灾害，如 1999 年的飓风安德鲁和飓风弗洛伊德，可视为测试场景，下一步是为未来发生的突发事件制订计划。对流离失所的宠物和家畜的活动性、运输特点和畜舍要求进行评估，将有助于宠物主人和动物饲养者为未来发生的突发事件做充分的备灾准备。并非所有的可变因素都能在每个灾难计划中解决，因此，有必要制订一个灵活、深思熟虑的计划。

根据国家科学院委员会在农业和自然资源方面的报告，"反农业生物恐怖主义"不仅是因为美国的农业容易遭受恐怖袭击，还因为美国在抵御此类恐怖袭击事件方面的计划不足。[2] 例如，2001 年的口蹄疫疫情造成的破坏性影响，说明了此类事件导致了当地经济局势的动荡，并给全球经济造成了负面影响。[3] 虽然生物袭击不会造成大规模饥荒，但会对国民经济和公共卫生系统带来直接影响，同时影响公众对食品体系的信任。因此，当务之急是需要起草一个框架方案，该方案需能提供安全且连续不断的食品供应，从而达到预防流行病的疫病暴发、照顾受伤动物的目的。

■ 历史回顾

史上最近发生的几次灾难事件表明，动物保健、兽医对感染和流浪动物的控制、兽医基础设施的复兴是未来发展有效的实施模式，也是需要解决的主要领域。

1992 年 8 月 24 日，飓风安德鲁席卷了佛罗里达州南部，造成数千只动物受伤、被遗弃或死亡。由于救灾组织和志愿者团体缺乏集中的指挥结构，导致救援工作受阻。虽然这些群体用心良苦，但却无法凝聚力量协调必要的物资和医疗资源，以帮助那些受飓风破坏最严重的地区。

1999 年 9 月 16 日，飓风弗洛伊德摧毁了北卡罗来纳州，影响了当地的家禽类、猪肉和肉牛的生产以及马、猫、狗等宠物的繁殖。由于无事实根据，北卡罗来纳州的居民，预测到之前媒体曾大肆宣传的灾害及灾害中存在的种种危险，但却忽略了呼吁疏散。由于缺乏亲善宠物的避难场所以及必要的公共备灾，设施进一步导致了疏散的失败，因此造成危害的不仅是动物，更是动物的主人们。北卡罗来纳州立大学的兽医学院重新建立了兽医基础设施，为灾难管理运营的成功做出了贡献。该学院凭借其大量训练有素的工作人员、充足的资源和医疗物资，能够立即采取措施，对动物进行健康护理和疾病控制，同时组织志愿者参与。除了大量志愿者参与外，人们还捐赠了大量食品和医疗物资，同时还有交通运输工具，可用来帮助救灾机构与灾难抗衡。

飓风弗洛伊德来袭期间，对动物的医疗护理实行三层结构的管理体系。第一层主要包括为猫类注射疫苗，第二层包括进行动物丝虫感染测试和其他诊断测试，第三层包括手术治疗和伤情稳定治疗。[3]

1994 年 4 月 25 日，龙卷风袭击了印第安纳州的西拉斐特，狂风摧毁了 67 个家园及 60 所流动房屋。市民对此次灾难事件的反应完全是缺乏疏散规程的负面典型，从而导致大量宠物被市民遗弃。宠物被遗弃是无计划撤离或撤离执行不当的表现。灾难发生时，人与动物之间强大的感情纽带，可能会影响人们的决定。他们可能会重新进入受灾地区，搜救家庭宠物。这样的决定不仅可能对个人和家庭带来巨大的风险，也可能给需要参与救援行动的急救人员带来巨大的风险。[4] 据统计，在撤离时，那些定期探访兽医的宠物主人更不会丢下其宠物不管。由于人与动物间的感情纽带浅薄，防灾水平低，那些拥有许多动物的个人更容易在灾难中丢下其动物不管。[5] 在灾害期间，宠物被遗弃是一件很寻常的事情。在一项全国性的调查中，灾害期间被遗弃动物的比例与 12 家动物避难所收容的动物数量相似。[5] 宠物疏散失败一般是由宠物护理水平不高造成的。促进负责的宠物所有制，即制定更合乎逻辑的策略，包括制定自然和人为紧急事件预案，使宠物主人对宠物的撤离更加负责。

1996 年 3 月 4 日，一列运载液化石油和丙烷的火车在威斯康星州韦厄维加附近脱轨，引起火灾爆发。由于惧怕爆炸事件的发生，救援人员要求当地居民撤离。由于该地区的宠物主人未能撤离其宠物，这一影响危险因素包括人与动物间的感情纽带浅薄、物流需求供应不足以及备灾水平普遍较低。韦厄维加灾难发生期间，所有的宠物主人中，其中 15% 正在工作地点上班，因而无法撤离他们的宠物。最常见的理由包括，宠物主人认为他们不会离开太久，并且他们认为疏散区对于其宠物很安全。[6] 对户外宠物猫进行疏散面临失败的风险更高，因为这些猫不仅很难捕捉，还很难运输。与之相比，对宠物狗的疏散更容易些，因为宠物狗更容易捕捉、驯服与运输。同时，反映出的假想是，如果宠物猫被遗弃到户外，它们会"自谋生路"。有趣的是，养宠物猫数量比较多的家庭更容易在疏散的过程中将宠物狗丢下。[6]

1990 年 11 月，华盛顿州西部经历了严重的洪涝灾害。要求参与调查的奶农评估可参与奶牛撤离的可用设备和人员数量、已疏散的奶牛数量、疏散所需的时间评估、奶牛撤离的目的地和对奶牛的护理。估计，因奶牛死亡、患病和停产造成的损失达 2786629[7] 美元。由于事先给予通知，直接从家庭成员、雇员和朋友处获得疏散帮助，因此 5000 只动物在 20 小时内被疏散。疏散的牛群被安置在邻居的农场上、朋友家中、高地上以及空旷的牛奶场上。如果没有新鲜的水源和正常份额的食物，这些牛活不过两天。然而，不幸的是，大多数农民并没有提前计划撤离的目的地，确定如何保护这些动物。事后，农民说如果有必要的话，他们本可以保护所有的动物。但总体而言，他们有足够的时间带领大批动物成功疏散到安全地点。如果通知的再迟一些，他们就不可能完成如此成功的疏散。

马主对待动物的方法通常与普通牲畜的主人不同。即使他们无法迁移所有的马匹，通常他们至少能够在 90 分钟内迁移大多数马匹。数据显示，在农场保留的数量相对较少的马群，以及主人和马群之间强大的感情纽带，能够增加他们被及时疏散的机会。相反，大量的牛群不适合快速疏散，而马则很容易找到，也很容易运输。肯塔基州的麦迪逊县的马主称，如果能提前 12 个小时给他们下达疏散通知，100% 的马群是可以撤离的。[8]

■ 现行做法

救灾来临时，首要的任务是提供保护措施和拯救人们的生命。动物历来被应急管理人员视为财产，因此，动物所受到的关注远低于人。另一方面，动物的主人应将其宠物看作是重要的收入来源，或是家庭的一部分。在自然灾害中，动物管理的最佳方式即遵循州和地方官员创立的能够提供详细框架内容的计划，并在撤离期间实施护理方案。该计划的目标应该是为灾难发生期间和灾难发生之后产生的混乱带来某种类型的后勤体制。作为该计划的一部分，可贵的是兽医充分了解备灾，这样他们就能够更有效地融入国家、州一级和地方一级的灾害管理体系。

在充分的防灾计划中，第一步是明确清晰的指挥链，其中包括责任的代表团。如果没有这样的框架内容，独立团体可能会在无意中使资源远离需要地区。州一级的兽医机构和从业人员负责发挥其领导作用，组织动物专业人员和行业外的志愿者。其领导作用可能包括与国土安全部（DHS）、卫生与人力资源服务部、美国红十字会、全国城市搜索和救援反应系统、国防部的美国陆军兽医核心行动小组等机构代表制定联络人。在州长的请求下，美国总统号召美国陆军兽医核心行动小组参与救援工作。在联邦紧急情况下，国土安全部安排兽医医疗救助队（VMATs）协助地方当局进行救援。兽医医疗救助队为受伤的动物提供护理，并协助提供预防措施，维护人们的健康与安全。在灾害情况下，美国农业部负责评估食品供应的安全问题。[9]

一旦命令结构安排到位，宠物主人需要确定他们所面临的风险和灾害类型。在这个过程中，为了协助宠物主人，推荐兽医促进个别家庭建立灾害计划。拥有大量动物的农场和大型农业中心需要提供同样详细的疏散计划，确保对牲畜进行适当的喂养、收容与埋葬。

紧急情况下，应将兽医医疗救助队调动至灾区，以增加州一级和地方一级的兽医资源，直至满足自给自足救灾方案的要求。灾难发生后，兽医医疗救助队应立即出动。兽医医疗救助队会随着本地需求量的下降和本地资源扩大而逐渐减少，以满足受害人口的需求。兽医医疗救助队应包括两名兽医、四名兽医技术人员和 1～3 名后勤支援人员。[9]国土安全部和美国兽医协会内部的应急救援办公室主任应鼓励兽医医疗救助队介入紧急事件的干预工作。有了这些可任意支配、必要的医疗设备和用品，这些团队将成为灾区的巡回医疗队，并对地区兽医工作指挥官的意见有所响应[10]。

灾难发生后，发现并消除潜在的问题，可能减轻对农场的危害或对动物区的影响。在顺利找到出口之前，必须指定可替代性住所和避难所地点、干净的食物和水源以及可利用的交通工具。对谷仓和建筑物进行维修，将有助于减少疏散过程中的潜在危险。大多数农场都有可迁移大量动物的人力和资源。[7]农场上的猫狗类动物应放置在能够预防灾害的地点，或者，由于它们通常待在靠近家园的地方，可以解开其锁链。如果无法为攻击性的动物寻找避难所，对其实行安乐死是最人道的处理方法。

重要的农产品动物或是具备重要情感价值的动物需提前确定，以便迅速运出。大量动物的输送可能给受灾人员的疏散带来问题，如堵塞本已经拥挤的出口路线。因此，需要提前考虑可替代的疏散路线。一旦出现动物无法撤离的情况，应为动物指定并安排适当的避难场所、食品和水源，并制订方案计划，阐明如何才能更好地重新进入灾区，照料需要护理的动物。

重要的是，当地的狗舍和宠物庇护所能够调节小动物在灾难期间的涌入。最佳沟通渠道就是与兽医交流，使当地的宠物主人充分了解其宠物的安全疏散渠道。虽然美国红十字会并不为动物提供避难所，但也应该与当地的动物避难所协调，提供有关如何在收容避难场所照顾宠物的信息。

灾害期间，兽医发挥了至关重要的作用。其主要职责包括疾病因素和疾病传播的控制、畜群管理、动物保健、搜救行动、动物控制和灾害评估。灾难期间，尽管兽医能够利用有效的资源去查找并呼吁相关专家，但是，他们也需要适当地解决动物的避难问题，为动物的主人提供营养要求和喂养意见、照顾生病和受伤的动物、妥善处理动物的尸体、为动物提供住所并管理食品安全。兽医应该有其所在地区动物中心的详细地图，如兽医院、寄宿犬舍、会场、赛马场和其他疏散地点，包括屠宰场等。兽医也应该组织干预治疗的方法、系统、程序和流程，以防止潜在疾病的暴发。

灾难期间，能够看到在工业畜牧业生产机构、家庭农场和大量的动物栖息地被灾难破坏，危及重要的食品贮存。不健康的食物和水源供应，会导致疾病加重，从而引起食物中毒、伤寒、霍乱、传染性肝炎和肠胃炎的暴发。拆除围栏会导致大量动物到处流窜，从而增加了其与野生动物、家养动物和人类群体的接触，推动了潜在疾病的传播。[11]接受过食品和肉类卫生培训的兽医应决定哪些食物（例如牛奶或肉类制品）存在安全隐患。在既定的灾害情况下，哪些食物是人们可接受的。

美国兽医医疗协会在其网站上建立了一个备灾体系，旨在为宠物主人和大型工业动物生产者举行备灾技术方面的教育与培训。在疏散期间，加州大学戴维斯兽医学院也为计划实施动物保健的机构提供在线信息服务。动物保健的运营，也可以在网上搜索可打印的补充表格，以协助组织大量疏散动物的涌入。

灾害发生时，或许动物的主人正远离家乡。在这种情况下，事先在房主的房屋周围张贴告示，有益于救援人员展开搜救。张贴的告示应包含有关房屋内的动物种类、动物在房屋的具体位置、其可能的藏匿处和疏散物资的位置等信息。动物的主人应指定一位熟悉他们宠物的邻居，并为之制订疏散救灾计划，以防灾难发生时主人不在家。标签的识别包括狂犬病标记和许可证标记，有助于宠物在灾难发生后与其主人团聚。标记应包括主人的名字、家庭住址、电话号码和紧急情况下他们可联系人的电话号码。识别各种动物的建议方法可见专栏 39-1。

专栏 39-1　各种动物的识别方法

马/牲畜	小动物
● 微芯片	● 项圈标签
● 耳际标记	● 微芯片
● 缰绳标记	● 动物身体上的花纹
● 项圈标记	● 临时项圈标记
● 耳际缺口	
● 腿带	
● 烙印	
● 鬃毛剪物	
● 牲畜蜡笔标记	

资料来源：改编自美国兽医医疗协会备灾防灾系列。查询网址：http://www.avma.org/disaster。

在紧急疏散情况下，最好能将动物分至单独的疏散区——根据家庭地点和物种——以减少疾病传播。

与小型动物的疏散相比，大型动物的疏散更难以管理。具体来说，当大型动物发现自己被陌生人追赶时，它们会为追捕者的工作带来独特的处理和捕获麻烦。对于大型动物的疏散，值得建议的关键是：使动物提前适应运输设备和撤离程序。

珍禽异兽的疏散，如鸟类、两栖类和爬行类动物的疏散同样具有挑战性。鸟类在狭小、安全有盖的容器中不仅最易于运输，还能防止受伤。鸟笼应覆盖，并置于安静的地点，以减少疏散压力。两栖动物可以放在不漏水的塑料袋和塑料容器中运送，每种容器中放一个物种。小型爬行类宠物可放置于枕套、麻布袋或其他转移载体中有效运送。使用两栖动物在撤离之前所居住的容器中的水源，有助于最大限度地减少动物的生理压力。每天，必须为所有的珍禽异兽提供清洁的食物和水源，包括为该动物提供单独的膳食补充剂。动物抵达疏散机构后，应对其予以特殊照顾，并监测水和空气的温度、湿度、照明度。

疏散现场的动物避难区建立后（见专栏 39-2），

专栏 39-2　潜在的避难场所

- ● 兽医医院
- ● 会场
- ● 赛马场
- ● 寄宿犬舍
- ● 动物收容所

需要将动物存放在笼子里或套上绳套，并正确识别。如果动物主人在的话，识别过程可以包括为动物和其主人合影拍照。动物的纳入信息应包括其出生日期、性别和品种等唯一性的数目信息。如有必要，应在动物笼子上或者动物的颈圈上放置咬伤警戒提示。只有在动物受伤，需要去看兽医的情况下，动物收容所的工作人员才会将动物送至它们各自的休息区。受伤的动物应送往验伤分类区。对死亡动物的处理（包括对流浪狗的处理）也应该遵从大致相同的方式，除非规定了存放尸体的地点或一次性容器。

在动物被转移到其他避难区，与其他被疏散的动物聚集在一起之前，应给予其伤害治疗和传染病治疗。伤检分类地点多为临时性收容机构，在那里兽医能够判断动物的伤情是否稳定，是否能转送至畜舍设施。处于危及生命情况下的动物，经痊愈合理预断后，应转移至第一区进行伤检；无威胁生命伤情的动物，伤检后转移至第二区；未受伤的动物，应转移到第三区。

安置动物的信息应包括以下内容：

1. 喂养动物提供的食物要求以及喂养量（表39-1）；

2. 观察动物是否进食以及进食量；

3. 观察动物是否饮水；

4. 观察动物在笼子里是否排便，大便的性状是否正常；

5. 观察动物的精神或身体状况是否良好。

表 39-1　安置动物的食物和水的要求

动物	每天的水量	每天的饲料量
猫/狗	每只动物1~3夸脱*	不等
牛/马	7~9加仑	8~20磅干草
家禽	每10只动物0.5~1.5加仑	每10只动物2~4磅
羊/猪	1~4加仑	3~8磅干草或谷物

*1夸脱=1.136升。

资料来源：改编自美国农业部动物福利信息中心新闻邮件。查询网址：http://www.nal.usda.gov/awic/pubs/awicdocs.htm。

每天，应将处于保护中的动物拉出去遛3小时左右，每次不超过15分钟。有关较大型动物的信息，应注意，例如他们的粪便和哺乳情况。当发现动物有异常情况或行为时，应正确记录，并提醒兽医和看管人员，以防潜在的动物疾病。

灾难宣告结束后，在所有的动物被送往曾经聚居地之前，需将它们之前所栖息的聚居地环境给予彻底清洗，并清除潜在的危险。建筑物和服务机构周边的任何尖锐物品、危险物品和野生动物都必须清除。大型动物应释放至安全、封闭的户外地区。小型动物如果在户外无限制、无监管，那么它们可能会遭遇危险的野生动物和其他杂物的伤害，因此，小型动物应该被安置在室内。对待被主人丢弃，可能一直没有食物来源的动物，应先给予小份额的食物喂养，然后，逐渐过渡到全食量喂养。不间断的休息和睡眠有助于动物从创伤或压力下恢复。[12]

■ 隐患

从传统意义上讲，兽医公共卫生和动物健康关注的灾难管理问题主要集中于食品安全与供应、损伤和传染病的治疗。然而，数据显示，把重点放在被主人遗弃的动物上面，也是同样重要的。在未来的备灾工作中，宠物与人们的共同撤离应给予优先考虑。

在对以往灾害事件的调查中，多数宠物主人证明，他们能够自力更生，无须公共服务机构。我们应当鼓励这种自力更生。然而不幸的是，那些撤离宠物的人可能会妨碍应急管理人员的工作，因为他们的注意力主要集中在人员的疏散方面。在纽约市，棚架倒塌后，应急管理人员最初命令人们留下他们的动物独自撤离，数天后，才允许宠物的主人去照顾他们的动物。后来，宠物的主人以阻止宠物的救助为由，将应急管理人员告上法庭。[5]若与当地动物卫生官员更好地协调，可能会避免此类问题的发生。

某个城市30%的受访者表示，在紧急情况下他们不会携带自己的宠物撤离，因为这些宠物无法捕捉，或是不易运输。[12]灾难发生时，受地域或天气条件的影响，对宠物的疏散常常失败。然而，在灾害发生前，有关宠物被遗弃的社会人口风险因素，就时有发生。这些因素主要包括宠物的附着率低、宠物狗在野外生活、猫主人没有为猫准备猫笼。因此，为了巩固与提升动物撤离的做法，宠物主人需要接受当地动物卫生工作人员提供的培训。此外，紧急医疗系统在一定程度上促成了宠物主人的疏忽。因为在紧急情况下，他们迫使宠物主人将他们的宠物留在家中。此外，当地的应急避难所并不为居民和他们的牲畜提供合适的居所。在某些情况下，个人会放弃他们的避难场所，因为他们担心自己的宠物会受到伤害。大多数避难所不提供任何救助动物的手段，因为他们不希望这么做，或无法承受为人们和宠物提供居所的法律责任。一个解决方案就是创建宠物友好的避难所，人们可以将他们的宠物疏散到那里。遗憾的是，目前美国红十字会的服务设施和资源只能维持对大量流离失所人群的管理，而不能管理他们的宠物。[4]

农场上通常有大量不同种类的动物，会造成独特的疏散规划问题。在农村地区，生活在那里的农民大都是受过良好教育的中年人。这些人往往会对电台和电视台提供的撤离命令表示怀疑，相反，他们主要依赖自己的判断力以及从邻居家里获取的信息。在一项调查中显示，农民对撤离计划的优先考虑通常遵循这样的原则：把家庭安全放在第一位，农场和家园的安全放在第二位，动物安全放在第三位。[13]如果牲畜需要继续留在农场，大多数农民建议，需为牲畜提供可供三天食用的饲料和水。大多数受访的农民都对此表示赞同。[13]更为复杂的问题是，在灾害情况下，鲜有地区能够容纳来自多个农场的大量动物。因此，需要事先确定用于围栏宝贵牧群的预先计划的疏散区。农场可以求助于大量个人、家庭成员、员工和朋友帮助运输存栏牲畜，前提条件是需要事先给予通知。大量的农用牲畜的运输工作，需要耗费大量的时间，因此要求更好地遵守撤离计划，将动物撤离至安全地带。[7]由于大量动物（包括农畜和家畜）的聚集困难重重，因此动物管理人员需要更为集中地加入疏散计划与援助队中。

参 考 文 献

1. Adams J. The role of national animal health emergency planning. Ann N Y Acad Sci.1999；894：73–5.

2. Moon H，Kirk-Baer C，Ascher M，et al. US agriculture is vulnerable to bioterrorism. J Am Med Vet Assoc. 2001；218：96–104.

3. Gibbs P. The foot-and-mouth disease epidemic of 2001 in the UK：implications for the USA and "war on terror." J Vet Med Educ. 2003；30：121–31.

4. Heath S，Champion M. Human health concerns from pet

owner- ship after a tornado. Prehospital Disaster Med. 1996 ; 11（1）: 79-81.

5. Heath S, Beck A, Kass P, et al. Risk factors for pet evacuation failure after a slow-onset disaster. J Am Med Vet Assoc. 2001 ; 218（12）: 1905-9.

6. Heath S, Voeks S, Glickman L. Epidemiologic features of pet evacu- ation failure in a rapid-onset disaster. J Am Med Vet Assoc.2001 ; 218 : 1898-1904.

7. Linnabary R, New J. Results of a survey of emergency evacuation of dairy cattle. J Am Med Vet Assoc. 1993 ; 202 : 1238-42.

8. Linnabary R, New J, Vogt B, et al. Emergency evacuation of horses—a Madison County, Kentucky survey. J Equine Vet Sci. 1993 ; 13 : 153-8.

9. Heath S, Dorn R, Linnabary R, et al. Integration of veterinarians into the official response to disasters. J Am Med Vet Assoc.1997 ; 210 : 349-52.

10. Anderson R, Tennyson A. AVMA emergency preparedness plan- ning. J Am Med Vet Assoc. 1993 ; 203 : 1008-10.

11. Moore R, Davis Y, Kaczmarek R. The role of the veterinarian in hur- ricanes and other natural disasters. Ann N Y Acad Sci.1992 ; 653 : 367-75.

12. American Veterinary Medical Association. Saving the Whole Family. Disaster Preparedness Series. Schaumburg, IL : American Veterinary Medical Association ; 2004.

13. Linnabary R. Attitudinal survey of Tennessee beef producers regarding evacuation during an emergency. J Am Med Vet Assoc.1991 ; 199 : 1022-6.

40 城市搜救

Gregory Ciottone

城市搜救工作是救灾响应中必不可少的一部分。灾难发生后，受灾人员有时会受困数日，然而，目前受困人员的救援工作已经得到了一定提高，这也是在过去 25 年以来救灾响应中取得的最大成就。跟以往灾难不同，就目前状况来看，伤员可以在灾难发生后的几天之内被救出废墟，这给救灾响应中的搜救时间带来了不小变化。除此之外，密闭空间急救医学（CSM）旨在救助受困于狭小空间的受灾者，这也给搜救工作带来了前所未见的复杂性。密闭空间急救医学（CSM）的研究为罕见封闭环境和特别的医疗方案给出了定义，以上两者都是在医治受困于垮塌建筑物中伤员时常见的情况。[1] 尽管在部署搜救工作时会遇到各种各样的环境，但是大多数情况下还是可以利用城市搜救（USAR）特遣部队（TF）曾使用过的搜救模式，救助灾难中受困于废墟的伤员。灾难的类型决定了城市搜救特遣部队（USARTF）需要的技术和设备，以及可以定位并且救出受困伤员的专业技术和经验。

尽管在本书范围内没有对城市搜救特遣部队（USARTF）使用的具体技术进行讨论，但是对每一位灾难救助人员来说，了解城市搜救特遣部队（USARTF）在整个救灾中所扮演的角色极为重要。在执行灾难医疗行动时，很有可能出现搜救特遣部队（USARTF）多次重复操作的现象。还有可能出现的情况就是，灾难医疗专家收到救灾请求为搜救特遣部队（USARTF）任务提供医疗支持，或者是这些专家需要为已获救伤员提供治疗。但是不管在什么情况下，了解城市搜救的基本原则是很有必要的，比如像挤压综合征伤员的解救。

■ 历史回顾

搜救工作自有记录以来已经成为救灾响应活动中的一部分。据小普林尼的记载，公元 79 年维苏威火山爆发，当时搜救人员试图从火山灰底下救出被埋的受灾者，但是未能成功。这也是有史以来对灾难搜救工作的最早描述。事实上在所有的灾难中，不管是自然的还是人为的，都有人尝试搜救失踪或受困伤员。人们拯救其他受灾人员的愿望是不分文化界限的，同时也是我们本能的一部分。直到现在，人们的救援工作仍然包括把伤员安置在灾难现场附近。直到 20 世纪 80 年代，美国政府才给出一个官方的搜救工作定义。在那之前，所有的搜救活动通常都是无组织、无正式受训人员和指导方针的行动。1988 年，国际灾难援助处（OFDA）建立了一些曾经援助过许多国际地震事件的团队，1988 年，《罗伯特·斯塔福德救灾和紧急援助法案》与联邦应急计划（FRP）概述了搜救工作作为灾难响应的一部分的具体需求。[2] 联邦紧急事务管理署（FEMA）在此之后为了能够快速部署国家级水平的专业队伍，建立了国家城市搜集响应系统。[1,3] 国土安全总统五号令之后，要求制订新的国家响应计划。这样一来，国土安全部（DHS）创立了 2004 国家响应计划，在此计划中，15 个地区被命名为紧急支援功能（ESF）区，要求提供包括城市搜救工作在内的灾难响应（专栏 40-1）。该组织结构一直沿用至今，城市搜救（USAR）小组最终归属于联邦紧急事务管理署（FEMA）和国土安全部（DHS）。

专栏 40–1	紧急支援功能
ESF1	运输
ESF2	通信
ESF3	公共服务和工程
ESF4	消防
ESF5	紧急管理
ESF6	群众医疗、住房以及人性化服务
ESF7	资源辅助
ESF8	公共卫生与医疗服务
ESF9	城市搜救
ESF10	燃油以及危险物质响应
ESF11	农业以及自然资源
ESF12	能源
ESF13	公共安全以及安保
ESF14	长期社区恢复和减灾
ESF15	外部事物

■ 现行做法

城市搜救特遣部队（USAR TF）组合

目前在美国有 28 个城市搜救特遣部队（USAR TF），而且全部都受控于国土安全部（DHS）。[4]任何一个特遣部队（TF）都可以在美国国内的任何地点、任何时候迅速到达灾难现场，开展救灾活动，并且能够做到 6 小时之内出动。每个搜救特遣部队接受过的训练以及其所配备的装备完全可以使其在灾区工作 72 小时，每个部队中包括 4 种人员：搜寻人员、救援人员、医护人员以及技术人员。特遣部队（TF）中有 38 个专业职位，每个职位由两人职守。特遣部队医疗小组人员为医师和护理人员。

在每个类别中，其职务都是由接受过专业训练的人员担任。其中包括升降结构、支撑结构、搜救犬使用、监听器使用、危险物质以及通信方面的专业人员，在此仅举几个例子。[3]搜索团队成员的责任是定位受困人员的位置，而救援团队的责任则是救出受困人员。救援团队成员同样也会帮助支撑某些垮塌结构。技术团队主要管理与当地救灾团队的联系、测评并支撑结构、鉴别、管理危险物质以及管理通信。他们就是特遣部队的后勤部队。医疗团队负责在开展救助期间为伤员和受伤的特遣队员提供紧急医疗服务。他们同样可以为受困于废墟中的受灾人员提供医疗救助，并使用搜救犬搜索伤员。密闭空间急救医学（CSM）的参与使得城市搜救（USAR）医疗队伍提供的医疗救助变得更加全面。

城市搜救（USAR）人员会根据他们需要做的工作配备不同的个人防护装备（PPE）。使用面罩或自带面罩形式的呼吸保护器具对城市搜救（USAR）人员来说永远是有必要的。工作现场总会有可能引起有毒气体释放的危险物质存在。至少在废墟环境中工作时的粉尘也算是一个因素。除此之外，还需要佩戴照明头盔和其他形式的眼部保护器具（例如安全眼罩）来保护工作人员免受坠落物品砸伤。由耐磨材料，例如聚乙烯（高密度聚合乙烯合成纸），制成的保护性连体工作服通常都与手肘护垫和膝盖护垫一并使用。橡胶手套应当配合皮质手套使用，因为皮质手套可以充当隔离层，避免与危险物质和他人的体液直接接触。搜救人员同样应该携带一套必要器具，其中包括安全绳，用于定位并解救受困伤员。在搜救人员深入废墟区域时通常会标注安全线，而安全线则由特遣部队（TF）的安全官员管理。

城市搜救特遣部队（USAR TF）部署

城市搜救特遣部队（USAR TF）的目的在于最大化救灾工作中的搜救能力。为了实现该目的，团队必须能够快速部署，能够在到达以及 72 个小时之内自负供应，并且要拥有专业人员和设备。在部署期间，特遣部队（TF）将全天候工作，工作人员每 12 个小时轮班一次。28 个现有的城市搜救特遣部队（USAR TF）分布在各个地区，这样一来，就可能有一个或多个部队距离灾难现场更近，而且可以更迅速地到达救灾现场。表 40–1 中列出了按各州分布的特遣部队。

表 40–1　城市搜救特遣部队各州分布图

城市搜救特遣部队编队	州　　名
1	亚利桑那州
8	加利福尼亚州
1	科罗拉多州
2	佛罗里达州
1	印第安纳州
1	马里兰州
1	马萨诸塞州
1	密苏里州
1	内布拉斯加州
1	内华达州
1	新墨西哥州
1	纽约州

续表

城市搜救特遣部队编队	州 名
1	俄亥俄州
1	宾夕法尼亚州
1	田纳西州
1	得克萨斯州
1	犹他州
2	弗吉尼亚州
1	华盛顿州

一旦特遣部队（TF）到达现场就要融入正在进行的救援工作，听从事件指挥系统指挥。因为城市搜救特遣部队（USARTF）属于快速部署机构，所以他们在到达现场的时候并未携带重型机器。在救援开始阶段，团队中的工程师将会对现场进行评估，并且决定所需设备和专业需求。如果需要移动推土机或者起重机之类的重型设备，技术小组的后勤人员将着手联系该类设备的当地供应商。上文提到的后勤人员将与其他专业救灾团队中的后勤人员一样，负责食物的储藏、水资源、燃料以及其他的必要资源供给，保证团队在72小时内消耗完自带资源后在现场仍有可用资源。

每一场灾难都具有独特性，资源的可用性也如此。在城市环境中，及时获得必需资源的可能性更大；而在农村环境里，想要获得必需资源可能会特别困难。2004年袭击了印度洋大面积地区的海啸证实了搜救团队所面对的潜在困难。在非常偏远的环境中，想要获得必要设备和资源可能困难重重或是极度受限，特别是在海啸灾区，这种情况尤为明显。相反，在2001年的世贸大厦袭击事件发生之后，灾难现场收到了来自各地的大量食物和资源供应。此类资源过剩的现象也会引起后勤问题，因为后勤部门也需要花费精力来管理这些物资。在世贸大厦事件救援的几周时间里，就出现了因为大量食物堆积而导致腐烂的情况，继而埋下了鼠疫以及传染病暴发的隐患。除此之外，大量的供给和资源也会限制重大灾难中事件指挥系统的处理能力，况且该系统在控制救援范围的工作上已经困难重重。[5-6]在此情况下，城市搜救（USAR）后勤部门的人员应当保证能够获得灾难需要的设备和资源，与此同时，还要保证在整个救灾部署过程中能够有效管理这些资源。

搜救操作

城市搜救（USAR）操作包括五个阶段：侦查、对所有现有伤员进行评估、深入搜查可能仍有幸存者的区域、指导小规模和大规模废墟搬运。前两个阶段属于表面操作，主要是了解碎石的堆积情况以及寻找仍在废墟表面或者附近的伤员；后面三个阶段分别涉及深入废墟，定位、治疗和转移伤员以及搬运废墟三个方面。

从到达现场开始，后勤部门就要展开行动，确保所处位置的安全和充足的资源供应。与此同时，也要逐步展开搜救工作。搜救工作专家可以从当地部门（在到达现场之前，如果可能的话）获得任何受灾建筑物的设计图，然后制定一个进入垮塌建筑的方案。这些设计图在确定哪些废墟需要支撑，什么地方存在垮塌危险方面具有无法衡量的价值。除此之外，还可以在受困人员聚集的地方为他们建造一个安全避难所。

到达现场之后，搜救工作专家需要进行初步调查。该调查包括建筑物表面警惕性探测，同时该调查的目的在于加深对于垮塌建筑物的了解，并能快速定位受困伤员，为救援工作快速展开提供条件。初步调查通常都是利用摄像机和搜救犬完成的，是一个相对表面的探测工作。在初步调查完成以后，就开始展开更多的正式搜救工作。在此期间，该团队的所有可用资源都会被运用到实际救援工作中，整个过程就像是在剥洋葱皮一样。团队工作人员必须首先探测并移出废墟堆最上层的残片，以此降低再次垮塌的可能性。搜救人员会标记出待搜查区域并且确定相关的搜查参数。随着城市搜救（USAR）专家探测废墟，现场将组织起"救火队列"把残片搬离救灾现场。尽管这个搬离过程可能比较缓慢，但却是一个必不可少的过程。因为重型机器可能会扰乱工作现场，也有可能会引发二次垮塌，砸伤工作人员和受困伤员。一旦一个区域已经搜查完毕并且现场不再遗留幸存受灾人员，就可以使用重型机器代替救火队来快速移出碎石。在使用重型机器的时候同样需要小心谨慎，因为现场还可能会有幸存的受难者。要把碎石从搜救现场用重型设备安全搬运出去是特遣部队要面对的最大难题之一。

确定伤员的所在位置之后，就需要对其开展一系列的操作来评估他的健康状况，确保其安全，帮助把他从废墟中救出来。快速伤员鉴别分类评估中应当包括伤员的身体状况。如果可能的话，该评估中还应纳入伤员的关键身体迹象，并且询问伤员有关受困地点的范围、疼痛程度以及存在其他生还者的可能性。可能在救出伤员的同时就需要对其展开治疗。

密闭空间医疗

　　医治受困于废墟中的伤员在过去的几十年里已经成为搜救工作取得巨大进步的一个领域。随着搜救能力的不断提高，搜救工作通常都可以在灾难发生后的数天（一般很少超过一周）时间内救出受困人员。这一进步推动了受困以及获救伤员医疗救助这一领域的研究发展。

　　救援受困于狭窄密闭空间的伤员给救助人员带来了极大的困难。这样的密闭空间对伤员和救援人员都极易构成威胁和影响，比如垮塌、存在危险物品和气体、温度极端、容易触电以及缺氧等威胁。[7] 上述潜在的威胁给伤员救援和医疗工作带来了重重困难和种种危险。救援人员首先必须要注意确保救援地点无垮塌的可能性。然后确定结构的稳固性与支撑需求。救援人员还必须要识别该区域中存在的所有危险物质。一氧化碳在密闭空间中是一种常见危险气体，通常在该地点附近会有火情、烟雾以及运行中的机器。搜救人员必须要提前检测到高浓度的一氧化碳，而且救援人员和伤员都需要佩戴呼吸净化设备。在密闭环境中的可燃性气体同样也具有不小的威胁。如果上述空间中存在可燃性气体，而且可能正在使用电焊机或发电机之类的工具，那么发生火灾或爆炸的可能性就会大大增加。搜救人员必须要在救灾现场快速辨识出可燃性气体，然后采取合适的方法来确保现场的安全。

　　一旦现场安全得到保证，且所有的危险情况都已被排除，搜救人员就可以实施密闭空间医疗（CSM）手段来治疗受困伤员。与此同时，也要把伤员运送出现场。在紧急医疗救助以后是初步评估和治疗，不过要先复苏伤员（如果有必要），而且先处理有生命危险的伤员。对医疗团队来说，气道可能是一个非常难以处理的问题。根据伤员的受困方式和可接触途径，救援人员在没有更好选择的情况下，不得不使用特别的气道清理手段，例如运用经鼻盲探气管、盲探插管、环甲软骨切开术。因此，医护人员接受并且熟练掌握多种不同的气道清理手段十分必要。任何医疗手段都不应该严重地拖延救援人员把伤员从废墟中救出或拖延紧急气道的干预治疗。在解救工程中，就像管理其他受创伤人员一样，必须严格进行颈椎和背部固定。

　　受困人员可能还会有许多主要创伤之外的次要伤病，或者是由于长时间受困于废墟下而造成的损伤。

除此之外，还有可能会发生疾病传染和接触到危险物质之类的问题。

挤压伤与挤压综合征

　　在密闭空间医疗（CSM）中更常见的一类伤病类型就是挤压伤。这些伤病通常都发生在建筑物垮塌事件和地震灾害中，尤其要说的是，这些伤病通常都是由主要创伤以及之后长时间受困于废墟中造成的。在建筑物垮塌和地震灾难中，伤员伤病类型和业余即时急救两者之间有很多关联之处。[8] 在每一种灾难情况下，该区域的公众都试图参与救援受困伤员，同时，在建筑物垮塌和地震灾害中长时间受困于废墟之下的伤员可能出现挤压综合征。

　　救援受困于废墟之中的伤员是一个难度很大的任务，通常都要求一个确切的后勤计划来支持、提升已垮塌建筑结构。受灾者除了可能长时间受困于废墟下之外，还有可能面临二次垮塌的危险。救援压伤人员时，在把重物从伤员身上移开的这一段时间中伤员很有可能会突然死亡。这一现象被称为"微笑死亡"，即伤员在被救出之前还保持清醒警觉状态，但是在重物移除后几分钟之内就突然死亡了。[9]

　　挤压伤与挤压综合征具有本质上的区别。挤压伤是指对肢体造成的直接创伤以及对肌肉、软组织和骨头造成的综合创伤。挤压综合征产生于肌肉坏死、电解质溢出、第三间隙液以及横纹肌溶解。[10] 肢体肌肉坏死发生于受到重大创伤一小时或几小时之后。这也会引起肌肉坏死以及并发肌肉分解，把细胞内物质释放到血浆中。因此，挤压综合征的范围与受伤肌肉数量和受压时间长短有着直接的关系。[11] 被释放的细胞内物质会停留在原地，然后随着越来越多的肌肉坏死，就会产生越来越多的乳酸。当肢体压力解除时，这些细胞内物质会涌入血液中，形成物质的再次循环。在多数情况下出现的突然死亡被认为是由心律失常引起的，而心律失常则是由细胞内电解质（例如钾）大量聚集、涌入心房造成的。[12] 除此之外，在挤压综合征中的横纹肌溶解通常会引起急性肾衰竭。在亚美尼亚与马尔马拉海两地发生的地震中，大部分的获救者会出现挤压综合征和急性肾衰竭的情况。[13-14]

　　挤压综合征的治疗方法包括静脉滴注、早期透析和维持疗法。伤员需要大量的静脉晶体液，这一种疗法应尽早开始。如果伤员受困于废墟并且无法立即救出，应该先对他（或她）进行静脉注射，如果可能的话，应当在救出伤员之前补充水分。及早使用晶体溶液可以降低肾衰竭发生的可能性。还需要注意观察伤员的肢体，以及肢体肿胀引发的肌腔隙综合征。有人建议在怀疑伤员患有肌腔隙综合征的时候使用筋膜切开术。[15]

现场截肢在搜救著作中一直都是一个饱受争议的话题。在实际救援中很少会考虑用到这么极端的方法，此法只有在已经证实无法把受困人员从废墟中救出的情况下才会使用，而且此时现场已经不安全或伤员的医疗条件急剧恶化。执行现场截肢的决定由医疗团队决定。作为城市搜救特遣部队（USARTF）的一部分，医疗团队在作出该决定之前需要与救援人员协商。如果达成协议，在截肢过程中必须要注意控制伤员的出血情况，并且在完成截肢以后快速转移到能提供特定医疗护理的机构。

密闭空间医学伤害

在密闭空间医学（CSM）中还有许多可以在城市搜救（USAR）工作中见到的伤害类型。这些伤害类型给城市搜救（USAR）医疗团队带来了许多不常见的问题，对这些伤员开展的医疗工作要求工作人员有专业的知识和技术。也许从建筑物垮塌的原因就可以判断出伤病的类型。举例来说，地震灾难中由于缺乏结构一致性而造成的垮塌与爆炸造成的垮塌有很大的区别。现今，随着人们现在越来越关注恐怖事件，这就证明了由恐怖袭击引发的爆炸事件越来越多。[16]例如，在2001年9月世贸大厦和五角大楼袭击案中，恐怖分子就把客运飞机当作爆炸装置撞向大楼。飞机在撞向大楼时发生爆炸。受灾人员首先是受创于爆炸，随之而来的是爆炸产生的冲击波和撞击地点周围的大火，最后才是建筑物的垮塌。如果救援人员能从垮塌建筑物中救出受困人员，受困人员身上一定有多种不同类型的创伤。

并不是所有受困于废墟下的受灾者都会在最初的灾难后经历爆炸性损伤。[17]爆炸性损伤是由爆炸中产生的不同影响造成的。爆炸性损伤可以被分为四个类别：第一、第二、第三以及第四类别。第一类别的损伤是由硝酸铵一类的高级炸药引发超声速爆炸而造成的，这种爆炸可以产生超压波，伤害并撕裂空腔、充气器官（例如肺、腹部内脏器官和眼睛），第二类别的损伤由爆炸产生的飞溅碎片击中造成，并且爆炸中产生的碎片可能会伤害到身体的任何部位；第三类别

的损伤是指伤员被爆炸产生的冲击波震出一定距离，造成钝伤和穿透伤；第四类别的损伤指"除上述以外的其他所有伤害"，包括结构垮塌之类的伤害。[18]了解上述四个类别的损伤以及每一种损伤类别的引发因素可以让城市搜救（USAR）医疗团队准确预测伤病类型，提供有效治疗。

长时间受困与废墟的受灾人员于长时间暴露于救灾现场的伤员出现的症状相似。根据受困时间的长短和受困条件的不同，受困人员可能会出现许多综合征，例如体温过低或过高、脱水、饥饿或是感染。[19]这些综合征应当根据各自在现场出现的情况一一解决。如果可能的话，应当进行静脉注射，而且如果可以接触受困人员，应当为其补充大量水分。暖气以及毛毯可以用来消除体温过低的情况，同时易于携带的食品也可用作补充营养的一种形式。在治疗这些伤员时面对的最大困难并不是预测上述损伤的程度。

■ 隐患

对于灾难救援专家来说，对城市搜救特遣部队（USARTF）的组成和操作程序有一个应用知识的了解是非常重要的。如果不了解就可能会引起事件指挥和灾难响应系统中的操作故障。

了解挤压综合征的病理生理学对受困伤员的救助工作有重大意义。与城市搜救（USAR）人员一同工作的灾难医疗专家需要随时准备好为挤压综合征患者开展医疗救助，不论是在现场还是在紧急救助中心。

灾难医疗专家需要了解由建筑物垮塌和受困于废墟而造成的多种损伤，这样一来就可以调配资源，救助这一类的伤员。与此同时，这也能够带来更好、更有效的医疗效果。

参 考 文 献

1. Federal Emergency Management Agency, National Urban Search and Rescue Response System. Medical Specialist Training Manual. Available at：http：//www.fema.gov/usr/medmanual.shtm.

2. Cone D. Rescue from the rubble：urban search and rescue. *Prehosp Emerg Care*. October–December 2000；4（4）：352–7.

3. Barbera JA, Lozano M Jr. Urban search and rescue medical teams：FEMA Task Force System. *Prehospital Disaster Med*. October–December 1993；8（4）：349–55.

4. Federal Emergency Management Agency, National Urban Search and Rescue Response System. Available at : http://www.fema.gov/usr/nusrs.shtm.

5. Romundstad L, Sundnes KO, Pillgram-Larsen J, Roste GK, Gilbert M.Challenges of major incident management when excess resources are allocated : experience from a mass casualty incident after roof collapse of a military compound. *Prehospital Disaster Med*. April–June 2004 ; 19 (2) : 179–84.

6. Pesik N, Keim M. Logistical considerations for emergency response resources. *Pac Health Dialog*. March 2002 ; 9(1) : 97–103.

7. National Institute for Occupational Safety and Health. *Worker Deaths in Confined Spaces*. Washington DC : US Department of Health and Human Services ; January 1994. Publication 94–103.

8. Crippen D. The World Trade Center attack. Similarities to the 1988 earthquake in Armenia : time to teach the public life-supporting first aid? *Crit Care*. December 2001 ; 5 (6) : 312–4.

9. Moed JD. Medical aspects of urban heavy rescue. *Prehospital Disaster Med*. 1991 ; 6 : 341–8.

10. Odeh M. The role of reperfusion-induced injury in the pathogenesis of the crush syndrome. *New Engl J Med*. 1991 ; 324 : 1417–22.

11. Sever MS, Erek E, et al. Lessons learned from the Marmara disaster : time period under the rubble. *Crit Care Med*. November2002 ; 30 (11) : 2443–9.

12. Michaelson M. Crush injury and crush syndrome. *World J Surg*.1992 ; 16 : 899–903.

13. Demirkiran O, Dikmen Y, et al. Crush syndrome patients after the Marmara earthquake. *Emerg Med J*. May 2003 ; 20 (3) : 247–50.

14. Klain M, Ricci E, et al. Disaster reanimatology potentials : a structured interview study in Armenia. *Prehospital Disaster Med*.1989 ; 4 : 135–52.

15. Resi ND, Michaelson M. Crush injury to the lower limb : treatment of local injury. *J Bone Joint Surg Am*. 1986 ; 68 : 414–18.

16. Kluger Y, Kashuk J, Mayo A. Terror bombing-mechanisms, consequences and implications. *Scand J Surg*. 2004 ; 93 (1) : 11–4.

17. de Ceballos JP, Turegano-Fuentes F. 11 March 2004 : the terrorist bomb explosions in Madrid, Spain—an analysis of the logistics, injuries sustained and clinical management of casualties treated at the closest hospital. *Crit Care*. February 2005 ; (9) 1 : 104–11.

18. Langworthy MJ, Sabra J, Gould M. Terrorism and blast phenomena : lessons learned from the attack on the USS Cole(DDG67). *Clin Orthop Relat Res*. May 2004 ; (422) : 82–7.

19. Kazancioglu R, Cagatay A, et al. The characteristics of infections in crush syndrome. *Clin Microbiol Infect*. April 2002 ; 8 (4) : 202–6.

41 偏远地区的医疗护理

Thomas P. LeBosquet III，David E. Marcozzi

《韦氏词典》将"偏远"简单地定义为"远离道路的"。此定义阐明了人们对这个词的感觉，但对现代医疗护理而言，则差强人意。现实情况是，"偏远"涵盖的范畴很广。传统意义上，急诊医学将其定义与护理时间相关联。如"黄金时段"等概念即源于此。[1]换言之，对于呼吸道疾病需要插管或心脏病需要除颤等这样的患者，一小时无人照料的时间实在是太长了。美国目前约有 2.22 亿人生活在城市地区，而农村人口仅有 5900 万（21%）。[2]另外，美国的医疗中心日趋集中，因此向偏远地区患者提供病情稳定与运输方法的需要日趋紧迫。

■ 历史回顾

医学一直紧跟社会发展的步伐，起初是在农业、农村为基础的社区，由本地人展开健康护理；直到当今技术驱动的城市社会，依赖于主要医疗中心的卫生保健，而其位置和执业者对多数人而言仍属偏远。确实，正如 Mott 和 Roemer[3] 在其 1948 年著作前言中所述："社会组织将应用医学的好处带给普通公民，这种力量最先体现在城市，而农村居民则要等到最后。"

Rosenblatt 和 Moscovice[4] 描述了美国农村卫生事业发展经历的五个阶段：第一个阶段时间最长，从殖民时代一直延续到工业化时代（1620~1850 年）。除了基本治疗之外的其他保健需要，大多由接生婆、从事其他职业的男子（比如农民，这是真正意义上的"趁着月光"谋个兼差）以及忠实于教派的神职人员提供。第二个阶段，从工业增长时代到"预弗莱克斯纳时代"（1850~1910 年），标志着医药成为一门科学。美国内战的爆发、麻醉法的问世、无菌技术的开发，使得医学超出单个全科医师所能掌握的范围。第三个阶段，从《弗莱克斯纳报告》的出版一直延伸到第二次世界大战（1910~1940 年）。《弗莱克斯纳报告》给医学实践带来彻底变革，医学教育从起初的冒险尝试，进化成为一项学术事业。[5]第四个阶段持续到"向贫穷宣战"时期（1940~1970 年）。政府颁布了旨在提高医院和医疗护理可获性的计划。农村地区医院的病床数目增加，但是，医疗护理可获性整体而言变化不大。最后也即当前的这个阶段，是"科技时代"（1970 年至今）。

■ 现行做法

在偏远地区面临的特殊问题当中，医师分布问题或许最为典型。人口超过百万的大都市区域每十万人口拥有 304 名医师，而 2500 人口以下的乡镇，平均每十万人口中仅有 53 名医师。医师的专长在很大程度上决定了从业区域的类型。分科越细，支持一名执业医师所需要的区域越大。一名普通家庭医生只需要 2000 的患者基数即可维持生计，而单一的神经外科医生却需要 10 万患者的基数才切实可行。[6]由于需要 24 小时护理和交叉覆盖，在有些区域，只有既能治疗成人又能治疗儿童的医学执业者才可能正常开展工作。在患者基数大于 1 万，或者至少有 5 名医师时，才可能充分利用一名内科和儿科医生。在农村地区，更常见的是全科医生，而他们也最能够适应这些领域的需求。

过去 50 年，美国紧急医疗服务（EMS）系统发展壮大起来。1966 年，美国公路安全法对急救护理进行了结构变革，从那时起才有了紧急医疗技术人员（EMT）。这些经过培训的人员能够迅速评估患者，并将其运送到更高级别的护理单位。EMS 现在已经演变成一个庞大系统，用于接收、稳定患者并将其运送到所需任何级别的护理单位。EMS 运输系统使得主要的医疗中心扩大了覆盖区域。例如，杜克大学的"救护直升机"系统是由救护车和几架直升机组成的网络，它将一个大型三级保健中心的覆盖区域扩展到包括北卡罗来纳州、南卡罗来纳州、弗吉尼亚州、西弗吉尼亚州和田纳西州。[7]

许多组织制定了向医院运送伤员接受最终护理的具体标准[8]，在确定转院决策时，执业医师可以使用一个两步规划过程。首先，应该对患者需要而在偏远中心无法获得的医疗服务与外科专科服务进行评估。其次，应该针对患者的整体病情与生活机能作出预测。执业医生必须弄清下列问题："患者的气道是否会出现恶化？是否需要立即插管以防运输过程出现并发症？是否需要胸管？如果需要苏醒，静脉通路是否足够？是否需要心血管滴灌？如果出血怎么办？"预期并发症既是关键判断标准，也是准备运输患者时的重要注意事项。

预防医学对偏远地区的从业医生而言十分重要。伤害预防起初可能很简单，而越拖延越复杂。在医疗护理有可能被耽搁的区域，在一个地点能够轻易处理的损伤在另一个地点可能变得很复杂。在许多偏远区域，特别是在道路状况不佳或无车辆出入的地区，步行仍是主要的运输方式。简单的脚踝扭伤使行走能力受到限制，就会妨碍日常生活，使得求助医疗护理的过程比起车辆运输来说十分繁重。预防保健的一个重要考虑因素就是要将风险降到最低。在偏远地区进行医疗护理活动必须加倍小心。保健医生必须预见可能遇到的环境中的具体问题。

Williams 等人[9]解释了急诊医学在农村及偏远地区应用的现实情形。他首先强调一点，即农村急诊医学并非仅限于接受过培训的急诊医师。多数农村小型急诊部聘请的医师既非接受过急诊培训的实习医师，也不是经过急诊医学注册的医生。许多急诊部雇用专职在急诊部执业的家庭医生，或者在他们正常执业之外另外加班。全美国超过 50% 的急诊部聘有执业护士或医师助理。这些资源的使用未尝不可。因为急诊医学住院医生都集中在城市地区，非常有必要让培训机构动用资源进行紧急药物的继续教育，如针对非专家的出版物和在线持续医疗教育等。

对偏远环境医疗护理的优化而言，适应独特情况与条件是关键。护理提供者的数量与经验常常各不相同。医疗团队可能仅仅包括一位受过急救培训的医生，恰巧遇到受害者；也可能是一个由医生、护士、救援人员组成的复杂团队，按预先安排好的方式协同工作。就这方面而言，一个横向移动的结构体系能够提高效率。在这种结构中，直接护理提供者可以照顾一名或多名患者。领队向护理提供者提供指示，护理工作在多个患者之间得到协调，个别患者可以得到重症监护。支持人员这时可以协助完成诸如医疗程序等主要目标，或诸如数据和设备侦察、通信和运送患者等次要目标。这种结构存在重叠，因为同一个人随着时间的推移，可能作为领队、直接护理提供者或支持人员。此外，这种结构可以允许存在多个领队分别负责多个层面，在发生较大事件、需要多个团队参与时对护理工作进行协调（见表 41-1）。

如果将在偏远地区工作较长时间，充分的准备是非常重要的。这主要取决于逗留时间、目前可预见的患者类型和数量以及该地区的条件。需要准备的可能是很简单的一个急救包，也可能是需要精心计划的一整车供应品。最具挑战性的决定之一是带上哪种药品库。世界卫生组织（WHO）已经将药物的可获性以

表 41-1　针对偏远地区医疗护理提议的横向移动结构

团队成员：经验丰富的医师、新医师、护士和护士助手、辅助人员、紧急医疗技术人员、急救员、军人、警方、救援人员、旁观者

领队	直接护理提供者	支持人员
职责：	职责：	职责：
● 协调一个或多个患者的护理工作	● 提供一级和二级调查与评估	● 协助团队在正确的时间准备必要的资源
● 团体的直接活动	● 继续提供不间断护理	● 协助与患者护理不直接相关的活动

注：要注意认识到：视现场情况、位置、现有工作者人数以及患者的分辨能力等不同，团队成员可以扮演不同的角色。需要多个团队协作时，这种模式也可以用于重复结构。

及恰当使用归为最重要事项。世界卫生组织明确界定了一份基本药物清单，用以"满足人们的优先卫生保健需要"[10]。选中这些药物是基于它们治疗哪些疾病以及它们的可获性和价格。

■ 隐患

为了将医疗服务带到真正偏远的地区，例如发展中国家的农村地区，已经尝试了一些模式。根据各区域的人口数量，如果多位医师仍不能满足医疗需求，或者人口太少不足以供养单位医师，那么巡回诊所或许是一个可行的解决方案。印度乌多安查（Uttaranchal）政府就成功地推出了这样一个方案。他们使用 26 英尺大小的流动诊所，利用一个拖车型移动房屋，每周 4 天将医师带到不同的地区，并且每月进行一次回访。这个流动诊所携带的诊断设备可以监测心电图、执行一些基本的实验室测试、拍 X 光片甚至超声诊疗。[11] 它的独特之处在于能够提供一般保健，不像以往的流动诊所仅能提供专科护理。以这种流动诊所为典范，印度已推出一个扩展计划。类似的流动诊所在中美洲也已经启动并取得成功。[12]

在偏远地区，异常故障诊断是必要的。例如，前往新罕布什尔州怀特山脉的游客大多是为了户外休闲。一名 25 岁的女性趁着一个温暖的冬日，与她大学时的一位朋友一起徒步向华盛顿山深处前进 6.5 千米，前往塔克曼溪谷地区爬冰。经过几个小时的轻松攀爬，她决定趁午后时间还早，选择一个具有挑战性的路线。不幸的是，在高出她最后一块保护装置 15 英尺的地方，她意识到冰在下午已经变软。而现在她的位置已经高出她的保护者 9.1 米。鞋钉打滑，她从那么高的地方摔下来，脚先着地，两脚踝关节均被摔伤。撞地之后，又向后反弹，致使冰镐的尖凿穿过她的胸壁左外侧。几秒钟内，她不能动弹，且气体进入胸腔。由于戴着登山头盔，所以意识清醒。她的登山伙伴曾参加过急诊医疗队讲习班，知道如何评估她的基本状况。没有听诊器，也没有血压袖带，但他能测出她的心率为 95。他用急救包里面的吊索以及她的背包里面的额外衣物稳住冰镐造成的伤口。另一组的一位攀登者前来协助，沿小路到半山腰使用那里的无线电台，因为手机没有任何信号。她这时称，脚部开始疼痛，疼痛的同时又慢慢失去知觉。现在，面对这个患者，应怎么办？有几个细节可能危及她的护理。

她现在是坐在冰冷的雪中，多处受伤，危及生命和肢体。虽然那天气温达 4.5℃，但是已经到了下午 2 时，而下午 4：15 将会日落。如果起风，气温一夜之间将很容易下降到 −23.3℃。不仅是无法动弹的患者十分危险，因为随着温度下降，她被汗水浸透的衣物将冻结，而且即便有救援人员到来，也将面临体温过低和冻伤的严重风险。挪动这位患者约需要 18 个人，等这么多人到来需要数小时时间。需要使用空运，然而她有气胸。如果在抬进飞机之前没有放置胸管，那么她本来稳定的气胸可迅速扩大，成为张力性气胸。当直升机到达时，救援队将需要各种供给品，并需要一位有能力的医师放置胸管。这个患者需要被运送到何处？ 由于当地是滑雪区，经常出现相关伤情，因此附近的社区医院聚集了许多优秀的骨科医师。他们可以轻而易举地修复她的骨折和减轻腔室综合症状。然而，附近没有胸外科医师可以移除极度靠近肺血管的冰镐。因此需要把患者运送到一个大型医疗中心，陆运距离是向东 2 小时，向西 2 小时，或向南 3 小时。如果天气条件允许，空运将降低运输时间，因为大部分陆路属于乡村小道，会大大延缓陆运速度。

此例应能说明，在偏远地区提供医疗护理，需要对执业医师和资源两方面进行协调。这些均属于独特的、动态的需求，并且需要视患者、疾病以及位置而定。[13-14]

■ 结论

本文的要点如下：

1. 医疗护理在偏远地区展开由来已久。

2. 途经或居住在偏远地区的人终将能够享受医疗护理。

3. 执业医师必须恰当地将基于技术的护理与传统意义上基于体检与观察的方法（当技术不可用时）相结合。

4. 每个偏远地区的背景与情况各有差异，护理活动必须根据患者、疾病、环境及资源等因素量身定制。

参 考 文 献

1. Cowley RA. The resuscitation and stabilization of major multiple trauma patients in a trauma center environment. Clin Med. 1976；83：14-22.

2. U.S. Census Bureau. Census 2000 Summary File 2（SF 2）100-Percent Data：Urban vs. Rural. 2000. Available at：http：//www.census.gov/ Press-Release/www/200 l/sumfile2 .html

3. Mott FD，Roemer MI. Rural Health and Medical Care. New York：McGraw-Hill；1948.

4. Rosenblatt RA，Moscovice IS. Rural Health Care. Indianapolis：John Wiley & Sons；1982，24-54.

5. Flexner A. Medical Education in the United States and Canada. Stanford：The Carnegie Foundation for the Advancement of Teaching；1910.

6. Ricketts TC. Rural Health in the United States. Oxford：Oxford University Press；1999，40-41.

7. Duke University. Emergency Medicine Response System. 2004. Available at：http：//www.dukehealth.org/emergency-services/lifeflight.asp

8. American College of Surgeons Committee on Trauma. Advanced Trauma Life Support for Doctors. Student Course Manual. American College of Surgeons；2001.

9. William JM，Ehrlich PF' Prescott JE. Emergency medical care in rural America. Ann Em erg Med. 2000；38：323-7.

10. World Health Organization. 2003. Available at：http：//www.who.int/druginformation.

11. Taking Medical Care to Remote Areas. The Hindu Business Line. October 30，2002. <http：//www.thehindubusinessline.com/bline/2002/12/30/stories/2002103000901900.htm>

12. Small World Foundation. Fort Lauderdale. Available at：http：//unvw.smattworld.org/mobilehospital.cfm.

13. Werner D. Where There Is No Doctor：a Village Healthcare Handbook Berkeley：The Hesperian Foundation；1996.

14. Whitlock W. et al. Special Operation Forces Medical Handbook. Teton NewMedia；2001，1-12-1-21.

42 全方位紧急医疗服务

Louis N. Molino

全方位紧急医疗服务是指在响应有害物质突发事件时各个阶段内实施的紧急医疗服务。有害物质的最佳工作定义是从容器中泄漏的有害物质能够且已经对人类和环境造成危害。[1]

■ 有害物质突发事件的发生地点

使用和操作有害物质的次数越多，就越容易发生有害物质突发事件。由于存在公众舆论和法律压力，且可能出现诉讼案件，因此化学物质制造业和运输业意识到有必要在整个化学生命周期（见下文）中实施尽职调查以确保这些物质安全。在过去几十年中，这些社会压力和行业内采取的应对措施减少了突发事件的数量。[2]

救援人员往往惊讶于社区中出现的化学武器数量和种类。[3]有害物质突发事件可在化学生命周期中的任何一个阶段发生，应急救援部队必须时刻准备好应对下列任何一个阶段[4]：

- 研究与开发；
- 制造；
- 制造现场化学物质的存储；
- 运输；
- 使用现场有害物质的存储；
- 使用；
- 废品处理。

研究与开发

化学武器的研究与开发阶段往往是最危险的阶段之一，且通常按照极其严格的安全程序进行。美国绝大多数的研究是在学院环境或专用研究机构中进行。这些场所通常自身含有现场应急反应能力。[5]

为了解现场研究的特点，此类研究机构的社区工作人员通常会拜访研究机构的管理人员。这可能与人们对工业间谍的合理疑虑相冲突。虽然化学物质生产商非常愿意讨论他们的所有工作，但是他们可能不愿意详细讨论他们正在进行的研究。这些研究机构通常会制订与当地应急社区相结合的计划以管理紧急事件。[5]

制造

由于在整个制造过程中会涉及有害物质的储存、使用和混合，因此制造过程是最危险的过程。在该阶段中，制造方也会重点关注预防工作。化学物质制造工厂会花费成千上百万美元预防突发事件或者将突发事件限制在工厂内部。

很多制造工厂的有害物质反应能力比当地的公共能力更强大。地方社区或许可以利用这些反应能力来增强自身对工厂外突发事件的救援能力。这需要与工厂之间进行提前规划，以确定工厂如何援助公共部门的救援部队，以及公共部门的救援部队如何援助工厂。[5-6]

制造现场化学物质的存储

许多制造工厂在有害物质运输出去之前，会将其存储在制造现场（即他们的生产基地）。应急救援部队必须完全了解所存储物品的特性以及所有相关设施的存储系统。预先规划对各种类型大量存储站点的成功救援和运营都是必不可少的。[5-6]

运输

基本上，制造的所有产品最后都会被送达终端用户手中。在运输途中，由于路况、天气和其他一些因素，化学物质的制造工厂对有害物质的控制和监管会减少。鉴于突发事件可能发生在运输途中的任何时刻，因此化学公司的可用救援资源可能离突发事件现场非常远。[5-6]

使用现场有害物质的存储

使用过程中有害物质突发事件风险的特点和类型完全取决于存储物质的数量及其存储方式。如果使用现场存储的一些物质会给当地应急部队带来严重的救援问题，那么为确保所有安全保护措施能够到位，有害物质使用单位必须与化学物质生产商以及用户协商并确定设施的预先规划、互助措施以及事前干预措施。[5-6]

使用

使用阶段中引发有害物质突发事件的最主要因素是人为错误。化学物质的无意误用和蓄意滥用一直困扰着应急救援部队。化学问题制剂的蓄意误用带来的威胁，应急规划人员应考虑到。[5-6]

废品处理

化学物品使用周期的最后一个阶段是废品处理。废品处理阶段发生严重突发事件的可能性更高。有害物质分解后得到的产品可能比有害物质本身的危害性更大。在这种情况下，废品处理程序可能会变得复杂。

为确保正确处理这些产品，人们针对绝大多数废品制定了特殊处理规则。过去，在美国随处可以发现倾倒大量危害废品的行为。这些行为造成的长期健康影响困扰了当地社区数十年。而对这些地方进行清理则可能需要花费数百万美元。当注意到倾倒危害废品对某个地方（先前不为人们所知的地方）造成的健康影响后，人们会开始应急救援活动。[5-6]

■ 有害物质如何危害人类

化学紧急事件中的三种主要危害机制如下[3, 7-10]：

- 易燃性：造成热损伤，如烧伤和烫伤；
- 反应性：发生化学反应时会快速释放大量能量；
- 健康影响：引起正常生理机能的紊乱。

这三种危害机制可造成严重的物理创伤，如烧伤和火灾、爆炸以及其他物理方式造成的穿透性损伤和钝力损伤。化学物质中的毒性成分往往会使这些损伤更加复杂。

有害化学物质可以通过四种接触途径与人体发生反应：

- 吸入；
- 吸收；
- 摄食；
- 注射。

■ 有害物质突发事件的过程

有害物质是遵循物理定律的化学物质，因此人们常常可以很容易地预测出其化学性质。通过了解化学定律和物理定律，救援人员可以避免发生爆炸事件，有效地采取应对措施，减缓有害物质紧急事件。[1, 6]

下列一个或多个诱发事件可能会导致偶然有害物质突发事件的发生[1]：

- 人为错误；
- 环境条件；
- 储存不当；
- 设备故障。

当上述一个或多个诱发事件发生时，有害物质会被泄漏至环境中。有害物质的泄漏过程包括一系列事件，这些事件通常被称为一般事件行为规范六步骤。一般事件行为规范六步骤由路德维格·班纳在其1978年的经典作品《有害物质紧急事件研究教材》[11]中首次提出。这六个步骤会在所有有害物质泄漏至环境中的突发事件中重复。这六个步骤分别是：

- 承压：盛放有害物质的容器受到压力；
- 破裂：容器因受到压力而出现破裂；
- 泄漏：容器中的有害物质泄漏至环境中；
- 扩散：有害物质在周围环境中扩散；
- 产生影响：扩散至环境中的有害物质与人或其他暴露物体接触，并对可能接触有害物质的人或暴露物体产生危害；
- 损害：有害物质对生物产生损害。

这些事件必须按照上述给定的顺序发生，但是，它们可能会快速连续地发生。各个事件发生的时间取决于突发事件中上述事件自身的特点、有害物质的特点以及盛放有害物质的容器。[11]

■ 历史回顾

有害物质有助于人类创造现代生活。早在罗马文明出现之前，人们已将有害物质应用于建设、制造和装配行业中。[5] 随着人类第一次使用有害物质，有害物质突发事件就如影随形般开始对人类和环境造成损害。20 世纪 60 年代发生的多起重大有害物质突发事件使人们开始关注有害物质的制造、储存、运输、使用和处理问题。[5] 直到 20 世纪 70 年代末期，向消防人员、警察以及紧急医疗服务社区提供的培训课程还寥寥无几。[12] 当时，大多数突发事件由地方当局尽全力处理，紧急医疗服务小组也经常参与突发事件的应对，但其救灾能力却十分微弱。[13-14] 其中几次突发事件给紧急医疗服务社区带来了沉痛的教训，使他们意识到需要对此类突发事件进行专门的知识培训和应对策略培训。[5] 同时还需要对此类突发事件的受灾者进行专门护理。[3, 7-10]

目前，美国已经开设了关于不同熟练程度处理有害物质的培训课程。[14-15]

绝大多数紧急医疗服务机构应对有害物质突发事件的装备非常贫乏，而且接受的培训也不充分。即使是那些隶属于社区消防部门的紧急医疗服务机构接受的培训以及做的准备工作也不够充分。最近，随着用于国家级大规模杀伤性武器（WMD）事件备灾资金的流入，许多地方消防机构和紧急医疗服务机构应对日常有害物质突发事件的熟练程度已得到极大提高。

■ 现行做法

所有救援人员应满足或优于 29 号美国联邦法规《职业安全和健康管理（OSHA）条例》1910 部分标准号为 120（q）（6）[12] 中关于有害物质救援人员标准培训的推荐规范。此外，所有救援人员应尽量符合美国国家防火协会（NFPA）472 号标准 [17] 和有害物质突发事件救援人员专业能力标准的所有最低操作要求。如此可以确保救援人员掌握必要的知识、技能和能力，以安全应对有害物质突发事件。

有害物质突发事件应对

任何涉及有害物质的突发事件都可采取有害物质突发事件应对措施。在多数司法行政区，只涉及少量常见有害物质泄漏的突发事件可能不会采取有害物质突发事件应对措施。如果危险化学物质泄漏的量超出了当地的响应能力，那么该事件会被宣布为有害物质紧急事件。[17]

由于美国各行政辖区的实际情况不同，其制定的救援活动流程也各不相同，因此很难描述出典型的美国有害物质救援模式。虽然直到最近才在有害物质突发事件的救援过程中使用救护车，但救援人员基本没有或很少接受过专门培训，也没有配备防护装备。然而这一情况在过去十年中得到了明显改变。[4]

所有参与有害物质突发事件救援过程的人员都需要接受培训。虽然由于任务和预期职责不同，相同机构的不同人员接受的培训可能不同，但根据联邦法律的规定，所有培训必须符合 29 号美国联邦法规《职业安全和健康管理（OSHA）条例》1910 部分标准号为 120（q）（16）的标准以及美国国家防火协会 472 号标准规定的某些知识和技能标准。这些标准包括意识层面、操作层面、技术人员、专家以及突发事件指挥人员的标准 [16]，分别定义如下。

意识层面

意识层面的第一救援人员是指接受过培训，看见或发现有害物质泄漏时，通知有关当局启动紧急响应程序的人员。他们只负责通知泄漏事件的有关当局。

操作层面

操作层面的第一救援人员是指为保护人员、财产和环境免受有害物质泄漏或潜在有害物质泄漏影响而采取应对措施的人员。这些人员接受的是防御式救援培训，他们不会采取措施阻止有害物质泄漏。相反，他们会预防安全范围内的有害物质泄漏，阻止有害物质扩散并预防人员接触事件的发生。

有害物质技术人员

在有害物质泄漏或潜在有害物质泄漏事件的救援过程中，有害物质技术人员负责阻止有害物质的泄漏。为了引流、修复甚至阻止有害物质泄漏，他们会靠近有害物质的泄漏点。

有害物质专家

有害物质专家会解答有害物质技术人员的疑问，并向有害物质技术人员提供帮助。虽然有害物质专家可能接受各种预防有害物质的请求，因此他们的职责要求他们掌握更具指导性、更专业的有害物质知识，但有害物质专家的职责和有害物质技术人员的职责是相同的。有害物质专家还会担任联邦机构、州机构、地方机构与其他政府机构之间的现场联络人员，以联络现场事务。

有害物质突发事件指挥人员

负责控制突发事件现场的突发事件指挥人员会接受至少 24 小时与操作层面第一救援人员相同的培训。他们可以启动突发事件指挥系统和合适的现场、地方、区域和联邦应急救援计划。

完成培训后，培训的维护以及在演习培训过程中学到的知识和技能对保证指挥人员安全有效地响应有害物质突发事件非常重要。突发事件指挥人员对突发事件现场所有救援人员及受灾者的安全负全部责任。

排污

如果患者身上的污染物会对营救者造成伤害，那么应在这种污染物得到中和得到后再对患者实施治疗。除此之外，治疗患者则是首要任务。

人们普遍认为，水可以对绝大多数物质进行去污。虽然可用的国产去污方式和部件以及市场上可用的去污方式和部件有很多种，但消防软管的喷嘴被公认为是向受灾者喷水的最快方式，也是可用的最迅速的去污方式。

有害物质受灾者评估

有害物质受灾者的评估工作始于快速精确地鉴定出突发事件中涉及的有害物质。对患者进行此项评估时应具有系统性。[4, 8, 10]

有害物质机能及处理方案[10]

许多解毒剂及专门的处理方案是为解决化学物质接触事件而生产的。其中一些适用于院前护理，而另外一些则只能用于临床环境中。

下面列出了一些可用作专用解毒剂或可包含在处理方案中的化学物质：

- 氰化物的混合物；
- 氢氟酸；
- 苯胺染料；
- 亚硝酸盐；
- 硝酸盐；

- 硝基苯；
- 二氧化氮；
- 有机磷酸酯类；
- 氨基甲酸盐；
- 石碳酸；
- 氯；
- 氯胺；
- 常见的催泪剂，如胡椒喷雾和梅斯催泪毒气。

除了通常携带的治疗肌肉萎缩性侧索硬化症（ALS）的药物外，许多有害物质救援小组及其医务人员还会携带装有药物的有害物质药箱。有害物质突发事件中携带的 ALS 药箱中可能包括下列药物[10]：

- 腺苷酸；
- 奥西那林（吸入剂／喷雾剂包装）；
- 硝酸戊酯珠剂；
- 硫酸阿托品（通常会预先注入自动注射器中）；
- 艾司洛尔；
- 葡萄糖酸钙；
- 浓度为 5% 的葡萄糖；
- 浓度为 50% 的葡萄糖；
- 安定片；
- 多巴胺；
- 肾上腺素；
- 亚甲蓝；
- 烯丙羟吗啡酮；
- 沙丁胺醇；
- 盐酸丁卡因；
- 磷定（氯解磷定，通常会预先注入自动注射器中）；
- 碳酸氢钠；
- 亚硝酸钠；
- 硫代硫酸钠；
- 硫胺素；
- 摩根冲洗镜片。

携带药品的浓度和数量根据当地医疗指导或州协议的不同要求而变化。

有害物质突发事件救援中救援人员的保护

有害物质突发事件救援中最重要的事情是自我保护。[17, 19-20] 自我保护的第一原则是避免接触有害物质[17]，这就需要救援人员对突发事件中涉及的有害物质的化学性质和物理性质有基本的了解。穿戴专门的个人防护装备（PPE）可以提供进一步的保护。

有害物质突发事件中公认的个人防护有四个等级。[16] 这四个等级的防护基于下列理念：

- 从防护质量上讲，没有任何防护手套、防护靴和防飞溅服装可以防护所有有害物质；
- 应根据救援工作的分析结果和可能遇到的有害物质选择全套防护装备。

个人防护装备可分为A、B、C、D四个等级。职业安全与健康署（OSHA）、美国环境保护署（EPA）和美国国家防火协会（NFPA）对这四个等级的防护作了如下描述[17]：

A级防护：穿戴全身烟雾防护服，并配备自给式呼吸器（SCBA）以进行呼吸防护。

B级防护：全身进行防飞溅保护，并配备自给式呼吸器（SCBA）以进行呼吸防护。

C级防护：实施防飞溅保护，并穿戴化学品防护靴和防护手套，使用空气净化呼吸器以进行呼吸防护。

D级防护：正常的工作制服。

职业安全与健康管理署规定，在所有防护等级中进行救援操作的救援人员必须接受培训。职业安全与健康管理署还进一步规定，在灾难救援中对个人防护装备的选择具有决定权的人员应该接受关于甄选过程和风险分析的专门培训。[16]

使用个人防护装备需要技巧，因此救援人员必须练习使用个人防护装备。仅仅进行课堂训练隐患以保证救援人员在有害物质突发事件的危险环境中熟练使用个人防护装备。只有培训和练习才能保证在真实的紧急事件中救援人员能够熟练使用个人防护装备。

突发事件操作中有害物质救援小组的医疗援助

有害物质救援小组的医务人员的其中一个作用是援助有害物质救援小组的工作。单独使用个人防护装备可能存在危险，在高温天气中尤其如此。因此，即使是在演习或练习中，也应当有医务人员参与，因为接受过有害物质培训的医务人员可以保证救援人员的安全。[6]

■ 隐患

有害物质突发事件的危害性取决于化学物质的毒性。如果人们不了解某种化学物质的特性，那么救援工作就会出现很多问题。此时，应由突发事件指挥人员决定救援人员使用的个人防护装备等级和个人防护装备的全套部件。

■ 结论

虽然有害物质操作充满了风险，但是正确的培训和装备可以保证有害物质救援小组时刻处于应对此类突发事件危害的备战状态。当有害物质对人类造成伤害时，全方位的紧急医疗服务会发挥事关生死的作用。

参 考 文 献

1. Noll GG, Hildebrand MS, Yvorra JG. *Hazardous Materials, Managing the Incident*. Oklahoma City：Oklahoma State University；Fire Protection Publications；1988.
2. Reinhold VN. *Emergency Responder Training Manual for the Hazardous Materials Technician*. New York：Center for Labor Education and Research；1992
3. Fire F. *The Common Sense Approach to Hazardous Materials*. New York，NY：Fire Engineering Books and Videos；1986.
4. New Jersey State Police OEM, DP/HM, and ERPU. *New Jersey HAZMAT Emergency Response Course：Emergency Department Operations Hazmat /WMD Hospital Provider*. New Jersey：New Jersey State Police；1988.
5. Cashman J. *Hazardous Materials Emergency Response and Control*. Lancaster，PA：Technomic Publishing；1995.
6. Hawley C.*Hazardous Materials Incidents：Second Edition*. Clifton Park，NY：Delmar/Thomas Learning；2004.
7. Bevelacqua AS. *Hazardous Materials Chemistry*. Albany，NY：Delmar/Thomas Learning；2001.
8. Stilp R，Bevelacqua AS. *Emergency Medical Response to Hazardous Materials Incidents*. Albany，NY：Delmar/Thomson Learning；1997.
9. Bronstein AC，Currance PL. *Emergency Care for Hazardous Materials Exposure*. St Louis：CV Mosby；1988.
10. Borak J，Callan M，Abbott W. *Hazardous Materials Exposure*. Englewood Cliffs，NJ：Brady/Prentice Hall；1991.
11. Benner L，Jr. *A Textbook for Use in the Study of Hazardous Materials Emergencies*，1978.
12. United States Occupational Safety and Health Administration，Code of Federal Regulations（CFR）Title 29 CFR 1910.120（q）（6）.
13. Tokle G. *Hazardous Materials Response Handbook*. Quincy，MA：NFPA；1993.
14. National Institute for Occupational Safety and Health（NIOSH），Occupational Safety and Health Administration

（OSHA），United States Coast Guard（USCG），and United States Environmental Protection Agency（EPA）. *Occupational Safety and Health Guidance Manual for Hazardous Waste Site Activities*. U.S. Department of Health and Human Services，1985.

15. International Association of Fire Fighters. *Training for Hazardous Materials Team Members*. Washington，D.C. : IAFF；1991.

16. International Society of Fire Service Instructors. *Hazardous Materials Technicians Program*. Ashland，MD : ISFSI；1993.

17. National Fire Protection Association. NFPA 472 Standard for Professional Competence of Responders to Hazardous Materials Incidents. Quincy，MA : NFPA；1992.

18. Hawley C. *Hazardous Materials Response & Operations*. Albany，New York : Delmar/Thomas Learning，2000.

19. National Fire Protection Association. NFPA 471 Recommended Practice for Responding to Hazardous Materials Incidents. Quincy，MA : NFPA；2002.

20. National Fire Protection Association. NFPA 473 Competencies for EMS Personnel Responding to Hazardous Materials Incidents. Quincy，MA : NFPA；2002.

43 伤员检伤分类

Andrew Reisner

"火车像金枪鱼罐头一样被切开。我们不知道是谁首先这么干的。那里有很多、很多血。"

2004 年 3 月，马德里 EMS 的桑切斯（Enrique Sanchez）市郊往返列车遭遇连环爆炸袭击[1]。

伤员检伤分类是指将患者按照功利性分类方法，按照享有合理分配有限资源的优先权进行分类。众所周知，伤员检伤分类是用于处理巨大数量伤员的一种最佳方法。在如下两种情况下，无法对伤员进行检伤分类：在伤员人数不足，或者在伤员人数过多的情况下。在伤员人数不足的情况下对其进行检伤分类表示，无法鉴定能够从稀缺的医疗资源中受益的伤亡人数，诸如，通过快速撤离和迅速紧急医疗外科手术可以获救的重伤人员；在伤员人数不足的情况下对其进行检伤分类意味着对最能够从现有医疗资源中获益的伤员的敏感性较差。相对而言，在伤员人数过多的情况下对其进行检伤分类则发生在尽管接受了稀缺的医疗资源救助，但是没有从中获益的伤员。

在伤员人数过多的情况下对其进行检伤分类表示某个分类系统具有较低的专属性。接受即时护理的非紧急患者尽管多等一段时间也比较安全（这样做的代价是病情更加严重，更需要为救治的伤员提供救治机会），但是这样会构成一定形式的在伤员人数过多的情况下对其进行检伤分类。当预期得到治疗的患者身体太虚弱，获得成功救治的希望渺茫，需要宝贵的医疗资源时，也会出现这种现象。

灾难过后，伤员检伤分类并不是单独的处理步骤；恰恰相反，伤员检伤分类暗含各个方面的响应，包括：现场营救、人员疏散、接受就医指导、排除污染等。由于可以使用的应急资源，伤员的临床情况和可获得信息在整个响应过程中都在发展，响应的优先

顺序也是如此。伤员检伤分类是一个动态过程。

灾难应对应当尽可能符合规范性实践及很多实际的可能性，当然，也应当适用于伤员检伤分类方法。另一方面，规范性实践可能对大规模灾难承担责任，其中，一系列反应可能会干扰真正意义上的合理分配资源。对这一问题的权衡将贯穿在本文中进行讨论。许多近期灾难应急的特点是普遍缺少有意义的伤员检伤分类。

■ 历史展望

对因灾难而受伤的伤员进行检伤分类的根源至少可以追溯到 18 世纪因军事战争而受伤的伤员救治中。巴伦·拉尔（Baron Larré）是拿破仑军队的一名外科医生，是一名功利主义者，他采用他的方法，正如之前在美国革命战争期间的美国人约翰·摩根（John Morgan）一样，管理许多在战场上受伤的伤员。部队检伤分类零星地出现，直到第二次世界大战，一个对抗伤亡人员护理工作的层级结构才发展起来。在第二次世界大战中，伤员从受伤到接受决定性的医疗救治的平均时间是 12 ～ 18 小时。截至越南战争时，经过改进的伤员检伤分类和空中救护车能够将伤员接受救治的平均时间减少 2 小时。肯尼迪（Kennedy）对这种在早期军事战争中的伤员检伤分类历史进行了细致的评审。

20 世纪 80 年代，民用院前系统开始对用于受创伤的个体伤员检伤分类感兴趣。West[6] 表示受伤非常严重的伤员在专业的创伤治疗中心接受救治时会得到更好的救治效果。针对需要送往主要创伤救治中心的个别伤员，其院前伤员分类标准即应该送往大的创伤

中心，还是应该在社区医疗中心接受安全的护理（为了避免创伤中心因接待不太严重的伤员而对其造成过多的负担）。创伤挂号处可以制定和确定各种领域的伤员检伤分类判定标准，尽管这些标准已经证明存在许多问题（参见本书"伤员检伤分类系统"一文）。这种民用的创伤分类评分反过来影响了现代军用检伤分类。在 1991 年的波斯湾战争中，贝高（Burkle）等人试探性地使用了由 Champion 改进的创伤评分系统，以便对 461 名在战斗中负伤的伤员进行检伤分类。

军用和民用群体伤亡的检伤分类的方法，在很大程度上已经融合在一起。军用的（例如北大西洋公约组织）和民用的（例如颜色编码）伤员检伤分类系统凭借类似水平的敏锐度，Trauma Sieve 和 START 是相似的检伤分类确定系统，同时用于民用 EMS 和英国军队士兵中。

关于民用伤员检伤分类，在过去的 25 年里，在工业化国家，这段时间发生了很多可怕事件，包括：炸弹袭击事件、火灾、枪击事件和飞机失事。[10] 这些事件在规模上呈现出一致性，即立刻造成几十个甚至上百名幸存伤员。太多的回顾性报告提到，有相当多的地方注明在伤员检伤分类的执行方面不太令人满意，特别是在发生上述事件之后，伤员入院之前对其进行检伤分类时。20 世纪 80 年代中期，Vayer 等人引用了 Butman 对 51 个群众伤亡事件（MCIs）进行了分析，发现在恰当执行检伤分类时一个普遍的失败。根据报道，在发生重大灾难事故之后，不充分的院前伤员检伤分类持续进行。2000 年，新加坡发生一次空难[11]，日本首都东京沙林（Sarin）袭击事件[12]，此外哥德堡发生火灾[13]。通常情况下，在发生重大灾难事故期间，对院前检伤分类记录的文件非常少，因此很显然，无法在现场对伤员检伤分类进行可追溯的分析，按照以前的情况，在俄克拉荷马市炸弹袭击中，这种情况也存在。

在某个发达国家的城市社区可能拥有比较好的必要资源用来救治数十或数百名伤员，前提是全部调动起这些资源，而且及时对需要立即救治的患者进行检伤分类。然而，并没有很好地利用可用社区资源是普遍情况而非特殊情况。例如大多数伤员都是自己驾车赶到最近医院的，并没有利用距离较远的公共设施。[15] 社区资源，能够治疗大多数伤势较轻伤员的紧急护理中心和门诊诊所在大多数情况下都未得到充分利用。

Almogy 等人[16] 对以色列人于 2001 年对耶路撒冷斯巴罗比萨店进行炸弹袭击进行报道，并且观察到"在这些情况下（例如重大伤亡事件、自杀性炸弹袭击），常规医院资源的负担严重超负荷，然而，利用所有可用人员和资源可以将这些伤员运至高效医疗救助中心接受高效的医疗救助。"与灾难过后许多较少的伤员鉴定分类报告相比，对重大灾难事故的示范性响应案例起源于典型的资源调动。在亚特兰大百年夏季奥林匹克运动会上发生炸弹袭击之后，30 个 EMS 单位在 32 分钟内挖出总共 111 位伤员，并将其运到地方医院。绝大多数重伤员被送往葛兰狄纪念医院，该医院的急救中心处曾经一度内科医生比受害者的人数要多。这些伤员均得到良好的或者非常好的救治效果。在耶路撒冷斯巴罗炸弹袭击事件发生之后，院前响应主要是"挖掘出被掩埋的伤员后就转移"。艾因凯雷姆（Ein Kerem）校园收到 132 位幸存伤员，进行了两次 ED 胸廓切开手术，针对这种不太严重的伤员，没有发生明显的可用资源短缺的情况。[16] Almogy 的声明是关于发达国家中最近发生的灾难情况，这些灾难仅限于造成数十名或者数百名伤员的情形。流行的现场检伤分类系统（参见本书"伤员检伤分类系统"一文）最适合于这种规模的事件。

另一方面，这种伤员检伤分类系统不太适用于较大规模的灾难。如 1918 年发生的西班牙流行性感冒和 2005 年发生的飓风卡特里娜，在整个美国历史上，曾发生过 9 次非军事灾难，这些灾难导致至少 1000 人丧生。在国际上，大规模灾难已经造成数万或数十万的人员伤亡，例如 1988 年发生的亚美尼亚大地震、1995 年发生的阪神大地震、2003 年发生的伊朗大地震以及 2004 年发生的印度洋海啸。现场伤员检伤分类系统越来越敏感，但是不具体，这导致需要进行伤员鉴定分类的伤员人数过多。更重要的是，它们用起来可能不太灵便，以至于无法对大量的伤员进行检伤分类。此外，经过调整后，它们可以适应创伤性疾病，尽管这些大规模灾难之后会发生更多医学疾病（例如，传染性疾病、新陈代谢紊乱），而且基本的医疗紧急事故（例如，心脏病和输卵管妊娠）的发生并未出现减弱趋势。在这些灾难发生之后，例如在洛马·普里埃塔（Loma Prieta）地震和"戈洛瑞亚"飓风发生之后，只有少数紧急医疗患者属于创伤性受灾群众。

当某人计划未来时，他总是试图借鉴一下历史资料，就这一程度来讲，还无法预知针对发生在美国的大规模灾难制订计划的重点。由于这样的事件很少发生，以至于我们几乎没有可以用来借鉴的经验（从传统上讲，很难找到资金、事件和材料等资源来制定和维护大量的技术和准备）。类似地，当局已经建议对史无前例的大规模杀伤性武器（WMDs）的方案付出更多关注。Frykberg[10] 写道："我们必须反对当前过度关注大规模杀伤性武器的生物、化学和辐射性袭击的趋势，关于资金优先权和资源分配方面，完全不成比例地用来清除恐怖爆炸威胁的现实性。"历史表明，必须能够预期较小的更平凡的大量伤亡事件的发生，尽管数学计算表明单一的大规模杀伤性武器事件可以缩小前文所述的重大灾难事件（MCI）中的死亡率和死亡人数的总和。为了支持 Frykberg 的观点，直到应急系统证明能够对几十名甚至几百名伤员进行检伤分类时，对史无前例的造成上千人伤亡的事件做准备是否有意义呢？

■ 现行做法

本节内容为发生灾难之后对伤员进行检伤分类提供了一个技术框架。本节内容讨论的问题对考虑灾难计划和训练（以及实时执行）非常重要，但是读者必须始终记住在之前几节中详细说明的伤员检伤系统的那些严格限制。同样地，检伤分类应该在所有可能的范围内，案发现场、每个提供灾难救治的设施及护理点展开工作。专栏43-1 列出了在任何灾难发生之前应该考虑的几点。专栏43-2 列出了在灾难发生之后对其原因进行快速调查之后应该实时确定的细节和伤员范围。在本文末尾，专门对伤员检伤分类训练进行了讨论。

专栏43-1 伤员检伤分类计划的制订
（需要对任何灾难发生之前确定）

- 现在用的伤员检伤分类方法是哪一种，还有其他的吗？（例如，四级或五级严重程度？）
- 需要使用一种正规的检伤分类评分系统吗？
- 现场/医院病历记录的哪些部分会被使用？

使用何种伤员检伤分类方法？ 在制订灾难响应计划时，需要考虑若干问题。首先，是否应该使用一种多级分类系统对伤员进行检伤分类？正如前一节所述，针对伤亡人员超过 100 人的重大灾难事故，包括

专栏43-2 伤员检伤分类计划详情
（需要对具体的灾难发生现场进行调查）

- 谁将负责伤员检伤分类？
- 谁将负责为伤员检伤分类负责人搜集生命特征？
- 从物理位置上讲，检伤分类后各组的伤员会被送到哪里进行救治（而且每个地区的负责人员是谁）？
- 能够接受的针对伤员进行检伤分类的过多伤员和过少伤员的比例是多少？
- 什么等级的伤员获得"黑色标签"？
- 假设每位检伤分类官员在20分钟内能对10位患者进行检伤分类[17]，则负责这项工作的官员人数是否足够？
- 伤员检伤分类团队的其他人员是否足够？（例如，垃圾搬运工、保健提供者）？如果不是，这个伤员检伤分类团队是否过大？
- 这些资源的利用是否合理？包括现场医疗介入、疏散资源和以医院为基础的资源（例如，ED 护理或OR等）。
- 在最初的伤员检伤分类之后，谁会对伤员进行重新评估，并且重新评估的频率是怎样的？
- 是否已经根据正在进展的情况对伤员检伤分类计划的所有详细情况进行重新评估？
- 一份更新后的伤员检伤分类计划是否已经与所有现役的救援者进行沟通，包括受害者和参与救援的旁观者，这样做合适吗？

在送往医院之前"搜救和来回奔波的人"，存在对这种事故进行响应的潜力。那么，与其采取一个超出规范性实践的严格伤员检伤分类计划，不如根据临床判断，将伤员基本上分为两大类：需要手术患者和非需要手术患者。[14, 16] 值得注意的是，这些事件，例如现场疏散转移能力和医院能够容纳患者数的瓶颈，尽管缺少临床意义却降低了检伤分类的重要性。

在针对某个灾难事件制订计划时，很难明智地假设可以利用这种需要大量疏散和以医院为基础的资源，但是它确实证明最大限度地调动资源的重要性。这更推动制订一份较正式的伤员检伤分类计划，诸如四级或者五级伤员检伤分类。在常规的四级系统中，诸如众所周知的民用 START 系统[20]，分类如下：①将会立即获得救治机会的那些伤员（颜色标记为红色）；②必须等待的那些伤员（颜色标记为黄色）；③伤势最轻的那些伤员（经常称为"可以很好地走路"，颜色标记为绿色）；④预后状况很差、没有必要在其身上浪费有限资源的那些伤员（颜色标记为黑色）。军用伤员检伤分类方法也具有类似的四级或者五级结构，但是命名法不同。例如，颜色标记为

绿色相当于 NATO 等级 T3。人们对国际灾难的响应应当意识到灾难所在国所使用的所有伤员检伤分类方法，以及其他响应机构所使用的所有伤员检伤分类方法。稍微更复杂一点的五级系统对可能无法存活的患者（颜色标记为黑色）和伤势太严重有限的资源没法接受的伤员（颜色有时标记为蓝色）之间进行区别。但是一旦存在足够可用的资源，颜色标记为蓝色的伤员会立即得到救治。存在一种争议，即处于中间级别的伤员将如何选择，诸如根据蓝色标记，实际上可能会选择较高级别的伤员检伤分类。针对伤势很重，但是还没有死亡的伤员来说，最初选择红色和黑色，从感情上讲，即使该伤员预后情况非常不好，可能会对有限的资源造成浪费，但是响应者很难采用黑色标签。

当需要使用一个层叠的伤员检伤分类系统时，最复杂的问题是选择正式的标准来分配每个敏锐的等级。在"是否使用一个正式的伤员检伤分类系统？"和"规范化的伤员检伤分类中伤员过多和伤员过少的比率是否可以接受"对这些问题本部分将进行详细的讨论。大多数伤员检伤分类计划假设，并且理当如此，一位可以行走的伤员（即"受伤后依然能够行走的伤员"），实际上死亡的风险很小。在对接近 3 万名普通伤员的观察，梅瑞迪斯（Meredith）[21] 发现，在抵达紧急医疗室时，能够遵守指令（即 GCS 发动机 =6）的情况很可能预示着该患者能够幸存。但是，这些伤员在身体的某个部位确实需要医疗照顾。入院后能够行走的患者可能出现头部或手足出血、开放性骨折或者穿透性腹部外伤，如果这些患者没有在适当的时间内得到及时救治，很可能会发生危险。在梅瑞迪斯（Meredith）的研究中，GCS 发动机 =6 的患者和根据推测可以得到较好的规范化医疗护理的患者，不会被轻易忽视。

是否使用一个正式的伤员检伤分类系统？ 一个正式的分类系统可以根据客观标准帮助对伤员进行分类。 依靠 EMS 对伤员病情进行主观评价，作为普通创伤患者的严重程度的独立预测（例如不属于灾难事故中受伤的伤员）。 我们发现，EMS 的判断能力优于 [22]、等于 [23-24] 和差于 [25-26] 正式的伤员检伤分类系统。有证据表明，EMS 判断力补充了客观的伤员检伤分类系统 [23, 25-26]。而且，这些送往医院之前的伤员检伤分类系统经过调整可以适应创伤性疾病，不用挤压胸痛，也不会造成麦克伯尼的点上集中疼痛。《格拉斯哥昏迷分级（GCS）》（发表于 1974 年）为头伤之后的分层预后提供了一种具有历史意义的方法。[27] 针对个别创伤患者的检伤分类分级起因于需要确定是否应当将个别受创伤的伤员运到专业的创伤治疗中心去。最著名的是 Champion 创伤分级和修订的创伤分级（RTS）。原始的创伤分级使用毛细血管再充盈和呼吸道扩张，这些方法被认为是不可靠的。 RTS 使用 GCS、收缩压和呼吸率，而且它的分级在 0 和 12 之间。[8, 28] 第 12 级的 RTS 预知死亡率低于 1%（当获得常规临床护理时）。粗略地预计，第 5 级的 RTS 死亡率在 50% 左右。总体来说，使用生理学标准来预测临床伤势情况倾向于更具体，却不是很敏感。其他应该注意的伤员检伤分类等级包括 CRAMS 和伤员检伤分类索引，它们也说明次优测试特点。[29-34] 分级系统的优点是没有特殊的生理学状态可以预先决定一个具体的伤员检伤分类类别。然而，可以实时确定"黑色"、"红色"和"黄色"等级，根据预知的伤员和医疗资源的平衡。检伤分类评分系统为伤员检伤分类提供了一种更灵活、更细致的方法。然而，在混乱当中以及灾难的不确定性，一个剧烈程度高，可能性低的事件中，或者可能性较低的事件中，"较细致"的可变为"较复杂"的，"灵活的"可变为"不确定的"。如果正式的伤员检伤分类分级系统是有益的，益处超过成本，则灾难响应者必须小心翼翼地使用这种工具。针对小儿科伤员的检伤分类，神经病学、心血管及呼吸方面的检伤分类标准应当不同于成人的相关标准，因为两者之间存在生理机能和恢复能力上的差异。这促进了专业小儿科伤员检伤分类标准的制定，包括儿科创伤等级 [35-36] 和更近一些的，儿科伤员检伤分类磁带。[37] 前面的工具不能被证明优于成人检伤分类评分系统 [38-40]，而后者在很大程度上已经失效。

伤员检伤分类评分系统的一个更简单的替代品是"cookie-cutter"伤员检伤分类算法，诸如 START 系统。举个例子，该系统根据一套严格的标准，分配"红色"（如果空中航线受阻、每分钟呼吸率超过 30 次、毛细血管再充盈时间超过 2 秒或者如果无法遵守简单的指令）。[20] 伤员检伤分类 Sieve 是刻板的分配算法的另一个类似案例。它包括针对"红色"呼吸率的上限和下限及针对心率的固定上限（不像 START 系统，它不适用于毛细血管再充盈时间）。[41] 该严格系统的优势在于易教易学，而且适宜于造成数十人或者数百人伤亡的典型重大灾难事件。 其缺点是比较刻板，这个问题将在后文中进一步讨论。

将使用何种现场文件？ 伤员检伤分类标签，必须附在每个伤员身上的文件，由于不计其数的伤亡人员都会通过紧急医疗护理传输链，这可能是计算调查结果和干预结果等的唯一有效的方法。然而，已经讨论过，伤员检伤分类标签的使用并不切合实际，而且地理性的伤员检伤分类（参见后面的说明）可以排除使用标签的可能。[3] 在一场灾难中，响应者必须能够立即拿到针对每个伤员检伤分类类别的成百上千的标签，该响应者需要特别熟悉这些标签，在很复杂的情境之下，难以熟练地使用这些标签，而且情绪不稳定的伤员可能不会适当地照管这些标签。在一次大规模灾难发生之后（造成成千上万的人员伤亡），正确地使用标签就显得比较有挑战性，尽管这些标签都很有用处。

考虑使用伤员检伤分类标签要求对这些顾客身体的某个部位进行调查，因为国际上使用了 120 多个伤员检伤分类标签系统。[41]Hogan 和 Burstein[42] 建议使用如下标准作为首选的伤员检伤分类标签：①该标签必须牢固地放在每个伤员的身上；②必须很容易在上面写字；③必须是防水的；④必须允许在上面填写患者的姓名、性别、伤势和干预措施、护理提供者的身份证号码、伤员检伤分类等级和很容易看得到的整个伤员检伤分类的类别。而且它还应允许对其进行变更，因为伤员检伤分类总是处于动态中。目前已经在互联网上张贴了这一主题的具有详细描述价值的毕业论文。[43]

谁将负责伤员检伤分类工作？ 必须建立一个首次通过程序，以确定哪些伤员可以等，哪些伤员必须首先得到救治，哪些伤员应当得到预期的治疗等。这个过程可以发生在灾难发生现场或在接受住院治疗时，但是指定的负责伤员检伤分类的官员需要对紧急医疗有深刻的理解，针对不同伤员的结果是什么，而且紧急医疗需要哪些资源。最好是指定一名内科医生来担任此角色。在以色列，这一角色由主管外科医师担任，因为自杀性爆炸重大灾难事故发生之后，紧急医疗护理瓶颈会发生在将受害者快速移送到接收医院之后确定谁先进行手术时。[16] 在具备多个重要特征时，伤员检伤分类负责人需要经验、性格和判断力在难以置信的压力之下担任有作为的领导者。[42, 44]

谁将为负责检伤分类的官员搜集生命体征？ 生命体征的测量应委托给负责检伤分类官员的助手。不幸的是，即使在常规的临床条件下，生命体征的测量也会因为人为错误和落后的技术而出错。[45-46] 反复训练提高生命体征判断的准确性[47]；这一点非常重要，因为混乱之中和在重大灾难事件的紧张中，一组准确的生命体征将决定某个人的命运（例如，在某个伤员检伤分类类别中的人员配置）。

从地理位置上讲，对检伤分类中每一个类别的伤员应在哪里进行救治（而且谁将负责为每个地区安排人员）？ 地理性的伤员检伤分类意味着将根据伤员伤势的严重程度将其分配到不同的地理位置的护理设施。最初，可以将伤员带到一个集中的位置。在那里，伤员检伤分类负责人可以确定适当的伤员检伤分类类别（例如，红色、黄色、黑色或是蓝色），然后可以将伤员移送到伤员检伤分类中具体某种类别的集中地点进行进一步现场处理或运输。受伤后能够行走的伤员（略色）已经通过良好的群众交流和维持秩序从伤势较严重的伤员中分离出来，这些伤员中的大多数可以在紧急医疗中心、临床或者私人医师办公室得到护理，而且这些地方具有某些机制，可以用来指导这些不严重的伤员远离较大的医疗中心，这样做可能比较有价值。根据建议，应当将死亡的遇难者转移到一个隔离区。[42] Briggs 建议适合现场伤员检伤分类和治疗的地点具有以下特点：①临近灾难发生地点；②在远离危险的安全地点；③当当地发生污染的情况时，该位置应当是逆风的位置；④对气候条件有一定的防护措施；⑤位置较明显，容易被发现；⑥比较便于空中和陆路疏散。可能没有理想的位置可用，而且现场搜救点可能因各种设施而比较杂乱。例如，在"9·11"世界贸易中心遇袭事件中，只有 6.8% 的受害者通过救护车抵达医院。[49] Quarantelli[50] 在对 29 次美国灾难中的 EMS 研究中表明，大多数伤员都没有被适当地转移到有职员供给的救护车上，但是都是通过私家车、公交车、出租车甚至是步行转移的。现场伤员检伤分类和急救站经常被忽视，或者是因为人们不知道它们的位置或者存在性，或者是因为人们认为与医院相比，它们的护理水平"较低"。轻微或者甚至严重损伤的伤员，需要靠他们自己撤离到附近的医院中。[3, 42]

在百年夏季奥林匹克运动会炸弹袭击事件之后，迅速提供了丰富的 EMS 资源，全面疏散伤员，因此没有必要进行现场地理性伤员检伤分类。[17] 在较小的或者较大的灾难之中，这更利于伤员检伤分类负责人和垃圾搬运工循环使用这些资源，并且直接将伤员从现场转移至适当的救治点，消除任何收容点。在特大灾难事件中，若干收容点区域是有用的。Vayer[3] 引用了许多重大灾难事件，包括凯悦酒店人行天桥倒塌事件和 IBM 枪击事故，其中用于伤员检伤分类的一个收容点发挥了作用。考虑需要执行哪种地理性位置分离的方式和程度是很重要的。灾难越严重，对人群更多地控制将是一个问题。针对接收伤员的医院，维持秩序是必需的，而且伤员无组织无秩序地进入是预料之中的，大多数伤员在最近的医院死亡，然而那些较远的需要等待救治的伤员却没有抵达这里。在东京地铁沙林毒气袭击事件发生之后，仅仅在案发之后一个小时之内，St. Luke 的紧急医疗室里就拥入了 500 名患者。[51] 在现场，秩序的维持成了一个更复杂的问题。Einav[52] 描述了耶路撒冷 EMS 是如何迅速疏散伤员的，只进行最小限度的医疗干预，而且，根本没有试图维持秩序。维持秩序要求应急资源，而且可能消除未经训练的当地居民的协助，这些人将在灾难发生之后构成应急资源的大部分。关于现场维持秩序，Vayer[3] 建议："如果患者在医学上和情绪上稳定，且选择离开，则应允许他们离开。"

能够接受的针对伤员进行检伤分类的过多伤员和过少伤员的比例是多少？什么等级的伤员获得"黑色标签"？对创伤性的伤员进行检伤分类规律调查（入院之前，根据某个患者的伤势严重程度的证明决定是否将其转移到专业的创伤中心进行救治）建议保持过度检伤分类比例在 50%~60%，对于取得 10% 左右的检伤分类不足是必要的。[4, 25-26, 31, 42, 53] 它还注明，四级 START 伤员检伤分类算法导致灾难发生之后伤员需要进行检伤分类的伤员人数增多。[9, 42] 在应对一场造成至少上百名存活伤员的重大灾难事故的时候，这一点是可以接受的。考虑到表 43-1：在造成 100~200 名幸存伤员的假想恐怖炸弹袭击事件之后，通常，伤员检伤分类惯例可能会将处于中间的"纯黄色"伤员中的 50% 都纳入过度检伤分类中，并且逐渐增加红色的总人数。将规范性的伤员检伤分类中抽出一部分人来，试图减少至 10 个或 20 个"假红色伤员"是否值得一试呢？对伤员进行检伤分类的过度检伤分类和检伤分类不足的常规比例可维持在这个水平。有必要检查其他的情景，这样可以建议如何将伤员检伤分类中过度检伤的伤员和检伤不足的伤员的比例调整到适合该灾难的水平。在造成 1000~2000 人幸存的事件中，如果没有对伤员检伤分类标准进行适当的调整，除可产生 200~400 个"真红色"之外，

还可产生 100~200 个"假红色"（参见表 43-1）。即使在一个大型城市的公共设施，这些标红色的伤情危险的伤员很可能会将其围得水泄不通。因此，即使这种情况意味着伤员检伤分类中人数过少的情况的比例会升高（这是接收者－经营者曲线呈现出来的典型敏感度／特异性关系），伤员检伤分类中人数过多的情况也应该减少。事实上，还有相反的方法可以选择如何定义"黑色"伤员，这些伤员的身体太虚弱（例如脉搏消失、呼吸暂停），以至于继续对其救治就是浪费资源。一份针对重大灾难事故的以色列 EMS 协议中对此有更具体的说明，其中如果某人被截断的身体部位没有运动迹象的话，此人将被认为已经死亡，此外，如果某人的脉搏消失，瞳孔放大，也被视为已经死亡。[16] 在公开发表的报告中，形形色色的证据，即对极度虚弱的伤员过度检伤分类人数超出一般情况（例如，在根本没有办法救活的幸存者身上贴上黑色标签）已经成为一个问题。针对七次单独的恐怖爆炸事件的回顾性分析中发现，已经住院的伤情严重伤员的高死亡率和一小部分已经住院的伤势不太严重的伤员的死亡率之间的关系。[55] 其中一个解释将是对不太严重的伤员进行过度检伤分类占据了真正严重的伤员所需要的医疗照顾。另一方面，该论文没有描述这些伤员的其他特点，诸如受害者的年龄、伤势严重程度分布和头部受伤的发生率。这些因素可以提供一份替代性的解释。从历史观点上讲，在重大灾难事故发生之后，濒死的伤员复活过来造成了可怕的结果，[14, 56-57] 而且这种孤注一掷的措施基本上是不鼓励的。对根本无法救活伤员的伤势分类为"黑色"（伤员检伤分类中过度检伤分类的一种形式）将产生"假红色"，而无意义地接受宝贵的医疗资源（见表 43-1）。实际上，在策划对一场造成成千上万名伤员的地震的响应时，建议需要将幸存率低于 50% 的伤员归为"黑色标签"范围。[58] 如果这样，改进后的创伤评分是 5 分或者 5 分以下将是一个适当的标准。[8]

从历史意义上来讲，对伤势非常严重的伤员进行检伤分类可以说是一个问题。在俄克拉荷马市恐怖炸弹袭击事件发生之后，允许入院的 72 名伤员全部获救。[14] 在 167 名伤员中，只有 3 人是从案发现场运过来抵达紧急医疗室后死亡的。在案发现场是不是有可能存在没有得到所需治疗却本可以救治的伤员？当有可用资源时，很重要的事情是需要满足那些伤情严重需要特别护理的伤员的需要。Pepe 和 Kveran[2] 制定

表 43-1　针对不同规模的灾难事件造成的伤员范围（假设的）

幸存伤员	纯绿色约60%	纯红色约20%*	纯黄色约20%	总的红色，纯红色+50% 纯黄色的伤员检伤分类人数过多的情况+	预期中的约2%
1000	6	20	20	30	无
200	120	40	40	60	无
1000	600	200	200	30	20
200	1200	400	400	600	40

*根据伤势严重程度的典型分布[54]，仅供说明。

+根据伤势不是很严重的伤员过度检伤的典型比例，详情请参见正文。

了一份方案，其中，"有 40 位患者，其中 39 人是可以行走的伤员，1 人心脏骤停。"在这种情况下，针对濒临死亡的患者，可能适用标准的复活，至少利用除颤器进行快速查看。实际上，针对百年世纪奥林匹克运动会炸弹袭击事件[17]和以色列胜百诺炸弹袭击事件[54]，伤员范围和现有的医疗资源之间的平衡是足够的，以至于对每位伤员进行了心肺复苏术（CPR）和紧急医疗室胸廓切开术。

理想的方法是，对伤员检伤分类标准进行校准，并且校准时使用一种伤情严重得分，诸如 RTS，用它来平衡伤员范围内的可用资源的范围。可以用一种理想的方法进一步考虑不仅仅是死亡率还有其他问题，诸如功能性疗效或可以存活的年限等。然而，实际上，除了可以小心谨慎地对实时发生的灾难调整伤员检伤分类方法之外，这种方法几乎没有其他意义。大多数灾难经验建议在首次响应期间，伤员的情形存在很大的不确定性[10,54]；当需要对伤员进行解救时，通常情况下，伤势最严重的患者最后一个抵达。[3,14]"战争迷雾"使任何灾难中的首次响应变得更加复杂。同时，针对不同规模的灾难事件，明智的做法是指定不同的伤员检伤分类计划（例如，分别针对造成数十、数百、数千名幸存伤员的灾难事件制订不同的计划）。

假设每位负责对伤员进行检伤分类的官员在 20 分钟内对 10 位患者进行检伤分类，那么负责这项工作的官员人数是否足够？伤员检伤分类团队的其他人员是否足够（例如，垃圾搬运工、保健提供者），如果不是，这个伤员检伤分类团队是否过大？从总体上来讲，垃圾搬运工、伤员检伤分类官员和其他护理提供者并不总是同时进行完美的操作，因为针对各种活动，可能存在无规律的停顿。在操作过程中，响应者可能需要暂时改变角色（即：某个检伤分类官员可能在按压止血，需要保持片刻直到其他人可以接管为

止）。如果任何具体的活动变得真正限速（伤员检伤分类、担架运输等），必须重新安排人员平衡应急需要。而且，如果现场解救伤员是限速事件，那么可以自行将检伤分类移到现场进行，因此在他们进行解救时，检伤分类也完成了，这样做考虑到了医学上的严重程度又兼顾了解救的困难性。

这些资源的利用是否合理？包括现场医疗介入，疏散资源和以医院为基础的资源（例如急诊中心和手术室）。本文中伤员检伤分类指的是"响应资源"和"紧急护理"，而不是抽象的术语。具体内容涉及极为宽泛的创伤管理和特级护理的部分进行讨论。然而，为了理解和进行伤员检伤分类，必须理解成本（关于时间和物料方面）和紧急护理的收益。例如，任何应急者都应首先考虑对出血严重的患者或者患有开放性胸壁伤口的伤员进行优先救治，因为这样简单的措施可以挽回一条生命（假设该伤员没有其他危险的伤势，诸如大面积的头部伤害）。其他价值高的现场干预可包括夹板固定，如果允许特级护理的话，可以为代谢失调的患者提供空运支持。如果救援者的资源有剩余而且条件允许的话，则现场干预甚至可以包括某些复苏术（即利用除颤器进行快速检查），尽管尝试这种夸张的干预措施一直存在耗尽宝贵的响应者资源的情况。在人员疏散和医疗资源都受到限制的情况下，应将现场干预保持在最小限度。针对用救护车疏散的伤员，应考虑避免将其运到离案发现场最近的医院。而且，可以建议自己到达医院的患者，哪些医院的患者不是很多，因此，他们可以不用等很长时间就可以得到治疗。当从现场撤离受到限制时，通常情况下，命令患者撤离的优先顺序是谁最需要立刻得到救治谁先撤离。因此怀疑腹内出血的患者应当比按压就可止血的患者要先撤离，因为前者需要一间手术室，而后者可以在现场得到立即救治。头脑清晰但是血压低的患者，如果其腹部有穿透性创伤，则他应当

比头部有穿透性创伤且已经改变精神状态的患者要先撤离，因为前者如果得到迅速的手术治疗的话预后会比较好。在接收医院中也如此，应当对资源进行分类（手术室、输血、呼吸机）。在伤员检伤分类中，其中一个很重要但是经常被忽视的问题是重新分配患者护理工作量。接收医院可以重新评估，将恰当的患者运往具有可用设施且距离较远点的医院。有些人赞成将最近的医院变成一个伤员检伤分类中心并且重新分配这些伤员到其他设施。然而，联邦患者转院规章（EMTALA）的要求并不这样简单。

在最初的伤员检伤分类之后，谁会对伤员进行重新评估，并且重新评估的频率是多少？每次重新评估之后，是否与所有现役的救援者就伤员检伤分类计划进行沟通，包括受害者和参与救援的旁观者，这样做合适吗？一旦有可用的资源，某个患者的临床情况会有明显的进展。在首次伤员检伤分类之后，有必要对所有检伤分类的类别建立一个针对所有伤员进行重新评估的正式机制（很可能排除黑色）。这些临床上的重新评估也可以确定不同检伤分类组中的优先治疗次序，因为，例如红色的伤员将会有分类内的变化，就严重程度和他们需要的特定管理。在某些情况下，情况会变得更糟糕，原来指定为黄色的可能会成为红色（例如，由于肺部受到冲击而损伤）或者原来指定为红色的可能会变成黑色（例如，血容量减少性阻滞）。在其他情况下，新的资源可能允许更多侵袭性治疗，则原来指定为蓝色或甚至是黑色的可能会升级成红色（在"使用何种伤员检伤分类类别"一文中详细讨论）。甚至，如果较好的预后情况受到威胁，则许多可以行走的伤员也可能需要及时干预。为了有效地重新对伤员进行检伤分类，这需要关于伤员和可用资源的范围方面的知识不断更新；即，要有一种正式的机制来更新这种知识。

焦点：训练／计划具体问题

本文描述了灾难事故中如何对伤员检伤分类进行的选择，从一个培训角度说，底线是：较成熟的系统可以确保对伤员进行最佳检伤分类，但是，每个人必须全身心地投入培训及掌握相关系统，并使该系统在灾难后混乱的情景中具有价值。因此，某个系统，诸如START，其中每个分类都具有直接的四个等级和严格标准，该系统会比完全即兴的方法要好，即兴的方法依赖临床判断，但是没有在训练中掌握。五级系统可以提供比四级系统更好的伤员检伤分类方法[4]，但是这个系统学习和执行起来更复杂。伤员检伤分类标签可以提供更好的保持记录和患者护理情况，但是如果处理主要危机的照顾者如果不熟悉它们，则它们将会表现得更烦琐。最后，正式的创伤评分，诸如Champion的RTS，可能确保大多数较复杂的伤员验伤分类方法，但是如果响应者需要努力适当地算出修订后的创伤得分的话，就达不到这样的效果。

关于为某场灾难事件的伤员检伤分类作出响应而制订计划的一条建议是，选择最灵活的方法，使用这种方法，可以掌握培训资源。演练非常重要，因此"规范实践"的原则（参见本文的开始部分）才可以在实际灾难中应用。作者们建议，为了掌握适当的灾难应急技术，需要保持每周都演练（例如，"伤员检伤分类星期二"）。[3,42]许多伤员检伤系统依靠检测的生命体征，但是如前文所述，即使在常规临床情况下，生命体征经常测量不准，即使是在标准的临床条件下，对那些技巧再培训是非常有用的。正式的伤员检伤评分，诸如RTS，也可用于计划模拟演练中，因此可以计算出假设的伤员存活率，而且在练习的过程中，可以客观地评估伤员检伤归类的成绩。最终，可以使用简单的台式模拟作为全面演练的一种便宜且要求不高的补充。

■ 隐患

- 历史上，预料之外的灾难发生后，无效的伤员检伤分类已经成为规范。
- 有效应急已经使用特殊的方法调动院前和医疗资源，使伤员检伤分类较容易。
- 在发达国家，为数十名或数百名伤员的灾难做计划已经成为规范。
- 不要假设一个针对造成数十名或数百名伤员的检伤分类计划可以适用于所有规模和情况的灾难。
- 不要假设在大规模灾难事件发生之后大多数护理急症都是创伤性质的。只因为发生了一场灾难，人们不会停止罹患冠状动脉缺血、哮喘或流产。
- 领会针对任何伤员检伤分类计划的大量训练要求，因为它们不同于提供规范化健康服务的实践。

- 领会实用性和复杂性之间的权衡（四级与五级伤员检伤分类等级之间的对比，严格的"分层"伤员检伤分类标准和使用严重程度得分的灵活标准之间的对比，伤员检伤分类标签与地理性伤员检伤分类之间的对比等）。
- 训练中应当强调生命体征测量技术。
- 在事发地点选择适当的安全位置，并且计划如何维持秩序。
- 实时：重新评估、重新分配和将新情况反馈给救援者。

参 考 文 献

1. *Boston Metro*. 2004；3（221）：2.
2. Pepe PE, Kvetan V. Field management and critical care in mass disasters. *Crit Care Clin*. 1991；7（2）：401–20.
3. Vayer JS, Ten Eyck RP, Cowan ML. New concepts in triage. *Ann Emerg Med*. 1986；15（8）：927–30.
4. Kennedy K, Aghababian RV, Gans L, Lewis CP. Triage：techniques and applications in decision making. *Ann Emerg Med*. 1996；28（2）：136–44.
5. Eiseman B. Combat casualty management in Vietnam. *J Trauma*. 1967；7（1）：53–63.
6. West JG, Trunkey DD, and Lim RC. Systems of trauma care. A study of two counties. *Arch Surg*. 1979；114（4）：455–60.
7. Burkle FM Jr., Newland C, Orebaugh S, Blood CG. Emergency medicine in the Persian Gulf War—Part 2. Triage methodology and lessons learned. *Ann Emerg Med*. 1994；23（4）：748–54.
8. Champion HR, Sacco WJ, Copes WS, et al. A revision of the Trauma Score. *J Trauma*. 1989；29（5）：623–9.
9. Hodgetts TJ. *Triage：a position statement*. European Union Core Group on Disaster Medicine，2002，1–15.
10. Frykberg ER. Principles of mass casualty management following terrorist disasters. *Ann Surg*. 2004；239（3）：319–21.
11. Lee WH, Chiu TF, Ng CJ, Chen JC. Emergency medical preparedness and response to a Singapore airliner crash. *Acad Emerg Med*. 2002；9（3）：194–8.
12. Okumura T, Suzuki K, Fukuda A, et al. The Tokyo subway sarin attack：disaster management, Part 1：Community emergency response. *Acad Emerg Med*. 1998；5（6）：613–7.
13. Gewalli F, Fogdestam I. Triage and initial treatment of burns in the Gothenburg fire disaster 1998. On-call plastic surgeons' experiences and lessons learned. *Scand J Plast Reconstr Surg Hand Surg*. 2003；37（3）：134–9.
14. Hogan DE, Waeckerle JF, Dire DJ, Lillibridge SR. *Emergency department impact of the Oklahoma City terrorist bombing*. *Ann Emerg Med*. 1999；34（2）：160–7.
15. Auf der Heide E. *Disaster Response：Principles of Preparation and Coordination*. St. Louis：Mosby；1989.
16. Almogy G, Belzberg H, Mintz Y, et al. Suicide bombing attacks：update and modifications to the protocol. *Ann Surg*. 2004；239（3）：295–303.
17. Feliciano DV, Anderson GV Jr, Rozycki GS, et al. Management of casualties from the bombing at the Centennial Olympics. *Am J Surg* 1998；176（6）：538–43.
18. Thompson F. Hurricanes and hospital emergency-room visits–Mississippi, Rhode Island, Connecticut. *MMWR*. 1986；34（51&52）：765–770.
19. Pointer JE, Michaelis J, Saunders C, et al. The 1989 Loma Prieta earthquake：impact on hospital patient care. *Ann Emerg Med*.1992；21（10）：1228–33.
20. Super G. *START：a Triage Training Module*. Newport Beach, CA；Hoag Memorial Hospital Presbyterian；1984.
21. Meredith W, Rutledge R, Hansen AR, et al. Field triage of trauma patients based upon the ability to follow commands：a study in 29, 573 injured patients. *J Trauma*. 1995；38（1）：129–35.
22. Ornato J, Mlinek EJ Jr, Craren EJ, Nelson N. Ineffectiveness of the trauma score and the CRAMS scale for accurately triaging patients to trauma centers. *Ann Emerg Med*. 1985；14（11）：1061–4.
23. Hedges JR, Feero S, Moore B, et al. Comparison of prehospital trauma triage instruments in a semirural population. *J Emerg Med*. 1987；5（3）：197–208.
24. Emerman CL, Shade B, Kubincanek J. A comparison of EMT judgment and prehospital trauma triage instruments. *J Trauma*.1991；31（10）：1369–75.
25. Esposito TJ, Offner PJ, Jurkovich GJ, et al. Do prehospital trauma center triage criteria identify major trauma victims? *Arch Surg*. 1995；130（2）：171–6.
26. Simmons E, Hedges JR, Irwin L, et al. Paramedic injury severity perception can aid trauma triage. *Ann Emerg Med*. 1995；26（4）：461–8.
27. Teasdale G, Jennett B. Assessment of coma and impaired consciousness. A practical scale. *Lancet*. 1974；2（7872）：81–4.
28. Champion HR, Sacco WJ, Carnazzo AJ, et al. Trauma score. *Crit Care Med*. 1981；9（9）：672–6.
29. Gormican SP. CRAMS scale：field triage of trauma victims. *Ann Emerg Med*. 1982；11（3）：132–5.
30. Knudson P, Frecceri CA, DeLateur SA. Improving the field triage of major trauma victims. *J Trauma*. 1988；28（5）：602–6.
31. Baxt WG, Berry CC, Epperson MD, Scalzitti V. The failure of prehospital trauma prediction rules to classify trauma patients accurately. *Ann Emerg Med*. 1989；18（1）：1–8.
32. Baxt WG, Jones G, Fortlage D. The trauma triage rule：a new, resource-based approach to the prehospital identification of major trauma victims. *Ann Emerg Med*.

1990；19（12）：1401-6.

33. Bever DL, Veenker CH. An illness-injury severity index for nonphysician emergency medical personnel. *EMT J.* 1979；3（1）：45-9.

34. Kilberg L, Clemmer TP, Clawson J, et al. Effectiveness of implementing a trauma triage system on outcome : a prospective evaluation. *J Trauma.* 1988；28（10）：1493-8.

35. Tepas JJ 3rd, Mollitt DL, Talbert JL, Bryant M. The pediatric trauma score as a predictor of injury severity in the injured child. *J Pediatr Surg.* 1987；22（1）：14-8.

36. Tepas JJ 3rd, Ramenofsky ML, Mollitt DL, et al. The Pediatric Trauma Score as a predictor of injury severity : an objective assessment. *J Trauma.* 1988；28（4）：425-9.

37. Hodgetts TJ, et al. Paediatric triage tape. *Pre-hospital ImmediateCare.* 1998；2：155-59.

38. Kaufmann CR, Maier RV, Rivara FP, Carrico CJ. Evaluation of the Pediatric Trauma Score. *JAMA.* 1990；263（1）：69-72.

39. Eichelberger MR, Gotschall CS, Sacco WJ, et al. A comparison of the trauma score, the revised trauma score, and the pediatric trauma score. *Ann Emerg Med.* 1989；18（10）：1053-8.

40. Nayduch DA, Moylan J, Rutledge R, et al.Comparison of the ability of adult and pediatric trauma scores to predict pediatric outcome following major trauma. *J Trauma.* 1991；31（4）：452-7；discussion 457-8.

41. Hodgetts TJ, Brett A. Triage. In : Greaves I, Porter K, eds. *Pre-Hospital Medicine*, London : Arnold Publishers；1999.

42. Hogan DE, Burstein JL. Triage. In *Disaster Medicine.* Philadelphia : Williams & Wilkins, 2002, 10-15.

43. Pyrros DG. The current state of affairs regarding triage tags in the European Union. In *Disaster Medicine.* Republic of San Marino European Centre for Disaster Medicine；2001, 88. Available at : http : //europa.eu.int/comm/environment/civil/prote/pdfdocs/disaster_med_final_2002/d8.pdf.

44. Burkle FM Jr. *Disaster Medicine : Application for the Immediate Managment and Triage of Civilian and Military Disaster Victims.*New Hyde Park, NY : Medical Examination Publishing；1984

45. Jones DW, Appel LJ, Sheps SG, et al. Measuring blood pressure accurately : new and persistent challenges. JAMA. 2003；289（8）：1027-30.

46. Edmonds ZV, Mower WR, Lovato LM, Lomeli R. The reliability of vital sign measurements. Ann Emerg Med. 2002；39（3）：233-7.

47. The sixth report of the Joint National Committee on prevention, detection, evaluation, and treatment of high blood pressure. *Arch Intern Med.* 1997；157（21）：2413-46.

48. Triage. In Briggs SM, ed. *Advanced Disaster Medical Response Manual for Providers.*Boston : Harvard Medical International, 2003.

49. Guttenberg MG, Asaeda G, Cherson A, et al. Utilization of ambulance resources at the World Trade Center : Implications for disaster planning. *Ann Emerg Med.* 2002；40（4）.

50. Quarantelli EL, *Delivery of Emergency Medical Care in Disasters : Assumptions and Realities.* New York : Irvington Publishers；1983.

51. Okumura T, Suzuki K, Fukuda A, et al. The Tokyo subway sarin attack : disaster management, Part 2 : Hospital response. *Acad Emerg Med.* 1998；5（6）：618-624.

52. Einav S, Feigenberg Z, Weissman C, et al. Evacuation priorities in mass casualty terror-related events : implications for contingency planning. *Ann Surg.* 2004；239（3）：304-310.

53. Wesson DE, Scorpio R. Field triage—help or hindrance? *Can J Surg.* 1992；35（1）：19-21.

54. Peleg K, Aharonson-Daniel L, Stein M, et al. Gunshot and explosion injuries : characteristics, outcomes, and implications for care of terror-related injuries in Israel. *Ann Surg.* 2004；239（3）：311-318.

55. Frykberg ER, Tepas JJ 3rd. Terrorist bombings. Lessons learned from Belfast to Beirut. *Ann Surg.* 1988；208（5）：569-576.

56. Boehm TM, James JJ. The medical response to the LaBelle Disco bombing in Berlin, 1986. *Mil Med.* 1988；153（5）：235-238.

57. Brown MG, Marshall SG. The Enniskillen bomb : a disaster plan. *Brit Med J.* 1988；297（6656）：1113-1116.

58. Schulz LH, DiLorenzo RA, Koenig KL. Disaster medical direction : a medical earthquake response curriculum. Ann Emerg Med.1991；20：470-471.

44 灾难之中的患者跟踪系统

Charles Stewart

不断发生的大规模恐怖袭击事件已引起注意，迫切需要改善对造成大量人员伤亡事故的响应。[1] 这些造成大量人员伤亡的事故存在的风险呈上升趋势，原因是人口增长、工业化（使用高能量化学制品）和恐怖袭击事件的威胁 [2]。

在灾难应急过程中，始终存在一种挑战，即从事发现场到救护中心这个过程中的通信和信息管理。存在一种关键性的相互依赖关系：来自事发现场，关于事件发生情况、现场医疗需求、患者的人数和类型以及他们的伤势。按照伤员检伤分类方法分类的患者以及得到救治患者的准确消息会影响资源的需求和使用情况，例如救护车、急诊室、手术套房和专科医生以及特护病房等。类似地，关于可以使用的救护车和医疗资源信息将改变对现场受害者的管理和处理。

在灾难过后造成的首次响应之后，必须确定由于这场灾难造成的伤亡人数。患者的亲属需要知道他们所爱的人在哪里治疗，法律实施官员可能需要采访幸存者和嫌疑犯，公共卫生官员希望获得关于患者和处理情况的总结。为了有效地对失踪人口的询问进行响应，不应只从医院里搜集受害者信息，还应从避难所、监狱和停尸房搜集信息。大多数灾难疏散人员并不住在公共避难所，而是试图寻求家庭、朋友和邻居的庇护。因此，需要通过大众媒体与他们取得联系，而且需要通过热线电话或者网站鼓励他们去登记。应该在一个集中的地点收集受害者信息，并且通过远离受影响地区的热线电话或者网站公布这些信息（在每次发生的大型灾难中，关于失踪人口的询问数量可以加剧当地电话和移动电话线路占线，并且随时都可能导致它们关机）。与《健康保险流通与责任法案》（HIPAA）规章制度和患者机密性有关的医院可能不愿意向红十字会或地方当局提供患者信息。《健康保险流通与责任法案》（HIPAA）的规章制度确实允许报道关于患者姓名、位置和一般情况的信息，以便通知患者的有关亲属。（参见 www.hhs.gov.ocr/hipaa）

患者跟踪是一门艺术（和科学），它可以确定哪种情况哪个患者到达哪个目的地（以及目前他们身在何处）。这包括该患者的身份识别和该患者的目的地识别。理想的方案是使该跟踪信息包含该患者的医疗记录。

■ 历史展望

如果灾难发生在一个孤立区域，诸如最近发生的错综复杂的连环相撞意外事故，它是沿着美国怀俄明州 I-80 发生的，因此对患者进行跟踪相对较容易。大多数受伤人员（如果不是全部），将会被转移至一两个医疗中心。[3] 在这场灾难事故中主要的伤员跟踪问题是无法辨认那些被烧得面目全非的受害者。在大多数灾难中，伤员可能会有多个潜在目的地。

令确定患者最终去向复杂的是不需要 EMS 便可以自行转移至医疗中心的大量患者。例如，在对发生在 2001 年 9 月 11 日的世界贸易中心袭击事件的响应中，只有 6.8% 的伤员是用救护车转移的。[4] 此外，来自周围司法管辖区的应急响应设备经常自己分配到这场灾难中。[5-6] 相应地，他们可能没有注意到现有的地方受害者跟踪系统。此外，复杂的问题，包括通过空运将伤员转移至遥远的目的地，将伤势比较复杂的患者转移至更高级的医院，并且切换 EMS 运输目的地。

■ 临床前沿

目前使用的两种普通跟踪系统：纸标签、卡片和图表，条形码和无线局域网。第三种类型目前正在开发中。

纸标签、卡片和图表

尽管从伤员检伤分类中分离出来，跟踪过程仍然始于伤员检伤分类过程。因为伤员检伤分类官员和协助伤员检伤分类的官员对患者进行分类，在对其进行检伤分类过程中，这些伤员都会获得一个明显的指示器，上面标明他们获得治疗的优先顺序（伤员检伤分类标签）或者在一个地理区域情况类似的患者会被分成一个小组（地理性伤员检伤分类）。跟踪始于对进入医疗系统的这些患者的记录（而且只要时间和情况允许，尽可能多的说明资料）。

当将一个伤员检伤分类或医疗文件标签用于该患者时，该标签预先分配好的编号是该患者在该系统的第一个身份识别编号。在某些系统中，该标签可能是在该患者被送往医院之后接受医疗护理时唯一的身份识别文件。

伤员检伤分类官员可以迅速制定一份患者跟踪表，包括患者的身份识别编号、性别、表面年龄、伤员检伤分类情况、目的地和患者离开事发现场的时间。接收医院制定一份类似的列表，表明患者的身份识别编号、性别、表面年龄、伤员检伤分类情况、处理措施和处理的时间（见图44-1）。

若干商业性质的可用标签系统可以在市面上买到（见图44-2）。它们包括 METTAG 和 Multi-Tag。这些标签上面都有预先打印好的编码，该编码是特有的，以便可以在事故发生期间用来促进对患者的跟踪。每个标签包含关于患者信息的一节内容和一节带有可按虚线撕下的纸条，可以对患者的情况进行分类。

多重事故训练项目提倡使用这样的标签，诸如重大灾难事医疗管理和支持训练计划。[7-8] 在这些系统中，任何标签或者替代品，诸如在每位患者身上使用彩色铝板、彩色荧光棒或者检验员的彩色胶带（红色、绿色、黄色、黑色或者白色）用来作标记[9-10]。

同患者随行的其他医疗文件卡包括 NATO 军用"伤员卡"和国际红十字会伤员卡。[11] 以某种形式附在患者身上的文件卡很有可能属于该患者，并且用来对接收医院证明最近的医疗干预情况。

- 标签的应用需要时间。之前只有一次事故，其中针对这次事故进行的伤员检伤分类得益于使用标签，而且这只能限制在 22 名幸存伤员。[12] 实际上，在爱荷华州苏城的 DC-10 飞机失事事件中，在不使用伤员检伤分类标签的情况下，已经对许多伤员进行管理，而且节省了大量的时间。[13]（伤员检伤分类标签的替代品是地理性伤员检伤分类和评分系统。）

- 伤员检伤分类标签不能防风雨，而且可能很容易破损或损坏。[14] 水可能会使伤员检伤分类标签上面的数据变得字迹模糊。

- 伤员检伤分类标签不能为目的地提供预报。（其他地方也不能方便地使用所提供的信息。）

- 如果患者信息发生变化，诸如生命体征、情况或者目的地，则很难变更卡片/标签。可以按照虚线撕下的伤员检伤分类标签只允许患者的情况发生单向变化。

- 患者或家庭成员可以轻易地变更可按照虚线撕下的伤员检伤分类标签，以便可以更新伤员检伤分类的类别并且促进医疗护理或者疏散。

- 几乎没有空间来填写生命体征的变化情况和其他信息。在去医院的途中，EMS 提供者通常可以获得许多其他信息，诸如：并发症因素、糖尿病、心脏病、过敏症和目前的药物治疗。常用的标签没有为主治医师或者医护人员提供填写这些信息的空间。

- 即使伤员检伤分类标签应该作为病历的一部分，但是它们经常丢失。通常情况下，无法将其放在病历当中，而且医院的病历记录员也经常无法将其视为病历的一部分。

- 有许多可用的标签和卡的格式，不同团队可以在相同灾难事故中使用不同的标签和卡。这将针对不同患者生成患者身份识别编号，并且让利用不同绘图系统接收患者的医护人员迷惑不清。

医院	伤员检伤分类标签编号	医院识别号码	姓名	性别	年龄	状态	首字母缩写

图 44-1　患者跟踪形势案例

图 44-2　伤员检伤分类和跟踪标签案例

注：注意标签中按如下颜色编码：停尸房——黑色、需要立即救治的患者——红色、延迟的患者——黄色、伤势较轻的患者——绿色。（Courtesy of Disaster Medicine Systems, Inc., Pomona, CA.）

- 当某个目的地人员过多，而且救护车都分散到不同目的地时，纸质的伤员检伤分类标签没有考虑从新目的地返回到伤员检伤分类官员手中。
- 使跟踪系统更复杂的因素之一（例如伤员检伤分类标签）是在灾难中，趋向放弃文书工作，这样做有利于对患者进行治疗。[15]
- 在某些灾难中，在实际需要使用伤员检伤分类标签时，无标签可用。[16]

伤员检伤分类标签确实有重要的优点：

- 便宜且便于使用；
- 应用广泛，因此，许多院前服务提供者熟悉它们的用途和布局；
- 在发生事故之前，对灾难应急团队的财政支出要求较少。

条形码和无线局域网

联邦快递和 UPS 使用商业包裹跟踪系统的最新技术，允许客户在线查找发货状态和用条形码编码的包裹和信件位置。这项技术延伸至伤员检伤分类跟踪，为纸质系统的大多数缺陷提供了补救措施，它允许医院、EMS 调度员、伤员检伤分类官员和其他分配人员跟踪

从伤员检伤分类现场至最终目的地的伤员。利用掌上手机装置补充基本的伤员检伤分类数据的替代方案已经增加了其他医疗信息，并且将该信息链接到伤员检伤分类标签和病历中（见图 44-3）。

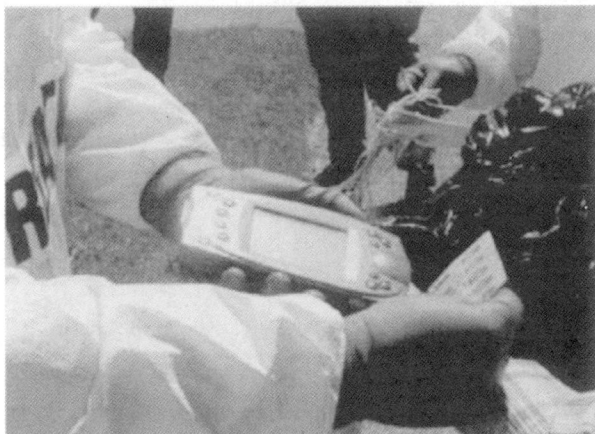

图 44-3　在圣路易斯郡的条码跟踪系统中使用的条码阅读器

注：经许可，根据 Hamilton J. 发明的针对重大灾难事故的患者跟踪系统重新制造。JEMS 2003；28（4）：52-56。

通过在任何位置扫描独特的患者手带（灾难现场、现场治疗中心），该系统可以跟踪并且提供患者最后的位置。[17-24] 在美国和欧洲，已经对这些系统展开了模拟灾难训练，并且取得良好成效。

可兼容的条码阅读器内容上载到网络上的无线局域网可进行实时跟踪、分配和版本更新至所有参与救治的医院和机构。这使任何参与机构的指挥系统成员获得最新的患者位置。

一个使用无线射频识别（RFID）的类似系统可以对伤员检伤分类标签或商标进行远程询问。[25-26] 在举行大型竞赛时，在竞赛过程中，利用类似技术对马拉松运动员进行跟踪，这种技术为每一位运动员提供准确的位置。

然而，利用无线局域网络的条形码标签具有很多缺点。

- 这项技术要求在灾难现场具有管理无线局域网络的基础设施。这要求所有参与机构和医院必须具备大笔硬件、软件经费。
- 无线局域网的总体安全性面临诸多问题。无线局域网内可以发生篡改信息和危害患者医疗信息的情况。
- 如果发生任何电磁干扰，则无法使用该系统，

而且任何 EMP 作用可以摧毁该系统，如果发生核武器爆炸的情况，这种现象尤为显著。

- 每个条形码系统代表一个有专利权的软件系统，该系统可能与其他类似系统不相容。这可能对相邻城市 / 县城 / 州政府和某些相互相应协议产生重要意义。
- 条形码系统要求提供者亲自试用扫描设备以便获得跟踪数据。可以使用键盘输入数据，但是这样太忙，而且要求某个计算机必须得有伺服电源。

使用条码阅读器和能够上网的电脑对所有当事人来说都具有很大优势，包括患者：

- 接收医院可以了解关于即将收治患者的信息。（分配员知道进一步运输计划中的最终目的地。）
- 其他参与医院和机构可以了解在别处接受救治的患者信息。
- 所输入的信息与伤员同行，若可能，可以与病历相互参照。在疏散过程中，参与救治的现场可以在任何一点输入过敏症、用药史和并发症因素。该信息可以伴随伤员通过所有等级的医疗救治，并且可以在患者最终的图表上简明地打印出来。
- 信息不受少量的纸张限制。该信息甚至可以包括患者的照片和个人财产识别标志。
- 因为利用阅读器扫描条形码，所以可以快速在选定的区域输入患者的原始信息和识别标志。

前景

患者跟踪系统的另一个阶段是无线通信网络，它可以用来捕获和显示实时的伤员数据，包括生命体征的连续监测。美国海军正在研究一种可以穿在身上的塑料标签的使用方法，该标签里面含有嵌入的集成线路片，该集成线路片可以储存个人医疗信息，一个巴掌大小的扫描仪可以以电子版的形式读写该线路片，而且一个中央服务器可以搜集数据库。[27] 这种智能线路片"狗牌"允许患者携带资料，而不是利用网络携带资料。利用小型自动患者监控设备，诸如移动医疗监护仪（M3）可以为链接到患者 RFID 上的生命体征提供自动信息传输功能。[28]

将全球定位数据添加到电子跟踪记录中，将帮助研究人员确定在灾难发生期间，某个具体的患者是在哪里发现的，这样可以帮助进行后续的事故重现。

■ 隐患

- 如果没有一种方法可以利用独一无二的识别编码来识别患者 / 伤员，则跟踪系统可能丢失所有信息，隐私和安全性可能变得很难。
- 测量员的磁带、荧光棒和铝制标签没有为伤员检伤分类官员提供一个可用来清点患者人数的现成系统，也没有考虑到对已经清点过的患者进行跟踪。还需要其他机制来提供这些信息。

针对大量伤员的跟踪标签或供应物资不足。这种情况发生在东京沙林毒气袭击事件和"9·11"世贸中心袭击事件的早期。

- 存在多个输入点，可以将伤员的信息输入该系统中。正如在东京沙林毒气袭击事件中所见，伤员在试图获得医疗护理之前，他们一般不会等待检伤分类官员和救护车。这个强健的跟踪系统必须能够考虑到这些患者当他们通过该系统时。
- 在相同的事故中，也可使用多种伤员检伤分类标签设计，这种情况导致各级提供者混淆。[29-30] 这种情况可以发生在不同机构带着自己的标签对灾难进行响应时。
- 人数清点系统或者标签编号是可以复制的。这种情况发生在不同机构带着非特有编号的标签对灾难进行响应时。这将完全混淆对跟踪患者付出的努力。
- 无法更新跟踪模式特别是在目的地变更之后，这种情况发生在将救护车从一处分配到另一处时。当这种情况发生时，如果多家医院 / 接收单位参与到灾难救援中，则很难寻找一个患者。
- 无法适当缩减或者备份某个电子系统的情况也可能发生。电子设施的电池寿命是有限的。当电源供应和电池用完时，电子系统将会不能运行。跟踪官员需要有现成可用的近期纸制的备用系统，并且应当每隔一段时间对当前制定好的患者护理工作量截图并且将其打印出来。当断电之后，在没有完全降级该跟踪系统的情况下，这些硬拷贝版本可以从容地假设患者护理工作量。
- 考虑到确保在将伤员运抵医院的过程中，记录受害者的目的地，在许多情况下，在运送之后，很有可能不得不用回顾性的方式收集这些信息。

- 本文中讨论的若干系统使用很容易造成信息堵塞,当使用无线射频进行电子交流,或者使用互联网进行交流时。因为需要在某次灾难中进行交流通常是在该灾难中受伤的伤员,因此明智的跟踪官员必须为这次意外事故制订计划,并且具备一个能够使用的较简单的备用系统。

参 考 文 献

1. Wackerle JF. Domestic preparedness for events involving weapons of mass destruction. *JAMA*. 2000;283:252–54.

2. Noji EK. Disaster epidemiology. *Emerg Med Clin North Am*. 1996;14:289–300.

3. Big highway accident occurs on I-80. *Casper Star-Tribune* August 20, 2004. Available at: www.casperstartribune. net/articles/2004/08/20/news/wyoming/66d90603688312ce 87256ef5006ea5b7.txt

4. Guttenberg MG, Asaeda G, Cherson A, et al. Utilization of ambulance resources at the world trade center: implications for disaster planning. *Ann Emerg Med*. 2002;40(4):s92.

5. Auf der Heide E. Principles of Hospital Disaster Planning. In: Hogan D, Burstein JI, eds. *Disaster Medicine*. Philadelphia: Lippincott Williams & Wilkins;2002, 57–89.

6. Auf Der Heide E. *Disaster Response: Principles of Preparation andCoordination*. St. Louis: CV Mosby;1989. (Full text available at no charge for noncommercial use at: http://orgmail2.coe-dmha.org/dr/index.htm.)

7. Hodgetts TJ, Mackaway-Jones K, eds. *Major Incident MedicalManagement and Support, the Practical Approach*. Plymouth, UK: BMJ Publishing Group;1995.

8. Dernocoeur K. Disasters: Tag, You're It! Available at: http:// www.merginet.com/operations/field/DisasterTriageTags. cfm.

9. Vayer JS, Ten Eyck RP, Cowan ML. New concepts in triage. *Ann Emerg Med*. 1986;15:927–30.

10. MacMahon AG. Sorting out triage in urban disasters. *South African Med J*. 1985;67:555–56.

11. Coupland RM, Parker PJ, Gray RC. Triage of war wounded. The experience of the International Committee of the Red Cross. *Injury*. 1992;8:507–510.

12. Beyersdorf SR, Nania JN, Luna GK. Community medical response to the Fairchild mass casualty event. *Am J Surg*. 1996;171:467–470.

13. Kerns DE, Anderson PB. EMS response to a major aircraft incident: Sioux City, Iowa. *Prehospital Disaster Med*. 1990;5:159–166.

14. Plishke KH, Wolf TL, Pretschner DP. Telemedical support of prehospital emergency care in mass casualty incidents. Eur J Med Res 1999;4:394–398.

15. McKinsey & Company. The McKinsey Report—Increasing FDNY's Preparedness. *McKinsey & Company* [Internet]. Available at: www.nyc.gov/htm/fdny/htmlmck_report/toc. html, p. 53.

16. Orr SM. The Hyatt Regency skywalk collapse: An EMS-based disaster response. *Ann Emerg Med*. 1983;12(10): 601–605.

17. Bouman JH, Schouwerwou RJ, VanderEijk KJ, et al. Computerization of patient tracking and tracing during mass casualty incidents. *EurJ Emerg Med*. 2000;7:211–216.

18. TracerPlus/Palm OS data collection used for disaster relief management in Michigan and Iowa. Available at: http:// www.prweb.com/releases/2003/12/prweb93918.htm.

19. Noordergraaf GJ, Bourman JH, van den Brink EJ, et al. Development of computer-assisted patient control for use in the hospital setting during mass casualty incidents. *Am J Emerg Med*. 1996;14:257–261.

20. Plishke KH, Wolf TL, Pretschner DP. Telemedical support of prehospital emergency care in mass casualty incidents. *Eur J Med Res*. 1999;4:394–398.

21. St. Louis region metropolitan medical response system. Available at: http://mmrs.fema.gov/PublicDocs/NDMS/ Showcase/St.Louis/slide01.aspx.

22. Raytheon News Release. Raytheon's Emergency Patient Tracking System component of mutual aid agreement signed by St. Louisarea hospitals. Available at: http:// www.raytheon.com/newsroom/briefs/031003.html.

23. Emergency Patient Tracking System found at Newsgram, City of St. Louis. Available at: http://stlouis.missouri.org/ citygov/newsgram/volume5/emergencysystem.htm.

24. Hamilton J. Automated MCI patient tracking. *JEMS* 2003; 28(4):52–56. Available at: www.JEMS.com

25. Berman J. Exclusive: center to test RFIDs to track patients, equipment. *Health IT World News*. June 29, 2004. Available at: http://www.health-itworld.com/ emag/060104/index.html.

26. Achieving better patient care through supply management technology. *Urgent Matters Newslett*. 2003;1:1. Available at: http://www.urgentmatters.org/enewsletter/ vol1_issue1/demonstrating_emerging_technology.asp.

27. Ryan D. FH-3 tests patient tracking system in Iraq. *Navy Newstand*. Available at: http://www.news.navy.mil/ search/display.asp?story_id=7590.

28. Deniston WM, Konoske PJ, Pugh WM. Mobile medical monitoring at forward areas of care (report). San Diego, CA: Naval Health Research Center Medical Information Systems and Operations Research Department, 1998.

29. Paschen HR, High speed train crash at Eschede. *Trauma Care*. 1999;9:68–89.

30. Staff of the accident and emergency departments of Derbyshire Royal Infirmary Leicester Royal Infirmary, and Queen's MedicalCentre, Nottingham. Coping with the early stages of the M1 disaster: At the scene and on arrival at hospital. *BMJ* 1989;298:651–654.

45 战术性的 EMS

Jeffery C. Metzger ，David E. Marcozzi

我们当前的应急医疗服务（EMS）系统的最早形式出现在 18 世纪末，它源自需要对在军事行动中受伤的患者进行运输和护理。在中间 200 年的时间里，这项早期的即兴创作发展成为沿袭至今的民用 EMS 系统。在最近几年中，随着法律实施聚焦隐秘的战术行动，越来越明显的是专业医疗服务为降低发病率和死亡率以及增加所行使使命的成功率所必需。战术性紧急医疗支持（TEMS）是指为了执法作战而提供医疗支持。在美国急诊医师委员会（NAEMSP）中曾被定义为 "为了确定和维护健康、安宁和安全的特种执法作战提供者所必需的服务范围"。[1-2] 特意选择术语 "应急医疗支持" 来代替 "应急医疗服务"，以便扩大其功能范围，使其不仅仅是在作战过程中对急性伤员提供简单的护理。TEMS 为成功完成使命和保护担任某种使命的所有人员的声明和安全做出突出贡献，包括战术小队的成员、嫌疑犯、人质和平民旁观者。

TEMS 包括所有等级的医疗提供者，包括经过基本医疗训练之后的执法官；经过基本医疗训练之后的急诊医士、护理人员或者内科医生；以及具有执法和医疗护理背景经过双重训练的专家。不管 TEMS 提供者的训练次数和经验掌握情况如何，该提供者的执法职责所包含的内容应当尽可能受到限制。这使医疗官员能够集中精力在医疗责任上，降低角色混淆的风险，并且降低他们受伤的风险。

尽管 TEMS 的确包括许多营救和治疗方法，而且设备也用于现代军用医学中，但是 TEMS 不是军用医学。可用资源、所造成的伤势类型、手术的地点和目标任务为 TEMS 提供者创造了一个与军用医学不同的环境，它要求利用一种独特的方法进行医疗护理。

■ 历史展望

由于最早的组织化福利形式，武装部队面临运输伤病战士的挑战。第一种方法非常简单，用一块布拴在两头，让其他士兵或者牲畜拉着，诸如骆驼和骡子。[3] 第一份相关记录是在 1487 年围攻马拉加期间的一辆救护车。当时，只用四轮马车从战地运输受伤的士兵，记录没有说明医疗救护方式。往往，在战争结束之前，不会运输受伤的士兵，这意味着要将受伤的士兵留在战场上等待若干小时甚至是若干天。18 世纪末，拿破仑·波拿巴（Napoleon Bonaparte）任命 Dominique-Jean Larrey 为法国军队开发一个医疗患者救护系统。意识到每次将受伤的士兵留在战场上若干天都会增加伤员的痛苦和死亡率之后，Larrey 开发了一个系统，训练医护人员进入战地提供早期的医疗救护。Larrey 最重要的发明之一是设计了便捷式救护车或者飞行的救护车，它是一种供医护人员使用的四轮马车。[3-4]

在美国内战期间，Jonathan Letterman 医生根据 Larrey 说明的原理进一步优化了战地救护车的概念。Letterman 设计了一辆特殊的用马拉的救护列车，用来将患者从战到拉到附近医院。也是在美国内战期间，克拉拉·巴顿（Clara Barton）意识到在战地和在运输过程中为受伤的士兵提供医疗救护增加了他们的存活率，而且她制定了一个方针政策，在他们躺的地方进行就地治疗。因迅速提供医疗救护而提高了战时存活率，1865 年，第一辆民用救护车在美国辛辛那提市发明出来，从此展开了我们所熟悉的公众 EMS 系统的新纪元。[3]

1966 年 8 月 1 日，在美国奥斯汀德克萨斯大学，发生了创造 TEMS 的关键时刻，当时一个名叫 Charles Whitman 的男子爬上了该校的钟塔开始射击，杀害 15 人，导致 31 人受伤。[4] 这次事故以及民间局势的普遍动荡提示执法机构成立专门小组处理高危险的局势。

随着这种小组数量的激增以及他们的角色变得更加明确，局势明显表明，与经过执法策略训练的医疗支持人员的密切合作可以加强执法任务。[4-5]

截止到 20 世纪 80 年代，许多专业的战术小组训练他们的官员像特定的医学工作者那样提供基本的救护，或者训练医学工作者进行特种战术和执法工作。1989~1990 年，两次连续全国性会议将来自 10 个州的 40 多个战术机构的经验和专业人员与 EMS 代表结合起来，并且将紧急医学与前沿战术医学的目标结合起来。[6-7] 这几次会议考虑到朝向定义目标所需要进行的合作努力，具体说明了针对战术行动提供医疗支持的最低指导方针。

1990 年，伤员护理研究中心开发了一个全国性数据库，用来对执法官员和平民的伤情进行分类，以便达到训练官员和医疗支持人员的目的。在同一年，美国国防部、美国内政部、美国公园警察、美国健康科学统一服务大学和伤员护理研究中心之间相互协作，最终开发出禁毒和恐怖行动医疗支持（CONTOMS）课程，以便第一次提供 TEMS 综合课程。针对 TEMS 的医疗支持和其他专业支持始于 1993 年，当时美国急诊医师学会加利福尼亚分会成立战术急诊医学的小组委员会以促进提供能够为整个加利福尼亚州的战术小组可以使用的急诊医师，并以整个国家都可以使用的急诊医师为最终目的。也是在这一年，美国国家特种部队人员协会发表了一封意见书，支持为战术行动提供专业的医疗支持的思想。[8]1999 年，美国急救医疗服务医师协会成立一个特别小组，调查 TEMS 周围发生的问题，2001 年，它发表另一封支持性的意见书。在近几年，美国急诊医师学会增加了一个战术急诊医学部门，以便进一步促进附属专业的发展，并且作为一种资源为对 TEMS 感兴趣的内科医师提供服务。此外，已经针对各级提供者建立了讨论板、网站和组织，现在它们都已付诸使用。

■ 临床前沿

许多用于战术单位的紧急医疗支持模型现均已付诸使用（表 45-1）。[9-10] 一个常用的版本是战术性 911 模型，其中 EMS 获得通知，已经计划进行一项手术，并被建议在事发现场或者附近拥有一个备用单位。[11] 其他模型包括从战术单位挑选一名官员作为卫生官员。一个人口迅速增加的模型是"经过战术训练的医生"，具有若干可用的变体。

战术性 911 模型消耗最少的资源，并且可以交付大量有经验的经过训练的医护人员。潜在的缺点包括较长的反应时间，医护人员的前景几乎与战术训练无很大关系，而且在威胁解除之前无法进入热区，捆绑

表 45-1　战术性医疗支持选择

战术性911	大多数是经济方面的 消耗最少的资源 不涉及操作的安全性	经验水平可变化 无法进入现场直到威胁解除为止
经过医疗训练的执法官	快速进行医疗救护 在热区进行医疗救护	让单位不再为大众提供服务 涉及分阶段位置 能够造成角色混淆 不太熟悉当地医疗资源
经过战术性训练的医务兵	熟悉行动策略 医务兵为自身的安全提供保障 无行动方面的安全问题 快速进行救护 在热区进行医疗护理 提供更有经验的医疗支持 熟悉行动策略 医疗威胁评估	消耗较多资源 很可能不是一名宣誓官（涉及武器逮捕） 行动方面的安全问题

其他单位的可能性仅用于公众当中。如果该单位是还未分级的，位置通常由指挥官来选择，而且很可能远离预期发生人身伤害的地方。这种情景通常意味着所选择的地点不考虑针对患者使用或者进入最佳疏散路线的大多数战略位置。直到事发现场安全为止，否则通常情况下不会召集单位进行医疗救护。

某些战术单位训练某位执法官提供医疗救护。该官员通常接受基本的求生训练，有时候会接受高级训练，诸如伞降医务人员或 EMT-T 训练。尽管可以提供更迅速的医疗救护，训练的水平和医疗经验通常不如其他模式那么复杂。该方法有可能造成角色混淆（即执法官员与医疗提供者）。履行执法义务的医护人员在履行职责期间受到直接伤害的风险会增加，很可能会对团队的其他人员造成危害性医疗救护。

经过战术性训练的医务兵是一位医疗服务提供者，诸如一名经过某些行动策略训练的内科医生或者内科急救专家／护理人员（伞降医务人员），并且他可以直接同单位一起训练。[5, 9, 11] 这允许医务兵作为战术小组不可或缺的成员进行行动，了解该单位的目标和策略。还有一件重要的事，就是弄清楚医务兵在医疗支持过程中主要担任什么角色，而且不包括执法职责。与这种方法相关的不利条件包括责任问题，以及对行动安全关注得越来越多，特别是当某个医务兵不是宣誓官时。在物质资源和人力资源方面，这个选择的成本较高。关于该系统的其他形式包括事发现场内科医师进行的医务指导和不同水平的热区直接医疗支持。此外，所提供的医疗支持可能是个人对机构（来自某个或者小组内科医师和内科急救专家）或机构对机构（与整个 EMS 系统、医院系统、军事基地等集合成一体）。

医疗提供者对某个战术小组的目标是使该小组保持最佳行动表现，并且提高使命成功的可能性。这包括检测官员的健康状况，为行动制订预先计划，检测安全措施，在训练和行使使命过程中及之后提供医疗护理。

为战术小组提供的医疗支持在行动开始之前已经很顺利地开始了。由军医管理的预防医学科包括确保所有成员的身体都能够履行他们的职责，检查最近所必须进行的疫苗接种情况，并且确保完成彻底的医疗审定和心理评估。[1] 根据提供者的水平，他们可以自己进行这些评估，也可以委托军医让他们的主治医师进行。职责也包括训练掌握基本急救技巧的官员。

训练活动占所有使命的 24%。[12] 幸运的是，这些活动的严重程度较行动过程中所承受的伤势要轻。在训练使命期间，医疗提供者负责护理这些伤势，并且防止受伤和疾病发生，包括中暑、体温过低和危险化学品危害。针对必需品的计划非常重要，诸如水合作用和营养物质，特别是在延长的训练期间的必需品。

对行动进行预先计划是一项具有决定性的职责，它在很大程度上影响官员的安全和使命的成功。这包括进行完整的医疗评估（MTA）和检查环境因素，诸如天气、地形、动植物群和潜在的武器和危险材料，诸如在制毒实验室中发现的那些东西。[13-15] 在这一点上，可以预见和预防可能危害到行动成功的疾病，例如，冻疮、中暑和脱水等。TEMS 提供者可根据各种因素选择设备，例如使命的有效期、环境情况和危险化学品的存在可能性。[16] 在预计划期间，另一件事也很重要，即计划疏散路线和汇合点，预期大多数适合的确定性护理场所并且计算作为备用救护车的最佳数量。[17] 当考虑必须进行空中疏散的情景时，要根据可用的飞机数量、预期着陆区域坐标和着陆区域附近的创伤中心作出决定。掌握基本急救技巧的教官也可能有用。许多机构为所有成员颁发一个基本的急救工具箱，该工具箱包括绷带和止血带，它们可以防止威胁生命的过度失血。必须训练官员在其自己身上和其他小队成员身上使用这些设备。必须对通信方法进行概述，特别是在无线电波可能无法使用的情况下。TEMS 提供者也必须作为战术指挥官的顾问，这意味着他必须提供建议，但是战术指挥官会根据某次行动的后勤医疗供应作出最终决定。

必须根据小队的规模、行动环境、使命目标和医护人员的训练情况等诸多因素，将该小队的医疗设备调整到能够适应其特殊需求的情况。而且也必须考虑到噪声和照明纪律等因素，因为亮灯或者噪声较大的设备可以危害一次隐蔽行动。必须在部署使命之前，考虑到管理空中航道或者在弱光或者无光的情况下铺设交互式视讯。便携性是设备选择中的另一个重要因素。例如，针对一次几乎没有希望补充物资的扩展行动，所要求的设备很可能不同于在农村地区处理良好防备的嫌疑犯所用的设备。在任何情况下，一个基本的工具箱需要包括用绷带包扎所需要的供应物资、手套、止血带、导气管供应物资（很可能包括用于外科手术的导气管附件）、夹板、智能视频工具、液体和药物。与 K9 部队合作的还需要为他们的狗准备一个专门的工具箱，包括特殊的导气管设备、绷带、喷嘴和手套。[18] 扩展行动将很可能根据环境情况需要许多供应物资，例如，食物、水、个人药物和掩体等。其他可能很重要的构成要素包括计划人员轮班并允许他们进行休息，及确定其他可能帮助该小队维持行动效率的外界资源的可用性。

在行动过程中，医疗护理分为三个阶段：受到攻击的护理、战术现场护理和战争伤员疏散护理。也可以将其分别认为是在热区、温热区和冷区进行的护理。传统的 EMS 教学开始于现场安全。TEMS 也包含现场安全，但是其重点稍微有点不同。TEMS 提供者学习如何在危险的环境中进行安全的行动。尽管 TEMS 提供者在行动时所处的环境并不总是安全的，但是可以采取某些预防措施将风险降低到最小限度。TEMS 中的一个主要原则是在转移到温热区之前，只在热区提供必要的护理，然后转移至冷区。热区需要的护理量利用远程评估通常是无法确定的。

在没有与患者直接身体接触的情况下对其进行评估，如使用双筒望远镜或者许多其他通信系统。这使得医疗小组可以确定接近患者的最佳方法，并且在进入热区之前采取干预和疏散计划。疏散的最佳方法是自行疏散。当自行疏散不可能时，该医疗小组必须接近患者并且进行快速疏散（图 45-1）。

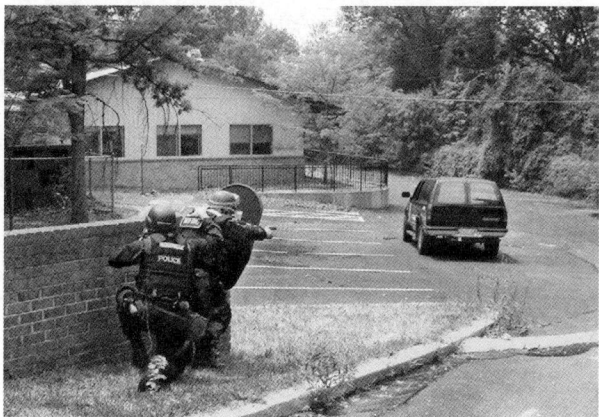

图 45-1　战术小组正在朝一辆车挺近。在行动策略中，经过训练的医务兵可以在敌方环境中提供医疗支持

在转移患者之前对其所提供的护理量需要根据该患者伤势的严重程度、威胁程度和转移风险（图 45-2）确定。转移风险包括三个组成部分。首先是转移的期限。如果转移时间仅为几秒，那么，大多数治疗可以延迟到患者已经被转移到较安全区域之后进行。其次是运输路线。如果疏散路线穿过热区，则待在一个地方不动比较安全，然后提供护理。转移风险

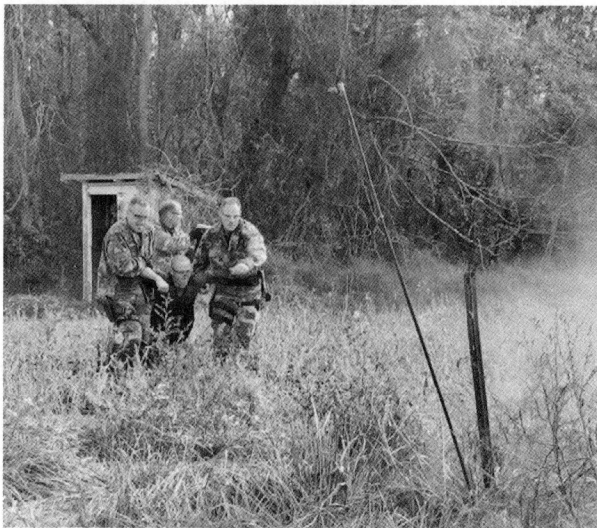

图 45-2　模拟的受伤官员营救过程。战术成员在训练期间，营救一名受伤的官员

的第三个要素是在转移过程中能够实施护理。如果转移时间越长，这将不只是一方面的问题。如果在转移期间无法进行护理，那就在将该患者转移到一个稳定的环境之前，进行更多的护理。在一般情况下，只能在热区进行最关键的干预。一旦进入温热区，可能需要迅速进行一次原始调查，以便鉴别任何立即对生命造成威胁的伤势。[19] 这项调查可能包括颈椎预防措施、出血控制、导气管管理、心肺复苏术、液体复苏和可能的紧急药物管理，例如镇痛药。而且可以根据威胁的程度考虑使用夹板固定骨折位置并且修整伤口。然后集中精力将患者转移到冷区，并最终将其转移至一个适当的能够进行决定性护理的场所。通常情况下，热区、温热区和冷区之间没有一个严格的界限。在动态环境中，如在战术行动中，必须对医疗处理和疏散之间的风险受益比例进行连续反复地评估。[20]

针对小组提供的护理也可能包括针对受伤官员的护理。[18] 如用绷带包扎的治疗措施可帮助延长一条狗的生命，直到它在兽医院接受确定性治疗为止。其他治疗措施，如插管法、胸廓造口术管和 CPR 也是有用的，但是它可能会花费宝贵的资源。因受伤造成狗的心脏骤停和呼吸骤停，即使获得大量的现场救护之后，其生还的希望还是很渺茫。

对嫌疑人进行医疗救护时必须要小心。必须对其进行搜身，而且一旦发现他们身上有任何武器，必须安全缴械并且有人保卫安全。另一件关键的事情是，要随时记住可能有意外事件发生，如诱杀装置或其他嫌疑人可能隐藏在附近。报道中最常见的嫌疑人伤势

类型是枪伤，之后还有挫伤和擦伤。嫌疑人身上的伤势类型还包括致命力较小的武器造成的钝伤，如由豆袋和橡胶靶丸、眩晕手榴弹及化学弹药造成的。根据报道，眩晕手榴弹可以向嫌疑人身上放火，并且可以造成重伤甚至死亡。在行动过程中，撕裂伤、扭伤和拉伤都是常见的伤。[12]

现在有必要对平民旁观者或人质进行处理。平民旁观者的伤势类型类似于嫌疑人的伤势类型，其中弹道伤是最常见的伤势。[12]可以看到因精神紧张造成的晕厥，但是必须考虑到低血糖症或其他之前已经存在的身体状况等原因。对人质进行护理是有必要的，包括因钝伤和渗透伤造成的任何病情至心理创伤或因营救小组造成的伤。例如，2002年10月在俄罗斯的一次袭击案中，警察使用镇静气体征服俘虏，但是却在不经意间杀害了100多个人质，并且使数百人入院治疗。

在战术行动期间，保留法庭呈堂证供是非常重要的。[21]在随后的法律诉讼中，证据可能起到关键作用，而且必须适当地处理这些证据以免改变其中的关键信息或者无法让法庭承认。TEMS提供者必须知道什么样的东西可以用来当作证据，如何同时履行其职责，并且在不影响证据的情况下如何确保其安全。某些例子包括：当切断衣服时，如何避开弹孔，以及如何处理武器以免干扰上面的指纹。

负隅顽抗的嫌疑人和受伤的人质对TEMS提供者造成独特的挑战。[22]"医学纵穿路障"包括与负隅顽抗的嫌疑人或人质进行沟通，以确定受了哪些伤、伤势的严重程度以及可以采取什么样的处理方法。这部分内容将在后文中详细讨论。

在结束某次行动之后，TEMS提供者可能需要清洗嫌疑人并将其关在监狱中。[23]假设在事发现场进行一次筛选检查和治疗可以防止嫌疑人要求将其运输至一个急诊室，并且避免可能造成的相关危险。

■ 隐患

在恶劣环境中围绕着医疗支持的规定有许多问题。其中一个问题就是医疗服务提供者的法律实施状态。在手术中，TEMS提供者可能需要自我保护，有时需要武装保护措施。在战术情况下，很多法律和法定意义上暗示可以携带和使用枪支。[24]一个可能需要承担民事责任的提供者，应在手术期间收缴犯罪嫌疑

人或者旁观者的武器，抑或是打伤或者杀死该犯罪嫌疑人或者旁观者。此外，提供者可能不具备与宣誓过的执法人员相同的保护资源。这个问题可能通过使TEMS提供者或者预备役军官或者县副治安官来解决，更常见的方法是，他们可以不配备武器装备，但是需要在护卫队的保护下提供服务。

一个类似的问题涉及逮捕权书，以及提供者是否可以拘留嫌疑犯。必须在进行手术之前，以小队为基础，对这些问题进行声明。医疗责任可能是另一个围绕TEMS的问题。[24]虽然全职市政医护人员受到他们保险代理商所提供的保险单保护，如果他们遵守已经达成的协议，这必须通过书面确认，并且他们还必须按照他们部门的协议行事。所有这些都应在医生的医疗指导下进行。这些参加手术的医师，应该用责任保险来保护他们自己，他们医院的保险中可能包括该责任保险。在这种环境中，应以书面方式在提供任何医疗护理之前用文件详细说明保险状态和保险范围。

参 考 文 献

1. Heck JJ, Pierluisi G. Law enforcement special operations medicalsupport. *Prehospital Emerg Care*. 2001；5（4）：403-6.
2. Heck JJ, Kepp JJ, Walos G, Vayer J. *CONTOMS Emergency Medical Technician—Tactical Provider Program Student Manual*.Bethesda；Casualty Care Research Center.
3. Blackwell T. Principles of Emergency Medical Services Systems. In Rosen P, Barkin R, eds.*Emergency Medicine Concepts and Clinical Practice*. St. Louis：Mosby；2002, 2616-2625.
4. Heiskell LE, Carmona RH. Tactical emergency medical services：an emerging subspecialty of emergency medicine. *Ann Emerg Med*. 1994；23：778-85.
5. McArdle DQ, Rasumoff D, Kolman J. Integration of emergency medical services and special weapons and tactics（SWAT）teams：the emergence of the tactically trained medic.*Prehosp Disast Med*.1992；7：285-8.
6. Rasumoff D. EMS at tactical law enforcement operations seminar a success. *Tactical Edge*. Fall 1989；25-9.
7. Carmona R, Brennan K. Tactical emergency medical support conference a successful joint effort. *Tactical Edge*. Summer 1990；7-11.
8. National Tactical Officers Association. Position statement on the inclusion of physicians in tactical law enforcement operations in the USA. *Tactical Edge*. Spring 1994；86.
9. Lavery RF, Addis MD, Doran JV, et al. Taking care of the "good guys：" a trauma center-based model of medical support for tactical law enforcement. *J Trauma*. 2000；48：125-9.

10. Sharma N. Vancouver police deploy SWAT-Tactical EMS. *Tactical Edge*. Spring 2000；35-38.

11. Jones JS，Reese K，Greg K，et al. Into the fray：integration of emergency medical services and special weapons and tactics（SWAT）teams. *Prehosp Disast Med*. 1996；11：202-6.

12. Casualty Care Research Center. Injury Data Collection Project. Available at：http：//www.casualtycareresearchcenter.org/data_injury_page.htm.

13. Carmona R. Inside the perimeter：TEMS and emerging WMD threats. *Tactical Edge*. Fall 2000；70-2.

14. Heck JJ，Byers D. Chemical and biological agents：implications for TEMS. *Tactical Edge*. Winter 2000；52-5.

15. Heiskell LE，Tang D. Medical aspects of clandestine drug labs. *Tactical Edge*. Summer 1994；51-4.

16. Rasumoff D，Carmona R. Inside the perimeter：understanding the risks and benefits in selection of mission-specific personnel protective equipment. *Tactical Edge*. Winter 1993；68-70.

17. McCarthy PM. MEDEVAC operations：a tactical consideration. *Tactical Edge*. Winter 2001；20-2.

18. McDevitt I. *Tactical Medicine：An Introduction to Law Enforcement Emergency Care*. Boulder，CO：Paladin Press；2001.

19. McCarthy PM. Rapid medical assessment. *Tactical Edge*. Winter 2000；52-5.

20. Rinnert KJ，Hall WL. Tactical Emergency Medical Support. *Emerg Med Clin North Am*. 2002；20（4）：929-52.

21. Rasumoff D，Carmona R. Inside the perimeter：forensic aspects of tactical emergency medical support. *Tactical Edge*. Summer 1992；54-5.

22. Greenstone JL. The role of tactical emergency medical support in hostage and crisis negotiations. *Tactical Edge*. Winter 2002；33-5.

23. De Lorenzo RA，Porter RS. *Tactical Emergency Care：Military and Operational Out-of-Hospital Medicine*. Upper Saddle River，NJ：Prentice-Hall；1999.

24. Greenberg MJ，Wipfler EJ. Administrative considerations for tactical emergency medicine support. *Tactical Edge*. Fall 2000；64-8.

46 灾区传染病

Richard A. Tempel，David E. Marcozzi

近期文献和媒体提出了传染病用作大规模杀伤性武器的可能性。虽然生物恐怖主义值得讨论，例如2001年10月的炭疽热事件，但是有文献记载此类事件是非常少的。本文集中论述灾后传染病。缺乏洁净饮用水、适当垃圾处理措施和不能迅速接受医疗护理都是造成灾后高发病率和死亡率的因素。这些情形更容易在第三世界国家中出现，国际红十字会和无国界医生项目会派遣医生到这些贫困地区。

在自然或人为灾害环境中识别、控制、治疗流行病已经挑战了众多医生的知识和聪明才智，这一情形仍将延续。本文的目的在于提供辅助医生诊断和治疗灾区传染病的框架知识，说明获取更多资源的方法。

自然和人为灾难的例子包括战争、过度拥挤的难民营、工业事故、生物恐怖主义。随着日渐增长的全球化和数以百万计的国际旅客和货物，我们也必须认识到离家千里之外的灾难受害者可能出现在急救部门。

世界卫生组织给出了灾难的定义：一种突发的、规模大到需要借助外来援助的生态现象。[1]没有给出关于损害程度或死亡人数的细节。这是因为一些国家制订了灾难管理计划，能够控制某种疫情，而这种疫情在世界其他地方则有蔓延的可能性。医疗体系应对这种情况的能力可以通过其脆弱性进行衡量，脆弱性反映了遭受风险、打击和压力的水平。[2]由于贫困、性别、年龄、种族、共存疾病，例如艾滋病或者宗教信仰等原因，医疗体系会变得更加脆弱。战争、贫困以及对感染者护理工作的直接破坏行动等情形的影响，也会使得医疗体系的功能得不到发挥。可以将应对这些因素的能力称为恢复力，或者从逆境中恢复的能力。[3]通过合理地计划和精心设计的外部援助，可以增加恢复力，削减脆弱性。

近期有评估说明，65%的传染病疫情发生在被外界认为是动荡的国家。[4]世界卫生组织建立的论坛上提到，全球在医疗研究中的花费只有10%被应用于占全球疾病总量医疗条件的90%（被称为"10比90缺口"），到2020年，战争和灾难造成全球疾病总量的比例将从1/12上升到1/8。[5]这些数字是触目惊心的，特别是考虑到这些数字基于预期发病率和死亡率，而不是灾害长期的、间接的影响。因医疗体系崩溃而得不到高质量的食物和卫生条件以及经济倒退，无疑会大大增加传染病和营养不良造成的死亡总人数。

■ 历史展望

战争和自然灾害造成大范围的传染病和死亡从而直接影响人类文明方向的例子，在历史文献上是比比皆是的。虽然这种大灾难可以说一直是世界工业化前人们生活的一部分，今天卫生条件和现代医学的应用提供了防止这种疫情蔓延的手段。然而第三世界国家在面临主要灾害之前或之后，由于缺乏相应准备以及无力提供必需的资源，每年仍有成百上千的人死亡。

公元前31年，马克·安东尼准备入侵意大利，将军队驻扎在临近沼泽的希腊城市阿克提姆山上，军队人数估计有3万人。他的对手屋大维迅速包围了这座城市，封锁了陆地和海洋，阻止军需补给马车进城，甚至分流了这座城市的唯一淡水来源河流。这些策略迫使阿克提姆的士兵和百姓到蚊虫肆虐的沼泽中寻找食物。30天之内，由于疾病和营养不良，安东尼丧失了军队人数的1/3，屋大维旋即成为奥古斯都皇帝。直到内战结束，指挥官们由于疾病而丧失的士兵比战斗减员还要多。第一支成功实施所有以下技术的军队是 1904~1905 年日俄战争中的日本军队，包括细菌学、传病媒介控制、免疫接种、现代外科学、梯阵护理。它是第一支军事行动减员比疾病减员更多的军队。

公元 6 世纪，印度医生萨斯芮塔怀疑疟疾疫情与季节性蚊虫感染有关。[6]至少从 17 世纪以来，人们一直使用秘鲁奎那奎那树皮来治疗和预防疟疾。然而直到 1897 年，罗纳德·罗斯爵士使用显微镜，才推断出疟蚊是传播疟原虫寄生虫到人体宿主的带菌者。伴随着控制蚊类种群的新方法，这一发现帮助英国在整个热带地区扩张。

通过识别黄热病传播途径，从而使得绝大多数发达国家采取了控制措施。1793 年费城黄热病暴发以后，有几位医生将其归因于一艘货船倾倒的腐烂咖啡。[7]一家法国公司于 1880 年开始开凿巴拿马运河，86800 名工人中有 52816 人感染了黄热病，这些人中有 5627 人随后死掉，之后工程失败。1900 年，马里兰州细菌学家詹姆斯·卡罗尔和杰西·拉齐尔设法证明了伊蚊是黄热病的带菌者，他们与罗斯不同的是没有使用显微镜，而是将病菌接种到自己身上（拉齐尔随后死于这种传染病）。在沃尔特·李德少校和威廉·高格思将军的带领下，这一发现导致了运河周边地区蚊类种群（和森林）的彻底灭绝。巴拿马运河在 1914 年通航，运河周边地区的死亡率是美国同期死亡率的一半。[6]

在安哥拉，历时二十七年的内战经常用到"焦土政策"策略，战争结束于 2002 年 4 月 4 日。针对 2001 年 6 月至 2002 年 8 月丧失家园的部分家庭，政府开展了大规模调查来评估其死亡率。[8]在停火之前粗死亡率评估值达到其他发展中国家的 10 倍，是战后失去家园人群的 4 倍，部分得益于联合国为数不多的资金援助。停火之前和之后，疟疾和其他发热疾病仍旧是导致研究人群死亡的第二位的主要原因。而且这期间文献记载的婴儿死亡率为 23%。此类的例子证明灾难带给人类的巨大破坏作用，也证明国际援助的重要性。

通常在灾后很短时间内儿童成为最容易受到侵害的对象。在发展中地区，儿童通常完全依赖于他们的看护者来获得食物和安全。针对 1998 年孟加拉国世纪最大洪灾的调查，即使那些在危机时期得到良好照料的儿童也可能沦为灾后营养不良和传染病的牺牲品。[9]他们的这种脆弱性要求在灾难中和灾后进行一系列的评估，目的是保证那些最初得到良好照料的儿童仍旧可以获得必需的照料。

日本派驻莫桑比克的赈灾医疗小组最近的一项流行病研究发现，2000 年的洪水灾害结束后疟疾的发病率立即提升至原来的 4 ~ 5 倍。[10]通过对水分析发现了饮用水水质的即时恶化，再加上人口密度的增大和食物短缺，无疑是造成接受医疗护理患者当中的 85% 的传染病发病率的原因。值得注意的是，先前与这一地区的类似灾难紧密相关的霍乱或痢疾传染病没有出现。1999 年 8 月，土耳其的科喀艾里省发生了毁灭性的地震。[11]一个传染病监察体系在 33 天期间内收集了 1468 个培养样本。该分析揭露腹泻病原体呈多病灶和多克隆增加，特别是志贺氏杆菌血清型。虽然为何只有这种感染原表现出此类扩张的原因人们不得而知，但是它表明了灾后监控体系更好地识别传染病并且施以合理治疗的必要性。

1992 年，尼加拉瓜城市利昂附近的塞罗内格罗火山喷发，使用其全国流行病监察体系提供的常规数据针对其 30 万居民的健康影响进行了分析。[12]与喷发前的数据相比，通过医疗走访发现呼吸性和急性腹泻疾病增加到 6 倍。这些走访的对象绝大部分是 5 岁以下的儿童。这些结果说明喷发前和喷发后评定空气和水质量并提供数据更好地应对危险人群的必要性。这种数据和反应的发展离不开尼加拉瓜全国流行病监察体系的努力。

1998 年 10 月 26 日飓风米奇成为历史上大西洋第四强的飓风，在中美洲肆虐成灾，到 11 月 2 日造成了超过 1 万人死亡。国际和当地医疗小组参与急救，在三个月赈灾行动中检查来自维拉纽瓦、尼加拉瓜地区的资料。[13]对灾后 30 天的急性腹泻、呼吸道感染以及疟疾发病率进行了评估并且将结果与非灾情情况下的数据对比。急性腹泻的发病率增长了 1 倍，急性呼吸道感染比先前增加了 4 倍。然而结果显示疟疾的发病率没有显著变化。

虽然在灾区面临的阻力很大，疟疾等疾病的发病率可能变得更高，但是在更脆弱人群中新疾病的发病也应引起关注。1997 年一个严重的旷日持久的干旱袭击了印度尼西亚的澳大拉西亚地区。在这段时间内，在高原中心地区超过 550 人死于"干旱相关"疾病。[14]在伊里安查亚居住着沿海低地和流动性高原人群。众所周知，高原人群对恶性疟原虫的天然获得免疫水平低。通过进一步研究，显微镜观察结果说明疟疾是造成死亡的主要原因。回顾性调查揭示了死水增加和食物短缺加剧造成大量的人口流动，因而使高原人群处于罹患疟疾的风险之中。1997 年 10 月，河床的快速蒸发和大量抗疟疾药品的分配使得死亡率大幅下降。诸如此类的例子说明灾难相关的人群流动的风险和获得持续医疗资源的必要性。

■ 临床前沿

自从 1900 年拉齐尔医生将黄热病接种到自身而死亡以来，识别、治疗、防止传染病走过了一个漫长的道路。125 年以前，罗伯特·科赫识别了炭疽杆菌，之后刘易斯·巴斯德很快开发了炭疽疫苗。[6] 但是因为有人通过邮件散播炭疽病孢子，2001 年 10 月美国邮局陷入危机。虽然最终只有 22 例确诊病例（11 例吸入感染，11 例皮肤接触感染）和 5 例死亡，但这个事件在整个美国的人群中产生了巨大的冲击波。这个事件发生在拥有先进医疗体系的工业化国家，揭示了我们面临此类事件的自身脆弱性，引发了灾区和非灾区的传染病防治的革命。

疾病控制与预防中心（CDC）担当美国疾病监察的主导机构，在全球范围内已经采取了几种措施来对抗传染病。[15] 美国疾病控制与预防中心代表了应对生物恐怖主义和疫情的联邦主导机构。全球化导致国外疾病到达美国本土，例如 1999 年的得克萨斯州登革热暴发，在得州有 56 人感染这种疾病。美国疾病控制与预防中心确信，帮助国外控制和预防传染病远远比只努力防止疾病进入本土的效果要好得多。检查所有进入美国的人和商品是不现实的，很可能会漏过那些不显示症状的人。

一旦一个地区识别了某种疾病而需要帮助，疾病控制与预防中心的几个部门就会通力合作快速到达疾病暴发区。美国建立了健康警报网络，提供网络或其他形式的通信，地方机构借此可以便捷地获得来自疾病控制与预防中心的建议和帮助。派出快速反应小组调查、确认传染病现状，帮助控制疾病暴发。[16] 试验室反应网络提供试验室测试、识别原因并确认有效治疗方案。2001 年国家疾病监测信息体系（NEDSS）成立，其职能是输入、更新、电子传输人口疾病资料。[17] 这将快速报告疾病动向、控制暴发并且监控生物恐怖主义者的袭击。

虽然不能确定下一个传染病暴发或生物恐怖主义袭击的地点，但准备就绪的赈灾计划能够便捷地提供大量的医疗物资。国家战略储备（SNS）项目向全国提供这种资源。[18] 它是抗生素、解毒剂、抗毒素血清、生命支持药物以及其他医疗或手术物资的仓库，在暴发传染病事件时向国家和地方卫生机构补充和提供。一旦受灾的州向疾病控制与预防中心求援，国家战略储备就进行调度。最初的调度包括"推销程序包"，即药物、解毒剂以及医疗物资的缓存，设计目的是应对给各种各样的病原体，在 12 小时之内发运到美国大陆的任何地方。虽然不是紧急反应手段，但是国家药品储备（NPS）将帮助增加各州或地方机构的物资。如果需要更多的资源，在 24 ~ 36 小时以内可以提供后续的供应商管理库存物资，物资可以根据各州的特殊需求提供。

疾病控制与预防中心也会接受来自美国之外的邀请进行工作。在南苏丹内战和饥荒中，出血热感染了 2 万人，造成 2000 人死亡。[15] 疾病控制与预防中心帮助世界卫生组织（WHO）识别致病螺旋菌，实施疾病控制措施。2000 年，疾病控制与预防中心参加了一项世界卫生组织领导的兔热病暴发调查，调查对象是 500 ~ 1000 名返回科索沃农村的人，他们的家园和农场已经都被破坏了。[15] 显而易见，由于食物和农作物库存没有保护好，这种啮齿动物数量呈爆炸性增长，而返回家乡的难民摄取了这些被污染的食物或水。人们采取了简易的卫生措施就抑制了这个疫情。

最近疾病控制与预防中心制定了几个全球性卫生措施，包括如下几条：

● 降低疟疾发病和死亡：设计目的是降低疟疾的死亡率，途径是提供快速有效的治疗，以及针对怀孕妇女的保护性间歇疗法、障碍预防手段、疫情暴发快速反应、用于预防和治疗的新产品。

● 遏止结核病：包括几个具体目标，包括实施直接监督疗法短训班策略。

● 国际合作对抗非洲艾滋病：一个联合国联合致力于艾滋病的项目，与辅助的对抗疫情领导和投资的倡议结合在一起，向艾滋病受灾最严重的国家提供支持。

● 全球疫苗和免疫联盟：致力于强化国外儿童免疫项目的计划。

在疾病控制与预防中心之外，世界卫生组织向世界任何地方提供即时护理，只要这些地方的灾害和传染病超过国家自身资源的承受范围。作为联合国的一个运营组织，世界卫生组织享有指导和协调方面的权威从事所有国际卫生活动。[19] 2003 年 12 月 26 日，一次毁灭性的地震摧毁了伊朗的城市巴安，死亡人数达 3 万人。由于绝大多数医院和卫生中心被摧毁，大约所有楼房的 80% 被损毁，所以当地和临近的卫生设施难以满足巴安地区 10 万名居民的需求。世界卫生组织于 12 月 27 日快速地完成了卫生评估，立即介入提供食物、服装、卫生和医疗物资。[20] 他们的监察体系也记录下了这个地区所有的传染病以及接下来的发病率和死亡率。公众可以从世界卫生组织网站上获悉每周的评估结果，借此人们可以识别潜在疾病暴发的可能性，并且更有效地进行资源配置，防止更多的不幸降临到巴安群众身上。地震结束三周后，没有新的疾病暴发，腹泻以及其他传染病的发病率维持在灾前水平。

1859 年意大利统一战争期间，亨利·杜南目睹了意大利小城萨佛尼诺 9000 名受伤士兵的苦难。这一经历引导他奠定了红十字会和日内瓦公约的基础。1863 年红十字国际委员会（ICRC）成立。资金来源由私人和公共资金组成，红十字国际委员会的使命是"为战争和武装暴力受害者的生命和尊严提供保护，并提供援助"[21]。在 178 个国家中存在国家红十字会，它们向地方提供护理，并且应红十字国际委员会的要求提供国际救援。红十字国际委员会的关注点通常与世界卫生组织重叠，可以向暴力冲突地区提供额外的支持。

1971 年无国界医生组织（MSF）成立，提供国际紧急医疗护理。[22] 志愿者被派遣到世界上最偏远和动荡的地区，向人为和自然灾害的受害者提供紧急医疗护理。他们能够在全世界范围内快速有效地提供医疗或手术护理、营养、卫生和地方卫生培训，通常与联合国和世界卫生组织协同工作。因为其在紧急医疗护理方面的成就，无国界医生组织获得了诺贝尔和平奖。

作为灾区的紧急反应者，当地和地区性机构仍然是必要的、基本的。事实说明，合理的计划和实践在灾难性事件以后能减少混乱和死亡人数。疾病控制与预防中心建立的国家疾病监测信息体系和尼加拉瓜当地监测体系都提供基本的人口统计信息，定位疾病暴发方位，为即时护理迅速调动资源。孟加拉国腹泻疾病研究国际中心旗下的人口统计监测体系用来测定防洪堤坝在预防 0~4 岁儿童感染疾病方面的效力[23]。在筑堤地区儿童粗死亡率降低了 29%，而由于增加了卫生干预措施，在所有致死原因中儿童死亡率总体下降了 40%，这一点也是很重要的。

1999 年，华盛顿州城市斯波坎市经历了涉及炭疽热地方性恐慌事件。狄肯尼斯医疗中心与市政府联合开发了一个项目来搜集信息，开发解毒剂应对各种各样的生物病原体。在事发后的一年内，实施了针对生物恐怖主义袭击的全城范围内合作化反应机制。应急人员、医院医生、风险控制人员和执法人员的责任都清楚地说明，现在斯波坎市地方机构应对此类事件的能力增强了。[24]

通知和调动群众是至关重要的。可以通过电视、广播以及互联网向广大群众提供来自地方、州以及联邦机构的重要信息，花费时间短效率高。近期进行了一项关于生物恐怖主义袭击事件中公众对信息源认知的调查，结果显示出地方和国家发言人以及定期更新信息在维持公众信心和安全方面的重要性。[25] 面临灾难，当地和临近人群通常提供最即时的救生资源，针对 2001 年 9 月 11 日的世界贸易中心灾难的规模巨大的救援反应，是佐证这一点的在时间上最近的证据。在危机时刻献血行为可能大大增加，针对 1989 年旧金山地震后献血安全性评估的研究揭示，这些捐献行为与灾难前的常规捐献一样安全。[26]

在灾难背景下，通过实施地方监察体系来监控疫情暴发和鼓励必要情况下尽早注射疫苗，可以降低传染病的发病率。快速灾难反应策略为幸存者提供了避难所、物资以及洁净的饮用水，已经在发展中国家减少了死亡的人数和创伤的发生。

自然灾害过后，提供洁净的水和合理的垃圾处理方法是至关重要的。规模庞大无家可归的人群，若缺乏必要物资，通常会成为腹泻疾病滋生的温床。在暴力冲突或自然灾害过程中，向偏远地区提供大罐的洁净水通常是难以做到的。科学研究已经说明了简易的水源卫生手段，例如加热、搅动或者在阳光下暴晒，这可以大大降低这些疾病的发病率。[27] 1996 年进行的现场对照实验表明，仅仅使用日光照射，肯尼亚马赛儿童感染腹泻病的概率就下降了 26%[28]。

拥有合理灾难管理策略的发达国家在面临灾难时可能是游刃有余的，不论是在灾难进程中还是之后很短时间内。1988 年法国尼姆地区发生了暴涨的洪水，45000 人的家园遭到损毁或破坏，而据报道只有 3 人重伤和 9 人死亡，灾后也没有出现新的传染病疫情。[29] 无疑，这一成果归因于人员训练有素的即时反应以及向受灾群众即时调度物资。

总之，灾区的传染病造成的发病率和死亡率通常比灾难本身还要高。腹泻和呼吸疾病往往成为罪魁祸首，目标人群是年老体弱者和儿童。由于缺乏可用资源，欠发达国家通常更易于受到这些疫情的冲击。在美国国内和国外，人们都在作出努力以控制不必要的灾后疫情。通过推行有效的监察体系追踪传染病发病率并且派遣训练有素装备精良的快速反应人员，我们能够提高地区应对疫情的能力。而只有认为所有人的生命都值得拯救而且 10 比 90 缺口被填平，才能够实现这个目标。世界卫生组织对伊朗地震的反应和对 2004 年印度洋海啸的大规模反应这两个发生在最近的事件都证明，在控制疾病方面这些地区取得了稳步进展，而之前人们认为这些地区不可能做到这一点。

■ 隐患

虽然许多地方和国际机构能够实施策略迅速调动人员和库存物资进行救灾反应，但是仍旧存在很多局限性。丛林覆盖的偏远地方或山区可能没有开展大规模反应行动的道路或着陆点。敌对势力通常试图阻止援助其敌人，而更普遍的情况是蒙受痛苦的平民被困于双方交火之中。一些地区过于危险，以至于国际机构不愿派出赈灾人员，或者由于害怕受伤或死亡风险而召回派出的人员，例如近期无国界医生组织撤出苏丹达尔富尔地区。个别政府出于政治或个人动机甚至会拒绝援助提议。

苏联解体和在动荡国家进行的无监控的生物武器项目可能会给恐怖分子提供武器，武器的范围包括从炭疽到基因改良的重组细菌。别有用心的人使用这些武器有可能在世界任何地方开火。

1975 年，144 个国家签署了生物和毒素武器公约，而事实证明它是力度不足的控制机制。[30] 绝大多数国家缺乏试验室安全要求、必要的受过高水平训练的人员以及发生细菌恐怖袭击事件时集体隔离的能力。[31] 虽然人们认为美国急救人员接种天花疫苗是成功的，但是若这种大灾难发生时，接种是否有实际需要或者它是否有效都是有待确认的。

世界各国都在设计各种策略，然而现在没有几个国家已经做好充足准备能够应对大范围的传染性病原体袭击。这一点与近期这些袭击事件稀少有关，因为仅仅根据建立在理论上的事件而做出准备是困难的。

参 考 文 献

1. World Health Organization.Emergency Health Training Programme for Africa. Available at：*http：//www.who.int/ disasters/repo/5506.pdf*.

2. Chambers R. 1989 Vulnerability，coping and policy. IDS Bulletin 20. 1989.

3. Moser CO. The asset vulnerability framework：reassessing urban poverty reduction strategies. *World Dev*. 1998；26（1）：1–19.

4. World Health Organization/Communicable Diseases（WHO/CDS）. 2000 WHO/CDS/CSR Global outbreak alert and response：report of a WHO meeting. Geneva, Switzerland，April 26–28，2000：7. Available at：*http：//www.who.int/emc–documents/surveillance/docs/ whocdscsr2003.pdf*.

5. Griekspoor A，for the Focal Point for Research in Emergencies，Department of Emergency and Humanitarian Action，World Health Organization. The 10/90 gap in health research：assessing the progress：Health effects of conflicts and disasters；where is the evidence? Forum 5 conference of the Global Forum for Health Research, Geneva，Switzerland，October 9–12，2001. Available at：*http：//www.globalforumhealth.org/Non_compliant_pages/ Forum5/abstracts/conflictsgriekspoor.html*.

6. Gordon R. *The Alarming History of Medicine*. New York：Richard Gordon，Ltd.；1993：19–29.

7. Woodward TE. *Research on Infectious Disease at The University of Maryland School of Medicine & Hospital：A Global Experience 1807–2000*. Baltimore：The University of Maryland School of Medicine and the Medical Alumni Association of the University of Maryland，Inc；1999：7–20.

8. Grein T，et al. Mortality among displaced former UNITA members and their families in Angola：a retrospective cluster study.*BMJ*.2003 Sep 20；327（7416）：650–9.

9. Hossain SM，Kolsteren P. The 1998 flood in Bangladesh：is different targeting needed during emergencies and recovery to tackle malnutrition? *Disasters*. 2003 Jun；27（2）：172–84.

10. Kondo H，et al. Post–flood infectious diseases in Mozambique. *Prehospital Disaster Med*. 2002 Jul–Sep；17（3）：126–33.

11. Vahaboglu H. Transient increase in diarrheal diseases after the devastating earthquake in Kocaeli，Turkey：results of an infectious disease surveillance study. *Clin Infect Dis*. 2000；31：1386–89.

12. Malilay J, et al. Public health surveillance after a volcanic eruption : lessons from Cerro Negro, Nicaragua, 1992. *Bull Pan Am Health Organ*. 1996 Sep ; 30（3）: 218–26.

13. Campanella N. Infectious diseases and natural disasters : the effects of Hurricane Mitch over Villanueva municipal area, Nicaragua. *Public Health Rev*. 1999 ; 27（4）: 311–9.

14. El Nino and associated outbreaks of severe malaria in highland populations in Irian Jaya, Indonesia : a review and epidemiological perspective. *Southeast Asia J Trop Med Public Health*. 1999 Dec ; 30（4）: 608–19.

15. National Center for Infectious Disease. Protecting the Nation's Health in an Era of Globalization : CDC's global infectious disease strategy. 2002 : 1–9. Available at : *http : //www.cdc.gov/globalidplan/4–introduction.htm*.

16. Centers for Disease Control and Prevention. Public health emergency preparedness response, bioterrorism : what has the CDC accomplished? Available at : *http : //www.bt.cdc.gov/Documents/BTInitiative.usp*.

17. Centers for Disease Control and Prevention. Programs in brief : research, technology, & data—National Electronic Disease Surveillance System. Available at : *http : //www.cdc.gov/programs/research12.html*.

18. Centers for Disease Control and Prevention. The public health response to biological and chemical terrorism : interim planning guidance for state public health officials, appendix II : National Pharmaceutical Stockpile Program, July 2001. Available at : *http : //www.bt.cdc.gov/Documents/Planning?PlanningGuidance.pdf*.

19. World Health Organization. Basic texts : Constitution of the World Health Organization. 2004. Available at : *http ://policy.who.int/cgi–bin/om_isapi.dll?hitsperheading=on&infobase=basicdoc&record={9D5}&softpage=Document42*.

20. World Health Organization. Rapid health assessment form Iran earthquake, 27 December 2003. Available at : *http ://www.who.int/disasters/repo/11635.pdf*.

21. International Committee of the Red Cross. Mission Statement.Available at : *http : //www.icrc.org/HOME.NSF/060a34982cae624ec12566fe00326312/125ffe2d4c7f68ac c1256ae300394f6e?OpenDocument*.

22. Doctors Without Borders. What is Doctors Without Borders/Médecins Sans Frontières? Available at : *http ://www.doctorswithoutborders.org/aboutus/index.cfm*.

23. Myaux JA, et al. Flood control embankments contribute to the improvement of the health status of children in rural Bangladesh. *Bull World Health Organ*. 1997 ; 75（6）: 533–9.

24. Terriff CM, Tee AM.Citywide pharmaceutical preparation for bioterrorism. *Am J Health Syst Pharm*. 2001 Feb 1 ; 58（3）: 233–7.

25. Pollard WE.Public perceptions of information sources concerning bioterrorism before and after anthrax attacks : an analysis of national survey data. *J Health Commun*. 2003 ; 8 Suppl 1 : 93–103 ; discussion 148–51.

26. Busch MP. Safety of blood donations following a natural disaster. *Transfusion*. 1991 ; 31（8）: 719–23.

27. McGuigan KG. Solar disinfection of drinking water contained in transparent plastic bottles : characterizing the bacterial inactivation process. *J Appl Microbiol*. 1998 ; 84 : 1138–1148.INFECTIOUS DISEASE IN A DISASTER ZONE 307

28. Conroy RM, Elmore–Meegan M, Joyce T, McGuigan K, Barnes J. Solar disinfection of drinking water and incidence of diarrhea in Maasai children : a controlled field trial. *Lancet*. 1996 ; 348 : 1696–97.

29. Duclos P, et al. Flash flood disaster : Nimes, France, 1988. *Eur J Epidemiol*. 1991 Jul ; 7（4）: 365–71.

30. Roffey R, Lantorp K, Tegnell A, Elgh F. Biological weapons and bioterrorism preparedness : importance of public–health awareness and international cooperation. *Clin Microbiol Infect*. 2002 Aug ; 8（8）: 522–8.

31. Ongradi J. Microbial warfare and bioterrorism［Hungarian］. *Orv Hetil*. 2002 Aug 18 ; 143（33）: 1935–9.

47 救灾药物和医疗设备

Nicki Pesik，Susan E. Gorman

灾难可以在很多方面影响社区生活，包括摧毁通信和交通系统、损失私人财产、压垮医疗卫生体系。人们可以预测绝大多数自然灾害造成的公共卫生后果的形式。[1] 突发卫生事件计划人员可以运用这一知识，在医疗卫生物资、通信设备以及其他材料等资源方面，为社区的需求作出计划。除了自然或技术灾害外，在美国和国外涉及大规模杀伤性武器的国际国内恐怖主义成为公共卫生领域日益增大的威胁。[2] 应对涉及大规模杀伤性武器事件的医疗物资和设备，通常与应对自然灾害所需的物资和设备有所不同。

脆弱性评估和危害分析是识别存在的危害和脆弱性的方法，并且用这两种方法确定它们对社区的影响。社区的脆弱性来源于限制其承受和控制突发事件或灾害能力的因素。[3-4] 抛却灾害的情形不谈，脆弱性评估应该持续贯穿于事件的始末，随着事件的发展确定社区不断变化的需求和燃眉之急。[4-5]

特别是在恐怖分子蓄意行为的情况下，流行病学信息和监测信息是至关重要的，能帮助确定即时或预测的死亡人数，能向突发事件计划人员提供关键信息，这些关键信息事关所需医疗物资和设备的数量和具体类型。[6]

满足灾民最迫切需要的医疗资源是第一位的。水、食物、避难所以及设备是第二位的需求。[1] 有效资源管理需要遵循几个基本步骤：①确定具体资源及其数量；②采购资源；③准备管理良好、安全的地方储存资源，并附带存货追踪系统；④准备接收大量未经申请的医疗用品；⑤确定运输方式，把资源分配到需要的地方；⑥确定分发药物和其他医疗用品的地点；⑦开发分发医疗用品系统。[7]

设备和物资是社区反应能力的必要条件，一般可以分为以下几类：指导和控制、通信、大众护理、医疗卫生物资。用于医疗卫生护理的设备和物资可以分为两大类。第一大类包括：药品、医疗设备以及直接用于患者护理的物资，也应包括初级护理服务的补给品，这些补给品是灾难造成的医疗卫生需要的补充。因为提供药物和初级护理的诊所被破坏无法营业，很多患者患有慢性病需寻求医疗护理，[1] 通常需要初级护理药。[8-9] 第二大类包括后勤类和职业卫生物资，用来辅助突发事件护理员和应急设施。例如活动板房、帐篷、便携式水容器、担架以及人身保护设备。

在脆弱性评估期间，应该采取最初措施确定并清点已有资源、设备、物资，这些对卫生和灾难管理来说是必要的。[10] 虽然联邦政府提供各种帮助，包括医疗用品和设备，但是只有提出正式申请12～24小时之后这种帮助才能到位。[11] 国际援助通常在48～72小时之后到位。[1, 7] 针对战地医院的国际申请应该参考世界卫生组织－泛美卫生组织（PAHO）关于使用国外战地医院的指导方针。例如伊朗巴安市2003年12月地震之后的情况说明，战地医院应该在最初24小时之内就投入使用，最少应该在现场工作15天。[12-13]

确定医疗物资和药品的数量将取决于几个因素，包括（但不限于）具体威胁或灾害、社区内医疗用品可用性、医疗卫生体系的破坏程度、患者数目、临床治疗或预防控制以及灾难应急恢复期的时间。在涉及化学神经毒剂的事件中，人们已经尝试过对药品储备进行量化，对急诊部门的准备程度进行评价。针对化学毒剂造成50～500人死亡的事件，人们已经估量了其资源需求量。[14-15]

■ 历史展望

2002年国土安全法和国土安全总统令（HSPD）[5]要求创建全国应急计划（NRP），用它取代联邦应急计划。全国应急计划管理联邦资源，能够增强或支持突发事件管理。全国应急计划适用于有全国性影响的突发事件，例如恐怖主义威胁或行为、《罗伯特·斯塔福德救灾和紧急援助法案》规定的主要灾难以及造成异常数量死亡、损害和破坏影响社区人口和环境的突发事件。

全国应急计划包括灾难性事件附录，它确立了协同策略以便递送联邦可用资源，应对大众护理、搜索营救、排除污染、医疗辅助以及医疗设备。[16]

1998年，疾病控制与预防中心接收了来自反生物恐怖主义倡议项目下的资金，用来开发国家战略储备（SNS）项目，帮助各州及各社区应对公共卫生突发事件，包括恐怖袭击和自然灾害造成的突发事件。[6]国家战略储备项目提供各州和各社区所需的药品、解毒剂、医疗物资、疫苗、医疗设备，来对抗生物病原体、化学神经毒剂、放射事件以及爆炸物的影响。在国家战略储备项目下，联邦调度医疗用品的决定作出12小时之内，将医疗用品递送至国家突发事件现场。国家战略储备项目下的医疗用品包括：抗生素、化学神经毒剂解毒剂、静脉注射液、静脉治疗物品、绷带、烧伤油膏、抗病毒药物、抗毒素血清以及疫苗。

12小时递送化学神经毒剂解毒剂的反应时间对最初急诊护理来说是不理想的。另外，很多医院保存的化学神经毒剂解毒剂是非常有限的。[14-17]这些解毒剂的保质期不尽相同，对它们进行更新花费不菲，更新也可能影响社区的反应能力。所以现在在CHEMPACK工程下，国家战略储备项目正在面向全国直线调度化学神经毒剂解毒剂。通过本工程，在突发事件中应急医疗服务点和医院能够即时获得化学神经毒剂解毒剂。

■ 临床前沿

关于涉及生物、化学、放射武器伤员的治疗，有多重资源可用作临床推荐。[18-22]因为法规指导有限以及缺乏人身保护设备用作卫生护理设施的专项研究，人身保护设备的推荐已面临阻碍。然而当今舆论倾向于支持在绝大多数卫生护理条件下使用C级人身保护（例如防护服、防护手套、防护靴、空气净化呼吸器）。[23-24]突发事件计划人员也应该根据灾害对公共卫生的影响结果来评估社区的药物和医疗设备需求。[1]已制定的医疗设备和物资清单可以给计划人员提供选用的例子，他们借此保证所开发的存货清单适用于对象人群以及威胁分析。

世界卫生组织的《新应急卫生套件》是一种国际资源。[25]这本出版物提供了基本应急卫生物资的标准清单，国际社会广泛接受这些物资。清单计算的内容是用于满足1万人3个月的需求。该套件存货目录分为10个类似单元，可用于治疗1000人，所以它可以根据需要定制。它设计的目的是满足难民营的需要以及条件简陋的国家的燃眉之急。[25]另外，世界卫生组织出版开发了基本药品清单，确定了那些需常备的数量和配方都合适的药物。世界卫生组织的基本药物清单已经被许多国际机构采用，这些国际机构在其卫生护理项目中提供药物，使用该清单来评价药品捐赠的合理性。[26-27]

国家战略储备项目的内容是针对生物、化学、放射以及爆炸武器。国家战略储备项目的内容包括多种毒剂和突发事件，表47-1是针对这些毒剂或突

表47-1　国家战略储备包含的药物和医疗设备

一般医疗用品	A类毒剂	化学神经毒剂	放射事件	传统型武器
应急呼吸道设备	环丙沙星	标志1套件	普鲁士蓝	缝合材料
镇痛药	强力霉素	阿托品	钙促排灵	撕裂伤修复套件
抗呕剂	庆大霉素	氯解磷定	锌促排灵	烧伤油膏
镇静剂	阿莫西林	安定	碘化钾（KI）	烧伤绷带
静脉注射液	利福平	儿科阿托品	细胞激素	
静脉治疗用品	疫苗	自我注射器		
绷带	抗毒素血清			
紧急复苏治疗药物				
通风设备				

发事件需使用的药物概述。该表不是一个综合性的清单，但它代表了可以用于应对不同威胁的医疗物资种类。

尔湾市加州大学急诊医学系医疗中心向卫生护理人员推荐了针对地震受害者的医疗物资清单。这个清单专供放入医用背包使用，将被保存于受过专门培训的医疗人员汽车后备箱中随时备用。[28]

医疗物资和设备集中式或分散式储备可以作为灾害准备考虑的方式。特定生物威胁毒剂要求应对这种突发事件的人员进行预防。预先配置的储备物资可以减少急救反应者的预防时间，给他们提供安全感。医疗储备可以作为突发事件后数分钟到数小时内必需的治疗选项，这通常比联邦援助到达的时间要早。有具体技术风险的社区，例如化学品储存库或核能发电厂，可以考虑储备具体解毒剂或治疗用品作为他们的防灾计划。

储备医疗用品是一项花费不菲的防灾反应选择。[7]成本不仅来自于最初采购药物和设备的花费，合理的预算考量中还必须包括在产品接近过期时更换的费用。必须维护好设备，并提供质量保证。当新型号的设备出现时，也需要更新设备。库存产品的维护、存储以及运输的相关成本支出高。

尽管在医疗物资和用品储备方面人们需承担这些财务负担，但同时也有众多运筹和临床应用方面的注意事项，需要各州、社区或医院作出考量。储备医疗用品的一个主要方面是确定储存地点。药物应该储存在安全恒温的环境中。存货系统应该与储备项目相结合，而储备项目应该具备产品的随时存取、产品过期提前通知、限制药物的受控访问，例如麻醉药品，以及对已配发产品或用品的追踪。医用品的集中式存储系统必须与高效安全的配发系统相结合。应该优先考虑那些保质期长、不需要特殊存储方式或辅助用品的医疗用品。

临床应用注意事项包括评估产品使用的重复性。使用可以应对多种毒剂或突发事件的药物可以减少购买药物的数量。例如，强力霉素拥有食品与药品管理局（FDA）认证的治疗多种生物毒剂适应证的能力，包括炭疽、兔热病以及瘟疫。产品配方的决定应该考虑特殊人群，比如为儿童或那些不能吞服药片的人准备抗生素口服液。应该考虑儿童用医疗设备的合适尺寸。[15, 29]计划人员应该认识到，使用特定医疗设备，例如人体保护设备，可能给卫生护理工作者造成风险。应该考虑针对所有储备设备的使用提供合适培训。[23]负责应对生物、化学或放射毒剂储备的医疗人员需要定期审核存储内容，不断吸纳改进疫苗、新型治疗方法以及食品与药品管理局关于药品认证的变更状态。

■ 隐患

缺乏信息或缺乏对社区卫生和其他需求的评估可能造成救灾资源管理问题。运抵灾区的医疗物资和消费品不能付诸实际应用的例子不胜枚举，例如标签为外文的药品、过期药品或是不能在某一国家广泛使用的药品。[7, 30-33]绝大多数未经购买的医疗物资到达灾区时未经分类、未加标签、标签错误或者不作为急救用药，必须花费时间和精力决定哪些资源是所需的，哪些必须抛弃处理。1988年亚美尼亚地震期间，数以吨计的药物和其他医疗物资的捐献使当地人无力进行储存和清点。人们认为1992~1996年捐献给波斯尼亚和黑塞哥维那的医疗用品中至少有50%是不恰当的。[32, 34-35]发送到南苏丹和立陶宛的药物捐赠中包含潜在危险药品，至少氯氰碘柳胺钠是其中一种造成不良副作用的药品。[36-37]世界卫生组织已经为药物捐献制定了一般性指导方针，包括药品选择、质量保证及保质期、包装和标签、药品信息及管理方法。[27, 33, 36]其他一些例子包括外来专业医疗团队姗姗来迟或者不适合紧急救援。而这些人员需要食物、居住地以及运输工具。[38]不合适、未经请求的援助可能要耗费社区在储存、处理、销毁医疗用品方面的成本。处理药品的成本通常会超过药物本身的实际价值。[33, 35, 39-40]

在紧急国际援助过程中，不适当、不需要、过度地到达灾区援助的原因是多种多样的，包括认为任何形式的国际援助都是有益的，受灾群众无力靠自身力量进行紧急反应。[30, 40]造成这种情况出现的原因是捐献者和接受者缺乏沟通，导致了不必要的捐助。[33]通常没有委派专人负责存货管理和评估总体紧急反应需求。[39]为了给各国提供物资管理系统，世界卫生组织开发了一个系统叫作物资管理工程（SUMA）。物资管理工程的目的是帮助各国对赈灾捐献物资进行分类和清点。[40]最后，未经请求和不适当捐献物资的出现是因为捐献者希望获得减免税款，或者避免即将过期的医疗物资销毁的相关成本，人们将这个行为称作药品弃置。[35]

■ 结论

救灾反应所需要的医疗设备和药物的类型及数量是由灾害本身、社区的反应能力以及社区已有的资源决定的。没有一个具体的药物或医疗用品清单能适合所有的社区或所有的灾害类型。在很多情况下，美国联邦援助的目的是增强各社区和各州对灾害的反应能力。因此社区必须预先确定救灾反应的可用医疗资源，确定的依据是城市医疗反应系统项目、国家战略储备项目、退伍军人事务部以及地区性药物储存，然后再经过卫生资源服务管理局的批准。预先确定可用资源可以避免重复劳动。社区应该制定分配体系，紧密协调到达的联邦援助，分配体系能够保证高效地将关键医疗用品运抵最需要的地方。灾前准备包括药物和设备储备，以便应对各种各样的灾害。虽然人们需承担医疗物资储备的财政负担，但是存在几个原因需要将物资储备作为灾前准备的一项重要工作。当出现以下几种情形时，可以考虑使用战略储备或直线调度：当主管当局要求产品在最初几分钟或几小时运抵现场以便实现其疗效最大化；当社区的可用物资有限，这是一般情况；当危害评估说明社区存在技术灾害风险。

想要弄清楚救灾所需的药物和医疗设备，最起码应该盘点社区可用资源以及考虑可以申请使用的联邦资源。

参 考 文 献

1. Noji EK. The public health consequences of disasters. Prehospital Disaster Med. 2001；5（4）：147-57.

2. Sidel VW. Weapons of mass destruction：the greatest threat to public health. JAMA 1989；262：680-2.

3. World Health Organization. Community Emergency Preparedness：A Manual for Managers and Policy Makers. Geneva, Switzerland：WHO-OMS；1999；141-160.

4. Lillibridge SR, Noji EK, Burkle FM. Disaster assessment：the emergency health evaluation of a population affected by a disaster. Ann Emerg Med. 1993；22：1715-20.

5. Guha-Saphir D, Lechat MF. Information systems and needs assessment in natural disasters：an approach for better disaster relief management.Disasters. 1986；10（3）：232-7.

6. Rotz LD, Koo D, O'Carroll PW, et al. Bioterrorism preparedness：planning for the future. In：Novack LF, ed. Public Health Issues in Disaster Preparedness Focus on Bioterrorism. Gaithersburg, Md：Aspen Publications；2001：99-103.

7. Pan American Health Organization. Natural Disasters：Protecting the Public's Health. Public. No. 575. Washington, DC：PAHO-OPS；2000.

8. Henderson AK, Lillibridge SR, Graves RW, et al. Disaster medicine assistance teams：providing health care to a community struck by Hurricane Iniki. Ann Emerg Med.1994；23：726-30.

9. Alson R, Alexander D, Leonard D. Analysis of medical treatment at a field hospital following Hurricane Andrew, 1992. Ann Emerg Med. 1993；22：1721-8.

10. Pesik N, Keim M. Logistical considerations for emergency response resources. Pac Health Dialog. 2002；9（1）：97-103.

11. Manning FJ, Goldfrank L, eds. Preparing for Terrorism：Tools for Evaluating the Metropolitan Medical Response System Program. Committee on Evaluation of the Metropolitan Medical Response System Program, Board on Health Sciences Policy. Washington, DC：NationalAcademy Press；2003：1-332.

12. World Health Organization-Pan American Health Organization. Guidelines for the use of foreign field hospitals in the aftermath of sudden-impact disasters. Washington, DC：WHO-PAHO；2003：1-20.

13. Plutt I. Field hospitals arrive in Iran following December earthquake. Disasters：Preparedness and Mitigation in the Americas. Geneva：WHO-PAHO；2003：94.

14. Wetter DC, Faniell WE, Treser CD.Hospital preparedness for victims of chemical or biological terrorism. Am J Publ Health. 2001；91（5）：710-6.

15. Henretig FM, Cieslak TJ, Madsen JM, et al. The emergency department response to incidents of biological and chemical terrorism. In：Fleisher GR, Ludwig S, eds. Textbook of Pediatric Emergency Medicine. 4th ed. Philadelphia：Lippincott, Williams and Wilkins；2000：1763-84.

16. US Department of Homeland Security. National Response Plan, Draft #2, April 28, 2004, Washington, DC：US Department of Homeland Security；2004.

17. Keim M, Pesik N, Twum-Danso N. Lack of hospital preparedness for chemical terrorism in a major US city：1996-2000. Prehospital Disaster Med. 2003 July-Sept；18（3）：193-9.

18. Henderson DA, Inglesby TV, O'Toole T, eds. Bioterrorism：Guidelines for Medical and Public Health Management. Chicago：American Medical American Press；2002：1-244.

19. Jarrett DG, ed. Medical Management of Radiological Casualties Handbook. Bethesda, Md：Armed Forces Radiobiology Research Institute；1999：1-141.

20. Medical Management of Chemical Casualties Handbook. 3rd ed. Aberdeen Proving Ground, Md：Chemical Casualty Care Division, United States Army Medical Research Institute of Chemical Defense；2000：1-290.

21. Kortepeter M, ed. Medical Management of Biological Casualties Handbook. 3rd ed. Frederick, Md : United States Army Medical Research Institute of Infectious Diseases ; 1998 : 1-121.

22. National Academies of Science. Distribution and administration of potassium iodide in the event of a nuclear incident. Washington, DC : National Academies Press ; 2004 : 1-239.

23. Hick JL, Hanfling D, Burstein JL, et al. Protective equipment for health care facility decontamination personnel : regulations, risks, and recommendations. Ann Emerg Med. 2003 ; 42 : 370-80.

24. Macintyre AG, Christopher GW, Eitzen E, et al. Weapons of mass destruction events with contaminated casualties : effective planning for health care facilities. JAMA. 2003 ; 283 : 242-9.

25. World Health Organization. The New Emergency Health Kit. Geneva : World Health Organization ; 1990.

26. The Use of Essential Drugs : Eighth Report of the WHO Expert committee.Geneva : World Health Organization ; 1998.1-77.

27. Lacy E.Pharmaceuticals in disasters. In : Hogan DE, Burstein JL, eds. Disaster Medicine. Philadelphia : Lippincott, Williams and Wilkins ; 2002 : 34-40.

28. Schultz CH, Koenig KL, Noji EK.Current concepts : a medical disaster response to reduce immediate mortality after an earthquake. N Engl J Med. 1996 ; 334（7）: 438-44.

29. American Academy of Pediatrics Committee on Environmental Health.Chemical-biological terrorism and its impact on children : a subject review. Pediatrics 2000 ; 105 : 662-70.

30. de Ville de Goyt C. Stop propagating disaster myths. Lancet 2000 ; 356 : 762-4.

31. de Ville de Goyt C, del Cid E, Romero A, et al. Earthquake in Guatemala : epidemiological evaluation of the relief effort. Pan Am Health Organ Bull. 1976 ; 10 : 95-109.

32. Autier P, Ferir M, Hairapetian A, et al. Drug supply in the aftermath of the 1988 Armenian earthquake. Lancet 1990 ; 335 : 1388-90.

33. World Health Organization. Guidelines for Drug Donations. 2nd ed.Geneva : World Health Organization ; 1999 : 1-20.

34. Pan American Health Organization. Disasters Preparedness and Mitigation in the Americas. Washington, DC : PAHO-OPS ; 1984 : 1-8.

35. Berckmans P, DawansV, Schmets G, et al. Inappropriate drug donations in Bosnia and Herzegovnia, 1992-1996.N Engl J Med.1997 ; 18 : 1842-5.

36. Hogerzeil HV, Couper MR, Gary R. Guidelines for drug donations. BMJ. 1997 ; 1082 : 737-40.

37. Cohen S.Drug donations to the Sudan. Lancet 1990 ; i : 745.

38. de Ville de Goyet C. Offers and requests for external medical teams. Pan Am Health Organ Epi Bull. 2001 ; 21 : 4.

39. Auf der Heide E. Resource management. In : Auf der Heide E, ed. Disaster Response : Principles of Preparation and Coordination. St Louis : Mosby ; 1989 : 103-32.

40. de Ville de Goyet C, Acosta E, Sabbat P, et al. SUMA（Supply Management Project）, a management tool for post-disaster relief supplies. World Health Statistics Quarterly-Rapport Trimestriel de Statistiques Sanitaries Mondiales. 1996 ; 49（3-4）: 189-94.

41. Seaman J.Disaster epidemiology, or why most international relief is ineffective. Injury 1990 ; 21(1): 5-8.

48　流离失所之人

John D. Cahill

自人类诞生以来，就存在流离失所之人。在多起灾难之后，流离失所的人数将大幅增长。这些灾害包括但不限于自然灾害（例如，洪水、饥荒、地震、飓风、季候风和火山爆发）、迫害、冲突和战争。正如2005 年飓风卡特里娜灾难所见，流离失所之人面临很多困难与挑战。他们被迫离开自己的家园、失去其财产和职业，并且与他们的家庭成员和朋友分开。这些灾难带来的影响已经直接影响到这些人的身心健康。他们对未知情况产生恐惧心理，并且害怕失去控制和认同。这些人容易受到不同程度的伤害，包括人权和基于性别的犯罪。尽管对流离失所之人来说，他们的负担可能是相似的，但总体来说，他们可以分为两类：难民或者国内流离失所之人。

■ 难民

据联合国难民署（UNHCR）估计，全球大约有1200 万名难民。联合国难民署的任务是保护这些难民并且作为他们的支持者。根据联合国难民署的定义，一个难民指的是一个人，此人确实恐惧会受到种族、宗教、国籍、某一特殊社会组织成员或者政治意见的迫害，此人流浪在其所属国家之外的其他国家，而且无法或者因为恐惧不能使其获得此人所属国家的保护；或者，一个难民指的是一个人，此人没有国籍，而且因这类事件现在置身于之前他通常居住的国家之外的其他国家，无法或者因为这种恐惧，不能返回该国家。[1]针对被认为是难民的某个人，他必须穿过国境，进入另一个国家。某些人不能被视为是难民，例如，犯有恐怖主义罪的战争犯、曾经进行公正审判并且试图寻求庇护以免被监禁的士兵和经济移民

（这些人已经根据他们自己的意愿离开他们的国家以寻求更好的生活）的罪犯。

难民法中一个最重要的原则是不推回原则，也就是 "限制国家将某个难民或者寻求政治庇护人士推回有风险的地区，在那里他的生命或者自由可能会受到种族、宗教、国籍、特殊社会组织成员或者政治观点的威胁"[2]。

难民身份通常被认为是一件暂时的事情，实际上，这种情况可以持续数年甚至数十年。在难民营里出生的下一代，没有他们原始国家的身份。通常情况下，针对难民的命运，有三种选择：被遣返回国，重新定居在试图寻求难民身份的国家，或者重新定居在第三国。

■ 国内流离失所之人

国内流离失所之人（IDPs）可定义为被迫离开他们的家乡以逃脱武装冲突、一般暴力冲突、人权迫害或者自然灾害或者人为灾害的人。他们不同于在他们的祖国境内居住的难民。根据评估，国内流离失所的人数至少是国际难民人数的两倍，保守估计至少是2500 万人。[3]因为他们居住在可能敌对的祖国境内，缺少对难民提供的服务和保护。

■ 流离失所之人享有的优先权

尽管导致大量人口流动的事件可能不同，但是通常情况下可采取一些原则。许多不同的行动者可能会被卷入这些运动中：政府（包括多个国家、州或者地方）、军事单位和非政府组织。适用时，本地社区

的成员也应该参与到移动决策中，包括政府官员、专业人员（例如，公共健康、医疗保健服务提供者和工程师）以及地方劳动力资源。这些群体可以是一种用来理解人口需求、潜在挑战、基础设施和文化议题的无价资源。专栏 48-1 列出流离失所之人的最优先权。本文最后将对流离失所之人的初期管理进行概述。

专栏 48-1　流离失所之人的最优先权

- 初步评估
- 麻疹免疫法
- 水与卫生设施
- 食品与营养
- 避难所和场地规划
- 紧急阶段的卫生保健
- 传染病和流行病的控制
- 公共卫生监测
- 人力资源和培训
- 协调

■ 初步评估

应该对上下文有个明确的了解，而且应对导致人口流动的事件进行评估。战争或者种族灭绝的影响所要求的资源和管理，与飓风中要求的资源和管理有所不同。尽管在初期评估阶段比较困难，但计划者应当考虑流离失所人群因这类事件，而可能受到影响的时间长短。根据历史情况分析，实际时间通常比预期的时间要长。请记住，还有许多难民在长达数十年的时间里远离他们的祖国，三分之二的难民在五年以后仍然居住在难民营中。这些难民和响应这种情形的人士的安全至关重要。不幸的是，有时候，这种重要观念已经变得不受重视或者人们对其知之甚少。

了解流离失所之人的人口统计资料具有非常重要的价值。可以通过对这些人的原始登记资料、人口普查资料、健康档案、抽样调查和与地方当局进行对话等渠道获得这方面的信息。基本的重要资料包括这些人的体型、性别和年龄分布情况；家庭成员；文化程度（例如，宗教信仰、种族划分）、健康状况、疾病预防和疫苗接种状况；潜在易受伤害群体的身份识别等。

需要充分了解重新安置这些流离失所之人的地

区。这些人可以使用哪些资源？是否有足够的水可用以及使用的程度如何？当地可以食用的食物的量以及附近有哪些商店？这块土地是否适合这些人居住？当地有哪些供应物资可以用来建造避难所？当地可用哪些医疗护理和规定？是否有足够的环境卫生设施？所有这些物品的安全程度如何？有哪些基础设施可以用来进一步提供物资供应？是否有适当的道路？这样的道路适合什么尺寸的车辆？如果车辆出现机械性问题，是否有可以修车的场所？在很近的地方是否有火车站？最近的着陆区域在哪里，而且哪里可以着陆什么尺寸的飞机？最近的港口在哪里？如果需要在该港口装运食物，这些食物应该放在哪里，而且是否能够保证这些食物的安全？如何按照安全有序的方式分发水、食物和供应物资？

麻疹

许多医疗护理提供者通常感到吃惊，麻疹持续成为导致全球发病率和死亡率的主要原因。小儿科罹患麻疹的风险最高，而且群体免疫的当务之急在从小孩出生 6 个月至 15 岁期间。[4] 麻疹是一种核糖核酸（RNA）副黏病毒，该病毒具有高度传染性，并且通过呼吸道分泌物传播。大约有 90% 的易感人群在接触已感染人群之后感染该病。[5] 应记住，缺乏维生素 A 可能会造成麻疹病情加重，并且变得更加复杂。所有难民都应接种麻疹疫苗，在接种麻疹疫苗时，应向其发放维生素 A。

水

在任何灾难发生时，我们应当首先考虑水的供应问题。这是发生紧急情况时应急的基础。不仅仅因为水是维持生命的必需品，还因为水是基本的卫生条件。在初期应急阶段，供水量比供水质量更重要。对水的最低绝对要求是 5 升 / 人·天，而且供水量应该尽快增加到 15 ~ 20 升 / 人·天。关于水，还需要考虑的事情包括水源、可用性、位置、是否能够使用运输罐运输以及安全考虑因素等。

水可以是许多不同疾病的病源。受污染的水，诸如表 48-1 中所示，对全球的发病率和死亡率起到至关重要的作用。淡水可以作为能够导致血吸虫病和麦地那龙线虫感染的中间宿主的家。这些传染病通常发生在某人站在水中时，因为他聚集了这些病菌。缺少水或者污染的水也可以导致沙眼，沙眼病菌是导致失明和皮肤感染的主要原因。最后，水还可以成为导致疟疾、登革热、丝虫病、盘尾丝虫病和非洲锥体虫病的昆虫媒介的家园。[6] 应当提供足够的方法对水进行过滤和净化。

疾、肺炎、艾滋病病毒（HIV）、肺结核、疟疾、麻疹、低血糖症和低体温症。

表48-1　因为摄入被污染的水而造成水传染性疾病

疾　病	每年发患者数	每年死亡人数
痢疾	100000万	330万
伤寒	1250万	大于125000
霍乱	大于300000	大于3000
蛔虫感染	10亿	

表48-3　与营养不良有关的疾病状态

疾　病	缺少的物质
贫血	铁、维生素B$_{12}$
甲状腺肿、呆小病	碘
坏血病	维生素C
佝偻病、软骨病	维生素D
脚气病	维生素B、硫胺素
糙皮病	烟酸
夜盲症、干眼病	维生素A
夸希奥科病	蛋白质

清洁卫生

除了水之外，清洁卫生是对紧急应急情况的最优先选择。这些措施是防止粪便/口腔疾病传播的第一道屏障。人类平均每天产生0.25升粪便和1.5升尿。人们很容易发现如何快速适当地处理和管理这些废物将成为一个问题。当考虑到某个卫生系统时，人们需要从文化角度对正在服务的人口产生敏感性。如果见了卫生系统而不用，则一切都是徒劳。因此，让当地居民建立一个卫生系统是一个很好的想法。除此之外，还应该考虑环境方面暗含的意义：该系统可能造成的影响有哪些？该系统的使用寿命多长以及是否可能污染水供应？卫生系统有两种形式[7]，如表48-2所示。

表48-2　环境卫生系统

潮　湿	干　燥
水封公共厕所	沟渠
水河流	坑侧
	VIP公共厕所
乐施会公共卫生单元	钻孔
	堆制肥料

食物和营养

对食物的需求可以导致人类迁徙。这种情况可能发生在一场自然灾害之后或者受到冲突和战争影响之后。营养不良是造成多起灾难之中发病率和死亡率的一个重要原因。它的重要性在于不仅直接造成营养不良的并发症甚至是疾病（表48-3），还需要了解的是，营养不良可以造成许多病情的快速发展或者二度恶化——特别是针对儿童，营养不良是小儿死亡的主要原因。如下疾病都与营养不良有着密切联系：痢

人体每天对营养的最低需要量应当是2100千卡（1千卡=4.184千焦耳）。常规食物中至少10%的卡路里应当是以脂肪形式存在的，而且至少12%的卡路里应源自蛋白质。[8]

根据避难所的情况、环境、疾病负担和流离失所之人潜在的营养状况，他们对热量的需求较高。公平分发食物是供养大量流离失所人群的一个重要方面。从观念上讲，可以按照有组织的安全方式以社区为基础分发食物。否则，食品点不能公平地分布。应当针对严重营养不良的难民建立供养中心。

用于分发食物的食品栏可包括面粉、大米、糖、植物油、盐和当地可能有的鱼或者肉。为了提供其他营养需求，还可能包含其他补充物资。当有当地食物可以用时，应当使用当地食物，并且鼓励种植蔬菜。可以向人们分发种子和其他设备。也需要考虑栽培技术和日常饮食情况。需要根据即将分发的食物提供餐具和烹调用的燃料。应鼓励进行母乳喂养，避免喂奶粉。

应对人们的营养状况进行筛选，用来评价特殊需求。总体来说，5岁以下婴幼儿的营养不良发生率可以用作针对这类人群的总体营养不良情况的指标。体重与身高的指数（理想意义上使用的）、水肿的症状、中上臂围是进行营养调查的手段。[9]

避难所

根据流离失所人口数量，可针对避难所考虑各种不同选择。如果流离失所的人数不多，可以尝试让这些人寄住在当地居民家中。随着人数增多，这种方法是不可能的。另外一个避难所选择是使用现有的可用构筑物（例如，学校、工厂、仓库和公共建筑物）。

最后，可以为这些人搭建营地让他们在里面居住。当搭建好一个营地之后，应根据许多因素考虑避难所和场地，包括灾难类型、规模和人口统计的受灾者人数，预期的流离失所的时间（尽管这种情况通常没有得到重视）、环境健康风险、地势、可接近性、可用的现存建筑物和基础设施、气候、安全性（理想上远离边境）、当地建筑材料和文化注意事项。表 48-4 列出了针对现场计划中使用的某些总体指导方针。[10]

表 48-4　针对避难所的推荐规范

考虑因素	空间大小
每人可用的面积	30平方米
每人可用的避难所空间大小	3.5平方米
每个取水点的人口数量	250人
每个公共厕所的如厕人数	20人
与取水点之间的距离	30米
取水点和公共厕所之间的距离	100米
防火带	每300米，75米
两个避难所之间的距离	最小2米

医疗护理

可根据导致流离失所人口的事件情况预期医疗需要。在对流离失所人口的紧急医疗需求进行响应时，有许多总则。医疗保健系统的目标应当是用来治疗常见的传染病（即腹泻、呼吸道感染、麻疹和疟疾），降低使人衰弱疾病的痛苦，为这些人提供必要的医疗护理，提供简单可行的方法，治疗大多数处于基本水平的疾病，并且进行公众健康监护。

在任何可能的情况下，应使用当地的医疗保健设施和专业人员。流离失所人数较多时，会迅速使当地的系统负担过重，而且通常需要建立一个平行系统。针对管理初期急性期的医疗保健水平，重复使用一个四层模型，成功减少了超额死亡率。医疗保健水平包括转诊医院（最好是一个已经准备就绪的当地正在营业的医院）、一个中心卫生设施、一个外围卫生设施和出诊/评估单元。

转诊医院用于进行更专业的医疗护理，如大手术、产科紧急事件和更复杂的实验室和诊断设备。只能将来自其他层中的一层患者带到这些设施中进行医疗护理，最好是来自中心卫生设施的。根据这种情况，一个中心卫生设施可以容纳一个营地的 1 万～3 万人。

该设施应当包括伤员检伤分类、门诊诊所（包括小外科手术）、简单的住院患者服务（包括简单的分娩）、药房和简单的实验室设施。应当针对每3000～5000人建立一个外围健康设施。这里，一个简单的门诊诊所或者部门可以提供基本的健康需求（例如，脱水、换药）向患者介绍更高一级的护理。在所有水平中，应进行公共卫生监督。

根据流离失所人口的流行病情况或者地区情况，可能会需要某些药物。总体来说，已经建立"基本"的医药箱，并且可以向许多政府和非政府机构购买这些医药箱。理想来说，应针对更多常见病建立医疗保健治疗协议。当处理大量流离失所之人时，它提供更简单的管理和更好的治疗效果，而且它还容许预期必要的供应物资和药物。

参 考 文 献

1. United Nations High Commission of Refugees. *Convention and Protocol Relating to the Status of Refugees*. Geneva：UNHCR；1951：16.

2. United Nations High Commission of Refugees. *The Scope and Content of the Principle of Non Refoulement*. Geneva：UNHCR；2001：5.

3. Norwegian Refugee Project. *Internal Displacement：A Global Overview of Trends and Development in 2003*.

4. Médicins Sans Frontières. The emergency phase：the ten top priorities.In Hanquet G，ed：*Refugee Health：An Approach to Emergency Situations*. London：Macmillan；1997：39.

5. Cutaneous viral diseases. In：Cook GC, Zumla A, eds. *Manson's Tropical Disease*. 21st ed. Philadelphia：WB Saunders；2003：842.

6. International emergency medicine. In：Cahill J，ed. *Updates in Emergency Medicine*. New York：Kluwer Academic Publishing；2003a，131-3.

7. Eade D. *The OXFAM Handbook of Development and Relief*. Oxford, UK：OXFAM；March 1994：22-23.

8. Famine-affected，refugee，and displaced populations：recommendations for public health issues.*MMWR*. 1992；41（RR-13）.

9. Médicins Sans Frontières. *Clinical Guidelines*. Paris：Médicins Sans Frontiè res；2003.

10. United Nations High Commission of Refugees. *Handbook for Emergencies*. Geneva：UNHCR；1982.

11. Médicins Sans Frontières. Health care in the emergency phase. In Hanquet G，ed：*Refugee Health an Approach to Emergency Situations*. London：Macmillan；1997：125-32. 316 POST

49 修复和重建

Elizabeth Temin

突发事件管理有四个阶段：

1. 准备：作出灾害紧急反应预案。

2. 反应：灾害发生后采取即时行动。这些行动的目的是为受害者提供应急援助。这个阶段一般持续数日到数周时间。

3. 恢复：使群体生活恢复正常或接近正常状态。这个阶段可能持续数年。

4. 减灾预防或减少灾害的影响：这个阶段应该与其他三个阶段结合起来。[1]

本文探讨突发事件管理中的第三阶段即人们了解最少的[2]阶段：恢复阶段。恢复阶段包含很多因素，例如重建房屋和公共建筑、交通和基础服务设施，也包含群体心理创伤治疗以及对失去的时间和资源所造成的经济损失的恢复。这个阶段不能孤立起来考虑，因为减灾第四阶段必须与恢复阶段结合起来，以实现其可持续性。

1977年，哈斯等人[3]成为确定和说明恢复阶段的第一个团体。他们将恢复阶段列为连续四阶段模型的一部分，模型包括突发事件、恢复、替代以及发展四个阶段。当今的模型对恢复过程的说明更具灵活性，因为这些阶段可能重叠，可能同时发生。[4]例如，替代性重建可能在一些地方进行，而同时在其他地方正进行废墟清理。当今人们在恢复阶段关注的焦点是可持续发展[4]，这个概念是1986年由联合国委员会提出的，它是指将恢复阶段作为提高群体生活质量及持久性的方式。[5]世界环境与发展委员会已经明确了这个名词的定义："满足当代人的需求，又不危害后代人满足其需求的能力"[6]。短期看来，它可能成本更高；可能需要使用更好的材料，住宅和企业可能需要搬迁，可能需要实施尺度更严格的建筑法规和条例。

长远看来，它的目标是在灾害袭击之前保护和加强关键经济社会基础设施，降低生命财产损失的可能性[7]，从根本上提高群体的抗灾能力并节省资金。[5]

因为灾害的范围广泛，所以在灾害恢复过程人们使用的工具要适合具体情况。使用一个知识框架来分析灾害的相同和不同之处是有裨益的。它们可以分类为自然或人为灾害，突发或缓发灾害。缓发自然灾害的例子包括旱灾或疫情，例如严重急性呼吸系统综合征（SARS）疫情。突发灾害的例子包括洪灾、飓风以及地震灾害。缓发人为灾害的例子包括战争，例如伊拉克战争。突发人为灾害的例子包括爆炸事件、恐怖袭击，例如2001年9月11日袭击事件和1989年埃克森·瓦尔迪兹号油轮漏油事件。一般而言，重要的区别在于冲击持续的时间以及其直接和间接影响的严重性。直接影响可以用灾害造成的物理性破坏和生命损失来描述。间接影响包括失去的工作时间、工作岗位以及群体支出的变化。

对恢复阶段的分类也存在一个知识框架，它可以设计为垂直介入或水平介入。恢复阶段的垂直介入是指地方群体、州政府以及联邦政府的层级结构；水平介入是指群体内部团体之间的网络结构。每个恢复和管理过程都需要有垂直和水平介入相结合的平衡。

本文接下来的三个小节探讨历史上特定群体和国家是如何处理灾害恢复，美国是如何处理灾害恢复，以及常见的灾害恢复工作中的缺陷问题。

■ 历史展望

关于灾害恢复，本文中探讨人为和自然两种灾害，但是仅仅作叙述性探讨。当1917年俄国沙皇政权被推翻的时候，几乎所有的财产权都被废除，物物交换的黑市交易横行。到1920年工业生产降到战前水平的20%。[8]恶性通货膨胀出现，妨碍了人们重建国家的能力。

1943年10天时间内在汉堡发生的一系列袭击事件几乎摧毁了整个城市一半的建筑物。事后伤员和死亡人数都很大，整个城市医院床位的2/3以上都被摧毁了。在几个月时间内，30万难民被重新安置，50万人被永久疏散。饮用水供应成了难题，尽管事件发生之前人们已经凿了许多井。然而在5个月之内，汉堡就恢复了其之前生产能力的80%。[8]

1945年，广岛市遭到原子弹轰炸。人们估计死亡人数有8万，几乎70%的建筑物被摧毁。在这种情况下，恢复阶段花费时间要长得多。仅仅4年之后的1949年，它的人口就恢复到之前的数字，摧毁建筑物的70%得到重建。

1982年马林县经历了持续的洪水和泥流灾害，最终宣布为总统级灾害。由于面临恢复方面的重重难题，联邦援助小组无法准确确定当地群众的当务之急。例如，风险减化情报小组确定了两处作为当务之急的注意焦点。县官员表示他们不会选择那两处作为当务之急。[1]人们开始了针对300多处地点的毁损调查，许多调查工作因为人们关于泥流或泥石流定义、如何界定维修或永久修复的分歧而停滞不前。这些事件都获得了不同程度的资金援助。[1]从积极的一面来看，马林县主动将减灾包含在恢复工作中同时进行。他们划定了泥石流防护区域，并要求未来购房人必须收到关于地基稳固性问题的强制性通知。[1]

1988年，牙买加遭到吉尔伯特飓风袭击。这是35年来的第一次飓风直接袭击。所以这个时期的牙买加不具备灾害准备的意识，不关心减灾工作。由于森林砍伐，33个分水岭地区中的19个被侵蚀了，农业生产扩张到高边坡地区。当吉尔伯特飓风袭来时，造成毁坏的不仅仅是飓风本身，也包括随后的严重洪灾和泥流。许多牙买加人住在非常脆弱的地方。在这个地区的低收入人群所建的住宅不符合住房规范，那些建在泛滥平原和溪谷中的住宅受到的冲击最严重。[9]人们估计所有住宅中有20%遭遇毁损，2%被摧毁。[9]

当1989年洛马·普雷塔地震袭击了圣克鲁兹县时，当地人们的抗灾能力很强。当联邦突发事件管理署（FEMA）抵达并在圣克鲁兹城建立灾害援助中心

（DAC）时，市领导们要求建立一个辅助型灾害援助中心来帮助农村地区人群。联邦突发事件管理署认识到在最初的评估中他们忽略了大量的家庭，于是接受了这一请求。通过密切合作，当地群体与联邦政府才能够充分地帮助灾民。[2]

■ 临床前沿

在美国，1803年新罕布什尔州朴茨茅斯市的火灾超过了当地资源的承受能力，人们开启了灾害恢复预案。当地政府向联邦政府请求帮助，创造了第一个请求联邦资源的立法法案。1950年第一部永久综合性立法联邦灾害法案形成。这具有划时代意义，因为它是第一部针对所有灾害进行综合性反应的法案。在此之前，每次灾害发生都促使国会通过新的地区性立法。1979年，卡特总统将所有重要救灾反应团体与军队资源集中起来创立了联邦突发事件管理署。

1988年国会通过了斯塔福法案，使得联邦突发事件管理署的工作重点转向减少灾害风险和灾后恢复协调项目。2000年减灾法案提出了减少灾害风险预案的具体要求，提供了补助金以供地方和州政府利用减灾基金进行灾前预案。[6]2001年"9·11"事件推动国会创立了国土安全部，这是自大萧条以来规模最大的联邦机构重组。[6]

灾后恢复的规模取决于灾害破坏的规模。在小型地方性灾害中，志愿者组织如红十字会和私人保险公司就能为灾民提供足够的援助。当一个灾害超过了地区的恢复力时，地区就可以向州政府求助，最终到达联邦突发事件管理署，以获得救灾资源。在灾害发生后的48小时之内，评估小组应该提供损毁的最初评估。这包括确定即时需求，如食物、避难所以及基础设施。当地政府作出的初步损毁评估将决定是否需要联邦援助，是否应该申请联邦援助。一旦确定了即时需求并提出了联邦援助申请，联邦突发事件管理署将进行第二次更深入的调查。第二次调查包括询问无家可归的市民的打算：他们打算搬迁或者在原址重建吗？应该检查公共基础设施、下水道以及雨水沟。城市情况怎么样？灾前的情况怎么样？现在还剩下什么？针对地区扩建重建，有没有现成的预案？从长远角度看来有何机遇[10]？

美国的每个州都设有突发事件管理署（EMA）以及突发事件行动预案。它们的责任是建立和维持关

于灾害准备、反应、减灾、恢复的应急项目；协调和培训州以及地方政府；灾害发生时建议是否需要联邦援助；协调州和联邦资源并且担当地方和联邦团体之间的中间机构。[6] 在过去，这些预案中的大多数是短期反应行动。[2] 最近，许多州试图使这些预案适用于更长期的反应行动。

当自然或人为灾害袭击了美国境内任何地方的群体，包括维京群岛、关岛、美属萨摩亚群岛以及北马里亚纳群岛[11]，如果灾害超出所在州的救灾能力并且所在州的资源不足以提供救灾援助，联邦政府就可以依据《罗伯特·斯塔福德救灾和紧急援助法案》宣布灾害发生。[11] 2000 年在 31 个州和哥伦比亚特区，联邦政府宣布了 45 个主要灾害。[12] 这些灾害包括龙卷风、森林大火以及暴风雪。最初响应资源包括食物、水、应急发电机以及调动专业团队（如搜索营救、医疗援助、毁损评估以及通信等）。为了进行长期赈灾，提供了贷款和补助金来修复或重建住宅和不动产、道路以及公共建筑。也提供减灾、咨询以及法律服务等方面的援助。这些服务被写入联邦反应预案（FRP），该预案说明了 25 个联邦部门和美国红十字会的政策和预案。[11] 联邦反应预案可以与其他专业预案共同实施，包括电信支持预案、国家石油及危险物质污染应急预案、联邦放射性突发事件反应预案以及恐怖主义事件附录[11]。在联邦反应预案之外，即使当灾害规模达不到总统宣布为联邦灾害时，一些联邦机构也有权提供救灾援助，包括农业部、商务部、住房和城市发展部以及小企业协会（SBA）。联邦反应预案采用多机构运行结构，以事件指挥系统（ICS）为基础（参见"突发事件应急指挥系统"）。国土安全部下辖的灾害现场办公室可以与国家突发事件反应小组一同创立。恢复工作是灾害现场办公室内部的后勤和行政小组的职责。

所有住房者、企业及城镇的保险金第一来源是私营保险公司。如果保险金不足或者不能领取保险金，下一步行动应该是在规定期限内在联邦突发事件管理署注册，一般在灾后 2 个月时间内。在私营保险公司兑付保险金之后，接下来最大的援助份额来自于小企业协会。求助于小企业协会的人如果收入超过最低收入标准，都应该申请小企业协会的贷款。[10] 贷款必须偿还，但是它们的利息率很低。这些贷款包括：

1. 向住房者和租户者提供的修缮个人房产的房屋灾害贷款；

2. 向企业提供的企业灾害贷款以便修缮或替换不动产、设备及存货等（非营利组织也有资格）；

3. 向小企业及农业合作社提供的经济灾害损失贷款以便替换营运资本。[10]

联邦突发事件管理署也提供以下三种形式的援助：

1. 个人及家庭补助金：这些贷款被授予有需要的人，因为他们不能满足私营保险公司、小企业协会或志愿者组织的资格条件。这些补助金仅仅提供基本生活需要，不能使生活恢复到正常状态。其支出包括医疗和咨询援助、房屋修缮、葬礼花销以及支付保险费。

2. 公共援助：这个项目向地方政府提供援助以便于进行应急服务及修缮或替换公共设施，例如清理废墟、修缮基础设施或应急保护措施。通常这是恢复阶段开支最大的方面，一般来讲，在这项支出上地方与州政府分担的比例为 75%：25%。[6]

3. 减少灾害风险补助金项目[10]：联邦、州、地方政府利用这项补助金将减灾工作融入灾后恢复过程中。行动包括收购房屋、进行大众宣传、改进结构以便于抵抗后续的灾害，如洪灾及飓风。支出由联邦和州资源共同承担。[6]

在灾害应对方面，企业有特殊的注意事项。恢复预案的基本目标是使得一个组织能够渡过灾害并且继续从事正常经营活动。为了度过灾害，一个组织必须保证恢复关键经营环节，继续进行正常业务处理，并且将经营及其他资源（信息处理及其他资源）受到破坏的时间降到最低；预先作出的应急预案是实现这一目标的最好方法。[13] 具体措施包括：如果正使用的设施遭到损毁，准备一个备用经营地点，将重要文档储存在现场外另行保存，以及准备备用能源如发电机。大型企业承受灾害的能力更强，因为资产和劳动力分布区域更广泛。[6]

灾害事件能极大地改变人们的生活。幸存者的经历深刻，看待周围世界的视角与灾前不同。向政府、志愿机构及保险公司寻求帮助的过程可能会很漫长又令人沮丧，这只可能加剧他们孤立无援的情绪。愤怒情绪及内心绝望感普遍存在。通过心理疏导让他们明白"二次灾害"是普遍现象[14]，困境中的他们不是孤立无援的，心理卫生人员需要帮助人们提高心理健康。因为人们对于精神病帮助相关的耻辱感或是不愿意花费时间恢复自身生活或帮助他人，许多人不想寻求正式咨询。在人们帮助幸存者的具体任务过程中向他们提供心理卫生援助是非常有疗效的。"喝杯咖啡"的非正式干预方法是向人们提供帮助的最好方法。例如，在共同穿梭在灾害碎石当中的时候，心理卫生人员可以使用熟练委婉的技巧帮助幸存者分析自身需求，确定当务之急。[14]

受灾群体参与不仅有利于灾后恢复过程，而且对群体的心理健康也是非常重要的。如果没做到让群体参与进来，可能会导致他们的怨恨和抵制情绪。当援助与社区盼望的需求不一致时，居民会不高兴，而如果他们被贴上了对联邦援助不感恩的标签，这种冒犯就会加剧人们的不良情绪。当人们在自身恢复阶段献出一臂之力，他们会感觉到自身的能力进而提高他们的参与度。这会带来更强大的社区网络，反过来提高他们进行自我帮助的能力。

■ 隐患

一般来说，灾害恢复存在两个主要问题：水平预案太少而过多依赖于垂直援助。当水平和垂直援助不平衡时，缺陷就显现出来。

在过多依赖于垂直援助预案情况下，社区对恢复过程不做任何贡献，而政府组织和非政府组织全盘负责恢复预案。而之前这些团体到来的本意是"修复"当地情况。人们称这种情况为"本末倒置"[9]。这不但不能提供理想的帮助，还会阻碍灾区的自我发展能力。人们可能会作出以下设想：①灾民们是负担；②当地政府能力差，不能独自处理；③外来援助组织不需承担责任；④对灾民的援助反映了灾民的实际需要（而实际上，援助反映了捐助者空想出来的需要）[9]。关于这最后一点的例子就是 1989 年飓风雨果袭击蒙特色拉特岛事件。98% 的房屋受灾，50% 严重破坏，20% 完全破坏。[9] 和平部队带来大量的预制房屋替换所有遭到破坏的房屋。虽然他们在数字上能帮助大量的人，但是他们提供的房屋屋顶为两面斜坡，而不是加勒比地区典型的四面屋顶，四面屋顶抵抗热带风的能力更强。这些房屋的内部设计也没有考虑到对流通风。早期的房屋接收者向和平部队报告了这一情况，但是和平部队无力改变这一设计。虽然本意良好，但是和平部队主要是遇到了捐助者空想出来的灾民需要，而不是灾民的实际需求。[9]

过于依赖垂直预案也会造成责任感缺失，进而造成不平均的灾害恢复效果。在飓风吉尔伯特袭击后

的牙买加，主要的房屋援助项目是建筑券项目，这个项目是由牙买加政府、世界银行、加拿大、德国、日本、OPEC 以及美国建立的。基于房屋毁损和财政需要的程度，向住房者发行建筑券。这些券只能在建筑五金店兑现，这些建筑五金店必须是建筑材料方面的牙买加五金商会的成员，产品包括锌板、钉子以及木材等。居住者或租住者不符合建筑券发放条件，不能寻求任何援助。调查期间没有待在家的人不放在需要援助的名单之上。[9] 另外人们发现，建筑券的发放存在不公平现象。结果造成许多需要帮助的人没有被施与任何帮助。

当金钱和精力投资到灾害恢复过程而不考虑可持续性发展时，总是存在造成"依赖综合征"的风险。[9] 替换的房屋和基础设施有可能被随后发生的灾害破坏，不能造福于受灾城市，造成了每次灾害后持续的援助。人们没有从前车之鉴中吸取教训进而创造更富弹力的城市及基础设施，熟悉的一幕一次次重复上演。例如，牙买加人利用建筑券满足日常需求，诸如床垫及用具，而不花时间加固房屋防范后来的飓风和洪水侵袭。当下一次飓风来袭时，这些人的房屋将再次受到飓风吉尔伯特侵袭时那样的破坏。[9]

在水平预案过少的情况下，因为缺乏团体和领导者之间的合作，结果就会混乱不堪。研究证实，许多群体性预案主要集中在突发事件期间，灾后恢复重建没有引起足够重视。通常即使有预案，也仅仅存在于书面上，在现实中灾害发生的情况下，预案不被付诸实践。实际上，许多官员意识不到预案的存在。[4] 这些缺点导致了临时性决定的灾后恢复实施过程中的混乱。群体缺乏合作的能力，力量分散，不能统一起来管理自己的事务。所以重新发展满足不了群体的需求。政府和非政府团体提供援助，有时它们是不协调的，要么进行了重复行动，遗漏一些需要帮助的地区[4]，要么给一些地区的援助力度不足。1987 年在得克萨斯州的萨拉戈萨，一个孤立的社区被龙卷风严重袭击，当地政府根本无所作为。当成立了灾害顾问专家小组之后，当地居民根本没有向它寻求帮助，它成了空摆设。后果是灾后两年萨拉戈萨人认为他们的生活与之前相比每况愈下，既是因为重建后的社区质量糟糕，也是因为他们感觉自己被别人看作孤立无援、忘恩负义。[2]

在加勒比地区进行的研究表明，在不协调的群体中权力等级的不同导致强力的团体迫使政府当局首先

在他们最有利益的地方重建。与政府当局关系弱的贫穷邻居获得的关怀是滞后的。[2]

在美国，垂直预案处于主导地位，这是因为社区没有合理详细的预案，他们没有财政储备用来支付灾后恢复开支。如果灾前做好了预案，则必须具备强大的水平网络。那么，当增加了一个有效的垂直元素以后，结果就会创造奇迹。到1975年经常发生的洪灾一次次摧毁威斯康星州的索哲思格罗夫。每一次他们都会进行重建。他们曾经增建了水坝，他们计划筑堤，但是因为财政紧张不能够进行筑堤。他们决定用筑堤的资金来为城镇搬迁做预案。尽管联邦资金到来得很晚，但是他们仍然做出了计划。1978年当历史上这个地区最大的洪水发生时，他们已经准备好了完整的书面策略。当重建的补助资金到达时，他们将预案付诸实践。他们不仅搬迁出了泛滥平原防止了洪水破坏的再次发生，而且决定建一个75%使用太阳能发电的城市。因为他们在制作预案阶段拥有大量时间，所以他们询问了每个企业主希望搬迁到哪里，他们的企业该如何建造。最后这个城市变成这个群体最想要的样子，这个城市的创造性给市民们增添了无尽的自豪感和满意度，因而也创造了一个更幸福的社区。

参　考　文　献

1. Drabek T, Hoetmer G. Emergency Management：Principles and Practice of Local Government. International City Management Association：Washington DC；1991.
2. Berke P, Kartez J, Wenger D. Recovery after disaster：achieving sustainable development, mitigation and equity. Disasters.17（2）：93-109.
3. Haas E, Kates R, Bowden M. Reconstruction Following Disaster. Cambridge，Mass：MIT Press，1977.
4. Petterson J. A Review of the Literature and Programs on Local Recovery from Disaster. Natural Hazards Research and Applications Information Center, Institute of Behavioral Science, University of Colorado；1999.
5. Smart Communities Network. Rebuilding for the future：a guide to sustainable redevelopment of disaster-affected communities, September 1994. Available at：http：//www.sustainable.doe.gov/articles/RFTF1.shtml.
6. Emergency Management Institute.Holistic disaster recovery：creating a more sustainable future［online course］. Available at：http：//www.training.fema.gov/emiweb/edu/sdr.asp.
7. World Bank Finances Emergency Recovery and Disaster Management Program for the Caribbean.News release no：99/2035/LAC.
8. Hirshleifer J. Economic Behavior in Adversity. Brighton：Wheatsheaf Books Ltd；1987.
9. Berke P, Beatley T. After the Hurricane. Baltimore：The Johns Hopkins University Press；1997.
10. Minnesota Homeland Security and Emergency Management. Recovery from Disaster Handbook. Available at：http：//www.dps. state.mn.us/dhsem/Hsem_ view_Article.asp?docid=313&catid=4.
11. Department of Homeland Security. National Response Plan 2004. Available at：http：//www.dhs.gov/interweb/assetlibrary/NRPbaseplan.pdf.
12. FEMA News.FEMA hails 2000 as year of major gains in disaster prevention, December 22, 2000. Available at：http：//www.fema.gov/news/newsrelease. fema?id=9993.
13. Disaster Recovery Journal. DRJ's Sample DR Plans and Outlines. St. Louis, Mo. Available at：http：//www.drj.com/new2dr/samples.htm.
14. Myers D. Psychological recovery from disaster：key concepts for delivery of mental health services. NCP Clinical Q 1994；4（2）. National Center for Post-Traumatic Stress Disorder, US Department of Veterans Affairs. Available at：http：//www.ncptsd.org//publications/cq/v4/n2/myers.html.

50 灾难教育和研究

Kenneth A. Williams, Leo Kobayashi, Marc J. Shapiro

针对所有受众而言，灾难教育有两大目标：①防止灾难发生；②减化灾难影响，包括提高对受害者的救援成果以及响应者的安全保障。

灾难教育应该建立在成人教育和调查研究的原则之上。教育资格和设计应该与灾难研究的设计和实施相配合。不幸的是，当今绝大多数的灾难研究是叙述性的，与教育预案没有相关性。对于广大民众来说，灾难准备曾包含个人知识。人们容易了解他们的局限性，熟悉本地活动和行业中固有的风险。在发达国家，技术进步既保护了全体居民，也增加了发生特别重大灾难的风险。灾难研究和教育必须应对这些变化，保持其相关性。

■ 历史展望

数年来人们在公共卫生领域取得了许多的成绩，减少了疫情和灾难。1855 年，约翰·斯诺博士[1]在进行了简单有效的流行病学调查之后，仅仅通过去除被污染的水泵把手就减轻了霍乱疫情。卫生学、抗生学以及野战医学挽救了无数生命。然而从广泛意义上讲，灾难响应仍然是不协调的人道主义工作。灾难中"没有规则"，这句格言成了响应失败以及教育和预案匮乏的借口。虽然灾难超过地方的响应能力，但是当特定类型的灾难重发时，人们可以制订相应的响应策略。对灾难响应做出预案的后续工作的出发点是好的，但是在现实中会失败，因为它们脱离了日常实践。复杂预案涉及通信[2]、患者识别和存档以及指挥系统，它们往往是被人们从文件柜或拖车办公室抽出来的，只是为了应付年度演习，在真实事件中起不到应有的作用。军队从实践当中得出经验，士兵们"怎么训练就怎么作战"，所以他们经常训练。灾难响应者需要吸取这个教训；灾难响应案例失败的程度与脱离日常练习的程度成正比。

■ 临床前沿

教育

适当的灾难教育应该包括与年龄相适应的指导方针，必须遵循培训的基本格式，能够进行效果评价。值得推荐的一个格式就是设定表述清晰的目标，例如，"儿童将在 5 分钟之内从学校撤离"或"内科医生将在模拟实验中根据表现的症状准确识别神经毒素中毒"。下一步利用这些目标开发评价手段（例如学校的定时训练、内科医生的书面测试或表现观察）。然后开发培训课程实现想要得到的目标，用评价手段衡量效果。比如学生，他们需要的只是一般原则（"在突发事件中遵循老师的指令"）以及明白警铃发出的突发事件信号，因而偶尔进行的训练就足以维持需要的培训水平。对于治疗化学品中毒患者的内科医生，可以利用多种成人学习技术来进行培训。

灾难教育的受众包括一般群众、非医疗响应者以及医疗响应者。适用同样的成效教育原则。一般群众教育的课题包括灾难准备、避难、撤离以及急救护理。这种教育可以降低恐慌情绪，减轻撤离或避难系统的压力，并且减少疾病和伤害。非医疗响应者教育的课题根据响应者类型的不同而变化，但是应该包括让其明白医疗响应问题和预案。非医疗响应者是许多其他响应者当中的一部分，包括提供以下服务的人员：避难所、撤离、法律实施、行政管理、后勤、食物和水供应、卫生系统、交通运输以及结构工程等。医疗响应者应该通过培训提高自身准备程度，包括提供给一般群众和非医疗响应者的知识。这个具有包容性和协调性的培训方法将优化提高灾难准备、预防和减灾水平。准备水平是指在接到要求情况下，在规定时间内执行一项具体行动的能力。为了提高准备水平，一个机构必须使用通信方式通知工作人员所要求的服务内容，协调他们的行动、具体任务的妥善执行或者提高执行效率的方法。这些领域都可以作为多种研究和培训类型的主题，适用于一般群众及非医疗响应者，也适用于医疗响应者。例如，群体准备好撤离了吗？区域的水供应者准备好保全他们的设施防止污染公共饮用水的计划了吗？多种与培训项目有关的研究型演习可以提高人们在这些领域的准备水平。在灾难响应中，通信是一个普遍性的挑战，但是可以通过使用所有用户都熟悉的一种技术提高通信水平。应用研究可以帮助各机构选择采用灵活的通信系统，在灾难事件中仍旧能发挥其功能。这些系统的研究参数可能包括以下功能，如机构间协调配合、使用的简便性和灵活性、预计发生事件期间足够的电源和功率范围以及可变系统元素间的数据移动能力等。真实事件期间的操练、技术验证以及预期数据分析是通信系统评价的一些研究方法。

与灾难准备水平类似，预防水平包括公共卫生、工程、区域划分、安全保障以及其他避免出错的措施；如不采取这些避免出错的措施，在特定情况下会导致灾难发生。在一些案例中，灾难（定义为"造成巨大破坏的事件"）可能造成少数医疗事故伤亡人员。电脑数据丢失、不合格产品以及财政危机这几个事件造成的灾难性结果不包括伤病，造成的损害取决于那些受灾对象。但是"非创伤性"灾难应该考虑进灾难预案、教育及研究中，与造成伤亡的灾难一起研究；如果这不是针对所有的社区实体，至少针对卫生护理体系而言应该这样做。电脑信息丢失、行政管理丑闻的揭露、倚重的地方企业的破产也会形成重大破坏，造成的压力和损伤可以与造成伤病的灾难相提并论。可以用来培训灾难响应者的成人教育模式有许多种。自学、远程学习、直接教育、实践学习、训练和演习以及最新的方式模拟实验室。教育的形式必须与受众相匹配，必须与所传授的任务相匹配，也必须重视可用资源。例如，虽然传授工作人员如何掌握一项特殊技巧的最好方法可能是实践经验，但是这种形式的大规模受众培训需要的时间或金钱是不能得到保证的。教

育的形式包括以下几种：

- 自学：包含自定进程的学习，内容来自于书本或网络资源。这种形式的学习非常适合工作期间空闲时间有限的人，他们可以利用休班或下班时间学习。

- 远程学习：当今美国疾病控制与预防中心较多地使用这种方法，通常这种学习形式是通过卫星直播实现的。它能允许多人在"现场环境"中培训，他们的疑问和问题能得到处理。

- 直接教育：这包含讲师向适当规模的受众传播知识内容。虽然这种教育形式能促进参与者解决疑问并及时反馈，但是它要求现成的专家传授者的人才库，在特殊课题或地理位置上可能不具备这个条件。

- 实践学习：特别适合技巧的传授，如保护性设备的穿着方法。这种培训是劳动力和时间密集型，要求使用当地的专家以及班级规模与指导者之间的比例较小。

- 训练和演习：虽然数千人参加的完整规模的演习经常作为极限培训进行，但是具体的、以任务为导向的训练也会收获颇丰。训练和演习是在极佳的场合来强化训练、识别未来需求、进行研究。

模拟培训

患者模拟技术已经提高并且人们更容易接触到它，更多的教育受众可以受益于这项技术。与心肺复苏术模特或基于个人计算机的多媒体软件提供的培训截然不同，高仿真医疗模拟的特征是综合的真人大小的"患者"，具有可编程、可再生及生理响应的能力。互动式交流、程序性介入能力及实时记录是关键特征。人们正在使用这些手段和技术进行灾害救援医学教育。模特和虚拟现实（VR）模拟患者都被应用于培训不同领域的卫生护理工作人员。在真实治疗背景下详细的患者展示、精确的人类生理建模及对介入的动态响应共同构成了独特的教育体验。本来无法做到的培训变成了现实，这有利于人们在医疗事件和护理机构中避免固有的重大风险和不良后果。高难度医疗复苏和手术危机管理都是有代表性的主题范围。

由于与虚拟现实技术相比较而言，基于模特的系统相对更容易设定和维护，所以模特基系统的应用越来越普遍，如 Laerdal SimMan 和 METI 模特。人们

最初将它们用于麻醉和复苏术教导，然后扩展开来，现在将模特用于灾难培训，并且正在不断开发它们的潜在用途。灾难情景下患者护理的物理障碍和实质困难的重现是基本要求。例如，在穿着个人保护设备（PPE）的情况下人们现在正在模特身上进行静脉通道、给药及气管插管等操作的研究。[3-6]

完全浸入式虚拟现实（TIVR）以及相关技术现在也开始用于灾难教育。[7]以全电脑发生环境及多感官互动性（即视觉、听觉、触觉）为特色，完全浸入式虚拟现实推动了"非介入式错觉"的发展。[8]使参与者处于完全浸入式建立的虚拟现实世界中，实现无缝对接，这种能力暗示了实现培训的极度灵活性和无限仿真性的可能性。在这项工作上的一个案例研究就是密歇根大学3D试验室，研究者正在洞穴虚拟现实系统中执行灾难方案。[9-10]其他的例子出现在密苏里大学罗拉分校[11]及帕多瓦大学[12]。缺乏标准化及重要启动要求目前限制了完全浸入式虚拟现实技术的推广。

在灾难及大规模杀伤性武器方面民用及商用高仿真模拟技术的应用

越来越多的民用项目采用了多种多样形式的模拟患者，培训课程已经深入灾难具体内容。灾难医疗响应的基本面都得到处理，例如灾难情况及危害评估、验伤分类、患者诊断和治疗、污染排出和提供者保护以及撤离。[13]人们正在从事目标任务培训和培养特定认知方法的练习，以及团队合作行为[14, 15]。

人们增加了用于灾难和大规模杀伤性武器（WMD）培训的资金，数个州的院前系统运用了医疗模拟技术，他们体验到了高级的灾难演习。佛罗里达州、马里兰州[16]及罗得岛[17]将这些工作主要放在大学附属的学术模拟中心进行，它们收到来自州和联邦的扶持。从全球范围来看，将高仿真模拟技术大量应用于核、生物及化学准备，以色列医疗模拟中心正在进行这些活动。这些项目着力于提高医生、护士及护理人员的准备水平，以便于治疗和护理非常规战争的伤亡人员。[18-20]

在商用领域，至少有两家美国培训中心正在提供使用高仿真模拟患者的培训，培训的内容是大规模杀伤性武器和有害物质。卫生资源和服务管理署扶持的突发事件准备课程[21]的模拟培训正在罗得岛医院的医疗模拟中心进行。得克萨斯工程扩展服务提供了另外的聚焦于大规模杀伤性武器的送院前操作和预案

课程。[22]这些课程是为突发事件医疗服务（EMS）群体准备的，它们包括患者模拟的分类应用，从孤立的患者护理任务到多模特完整规模的灾难演习。

在灾难和大规模杀伤性武器教育中应用了军队高仿真模拟，军队常规地参与灾难培训，既是作为自然灾害响应的扶持角色，也作为战斗准备任务。现在恐怖主义和大规模杀伤性武器引发的许多问题都在军队建立的培训体系中得到处理。参战部队可能遭遇武器化的化学毒素、生物武器、爆炸物以及放射性危害。虽然这些潜在接触危险的背景已经发生了变化，但是与它们对应的知识和技术仍旧几乎一如既往。

美国军队正开发运用培训项目，聚焦于卫生护理专门知识，称作"91W"，特别注重培训化学、生物、放射性、核及爆炸方面的资质。[23]其组成模块包括基于个人电脑的模拟技术，军队运用这些技术开发了创伤护理（STATCARE）[24]以及核生物化学伤亡培训系统（NBCCTS）[25]软件。在医疗模拟倡议下、在各种项目中应用高级患者模拟技术取得的效果显著。在许多地方，现场和远程学习背景下的数百高仿真模特与91W培训结合为一体。[26-28]人们逐步引入了专门针对大规模杀伤性武器的应用。另外，正在进行的战场创伤患者模拟项目满足了后勤模拟在多种不同水平的真实战场环境中进行医疗护理技术和行为的需要[29]。

模拟技术的未来方向

众多模拟专家和团体正在探索卫生护理教育中模拟技术应用的科学验证。真实灾难的混乱环境使得教育内容的前瞻性、对比性、目标性研究难于进行。回顾性分析可以发挥很大作用，培训效果和突发事件准备水平提高程度的替代指标可以用来证明在灾难过渡时期模拟的作用。

个体灾难响应能力的增强可以单独在"技能站"中进行评估，"技能站"类似于高级心脏生命支持课程中的评估手段。全球评级标尺已经作为潜在指标出现，衡量应用高仿真模拟技术教育背景下学习者的全面能力。[30]这些手段加上合理地使用特定的评分系统应该能够在完全浸入式多模特灾难模拟演习中帮助调查基本灾难响应能力。联邦和州提供资金的项目均证明这些工具的开发和测试使医学响应者得到了合适的灾难培训，而且其备灾能力均有所提高。高仿真模拟技术广泛应用到这些活动当中，已经允许进行目标测验，包括突发事件中穿着个人保护设备的医疗服务提

供者的现场危害、检伤分类决定、异常介入的使用 [31] 以及复苏抢救 [13]。通过这些探索继续工作，人们希望能建立如下的因果联系：高仿真模拟培训、响应者准备水平培训的加强、灾难医疗水平提高以及最终实现患者的更好疗效。灾难培训者的最大挑战就是保持最初获得的培训资格和认证，不断努力提高技能，特别是当所处的环境一成不变，而下一次灾难遥不可及时。

研究的分类

灾难研究可以分类并且与教育目标联系起来。类别包括行动后报告、案例研究；灾后流行病学；探讨预案、培训及减灾技术；具体技术和设备的试验；组织或分析方案；随机对比试验。

行动后报告、案例研究

对最初发生在美国的一次恐怖事件 [32] 的 10 个炭疽案例的描述提供了行动后报告、案例研究的例子。这些数据对于做出响应规模和形式的预案来说意义重要。反复发生的响应失败在这种类型的报告中能得到清楚的说明。在对各种不同自然和人为悲剧相关的事件准确记录的同时，这些文件也经常报告有惊人相似性的响应失败，包括涉及通信、后勤、服装、设备、机构间合作、周边控制方面的失败以及患者护理延误、伤亡人员的不良输送。[33] 虽然在过去几十年中，各种不同的非医疗实体已经实现了各种管理和技术提高，如联邦航空管理局和国家运输安全委员会，减少了人为灾难的发生率并减弱了其严重程度，但是医疗响应者经常面临与 25 年前报告的一样的挑战。

灾后流行病学

对灾难延迟效应的描述为后续响应者和计划人员指明了需要做的事情。迅速重建基础设施、满足慢性患者卫生护理需要和卫生、分发药品等，在这些研究文件中都有记载。另外对持续影响的描述有启发性，比如东京沙林毒气袭击后对人们眼伤的叙述。文化差异可能造成对灾难影响的表达不同，但是明白灾难的影响旷日持久、意义深远，对尝试消除这些影响的计划人员和教育者来说很重要。

探讨预案、培训及减灾技术

探讨预案、培训及减灾技术包括与生物恐怖主义培训相关的调查和探讨，这种培训的对象是突发事件

医院的住院医生。[34] 这些文件记录了现在的教育和预案的方法，它们的用途可以分为两类。首先，它们提供了方案的基准，可以用来与所发生事件的结果相比较。如果一个系统具有有效预案、具体培训方法和具体技术，那么准备水平（如运行良好的训练或一个真实事件中的测量值）可以与替代性系统相比较。其次，这些文件起到传播别人思想的作用，无论这些思想是坏还是好。计划人员应该熟悉本文献，在设计培训和响应预案时从别人的错误和长处中汲取经验教训。

具体技术和设备的试验

虽然具体技术和设备的试验在灾难研究文献中记载非常稀少，但是试验展示了设备使用和护理的各种不同方法。如检伤分类技术、患者病情分类、患者识别标签、通信工具、具体场景和问题的培训项目以及指挥结构都在文献分类范围之内。这些文章的一个缺点就是没有记录真实事件或系列对比训练中主题项目（方法、设备等）的使用情况，而这些可以用来与替代性系统进行实际的比较。一个研究项目的效用并且提供了一个单独展示这个项目的训练，这种文件应该详细查阅认真钻研。

组织或分析方案

组织和分析方案探讨灾难管理的进步或缺陷，提供方案或建议以提高国际协调、预案关注点、资金分配等的水平。[35] 它们通常是专家团体的集体智慧，但是偶尔为单独一个人的方案。在这两种情况下的任何一种，所有灾难研究者和教育者应该熟悉大部分这些文献，因为一定水平的标准化及共同的定义和语言对于合作来讲是必不可少的。

随机对比试验

在灾难研究中随机对比试验非常罕见，但是它们非常重要。对再发性灾难（例如洪灾、地震、特定运输灾难）进行研究的可能性是存在的，并且一些研究者尝试用一定程度的随机化的方法收集数据，比较技术或设备的使用情况。

现在最可行的选择是使用再发性的训练来进行试验。罗得岛灾难倡议（RIDI）是联邦资助的灾难研究工程，开始于 1999 年，其工作包括在高仿真多地点的模拟中心进行一系列灾难演习。精确重造灾难演习

的能力使得罗得岛灾难倡议团队（RIDI）可以比较培训效果和设备应用水平，比较对象是两组随机选择的响应者团队。未来人们应该将这种形式的研究转化为正式的研究格式，如交叉对比或随机试验模式。

参 考 文 献

1. Snow J.On the mode of communication of cholera. London：John Churchill，1855：38-55. Available at：http：//www.ph.ucla.edu/epi/snow/snowbook2.html.

2. Yoho DR Jr. Wireless communication technology applied to disaster response. Aviation Space Environ Med. 1994 Sep；65（9）：839-45.

3. Vardi A，Levin I，Berkenstadt H，et al. Simulation-based training of medical teams to manage chemical warfare casualties. Isr Med Assoc J. 2002；4（7）：540-4.

4. Berkenstadt H，Ziv A，Barsuk D，et al. The use of advanced simulation in the training of anesthesiologists to treat chemical warfare casualties. Anesth Analg. 2003；96（6）：1739-42.

5. Rhode Island Disaster Initiative Web site. Available at：http：//www.ridiproject.org.

6. Kobayashi L，Shapiro MJ，Suner S，et al.Disaster medicine education：the potential role of high fidelity medical simulation in mass casualty incident training. Med Health RI. 2003；86（7）：196-200.

7. Beier K，Freer JA，Levine H，and the Medical Readiness Trainer Team. An immersive virtual reality platform for medical education：introduction to the Medical Readiness Trainer. Proceedings of the 33rd Hawaii International Conference on System Sciences（HICCS-33），2000. Available at：http：//csdl.computer.org/comp/proceedings/hicss/2000/0493/05/04935025.pdf.

8. Lombard M，Ditton T. At the heart of it all：the concept of presence. J Computer-Mediated Commun. 1997；3（2）. Available at：http：//www.ascusc.org/jcmc/vol3/issue2/lombard.htm.

9. University of Michigan 3-D Lab. CAVE Technology Demonstration Disaster Scenario Web site. Available at：http：//um3d.dc.umich.edu/index.html.

10. University of Michigan Virtual Reality Laboratory at the College of Engineering. Medical Readiness Trainer Website. Available at：http：//www-vrl.umich.edu/mrt.

11. Leu MC，Hilgers MG，Agarwal S，et al. Training in virtual environments for first responders.Proceedings of the 2003 ASEE Midwest Section Meeting. Rolla：University of Missouri-Rolla，2003. Available at：http：//campus.umr.edu/venom/publications/Leu_ASEE_midwest_meeting'03_paper_（TACOM）.pdf.

12. Gamberini L，Cottone P，Spagnolli A，et al.Responding to a fire emergency in a virtual environment：different patterns of action for different situations. Ergonomics

2003；46（8）：842-58.

13. Suner S，Williams K，Shapiro M，et al. Effect of personal protective equipment（PPE）on rapid patient assessment and treatment during a simulated chemical weapons of mass destruction（WMD）attack［abstract］. Acad Emerg Med. 2004；11（5）：605.

14. Kyle RR，Via DK，Lowy RJ，et al. A multidisciplinary approach to teach responses to weapons of mass destruction and terrorism using combined simulation modalities. J Clin Anesth. 2004；16（2）：152-8.

15. Kobayashi L，Shapiro M，Hill A，Jay G.Creating a MESS for enhanced acute care medical education and medical error reduction：the multiple encounter simulation scenario［abstract］. Acad Emerg Med. 2004；11（8）：896.

16. Kyle RR，Via DK，Lowy RJ，et al. A multidisciplinary approach to teach responses to weapons of mass destruction and terrorism using combined simulation modalities. J Clin Anesth. 2004；16（2）：152-8.

17. Kobayashi L，Shapiro M，Hill A，Jay G.Creating a MESS for enhanced acute care medical education and medical error reduction：the multiple encounter simulation scenario［abstract］. Acad Emerg Med. 2004；11（8）：896.

18. Vardi A，Levin I，Berkenstadt H，et al. Simulation-based training of medical teams to manage chemical warfare casualties. Isr Med Assoc J. 2002；4（7）：540-4.

19. Berkenstadt H，Ziv A，Barsuk D，et al. The use of advanced simulation in the training of anesthesiologists to treat chemical warfare casualties. Anesth Analg. 2003；96（6）：1739-42.

20. The Chaim Sheba Medical Center at Tel Hashomer. Israel Center for Medical Simulation Web site. Available at：http：//eng. sheba. co.il/main/siteNew/index.php?page=45&action=sidL ink&stld=435.

21. Rhode Island Hospital Medical Simulation Center. Simulation Training in Emergency Preparedness（STEP）course Web site. Available at：http：//www.lifespan.org/services/simctr.

22. Texas Engineering Extension Service Emergency Services Training Institute（TEEX-ESTI）.EMS operations and planning for weapons of mass destruction course Web site. Available at：http：//www.teexesti.com/course_catalog_course.cfm?courseID=159&cid=535&pid=505，535.

23. U.S. Army. 91W Healthcare Specialist Web site. Available at：http：//www.cs.amedd.army.mil/91w.

24. RTI International. Simulation Technologies for Advanced Trauma Care（STATCare）Web site. Available at：http：//www.rti.org/page.cfm?objectid=3F6A5676-FEF7-423F-92479553E912FB73.

25. U.S. Army Medical Department. Nuclear Biological Chemical Casualty Training System（NBCCTS）software Web site. Available at：http：//www.cs.amedd.army.mil/

simcenter/NBCCTS.htm.

26. U.S. Army.Camp Shelby Medical Company Training Site Chemical, Biological, Radioactive, Nuclear & Explosive (CBRNE) Training Web site. Available at : http ://www. ngms.state.ms.us/mcts/page9.html.

27. MedSMART Inc. International and Distance-Enabled Offerings : U.S. And Global Range Operations. Available at : http ://www.medsmart.org/services.html.

28. Research, Development and Engineering Command (RDECOM) Web site. Available at : http ://www. globalsecurity.org/military/agency/army/rdec.htm.

29. U.S. Army Program Executive Office for Simulation, Training, and Instrumentation. Combat Trauma Patient Simulator (CTSP) program Web site. Available at : http :// www.peostri.army.mil/products/CTPS.

30. Gordon JA, Tancredi D, Binder W, et al. Assessing global performance in emergency medicine using a high-fidelity patient simulator : a pilot study [abstract]. Acad Emerg Med. 2004 ; 10 (5) : 472.

31. Vardi A, Berkenstadt H, Levin I, et al. Intraosseous vascular access in the treatment of chemical warfare casualties assessed by advanced simulation : proposed alteration of treatment protocol. Anesth Analg 2004 ; 98 (6) : 1753-8.

32. Jernigan J, Stephens D, Ashford D, et al. Bioterrorism-related inhalational anthrax : the first 10 cases reported in the United States. Emerg Infect Dis. 2001 ; 7 (6) : 933-44.

33. Williams A. Lessons learned from transportation disasters [unpublished thesis, MPH program] Cambridge, Mass : Harvard University ; 1995.

34. Pesik N, Keim M, Sampson TR. Do US emergency medicine residency programs provide adequate training for bioterrorism? Ann Emerg Med. 1999 ; 34 (2) : 173-6.

35. Sundnes KO, Adler J, Birnbaum ML, et al. Health disaster management : guidelines for evaluation and research in the Utstein style : executive summary. Prehospital Disaster Med. 1996 ; 11 (2) : 82-90.

51 灾难流行病学的实际应用

P. Gregg Greenough, Frederick M. Burkle

不管是旷日持久的热浪袭击欧洲，美国东南部发生突然来袭的飓风，菲律宾火山喷发，还是在苏丹进行着复合性突发事件的人道主义救援，每一种形式的灾难都是一种独特的流行病学。从广义上讲，流行病学指的是关于特定人群卫生相关状态或事件的分类与决定因素的研究，以及该研究在管理和控制卫生问题方面的应用。从本质上讲，流行病学在于揭开具体灾难产生的具体可预见的公共卫生影响方式，通常为在时间空间上或群体小团体中的疾病或伤害。[1]

灾难流行病学在灾难循环的每一个方面都发挥着作用，包括开发预防策略、评估需求和灾难影响阶段确定资源目标以及灾难反应有效性测量。每一种形式的灾难既可以分类为"疾病过程"，也可以分类为"疾病生成"。了解给定灾难的公共卫生影响的形式可以指引灾难准备工作。例如，地震灾难的群体会出现骨折、闭锁性头部外伤、裂伤以及软组织损伤等，将有大量的人需要突发事件部门收治。数天之内，患者有感染并发症的风险，例如肾衰竭及伤口感染。事件本身过去很长时间之后，灾难的长期影响将会成为公共卫生问题，例如肢体残疾和心理健康问题。深刻理解一个具体灾难的流行病学可以辅助灾难管理者和组织在事件之前、过程中及之后对灾难反应作出预案，指导关键资源配置。更重要的是，流行病学引导下的减灾工作可以减少既定灾难造成的死亡人数，减轻疾病的负担。

流行病学在发展中国家起着重要的作用，这是因为在发展中国家缺乏基本卫生护理，可预防的传染病演变成地方性疫情，饥荒一再重发，人们处于贫困线上。高死亡率经常出现在当灾难发生在公共卫生基础设施的基线水平低的地方。自然或人为灾难造成流离失所的群体面临的风险有卫生、食物、水风险以及避难所不安全。

■ 历史展望

流行病学过去仅仅着眼于传染病及它们与公众的关系，在这些年中获得发展，涵盖了影响公共卫生的所有危害，包括自然和人为灾难。20 世纪 60 年代晚期尼日利亚（比夫拉）战争，20 世纪 70 年代发生的多种自然灾害（例如 1972 年孟加拉国气旋、1976 年危地马拉地震）以及 20 世纪 80 年代（例如 1988 年亚美尼亚地震），在这些人道主义援助期间人们开启了流行病学的实际应用。[2-4] 这些事件表明，流行病学的方法可以测量和减化风险，评估赈灾工作，描述感染率和死亡率模式以及提出预防和干预策略。为了实现这些目的，20 世纪 70 年代早期，人们在比利时鲁汶大学创立了灾难流行病学研究中心（CRED），今天它仍然维持了全球突发事件数据库（EM-DAT）的地位，向人们提供自 1900 年以来近 13000 次大规模灾难影响的信息。由于这个数据库的存在，捐献者、灾难管理者、研究者及政策制定者可以借助其对全部形式和发生地的灾难作出比较，分析其中的脆弱性因素。

在历史上，大量人道主义赈灾及多边机构的人道主义响应专业技术水平不一，它们在进行人道主义响应时没有采用联合协调的方式。然而伴随 20 世纪 90 年代晚期环球计划的制订，人道主义非政府组织以及红十字会与红新月会国际联合会开展了共同行动，在以下方面达成了最低标准的共识，如卫生、食物、营养、避难所、水和卫生设备以及流行病学在支持突发灾难公共卫生方面的作用。[5]

■ 临床前沿

灾难中的流行病学研究需要具有前瞻性，及时进行，设计良好，并且广泛散布到所有组织中，贯穿灾难循环的所有阶段。另外，应用的流行病学方法应该适合所要解决的公共卫生问题。

通过以下现场方法可以获取灾难所有阶段的关键信息。

脆弱性分析

脆弱性分析的主要目的是识别处于危险中的群体，实施灾难准备和减灾工作以及设定测量恢复工作水平的基线。因而从灾难管理者到城市规划者再到保险公司业务代表，种种利益相关者发现这些信息对于自身工作来说至关重要。在本书"社区灾害脆弱性评估"一节中对此有更详细的探讨，这里简短地提及是为了凸显在这项分析中流行病学的作用。

脆弱性的定义是：一个给定的危害造成的个人或群体生命和生活危险的程度。该危害是指一个具体的有害性事件直接或间接影响群体的能力。[6]脆弱性的测量不仅通过面临危害的程度，还通过群体所处环境的敏感性和恢复力水平，或者说人类的环境耦合系统，这一叫法为越来越多的人所接受。[7]群体环境的变化影响其吸收危害冲击的能力。系统具有承受给定危害或危害组合冲击和压力的能力，其固有因素包括环境退化和森林砍伐的水平、城市化水平、群体的社会经济状况以及群体赖以生存的生活方式等。从宏观层面上讲，跨国因素如全球气候变化和债务减免政策，或国内因素如国家土地使用规划及通信和交通基础设施的先进程度、政府稳定程度以及法律规则的遵守程度，都是一个给定群体脆弱性的直接构成因素。在脆弱性分析中，所有这些因素都是潜在的流行病学标准。

风险认知，即群体对所面临危害的理解方式、危害相关的脆弱性以及危害发生的可能性，需要质化研究来确定群体对此类事件做出的可能准备和响应的水平。例如，卡耐基梅隆大学的研究者使用心理模型测试遭受洪灾的调查对象，发现绝大多数调查对象对洪灾的直接原因和如何进行自我保护知之甚少，尽管政府就应对这些问题做了相应工作，他们认为洪灾保险等减灾工作毫无保障性可言。[8]这些方法使得人们具备了理解处于危险中的群体的深层次思维过程的能力。说到量化技术，我们也不得不提到其他学科，如人类学、社会学、通信及社会科学，以上这些使得研究者能够深入了解群体内部工作的方式和原因，提高群体应对自身问题的能力。

脆弱性分析可以从灾后阶段的"经验总结式"研究中作出。1999 年中国台湾地震之后进行的关于死亡人数的群体研究表明，患有精神疾病、中轻度残疾或近期接受入院治疗的人是最脆弱人群。[9]在 1994 年加利福尼亚州北岭市地震期间，人们发现女性与老人团体受到伤害的风险更高，与之前 1999 年中国台湾地震的结果相似。1978 年得克萨斯州威奇托福尔斯市龙卷风期间，居住在活动房屋的人承受的伤害或死亡风险比住在固定房屋的人们要高得多。[10]在某个危害的高风险群体中运用质化流行病学可以识别脆弱团体，在下一次灾难之前作出针对性介入。

快速评估和需求评价

灾难中流行病学的基础作用体现在灾难响应期间。评估、调查、监察等流行病学方法应该与突发事件响应同时平行进行。这些方法的成效测量被称为指标，即在危机期间或之外，用来关联或预测项目、系统或组织的值或程度的量化或质化标准，用来补充和引导决定的手段。[11]专栏 51-1 中列出了一些一般指标的例子。

快速评估回答了"发生了什么事"和"需要什么"的基本问题。[12]在混乱时刻，许多机构将力图获取用来制定决策和进行协调的可靠信息，不同机构间共享的信息是至关重要的。这些评估通常是"临时应急"，取决于灾难的性质、发生时间以及人们对备用信息的需求。对于拥有现场流行病学专业知识的公共卫生提供者来说，使用正确形式的流行病学手段获取正确信息是更重要的。用多种方法获取的多种信息的来源可用于数据三角测量，通过这种方法许多信息来源可以相互印证，即交叉验证控制点。布莱特和德拉蒙德[13]提出一个评估手段，包含卫生信息的"最少所需数据集"，所有相关者都能一致地理解和使用部分或全部信息。在若干现场测试资源（专栏 51-2）中可以找到类似的评估指标。

快速评估用来检查形势和需求，在灾害发生的最

专栏 51-1 快速评估中的常用指标

人口统计资料
- 脆弱人群识别

健康
- 感染率和死亡率
  - 粗死亡率
  - 5岁以下儿童死亡率

特定原因袭击
  - 腹泻
  - 急性呼吸感染
  - 疟疾（非免疫型）
  - 麻疹
- 麻疹免疫覆盖范围

营养
- 全球急性营养不良（身高体重比分数-2z）
- 常量营养元素摄入
  - 能量（千卡/天）
  - 蛋白质（占总能量的百分比）

食品安全
  - 家庭可享有程度

水和卫生设备
- 数量（升/人·天）
- 质量（大肠杆菌数量/100毫升）
- 家庭可享有程度
  - 到来源的距离
  - 来源的量/人口数量

避难所
- 人均面积
- 燃料可用量（千克/家庭·天）

专栏 51-2 评估参考资源

世界卫生组织：《突发事件快速卫生评估草案》，1999年
联合国难民事务高级专员：《突发事件手册》（第二版）
无国界医生组织：《难民卫生》，1997年
环球计划：《灾难响应的人道主义宪章和最低标准》，2004年
国外灾难援助办公室：《现场操作指南》
Epicenter：《难民或丧失家园群体的快速卫生评估》

资料来源：世界卫生组织；UNHCR，联合国难民事务高级专员。

初几天进行效果是最理想的。通过快速评估，公共卫生提供者确定突发事件的规模，描述和量化受灾群体；他们识别现存及潜在的公共卫生问题；他们测量现在及潜在的灾害影响，特别是卫生和营养需求；他们评估需求的资源量，包括可利用量和本地响应供应能力；他们帮助制定恰当的外部或国际响应预案和指导；他们识别脆弱人群；他们提供基线数据，恢复公共卫生系统的功能。[14] 通常最终造成最大感染率和死亡率的原因是灾难的间接影响、人口的后续迁徙、食品供应的短缺以及公共卫生基础设施的破坏。2004年12月26日亚洲海啸之后，人们在泰国6个受灾省份进行了快速评估，确定与正常情况相比较，腹泻疾病发生率升高了1.7倍，伤口感染发生率显著上升。[15] 因为2004年8月飓风查理摧毁了佛罗里达州墨西哥湾岸区的数个县，造成大批老年人死亡，所以美国疾病控制与预防中心（CDC）和佛罗里达州卫生部开展了快速评估，评估对象是拥有年龄超过60岁成员的家庭，并且他们的慢性疾病医疗护理受到灾害破坏。[16] 快速评估及其解读极大地取决于可靠的群体数量分母。该计算是指在特定时间段特定区域群体的绝对数量。在灾难袭击之前，发达国家拥有完备的人口统计资料，但是欠发达国家或流动人口地区的数据不准确或根本不存在。全球性资源，如世界卫生组织、灾难流行病学研究中心、Epicentre（专注流行病学的全球性慈善组织）及疾病预防与控制中心提供信息和出版物，包括地方性疾病基线数据、基线死亡率、感染发生率、营养状况、卫生护理资源以及过去灾难造成的卫生服务的破坏水平（见表51-1）。其他非卫生人口数据来源包括美国中央情报局（CIA）的世界概况，提供单个国家的介绍，关于基础设施和政府、地图以及户口普查数据。

人们使用以下有代表性的方法获知灾难破坏的绝对数量和程度，包括空中摄影、与人口统计信息系统关联的卫星图像、映射策略以及使用手持式全球定位系统接收器驾驶或步行。使用许多方法以便于进行人口数量的三角测量。

人口分母是计算一个比率所必需的，即一个群体在具体时间段灾难事件的发生频率（一般为感染率或死亡率）。针对全部人口计算其粗比率，而针对全部人口的具体小团体计算具体比率。具体比率凸显了脆弱团体的特定年龄、特定性别、特定职业等。评价突发事件赈灾工作成败的最敏感指标之一是死亡比率。粗死亡率（CMR），亦称粗死亡比率（CDR），反映了一个时间段之内人口的死亡数量：

$$粗死亡率 = （时间段内死亡人数 / 时间段中期总人口）\times （K / 时间段天数）$$

表 51-1 基线公共卫生指标资源

组　织	网　站	使　命
灾难流行病学研究中心	http：//www.cred.be	● 维护全球突发事件数据库 ● 通过应用研究，促进灾难教育和培训等活动 ● 将灾难流行病学与政策和程序联结起来
美国疾病控制与预防中心	http：//www.cdc.gov	● 出版感染率和死亡率每周报告 ● 研究和记录发生的传染病
世界卫生组织	http：www.who.int	● 监控疾病总量 ● 提供研究和评估手段 ● 提供地理信息手段
泛美卫生组织	http：//paho.org	● 提供基线卫生指标（西半球）
Epicentre	http：//www.epict.org/ institutes/Epicentre.htm	● 监控卫生动态
Measure DHS	http：//www.measuredhs.com	● 提供国家人口统计和卫生调查
美国中央情报局世界概况	http：//www.cia.gov/cia/ publications/factbook	● 记录人口和环境数据 ● 监控政府结构、通信、交通 ● 监控当今政治问题

其中，K 为恒定常量，比率或比例可以与之相乘以便容易地进行对比和理解，通常为 10 的几次方（如 1000、10000 或 100000）。一般突发事件阶段的粗死亡率表示为每天每 1 万人中的死亡人数。灾难危机过去之后计算粗死亡，表示为每年每 1000 人口中的死亡数量。对于以上两个数字中的任何一个，计算公式是一样的，潜在比率没有不同。

人道主义机构一致认为，成功的人道主义赈灾项目应该将粗死亡率目标定在人口基线（灾害前）粗死亡率的两倍或更低。如果基线死亡率加倍，说明是人道主义灾难，需要即时救灾反应。在最不发达国家平均的基线死亡为 0.38 人 /10000 人·天，在发达国家为 0.25 人 /10000 人·天。[17] 需要一个记录出生率和死亡率的稳健系统以及流离失所人口登记系统，以便获取准确的人口分母。该基线起着基础性作用，灾难管理者可以跟随死亡率和感染率即时动态，监察系统的功能情况（见本书"监测"一文）。

5 岁以下儿童死亡率（U5MR）是常用的例子。它与特定年龄、特定性别死亡比率在突发事件中用来确定处于特别危险的人群，进一步阐明数据粗死亡率（CMR）隐含的信息。因为年幼儿童是灾难中的脆弱群体，5 岁以下儿童死亡率升高是重大公共卫生混乱的警告指标。与粗死亡率计算类似，5 岁以下儿童死亡率的计算是用年龄在 60 个月以下的儿童在一个时间段的死亡人数除以该时间段中期 5 岁以下儿童的总人口：

5 岁以下儿童死亡率 =（5 岁以下儿童死亡人数 / 时间段中期 5 岁以下儿童总人口）×（K/ 时间段天数）

这个比率是按照 5 岁以下儿童每天每 1 万人口的死亡人数表示（突发事件阶段）的，或每月每 1000 人口的死亡人数（在灾后阶段）。5 岁以下儿童死亡率和粗死亡率是灾难中最常用的死亡率指标。根据特定死亡比率的原因可以确定突发事件造成死亡的共同原因。除了灾难本身造成的致命伤之外，造成发展中国家高死亡率的原因通常为腹泻疾病、麻疹、急性呼吸道感染、营养不良以及疟疾等。在快速及高效的同时保持准确性，应该在这种背景下使用统一简单的病例定义（与试验室确认的相反）来划分病例。根据标准病例定义划分的病例与公式的其他成分共同构成分子，与之前的死亡率计算类似：

特定原因死亡率 =（时间段内特定原因死亡人数 / 时间段中期总人口）×（K/ 时间段天数）

如果腹泻疾病造成的死亡率高，那么集中解决水、卫生设备以及卫生问题是最重要的。

根据灾难的形式不同，伤害死亡率的不同原因随之变化。然而在所有灾难中传染病是最常见的，因为灾害破坏了公共卫生基础设施。以上提到的五种疾病，与脑膜炎一起，都不应该在快速评估中被遗漏。采访卫生工作者、检查临床记录或者直接进行家庭观察是确定疾病发生率和流行率的技术。发生率是指在一个具体时间段一个疾病的新病例出现的数量；流行率是评估时群体中出现的病例数量。[18] 当突发事件过渡到灾后阶段时，二期创伤感染、慢性病急性发作以及心理卫生问题增加到受灾群体的疾病总量上来。

参与式评价

研究者使用了参与式方法来增加受灾群体的责任，让他们参与响应和重建时期的决策制定过程。一般这些是针对被调查者的定性的无结构的采访，专门选择这些被调查者是因为他们在社区里的独特角色。这些调查对象让人们深刻理解了受灾群体或团体的动态、对自身环境的解读、迁徙水平、需求、行为以及态度。心理卫生问题需要这种参与式评价方法。评估小组扮演倾听者和观察者的角色。参与式评价提供不可归纳的主观资料，相对简单、廉价、快速，通常需要其他方法确认。团体访问可以生成"问题树"，即确定问题及其根源的参与式活动。

调查：深入的部门评估

与快速评估相比涉及更深入研究的一种调查方法，一般通过详细的研究设计，使用抽样方法，依靠观察、访问或调查问卷获取灾难的具体资料。获得的资料经过正式分析和解读。调查是用于特定部门的"一次性"评估（如避难所），或分组人口（如5岁以下儿童）或公共卫生问题（如急性营养不良）。一般来说，当需要更精确的信息作出符合实际的决策的时候，应该使用调查的方法。

营养状况调查是普遍的例子。既然营养不良率与过高的死亡率有关联，这些死亡是由可以避免的疾病的并发症导致的，如腹泻、麻疹、疟疾、急性呼吸道感染，那么必须确定受灾群体内部急性营养不良的水平。年幼儿童急性营养不良的严重性用 z 分数表示，即单个儿童的身高体重比与儿童人口的中值除以人口标准偏差所得值之间的差值。特别关注的测量值是人口中低于 −2z 分数的部分，被命名为全球型急性营养不良，或叫作消瘦。从本质上讲，要发现儿童人口中消瘦的流行率，需要系统地测量身高和体重，即概率样本。

样本是群体的子集，能充分代表群体并能据此作出推论。样本是以下两种类型中的一种：概率样本或非概率样本。前者使用随机选择减少固有偏误，保证群体中每个人被选到的机会均等；后者意味着研究者主观地选择样本。非概率样本选择快捷方便，因为它无须群体的完整列表。如果公共卫生工作人员想要了解地震后挤压伤的流行率，确定所需物资的量，那么他可以走访诊所。然而这种非概率样本会遗漏群体中承受挤压伤痛苦又无法到达卫生设施的那些个体。因而非概率抽样方法不易测量结果的不确定性水平。更常见的是，人们需要概率样本及完整抽样范围，来正确解答研究课题。抽样范围是指群体中的个人和家庭分布在不同分析单元，而对群体作出的完整列表。无可置疑，这种样本调查成本更高（低资源水平背景下可能被禁止），花费时间长（而往往人们需要即时答案），并且要求一定水平的培训（在发展中国家往往比较少）。

除了营养指标之外，在灾难中人们普遍地运用调查手段测量食品安全、免疫覆盖范围、心理健康问题流行性、可用清洁水、家庭用水、卫生规范、基础设施损坏水平、避难所密度、生活方式破坏水平以及其他的关注方面。因为它们要求专业知识和时间，所以在特定关注地区进行的调查一般是"一次性"事件，即灾难响应连续统一体中的快速拍照。为了实时充分追踪关注指标，应该运用更灵活、快速、简便的手段。

监测

突发事件期间监测的任务是监控上述死亡率和感染率指标，观察疫情暴发，监控地方病的动态。伴随着灾难响应从突发事件阶段过渡到事后阶段，关键指标的动态将衡量赈灾工作的成效。监测系统的任务及其用途在本书"监测"一文中有专门探讨。

■ 隐患

每一种流行病学方法都有缺点。如果没有将所有构成人类环境的因素考虑在内，特别是处于危险中群体的知识、态度及行为，那么脆弱性分析就起不到应有的作用。捐赠机构、非政府机构以及国际组织缺乏共享的指标，因而快速需求分析仍面临难题。如果群体估计不准确，那么死亡率就会被不恰当地放大或缩小。调查对象容易将偏误引入参与式评价，例如故意夸大群体的需求，因为知道采访者能接触外部资源，或者由于不信任或自尊心而刻意减少群体需求。偏误也是非概率样本调查所固有的。当这些样本概括一个群体的时候，就可能造成关键性错误。因为人道主义响应依赖于所有这些方法，所以人们准确无误地使用是至关重要的。

参 考 文 献

1. Binder S，Sanderson LM. The role of the epidemiologist in natural disasters. *Ann Emerg Med*. Sep 1987；16：1081-84.

2. Sommer A，Mosley WH. East Bengal cyclone of 1970：epidemiological approach to disaster assessment. *Lancet* 1972；1（7759）：1029-36.

3. deVille deGoyet C，del Cid E，Romero A，et al. Earthquake in Guatemala：epidemiologic evaluation of the relief effort. *Bull Pan Am Health Organ*. 1976；10（2）：95-109.

4. Armenian HK，Melkonian A，Noji EK，et al. Deaths and injuries due to the earthquake in Armenia：a cohort approach. *Int J Epidemiol*. 1997；26：806-13.

5. The Sphere Project：Humanitarian Charter and Minimum Standards in Disaster Response. Available at：http：//www.sphereproject.org.

6. World Health Organization. *Community Emergency Preparedness：A Manual for Managers and Policy-makers*. Geneva：World Health Organization；1999.

7. Turner BL，Kasperson RE，Matson PA，et al. A framework for vulnerability analysis in sustainability science. *Proc Natl Acad Sci U S A*. 2003；100（14）：8074-9.

8. Lave TR，Lave LB. Public perception of the risks of floods：implications for communication. *Risk Analysis*. 1991；11（2）：255-67.

9. Chou YJ，Huang N，Lee CH，et al. Who is at risk of death in an earthquake? *Am J Epidemiol*. 2004；160（7）：688-95.

10. Glass RI，Craven RB，Bergman DJ，et al. Injuries from the Wichita Falls tornado：implications for prevention. *Science* 1980；207：734-8.

11. Spiegel PB，Burkle FM，Dey CC，et al.Developing public health indicators in complex emergency response. *Prehospital Disaster Med*. 2001；16（4）：281-5.

12. Robinson WC. *Demographic Assessment in Disasters：A Guide for Practitioners*. Baltimore：Center for International Emergency，Disaster & Refugee Studies，Johns Hopkins Bloomberg School of Public Health. In press.

13. Bradt DA，Drummond CM. Rapid epidemiological assessment of health status in displaced populations：an evolution toward standardized minimum data sets. *Prehosp Disast Med*. 2003；17（4）：178-85.

14. Burkle FM. The epidemiology of war and conflict. In：Cahill JD，ed. *Bioterrorism and Complex Emergencies*. New York：Springer Press；submitted for publication.

15. Centers for Disease Control and Prevention. Rapid health response，assessment，and surveillance after a tsunami—Thailand，2004-2005. *MMWR*. Jan 2005：54（3）：61-4.

16. Centers for Disease Control and Prevention. Rapid assessment of the needs and health status of older adults after Hurricane Charley—Charlotte，DeSoto，and Hardee Counties，Florida，August 27-31，2004. *MMWR*. 2004：53（36）；837-40.

17. The Sphere Project. *The Humanitarian Charter and Minimum Standards in Disaster Response*. Geneva：2004.

18. Gordis L. *Epidemiology*. 2nd ed. Philadelphia：WB Saunders；2000.

52 灾难管理效力度量标准

Frederick M. Burkle， P. Gregg Greenough

效力度量标准（MOE）是可操作、可量化的管理工具，提供了方法度量灾难管理的效力、成果、绩效（包括成功或失败）。[1-2]效力度量标准的基础单元或元素被用于评估、监控及评价由灾难救援机构和组织提供的服务。[3]最重要的一点是，效力度量标准能够作为综合绩效的工具，能够展示灾难时间轴或关键路径，实现领域和专业界限的水平交叉，从而影响方针决策和方针实施。[4]

■ 历史展望

效力度量标准最初在工业中用于度量产品绩效。[2]灾难研究和效力度量标准的应用最主要的是针对灾难特定领域的指标，诸如死亡率、5岁以下儿童死亡率、病死率及每人每天用水要求量等，不一而足。[1]最终人们研究多种指标，确定多机构和多领域指标对整体绩效的影响。例如在索马里军队开发了500余个安全相关指标，其中只有少数指标对于任务安全的成功或失败评估来说是必不可少的。通过这些安全指标的应用以及赈灾机构和后勤人员人道主义指标的使用，人们获得了关于任务的积极影响因素和消极制约因素的清晰图画。例如效力度量标准分析揭示了在一些地理区域减少营养不良方面的行动失败，原因是目标接收者缺乏安全保障且无法近距离接受援助，而不是当地仓库缺乏运来的物资。[2]

■ 临床前沿

当今人们将效力度量标准用作基本指标组合，总结管理绩效的概况，帮助规定关键路径（例如多领域或多机构组织化响应），评估绩效，规定运作的最终状态或可持续性。基本指标即效力度量标准，因其囊括了通常来自于各个领域的基本指标，实现了对整体灾难管理的明确横向度量。就其本身而论，它们是灾难管理者遵循的关键路径的可量化语言，而灾难管理者据此最初以每小时为限，随后以每天为限保证管理要求的满足。[3]如果管理时间轴的预期要求没有得到满足，就会成为负面差异，必须尽快调查原因并加以解决。也可能有灾难响应时间轴的非预见性提高或加速，就成为正面差异，可能最终改变未来灾难中管理时间轴过程方式的规定。

最关键的一点是效力度量标准有能力统一灾难事件语言，从而将来自不同的灾难响应机构和组织的彼此陌生的伙伴凝聚到一起。如果各灾难响应组织同意为共同目标共享信息，那么效力度量标准就是有关各方管理、评价、监控的优先选择项，特别是其中赈灾和发展的受益者。

虽然效力度量标准在本质上必须可量化，但是这并不排除半量化或半质化的指标，因为它们通常成功地提供了可靠的灾害相关服务的度量标准，包括社会、文化、行为、心理卫生等方面。为了实现其有效性，必须尽可能精确地规定指标及它们支持的效力度量标准，必须通俗易懂、值得信赖、现实有效、便于操作、信息含量丰富。效力度量标准必须保持一贯的可度量性、成本效益性、灵敏性、及时性、任务相关性以及对于灾难管理者遵循关键路径的适当性。理解效力度量标准及其形成过程的关键在于以下几个方面：①识别各领域绩效的基本度量标准的指标；②评估这些基本指标的应用性和可靠性以及是否符合有效性条件；③这些基本指标在提供时间轴协调语言或针对特定灾难事件关键路径方面的能力（图52-1）。

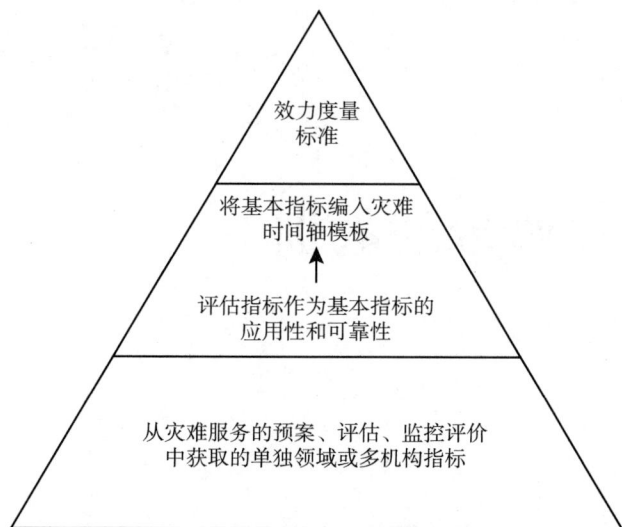

图 52-1 效力度量标准是基于基本指标

金字塔内容（从上到下）：效力度量标准；将基本指标编入灾难时间轴模板；评估指标作为基本指标的应用性和可靠性；从灾难服务的预案、评估、监控评价中获取的单独领域或多机构指标

人们已经将效力度量标准应用于复杂突发事件，研究复杂多机构绩效，以及缩小大规模生物恐怖主义事件中多种可用指标的范围到切实可行的基本指标数量，为管理的成功准备现实条件。[1-2, 5] 组成可操作效力度量标准的基本指标包括：

- 度量配置的生物传感器的响应能力，与实时公共卫生监测系统相连接；
- 度量调动全面卫生信息系统并及时发布准确信息的速度；
- 度量特定生物毒剂的管理时间轴差异合规性；
- 度量死亡率和感染率的下降水平；
- 度量传染性疫情暴发的传播速度（基本再生数）控制水平；
- 度量在整个脆弱群体中管理资源的分配水平。

就这一点而言，针对疑似或接触受害者的教育指标是确实有用的，而这些指标对于更基础指标的知识库所起到的积极作用更关键，如卫生信息系统及死亡率和感染率的下降。如果死亡率和感染率没有如预期

般下降，那么应该分析影响因素并查明原因。

■ 隐患

效力度量标准的主要缺陷是组织方面的。在灾难事件最激烈的时候，人们往往将它们忽视或遗忘。这需要机构领导组织多机构协同工作，虽然联合国将效力度量标准纳入维和任务的需要，但是往往由任务指挥官对此进行自由取舍。据说联合国维和部队和联合国派驻前南斯拉夫的代表团，在行动后的报告中批评任务预案中效力度量标准的缺失。灾难中的各机构和组织固有的垂直性使得执行效力度量标准所需的水平合作不能实现。尽管时间轴或关键路径可用于自然和化学灾难管理，但是其开发程度还不能应对复杂突发事件和大规模生物恐怖主义事件，而它们恰恰是这两种灾难最迫切需要的。

参 考 文 献

1. Burkle FM. Complex, humanitarian emergencies：III. measures of effectiveness. *Prehospital Disaster Med*. 1995；10（1）：48-56.

2. Dworken JT. *Measures of effectiveness（MOEs）for humanitarian intervention：Restore hope and beyond. Working paper 27*. Washington DC：Center for Naval Analyses；1993.

3. Spiegel PB, Burkle FM, Dey CC, Salama P. Developing public health indicators in complex emergency response. *Prehospital Disaster Med*. 2001；16（4）：281-5.

4. Burkle FM. Complex emergencies：measuring effectiveness across a multitude of indicators. Standardized monitoring and assessment of relief and transition（SMART）workshop. Washington, DC, 26 July 2002. Available at：http：//www.smartindicators.org/workshop/agenda2.htm.

5. Burkle FM. Measures of effectiveness in large-scale bioterrorism events. *Prehospital Disaster Med*. 2003；18（3）：258-62.

53 从恐怖袭击中吸取的教训 *

Mark E. Keim

恐怖主义威胁是美国国家安全和执法方面优先考虑的事项。对抗针对美国恐怖主义的现代政策在过去30年内逐步发展。现在一系列的总统决定指令、实施指导、行政命令、机构间协议、法律奠定了反恐项目和行动的基础，覆盖了40多个联邦机构、部局、办公室。

不幸的是，关于灾难的社会感应和公共政策总是不能从吸取的教训中获得有效的成果。传统上，行动后研究和报告充斥轶事般的观察报告，它们由相对较小团体的多数人意见为准提供。尽管能提供一定的帮助，但是这些方法常常缺乏科学验证。绝大多数响应者（及政治政策的制定者）没有亲身经历为数众多的灾难事件，因而所谓吸取的教训往往代表相对幼稚群体的一成不变、老生常谈的话题和感受。在针对灾难多发的印度进行的一项两年期灾难比较研究中，很多被列入吸取的教训名单中的相同问题，两年后就会重演，颇具讽刺意味的是，在行动后报告中它们再次被列为吸取的教训（据吉安诺尼·P2004年的私人书信）。另一个例子是，泛美卫生组织会议上针对飓风乔治和米奇的准备和响应的评价（10年前作出）[1]与最近美国政府问责办公室（GAO）关于反恐准备相关的联邦和各州的工作报告，从两者之间我们可以得出惊人的相似性。[2-5]

即使当行动后反思中确定了有效彻底的发现，团队吸取了教训，也不能在实际实施中制定出有效的政策，这也是一个不幸的事实。虽然新政策可能会付诸实施，但是它们从未经过实践的验证。最后，离开了不断进行的风险减少项目，即使是充分确认的公共政策也不能维持。

对于世界各地的众多群体来说，恐怖主义本身一直是公共卫生和安全的威胁。在过去的30年时间里，由于针对美国的恐怖主义袭击，我们作出了大量的立法、管理、组织、项目等活动，这也引发了举国对反恐全面而热切的期待。这些主要变化对处理未来灾难的能力产生持续显著的影响以及我们将灾害救援医学作为卫生科学付诸实践，在最终决定这两件事之前，我们还需要做更多的研究工作。

虽然长期影响的程度仍不明朗，但是我们已经实现了两个主要成就：①国家突发事件管理能力得到提高；②突发事件应急准备的意识甚至认同感也更强了。[6]在2001年9月11日之前，关于应对恐怖主义威胁作出如何响应的信息和知识就已然存在。所缺乏的是应对变化的政治支持以及行动的政治意愿。而随后事件接踵而至，涉及突发事件管理和关键基础设施保护工作。

本文讨论了近期对美国社会和公共政策产生重大影响的恐怖主义事件。本探讨说明这些政策与事件管理和灾难风险减少方面人们普遍接受原则的关联性。从本文角度看，这些吸取的教训代表灾害救援医学和突发事件管理方面已经成型的原则实施的潮流，这么说更准确一点。

■ 历史展望

现代美国突发事件管理政策的发展

美国的现代突发事件管理政策始于第二次世界大战迫在眉睫时宣布的"无限国家级突发事件"（1941

年5月27日2487号公告）。30年之后，由于对预测会发生在美国中部的灾难性地震的考虑，1977年制定的地震减灾法授权开发灾难性地震联邦应急预案。1979年7月，总统通过第12148号行政命令，授权美国联邦突发事件管理局（FEMA）制定联邦政策，协调所有民防系统以及民间突发事件的预案、管理、减灾和执行机构的辅助功能。此时，联邦突发事件管理局也被委以反恐应急的领导责任。1986年美国颁布了《罗伯特·斯塔福德救灾和紧急援助法案》（PL100-707），使得协调联邦政策正规化。1990年，联邦突发事件管理局公布了联邦响应预案，制定了联邦灾难援助协调交付的流程。1992年飓风安德鲁的救灾响应饱受批评，之后美国国会在1994年国防授权法（PL103-160）中正式采纳了全部危害的突发事件管理方法。

1995年6月，总统克林顿发布了第39号总统决策指令（PDD39），即美国反恐战略的中心蓝图。第39号总统决策指令阐明了对抗恐怖主义的战略，由三个主要元素组成：①在恐怖主义行为发生之前，降低脆弱性，预防、推迟恐怖主义行为；②对恐怖主义行为作出响应，包括管理危机，逮捕、惩罚恐怖主义犯罪者；③管理恐怖主义袭击的后果。该战略的三个元素都包括涉及大规模杀伤性武器的恐怖主义行为。[7]突发事件管理者必须将这些元素视作风险降低循环的阶段，包括灾难预防、灾难减轻、灾难响应。

1996年大规模杀伤性武器防御法、1996年9月23日104~201号国际公法（也称作尼恩-卢格-多米尼斯法）将联邦资产吸收汇集到亚特兰大1996奥林匹克科技中心[8-9]，利用这个物力将长期地应对恐怖主义威胁的国内应急响应准备工作做到位。

事件管理系统的发展

在30年前加利福尼亚毁灭性的火灾应急响应中，人们提出了事件管理系统（ICS）的概念。因此国会授权美国林务局设计出一个系统，通过该系统将改善林野火灾预防机构间行动的有效协调，在动态情况下分配灭火资源。人们将这套系统叫作应对潜在突发事件加州救火资源（FIRESCOPE）事件管理系统。尽管加州救火资源事件管理系统最初开发的目的是辅助林野火灾响应，但是人们很快认识到这个系统能帮助公共安全响应者提供有效协调的事件管理，应对各种不同的情况，包括水灾、危害物质事故、地震、飞机失事。1982年，人们修订采用了所有应对潜在突发事件加州救火资源事件管理系统的文件材料，作为国家机构间事件管理系统（NIIMS）。在国土安全总统指令-5（HSPD-5）中，布什总统号召国土安全部部长开发一个国家机构间事件管理系统，提供"一个连贯的全国范围的途径，用于联邦、各州、部落、地方政府共同致力于准备、预防、应对国内事件以及事件后恢复"，无论事件的原因、规模或复杂性[10]是怎样的。

通过与各州和地方政府官员以及来自许多不同公共安全组织的代表的密切合作，2004年3月1日，国土安全部发布了国家机构间事件管理系统指导方针。[10]这些指导方针把许多现存的最佳实践合并在一起，组成综合的国内事件管理途径，该途径适用于所有管辖水平，贯穿所有功能学科或公共事业部门。

降低灾难风险策略的发展

1994年，减少自然灾害世界大会在日本横滨市召开，通过与非政府组织的合作及国际组织、科学界、商业界、工业界、媒体的参与，联合国成员国确认："在实现十年目标方面，灾难预防、减化、准备比灾难响应效果更好。"单独的灾难响应是远远不够的，因为它只产生暂时的结果，成本高昂。长久以来，我们都遵循这一有局限性的途径。最近人们的注意力集中于复杂突发事件的响应进一步说明了这一点，虽然这是迫不得已的，但是不应该让它分散人们的注意力，应追求综合途径。灾难预防能作用于安全水平的持久提高，是灾难管理综合体的基本要素。[11]

灾害救援医学的发展

20世纪80年代末，灾害救援医学作为应急医学的附属专业在美国得以发展。[12-13]20世纪90年代，若干灾害救援医学奖学金创立，至少6位灾害救援医学附属专业专家毕业。这些项目中没有一项获得联邦或各州在灾害救援医学方面的支持。10年后所有这些项目都停止了。

近期影响美国政策的恐怖主义事件

新灾难政策的发展水平取决于社会风险的认知水平。众所周知，在主要灾难发生之后，公共风险认知水平立即上升。现在有一个改变减灾政策的契机。表53-1列举了近期恐怖主义事件及它们对相应的美国政策的影响结果。

表 53-1　近期影响美国政策的恐怖主义事件

时间	事件	说　明	意　义
1984	奥修沙门式细菌释放	● 俄勒冈州达尔斯市10所饭店沙门氏菌释放 ● 数年后的暴发与奥修邪教有关联 ● 没有死亡人数，超过800人感染	● 这是美国第一次大规模感染率高的生物武器袭击事件 ● 此后数年，这次暴发在很大程度上没有被承认是国际事件
1988	泛美航班103炸弹	● 从伦敦到纽约的飞行途中引爆邮件炸弹，爆炸发生在苏格兰洛克比上空 ● 与利比亚好战伊斯兰极端主义者（MIE）恐怖分子单元有关 ● 270人死亡	● 1989年，总统乔治·H.W.布什发布第12686号行政命令，成立了航空安保和反恐总统委员会 ● 总统乔治·H.W.布什签署了1990年航空安全改良法
1993	世界贸易中心爆炸	● 在WTC停车场引爆汽车炸弹 ● 与MIE有关，包括多个外籍嫌疑犯 ● 6人死亡，1042人受伤	● 国会颁布1995财政年国防授权法，该法指出联邦突发事件管理局的任务是： （1）准备联邦反应预案和项目，提高美国突发事件反应准备水平 （2）资助指导这些预案和项目，与各州共同工作协调这些预案和项目
1994~1995	"奥姆真理教"沙林袭击	● 1994年，日本邪教"奥姆真理教"在日本松本市的居民区释放沙林神经毒气。事件中7人死亡，500人受伤 ● 1995年，同一组人在东京地铁中释放沙林毒气，12人死亡，数百人受伤	● 这是非国家团体第一次针对平民使用化学武器 ● 展示了恐怖分子团体如何招募科学家，获取致命化学或生物毒剂，将计划付诸实施 ● 总统克林顿发出第39号总统决策指令 ● 1996年《尼恩-卢格-多米尼斯法》（1996年大规模杀伤性武器防御法）通过 ● 1997年联邦突发事件管理局采用了联邦反应预案的反恐附件 ● 这些事件提供了广泛的预案和执行协调的论据
1995	俄克拉荷马城摩拉联邦大厦爆炸	● 俄克拉荷马市阿尔弗雷德·摩拉联邦大楼附近引爆汽车炸弹 ● 与美国右翼极端分子有关联 ● 169人死亡，超过500人受伤	● 这是第一个由美国境内的恐怖分子制造的大规模炸弹袭击事件 ● 这是根据《罗伯特·斯塔福德救灾和紧急援助法案》第一次使用总统权力"自行启动"宣布突发事件，联邦参与这种突发事件 ● 外交政策之外的专家以及安全专家更多地参与到反恐准备和反应（最显著的是灾害救援医学）中 ● 该事件使得灾难反应者的职业卫生意识开始提高（最显著的是行为卫生）
1995	车臣威胁使用放射性散布装置（RDD） 黎巴嫩海军陆战队兵营爆炸	● 车臣分裂分子引导新闻记者到莫斯科的停车场，找到铯-137RDD武器 ● 黎巴嫩美国兵营附近引爆汽车炸弹 ● 与MIE有关联	● 第一次由次国家团体使用RDD（即脏弹）的可信性威胁 ● 该事件是对MIE对美国军事设施的非对称性袭击
1996	霍巴塔爆炸案	● 沙特阿拉伯达兰美国兵营附近引爆汽车炸弹 ● 与MIE有关联 ● 19名美国人死亡，500人受伤	● 该事件是对MIE对美国军事设施的非对称性袭击

续表

时间	事件	说　明	意　义
1996	TWA航班失事	● 纽约客机起飞时爆炸 ● 最初认为是恐怖分子袭击，使用地对空导弹 ● 后来确定是事故 ● 发生在1996年奥运会开幕之前数天内 ● 2003~2004年MIE在肯尼亚、沙特阿拉伯、伊拉克用肩扛式地对空导弹袭击飞机	● 州和联邦对于1996年奥运会进行的准备活动是史无前例的 ● 1997年白宫航空安全和安保委员会（戈尔委员会）发布报告建议"联邦应该将航空安保作为国家级安保问题，提供大量资金实现资产改良。" ● 国土安全部2005年预算范围内的6100万美元用于研究和开发对策保护商用飞机免受肩扛式地对空导弹袭击
1996	亚特兰大奥运会期间的爆炸事件	● 1996年夏季奥运会第九日，佐治亚州亚特兰大百年奥林匹克纪念公园土制炸弹爆炸 ● 1人死亡，112人受伤	● 这次爆炸发生在联邦大规模杀伤性武器反应团队第一次机构间协调行动期间 ● 1996年国防授权法标题XIV，即《大规模杀伤性武器防御法》（亦称《尼恩–卢格–多米尼斯法》）被采用 ● 联邦突发事件管理局采用了联邦反应预案的反恐附件 ● 第一个面向未来为大规模杀伤性武器伤亡准备的医疗库存建立
1998	肯尼亚和坦桑尼亚美国大使馆爆炸	● 在美国大使馆附近和达累斯萨拉姆同时引爆汽车炸弹 ● 与MIE、基地组织网络有关联 ● 280人死亡，5000多人受伤	● 这是第一次MIE发起的针对美国大使馆或领事馆的大规模袭击 ● 该事件提供了预案和执行广泛协调的论据 ● 美国以在阿富汗和苏丹用巡航导弹袭击作为回应 ● 美国政策转向前瞻性、全球性政策，在锁定恐怖分子、他们的基地以及基础设施方面没有限制 ● 卫生与服务部第一次参与打击海外恐怖主义的公共卫生和医疗响应
2000	美国海军科尔号驱逐舰遭袭击	● 停泊在也门亚丁港口的美国海军驱逐舰科尔号发生爆炸 ● 与MIE、基地组织网络有关联 ● 17人死亡，39人受伤	● 这是第一次MIE针对美国海军军舰的非对称性袭击 ● 国防部将其恐怖主义分析职能置于情报参谋长联席会议之下，这减少了混乱，澄清了预警职责
2001	世贸中心和五角大楼遭袭击	● 恐怖分子劫持班机蓄意飞向纽约世贸大厦和华盛顿市五角大楼 ● 与MIE、基地组织有关联 ● 超过3000人死亡，数百人受伤	● 该袭击有着重大的长期经济冲击以及象征意义 ● 美国的响应包括至少10项国家立法、两项行政命令、一项国土安全决策指令、一个新联邦部门（如国土安全部）以及若干重要报告 ● 在没有进行国会听证或委任特别小组情况下，通过主要联邦立法的速度是前所未有的 ● 与"9·11"委员会的报告一致，2004年美国情报组织机构发生了重大重组
2001	炭疽信件袭击	● 邮寄装有炭疽孢子的信件给新闻媒体人员和国会 ● 蓄意投毒导致美国第一批炭疽感染病例 ● 三年时间内有超过1500封炭疽信件恶作剧，时有感染病例出现 ● 作恶者仍旧逍遥法外 ● 5人死亡，18人感染	● 该事件是美国规模第二大的生物袭击，造成了最高的感染率 ● 报告引用了关于源于美国国内恐怖主义的预想的内容 ● 揭示了国家卫生系统面临的挑战和缺点 ● 用于恐怖主义袭击的联邦操作预案概念（CONPLAN）没有付诸实践 ● 联邦调查局没有履行危机管理职权，联邦应急管理委员会没有履行后果管理职权，这些职权在总统决策指令39中有相应规定 ● 联邦响应预案从未启动

续表

时间	事件	说　明	意　义
2002~2004	发生在俄罗斯、印度尼西亚、菲律宾、肯尼亚、沙特阿拉伯、阿富汗、西班牙的爆炸和被袭击	● 涉及多国的一系列恐怖爆炸和袭击 ● 绝大多数袭击与MIE及一些国家的分裂活动相关联 ● 绝大多数事件造成若干或几百名受害者	● 这些事件诠释了MIE越境袭击亲西方利益的战术 ● 国家分裂分子运动相关的事件揭示了在袭击协调和执行方面的复杂程度的提高 ● 美国之外的国家频繁地成为目标
2004	沙特吉达美国领事馆遭袭击	● 沙特吉达美国领事馆汽车炸弹爆炸和随后的轻武器袭击 ● 与MIE有关联，可能与基地组织有关	● 美国近期进行的巩固和增强美国大使馆和领事馆安全的行动，事实证明在减化袭击冲击影响方面很有价值

现行做法和吸取的教训

从近期恐怖主义袭击事件中吸取的教训可以分为两大类，涉及更综合地减少灾难风险策略的教训（表53-2）和培养更有效事件管理模式能力的教训（表53-3）。

误区

国土安全和突发事件管理仍然定义不明

虽然联邦政府上下已经逐渐认识到国土安全新的重点，但是这个过程仍处于发展阶段。更多阐明任务和活动的工作是必要的，一些机构需要确定如何更好地支持国土安全和非国土安全任务。很多人连国土安全为何物都不知道，为何它与全部危害突发事件管理大不相同。人们倾向于将术语国土安全和突发事件管理混为一谈。

国土安全任务促进自然和生产事故功能发展的程度，也是一个重要问题。自然危害中的大量经验在国土安全新的现实条件下发挥（或忽视）的程度，与这个问题息息相关。

全部危害战略途径和国家战略的需要

WL．沃在2000年评论，"在极大程度上，在灾难后果中人们制定实施了政策和项目，几乎仅仅着眼于那次灾难经历，没有为增强能力以便应对下一次灾难进行多少投资。[15]"

2001年"9·11"事件之后，政府制定了国家立法，进行了组织机构变更，所有这些都没有进行任何听证会或者命令相关组织研究和确定错误所在及弥补措施所需。这次灾难后果的另一个不寻常特点是联邦主要组织协调发生变化的速度，甚至发生在国会听证或组成特别任务小组之前。[16]

因为国际公法107-188《公共卫生安全和生物恐怖主义准备法》（2002年6月12日）的起草者"关于其他联邦响应预案如何操作或设计操作，我们没有详细信息，所以该法令有必要鼓励医学界提供信息、预案和响应知识。"另外，医疗界主要的资产是私营的，包括人员和机构；所以法定命令难以执行。[16]

迈向降低灾难风险的第一步是采用战略性国家途径。向总统和国会顾问小组提交的第一份年度吉尔默报告中探索了形形色色的问题以及关于大规模杀伤性武器和真实发生的恐怖主义袭击的细节。该报告作出了若干初始政策推荐，包括"应对国内恐怖主义响应的国家战略需要"[17]。2000年的第二次年度报告再一次敲响了警钟，声明"美国需要一个功能良好的、凝聚性强的国家战略来提高国内对抗恐怖主义准备水平。[18]"

降低灾难风险的综合措施包括预防、减化、响应、恢复等阶段。近期的恐怖主义袭击已经将突发事件管理引向预防、准备、减化，作为最具成本效益的干预措施。然而这三个事件前降低灾难风险的行动和项目在应对美国自然灾害方面的开发程度还远远不够。

国家威胁和所有危害风险评估的需要

根据2001年的一份政府问责办公室报告，"开发国家战略的第一步是进行国家威胁和风险评估。[2]"截至1999年，针对潜在化学和生物恐怖主义事件的国家层次的风险评估还没有开展。[19]

风险评估是决策制定的过程，用来预估风险，然后建立需求和优先项。风险评估的组成部分包括资产和冲击损失评估、威胁评估、脆弱性分析。[20]综合风险管理策略涵盖风险评估、成本效益分析、风险沟通、降低风险活动。

表 53-2 从恐怖主义事件中吸取的降低灾难风险的教训

教 训	报告和联邦行动
需要综合协调的降低灾难风险策略	**报告和建议** ● 赛普勒·C结果管理：针对大规模杀伤性武器的国内反应。《参数》，1997年秋：第119~134页 ● 吉尔默报告1：被确定为"应对恐怖主义国内反应国家策略需要"。1999年12月15日 ● GAO-01-14，对抗恐怖主义：联邦反应团队提供各种能力；存在提高协调性的机遇。2000年11月30日 ● 吉尔默报告2：重申"美国需要对抗恐怖主义的功能性连贯性的国内准备战略。"2000年12月15日 ● 美国国家安全委员会，21世纪报。探索国家战略：一场维护安全提升自由的音乐会：关于美国的21世纪国家安全战略的第二阶段报告。2000年4月15日，第17页 ● GAO-01-822，对抗恐怖主义：选定的挑战和相关建议，2001年9月20日 ● GAO-01-915，生物恐怖主义：联邦研究和准备活动，2001年9月28日 ● 吉尔默报告3："建议阐明军队在对抗恐怖主义国内准备中的角色。"2001年12月15日 ● GAO-02-893，国土安全：新部门可能提升协调性，但可能造成优先项设定的复杂化。2002年6月28日 ● GAO-02-924，国土安全：新部门可能提高生物医疗的协调性，但是可能破坏双重目的工作。2002年7月 ● GAO-02-954T，国土安全：新部门可能提高协调性，但特定公共卫生项目的控制权转移引起关注。2002年7月16日 ● GAO-03-260，国土安全：联邦领导力面临的管理挑战。2002年12月20日 ● GAO-04-100，国土安全：有效的地区协调可以提升突发事件准备。2004年9月15日 ● 贝高·F·野路·E，2003年伊拉克战争中的卫生和政治：吸取的教训。《柳叶刀》杂志，2004年。364（9442）：1371；批评美国军队领导的人道主义工作 **联邦行动** ● THSPD-3：国土安全咨询追加，2002年3月 ● 国土安全国家战略，2002年7月。查看链接：http://whitehouse.gov/homeland/book/ ● 美国国家安全战略，2002年9月。查看链接：http://whitehouse.gov/nsc/nss.html ● 国土安全法，2002年11月
需要综合风险分析评估	**报告和出版物** ● 吉尔默报告1.1999年12月15日 ● GAO/NSIAD-98-74，对抗恐怖主义：威胁和风险评估能够帮助确定优先项和项目拨款目标。1998年4月9日 ● GAO/NSIAD-99-163，对抗恐怖主义：需要化学和生物袭击的威胁和风险综合评估。1999年9月7日 ● GAO-01-822，对抗恐怖主义：选定的挑战和相关建议。2001年9月20日 ● 凯姆·M，国际化学灾难。2002年 **联邦行动** ● 要求国土安全部针对恐怖主义袭击风险评估脆弱性，2003年3月发布
预防作为降低风险的关键组成部分的重要性	**报告** ● 航空安全和安保白宫委员会（戈尔委员会）报告，1997年2月12日

续表

教　训	报告和联邦行动
预防作为降低风险的关键组成部分的重要性	● 吉尔默报告3，2001年12月15日 ● "9·11"事件委员会报告，2004年7月25日 **联邦行动** ● 总统国家安全决策指令138，先发制人打击恐怖分子。1984年4月3日 ● 1990年航空安全提升法，公法101-604，1990年11月16日 ● 巡航导弹打击基地组织在阿富汗的分支以及喀土穆化工厂，1998年8月 ● 2000年机场安全提升法，公法106-528.2000年11月22日 ● 美国爱国者法，公法107-56.2001年10月26日 ● 2002年对伊拉克石油军事力量决议授权。2002年10月 ● 加强国境线安全和签证入境改革法，公法107-173.2002年5月14日 ● 海洋运输安全法，公法107-295，2002年11月25日 ● 2002年国土安全法，公法107-296 ● 中央情报局恐怖主义威胁综合中心。2003年2月宣布成立 ● HSPD-10：21世纪的生物防卫。2004年4月28日，启动了美国生物盾牌项目
减化作为降低风险的关键组成部分的重要性	**报告** ● 关键基础：保护美国基础设施，总统关键基础设施保护委员会，1997年 ● 吉尔默报告3.2001年12月15日 ● GAO-01-822，对抗恐怖主义：选定的挑战和相关建议。2001年9月20日 ● GAO-030165，对抗恐怖主义：应对海外威胁的机构间框架和机构项目。2003年5月23日 **联邦行动** ● 总统决策指令，NSC-63，1998年5月22日 ● 行政命令13130，国家基础设施保证决策，联邦法规3，1999编，第203页，1999年7月14日 ● 行政命令11211，信息时代的关键基础设施保护，联邦法规3，2001年第805页，2001年10月16日 ● 保护关键基础设施和主要资产国家战略，2003年2月 ● 保护网络空间国家战略。2003年4月 ● HSPD-7：关键基础设施的确定、排序、保护。2003年12月
准备作为降低风险的关键组成部分的重要性	**出版物和报告** ● 夏普·T·布伦南·R，凯姆·M等人，亚特兰大奥运会期间恐怖主义事件的医疗准备。《急诊医学年鉴》，1998年第32期，第214~223页 ● GAO/HEHS/AIMD-00-36，对抗恐怖主义：化学和生物医疗物资管理不善。1999年10月29日 ● 吉尔默报告1至5，1999年12月~2002年12月 ● GAO-02-141T，生物恐怖主义：公共卫生和医疗准备。2001年10月9日 ● GAO-02-149，生物恐怖主义：公共卫生准备项目检查。2001年10月10日 ● GAO-03-373，生物恐怖主义：各州和地方司法辖区的准备水平参差不齐。2003年4月7日 ● GAO-03-373，医院准备水平：绝大多数城区医院具备应急预案，但是缺乏对生物恐怖主义反应特定能力。2003年8月6日 ● 凯姆·M和派西克·N，在一座美国主要城市医院的化学恐怖主义准备不足：1996年至2000年。《送医院前灾害救援医学》，2003年；18（3）：第193~199页 ● GAO-04-152，生物恐怖主义：2001年炭疽事件的公共卫生响应。2003年10月15日

续表

教　训	报告和联邦行动
准备作为降低风险的关键组成部分的重要性	● GAO-04-152，卫生和福利部准备项目：各州报告了工作进展，但是没有实现2002年项目目标。2004年2月10日 ● 疾病控制与预防中心、有毒物质和疾病登记处、卫生和福利部共同制定了恐怖主义准备和反应2003～2008年国家公共卫生战略。2004年3月 **联邦行动** ● HSPD-3：国土安全咨询系统，2002年3月 ● HSPD-5：国内事件管理，2008年3月 ● 公共预警的完整政策和能力国家战略，2003年5月 ● HSPD-8：国家准备，2003年12月 ● 疾病控制与预防中心重组，2003～2004年
响应作为降低风险的关键组成部分的重要性	**报告** ● GAO/NSIAD-97-254，对抗恐怖主义：实施国家政策和战略的联邦机构工作。1997年9月26日 ● 吉尔默报告1至5：1999年12月至2002年12月 ● GAO-01-822，对抗恐怖主义：选定的挑战和相关建议。2001年9月20日 ● GAO-03-578，天花疫苗接种：国家项目实施过程中面临诸多挑战。2003年4月30日 ● GAO-04-239，美国邮政部门：保证炭疽污染反应适当性需要更好的指导。2004年9月9日 ● GAO-04-152，生物恐怖主义：对2001年炭疽事件的公共卫生反应。2003年10月15日 **联邦行动** ● 1998年10月21日第67号总统决策指令，保证立宪政体及政府操作的持续性 ● 疾病控制与预防中心生物恐怖主义2002～2004年公共卫生准备合作协议 ● 卫生资源和服务管理局生物恐怖主义2002～2004年国家医院准备合作协议 ● 国土安全法，2002年11月 ● HSPD-5：国内事件管理，2003年3月

表 53-3　从近期恐怖主义事件中吸取的事件管理教训

事件管理功能	报告和联邦行动
命令和控制	**报告** ● 吉尔默报告1。1999年12月15日 **联邦行动** ● 第30号总统国家安全决策指令，管理恐怖主义事件，1982年4月10日 ● 1998年11月18日行政命令12656，突发事件准备职责任务，联邦法规3，1988年编，第585页 ● HSPD-5：国内事件管理，2003年3月
后勤	**出版物和报告** **供应链管理** ● GAO/HEHS/AIMD-00-36，对抗恐怖主义：化学和生物医疗物资管理不善。1999年10月29日 ● GAO-02-141T，生物恐怖主义：公共卫生和医疗准备。2001年10月9日 ● GAO-02-149T，生物恐怖主义：公共卫生准备项目检查。2001年10月10日 ● GAO-03-924，医院准备：绝大多数城区医院具备应急预案，但是缺乏对生物恐怖主义反应特定能力2003年8月6日 **通信** ● 1984年4月3日行政命令12472，国家安全和突发事件准备电讯职能任务，联邦法规3，1984年编，第193页

事件管理功能	报告和联邦行动
后勤	● 吉尔默报告1，1999年12月 ● GAO-03-139，生物恐怖主义：信息技术战略能够增强联邦机构公共卫生突发事件的响应能力。2003年5月30日 ● 2003年7月29日行政命令13311，国土安全信息共享。职业安全和卫生 ● 纽约卫生部，数据快照：理解"9·11"事件的冲击。查看链接：http://www.nyc.gov/html/doh/downloads/pdf/wtc/wtc-report2004-1112.pdf.New York，2004 ● 疾病控制与预防中心。9月11日曼哈顿世界贸易中心袭击之后哮喘严重性自我报告增加。《发病率和死亡率周报》，2002；51（35）：第781~784页 ● GAO-04-239，美国邮政部门：保证炭疽污染响应适当性需要更好的指导。2004年9月9日 ● GAO-03-578，天花疫苗接种：国家项目实施过程中面临诸多挑战。2003年4月30日 ● 李利布里吉·SR和赛德尔·FR，美国医疗团队关于东京地铁事件伤亡的报告。佐治亚州亚特兰大市：疾病控制与预防中心；1995年 ● 奥村·T等，关于东京地铁沙林毒气袭击640名受害者的报告。《应急医学年鉴》，1996年，28（2），第129~135页 **联邦行动** ● 疾病控制与预防中心国家药物储备项目于1998年建立。2002年转变为国土安全部国家战略储备 ● HSPD-8：国家准备；适当紧急反应设备标准的不断发展和应用支持了国家范围内的协同能力 ● 2004年国土安全部成立了协调和兼容办公室 ● 职业安全和卫生管理局，受害者紧急接收医院的最佳实践，2004年12月。查看链接：http://www.osha.gov/dts/osta/bestpractices/html/hospital_firstreceivers.html
操作	**出版物和报告** ● 派西克·N和凯姆·M，应急医疗住院医生培训项目能否提供生物恐怖主义的充足培训？《突发事件医疗年鉴》，1999年34（2），第173~176页 ● 凯姆·M和考夫曼·A，生物恐怖主义应急反应的原则。《应急医学年鉴》，1999年，34（2），第177~182页 ● GAO-01-14，对抗恐怖主义：对抗恐怖主义：联邦反应团队提供各种能力。存在提高协调性的机遇。2000年11月30日 ● 吉尔默报告3，2001年12月；加强对医疗急救响应者的支持 **联邦行动** ● 1996年社会与福利部建立都市医疗响应体系（MMRS） ● 2003年都市医疗响应体系转移到国土安全部 ● 2004年国土安全部授予美国医学协会100万美元拨款，用于发展医疗职业者的灾难生命保障培训
情报和预案	**报告** ● "9·11"事件委员会报告，2004年7月25日 **联邦行动** ● 2003财政年情报授权法，公法107-306，2002年11月27日。行政和财政 ● 2004年美国情报团体重组 **报告** ● GAO-03-170，对抗恐怖主义：应该改善向国会报告的资金资料。2002年11月26日 **联邦行动** ● 突发事件追加拨款：用于2001年9月11日恐怖主义袭击反应，公法107-38，2001年9月18日 ● 2002年8月，美国恐怖主义袭击反应和恢复的追加拨款法包括州和地方级别申请资金的拨款要求 ● 美国恐怖主义袭击反应和恢复防卫和突发事件追加拨款部，公法107-117，2002年1月10日 ● 21世纪司法拨款授权法部，公法107-273 ● 恐怖主义风险保障法，公法107-297，2002年11月25日 ● 国土安全部拨款法，公法108-90，2003年10月1日

司法部和联邦调查局（FBI）已经合作进行这项评估，但是因为 2001 年的"9·11"事件，他们没有就这一任务正式与其他部门或机构协调。[2]

在国会的公开证词和印刷品中出现了很多互相矛盾的声明，内容关于化学与生物毒剂在美国领土扩散的风险。[6] 疾病控制与预防中心（CDC）和其他军队以及民用联邦政府组织合作，开发了生物战毒剂的优先考虑清单。[21] 情报界最近作出了国家情报评估以及其他关于国外出生的恐怖分子威胁的高级别分析，包括对使用可能性高的化学和生物毒剂的判断。

在 2002 年国土安全法中，国会要求国土安全部实施恐怖分子威胁信息分析系统。2003 年 2 月，恐怖主义威胁综合中心宣布成立，办公地点设在中央情报局内部，起中央智囊团的作用，向政府提供所有情报信息。然而在恐怖主义之外，这个智囊团没有将关于自然和技术灾害危害的重要信息整合在内。

提高联邦机构间协调的需要

在国家战略之外，在完善操作指导和机构协调的相关预案方面已经取得了长足的进步。国会和总统一致认识到有必要检查和阐明全面的领导和协调结构。[2] 先前政府问责办公室提出的一些建议，建议联邦政府完善机构间操作指导，这已经得到实施。一些个别机构也取得了进步，完善或正在开发内部预案和指导。[2]

根据一份 2001 年的政府问责办公室报告，"联邦恐怖主义威胁、准备、响应项目的协调支离破碎，这引发了人们对于生物恐怖主义袭击响应各州和地方单位的准备水平的担心[22]"。人们的担心也包括各州和地方预案不充足，恐怖主义和突发事件响应预案培训中缺乏医院的参与。[22]

在管理联邦对抗恐怖主义的项目和资源中，仍然存在固有挑战。首先，无数的联邦机构承担对抗恐怖主义的责任；其次，这些联邦机构代表了不同形式的组织，包括参与情报、执法、军事、卫生服务、环保、突发事件管理、外交。协调对抗恐怖主义预算的另一个挑战是，向这些项目提供的资金也用于与恐怖主义不相关的任务。[23]

提高军民协调的需要

1995 年，总统决策指令[39] 建立了美国反恐工作军民协调的早期模板，这成了 1996 年亚特兰大奥运会过程中的分水岭事件。[9, 24] 1996 年大规模杀伤性武器防御

法规定，3 年以后，经过总统批准该功能将从美国国防部转移到一些其他的领导机构。1999 年该功能转移到司法部，州办公室和地方国内准备成为领导。联邦应急管理局和这个机构现在都是国土安全部的组成部分。

2000 年，第二份吉尔默报告建议阐明军队在国内恐怖主义响应中充当的角色。[18] 2004 年，贝高和野路[25] 也引用了伊拉克战争期间军民资产协调的困难。

提高地区协调的需要

地方组织开发的策略性预案可以作为有效手段，集中资源和力量处理问题。考虑到在提高国家准备水平中地方预案和管理所起到的重要作用，这些发展保证了持续的国会监督。[26] 职业卫生和安全是有效灾难响应的关键。

2001 年炭疽突发事件期间，两家邮政部门的 9 名员工因处理污染的信件感染了炭疽病，两名员工死亡。根据 2004 年政府问责办公室的报告，"炭疽污染中毒事件揭示了若干教训，其中最重要的就是，当考虑保护人们免于未知和潜在威胁生命的卫生风险的行动时，机构需要选择造成最少风险伤害的行动步骤[27]"。2001 年对世界贸易中心的袭击事件也造成了较高水平工作人员的职业卫生风险。[28-29]

协调公共信息是一个巨大挑战

炭疽突发事件期间，即 2001 年 10 月 8 日至 31 日，疾病控制与预防中心突发事件响应中心接到了 8860 个问询电话，电话来自美国所有 50 个州的社会各个阶层的人士，还有哥伦比亚特区、波多黎各、关岛及 22 个国家。虽然地方和各州官方报道疾病控制与预防中心对他们灾难响应的援助效果显著，该援助使得他们在地方和各州级别上快速展开了炭疽事件响应，但是疾病控制与预防中心承认，在协调公共卫生响应中全部联邦机构方面没有做好充分准备。作为灾难响应关键信息交流的焦点，疾病控制与预防中心经历了重重苦难，机构的发言人说必须创立特别的突发事件响应中心，在该响应中心的大厅里人们管理联邦公共卫生响应，这涉及无数机构。疾病控制与预防中心也在管理信息流入、快速制定和发出指令、向媒体和公众传输信息等方面面临困境。[5]

难以维持通信的协同能力和稳健方法

卫生界广泛承认需要具备普遍公认的标准，为此

人们正在进行活动，增加和增强适用标准的使用。尽管人们正在就创立信息技术（IT）标准进行工作，但是很多问题还需要解决，包括协调各种各样的标准，设立计划以及监控标准在卫生护理和公共卫生方面的实施。创立和实施此类标准的一个潜在挑战是缺乏整体战略用来引导信息技术的发展和创立[30]。

美国各州的准备水平参差不齐

2001 年秋天的炭疽事件引发了人们对于生物恐怖主义事件和其他公共卫生威胁的国家响应能力的关注。事件发生后数月，美国国会拨出专项资金提高各州和地方的生物恐怖主义准备水平。然而各个州的准备水平明显参差不齐。[31]

2002 年，美国卫生部、公共事业部下辖的疾病控制与预防中心、卫生资源与服务管理局通过与各州、自治区、领地政府的两大合作协议项目，拨出 10 亿美元资金。各州报道了在提高公共卫生准备水平、实现疾病控制与预防中心的目标方面的进步，但是存在阻碍因素使它们不能完全满足疾病控制和预防中心 2002 年合作协议的要求，它们确定了这些因素。每个州都报道了在能力发展方面的进步，疾病控制与预防中心认为该能力是提高公共卫生准备水平的关键，但是没有一个州完成所有项目要求。[32]

人们不总是遵循灾难政策和预案

2001 年的炭疽事件要求一个前所未有的公共卫生响应。这些针对国家的生物袭击不仅影响到我们的政府，而且也揭示了国家公共卫生体系面临的挑战和缺点。

需要特别注意的是，在炭疽突发事件期间，人们在应对恐怖主义袭击响应中既没有使用联邦响应预案，也没有使用联邦操作计划概念（CONPLAN）。依据联邦操作计划概念，联邦调查局和联邦应急管理局分别在危机管理和结果管理中担任领导机构，扮演主要角色。虽然联邦调查局积极参与信件来源的调查，但是联邦调查局没有行使其危机管理的权力。联邦应急管理局没有在结果管理中担当联邦领导责任。[6]

新政策可能侵犯美国公民的人身自由，它授权增加对美国公民的情报搜集和监视已经引发了人们对于公民权利的担心，特别是隐私权。2001 年的美国爱国者法的一些方面饱受批评，因为其侵犯了公民自由。"9·11"事件之后，另一个充满争议的行动是所谓的食肉兽项目，窃听手机截获互联网传输，尽管人们在国会上努力限制或制止这一项目，但是它仍以某种形式存在着。

多次的威胁报告可能造成"警告疲劳"

国土安全总统指令 –3，即国土安全报告系统设计的目的是提供发布关于恐怖主义行动对联邦、各州、地方当局、美国人民造成的风险信息的有效手段，其方式是通过提供分等级的"威胁条件"警报，随着风险的变化实时变化。当警报级别变化时，联邦部门和机构实施他们的"保护措施"。

人民批评该警报系统的成本和有效性。最重要的是，威胁条件最初是设计基于定性评估，而不是量化计算。威胁升高反映事件的可能性及后果。

缺乏医院准备和灾难响应超负荷能力

尽管在过去 8 年中，人们花费巨额资金提高医院的准备水平，但是在灾难响应超负荷能力以及与生物恐怖主义相关的基本能力方面，仍旧存在巨大缺口。[33-34]

灾害救援医学的学科和实践仍未开发

尽管近期人们对于灾难管理和应急医学结合的独特性和关键性的社会政治意识提高了，但是灾害救援医学仍旧在很大程度上未得到开发，只是作为附属专业。日渐增加的认识以及大量的联邦资金用于公共卫生、医疗准备和响应转化为学术研究者广泛地参与。但是灾害救援医学还没有成长为医学或公共卫生的附属专业，或进行医学或公共卫生的学科认证。

参 考 文 献

1. *Meeting on Evaluation of Preparedness and Response to Hurricanes Georges and Mitch，16–19 February 1999，Santo Domingo，Dominican Republic. Conclusions and Recommendations*，Washington，DC：Pan American Health Organization；1999.

2. Government Accountability Office. *Combating Terrorism：Selected Challenges and Related Recommendations（GAO-01–822）*. Washington，DC：GAO；2001.

3. Government Accountability Office. *Homeland Security：Management Challenges Facing Federal Leadership（GAO-03–260）*.Washington，DC：GAO；2002.

4. Government Accountability Office. *Homeland Security：New Department Could Improve Coordination but May Complicate Priority Setting（GAO-02–893T）*. Washington，DC：GAO；2002.

5. Government Accountability Office. *Bioterrorism : Public Health Response to Anthrax Incidents of 2001 (GAO–04–152)*. Washington, DC : GAO ; 2003.

6. Rubin C, Cumming W, Tinmalli R, et al. *Major Terrorism Events and Their U.S. Outcomes (1998–2001)*. Arlington, Va : Claire Rubin & Assoc. ; 2003.

7. Government Accountability Office. *Combating Terrorism : Federal Agencies' Efforts to Implement National Policy and Strategy (GAO/NSIAD–97–254)*. Washington DC : GAO ; 1997.

8. Ember LR. FBI takes lead in developing counter terrorism effort. *Chemical & Engineering News*. November 4, 1996 : 10–16.

9. Sharp T, Brennan R, Keim M, et al. Medical preparedness for a terrorist incident during the Atlanta Olympics. *Ann Emerg Med*.1998 : 32 : 214–23.

10. Homeland Security Presidential Directive 5 : Management of Domestic Incidents. February 28, 2003. Available at : http ://www.whitehouse.gov/news/releases/2003/02/20030228–9.html.

11. Yokohama Strategy and Plan of Action for a Safer World : Guidelines for Natural Disaster Prevention, reparedness and Mitigation. World Conference on Natural Disaster Reduction Yokohama, Japan, 23–27 May 1994. Available at : http ://www.unisdr.org/eng/about_isdr/bdyokohama– strat-eng.htm.

12. SAEM Disaster Medicine White Paper Subcommittee. Disaster Medicine : Current Assessment and Blueprint for the Future. *Acad Emerg Med*. 1995 ; (2) 12 : 1068–76.

13. Waeckerle JF, Lillibridge SR, Burkle FM, Noji EK. Disaster medicine : challenges for today. *Ann Emerg Med*. 1994 : 23 : 715–8.

14. Government Accountability Office. *Homeland Security : Management Challenges Facing Federal Leadership. 20 Dec.2002 (GAO–03–260)*. Washington, DC : GAO ; 2002.

15. Waugh WL. *Living with Hazards, Dealing with Disasters : An Introduction to Emergency Management*. Armonk, NY : ME Sharpe ; 2000.

16. Rubin C, Cumming W, Tinmalli R, et al. *Major Terrorism Events and Their U.S. Outcomes (2002–2003)*. Arlington, Va : Claire Rubin & Assoc. ; 2004.

17. Gilmore JS, et al. First Annual Report to The President and The Congress of the Advisory Panel To Assess Domestic Response Capabilities for Terrorism Involving Weapons Of Mass Destruction—I. Assessing The Threat, December 15, 1999.Available at : http ://www.rand.org/nsrd/terrpanel/terror.pdf.

18. Gilmore JS, et al. Second Annual Report of the Advisory Panel to Assess Domestic Response Capabilities for Terrorism Involving Weapons of Mass Destruction—II. Toward a National Strategy for Combating Threat. December 15, 2000. Available at : http ://www.rand.org/msrd/terrpanel/terror2.pdf.

19. Government Accountability Office. *Combating Terrorism : Need for Comprehensive Threat and Risk Assessments of Chemical and Biological Attacks (GAO/NSIAD–99–163)*. Washington, DC : GAO ; 1999.

20. Keim M. Intentional chemical disasters. In : Hogan D, Burstein J, eds. *Disaster Medicine*. Philadelphia : Lippincott, Williams & Wilkins ; 2002.

21. Centers for Disease Control and Prevention. Biological and chemical terrorism : strategic plan for preparedness and response.Recommendations of the CDC Strategic Planning Workgroup. *MMWR*. 2000 ; 49 (RR–4) : 5–6.

22. Government Accountability Office. *Bioterrorism : Federal Research and Preparedness Activities (GAO–01–915)*. Washington DC : GAO ; 2001.

23. Government Accountability Office. *Combating Terrorism : Funding Data Reported to Congress Should Be Improved (GAO–03–170)*. Washington DC : GAO ; 2002.

24. Seiple C. Consequence management : domestic response to weapons of mass destruction. *Parameters*. 1997 ; Autumn : 119–34.

25. Burkle F, Noji E. Health and politics in the 2003 war with Iraq : lessons learned. *Lancet*. 2004 ; 364 (9442) : 1371–75.

26. Government Accountability Office. *Homeland Security : Effective Regional Coordination Can Enhance Emergency Preparedness. (GAO–04–1009)*. Washington DC : GAO ; 2004.

27. Government Accountability Office. *U.S. Postal Service : BetterGuidance Is Needed to Ensure an Appropriate Response toAnthrax Contamination. (GAO–04–239)*. Washington DC : GAO ; 2004

28. New York Dept of Health. Data Snapshot : Understanding the Health Impact of 9/11. Available at : http ://www.nyc.gov/html/doh/downloads/pdf/wtc/wtc–report2004–1112.pdf.

29. Centers for Disease Control and Prevention. Self–reported increase in asthma severity after the September 11 attacks on the World Trade Center. *MMWR*. 2002 ; 51 (35) : 781–4.

30. Government Accountability Office. *Bioterrorism : InformationTechnology Strategy Could Strengthen Federal Agencies' Abilities to Respond to Public Health Emergencies (GAO–03–139)*.Washington, DC. GAO ; 2003.

31. Government Accountability Office. *Bioterrorism : PreparednessVaried across State and Local Jurisdictions (GAO–03–373)*.Washington, DC : GAO ; 2003.

32. Government Accountability Office. *HHS Bioterrorism Preparedness Programs : States Reported Progress but Fell Short* LESSONS LEARNED AS A RESULT OF TERRORIST ATTACKS 345 *of Program Goals for 2002 (GAO–04–360R)*. Washington, DC : GAO ; 2004.

33. Keim M, Pesik N, Twum–Danso N. Lack of hospital preparedness for chemical terrorism in a major US city : 1996–2000. *Prehospital Disaster Med*. 2003 ; 18 (3) : 193–9.

34. Government Accountability Office, *Hospital Preparedness : Most Urban Hospitals Have Emergency Plans but Lack Certain Capacities for Bioterrorism Response(GAO–03–924)*.

54 恐怖主义心理学

Robert A. Ciottone

恐怖主义很难定义，像"一种动物，敏捷之至，社会科学难以确切捕捉……"[1]然而从经验上讲，恐惧的含义人人熟悉，都能根据自己的参照标准分享它的含义。恐惧感的起源可能很近，也可能很遥远，在日常生活中只会隐约想起。虽然如此，茫茫人海中的每一个人现在或曾经很小的时候，都曾害怕暗处隐藏着怪物。正因为这些恐惧的经历普遍都有，每个人都能再度燃起恐惧的感受。

恐怖主义者企图运用各种手段破坏人群稳定。一种手段便是通过恐怖主义行动激起人们隐藏在内心深处的原始恐惧，这种恐惧与人们生来害怕怪物神出鬼没、恣意妄行的感受有关。而且，恐怖主义者还试图通过持久的破坏性能量给个人和社会机构灌输恐怖事件破坏稳定的影响。虽然恐怖主义事件可以在时间上界定，但恐怖主义的心理效应却是一个过程而不是一个短暂事件。在焦点事件过后很长时间，恐怖主义在心理上的失稳影响仍将保持，这是很多因素共同促成的。这些因素包括重新进攻的可能性与其可能的时机都不确定，对大众依赖的基础设施的破坏，害怕在卫生服务急需时会负担过重并难以获得，以及担心生活在易受攻击地区的亲人。

由破坏性恐怖主义事件引起的不确定心理反应不仅仅局限于直接目睹事件或相对直接受到事件影响的个体。诚然，"媒体对重大恐怖主义事件的报道可谓铺天盖地，竭力捕捉人们受害时的巨大痛苦和脆弱。与虚幻故事不同，媒体报道的是真实事件，有时甚至未经编辑。新闻报道呈现的死亡与破坏的图片使更多大众受到威胁和恫吓。[2]"至少，灾难性事件的心理影响会极大削弱受害者的活动能力，他们的活动效率比事发之前会大大降低。[3]而且，活动效率降低可能会持续数月甚至更长，尤其是受害人群中精神障碍和与应激有关的身体疾病的发生率。

■ 历史展望

恐怖主义的定义是为影响更大群体而采取的进攻少量受害者的暴力行为。[4]恐怖主义心理学领域的大部分文章都是关于暴力分子的情绪、动机、认知以及心理上的其他方面。Cooper[5]指出，"一名真正的恐怖主义者必须凭借对自己信条坚定信仰或者神圣地退守到一种令人欣慰的个体疯狂状态，让自己变得冷酷无情，绝不心慈手软。"根据这个定义，恐怖主义的根源可以追溯至希腊罗马时期的典故——木马屠城，木马被当作礼物送进特洛伊城，肚子里面秘密隐藏着希腊的进攻者，他们出其不意、攻其不备的暴力行为使得这个典故符合恐怖主义的定义。更近些，在中世纪到工业革命的几个世纪里，发动战事需要遵守一些隐性规约，这些规约通过一些极具讽刺意味的事件使得军事冲突变成了一种"文明事件"，然而很矛盾的是，这个词组竟然很久以前就开始使用了。最后，一些国际组织譬如国联以及后来联合国的成立，一部分原因便是为了将冲突控制在一定范围之内，尽管冲突不能完全消除。《日内瓦公约》更是要求潜在敌对双方在冲突出现之前就行为准则达成明确协议。

这些努力的目标很难捉摸。Crenshaw[6]指出，恐怖主义的"重大创新"发生在1968年，一开始是敲诈勒索之类的比较常规的外交绑架和劫持。1968年至今，恐怖主义活动的增长模式都很熟悉。Silke[1]竭力想证明研究这一现象的启示的重要性。然而，Silke[7]同在他之前的Merrari[8]一样，在研读完相关文献之后都发现心理学家和精神病学家做的系统性调查远远不够。

尽管探究与个体或群体的恐怖主义表现的发展相关的因素很重要，但本文关注的是恐怖主义事件对寻求急诊医学救治的受害人群的心理影响。本文的目的是考虑恐怖主义对人群施加影响的相关心理因素。尽管从概念化可以获得一些具体指南，但本文的目的却是告知在恐怖主义环境下工作的医疗人员要关注心理方面的问题，虽然未必能为他们提供指导或有助于他们作出判断和决策。

■ 临床前沿

首先作出响应的人员和看护人员很明显是人群中受恐怖主义事件影响最直接的人员。他们不仅身处危险，手足无措，面临着问题响应的风险，有时还肩负着众人的期望在棘手处境下实施救援。而且，他们同救治对象一样需要监视和处理恐怖主义造成的影响。如果认为首批响应人员和医务人员在心理上不会受到恐怖主义的影响或者他们对其具有免疫力，则会招致许多问题，这些问题还可能滋生新的问题，因为它们会影响到医疗服务。因此，应对恐怖主义，急诊医学工作人员必须注意同伴及其下属的心理需要。因为心理问题具有持久性，如果未能及早关注，付出的代价可能远远超出提供紧急护理的惯常需要。

虽然恐怖主义对个人和社会机构产生的心理影响可以从多方面考虑，但仍然需要一个整体上的概念使各种考虑连贯一致，否则就会显得凌乱无章。定向性原则便是这样一个概念上统一的理论视角，这个整体发展概念最初由 Werner[9] 提出，后来 Wapner 和 Werner[10] 又共同提出了这一理论。从本质上讲，定向性原则是一个元理论概念，Wapner[11-13]、Kaplan、Wapner 和 Cohen[14] 都先后详细阐述过。简单地说，这一原则认为，一切事物的发展都源于一个共同整体，然后慢慢变异，分出层级。这样说来，"发展"并非一个时间概念，它与时间无关。这个原则对所有发展现象普遍适用，例如小到口头每一个词背后细微思想的萌芽，大到整个人生个人与社会的联系。

从定向性原则的角度来看，从整体然后慢慢扩散的发展连续体是一个动态过程，这个过程蕴含着两种发展的可能性，一种是向更整合的方向发展，另一种是去差异化（回归到一种更原始的发展水平）。前进

（进化）与后退（退化）并不彼此独立，而是一个连续的过程。每向差异化方向前进一步都要求经验部分必须分层次更精确地整合起来（也就是说，已分化的部分必须从属于整体）。相反，去差异化则会导致整合的经验减少，相应地，部分与整体、手段与目的的联系不够精确，可以用来改造环境的工具和手段不够精细。沿着这个连续的过程发展前进，掌控感会与日俱增；相反，去差异化或退化到一种更原始的发展水平，手足无措感会越发强烈。

依照这个参照标准，恐怖主义就是要努力使人类群体以及构成群体的个人去差异化，回到更原始的发展状态。因此，对恐怖主义进行干涉以便避免其不利影响，或多或少有利于群体向前发展，并且能够相应地提高群体对发展过程的掌控程度。

恐怖主义行为会在心理上直接或间接产生破坏性后果，在个体与周围环境的关系层面上使人类退化到分化较少的发展状态。直接后果一般直接作用于受影响人群的意识。这些后果具有出人意料的去分化性质，具体体现在恐怖主义对受影响人员的感觉发动猛然袭击上。间接效应不如直接效应明显，尤其是灾难的直接后果，然而间接效应会对人群和社会机构产生破坏性影响从而造成社会运作混乱，这方面丝毫不亚于直接效应。

定向性原则为测量和监控恐怖主义的心理危害以及为了减轻突如其来的灾难性恐怖主义事件心理影响的措施的有效性提供了一个参考点。要估量发展过程退化的风险，首先必须考虑个人或群体的心理脆弱性。也就是说，恐怖主义造成的心理创伤和恐惧使个人对周围环境的物质、人际交往和社会文化方面的认知、情感和价值观方面的认识以及个人与周边环境的物质交换、人际交往和社会文化交流产生了什么影响？换句话说，受恐怖主义影响，群体对周边事物和地点的确切认知和感觉发生了哪些变化？他们的感觉是如何变化的？他们对周边事物和地点的重要性判断发生了什么变化？同样，他们对人际交往环境以及包括风俗、责任和期望在内的感官环境的认识、感觉和价值评价发生了怎样的变化？其次，怎样努力促进这些区域发展进步？换而言之，恢复到接近事发之前心理基线的最好方法是什么？

恐怖主义的直接影响与恐怖主义事件的物理现实（爆炸、房屋或其他建筑物倒塌、瘟疫等）紧密相连。然而在 Shalev[15] 看来，恐怖主义行为之类的创伤性事

件还可以从心理维度来描述。两者显然互相交织，错综复杂。的确如 Shalev 所说，"爆炸一发生，创伤性事件就不再是一个具体事件而开始变成一个心理事件。"[15] 普通大众通常只记得恐怖主义事件造成的身体伤害，譬如缺胳膊断腿和其他稀奇古怪的伤害，以及事件夺去很多生命的惨痛现实。这些惨痛场景成为现场幸存者和遥远地方的人们通过媒体报道了解灾难的参照。而且，这些场景很快还会成为近处和远处人们认识自身和亲人生命脆弱的经验模板。因此，应对恐怖主义，对受害者实施急症介入治疗以及采取相应的辅助性和行政举措，不仅要注重应对措施，还要采取主动措施。目的是使广大为受害者谋福祉的工作人员自食其力，主动采取措施，掌控局势。从恐怖主义的本质上讲，有些努力是专责性质的。然而，在那种情况下，建立并维持一种外表上和本质上都存在相对差异的应对方法而不是维持一种不具差异性、普遍的、共同的应对方法很重要。

财产和基础设施遭到破坏、交通受到限制、通信中断通常会加重恐怖主义对直接受影响人们的习惯行为模式的影响。实际上，无论是个人还是组织团体都会在使用与周边环境交往所习惯使用的工具上受到极大限制。退回到发展的原始状态是一个明显的风险，对于那些人和机构来说，他们丧失了不间断管理的体验和过去已经被满足的需要的工具。

恐怖主义事件导致心理应激增加可能会影响健康，紧随恐怖主义事件以及这一结果的便是发展的去差异化。发展的去差异化也可能由社会因素导致。过去，人们会团结一致共同应对共同的敌人。袭击或戒严状态通常认为是由"外部人员"造成的。因此，那些遭到袭击的人便是"内部人员"，人们便在这个意义上团结起来。人们同病相怜、互相怜悯、帮助身边的人，彼此都从这种善意中得到些许安慰。然而遭遇恐怖主义袭击，人们可能互相猜忌，这很危险。恐怖主义分子四处活动，因此，人们可能认为危险可能就来自那些表面上看来是"内部人员"或者属于同一目标群体的成员。因此，群体在遭到袭击时通常具有的凝聚力就要大打折扣。而且，与假定的恐怖主义分子具有相似特征的任何人都可能成为怀疑的对象，甚至受到攻击。这种抵制效应会导致分歧，从而加重群体中个体所受的心理应激。根据应激与健康之间显而易见的关系，医疗和护理人员应当注意潜在的社会心理并发症，调和对敏感心理的干预。

这些影响以及其他直接影响会使用来满足日常生活需要的心理资源与能力大打折扣。如果事发之前的基础设施和服务能力不能在事发之后短时间内恢复，或者人们不能获悉什么时候能恢复，事件导致的去差异化将会更严重。因此，有效应急响应的一个重要方面便是提供制度层面的计划和恢复到事发前服务基线水平的准确信息。尽管在让老百姓放心的原则下，满足综合护理的要求可能被包括了，但是从发展的角度来看，不应该被轻视。而且，提供的信息不能是人为的虚假信息，这一点很重要，尤其是因为故意误导的信息非但不能减轻心理损害还会使之加重。[16] 相反，坦诚暂时无法获得相关信息对患者帮助更大，如果同时还告诉他们，等相关信息一出来就予以告知，那就更好。

让患者放心同时又不误导他们，这对一切临床护理都适用。恐怖主义应急护理也不例外。事实上，心理上潜在的压倒性危险会在恐怖主义事件暴发之后长时间存在，就因为这个原因，尤其从发展的观点出发对医护人员提出这个要求也就显而易见了。回答患者的问题过度含糊会使患者担心害怕，此种程度可能比现实导致的恐惧要深很多，不管现实有多严酷。这种恐惧心理可能会导致个人与世界关系上的发展性退化。让患者安心的另一个极端是竭力限制消息的可信度，这样不仅会破坏患者对医疗护理人员的信任从而加速退化，而且还会使将来恢复变得很困难。因此，只有临床医师诚实面对患者同时设身处地考虑患者的主观体验，才能保持患者心理健康，实现发展性前进。

恐怖主义可观察到的实例在物理破坏的程度和范围上存在差异。范围较小的恐怖主义行为，例如警所或投票处外面引爆一枚炸弹，显然对基础设施和社会机构的运行产生的影响范围要小。然而发展性退化仍然是一大危险。恐怖主义事件的发生或这方面的传闻目的就是破坏受其直接影响的个体对自身与世界关系的认识以及有效管理自身的能力。换而言之，受小规模恐怖主义事件影响的个人的反应与受更大规模恐怖主义事件影响的更大人群的反应类似。而且即便是那些未受事件直接影响的人们也可能像经历过突如其来的意外灾难一样，行为谨小慎微、忧心忡忡，目标不够明确。

人为灾难的间接破坏性影响通常很微妙，会暗中侵蚀社会机构及其内部人员运作的发展水平。尽管这些影响经常缺乏直接的明显迹象，但恐怖主义事件对人群中大量人员的认知、情感、身体和行为功能的破坏性影响在事发之后还是可以预料的。[16]这些影响可能会持续，因为恐惧感会长期延续（如果不再增长），还因为暗中身份不明的作恶者还可能不预先警告而再次发动袭击，人们会感到无助。由此导致的风险认知使得个人和群体是否能够以事发之前同等的效率应付日常生活的需要成为一大挑战。因此临床医师应该注意，患者（也可能是同事和下属）之前的习惯性判断、决策、确定和维持主次模式以及其他相关的心理机能会出现失误。

组织和个人经历这些改变的程度可能不同。这些影响在恐怖主义事件发生之后相当长一段时间内可能存在。因此，对于那些在权力机构提供支持性监督的团体分配了各种责任，因此具有比平常更大的重要性。

人为灾害的间接影响还包括公共卫生体系提供医疗资源和服务的压力大大增加。这些要求通常分为两个阶段。第一是应对灾难造成的直接伤亡的明显要求。然而还需要提前准备应对此种事件之后一般会发生的与应激相关的疾病的增加。除了诸如抑郁、创伤性应激障碍之类的心理反应外，与应激相关的身体疾病的发病率也会上升，因为人群中的心理资源会因为创伤而减少。[17]心理疾病不仅在恐怖主义事件暴发之后的发生率立马上升，而且在事发之后3个月、6个月、18个月内，精神受到创伤的人群的患病率还会增加。这些心理疾病以及与应急相关的身体疾病患病率上升的时间范围还可能大大延长，尤其是后者。[18]因此，人为灾难受害人群的医疗保健计划需要立足长远，必须考虑到心理创伤对受害人群健康的持久影响。

如果因为一时疏忽或无能而导致死亡和毁坏，那些认为自己有可能再次遭遇此类事件的人可能会产生恐惧和愤怒情绪，甚至丧失对社会机构及其工作人员的信任。然而，诸如恐怖主义行为之类的蓄意破坏事件很可能会产生危害更大的心理影响，可能立马产生，也可能会延迟。自然灾害可能在人员伤亡和破坏基础设施方面破坏更大，然而恐怖主义事件造成的心理影响波及的范围可能更广。为什么会这样？一个原因就是人为危险的潜在制造者是有意为之。

大部分以目的论为导向的心理学理论视角（包括概念建构的整体发展体系）的一个核心原则便是，个体给经验强加意义，个人就生活在自己解释的环境

中。[19]如果危险的根源不明确而又显然存在，而且这个根源被认为是人为恶意制造的，那么个体与他人的安全就面临着很大危险。如果危险的根源隐而不见，可能还是匿名的，那么人们的恐惧感和无助感就会进一步加深。而且，通常人们认为安全的地方也不能为其提供丝毫安慰，无法满足人们躲藏到受保护地方的意愿。

破坏性事件引起的问题反应一般不仅仅局限于直接目睹事件发生的个人，这一点很重要。正如前面所说，媒体对事件的报道可能会使更遥远地方的人与离事发地更近的人相比，对事件有一个更宽广、更去稳定化的认识，因为离事发地较近的人的视野可能不够开阔。无论何种情形，事件的心理效应都会大大削弱受影响人们像事发之前一样活动的能力。而且，因为与灾难受害者的关系或者同受到灾难影响的社会系统（例如食品、水、医疗服务的供应系统）联系中断而受到影响的人们产生问题反应的风险极大。具体来说，他们很可能陷入一种自认为无效力、脆弱和烦躁不安的自我失调状态。[20]这些影响可能很深远。事实上，受到此种影响的人们可能一年也难以恢复。[21]

如前文所述，遭受关键事件对知觉的去差异化影响的一个表现便是恢复原始的知觉倾向，模模糊糊回忆起孩童时代显著的恐惧感。这种现象时常很明显，原因很简单。

每个人一生中在面对不可抗拒的威胁时都曾深刻感受到由恐慌导致的无助感。这种参照标准长期存在，恐怖主义者试图在人们毫无戒备的情况下制造严重破坏的行为可能会勾起很久以前人们在孩童时代对阴暗处妖怪的那种压倒一切的恐惧。正如孩童会期望父母"开灯"检查危险，受恐怖主义事件影响的人也会向当局寻求安慰。他们试图摆脱恐惧感，并在一定程度上掌控现实经验。而且正如孩童需要大人不止一次的安慰一样，受害人群也渴望诸如服务提供者之类的当局多次重申问题正在解决。

■ 隐患

临床医师有责任时刻警惕压力导致心理应激从而诱发身体疾病并妨碍治疗的迹象。诚然，"压力"和"应激"似乎完全是近义词，通常可以互换。比如，"我有压力"可以说"I am under stress."然而在某种意义上，压力与应激不一样，压力是影响人们的外

部力量，而应激是个体产生的用来掌控压力的内部反应。压力与应激不仅仅在语义上存在差异，还意味着人们可以采取某种措施控制应激，丝毫不受超出人们控制范围之外的压力影响。恐怖主义可能会导致极度的心理压力，压力转变成应激进而导致感染相关疾病的可能性增加，但是人们可以尽可能努力减少二者转变的程度。

如果与恐怖主义相关的压力转变成了应激性病原，又会如何呢？在最常发生的应激性疾病中，创伤性应激障碍是与受恐怖主义影响相关的问题性反应中最显著的。[22] 直接受创伤性事件影响的人们感染创伤性应激障碍的风险最大，如果他们试图逃跑时身体不能移动或无可奈何，或者亲身体验过事件发生时的声音、气味和图像，或者他们的人生因为亲人的丧生或受伤而永远改变，那就更是如此。[23] 那些与应急医学医务人员一起工作的人，即便是处理暴力死亡后的尸体和尸体残骸也能引发创伤性应激障碍。[24-25]

创伤后应激障碍的症状可能包括过度兴奋、情绪麻木、倾入性重现创伤体验以及普遍性的不能以创伤前的效率处理事务。从诊断的角度来看，如果这些症状以及相关的其他症状持续至少一个月，或者这些症状导致极大痛苦（DSM IV），创伤后应激障碍就显而易见了。症状的持续存在使得创伤后应激障碍与急性应激障碍（ASD）不同，急性应激障碍的表现是临床上对创伤的显著反应，这种反应与更长期的应激障碍（至少 2 天但不超过 4 天）[26] 类似。最近修订的诊断参考还包括二级反应，也就是直接受到事件影响的受害者的家人以及紧急救援人员都包括在创伤后应激障碍的潜在受害者之中。

Muldoon[27] 指出，一些研究表明，患者在患有创伤后应激障碍之前通常会感受极大痛苦，这种痛苦事实上可以隔代累积。比如，单亲或双亲是大屠杀幸存者的以色列战士创伤后应激障碍的患病率比其他人要高。[28] 可能与此相似，曾经在军事冲突中承受巨大压力的越南老兵的孩子表现出更高水平的行为障碍。[29]

创伤后应激障碍的早期症状包括记忆紊乱，内容可能包括先前对手段—目的和部分—整体的自动式认知以及行为顺序。其他症状可能包括痛苦往事的重现和关于创伤事件的梦魇、偶尔出现看似彼此无关或者茫然的表征（例如"千里凝视"）、惊恐发作、恐惧、易怒以及"自我医治"倾向（滥用药物）。

发展性倒退是恐怖主义影响的一种表现，起初可能与创伤后应激障碍的症状以及其他问题后遗症相比要笼统。正如国际危机干预基金会[16] 概括的那样，应激一产生影响，退化的倾向也开始浮出水面，这些倾向很可能包括诸如思维困惑、定向障碍、犹豫不定、不能确定事情的轻重缓急等认知功能破坏、情绪功能障碍、生理功能障碍以及行为功能的不良反应。情绪功能障碍可能包括感觉不知所措、情绪失控、极端愤怒和忧伤、普遍而持久的抑郁情绪等。生理功能障碍可能包括血压升高、心率加快、阵发性眩晕、呼吸急促等。行为功能的不良反应可能导致饮食和睡眠模式改变、脱离交际、与日常活动相关的行为模式改变等。

患者有问题的心理反应对试图处理恐怖主义造成的不良影响的临床医师有什么启示呢？对事件可能再次发生的风险的认知会长期存在，如何处理这种认知？如何有效转移和引导患者的精力，帮助患者康复，而不是让这些精力消耗在扩散愤怒或让其转变成无助感？处理这些问题及相关的问题，临床医师应当实时监控规避发展性去差异化和促进发展性前进的进程。

从一开始，临床医师就必须采取某种方式，尤其是在同患者的交流中，透漏出集中精力解决问题的决心。就像"开灯"来驱散儿时对隐藏在黑暗处的妖怪的恐惧一样，想方设法防止旧时的恐惧再次出现也很重要。这在某种程度上可以通过向患者提供正在取得进展的信息但同时又不失诚信来实现。在系统层面上（尤其是应对同事和下属的需要），应急医学工作人员还可以告诉患者，一旦肇事者的真实信息得到确认便会公之于世，以此来勉励患者。van der Kork[23] 指出，"一旦安全得到保障，患者就开始需要获得心理干预。人们需要学会讨论面临的问题、给问题命名并制定相应的解决方案。"

如果人们关注的信息仍然含糊不清，谣言四下流行，那么，人们的恐惧可能走向极端甚至导致心理再度受创。消除含糊很重要，认同感不应该以可能鼓励谨慎及不信任的方式进行，因为人们对种族划分、宗教隶属等范畴有所信赖。这种分组无助于减轻焦虑，事实上还可能导致焦虑加剧，因为这些分组可能让受恐怖主义影响的人警戒人群中原本相对良性的范畴。相反，在身份确认过程中尽可能提供肇事者姓名之余，引证恐怖主义团伙效忠于破坏稳定的共同目标并使用恐怖主义手段服务某一特定使命，可能大有裨益。这样，应激就会较少因为难以获知肇事者信息而加重。

标注未知事件就是要传递一种掌控感和控制感。那些可能在一定程度上被恐惧固定化的人可以利用这种标注来认知其他途径无法定形的威胁，至少可以知道它的名字，从而给它的潜在危险划一下边界和限制。这样恐惧就会受到更大限制，表面上看起来更易控制。相反，如果潜在危险缺乏一个名字，危险感和应激引发的维持一种高度警戒状态的需求便会增加。

并非所有恐怖主义事件的受害者都会经历发展的去差异化和由此导致的与应激相关的功能障碍或生理疾病。van der Kork[23] 指出，"几乎所有人都会在遭受创伤后烦躁不安，都会经历一定程度的干扰和悲伤。"然而，许多人克服这种反应相比其他人要困难得多。除了创伤后应激障碍外，恐怖主义事件导致的后果可能还包括抑郁、残疾、抵制治疗的恐惧和焦虑症状以及婚姻危机和其他关系问题。[17] 因此，"理解心理创伤机制对于评估和帮助最近的幸存者尤其重要。[30]"

主要依靠口头重新建构经验在患者受到心理创伤后提供心理帮助可能效果不大，尤其是在心理干预早期。[31] 事实上研究表明，高度的觉醒，诸如那些与创伤相关的觉醒，会导致大脑额叶功能受抑制[32-33]，例如布洛卡区的功能，将感觉转化成文字需要布洛卡区发挥作用。[34] 另一方面，皮层下中枢对创伤进行神经心理调解发挥的作用更为显著，尤其是大脑边缘系统。[35-36] 因此，Shalev[15] 指出，与近期援救的患者进行舒缓的肢体接触通常很有裨益，但是必须遵守患者的性别与社会背景。将受害者亲属和其他关系紧密的人带到他们身边就再好不过了，这样照顾者同时也是教练。通过这些途径，可以培养和维持患者对自身与周围环境的物质、人际和社会文化方面的关系相对更可区分的、更完整的认识。因此，"治疗医师要做的第一件事便是评价生还者直接支持者的优点和缺点"[15] 并为他们提供需要的支持。其后，根据认知行为治疗原则实施的心理干预相比在早期综合症状形成的后急性阶段单独提供辅助性心理咨询效果更好。[37]

"事后解说"的方法与遭受创伤性事件之后如何应对阻止发展性退化的挑战有特殊关联，它包含半结构化的群体干预，旨在减轻去差异化可能引起的痛苦，防止病理反应。两种方法适用范围较广，一种由 Mitchell[38] 提出，一种由 Dyregov[39] 提出。第一种方法其后经由国际危机干预基金会改进，已被用于自然或恐怖主义灾难发生后动员起来的志愿者培训计划中。其过程包括几个阶段，开始是介绍阶段，介绍个人身份，定义期望值，确定局限性并解释机密性。其后是事实阶段和思考阶段，在事实阶段，每个参与者都须从自身角度描述该事件；而在思考阶段，每个参与者都须回忆事件发生最初时的想法。然后是反应阶段，每个人都须指出经历中最糟糕的部分，尽可能从记忆中抹去。紧接着是症状阶段，每个人都需解释自己因为该事件发生了什么变化，并描述事后生活发生了哪些变化。然后是教育阶段，事后解说小组成员解释，事后反应是环境的非凡特征造成的，而不是个人造成的，因此无法预期，通过这种途径使事后反应正常化。解说小组还为促进康复提供了一些建议（例如放松和深呼吸训练）。最后是恢复期，组员进行总结，并鼓励对包括一些积极成果在内的经验进行认知重构（例如获得的教训和见解）。

一些研究[40-42] 未能证明事后解说能够有效预防应激障碍。然而研究同时指出，大部分参与者认为这些会谈很有帮助也很令人满意。此外，Shalev 等人[43] 还发现，事后解说能够在很大程度上减轻并发的痛苦，增强团体的凝聚力。

■ 结论

恐怖主义者试图通过破坏个人和社会组织对世界的物质、人际和社会—文化方面的认知、情感和评价观点来破坏个人与社会组织的稳定。换而言之，恐怖主义者试图重塑人们对世界上物体、地方、人民、法律、习俗和期望的认知、情感反应以及决定轻重缓急的参考标准。恐怖主义者一旦得逞便会损害公民的身心健康，并且以此削弱社会的力量。因此，当权者尤其是那些卫生服务提供者必须作出决策，凭借主观判断，努力避免发展性去差异化，促进发展性前进。

参 考 文 献

1. Silke A. Preface. In：Silke A, ed. *Terrorists, Victims and Society*. West Sussex, England：John Wiley and Sons；2003, xv-xxi.

2. Pfefferbaum B. Victims of Terror and the Media. In：Silke A, ed. *Terrorists, Victims and Society*.West Sussex, England：John Wiley and Sons；2003, 175-87.

3. Spurrell M，MacFarlane A. Posttraumatic stress disorder and coping after a natural disaster.*Soc Psychol Psych Epidemiol*.1993：28；194-200.

4. Crenshaw M. How terrorists think：what psychology can

contribute to understanding terrorism. In : Howard L, ed. *Terrorism*, *Roots*, *Impact*, *Response*. London : Praeger ; 1992.

5. Cooper H. The terrorist and the victim. *Victimology* 1993 : 1（2）; 229–39.

6. Crenshaw M. The logic of terrorism : Terrorist behavior as a product of strategic choice. In : Reich W, ed. *Origins of Terrorism*. Washington DC : The Woodrow Wilson Center Press ; 1998.

7. Silke A. The road less travelled : trends in terrorism research 1990–1999.Paper presented at the International Conference on Countering Terrorism through Enhanced International Cooperation, September 22–24, 2000, Courmeyeur, Italy. Cited in Silke A, ed. *Terrorists, Victims and Society*.West Sussex, England : John Wiley and Sons ; 2003.

8. Merrari A. Academic research and governmental policy on terrorism. *Terrorism Political Violence*. 2001 : 3（1）; 88–102.

9. Werner H. *The Comparative Psychology of Mental Development*. New York : International Universities Press ; 1948.

10. Wapner S, Werner H. *Perceptual Development*. Worcester, MA : Clark University Press ; 1957.

11. Wapner S, Kaplan B, Cohen S. An organismic-developmental perspective for understanding transactions of persons–in–environments. *Environ Behav*. 1973 : 5 ; 255–89.

12. Wapner S, Kaplan B, Ciottone R. Self–world relationships in critical environmental transitions : childhood and beyond. In : Liben L, Patterson A, Newcomb N, eds. *Spatial Representation and Behavior Across the Life Span*. New York : Academic Press ; 1981.

13. Wapner S. Transitions of persons–in–environments : Some critical transitions. *J Environ Psych*. 1981 : 1 ; 223–39.

14. Kaplan B, Wapner S, Cohen S. Exploratory applications of the organismic–developmental approach to man–in–environment transactions. In : Wapner S, Cohen S, Kaplan B, eds. *Experiencing the Environment*. New York : Plenum ; 1976.

15. Shalev A. Treating survivors in the acute aftermath of traumatic events. In : Chu J, ed. *Terror in the Nation : The Mental Health Clinician's Role*. Publication prepared as part of a conference sponsored by McLean Hospital, Boston, MA, April 12, 2002.

16. Everly G, Mitchell J. *Critical Incident Stress Management : Advanced Group Crisis Interventions—A Workbook*, ed 2. Ellicott City, Md : Critical Incident Stress Foundation ; 2000.

17. American Psychological Association. "When disaster strikes…" In : Terror in the Nation : The Mental Health Clinician's Role. Publication prepared as part of a conference sponsored by McLean Hospital, Boston,

MA, April 12, 2002.

18. Volkman P. Presentation of the basic critical incident stress management course and the advanced critical incident stress management course. Brattleboro Retreat, Brattleboro, VT, Sept. 30–Oct 4, 2002.

19. Wapner S, Kaplan B, Cohen S. An organismic developmental perspective for understanding transactions of man–in–environment. *Environ Behav*. 1973 ; 5 : 200–89.

20. Everly G.Emergency mental health : an overview. *Int J Emerg Ment Health*. 1999 ; 1 : 1.

21. Freedman S, Peri T, Brandes D, et al. Predictors of chronic PTSD : a prospective study. *Br J Psych*. 1999 ; 174 : 353–59.

22. Shalev A, Freedman S, Peri T, et al. Prospective study of posttraumatic stress disorder and depression following trauma. *Am J Psych*. 1998 ; 155（5）: 630–7.

23. van der Kork B. The assessment and treatment of complex PTSD. In : Yehuda R, ed.*Psychological Trauma*. New York : Academic Press ; 2002.

24. McCarroll J, Ursano R, Wright K, et al. Handling bodies after violent death : Strategies for coping. *Am J Orthopsych*. 1993 ; 63（2）: 209–13.

25. McCarroll J, Ursano R, Fullerton C. Symptoms of PTSD following recovery of war dead : 13–15 month follow–up. *Am J Psych*. 1995 ; 152 : 939–41.

26. Sprang G. The psychological impact of isolated acts of terrorism, In Silke A, ed. *Terrorists, Victims and Society*. West Sussex, England : John Wiley and Sons, 2003.

27. Muldoon O. The psychological impact of protracted campaigns of political violence on societies. In : Silke A, ed. *Terrorists, Victims and Society*.West Sussex, England : John Wiley and Sons, 2003.

28. Solomon Z. Does the war end when the shooting stops? The psychological toll of war. *J Appl Social Psych*. 1990 ; 20/21 : 1733–45.

29. Rosenbeck R, Fontana A. Transgenerational effects of abusive violence on the children of Vietnam combat veterans. *J Trauma Stress*. 1998 ; 11（4）: 731–42.

30. Shalev A, Ursano R. *Mapping the Multidimensional Pictures of Acute Response to Traumatic Stress*. London : Oxford University Press ; 2001.

31. van der Kork B. Beyond the talking cure : somatic experience, subcortical imprints and the treatment of trauma. In : Shapiro S, ed. *EMDR : Toward a Paradigm Shift*. New York : APA Press ; 2001.

32. Arnsten A. The biology of being frazzled. *Science* 1998 ; 280 : 1711–2.

33. Birnbaum S, Gobeske K, Aurbach J, et al. A role for norepinephrine in stress–induced cognitive deficits : alpha–1–adrenoceptor mediation in the prefrontal cortex. *Biol Psych*. 1999 ; 46 : 1266–74.

34. Rauch S, van der Kork B, Fisher R, et al. A symptom provocation study of posttraumatic stress disorder using

positron emission tomography and script-driven imagery. *Arch Gen Psych*. 1996；53：380-7.

35. van der Kork B. The body keeps the score：Memory and the evolving psychobiology of posttraumatic stress. *Harv Rev Psych*. 1994；1：253-65.

36. van der Kork B，van der Hart B，Marmar C. Dissociation and information processing in posttraumatic stress disorder. In：van der Kork B，McFarlane A，Weisaeth L，eds. *Traumatic Stress：The Effects of Overwhelming Experience on Mind，Body and Society*. New York：Guilford Press；1996.

37. Bryant R，Harvey A. Relationship between acute stress disorder and posttraumatic stress disorder following mild traumatic brain injury. *Am J Psych*. 1998；155：625-9.

38. Mitchell J. When disaster strikes… *J Emerg Med Services*. 1983；8：36-9.

39. Dyregov A. Caring for helpers in disaster situations：Psychological de-briefing. *Disaster Manag*. 1989；2：25-30.

40. Bisson J，Jenkins P，Alexander L，et al. Randomised controlled trial of psychological debriefing for victims of acute burn trauma. *Br J Psych*. 1997；171：78-81.

41. Deahl M，Gilham A，Thomas J，et al. Psychological sequelae following the Gulf War：Factors associated with subsequent morbidity and the effectiveness of psychological debriefing. *Br J Psych*. 1994；165：60-5.

42. Shalev A，Freedman T，Peri T，et al. Prospective study of posttraumatic stress disorder and depression following trauma. *Am J Psych*. 1998；155：255-61.

43. Shalev AY，Peri T，Rogel Fuchs Y，et al. Historical group debriefing after combat exposure. *Mil Med.*，1998；163（7）：494-8.

55 医疗情报*

Mark E. Keim

■ 定义

医疗情报可以定义为"收集、评价、分析、解释国外医学、生命科学以及环境方面的信息或情报类别，这些信息对制定战略规划和军事医疗计划及其运作，以便保存友军战斗力并对国外军事和民用部门的医疗能力作出评估有用。[1]"

与恐怖主义威胁相关的医疗情报对民用部门也明显适用，包括用于鉴定、描述和管理应对恐怖主义的军事和民间对策的风险信息。

采集医疗情报可能既包括分类资源也包括公开资源。评价可能涵盖先前的出版物或正在进行的公共卫生监测，还可能包括对已完全确定或新获得资料的分析和解读。描述可能包括对当前事件的情势感知以及对国内外医疗和公共卫生能力的描述。

■ 历史展望

医疗情报的重要性

军队遇到的最大威胁不是敌军的枪炮而是疾病和非战伤。统计资料显示，疾病对军事行动的影响尤为重大。在美国内战期间，有414152人死于疾病，与战争死亡人数之比超过2:1。[3]美国近代军事行动医学之父Jonathan Letterman上校在他的内战回忆录中写道[4]：

"建立一个由军医组成的军团并非仅仅为了照顾

_____

* 本文的内容仅反映了作者的观点。它不能反映美国疾病控制与预防中心或美国卫生和人类服务部的政策或建议。

受伤和生病的战士……必须时时谨记，其主要目的是保持军队的健康与活力，在最大限度上把军队打造成一支既打得了战又能耐得了疲劳和困顿的军队，从而增强军队的战斗力。[1]"

以下统计资料显示，疾病对军事行动的威胁在20世纪并未停止：

- 流感在第一次世界大战中使43000名美国士兵丧生，占美军人员伤亡的80%；
- 1958年，驻扎在黎巴嫩的美军陆战队50%的士兵因严重痢疾丧失行动能力；
- 1975年，驻扎在苏伊士运河的美国水手80%感染痢疾；
- 1982年，驻扎在西奈的美国战士30%因脱水伤亡；
- 1992年，参加博茨瓦纳联合军演30%的美国战士归国患有斑疹伤寒立克次体病。[4]

显然，Letterman上校明白，军事行动成功的一个关键便是采取预防措施，减少疾病和非战伤的发生率。最近，军事预防医学领域两位颇负盛名的权威人士Llewellyn Legters和Craig Llewellyn突出强调了成功的预防性医疗计划[4]的四个主要目的：

- 在部署军队之前确定军事行动计划地区疾病的本质和规模及其伤害威胁；
- 确认将威胁降低至可接受水平必须采取的主要对策；
- 训练每个成员使用这些对策；
- 在军事行动地区严格执行这些对策。

这些举措与包括风险评估、对策确定、风险交流和对策实施在内的分析性风险管理相一致。

美国现代医疗情报的发展

第二次世界大战期间，军医处处长领导下的美国陆军医学情报办公室负责为美国军队提供医疗情报。1963年，该任务转由美国国防情报局医疗情报部门承担。1973年，美国国防情报局大规模缩编，撤销医疗情报部门，军医处处长代负全责。1982年，武装力量医疗情报中心正式成立，为陆海空三军提供情报，任命军医处处长为执行主体。1992年，武装力量医疗情报中心开始从事"国防情报局战地生产活动"。[5]

■ 临床前沿

军事医疗情报

美国从事军事医疗情报工作的主体是国防情报局下属的武装力量医疗情报中心，现驻马里兰州德特里克堡。武装力量医疗情报中心为国防部及其下属机构、国家政策官员以及其他联邦机构提供完整的、全方位的医疗情报。武装力量医疗情报中心能就世界性传染病的发生、全球环境健康风险、国外军用和民用医疗保健能力与动态以及军事上重大的生命科学技术作出评估、预测，并把信息存入数据库。

武装力量医疗情报中心下属的传染性疾病和环境卫生部门主要关注那些可能降低驻扎在世界各地的军事力量应对突发事件、实施人道主义救援、开展维和活动的效力的那些传染性疾病和环境健康因素。此外，这些世界性传染病和环境退化还可能会影响国家安全和大政方针。

一国的医疗能力主要指该国为其武装力量和人民提供医疗服务和支持的能力。其主要因素包括民用医疗能力（例如医疗设施、医务人员、医疗能力、培训、突发事件和灾难回应、后勤、医疗和制药业以及研发生产设施）。

武装力量医疗情报中心下属的生命科学和生物技术机构主要关注国外军用医疗领域基础与应用生物医学和生物技术方面的重大发展，包括生物学、化学、心理学和生物物理学诸领域。此外，其关心的重要领域还包括国外民用和军用制药业生产能力和革新以及为抵御核战和生化战争而取得的医学科技进步。

医疗情报主要由国防部情报生产计划提供，由国防情报局分析与生产指挥部负责。为满足多元化消费群体的需求，武装力量医疗情报中心设立了一条生产线，通过电子信息、只读性光盘、复印件以及情报环等多渠道提供情报。

政府在部署军队到国外执行作战、维和及人道主义任务之前先要参考武装力量医疗情报中心的评估。武装力量医疗情报中心对潜在健康风险和国外医疗保健能力的评估使医学界能够提前计划采取适当的预防措施（例如提供安全用水和食物，采取保护措施防止蚊虫叮咬），提供卫生保健和医护人员支持。武装力量医疗情报中心还能应国家级、部级或操作和战术层次的直接要求提供具有时效性、完整的医疗情报。表55-1完整列出了美国军事医疗情报的传统来源。[4-7]

民用医疗情报

任何小规模或大规模的疾病暴发都应被视为潜在的生物恐怖袭击。疾病甚至是非寻常事件的发生，其原因可能很难确定，尤其是在前例较少的情况下。需要不定期进行监督。生物恐怖主义与自然事件的暴发不同，区别二者的传染病标准在参考文献中以及本书第一部分第六节已给出定义。[8-9, 11, 13] 初步调查费时不多，也无须法律保障实施。在大多数情况下，只需关注事件暴发的周边情况便可决定是否有不同寻常之处，或者有什么东西表明是生物恐怖主义。[8]

影响生物恐怖主义事件早期发现的最重要因素可能是传染病初发时新病例的自然发生率、地理群聚、症状检测方法的选择以及在临床上实践中诊断可能过于仓促。[12]

国家、地区和当地的公共卫生部门必须同医疗响应界、公共安全和地区中毒控制中心以及地区能够整合信息管理、被动与主动监视系统和流行病学调查的实验室资源通过网络连接进行实时交流。1998年，Keim、Kaufmann和Rodgers[14]最先提出开发此种综合系统，并将其作为美国公共卫生署的一部分。

美国民用医疗情报的主要来源是疾病控制与预防中心（CDC）。表55-2及表55-3完整列出了美国民用医疗情报的传统来源。[15-19]

自从"9·11"事件以及2001年年末炭疽攻击事件暴发以来，美国公共卫生体系的角色发展迅速。与释放化学剂、生物制剂和放射剂或晶核剂相关的公共健康威胁使得疾控中心和整个公共卫生体系担任了维护国家安全的角色。美国和世界人民的安全与健康需要最先进的可续技术、最快捷的公众健康服务和良好的策略以便准备响应恐怖威胁。

表 55-1　军事医疗情报来源

来　源	产　品	说　明
武装力量医疗情报中心马里兰州德特里克堡	城市医疗能力研究	包括城区地图、总体健康信息以及关键医疗设施的位置、描述和图像
	医疗能力研究	一国民用和军用医疗保健系统的综合评估
	快速反应任务组织	向武装力量医疗情报中心询问出版物中没有的答案的一种方式。STU-III的TS-SCI层级保障通话安全
	联合全球情报通信系统	将情报部门和军事行动部门连接起来的安全远程通信系统，保障远程电话会议安全
	医疗情报成像摘要	附有导出文本的带注释图像，描述分析当前的重大医疗事件
	医疗情报注解	为满足制定医疗计划和决策以及材料研究、开发和获取的时效性要求，对重大医疗发展作出简单评估
	生命科学与生物技术	评估国外基础与应用生物医学及生物技术在军事医疗方面的进展、国外民用与军事制药业的生产能力、国外为抵御核生化战争所取得的医学科技进步
	医疗、环境疾病情报与对抗措施	提供全世界的传染病和环境健康风险信息，可以通过超链接获取联合服务核准的对策建议、军事和民用卫生服务提供能力、运作信息、病媒生态信息以及参考资料
	卫生服务评估	对一国卫生服务能力作出底线评估
	传染病风险评估	部署前军力保护规划引导，在国家层面上对可能对军事行动造成影响的传染病的基层风险进行评估
	全球疾病发生	简短的及时警报，评估可能影响军事行动的国外疾病暴发的风险并预测与近期环境灾难相关的疾病风险
	环境健康风险评估	在国家层面上评估可能对军事行动产生影响的环境健康风险
	工业设施健康风险评估	评估与特定工业设施中的有毒工业化学品的潜在接触引起的健康风险
	工业领域剖析	评估工业领域的工业活动的日常排放物和大规模的化学品释放可能对环境和人体健康产生的影响
	有毒工业化学品风险评估	提供各国根据人体与有毒化学品的潜在接触对工业设施的取舍，以及接触引发的对人体健康的负面影响
	武装力量医疗情报中心电报	定时更新消息，就与已部署或在部署军队有直接关系的新报道消息进行分析
防御害虫管理信息分析中心	疾病媒介物生态学档案	与疾病风险、致病原、传播途径、地理与季节发生率以及预防与控制建议相关的信息
海军环境健康中心	海军预防医学信息系统	为舰队和海军陆战队提供持续更新的与军事相关的世界各国的预防医学和虫媒传染病清单的计算机化信息系统
沃尔特里德陆军研究院	传染病报告	鉴定世界范围内的疾病暴发。此外，沃尔特里德陆军研究院能对即席查询作出快速回应并提供及时的区域医疗信息
美国陆军环境医学研究院	部署手册	处理多种环境下战士的健康和表现问题
所有国家级情报组织	情报环	描述为"连接信息高速公路的分类入口匝道"。包括武装力量医疗情报中心在内的所有国家级情报组织都在情报环上有主页。此外，每一个统一指挥联合情报中心也有主页
负责健康事务的国防部副部长以及武装力量医科研究所的支持	国防部全球新生传染病系统	国防部努力应对新生传染疾病的焦点。军队卫生系统临床和实验资源网络为国防部全球新生传染病系统提供基础设施。强调国防部全球新生传染病系统需要加强以实验室为基础的监督，尤其是对流行性感冒和其他呼吸道疾病、可报告疾病、抗生素耐药性模式变化以及新生传染病的其他证据进行监督。国防部海外实验室为全球新生传染病系统的相关活动提供了哨点监督场所

表 55-2 民用医疗情报来源

来　源	说　明
疾病控制与预防中心（CDC）公共卫生信息网络（PHIN）	公共卫生系统，能协调现存公共卫生信息系统与新的公共卫生信息系统，在公共卫生领域协作使用信息技术。公共卫生信息系统由五个关键部分组成，分别是检测与监控、数据分析、知识管理、报警和回应。公共卫生信息系统将整合并依靠包括疾病控制与预防中心疫情信息交流、国家疾病电子检测系统和病原性细菌实验室监测网络在内的其他疾控中心或毒性物质及疾病登记署方案确定的技术标准和基础设施
疾病控制与预防中心疫情信息交流（EPI-X）	为公共卫生官员提供的以网络为基础的安全通信网络。通过使用先进互联网和通信技术，疾控中心疫情信息交流提供全天候每周七天的紧急警报，还建立了一个受保护的论坛，分享全国重大疾病信息，使公共卫生官员能够察觉可疑恐怖主义紧急事件并作出相应回应。疾控中心疫情信息交流是健康与人类服务部和疾控中心或毒性物质及疾病登记署紧急事件处理中心和国家恐怖主义协调者同国家和疾控中心或毒性物质及疾病登记署公共卫生专业人士迅速安全地交流日常和紧急公共卫生信息的交流工具
疾病控制与预防中心病原性细菌实验室监测网络	食源性疾病暴发预警系统，由对通过食物传播的细菌进行DNA图谱鉴定的公共卫生实验室组成的全国联网。该网络能够鉴定并标记每一图谱模式，并能通过疾控中心或毒性物质及疾病登记署的电子数据库迅速比较这些模式，鉴定相关菌株。参与疾控中心病原性细菌实验室监测网络的有50个州属公共卫生实验室、7个地方性公共卫生实验室、7个食品及药品管理局实验室、美国农业部食品安全与检验实验室、7个加拿大实验室，参与该网络的还有许多欧洲、中东、拉丁美洲及太平洋沿岸国家
疾病控制与预防中心全国化学中毒和辐射疾病监测系统	在加强地方、州、联邦以及包括中毒控制中心在内的其他伙伴交流的同时，致力于制定标准协议，鉴定紧急事件并作出回应。该预警系统很敏感也很明确，能够鉴定与化学品和辐射暴露相关的案例。该系统会长期跟踪潜在暴露主体。系统还包括一个自动跟踪系统，能够提供预示化学品或辐射暴露的症状和病症的每天发生率数据
疾病控制与预防中心Biowatch	使用现有的环境保护署和能源部空气质量监测系统，协助国土安全部与环境保护署进行每周七天全天候环境监测。空气样本在城市接受检测，一旦发现生物病原体，便发出可能袭击早期预警。工作由三个主要部分组成：野外（采样装置、采集、运输和核实）、实验室（加工和聚合酶链反应、聚合酶链反应分析）和结果管理。实验室反映网络验证性实验室将进行必要的实验室分析
疾病控制与预防中心实验室响应网络（LRN）	实验室联合，主要由州、地方、联邦公共卫生实验室组成，每个实验室有不同的功能和专业知识水平。在公共卫生紧急事件发生的情况下，该网络能够提供及时和持续的实验室检测和通信，尤其是应对恐怖主义行为。参与成员属于不同机构和行政辖区，通过共同的作业系统连为一体
疾病控制与预防中心健康警戒网络（HAN）	一个电子邮件信息和分布结构，它可以确保地方卫生部门能够及时并迅速利用出现的关于救灾前线专业人员有效地将数据转换为健康行动的健康信息。HAN主要有三个功能：高速互联网接入、能够进行大量的应急通信和为实时培训进行远程学习基础架构
疾病控制与预防中心国家公众健康信息联盟（NPHIC）	活动包括安排非常规电话会议的日程以便讨论关于当前或者潜在的具有重要意义的特殊机构的通信，在NPHIC网站上建立安全章节以便让成员发布和交流关于通信需求和特殊事件周围所具备的资源等方面的信息，并且输入该等应急响应计划行动，如ASTHO反恐特遣小组
疾病控制与预防中心应急通信系统（ECS）	确保在恐怖事件或者国家公众健康应急事件中，对新闻媒体、大众和关键利益相关者快速、有效和始终如一的通信响应
疾病控制与预防中心早期失常报告系统（EARS）	一种广泛应用的症状检测工具。美国和海外的城市、县城和各州公众健康官员当前将EARS用于症状数据，这些数据来自应急部门、911报警电话、医师办公室数据、学校和商业缺勤率以及非处方药品柜台的药物销售数据。EARS程序在完整的HTML网站上显示分析结果，该网站包括与主页链接的表格和图表
疾病控制与预防中心国际旅行的健康信息	它是一个文件，通常被称为"黄手册"，它确定当前的预防接种要求、免疫和预防建议和地区健康危害

续表

来　　源	说　　明
疾病控制与预防中心发病率和死亡率周报（MMWR）	包含关于国家和地方健康部门报告的特殊疾病资料以及关于传染病和慢性病、环境危害、自然灾害或人为灾害、职业病和工伤以及故意伤害和意外伤害等方面的报告资料
美国国务院提供的各国基本概况	提供关于地理特征和国际组织与机构方面的信息，会定期更新
世界卫生组织（WHO）	确定当前的疫苗接种要求、免疫、预防建议和地方健康危害
预防接种证书	—
国际旅游的要求和健康咨询	—
世界卫生组织每周流行病报告（WER）	是快速、准确传播《国际卫生条例》中说明的病情和发病情况的流行病信息的工具，也是快速传播对公众健康有很重要意义的其他传染病方面的信息工具，包括新发现的或者是再度出现的传染病

表 55-3　民用医疗情报来源——网际网络企业模式

来　　源	说　　明
1. 国际教育技术学杂志旅行风险管理	1. 为180个国家和260个城市的公司员工和雇员提供策略性的信息和报告，帮助出行者免遭破坏，使其安全、健康和富有成效地出行
2. 旅行情报服务	2. 保证公司安全、出行和人力资源专员随时随地对出行者进行跟踪、定位和与其交流
3. Worldcue 风险管理系统	3. 同时提供响应能力和主动的风险缓解服务，诸如咨询、意外事故计划、培训和情报工作
4. 世界卫报	

　　随着生物恐怖主义的威胁逐渐增多，疾病控制与预防中心（CDC）针对准备和响应恐怖主义制订了一份战略计划。疾病控制与预防中心（CDC）、协会和办公室通过改善如下情况为这一行动提供他们各自的专门知识[15]：

- 检测和调查；
- 预防方案；
- 员工安全；
- 实验室科学研究；
- 通信；
- 劳动力发展；
- 长期结果管理。

　　疾病控制与预防中心（CDC）战略计划中说明针对恐怖主义的准备行动包括公众健康通信基础设施的开发、化验诊断实验室的多级网络的开发以及综合疾病检测系统的开发。[20]这些很明显与1998年Keim、Kaufmann和Rodgers的建议类似。[14]

　　检测系统收集和监控与疾病趋势或疾病暴发有关的资料，因此公众健康人员可以保护整个国家的健康。疾病控制与预防中心（CDC）目前拥有若干有效

的检测工具和系统，它们可以用来获得针对恐怖主义的侦查和特征描述方面的医学情报。疾病控制与预防中心（CDC）目前也与国家和地方健康部门以及信息系统承包商合作开发实时特殊事件诊断监测和分析方法。在针对生物恐怖主义响应制定的整个计划文件中，受益也被认为是该疾病监测系统的一个重要部分。[21]

　　进行公众健康监测的方法可能与程序和疾病有很大区别。不管是否存在这些区别，所有的监测行动在数据的收集、管理、传输、分析、利用和散播方面共用许多习惯做法。疾病控制与预防中心（CDC）的长期目标是补充性的电子信息系统，该电子信息系统自动收集来自各种实时资源的健康信息，帮助监控社区的健康，协助对出现的公众健康问题的趋势和监测进行持续分析，并且为制定公众健康政策提供信息。

　　当前已经开始实施多个系统，它们支持大众健康实验室、临床、社区和国家级地方健康部门之间的通信。每个系统证明能够交换健康信息的重要性。然而，许多这些系统的操作都是独立的，没有对信息交换进行可能的交流。疾病控制与预防中心（CDC）正

在努力提供一个跨领域的统一网络，以便最好地监控这些数据流，以及较早地检测出公众健康问题和紧急情况。确保这些信息的安全性也是很关键的，因为只有如此，网络才能够在国家危机之时可靠地工作。

生物恐怖袭击，正如其他健康威胁一样，可能会在地方层面上被首先检测出来。整个国家的健康部门必须时刻准备好检测和响应这些威胁。CDC 已经与全国县、市健康官员协会（NACCHO）和州、地方健康官员协会（ASTHO）以及其他健康组织合作建立一个防卫健康威胁的新系统，它包括通信、信息、远程学习和组织等基础设施，还包括可能发生的生物恐怖主义活动。CDC 官员、州和地方健康部门、中毒控制中心和其他公共健康专业人士目前可以快速安全地使用和分享初步的健康监测信息。当发生健康事件时，用户可以获得主动通知。

在标准的医院检验科可以诊断出大多数生物制剂。[22]CDC 已经建立了一个联合实验室，它主要由国家、地方和联邦公众健康实验室联合成立，每个实验室具备不同的职能和专业水平。[23] 国家实验室包括由CDC 和美国军队传染病医学研究学院（USAMRIID）运营的实验室，它们负责专业的菌株特征描述、生物取证、管制病源活动，并且处理高度传染性的生物制剂和有毒化学物质。参考实验室负责调查或参照样本。它们由 100 多个州和地方测试实验室测试公众健康、军事、国际、兽医、农业、食物和水。除了位于美国的实验室之外，位于澳大利亚和加拿大的实验室设施也作为参考实验室使用。标记实验室是以医院、临床设施和商业诊断实验室为基础的实验室。这些标记实验室目前在早期检测生物制剂方面起到关键作用。标记实验室提供常规的诊断服务，在鉴定过程中使用排除法和参照步骤。[15]

民用、军用医学情报的整合

为了调查不寻常的流行病蔓延情况，我们需要获得以下方面的信息：该病原体的生态特点和生物学特点、自然传染途径、发病机制、临床图片、某些疾病的免疫、流行病焦点、该病原体人工散播情况的特殊性。另一个重要的问题是，对如下情况进行充分有效的现场分析：流行病、临床图片和流行病发展情况的审查、代表性样本和数据的收集，用来在统计学上对流行病学、动物流行病学、医学和实验室方面进行彻底有效的分析。这迫切需要经过适当训练的配备适当

技术设备的移动调查组。为了达到最好的成效，这些小组必须包括民间力量和军事力量。[10]

目前民用医疗情报系统正在和军用医疗情报系统整合。例如，以美国国防部（DoD）实验室为基础的全新流行性感冒检测系统。全球军用流行性感冒检测系统作为一项空军项目始于 1976 年。[24]1996 年，克林顿总统发布《总统决议指令 NSTC-7》，扩大了美国国防部的使命范围，让其对新出现的传染性疾病的威胁进行全球检测、培训、调查和响应。[25] 结果，由世界卫生组织监管的，由美国疾病控制与预防中心（CDC）、美国军队和六七十个实验室合作的全国监视项目每年都会开发出有效的流感疫苗。[26]

另外，美国民用医疗情报系统和军用医疗情报系统的进一步整合还说明美国军官加入美国疾病控制与预防中心（CDC）传染病情报部门（EIS）。尽管 EIS 成立于 1951 年（部分原因已经感到生物战的威胁），但美国军队直到 1994 年才积极加入 EIS。因此，EIS 中的军官人数不断增长，而且美国国防部在美国疾病控制与预防中心建立一个永久的联络站。从民族视角来看，流行病学方面的判断和网络化方面共同获得的利益将主要用于执行各种国家级计划以防卫生物侵袭。[27]

医学情报和风险管理

风险管理是一个系统的过程，用来量化处在某种指定危害中的对人体产生不利影响的可能性。风险评估是一个决策制定支持工具，它用来帮助确定需求和对投资项目优先排序。分析管理是选择和实施预防和控制措施以便使成本达到一个可接受的风险水平（表 55-4）。

不可能避免恐怖主义的所有可能风险。与风险回避相比，试图反击所有可能的缺陷，风险管理反而可以衡量针对成本控制措施的风险损失。风险管理包括三个主要部分：风险评估、成本效益分析和风险通信。关于恐怖主义的分析风险评估的组成部分包括资产和损失影响评估、威胁评估和易损性分析。[28]

精确的威胁评估只可源自军区和情报界。因此，整合良好的医学情报提供先前存在的公共健康和情报系统，在采取任何后来的对抗措施之前，能够识别和描述人们面临的恐怖主义风险。执行良好的风险评估可以确保具体方案和相关支出都是根据确定的恐怖袭击情况产生的威胁和风险，由专家组成的多学科小组

进行评估的。[29]

情报和法律实施威胁信息是进行风险评估过程的一个关键。风险评估被广泛认为是有效的决策支持工具，它可以用来确定和优先考虑项目的投资，并且它以风险管理为基础。

医学情报可能用于分析性风险评估过程当中，其目的是更好地保护和保卫平民和军人使其免于恐怖主义袭击。情报界已经针对源自外国的恐怖威胁制定国家情报局预算（NIE）和其他高水平分析，包括更可能使用化学和生物制剂的判断。NIE 的目的是通过相关关键事实说明关键问题、关于国外可能发生的事件经过的判断及对美国的启示可以帮助决策者思考问题。

威胁分析——第一步是确定风险——根据各种因素识别和评估每种风险，诸如其能力和试图袭击目标、可能性以及如果袭击成功的话的后果严重性。有效的、当前的备有文件证明的威胁信息，包括 NIE，在风险评估过程中，对确保不仅仅是基于最坏情况的对抗措施或计划来说是非常关键的，因此与威胁失去平衡。风险评估原则确认：尽管通常情况下，无法根除风险，但是可以通过对经验证的可信的威胁加强防范措施而降低风险；尽管许多威胁都是可能存在的，但某些威胁发生的可能性要比其他的大。利用经过深思熟虑的分析方法进行风险评估可以优化风险列表（即威胁——资产——易损性结合），该列表可以用来针对进行某种级别的防范或者准备选择对抗措施。由于威胁是动态的，而且对抗措施可能会过时，因此通常情况下，定期对威胁和风险重新进行评估是一种很好的方法。为了对恐怖威胁进行现实的风险评估，由专家组成的多学科小组可要求许多投入，包括来自情报界、法律实施和民间公众健康和医学情报提供的关于外国和国内威胁的书面分析。

■ 隐患

难以完全将兽医整合到医学情报系统中

尽管最近的报告强调需要改进对人实施的生物恐怖袭击的监测能力，但是只简单说明了利用兽医服务和确定牲畜（例如，马、牛、羊、山羊、猪和家禽）目标的可能性来达到该目的。提高生物恐怖主义袭击（目标是牲畜）的监督和提高牲畜、宠物和野生动物发病率和死亡率的监测能力和报告情况也是准备躲避

生物恐怖主义袭击的一个重要组成部分。尽管已经提到，收益作为生物恐怖主义准备计划中的一个主要部分，改善对牲畜、宠物和野生动物监测的重要性没有突出出来。在躲避生物恐怖主义袭击中提高监测能力应当是人类和兽医健康计划的一个目标。尽管有一个用于检测和报告美国存在的非地方性或者外国动物疾病的系统，该系统需要加强，以便增加探测对人类或其他动物实行的隐蔽的生物恐怖袭击的可能性。在发生对牲畜或人类实行的隐蔽生物恐怖袭击之后，在前线工作的人和兽医医疗健康服务提供者对检测、报告和响应起到至关重要的作用。[30]

与生物恐怖主义有关的疾病的自然过程中固有的困难

与生物恐怖主义有关的疾病的自然过程中固有的困难可能限制将医学情报用于快速识别生物恐怖主义袭击的线索。在一个例子中，生物恐怖主义袭击预期的急剧升降的传染病曲线与其他点源暴露的预期相似，诸如食源病的发作。[8]

即使在已知的生物恐怖主义袭击指示器存在的情况下，也不容易确定一次袭击是否是用邪恶的方式进行的。例如，尽管美国疾病控制与预防中心领导调查，但仍然需要数月时间确定在俄勒冈州暴发的沙门氏菌病是因故意性污染色拉自助柜造成的。[31] 其他自然发生疾病暴发的情况，诸如美国四角区暴发的汉坦病毒[32]和科索沃地区暴发的兔热病都曾被误认为可能是故意造成的。[10]

医疗人员缺少临床培训

医疗人员缺少关于生物和化学恐怖主义袭击方面疾病的临床培训，这可能限制医学情报的及时性。即使应急医学住院医师培训计划已证明培训医师的能力不能最好地诊断和治疗这些罕见疾病。[33]

涉及民用和军用医学情报整合方面的挑战

民用和军用医学情报的整合方面也可能会涉及很多挑战。首先，最明显的是关于在 1996 年百年世纪奥林匹克运动会期间在佐治亚州亚特兰大市发生的国民恐怖主义响应，当时做好前所未有的准备用来应付涉及化学或生物制剂的恐怖主义袭击的健康后果。[34-35]地方、州、联邦和军事资源加入进来成立一个专业化的事件评估小组和科技中心。[35]然而在亚特兰大奥林匹克运动会举行之前，军区和执法界只有某些专业化

的机构已做好准备应对化学或生物制剂。在大事件中保护公众健康的文献没有详细说明恐怖主义或者这些制剂。没有一个单独的计划或者组织指导如何做好准备。亚特兰大市自己的能力很小，不足以重新组织或者应对涉及化学或生物制剂的恐怖主义袭击。因此，为奥林匹克运动会应对化学或生物恐怖主义袭击所作出的努力是联邦计划和来自本市或其他地区的许多组织机构各种举措的结果。 在美国疾病控制与预防中心成立了一个科技中心，它位于亚特兰大市，位置便利，可以针对怀疑涉及生物和化学制剂的恐怖主义袭击事件提供应急公众健康、医疗、毒物学、法院和科技方面的咨询。该科技中心与美国联邦调查局评估小组密切联系，并且其代表包括来自美国疾病控制与预防中心、有毒物质及疾病登记署和军队的环境和传染病实验室的成员。[35]

该中心的代表还有来自地方公众健康和应急医学社区的成员。在奥运会召开期间，美国几乎所有参与响应化学或生物恐怖主义事件的主要联邦和军事组织，都被派到亚特兰大市。在这之前，这些组织中很少曾经协助响应恐怖主义袭击，也没有与地方应急响应人员合作过几次。这次奥林匹克运动会是前所未有的一次机会，通过日常互动、正式的计划会议、桌面演习、会议和现场演习来制定和再结盟整合后的相应计划。这次奥林匹克运动会也成为根据《总统指令39》[36]将民用资源和军事资源整合到一个配置中的一个先例，该配置之后演化成当前的《国家响应计划》。随后对这个标志性历史事件的评论已说明民用医学情报和军事医学情报的整合中所面临的挑战。[34-35] 在2001年的炭疽热邮件袭击事件过程中，再一次遇到这种袭击问题。

综合征监测中固有的困难

症状监测中固有的困难可能限制使用与生物恐怖主义袭击有关的疾病暴发的早期预警。被动的疾病报告系统没有直接链接到实验室中，这可能会导致延迟识别疾病暴发的情况。当前的监测系统中遇到的其他困难包括：不完整的数据捕捉；不准确的数据；提供者鉴别监测活动、数据和信息的重要性和有用性之间的差异；在疾病发作的地理位置定位和跟踪患者的地理位置中遇到的困难；在触发响应过程中所使用的指示器不够；响应监测人员有限；有限的报告反馈设施；次优的实验室整合。[6]

恐怖主义袭击的标志看上去也可能是比较隐匿的，初级护理者目睹首例。然而，可能不只是急诊室的人员首先发现这个问题。第一个引起注意的人可能是医院实验室，它会看到非比寻常的生物体菌株，或许是一位一直跟踪记录医院住院室的国家流行病学家，派发比平常量更多的抗生素的一位药剂师，注意到呼吸困难求救信号增加的一位911接线员，或者一位业务量增加的联邦丧葬承办人[8]。

尽管只有少数患者，但已发布的美国11例患有吸入性炭疽病，可能会给我们四个关于探测生物恐怖主义传染病有关的教训。[12] 第一，综合征监测的一个关键任务是监测早期疾病，但是这些患者中有不到一半的患者在住院治疗之前寻求早期治疗是非常必要的。第二，急诊室的数据资料是综合征监测的一个常规来源，但是检测医院门诊量的增加与医院住院人数相符，不可能提供早期预警，因为处理监测数据和调查可疑案例需要的时间可能至少是对入院患者的炭疽杆菌血培养的时间。第三，早期收治并且出院回家的四位患者被分作三个不同的诊断，这建议综合征监测系统必须说明感染相同疾病的患者可能存在的变异性，这种情况可以在前驱症状发作期间诊断出来。第四，在患者住院之后，一般无法对其进行快速诊断，除非这些患者在进行细胞培养之前没有使用过抗生素。

参 考 文 献

1. U.S. Military Glossary. Available at：http：//usmilitary. about.com/library/glossary/blglossary.htm.

2. Walden J，Kaplan EH. Estimating the size of bioterror attack.*Emerg Infect Dis*. 2004；10（7）：1202-5.

3. Casualties in the Civil War. Available at：http：//www. civilwarhome.com/casualties.htm.

4. Sanftleben K. Medical Planners Resource Center：Medical intelligence and preventive medicine. Available at：http：// www.geocities.com/CapitolHill/7533/hb-2.htm.

5. Armed Forces Medical Intelligence Center. Available at：http：//mic.afmic.detrick.army.mil.

6. Kortepeter MG，Pavlin JA，Gaydos JC，et al. Surveillance at U.S. military installations for bioterrorist and emerging infectious disease threats. *Mil Med* 2000；165：238-9.

7. Medical Intelligence Resources for the CATF Surgeon. Surface Warfare Medicine Institute. Available at：http：//www. vnh.org/FleetMedPocketRef/FleetMedicinePocketRef2001.doc.

8. Pavlin JA. Epidemiology of bioterrorism. *Emerg Infect Dis*. 1999；5（2）：528-33.

9. Noah DL，Sobel AL，Ostroff SM，et al. Biological warfare

training : infectious disease outbreak differentiation criteria. *Mil Med*. 1998 ; 163（4）: 198.

10. Grunow R, Finke EJ. A procedure for differentiating between the intentional release of biological warfare agents and natural outbreaks of disease : its use in analyzing the tularemia outbreak in Kosovo in 1999 and 2000. *Clin Microbiol Infect*. 2002 ; 8（8）: 510–21.

11. Treadwell TA, Koo D, Kuker K, Khan AS. Epidemiologic clues to bioterrorism. *Public Health Reports*. 2003 ; 118 : 92–8.

12. Buehler JW, Berkelman RL, Hartley DM, Peters CJ. Syndromic surveillance and bioterrorism–related epidemics. *Emerg Infect Dis*. 2003 ; 9（10）: 1197–1204.

13. Walden J, Kaplan EH. Estimating the size of bioterror attack.*Emerg Infect Dis*. 2004 ; 10（7）: 1202–5.

14. Keim M, Kaufmann A, Rodgers G. Recommendations for Office of Emergency Preparedness/CDC Surveillance, Laboratory and Informational Support Initiative. Centers for Disease Control and Prevention, National Center for Environmental Health. Atlanta : May 4, 1998. Available at : http : //www.cdc.gov/nceh/ierh/Publications/* default. htm#Emergency%20Health%20Management.

15. Centers for Disease Control and Prevention. Biological and Clinical Terrorism : Strategic Plan for Preparedness and Response. Recommendations of the CDC Strategic Planning Workgroup MMWR 2000 ; 49（RR–4）: 5–6.

16. Centers for Disease Control and Prevention. Emergency preparedness and response. Available at : http : //www. bt.cdc.gov/.

17. iJET Travel Risk Management. Available at : http : //www. ijet.com/services/intelligence.html.

18. World Health Organization. Available at : http : //www. who.int/en/.

19. U.S. Department of State Country Background Notes. Available at : http : //www.state.gov/r/pa/ei/bgn/.

20. Biological and chemical terrorism : strategic plan for preparedness and response. Recommendations of the CDC Strategic Planning Workgroup. *MMWR*. 2000 ; 49（RR04）: 1–14.

21. Noah DL, Crowder HR. Biological terrorism against animals and humans : a brief review and primer for action. *J Am Vet Med Assoc*. 2002 ; 221（1）: 40–3.

22. Pavlin JA. Bioterrorism and the importance of the public health laboratory. *Mil Med*. 2000 ; 165（Suppl 2）: 25–7.

23. Lillibridge SR. Testimony presented to the Government Reform and Oversight Committee, Subcommittee on National Security. Washington, DC, Sept. 22, 1999.

24. Williams JR, Cox NJ, Regnery HL. Meeting the challenge of emerging pathogens : The role of the United States Air Force in global influenza surveillance. *Mil Med*. 1997 ; 162（2）: 82–6.

25. National Science and Technology Council Presidential Decision Directive（NSTC–7）: Emerging Infectious Diseases.Washington, DC, The White House, 1996.

26. Canas LC, Lohman K, Pavlin JA, et al. The Department of Defense laboratory–based global influenza surveillance system. *Mil Med*. 2000 ; 165（2）: 52–6.

27. Noah DL, Ostroff SM, Cropper TL, et al. U.S. military officer participation in the Centers for Disease Control and Prevention Epidemic Intelligence Service. *Mil Med*. 2003 ; 168（5）: 368–72.

28. Keim M. Intentional chemical disasters. Hogan D, Burstein J, eds. *Disaster Medicine*.Philadelphia : Lippincott, Williams & Wilkins ; 2002.

29. Combating Terrorism : Need for Comprehensive Threat and Risk Assessments of Chemical and Biological Attacks. NSIAD–99–163（28 pp. plus 3 appendices）, Sept. 7, 1999. Available at : http : // www.gao.gov/archive/1999/ns99163.pdf.

30. Ashford DA, Gomez TM, Noah DL, et al. Biological terrorism and veterinary medicine in the United States. *JAMA*. 2000 ; 217（5）: 664–7.

31. Torok TJ, Tauxe RV, Wise RP, et al. A large community acquired outbreak of salmonellosis in Oregon caused by intentional contamination of salad bars. *JAMA* 1997 ; 278 : 389–95.

32. Horgan J. Were Four Corners victims biowar casualties? *Sci Am* 1993 ; 269 : 16.

33. Pesik N, Keim M. Do US emergency medicine residency programs provide adequate training for bioterrorism? *Ann Emerg Med*. August 1999 ; 34（2）: 173–6.

34. Seiple C. Consequence management : domestic response to weapons of mass destruction. *Parameters* Autumn 1997 : 119–34.

35. Sharp TW, Brennan RJ, Keim M, et al. Medical preparedness for a terrorist incident involving chemical or biological agents during the 1996 Atlanta Olympic Games. *Ann Emerg Med*. August 1998 ; 32 : 214–23.

36. Office of the Press Secretary, White House, U.S. Policy on counterterrorism. *Presidential Directive*. Annapolis, MD, June 21, 1995.Unclassified version available at : http : //www.fas.org/irp/offdocs/pdd39.htm.

37. Initial National Response Plan, 2004. Available at : http : //www.nemaweb.org/docs/national_response_plan.pdf

56 框外思维：在非对称威胁时代下对于医疗服务支持的新认知

Pietro D. Marghella, Duane C. Caneva

20 世纪初"冷战"的彻底结束，标志着一个战争时代的告终。自数代人以来，我们对于从传统和对称线性的角度来思考战争的模式，已经习以为常。随着事态的紧张发展，高危民众（指那些参与战争的人）和预计伤亡水平也随之增加。在传统的线性威胁环境之下，也就是传统意义的硬碰硬活动，伤亡的模式可基于有用的资源。诸如，一个类似的事件可用于推测战争的范围、规模、伤亡人数以及医疗计划，此时的医疗计划仅仅涉及构建一个恰当的医疗服务支持框架，根据所期待的局势可操控战争的强度，对于那些高危民众予以帮助。

20 世纪后半叶见证了战争从传统线性事件向不对称威胁为主导的事件转变。伴随全球大权逐步向美国倾斜，一些国家或者是非政府暴动者均希望可以影响全球事务或者达到他们的政治或是宗教目的。为此，他们认为唯一的途径只有通过恐怖主义，其定义便是非线性或非对称威胁。"第四代战争"就是这一行动的演变，意味着推动全球转变的因素不仅是从工业时代向信息时代的跨越，更是囊括政治、社会和经济等众多因素的叠加。这种威胁来源于松散组织的敌人团队，或是非意识形态受共同目标约束的专营权。他们利用信息时代的网络技术攻击我们的权力重心——政治意愿，以此达成目的。他们巧妙地利用很多优势因素，诸如不间断的新闻周期、合法的组织、游说努力、怂恿或支持那些有利用价值的人，甚至是搞一些政治捐款或游说兜售影响力，左右大众舆论，一切有利于达成自己目的的做法。

在政坛以及大众意见不统一的党派纷争之中，上述战术就会增加不对称威胁的风险值。为了使问题进一步复杂化，化学技术、生物科学、放射学、核武器、高破坏性爆炸武器（CBRNE）以及大规模杀伤性武器（WMD），已经作为预选的"武器装备"映入恐怖组织的眼帘。他们通过制造大型火灾，建立二级、三级、四级甚至更高级别的连锁反应（涉及医疗、政治、经济和国际事务等），制造一些意想不到的后果，以此来掩饰他们的真正目的。如此一来，我们可以得知，恐怖分子最狂热的意愿是制造涟漪，扰乱社会正常秩序，把我们逼到崩溃的边缘。在新一代战争中，我们的应急处理规划将会遭到挑战，其原因如下：

第一，与使用过的那些化学剂相比，高破坏性爆炸武器化学剂能造成超过线性谱所显示的伤亡人数的事件。现如今，恐怖分子和那些非政府暴动者，能够接触先进的武器技术和具有产生更大影响力的武器，通过将目标设定在人口稠密的地区及我们社会所依赖的关键设施，使国家支持的项目失控。以增加人口密度为目标，参与受控以外的产生更大影响的国家赞助方案，并通过自我依赖，增加关键基础设施的发展，以此来提高武器技术和潜在武器威胁。此外，一些恐怖团伙不再以制造恐怖事端作为最终目的，而是企图在他们锁定的目标人群中杀死更多的人。

第二，没有有效的伤亡比率来区分高破坏性爆炸情境，因而，没有经验数据以此来确定哪些事件看起来是伤亡事件。

第三，高破坏性爆炸武器所导致的群体伤亡事件需要通过检测来确定工作环境的安全。它不同于战场上通过检测来避免核、生物、化学防御，更不同于通过检测来确定是否含有有害物质的响应。

第四，恐怖主义的本质任务要求必须永远以"危机模式"来实施紧急响应措施。当只有很少的时间和空间来做周全考虑时，首先需要考虑的，是那些在危机的重压下，本应该在事前计划中被处理的一些概念，比如降级的护理标准应该被予以重视。响应各部门的自我组织，将会针对事件的混乱局势作出响应。

第五，灾难性大规模伤亡性事件的潜在危险性很高，尤其是在核武器和生物药剂投入使用之后。无论恐怖分子变得更有胆量抑或是绝望，在这个自由开放的社会中，他们的潜在目的，事实上就是不断地制造一些噩梦，尤其是通过加快武器科技发展以及把人口密度保持在高威胁区域内。根据这些假设，应急计划应着重从攻击开始时就强调，承担该响应和支持基础设施建设。从这里开始，我们进入关于我们生活的世界的一个崭新假设，即如何来预防、准备、减轻我们现在面临的威胁。首先，对我们而言重要的是接受原本认为那些荒谬的威胁，而如今是完全可能发生的。在后"9·11"时代，我们便能够拿命中注定的那一天作苍白对比。

我们必须认识到另一个攻击将会发生在世界的任何地点和时间。事实上，情报部门告诉我们煽动恐怖和大规模恐慌的首选方法之一是多式联运，同时瞄准多个行业的关键基础设施，以加强系统性影响事件，并最大限度地重视我们的集体网络反应工作。我们不得不承认，我们还没有集中力量去应对高端袭击。对于高运营战略层面的事件灾害管理，作出了一个很不成熟的假设，我们能够并且充分处理在美国历史上鲜见的事件。我们历来把传统、线性和对称的战略运用于应急领域，以此来考虑复杂的紧急情况和灾害管理，为此，我们有一个紧迫的任务来找一个替代战略。

■ 方框之外有些什么？

"框外思考"这个时下流行的词语，已经成为商界的口头禅，以此来阻止经理和主管在达成可以接受的商业惯例过程中，过于地故步自封（或称为线性）。总而言之，这种框外思考可以打破以惯例为基准的僵硬模式，促进模式转变。利用管理界处理风险的经验和特长来进行定性和定量的风险评估，并且表现出愿意承担高风险高收益的意愿。而事实上，在经营的混乱边缘[2]，显然是在一个崭新的威胁环境下可以找回自己的那一天。这恰巧也是查明甚至于创造的时机，

如果有可能，那些无法识别的维度和纪律（"未知的未知"）也许能够提供，我们可以以此来减轻威胁的解决方案设置。为此，下面的框外思考战略就提供了这些考虑方案。

要面对实际

我们在处理复杂灾害和紧急事件方面的努力要更加贴近实际。作为人类，我们有着近乎自反的方式来忽略具有惊人破坏力的灾难。当有足够的证据证明我们的敌人想要伤害我们时，持有"如果我不去想它，它有可能就不会来"这样一种心理态度是非常危险的。正常而且合理化的思想进程是这样的：灾害不会发生；灾害不会发生在我身上；灾害会发生在我身上但不会很严重；灾害会发生在我身上而且很严重，但是会有人来营救我。同样危险的是，在为能够造成战略层面的伤者流的灾难性事件预先作计划时，采取了被动的方式。如果我们只是简单地假设在紧急事件的重压下，集体应对资源能够集中起来，我们就会忽略掉原本可以通过事前计划和资源建造，用定性的方法来提高准备水平的机会。

公共卫生、医疗和紧急响应的社区将承担最重的应急管理任务，因此这些机构必须改变通过有色眼镜观看世界的倾向。许多被认为合理正常的情况，仔细一想，确实会让人不寒而栗。在一个主要的大都市地区即兴的核武器爆炸，或者是某种生物制剂的传播造成高致命性疾病的普遍暴发，这样的事想起来简直可怕到令人难以置信。但是，我们必须考虑到这些情况，因为在今天这个到处布满威胁的环境下，这些情况很有可能随时发生。不管这种可能性有多小，它都能够促使我们做好准备，提前做好应对威胁的准备是让我们提高准备程度的唯一方法。

要积极主动

国土安全总部五号指令命令美国国土安全部（DHS）开发国家事故管理系统（NIMS），并指定DHS作为负责国土安全事务的首要机构。NIMS已经建立起了一套由备灾、防灾、减灾、响应和恢复五部分构成的紧急管理和灾害准备支柱，并要求DHS成立独立行政法人一体化办公室来对这些支柱进行全国范围的协调和整合。在主动与被动的计划中，随之而来的将是许多事前需要做的事。在复杂的应急灾害管理领域，积极主动就相当于把蓄意策划作为计划者锦

囊中一个非常重要的工具。事发前的蓄意策划，让我们有时间去花费智力成本来关注如何应对那些诸如核生化暴发和大规模杀伤性武器的大量情景。这给了我们一个机会，让我们去考虑怎样在恰当的时间，将复杂交织的应急资金、协议、装备和后勤资源安置到恰当的场合以此帮助应对紧急局势。如果做得好，在发现了紧急事件的苗头或者真的有紧急事件发生时，蓄意事故的策划就自然而然地直接上升为灾害应对计划。当然，有经验的应急规划者和管理者也认识到，一旦有确切灾害发生，再做计划就略显急躁，而且在很多事故中，从蓄意策划得出的应对方式并不适用。尽管人们常说，重要的不是计划，而是做计划的过程。但相对于出现复杂的紧急事件时从头做计划，更容易的还是将已经存在的计划稍作更改，来应对即将到来的事件。简单的被动应对紧急事件会导致更大的灾难，因为灾难是多方面的，它会产生大量的"浓雾"，让人无法合理地调动时间来有效减轻影响。

要避免重复劳动

前面所陈述的一点旨在必须为促进经济作出努力。通观这些用于对抗恐怖袭击的资源上，挪用资金、占用时间和使用其他稀缺能源上是一个挑战。然而，绝大多数的论证和例子都存在来支持为任何商业、部门、企业或者机构以及提高资金来源识别能力，所作出的努力，使之成为常规战略规划的一部分。

尽管最初来说，这些实践所取得的经济效益不是很明显，但是，在政府、军事或业务部门，诸如业务连续性、关键基础设施保护或关键资源的保护上也是同样重要的。如若认清这些益处以及那些由于复杂紧急状况的随机性和意想不到后果所带来的，可能如同滚雪球一般可能成倍增长的灾难，就必须要求敏锐的观察力、丰富的经验以及良好和必要商业惯例的特长。发展和维持一个强大的医疗卫生体系能够维持足够的响应能力，这个响应能力代表着最大限度造福社会的水平，与此同时，资金和支撑资源也要反映这一点。

分散的资源

从后勤的角度来看，它进一步遵循我们所认同的远离从集中的资源管理到与灾难应急响应相关的分散资源管理。前任总司令的美国太平洋司令部海军上将约瑟夫·普理赫遇到的挑战有最大的地理作战司令部负责的领域的所有美国作战指挥官，从中他创造了这个定义下的"暴政距离"相对迅速的响应。简单来说，响应资源距离事发地越远，那么将物资带到这些受灾人口中需要花费更长的时间，因此，作出充分响应的能力将成比例地降低。

分散的前线国家战略储备（社交网络）是一个很好地演示如何克服挑战快速反应的地方。国土安全部和卫生与人类服务部承认，中央位置的储备可能会不利于快速响应分配给受影响的区域。为了更好地促进销售，美国将库存细分为 12 个不同的地理位置，伴随有机运动以利于资源分布在唤醒事件。以下适应由预置其他反应资产（包括库存最小护理病床和支持大量人口受到攻击或灾害的医疗保健工作人员）有助于距离暴政的影响减至最低，并会提高总体响应能力。SNS "ChemPack" 程序说明了这一原则甚至更进一步，为化学攻击，放置时间关键的示例提供更接近于可能需要他们的地方。

扩大基础医疗设施

在制定管理灾难性事件的规划上，有必要打破依赖医院来管理伤亡人员和刚性医疗标准的僵硬模式。20 世纪的最后一个季度，随着管理式医疗模式的来临，在美国，提供以医院为基准的医学，几乎是一个普遍的做法。由此，可用于灾难和紧急情况下床的概念已经消融。医院（有限的物理结构）将能够承担可能造成突然发生的成千上万的，甚至数以万计或更多的受害者伤亡事件，现在这应该被认为是一个错误的期望。考虑到所有的可能性，在一个本质上足以消除受灾害区医疗基础设施中最重要的资源——训练有素的专业医疗者的温和事件的压力迫使之下，这些资源将面临崩溃。在医院大规模伤亡护理过程中为了应对高破坏性爆炸武器 CBRNE 事件，必须在能够给予领导和出色的设计原则下多学科的方法的指导下作出努力，其中的议题囊括浪涌能力、生产力优化、技术利用以及退化能力的管理。

对于大规模灾难性事件的应对方法还依赖于事件发生之前谨慎的规划，也就是该地的规划者可以把当地的"机会地点"作为候补保健设施。那么，任何能够为救治伤亡提供大面积空间的物理结构，均可以成为获此殊荣的候选场所。如此一来，健身房、学校、购物中心和体育馆都可以作为应对紧急状况的最佳场所。与此同时，医院便可以建在周边地区，把那里的房屋、一块地区甚或是街道当作病房，称之为"医院"。然后利用当地医疗装备中训练有素的专业人员，把这些患者分流到这些地区。通过以社区为基准的护理，利用当地的居民以及未伤亡的幸存者来监督提供最细微的医疗支持。

人员资源紧张的状况可以通过各种机制，如国家资格认证或紧急资格认证程序，允许快速专业人员资格认证得到处理。这些专业人员需要从受灾地区之外的、创新监督下可暂时延长当前特权的、长时间的、可推迟或取消常规医疗照顾的地区中调配。使用辅助或者是遣散在职人员的培训，又或者是创新监督机制都可以提供额外的护理。此外以上提及的最小护理病床的预置，这种策略有助于维护社会的医疗基础设施，同时还提供了可行的方法处理潜在的灾难性的大批伤亡人员。这样的"场外"保健设施需要同当地医疗界进行额外的、复杂的协调与商议。还要凭借一些关键性的功能，包括信息和通信、交通运输、物流和供应、政府服务、太平间事务、公共服务主机来创造一个极具挑战性的局面。虽然护理标准的退化是预期的并且很难确定预定时间，但这个问题以及认证和特权的问题，都应作为国家战略的一部分。

多学科网络资源

识别能力不仅对于多学科提升响应能力是必需的，也是整个备灾、防灾、减灾、响应和探索应急管理恢复阶段的多层面规划中所必要的。响应不仅发生在事故现场指挥系统线图框架中，而且根据规模和范围也可能功能性地发生在各个部门，例如，关键基础设施、产业以及在与政府机构、非政府组织与公民结合的联合机构当中。也许在工业化国家中最大的资产是行业本身、它的创新者以及企业家。表56-1比较了各种应急管理职能、紧急支援功能以及可能在应急管理中的作用，形成联合机构的各个关键基础设施。这些联合机构的各个功能重叠，都融合在网络之中，这个复杂的叠加机构包括各个层面，譬如，医疗基础设施、公共卫生部门、医药行业、诊断设备行业、实验室、医疗后勤、供应业和服务提供者、技术人员的紧急医疗服务等。

如果这个复杂的联合机构能够在地区、区域、州和联邦各级层面下汇集公共、私人和政府的资产，那将成为一个强大的力量。然而，它也必须与其他联合机构，包括保安/执法部门、应急和消防服务部门、政府机构、供应和后勤部门、一般公众和媒体以及交通部门结成网络系统，与此同时，它也有必要同应急管理五个阶段中适合的程序、规章制度和专家进行网

表 56-1　应急管理功能领域、应急支持功能和关键基础设施部门的对比

应急管理功能领域[*]	NRP应急支持功能[**]	关键基础设施部门（PDD-63）[***]
指挥团队	运输	信息和通信
火灾和应急服务	信息技术和通信	银行业务和金融
应急医疗服务	基础设施	供水
安全/法律实施	消防	运输（航空、高速公路、公共交通、铁路、水传播、管线）
爆炸物军械处理	信息和计划	应急法律实施服务
公共工程	大众保健、住宅供给和家政服务	政府服务的连续性
公共事务	资源支持和物流管理	应急火灾服务
大众保健	公共健康和医疗服务	公共健康
卫生服务支持	城市搜索和救援	能源（电力、石油和煤气生产以及储存）
职业安全和健康	有害物质响应	特殊功能
工业卫生	食品和农业	法律实施和国内治安
气象与海洋学	能源	国防
供应和物流	法律实施	外交事务
殡仪事务	经济稳定、社区重建和移民	外交情报
应急响应小组	应急公众信息和外部通信	

　*　改编自：美国海军应急管理计划。

　**NRP：国家应急预案终稿，2004 年 6 月 30 日版。

　***PDD-63：总统决议指令，1998 年 5 月 22 日。

络合作。打个比方，医疗症状的检测必须结合其他部门的监控，譬如，执法、情报、食品、水、交通、教育、公共和私营部门，但这些部门如何进行联合需要进一步的探究。

探究处理大规模伤亡的能力

研究大量伤亡如何救助是需要进一步完善的学科领域之一。需要在科学方法的指导下完成一套方法、技术和程序的开发、评估及验证工作，以此用来对混乱中（也许甚至只是被污染的环境）的受害者进行分流和治疗。把基于共识的理论方针和基于事实的实践经验相结合，这一点必须被放在优先位置。伤员分流、气道管理、大规模伤亡净化技术以及相关的资源和实时响应需求能力等诸如此类的问题，都是需要进一步探究的领域范围。

提供应急处理培训

我们需要确定一套标准的培训体系以及在紧急事件处理规划中关键角色的定位能力。其中将包括针对一些特殊需求的应急培训，但那些部门或者企业在执行过程中必须标准化，并且确保当地政府能够负担得起和得以利用。长期的培训应包括评估演习的实际应用技能和不局限于个人的响应设备训练。先进的训练管理应包括来提升他们技能的时间（可能占用20%），在实际应用过程中使他们成为"力量倍增器"或"自我组织者"，在事故发生的响应阶段，可以自成团队。优选名额的专家级"培训者的培训"应包括先进的"实弹射击"类型的培训，使这些响应组能够领导集团、部门以及在响应阶段的事故处理系统中作出表决。最后，也是最重要的一点是这次培训应纳入国家标准的学术课程中，并使之制度化。

教育的大众化

在深入培训中，对民众的训练是有必要的，至少应让他们认识到处理紧急事件与灾难的复杂性，包括像事发后去何处寻求医疗救助。在实际实施中，它应被提高到国家高度予以重视，充分认识其重要性。在"冷战"严峻形势期间，国民防卫计划建立的机制是通过教育、训练民众并提醒大家警惕无处不在的核威胁。我们中的许多人仍能清楚地记得广播中权威的声音：这是紧急广播系统测试。民防警报每周一次，连同无处不在的躲避演习都要求我们听见警报声马上钻到课桌底下。

虽然他们那一段过往的青春是令人神往的记忆，但如果我们要让自己的民众了解无论是人为的还是自然的，这些灾难性事件发生的必然性，我们就必须拥护代表"背到未来"的应急准备概念。我们的国家领导力必须倾向于提供教育、培训和如何加强个人生存能力的民防方案规划之中。他们可以利用提供预备消息的媒体平台，其中包括电视、广播和互联网。民防准备必须深入我们的民众之中，以免我们再次被猝不及防的灾难性事件攻击。

预备建筑的开发

最后，我们需要采取必要的措施来完成国家响应和预备框架结构。2003年12月21日，当国家国土安全部部长汤姆·里奇宣布国家的威胁指数增加的时候，就进行了一个独特的、历史上空前绝后的行动计划，即在特大事故响应附件补编（CIRAS）的领域中国家应急计划（NRP）调遣议案。这个计划便描述了集体联邦机构将如何协助州和地方当局，来应对灾难性的人员伤亡事件的管理。尽管我们集中周围的武器来应对新的威胁，以此作为第一阶段的努力，但在我们的整体规划框架结构中仍有空缺，那是因为在州以及地区尚未开发，已经支持或者正在支持国家级举措的CIRAS或者NRP的规划。为加强我们响应的有效性和增加准备工作方面的努力，在三个响应层次之间必须有一个天衣无缝的框架。未能协调好后果管理策略是造成混乱和执行失败的根源，理应不惜一切代价避免。

■ 结论

在2001年9月11日之前，"框外思维"诸如此类的词语将被认为是陈词滥调，同时也有可能把这些作者降格，归结为新思想的行列并受到综合排名的挑战。从那时起，美国对于整个世界的看法，发生了戏剧性的转变，即使是最具预见性的预言家也不可能对于全球事件作出预测。鉴于这一事实，任何不依赖于框外思维来处理这些戏剧性转变的决定，从一开始便注定了要失败的命运。其中显而易见的原因是，在"9·11"事件之前，所有为应对复杂的突发事件和灾害管理的战略方法，不可能基于事件的范围与规模提出行之有效的方案，而现如今，我们相信这一期待将会实现。我们为此所面临的最大挑战是要发展一套严谨的政策、理论和战略措施，作为在面对威胁时，能够有效进行危机应对和后果管理的保障。如若我们想在面临新威胁情况下获得成功，预备应急专业人员就必须考虑采用新的方法来处理这些事件。

参 考 文 献

1. Hammes TX. The evolution of war：the fourth generation. *The Marine Corps Gazette*. September 1994.
2. Koehler GA. What disaster response management can learn from chaos theory. Conference Proceedings，May 18–19，1995. Available at：http：//er1.org/docs/references/General%20Articles/Chaos%20 and%20Disaster%20Planning/index.html.
3. Barbera JA，Macintyre AG，DeAtley CA. Ambulances to nowhere：America's critical shortfall in medical preparedness for catastrophic terrorism. BCSIA Discussion Paper 2001–15，ESDP Discussion Paper ESDP–2001–07. Cambridge，Mass：John F.Kennedy School of Government，Harvard University；October 2001.
4. All–Risks–Ready Emergency Department. Project ER One. Available at：http：//er1.org.
5. Tufts Managed Care Institute. A Brief History of Managed Care. 1998. Available at：http：//www.tmci.org/downloads/BriefHist.pdf

57 临时应对蓄意事件

Joanne Cono

并不是所有灾难在早期阶段就能轻易地被识别。尽管因为天气事件（例如，龙卷风、飓风、雷电）和一些技术事件（例如，炸弹爆炸、核反应堆事故、结构破损）引起的灾难可迅速地归类于物理源，但是其他一些像生物、化学、放射恐怖事件的行动可能不能被容易地识别其特征。识别这些类型的灾难并且作出相应的反应需要耐心、高度怀疑性、临床敏感性和快速的流行病学评估及响应。在人群中出现躯体疾病的灾难往往很长一段时期不能被识别，并且直到相当数量的人患病或死亡，污染物或传染源才被鉴定为不常出现或不会作为合理自然物的物质。当一个疾病归因于意想不到的生物、化学或放射源，患者详细临床病史和流行病史是区分"偶然"或"自然"暴发和"蓄意"或"恐怖事件"暴发的最有效工具。当患者被诊断为患有不寻常的疾病或并发症时应该向当地或国家医疗当局通告。公众卫生当局应开展大规模流行病学调查以及公共卫生必需的响应以控制由生物、化学和核恐怖引起的灾难。当怀疑是一起蓄意恐怖事件时，公共卫生当局要请执法机构同时展开犯罪调查。

■ 历史展望

生物、化学或核恐怖是所有反人类、动物或农业的，蓄意使用其中任何一种方法以引起灾难、死亡、破坏以及对政治或社会的恐慌。区分偶然事件和恐怖事件的仅有因素可能就是是否怀有恶意的目的。[2] 历史上，发生过被错误地认定是蓄意恐怖袭击事件，但很快就被排除的事情。

在美国，曾有两例自然发生的传染病暴发最初担心是恐怖袭击的结果：1994[3] 年的汗坦病毒肺综合征暴发以及 1999[4] 年的西尼罗热暴发。这两个事件都是由于新型自然传染病源引起的，这需要仔细评估临床和流行病学数据来确认暴发的原因。在每个事件中，一种新的病毒病原体被鉴定并非美国本土特有。这两次疾病暴发调查作出了合理解释，摒弃了恐怖事件的假设。

英国伯明翰在 1978 年暴发过天花流行，是一个今天可能会产生恐怖袭击怀疑的突发事件例子。天花作为自然事件最后一次在世界上暴发是 1977 年在索马里发生的，直到 1975 年，这种地方性天花没有在英国出现。在世界最后一次出现 10 个月之后，一位英国伯明翰的 40 岁妇女被发现感染了天花。她三个星期后死亡，但是不久前传染了她的母亲（已治愈），还有可能传染了她的父亲（尽管发烧，最后死于疾病潜伏期时的心肌梗死）。迅速为接触人群及时接种疫苗和与发烧人员隔离可以阻断疾病暴发。公众卫生调查结论是传染源极有可能来自伯明翰大学实验室里的天花病毒。首位患病者是一位在实验室办公室工作的医学摄像师。天花菌株匹配确定了病毒源，尽管病毒传播途径还不能确认。这是世界上最后一次天花暴发。1980 年，世界卫生大会宣布人类已经把天花病毒从地球上根除。在天花根除后发生的任何一次天花暴发事件都会以恐怖事件开始最初调查。

在 2001 年炭疽热攻击事件期间，最初怀疑的第一个炭疽热事件其实是自然发生事件。首位患者是佛罗里达州居民，在吸入炭疽热病毒之前在北加利福尼亚州农村有过三天的旅行，在兽医中发生炭疽吸入事件也是一个非同寻常的诊断，更不要说办公室人员了。炭疽热病毒孢子经常在土壤中出现，而因接触污染的动物制品发病的人群最后发现源于土壤，对这个特殊事件进行调查是从寻找动物源开始的。结果一无所获。当更进一步的流行病学调查显示炭疽热孢子在患者的工作间，并且一起工作的人因为吸入炭疽热病毒而患病，开始意识到这可能是一起恐怖主义袭击事件。在这次病毒暴发中，有21人通过邮政系统感染。对这个案件的研究说明当在调查那些发生在不寻常地理位置（例如，炭疽热在城市/佛罗里达州郊区）和不寻常的人群里（例如，没有和动物接触的办公室人员）以及群体（例如，在一个办公室里不止一人）感染的疾病时考虑到恐怖主义是非常重要的。

■ 现行做法

疾病暴发已经发生和调查了许多年。然而，近期事件比如2001年的炭疽热袭击以及1994年和1995年的沙林气体袭击，让人们感觉到当评估传染和非传染疾病暴发时考虑恐怖主义是非常必要的。恐怖药剂很可能是一种像流行性感冒或Salmonella的普通微生物或者是像伊波拉病毒或天花病毒样更独特的微生物。

不同寻常的疾病群集可能被认为是恐怖事件，这需要迅速的公众卫生和执法响应。尽管大部分疾病的群集有不同于故意犯罪的蓄意行为，但是在鉴别诊断时必须要考虑恐怖主义。必须基于特定的环境来评估每一种情况。

就像以上强调的，今天一个单独的天花事件将被作为一个生物恐怖事件迅速进行调查。但是，有些事件可能更微妙。在调查疾病暴发时，恐怖事件发生后有相当多数量的线索是临床医生和流行病专家要重视和怀疑的。[9-15] 因为没有包含一切的线索列表，全体健康服务提供人员必须对患者非自然意义发生情况的可能性保持警觉。

尽管恐怖袭击最终能影响相当数量的人员，但是在一个单独患者身上的疾病可能是第一个线索。像由天花、炭疽热或出血热病毒这样的特殊微生物引起的疾病可能认定为是生物恐怖主义事件。发现这些微生物中的一种情况应进一步提高怀疑。例如，与美国每年极少数量的皮肤炭疽热疾病事件发生相反，吸入炭疽热事件则极其不寻常。此外，疾病出现在极少出现的地理位置，例如炭疽热出现在非农村，瘟疫出现在

美国北部地区，对生物恐怖主义的深入调查是非常有必要的。意外的季节性分布的疾病，例如流行性感冒在夏季发生或过时的、经遗传工程处理过的不寻常感染菌株也可以作为线索。就像疾病出现在非典型年龄组或人群中，例如儿童中出现炭疽热或在成人中出现类似水痘的皮疹，多种不寻常或意外的疾病同时出现在一位患者身上，可能表明是蓄意行为并使用了多种微生物或物质。

当一种疾病攻击了不止一人，可能出现额外的线索。像是以前有稳定发生率的地方疾病，受不明原因的影响而增长，有大量案例的意外疾病或死亡可能标志着生物恐怖主义。如果不寻常的情况出现在不相干的人群，例如呼吸疾病出现在庞大的人群中，这可能标志着生物制剂的释放，当庞大数量的人在一个特别时间寻求医疗护理，标志着生物制剂释放时他们在同一个公共场所。同样，在非连接地区出现大量患有近似疾病的人员也可能是生物制剂释放的一个标志。最后，在人类患病或死亡之前、之后或同时发生的动物疫情或相继死亡表明这是一种可以同时感染人类和动物的生物制剂。

当一个疾病暴发没有其他解释，作为可能来源对它进行恐怖主义调查。接触生物制剂的公共源可能包括被故意污染的食物和水，呼吸疾病由于接近通风源，而那些缺少地理相邻性和不是直接接触被污染的食物、水或空气的人群中没出现疾病。每一个事件都必须根据环境来评估。恐怖主义仍然是疾病普通解释中最少的，其他更普通的解释要被评估和排除。应引起已经发生的蓄意事件怀疑的线索可以分解成一些常规分类：流行病学、疾病暴发的不寻常变种、疾病的不寻常特征和动物信号。

流行病学线索

- 不寻常疾病的单独案例，例如瘟疫、天花或炭疽热，没有可接受的流行病学解释。
- 疾病发生在与普通通风源接触的人员中，并且没有出现在未与那些通风源接触的人群中，这种情况要怀疑是否蓄意释放生物制剂气溶胶。
- 在相同时间大量人员寻求对同一情况的护理，这可能表明是同一个传染源。
- 相似疾病的群体暴发在非地理邻接区域，表明是多重袭击。
- 大量意外疾病或死亡案例。

疾病暴发的不寻常变种

- 地方性疾病不能解释地增加，例如在美国西北部的瘟疫事件增加。
- 超出常规季节性循环的疾病发生，例如在夏天暴发流行性感冒。
- 超出常规地理范围的疾病发生，例如在美国东北地区发生瘟疫或汉坦病毒。
- 以普通接触被蓄意污染的气雾、食物或水来传播病毒的疾病。

疾病或生物制剂的不同寻常特征

- 与基因方法改造过的、过时的或实验室制造的微生物菌株隔离。
- 与武器级别形式的生物制剂隔离。
- 与已知带有不寻常抗生素耐药性模式的微生物隔离。
- 临床疾病的非正常表现，例如肺鼠疫（不是像黑鼠疫那样通常通过被感染的跳蚤叮咬那样致病）或吸入炭疽热（不是更普通的皮肤损伤表现）。
- 超过预期死亡率或常规治疗中患者反应下降的普通疾病。
- 几种情况或临床症状发生在同一位患者身上，这可能表明是基因工程改造过的或人工合成的生物制剂。
- 疾病或综合征发生在非寻常人群，例如在成年人中发生类似水痘的疾病暴发，或炭疽热发生在办公室人员中。
- 发生在大面积地理区域的非寻常疾病暴发暗示人为释放了气溶胶。

其他物种信号

- 一种非常规的模式，即动物疾病或死亡出现在人类疾病或死亡之前或之后；这两种情况都表明有生物制剂的大规模释放，对这种制剂动物和人类有不同的敏感性。
- 与人类疾病有关的昆虫相继死亡或植物相继死亡可能表明有关环境的化学药品释放，在这种情况下，人类的中毒综合征的症状是非特异性的。
- 在环境中的物理调查，例如液滴或水坑、粉末或尘土、蒸汽或浮云或在人或动物附近的不寻常气味等情况，可以表明可能有人释放了生物、化学或放射药剂。

放射或化学药剂

尽管这些举例大部分集中在生物恐怖主义，但是所提出的原则也同样适用于放射和化学药剂。隐蔽的放射事件，例如蓄意掩藏从医疗机构偷窃的钴或铯放射源在公众场所，可能放射照射到许多不知情的人员。[16] 在这些意外放射事件期间，再次卷入的人员可能没有意识到他们被再次放射照射，例如在 1987 年巴西的戈亚尼亚事故，这次事故是由于一个肿瘤治疗机构不恰当地丢弃一罐铯 –137 造成的。一家人把这些密封的放射元素带回家，不知不觉地放射照射了多位家庭成员致使他们患病。邻居来看这些发出蓝色荧光的物质，一些人还把这些物质放在皮肤上。尽管在这次群发疾病事件中临床医生未能联系到放射照射，但是这家的祖母意识到她的家人是在那个放射性物品罐放到她家之后很快生病的。她把这个罐子交给卫生当局，在这之前在那个社区估计有 244 人被放射照射。

不管是蓄意还是偶发的事故，只要放射照射到一定量，就会多人出现放射患病症状，患者被放射照射后在潜伏阶段的症状是恶心、呕吐和持续几天的腹泻。潜伏期之后，患者会有几个星期感觉比较舒服，直到明显的放射疾病症状出现。[18] 人们容易把它的临床疾病特征与自限性肠胃疾病混淆，特别是在放射照射发生期间出现，在同一个事件中相当数量的人员接着都会出现肠胃疾病症状。彻底的流行病学调查可以排除普通食物感染源。特别是当不能容易地从临床样本中辨别传染病原体时，必须保持对放射事件的高度怀疑。患有急性放射综合征的患者也可能出现皮肤放射性综合征，皮肤学情况包括红疹、瘙痒和脱屑。这些皮肤症状伴随着胃肠道症状及找不到传染源可能表明这是一个放射照射事件，无论是蓄意的还是意外的。隐藏的放射源往往会致使诊断延误。再一次重申，对不寻常案例的迅速流行病学调查能加快鉴别致病源，也需要犯罪调查来确定蓄意的可能性。

同样，即使上述的流行病学线索仍然适用，确认化学品接触也是具有挑战性的。化学品接触可能会被明显而迅速地意识到，像是在 1984 年印度博帕尔发生的工业事故，[19] 在这次事故中释放的异氰酸甲酯在第一个星期就致使 2500 人死亡，并且在接下来的超过 10 年的时间里估计导致超过 3500 人死亡。或者一些化学药剂事故可能是因为污染了食物、水或消费品而出现的。[20] 一些接触可能引起健康影响延误，使得放射源认定更加困难。化学品接触经常引起非特异性疾病或是许多临床医生不熟悉的疾病症状。此外，如果化学药剂是混合的，患者可表现出多种症状而不是单一可辨认症状，所以像反复交感神经中毒这样的典型病毒学症状不容易被明显辨认。

有许多病案报告阐明了如何对化学品接触挑战进行诊断和调查。在美国，1982 年出现了泰勒诺干预事件或其他类似的药品干预事件，另外，健康人服用了氰化物系列的非处方药品而病重和死亡。在泰勒诺事故中，最早的两个死亡案例被认为与中风和心肌梗死有关。但是一位更警觉的临床医生把无法解释的低血压症状与第一个受害家庭多个成员酸中毒联系起来。后来的毒物学测试显示为氰化物中毒。这个案例报告证明当患者群体表现为突然的、意外的、没有前兆的症状时，考虑化学品接触是多么重要。当临床信息不能认定是自然发生的疾病时，接下来对中毒进行毒物性筛查是合理的。

同样，在健康人群中的意外死亡和严重疾病可能表明发生化学品接触。1985 年在海地一个医院里，6 个月的时间里，109 名儿童被诊断为患有严重的无尿性肾衰竭。[23] 而在之前的 5 年里，这个医院没有出现过这种情况。回溯调查揭示这些儿童服用了当地生产的对乙酰氨基酚糖浆，在糖浆制备中使用了被二甘醇污染的甘油，而二甘醇是作为汽车防冻剂使用的。99 名儿童死亡。随后进行了犯罪调查并且认定这次中毒不是蓄意行为，而是由于违反工业生产管理措施造成的。

农药是一组容易被恐怖分子使用并能意外污染食物的有毒化学品，会在不同地理区域造成大量人员中毒。1985 年，俄勒冈州一位内科医师给国家健康部门报告了 5 例有机磷酸酯中毒致使类胆碱危机的案例。流行病学调查显示，这些患者是在食用了西瓜后开始出现病状的。追加的案例来自俄勒冈州、华盛顿州和加利福尼亚州的报告。[24] 在 3 个多月的时间里，美国 7 个州共有 700 个案例被鉴定，同时在加拿大发生了 483 个案例。来自公众卫生当局的迅速通告指导人们对中毒及时鉴定，尽管疾病暴发由于大范围的全球食品供给海运网络而有些耽搁。这次污染被证实不是蓄意事件。

另一个与杀虫剂有关的案例，发生在 2003 年美国密歇根州，92 人患病。因为被尼古丁成分的杀虫剂污染，1700 磅绞碎的牛肉被召回。[25] 然而，在这次事件中，流行病学调查认定这些污染牛肉来自一个独立的超级市场，同时通过犯罪调查逮捕了一位超市员工，他故意用包含尼古丁成分的黑叶 40 杀虫剂污染了 200 磅绞碎的牛肉。

对这些杀虫剂污染案例的研究说明以下几点：①在意外严重疾病暴发时，临床医生应该考虑化学品中毒；②迅速向官方报告能通过链接遥远的公共源疾病暴发信息，并迅速发起公众卫生应急行动；③意外和犯罪事件可能包含同样的临床疾病，但是可以通过流行病学调查和犯罪调查进行区分。

■ 隐患

没有一个法则用来判定是否是生物、化学或自然发生的放射灾难、意外或蓄意事件。使用了多种药剂的情况辨别起来是较困难的，还会造成巨大的诊断挑战，但是一旦认定为是蓄意事件，描述起来就容易多了。某些恐怖事件检测起来仍然很困难，然而，通过所有流行病学线索的仔细评估和疾病暴发彻底的调查，作出正确的决断是完全可能的，这个决断将许可有必要进行公众卫生和执法紧急应急行动，从而把蓄意灾难的破坏程度降到最低。

参 考 文 献

1. Landesman LY. Public health response to emerging infections and bioterrorism. In : *Public Health Management of Disasters : The Practice Guide*. Washington, DC : American Public Health Association ; 2001 : 121-138.

2. Keim M. Intentional chemical disasters. In : Hogan D, Burstein J, eds. *Disaster Medicine*. Philadelphia : Lippincott, Williams & Wilkins ; 2002.

3. Centers for Disease Control and Prevention. Outbreak of acute illness : Southwestern United States, 1993. *MMWR* 1993 ; 42 : 421-4.

4. Nash D, Mostashari F, Fine A. Outbreak of West Nile infection, New York City area. *New Engl J Med*. 2001 ; 344（24）: 1858-9.

5. Fenner F, Henderson DA, Arita I, et al.*Smallpox and its Eradication*. 1980.

6. Centers for Disease Control and Prevention. Update : investigation of anthrax associated with intentional exposure and interim public health guidelines, October

2001. *MMWR* 2001；50（41）：889-92.

7. Maillard JM, Fischer M, McKee KT, et al. First case of bioterrorismrelated inhalational anthrax, Florida, 2001：North Carolina Investigation. *Emerg Infect Dis*. 2002；8：1035-8.

8. Traeger MS, Wersma ST, Rosenstein NE, et al. First case of bioterrorism- related inhalational anthrax in the United States, Palm Beach County, Florida, 2001. *Emerg Infect Dis*. 2002；8：1029-34.

9. Treadwell TA, Koo D, Kuker K, et al. Epidemiologic clues to bioterrorism. *Pub Health Rep*. 2003；118：92-8.

10. Centers for Disease Control and Prevention. Recognition of illness associated with the intentional release of a biological agent. *MMWR* 2001；50：893-7.

11. Cono J. Chapter 8：Recognizing Bioterrorism. In：*Bioterrorism Reference for Pediatricians*. American Academy of Pediatrics. In press.

12. Henretig FM, Cieslak TJ, Eitzen EM. Biological and chemical terrorism. *J Pediatr*. 2002；141；311-26.

13. Buehler JW, Berkelman RL, Hartley DM, et al. Syndromic surveillance and bioterrorism-related epidemics. *Emerg Infect Dis*. 2003；9：1197-204.

14. Grunow R, Finke EJ. A procedure for differentiating between the intentional release of biological warfare agents and natural outbreaks of disease：its use in analyzing the tularemia outbreak in Kosovo in 1999 and 2000. *Clin Microbiol Infect*. 2002；8：510-21.

15. Pavlin JA. Epidemiology of bioterrorism. *Emerg Infect Dis*. 1999；5；528-30.

16. Smith JM. Clinician outreach and communication activity conference call summaries and slides：radiation emergencies（February 24, 2004）. Centers for Disease Control and Prevention Available at：http：//www.bt.cdc. gov/coca/summaries/radiation022404.asp.

17. Neifert A. Case study：accidental leakage of cesium- 137 in Goiania, Brazil in 1987. Huntsville, Ala：Camber Corporation. Available at：http：//nbc-med.org/ sitecontent/medref/online/ref/casestudies/csgoiania. html.

18. Mettler FA, Voelz GL.Current concepts：Major radiation exposure—what to expect and how to respond. *N Engl J Med*. 2002；346（20）：1554-61.372 TOPICS

19. Dhara VR, Dhara R. The Union Carbide disaster in Bhopal：a review of health effects. *Arch Environ Heal*. 2002；57（5）：391-404.

20. Centers for Disease Control and Prevention. Recognition of illness associated with chemical exposure. Broadcast transcript, August 6, 2004. Available at：http：//phppo. cdc.gov/phtn/webcast/chemicalexp/8-6editedscript. htm.

21. Wolnik KA, Fricke FL, Bonnin E, et al. The Tylenol tampering incident：tracing the source. *Anal Chem*. 1984；56：466A-8A, 470A, 474A.

22. Centers for Disease Control and Prevention. Epidemiologic notes and reports：cyanide poisonings associated with over-the-counter medication—Washington State, 1991. *MMWR* 1991；40（10）：167-8.

23. Centers for Disease Control and Prevention. Fatalities associated with ingestion of diethylene glycol- contaminated glycerin used to manufacture acetaminophen syrup：Haiti, November 1995-June 1996. *MMWR* 1996；45（30）：649-50.

24. Centers for Disease Control and Prevention. Epidemiologic notes and reports：aldicarb food poisoning from contaminated melons：California. *MMWR* 1986；35（16）：254-8.

25. Centers for Disease Control and Prevention. Nicotine poisoning after ingestion of contaminated ground beef：Michigan, 2003. *MMWR* 2003；52（18）：413-6.

58 多模式分层次的恐怖袭击

Nicholas Vincent Cagliuso

人们完全可以预想到，下一次重大恐怖主义事件将包括在多个地理位置进行的互相协调、同步进行的袭击策略，这种袭击可以发生在美国境内或境外，结合使用常规武器和非常规武器，武器也可能涉及大规模杀伤性武器（例如，化学、生物、放射性、核、爆炸性等制剂或装置），其意图是在若干分钟、小时或若干天内造成大量的人员死亡。那么，人们不能只是眼睁睁地看着下一次袭击的到来，再一次目睹似曾相识的场景。当然，在过去30多年里，恐怖分子执行了规模相当的方案，既造成了成千上万人的死亡，也造成了长期的心理冲击，这正是恐怖分子想要达到的目的。2004年3月发生在西班牙马德里的火车炸弹事件，2001年9月11日多架被劫持的飞机在纽约、华盛顿特区、宾夕法尼亚等地被用作导弹，在这两个事件中，人们目睹了恐怖分子使用接近同步或同步袭击而取得了巨大成功，特别是当他们使用常规策略（例如，小型武器、燃烧弹、爆炸物）的时候后果更加明显。本文进一步将接近同步或同步袭击概念引申，并对最初袭击之后若干分钟、小时或若干天之后的化、生、放、核爆制剂的配合使用的多模式分层次袭击进行介绍。在这里，犯罪分子选择了若干袭击模式，而不是针对目标地点形成一成不变的威胁。20世纪80年代的两伊战争提供了这些策略并使用一个鲜明的例子，使得响应者和医疗人员明白了其中的意义。

考虑到近期恐怖主义事件中使用的这些策略及恐怖分子的行径不断揭示其目标的脆弱性，更迫切地要求人们重新集中精力，在思想上和实践中理解多模式分层次袭击，本文将对此作出分析。

恐怖主义的概念

为了理解多模式分层次恐怖主义袭击，必须存在一个人们广泛接受的定义及以此确立的底线。没有一个放诸四海而皆准的恐怖主义定义。[1-2] 本文将采用美国国务院的定义，来源是《美国法典》标题[22]第38章第2656 f[3]节，定义说明"术语'恐怖主义'的意思是预先考虑有政治动机的、针对非军事目标实施犯罪的、由次国家团体或秘密个人实施的暴力事件。"请注意预先考虑和非军事目标这两个术语，它们强调了此类事件不是偶然发生的（参考本书"临时应对蓄意事件"一文），而是针对平民和休班的军事人员的。

袭击模式

关于恐怖主义的分类和动机类型在本书的其他部分有专门探讨，本文回顾了两种基本模式的恐怖主义策略，即常规和非常规模式，后面重点讨论这两种模式中包含的同步实施部分。

常规策略

常规或传统袭击模式即不涉及大规模杀伤性武器的袭击。当然，恐怖分子会使用小型武器、爆炸物、燃烧装置，而近期的恐怖主义事件说明，这些装置造成的冲击比使用大规模杀伤性武器造成的冲击还要重大。[4]情报持续暗示恐怖分子仍旧偏爱使用屡试不爽的武器（例如汽车炸弹），在2004年8月纽约、新泽西、华盛顿（特区）的金融服务部门的恐怖威胁水平升高就证实了这一点。这类事件的例子包括1993年纽约城世界贸易中心和1995年的俄克拉荷马城阿尔弗雷迪·摩拉联邦大楼炸弹爆炸，总共造成了174人死亡。

非常规策略

非常规或大规模杀伤性武器袭击模式涉及使用化学、生物、放射性、核以及高威力爆炸（CBRNE）装置。

化学袭击包括 1994 年日本松本市的神经毒剂沙林释放，以及 1995 年"奥姆真理教"在东京地铁再一次释放。如果没有该邪教的雄厚经济实力，没有其受过良好教育教徒的专业技术，没有任由使用的广博资源和登峰造极的设备，那么该团体是无力执行即使一次成功的化学或生物袭击的。[5] 若非造成了 12 人惨死以及更多受害人的生理和心理伤害，该东京地铁沙林毒气袭击甚至也可以说是无从谈起的。

生物事件包括 2001 年秋天发生在佛罗里达州、纽约城、新泽西、华盛顿特区、康涅狄格的炭疽袭击事件，在这些事件中，被污染过的信件经过加工通过邮件寄给媒体工作者和选举的官员。尽管恐怖分子使用生物武器有可能伤害或杀死成千上万的人[6]，但是涉及这类武器的事件，诸如散布炭疽或天花等，其将来在美国或其他地方发生的程度尚无从知晓。在某种程度上这是因为使用生物武器的恐怖主义袭击是极其稀少的。[7] 然而当分析多模式分层次的袭击时，必须注意化学武器和生物武器之间的界线模糊不清了，因为生物技术迅猛发展以及新一代毒素和生物调节剂不断涌现出来。[8] 所以化学和生物事件探测和反应中许多的牵涉因素现在被处理这些事件的工作中已经存在的挑战所加剧。而且释放天花等毒剂的后续袭击可以给广大群众造成威胁，因为人与人之间传播的潜在威胁，进而会传播到其他城市和州，对可能已经发生的全国范围的突发事件无疑是火上浇油。[9] 多种化学和生物毒剂的使用是未来很可能出现的情景，从而向医学界提出挑战，促使他们在开发适当对策方面越来越具前瞻性。[10]

放射性武器或"脏弹"传播放射性物质，可以使用常规装置，例如炸弹或其他爆炸容器。迄今为止，核及相关武器的使用仅仅局限于民族国家的范围之内。[11] 据报道，1995 年自称来自车臣的伊斯兰叛乱分子在一个繁忙的莫斯科停车场出口附近埋下了一箱 30 磅重的铯 –137 及炸药，但是没有引爆它。恐怖分子可能使用核、生物及相关武器，与核武器和核电站相联系共同构成了全球复合体，成为核武器威胁的新成员。[11]

核武器释放出巨大能量，可用于大规模破坏。核武器第一次在战争中使用是在 1945 年 8 月 6 日，美国在日本广岛市上空引爆了一颗原子弹。[11] 在那里，由于合成电离辐射造成了数万人死亡。患者在短时间内吸收大量辐射会发生急性辐射中毒，有三个与辐射吸收相关的特异性综合征：大脑综合征、消化系统综合征以及造血系统综合征。[12] 没有接收足够剂量而未造成急性疾病和死亡的人，患上癌症和遗传性基因损伤风险的概率增加。[11]

在关注这些袭击模式的部分或全部的使用之外，人们还需要关注其他问题。当然，它们被应用于恐怖主义策略，即它们与常规袭击共同使用或常规袭击后后续使用，是目前的主要问题。正是因为这个原因，下面讨论同步或接近同步袭击方式的多种模式应用。

同步袭击的分类

全球和国家事务的性质决定了很多恐怖主义威胁已经存在，其他的将肯定会浮现出来并发展，在不远的将来，美国本土也将在这些威胁的目标之列，现在这些都为人们所公认。[13] 恐怖分子正试图杀害和伤害越来越多的人，这无疑是人们对于恐怖主义最大的关切。尽管这一点无可置疑，但是必须记住，恐怖主义梦寐以求的效果不仅停留在给受害者造成身体伤害，而且还在于对目标及其所属社会带来心理冲击。大规模死亡无疑会带来冲击；成千上万人死亡或受伤的形象和报道就是恐怖主义穷凶极恶的现实写照。但是造成民众对自身安全的害怕和焦虑，对政府保护其人民的能力的担心，以及对未来恐怖行为带来的危险可能性的担心，这些对恐怖分子来说也是至关重要的。因此恐怖分子必须绞尽脑汁选择受害者，以此保证在目标身上造成最大可能的心理冲击。[14] 目标选择是重要的（例如，城市铁路枢纽与农村小学相比较而言的重要性），袭击执行的时间选择，特别是如果采取协调性同步方式，对保证渴望的冲击影响效果来说是最重要的。2001 年 9 月 11 日，2752 人失去了生命，这是单独记录在案的所造成死亡人数最多的恐怖主义事件[15-16]，并且恐怖分子选择的袭击方法就是一个包括协调性分层次袭击，覆盖不同的地理区域。这一天弥漫着巨大的破坏，但是只需要想一想如果恐怖分子加入后续袭击，假定是化生放核事件，就可以想见其造成的影响。正因为如此，在此讨论这两个主要的同步分层次袭击分类，但这当然是不详尽的。

前者包括在单独一个司法下去目标的多起事件。

这种类型的袭击开始于单独的事件（例如，单独的自杀式公共汽车炸弹爆炸），但是很快发展为针对多个目标的袭击，包括紧急响应者。例如，自从1988年造成270人死亡的苏格兰洛克比上空泛美航班103炸弹爆炸案以来，2004年3月发生在西班牙马德里的炸弹爆炸事件是欧洲最致命的恐怖主义攻击，它发生在上下班高峰时间，在早晨8点以前分别有三列火车遭到10次接近同步炸弹爆炸的打击。这些袭击发生在7:39至7:54，在圣尤金妮娅、艾尔伯柔、阿托查等车站发生了多起爆炸。尽管还有三枚炸弹被警察找到并引爆，但是仍然造成192人死亡，1800人受伤。

在这类袭击事件中，恐怖分子运用多种武器和二级装置，意图不仅在于杀死大量的人，而且也在于耗尽受袭行政辖区的资源，造成一个地区的局势不安全，阻碍救援工作和伤病控制。[17]在许多情况下，紧急响应者在试图管理最初事件的时候，他们也成为后续袭击的受害者。

鉴于这些事情的复杂性，需要恐怖犯罪者内部更高的协调性，经常有多名涉案人参与执行。[18]假设在这个场景中加入化学毒剂释放，比如神经毒气塔崩（它毒性强大，甚至短期内接触其低浓度的蒸汽也会立即造成综合征及可能的死亡[19]），那么多模式分层次袭击的效果是显而易见的。[20]

第二种形式的同步袭击包含多起事件发生在多个行政辖区目标。在这里恐怖分子一开始使用一个或更多的同时袭击策略，但是很快发展为针对多个目标的袭击，也包括应急反应者，分别针对多个地理区域使用多种武器和二级装置。这种袭击是多模式分层次袭击的体现。这些袭击旨在造成突发事件响应混乱，耗尽地方行政辖区的资源，在绝大多数情况下，这些袭击的水平达不到州和联邦级别。2001年的"9·11"事件鲜明地展示了这种常规使用手段的袭击形式，而如果在当天晚些时候或事件后几天内，无论是在美国某地还是美国的国外利益所在，犯罪者（在用心协调地执行四架满载航空煤油的商用飞机进行劫持，猛然撞击目标之外），在他们的全部恶行中加入化生放核毒剂的释放，造成的冲击将是不堪设想的。在身体和精神创伤已经需要注意之外，这些明显的分枝将工作复杂化，包括识别毒剂、深入流行病学调查、长期事件的资源管理，当然也包括恢复措施。

多种化生放核毒剂的使用或化学及复杂毒剂的成功，或者恐怖分子根据他们能产生特异性综合征的能力和对健康造成影响的可能性，对毒素进行仔细的配制，未来的多模式分层次袭击事件将变得复杂化。[10]相应的毒剂探测工作要求具备随时可用的快速诊断手段和程序（例如，综合征监测），评估多种毒剂造成的疾病。[10]鉴于这种袭击方式的有效执行的复杂性，需要犯罪者更多的策划时间、组合、协调，而自杀式袭击已经变得越来越常见，若干人就必定可以执行。肯尼亚内罗毕和坦桑尼亚累斯萨拉姆的美国大使馆，受到了接近同步的炸弹爆炸袭击事件，造成了数百人死亡，再加上2001年的"9·11"事件，这些都是多事件、多辖区、分层次袭击的鲜明例证。恐怖分子展示了协调两个针对美国大使馆接近同步袭击的操作能力，在很大程度上影响美国政策。[21]尽管许多恐怖主义专家指出了袭击形式和目标选择的变化，证明了恐怖主义策略的范围可能扩大了，针对美国武装游击反叛力量为主发展到协调的恐怖主义战争，且包含外国元素，但是该威胁的实际发展情况是很难预测的。[22]在所有情况下，这些袭击的目的是使伤害最大化，造成复杂的创伤，从而提高杀伤率。[23]

对于恐怖集团来说，实施针对若干目标的多次的、协调性的袭击能力不是什么新鲜事，例如基地组织（到目前为止，它是在美国本土成功使用自杀式袭击的唯一组织[22]），这些袭击的实施方式表明了其精炼的能力和复杂的策略[4]，使人们更清楚地认识到，未来的恐怖袭击将很可能会使用更大规模的多模式、分层次袭击策略。

■ 历史展望

1968年7月23日解放巴勒斯坦人民阵线劫持了以色列航空的班机，标志着国际恐怖主义的现代史开端。从1968年至2001年"9·11"事件前，在美国和国外的恐怖分子总共造成了1000名美国人死亡。[24]

从恐怖分子的操作角度看2001年"9·11"事件的意义是，相比较使用平淡无奇、老生常谈的袭击手段（诸如汽车炸弹）而言，同步袭击是相对不寻常的。由于未知原因，恐怖分子一般不进行这种协调性操作。毫无疑问，这不是由于物流或其他组织障碍而作出的无奈之举，绝大多数恐怖集团有能力克服这些障碍。[24]事实上，最初涵盖了使用自杀式操作使飞机爆炸想法的"飞机手术"（基地组织技工如此称呼该事件），是从最初的"马尼拉"飞机爆炸阴谋提炼出来的。所有劫持的飞机同时或几乎同时碰撞或爆炸，以期使得袭击的心理冲击最大化。[25]

20 世纪 90 年代，也许只有另外一次（可能不相关）恐怖事件显示了协调性和高致命性的特点：1993 年 3 月发生在孟买的系列袭击，十余起同步汽车炸弹响彻该城，近 300 人死亡，另有 700 余人受伤。[26]

1983 年 10 月同一天早晨对美国海军在贝鲁特的兵营和附近的法国伞兵总部的袭击，1979 年爱尔兰共和军对蒙巴顿勋爵的刺杀及使用远程遥控地雷对北爱尔兰沃林波因特的英国军队的袭击，除了这些袭击之外，人们确实难于记起其他能反映这些操作专业技术、协调性、同步性的重大事件。[26]

然而这不是说恐怖分子没有策划类似形式的操作，只不过它们被挫败了。据报道拉姆齐·艾哈迈德·尤瑟夫，即已被判刑的 1993 年纽约世界贸易中心炸弹爆炸的幕后策划者，以及另外 15 人意图在 1993 年追随那个事件发起针对荷兰和林肯隧道以及乔治·华盛顿大桥（所有权和经营权都归纽约和新泽西港务局，即世界贸易中心的所有者）的同步炸弹爆炸，而每天有成千上万人通过这些设施往返于新泽西和曼哈顿之间。[27] 另外，他们还计划于 1995 年在飞机飞临太平洋上空时对 11 个美国旅客班机进行同步炸弹袭击。[28] 在这些事件中同步袭击的重要性得到确认，而近来在 2003 年 8 月 18 日对哈利德·谢克·穆罕默德的审讯中，也确认了这一点。[25]

■ 临床前沿

在绝大多数恐怖行为中使用的武器为轻武器、爆炸物、燃烧弹。[15] 尽管人们不能忽视非常规武器（如大规模杀伤性武器）的使用，但是档案记录的近年来的恐怖事件证明，这些袭击模式具有更重大的冲击力。[4, 15, 29]

基地组织及其分支已经证明该组织在进行高姿态、大规模伤亡袭击方面意志坚定、积极性高，他们越来越多地选择平民、非军事目标。2003 年巴厘岛爆炸案、莫斯科歌剧院胁持事件、肯尼亚蒙巴萨联合汽车爆炸及地对空导弹袭击，都表明这种策略浮现出来并逐渐增加。

尽管对单个目标或多模式分层次袭击事件中多个目标造成的损害可能性相对较小（例如在一辆公共汽车上单独一个自杀式炸弹袭击，或单独一架飞机坠毁），但是其造成的政治和心理冲击是相当大的，这一点必须注意。这就是说，炸弹冲击的意义超出单纯的死亡率和感染率，这就是恐怖分子普遍这么做的原因。[30] 同步袭击易于使人产生恐惧心理，通过制造恐惧心理，进而造成混乱和恐慌。[31]

响应策略

鉴于现在无孔不入的恐怖行为威胁及其突袭的性质，最有效的响应策略（在预防袭击发生之外）就是地方、地区、各州、联邦的搭档开发出灵活性的策略，针对发生的事件形式能够迅速作出调整。这种形式的策略需要管理协调、兼容通信系统、实时信息反馈，信息实时反馈到决策者，在需要的时候决策者就接近即时的变化作出决策。[15] 对广泛技术层面的潜在敌对袭击的反应能力，是从所有恐怖袭击中吸取的主要教训之一。认识到恐怖主义威胁对美国来说相对崭新，认识到应对该威胁的多维度最初反应现在才付诸实施（例如，国家事件管理系统和国家反应预案），无论哪个级别的资源也不能完全预防美国免于未来的袭击。[13] 理解伤害和疾病的完整范围，包括创伤后应急障碍，这些都是生死攸关的。[32] 尽管历史不会总是重复，但是它无疑可以作为一个度量标准，让人们了解恐怖分子的能力所及与我们的应对措施。基地组织的力量不在于地理领地或确定地理领土范围，而是在于它的流动性和无常性。1993 年第一次世界贸易中心袭击的幕后操纵者——拉姆齐·艾哈迈德·尤瑟夫，其活动内容包含一个宏大的计划，用炸弹同步袭击 12 架美国商用飞机，地点是太平洋上空飞行途中（声名狼藉的"波金卡计划"），它无须大量的基地运作和指挥，也无须在某个国家设立指挥部制定预案和执行。[33]

我们可能面临的恐怖袭击的新手段将不仅包含大规模杀伤性和破坏性武器，而且也包括使用常规手段袭击关键基础设施目标，诸如核电站和化工厂、农业节点、美国和世界经济的心脏，造成灾难性的人类社会和经济后果。[32]

自杀式袭击

恐怖组织进行的自杀式袭击在全球范围内更加蔓延开来，因此评估这些袭击对于美国及其国内和国外利益而言具有战略意义。[22] 自杀式恐怖袭击在本质上讲是一种惩罚策略，在过去 20 年内逐渐蔓延开来，仅仅是因为恐怖分子认识到这种形式对袭击起作用。

自杀式袭击的成功在于两个主要结果。首先，它对目标造成即时的惩罚；其次，它的成功预示着未来更多的惩罚和威胁。隐含在该行为中的强烈信息无法阻止袭击者，袭击者与更大的全体联结起来，在这个团体中个体愿意做出牺牲行为。在自杀式恐怖主义中，弱小的一方，通常为个人或小团体扮演支配者，力量强大的团体（例如，西方社会）作为目标。

至于基地组织，奥萨马·本·拉登被塑造成恐怖分子CEO，组织其"投机者"或引人注目、大规模伤亡计划，诸如2001年"9·11"事件、美国军舰科尔号炸弹爆炸案、东非大使馆炸弹爆炸案。[34]与许多其他恐怖组织不同，基地组织手段多样化，使其越发可怕。[34]然而使用多个炸弹协调爆炸同步袭击国内若干城市，爆炸现场包括商场、学校、医院、公寓楼、加油站，这些都是对美国经济和大众来说至关重要的，这种袭击不是耸人听闻的。

作为多模式分层次袭击方法组成部分的自杀式炸弹爆炸，其创新应用包含将自我毁灭策略与化、生、放、核毒剂结合起来。自杀策略能够大大提高化、生、放、核武器袭击本身成功的可能性。[35]接触极端危险的物质对自杀式袭击者来说微不足道，使得他们可以进行越来越冒险的实验，因而在其创制和使用强力有效的化生放核武器方面的可能性增大。[35]

其次，因为在实施过程中恐怖分子对接触化生放核毒剂无动于衷，因此策略的成功机会显著增加。除了更能接近目标并加强对结果的控制外，在袭击过程中取消了防护措施能够减少袭击早期被发现和制止的风险，诸如个人保护设备。顺着这条多模式分层次袭击的主线思考下去，如果犯罪者感染了传染性毒剂，那么恐怖分子的尸体可以用作天然的运送系统，输送到人口拥挤的地区。

自杀式操作的目的是制造大量死亡，这是显而易见的。截至1990年，在30件单独的最致命的恐怖事件中，有15件包含自杀式炸弹爆炸，其余15件中的7件的犯罪集团有实施自杀式炸弹爆炸的记录。[36]使用该策略的团体旨在制造高死亡事件，这个事实说明他们的敌人非人化程度很高，因此在心理上更倾向于制造大规模死伤的化、生、放、核袭击。[35]

■ 隐患

许多人过去天真地相信一般的大规模死伤、同步

袭击以及如2001年"9·11"事件那样的毁灭性事件的可能性，可能超出了绝大多数恐怖分子的能力所及范围，这一点是值得辩驳的。但是该日的悲剧性事件证明这种设想脱离现实太过遥远。[24]过去取得的成功的意义（例如，在1998年8月大使馆炸弹爆炸到2000年11月对美国军舰科尔号袭击期间，大量地挫败了本·拉登的恐怖计划），恐怖分子自身的能力问题以及犯错误倾向（例如，1999年12月艾哈迈德·莱萨姆笨拙地尝试经由加拿大进入美国境内），这些也同样可能被高估了。[24]一些专家认为这些袭击计划与针对停泊在阿登的美国军舰科尔号的袭击有明显重叠。恐怖集团一次协调主要、多次袭击的多轨道操作和组织能力，由此可见一斑。[24]

准备

"9·11"事件之前，恐怖分子准备很多相对低端的威胁，如汽车炸弹袭击大楼或未来更高端一点的威胁，包含生化武器或网络攻击。在很多方面，准备预案持续（很可能是错误地）假想针对关键基础设施的大规模死伤袭击，包含生化毒剂的释放（例如，航空站和火车站）。正如"9·11"事件以及政治家、国土安全人员、突发事件管理专家之间争议话题所表明的那样，在应对传统和有效策略方面还存在相当大的缺口，需要增强相应预案。由于人们关注其他的、非常规威胁（例如，化学、生物、放射性），因而忽视了针对这种策略的风险减化和准备工作，几乎将使用飞机作为自杀式武器的后果忽略不计。[24]

虽然在"9·11"事件中没有使用所谓的大规模杀伤性武器，但是所造成的破坏是"大规模的[22]"。因此，将现代武器技术与古老的甘愿赴死意愿结合起来，这种真实场景出现的可能性很高，如果将其付诸袭击行动，这种危险将是前所未有的。[22]此外，由于发生在全球的多次自杀式袭击造成越来越多的死伤，包括以下地方，如以色列、沙特阿拉伯、摩洛哥、俄罗斯、战后的伊拉克，因此有必要讨论未来自杀式袭击的威胁。[22]人们只需仔细检查一下美国国务院的《全球恐怖主义模式，1983~2001》[36]，就可了解这种袭击获得的效果。文件37说明，1980~2001年，自杀式袭击仅占所有恐怖袭击事件的3%，但是在所有由于恐怖主义造成的死亡人数中，自杀式袭击所造成的死亡人数占据48%。

回顾历史，1995年东京地铁沙林毒气袭击以及

"奥姆真理教" 9 次试图使用生物武器，这些事件应该主导我们的反恐思想。更准确一点说，1986 年，恐怖分子在卡拉奇劫持泛美航空班机，据报道其意图是将飞机撞向特拉维夫市中心，1994 年恐怖分子在阿尔及尔劫持法国客机，这些恐怖分子属于武装伊斯兰团体，其类似计划也是将满载燃料和乘客的飞机撞向巴黎市中心 [24]，这些事件应该作为未来恐怖事件的形式、范围、综合能力的主要指标。

有种观念存在已久，现在被证实是不正确的，它就是相比较杀戮而言，恐怖分子更有志于宣传，所以他们没有需要也没有兴趣毁灭大量人的生命。[24] 1975 年，詹金斯 [38] 提出："恐怖分子想要许多人看，许多人听，而不是许多人死。" 过了 10 年以后，他重申："仅仅杀戮大量的人不是恐怖分子的目的之一……恐怖分子操作的原则是最低限度的必要力量。只要杀少数人就能满足他们的目的，他们就认为没必要大开杀戒。[38]" "9·11" 事件现在清楚地证明了这种观念，如果说不是危险的时代错误，那么是人们的一厢情愿。[24]

当提到缺陷这一概念时，必须考虑这个难题，就是 "我们如何对未发生的恐怖事件威胁作出评估？[39]" 这个问题不是简单的黑与白的问题，也不是一句话就能回答的，而我们清楚的是，今天的恐怖分子比以往更擅长于他们制造的死亡和破坏行当。在袭击方法（例如，同步和接近同步调度）方面，他们的策略修正和创新能力变得更加强大，并且他们在躲避侦察、拦截、逮捕等持续长时间的操作能力逐渐增强。[40]

此外，假如恐怖分子的胆量足够获得媒体和公众注意，那么即使通过常规措施没有取得成功的袭击，也仍然可以作为恐怖分子的成功。鉴于世界近期对恐怖威胁和嫌疑事件的高度敏感性，这正是恐怖集团行为基本的和组织的需要，即使他们的行动不是完全成功，但是也给他们带来了宣传效应，在克服、包围、战胜政府的安全和对抗措施方面，他们的顽固追求也会受到激励。在冲突频谱上所有点的袭击——从粗糙原始的到最复杂的——必须相应地进行预测，制定适当措施对它们进行反击。[40]

必须注意，一个有限的恐怖袭击，不是使用大规模杀伤性武器，而是使用小规模的非常规的化学、生物、放射性武器，无论是作为孤立事件还是作为连续发生的较小事件的组成部分，无论同步发生还是在一个或多个地理位置上相继发生，产生的恐惧惊慌情绪都实现了恐怖分子的目的，与使用较大武器或更宏大的武器造成大规模伤亡的袭击效果相同。[5]

许多人认为多模式分层次袭击仅限于使用同步自杀式袭击，那么人们必须仔细检查举例中的生物毒剂，特别是微生物，当将它们结合起来使用时，具有制造更严重病情的可能性。[10] 类似情况是，接触较短潜伏期的毒剂可以使整体抵抗力下降，这为第二波微生物提供了较容易的机会，从而造成更高的感染率和死亡率。[10] 多种微生物毒性水平不同，能够迷惑寻找共同致病源的卫生官员，这强调了在现场环境中需要具备灵敏的特效诊断测试。[10]

可能使用多种试剂，或者释放化学品及可复制性试剂或它们的毒素，未来可能面对的这些复杂情景，好在我们已经将它们可能产生的相应症状联系起来了。在健康效应上，具有增效作用。因此从医学角度，需要具备快速诊断方法和程序用于探测，评估多种毒剂造成的疾病。[10]

在近几十年中，在战场上最广泛、最公开使用化学武器的是伊拉克，伊拉克将其用于与伊朗的战斗中。对未引爆的炮弹进行取样，欧洲的若干试验室分析其成分，确定了成分起疱剂或叫糜烂性毒剂（芥子气）和神经毒剂（塔崩）。大约有 100 名伊朗士兵受到化学伤害，被送往欧洲的医院进行护理，他们所受的伤与发泡剂伤吻合。联合国秘书处派出工作组赶赴伊朗战场和医院，发现了化学炮弹和受到化学伤害的患者。公众强烈抗议这些武器的使用，疾呼之声势不可挡。伊拉克无视国际社会的这些抗议，继续使用这些毒剂。[41]

真正的问题和最可能的威胁可能不是恐怖分子残忍地使用某种大规模杀伤性武器[5]，而是恐怖分子处心积虑、精密策划使用一些化学、生物、放射性或核武器，与常规方式相结合，并采用同步或接近同步的事件框架，以实现长久的心理效应。

大规模死伤事件的医疗管理

在 2001 年 9 月 11 日 8：46 至 9：03 的这 17 分钟时间里，纽约城以及纽约和新泽西港务局发动了历史上最大的营救计划。[25] 那天共有超过 25000 人从世界贸易中心建筑群中被营救出来，虽然第一批紧急响应者付出了生命的代价，但是他们忘我的行为将被人们铭记在心。在大规模死伤事件中，恐怖受害者往往成群地抵达医院，而在更多的孤立攻击中，他们要么一次一个地抵达医院要么一次几个地抵达。[42] 这种事件的医疗管理，其目的是尽最大努力挽救更多生命降低感染率，要求最高级别的临床医生负责事件指挥，优化调节可用资源用于过多的需求。[42]

这种事件首先要求医疗管理技巧，而不是临床治疗能力。尽可能挽救更多生命降低死亡率的目的决定了决策要熟练优化，在需求和可用资源之间实现平衡。智慧才是医疗管理大规模死伤事件的原则，特别是当医疗系统因为资源与需求的压力过大和不平衡而被破坏时[43]（即恐怖行为造成），其医疗管理原则在别处有完整叙述。[37-42] 所有常规和非常规恐怖袭击具有造成重大身体和心理创伤的可能性，而同步袭击就其本质而言，在造成地方级别的医疗系统负担方面更具效率，并且如果同步袭击是大规模的，就会造成地区或国家级别医疗系统不堪重负。因此大规模医疗事件的成功管理来自于大量早期的准备。[43]

本文探讨的孤立恐怖事件和多模式分层次事件的另外一个差别是事件的持续时间长短。短期事件如单独的公共汽车炸弹爆炸案在本质上是地方化的，要求单独行政辖区的紧急救援者们的救援反应，地方医院进行治疗，如有必要，在特殊治疗中心进行治疗。相反，多模式分层次袭击需要国家反应系统，通过该系统启动来自全国的资源，调拨到受到打击最严重的地区，或者情报显示短期内可能受到袭击的地方。在社区医院、大型市区医疗中心、特殊治疗中心（例如，创伤、烧伤、高压氧治疗中心）之间分配患者负担，这将帮助降低单个医疗设施被事件压垮的可能性。

使用国家事件管理系统和国家反应预案，两者都规定了在事件开始就由受袭地方政府建立事件指挥系统或联合指挥系统。院前系统和接收医疗中心之间的连接是最重要的。恐怖的不同模式目前组成了流行病学的新领域，要求各级别不断参与[43]，对紧急响应者和医院临床、管理、后勤人员提出更多独特要求。

相比较自然灾害，恐怖主义行为产生了更多的受害者、更高的死亡率，因此医疗人员必须保证医疗方案的就位，以便应对每日治疗和运送患者以及系统遇到意外需要的情况。[35]

对美国公民的最大威胁来自于基地组织精心安排和鼓动的更多的袭击的可能性，无论是发生在美国境内或者境外。[22] 当代的恐怖主义行为和策略寻求摧毁我们的自由赖以存在的生活的组成部分。现实情况是，我们无法否认我们是恐怖分子的理想目标。当然，通过有效项目，利益相关者可以使得袭击难于执行或效果降低。

2001年的"9·11"事件用血淋淋的事实提醒人们，恐怖分子是如何通过常规手段实现他们的制造死亡、恐惧、恫吓的目的的。当今恐怖主义使用常规和非常规大规模杀伤性武器——生物、化学、核武器——它们损害身体、理智和灵魂。[44] 人们只需要思考一下，与单独孤立袭击相比较而言，多模式同步袭击能够使人民对政府、经济、国家安全等的信任感产生指数倍的影响。这些事件显示，甚至一次重大的新型恐怖事件就有能力迅速引发世界范围的恐惧和担心。[33]

以色列长久以来就保有"大恐怖主义"的概念，它具体表达了多模式分层次袭击的概念。不仅是恐怖分子明目张胆使用大规模杀伤性武器针对特定具有高度象征意义的目标地点（例如，白宫和纽约股票交易所）制造影响，而且更平常形式的事件，如恐怖分子袭击小学或暗杀政治和商业领袖（例如，市长、"资本家"商业执行官），在短时间内（例如，数分钟、小时或数天）执行，没有必要采取制造大量人员死亡（纯粹在数量方面）的方式，也会对目标社会造成深远的长期心理反响。[33]

随着"9·11"事件恐怖主义基本性质和特点的改变，从此将继续改变和发展。基于"9·11"同步袭击，结合之前被挫败的同样企图以及塔利班的毁灭，我们有理由相信，所有基地组织先前的壮举都是经历多年的策划时间，仅仅这一点就说明我们消灭奥萨玛·本·拉登及其追随者的时机还不成熟。[33] 恐怖主义逐渐变成不易被识别的现象，不易于分类和清晰地界定。鉴于"9·11"事件的成功，人们有理由相信，类似更具破坏性地使用多种袭击模式的袭击，可能在2001年"9·11"事件之前就已经启动了，只是现在正逐步地有条不紊地展开。[33] 袭击的幕后策划者证明了最强大的军事力量在保护其人民免于这些破坏性打击方面也是无能为力的。从恐怖分子的角度看，对美国的袭击是针对美国和国际观众的精心编排的完美舞蹈。[20]

在2001年"9·11"事件之前，如果说不是全部那也是绝大多数恐怖主义行为，都造成了新闻报道的大量宣传。但是鉴于"9·11"袭击的多模式分层次的本质，商用飞机被用作自杀或杀人导弹撞向象征着美国经济和军事的力量，这仍然无法让人理解。[20] 当然这些袭击的时间表可以定制在夜间，让许多生命得以延续，依然可以迅速取得大量的宣传效果。但是那曾经美好的 9 月早晨的明媚阳光，铸就了这个最惨烈的景象和逝去的生命。在所有这些方面，先前的恐怖行为甚至都无法与"9·11"事件相提并论。[20]"9·11"事件显示了美国境内的多模式分层次袭击的效力，也严肃郑重地提醒人们该策略也可能作为袭击其他民主国家的手段。没有追查和逮捕继续存在的恐怖主义分子的能力，就像在第一次世界贸易中心和俄克拉荷马城炸弹爆炸事件中一样，美国（及其他目标社会，就此而言）失去了将犯罪者绳之以法的能力。同时，恐怖分子及其支持者获得了机会，将自杀式杀人者塑造成偶像，使用他们的榜样力量去招募更多志愿者用作人肉炸弹。[20]

在传统单独自杀式炸弹袭击或更高级的操作中，如 2001 年的"9·11"事件，恐怖分子深知完全预防这些自杀式恐怖袭击事件，即使不是说不可能做到，也是极端困难的。虽然人们在思想上不能忽视恐怖分子获取和使用大规模杀伤性武器的可能性，但是眼下最令人担忧的是，在不远的将来，"9·11"事件或许在极大程度上可能已经成为最引人注目的恐怖主义模型。[20]

参 考 文 献

1. Long D. *The Anatomy of Terrorism*. New York：Free Press；1990.
2. Parachini J.Comparing motives and outcomes of mass casualty terrorism involving conventional and unconventional weapons. *Stud Conflict Terrorism*. 2001；24：389-406.
3. Legal Information Institute. U.S. Code Collection, Title 22, Chapter 38：§ 2656f. Annual country reports on terrorism. September 20，2004. Available at：http：//www4.law.cornell.edu/uscode/22/2656f.html.
4. U.S. Department of Homeland Security. Statement by the Department of Homeland Security on Continued Al-Qaeda Threats［press release］, November 21，2003. Available at：http：//www.dhs.gov/dhspublic/display?content=3017.
5. Hoffman B. Change and continuity in terrorism. *Stud Conflict Terrorism*. 2001；24：417-28.
6. Kuh S, Hauer J. The threat of biological terrorism in the new millennium. *Am Behav Scientist*. 2001；44（6）：1032-41.
7. Sidel V, Levy B. Biological weapons. In：Levy B, Sidel V, eds. *Terrorism and Public Health：A Balanced Approach to Strengthening Systems and Protecting People*. New York，Oxford University Press；2003.
8. Spanjaard H, Khabib O. Chemical weapons. In：Levy B, Sidel V, eds. *Terrorism and Public Health：A Balanced Approach to Strengthening Systems and Protecting People*. New York，Oxford University Press，2003.
9. Lillibridge SR. Statement on Medical Responses to Terrorist Attacks. Delivered September 22，1999，before the House Committee on Government Reform, Subcommittee on National Security, Veterans Affairs, and International Relations. Available at：http：//www.hhs.gov/asl/testify/t990922a.html.
10. Takafuji E, Johnson-Winegar A, Zajtchuk R. Medical Challenges in Chemical and Biological Defense for the 21st Century. In：Zatjchuk R, Bellamy R, eds. *Textbook of Military Medicine*. Office of the Surgeon General, U.S. Department of the Army；1996.
11. Sutton P, Gould R. Nuclear, radiological and related weapons. In：Levy B, Sidel V, eds. *Terrorism and Public Health：A Balanced Approach to Strengthening Systems and Protecting People*. New York，Oxford University Press，2003.
12. Bradshaw R, Cahill J. Radiation and the EMS Responder. *FireEMS* 2004；July/August：22-8.
13. *Forging America's New Normalcy：Securing our homeland, preservingour liberty. The Fifth Annual Report to the President and the Congress of the Advisory Panel to Assess Domestic Response Capabilities for Terrorism Involving Weapons of Mass Destruction*. December 15，2003. Available at：http：//www.rand.org/nsrd/terrpanel/.
14. Boshoff H, Botha A, Schonteich M. Fear in the City：Urban terrorism in South Africa, Monograph 63. Institute for Security Studies. Available at：http：//www.iss.co.za/Pubs/Monographs/No63/CONTENT63.HTML.
15. Cukier W, Chapdelaine A. Small arms, explosive and incendiaries. In：Levy B, Sidel V, eds. *Terrorism and Public Health：A Balanced Approach to Strengthening Systems and Protecting People*. New York，Oxford University Press，2003.
16. McCarthy M.Attacks provide the first major test of USA's national anti-terrorist medical response plans. *Lancet* 2001；358：941.
17. Christen HT, Walker R. Weapons of mass effect：explosives. In：Maniscalco PM, Christen HT, eds. *Understanding Terrorism and Managing the Consequences*. Upper Saddle River, NJ：Prentice Hall；2002.
18. *Weapons of Mass Destruction Incident Management/Unified Command*. Texas Engineering Extension Service；2003. Available at：http：//teexweb.tamu.edu/teex.cfm?pageid=training&area=teex&Division=ESTI&Course=154217&templateid=14&navdiv=ESTI.
19. Perry-Robinson J, Goldblat J. *Chemical Warfare in the Iran-IraqWar：Stockholm International Peace Research Institute ChemicalWeapons Fact Sheet I*. Stockholm, Sweden：International Peace Research Institute；1984.
20. Nacos BL. The terrorist calculus behind 9-11：a model for future terrorism? *Stud Conflict Terrorism*. 2003；26：1-16.

21. Lilja GP, Madsen MA, Overton J. Multiple casualty incidents. In : Kuehl AE, ed. *Prehospital Systems and Medical Oversight.*Dubuque, IA, Kendall/Hunt, 2002, pp 821-7. Available at : http ://www.kendallhunt.com/index.cfm?TKN=A670EE07-306E-01A4-A274E0523817B189&PID=219&PGI=172.

22. Kurth Cronin A. *Terrorists and Suicide Attacks : Congressional Research Service, Report # RL32058.* August 28, 2003. Available at : http ://www.fas.org/irp/crs/RL32058.pdf.

23. Mintz Y, Shapira SC, Pikarsky AJ, et al. The experience of one institution dealing with terror : the El Aqsa Intifada riots. *Isr Med Assoc J.* 2002 ; 4 : 554-6.

24. Hoffman B.Terrorism and counterterrorism after September 11th. *U.S. Foreign Policy Agenda : An Electronic Journal of the U.S.Department of State.* Vol 6, No 3, November 2001.

25. The National Commission on Terrorist Attacks upon the United States. *The 9/11 Commission Report.* Washington, DC, WW Norton ; 2004.

26. Dugger C.Victims of '93 Bombay terror wary of U.S. motives. *NY Times.* September 24, 2001. Available at : http ://mumbaicentral.com/nukkad/sep2001/msg00288.html.

27. Hoffman B. *Responding to Terrorism Across the Technological Spectrum.* Strategic Studies Instate Conference Series. Carlisle Barracks, PA, U.S.Army War College, April 1994.

28. Bone J, Road A. Terror by degree. *Times Magazine (London).*October 18, 1997.

29. Mascrop A. Mass hysteria the main threat from bioweapons. *BMJ*2001 ; 323 : 2-5.

30. Meyer M. The role of the metropolitan planning organization (MPO) in preparing for security incidents and transportation system response.U.S. Department of Transportation, Federal Highway Administration, Transportation Capacity Building Program.Available at : http ://www.planning.dot.gov/Documents/Security paper.doc.

31. Stein M, Hershberg A. Medical consequences of terrorism. *Surg Clin North Am.* 1999 ; 79 : 1537-52.

32. Abenhaim L, Dab W, Salmi LR. Study of civilian victims of terrorist attacks (France 1982-1987). *J Clin Epidemiol.* 1992 ; 45 : 103-9.

33. Hoffman B.Al Qaeda, trends in terrorism, and future potentialities : an assessment. *Stud Conflict Terrorism.* 2003 ; 26 : 429-42.

34. Hoffman B.The leadership secrets of Osama bin Laden : the terrorist as CEO. *Atlantic Monthly.*April 2003. Available at : http ://www.theatlantic.com/doc/print/200304/hoffman.

35. Dolnik A. Die and let die : exploring links between suicide terrorism and terrorist use of chemical, biological, radiological and nuclear weapons. *Stud Conflict Terrorism.* 2003 ; 26 : 17-35.

36. U.S. Department of State. *Patterns of Global Terrorism, 1983-2001,* 2002.

37. Pape R. The strategic logic of suicide terrorism [unpublished manuscript].February 18, 2003.

38. Jenkins B. *The Likelihood of Nuclear Terrorism.* Santa Monica,Calif : The RAND Corporation,P-7119 ; 1985 : 6.

39. Lesser I, Hoffman B, Arquilla D, et al. *Countering the New Terrorism.* Santa Monica, Calif : The RAND Corporation ; 1999.

40. Hoffman B. Terrorism trends and prospects. In : Lesser I, Hoffman B, Arquilla D, et al, eds. *Countering the New Terrorism.* Santa Monica, Calif : The RAND Corporation ; 1999.

41. Sidell FR, Franz DR. Overview : defense against the effects of chemical and biological warfare agents. In Zatjchuk R, Bellamy R, eds.*Textbook of Military Medicine.* Office of the Surgeon General, Washington, DC, U.S. Department of the Army ; 1996.

42. Shapira S, Mor-Yosef S. Terror politics and medicine : the role of leadership. *Stud Conflict Terrorism.* 2004 ; 27 : 65-71.

43. Shapira SC, Shemer J. Medical management of terrorist attacks. *IsrMed Assoc J.* 2002 ; 4 : 489-92.

44. Shemer J, Shoenfeld Y. Diabolical, haunting terror : here and now. *Isr Med Assoc J.* 2002 ; 4 : 483-4.

59 行动安全、现场安全和事件响应

Paul M. Maniscalco，Paul D. Kim，Neil A. Commerce，Jeffrey A. Todd

为响应一起影响大/伤亡大的紧急事件准备组织和人员时，最常被忽略的要求之一是行动安全（OPSEC）和现场安全。响应者只不过带着最善良的愿望集中在灾难现场实施策略，事前对这些最重要的方面在灾难应对及管理策略中未能呈文，因而与响应中协调和整合密不可分的行动安全和现场安全经常在救援活动进入白热化后被忽视。考虑到威胁的性质和出现的各种情况，遵循预先制订、有组织和成熟的计划，应用行动安全和现场安全原则，这项纪律很重要。事件发生之前未解决行动安全和现场安全的问题相当于未能保护好保护者。

恐怖袭击给当代应急服务管理者或指挥员带来更复杂的挑战，可能更多的危险。现场安全和行动安全是个多层面的概念，集合了关于保护各种信息元素如组织活动、意图或进入现场的能力、交通管理、证据保护等。由于这牵涉到灾难响应如此多的不同方面的事实，并且若不完全集合那些所有方面，现场安全无法彻底实现，所以人们明显对现场安全有了最好的理解。期望的目标应是对事件发生区域及其邻近区域进行强有力控制。这包括对流入流出现场及周围的人员和材料进行支配；为响应人员做好安全防范工作；为这些响应人员提供执行工作的能力；确保人员问责及其满足执行工作的需要。

为了使行动安全计划有效，全体人员必须要知道行动安全关注点，必须在适当时候实施行动安全对策，必须要善于观察针对他们组织的潜在征集活动。这只有当组织内的所有成员了解影响他们组织的威胁范围，积极支持行动安全计划时，安全才能成为可能。[1]

根据这些定义，有助于有效且成功地部署行动安

全/现场安全的框架是国家应急预案（NRP）和国家突发事件管理系统（NIMS）中详细介绍的事故管理系统/统一指挥结构（IM/UC）。仅适当地运用这些有条不紊的标准结构、实践和协议就能解决很多行动安全和现场安全问题。例如，2001年"9·11"事件余波过后，机构间的整合问题，包括建立指挥系统时制造的很多困扰世界贸易中心现场安全的问题，都可以通过在事件早期实施有效的事故管理系统/统一指挥结构，和立即建立必要的工作安全周界来大大地改善。本文的目的不是简单地重申实施事故管理系统/统一指挥系统的要求，因为这些系统随着国家应急预案及由此产生的国家突发事件管理系统的发布早已建立。另外，本文力图解决行动安全和现场安全在事故管理系统/统一指挥结构的框架内响应恐怖主义事件的作用问题。

■ 事件管理／统一命令为基础

每个在别人选择逃离时选择奉献自己一生担任响应工作的人，若没有完全了解自己在那道门外或那团烟雾另一边或临近角落附近所面临的是什么，必须要抵制"跑进去"的冲动。尽管这说起来容易，完成起来困难，但是在恐怖主义事件中，这些人要幸存下来为明天继续奋斗则取决于预计或知道即将面临的是什么威胁。由事故管理系统和统一指挥系统建立的组织协议仅是行动安全/现场安全能够高效、有力、成功建立所遵循的框架。换言之，事故管理系统和统一指挥系统是必需的但其本身并不充分。虽然实施事故管理和统一指挥并不是万能的，但对于我们补救从近期学到的沉痛教训，修复过去响应中固有的问题，及实

施行动安全和现场安全标准至关紧要。

通过采用和执行国家突发事件管理系统——事故管理系统/统一命令结构框架，结合指挥所的执法部门提供的人才和服务，解决并纠正了一大部分现场安全问题。然而，要注意到，这些问题并不都是与恐怖主义相关的[2]，并且在最紧急的事件现场应联合统一指挥观念。

多个执行机构在对地震进行的大规模响应过程中遇到的困难，与其在脏弹袭击事件的大规模响应过程中遇到的困难差不多。威胁的特殊性质使得行动安全/现场安全问题在恐怖主义环境中如此重要和独特。恐怖主义不可预测，使形势不可预测，需要快速和灵活地思考和行动，并做好周密的计划和准备。此外，把响应者作为目标以及把医疗设施和学校等作为"软目标"使得解决和设法确保个人安全和正在现场密切合作的那些响应者的安全问题更加复杂。

■ 历史与展望

在分析最近发生的很多重大恐怖主义袭击事件（包括 1993 年世界贸易中心爆炸事件及其之后的事件）的过程中，始终出现很多需要关注的领域。通过识别所有事件并集中当时响应中的隐患，以及说明响应系统如何改进，我们可以吸取经验教训并在未来事故中确立最佳实践。正如方才所言，这些关注点一般分成两类。第一类是在任何形式的灾难中都可能出现的，通过恰当地执行事故管理和统一指挥能够补救。这些关注点包括以下内容：

- 事件发生后立即营救受害者；
- 人员需求包括轮班以确保适当的休息，合适的个人防护装置，事件发生过程中正常紧急医疗服务/执法/消防的延续；
- 组织整合/通信互通性问题；
- 公共关系，包括与高官、媒体、慈善机构、受害者或失踪人员的家人的关系；
- 行动安全/现场安全；
- 其他要素的人员支持。

第二类的很多关注点是唯一针对恐怖主义的，仅通过实施事故管理和统一指挥不能予以解决。因此，这些关注点需要深一层的注意和创造力，内容如下：

- 寻找二次装置与针对现场和响应者的敌对威胁；
- 确立周界，控制进入；

- 交通管理和群众控制；
- 证据搜寻与保护。

■ 现行医学

行动安全/现场安全：一般性的挑战

不能夸大事故管理/统一指挥在促进行动安全/现场安全中发挥的重要性。也许行动安全/现场安全中的主要组成部分是响应者之间的沟通和协调，事故管理/统一指挥的主要焦点就是如此。下面章节中论述了行动安全/现场安全的各个方面，实施事故管理/统一指挥能够起到帮助作用，其中包括最近发生的恐怖主义袭击事件中的多件实例，在这些例子中，实施事故管理/统一指挥将会直接拯救生命和财产。此外，本文对如何在未来事件中处理这些问题提出了建议。

营救受害者

行动安全/现场安全的第一个挑战就是在事件发生后立即营救受害者。这是在恐怖主义事件发生期间和事件刚发生之后，所有响应者面临的最初也是最惊心动魄的问题。如前面简要提及的那样，所有响应者表明的特征是一种驱动特性，本能地冲上前去，崇高地做任何能做的事，快速营救尽可能多的生命。然而，为了响应者和受害者的安全，必须进行一些约束和组织，否则事件的总体后果可能会变得消极，出现不必要的人员死亡。"9·11"事件中的持久印象是成百上千的第一响应人员冲向现场，帮助这些恐怖袭击中的所有受害者。一个突出的例子是，2001 年 9 月 11 日发生在宾夕法尼亚尚克斯维尔镇的空难事件，那天有许多牵制、阻碍并防止了所有良好意愿的行动，因为响应单位，上班的和下班的，都赶往事件现场，他们或是自行前往或说服调度员增派帮助者，致使现场人员过多，严重拥挤。由此产生了混乱堵塞的现场，使得现场指挥和控制严重复杂化，周界维护也混乱不清。[3]

行动安全/现场安全领域主要涉及确保有效的响应，而不是无组织、存在潜在危险、无疑是不太有效的响应。实施事故管理/统一指挥结构可以减少报道过的拥挤现象，因为它规定不值班的响应人员除非是受到指挥，否则不应对事件作出响应。尽管行动原则命令，在你另外受到指挥之前要"就位"，但事实是很少存在这种情况。通过"接触飞机"现象可以看出[4]，作出响应的本能强烈而复杂，即在这种情况下，人们认为他们必须要在灾难现场，这样他们就能告诉任何的倾听者，"事件发生时"他们确实在那里。因此，地区政府和组织领导者义不容辞的责任就是强调并实行行动纪律，要求协调并严格遵守部署协议。另一个相关的例子是 2002 年 10 月发生的巴厘岛爆炸案。像所有响应者一样，巴厘岛响应者冲进去帮助受害者，尽可能营救更多的生命，这样做致使行动安全/现场安全不复存在，在另一起协调的二次袭击事件中，将更多人的生命置于危险之中。尽管很难对这些响应者的无私行动作出批评，但是通过理智和知识缓和这种情绪反应很重要，他们不仅必须要遵守约束和纪律，还必须要确保允许调查，将犯罪者绳之以法。

最后一个例子是世界贸易中心袭击事件中勇敢响应者的例子。在他们热情地冲进现场营救尽可能多的人群时，他们经历"视野狭窄"情况，使得他们忽视了对自身面临危险的恰当评估。虽然，我们在历史上没有参考点，这是一次"独特事件"，但事情的实际情况是袭击事件中使用的多架飞机是相当大比例的一种有效二次装置。

行动安全/现场安全需要了解可能最精确的情况，其中包括尝试立即营救受害者可能并不是最明智、最安全或最合适的做法。尽管延迟救援行动可能看起来就相当于放弃了我们的行动责任，违反了我们当中很多人的宣誓，但是在执行行动响应之前，通过花点时间对情况进行连贯的充分评估，最终可以营救生命。

人员需求

响应人员的安全需求是一个重大问题，在计划对影响大、易发生的紧急事件作出响应时要予以处理。在恐怖主义事件发生期间或之后，这些不同的需求可能非常复杂难解，需要耗费资源。[5]现场可能存在危险品，以及恐怖分子可能积极计划故意伤害或杀死包括响应者在内尽可能多的人，考虑到这种双重威胁，这些需求被进一步扩大。

这类情况一个非常好的例子是 1997 年发生在东京地铁的沙林袭击事件。日本医务人员没有合适的个人防护装置；圣路加国际医院的工作人员在治疗袭击事件的受害者之后，超过 20% 的人出现某种有害的身体影响。[6]若医院计划合理，为设施和工作人员做了装备，此外还定期训练所有员工，二次污染事件就会大大地减少了。

近期，众所周知的一个响应者缺乏合适个人防护装置的例子是 2001 年 9 月 11 日的袭击事件。早在作出响应的时候，现场发现了沉重的微粒石棉，之后识别出了氟利昂、镉和其他危险品，然而此时有的响应者还没有穿个人防护装置。[7]原因仅是没有足够可分配的装置，所以这可以归因于计划不周全和采购问题。这表明计划人员没有把握好事件发生范围，甚至不相信可能发生袭击事件，而且因为本应到位的设备没有恰当地分配到场，糟糕的物流才开始发挥作用。[8]

在传统意义上保护响应者的另一个重要方面是人员休息整理，这对于行动的成功和持续非常关键。虽然响应者时常愿意工作到筋疲力尽的程度，但这对于响应者、受害者和行动的有效性都是危险的。劳累导致决策不良、压力和失望增加以及判断力弱，进而造成更多的受害者。医疗职业一直并继续处理睡眠剥夺和疲劳的影响，原因可以直接追溯到疲惫的医疗人员所犯的错误。数个广为宣传的研究，记录了长时间工作在生死压力的环境下造成的影响，揭露了错误造成这些善意的专业人员治疗的患者发病率和死亡率增加。最近几年进行的研究显示，中度睡眠剥夺引起认知和运动能力损伤，损害水平相当于法律上规定的酒精中毒。[8]

任何协调响应必须处理的最意想不到的事就是受害者在救援响应人员和响应者当中。为帮助防止并确保人员合理安全地分配，事故管理/统一指挥创立了一个系统，事故指挥员通过这个系统可以给工作者安排换班，从而强制疲劳者休息，不管他们是否在当时意识到他们需要休息。

本文讲述的最后的人员需求是延续公共服务，包括从事件结束持续到恢复、缓和阶段的应急医疗服务、医疗、执法、消防。维持"9·11"对整个社会的响应能力应是一项重大目标，第一响应者必须要努力实现该目标。仅因为一个人在其社区正面临大灾难事件，并不减轻其确保计划工作可能达到最好的责任，维持社区内"所有"紧急事件受到恰当管理。显然，特别是在应急医疗服务情况下，具有一个可持续和强健的响应系统，能够始终处理任何一个和所有911电话呼叫，其财政是严格禁止的。已被广泛接受的责任分担是根据应急管理互助协约，在社区、地区和现在的州之间使用互助契约。[9]成功维持行动的关键是信奉这一理念并根据需要经常使用。此外，修订为统一行动制定的响应协议、确保互通性、有应用行动安全和现场安全策略的共同价值观，这些在"游戏日"都是必不可少的。

医院对它们的设施和员工分担相同的担忧。在为响应灾难制订计划的阶段，医院计划人员必须要花时间考虑许多他们以前不需要注意的问题。此类事宜包括增强安全、对流动患者的健康管理、个人防护装置、去污染策略以及员工培训和支持。2001 年飓风季节期间，佛罗里达州一家医院出现失误，导致了众多国家媒体的关注。在这个事件中，约 25 名佛罗里达纪念奥蒙德医院的护士因为在飓风弗朗西斯袭击期间没有工作而被解雇或暂停工作。护士因为没有打电话询问，没有露面，或是拒绝工作而被解雇，但是被暂停职位的护士是因为没有完成一次轮班。[10] 医院阐明，根据医院政策，急救护理人员在灾难事件发生期间必须工作。一些护士在回答媒体报道时称她们没有受到处理这些极端情况的培训，另外还质疑谁来保护她们的家庭。无论如何，事情的实际情况依然是，危机事件发生时，期望根据国家灾难计划安置职工工作并不成功，使得设施处于填补员工空缺与维持行动的为难之中。

灾难发生之后发生的另一个不幸事件是国内动乱和犯罪活动。警察在场时常会分散注意力，且他们集中在灾难事件现场，通常执法人员巡逻或部署的地方警察覆盖减少，如果在场的警察足够少，市民就可能或已经开始抢劫附近的住宅、商业区，在某些情况下他们会趁乱打劫应急救援设备。历史上无数灾难事件中可以找到这样的例子，如最近 2004 年 8 月发生在佛罗里达州的飓风查理登陆事件，2001 年 9 月 11 日发生在纽约市的袭击事件中，甚至有人控告救援者他们自己参与抢劫，但无事实根据。[11]

社区计划人员、响应者和应急服务人员也必须考虑可能出现事件造成危险区域使任何人无法进入或作出响应的情况。响应者必须要问自己两个问题并且诚实地作出回答：①在这样的情况下，响应者在救出群众、防止进入和确保事件发生区域仍受控制时，首要责任是什么？②如同切尔诺贝利灾难事件中必须要做的那样，响应者准备好疏散、重新安置、保护群众、有效地关闭相当大一部分或整个城市了吗？

恰当有效地部署执法人员是事故管理、国家突发事件管理系统和国家应急预案的一个关键方面。在策略上实行恰当执法，能够缓解勇猛者参与任何犯罪活动或任何形式的市民骚乱。策略实施也为现场的响应者进行更有效的协调做准备，提供更高水平的连贯性

以确保所有人员的安全，互相协调的行动、调查过程以及持续修复证据。

灾难事件，尤其是有重大火灾的灾难事件发生之后，消防署中存在一个类似的担忧。消防署的一般响应是冲进大火现场，如世界贸易中心，尽快控制威胁，解决问题。尤其是在二次恐怖袭击事件中，如果一个城市其他部分正巧发生火灾，间接危险可以想象。在对许多大规模灾难事件作出的各种响应中，互助的成就非常明显，尤其是在 2001 年 9 月 11 日事件中。应急管理专员时常谈到"二次"袭击，但是在面临不断发展的灾难事件时，多少负责响应和恢复的社区、机构或组织实际上有恰当的计划来进行控制、协调和有组织的部署工作？不管大部分人相信什么，也不管像"9·11"袭击事件一样恐怖的事件，美国还没有经历过真正超过受影响社区和乡村的响应能力的大规模人员受伤和死亡事件。作为响应者，我们必须重新考虑在 2001 年 9 月 11 日感受到的痛苦和震惊，当时有3000 人遇害，这是一个听起来像是无法想象的数字，但是对于我们的敌人来讲，3000 只是一次军事演习。

■ 整合

在响应任何紧急事件时，整合问题都应该慎重考虑，但是在大型事件中，这些问题却是决定性的。这类最明显的例子是 2001 年 9 月 11 日发生纽约市世贸中心袭击事件之后立即发生的事。1993 年，在救援世界贸易中心爆炸事件期间，消防人员和警察之间无线设备的互通性被认为是个主要问题，不幸的是，2001 年 9 月 11 日也出现了类似问题。因为无线电设备过负荷，在世贸中心 1 号高楼内的消防员不知道纽约警署（NYPD）直升机报道了高楼即将发生坍塌的消息，因此他们自己没有开始撤离。这种沟通的缺乏导致本应避免的伤亡人数增加。事故管理/统一指挥强调横向和纵向的信息分享，恰当地实施事故管理/统一指挥需要能共同操作的无线设备，世贸组织中心上空的纽约警署直升机应能够向消防署全体人员转播关于建筑物倒塌的信息，允许他们对事件有更充分的了解，并开始撤离。[12]

2002 年 10 月发生在莫斯科歌剧院的挟持事件是各机构没有整合造成的另一个悲剧例子，付出了生命的代价。车臣恐怖分子接管了剧院，声称将顾客作为人质，当俄国突击队向剧院内部打进一种毒性气体

时，致使恐怖分子和人质都不省人事，一部分人死亡。关于使用的征服车臣恐怖分子并使其丧失能力的气体类型，俄国当局拒绝并耽搁发布，致使医疗人员无法正确地诊断和治疗受到气体损害的接近650名人质，其中117人在营救中死亡。[13] 不幸的现实是，雪域特战队（执行突袭的俄罗斯特种部队）当局没有将医疗团体包括在内。如果雪域特战队调整了袭击，并在战术行动上将医疗部队包括在内，关键医疗沟通和协调就会使营救更加成功，拯救额外的生命，因为现场的医疗知识、治疗方法和响应能力会在需要时作出有效响应。

■ 新闻界和要员

公共关系是行动安全／现场安全的一个重要方面，因为媒体和受害者家人等外部因素可以使响应严重复杂化。缺乏关于媒体的行动安全／现场安全而引起重大问题的一个很好的明显例子是2002年10月在弗吉尼亚州华盛顿特区和马里兰地区发生的"环形公路狙击手"射击事件。这一对狙击手给警方留下说明，明确指出不要向新闻界转播，警方依其所述对媒体做了无数要求，不要报道涉及狙击手和警方交战的新闻。[14] 新闻界通过声名狼藉的"不具名来源"得到消息，并将其公之于众，不仅危害调查，而且使很多生命处于危险之中。由此产生的警方和狙击手之间的不信任妨碍了调查者和犯罪者之间的沟通，并且因为当局将焦点转移到损害控制上，阻碍了调查。

在对事件作出响应时，假如关系以一种受控的有效方式产生，则媒体可以作为一种重大资产。媒体在对事件作出响应时能够发挥积极作用和消极作用的一个例子是东京的沙林袭击事件。在作出任何响应行动期间，最常见、最令人沮丧的问题是缺乏沟通，东京事件也不例外。当地医院工作人员不知道他们遇到的医疗问题是由什么类型的危险品或污染物造成。医院和医疗人员处理这些未知病源时，通过收看收听当地电视广播意识到是什么物质。巧合的是，对沙林有经验的医生也在观看这个事件对人类的影响。观看了新闻报道的医生和医院相互沟通正确识别出了病因。同时，媒体因在人们遭受痛苦和死亡时忙于拍摄而没有帮忙将他们送往医院，受到了批评。[15]

对恐怖主义事件的媒体报道是一把双刃剑，这该由计划人员负责，确保让媒体在场的利大于弊。这将

需要一位公共信息官员（PIO），在事件发生之前经过训练，成功履行公共信息官员职责。该人士被整合到指挥结构中，帮助进行响应信息传播和媒体管理。

在重大灾难事件中，从2004年夏天州长约翰·埃利斯·布什乘飞机去访问飓风查理破坏地区到2001年"9·11"事件之后总统乔治·沃克·布什访问纽约市，各级官员的习惯做法是访问现场使人们安心。有必要实行严格的行动安全／现场安全以维持这些要员的安全，确保他们及其随行人员不会扰乱现场，阻碍调查。虽然这些要员的访问对于安定人心很重要，但是绝不能以成功执行当地、州级或国家级的响应计划为代价。如前所述，计划不能在真空中产生；针对社区能力在"标准的"日常条件下可能无法操作的任何事件，处理媒体和要员突击问题的计划必须成为社区响应的一部分。因此，开展见面会和计划会议必须要包括当地媒体等所有涉及的团队，主要目标是让所有参加者都有一份工作要做，在最坏情况发生之前制订计划，以一种安全合作的方式完成任务。所有自我意识、预想的假设、负面关系必须立刻进行检查。

■ 非现场的行动安全／现场安全要求

最后，响应行动中存在一些并非直接发生在事件现场的安全问题和人事支援问题，如联合或区域行动中心、联合或区域信息中心、多机构协调中心、资料室、食品分配和捐献接受站。尽管这些地点在地理位置上可能位于事件周界之外，但是仍然有可能成为攻击目标。这些关键区域易受到连累或各种手段的袭击，包括使用武器、炸药、犯罪行为以及散布危险品进行人身攻击。

一些类型的执法人员，不管他们是联邦执法官还是当地警察或保安部队，必须到场确保防护工作，并持续进行这些重要服务工作。社区策划者，城市、乡村突发事件管理者，以及所有参加相应行动的人在灾难性突发事件发生前定期见面，公布谨慎的相应行动原则，确保行动安全和现场安全，通过综合演练测试计划策略，这对于响应成功和持续绝对重要。

■ 恐怖事件中的行动安全／现场安全

仅采取和充分实施国家突发事件管理系统——事故管理／统一指挥框架来控制和克服大部分行动安全／

现场安全问题是不够的，需要注意的是大部分担忧、挑战和应急管理系统面临的问题，医疗、执法、安全以及消防对于恐怖主义事件和大规模杀伤性武器事件并不是唯一的行动。只有通过训练使所有使用一项计划或一个系统的人熟悉该计划或系统才能很好地实施计划或系统来缓解识别出的问题，避免新问题。在没有一致、综合和不间断的训练和演练的情况下，期望人们、机构、部门和社区能够使用设计的计划将所有人放在"同一张纸上"是不可能的，可以说是近似于疏忽。

例如，在发生自然灾害的情况下，多个机构作出的大规模响应依然存在很多内在困难。涉及调动人员、设施、资源的流动，外加情绪化及饥饿疲惫的受害者和那些少数一心想要利用危难中的受害者的邪恶人员，都造成了复杂情况，打乱了安排好的最佳计划。现在，再加上这样一个情景，同样的这群人在面临所有正常阻碍的情形要求作出响应，但是几乎没有时间去熟悉新计划，对计划的有用性、目的和操作指南的训练时间甚至更少。现在了解了现场普遍的情景，在本来已经混乱、紧张、非常令人沮丧的事件应再加上当前严重性和我们在后"9•11"事件时代面对的威胁特性。

恐怖主义的不可预测性呈现的情况是高度流动性，不仅受自然的反复无常或损坏建筑的物理现象影响，还受训练有素的恐怖分子的先进计划和自杀决定的影响。此外，普通恐怖分子不必害怕职业安全和健康管理要求，不必申请许可证，不必担心财政支持是否足够，没有劳动法或防止行动的法律规则，这样的例子不胜枚举。我们已识别的和那些最可能尚待发现的恐怖组织以一种有组织的、快捷、高效的方式犯罪、计划进行、训练并采取行动。

一个适合处理这种难理解威胁的组织结构，以国家突发事件管理系统——事故管理/统一指挥为代表，仅提供成功实施适当措施的方法。然而，这不是一个是否正确遵循策略的问题，而是一个需要什么特别策略的问题。计划绝不会提供实施资金、培训及教育资金、人员补充或加班资金、设备获取及维修等资金。任何计划只有与其基于的假设一样才才能好的，当那些有望使用一个计划的人还没有看到计划，没有受过执行它的训练时，该计划必定无用。

不只是那些最终确定为有关恐怖主义/大规模杀伤性武器的事件，在任何事件中，必须把处理关键问题的优先权给予行动安全/现场安全。这将使所有响应者熟悉行动安全和现场安全，并把这些政策制度化为我们一直做事的方式。

很多重大恐怖主义事件的事后报道清楚地显示出行动安全/现场安全的不足之处，因此各机构发展自己的恐怖主义/大规模杀伤性武器响应计划与国家突发事件管理系统——紧急事故管理/统一指挥系统合作时应重点强调和密切注意。

行动安全/现场安全担忧的第二分组有一个突出的汇聚特性的特征：这些担忧不能通过体制改革单独解决，在恐怖主义/大规模杀伤性武器袭击事件中它都是特别相关的。这种高度联系的清单对于现场管理来说，包括确立周界、进出管制、人员问责、证据保护和监管链以及搜索二次装置和威胁。解决这些区域的不足不仅需要有组织结构，还要将组织结构嵌入事件指挥结构中的突出位置。

■ 确立周界

有效确立周界时常是对袭击事件现场取得控制的一个重要方面。确立周界在维持行动安全/现场安全的所有方面都有延伸。创建一个多漏洞的或任意的周界不能确保部队保护，不能保护证据，不能保证提供监管链，也不能对进出现场进行控制。

1995 年美国俄克拉荷马州俄克拉荷马市发生的阿尔弗雷德•默拉大楼恐怖爆炸事件，对其作出的总体响应是关于周界正确与否的优秀模型。在爆炸事件发生后当天上午就迅速确立了三层周界：内部周界被设计用于限制只有经授权参与救援/复原工作和犯罪调查的人员才能进入，此外有一个为工作者提供缓冲的集结待命区和限制交通进入的警戒线。[16] 不幸的是，有效的周界无法立即确定，并且成百上千的好心人想要力所能及地提供帮助，很快占满现场。因为在危险现场的任何区域没有控制，在早期由于掉下的碎片就将一个汇聚的响应者——护士杀害。最终建立一个有效的周界是通过不同机构之间进行密切协调，恰当使用他们的能力，以及固定与建设围栏完成的。[16]

"9•11"事件中，在世界贸易中心现场出现了公认的更难堪的情况——"周界安全没有充分确立，使得大量多余人员进入"，很大程度上是由于创建适当的认证系统和建设围栏延期了 5 天。[16] 另外花费了 4 天在世界贸易中心建立安全区，其边界甚至接近设立在联邦大楼的周界。这种疏忽造成的影响是巨大的。

一个疏忽的例子是，在 1997 年在亚特兰大市郊区一家妇科诊所发生的爆炸事件中，据称埃里克·鲁道夫埋下了一个二次爆炸装置，定在全体人员到达对最初的爆炸事件作出响应行动时爆炸。一个美国有线电视新闻网络的摄制组正在拍摄对一个初次爆炸的目击者的采访，在影片中捕捉到了附近发生的二次爆炸。因为媒体和平民都被允许进入本应保护起来的现场周围，所以他们都有生命危险。未对现场进行控制，使没有卷入最初灾难性事件中的人们成为二次袭击事件受害者的可能性增加，危险品（如果存在）会传播到城市的更广区域，犯罪调查也将会受到阻碍或破坏。因此，恐怖爆炸原爆点需要特别注意形成周界，作为充分实行行动安全 / 现场安全的必要前提。

确保安全防范所需的合作和纪律不是，也不会在一夜之间产生，或因为这是正确的事。现场控制的所有方面必须要精心计划、练习，并持续不断地执行。期望两个完全相异的纪律在没有进行正确训练和教育的情况下一起使用并进行合作是不可能的。一大群人要跑进现场，为寻找受害者、幸存者并治疗伤者而把现场弄乱。另一大群人要求小心翼翼地保护证据，维持现场刚被发现时的样子。毫无疑问，每组人员都有生死攸关和非常重要的任务和责任，而且他们的任务和责任都同样重要。但是对于任何相应人员、机构、组织或部分来讲，希望这两种平行力最终在中间相遇，而没有解决分歧，确保两种工作及时有效地完成进行长期的专心工作，是天真的也是不负责任的。这只能在召开例会、教育会议和训练之前很好地完成。在事件发生之前未能解决该协调因素将导致响应成为类似刺耳的音调，而不是期望的交响乐。

■ 证据保护

正如前面已经陈述过的，确保证据保护是在恐怖事件 / 大规模杀伤性武器事件中维持行动安全 / 现场安全的另一个基础方面。思考一下俄克拉荷马州的《民事应急管理部行动后报告》，它概括了大量因为志愿者没有经注册或鉴定就参加到救援行动中而出现的一些问题。该报告指出："因为现场为犯罪现场，我们所有的志愿者需要经过极其严格的筛选才能在爆炸后的废墟工作。[16]" 幸好当局能迅速执行这项系统来纠正之前无阻通行的人们。仅从一楼就逐出 30 名未被

授权的"汇聚响应者"志愿者。

在 2002 年巴厘岛爆炸事件现场这个问题没有很好地处理。在那里，除了在响应中出现不可避免的情况之外，由于"民众的好奇心"，"犯罪现场看起来似乎被毁灭了，没有受到保护"，尽管事实上警方已建立了警戒线，但这已明显阻碍了调查。[18]材料移除、添加、毁坏或改变，不管是故意还是无心，或仅是无经验的志愿者寻找一个纪念物，其结果都对恰当地进行犯罪调查和确认负责人造成重大阻碍。在这些情境中，即使是最微小、看起来不重要的证据也时常证明是不可替代的，不能承受破坏。对没有受过训练的人来讲，恐怖主义袭击的后果是一堆碎片或混乱的人群。对训练有素的刑事侦查员来讲，现场是一个公路图，讲述事件发生之前及事件本身情况的完整故事。如上所述，通过严密防卫和受保护的周界以及不允许伪造安全认证系统，控制进入大规模杀伤性武器现场是保证犯罪现场完整的唯一方法。

■ 信息安全与交通和人群控制

在恐怖主义袭击事件中，信息安全和传播与交通和人群控制相互作用，构成了行动安全 / 现场安全一个极其重要的方面。在这种情况下，因为别处的活动影响现场本身内外的人群流动和物资流转，并对影响城市和袭击事件发生区域造成影响，因此行动安全 / 现场安全承担的范围非常广。恐怖主义的本性令人恐惧，特别是牵连大规模杀伤性武器的情况，不管是怀疑还是事实，都能够而且将会导致人群惊慌和混乱。在缺少官方准确及时的信息时，散布的谣言深入人心，可能导致灾难性公众恐慌。随着一个化学性或生物性事件暴发的报道，不受控制的大规模逃离这个城市的事件在发生，这将冻结控制袭击的尝试，将使更多人公开暴露。

下面介绍 1999 年飓风弗洛伊德来临时佛罗里达沿海一带的人员撤离情况："即使很多人不在撤离区，但他们在电视新闻中看到了卫星图上描述了巨大的飓风弗洛伊德比整个佛罗里达州还大就逃跑了……结果是一个交通梦魇。[19]"佛罗里达民众害怕 1992 年飓风安德鲁的回忆类似于今天全国对 2001 年 9 月 11 日的回忆。加上一些危言耸听的因素，如谈论飓风吞没了一个州或全市即将发生化学药剂释放事件，这些能轻易引起大规模骚乱。对恐怖主义灾难现场区域进

行完全控制需要在现场通过多种媒介发布信息，利用多种通信方法澄清谣言，着眼于指导民众采取适当的做法。应急响应管理人员和指挥员不能忽略事实上我们的社会是由以不同方式解释同一信息的不同文化组成的。牢记构成各个社区的文化、语言和教育障碍需要大量的准备工作来确保行动计划信息的完全共享。对整个周围区域同时进行交通和人群控制必须与信息控制相结合，确保现场工作受到支持与援助。

在局部地区控制人流量也很重要。市民急忙离开现场避免伤害或寻求医疗，很可能无意中携带了生物或化学危险品。根据已经介绍的药剂性质，没有控制好污染人群或其他材料可导致二次感染。1995 年，东京地铁系统的沙林神经性制剂袭击事件就是一个因为没有控制住污染受害者中的带菌者而造成困难和影响的例子。在那场事件中，4000 多人受到影响，一些受污染和排出废气的受害者没有经过官方运送就来到医院寻求治疗。这意味着接触沙林或可能就要接触沙林的大量人群在整个城市自由移动。幸运的是，袭击中使用的沙林，毒性不够强，不能导致更多人死亡，且出现的废气排放导致了疾病而不是死亡。

准备将去污资产带到现场的响应者、没有治疗寻求医疗救助的市民，引起在非专业化设施的医疗人员中二次暴露率高。因此，对事件发生区域的控制应包括能够将专业化治疗带到现场："暴露后，吸收在布料上的药剂可能通过布料以蒸汽的形式释放 30 分钟或更长时间。[6]"此外，因为沙林被很快放在一起，且纯度只有 30%，没有直接接触毒气散布装置的人不会引起重伤。[20] 但令人吃惊的是，如此不纯的化学混合物能够感染超过 20% 的医院工作者，他们治疗的受害者并没有直接接触沙林散布装置，而且是从现场运送至医院延长了一段时期。[20] 教训很清楚：对有生物、化学或放射性武器嫌疑的袭击事件作出的响应时，在现场区域内外建立流通人群控制对保护现场受害者和周围社区中的准受害者至关重要。

■ 二次装置或威胁

也许人们的担忧中最紧迫最忧虑的成分是二次装置和威胁把响应者和疏散的平民作为袭击目标。恐怖主义本身就形成一种明显高度危险的危害和挑战，但是可能发生的二次袭击在援助响应者中造成更多的人员伤亡的放射性尘埃，这使得事情的主要局面及控制

事件后果的任何尝试都复杂了。在很多情况下，恐怖主义的目的在于对尽可能多的人造成尽可能多的损害或伤害，所以不应将"后续"袭击仅作为一种边缘可能性，而要作为主要考虑对象。

之前提到的埃里克·鲁道夫及其所谓的参与中止诊所爆炸也与这有关。亚特兰大一家夜总会外面发生炸弹爆炸事件，在这一周之前的妇女诊所爆炸案发生，该地二次袭击事件的成功给响应者充分的警告，他们怀疑亚特兰大也有这样一种二次装置。幸运的是，响应者费尽心血找到了据称鲁道夫埋下的二次装置，在它杀害或伤害任何响应者之前将其卸除。多个国际恐怖主义组织使用类似的恐怖策略，尤其是大多数"皇家爱尔兰共和军"（IRA）以及被称为哥伦比亚革命武装力量（FARC）的哥伦比亚准军事游击团。"皇家爱尔兰共和军"游击队员武装力量"双炸弹操作策略，希望二次装置'捕捉'首先冲进现场的保安部队。[21]"敌人采用这种策略，考虑到他们的足智多谋和极佳的信息获取能力，确实不能不予以重视。

我们发现对这种情况的准备不足。在世界贸易中心的塔楼倒塌之后，最初救援阶段之后接着是大量的恢复工作。两个塔楼倒塌之后的约一天时间之内，已经有数千名工作者在现场工作。估计袭击事件发生后在原爆点的工作者和志愿者数量为 3 万 ~4 万。[17] 然而，"由于人们大力推进救援工作，并不把二次袭击风险作为优先考虑的事。[21]"没有在 4 天之内对紧邻的建筑物进行搜查，即使那时花费了数月时间才完成清理。没有标准程序去获取资源，如军事援助。如上所述，未能立即保护周界和控制人群进入现场，给袭击留下了途径。

另外，国家联邦灾难响应储藏在曼哈顿酒店，周围是用很多种响应机构的标志、贴标和识别标语装饰鲜明的响应车辆。在整个纽约市最明显的秘密是所有联邦响应者都在这休息、恢复和度过空闲时间。毫无疑问，由于大量易受攻击人员都在这个区域，实行精心策划甚至是紧要关头的二次袭击能引起非常多的人员伤亡。这样一场袭击会使纽约救援受创，但更重要的是，由于纽约和华盛顿特区的事件消息将传到不直接受事件影响的地区，在关键时刻的二次袭击将使国家受创。

很多策略可以应用到二次袭击中。环城公路狙击手——约翰·艾伦·穆罕默德和李·博伊德·马尔沃进行的疯狂杀戮证明了狙击手可能接受培训并用它引

起恐吓效应。除了大量激增的轻武器，强大精锐的武器，如用火箭推进的肩射枪、榴弹发射器和美国制造的毒刺导弹，能通过国际黑市得到，在非洲、中东以及全球的小规模游击队冲突中证明这些都是致命的。自杀式袭击有多种形式，包括用皮绳把汽车炸弹和炸药捆在身上，这些也都能产生毁灭性后果。因此，很明显目前既有真正威胁的例子又有令人担忧的例子，即人们没有对该威胁做好充分准备。纽约市警察署的报告使之更明显，"纽约市警察署缺乏系统的情报和威胁评估功能，'9·11'事件之后数周内在评估进一步的恐怖袭击风险方面有困难。[7]"

■ 结论

　　行动安全和现场安全是最重要的概念，可以通过认真综合的工作，做好行动安全和现场安全，在灾难性事件发生之前、期间和之后保护重要基础设施的安全。为确保人们信奉和促进行动安全/现场安全这一理念，"灾难日"之前应持续不断地保持与所有传统和非传统机构进行对话。这些"见面、问候、共餐"的聚会需要在开始前忘掉自我意识，确立一个以真正目标为导向的工作会议。建立理解备忘录，并详细说明所有机构和响应者的任务、职务和责任，这有助于工作关系的长期发展，共同致力于安全防范和保护生命安全工作。

参 考 文 献

1. Operations security : intelligence threat handbook. Available at : http : //www.fas.org/irp/nsa/ioss/threat96/part01.htm.
2. Maniscalco PM, Christen HT. *Understanding Terrorism and Managing its Consequences*, Upper Saddle River, NJ : Prentice Hall ; 2001.
3. Federal Emergency Management Agency. *Responding to Incidents of National Consequence : Recommendations for America's Fire and Emergency Services Based on the Events of September 11, 2001, and Other Similar Incidents*. FA-282-May 2004 : 34.Available at : http : //www.usfa.fema.gov/downloads/pdf/publications/fa282.pdf.
4. Federal Emergency Management Agency. *Responding to Incidents of National Consequence : Recommendations for America's Fire and Emergency Services Based on the Events of September 11, 2001, and Other Similar Incidents*. FA-282-May 2004. Available at : http : //www.usfa.fema.gov/ downloads/pdf/publications/fa-282.pdf.
5. Maniscalco PM, Christen HT. *Understanding Terrorism and Managing its Consequences*. Upper Saddle River, NJ : Prentice Hall ; July 2001 : 44.
6. Sarin poisoning on Tokyo subway. Southern Medical Association ; June 3, 1997. Southern Medical Journal 1997 ; 90 : 587-593.
7. McKinsey & Company. *Improving NYPD Emergency Preparedness and Response*. August 19, 2002. Available at : http : //www.nyc.gov/html/nypd/pdf/nypdemergency.pdf.
8. Metzgar C. Moderate sleep deprivation produces impairments in cognitive and motor performance equivalent to legally prescribed levels of alcohol intoxication. *Professional Safety* 2001 ; 46（1）: 17.
9. Emergency Management Assistance Compact Web site. Available at : http : //www.emacweb.org/.
10. The Associated Press. Nurses fired or suspended for not working during Hurricane Frances. *Sun-Sentinel*. Available at : http : //www.hirenursing.com/c/nursing/newsdetailx/nurses-fired-fornot- working-hurricane9417.htm.
11. WNBC. Small businesses cry foul after alleged lootings, but Bloomberg denies wrongdoing, plays up heroism of NYPD. November 19, 2002. Available at : http : //www.wnbc.com/news/1424628/detail.html.
12. Fire Department of the City of New York. *Increasing FDNY's Preparedness*. McKinsey & Company ; August 19, 2002 : 32. Available at : http : //www.nyc.gov/html/fdny/html/mck_report/toc.html.
13. Glasser SB.Russia confirms gas was opiate-based fentanyl.*Washington Post* October 30, 2002. Available at : http : //www.washingtonpost.com/ac2/wp-dyn?pagename=article&contentId=A40202-2002Oct30&notFound=true.
14. CNN. Witnesses recall telephone conversations during sniper shootings. October 31, 2003. Available at : http : //www.cnn.com/2003/LAW/10/30/muhammad.trial/index.html.
15. Japan-101. Sarin gas attack on the Tokyo subway. Available at : http : //www.japan-101.com/culture/sarin_gas_attack_on_the_tokyo_su.htm.
16. The City of Oklahoma City After Action Report : Alfred P. Murrah Federal Building Bombing, July 1996. Available at : http : //www.mipt.org/murrahfinalrpt.asp.
17. Federal Emergency Management Agency. *Responding to Incidents of National Consequence : Recommendations for America's Fire and Emergency Services Based on the Events of September 11, 2001, and Other Similar Incidents*. FA-282-May 2004 : 46-48.Available at : http : //www.usfa.fema.gov/downloads/pdf/publications/fa-282.pdf.
18. Pastika MM. Summary of the Bali blast case. *Feral News* Jan 2003. Available at : http : //www.asyura.com/2003/war25/msg/494.html.
19. Kriner S. Hurricane Floyd : filled with sound and fury,

signifying—traffic? October 12，1999. Available at：http：//www.disasterrelief.org/disasters/990928evacuations/. Nerve Agent：GB（Sarin）Available at：http：//cbwinfo.com/chemical/nerve/gb.shtml.

20. Organization for the Prohibition of Chemical Weapons. Chemical terrorism in Japan：the Matsumoto and Tokyo incidents. Available at：*http：//www.opcw.org/resp/html/japan.htm*. Sarin poisoning on Tokyo subway. Southern Medical Association；June 3，1997.

21. CNN. Real IRA guerrillas back to haunt London. March 4，2001.Available at：http：//www.cnn.com/2001/world/europe/uk/03/04/britain.irish.blast.01.reut/.

22. Senay E. Ground zero workers' health cloudy. September 11，2003.*The Early Show*. Available at：http：//www.cbsnews.com/stories/2003/09/10/earlyshow/contributors/emilysenay/main572586.shtml.

60 综合利用执法和军事资源紧急响应恐怖事件

Eric Sergienko

在恐怖袭击事件中，医疗和救援资源将用来响应定位、解救受害者、治疗并转移患者。同时，执法资源将用来响应调查、采访和收集证据。医疗行动会妨碍调查和成功检举恐怖活动。在医疗响应人员现场的移动能破坏或毁坏证据。然而，通过限制进入现场，执法会对医疗响应人员有效治疗患者并将其转移出现场的能力造成影响。

将执法响应与医疗响应结合起来需要协调各级行动：战术上，个体响应者必须并肩工作；行动上，统一指挥，必须在事件现场协调资源；战略上，必须制定资源和响应决策。急救医务人员、护士以及内科医生需要知道保留证据和犯罪现场管理。大规模死亡管理必须与证据处理一致。

此外，在大规模事件中，不管是什么类型的事件，军事资源可能对现场作出响应。军队有独特资源能够响应恐怖事件，包括检测大规模杀伤性武器（WMD）、去污和减灾。他们能起到增加平民团体的医疗、救援和执法能力的作用。然而，军队响应者及其平民请求者必须要理解使用军事资源的过程以及他们履行职责所遵循的规则。

必须在真实事件发生之前处理医疗响应者和执法人员之间的潜在矛盾。必须建立军队资产和平民政府之间的关系。通过确认每个机构在响应恐怖事件中扮演的不同角色，响应者可以更好地执行任务，事件指挥员可以更好地利用资源。[1-2]

2001 年 9 月 11 日袭击事件发生之后，紧接着发生了炭疽邮件事件，组织美国联邦和州响应恐怖主义事件的法律和行政管理框架发生了重大转变。了解过去 25 年中恐怖主义的犯罪活动和大规模人员伤亡事件的恐怖行动作出响应的趋势，有助于更好地理解这些变化。

■ 历史与展望

执法

自 20 世纪 80 年代以来，术语后果管理和危机管理曾用来区分救援者和调查者的作用。联邦紧急事务管理局（FEMA）将后果管理定义为保护公共健康和安全、恢复基本的政府服务、缓解恐怖主义后果对政府、商业和个人的影响所采取的行动。与之相反，危机管理是为确定、获取和计划使用资源以预期、防范、解决恐怖主义威胁或行动所采取的措施。[3]

后果管理可能维持在政府的最低级别中。如果地方级的资源能够满足对恐怖事件的后果管理，应最低限度地使用州或联邦资源。如果地方政府不能充分管理事件后果，它将会向州政府寻求援助。如果州政府不能满足事件需要，它则求助于联邦政府。在联邦一级，后果管理已经是提供民防机构的责任了。自 20世纪 70 年代以来，这就是联邦紧急事务管理局。

相比之下，因为危机管理的概念，感觉它已是联邦政府的一个功能。作为一种犯罪行为的恐怖主义，其概念是由阴谋破坏和间谍领域演化而来，该领域中充当敌国代理人的个人采取对政府和人民有害的行动。若扩展开来，恐怖主义行为是由跨国或非国家组织的犯罪表现。因此，根据《美国联邦法典》，在联邦法院起诉这些行为。20 世纪 80 年代，司法部被任命为执行危机管理的带头联邦机构，然后联邦调查局（FBI）被授权负责危机管理。[5]

对同一事件有两种不同的响应行动，其困难是救援和调查这两个实体都有一套不同的目标。两者都认为另一方没有全面观察事件。管理事件中的矛盾是这些机构单独执行目标的自然结果。此外，有相同职责的不同机构在竞争对现场的控制时有垂直矛盾。

1974 年通过、1988 年修订的《罗伯特·斯塔福德救灾和紧急援助法案》描述了联邦对灾难作出的响应。该法案没有特指恐怖主义。然而，它却规定法案中任何内容对除了联邦调查局之外的任何联邦机构的调查任务不作解释。[6]

1986 年，为响应副总统的反恐特别工作组，里根总统发布了响应恐怖主义的首个指导。尽管它主要计划为解决美国之外的袭击事件，但是它任命联邦调查局作为领导机构，处理恐怖主义行为。下一个关于恐怖主义的行政指导直到 1996 年才出现。

1993 年，美国领土上出现了首次大规模恐怖主义行为。世界贸易中心是简易爆炸装置的爆炸现场，事件造成 6 人死亡，1000 人受伤。一个 46 米宽、5 层楼深的区域被毁坏。在这场事件中，危机管理和后果管理职能之间矛盾最少。该事件最初被认为是变压器爆炸，结果引起火灾。为此，现场的指挥和控制主要由纽约市消防局（FDNY）执行。火场行动仅使用纽约市消防局的资源，并需要紧急医疗服务响应的互助。直到后来，它才发展成一个犯罪现场。然后联邦调查局的四名证据技术人员和烟酒枪械管理署的四名证据技术人员与当地纽约警署化学师一起对该区域作了最初的处理。事后报道显示，联邦和地方执法人员之间的矛盾最少。这些报道把这归因于一个已经建立的联合反恐特遣部队（JTTF），自 20 世纪 80 年代以来，该工作组就一直在纽约市。[7-9]

56 个有联邦调查局办事处的大城市都已建立联合反恐特遣部队。每个工作组都由联邦调查局特工和当地执法人员组成。当地官员被安排为美国执法官特别代表。他们分担共同的责任，聚集情报、调查并检举与恐怖分子相关的犯罪。尽管当地政府继续给其官员发放薪水，但是联合反恐特遣部队的资金主要通过联邦调查局提供。[10]

1995 年响应俄克拉荷马州的爆炸事件时，克林顿总统签署了《总统决策指令 39》（PDD-39）。作出响应所需资源大于当地政府或州政府可利用的资源。而且，该事件几乎立刻被公认为一次犯罪行动。尽管联邦机构立即参与响应，但是后果管理和危机管理职责之间几乎没有协调。《总统决策指令 39》为联邦在恐怖主义事件中指挥和控制事件制定了指导方针。它特别指定司法部为响应行动和危机管理的领导联邦机构。司法部部长把这一任务委托给联邦调查局。它指定联邦应急管理局为后果管理领导联邦机构。此外，它指明危机管理要比后果管理优先进行——联邦调查局依然负责现场，直到司法部部长将现场转交给联邦应急管理局。[11]

《总统决策指令 62》（PDD-62）指挥联邦机构在响应前为反恐怖主义和后果管理制订计划。它确定了国家级协调者管理安全、关键基础设施保护以及反恐怖主义。它在建立司法部、健康和人类服务部、国防部的前 120 个城市中，为这些部门准备大城市医疗突击队（现在称大城市医疗响应系统）提供任务指导。[12]

2000 年签署的《反恐作战方针计划》（CONPLAN）重申了司法部的角色是领导联邦机构，在响应恐怖主义时将责任委托给联邦调查局。就其本身而言，在司法部部长将控制让渡给联邦应急管理局之前，联邦调查局依然是现场指挥员。然而，在从关注危机管理过渡到创造一个集中所有作出响应机构的统一指挥环境方面，有许多要做的事。联邦调查局将建立一个联合作业委员会（JOC）充当统一响应中危机管理的中心。它的意图是与当地机构的事件指挥系统合作并为其作补充。[13]

2001 年 9 月 11 日，世界贸易中心再度遭到袭击。在异常大、明显更具毁灭性的袭击事件中，作出响应更大且更难以管理。此外，联合反恐特遣部队在为危机管理响应提供指导框架中起决定作用。有一种对证据处理的协调响应似乎对援救工作影响最小。纽约市消防局和其他援救机构因其在城市搜索与营救方面有专门技术，其资源延续远远超过了援救阶段。对于"9·11"事件最为严重的担忧不是执法和救援之间的矛盾，而是缺乏协调沟通，这可能引起不必要的发病率和死亡率。警方指挥官在收到表明建筑物有可能倒塌的信息后，命令其人员从该建筑物撤离，但是并没有将此信息转告消防人员。[14]

五角大楼袭击事件的成功响应管理可主要归功于第一响应者和阿林顿消防部门全体成员的能力，表明了自己是事件的指挥员。直到完成最初的救援和恢复行动，作为领导的一个机构负责指挥，而其他机构积极地为事件管理做贡献。[15]

2003 年 9 月，颁布了《初始国家应急计划》（INRP），此时《最终国家应急计划》正在制定中。《初始国家应急计划》利用现有文档混合响应模型增加事件现场建立和谐关系的可能性。

当《最终国家应急计划》签署之后，它将成为指导性文件，指导联邦对恐怖主义作出响应，代替《联邦应急计划》、《初始国家应急》计划以及《反恐作战方针计划》。它描述了国土安全部在响应恐怖主义行动中的任务。它提议着手建立一个更统一的指挥系统，指定主要联邦官员（PFO）为现场的高级总联邦官员。该计划用国土安全总统指令 5 为指导，将消除后果响应与危机响应之间的区别[16]。

军队

自联邦成立以来，军队就参与支援平民灾难。使用军队作非执法响应是合法的，在法规和案例法中有明确说明。军队执行了自然灾害事件中的特别减灾任务，不仅对邻近平民社区发生的突发事件（如1906年旧金山发生的地震）立即作出响应，还经国会批准进行持续工作。直到 1950 年《联邦民防法案》，国会才将军队在平民灾难中的固定任务编成法典。之后该内容扩展至 1974 年的《罗伯特·斯塔福德救灾和紧急援助法案》及其 1988 年的修正案中。

然而，关于使用军队支持民事执法常有令人担忧的事。起初，各州担心联邦政府维持常备军。在内战后的重建时期，美国使用联合军队维持南方各州的秩序。这时候各州对军队行为的反应是在民事执法中要限制使用军队。民主党的国会认为军队实施投票法导致民主党竞选总统失败，因而在 1878 年通过了《地方保安队法》。地方武装团队（posse comitatus 是拉丁语，意思为"限权"）历史上是一批有能力的公民，在县警长的指挥下执行法律。目前，根据 1385年颁布的《美国联邦法典》第 18 项，禁止陆军和空军充当地方武装队或执法的其他形式。这项条款通过国防部政策扩至海军和海军陆战队。

自《地方保安队法》通过以来，军队响应自然灾害，支援平民团体。《地方保安队法》也没有完全排除使用军队援助执法。它还允许军队镇压暴动，控制人群。最后一次大规模使用《美国联邦法典》中的条款是在 1992 年，那时总统乔治·布什为响应洛杉矶暴动，部署了 4000 多名陆军和海军部队以及"联邦军"（作为美国陆军一部分使用）4000 多名加利福尼亚国民警卫队士兵。需要注意的是，《地方保安队法》中没有对海岸警卫队作出规定。作为国土安全部的一部分，海岸警卫队是美国主要的海事执法局。其责任包括缉毒、控制外来移民以及港口保卫。[17]

《罗伯特·斯塔福德救灾和紧急援助法案》视国防部为一种资源，州政府可能向总统请求使用该资源。在一场预期为自然灾害的事件中，总统可以指挥国防部长给响应提供时间长达 10 天的军事资源。一旦宣布灾难，通过规定的联合指挥办公室可以获得资源。国防部在所有这些响应模式中承担的费用可受到补偿。

此外，根据立即响应的理念，当地指挥员可以使用他可以利用的任何资产，为邻近平民社区提供援助。该立即响应只用于防止生命安全损失，将财产损失减到最少。传统上，执行立即响应的时段通常被认为是一场灾难的前三天。这段时期过后，请求援助要经过建立的危机管理或后果管理渠道（例如，州总督要向总统请求援助，然后总统派给军队任务以提供援助）。根据立即响应的理念，当地指挥员可以在可能存在生命损失或肆意财产破坏或恢复政府职能时，为执法提供支持。[18]

■ 临床前沿

执法

当地执法人员要对恐怖主义事件现场作出响应，因为这可能是任何主要犯罪的现场。其理念是必须将现场的人员数量减至最少，使他们对现场的污染保持在最低限度。他们将会建立内部和外部周界，并尝试追踪进出现场的人员。正如世界贸易中心的爆炸事件，执法人员要处理证据，要尽可能减少人员参与。

如果 56 个大城市区域中有一个城市有联合反恐特遣部队，那么，联邦调查局或当地警方可能针对确定事件起因立即作出响应。联合反恐特遣部队过去一直比传统的情报部门在确定是不是恐怖主义事件方面要迅速得多。

最初的联邦执法响应要评估现场，确定事件是否是由恐怖袭击造成的。一般由当地联邦调查局特工主管（SAC）做这项工作。如果特工主管确定这可能是恐怖主义事件，就会设立一个危机管理组。危机管理组会开始协调恐怖主义事件危机管理方面的工作。最初，他们将建立联邦调查局指挥所，与处理后果管理的第一响应者指挥所协调工作。理想上，在国土安全部的联合指挥办公室和当地、州和地区紧急行动中心的支持下，会发展成为一个统一指挥结构。[19]

国土安全部在确定恐怖主义事件发生的 4~12 小

时之内会设立联合指挥办公室。实质上，联合指挥办公室的职能如同建立在事件指挥系统中的地区指挥部，或类似于一个地区紧急行动中心（图60-1）。它包含一个协调组、行动组、管理/财政组、后勤组以及一个与用于地方级的事件指挥系统并行的计划管理组。

协调指挥组包含了作为联邦整合指挥官的联邦紧急事务管理局高级代表和作为高级联邦执法官的联邦调查局特工主管，主要联邦官员负责协调其工作。所有参与响应行动的联邦机构同样都有联络人及州代表和地方代表。

国内紧急支援团队（DEST）是一个可立即部署的跨部门支援团队，给现场指挥员带来从联邦政府获得的宽广专业知识。国内紧急支援团队一般会立即部署到需要联邦支援的事件中。那时该团队可能会成为联合指挥办公室的核心。[20-21]

自从1996年以来，联邦调查局就有一个危险物品响应单位（HMRU），负责在危险环境中收集证据。被联邦调查局总部部署到危险物品释放现场，不管是意外释放还是蓄意释放，危险物品响应单位都能够在恶劣的环境中像处理犯罪现场一样对该事件现场进行处理。除了危险物品响应单位之外，指定的联邦调查局外地办事处维持在较少的数量，但有类似装备的危险物品响应团队充当地方事件的立即响应资源。此外，联邦调查局响应将包括一个证据响应团队，该团队由8~50名地方办事处成员组成，负责处理犯罪现场的证据。[22]

救援者需要进入大规模杀伤性武器释放现场。然而，为了将现场污染风险最小化，已为应急管理系统和消防员团体发展了多条路线，识别刑事事件或恐怖主义事件，使现场污染最小化，并向执法人员叙述犯罪现场信息。[23]

军队

公民支援是国防部规定的在国内突发事件、制定的执法和其他活动中，支援美国公民权利。国防部在其适当参与且其角色有确定清楚的目的时，承担公民支援任务。一个类同于公民支持的术语是民政事务的军事援助（MACA）。这是对使用军事资源响应平民事件的宽泛定义。

所有军事力量指挥员的任务首先是保护其资源和人员，为作战任务做好准备，向上级反映情况。这之后，多余资源可致力于平民事件中。在《美国联邦法典》中规定了民政事务的军事援助领域的很多类别。民政事务的军事支持是应用军队资源响应平民突发事件或灾难。使用频率渐增的其他术语是民政事务的防卫支持。当前国防部指令3025.1对该支持进行指导。[24]

内乱的军事支持是利用军事力量平息内乱。使用联邦军事资产需要得到总统的行政命令，明确指明资产部署地点。使用军事力量的关键是公民权利保留指挥和控制军事资源。

执法机构的军事支持是给民事执法机构提供技术援助。包括平民无法获得的军事资源，如空中侦察，使用这些资源的技术援助以及战术建议。不包括实际执法权。另外，国防部有权对有关美国总统的任务，向美国特工处提供支持。这些支持可能包括空运、沟通、医疗和爆炸性军械处理支持。

国防部指令3150.5对简易核装置（IND）响应作了概述。它将所有简易核装置释放假定为恐怖主义

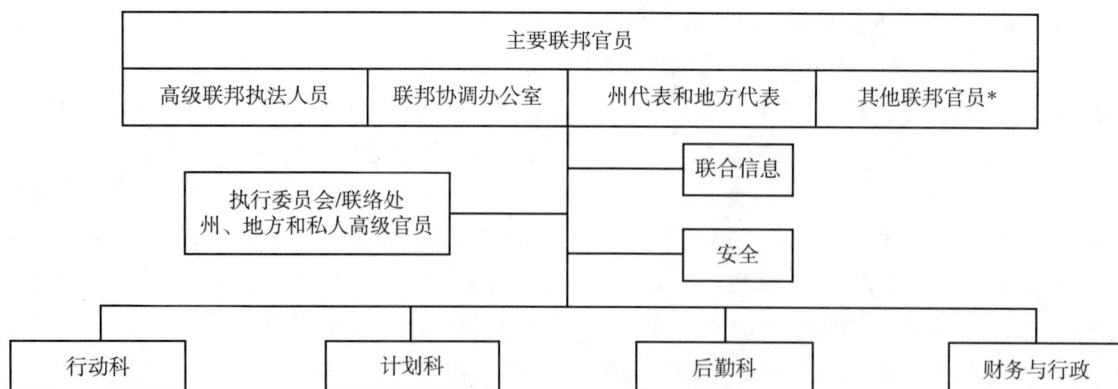

图60-1 联合指挥办公室组织

*包括国防协调官员（DCO）。

行动，并设立联邦调查局为领导机构。它设立陆军为国防部领导机构，负责对无关于其他国防部资产控制的财产的简易核装置释放事件作出响应。

尽管公民对大规模杀伤性武器的响应增长，国防部包括其国民警卫队及后备军组成部分，仍是响应大规模杀伤性武器释放事件所用资源的最大储藏库。为此，人民希望在大规模杀伤性武器释放事件中国防部应作出响应。然而，响应不是自动的，这取决于当地军事指挥员是否具有可用于响应的资源。当地政府若能够获得邻近的国防部资产，应尽量确立理解备忘录和互助协议，以便在立即响应模式中使用的资源能自由穿过边境。当地政府或州政府使用这种模式向基地指挥官或地区指挥官请求援助。[25]

请求使用军事资源的初始途径除了通过立即响应之外，还可以通过州总督向总统提出请求。总统再将这项请求委托给国防部部长。国防部部长将其转给军事支持主管（DOMS）。军事支持主管监督国防部的行动人员，在公民突发事件中协调使用军事资源。直到联合指挥办公室建立以及国防协调官员（DCO）到位，验证所有任务请求，确认可用单位，启动部署命令（图60-2）。

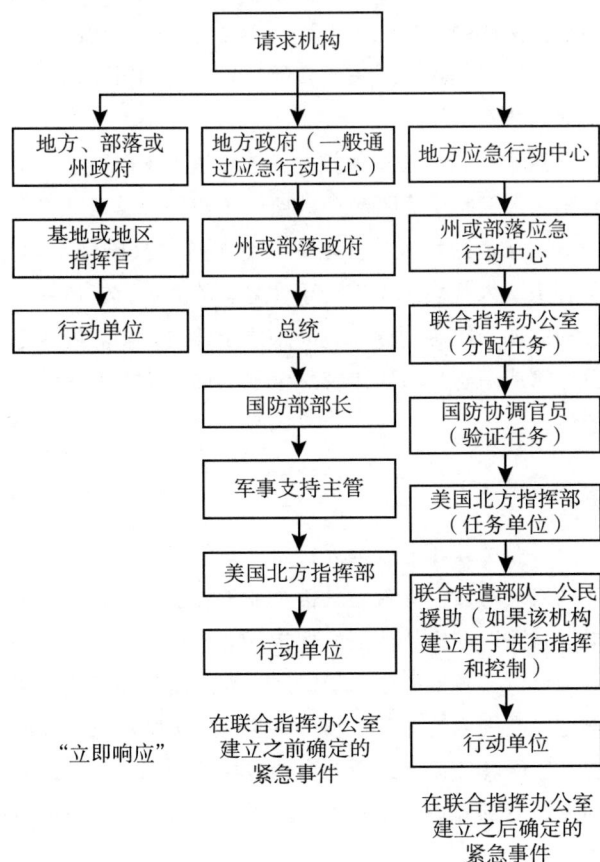

图60-2 请求军事支持的路径

EOC- 应急行动中心

国防协调官员在联合指挥办公室担任国防部高级代表。一般国防协调官员是高级官员（陆军上校、海军上校或将级军官），负责在事件中协调国防部内的所有元素，负责验证联邦协调官员或主要联邦官员提交的任何请求。由一批有经验的应急计划人员和管理者组成一个国防协调单元，负责协助国防官员的工作。

应急准备联络官（EPLO）是高级军官，一般是后备军人，负责协调联邦计划与州和地方机构的关系。一位应急准备联络官与一个州和一个联邦应急管理局地区相联系。一般在任职期内，他们参加计划会议，在桌面上解决问题，并参与综合演练。真实事件发生时，应急准备联络官会活动起来，继续担任地方和州响应与国防部响应的全职联络员。如果联合指挥办公室建立，国防协调官员就位，应急准备联络员就在该办公室的指挥下，在有组织的响应中依然继续执行其任务。[26]

美国北方指挥部（NORTHCOM）是一个指挥和控制机构，负责组织国防部资产进行有效的国防安全响应。该机构建立于2002年10月，其运行控制下的资产数量最少。更确切地说，它充当计划和协调响应的交流站。在事件发生期间，美国北方指挥部在国防协调官员设立之前接受军事支持主管分派的任务，或在国防协调官员活动起来后接受其分派的任务。

联合特遣部队公民支援队（JTF-CS）是北方指挥部的司令部，在化学、生物、辐射、核或爆炸事件（CBRNE）发生之后，负责指挥和控制国防部的资产。它是位于弗吉尼亚州门罗要塞的常备特遣部队，由"联邦军"国民警卫队上将（国民警卫队士兵通常为国家效力，但当联邦军成为一种正规军资产时，他们也参与公民支援）指挥。当受到北方指挥部指挥官指挥时，联合特遣部队公民支援队将部署到事件现场建立对国防部军队的指挥和控制，为民事当局提供军事援助。联合特遣部队公民支援队集中于后果管理，在响应中向领导联邦机构（联邦应急管理局，或在发生国外事件情况中，领导机构为国防部）报告情况并与其密切合作。一般情况下，国防部协调官员隶属于联合特遣部队公民支援队职员，担任特别助理，将继续集中于验证任务和批准使用国防部资产。

海军陆战队化学生物立即响应部队（CBIRF）是一个军营大小的单位，能够部署到大规模杀伤性武器事件现场。它拥有大型完整医疗单位，其中有急诊医师、环境健康专家和医药技术人员。其上层指挥部是第四海军陆战队远征旅（MEB），反恐（AT）第四海军陆战队远征旅有数个其他较小的单位，可能被分派去执行国土安全或国防任务。一般情况下，海军陆战队化学生物立即响应部队设在华盛顿特区南部。但是它时常被派去支援国家特殊安全事件。

陆军已将大规模杀伤性武器响应人员组成一个单一组织——守卫队。该守卫队位于马里兰的阿伯丁试验场，由总部、化学生物迅速响应团队（C/B-RRT）和技术护送分队（TEU）组成。一般认为守卫队将最终转向指挥化学生物辐射核爆炸事件。

陆军的化学生物迅速响应团队可以从守卫队迅速部署资产，对潜在化学或生物事件进行评估。其任务是在响应化学生物辐射核爆炸事件时，协调国防部所有资产使用活动。

技术护送分队是军营大小的现役陆军部队。其存在时间超过 60 年。最初该部队的形成是为了在运输化学弹药期间提供技术支持，现在其任务已扩大至响应化学药剂或生物制剂释放或潜在释放事件。该部队的主要焦点是对可能用于传播的化学药剂或生物制剂的弹药实施安全操作。一般技术护送分队以较小的团队进行部署，人数少于 12 名。该部队的小团队被广泛部署至海外，但它还会参与国家特殊安全事件。

大规模杀伤性武器公民支援团队（WMD-CST）是全职国民警卫队，负责为地方事件指挥官提供情报收集和通信能力。这些团队属于州资产，经由州的副官长（国家的国民警卫队指挥官）向总督报告。大规模杀伤性武器公民支援团队由 22 名现役警卫队士兵组成。每名警卫队士兵都受到大规模杀伤性武器管理的各种方面的广泛训练。作为一个团队，他们能够提供识别威胁建模、减灾、医疗审定以及提供建议，并能将此传达给主题专家。大规模杀伤性武器公民支援团队能在这些领域给事件指挥官提供建议。一旦到位，他们可以担任地方事件指挥结构和即将到达的国防部资源之间的初始联络官。然而，他们没有提供深入的大规模去污、治疗或护理服务。

空军辐射评估小组，可以从得克萨斯州圣安东尼奥市调度，旨在响应涉及辐射突发事件，从放射性同位素释放事件到大规模杀伤性武器事件。他们执行分析放射量测定、有害辐射防护学和烟羽建模工作。

陆军、空军和海军的医疗司令部一直是可调度的医疗资产。空军的远征医疗支援（EMEDS）就是一个例子。空军的远征医疗支援是一个模块化的响应战地医院，围绕中央复苏区域、手术室和特护病房模块建立。基本的空军远征医疗支援能够在数小时内通过单程的 C-130 飞机运输，能分成背包大小的装载量，具有充足的物资能够对多人进行复苏治疗和完成 10 次手术。额外床铺和辅助设备功能可按需增加。

■ 隐患

执法

这里谁负责？谁负责什么？在潜在恐怖主义事件中，指挥与控制已从分开的执法和救援响应与分开的地方和联邦效应发展成一个统一的指挥结构，平等地对待所有响应机构。在主要联邦官员的主持下，指挥结构应做到处理好事件中危机管理问题和后果管理问题，在文件中就是这样设计的。当前指挥结构的隐患是其中的工作人员过去一直是负责自己的行动，而现在他们共同工作。[27]

病患照顾与证据保护——这真是恐怖事件中的阴和阳。我们给予患者越多的照顾，我们就越可能弄乱犯罪现场，毁坏证据。当参与到恐怖主义响应中时，不管是从大规模人员伤亡事件管理的立场，还是从法院的立场，应急管理人员必须停止评估现场。内科急救专家或消防员可能是特殊证据的第一个或许是唯一的证人。

军队

军队的使用过程描述良好。对于接近一场突发事件的武装力量，不管它是否牵涉恐怖主义活动，当地指挥官可以在应急响应的保护下进行指挥。采取这些行动可以拯救生命或保护财产。如果发生的事件不属于这些类别中的任何一类，不应请求军队部署，他们也不应同意。另外还应考虑响应持续时间。通常，人们理解立即响应的时间是事件发生后的前 72 个小时左右。

一个需要进一步澄清的概念是最接近。一个指挥官远离现场，但却离可利用的稀缺资源最近，他能将那些资源调至事件现场吗？

指挥官使用立即响应机制的一个担忧是他的行动费用是否由政府报销。军队采取的所有行动及其平民合作伙伴提出的所有请求都应详细地做好记录，以便日后要求成本计算时能够作为证明。

《地方保安队法》不适用于在非执法情境中使用军事资源，这点很明确，但还是有人表示担心军队会参与民事纠纷。为使这些担忧减至最少，军队应仅在经过验证的任务中使用。而且，不应把军事资产放在有人可能在没有经上级明确指示就能取得致命武器的位置。

参 考 文 献

1. Anonymous. Preface. In : *National Interagency Management System*. Washington, DC : Federal Emergency Management Agency, Government Printing Office ; 2004.

2. Homeland Security Presidential Directive 5 : National Strategy for Homeland Security. Washington, DC : Office of the White House ; 2002.

3. Anonymous. Appendix A : definitions and acronyms. In : *Regional Emergency Coordination Plan*. Washington, DC : Metropolitan Washington Council of Governments ; 2002.

4. Clinton W. *Presidential Decision Directive 39 : US Policy on Counterterrorism*. Washington, DC : 1995. Available at : www.fas.org/irp/offdocs/pdd39.htm.

5. Carlson J.Critical incident management in the ultimate crisis : counterterrorism. *FBI Law Enforcement Bull*. 1999 ; 68（3）: 6–8.

6. Sub Chapter IV : B emergency preparedness. In : *The Robert T. Stafford Disaster Assistance and Emergency Relief Act, as amended, 42 USC 5121, et seq*. 1988 : 36–46. Available at : www.dem.dcc.state.nc.us/mitigation/Library/Stafford.pdf.

7. Fusco A. Overview : chief of department. In : United States Fire Administration. *The World Trade Center Bombing Report and Analysis*. Emmitsburg, Md : Federal Emergency Management Agency ; 1993 : 1–23.

8. Goldfarb Z, Kuhr S.EMS response to the explosion.In : United States Fire Administration. *The World Trade Center Bombing Report and Analysis*. Emmitsburg, Md : Federal Emergency Management Agency ; 1993 : 92–110.

9. Martin RA. The Joint Terrorism Task Force : a concept that works—FBI-New York City Police Department. *FBI Law Enforcement Bulletin*. 1999 ; 68（3）: 9–10.

10. Cumming A, Masse T. Intelligence Reform Implementation at the Federal Bureau of Investigation : Issues and Options for Congress. 2005, CRS Report for Congress. Available at : www.fas.org/sgp/crs/intel/RL33033.pdf.

11. The Subcommittee on Economic Development. Public Building and Emergency Management Hearing on Combating Terrorism : Options to Improve the Federal Response. Available at : http : //www.house.gov/transportation/pbed/04-24-01/04-24-01memo.html.

12. Anonymous. *White Paper on Presidential Decision Directive 62 : Protection Against Unconventional Threats to the Homeland and Americans Overseas*. Washington, DC : 1998. Available at : http : //www.fas.org/irp/offdocs/pdd-62.htm.

13. Anonymous. Chapter IV : Concept of Operations. In United States Government Interagency Domestic Terrorism. *Concept of Operations Plan（CONPLAN）*. Washington, DC : 2001 : 19–26. Available at : www.fbi.gov/publications/conplan/conplan.pdf.

14. Kean T, Hamilton L, Ben-Veniste R, et al. Chapter 9.2 : September 11, 2001. In : *The 9/11 Commission Report*. Washington, DC : Government Printing Office ; 2004 : 285–313.

15. Kean T, Hamilton L, Ben-Veniste R, et al. Chapter 9.3 : Emergency response at the Pentagon. In : *The 9/11 Commission Report*. Washington, DC : Government Printing Office ; 2004 : 311–4.

16. Department of Homeland Security. National Response Plan. Washington, DC : Department of Homeland Security ; 2004.Available at : http : //www.dhs.gov/dhspublic/display?content=3611.

17. Brake JD. *Terrorism and the Military's Role in Domestic Crisis Management : Background and Issues for Congress*. Washington, DC : Congressional Research Service ; 2003.

18. Anonymous. Immediate response. In : *Department of Defense Emergency Preparedness Course Handbook*. Fort MacPherson, Ga : Department of Defense ; 2004.

19. Rohen G. WMD Response : Integrating the Joint Operating Center and the Incident Command System. *Police Chief Magazine*. 2001. Available at : www.iacptechnology.org/Library/ WMDResponse IntegratingJointOpsandIncidentCommand.pdf.

20. Anonymous. Emergency preparedness and response. In : The National Strategy for Homeland Security. Washington, DC : Department of Homeland Security ; 2003 : 41–5.

21. Anonymous. National Response Plan. In : *Department of Defense Emergency Preparedness Course Handbook*. Fort MacPherson, Ga ; Department of Defense ; 2004.

22. Fletcher WD, Field VV, Wade C. FBI Laboratory. Available at : http : //www.fbi.gov/hq/lab/labhome.htm.

23. Anonymous. *Weapons of Mass Destruction Crime Scene Management for Emergency Responders : Compendium of Federal Terrorism Training Courses*. Washington, DC : Department of Homeland Security ; 2004.

24. Atwood DJ. *Military Support to Civil Authorities（MSCA）: Department of Defense Directive 3025.1*. Washington, DC : Department of Defense ; 1993.

25. Taft WH. *DOD Response to Improvised Nuclear Device (IND) Incidents : Department of Defense Directive 3150.5.*Washington，DC：Department of Defense；1987.

26. Anonymous. *Army Emergency Preparedness Liaison Officer (EPLO) Program. FORSCOM Regulation 140-12.* Fort Mac-Pherson，GA；Department of Defense；2001.

27. Smithson A. *Prepared Statement Before the House Committee on Government Reform，Subcommittee on National Security，Veterans Affairs，and International Relations and the House Committee on Transportation and Infrastructure，Subcommittee on Economic Development，Public Buildings，and Emergency Management.* Washington，DC：2001. Available at：www.house.gov/ transportation/ pbed/04-24-01/smithson.html.

61　核灾难管理*

George A. Alexander

2001 年发生的"9·11"事件和世界范围内的核材料扩散事件，包括盗窃和走私，增加了因恐怖分子利用辐射作为武器而造成核灾难发生的可能性。迄今为止有两次威胁使用辐射作为恐怖武器的记录事件[1]，均发生在俄罗斯。1995 年，车臣叛乱分子在莫斯科公园埋了一个铯 -137 "脏弹"，并在将其引爆之前向媒体发出了警报。1998 年，在车臣共和国铁路线附近发现了一个装有放射性物质的集装箱，系在一个地雷上。

核灾难可以发生在不同的场景。一种极端的情况将会是恐怖分子使用 1 万吨低产核武器进行恐怖袭击的威胁。恐怖分子使用核装置或放射性物质进行核袭击，其威胁不是一个如果的问题，而是何时发生的问题。因为媒体对此种袭击的关注增加，很多人已开始意识到其威胁。为核袭击或核事故成功地制订计划应当成为当务之急。

本文介绍了核灾难管理的重要概念。目的是提供对核灾难的威胁和影响的一个基本理解，包括事故和恐怖事件。本文对核时代的发展、核军备竞赛和现在的担忧作了简单的历史综述。它强调了医疗专业人员通常会误解的一些辐射损伤的物理和生物基本原则。本文回顾了各种核灾难情况，总结了医疗管理原则，强调了核灾难管理中的障碍。

■ 历史与展望

随着 1896 年发现放射性，20 世纪早期，对原子物理学的理解迅速增长。[2] 欧内斯特·卢瑟福被公认为是核子物理学之父。1908 年，他因为"调查元素分解和放射性物质的化学成分"而获得诺贝尔化学奖。[3] 他在英国剑桥大学直接负责培训许多物理学家。以后者身份，他还间接负责全世界许多大学的很多核物理学研究。这些研究是由他以前的学生进行的，用于开发核时代。

1938 年柏林的哈恩和斯特拉斯曼描述了核裂变现象。[2] 他们推断当铀被中子轰击后，原子核会分裂成质量相当的两部分，并释放出巨大的能量。该观察结果导致了曼哈顿计划并最终制造了原子弹。[3]1942 年费尔米完成了首次控制自动核反应。[3] 1945 年 8 月在日本的广岛和长崎首次引爆了原子弹（或裂变式原子弹）。

发展原子弹最终将会导致更具毁灭性的氢弹的发展。20 世纪 50 年代，从事氢弹（聚变弹或热核弹）工作的理由是基于一个它产生更少的放射性尘埃的事实，因此它被认为是一个"更清洁"的核武器。[4] 后来开发的增强辐射武器（中子弹）将对建筑物的爆炸冲击和高温影响减小到最少，并将中子对生物体的影响最大化（例如，杀死坦克中的全体人员而不会引起很多附带损害）。[4]

在"冷战"期间，美国和苏联的核武器竞赛持续了 30 多年。截止到 20 世纪 80 年代初，估计全世界的核弹头数量超过 4 万枚。[5] 这些弹头的爆炸力范围相当于从 100 吨到 2 亿吨以上的烈性炸药。在同一时期，核军火库的总威力被认为相当于 100 万个广岛原子弹或 130 亿吨 TNT 炸药（三硝基甲苯）。

随着 20 世纪 80 年代"冷战"结束，大决战——美国和苏联之间的核战争，其中 2 亿美国人可能无法

---

* 本文表达的观点仅代表作者本人，不代表国家癌症研究所、国家卫生研究院或卫生和公共服务部的官方政策或立场。

在战争中幸存——的威胁消除了。[6] 然而，这种表面上大决战综合征的减轻很短暂，因为现在的 21 世纪仿佛更加危险，难以预测。自 1962 年古巴导弹危机以来，有人在愤怒或报复时可能引爆核武器的风险或许要大于其他任何时候。[7] 此外，核武器野心不仅蔓延至国家，还蔓延至恐怖组织。奥萨马·本·拉登谈到获得核武器是一种"宗教责任[7]"。

今天，核武器最可能的威胁是基于恐怖组织或个别国家使用一种单一、低产装置，如手提箱大小的战术核武器。[8] 第二种最可能的威胁是恐怖分子使用一种由武器级（强化）铀或钚−239 组成的简易核装置（IND）。第三种最可能的恐怖主义核威胁是来自一种放射性散布装置（RDD），也称为"脏弹"。（见本书对放射性散布装置更为完整的讨论。）尽管放射性散布装置爆炸不会产生核武器威力，但是因为它通过使用烈性炸药，散布与核反应堆、燃料储存库、核燃料再处理设施、高辐射核废料场或运输车中的材料有关的非常高强度放射性，具有引起核灾难的潜能，因而是重要装置。[8]

第二次世界大战期间，人造放射性同位素和核武器的发展是 20 世纪中叶核武器产业诞生的重要因素。今天我们知道的大部分关于核灾难的信息来自第二次世界大战中原子弹爆炸的经历和过去 60 年中发生的放射事故。从日本广岛和长崎以及 20 世纪 50 年代大气层实验期间进行的动物实验中，我们已获得了关于核武器影响的信息。[9] 通过对放射事故受害者进行有条不紊的医学和科学评估，进而获得了关于放射事故后果的数据。国内和国际上存在的关于事故辐射损伤的记录有助于描绘放射损伤的类型和模式，为给受害者进行最佳医疗管理提供了有用的信息[10]。从这些经历中获得的知识对 21 世纪的核灾难管理起到了基础作用。

■ 临床前沿

核武器通过爆炸、高温和辐射的直接或间接影响产生生物学效应。[11-13] 前两种影响相当简单，对它们造成的损伤机理也很容易理解。另一方面，辐射是一种更为复杂的有害动因，通常被医疗专业人员忽视。了解辐射如何与物质发生作用，可以洞察用以检测和衡量辐射的方法，减少生物危害，并对核灾难及其后果进行管理。

■ 基本原理

辐射物理学

核武器爆炸之后，巨大的能量以电离辐射的方式迅速释放。电离辐射被定义为"与物质发生直接或间接相互作用形成离子对的微粒和电磁辐射类型"的辐射。电离辐射可以分成两类：直接电离辐射和间接电离辐射。直接电离辐射是带电粒子（电子、质子、β 粒子、α 粒子等）有足够动能，通过与原子或分子的约束轨道电子直接碰撞产生电离；间接电离辐射是不带电粒子或光子（中子、X 射线、γ 射线等）能够释放约束轨道电子，但只是间接地。

X 射线和 γ 射线都是光子或小量化包的纯电磁能，就像光线。然而，它们有高得多的非可见频率。X 射线和 γ 射线只是起源不同。X 射线产生于外轨原子壳，而 γ 射线来自原子核内部。它们都是低线性能量转移辐射。换言之，它们在穿透组织时在辐射轨道上沉淀相对低额能量，并在体内深处沉淀能量。很多放射性同位素通过发出多种不同类型的微粒而衰减。最常见的粒子辐射形式是 α 辐射、β 辐射和中子辐射。

α 粒子是大量的带电氦离子。因为它们在非常短的距离内沉淀其所有能量，因此 α 粒子被归类为高线性能量转移辐射。因为它们的规模很小，用一张纸或薄衣服就能轻易地将其阻挡。β 粒子是非常轻微带电的高速电子微粒，能够穿透至几厘米深。中子辐射不带电粒子，在核爆炸期间，几乎完全从分裂与聚变过程中自行射出。防止辐射照射到人类或将其对人造成的影响减小到最少的重要因素包括：时间原理、距离原理和屏蔽原理。（见本文对辐射安全的讨论。）

辐射生物学

辐射生物学是描述辐射在生物领域引起的许多变化的研究领域。因为带电粒子（如电子、质子、β 粒子、α 粒子和裂变碎片）能够破坏（离子化）化学键，引起化学和生物变化，所以它是直接电离辐射。[15] 电磁辐射（如 X 射线、γ 射线）因其不能自己引起任何化学变化和生物变化，因而是间接电离辐射。作为替代，它们在其穿过的材料中沉积了动能，产生二次带电粒子（电子），随后能引起化学改变和生物改变。辐射能够通过与身体内的水分子间接发生相互作用损害细胞。这导致不稳定、毒性过氧化物分子（自由基）产生，然后损害敏感分子和亚细胞结构。电离辐射通过两个机制向生物材料转移能量：离子化和激发。[15]

α 辐射被第一毫米内的暴露皮肤充分吸收。它一般不是一种外部辐射危害。α 辐射如果被吸入、摄入或储存在开放型外伤中，就会对身体构成严重危害。如果国内储存了能够发出 α 辐射的放射性材料，所有的放射能将会立即被吸收进材料的每个粒子周围的非常小体积的组织内。α 粒子的内部沉积会引起长期的辐射损伤。如果皮肤表面有发出 β 辐射的放射性材料，接着发生的 β 辐射会损害皮肤基底层，并引起深度"β"烧伤——损伤类似于表面热损伤。如果 β 材料包含在身体内部，β 辐射能引起相当大的伤害。γ 辐射是高能辐射且具有穿透性，因此是一种内部和外部辐射危害。γ 射线能够引起全身损伤。中子辐射穿透性极强，也能够导致全身辐射。与 γ 射线相比，中子能够对组织引起超过 20 倍的损害。[16]

细胞、组织和器官对一剂量电离辐射的敏感度主要取决于两个因素：细胞分裂速度和细胞的辐射敏感度。[15]细胞在进行有丝分裂期间，当其中的 DNA 正被分开时，对辐射的敏感度最高。依靠积极干细胞池的组织和器官要比那些由很少有或没有干细胞活性的成熟细胞池组成的组织和器官系统对放射线更敏感。

辐射剂量和单位

许多辐射可以用多个不同方式表达。术语辐射照射仅应用于空气中，是一种对 X 射线、γ 射线在空气中产生电离量的测量。它以每千克干空气的库伦（C/kg），对空气中产生电离多少进行测量。伦琴（R）是一个较老的辐射照射单位，仅应用于 X 射线和 γ 射线，直到能量为 3 兆电子伏左右。（$1R = 2.58 \times 10^{-4}$ C/kg）

辐射吸收剂量是在一定量的吸收材料中能量沉积的数量。穿透吸收剂量单位是拉德（辐射吸收剂量），1 拉德等于 1 克吸收介质吸收 100 尔格能量，典型地是在组织中。（$1rad = 100ergs/g$ 介质）吸收剂量的国际单位戈瑞（Gy）被定义为每千克介质吸收 1 焦耳能量。（$1Gy = 1J/kg = 100rad$，$1rad = 1cGy$）

因为不同辐射产生不同的生物损害数量，所以必须用到术语剂量当量。它被定义为吸收剂量和一个因数——Q（品质因数）的乘积，描述了与每种辐射相关的损害。在传统系统中，剂量当量单位是雷姆，是根据吸收剂量计算出的，公式为 $rem = rad \times Q$。剂量当量的国际单位是希沃特（Sv）或西韦特 $= Gy \times Q$。

放射能力是放射性同位素的活动级，用每秒衰变（衰减）的原子数量表示。1 贝可等于 1 个核转变每秒。传统系统中的单位是居里，1 居里（Ci）$= 3.7 \times 10^{10}$Bq。术语剂量率是每单位时间内的辐射剂量。

核灾难场景

鉴于 2001 年 9 月 11 日的恐怖袭击事件，了解可能发生的灾难场景很重要。9 月 11 日是"美国经受历史上前所未有的震惊和苦难的一天。国家对此毫无准备。[17]"我们今天面临的世界上最大的威胁来自核恐怖主义。[18]俄罗斯巨大的核武器库存、高浓缩铀和钚很容易被盗窃或非法贩运。俄罗斯依然是恐怖分子获得核武器或建造武器的核材料的最大可能来源，然后是巴基斯坦和朝鲜。朝鲜被认为是世界上最混杂的核武器扩散国。[18]武器技术泄露使得较小的恐怖组织肆虐，引起较大破坏。如果容易，全球化使得恐怖分子可以旅行、沟通以及运输武器。有一个新兴有序的黑市，进行核技术和核武器交易。"9·11"事件是对美国敲响的一次警钟。美国人很害怕会有更多的恐怖袭击和中东地区更多的不稳定。[19]事实上，最近在 2003 年进行的一次民意调查中发现每 10 个美国人中有 4 人说他们"经常担心恐怖分子可能发动核袭击。"[20]如果朝鲜和伊朗发展核计划，那么，恐怖袭击的威胁将会更严重。

核武器爆炸

战略核武器

战略核武器是由政府或国家建造的装置。在"冷战"顶峰时期，这一类武器组成了主要的战略兵工厂。通常这些武器的产量（或规模）从 17 万吨到 240 万吨。[5]有趣的是，据报道，苏联一些弹头产量高达 1000 万吨。战略核武器可以通过各种运输工具运送至预定目标，包括以地面为基础的洲际弹道导弹、潜射弹道导弹或远程轰炸机。今天在美国，战略核武器爆炸是不可能发生的。然而，这种事件的风险将最可能与苏联的核武器因设备失灵、警报系统故障或持不同政见者得到核武器并将其发射而导致的意外发射有关。

战术核武器

战术核武器也是由政府或国家制造的，产量从少于 100 吨到超过 10 万吨。[5] 这些核能系统是由军事组织设计的，可以用来反对如战场上的军事目标。此类武器是炮弹、地面移动火箭弹和导弹、空中发射的炸弹。战术核武器可能是一个手提箱或背包大小。

想象一个恐怖主义场景：在这个场景中从俄罗斯军械库偷走的 1 万吨核武器在纽约市、旧金山、休斯敦、华盛顿、芝加哥或洛杉矶爆炸。[20] 如果恐怖组织，如基地组织，将要租一辆厢式货车，将该核武器运送到纽约时代广场的中央，在百老汇的摩根士坦利总部旁边将其引爆，泰晤士广场将会在 1 秒之内消失。[20] 由此产生的火球和冲击波会瞬间摧毁百老汇剧场区、纽约时报大楼、中央车站以及"原爆点"1/3 英里内的所有其他建筑。由此产生的风暴性大火将吞没洛克菲勒中心、卡内基音乐厅、帝国大厦和麦迪逊广场。在一个标准工作日，可能有 50 多万人拥入时代广场半英里半径之内区域。爆炸发生在正午可能杀死所有这些人，包括成百上千的其他人死于建筑物倒塌、火灾和放射性尘埃。紧急医疗服务和医院将会治疗大量伤者。

简易核装置

简易核装置是由非政府组织或恐怖组织制造的。它由高浓缩铀或钚 –239 组成。今天，在俄罗斯不安全的仓储设施中残存着成千上万的潜在武器（垒球大小的高浓缩铀块和钚），容易被不法分子盗窃并将其卖给恐怖分子。自苏联解体以来，已证实有数百起核材料的成功盗窃案。如果简易核装置爆炸成功，能够产生一个类似广岛的核当量，辐射释放、冲击波以及具有相当大放射性沉降物的热脉冲。因为需要复杂的专业知识和工程，制造这样一种装置会很困难。恐怖组织也许能够制造一部分产量，产生的影响较小。

核武器的影响

本节内容总结了核武器影响的基本特征，着重于讲述对核灾难管理最有用的信息。还有很多其他参考文献 [8, 16, 21-22] 对此主题作了更为详细的介绍。核武器的主要物理效应是冲击波、热辐射（辐射热）以及核辐射。这些效应取决于武器产量、武器的物理设计和使用方法。[22] 武器爆炸的海拔高度决定冲击波、热度和核辐射的相对影响。通常，核爆炸分为：空中爆炸、表面爆炸或高空爆炸。

爆炸产生的冲击波和热效应可以直接引起最大数量的人员伤亡。爆炸之后出现的火球中心温度立即达到 100 万摄氏度，产生以超声速运行的冲击波，然后是飓风级余风和一种强烈的热辐射闪光。与冲击波有关的每平方英寸（1 英寸 =0.0254 米）5 磅冲击波和 160 英里爆炸气浪将会摧毁一个两层砖房，使人的鼓膜破裂或将人猛抛至固定结构上。[21] 每平方英寸压力级为 15 磅会引起严重胸内损伤、间质出血、水肿、气泡栓塞和严重腹部损伤，如肝脏破裂和脾破裂。

闪光烧伤和火焰烧伤等烧伤、闪光盲和视网膜灼伤等、某些眼部损伤与热辐射有关。闪光烧伤起因于皮肤在非常短时间内接触大量的热闪光盲能，致使被影响皮肤出现烧焦。火焰烧伤是由接触常规火灾造成的，如衣服上的火。闪光盲是一种暂时状态。然而，由直视火球造成的视网膜损伤会引起永久的视网膜盲点。

核武器爆炸产生各种核辐射。[21] 初始辐射是由中子射线和 γ 射线在爆炸第一分钟之内产生的。初始辐射的主要危害是受到中子射线和 γ 射线的急性全身外辐射。剩余辐射是爆炸之后第一分钟之外产生的，包括 γ 射线、β 粒子和 α 粒子。这些辐射都是作为高辐射性裂变碎片和活性武器材料产生的。剩余辐射的主要危害是放射性沉降物，它在爆炸很长时间之后仍残存重大生物危害。

■ 袭击核反应堆

媒体提到过恐怖分子有袭击核电站的可能。然而，袭击事件发生的概率很低。这是因为核反应堆及其包含的安全系统周围具有高度安全性。在反应堆芯周围有大量的防护，要破坏反应堆芯将会需要大量的炸药。如果有意外发生，反应堆就被设计成减速，并停止反应。反应堆冷却系统包含一些放射性，如果冷却系统被破坏可能会被释放。释放的大量放射性碘能造成长期影响，如儿童甲状腺癌。大型喷气式客机可能撞到反应堆上或其附近的乏燃料储存设施上，但是在后者情况中庞大的人口很难接触从"耗尽的"燃料棒发出的辐射。最近计算机建模和工程研究表明，大多数反应堆能够经受商用飞机以每小时 300 英里的速度直接撞击反应堆。然而，一些科学家对这些发现表示怀疑，他们认为穿透安全圆顶能引起反应堆熔化。1986 年，在苏联发生的切尔诺贝利核电站事故起到一个严酷的提醒作用，也许可能会出现恐怖分子通过破坏核反应堆，将放射性材料释放到环境中的场景。

■ 放射性散布装置爆炸

放射性散布装置是一种将放射材料与传统炸药相结合的装置（见本文对放射性散布装置更为完整的讨论）。它可能是传统炸药、TNT（三硝基甲苯）、硝酸铵或其他各种爆炸材料。[23] 当放射性散布装置爆炸时，通过初始冲击波释放的热气体造成损伤，并且在没有核爆炸的情况下，通过在广阔地理区域内释放剧毒放射性材料，伤害甚至杀害很多人。一些常见放射源有用作放射性散布装置的高可能性，包括钴 –60、锶 –90、铯 –137、铱 –192、镭 –226、钚 –238、镅 –241 和锎 –252。放射性散布装置的分散效应取决于炸药数量、放射源的物理形态以及大气条件。[24] 放射性散布装置对恐怖分子具有吸引力是因为它们相对容易获得，并且具有引起人员伤亡、污染广泛区域、对人们产生不良心理影响并破坏经济的潜能。

■ 简单分散装置

简单分散装置是一种包含高能源的装置，对人造成辐射，或在如机场、火车站、体育运动场或剧院等人口密集区传播放射性材料。使用这样一种装置对毫无戒备的人造成辐射照射被认为是一种恐怖主义行为。简单分散装置可能用到的常见放射源与之前提到的放射性散布装置相同。简单分散装置辐射照射威胁会同放射性散布装置对人们产生相同的心理影响——灌输恐惧。

■ 辐射事故

在 70~100 年间，已经收集到了关于辐射损伤的信息。[25] 从以前全世界的辐射事故中获得的重要信息可用于对核恐怖主义或核灾难做好准备或制订计划。在核反应堆以及工业和医学辐射源有问题的情况下，可能发生辐射事故。1946~2000 年，全世界有 120 多个记录的死亡事故是由辐射事故造成的。[26] 在

美国，严重辐射事故不常发生。[27] 1944~2000 年，在美国发生的 13 起单独辐射事故中，只有 30 人死亡。在同一时期，另有其他 233 起较不严重的事故发生。1950~2000 年，在苏联发生的辐射事故造成 59 人死亡。[28]

辐射事故有两类[29]。第一类是外照射事故，换言之，来自远离人体或接近人体的辐射源的外照射。一旦人离开辐射源或产生辐射的装置被关掉，辐射就停止了。受到危害人员不具有放射性，对其他人没有任何危害。第二类是污染事故。污染了放射性材料的人会继续被辐射，直到放射性材料被移除、消除或彻底衰变。污染可能以放射性气体、液体或微粒的形态发生。该污染不仅能扩展至受害者身体内的其他部位，还会污染他人。还有第三类事故——两种事故的综合。

在辐射事故中，从被辐射照射过的人们身上看到的影响可以归类为确定性辐射效应或随机辐射效应。[30] 直接确定性效应包括多种类型的急性和慢性辐射综合征。辐射损伤的临床表现不仅包括后者，也包括由局部放射损伤引起的典型红斑、水疱甚至细胞坏死。当辐射超过特定剂量级临界值时，会出现确定性效应。辐射对个体造成直接确定性效应，取决于个体接受的辐射剂量、辐射质量或类型、被辐射的组织体积以及接受辐射剂量的时间。随机效应是长期的，包括如诱发癌症和潜在遗传异常。在《辐射事故的医疗管理》中可以找到关于辐射事故患者的医疗管理更深入的信息。[31]

医疗管理原则

在数个有价值来源中可以找到核武器爆炸之后对伤员进行的最佳治疗信息 [9, 16, 21-22, 32-34]。有兴趣的读者可以参考这些来源。其他文章 [24, 33, 35-37] 讲述了对由恐怖行动涉及使用放射性材料造成的受伤个体进行的治疗。

因为放射性污染不是一种威胁生命的医疗紧急事故，因此应首先治疗传统损伤。应救活患有冲击外伤和辐射外伤的患者，并稳定其病情。呼吸道、呼吸、循环永远是优先要考虑的事。这些患者需要更专业的治疗。应根据通用辐射去污标准，对患者进行去污（本书"放射性污染的清除"一文将对此进一步讨论）。应该咨询血液学、肿瘤学、放射和传染性疾病方面的专家。对内部受到污染的患者进行有效的治疗需要放

射同位素及其物理形态的知识。应迅速开始治疗以确保有效性。然而，对于恐怖主义事件，最初并不知道放射源或来源。[33] 可能使用数种传统方法治疗内部辐射污染，包括减少吸收（普鲁士蓝）、稀释（强行加入液体）、堵塞（碘化钾）、被非放射性材料取代（口服磷酸盐）、作为一种从组织中消除的方法进行动员（氯化铵）以及螯合作用（钙促排灵和锌促排灵）。[38]

全身接受低剂量辐射的患者头两天之内可能出现胃肠不适。止吐药可能对减少胃肠症状有效。后者通常在第一天之内减弱。如果不管用，应考虑使用肠道外补液。

对于遭受过外冲击伤、烧伤以及放射性损伤的患者，预后比单独患有辐射损伤更糟。[39] 污染了放射性材料的伤口应用盐水冲洗，用传统无菌技术处理。例如，发出 α 射线的放射性同位素会污染伤口，通常能够除去。对于全身接受的辐射剂量大于100cGy的患者，应尽快将伤口闭合，防止致命污染进入。

尽管可以广泛使用抗生素，但在受到中等剂量或高剂量辐射照射的患者中，致病菌感染是一个重大问题。在这些病例中，患者幸存的主要决定因素是治疗细菌感染和骨髓积极复苏。[39]

■ 隐患

最佳核灾难管理准备中的障碍：

- 缺乏充分的核灾难管理准备，对可能发生的和恐怖主义核袭击事故，在其发生之前制订计划；
- 缺乏与州和地方的应急响应机构的协调；
- 医疗和公共卫生专业人士以及核灾难管理人员缺乏对物理和生物原理或辐射相互作用；
- 处理核恐怖主义和核灾难的心理后果时，行动不足且缺乏社会健康专业人士的参与；
- 未能充分保护高浓缩铀和钚资源；
- 未能充分保护核武器；
- 未能保护工业和医疗辐射源和放射性物质，防止任何失控事件和随之发生的滥用现象。

参 考 文 献

1. Edwards R. Only a matter of time? *New Scientist* 2004；182(2450)：-8-9.

2. Wilson W. *A Hundred Years of Physics*. London：Gerald Duckworth & Co；1950.

3. Weber RL. *Pioneers of Science：Nobel Prize Winners in Physics*. London：The Institute of Physics；1980.

4. Rotblat J. Digest of nuclear weaponry. In：Cassel C, McCally M, Abraham H, eds. *Nuclear Weapons and Nuclear War：A Source Book for Health Professionals*. New York：Praeger；1984, pp 76-88.

5. Report of the Secretary General. Factual information on present nuclear arsenals. In：Cassel C, McCally M, Abraham H, eds. *Nuclear Weapons and Nuclear War：A Source Book for Health Professionals*. New York：Praeger；1984, pp 61-75.

6. Gray CS, Payne K. Victory is possible. In：Cassel C, McCally M, Abraham H, eds. *Nuclear Weapons and Nuclear War：A Source Book for Health Professionals*. New York：Praeger；1984, pp 48-57.

7. A world wide web of nuclear danger. *The Economist*. Feb 28-March 5, 2004, pp 25-27.

8. National Council on Radiation Protection and Measurement. Management of terrorist events involving radioactive material.Report No. 138. Bethesda, MD：National Council on Radiation Protection and Measurement；2001.

9. Holdstock D, Waterston L. Nuclear weapons, a continuing threat to health. *Lancet* 2000；355：1544-7.

10. Guskova AK. Medical characteristics of different types of radiation accidents. In：Gusev I, Guskova AK, Mettler FA Jr, eds. *Medical Management of Radiation Accidents*, ed 2. Boca Raton, FL：CRC Press；2001, pp 15-22.

11. Glasstone S, Dolan P. Biological effects. In：Cassel C, McCally M, Abraham H, eds. *Nuclear Weapons and Nuclear War：a Source Book for Health Professionals*. New York：Praeger, 1984；pp 91-118.

12. Wald N. Radiation injury. In：Cassel C, McCally M, Abraham H, eds. *Nuclear Weapons and Nuclear War：a Source Book for Health Professionals*. New York：Praeger, 1984；pp 121-138.

13. Beebe GW. Ionizing radiation and health. In：Cassel C, McCally M, Abraham H, eds. *Nuclear Weapons and Nuclear War：a Source Book for Health Professionals*. New York：Praeger, 1984；pp 139-158.

14. Sholtis JA Jr. Ionizing radiations and their interactions with matter. In：Conklin JJ, Walker RI, eds. Military radiobiology. San Diego, CA：Academic Press, Inc, 1987, pp 55-86.

15. Holahan EV Jr. Cellular radiation biology. In：Conklin JJ, Walker RI, eds. *Military Radiobiology*. San Diego, CA：Academic Press；1987, pp 87-110.

16. Jarrett D, ed. *Medical Management of Radiological Casualties：Handbook*, ed 1. AFRRI special publication 99-2. Bethesda, MD：Armed Forces Radiobiology Research Institute；1999.

17. National Commission on Terrorist Attacks Upon the United States. *The 9/11 Commission Report：Final Report of the*

National Commission on Terrorist Attacks Upon the United States. New York : W. W. Norton & Company ; 2004.

18. Allison G. Nuclear terrorism poses the gravest threat today. *The Wall Street Journal Europe*. July 14, 2003, p A10.

19. Seib GF. As Bush and Kerry focus elsewhere, atomic threats stew. *The Wall Street Journal*. Aug 11, 2004, p 4.

20. Allison G. *Nuclear Terrorism : The Ultimate Preventable Catastrophe*, ed 1. New York : Times Books ; 2004.

21. Zajtchuk R, Jenkins DP, Bellamy RF, et al, eds. *Medical Consequences of Nuclear Warfare*, vol 2. Falls Church, VA : TMM Publications, Office of the Surgeon General ; 1989.

22. United States Army Center for Health Promotion and Preventive Medicine. *The Medical NBC Battlebook*. USACHPPM Tech Guide 244, 2000.

23. King G. *Dirty Bomb : Weapon of Mass Disruption*. New York : Penguin Group ; 2004.

24. Mettler FA Jr, Voelz GL. Major radiation exposure—what to expect and how to respond. *N Engl J Med*. 2002 ; 346 : 1554–61.

25. Guskova AK. Radiation sickness classification. In : Gusev I, Guskova AK, Mettler FA Jr, eds. *Medical Management of Radiation Accidents*, ed 2. Boca Raton, FL : CRC Press, 2001 ; pp 23–31.

26. Mettler FA Jr, Guskova AK. Treatment of acute radiation sickness. In : Gusev I, Guskova AK, Mettler FA Jr, eds. *Medical Management of Radiation Accidents*, ed 2. Boca Raton, FL : CRC Press, 2001 ; pp 53–67.

27. Ricks RC, Berger ME, Holloway EC, Goans RE. Radiation accidents in the United States. In : Gusev I, Guskova AK, Mettler FA Jr, eds. *Medical Management of Radiation Accidents*, ed 2. Boca Raton, FL : CRC Press, 2001 ; pp 167–172.

28. Soloviev V, Ilyin LA, Baranov AE, et al. Radiation accidents in the Former U.S.S.R. In : Gusev I, Guskova AK, Mettler FA Jr, eds. *Medical Management of Radiation Accidents*, ed 2. Boca Raton, FL : CRC Press, 2001 ; pp 157–165.

29. Mettler FA Jr, Kelsey CA. Fundamentals of radiation accidents. In : Gusev I, Guskova AK, Mettler FA Jr, eds. *Medical Management of Radiation Accidents*, ed 2. Boca Raton, FL : CRC Press, 2001 ; pp 1–13.

30. Guskova AK. Medical characteristics of different types of radiation accidents. In : Gusev I, Guskova AK, Mettler FA Jr, eds. *Medical Management of Radiation Accidents*, ed 2. Boca Raton, FL : CRC Press, 2001 ; pp 15–22.

31. Gusev I, Guskova AK, Mettler FA Jr, eds. *Medical Management of Radiation Accidents*, ed 2. Boca Raton, FL : CRC Press, 2001.

32. Conklin JJ, Walker RI, eds. *Military Radiobiology*. San Diego, CA : Academic Press ; 1987.

33. Leikin JB, McFee RB, Walter FG, et al. A primer for nuclear terrorism. *Dis Mon*. 2003 ; 49 : 479–516.

34. Fong FH Jr. Nuclear detonations : evaluation and response. In : Hogan DE, Burstein JL, eds. *Disaster Medicine*. Philadelphia : Lippincott Williams & Wilkins ; 2002, pp 317–39.

35. Waselenko JK, MacVittie TJ, Blakely WF, et al. Medical management of the acute radiation syndrome : recommendations of the Strategic National Stockpile Radiation Working Group. *Ann Intern Med*. 2004 ; 140 : 1037–51.

36. Moulder JE. Post-irradiation approaches to treatment of radiation injuries in the context of radiological terrorism and radiation accidents : a review. *Int J Radiat Biol*. 2004 ; 80 : 1–8.

37. Turai I, Veress K, Gunalp B, et al. Medical response to radiation incidents and radionuclear threats. *BMJ* 2004 ; 328 : 568–72.

38. Voelz GL. Assessment and treatment of internal contamination : General principles. In : Gusev I, Guskova AK, Mettler FA Jr, eds. *Medical Management of Radiation Accidents*, ed 2. Boca Raton, FL : CRC Press, 2001 ; pp 319–36.

39. Conklin JJ, Walker RI. Diagnosis, triage, and treatment of casualties. In : Conklin JJ, Walker RI, eds. *Military Radiobiology*. San Diego : Academic Press ; 1987, pp 231–40.

62 化学袭击

Duane C. Caneva

恐怖主义活动的非对称威胁、技术两用性的出现和迅猛发展以及信息扩散，令人担忧化学袭击不再局限于战场上。除了传统化学战剂外，现在的威胁涉及使用有毒的工业化学品和材料，它们作为工业型经济的一部分在大多数发达国家普遍存在。对这样的一场袭击事件做好防范、准备和作出响应需要考虑无数的问题，并综合多种学科以确保最佳地使用有限资源，开展最佳实践。在令人信服的突发事件管理计划中对这些工作进行协调需要多个社区、行政辖区、地区、州、机构和工厂的各级综合，这也会提高我们挑战各种袭击事件的响应能力，驱使我们做出更好的业务实践。本文重点讲述了为化学袭击所做准备和响应的基本要素。

■ 历史展望

简史

化学战争的历史丰富多彩、引人入胜，其优秀总结记录在《军用医学教科书》中。[1]"现代"开始于导致第一次世界大战的事件及其周围的事件。在美国，化学战争服务体系建于 1918 年 7 月 28 日，作为国防军的一部分，负责所有化学武器研究、防御、训练、医疗以及生产设备。通过 1993 年 1 月签署《禁止化学武器公约》（CWC），1997 年 4 月 24 日经参议院批准，正式终止了攻击性武器计划，基础设施建设变回完全被动的防御计划。

通过该基本建设，美国军队为准备化学袭击提供了有价值的投入。它与职业安全与健康管理局（OSHA）[2]制定的危险物品（HazMat）响应工作法令和为调节消防和突发事件服务的美国消防协会（NFPA）指南[3]，为我们现在制定应急响应原则和政策提供基础，要求在非战斗性情况下准备、训练、对化学袭击事件作出响应。

《美国禁止化学武器公约》

《美国禁止化学武器公约》的正式名称为《关于禁止发展、生产、储存和使用化学武器及销毁此种武器的公约》，经过 20 年的谈判，于 1993 年 1 月 13 日开始签署，1997 年 4 月 29 日开始生效。迄今，有 182 个联合国成员国签署了该公约，它描述了禁止使用特定的化学战剂、限制用于研究的产品、确保服从的措施以及销毁储存的大量化学品。《美国禁止化学武器公约》创立的禁止化学武器组织（OPCW）位于荷兰海牙，作为业务部门，指挥活动查证，确保履行公约规定，提供一个协商与合作的平台。[4]

化学药剂

传统上，化学袭击包含剧毒化学战剂，它是利用适当的传播技术大量生产的一种药剂，经过特别设计能引起发病和死亡，受到《美国禁止化学武器公约》的限制。另外，化学袭击还包含有毒工业化学品，虽然没有化学战剂的毒性大，但是更容易大量获得，受到的控制也没那么严格。当前，约 125000 种化学品被设计为有毒工业化学品，通常定义为化学制品，不包括化学战剂，在任何哺乳类动物身上的 LCt_{50}（致死浓度为给定时间 t 内导致 50% 的接触人口死亡的浓度）小于 10 万毫克分 / 立方米，每年都大量生产，在任一生产设施中的数量就超过 30 吨。这些化学品中约有 4600 种被认为是"危险品"[5]，差不多 400 种被认为是"极其危险的化学品"[6]。

化学制剂可以通过多种形式传播——包括蒸汽、喷雾、烟雾、表面的液体或固体——取决于这些制剂的特点预期暴露路径。个别制剂及其特征和处理将在本文其他部分讲述。

■ 临床前沿

当前用于化学袭击的应急管理策略、技巧和程序已从应急服务、危险品（HazMat）响应和军用化学战剂防御原则的综合响应实践中逐步形成。各种事务委员会形成了一致的"最佳实践"报告和文件，很多被编辑到化学和生物防御信息分析中心（CBIAC），可以利用。[7] 国家应急医疗队（NMRT）和联邦应急管理局（FEMA）指导下的部分国家灾难医疗系统代表了平民团队，负责对化学、生物、辐射、核和爆炸（CBRNE）造成的大量人员伤亡作出响应，提供净化、医学伤员检伤分类和治疗。这两个团队代表了他们用于执行特殊任务的行动方案的典型设计。这里讨论的事件现场响应策略的主要构想与生化事故反应部队的构想类似。

原则和政策
国家突发事件管理系统（NIMS）

《国土安全总统令 –5》（HSPD–5）创立了总统安全部（DHS）作为联邦响应重大事件的主要机构，指挥总统安全部形成国家管理策略。2004 年 3 月 1 日公布的国家突发事件管理系统（NIMS）规定了对国内事件进行防范、准备、缓和、响应和恢复的综合方法，运用标准的事件指挥系统（ICS）和统一指挥系统（UCS）发展一种在行政辖区和功能机构可以共用的操作图。[9] 该方法将用于联邦、州、地方和部落政府直辖市。根据《国土安全总统令 –5》，国家突发事件管理系统必须在联邦内采用，这是联邦做好准备为州、地方和部落政府直辖市提供援助的一个条件，本质上使之成为各级政府实际国家标准。

医学界事件管理可以采用多个系统。医院紧急事件指挥系统（HEICS）提供了一种一致的事件管理系统，从多种网络资源中容易获得。另外一种综合方法是医疗卫生事件管理（MaHIM）[10]，包括一种系统工程方法，用于识别医疗卫生事件管理系统中所有必需的角色和职责。

《国土安全总统令 –5》确立和规定了应急管理的五个阶段：防范、准备、缓和、响应、恢复，围绕这五个方面建立了应急管理计划（EMPs）。该计划名称多变，被称为灾难响应计划或各种重复的说法，现在它包含针对灾难"所有危险"的方法，被更普遍地称为应急管理计划，包括一个综合计划或多个针对各种事件类型的具体计划。在这五个阶段中的每一个阶段，医院和医疗体系的全体人员都扮演着重要角色，承担着重大责任，在这些所有阶段中，他们应通过事件管理系统与当地进行协调或通过当地应急准备委员会（LEPCs）或其他合适机构与地区应急管理计划协调。

对于化学袭击，事件发生之前计划阶段要做的关键行动包括：识别出进行伤员检伤分类的第一响应者 / 第一接收者，以及治疗和净化团队；确立适当的训练计划、呼吸保护计划、装备计划、操练和评估计划、沟通计划、疏散程序、就地避难程序以及警告和通知程序。执行危险和漏洞评估可以帮助决定个人防护装置（PPE）需求，识别其他计划需求和特殊计划需求。这应在与当地和市政工作的互相协调下完成。医院的社区计划应与其他地区医院在应急管理计划的各个方面进行协调，包括沟通、互助协议、专业治疗、轮流使用医疗设施、交叉认证、信息管理、物资和物流、培训联系。

最后，关键步骤可能是在事件发生之前阶段内建立的网络和信息管理链接。虽然有计划很重要，但是检查计划过程是关键步骤。这样的链接允许在灾难性威胁下对响应系统进行迅速重组和自组织，但是必须在事件发生前建立才能有效。

■ 现行标准和指南

适用于响应化学袭击的现行标准和指南在多个领域提出了挑战。为工作场所或战场确立的法令对于城市环境中的突发事件和大规模人员伤亡事件响应中的救生行动来讲，并不是最佳法令。在发展应急管理计划中对多学科专业知识的需求也需要多种调节机构和专业团体同心协力，确立更多的实用法令和指导方针。在响应要求之内和对大规模灾难工作经验有限的情况下，围绕如此众多未知实体制定标准有很多挑战。回顾一些有法定权限或利益或代表筹资渠道的各种机构，揭示出此项工作中协调和合作的重要性。本文其他地方提供了更详细的信息。

劳工部的职业安全与健康管理局（OSHA）[11] 通过为工作者和工作地点制定标准来提倡劳动者健康和安全。这包括设定在工作期间接触危险化学品的水平以及短期和紧急暴露水平。另外，它与国家职业安全与卫生研究院（NIOSH）、其他联邦机构和私人企业合作为全面紧急计划[12]、危险废物操作和应急响应标准（HAZWOPER）[13] 以及应急响应人员的个人防护装置（PPE）[14] 制定标准。从《职业安全与健康管理局技术手册》中可以找到更具体的信息。[15] 职业安全与健康管理局还参与国家应急预案的制定和评估。

《联邦条例准则》在针对化学袭击事件的应急响应中为第一响应者的安全打下基础，然而，应进行多次观察。职业安全与健康管理局认识到为现场中的第一应急响应者所写的法定准则可能对第一"接受者"[16]或在医疗设施中接收污染患者的医疗工作者来说太具限制性。职业安全与健康管理局认识到那一点并公布了指导方针，为医院提供关于什么是适度安全的响应实践的专家意见。[17] 另外，事件指挥者可能利用他们的专业知识和经验作"风险评估"，使响应者在他们的管理下脱离标准去拯救生命。[18]

美国国家消防协会（NFPA）[19] 制定了指南，推荐了应用、准则和标准，以保护消防人员和紧急医疗技术人员。通过职业安全与健康管理局颁布强制实施了很多标准，如规定个人防护装置等级，1级是在危险化学品突发事件中用于防蒸汽，2级是在危险化学品突发事件中防液体飞溅，3级用于防止非紧急事件和不易燃烧危险化学品的液体飞溅，4级是标准工作服。[20] 这些等级与职业安全分别与健康管理局的 A~D 等级紧密一致。国家消防协会还有多个关于第一响应者能力的指导方针。[21-23]

国家职业安全与卫生研究院（NIOSH）[24] 是疾病控制与预防中心（CDC）的一个部门，力图通过确保开发、认证、部署和使用个人防护装置以及完全整合的智能全套服装，防止与工作有关的疾病和伤害。尽管国家职业安全与卫生研究院确立了很多标准，但它没有强制实施的权力。国家职业安全与卫生研究院的国家个人防护技术实验室与国家消防协会、职业安全与健康管理局、国防部（DoD）、国家标准与技术协会（NIST）、国家司法研究所（NIJ）等合作伙伴制定了针对化学、生物、放射和核的呼吸器及标准。一旦那些标准发布，用于响应化学袭击的呼吸器就必须符合国家职业安全与卫生研究院的认证。在疾病控制与预防中心网站可以浏览到更详细的信息。[25]

国家标准与技术协会的执法标准办公室（OLES）[26]、国家司法研究所的一部分与各种机构和伙伴合作，建立客观的性能标准，为关键设备设立设备测试程序。[27] 化学、生物、辐射、核和爆炸的标准制定被列入"关键事件技术"计划领域。执法标准办公室应用专业技术和"金标准"实验室能力，与其合作伙伴共同合作识别出技术问题、制定标准测试协议、确定测试实验室、为以下事情制定标准：防护装置中的第一响应者的通信接口、追踪第一响应者、网络传感器。然后通过具有法定权限的合适机构，如国家职业安全与卫生研究院、环境保护署（EPA）、职业安全与健康管理局、联邦应急管理局、国家消防协会、国防部或国土安全部等发布这些标准。执法标准办公室还与跨机构委员会（IAB，见下文）成为合作伙伴。个人防护装置指导方针通过美国司法执法部门和修正标准及测试程序发布。[28]

设备标准化和互通性跨机构委员会[29] 形成于20世纪90年代晚期，通过与国防部和联邦调查局合作，确保响应团体在准备和响应大规模杀伤性武器（WMDs）过程中的标准性和互通性。虽然它不是一个法定设置机构，但是它有一个扩展的联邦和地方利益相关者名单，其中包括很多法定机构。它的四个设备小组——医疗、个人防护装置和操作设备、净化和检测、沟通和信息系统——通过一个标准协调委员会连同科学技术委员会发挥作用，形成、维持并更新国家标准设备清单（SEL）。防范恐怖主义响应者知识库的国家纪念研究所网站对该设备清单进行了网络维护。该网站链接到当前的设备清单和国内防备办公室（ODP）授权的设备清单（AEL），使它们可以相互参考，可以链接到符合标准的合适法令、指导方针和设备供应商。

研究、发展和支持

除了很多优秀的学术研究中心之外，技术支持工作组（TSWG）指挥美国对抗恐怖主义的跨机构研究和发展计划，协调研究与发展要求，公布技术信息转移，并影响基础和应用研究，而化学、生物、放射和核对策小组集中解决化学事件响应问题。技术支持工作组广泛代表联邦政府机构，参与国际事务。由它资助成立的重大项目实例包括开发和认证面罩的标准饮水吸管系统和开发个人防护装置中人员使用的热应力计算器。

其他机构和部门

本书其他部分讲述了联邦政府和部门的具体角色，然而，这里提到了一些具体机构的优点。

健康与人类服务部（DHHS）具有多个关于化学袭击的实体。国家医学图书馆（NLM）代表了一个现成、有用的化学品信息资源。[31] 它们还开发了一项工具 WISER（紧急响应者无线信息系统）使这些数据便捷可用。医疗保健研究和质量局（AHRQ）的任务是改善所有美国人医疗保健的质量、安全、效率和效力。[32] 医疗保健研究与质量局发展了模型、工具和其他资源帮助医院现有的应急准备工作。它们与健康资源与系统管理局（HRSA）密切合作，制定给各州提供补助以改善准备的标准。[33] 医疗保健研究与质量局已开发了多个工具，包括一个在医院中专门针对化学、生物、辐射、核和爆炸事件使用的风险评估工具。作为健康与人类服务部的一个机构，有毒物质和疾病登记局（ATSDR）的任务是使用最佳技术服务民众，采取相应的公共卫生行动，提供可信的健康信息，防止与毒性物质有关的有害接触和疾病。

有毒物质和疾病登记局由国会指挥，就环境中危险物质对公众健康影响委托其执行特殊职能。这些职能包括废品场的公众健康评估、关于特殊危险物质的健康咨询、卫生监测和登记、对危险物质紧急释放作出响应、支持公共健康的应用研究、信息开发和传播、进行关于危险物质的教育和训练。有毒物质和疾病登记局制作了危险物质的毒理学资料，可以在国家优先项目名单（NPL）网站上找到，其排名依据是危险物质在区域内的发生频率、毒性以及人类接触的可能性。优先项目名单上几乎所有270种有毒物质的资料都可以在有毒物质和疾病登记局的网站上获得。[34]

本书其他部分对国防部进行了更为详细的介绍，很多机构在准备和响应化学袭击事件中发挥了重要作用。

研究开发与工程指挥部（RDECOM），原名是士兵生化指挥部（SBCCOM），代表了美国陆军化学部队的研究与开发（R&D）部门。它与埃奇伍德化学生物中心（ECBC）运用研究与开发工作发展

作战方针、训练计划（它们制订了120个城市的改进响应计划），与各种化学—生物响应范例努力合作，并发表作品讲述化学事件响应中存在的重大挑战性问题。[35-36] 它还充当测试设施，与国家职业安全与卫生研究院合作，对防备化学、生物、辐射和核认证的化学武器所用面罩／过滤器制品进行官方检验。应用技术工程包括危险事件自动化辅助系统（ADASHI），这是对化学事件响应的一个"黑盒"后果管理工具。

陆军司令部第20支持司令部（CBRNE），原名为守护队，包括以前的技术护送分队（TEU）和化学生物快速响应队（CBRRT），代表了专门从事响应非救生领域紧急化学事件的专家团队。

美国海军陆战队的生化事故反应部队（CBIRF）是位于马里兰州印第安海德的一个快速反应的反恐单位。该单位专门从事污染环境中救生方面的应急管理，在全世界响应化生辐核事件中起到模范作用。它与联邦、州和地方的合作伙伴以及私人工厂密切合作，有助于制定、评估和批准最佳实践策略和"所有危险事件"应急管理计划程序，改善响应设备并发展高级训练技术。

美国陆军化学防卫医疗研究机构（USAMRICD）提供了国家主要医疗实验室，能够识别化学武器威胁并制定医疗对策，包括解毒剂、防护脂、净化方案和化学预防。"化学防卫机构"训练部门开发并提供"金标准"化学／生物伤亡人员医疗管理和化学生物伤亡人员过程实地管理中化学部分的管理。

■ 响应

虽然很多化学品确实在接触后几秒到几分钟内就会引起影响，但是有效的响应行动可以延至更长时间，超过数小时，规划假设应对此作出说明。例如，20世纪80年代的两伊战争期间，伊朗遭受了多次神经性毒剂、芥子毒气或结合两者的化学战争袭击（有时与传统大炮袭击相结合），造成大规模人员伤亡。伊朗卫生系统对这些大规模伤亡的人员作出了响应，为提供更接近事件现场的医疗护理，随着时间而调整了策略和程序，最终由移动医疗团队进行现场护理。从公开的响应功绩中所得的经验教训包括：为给予患者最大利益，需要提早并尽量提前进行治疗，需要一个针对解毒治疗并对轻伤伤员和病情简单伤员康复的

综合医疗和快速反应系统。[37]

很多因素使得响应需求时间难以预测。特殊制剂的毒性和致命性数据来源于动物模型，不易用到人类身上。毒性曲线图可能受到幼儿和老人、医疗问题混杂、伴有外伤的影响，对中毒过程的影响还不知道，但具有较大可能造成亚致死暴露影响。最后，对大规模伤亡事件的管理研究也很少，尤其是庞杂人口中。穿着个人防护装置进行工作额外响应，以及在治疗协议中附加了净化步骤，又增加了响应的复杂度。关键点是不知道响应需求时间和治疗结果，或许受到众多因素的影响。

最初的行动

识别袭击事件

通常化学袭击事件的指示出现迅速。天然炸药散播装置一般使用三分之一的炸药成分，作为相对传统的爆炸装置以便使制剂消耗最小，传播范围更广。因此，简易爆炸装置（IEDs）若看起来散发的烟雾比爆炸和明火多，可能表明是化学品散播装置。在非常规地点出现蒸汽云，有烟没火，或者是存在更加复杂的喷雾器或烟雾器，可能说明是一起袭击事件。多个不明受害者具有相似症状模式——呼吸困难（如果症状发作延迟是糜烂性毒气或芥子毒气）、流泪、视力模糊、肌肉无力、恶心（神经性毒剂的

症状）或皮肤、眼睛灼热——或动物死亡，可能表明是化学袭击。任何化学袭击事件既是一个危险物品事件又是一个犯罪现场，采取实践时应考虑保护犯罪现场的证据。

建立现场安全

最初在现场的行动应包括维持对存在有毒物质和二次爆炸装置的高怀疑指数。最重要的是建立一个"冷区"操作的安全区，进行操作时要有应对来自上风和上坡"热区"的方法。"热区"或减少污染通道是对最初污染区域和将要进行净化的邻近区域的定义。由于响应随之而来，可以指导门诊受害者到安全区等候进一步的指示。事件指挥者——现场最有经验的资深第一响应者——决定采取何种行动。

响应能力

通过规定事件现场的不同功能区域的响应需求可以更易于对涉及大量人员伤亡的化学袭击事件作出有效的响应。根据为响应规定的需求、可用资源或按照事件指挥员的要求，原理的大小或能力会发生变化。这些相同原理可以用来定义需要远程响应的现场需求，如在医院或替代治疗设施中，准备治疗在现场没有进行评估或净化的受害者。图62-1展示了一个典型的事件现场响应图。

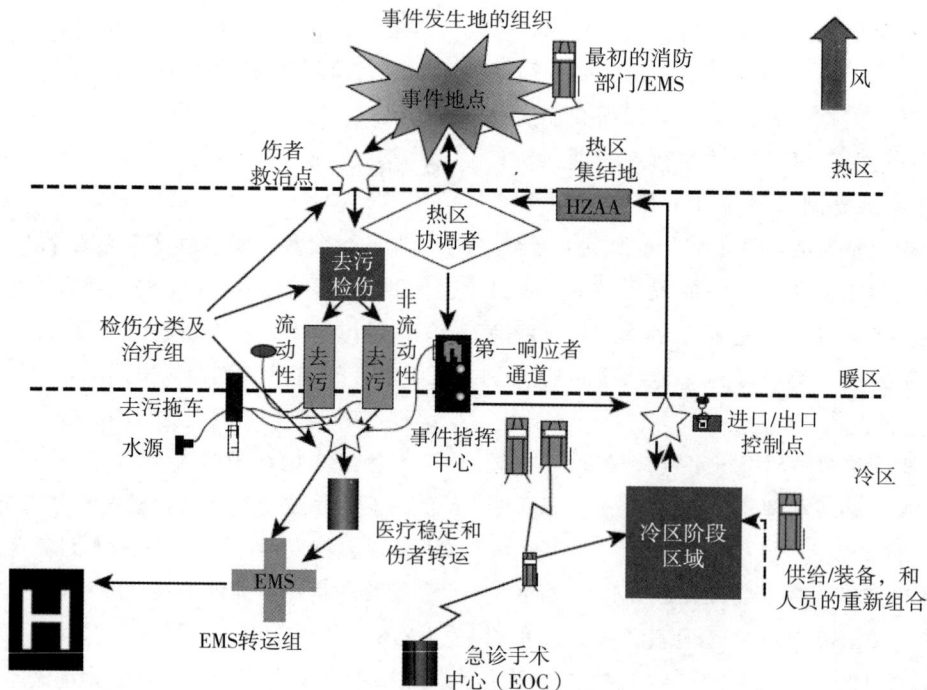

图 62-1 典型的事件响应图

指挥与控制

事故指挥员在响应期间不仅有危机行动计划义务，还负责响应人员及其行动责任。根据国家突发事件管理系统，事故指挥系统（或统一指挥系统）是一个国家标准的响应结构，由"最称职"的人在现场担任事件指挥员，指挥一旦合理完成就转向统一指挥系统。事故指挥系统训练和工作援助列出了组织图、角色、责任、会议、响应行动指挥清单，从多种来源获得样本。[38-40]掌上信息技术应急响应工具（例如，CoBRA、ADASHI、CATS、CAMEO、WebEOC）也可以买到。

事件的大小和影响推动事件指挥系统进行人员配备，其角色和职责随着事件扩大变得更加具体。事件指挥系统建议"控制范围"或一个监管员监督的人员数量不要超过4~6人。事件指挥者在事件现场附近建立了一个指挥所，分析事件，制订事件行动计划，执行计划并对进展进行评估。一个危险和风险评估可以使事件指挥者确定威胁，并估计潜在进程和伤害，以便制定战略目标和行动目标，确定必需的保护措施，给各种响应单位、团队、小组分配团队任务目标和任务。如果需要，风险评估还可以允许实践指挥者利用经验和专业知识脱离法定规定。期望领导者协调他们的团队，使之融入事件指挥者的事故行动计划中。

侦察/危险检测和鉴定

侦察队的任务是描述"热区"的环境。因为事故现场要成为工作现场，工作周界必须确定，所以仅检测一种化学制剂是不够的。必须将含氧量、存在爆炸性气体和化学药剂、放射、机械危险、建筑的结构完整性等信息以及伤亡人数、地点和条件，转述给事件指挥者以供其考虑事件管理。一般情况下，因为环境"不确定"、不详或属于对生命和健康造成紧迫危险的等级（IDLH），该团队最初是穿职业安全与健康管理局 A 级（美国消防协会 1 级）或 B 级（美国消防协会 2 级）工作套装的。

各种检测/识别技术有很多，且超出了本文讨论的范围。正在进行很多研究，制作能够检测和识别的化学药剂手持设备。技术范围从气体检测管道到离子迁移谱技术、火焰电离、表面声波分析、气相色谱分析/质谱分析法（GCMS）连同固相微萃取纤维技术（SPME）。

侦察队所提供的信息使事件指挥员能够确定各种其他部分响应团队使用的个人防护套装等级。因为使用当前技术很难在事故现场迅速确定化学品的量化级，所以根据浓度确定的暴露水平难以利用，时常使指挥员决定使用更高级别的个人防护装置。

伤员疏散

因为伤员疏散需要在混乱环境下经历强体力活动和穿着高级别个人防护装置的同时能够作出生死决定，所以可能在情感上和身体上都对成员造成极大的挑战。必须将自己无法走出有毒环境的受害者带出以便使结果达到最佳。此时，决定疏散优先次序的标准非常缺乏，当前协议没有以证据为基础也没有最佳化以增加幸存人数。热应力和热衰竭导致的虚脱是这些工作者的主要问题，尤其是在温暖天气和晴天，工作周期通常要限制在 30 分钟之内或更短。

"受害者协助团队"成员应参与伤员疏散，在最初关键组织时期，受过污染、能走动的受害者会在建立的控制区域和净化通道范围之外走动，干扰响应人员的组织工作或造成清洁区交叉污染，这期间他们要保护响应团队。然后，他们要协助患者流动、运送、护理和人群控制。

医疗伤员检伤分类、治疗和患者运送

指挥所的医务科对事故现场的医疗伤员检伤分类、治疗和患者运送进行监督，并与事故管理系统/统一指挥系统的其他方面相联系，执行事故行动计划。根据响应行动大小，可能有多个分支机构监督伤员检伤分类和治疗或运输团队、分类或工作组。

目前使用的大部分伤员检伤分类系统缺乏支持其效力的证据。而且，可能需要改变护理标准。最近，已建议使用循证伤员检伤分类系统，它采用的算法考虑了医学资源、运输时间以及预测的存活能力，从而使整体存活性最优化。[42]尽管与外伤数据库相联系，但我们并不清楚用于确定优先次序的伤检分类标准是否会同样用于提高化学事件中的生存性。

虽然依赖于可用资源，但是伤员检伤分类和治疗团队最好在天然"瓶颈"区，处理来自事件现场"热区"的受害者，使他们通过污染减少通道（如温暖区）进入冷区的医学稳定区准备转移到应急管理系统的运输团队。根据离事故现场的距离和事故现场特性，伤员聚集点可能要确定在热区和温暖区之间的边界上，在这里疏散者能在相对污染较少的环境中将受害者转移使其接受初诊。这使最初的伤员检伤分类和

治疗可以提早进行，如服用解毒剂，缩短疏散队的疏散周期。虽然这有益于部署有限的医务人员进入热区提供有限的伤员检伤分类、医疗指导和解毒剂配给，但是此时没有证据支持这是利用有限医疗资源的最好方法。

置于去污过程两端的医疗团队有助于更好地安排患者进行去污的优先次序，为在正规去污过程中的患者提供医疗监督，促进再次伤检分类和治疗，为将患者转移至应急医疗系统运输单位做准备。去污过程中的天然瓶颈区会建议在去污过程的温暖区尽头为卧床患者建立一个"去污伤员检伤分类"医疗区。虽然在温暖区的污染环境中只能进行ABC（airway 气道、breathing 呼吸、circulation 空气流动）工作，但是化学袭击的结果主要影响呼吸道、呼吸、空气流动，并且要为化学袭击事件做准备，在污染环境中的呼吸道管理应是工作重点。沿着整个医疗通道完成适当的解毒剂配给。根据医疗团队组成，可能需要特殊协议，要求对没有许可证的医疗响应者进行解毒剂配给的专业训练。这些协议应在突发事件管理计划的准备阶段制定。

尽管事故指挥员确定了医务人员需要使用的个人防护装置级别，但他们在温暖区的使用需求受到职业安全与健康管理局的关注。对于远离事故现场进行的响应，如在医院或替代护理设施，职业安全与健康管理局公布了之前提到的具体指导方针。

去污染

去污染依然是研究和发展的热点领域。当前最佳的实践是依靠物理方法，使用肥皂和水除去化学药剂。废弃了使用0.5%漂白剂的净化方案。公布了几个达到良好共识的标准。[43-46] 但是有证据表明这些以水为基础的技术，如果在接触污染物之后没有立即执行，可能会失效，甚至引起更多伤害。[47] 其他人赞成一种更合理的方法，考虑使用针对特定药剂的溶解性等特征而进行优化的高分子量解决方案。[48]

对于可走动患者，基本上多数系统会使其在规定时间内按顺序完成帐篷内的大量淋浴，淋浴的时间范围取决于不同因素。虽然人们常说，脱去衣服可能去除衣服内及本身90%的污染，但是必须运用一些护理技术防止交叉污染。对卧床患者的净化要耗费大量的人力和时间。在真正存在大量人员伤亡的事件中，即使是最细密的系统和最具经验的团队也不能对所有人进行充足的净化。滚轴系统使得患者可以更简单、快速地通过类似"洗车"系统，每位患者花费的时间超过2~5分钟。不同团队和系统设置的时间不同，如果没有预先安置，会带来额外挑战。此外如果必要，安装大量伤员去污设备会造成移动困难，且需要水源。

去污过程中的几个关键问题值得简要地提一提。应认清至少三条完成人员去污染处理的不同线路：一条是可走动患者的去污染线，一条是卧床患者的去污染线，以及单独给响应者使用的一条去污染线。每个组都有不同的去污染需求和优先处理的事情，并可能使用不同的过程。因为供气响应者通常位于气源末端附近，所以响应者去污染线尤其重要。与剪刀相比，使用"J形刀"剪去衣服可以提高总处理能力，并避免手疲劳。

市场上可以买到皮肤应急去污洗剂等中和溶液（RSDL）明显提供了更有利的去污性能[49]，但是这种溶液用于全身去污，需要对其进行进一步评估，包括食品与药物管理局批准其为医用药物的许可证。考虑到便捷、水源来源和水量需求，控制去污染过程中的水温可能是一项艰巨任务。一般去污染线路会派非医疗人员负责，因此去污染过程需要医疗监督，使用明确协议提醒医务工作者去污染过程中的问题。最后，去污染系统中环境会变得非常湿热，必须考虑对工作人员和过滤性能的影响。

现场安全/爆炸武器处理（EOD）

现场安全发挥着多个重大作用，包括维持秩序、控制和维持污染区和现场周边的地区边界、指挥交通、防止二次袭击危害最初的响应。如果有爆炸武器处理队，就可以扫除可能把响应者作为袭击目标的二次装置，如简易爆炸装置（IEDs）。

供给与后勤

后勤的任务是确保所需资源，不管是物资、设备、工作人员还是专业服务，以正确数量，在合适时间到达合适地点或合适人员手中。行动范围从维持和再补给关键资源，如个人防护装置套装、过滤器和去污染物资，到提供液体和食物以改组响应者。响应团队在他们到达事件现场没有物流负担时，识别并携带他们在特定响应中所需的物品，以及能够准确估计他们响应行动持续的时间，确定出消耗物资的替换来源，并识别出团队可能需要的所有关键支持性需求至关重要。

对于化学袭击事件的物流支持，除了国家战略储备（SNS）之外，还有多个项目值得一提，它们能够在合理的时间框架内给响应行动提供关键物资。

化学组计划是国家战略储备计划的一部分，提前放置了化学袭击事件中特别需要的用品和设备配置，装载着它们走过全国，将之放在可能需要它们的庞大人口中心附近，为地方和州政府提供这些关键物资，改善响应时间。

应急管理战略医疗组，从属于退伍军人事务部的退伍军人健康管理局（VHA），解决退伍军人健康管理局的应急管理职能，包括按需给国防部、灾难医疗系统和国际上响应计划提供医疗支持。退伍军人健康管理局医疗中心保持隐藏产品，用于响应化学、生物、辐射、核及爆炸事件，为退伍军人、退伍军人健康管理局员工和在退伍军人健康管理局中寻求治疗的其他个体。

国内防备司法部办公室保有设备预制计划（PEP）。[50] 设备预制计划通过为应急响应者提供设备，补充响应中消耗的资产，从而支撑一个社区对核生化辐射爆炸事件所采取的响应行动。该组合是标准化的，将吸取的教训和经验并入个人防护装置、检测、沟通、医疗、技术救援和净化设备等物品中。战略上，它们遍及整个美国，能够以集装箱或托盘的形式用两个牵引拖车运输或空运，在全国 12 小时之内提供响应行动。一个技术员团队会伴随它们，帮助设备部署和操作，尤其是通信和检测设备。

作为灾难医疗系统的一部分，在全美国和国家医疗响应团队（NMRT）中有 4 个专业团队，对位于地方上的响应行动作出回应。这些团队要预先调配至在有可信威胁的计划事件、国家安全特别事件（NSSEs）中，时常在核生化辐射及爆炸事件发生之后，或联邦调查员确定存在可信威胁的任何时候。每个团队由 56 名危险物品医疗专家组成，他们都受过对核生化辐射及爆炸事件作出响应的广泛训练。除了在整个响应中对各功能元素有紧急救生响应能力之外，该团队还为 15000 名神经性制剂伤员携带了解毒剂，并能与其他灾难医疗系统团队展开合作，延伸医疗能力。

指挥与控制

事故指挥系统或统一指挥系统（ICS/UCS）为响应化学袭击事件提供了一个标准框架。位于事件指挥所的指挥员遵循事故行动指导方针，确立事件行动计划。国家突发事件管理系统为这些活动提供指导。

■ 隐患

整合与协调

在联邦层面上，国土安全部现在的责任就是整合应急管理响应和国土安全，同时建立突发事件管理整合中心对过程进行监督。各级响应者和管理者在准备和响应工作中的职责是确保理解影响他们系统的结构、章程、程序、任务和责任，并按需酌情整合进他们的应急管理计划中。不同的可用工具使得响应人员团体能够更有效地协调和沟通。[51] 使用和整合信息管理工具是正经历迅速发展的另一领域，应制定标准予以鼓励。由于我们要确定我们的需求和发展能力，必须要进行合作和妥协。

学习经验教训

防范恐怖主义[52] 经验教训信息共享[53] 纪念研究所，旨在从不同级别的政府响应中捕获深刻见解，与应急响应人员和国土安全官员恰当地分享信息。应急响应人员应认为积极参与经验教训计划是其部分职责。这些经验教训不仅来自实际响应经验，而且还来自标准训练、评估练习，确保开展和改善计划、程序、协议以及恰当分享信息中所有反馈环节。

标准和指导方针

正在进行的标准制定、指导方针和法令工作，包含多个学科和专业知识领域，可以为应急响应人员提供安全惯例，同时优化拯救生命和财产的风险／效益比率。其发生速度受到控制该过程的政府官僚体系、有限的财政和人员资源、操作紧迫性的影响。响应人员在经历重大变化和速度改变时，必须积极寻求关于这些标准和方针现状的继续教育与培训。

非传统药剂

作为临别考虑，我们学习和训练的很多传统化学战剂已有 60 多年的历史，牢记这点至关重要。随着科技进一步发展，大规模杀伤性武器的发展可能并不一定需要国家赞助计划的资源，开发出的新型药剂可能具有未知效应和表现。作为准备的一部分，我们必须培养和维持批判性推理、评估、适应和临时行动的能力。

参 考 文 献

1. Joy R. Historical aspects of medical defense against chemical warfare. In : Sidell F, Takafuji E, Franz D, eds. *Medical Aspects of Chemical and Biological Warfare, Textbook of Military Medicine, Part I,* 1997. Borden Institute, San Antonio, TX. Available at : http : //www. vnh.org/MedAspChemBioWar/

2. 29 CFR 1910 series.

3. National Fire Protection Administration : NFPA 471, 472, 473, 1600, 1994.

4. Organization for the Prevention of Chemical Weapons : Available at : http : //www.opcw.org/html/db/cwc/eng/cwc_frameset.html.

5. National Library of Medicine Hazardous Substances Database. Available at : http : //toxnet.nlm.nih.gov/cgi–bin/sis/htmlgen?HSDB.

6. Environmental Protection Agency. Alphabetical Order List of Extremely Hazardous Substances (Section 302 of EPCRA). Available at : http : //yosemite.epa.gov/oswer/ceppoehs.nsf/AlphabeticalResults?openview.

7. Chemical and Biological Defense Information Analysis Center (CBIAC). Available at : http : //www.cbiac.apgea.army.mil/

8. U.S. Marine Corps Chemical Biological Incident Response Force. Available at http : //www.cbirf.usmc.mil.

9. National Incident Management System, Dept of Homeland Security, 01 Mar 2004. Available at : http : //www.fema.gov/nims/

10. Barbera JA, Macintyre AG. Medical and Health Incident Management (MaHIM) System : A Comprehensive Functional System Description for Mass Casualty Medical and Health Incident Management. Washington, DC : Institute for Crisis, Disaster, and Risk Management, The George Washington University ; October 2002.

11. Occupational Safety and Health Agency. Available at : www.OSHA.gov.

12. 29 CFR 1910.38, 29 CFR 1926.35.

13. 29 CFR 1910.120, 29 CFR 1926.65.

14. 29 CFR 1910.132 to 137.

15. Occupational Safety and Health Agency. OSHA Technical Manual, Chapter 1, Section VIII. Available at : www.osha–slc.gov.

16. Koenig, KL. Strip and shower : the duck and cover for the 21st century. *Ann Emerg Med.* 2003 ; 42 : 391–4.

17. Occupational Safety and Health Agency. OSHA Guidance for Hospital–Based First Receivers of Victims from Mass Casualty Incidents Involving the Release of Hazardous Substances. January 2005. Available at : http : //www.osha.gov/dts/osta/bestpractices/html/hospital_firstreceivers.

18. 29 CFR 1910.120.

19. National Fire Protection Association. Available at : http : //www.nfpa.org/index.asp?cookie%5Ftest=1

20. National Fire Protection Association. NFPA 1990 series.

21. National Fire Protection Association. NFPA 471, Recommended Practice for Responding to Hazardous Materials Incidents. 2002 ed.

22. National Fire Protection Association. NFPA 472, Standards for Professional Competence of Responders to Hazardous Materials Incidents. 2002 ed.

23. National Fire Protection Association : NFPA 473, Standard for Competencies for EMS Personnel Responding to Hazardous Materials Incidents. 2002 ed.

24. National Institute for Occupational Safety and Health. Available at : www.cdc.gov/niosh.

25. Centers for Disease Control and Prevention. Attention emergency responders : how to determine if your SCBA respirator is certified by NIOSH for CBRN environments... Available at : www.cdc.gov/niosh/npptl/cbrncheck.html.

26. Office of Law Enforcement Standards. Available at : www.eeel.nist.gov/oles.

27. Office of Law Enforcement Standards. Equipment Guides Link. Available at : www.eeel.nist.gov/oles/oles_guide_publications.html.

28. National Institute of Justice. NIJ Guide 102–00, Guide for Selection for Personal Protective Equipment for Emergency First Responders (Respiratory Protection), Nov 2002.

29. Interagency Board. Available at : www.iab.gov.

30. National Memorial Institute for the Prevention of Terrorism, Responder Knowledge Base. Standardized equipment list. Available at : http : //www2.rkb.mipt.org/

31. National Library of Medicine. NLM information on chemicals.Available at : http : //sis.nlm.nih.gov/chemical.html

32. Agency for Healthcare Research and Quality. Available at : http : //www.ahrq.gov.

33. Health Resources and Systems Administration. Available at : http : //www.hrsa.gov/bioterrorism.

34. Agency for Toxic Substances and Disease Registry. Available at : http : //www.atsdr.cdc.gov/about.html.

35. An Alternative Health Care Facility : Concept of Operations for the off–site Triage, Treatment, and Transportation Center. Mass Casualty Care Strategy for a Chemical Terrorism Incident, Chemical Weapons Improved Response Program, SBCCOM, March 2001.

36. Guidelines for Mass Fatality Management During Terrorist Incidents Involving Chemical Agents, SBCCOM, Nov 2001.

37. Newmark J., The birth of nerve agent warfare, Neurology, 2004 May 11 ; 62 (9) : 1590–6.

38. FEMA Incident Command System Self–study course. Available at : http : //www.osha.gov/SLTC/etools/ics/index.html.

39. Occupational Safety and Health Agency. OSHA e–tools :

Incident Command System. Available at : http : //www. osha.gov/SLTC/etools/ics/index.html.

40. Office of Hazardous Materials Safety. Emergency Response Guidebook. Available at : http : //hazmat.dot. gov/pubs/erg/gydebook.htm.

41. AHRQ Publication No. 05-0043, Altered Standards of Care in Mass Casualty Events, April 2005. Available at : http : //www.ahrq.gov/research/altstand/altstand.pdf

42. Sacco, J., et. al., Precise Formulation and Evidence-based Application of Resource-constrained Triage, Acad. Emerg. Med., Vol 12, Number 8, 759-770. Available at : http : //www.aemj.org/cgi/content/abstract/12/8/759

43. Patient Decontamination Recommendations for Hospitals, Emergency Medical Services Authority, #233, CA, July 2005, Available at : http : //www.emsa.ca.gov/ aboutemsa/emsa233.pdf

44. Best Practices and Guidelines for CBR Mass Personnel Decontamination, ed 2. Aug 2004, Technical Support Working Group. Available at : http : //www.tswg.gov/ tswg/cbrnc/MPDP Order.html

45. NFPA Handbook Supplement 7. Guidelines for Decontamination of Fire Fighters and Their Equipment following Hazardous Materials Incidents, 2002.

46. Guidelines for Cold Weather Mass Decontamination During a Terrorist Chemical Agent Incident, SBCCOM, Jan 2002.

47. Loke, W.-K, et al.Wet decontamination-induced stratum corneum hydration—Effects on the skin barrier function to diethylmalonate, J.Appl.Toxicol. 19 : 285-290（1999）.

48. Buckley, T.J., et. al., A Rational Approach to Skin Decontamination.Available at : http : //www.skcinc.com/ CLI/A％20Rational％20Approach.pdf

49. Clawson, R.E., Overview of a Joint US/Canadian Test and Evaluation Program, DECON 2002, San Diego, CA, Oct 2002.

50. Prepositioned Equipment Program. Available at : http : // www.ojp.usdoj.gov/odp/equipment_pep.htm.

51. DisasterHelp（DHelp）. Available at : https : //disasterhelp. gov/portal/ jhtml/index.jhtml.

52. Memorial Institute for the Prevention of Terrorism. Available at : http : //www.mipt.org

53. U.S. Department of Homeland Security. Lessons Learned Information Sharing. Available at : https : //www.llis.dhs. gov/.

63　生物袭击

Andrew W. Artenstein

在广义上，生物恐怖主义可定义为在武装冲突之外的环境中，故意使用微生物制剂或其毒素作为武器攻击平民。2001 年 9 月 11 日发生在华盛顿特区和纽约市的大量袭击，例证了全世界恐怖主义的范围广阔且胆量逐渐增加，外加恐怖组织明显积极地获取和部署生物武器，充分证明了生物恐怖主义幽灵将对全球构成持久威胁。

在日常生活的其他方面，尤其是在医学实践中，"风险"的概念与关于使用生物制剂的袭击的考虑密切相关。在广义上，风险定义为接触导致不良后果的危险事件的可能性，它可被精确计划，制造出影响公共卫生重要性的各种条件（见表 63-1）。然而，因为对暴露的精确评估取决于恐怖分子的一时兴致，自然不可预测，变化多端，故关于生物恐怖主义的风险定量并不精确。据统计，遭受生物袭击的可能性虽然低，但并不是零。

表 63-1　美国死亡风险分析

死亡风险	比　例
心脏病	1/397
癌症	1/511
中风	1/1699
老年痴呆症	1/5752
机动车辆事故	1/6745
谋杀	1/15440
溺亡	1/64031
火灾	1/82977
自行车事故	1/376165
雷击	1/4478159
生物恐怖事件（炭疽）	1/56424800

在2000年，每种死因导致死亡的人数除以美国总人口

数据来源：哈佛风险分析中心,http://www.hcra.harvard.edu © 2004 CEEP。

因为不良后果可能是灾难性的，因此，了解生物威胁制剂和强有力的生物防卫是灾害救援医学的重要组成部分。

■ 历史与展望

纵观历史，生物武器不仅针对军事目标还用于袭击平民目标。14 世纪，鞑靼人使用弹弓向卡法市发射感染了鼠疫的尸体，试图使用传染病对抗卡法的防卫者。[1]18 世纪，英军给美洲原住民来自治疗天花医院的毯子，企图影响俄亥俄河谷的实力均衡状况。[1]第一次世界大战期间，除了很好地描述轴心国的化学武器使用情况，据称他们还用炭疽和马鼻疽感染牲畜，削弱同盟国的供应举措。也许生物战最过分的例子是 1932~1945 年日本在占领的满洲内进行日本计划。根据幸存者的描述和日本参与者的忏悔录，在代号为 731 单元的生物武器设施那里，日本人使用各种剧毒病原体进行试验，杀害了成千上万人。

从 20 世纪 40 年代早期直至 1969 年，尼克松总统通过行政命令终止了开发和测试攻击性生物武器的计划，虽然关于反对生物武器的对抗措施仍在执行，但美国维持了此项积极计划。1972 年，批准了禁止开发、生产、储存生物武器和毒素武器及其销毁公约（BWC），正式禁止生物武器的开发和使用，并对联合国分配了执行任务。[1]不幸的是，禁止生物武器公约的既定目标并没有发挥作用，多个签署国，包括苏联和伊拉克，已违反了公约的条款和精神。1979 年，苏联意外释放了生物武器制造工厂的雾化炭疽孢子，据报道，至少 68 人在下风向因吸入炭疽而死亡，多年后证明，是苏维埃背景下出现的攻击性生物武器产品。

最近发生的事件确立生物恐怖主义为一种可靠

且普遍存在的威胁。1984 年[3]，在达尔斯俄勒冈州，一名宗教信徒故意用沙门菌污染饭店的色拉自助柜；1995 年日本邪教——"奥姆真理教"在成功进行化学袭击之前，在东京地铁网释放沙林神经性毒剂；对在市中心多个场合屋顶喷洒炭疽进行的实验是失败的；联合国武器核查人员对海湾战争期间伊拉克境内的大量生物化武器及其引发的后果[4]的调查结果对恐怖主义趋势的转变起到预先警告作用。"9·11"灾难性事件之后，2001 年 10 月和 11 月在美国的炭疽袭击将生物恐怖主义提至国际对话的前面。

■ 临床前沿

威胁评估

生物制剂被认为是大规模杀伤性武器，因为与某些传统武器、化学武器和核武器一样，使用它们都会导致大规模的人员发病和死亡。世界卫生组织根据在 50 万人口中心（类似于罗得岛州的普罗维登斯）逆风释放 50 千克雾化炭疽孢子的假设效果制定了一个模型，估计该生物制剂以超过 20km 的速度顺风传播，该事件造成将近 20 万人受伤或死亡。[5]在大规模杀伤性武器中，生物武器具有特殊的性能。根据定义，生物制剂有几天到几周的临床潜伏期，在大多数情况下，这段时期内依靠目前可用技术很难在初期发现感染症状。然而，早期检测却至关重要，因为特定的抗菌疗法和疫苗对治疗和预防某些生物武器引发的疾病是有效的。由其他形式的大规模杀伤性武器造成的人员伤亡一般只能进行净化（解毒剂只是针对某些类型）、减轻外伤以及支持性护理。此外，生物袭击幽灵引起的恐惧与焦虑——"惊骇"——与其他威胁造成的恐惧和焦虑不成比例。

生物恐怖主义的目标就是一般恐怖主义的目标：在平民人口中造成发病和死亡，破坏社会基本结构，耗尽或转移资源。从恐怖分子的立场来看，一个成功的结果可能是不用推进所有这些目标就能达到的结果。2001 年发生在美国的炭疽袭击引起了恐惧和焦虑，尽管伤亡人数有限，但仍从其他关键公共健康活动中转移了资源。在很多情况下，应对应急需求时，我们的公共卫生系统的过负荷能力并不充足。

要用于大规模生物恐怖主义，生物制剂必须要经过复杂的生产、培养、化学改质和武器化过程。由于这些原因，预计大规模事件发生时将需要州的赞助或政府的直接支持或有重要资源、联系方式和基础设施的组织。然而，最近的新发现表明，从世界各地的黑市上和其他违法机构可以获得一些生物制剂[6]，因此排除了生物制剂对生产过程的需求。尽管传统上认为必须有一个高效的运送方式，但是 2001 年年末美国发生的炭疽袭击阐明了相对原始的运送方法能够达到毁灭性的后果。（例如，高速的邮件分拣装置和寄信）。

许多属性有助于挑选一种病原体作为生物武器：可进行或便于进行大规模生产；容易传播，通常是通过喷雾方式传播；产品在储存中，作为武器使用和在环境中的稳定性（生物实体的物理性质不同）；费用；临床毒性。这些属性中的最后一种是指病原体引起高发病率、死亡率和社会混乱的可靠性。根据上述特点[7]，疾病控制与预防中心（CDC）优先考虑生物制剂威胁，这影响了当前的准备策略（表 63-2）。被认为具有最高优先级的甲类制剂与高死亡率和对公共卫生造成重大影响的最大潜力有关。乙类病原体因其具有适度的发病率和相对较低的死亡率，被认为是"失能"。在过去，大部分的甲类和乙类病原体都在实验上进行武器化了，因此证明了其可用性。丙类病原体包括新兴威胁和病原体，或许可以发展。

在评估未来生物恐怖主义威胁时，必须要解决的另一个因素是历史记录，内容包括特定病原体实验，不同高级苏维埃背叛者证实的断言中了解的领域，以及美国和英国以前的攻击性武器计划发布的资料。[1,6,8]从这些资源加上分子生物和基因组学上可以明显看出，未来危险情况可能要与基因改变的和"设计的"病原体相匹敌。为此，各种潜在威胁病原体分组加入现存疾病控制与预防中心的表 63-2 的分类中。评估风险最谨慎的办法或许是对可能发生的额外和异常事件保持开放。

识别生物恐怖主义

按照定义，生物恐怖主义是阴险的，没有预兆或特殊情报信息，在出现临床疾病之后才知道事件发生。由于这个原因，医务人员可能是这种恐怖主义形式的第一响应人员。更为熟悉的情况是警察、消防员、医务人员及其他应急服务人员被派到传统武器袭击或自然灾害现场，与之形成对比。因此，医师和其他医疗工作者必须要保持对生物恐怖主义的高怀疑指数，识别出传染病的暗示线索和临床特征，提高早期

表 63-2　用于生物恐怖主义的重要病原体

细菌或毒素	疾病
最高优先级（甲类）	
炭疽杆菌	炭疽
天花病毒	天花
鼠疫耶尔森菌	鼠疫
肉毒杆菌	肉毒中毒
土拉弗朗西斯式菌	兔热病
丝状病毒	埃博拉出血热、马尔堡病
沙拉病毒	拉沙热、南美洲出血热
崩芽病毒	里夫特裂谷热、克里米亚岛出血热
中度高级优先权（乙类）	
立克次体	Q热
布鲁氏菌属	布鲁氏菌病
鼻疽伯克霍尔德菌	鼻疽病
病毒属	病毒性脑炎
蓖麻毒素	蓖麻毒素中毒
葡萄球菌肠毒素B	葡萄球菌毒素病
沙门菌属、志贺氏菌痢疾、大肠杆菌O157：H7、霍乱菌、隐孢子虫	肠胃炎
丙类	
汉坦病毒	病毒性出血热
黄病毒	黄热病
结核杆菌	耐多药结核病
其他	
经遗传工程处理的疫苗或耐抗菌药物的甲类或乙类病原体	
艾滋病病毒HIV-1	
腺病毒	
流行性感冒	
轮状病毒	
混合病原体（例如，天花-鼠疫、天花-埃博拉病毒）	

资料来源：Artenstein AW, Bioterrorism and Biodefense. In：Cohen J，Powderly WG，eds. Infectious Diseases, second edition. Mosby：London，2003：99-107。

识别能力并指导对伤亡人员的初期管理。这一直是将生物恐怖主义对个体患者和公共健康造成的有害效应最小化的最有效方法。

很多原因使得早期识别工作受阻。如上所述，任何时间的情况可能只有通过回顾而得知，因此证实了立即辨认暴露程度是有问题的。在大多数开放民主的社会，恐怖分子的目标不定；期望在没有详细情报数据的情况下始终保护这些人民的安全不现实。某些场所如政府机构、历史遗迹或大型事件举行场合都是可以预测的目标，但是还有其他较少可以预测到的可能性。事实上，1996~2002年，政府数据支持作为生物恐怖主义主要目标的商业和其他经济关注。[9] 大城市区域被认为是最易受攻击的地区，但是由于郊区扩大，通勤人员增多，接触药剂和出现生物制剂的固有症状之间的临床潜伏期延长，因此普通接触之后，生物恐怖主义造成的人员伤亡可能在多个地点、不同时间需要医疗照顾。一个周三早晨在纽约市发生的事件可能导致半径60英里范围内的人受影响，接下来一个多星期都会有临床患者前往各种急诊室看病。此外，现代运输方式确保数千里之外不管是国内还是国外地点都会有与普通接触有关的受影响人员。这增加了已经是复杂背景的复杂层面，并说明了在该背景下监督和实时沟通的至关重要性。

对生物恐怖主义早期识别的深一层阻碍是首发症状可能无法诊断。在不知道接触生物制剂的情况下，很多有症状人员在初期寻求医疗照顾，或者是如果他们这么做了，可能被误诊为患有像流感的疾病。一旦过了潜伏期，很多这类疾病会进展得非常迅速，治疗可能不那么成功。大多数疾病很少是由生物恐怖主义制剂造成的，如果真有，需要靠临床实践。因此，医生可能对它们的临床表现没有经验。此外按照定义，这些病原体会在实验室里操作，不会呈现自然发生传染病所具有的传统临床特征。2001年10月发生在美国的一些吸入炭疽事件戏剧性地说明了这一点。[10]

识别传染病和临床线索有助于在早期识别生物恐怖主义。成群的带有相似症状和体征的患者是种暗示，特别是如果这些症状和体征不同寻常或是生物恐怖主义制剂的特征，应该立即迅速通知当地公共卫生机构。该方法也可以促进识别自然发生疾病或新兴病原体的暴发。识别出稀有或不常见传染病的单一病例，在不了解旅行史或其他潜在自然暴露的情况下，应提高对生物恐怖主义的怀疑，立即通知公共卫生机构。最后，疾病的异常模式如人类和动物同时并发的疾病，应提高对生物恐怖主义或其他形式的新兴传染病的怀疑。一个对生物恐怖主义的有效响应需要各个级别的医疗系统，从社区医生到三级医疗中心，与公共健康、应急管理和执法设施协调发挥作用。

威胁病原体

本节对当前认为人们主要关注的生物威胁病原体作了概述，主要是疾病控制与预防中心的甲类病原体。在本文或其他来源可以找到特定病原体的大量报道。[11] 表63-3提供了生物恐怖主义制剂的临床疾病潜伏期、

表 63-3 针对生物恐怖主义选定病原体的感染控制问题

疾　　病	潜伏期（天）	人际传播	感染控制实践
吸入型炭疽病	2~43*	否	标准
肉毒中毒	12~72小时	否	标准
原发性肺炎型鼠疫	1~6	是	飞沫传播
天花	7~17	是	接触传播和空气传播
兔热病	1~14	否	标准
病毒性出血热	2~21	是	接触传播和空气传播
病毒性脑炎	2~14	否	标准
Q热	2~14	否	标准
布鲁氏菌病	5~60	否	标准
鼻疽病	10~14	否	标准

* 基于人类疾病发作的有限数据；用于研究潜伏期的实验动物数据达 100 天（Artenstein AW, Bioterrorism and Biodefense. In：Cohen J，Powderly WG，eds. Infectious Diseases，second edition. Mosby：London，2003：99-107）。

传播特征和传染控制程序的相关数据。表 63-4 详细说明了挑选临床表现综合征的鉴别诊断。

炭疽

炭疽是由于感染了炭疽杆菌，一种革兰氏阳性，形成孢子，呈杆状的微生物，在寄主体内作为一种繁殖性杆菌存在，而在外界则以一个孢子形式存在。微生物学的详细内容和炭疽病发病原理可以在本书"炭疽芽孢杆菌（炭疽）侵袭"一文中找到。实际上，炭疽是一种食草动物源性传染病，可以在很多地理区域流行；零星的人类疾病是由于环境或职业原因，接触内生孢子感染的动物产品造成的。[12] 炭疽最常以皮肤形式表现；自然获得的后天性疾病出现胃肠和吸入炭疽的情况非常罕见。20 世纪上半叶，皮肤炭疽经常发生与制衣业使用感染了的兽皮和羊毛有关，但是当今由于进口限制这种情况在工业化国家并不常见。已知的最后一例自然发生的吸入性炭疽病发生在 1976 年的美国。[13]

根据预先猜测，大规模的生物恐怖主义使用合成的可吸入性的炭疽雾化孢子，但是最近发生在美国的袭击说明在预测生物恐怖主义的方式和结果上存在困难；袭击规模相对较小，近 40% 确诊病例属于皮肤炭疽。[14] 然而吸入性疾病会导致严重的发病率和死亡率，如 1979 年发生在斯维尔德维尔斯克例子。因此，为大规模雾化制剂做响应计划似乎是有根据的。

表 63-3 描述了皮肤炭疽和吸入性炭疽的临床表现和鉴别诊断。皮肤炭疽病变在表面上可能与其他病变类似，包括其他生物恐怖主义制剂造成的皮肤损伤形式。然而，可以用传染病特征或某些临床特征区分。传统上，炭疽是种无痛病变（除非是二次感染），带有重大局部水肿。被褐隐毒株，也就是棕色遁蛛，咬了之后的症状与炭疽病的很多局部和全身症状类似，但是从开始就有典型的疼痛，也没有这种重大水肿。[15] 皮肤炭疽是全身性疾病，即使采取合适的抗生素疗法，死亡率不超过 1%，但是伴随的未经治疗病例的死亡率达到 20%。

一旦吸入的内孢子到达肺部终泡，一般需要粒径为 1~5 英寸（1 英寸约 2.54 厘米），它们就会被巨噬细胞吞噬，并被转移到局部淋巴结，在那里它们会发芽长成繁殖性细菌，随后通过血源传播。[12] 孢子可能依然在寄主体内潜伏一段时间，在实验动物接触时持续时间达 100 天。[14] 在接触内孢子之后，这已转化成延长的临床疾病潜伏期。虽然在吸入性炭疽病平均潜伏期是 2~10 天，但斯维尔德维尔斯克的经历说明一直到暴露 43 天之后才出现疾病，也许是受到暴露剂量的影响。[12, 14]

在 2001 年 10 月美国遭受炭疽病袭击之前，关于吸入性炭疽病的大部分临床数据来源于斯维尔德维尔斯克，有记录的最大炭疽暴发事件。尽管如前所指的临床表现与那些在最近炭疽暴发期间观察到的有很多重叠的部分，但是更多详细数据可以在美国最近的经历中得到。有 11 个人证实患有吸入性炭疽病，其中

表 63-4 生物恐怖主义制剂的表现及其鉴别诊断

临床表现	疾病	鉴别诊断
类似流感疾病的不明确症状、恶心、呕吐、咳嗽伴有或没有胸闷、没有鼻炎或流鼻涕、引起突然开始呼吸窘迫伴随出现或不出现休克、精神状态发生变化、胸片异常（纵隔宽、浸润、胸腔积液）	吸入型炭疽病	细菌性纵隔炎、兔热病、Q热、鹦鹉热、军团病、流行性感冒、卡氏肺孢子虫肺炎、病毒性肺炎、破裂性主动脉瘤、上腔静脉综合征、组织胞浆菌病、球孢子菌病、肉状瘤病
瘙痒、无痛丘疹、引起水泡、溃疡、黑色焦痂水肿伴有或没有大量局部水肿及局部腺病和发烧、疾病演变经过3~7天	皮肤炭疽	褐隐毒株咬伤、鼠疫、葡萄球菌病变、非典型莱姆病、羊痘疮、鼻疽病、兔热病、鼠咬热、坏死性脓疮、立克次氏体痘、非典型分枝杆菌感染、白喉
迅速发展为呼吸疾病，伴有咳嗽、发烧、寒颤、呼吸困难、胸痛、咯血、可能出现消化系统症状、肺实变出现或不出现休克	原发性肺炎型鼠疫	严重社区获得性细菌性肺炎或病毒性肺炎、吸入型炭疽病、吸入型兔热病、肺梗塞、肺出血
败血症、弥散性血管内凝血、紫癜、肢端坏疽	败血性鼠疫	脑膜炎球菌败血症；革兰阴性、链球菌、肺炎双球菌或葡萄球菌血症，伴有休克；脾切除后暴发性感染、急性白血病；落基山斑疹热；出血性天花；出血性水痘（出现在免疫功能不全的患者身上）
发烧、萎靡、虚脱、头痛、肌痛同时伴随出现进展型丘疹引起脸部和黏膜出现水泡然后是脓疱疹（四肢多于躯干）；皮疹可能会遍布全身，伴有出血性部位和系统毒副反应	天花	水痘、药疹、史蒂文斯-约翰逊综合征、麻疹、二期梅毒、多形性红斑、严重性粉刺、脑膜炎球菌血症、猴痘、全身性牛痘、昆虫咬伤、柯萨奇病毒感染、疫苗反应
伴有肺胸膜炎的不明确的类似流感疾病、细支气管炎伴有或没有肺门淋巴结病、变量进展为呼吸衰竭	吸入型兔热病	吸入性炭疽病、肺炎型鼠疫、流行性感冒、支原体肺炎、军团病、Q热、细菌性肺炎
无热、对称性下行迟缓性麻痹急性发作，始于延髓肌肉；瞳孔扩大；复视或视力模糊；吞咽困难；构音障碍；上睑下垂、黏膜干燥引起呼吸肌麻痹造成呼吸道阻碍；感觉清晰，没有感官变化	肉毒中毒	重症肌无力、脑干脑血管意外、小儿麻痹症、格林-巴林综合征变体、蜱瘫痪、化学中毒
急性发作的发烧、萎靡、虚脱、肌痛、头痛、消化系统症状、黏膜出血、血管渗透性改变、弥散性血管内凝血、血压过低引起休克有或没有肝炎和神经系统症状	病毒性出血热	疟疾、脑膜炎球菌败血症、细螺旋体病、立克次氏体感染、伤寒、莱姆病、暴发性肝炎、出血性天花、急性白血病、血栓性血小板低下紫斑症、溶血性尿毒综合征、全身性红斑狼疮

资料来源：Artenstein AW, Bioterrorism and Biodefense. In：Cohen J, Powderly WG, eds. Infectious Diseases, second edition. Mosby：London, 2003：99-107。

5人（45%）死亡。尽管这与斯维尔德维尔斯克报道的超过85%的死亡率形成对比，但是这次暴发事件报道数据的可靠性有问题。[14] 患者几乎一致地在开始出现发烧、发冷、萎靡、肌痛、干咳、胸闷、呼吸苦难、恶心或呕吐、心跳过速、外围中性白细胞增多症以及肝酶升高等症状之后平均3.3天后死亡。[10, 16] 这些调查结果很多是无法诊断的，而且相当一部分症状与流感和其他病毒性呼吸道感染症状重叠。最近编制的资料表明，患炭疽病更经常出现显著的呼吸短促、恶心、呕吐，然而流鼻涕却不常见，但是大多数病毒性呼吸道感染都会有显著的流鼻涕症状。[17]

吸入型炭疽病的其他临床表现包括：腹疼、头痛、精神状态异常、血氧不足。胸片异常情况好像普遍存在，尽管这些异常情况可能只是在回顾一些病例时识别出的。胸腔积液是最常见的异常情况。大多数病例显著地出现浸润、实变或纵隔腺病或变宽。后者被认为是疾病的一种早期指示，但是对于这项发现，计算机断层扫描好像比胸片敏感度更大。

吸入型炭疽病的临床表现通常演变成暴发性败血症的情况并伴有进展型呼吸衰竭。如果在开始使用抗菌剂之前获得血液培养，炭疽杆菌通常会出现在血液培养中。胸腔积液最具有代表性。在大多数患者体内，细菌能单独培养或被该物质的特定抗原免疫组织化学染色剂记录下来。[10] 在美国系列的5位死亡者中，从住院治疗到死亡的平均时间是 3 天（范围是 1~5 天），这与其他关于感染该病后的临床毒性报道一致。通常验尸数据会显示出血性纵隔淋巴腺炎和弥散性转移感染。斯维尔德洛夫斯克疾病发作的病理学数据证实疾病牵扯到了脑膜，在 50% 的传播病例中，典型的是出血性脑膜炎。[18]

在知道接触或可能接触炭疽或其流行病因素并且表明是生物恐怖主义（例如，成群的迅速恶化疾病病例）的情况下，当症状与该病的临床表现一致时，应考虑诊断为吸入型炭疽病。在单一个体缺乏另外的病因时出现一致或暗示的临床疾病，也应考虑该诊断。提早诊断出吸入型炭疽病并予以治疗可能具有生存优势。[10] 因此，如果临床怀疑感染炭疽病，开始就应凭借经验迅速采取抗生素疗法。适合对患者采取胃肠外联合疗法的原因有很多：抵住细菌耐药的可能性，瞄准具体的细菌功能（例如，理论上克林霉素影响毒素产生），确保足够的药物渗透到中枢神经系统，或许有利于使患者幸存。[10] 将来，可能会有毒素抑制剂或受体拮抗剂等新奇疗法用于治疗炭疽病[19]。最近在其他地方评估了针对成人、儿童和特殊群体的详细治疗预防和暴露后预防方法的建议[14]。炭疽吸附疫苗在临床试验中对防止皮肤炭疽和防止非人灵长类在接触炭疽喷雾后的吸入型疾病证明是有效的[20]。通常认为疫苗很安全，但是需要在超过 18 个月的时间内使用 6 剂量，同时需要频繁反复注射。尽管在当前临床试验中希望证明二代炭疽疫苗的有效性，但是目前炭疽疫苗的可用性有限。

天花

1977 年发生在索马里的天花是已知的最后一例自然获得的天花病例，1980 年官方证明该疾病已被根除，这是世界卫生组织进行了 12 年集中战役的顶点[21]。然而，因为人们担心储存的天花病毒或被消除或被隔绝在它们的官方指定储存区，所以天花被认为是生物恐怖主义的一种潜在生物制剂。很多因素使得天花成为一种有吸引力的生物武器，确保防止它被再次引入人类并产生全球公共卫生灾难：它在低感染剂量的气溶胶状态下稳定；历史上病例死亡率高，接近 30%；在未注射疫苗人群中密切接触造成的二次袭击率为 37%~80%，范围不断扩大；由于平民常规天花疫苗接种在 20 多年以前已经终止，疫苗性免疫随着时间而改变，在提供低水平扩爆器促进暴露的环境中

没有病毒循环，所以全世界很多人口都是易感者[22]。此外，目前疫苗供应受限，尽管该问题已经解决，但是现在还没有针对这一病原体的有效抗病毒疗法。

潜伏期 7~17 天（平均 10~12 天）之后，患者会经历衰竭性的前驱症状急性发作，发烧、寒颤、头痛、背痛会持续 2~3 天。随后是离心分散式发疹，随着在大约 8 周多的时间内同时发展为斑点期、丘疹期、水泡期和脓疱期，后期出现凹陷，而向周围扩散。口咽部黏膜疹一般比发疹早一到两天。疾病过程中皮疹一般出现在手掌和脚掌。疾病发作第二周，脓疱开始结痂，通常在第三周结束之前完成痂分离。表 63-4 描述了天花的鉴别诊断。历史上，水痘和药物反应给诊断造成了最难的困境。

天花通过呼吸飞沫核在人与人之间传播，通过接触病变部位和污染物的传播比较少见。有文件记载，在某些条件下，天花可以通过细颗粒喷雾进行空气传播[22]。虽然由于在咽部复制的病毒具有高效价，人们认为患者在出现皮疹的第一周最具传染性，但是病毒从开始出现黏膜疹到所有痂分离都会传染。传统上，家庭成员、其他面对面接触者和医疗工作者都有很高的二次感染风险。因此，入院病例都被放置在负压房间内，采取接触和空气预防措施，将此风险减少到最低，那些不需要住院治疗的感染者应在家中隔离，避免感染其他人。

发现单一疑似天花病例应立即通知当地公共卫生部门和医院流行病专家。天花免疫要依据世界卫生组织全球根除天花战役成功部署的"包围接种"策略，授权对所有直接接触者进行辨认和免疫，包括密切接触者、医疗工作者和实验室人员。如果在潜伏期感染病毒 4 天之内提早进行免疫部署，则能够大大地减弱或防止疾病发生，可能有利于控制其二次传播[22]。因为即使一例天花病例的出现就相当于生物恐怖主义，所以必须要进行流行病学调查，确定最初病毒释放的周界，从而完成对初期接触者的追踪。

肉毒中毒

肉毒中毒是一种急性神经疾病，由肉毒杆菌中毒引起，在全世界通过伤口细菌感染或摄入食源性毒素偶发和集中暴发。对肉毒中毒的详细讨论在本书"肉毒杆菌毒素（肉毒中毒）侵袭"一文中可以找到。毒素气溶胶是一种自然患病的稀有模式，已被制成武器用于生物恐怖主义[4]。肉毒杆菌毒素被认为是已知的

最具毒性的分子，微量的毒素就可以致人死亡。它阻碍突触前囊泡释放神经递质乙酰胆碱，从而抑制肌肉收缩。

肉毒中毒呈现为一种急性、无热、对称的降序迟缓性麻痹。疾病最初在延髓的肌肉组织表现出来，与精神状态或感官变化无关。超过 75% 的病例可以在早期发现疲劳、眩晕、吞咽困难、发音障碍、复视、口干、呼吸困难、上睑下垂、眼肌瘫痪、舌头无力、面部肌肉轻度瘫痪等症状。进展型肌肉疾病会导致呼吸困难随之发生。在实验动物身上无法区分食源性肉毒中毒和吸入型肉毒中毒的临床表现[23]。

主要根据流行病特点和临床特征以及排除其他可能性进行肉毒中毒诊断（见表 63-4）。临床医师应认识到任何肉毒中毒的单一病例都可能是由生物恐怖主义造成的，或者可能预示着大型"自然事件"的暴发。与流行病学无关的多地区的病例提示有人故意释放这种试剂在食物或水供应或以一种气溶胶形式。

在过去的 40 年间，肉毒食物中毒导致的死亡率从 60% 下降至 6%，这可能是支持性疗法和机械通气改进的结果。因为对后者的需要可能会持续很久，在大规模生物恐怖主义事件中可能会超过有限资源（例如，机械通气）的使用时间。在疾病控制与预防中心的有限供应中可以使用马抗毒素进行治疗，如果提早进行治疗可以控制疾病。

鼠疫

鼠疫是由革兰阴性病原体耶尔森氏鼠疫杆菌引发的，自然获得的疾病呈现多种形式，在本书"鼠疫杆菌（鼠疫）侵袭"一文中有详细的介绍。在东南亚的部分地区、非洲和美国西部，鼠疫是一种地方性疾病。预计该种病原体的雾化准备和生物恐怖主义预期传播媒介将会在非地方病发生区域导致原发型鼠疫的发生。然而，就像 2001 年发生在美国的炭疽袭击事件一样，疾病的附加形式，如腹股沟腺炎型鼠疫和败血性鼠疫也有可能发生。

典型的原发性肺炎型鼠疫呈现一种急性、发热的肺炎疾病，呼吸症状和全身症状显著；不定地发生消化系统症状、脓性咳痰或咯血症状。胸片典型地显示出斑点、双侧或多肺叶性浸润或实变。在缺乏适当治疗时，可能会迅速进展为呼吸衰竭、血管崩溃、紫癜性皮肤损害、足趾坏死和死亡。如表 63-4 所述，鉴别诊断主要为迅速进展型肺炎。对病人的唾液样本培

养形成的小革兰阴性球状杆菌菌落用双极吸管进行的吉姆萨或瑞氏染色结果，可以进行诊断[25]。必须要进行培养来证实该诊断；若怀疑为鼠疫，因为必须要部署特殊技术和预防治疗，应提前通知微生物室。

其他地方评估了鼠疫的治疗建议[25]。肺炎型鼠疫能够通过飞沫核在人与人之间进行传播，因此，密切接触者、其他患者和医疗工作者均有传染该病的风险。对该疾病进行迅速识别和治疗、适当的暴露后预防部署以及早期飞沫预防制度会中断二次传播。

兔热病

兔热病的病原体——土拉弗朗西斯菌是另一种小革兰阴性球杆菌，如果作为生物恐怖主义气雾剂进行递送可能会引发原发性肺炎。吸入型兔热病表现为突然出现发热、全身疾病发作，突出表现为上呼吸道症状、胸膜型胸痛、肺炎变量发展、肺门腺病，超过 30% 的患者没有受到适当治疗会进展为呼吸衰竭和死亡[26]。通常，在排除其他病原体后根据临床特征进行诊断。因为微生物在培养条件下的传染性非常强，所以如果怀疑患兔热病必须要提前通知实验室人员。本书"土拉杆菌（土拉菌病）侵袭"一文对该病原体进行全面讨论。

病毒性出血热

病毒性出血热的病原体属于四种不同的核糖核酸病毒科，引发的具有重叠特征的临床综合征为：发热、萎靡、头痛、肌痛、虚脱、黏膜出血以及血管渗透性增强循环系统调节异常等其他体征，导致晚期病例休克和多器官系统衰竭[27]。特殊病原体也与特殊目标器官作用有关。这些病原体包括埃博拉病毒、青猴病、拉沙热、里福特裂谷热和刚果–克里米亚出血热等。

实际上，出血热病毒因其在世界各地不定时偶然暴发，一直被认为是一种新生传染病，并被认为是人类侵入病毒生态环境的结果。但是，它们在气溶胶形式下具有高度传染性，在医疗设施内传播，引起高致病率和高死亡率，据说已被成功地武器化[8]。感染患者的血液和其他体液也极具传染性，可在人与人之间发生空气传播，因此，应对这些病例设置严格的接触和空气预防措施[27]。主要是进行支持性疗法，并按需提早使用血管加压药。利巴韦林对一些形式的病毒性出血热有效，但对埃博拉病毒和马尔堡病毒引发的出血热无效。尽管如此，该药应按照经验对呈现符合病

毒性出血热综合征的患者进行使用，直到确定病因。

特殊患者人群的管理

生物恐怖主义造成的疾病管理方法必须拓展到儿童、孕妇以及免疫功能不全的人。最近已经对这些接触选定生物恐怖主义制剂的特殊患者群体的特殊治疗建议和预防建议进行了评估[13, 25-26]。一般方法需要评估某些药物或产品对挑选人群的风险与考虑中的潜在感染风险进行对比，以此说明涉及的病原体和暴露程度。因为某些疫苗，如天花，对这些群体比对其他群体产生的风险更高，所以问题延伸至免疫。这会影响到群体免疫策略。

社会心理发病率

一个经常被忽视但是却极其重要的生物恐怖主义问题是社会心理后遗症。这些后遗症会在事件造成压力期间以急性焦虑症或慢性精神疾病恶化的形式出现或在事件发生后出现创伤后心理压力紧张综合征（PTSD）。1991年海湾战争导弹袭击以色列期间，近一半急诊室来访者的病情与急性心理疾病或潜在心理问题恶化相关[28]。最近在美国恐怖主义行动的资料表明，受事件影响人群中多达35%的人会患有创伤后心理压力紧张综合征[29]。2001年9月11日之后早期，在纽约的袭击事件导致创伤后心理压力紧张综合征和抑郁的普遍性接近历史控制主体的两倍。[30]尽管与事件接触的紧密程度和人员伤亡分别直接与PTSD和抑郁有关，但是在间接涉及的人员中存在发病的沉重负担。预计这些事件的发生以及国际上对恐怖主义的关注不断造成重大的心理冲击，而且将会在整个社会持续很长时间。

■ 隐患

在大规模杀伤性武器事件中，对生物恐怖主义事件的响应独特，因为它不仅需要普遍用于所有灾难的后果管理还需要应用基本传染病原则：疾病监测、感染控制、抗菌疗法和预防、疫苗预防。由于这些原因，医师可能是生物恐怖主义的第一响应者，并有望为他们的患者、同事和公共健康机构提供可靠的信息来源[31]。

关于涉及生物袭击的灾难还留存很多隐患，必须要对其进行辨认并设法最有效地保护公共健康。如上文提及，从接触病原体到表现出症状和体征之间的

临床潜伏期为几天到几周，与疾病控制与预防中心的大部分甲、乙、丙类病原体潜伏期类似，而与预成型的病原体衍生毒素潜伏期不同。为此，第一批病例的早期诊断可能证明是有问题的，需要提高临床警觉性[32]。即使对早期受害者诊断完之后，医院必须要和当地、地区和国家的其他医疗机构进行沟通，明确流行病学，可能确定接触的病源。考虑到世界范围内快速移动的范围和轻松，一个地方的生物袭击引起的临床表现可能广泛地出现在不同地理位置。此外，恐怖主义袭击无论如何都可能是多焦点的。不管是恶意袭击事件、自然发生的紧急事件还是从未发生过的事件，有必要使用病例定义、病例识别、监测和实时沟通等类似传染病学的方法[33]。

关于对生物制剂的诊断技术、治疗和疾病预防领域还存在其他潜在隐患。尽管研究领域活跃和实地准备的发展具有高度预测性，但是对于生物恐怖主义使用的病原体进行快速甄别检测至今仍没有进行到美国食品与药品管理局批准的试验程度，无法展开。治疗和预防问题，如对多种形式的病毒性出血热缺乏有效治疗；可用于对肉毒中毒的多价防毒药物不足；计划用于管理大规模肉毒中毒袭击事件的机械换气设备缺乏；关于使用抗病毒药物对抗天花的人类数据不足；目前使用的天花疫苗的不利毒性资料至今仍未解决，但仍为研究的活跃领域。使用现代分子生物技术制造具有"设计"表型的基因改变的病原体，如抗菌或疫苗抵抗的病原体，该事实使得已经复杂的问题更加复杂。最后，正如在最近的严重急性呼吸综合征[34]这一传染病发生期间生动说明，以及当传染病天花定期发生[22]时充分认识到的那样，传染病在医院内传播是很常见的。医疗工作者是我们对抗使用生物制剂的袭击事件的第一线防卫人员，依然有着重大的职业危害。

参 考 文 献

1. Christopher GW, Cieslak TJ, Pavlin JA, et al. Biological warfare : a historical perspective. *JAMA* 1997 ; 278 : 412-7.

2. Harris SH. *Factories of Death : Japanese Biological Warfare, 1932-45, and the American Cover-Up*. New York : Routledge ; 1994.

3. Torok TJ, Tauxe RV, Wise RP, et al. A large community outbreak of Salmonellosis caused by intentional contamination of restaurant salad bars. *JAMA* 1997 ; 278 : 389-95.

4. Zilinskas RA. Iraq's biological weapons : the past as future? *JAMA* 1997 ; 278 : 418-24.

5. World Health Organization. *Health Aspects of Chemical and Biological Weapons : Report of a WHO Group of Consultants*. Geneva : World Health Organization ; 1970 : 98-9.

6. Miller J, Engelberg S, Broad W. *Germs : Biological Weapons and America's Secret War*. New York : Simon and Schuster ; 2001.

7. CDC. Biological and chemical terrorism : strategic plan for preparedness and response. *MMWR* 2000 ; 49 (RR-4) : 1-14.

8. Alibek K. *Biohazard*. New York : Random House ; 1999.

9. United States Department of State. *Patterns of Global Terrorism 2001*. Washington, DC : U.S. Department of State ; May 2002.

10. Jernigan J, Stephens DS, Ashford DA, et al. Bioterrorism-related inhalational anthrax : the first 10 cases reported in the United States. *Emerg Infect Dis*. 2001 ; 7 : 933-44.

11. Sidell FR, Takafuji ET, Franz DR, eds. *Medical Aspects of Chemical and Biological Warfare. Textbook of Military Medicine series. Part I, Warfare, Weaponry and the Casualty*. Washington, DC : Office of the Surgeon General, Department of the Army ; 1997.

12. Dixon TC, Meselson M, Guillemin J, et al. Anthrax. *N Engl J Med*. 1999 ; 341 : 815-26.

13. Inglesby TV, Henderson DA, Bartlett JG, et al. Anthrax as a biological weapon : medical and public health management. *JAMA* 1999 ; 281 : 1735-45.

14. Inglesby TV, O'Toole T, Henderson DA, et al. Anthrax as a biological weapon, 2002 : updated recommendations for management. *JAMA* 2002 ; 287 : 2236-52.

15. Freedman A, Afonja O, Chang MW, et al. Cutaneous anthrax associated with microangiopathic hemolytic anemia and coagulopathy in a 7-month-old infant. *JAMA* 2002 ; 287 : 869-74.

16. Barakat LA, Quentzel HL, Jernigan JA, et al. Fatal inhalational anthrax in a 94-year-old Connecticut woman. *JAMA* 2002 ; 287 : 863-8.

17. CDC. Considerations for distinguishing influenza-like illness from inhalational anthrax. *MMWR* 2001 ; 50 : 984-6.

18. Abramova FA, Grinberg LM, Yampolskaya O, et al. Pathology of inhalational anthrax in forty-two cases from the Sverdlovsk outbreak of 1979. *Proc Natl Acad Sci USA*. 1993 ; 90 : 2291-4.

19. Friedlander AM. Tackling anthrax. *Nature* 2001 ; 414 : 160-1.

20. Friedlander AM, Pittman PR, Parker GW. Anthrax vaccine : evidence for safety and efficacy against inhalational anthrax. *JAMA* 1999 ; 282 : 2104-6.

21. Fenner F, Henderson DA, Arita I, et al. *Smallpox and its Eradication*. Geneva : World Health Organization ; 1988.

22. Breman JG, Henderson DA. Diagnosis and management of smallpox. *N Engl J Med*. 2002 ; 346 : 1300-8.

23. Arnon SS, Schechter R, Inglesby TV, et al. Botulinum toxin as a biological weapon : medical and public health management. *JAMA* 2001 ; 285 : 1059-70.

24. Artenstein AW, Lucey DR. Occupational plague. In : Couturier AJ, ed. *Occupational and Environmental Infectious Diseases*. Beverly, Mass : OEM Press ; 2000 : 329-35.

25. Inglesby TV, Dennis DT, Henderson DA, et al. Plague as a biological weapon : medical and public health management. *JAMA* 2000 ; 283 : 2281-90.

26. Dennis DT, Inglesby TV, Henderson DA, et al. Tularemia as a biological weapon : medical and public health management. *JAMA* 2001 ; 285 : 2763-73.

27. Borio L, Inglesby T, Peters CJ, et al. Hemorrhagic fever viruses as biological weapons : medical and public health management. *JAMA* 2002 ; 287 : 2391-405.

28. Karsenty E, Shemer J, Alshech I, et al. Medical aspects of the Iraqi missile attacks on Israel. *Isr J Med Sci*. 1991 ; 27 : 603-7.

29. Yehuda R. Post-traumatic stress disorder. *N Engl J Med*. 2002 ; 346 : 108-14.

30. Galea S, Ahern J, Resnick H, et al. Psychological sequelae of the September 11 terrorist attacks in New York City. *N Engl J Med*. 2002 ; 346 : 982-7.

31. Artenstein AW, Neill MA, Opal SM. Bioterrorism and physicians. *Ann Intern Med*. 2002 ; 137 : 626.

32. Artenstein AW. Bioterrorism and biodefense. In : Cohen J, Powderly WG, eds. *Infectious Diseases*. 2nd ed. London : Mosby ; 2003 : 99-107.

33. Artenstein AW, Neill MA, Opal SM. Bioterrorism and physicians. *Med Health RI*. 2002 ; 85 : 74-7.

34. Svoboda T, Henry B, Shulman L, et al. Public health measures to control the spread of the severe acute respiratory syndrome during the outbreak in Toronto. *N Engl J Med*. 2004 ; 350 : 2352-61.

64 未来生物武器和化学武器*

James M. Madsen, Robert G. Darling

■ 历史与展望

有史以来，人们就已使用生物武器和化学武器。[1]几千年来，土著南美洲人民故意使用生物衍生箭毒，如箭毒马鞍子和箭毒蛙身上的毒素，尽管这些准备主要用于打猎。在非洲也使用类似的毒物。对于古希腊人，"toxikon"意味着"箭毒"，是一种头上带有菟葵的箭，这种惯例持续到中世纪的欧洲，在 17 世纪的西班牙和葡萄牙仍继续存在。[2]早在公元前 2000 年，印度士兵就使用烟幕、燃烧弹和有毒烟雾；中国的宋代含砷烟雾和其他毒药在战争中广泛应用。毒物用于军事可追溯到公元前 6 世纪，那时亚述人士兵用麦角菌污染后的黑麦，给敌人的水井下毒。公元前 423 年，伯罗奔尼撒战争期间，斯巴达色雷斯同盟通过使用长管和风箱将木炭、硫黄生成的有毒烟雾吹向雅典，占领了雅典的代里恩城堡，并对其猛烈攻击。公元 7 世纪发明的希腊火药（可能是由松香、硫黄、沥青岩、石脑油石灰和硝石合成）被证明是一种非常有效的海军武器。中世纪用于战争中的各种毒药以及用于谋杀的毒药（包括暗杀）开始流行开来。20 世纪之前的其他例子包括：将人或动物的尸体投入井中造成水污染，使用蛇和其他生物作为有毒载体，偶尔使用污染物将天花等传染病传播给毫无防备的受害者。后面这种技术用于法国和印度战争期间（1754~1767）并取得显著成功，据称当时杰弗里·阿姆赫斯特爵士

把窝藏着天花受害者身上的浓汁和痂的"礼物"（毛毯）送给了土著印第安人。印第安人没有抵抗天花的免疫力，因此随着天花席卷当地部落，他们经历了非常高的感染率和死亡率。[3]

19 世纪末至 20 世纪初，复杂的生物和化学武器发展所必需的科技迅猛发展。第一次世界大战期间，首次大规模使用"毒气"，包括催泪瓦斯、氯气、光气、砷剂、氰化物以及硫芥。战争结束之前，几乎每三轮战争中就有一种化学弹药。第二次世界大战期间，臭名昭著的 731 部队里的石井四郎博士和其他日本科学家致力于武器研制，不仅使用炭疽、瘟疫、天花、河豚毒素，还使用各种化学制剂。甚至有人怀疑 1942 年在捷克斯洛伐克，用于暗杀莱茵哈德·海德里希的炸弹中含有肉毒毒素。[4]第二次世界大战之后，蓖麻毒素用作一种可注射暗杀武器，20 世纪 70~80 年代，声称用来对抗来自老挝 H'Mong 难民的"黄雨"是由一种单端孢真菌毒素，T-2 毒素构成的。最近，20 世纪 80 年代的两伊战争中，伊拉克和伊朗都使用化学武器彼此对抗，而且伊拉克有一套武器计划，包括开发硫芥、神经性毒剂、"剂 15"（一种抗胆碱能失能性毒剂）、肉毒杆菌素、来自产气荚膜梭菌的微量毒素以及黄曲霉毒素。[5]美国民兵组织和恐怖主义组织已在世界各地利用蓖麻毒素实现政治目的。

第一次世界大战期间，美国科学家开始开发化学武器以应对欧洲使用的化学战争，并对生物和化学武器的攻击性和防御性进行了研究。然而，1969 年，美国单方面宣布放弃首次使用化学制剂，停止化学制剂生产，并终止了它的攻击性生物武器计划。

1972 年，创立了禁止生物武器公约，来自 104

---

* 本文中表达的观点是作者的个人观点，不代表美国军队、美国海军、其他任何美国军事组织或达林博士工作的任何地点或任何政府组织的官方政策或立场。

个国家的代表进行了签署，包括美国（1975 年批准了该公约）、苏联、伊拉克，虽然很多签署国并不认为毒物可以制成生物武器，也没有考虑到公约对毒素使用有约束力。自从那时起，至少 140 个国家签署或批准了这项公约。[6]

然而，苏联和伊拉克很快开始违反公约。历史上，苏联武器专家加紧研究与开发众多生物和化学武器，作为历史上规模最大、最全面的生物武器项目中的一部分。苏联科学家创造了大量炭疽、瘟疫、天花、兔热病、神经性毒剂、芥末以及其他生物和化学制剂武器。[5]

1979 年，生物武器对人类形成毁灭性潜能，开始警醒世界。那一年，一家位于俄罗斯以前的斯维尔德罗夫斯克市（现在是耶卡特林堡市）的制造工厂意外地释放出少量的武器级炭疽。报道称 77 人受伤，66 人死亡。很多年后，哈佛大学的科学家马修·梅瑟生博士被允许研究该事件，并在 1979 年发表的文章中报告了他的研究结果。梅瑟生博士断定出现大部分死亡的受害者居住在工厂下风区一个 4 米宽的狭窄地带。证实死亡的动物是在顺风 30 米远的地区。梅瑟生进一步推断称工厂至少释放了 1 克武器级炭疽。[7] 如果他的计算正确，那么，考虑到它的稳定性、生产相对简便、能够秘密地远距离传播，炭疽武器拥有成为生物武器的巨大潜能。

1995 年 3 月，"奥姆真理教"成员企图配置生物制剂失败之后，用神经性毒剂沙林（GB）对日本东京地铁系统实行协同攻击。超过 5500 人接受治疗，12 人死亡。9 个月前，在松本的一场袭击中，"奥姆真理教"使用沙林企图暗杀对他们事业不利的法官，造成 300 多人接触沙林，7 人死亡。[8-9]

2001 年秋天的炭疽袭击事件涉及使用装有武器级炭疽的信封经过美国邮政系统邮寄。5 人死亡，17 人患有皮肤炭疽或吸入型炭疽。受到孢子污染的建筑物包括哈特参议院办公大楼、华盛顿特区的布伦特伍德邮政设施。这些建筑物耗费了数百万美元进行重建。在袭击中使用的炭疽被确定为效力极强，如果它被广泛地播散，就会造成更多的人员伤亡。[10-11]

据苏联名义上的民用医学研究机构 Biopreparat 前副厅长肯阿里贝所讲，20 世纪 80~90 年代，苏联科学家和医生花费大笔金钱和人力资源开发人类已知的最致命、最强的生物武器。除了将炭疽、天花、出血热以及其他病原体武器化之外，他们还创造了耐抗

生素的鼠疫杆菌（鼠疫）、弗朗西斯氏菌属及其他病原体菌株。此外，声称苏联人通过使用生物工程技术创造了新特性的病原体和一些可挫败某些疫苗的生物菌株[12]。

随着我们进入生物技术革命的 21 世纪，我们对分子生物学、遗传学、生物化学的了解正在爆炸式增长。人类染色体组已排序，如今操作不同生物体的基因并创造出新型异常病原体是可能的。科学家也能够将大量不同内生性生物反应修饰基因合成并制成武器，这些修饰基因包括细胞因子、荷尔蒙、神经递质、血浆蛋白酶。但是甚至自然都不断让我们惊讶。新近，自然发生的感染有可能造成大规模人类疾病，并且世界各地的死亡人数不断增长，这些病原体可能还会被有胆量的科学家制成生物武器。

随着我们进入这个新时代，人们对生命科学的了解爆炸式增长，本文简要评论了未来的化学和生物武器。正如我们今天所知道的那样，我们有一个特别的机会去解决人类苦难或创造能够摧毁我们文明的新级别生物和化学武器。

未来生物武器

一种新传染性疾病出现或再度肆虐的传染性疾病具有全球性影响。过去的 20 年间，已鉴定出 30 多种新型致病原体[13]。这种新兴威胁的一个典型例子是普遍的流行性感冒。1918 年，第一次世界大战快要结束时，西班牙流感袭击造成毁灭性后果。不到一年的时间，这种病毒就能够绕行全球，估计造成 4000 万人死亡。[14] 最近，在南亚出现的非典型肺炎（SARS）起因于一种冠状病毒，跳跃物种从动物传染给人类，在不到 90 天的时间内迅速传播至 29 个国家。异常休眠状态下的致病因子，如非典型肺炎或流感仿佛是以递增频率重新出现的，而且造成严重后果的可能性更大。新型传染病出现是由很多因素导致的：环境变化、环球旅行和贸易、社会动乱、致病因子的基因变化、宿主或带菌群体。一旦一种新型传染病被引入合适的人类群体中，它往往会迅速传播，并对医疗和公共卫生设施造成毁灭性影响。如果疾病很严重，就可能导致社会混乱，对经济造成巨大冲击。由于蓄意引入传染性疾病用于邪恶目的，可能很难区分新兴疾病或再度肆虐疾病的暴发。

随着科学家开发了更复杂的实验室程序，增进了对分子生物学和遗传密码的了解，用生物工程制造出用于军事或为恐怖分子所用的更具致命性、更具抗生性、抗疫苗的病原体越来越成为可能。不仅某些生物反应修饰基因（BRMs）可以合成并制成武器，而且设计能够将异常 DNA 插入宿主细胞内的基因武器在理论上已成为可能。这些武器中任何一件就会造成大面积疾病和死亡的可能性无法估量，让人忧虑。科学家和政策制定者已经开始利用稳健的研究议程发展医疗应对策略。

选定的由武器研制潜能造成的新兴或再度肆虐的传染病

因为不同地理位置的新型疾病如此不同，都是地方病，所以对它们的完整叙述超出了本文的范围。然而，这些传染病中一些可能作为生物战剂或恐怖主义制剂构成对未来的威胁。最令人担忧的新兴传染病可能也是我们不知道的一种病。最近经历的艾滋病病毒、埃博拉病毒、非典型肺炎、猴痘、西尼罗河热以及数百种其他"新型"疾病显示，我们仍会惊讶。

禽流感

在东南亚，禽流感或高致病性禽流感周期性地引发了人类传染病，主要通过密切接触禽鸟类，通常是通过在养鸡场或养鸭场与禽鸟物种的职业接触。自 2004 年 5 月起，来自该地区的两个国家已经报道了包含 H5N1 菌株的禽流感大肆暴发并出现人类病例。[15] 迄今为止，没有人际间传播的报道，但是禽鸟类与人类之间或与动物之间有基因重组的潜能。《科学》杂志最近的一篇报道将造成 1918 年传染病的流感病毒与一种可能的禽鸟起源联系到一起。[16] 如果这种说法正确，禽流感可能给人类种群带来比之前报道的危险还要大得多。该疾病在人体上的显示方式与其他类型的流感病毒的显示方式类似。通常开始是发热、寒冷、头痛、肌痛，然后逐渐出现咳嗽、呼吸困难，严重病例会形成急性呼吸窘迫综合征。实验结果包括全血细胞减少、淋巴球减少、肝酶升高、组织缺氧、H5N1 阳性逆转录—聚合酶链反应测试、H5N1 流感菌株阳性中和实验。试管研究表明，神经氨酸酶（NA）抑制剂类药物可能对治疗和防止禽流感有临床疗效。[17]

人流感

人流感病毒大流行具有重大威胁。人流感病毒的致病性与它们迅速改变自身 8 个病毒 RNA 片段的能力有直接关系；新抗原变异导致新血细胞凝集素（HA）和神经氨酸酶表面糖蛋白形成，这可能使准备抵抗不同菌株的免疫系统无法辨识。

两种截然不同的现象导致过去曾患流感疾病的人容易再度感染流感。临床上，甲型流感病毒显著变异可能是由 HA 和 NA 基因突变造成的，病毒表面蛋白表现为较小的结构变化。在任何抗原位点都仅有 4 个氨基酸替代可引发这样的临床显著变异。这些小变化导致一种变异的病毒能够规避寄主免疫力。此外，禽鸟与人或禽鸟与猪之间流感病毒的基因重组可能造成 HA 或 NA 表面蛋白发生重大改变，被称为抗原转移。对比受到抗原飘移的菌株逐渐演变，抗原转移发生在一种异常 HA 或 NA 完全形成的流感病毒从其他寄主物种移入人体之时。全球性流行病就是这种抗原转移造成的。

在美国，流感每年造成 3 万多人死亡，10 万多人住院治疗。过去的几个世纪里，大流行性流感病毒以 10~50 年为周期定期出现。20 世纪，流感大流行发生了 3 次：1918 年（西班牙流感，一种 H1N1 病毒）、1957 年（亚洲流感，一种 H2N2 亚型毒株）、1968 年（香港流感，一种 H3N2 变体）。在美国，1957~1958 年间的流行病造成 6.6 万多人死亡，1968 年的流行病造成 3.4 万多人死亡。1918 年的流感大流行阐明了公共卫生的一种最坏情况；在美国造成 67.5 万人死亡，全世界死亡人数为 2000 万~4000 万。[16] 大部分群体的发病率为 25%~40%，病例死亡率平均为 2.5%。类似 1918 年流感病毒再度出现，即使事件发生时抗病毒药物可以有效对抗这种更具致命性的流感病毒，应该也会造成巨大的社会影响。

非典型肺炎与非典型肺炎相关冠状病毒

2003 年，非典型肺炎相关冠状病毒（SARS-CoV）作为非典型肺炎起因出现。那一年，非典型肺炎造成全世界至少 29 个国家的约 900 人死亡，8000 多人感染。在清楚地确定病例定义之前，2003 年 2 月，中国向世界卫生组织（WHO）报道了 300 多例非典型肺炎病例，其中 5 人死亡，所有疾病发源于中国广东省。传染病随着感染患者旅行迅速传播至中国香港，从那里传播到越南、加拿大以及其他地区。美国发生了 8 例实验证实的病例，但是令人担心的是美国人口容易受到非典型肺炎普遍暴发的袭击。

非典型肺炎病例的定义是中国卫生当局 2003 年 2 月最初向世界卫生组织的报告发展而来的。最初是按照临床标准定义非典病例；一个疑似或可能为一种疾病，包括潜在接触现有病例，发烧并伴有肺炎或呼吸窘迫综合征。2003 年 4 月，一例确诊病例定为非典病例，该病例的非典型肺炎相关冠状病毒被培养开来。[19]

非典型肺炎相关冠状病毒感染的潜伏期为 2~10 天。2~7 天内开始出现干咳和呼吸短促，随后出现发热、寒冷等全身症状。患者生病后 7~10 天内可能出现肺炎和淋巴细胞减少症。大多数非典型肺炎相关冠状病毒患者都有一个清楚的接触病史，或是接触非典型肺炎患者或是居住在已知存在非典型肺炎相关冠状病毒地区。在疾病早期通过化学实验检测感染可能有用，但并不可靠。患者通过放射学检查证实患有肺炎或急性呼吸窘迫综合征，病原不明，需要住院治疗时应怀疑为非典型肺炎相关冠状病毒，发病 10 天前会有以下风险因素之一：①到疾病暴发地旅行或密切接触有这种旅行历史的患者；②受聘于有接触非典型肺炎相关冠状病毒风险的相关职业；③包括一组非典型肺炎病例中，没有受到选择性诊断。

所有受非典型肺炎影响的医疗设施都应采用一种"呼吸卫生或咳嗽规矩"策略。所有疑似肺炎的住院患者应接受下列措施：①应安排他们进行飞沫隔离直至确定隔离不再必要（标准预防措施适用于大多数社区获得性肺炎，飞沫隔离适合非致病性禽流感）；②应检查他们是否存在可能接触非典型肺炎相关冠状病毒的风险因素；③应利用胸片、脉搏血氧测量、全血细胞计数以及其他必要的诊断检查。如果患者有非典型肺炎的风险因素，应在定性诊断之前执行飞沫预防措施。当高度怀疑患者患有非典型肺炎相关冠状病毒疾病时，应立即对其采取有关非典型肺炎的隔离预防措施（包括空气传播预防措施），并对所有重症患者的接触者进行鉴定、评估以及检测。[19]尽管在治疗中已使用过利巴韦林、大剂量皮质类固醇、干扰素，但是它们有什么样的临床效果却不清楚。还没有制定确定性疗法。当前美国胸腔学会或美国传染病协会指导方针建议在等待病原学诊断之前，对社区获得性肺炎凭经验采取抗生素治疗。对非典型肺炎相关冠状病

毒进行的诊断性测试包括酶免疫分析法进行的抗体测试以及对呼吸、血液和粪便样本进行的逆转录—聚合酶链反应测试。[20]当已知的非典型肺炎相关冠状病毒不存在传播时，建议只是与公共卫生当局进行磋商后进行测试。应进行对流行性感冒、呼吸道合胞病毒、肺炎球菌、衣原体、支原体以及军团菌测试，因为按照病例定义判定，识别出这些致病因子其中之一就可以排除非典型肺炎。在患病第一周，通过鼻咽拭子加上口咽拭子和血清或血浆样本就能获得临床样品。患病一周之后，应制得鼻咽拭子加上口咽拭子和粪便样本。在第一次诊断怀疑为非典型肺炎相关冠状病毒时以及之后必要的时候，应对非典型肺炎相关冠状病毒抗体的血浆样本进行测试。抗体反应在患病第一周能偶尔检测到，在患病第二周结束之前可能检测得到，有时可能直到症状发作超过 28 天后才能检测到。可能要收集来自多个不同来源的任何呼吸样本用于病毒和细菌诊断，但是优先选择的样本是鼻咽洗涤物或抽出物。[20]

尼帕病毒和亨德拉病毒

尼帕和亨德拉病毒是密切相关却截然不同的副黏液病毒，在副黏液病毒科内构成了一种新病毒。尼帕病毒是在 1999 年马来西亚动物传染病暴发期间发现的，现在被称为尼帕病毒性脑炎，主要涉及猪和一些人的病例。[21]亨德拉病毒性疾病的病原体亨德拉病毒，是 1994 年在南澳大利亚类似的传染病暴发中鉴定出来的，包括一头马感染和 3 例人类病例。[22]人们认为某些果蝠物种是这些病毒的自然寄主，并且一直没有症状。马充当亨德拉病毒的增强寄主，猪则充当尼帕病毒的增强寄主。动物到人的传播方式看上去好像直接接触到组织或体液或者是接触屠宰或挑选动物时产生的喷雾。建议农业工人挑选感染动物群时使用长外衣、手套以及呼吸防护和护目工具等个人防护装置。迄今为止，还未报道过此类病毒在人与人之间传播的病例。

在出现症状的病例中，疾病发作开始是流感症状，然后迅速发展为脑炎，出现定向障碍、精神错乱和昏迷。那些临床上为显性感染的患者中的 50% 死于此病。目前，针对这些传染病没有普遍认可的治疗方法，因此，治疗过度依赖支持性疗法。过去的传染病曾使用病毒药物利巴韦林，但是它的效果在临床对照研究中还未被证实。[23]尽管知道还未出现人与人

之间的传播，但是因为知道呼吸分泌物和其他体液中藏有病毒，因此建议采取屏障护理和飞沫预防措施。因为样本可能对实验室构成危险，因此送往实验室时应该提前通知。用于病毒分离鉴定的样本应送到指定的实验室。应通过公共卫生部门提出测试请求，在送样本之前，公共卫生部门应拨打电话 770-488-7100，联系疾病控制与预防中心（CDC）及紧急事件处理中心。

生物反应调节剂

生物反应调节剂指挥着免疫系统中无数复杂的交互。生物反应调节剂包括红细胞生成素、干扰素、白细胞介素、集落刺激因子、粒细胞、巨噬细胞集落刺激因子、干细胞生长因子、单克隆抗体、肿瘤坏死因子抑制剂和疫苗。[24]

随着人们对生物反应调节剂结构和功能的日渐了解，驱使他们发现并创造出很多新规化合物，包括合成镇痛药、抗氧化剂、抗病毒物质和抑菌物质。例如，生物反应调节剂通过定向至导致疾病过程的细胞因子，用于治疗衰弱类风湿性关节炎。[25]通过中和或消除这些定向的细胞因子，生物反应调节剂可能会减少症状，减轻炎症。生物反应调节剂也可以用作防癌药物，目标如下：①停止、控制或抑制癌症生长过程；②使癌细胞更容易识别，因此免疫系统就会更敏感，消灭癌细胞；③增强淋巴细胞、自然杀手细胞和巨噬细胞等免疫细胞的杀伤力；④改变癌细胞的生长方式，促进癌细胞像健康细胞一样生长；⑤阻止或逆转正常细胞或癌前细胞转变为癌细胞的过程；⑥通过采取化疗或放射性治疗等疗法，增强人体修复或替换被损坏或摧毁的正常细胞；⑦防止癌细胞扩散至身体其他部位。[26-27]

目前，更多的这种有前景的新型药物正处于发展之中。可以容易地推理出开发各种生物反应调节剂的研究可能被恶意目的毁坏。也就是说，研究人员不是用生物反应调节剂抑制癌细胞生长或减轻疾病易感性，而是可能开发出引发疾病和死亡的化合物。其他药物可能被设计用于改变该病某些新陈代谢过程或改变脑化学来影响人的认知能力或心情。但是仅靠心存不良企图之人的想象造成伤害的机会是有限的。

生物工程病原体

生物工程技术迅速推进，具有改变现在和未来生物武器威胁的潜能。很多最具致病性的人类病原体（例如，炭疽、瘟疫、天花病毒）的完整或部分基因组序列数据已经公布，通过互联网到处都可以查到。[28]除了关于人类病原体知识的极大暴增外，关于人类免疫对外来因子和毒质的反应复杂性理解也同样增长。这些知识加深了人们对各种不同人类传染性疾病基础免疫发展的理解。这些科学知识的增加在最基础水平上已用于控制免疫系统。因为我们要为未来威胁做准备，我们必须忽视潜在的巨大突破，生物科技将之提供给我们的敌人用于研发新型生物战争威胁。事实上，不断有证据证明以前的敌人已经制造过新型生物制剂。科学和通俗文学中已经详细说明了这种新型威胁制剂的例子和他们可能对人体造成的潜在影响。使用遗传工程技术制造的生物威胁例子包括以下几个：①对抗生素、标准疫苗和治疗有抵抗力的微生物；②从基因方面改变良性微生物用来生产一种毒，一种有毒物质或内生性的生物调控因子；③具有增强气溶胶稳定性和环境稳定性特征的微生物；④标准威胁识别和诊断方法不能检测出改变免疫的微生物；⑤遗传载体能够将人体基因或异体基因转移至人体细胞中用于治疗目的；⑥这些微生物组合可以改善缓释系统。

■ 未来化学武器问题的潜在本质

化学武器作为战争武器或恐怖分子的武器，与其使用相关的威胁并不容易作出评估。[29-30]对化学武器的使用进行风险评估必须要考虑国家法律、国际条约和公约以及遵守这些法律义务的可能性。可以利用现有协议中的漏洞开发武器，而严格意义上不会被国际法律禁止。目标和目的的变化可能取决于是否计划在战略、战术或执行层面上用于军事，开发者是否是国家政府、分离共和国、遭绑架或雇用的科学家或是一个恐怖分子组织。使用风险可能也会根据目标是否是军队对抗平民、人类对抗非人类（动物或植物，包括家畜和庄稼）、个人（如进行暗杀）对抗大团体，以及根据目标是否是死亡对抗无能力而不同。此外，风险还取决于制剂可用性以及可用于生产、储存和传染的技术，当然技术上的进步与武器化较高风险有关。20 世纪的两个例子和 21 世纪的一个例子可以说明情报是不可靠的：

1. 第二次世界大战大部分时间内，同盟国察觉到与第一次世界大战不同，协约国可能使用化学制剂的风险。协约国所用的化学制剂集中在那些致病剂上，主要是肺部致病剂和糜烂剂。事实上，德国已开发了一种新型化学战剂，之后该化合物被称为 G 系列神经性毒剂。当在欧洲战争后期，同盟国士兵进入德国发现了埋藏的神经性毒剂弹药和全部神经性毒剂制造工厂。为什么这些毒剂从来没用于战场上是一个热门话题并引起了众多猜测，但是回想当时，德国的这些毒剂明显形成了最具致命性却不为人知的威胁。

2. 1991 年海湾战争时，对由萨达姆·侯赛因形成的化学威胁进行的评估集中在已知伊拉克在 20 世纪 80 年代两伊战争中使用过硫芥和神经性毒剂上。直到 1998 年路透社报道了英国情报局发现伊拉克曾储存了大量的被称为是毒剂[15] 的"精神失能毒剂"（失能性毒剂）。[32]

3. 据评估，2001 年之后伊拉克使用化学武器的风险高，部分因为已知从 1991 年海湾战争起就储存了硫芥和神经性毒剂（人们还怀疑它储存了氰化物和关于毒剂[15] 的新发现）。尽管完整的账单还未制定出来，但是人们断言伊拉克储存的大部分化学战剂实际上在 1991 年或不久之后就被摧毁了，事实上使用这些化学战剂的风险非常低。不论那些报告是否真实，不能否定关于这些药剂带来风险的论证仍很具争议性。

人们往往认为最初用于第一次世界大战的化学药剂已经过时了，尤其是与更有效的神经性毒剂和失能性毒剂相比。然而，药剂效力只是故事的一部分。10 微克神经性毒剂 VX 代表一个致死剂量，释放一半暴露组（半数致死剂量）可能看起来要比释放 3~7 克硫芥构成半致死剂量要更容易，比释放小得多的致死剂量肉毒菌等毒质要更困难。事实上，硫芥比神经性毒剂更容易合成，易于暗中传播，造成慢性影响。因此，芥末仍宣称为"气体之王"，而且据称自第二次世界大战结束后已经用于多种场合。大部分已知有毒化学品的毒性相当于或大于氰的毒性，在理论上它们可用作化学战剂或恐怖主义毒剂。

目前的药剂及其以备将来使用的潜能

目前能够用于武器化用于军事或为恐怖主义所用的化学品包括以下几种：

1. 战场剂和控暴剂
   a. 肺剂
   b. 糜烂剂
   c. 氰化物
   d. 神经性毒剂
   e. 抗毒蕈碱剂，如麻痹性毒气和药剂[15]
   f. 控暴剂
   g. 枯叶剂及其他除草剂
   h. 诺维乔克
   i. 用于产生物理化学效果的新化学品

2. 相关化合物
   a. 战场燃烧剂，烟剂（包括标准军用烟幕弹烟或碳氢烟）以及其他燃烧产品（如氮氧化合物和全氟异丁烯，PFIB）
   b. 阿片类药物及其他麻醉药
   c. 胆碱能药
   d. 迷幻吲哚及其他迷幻药

3. 有毒化学工业品或材料

4. 毒药

5. 毒素类

6. 组合化学品

现存的化学品仍是未来使用的候选药剂。很多开发的化学物不会引起伤害或失能，然而可能非常危险。例如，碳氢烟能够与光气引发同类型的肺部损伤。疾病控制与预防中心列出了近 70 种作为恐怖主义潜在药剂的单独化学品，包括各种有毒工业化学品和毒药。这些化学品包括：四氧化锇、长效抗凝血剂、重金属、有毒醇类、白磷。[33] 最近发行的刊物《发病率和死亡率报告》中甚至列出了更长的清单。[34] 来自爆炸和燃烧的热解产物可能释放出大量的氰化物以及其他毒物，尽管这些物质与目前的原化学品不同，但是仍会导致死亡。工业化学品有大量现成的要预备制成化学物，应视为在潜在恐怖分子药剂清单上排名很高。[35-36] 毒素是化学品在生物体内产生的，也构成高威胁。[37] 一般新化学品是严格按照三维分子骨架合成的，最具发展潜力的是降冰片烷。建立在降冰片烷几何学基础上，能够模块化地增加一个给定分子的功能位点的数量。由于很多降冰片烷派生物，如称为毒杀芬的 chlorobornanes 混合物，都具有持久性、明显的急性和慢性中毒，这些衍生物被认为是新药剂的潜在候选。

诺维乔克[39-42]（俄国人称之为"新来者"）是指俄国人开发的一种所谓的剧毒二元神经性毒剂或神经性毒剂的一代（有时称"第四代"毒剂）。在非机密文学中只能获得概略的、无法核实的消息，但是这些药剂的存在将会证明创造出足够有毒的新化合物用作化学战剂或恐怖分子药剂的可能性。所谓的 GV 类似物结合了 G 系列和 V 系列神经性毒剂的特性也被建议作为潜在新药剂。[38] 2002 年车臣反叛者接管莫斯科剧院包围时使用了一种失能性气体（被认为是一种由芬太尼衍生的阿片混合物以及可能掺杂其他麻醉药）证明是先前存在的麻醉药的发展，或是一种新型麻醉药混合物。[43-44] 调查有机氟是因为报道称它能够挫败防护口罩或化学过滤。[38] 其他处于发展中的失能性毒剂主要发挥物理作用而不是化学作用，包括制动剂（"黏性物质"）、反牵引凝胶（"slickums"）以及加臭剂。[45]

战场化学药剂和投掷系统的技术改进

必须考虑改进现在或未来战场化学药剂及投掷系统的方法以提高性能。这些改进包括以下几点：

- 增稠药剂
- 二值化
- 微粉化："粉剂"
- 改善投掷系统
  a. 军民两用网络昆虫和生化机器人
  b. 纳米技术

化学药剂中可以加入少量丙烯酸酯等增稠剂，增加其黏稠度。增稠的药剂比未增稠的药剂在环境中和伤口处更持久，而且不太容易净化掉。[46] 尽管现在据了解没有一个国家储存了增稠的药剂，但是生产这些药剂的技术相对简单，仅需要标准的化学战剂和一种增稠剂的正确比例。[38a, 38b, 47] 理论上，很多工业化学品和其他毒药通过增稠可以成为更有效的战场或恐怖分子药剂。

20 世纪 50 年代，美国军队就开始调查当时二值化新技术，虽然直到 20 世纪 60 年代才加速生产，20 世纪 80 年代才普遍展开。[39] 二元化学武器不是使用一种新药剂，而是代表了一种生产和储存早已现存药剂类型的新方法。理念是，通过在合成倒数第二步骤时，停止生产过程，生成两种生物源，将它们混合创造出期望的药剂，从而使化学弹储存更安全。然后可以将这两种生物源分别储存。仅在使用前，可以将一种成分插入弹药中，用一个薄膜将其与其他先驱体分隔开。射弹发射时的冲击力和动力会把薄膜爆裂，使得各成分混合，化学药剂在飞行中制成。实际上，这个过程往往不完整，但是约 20% 的辅助反应产品时

常本身就极具毒性。理论上，恐怖分子可能暗中使用二值化或一些类似产品制动方法帮助他们逃避侦查，减少有关产品、运输和化学药剂使用的风险。微粉化是一种能够吸附化学药剂的极细颗粒的特殊化产品。第二次世界大战期间，德国探索了硅石（二氧化硅）的小颗粒载体上的硫芥特殊化，虽然也可以使用其他粉状硅酸盐（滑石粉、硅藻土、浮石）和黏土（高岭石和漂白土）。[48] 这种"粉剂"的优点是增加挥发性（用来促进硫芥等相对非发挥药剂运动，以及促进挥发慢的神经性毒剂 VX 进入肺泡中），增强对衣服和化学防护设备的穿透性。[49] 与伊朗作战期间，伊拉克使用一种构成 65% 硫芥的"粉状芥末"吸附到以直径从 0.1~10 微米排列的硅颗粒上。将各种化学、生物和毒剂微粉化需要一定程度的技术精密性，且这种精密性的获得正变得越来越容易。

除了增稠和微粉化外，药剂投掷还可能通过多种方法进行改进。2004 年，约旦政府发布了一篇报告称其发现了基地组织恐怖分子精心制作的一个阴谋，他们先使用一个有巨大经载体的简易爆炸装置，然后再释放丙酮、硝酸、硫酸等有毒化学品，进行两阶段袭击。[50] 类似地，联合使用增强分裂的弹药和化学药剂可以驱使药剂更有效地进入人体。

创新的新型投掷系统利用机器人学上的进步，包括提及的使用网络昆虫和生化机器人，投掷生物制剂、化学药剂或毒质。[51] 在甚至更小范围内进行的工程就属于纳米技术范围了，也称为微机械工程和微机械系统。[52] 纳米技术利用 1 纳米（10^{-9} 米）[53] 范围内材料的独特性质，涉及材料的分子之间甚至是原子之间的组装。纳米粒子的表现方式与众不同，难以预料，小到足以轻易进入细胞中，事实上发展纳米技术不仅是更好地储存和散播药剂制品，还可以更加有效地将生物有机体（如病毒）和化学混合物运到体内。[52] 在某些情况下，它们可能具有惊人的毒性，部分是因为它们可以轻松地穿过细胞膜（包括血脑屏障）进入细胞。[54] 这种毒性可能为政府所用，或者被恐怖分子组织利用，他们不仅对小颗粒运输化学药剂感兴趣，还对载体材料本身的辅助效应，或许也对协同效应感兴趣。

纳米材料可用作包装混合物，如 fullerenesor，或巴基球——中空的 60-carbon 球形壳；纳米壳（例如，一个金壳包围着惰性二氧化硅核心）；一种"自我组装的聚氨基酸纳米粒子系统"，在法国处于开发

中；或者是树状聚合物，一种洋葱状壳层包围着具有生物活性的核心。[53] 这些材料中的任何一种可用来运输现有的或新的化学药剂。其他纳米材料包括由圆柱形纳米纤维（每个直径为 6~8 纳米）自我组成的液体，固定到射入轨道上形成结构支架，能够向细胞呈现命令的肽信号。在实验室，可以将磁流体，如纳米级氧化亚铁的胶态悬浮体，与抗体结合用以检测和集中诊断设置中稀有的人体细胞，但是这项技术无疑可适用于锁定活体内的那些细胞。量子点是纳米级半导体晶体，有希望在各种条件下成功进行体内或体外诊断。虽然计划将量子点主要用于实验室，但是进行注射量子点的动物实验证明在老鼠身上成功地定向到淋巴结和前列腺癌异种生物瓣膜。除了纳米材料运输的任何化学品的毒性之外，这些纳米粒子中的任何一种对健康产生的不利影响也可以作为军事或恐怖主义操作者主要目标。水溶性富勒烯可以引起大嘴鲈鱼脑损伤[55]，聚合物可以引起渗透性膜损伤并激活凝血和补体系统，由硒、铅、镉组成的量子点依靠其表面包覆成分，能将那些金属释放到细胞中。[53]

生物技术过程中的"设计师"化学品

生物技术是指"使用生物系统、生物体或其派生物的任何技术应用来制造或改进产品后过程用于特定用途。[56]"生物技术包括这种自古以来的实践，如烤面包和酿制啤酒，但是，在 21 世纪特别指遗传工程，换言之，人工将基因从一个有机体转移到另一个有机体，随后细胞的基因结构发生改变。[57] 它基于基础基因体学（研究有机体遗传成分）和蛋白质组学（借助于蛋白质组成研究基因组表达）。生物技术过程中可以产生"设计师"化学品。这些过程包括：①组合化学和配合基改性；②基因组学和目标识别；③微阵列、蛋白质组学和合理的药剂设计；④毒理基因学、数据挖掘以及毒性预测。[58]

组合化学是由复杂集或所谓的库相关混合物生成的，如之前描述的降冰片烷派生物的例子。自动筛选技术为在特定目标器官上有期望的毒性作用的库元素，能够在一天内对抗几十个不同的蛋白质，处理数十万混合物。这非常明显地加速了新型化学药剂的发展。

基因组学已从三个现代科研工作中获益：人类基因计划、人类基因组多样性计划以及基因治疗。[59] 对数百个单核苷酸多态性（个体间序列差异性）进行识别和编目录可以对为插入细胞大量生产的基因组序列进行选择，从而产生特定效果。以某些群体中高患病率者的异常序列为目标，就如前所述，培养了基因组或种族、武器的幽灵。让人不敢恭维的是，基因组有用于研发毒品、化学药剂或毒剂，可能会针对人类、动物或农作物的特定变体。在互联网上基因库普遍可得，致使已发布关于 100 多个微生物致病体的基因库几乎不可能控制或限制进入。[60]

通过描绘基因组片段的蛋白表达特征和通过使其更简单地开发一种以特殊蛋白质为目的的化合物或者生产一种特殊蛋白质来使蛋白质组补充基因组。可以通过细菌或者药物使用直接基因插入、基因传递来影响给定的蛋白质。已经成功地将一种蝎毒设计成为一种病毒，这种病毒可以充当一种杀死毛毛虫的杀虫剂。蝎毒中的蛋白质顺序部分负责抵抗光线、氧气、水分和干燥；基因的插入产生变异的蛋白质，或者将化学药剂设计入蛋白质中会造成已表达蛋白质中的结构发生变化，能够在很大程度上改变既定化合物的毒性[58]。此外，广泛使用基因芯片分析（用数千特殊单链 DNA 序列压印的载玻片或者小木片）允许快速自动地筛选目的化合物。

涉及选择和评估具体化学药剂的科学家目前可以使用毒理基因学（对毒物响应的遗传变异的研究）和数据挖掘技术（通过复杂的神经网络对药品和化学制品信息数据库的计算机分析）作为工具清除最不可能的候选者，并且在算法上利用与环境持久性、毒物代谢动力学（吸收、分布、生物转化和清除）和毒物作用动力学（作用机制）相关的高毒性或其他预期特征预言化合物。[58]

■ 结论

如果历史可以起到任何引导作用，则在未来可以开发出新的生化武器和新奇的"中间类"药剂（例如，毒素、生物调节器、合成病毒和种族灭绝武器），而且可能会发现改变现有药剂的生产、武器化、储存、运输和功能的变种。[61] 自然生成的新兴传染病为最近鉴别出的具有武器化潜力的病原体提供案例，而且随着纳米技术（用于改良的运输和协同毒性）和生物技术的快速发展，诸如毒素和生物调节器等中间类光谱药剂，毫无疑问将会起到更明显的作用。可以使用任何种类的药剂来设计成旨在制造特殊基因或者不同人群多发的蛋白质，用它们来生产基因组武器或者种族武器；蛋白质组学、毒理基因学和计算机数据库挖掘的优点不仅可以为恐怖主义快速有效地开发新药品，还可以开发新化学药剂。[62] 生物技术已经发展到这一程度，即任何特殊设备的需求都没有超出任何现代分子—生物实验室的范围，而且这种操作的范围也很好地控制在政府和恐怖主义团伙所采用的手段范围之内。[59] 绝不应该低估将来对现有药剂的修改和新药剂的开发以及新药剂开发技术和革新的传送系统所带来的威胁。

参 考 文 献

1. Joy RJT. Historical aspects of medical defense against chemical warfare. In：Sidell FR，Takafuji ET，Franz DR（eds）：*Medical Aspects of Chemical and Biological Warfare*. Textbook of Military Medicine，Part I. Washington，DC：Borden Institute；1997：111-28.

2. Mann J. *Murder，Magic and Medicine*. Oxford，UK：Oxford University Press；1992：17.

3. Fenn EA. *Pox Americana：The Great Smallpox Epidemic of 1775-82*. New York，NY：Hill & Wang；2001.

4. Williams P，Wallace D. *Unit 731：Japan's Secret Biological Warfare in World War II*. London，. UK：Hodder and Stoughton；1989.

5. Christopher GW，Cieslak TJ，Pavlin JA，Eitzen EM. Biological warfare：a historical perspective. *JAMA* 1997；278：412-7.

6. Regis E. *The Biology of Doom：The History of America's Secret Germ Warfare Project*. New York，NY：Henry Holt and Company；1999.

7. Meselson M，Guillemin J，Hugh-Jones M，Langmuir A，et al. The Sverdlovsk anthrax outbreak of 1979. *Science* 1994；266：1202-8.

8. Tucker J. *Toxic Terror：Assessing Terrorist Use of Chemical and Biological Weapons*. Cambridge，Mass：MIT Press；2000.

9. Noah DL，Huebner KD，Darling RG，Waeckerle J. The history and threat of biological warfare and terrorism. *Emerg Med Clin North Am*. 2002；20：255-71.

10. Fennelly KP，Davidow AL，Miller SL，et al. Airborne infection with *Bacillus anthracis*—from mills to mail. *Emerg Infect Dis*. 2004；10：996-1001.

11. Follow-up of deaths among U.S. Postal Service workers potentially exposed to *Bacillus anthracis*：District of Columbia，2001-2002. *MMWR* 2003；52（39）：937-8.

12. Alibek K，Handelman K. *Biohazard：The Chilling True Story of the Largest Covert Weapons Program in the World—Told from the Inside by the Man Who Ran it*. New York：Random House；1999.

13. Morens DM，Folkers GK，Fauci AS. The challenge of emerging and remerging infectious diseases. *Nature* 2004；430：242-9.

14. Philips H. *The Spanish Influenza Outbreak of 1918-19：New Perspectives*. London：Routledge；2003.

15. Centers for Disease Control and Prevention. Avian influenza in humans. Available at：http：//www.cdc.gov/flu/avian/gen-info/avian-flu-humans.htm.

16. Stevens J，Corper A，Basler C，Taubenberger JK，Palese P，Wilson IA. Structure of the uncleaved human H1 hemagglutinin from the extinct 1918 influenza virus. *Science* 2004；303：1866-70.

17. Centers for Disease Control and Prevention. Interim guidance for protection of persons involved in U.S. avian influenza outbreak disease control and eradication activities. Available at：http：//www.cdc.gov/flu/avian/protectionguid.htm.

18. Teleman M，Boudville I，Heng B，et al. Factors associated with transmission of severe acute respiratory syndrome among health-care workers in Singapore. *Epidemiol Infect*. 2004；132（5）：797-803.

19. Revised US surveillance case definition for severe acute respiratory syndrome（SARS）and update on SARS cases：United States and worldwide，December 2003. *MMWR* 52：1202-6.

20. Centers for Disease Control and Prevention. Severe acute respiratory syndrome：public health guidance for community-level preparedness and response to SARS version 2. Supplement F：Laboratory guidance. Appendix F8—Guidelines for laboratory diagnosis of SARS-CoV infection. Available at：http：//www.cdc.gov/ncidod/sars/guidance/f/app8.htm.

21. Centers for Disease Control and Prevention. Hendra virus disease and Nipah virus encephalitis. Available at：http：//www.cdc.gov/ncidod/dvrd/spb/mnpages/dispages/nipah.htm.

22. Mackenzie J. Emerging viral diseases：an Australian perspective.Available at：http：//www.cdc.gov/ncidod/eid/vol5no1/mackenzie.htm.

23. Snell J. Ribavirin therapy for Nipah virus infection. *J Virol*.2004；78：10211.

24. Kagan E. Bioregulators as instruments of terror. *Clin Lab Med*. 2001；21（3）：607-18.

25. O'Dell J. Therapeutic strategies for rheumatoid arthritis. *N Engl JMed*. 2004；350：2591-602.

26. U.S. Congress，Office of Technology Assessment. *Technologies Underlying Weapons of Mass Destruction*. Chapter 3：Technical Aspects of Biological Weapon Proliferation. OTA-BP-ISC-115.Washington，DC：U.S. Government Printing Office；1993.

27. Bokan S，Breen J，Orehovec Z. An evaluation of bioregulators as terrorism and warfare agents. Available at：http：//www.asanltr.com/newsletter/02-3/articles/023c.htm.

28. Black JL. Genome projects and gene therapy : gateways to nextgeneration biological weapons. *Milit Med*. 2003 ; 168（11）: 864-71.

29. Cordesman AH. Defending America : Iraq and other threats to the U.S. involving weapons of mass destruction. Center for Strategic and International Studies ; 2001. Available at : http : //www.csis.org/burke/hd/reports/iraq_otherthreatsWMD.pdf.

30. U.S. Government Accounting Office. *Combating Terrorism : Need for Comprehensive Threat and Risk Assessments and Chemical and Biological Agents. Report to Congressional requesters.GAO/NSIAD-99-163*. Washington, DC : GAO ; 1999 : 1-36.

31. Sidell FR. Nerve agents. In : Sidell FR, Takafuji ET, Franz DR, eds. *Medical Aspects of Chemical and Biological Warfare*. Textbook of Military Medicine, Part I. Washington, DC : Borden Institute ; 1997 : 111-28.

32. Fitzgerald GM, Sole DP. CBRNE : incapacitating agents, Agent 15.*eMed J*. 9 Sep 2004. Available at : http : //www.emedicine.com/emerg/topic913.htm.

33. Centers for Disease Control and Prevention. Chemical agents. 2004. Available at : http : //www.bt.cdc.gov/agent/agentlistchem.asp.

34. Centers for Disease Control and Prevention. Biological and chemical terrorism : strategic plan for preparedness and response. Recommendations of the CDC Strategic Planning Workgroup.*MMWR* 2000 ; 49（RR-4）: Box 5（Chemical Agents）.

35. Burklow TR, Yu CE, Madsen JM. Industrial chemicals : terrorist weapons of opportunity. *Pediatr Ann*. 2003 ; 32（4）: 230-4.

36. U.S. Department of Health and Human Services : Agency for Toxic Substances and Disease Registry. Industrial chemicals and terrorism : human health threat analysis, mitigation and prevention. Available at : http : //www.mapcruzin.com/scruztri/docs/cep1118992.htm.

37. Madsen JM. Toxins as weapons of mass destruction : a comparison and contrast with biological-warfare and chemical-warfare agents. *Clin Lab Med*. 2001 ; 21（3）: 593-605.

38. U.S. Army Chemical School. NBC Annex to OE, Version 1.2. July 7, 2005. Available at : http : //www.wood.army.mil/cmdoc/WFS/THREAT％20&％20Contemporary％20Operational％20Environment/index.htm.38a. CBWInfo.com. Blister Agent : Sulfur Mustard（H, HD, HS）. 1999. Available at : http : //cbwinfo.com/Chemical/Blister/HD.shtml.38b.CBWInfo.com. Nerve Agent : GD（Soman）. 1999. Available at : http : //cbwinfo.com/Chemical/Nerve/GD.shtml.

39. Smart JK. History of chemical and biological warfare : an American perspective. In : Sidell FR, Takafuji ET, Franz DR, eds. *Medical Aspects of Chemical and Biological Warfare*. Textbook of Military Medicine, Part I. Washington, DC : Borden Institute ; 1997 : 9-86.

40. Adams JR. Russia's toxic threat. *Wall Street J*. April 30, 1996 : A18.

41. Englund W. Ex-Soviet scientist say Gorbachev's regime created new nerve gas in '91. *Baltimore Sun*. 16 Sep 1992 ; 3A.See http : //nl.newsbank.com/nl-search/we/Archives?p_action=list&p_topdoc=11.

42. Sands A, Pate J. CWC compliance issues. In : Tucker JB, ed. *The Chemical Weapons Convention : Implementation Challenges and Solutions*. Washington, DC : Center for Nonproliferation Studies, Monterey Institute of International Studies ; 2001 : 17-22.

43. Coupland RM. Incapacitating chemical weapons : a year after the Moscow theatre siege [commentary]. *Lancet* 2003 Oct 25 ; 362（9893）: 1346.

44. Bismuth C, Borron SW, Baud FJ, Barriot P. Chemical weapons : documented use and compounds on the horizon. *Toxicology Letters*.2004 ; 149 : 11-8.

45. Jane's Chem-Bio Web. News, US pursues incapacitating agents for military and law enforcement. November 22, 2002. Available at : http : //chembio.janes.com [subscription required].

46. Hurst CG. Decontamination. In : Sidell FR, Takafuji ET, Franz DR, eds. *Medical Aspects of Chemical and Biological Warfare*.Textbook of Military Medicine, Part I. Washington, DC : Borden Institute ; 1997 : 351-9.

47. Takafuji ET, Kok AB. The chemical warfare threat and the military healthcare provider. In : Sidell FR, Takafuji ET, Franz DR, eds. *Medical Aspects of Chemical and Biological Warfare*. Textbook of Military Medicine, Part I. Washington, DC : Borden Institute ; 1997 : 111-28.

65　简易爆炸装置

Edward B. Lucci

简易爆炸装置（IEDs）已经成为恐怖分子最常用的武器。由爆炸和轰炸蓄意引发的伤亡惨重的灾难最为常见。[1]根据定义，一个简易爆炸装置是一个有爆炸与分裂效果，用非传统方式部署的传统爆炸型武器。它通常比较便宜，设计简单，而且很容易用现成的材料制成。简易爆炸装置大小不同，破坏力和程序的复杂性方面也各有差异。大部分是传统的高能炸弹。然而，它的威胁在于它使用化学、生物或是核材料来增强该装置的破坏力及其引起的心理效应。

恐怖分子使用简易爆炸装置袭击平民，尤其是自杀性爆炸袭击的频率在世界各地均有增加，对平民医疗系统的袭击导致了难以预料的大规模伤亡事件。简易爆炸装置的受害者会经常同时遭受着爆炸、身体穿透和热损伤的折磨。对于这些复杂性损伤的处理，大多数医生常常束手无策。通过对 1969~1983 年发生的 220 起爆炸事件的分析发现，平均每起事件造成 15.3 个伤亡人员，其中 13% 当场死亡，30% 在住院期间死亡。[2]

由于无法预知时间和地点，因此，一个造成多个人员伤亡的大型爆炸装置也可以轻易地让即使准备最充分的应急系统都措手不及。要有效地处理简易爆炸装置造成的人员伤亡，供应商必须了解损伤类型以及需要关注与这些类型的恐怖事件有关的障碍。对爆炸受害者的药物治疗计划必须根据从之前发生的爆炸灾难中获得的基本经验来制订。必须确认某些伤害为严重病情的预后标志物，并将之挑选出来立即治疗以增加幸存者的人数。幸运的是，大部分在爆炸中幸免于难并被转移到医院的受害者可以成功治愈。[3]本文的目的是概述一些宽泛的有效医疗救护原则，这些原则通常适用于由恐怖分子使用简易爆炸装置造成的突发性灾难事件。

■ 历史展望

自从出现火药和将炸药应用于战场以来，受害者就受到了爆炸设备的爆炸波效应影响。简易爆炸装置的历史与使用过它们的恐怖分子和起义镇压者的历史紧密相连。恐怖分子使用爆炸装置的首次记录是在 1585 年比利时的安特卫普。叛乱分子将 7 吨火药放置在河中游艇上并将其引爆，试图炸毁 Schelt 河上的一座桥。[1,4]现代恐怖主义时代开始于 20 世纪 60 年代，有史以来破坏性最大。自那时起，爆炸的次数和破坏力一直平稳增长。1968~1980 年，全世界的恐怖爆炸成 10 倍地增长。仅在美国，1980~1990 年的恐怖爆炸案件就达 12216 起，其中绝大部分是由土制炸弹类型的简易爆炸装置造成的。[6]

恐怖袭击尤其是其爆炸装置的类型、电荷大小和爆炸地点极其多样。医学文献描述了在英国、法国、以色列、意大利、黎巴嫩、沙特阿拉伯、南美洲、西班牙、撒哈拉以南非洲、美国以及也门使用简易爆炸装置的各种恐怖袭击事件。[2-3,7-13]

在越南、黎巴嫩、沙特阿拉伯以及最近在伊拉克，简易爆炸装置用于对抗美国的战争中。在越南，简易爆炸装置更普遍地被称为"陷阱"，如果碰到附近的"无害"物体爆炸通常就被隐藏起来。这些简易爆炸装置通常由一些传统爆炸装置制成，如手榴弹、炮弹或者是水雷。土制铁管炸弹是一种常见形式，是由装满三硝基甲苯（TNT）熔合一条引爆线制成的长管道，常常加入一些诸如钉子或者玻璃之类的碎片。

在越南战争中，美国军队中多达 14% 的伤亡由陷阱式简易爆炸装置导致。[14] 如今，雷管炸弹在全世界的使用已相当普遍。[15]

1969 年 8 月，北爱尔兰遭受现代恐怖主义袭击。简易爆炸装置对民众和保安部队展开袭击，在某些情况下，投弹者也会成为受害者。多项研究描述了这些炸弹的性质特点并调查了人员伤亡档案。1969 年 8 月~1972 年 7 月，在北爱尔兰的恐怖袭击导致至少 1500 人住院治疗，117 人死亡（多数人死于前往医院的途中）。[16-18] 炸弹规格从 2~200 磅不等。[18]1978 年，一个对 1532 年爆炸受害者（78 起爆炸，其中 13 起爆炸案中有 20 多名受害者被送往医院）的回顾显示，16% 的人住院接受治疗，到达医院之后的死亡人数不足 1%；25% 的人需要做外科手术，这些手术中的大部分只是简单的伤口清洗和缝合。[16, 18]

简易爆炸装置引爆及其引发的建筑物倒塌造成了毁灭性的后果。[19-20]1983 年，恐怖主义用经载体简易爆炸装置轰炸黎巴嫩的贝鲁特，很多美国人因此而丧生。一辆载满硝酸铵的卡车的自杀性爆炸导致的爆破力相当于 6~12 吨的三硝基甲苯，为迄今为止最大的人造非原子核武器的蓄意爆炸事件。美国军队居住的四层航站楼被炸毁。伤亡人数为 346，其中 234 人（68%）当场死亡。大部分幸存者没有致命性创伤。[1, 2]

20 世纪 70 年代末期和 80 年代早期，以色列的许多城市遭受恐怖主义炸弹袭击。20 世纪 90 年代发生的自杀性爆炸事件的规模和严重程度均有增加。1994~1998 年，仅在以色列就有 18 起自杀性爆炸案——12 起发生在人口密集的城市地区，4 起发生在拥挤的公交车上。

对 1996 年发生的 4 起爆炸事件的深入回顾显示，当时的受害者总数为 297 人。[8] 露天爆炸中的致死率为 7.8%，而在公交车上的密闭空间中的死亡率为 49%。公交车中的受害者多为原发性冲击伤（PBI），与露天的爆炸受害者相比，他们主要是肺部受伤，烧伤面积较大，但是在伤痕的数量、穿透性损伤以及外伤截肢方面没有发现任何差别。[7]

如今在伊拉克，恐怖分子已经将雷管炸弹、迫击炮、大炮炮弹，反坦克地雷、火箭以及其他装满炸药的大炮整合成简单的指令起爆炸药设备，用硬连线或者无线电操纵。无线电操纵是指通过电池供电的远程汽车警报器、门铃、寻呼机或者是手机[21]进行远程引爆（图 65-1）。在伊拉克自由运动（OIF）中，美国

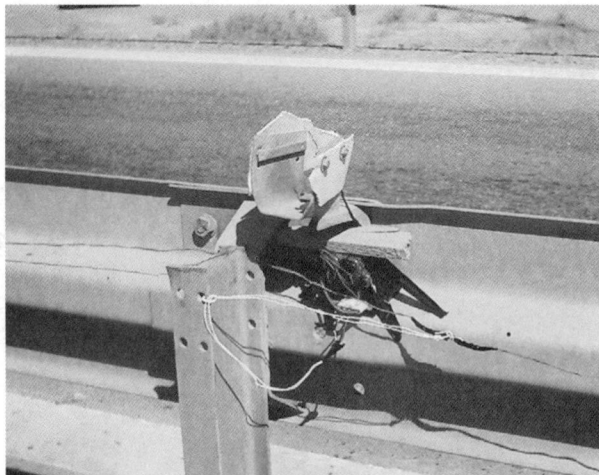

图 65-1　车库开门器引爆装置（注意电线）

和联合国军仅在 90 天内就遭受了 708 次来自简易爆炸装置的袭击。[21]

当前在伊拉克，简易爆炸装置被伪装成类似路边垃圾或者碎屑，这些装置或单个或以"菊花链"弹药的形式（即串联弹药使其连续爆炸）隐藏在路边废弃车辆中或搁置在坑槽里、岩石下或是动物身上。它们最常用于袭击非武装的小车队或者是大车队的后方。在伊拉克自由运动中，大约有 50% 的简易爆炸装置在被碰到时没有正常爆炸。在伊拉克自由运动期间，该国内一般的简易爆炸装置的重量估计为 1~2 千克，然而大型经载体简易爆炸装置（VBIEDs）含有大量的炸药，爆炸后造成了毁灭性的后果。[21]

■ 临床前沿

爆炸伤的临床治疗效果

受以下几种效应的影响，简易爆炸装置会造成创伤，爆破力产生爆炸波效应，飞溅碎片产生弹道效应以及爆炸产生热效应。根据受害者距离爆炸中心的远近，受这些效应影响产生的伤亡人数也不同（图 65-2）。爆炸中心附近的人会遭受各种创伤，而那些离爆炸中心很远的人只遭受到穿透性损伤。那些同时受到弹道的创伤、爆炸冲击伤以及热损伤的人通常遭受着截肢冲击伤的折磨，几乎无生还可能。一般而言，离爆炸中心越近的人越靠近爆炸装置，最不可能靠近爆炸中心的人则得以幸存甚至可以被送往医疗中心接受治疗。[22]

高猛炸药爆炸是一个将固体或液体炸药分解成气体的化学反应，它的反应速度相当快，几乎是与爆炸

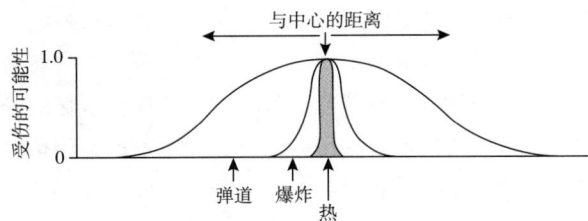

图 65-2　持续性创伤的概率与受害者和
爆炸中心的距离有关

同时进行。结果是高压、高温的燃气冲击波以不低于声音的速度在爆炸地点迅速扩散，其扩散的规模和速度依照爆炸的类型及大小的爆炸和周围的媒介而定。[23]反射面的存在（如一堵墙）会将原来的入射压力放大很多倍，原以为待在离爆炸点很远的安全地带也会受到严重的冲击波创伤。[13, 24] 压力和横波、剥落、内爆和惯性是一些被冲击波破坏组织提出的爆炸反应机制。[25-26]

爆炸对身体造成的损害取决于爆炸荷载，即爆炸产生的峰值压力和超压持续时间。[27] 控制爆炸荷载对人的身体影响的三个因素为：

- 爆炸的大小；
- 爆炸发生的媒介；
- 到爆炸中心的距离。

很多因素可以降低在密闭空间中爆炸荷载对人体的影响，如柱子、家具以及其他的受害者。[16-17] 英国的一项调查研究表明，一个电荷相当于 20 千克的三硝基甲苯，在身体 6 米以外的空地爆炸不会造成对人体肺部造成严重的爆炸伤。[28]

简易爆炸装置引爆导致的爆炸能够引起各种各样的伤害。爆炸冲击波的传播造成三种伤害类型：爆炸压力效应、碎片效应和受害者被抛向某物体时所产生的冲击效应。习惯上把它们分别称为一级爆炸伤、二级爆炸伤和三级爆炸伤。[2, 17, 25-26] 多项研究指出，大部分爆炸损伤是由二级和三级爆炸冲击效应造成的。[18, 27] 通常，这些损伤多是软组织损伤、外科创伤和头部受伤。[18-20, 29] 头部和颈部是最容易受伤的部位。[30] 严重头部创伤是导致爆炸受害者死亡的主要原因。[3, 16-17, 20, 29, 31] 颈部穿透和躯体创伤也是一种常见的死因。[18]

原发性冲击伤是爆炸冲击波直接冲击人体造成的。它是一种特殊的爆炸性创伤，其特征是损害充气器官。肺、耳、胃肠道都是最易受伤的部位。[25, 31] 人体脏器官不会遭受到原发性冲击伤。肺部遭受原发性冲击伤是爆炸引发原发性冲击伤的标志，但它并不是最常见的创伤。[7] 实际上，这是肺挫伤。[27, 32] 肺部遭受重大爆炸伤害会导致肺出血、水肿以及肺部的氧合作用迅速下降。原发性冲击伤在恐怖爆炸袭击的幸存者中并不常见。然而，在当场死亡的受害者、密闭空间的爆炸受害者以及"重伤"患者中这种创伤却很普遍。多项调查报告指出，伤后幸存者中的原发性冲击伤的发病率为 1%~2%。以色列文献中记录原发性冲击伤的发生比率明显较高，但是发病率仍然低于 20%。[2-3, 7, 18, 32]

肺部受伤会引发最高的发病率和死亡率。肺部损伤会使患者遭受有限的尖峰吸气压和容量控制通气以及容许性高碳酸血症。有些人主张在病情恶化的患者体内放置一个预防性的胸管。[25, 33]

鼓膜破裂是最轻的原发性冲击伤，也是爆炸冲击波另一种标志性创伤。鼓膜破裂是一种常见的创伤，被认为可以用来说明患者是否受到爆炸袭击。[9]Katz 等人的一项研究表明，所有重伤患者都有鼓膜破裂症状。[34] 如果他们的鼓膜构造通过临床诊断未受损伤，那他们的伤就不可能是严重的原发性冲击伤。[16, 30] 据报道，50%~80% 的患者会不治而愈，多达 100% 的患者会永久丧失听力。[7]

爆炸伤的另一个特点是在肺动脉和冠状血管中出现气泡栓塞。[9, 16] 由于气泡栓塞可导致神经功能退化，因而有些人主张高压氧疗法。[16] 有时损伤情况不明显，难以确认。在以色列的自杀性爆炸案中，多达 30% 的死者并没有明显的外部死因。[7] 假定没有明显外伤，心律失常或气泡栓塞可以引起心脏骤停。[9]

肠道遭受的一级爆炸伤在爆炸中是多变的，通常情况下被认为仅是爆炸产生的后果。[3] 结肠是最常出现出血和穿孔的部位。这类损伤多表现为急性或迟发性损伤。[3, 33]

二级爆炸伤是由弹丸的快速加速运动造成的。这些弹丸嵌入爆炸所致的炸药或飞扬的瓦砾残片中。由此产生的弹道损伤模式可以反映出如爆炸碎片或飞溅玻璃的速率和形状。这是伤后幸存者主要的创伤，而关键性因素是被穿透部位。[2, 22] 实际上，多项研究表明，幸存者的所有损伤并非由爆炸波本身造成，而是由二级导弹造成。[16]

三级爆炸伤是由受害者被抛向一个物体的冲击力造成的。这些损伤的管理按照传统外伤的形式进行，如果经过二次穿透，要么属于钝性创伤，要么属于穿透伤。

由于爆炸装置的不同，所以混杂性损伤包含所有其他因爆炸装置引起的损伤，如因火和热造成的损伤。混杂性损伤包括闪光烧伤、烟尘吸入和挤压伤。[16] 因为爆炸闪光的时间很短，因而外部烧伤通常是轻伤，而且衣服可以起到一定的保护作用，除非是处于爆炸引燃的建筑物或车辆中。[33]

除非出现建筑物倒塌或炸弹很大或是爆炸发生在一个密闭空间中，否则民用炸弹通常不会造成很高的死亡率。通常 1%~5% 的受害者当场死亡，被送往医院的 25%~50% 的受害者需要住院治疗，约 10% 的受害者严重受伤，较少有受害者需要做手术。[3, 33-34] 大多数寻求医疗护理的受害者遭受擦伤、撕裂伤和挫伤之类的轻伤。[34] 爆炸事故往往会造成多处损伤，头部损伤、肺爆震伤、腹部损伤、胸部损伤和创伤截肢。[2-3, 8] 灾祸中最常见的损伤包括头部或脑损伤（66%）、颅骨骨折（51%）、弥漫性肺挫伤（47%）、鼓膜破裂（45%）以及肝脏裂伤（34%）。[30]

幸存者中的软组织损伤和肌肉骨骼损伤通常由二级和三级爆炸波效应造成。爆炸幸存者中的危重损伤并不常见，腹部损伤更是少见，但是这也许与爆炸波和空心黏性穿孔或者是伤口（三级爆炸伤）愈合快慢有关。[2]

外伤截肢是一种严重损伤，患者常常同时遭受其他损伤，如胸部和肺部损伤，很难幸存。[12, 16] 由简易爆炸装置引发的事故可能会使患者四肢残缺。对于此类患者的生活能力，整形外科医生也很难预测。[11, 30, 35]

提高简易爆炸装置的冲击波，与受害者存活率相关的因素包括：爆破力、受伤部位、受伤与接受治疗之间的间隔以及现有的外科医生。[1-2]

简易爆炸装置受害者的主要管理原则
对简易爆炸装置受害者的现场伤员检伤分类与管理
现场管理的目标应该是迅速辨认出需要立即治疗的伤势严重的患者，实施救治并稳住病情，并尽快将患者转移到附近的医院，避免出现"第二波"现象。建议将现场管理分成四个阶段[7]：

1. 混乱期：持续 15~20 分钟，这期间的特点是缺少领导者。能够行走的受害者会撤离现场前往最近的医院接受治疗。那些无法在现场接受治疗的轻伤患者会最先抵达医院。[7]

2. 重组期：持续 60 分钟，特点是领导者（通常是紧急医疗服务的工作人员）可以控制住现场。这或许是最重要的管理阶段。[7] 领导者可以辨认受害者的致命损伤并优先将其撤离现场。现场的医疗领导者必须迅速与当地紧急医疗服务取得联系并确保现场的安全。[30] 必须将伤亡人数和损伤严重程度准确地传达给紧急医疗服务部门以确保患者得到最佳安置接受住院治疗。根据观察，引爆第二个爆炸设备成为恐怖分子的策略，加之建筑物倒塌时产生危险碎片威胁救援者的生命安全，因而现场的安全问题依然至关重要。[2, 24] 在现场，弹坑和建筑物倒塌情况都是了解爆炸程度的重要观察结果。[33]

3. 清场期：根据需要解救的人数，该过程持续 1~3 个小时。紧急医疗服务指挥官要确保所有受害者都得到救助。在存在大量伤亡情况的农村地区，医院的"输出"团队要尽快抵达现场。

4. 后期：这个时段很难确定，介于受害者全部撤离现场和 24~48 小时之后。很多轻伤患者可能在事发数小时后才发现自己受伤，他们会在这段时间内寻求医疗护理[7]。

不论是在现场还是在医院，都要对有多处损伤的伤员和人员伤亡众多地区优先治疗。在大多数伤势不是很严重的伤员中辨认出少数伤势严重且需要及时护理的伤亡人员，这对于爆炸事故现场的伤员检伤分类来说是个挑战。美国和欧洲的数据资料显示，85%的幸存受害者会被当成门诊患者进行伤员检伤分类和治疗。[36] 迅速准确的伤员检伤分类能够大大地降低爆炸幸存者的死亡率，然而由于附近医疗设备被过度占用，按照惯例进行过度的伤检使得很多本能幸存的生命丧生。城市地区有可能提升精确的伤员检伤分类的价值。在偏远地区，必须考虑到延长运送伤员的时间和延误的治疗时机，过度伤员检伤分类或许成为一种必然。[2] 可以将没有明显外部创伤也没有丧失意识的受害者清理出现场。[12] 可能被炸伤的人员只应该在现场范围内活动，因为若数据显示肺部原发性冲击伤的受害者在受爆炸伤之后身体活动量大会很难幸存。[37] 有时需要截去患者损伤的肢体将其解救出来。尽管很少在灾难环境下使用这种方法，但是仍应该尽可能地在最低水平的情况下实行。[30]

爆炸伤患者和遭受其他更传统创伤的受害者之间的初诊没有重大区别。在现场的伤员检伤分类区域，不能对患者进行确定性处理。基本的指导方针应该包括以下几点[7]：

1. 应视呼吸暂停、没有脉搏、不动的受害者为已死亡。[7]在现场对其进行心肺复苏术是徒劳的也是没有必要的。

 2. 对于无意识的患者，在其气道作用没有保证或者换气不良的情况下，进行颈椎调控的气道管理是一种有效的治疗方法。对于呼吸窘迫的患者需要提早使用高级生命支持系统。对于插管和输氧的患者，患张力性气胸的风险性高。在现场正压通气时，患疑似气胸的患者，尤其是对需要排气的患者进行空针减压时，应谨慎操作。[7]

 3. 对于四肢出现外部出血的患者，需要在现场对其进行出血控制治疗。只有在直接按压失败的情况下才对其用止血带。[7]要及时将静脉注射液送往医院，不得有误。

 4. 骨折对线是至关重要的，它可以恢复骨折后四肢的血液流动。因为夹板材料稀缺，所以用夹板将肢体与肢体固定、肢体与身体固定。

 5. 可以用敷料包扎开放性创伤，但若不易获取敷料，则不要耽搁，应及时将患者送往医院。

简易爆炸装置受害者的医院管理

 在医院救护车的卸载点应该由最有经验的医护人员（通常是外科医生或急诊医师）进行高效的伤员检伤分类，根据患者是否需要手术治疗将他们分成紧急患者和非紧急患者两类。[7]非紧急类患者（即那些可以延时诊治或者需要基本治疗的患者）在接下来的几个小时内不需要手术治疗。除非患者抵达医院时死亡，否则只有经过更加全面的鉴定后才可以在复苏区宣布患者为"准死者"（即无法救治的患者）。[7]

 紧急类患者要依照紧张性创伤生命维持协议接受复苏治疗。应将血流动力不稳定的患者尽快转移到手术室进行明确的出血控制。[7]急诊室的胸廓切开术不能用来抑制恐怖爆炸袭击造成的创伤。[7,25]呼吸功能减退最有可能继发于爆炸伤，但是在治疗存在双向压力的气胸时不能使用空针减压。对严重胸外伤患者进行管状胸廓造口术是最起码的治疗方法。[7]由于碎片高速飞溅，所以所有胸部和腹部的穿透性损伤都需要仔细检查。[30]尽管幸存者中遭受原发性冲击伤的现象并不常见，但是所有受到爆炸影响的人员均应考虑为遭受了原发性冲击伤。对于疑似原发性冲击伤的患者，立即进行的处理应当包括进行氧合作用、换气和补液。[33]

 对于遭受腹部创伤、病情稳定的患者，通过使用胃管减压、静脉注射、抗生素和镇痛药进行治疗。[7]如果条件允许的话，集中进行腹部超声波鉴定要优于耗时的诊断性腹腔灌洗（DPL）。计算机断层扫描（CT）在伤亡人员到达医院的初期阶段应明智地使用。只有对头部受伤且意识改变的患者在最初期强制实行计算机断层扫描以排除颅内出血的可能性。[7]对患者病情的即刻处理没有影响的普通射线检查应该延后，至少是在所有紧急患者鉴定完创伤之后。

 首先，因为保护医院的资源至关重要，所以在最终的伤亡人数不能确定的情况下，医院接纳患者的容量应受到保护。因此，爆炸事件发生后不久，医院可以在临时基础上对患者进行起码的医疗护理，并把重点放在救治大量可挽救的患者身上。最初的外科手术可能需要以损伤控制的形式进行。当不再有新的伤亡人员到达时，医院的目标应该是给患者提供最佳的治疗。[7]

 非紧急患者是指在预定地区接受重新鉴定以尽快确定他们是否需要住院治疗或直接出院的患者。指导方针应规定血液使用是有限制的，为避免血液资源过早耗尽，对每个受害者都要预先规定一个输血量上限。[7]

 送往医院的患者大多数是遭受碎片损伤。在爆炸受害者中，由碎片高速运动引起的伤口感染会更严重，不应该尝试进行一期缝合手术。

 肺部损伤是导致发病和死亡的最大原因。通过临床诊断，肺爆震伤出现在早期。该诊断按照临床理由受到怀疑但经过胸部射线检查后得以证实。该诊断不适用于接受全身麻醉的患者或需要排出体内气体的患者，并且由于存在患张力性气胸的风险，在这些情况下提倡要对遭受原发性冲击伤的患者预先实行管状胸廓造口术。当发现疑似遭受原发性冲击伤患者需要对其手术治疗时，局部麻醉或脊髓麻醉药要优于全身麻醉。[37]遭受肺部原发性损伤的患者需要安排在特护病房进行重点护理。很多伤亡人员需要正压通气的原因有很多。控制压力的换气、高频换气以及使用二氧化碳都是呼吸支持的成功模式。[7,33]

 爆炸后出现遗漏损伤的情况并不常见，通过重复检查应该予以避免。对于疑似遭受原发性损伤的患者，比较明智的做法是接受一段时间的观察。[25,33]听觉系统的原发性损伤容易被忽视。单纯只是鼓膜破裂并不能证明患者遭受的是威胁生命的原发性冲击伤，而且除非患者带有听力保护装置，否则鼓膜没有破裂就说明患者不可能遭受肺部原发性冲击伤。[16]出院之

前，所有的患者必须接受鼓膜和眼部检查以防止飞溅碎屑造成的损伤。[7, 16]

抢救生命的外科手术需立即进行，之后需要对威胁生命的闭合性胸部和腹部损伤患者进行手术治疗。[7] 在这之后，要保证颅内出血的头内损伤患者接受外科手术治疗。存在骨骼和血管损伤的肢体损伤应该先稳定病情，但是在此时进行耗时的血管和神经重建也不恰当。对于伤口清洗和需要做清创术的患者，他们的手术被安排在最后。一种恰当的方法是将需要矫形固定手术和清创术的患者再次送往临近医院使其接受更及时的外科手术治疗。[7]

许多伤患和救援者会遭受到伤后压力。急性事件发生之后要立即召开员工会议说明事后情况。[38]

对于爆炸事故中呼吸困难、神经系统异常以及胃肠损伤的处理有一定的办法。[37]

■ 隐患

制订详细的灾难计划很难而且注定是不完善的。一份适中的灾难计划会更有机会成功。理想情况下，任何计划都应该考虑到反应模块化的扩张。[38] 在某种类似意义上，为发生可能性小的事件制订计划如恐怖爆炸可以对抗日常活动。[38] 利用一切机会分享法律实施和医疗团体之间帮助改善反应计划的情报。

沟通计划必须保证沟通能力在爆炸和集体事故时间之后不会丧失。有效的沟通会提高伤亡人员从现场运往医院的速度，保证对患者进行最佳安置，有助于避免在接受医院治疗时出现第二波现象。即使在美国，67% 的灾难在灾难发生现场和接受医院治疗之间没有任何沟通。[38-39]

在现场缺乏有经验的医疗领导者会严重妨碍疏散人员过程中对受害者进行合理的治疗和医疗管理。[10, 30] 此外，过度进行伤员检伤分类的现象在到达医院之前和安置在医院的过程中都很常见。[2, 34] 在一项大型研究中，过度伤员检伤分类平均为 59%，但是在很多研究中的比率更是非常高。[18]

实际上，所有爆炸伤受害者都存在某种程度的听力损伤，这使得他们与幸存者交流的尝试复杂化，但是他们不需要受到现场管理。[24, 30] 听力保护设备可以减弱外部的超压力对耳朵的影响，防止鼓膜破裂。

高怀疑指数有助于检测出爆炸受害者遭受的隐性创伤。大脑或心脏出现动脉型空气栓塞是导致幸存者死亡的最常见原因，并经常发生在正压通气的开始阶段。[33] 由于存在空气栓塞和气压损伤加剧的风险，如果可能的话应避免强制通风。[16, 37] 肠穿孔，虽然不大常见，但其症状经常延迟发作。[12] 此外，爆炸造成的胃肠道严重损伤很少是孤立出现的，其他损伤会掩盖不太明显的亚急性肠道损伤。[3] 尽管几乎没有遭受爆炸伤的受害者的病情严重到引发肠穿孔，但只是腹部原发性冲击伤可能直到并发症进展期才在临床上表现出症状。[3, 16] 在爆炸事件发生和建筑物倒塌地点，受害者遭受四肢骨折、血管损伤、挤压伤时也可能存在筋膜间室综合征。诊断主要是临床诊断，需要一个健康怀疑指数。

对爆炸伤进行一期缝合二次感染的发生率高，应予以避免。[12, 16, 37] 使用防弹衣（防弹背心）可以保护受害者免受二级和三级爆炸冲击波的影响，但却可能增加原发性冲击伤的发生率。[30, 37, 40-41]

■ 结论

很显然，21 世纪恐怖主义会继续给社会带来灾祸。但恐怖威胁采取的形式却不太清楚。发生在美国或国际上的恐怖主义行动在过去 10 年间的破坏性更大，并且预计这一趋势将会延续下去。[5] 由于武器技术上的进步为灾害救援医学团体带来新的挑战，因此需要恪守承诺开发多种创新型方法来成功应对这些挑战。[43]

恐怖分子使用简易爆炸装置引发爆炸事件是一种有突发性影响的灾难，它的发生毫无预兆，然而基于历史数据资料他们存在某些可预测的特点。一个组织协调的响应会降低死亡率并为最需要照顾的患者保存资源。医护人员除了识别爆炸伤的特点和严重损伤的显著标志之外，还必须辨认出简易爆炸装置造成的一级、二级和三级损伤的模式。为了给简易爆炸装置引发的恐怖爆炸事件的受害者带去可能达到的最好结果，必须以最佳方式使用医院资源，包括谨慎地进行医院伤员检伤分类和外科手术治疗。

参 考 文 献

1. Frykberg E. Medical management of disasters and mass casualties from terrorist bombings：how can we cope? *J Trauma*. 2002；53：201-12.

2. Frykberg E, Tepas, J. Terrorist bombings : lessons learned from Belfast to Beirut. *Ann Surg*. 1988 ; 208 : 569–76.

3. Katz E, Ofek B, Adler J, et al. Primary blast injury after a bomb explosion in a civilian bus. *Ann Surg*. 1989 ; 209 : 484–8.

4. Slater M, Trunkey D. Terrorism in America : an evolving threat. *Arch Surg*. 1997 : 132 : 1059–66.

5. U.S. Department of Justice. Federal Bureau of Investigation. Terrorism in the United States 1999 : Counterterrorism Threat Assessment and Warning Unit. Washington DC ; U.S. Department of Justice, Counterterrorism Division ; 1999 : 1–62.

6. Karmy-Jones R, Kissinger D, Golocovsky M, et al. Bomb-related injuries. *Mil Med*. 1994 ; 159 : 536–9.

7. Stein M, Hirschberg, A. Medical consequences of terrorism : the conventional weapon threat. *Surg Clin N Am*. 1999 ; 79 : 1537–52.

8. Leibovici D, Gofrit, O, Stein, M, et al. Blast injuries : bus versus openair bombings—a comparative study of injuries in survivors of openair versus confined-space explosions. *J Trauma*. 1996 ; 41 : 1030–5.

9. Kluger Y. Bomb explosions in acts of terrorism-detonations, wound ballistics, triage, and medical concerns. *IMAJ* 2003 ; 5 : 235–240.

10. Brismar B, Bergenwald L. The terrorist bomb explosion in Bologna, Italy, 1980 : an analysis of the effects and injuries sustained. *J Trauma*. 1982 ; 22 : 216–20.

11. Hull J. Traumatic amputation by explosive blast : pattern of injury in survivors. *Br J Surg*. 1992 ; 79 : 1303–6.

12. Langworthy M, Sabra J, Gould M. Terrorism and blast phenomena : lessons learned from the attack on the USS Cole. *Clin Ortho Rel Res*. 2004 ; 422 : 82–7.

13. Covey D, Lurate R, Hatton C. Field hospital treatment of blast wounds of the musculoskeletal system during the Yugoslav civil war. *J Orthop Trauma*. 2000 ; 14 : 278–86.

14. Bellamy R, Zajtchuk R. Assessing the effectiveness of conventional weapons. In : Zajtchuk R, Jenkins D, Bellamy R, eds. *Conventional Warfare : Ballistics, Blast, and Burn Injuries*. Textbook of Military Medicine, part I. Washington, DC : Office of the Surgeon General at TMM Publications ; 1991 : 53–82.

15. Gibbons A, Farrier J, Key S. The pipe bomb : a modern terrorist weapon. *J R Army Med Corps*. 2003 ; 149 : 23–6.

16. Mellor S, Cooper G. Analysis of 828 servicemen killed or injured by explosion in Northern Ireland 1970–84 : the Hostile Action Casualty System. *Br J Surg*. 1989 ; 76 : 1006–10.

17. Cooper G, Maynard R, Cross N, et al. Casualties from terrorist bombings. *J Trauma*. 1983 ; 23 : 955–67.

18. Hadden W, Rutherford J, Merrett J. The injuries of terrorist bombing : a study of 1532 consecutive patients. *Br J Surg*. 1978 ; 65 : 525–31.

19. Frykberg E, Hutton P, Balzer R. Disaster in Beirut : an application of mass casualty principles. *Mil Med*. 1987 ; 152 : 563–6.

20. Mallonee S, Shariat S, Stennies G, et al. Physical injuries and fatalities resulting from the Oklahoma City bombing. *JAMA* 1996 ; 276 : 382–7.

21. U.S Department of Defense Force Protection Working Group to the Coalition Provisional Authority. Baghdad, Iraq : January 16, 2004 : 1–5 [unclassified]. Unpublished data.

22. Bellamy R, Zajtchuk R. The weapons of conventional warfare. In : Zajtchuk R, Jenkins D, Bellamy R, eds. *Conventional Warfare : Ballistics, Blast, and Burn Injuries*. Textbook of Military Medicine, part I. Washington, DC : Office of the Surgeon General at TMM Publications ; 1991 : 1–52.

23. Stuhmiller J, Phillips Y, Richmond D, et al. The physics and mechanisms of primary blast injury. In : Zajtchuk R, Jenkins D, Bellamy R, eds. *Conventional Warfare : Ballistics, Blast, and Burn Injuries*. Textbook of Military Medicine, part I. Washington, DC : Office of the Surgeon General at TMM Publications ; 1991 : 241–70.

24. Boffard K, MacFarlane C. Urban bomb blast injuries : patterns of injury and treatment. *Surg Ann*. 1993 ; 25(part 1) : 29–47.

25. Phillips Y. Primary blast injuries. *Ann Emerg Med*. 1986 ; 15 : 1446–50.

26. Stapczynski J. Blast injuries. *Ann Emerg Med*. 1982 ; 11 : 687–94.

27. Sharpnack D, Johnson A, Phillips Y. The pathology of primary blast injury. In : Zajtchuk R, Jenkins D, Bellamy R, eds. *Conventional Warfare : Ballistics, Blast, and Burn Injuries*. Textbook of Military Medicine, part I. Washington, DC : Office of the Surgeon General at TMM Publications ; 1991 : 271–94.

28. Owen-Smith M. Explosive blast injury. *J R Army Med Corps*.1979 : 125 : 4.

29. Hill J. Blast injury with particular reference to recent terrorist bombing incidents. *Ann R Coll Surg Engl*. 1979 ; 61 : 4–11.

30. Gans L, Kennedy T. Management of unique clinical entities in disaster medicine. *Emerg Med Clin N Am*. 1996 ; 14 : 301–26.

31. Mellor S. The pathogenesis of blast injury and its management. *Br J Hosp Med*. 1988 ; 39 : 536–9.

32. Mayorga M. The pathology of primary blast overpressure injury. *Toxicology* 1997 ; 121 : 17–28.

33. Wightman J, Gladish S. Explosions and blast injuries. *Ann Emerg Med*. 2001 ; 37 : 664–78.

34. Phillips Y, Richmond D. Primary blast injury and basic research : a brief history. In : Zajtchuk R, Jenkins D, Bellamy R, eds. *Conventional Warfare : Ballistics, Blast, and Burn Injuries*.Textbook of Military Medicine, part I. Washington, DC : Office of the Surgeon General at TMM Publications ; 1991 : 221–40.

35. Lange R. Limb reconstruction versus amputation decision making in massive lower extremity trauma. *Clin Orthop Rel Res*.1989；243：92-9.

36. Horrocks C. Blast injuries：biophysics, pathophysiology, and management principles. *J R Army Med Corps*. 2001；147：28-40.

37. Phillips Y, Zajtchuk J. The management of primary blast injury. In：Zajtchuk R, Jenkins D, Bellamy R, eds. *Conventional Warfare：Ballistics, Blast, and Burn Injuries*. Textbook of Military Medicine, part I. Washington, DC：Office of the Surgeon General at TMM Publications；1991：295-335.

38. Leibovici D, Gofrit O, Shapira S. Eardrum perforation in explosion survivors：is it a marker of pulmonary blast injury. *Ann Emerg Med*. 1999；34：168-72.

39. Severance H. Mass-casualty victim "surge" management：preparing for bombings and blast-related injuries with possibility of hazardous materials exposure. *N C Med J*. 2002；63：242-6.

40. Argyros G. Management of primary blast injury. *Toxicology* 1997；121：105-15.

41. Hayda R, Harris R, Bass C. Blast injury research. *Clin Orthop Rel Res*. 2004；422：97-108.

42. Geiling J. Medical support to the Kenya embassy bombing：a model for success or a platform for reform. *USAWC Strategy Research Project*. Carlisle Barracks, Pa：U.S.Army War College；2000：1-58.

43. SAEM Disaster Medicine White Paper Subcommittee. *Disaster Medicine：Current Assessment and Blueprint for the Future*.1995；2：1068-76.

66 定向能武器

M. Kathleen Stewart, Charles Stewart

随着新技术可用性的提高及其军事用途的更加广泛，恐怖分子将利用该技术并时常增加它的杀伤力。定向能武器包括微波辐射发射器、粒子束发电机和激光器。定向能武器依靠直接或间接影响光速的电磁波或亚原子粒子发生作用。这样的武器已经在战斗中进行过测试，现在可能为恐怖分子所利用。

不管定向能武器采用什么形式的电磁能，它们都有某些共同的特性使其成为革命性武器：

- 以光速袭击目标；
- 它们是瞄准线武器；
- 使用价格往往是发射导弹或使用大型枪支花费的一小部分，低等和中等激光器可低价获得；
- 因为其立即效果和轻松重新瞄准目标，所以能够攻击多个不同的目标。

■ 历史展望

激光器

第一个功能性激光器的开发之后，紧接着军队（此后是恐怖分子）使用激光器的可能性明显增加。现代脉冲激光器能够在零点几秒内达到几百万瓦的能量。

激光器是目前美国和其他军事力量唯一使用的定向能武器。在很多情况下，激光器本身并没有当成武器使用，而是当成其他武器如导弹或"智能"炸弹的瞄准器。激光器的特性尤其适合这一目的。许多国家的军队开发激光器作为测距仪和目标指示器使用。激光器有很多特性，包括：

- 释放单色波光线：包含一段具体的光线波长（一种具体颜色）。光线波长由电子降至更低轨道运行时所释放的能量额决定。该波长取决于激光器的材料以及刺激发光时的使用方法。
- 释放的光线连贯：这是"有组织的"每一粒光子与其他光子运动一致（即电磁辐射波都是在同一时空内运行）。这意味着所有的光子都有发射一致的波阵面并且光束是平行的。
- 光线很具方向性：激光器光线的光束很致密，也很强烈、集中。从另一方面讲，电灯泡向很多方向释放光线，并且光线微弱、扩散。
- 由于激光器光束的平行本质（视准），因而激光器光线可以长距离不会分散。

军用激光设备能够轻易地引发光损伤，即使隔着很远的距离。军事计划员发现这种光学效应可以用作一种杀伤性系统来积极地通过致盲或使敌人"目眩"的手段使其失去作战能力。1985 年，英国海军已经研发出一种未分类武器，它适用于在船上将接近的敌军飞行员致盲，射程达 3 英里。

成千上万的目标指示器和远程激光器已制造完成并随同军队发往多个国家。由于它们的这种可用性，很可能被恐怖分子获得并用来袭击美国平民。其他的民用激光器也能够轻易地适用于类似目的。

在英国，行凶抢劫者曾使用简单的激光指示器使受害者失明然后再进行抢劫。[1] 很多轶事报道了在受到激光指示棒光线的短暂影响之后，患者遭受眼痛和头痛并持续了几个星期。[2] 因为采用视网膜激光疗法治疗糖尿病时相当一部分激光能量转移到了视网膜，但之后患者出现持续性疼痛的现象并不常见，所以说这种疼痛的病理学很难理解。[3-4]

激光已被恐怖分子所用，试图使直升机飞行员失明。[5] 对于恐怖分子来说，在卡车上或是汽车内安装一个相对强大的激光器试图使降落在商用民用机场的飞行员失明并非难事。[6]同样，执法人员在对抗恐怖袭击时，简单的激光器也可以损坏视力。

微波辐射发射器

长期受到高强度微波影响可以对人体产生身体和心理影响，包括对温度的感觉度降低、头痛、全身疲乏、无力、眩晕。影响的程度取决于武器的能量输出以及发生器与人体的距离。

美国空军已安装了微波系统（称为区域封锁系统，ADS），该系统利用超大功率的微波产生的表面热量诱使人们离开某一区域。

粒子束发生器

粒子束是原子或亚原子粒子的定向流动。当这些高能粒子聚集成一道光束时，能够融化或破裂金属和塑料。它们在造成影响时还产生 X 射线。这些武器仅处于研发阶段，不可能被恐怖分子所用。

■ 临床前沿

对于致盲激光现在还没有万无一失的对策。每一种可利用的防护性活动都会阻碍人们的观察能力和开展需要视力的活动。

激光辐射线不能穿过不透明物体。任何不透明盖板都能对除了超高功率的军用激光器之外的任何激光起到保护作用。如果真有可能，避免直视任何激光光束或其反射。尽管进行了正面遮挡，但光滑面发出的反射光束也可以造成损害。一只眼睛佩戴眼罩可以对致盲激光起到部分保护作用。不幸的是，佩戴者失去了深度知觉和周围视觉。遮挡只能防止被遮挡眼睛失明。

现在保护眼睛免受激光威胁的方法十分简单，使用一副"防护太阳镜"就可以将激光光线反射出去但同时允许其他波长的光线穿过，因此佩戴者能看得见并可以完成其他任务。头盔护目镜或眼罩使佩戴者的眼睛免受激光辐射的损害。如果可以辨认出激光威胁，且限于只有一到两个波长时，这种方法很有效。然而，激光器有多重可用频率。

稍后，本文将讨论激光光线造成的人员伤亡管理。可以使用图 66-1 所示的伤员检伤分类算法完成对这些伤亡人员的伤员检伤分类。

随之发生的事件，如致盲的司机或飞行员撞毁他们的交通工具造成的人员伤亡，要按照创伤协议中涵盖的习惯方式进行管理。如果这些伤亡人员都伴有眼部损伤，那他们的管理就没有区别。

主要管理事务

激光眼部损伤

眼睛是人体最易受到激光危害的部位。造成眼部损害的激光功率要比那些造成皮肤损伤的激光功率低很多。这种损伤可能是暂时性损伤也可能是永久性损伤，这取决于激光波长和激光功率。因为眼睛在黑暗中更敏感，瞳孔会扩大，所以激光武器在夜间比日间影响更大。通常，眼部损伤比皮肤损伤要严重得多。

如果使用透视光学设备如双筒望远镜，光束强度就会被放大，导致眼部受伤更严重。即使激光功率适中也会透过望远镜或双筒望远镜对没有防护的使用者造成暂时性失明。较高功率的激光器能用来毁坏地面上或飞行中的物体。

视网膜成像的光线强度要比眼前事物的光线强度大 10 万多倍。当激光光束进入眼睛时，这种相当大的光学增益就能够导致眼部损伤。人在受到激光照射时，会暂时性失明（眩晕）、长期失明（光分解）或是由于视网膜病变或出血引发视力功能永久性损害。

远红外辐射，波长为 3000 纳米至 1 毫米，主要为眼角膜吸收（图 66-2）。高能激光器脉冲可严重烧伤或穿透角膜。严重烧伤或穿孔不应修补，应保护眼睛保证玻璃体液不会泄漏出来。轻度角膜激光烧伤可以佩戴眼罩，适度使用抗生素进行治疗。

有些在 IR-A 范围（波长为 700 ~ 1400 纳米）和 IR-B 范围（1400 ~ 3000 纳米）内的红外辐射直接被晶状体吸收。因为波长在 400 ~ 1400 纳米的辐射是通过眼睛各视觉器官传送的，所以危害性最大。

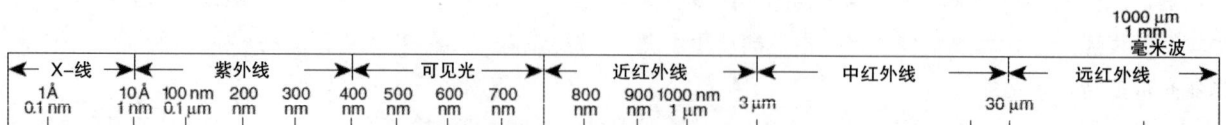

X-线		紫外线				可见光			近红外线			中红外线		远红外线
1Å	10Å	100 nm	200 nm	300 nm	400 nm	500 nm	600 nm	700 nm	800 nm	900 nm	1000 nm	3 μm	30 μm	
0.1 nm	1 nm	0.1 μm									1 μm			

1000 μm
1 mm
毫米波

图 66-1 激光损伤的伤员检伤分类步骤

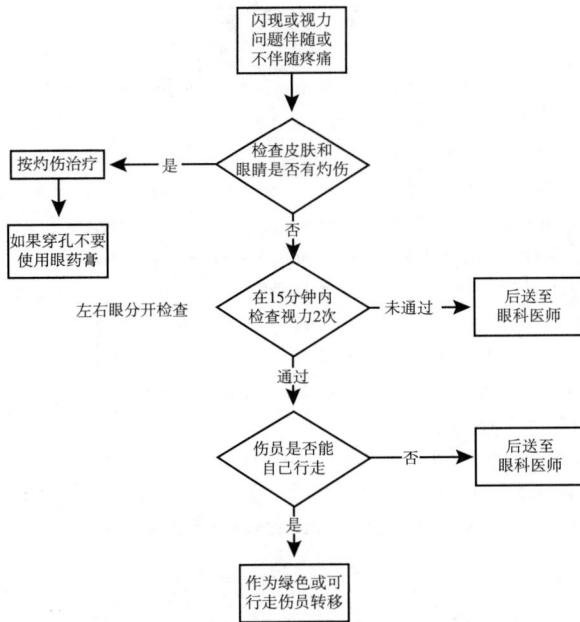

图 66-2 患有眼部激光损伤的会出现眼部刺痛、突然失明、条纹或斑点视觉或是定向障碍。眼组织损伤程度随着激光波长变化而不同

辐射到达视网膜后大部分会被吸收进视网膜色素上皮细胞和脉络膜内。脉络膜是有着超大血管和超高血流速率的一层深褐色薄膜。军用目标指示激光器就经常使用红外光谱。

视网膜损害或视网膜伤后出血能导致完全失明。在视野中心或附近看到大黑点，眼中有大块漂浮物或者眼中有积血的人应立即转移到医院接受眼科治疗。

眼内出血患者应保持头部抬高以使血液流入眼部较低位置。视网膜激光烧伤不需要佩戴眼罩。实际上，佩戴眼罩会降低人剩余的视力。

目前对由激光或光线引发的眼部损伤没有公认的治疗方法。眼部激光损伤会随着时间推移病情加重，因此任何人疑似患有眼部激光损伤需要立即进行病情评估并定期接受复查。

皮肤激光烧伤

因为人类皮肤组织比眼组织多许多，因而皮肤损伤风险要高于眼部损伤。然而，激光造成的皮肤损伤程度却比眼部损伤轻许多。在某种程度上，这是因为皮肤损伤不常出现可怕后果，其中部分原因是正如上文所述眼睛将激光的光束集中了。任何可见光波长的激光光束只要功率够大、时间充分就能穿透皮肤引发严重内伤。

大部分定向激光器会对皮肤造成热损伤，疼痛足以警告受害者离开光束路径。不幸的是，现在工业上使用了大量的高功率可见激光器和红外线激光器。这些激光器可以在一秒钟之内造成严重皮肤损伤。

未预料到的困难

了解造成损伤的激光器型号是很宝贵的。表 66-1 提供了一个激光生物效应的分类。必须强调的是，要确保使用效果，必须在受到激光影响之前佩戴

表 66-1 常用激光器的生物效应分类

激光类型	波 长	生物效应	损伤组织			
	（μm）	作用	皮肤	角膜	晶状体	视网膜
CO_2	10.6	热	×	×		
HFI	2.7	热	×	×		
Erbium–YAG	1.54	热	×	×		
Nd–YAG*	1.33	热	×	×	×	×
Nd–YAG	1.06	热	×			×
Gas(diode)	0.78~0.84	热	†			×
He–Ne	0.633	热	†			×
Ar	0.488~0.514	热/光化学	×			×‡
XeFl	0.351	光化学	×	×		×
XeCl	0.308	光化学	×	×		

CO_2，二氧化碳；HFI，氟化氢；YAG，钇铝柘榴石；Nd，钕；He–Ne，氦–氖；Ar，氩；XeFl，氟化氙；XeCl，氯化氙。

*波长在1.33nm或在一些更常见的Nd–YAG激光在生理学研究中表现出同时的角膜/晶状体/视网膜效应。

†功率级别一般不足以被认为有明显的皮肤危险。

‡当长时间暴露时光化学效应对视网膜产生损伤（暴露时间大于10秒）。

激光防护眼镜或双筒镜，且激光防护眼镜或双筒镜必须要适当地抑制使用的激光器频率。这给执法人员和紧急医疗服务的医护人员带来困难，他们可能面临任何一种这样作为恐怖威胁的激光器。

据预料，可调频（捷频）威胁性激光器也将很快研发成功。针对定频激光器使用的预防技术方法不能用于防护敏捷威胁，更别说是防护大量的定频威胁了。随着越来越多的带阻滤波器被放置于三明治中，光线以其他波长透过遮阳板的数量也有所减少，使该类型激光器在夜间无法使用，仅限于在日间发挥作用。

参 考 文 献

1. Anonymous. Killer pens. *Newsweek*. November 24, 1997：8.
2. Seeley D. *Laser Point Causes Eye Injuries?* Orlando，Fla：Laser Institute of America；1997.
3. Mainster MA，Sliney DH，Marshal J，et al. But is it really light damage? *Ophthalmology*. 1997；104：179-90.
4. Yolton RL，Citek K，Schmeisser E，et al. Laser pointers：toys, nuisances, or significant eye hazards? *J Am Optom Assoc*. 1999；70（5）：285-9.
5. *Daly v Fesco Agencies NA, Inc*. United States District Court, Western District of Washington. Case Number C01-0990C.
6. Anonymous. Russian ship's laser causes eye injury, Navy officer says. Washington, DC：February 12, 1999. Available at：http：//www.aeronautics.ru/nws002/ap036.htm.

67 急诊室设计

Robert H. Woolard

在美国，每隔 15~20 年医院就会建设新的急诊室（EDs）。现有急诊室每 5~10 年翻新一次。急诊室设计师主要关注的是为日常护理提供足够的空间，处理患者顶峰量和预期未来需求。精心设计的急诊室可容纳日常、每周和季节性潮汐式涨落的患者流动。急诊室需要区分各种高敏度和低敏度疾病或创伤，并按优先护理次序分成危急治疗、急救治疗和紧急治疗。为满足社会对专门护理的需求，急诊室提供了小儿科、心脏病区、创伤区、老年病或中毒中心区域，满足患者的特殊护理需求。通常设计师在最后才考虑一些针对响应灾难和大量人员伤亡的设计特点。[1-2] 随着与恐怖行动相关事件的发生，如 2001 年 9 月 11 日发生的纽约世贸大楼灾难事件，很多医院设计会翻新急诊室来应对新灾难。这些设计和翻新不仅包括设置净化、隔离以及其他专门治疗区域，还会扩展治疗急诊室内部或附近受害者的能力。

■ 历史展望

在恐怖事件和随后的灾难事件发生之后的一段时间内，医院建筑师已开始设计急诊室使其更好地满足恐怖袭击导致的预期需求。从恐怖事件中，医院可以学到一些急诊室设计的经验教训。从日本东京沙林毒气事件和其他多种自然灾害如地震当中，医院了解到他们需要计划其过负荷能力。日本东京沙林毒气事件中很多急诊医护人员被感染，这表明医院需提早警告急诊室成员，避免紧急护理人员受到感染。纽约世贸大楼事件说明，医院需要对灾难现场作出响应并需要在长时间内连续接收持续增加的急诊室患者。在纽约，事件之后的净化阶段导致前往医院之前和急诊室

内的患者数量持续增加。多数的护理需要紧急救援人员在爆炸点附近进行。从世贸中心事件之后的炭疽邮件中，我们可以学会准确地预料公共信息。

在美国，急诊室仍是紧急医疗最常见的访问点。现在急诊室设计师正在预期由灾难或恐怖袭击引发的患者增加量。尽管紧张的大众需要了解信息和健康检查，这些需求或许都可以由急诊室外的医护人员满足，但是在其他服务招架不住或延迟访问时急诊室可以提供咨询和检查服务。在过去的灾难中，急诊室并不提供防护。然而在生物恐怖主义事件发生期间，净化需求会创造急诊室内的防护需求。

"9·11" 事件之后，急诊室的设计和响应能力更加成为公害规划师、联邦政府和医院建筑师的一大关注。两个由联邦政府投资、医护人员协调开展的项目已经开发并公布了建议书。其中一个项目设在华盛顿中心医院（ER1），另一个项目设在罗得岛医院（RIDI）。华盛顿中心医院建议设计新急诊室必须要满足任何灾难事件的预期需求。[3] 罗得岛医院已开发新灾难响应范例、场景训练和响应模拟，这些都可以应用到急诊室设计中。

■ 临床前沿

如果可以建设"灾难预备"原型，如华盛顿中心医院，那么急诊室的设计能力将极大地增强。考虑到融资约束，急诊室设计师也许不能创造"预备所有风险"的急诊室。然而，翻新或建设新的急诊室时建议并入灾难预备将会改善预备能力并且经济上更可行。现在的建筑材料、技术和观念仍可以使我们得知急诊室为准备恐怖袭击作出的努力。城市急诊室外商中心

曾试图改善其作为区域灾难资源中心和对恐怖事件作出反应的能力。这些急诊室的设计将较大的候诊区和入口区域、邻近单位或是附近的停车空间纳入计划来提高接诊能力。为控制毒剂和致病因子扩散，急诊室建设了净化和隔离能力。信息系统可用来提供实时的服务点信息和任何应对潜在恐怖威胁所需的"及时"训练。响应恐怖主义事件所需技术，如个人防护装置（PPE）的应用正变得更加广泛，并储藏在急诊室可轻易使用到的地区。尽管在爆炸地点附近可以进行大量消毒，但急诊室正准备将受生物或化工材料污染的个人或群体进行净化、隔离并开展治疗。本文讲述了为应对恐怖事件做好准备进行急诊室设计要考虑的四个因素：可扩展性、安全性、信息系统和净化。

可扩展性、患者激增和接诊能力

通常急诊室设计空间充足但并不过大。急诊室所需接诊空间量通常与预期急诊患者数量相搭配。建议大约一个接诊空间可每年接待1100名患者或每年可容纳400名住院患者。[1]据灾难规划师讲，一个每年可接纳5万~10万患者的大型城市中心的急诊室，其过负荷能力应达到每小时接待100名患者并持续4小时，每天接纳1000名患者，持续4天。"9·11"事件提出的一个挑战是"过负荷能力"要满足预期患者的需求。不幸的是，医院过度拥挤，急诊室也是例行公事地安置住院患者。

现在的急诊室设计允许其向邻近空间"发展"：第一层或更高层、车库或停车场，很多灾难操练和大众宣传都使用了车库和停车场。其设计更具目的性，通往街道路径不同使得灾难交通与日常急诊室交通分离。恐怖事件响应物资（如解毒剂、呼吸器、个人防护装置）都被储藏在急诊室或其附近地区。车库的通风、加热、空气调节、沟通以及安全特性花费很大，使其无法翻新。更经常的是，在停车场和装货区架起帐篷。灾难响应者已经部署了墙体可折叠（折叠和叠放）的模块化"第二急诊室"帐篷或建筑。这些设备用在主急救室附近，防护急救室应对危急情况。许多医院考虑在大厅、门诊室和其他空间放置床位以增加他们形成过负荷的能力。如果走廊建得再宽些且装医用气体以及充足的电源和照明设备，那么走廊空间也可以利用。时常使现有走廊和大厅仅需一点修饰就可成为"两用"空间。一些医院通过在救护车室和装卸停靠点安装可折叠遮篷来增加空间。在灾难操练中，在急诊室外帐篷常用作净化和治疗区域。充气墙帐篷有额外的好处，它可以不受外界影响，全天候使用。

在军队中，需要在有限空间内对患者进行治疗导致患者被垂直堆叠来节省空间，减少人员行走距离。美国空军排气式飞机曾将重症患者堆至3米高。这些床铺可用于大型事件的部署。便携式组装床也可用来帮助急诊室解决空间需求问题。不幸的是，很多急诊室依赖区域系统中的其他设施。医院地区发生恐怖事件时，急诊室可能需要移至医院内偏僻地区进行运作。许多灾难计划在医院选定一个先前存在的建筑作为"后备"急诊室。该地区储备了医疗设施并为使用以及患者和医护人员的活动作出计划。

尽管全国和地区医院正在解决处理患者激增问题的能力，但是大型事件造成的众多需急救护理的患者可能会使地区创伤中心系统负担过重。造成成千上万的事件发生期间，可以动员国家灾难医疗系统将过量的受害者转移并建设战地医院。

因为事件发生后可能会产生环境危害污染急诊室，所以急诊室计划在灾难期间提供医疗服务时必须考虑人员疏散问题。急诊室规划师已经解决了急诊室的患者疏散问题。一些急诊室能轻而易举地将患者疏散。设计较好的急诊室，其楼梯间设有帮助在黑暗中行动的地灯。楼梯尺寸足以将带有脊骨矫正板的患者疏散出去。走廊和楼梯的沟通和追踪系统包含很多传感器。患者档案定期在便携式磁盘上备份可用于患者疏散。

安全性

保护急诊室的功能包括保护必需品资源：水、汽油、电源、通风设备、通信和信息。急诊室安全包括对进出人员的监控能力、风险缓解能力和"一级防范紧闭"能力。几乎所有急诊室都装有监视系统。很多急诊室对停车区和净化区实行了摄像监控。无线追踪系统也可以成为监控系统的一部分。追踪系统能创造一个虚拟空间以及员工和患者的活动时间图。在灾难操练中，追踪系统被用来辨认威胁模式。大多数急诊室配有识别卡或出入卡和读卡器。现在也可以使用爆炸品上的化学和生物传感器、有机溶剂和生物制剂。设计师挑选传感器时要考虑它的敏感性、选择性、反应速度和稳健性。[8-12]传感器技术是一种主动研究领域，其不断产生的新解决方案已应用于急诊室中。从观念上讲，所有的入口都应设计为识别出那些经扫描检测出携带有害化学制剂、生物制剂或炸药的人员，并按需对其进行拘留和净化。很多急诊室都有针对患者、访问者、员工、销售商、执法人员以及其他人群的多个入口。医院在所有入口组合使用了筛选鉴定技术和闭合电路视频监控。全体人员在需要时必须专注地迅速作出反应。自动识别能有效地允许患者、员工和物资安全流动。通过读取员工和访问者车辆上的条形码对进入急诊室的车辆进行管理。在许多道路进入点，自动化的扫描仪能够监视和控制车辆的进入。现代急诊室限制入口数量并引导行人和来往车辆通过识别控制点进入。

在大多数情况下，可以在进入急诊室的入口点将大门锁上，通过使用身份识别的胸牌和监控，允许需要进入的员工和物资通过。周到的设计应促进功能区如急诊室、手术室和加护病房之间的人员和物资加速通过。建筑物之间及其内部的活动应受到约束，必要时一定要完全封锁。

急诊室面临的直接威胁包括爆炸、化学污染、生物污染和环境污染。减轻爆炸危害有几条策略。使用市场上可以买得到的混凝土（每立方英尺 66.7 千克）建成 30 厘米厚的传统混凝土墙，能提供适当的爆炸保护。[16-17] 在很多医院，急诊室和入口的距离设计在很大程度上可以避免直接攻击。[18] 然而，恐怖袭击目标定在医院的中厅。尽管作为患者溢流区，中厅的作用很大，但是这里的窗户和玻璃却制造了很多危险飞溅碎屑。考虑到爆炸袭击的威胁，应将沟通设施、汽油、电气设备、水以及其他关键服务设施远离易受攻击区，并在穿过街道和通道时对这些设施做好防护。防护急诊室内外的化学和生物制剂释放，需要一层保护外壳、控制空气进出过滤、提供清洁加压空气的空气分配系统、提供饮用水的水净化系统以及检测系统。较好的暖通空调系统可以给外壳加压并净化被污染区域。

信息

灾难事件发生期间，急诊室运作需要巨大的预期计算量。在大多数的急诊室，通常可以用到大量复杂多变的电子信息。很多急诊室可以使用移动计算机对大厅及附近地方容纳不下的患者进行管理。无限掌上设备有助于做好灾难准备，允许供应商在大厅和净化区立即获取信息。大多数急诊室都设有多个可用的台式工作站。灾难事件发生期间，有助于决策的显示信息主要有床铺情况、可用房间类型、候诊人数和救护车到达信息。现在的显示器可以显示患者的生命特征、遥测和测试结果。若决策者可以获得实时信息，办事效率和决策方面就会有重大改善。多样的计算机显示器可以提高急诊室的准备能力。

临床决策工具如 UpToDate[19]，使得供应商对信息随手可得。当执业医师遇到非常规病例需要治疗异常或稀有疾病时，会需要这些或其他"及时"资源。及时信息可以为多种潜在疾病情况提供可用信息。针对灾难事件的信息需要在多个地区多个屏幕上进行广泛宣传。大多数的急诊室通过使用手机等设备提高了获取信息的能力。这有助于信息为每一个医院的工作人员都提供指导。

已证明的诊断决策系统可以帮助执业医师识别出不寻常或不熟悉的综合症状。信息系统要能够定期传递潜在的恐怖事件信息。很多急诊室设有需要工作人员读取新信息的登录系统。在准备灾难的急诊室，每天会贴出列有潜在威胁的一览表。然而，由于执业医师无法识别出需要资源的情形，使得电脑参考文献的效用和随时待命专家数量都受到限制。

通常在大多数急诊室可以使用基于计算机的患者追踪系统对患者进行追踪。很多基于计算机的患者追踪系统有一个灾难模式可以适用于大量患者的迅速涌入，录入他们的症状排序数据、化验值以及其他综合征数据。在很多地方，急诊室充当恐怖监视网。被动地收集入口获得的常规数据并将之转移到中心点进行数据分析。在定向患者的症候群出现的重大锋电位事件中，这些数据可以触发适当的灾难响应。预计入口点的监控能力并将其建成任何的预备灾难的急诊室信息系统。[21-23] 举个例子来说，数据终端允许患者在登记时输入数据，类似飞机场的电子机票，这样患者就被动地提供了信息。这样的自我服务系统可以增加急诊室的过负荷能力。类似地，使用实时床铺识别、可用性以及预约系统可以帮助很多急诊室进行患者管理，并有助于急诊室在灾难事件发生期间发挥作用。在医院正常运营时期，住院患者的床位安排在全国范围内被公认为一个证据充分的瓶颈，而在灾难事件发生期间则成为一件议题。

在灾难事件发生期间，大厅屏幕显示关于事件和患者情况的信息有助于患者家属了解情况。在此期间，家庭成员允许使用屏幕查询失踪人员。在一些急诊室的患者房间中，可以使用联网计算机为患者展示事件信息。

在炭疽邮件事件发生期间，公众的歇斯底里反应给医疗系统造成很重的负担。外伤后的压力、焦虑以及公众对可能受到生物或化学制剂的影响担心造成急诊室中轻伤患者激增。在许多急诊室中，演讲大厅或多媒体中心空闲（通常用来召开教学会议），但在灾难事件发生期间可用来提供健康信息和召开新闻发布会。新闻媒体是大众信息的主要来源，必须在计划灾难响应时予以考虑。媒体中心可以将急诊室中的信息发布到互联网和闭合电路屏幕上。准确的信息能减轻公众的担心，并指导民众合适地使用资源，达到访问点。

隔离和净化

很多急诊室设有患者净化区（DECON）。必须对接受净化的患者进行适当的环境保护，包括给旁观者设置视觉障碍、性别隔离以及对个人物品的注意。[24-25]

很多急诊室都增设了净化区以适应大量的暴露伤。急诊室已新增或扩增了净化设施。净化区应该是一个单独区域，备有独立的排水系统、可控水温并屏蔽环境危害。在这些净化区使用排气扇防止有毒烟雾积聚。对于大多数的急诊室来说，大量净化是通过使用露天停车场和配置温暖通风的模块化帐篷机组来完成的。邻近或可进入急诊室的露天停车区域能够用于灾难响应。其他的急诊室使用安装在建筑物一侧的大容量、低压力淋浴室。串行的淋浴室可以在同一时间同一入口允许大量患者进入。然而，串行淋浴室内没有隐私，重症患者进入困难，并且可导致废水再污染。另外，需要花费更多时间的人可能会阻碍人群流动，减少受净化患者人数。预先建造或临时用帐篷遮盖搭建的平行淋浴室提供更多的隐私，但是需要更宽阔的空间与景深。结合淋浴室的串行和平行设计可以发挥各自的优势，分离重症患者，增加同时接受净化的人数。

时常建在急诊室内部的净化室可容纳一名或两名患者，其特征如下：实行室外探视；进行负压排气换气；装有排水系统、水槽、无缝地板；地板、墙壁和天花板可防水、防滑、耐洗；配有用气设备；配有供气壁装电源插座可使用个人防护装置；高输入空气；备有对讲机；头顶上备置了寻呼机；为接受净化的单独病例提供接待室。在重大事件包括危险品事件中，建议军队和消防部门使用个人防护装置。医院使用这些设备，通常在急诊室净化区附近储藏了合理数量的

防护套装（即手套、套装、呼吸设备）。净化区建有多种供气电源插座用于使用个人防护装置以优化安全并使工作灵活性达到最大化。许多急诊室可以对附近变化区域加以利用。该变化区可布置出来用以优化医疗监控，减少进入净化区。[27-31]

大多数急诊室设计了一些隔离和防止某种潜在生物制剂传播的能力。通常表现出未确定呼吸疾病的患者都要被送进隔离室进行隔离。一般不允许之间从外面之间进入隔离室，但是有些急诊室对此已进行了革新。隔离区的创造形成了对暖通空调、清洗和安全性的特殊设计要求以保证传染病和感染患者的病情得到控制。假如需要清新空气，隔离区应安装带有高效过滤器的间隔空气处理装置。[32-35] 生物危害污染尤其难以减轻。在其他患者使用设施时，要保持其清洁、安全极具挑战性。净化尝试对恐怖主义的生物制剂可能不起作用。感染者给工作人员带来风险。几乎没有伤员检伤分类区和急诊室房间设计用来进行净化。这些区域必须能够经受住重复净化。同样考虑过使用密封的气体和水管入口。[36-38] 可以通过监控摄像机对被隔离患者进行观察。有些隔离区在其内部设有一个休息室帮助约束被隔离患者外出。

一般急诊室的面积可以允许内部建设净化功能区。有些急诊室房间中已建有地面排水管，净化会更容易。聚合物表面涂层平滑、无孔、耐得住重复清洗，实际上创造了一个易于清洗的无缝表面。使用这种材料可以改善感染控制。这些涂层可以用含抗菌属性的物质浸透，提高其生物安全性。水槽、排水沟、门把手以及其他地点的金属表面用银浸渍后能够减少细菌的高含量。用银浸渍后的金属已证明具有抗菌作用。[39]

常规通风系统在正常运行期间会用到15%~25%的外部空气，从而清除掉室内污染物。空气清洁依靠过滤、紫外线照射和净化。暖通空调设计应该按照充分清洁空气和隔离潜在污染物的需求设计完成。[40] 灾难预备急诊室不仅需要防护外部感染物还要防护感染患者。一个没有再循环的间隔中心通气系统能够除去或控制急诊室内部或附近的毒剂。间隔的暖通空调系统允许各个区域互相"密封"。较多优良的暖通空调系统可以用电子控制关闭各个部分，使用有效的过滤方法能够"清洁"污染的空气。间隔的系统可能会出故障，但只是在其服务区域发生故障；区域越小意味着受感染面积越小。这些系统更不容易受到整体失效或污染扩散的影响。现有的急诊室隔离区已增加了

为战地军事用途研发的模块化暖通空调单元，用于创造安全空气分区。

■ 隐患

建设更大的空间或引进更好的通风设备、净化和隔离设备，这些问题可能因为费用无法解决。在灾难事件发生期间，如果没有更多可用空间和设施，很多人可能死去。当花费金钱预备恐怖事件时，急诊室必须要继续日常的运营。不仅要提供有效的日常护理，还要处理恐怖事件或自然灾害造成的伤亡人员，对于急诊室来说这将是个挑战。这些相互矛盾的职能可能导致急诊室无法处理日常护理。

另外，这些设计工作用来预期从未出现的恐怖事件，导致不必要的开支增加。在某种程度上，医院和急诊室可以将提供灾难护理所做的准备工作转化成处理其他更紧急问题的解决方案，这样他们会获得很多帮助。使用更多的信息系统提供及时训练不仅可以通知工作人员发生的爆炸事件，而且还可以告知他们世界政策变化和患者的特殊需求。

更好地使用信息还可以提高急诊室日常效率并改善急诊室与患者和患者家属之间的沟通。然而，这些基本原理可能在资助灾难预备时不占优势。净化设施和净化区域可能用来处理商业性危险材料溢出。为了控制疑似传染病如严重急性呼吸系统综合征（SARS），隔离区使用可能会更普遍。

医院床铺不足导致急诊室过度拥挤。在医院住院服务处负担过重时，可扩展的急诊室可以提供暂时性解决方案。然而，一旦储备空间全用于解决患者过多问题，那么这些空间就不能用于灾难事件发生后的救治工作。因此，可以使用一种新的设备"建造"急诊室容量，将大量激增患者转至邻近空间，只是在医院患者过多时，该空间才挤满过多患者，不能使用。

最后，发生的恐怖事件可能与我们所预想的恐怖事件不同。恐怖事件中的罕见事件需要我们在操练中不断测试我们的灾难计划、应对灾难的技能和能力。操练可以暴露出设计中存在的问题并予以解决，但这或许只能使我们预防那些预期威胁。

■ 结论

为何要浪费如此资源培养我们希望从来不去用

的能力？从过去的灾难事件中我们学到的教训就是需要培养灾难技能，并利用日常使用的组件构建一个灾难响应系统。日常使用的系统在灾难事件发生期间使用起来更熟悉，更可能成功。当然，"恐怖事件预备"急诊室的超负荷能力可以用于自然灾害响应和灾难操练。过负荷空间也可以用于患者过多时期、公共卫生事件、免疫接种以及健康检查。现代急诊室应该充当社区资源，定期在灾难操练中部署和检查其能力建设，在"9·11"事件后的世界保持"预备状态"。

参 考 文 献

1. Australian College for Emergency Medicine. Emergency Department Design Guidelines. Available at：http：//www.acem.org.au/open/documents/ed_design.htm.

2. Emergency department design. Riggs LM, ed. *Functional and Space Programming*. Dallas，Tex：American College of Emergency Physicians；：111.

3. ER One/All–Risks–Ready Emergency Department. Available at：http：//www.er1.org.

4. Rhode Island Disaster Initiative. Improving disaster medicine through research. Available at：http：//www.ridiproject.org/page_ manager. Asp.

5. Andrulis DP，Kellermann A，Hintz EA，et al. Emergency department sand crowding in US teaching hospitals. *Ann Emerg Med*. 1991；20（9）：980–6.

6. Meggs WJ，Czaplijski T，Benson N. Trends in emergency department utilization，1988–1997. *Acad Emerg Med*. 1999；6（10）：1030–5.

7. Bazarian JJ，Schneider SM，Newman VJ，Chodosh J. Do admitted patients held in the emergency department impact the throughput of treat–and–release patients? *Acad Emerg Med*. 1996；3（12）：1113–8.

8. Physical Security Equipment Action Group（PSEAG）. Department of Defense. Available at：http：//www.dtic.mil/ndia/2002security/toscano.pdf.

9. Ellis AB，Nickel AL，Shaw GA，Heirseele KV. Interior/Exterior Intrusion and Chemical/Biological Detection Systems/Sensors. *Proceedings of the Same National Symposium on Comprehensive Force Protection，Charleston，SC*. OPNAVINST 5510.1G，45B. November 2001.

10. Jurs PC，Bakken GA，McClelland HE. Computational methods for the analysis of chemical sensor array data from volatile analytes. *Chem Rev*. 2000；100（7）：2649–78.

11. Kissinger PT. Electrochemical detection in bioanalysis. *J Phar Biomed Anal*. 1996；14（8–10）：871–80.

12. Lonergan MC，Severin EJ，Doleman BJ，et al. Array–based vapor sensing using chemically sensitive，carbon

black-polymer resistors. *Chem Mater*. 1996；8（9）：2298-312.

13. *Standard of Safety Levels for Human Exposure to Radio Frequency*. ANS/IEEE C95.1-2002. Available at：http：//www.osha.gov/sltc/ radiofrequencyradiation/standards.html

14. *Code of Federal Regulations*. 47CFR 15 Available at：www.access.gpo.gov/cgi-bin/cfrassemble.cgi?title-200347.

15. Nuclear Shielding Supplies and Service, Inc, Web site. Available at：http：//www.nuclearshielding.com.

16. Heavy Concrete Web site. Available at：http：//www.Heavy Concrete.com.

17. Nadel BA. Designing for security. *Architectural Record*. March 2002.

18. Putting Clinical Information into Practice. UpToDate Web site. Available at：http：//www.uptodate.com.

19. Bennett NM, Konecki J. Emergency department and walk-in center surveillance for bioterrorism：utility for influenza surveillance［abstract］. ICEID 2002. *Emerg Infect Dis*. 2005；11（8）. Available at：http：//www.cdc.gov/ncidod/eid/index.htm.

20. Gunn JE, McKenna V, Brinsfield KH, et al. Boston warning early surveillance system for bioterrorism：September 11-November 11［abstract］. ICEID 2002. *Emerg Infect Dis*. 2005；11（8）. Available at：http：//www.cdc.gov/ncidod/eid/index.htm.

21. Karpati A, Mostashari F, Heffernan R, et al. Syndromic surveillance for bioterrorism New York City, Oct-Dec 2001［abstract］. ICEID 2002. *Emerg Infect Dis*. 2005；11（8）. Available at：http：//www.cdc.gov/ncidod/eid/index.htm.

22. Gong E, Dauber W. Policewomen win settlement. *Seattle Times*. July 11, 1996：B1.

23. Stern J. *Fire department response to biological threat at B'nai B'rith Headquarters, Washington DC：report 114 of the Major Fire Investigative Project*. Emmitsburg, Md：US Fire Administration；October 2001.

24. Barbera JA, Macintyre AG, DeAtley CA. *Chemically contaminated patient annex（CCPA）：Hospital Emergency Operations Planning Guide*. United States Public Health Service, Washington, DC. March 2001.

25. Burgess JL, Kirk M, Barron SW, Cisek J. Emergency department hazardous materials protocol for contaminated patients. *Ann Emerg Med*. 1999；34（2）：205-12.

26. Centers for Disease Control and Prevention. CDC recommendations for civilian communities near chemical weapons depots. *60 Federal Register*. 1995；33307-18.

27. US Department of Labor, Occupational Safety and Health Administration. *Hospitals and Community Emergency Response：What You Need to Know*. Washington DC：Emergency Response Safety Series. OSHA 1997；3152.

28. Macintyre AG, Christopher GW, Eitzen E Jr, et al. Weapons of mass destruction events with contaminated casualties：effective planning for health care facilities. *JAMA* 2000；283（2）：242-9.

29. Shapira Y, Bar Y, Berkenstadt H, et al. Outline of hospital organization for a chemical warfare attack. *Isr J Med Sci*. 1991；27（11-12）：616-22.

30. *Guidelines for Design and Construction of Hospitals and Healthcare Facilities*. Philadelphia：The American Institute of Architects Academy of Architecture for Health；2001.

31. Transport Canada. *Emergency Response Guidebook：A Guidebook for First Responders During the Initial Phase of a Dangerous Goods-Hazardous Materials Incident（ERG 2000）*. Washington DC：U.S. Department of Transportation, and Secretary of Transport and Communications of Mexico；2000.

32. Department of Health and Human Services. *Metropolitan Medical Response System's Field Operation Guide*. Washington DC：Department of Health and Human Services；November 1998.

33. Volume I - Emergency Medical Services：A Planning Guide for the Management of Contaminated Patients, Agency for Toxic Substances and Disease Registry, March 2001.

34. Victorian Government Health information. Infectious Diseases Epidemiology and Surveillance. Victoria, Australia. Available at：http：//www.dhs.vic.gov.au/phb/9906058a/9906058.pdf.

35. American Institute of Architects. *Guidelines for Design and Construction of Hospital and Health Care Facilities, 1996-7*. Washington, DC：American Institute of Architects Press；1996.

36. Barbera JA, Macintyre AG, DeAtley CA. Chemically Contaminated Patient Annex：Hospital Emergency Operations Planning Guide［August 23, 2001, draft］. Washington, DC：George Washington University；2001.

37. Deitch EA, Marino AA, Gillespie TE, Albright JA. Silver-nylon：a new antimicrobial agent. *Antimicrob Agents Chemother*. 1983；23（3）：356-9.

38. Kowalski WJ, Bahnfleth WP, Whittam TS. Filtration of airborne microorganisms：modeling and prediction. *ASHRAE Transactions*. 1999；105（2）：4-17. Available at：http：//www.engr.psu.edu/ ae/iec/abe/publications/filtration_airborne_microorganism.pdf.

68 化学检疫、生物检疫与核检疫

Patricia A. Nolan

在美国这样一个社会，我们通过使用警察权利保护自己免受伤害。警察权利作为立宪政府的一个基本职能，其任务是"提供全面共同防御，增进全民福利[1]"。同时，我们重视个人自由，视之为至高无上。本文调查了我们为控制疾病或者毒质传播所采取的行动，主要是对人、动物的活动以及货物的流动加以控制。这些行动可以用一个术语概括：检疫。个人自由和防护伤害是两个互相矛盾的价值观。该术语的情感力量来自于我们这两个价值观之间的紧张状态。检疫一词意味着强制、限制活动、与其他人隔绝、财产损失、失去自由。我们检疫那些我们设法避免或认为已被感染的人或物。我们使用警察权利（即法规、命令、执法以及类似手段）限制货物和人口流动并要求对其进行检查、处理和监禁。同时，我们也必须尊重民防限制我们不恰当、过度或不道德地使用这项权利。

在恐怖主义事件和自然传染病发生时，要谨慎运用控制原则，通过防止继发病例减少人员伤亡。对接触者进行检查和监视获得的数据不仅可以用于辨认和响应后来的病例还可以阐明初始事件。

检疫的目的是防止接触传染病在人群中传播。成功的检疫措施是根据生物制剂的具体特征来制定的。一些检疫行动或许适用于包含在生物毒质或化学毒质或者放射污染的恐怖主义事件中。检疫是一套合法授权的程序，其创立目的是完成以下任务：

- 辨认被感染的人和物；
- 判断哪些接触病原的人、动物可能被感染或货物被污染；
- 防止以后的接触和污染。

典型的检疫行动包括以下步骤。

- 辨认出潜在被感染的人、动物或被污染的货物；
- 启动防护措施，防止感染因子进一步传播；
- 启动防护措施，防止接触者被感染；
- 控制潜在感染或实际感染的人、动物或者货物与未被感染群体或货物的互动。

谨慎执行检疫措施不仅有助于控制恐惧和惊慌，还可以控制感染因子或污染物的传播。同时，灾难事件需要在信息有限的情况下迅速作出决策并采取果断的行动。医疗人员在作出检疫决策时，必须经政府授权才能采取限制自由或拿走财产的行动。灾难中的关键性保障措施包括实行人员检疫措施的正式命令，根据不同情况尽可能具体，行政审查或司法审查的机会以及经常及时的条件更新。为了保护所有人的安全，对于不遵守检疫命令的人实行重罚。这些保障措施需要充足的决策档案和使用的证据。医生要特别注意了解他们的职责，报告并控制其医疗实践所在州的传染性疾病。

执法部门、应急管理和卫生局之间的磋商对于决定相互矛盾的灾难管理和反恐怖主义需求的优先次序很重要。例如，将污染区域布置警戒线戒严和防止货物移动或许更可以理解为与恐怖主义而不是执法有关，然而没有做到防止污染或感染的货物移动从公共卫生角度来看则是毁灭性的。

■ 检疫历史

我们通过检疫人并控制动物和货物移动来保护社会，现代防止接触性疾病传播的观念可以追溯到中世纪。麻风病被公认为是接触性传染病，麻风病患者与社区分离，与社会隔绝。根据《圣经》中《利未记》

的记载，早在583年，官方就限制麻风病患者与健康人交往。[2]15世纪中叶，官方将瘟疫受害者及其家人隔离在他们家中直至他们全部痊愈或死去。这些时期的隔离期时间长短不一，但是40天的隔离期已相当规范。

历史充满了检疫措施应用不公正的例子。流行病蔓延时，穷人和流浪者更有可能被关禁闭，失去生计，并遭受着不人道的对待。现代流行病如肺结核和艾滋病，揭示了对接触性传染病有更好的理解后也总会导致不公正回应。优先选择的措施使患者自愿治疗的公平性没有保证，尤其是假设存在有些群体较少有机会使用医疗护理和其他防护措施的情况时更是如此。

检疫的重要内容包括需要报告患者人数和与患者接触的人数，授权民间机构和宗教机构决定应检疫的人或物以及制定结束检疫的标准。检疫通过武装部队和监禁强制执行。随着人们对传染病有了更好的理解以及改善的治疗和预防方法减少了传染病，检疫的定义已被修改。对感染者进行检疫治疗，对接触病原的人或物的行动进行观察和控制，对接触者接种疫苗或给以预防疾病的治疗，对动物、货物和房屋进行销毁或消毒，以及主动发现病例和调查，都是现在常用来控制传染病传播的措施。

我们使用政府的警察权力保证被检疫者服从这些强制措施。在美国各州，特定法令规定了这些州权力的范围。随着公民自由观点的转变，强制检疫的权力就更受限制，只是将程序上的保障措施落实到位。很多州修订了公共健康法令以编纂必要的程序。21世纪的头5年，在恐怖袭击事件发生期间，很多州对关于州内紧急权利的法令进行了修订。修订过程使得公民自由问题和使用警察权利控制国际传染性疾病传入问题突显。各州解决紧张局势的方法略有不同。

■ 临床前沿

实行检疫就是隔开传染源与易感人群。同样的措施在恐怖事件和巨大灾难发生期间，感染因子扩展至放射源和毒剂时也可能有效。我们的法规优先选择自愿接受控制，必要时外加采取官方强制控制。

在很多的法规和描述中，隔离和检疫这两个术语是并行使用的。然而，我们可以辨别检疫为适用于危险介质接触者的控制措施，而隔离是对那些已知感染者和致病因子传播者采取的强制措施。因此，检疫的概念更宽泛，用于未患病人群甚至是一开始就被感染的患者。因为已知被隔离者会感染到其他人，所以隔离可能需要更限制性的措施。在接受检疫的人群中，那些被感染者和疾病传播者需要与其他接触病原但没有感染的人群隔离。这些区别对于医疗机构维持其运转尤为重要。

一般的检疫措施包括限制行动、定期检查和测试、需要进行预防性治疗、封闭楼宇以及销毁感染动物和污染货物。对很多人来说，这些观念很令人恐惧，尤其是在与恐怖主义相关的内乱和巨大灾难时期。在传染病流行期间或恐怖袭击之后，很大一部分人群或地理区域要接受检疫，增添了恐惧和惊慌。有必要解释清楚检疫隔离的概念以及进行的原因。建立信任是行动的目标之一，医疗人员和政府要采取必要措施用公平的方式实现这一目标。临床医生在控制感染因子扩散的过程中可以起到控制恐慌和获得民众合作的作用。

恐怖主义事件和疾病暴发期间，要实行强制检疫，我们必须着重采取自愿服从检疫的措施，并且必须最少地使用可能有效的限制性措施。需要采取的检疫行动取决于生物制剂的特点、存在感染危险的人和动物以及当地的环境。检疫官要最好地利用从生物制剂获得的证据、时间、地点以及接触途径手边及即将运达的资源。检疫计划必须要确立一个迅速、安全、有效的手段，断定谁是接触者，何时接触病原以及他们现在的健康状况如何。该计划必须设计出控制措施和监视的选择。同时在获得新信息时，还必须对计划进行重新评估和调整。

开始进行检疫，必须要确立感染因子的传播风险很大，必须要对人身自由加以限制，特定强制措施可以控制感染。响应生物制剂袭击的初期，可能没有确诊资料，一片混乱。检疫官应根据已知和疑似感染确定实行控制措施的决定参数。最具限制性的措施使用在众所周知的传染性疾病发生时，这类传染病在人与人之间通过空气和飞沫以及瘟疫、天花严重急性呼吸综合征（SARS）以及麻疹等病媒传播。如果接触这些疾病就被怀疑为感染者，那么最初对于接触与感染的决定应该非常敏感，能够默许很高的假正值率。随着获得更好的资料，敏感度可以进行调整。

在设计用于断定感染者、接触者及接触时间、当前健康状况筛选系统之时，要考虑检查人数，在这种情况下控制一种特殊感染因子所必需的时间表，以及可能发生额外接触病原的风险。选择满足安全需求（进入、停车、人群控制、容量）的地点和设施可以保护重要的医疗资产，而且不会妨碍其他必要的相应措施。要考虑检疫功能和群体范围行动之间的关系，如可能计划了的规模免疫运动。

应该建立检查区域提供感染控制，保密、个人隐私、良好的照明设备以及被检查者与检察官之间有效的活动。根据假定的感染因子（例如，解决传染病风险或处理呕吐、腹泻或皮肤损害等潜在症状）以及检察官的数量和技能，设计可能会有实质上的变化。在医生、医生助理、执业护士很少的环境下，病史采集和最初的检查可能由护士完成，当需要对那些有"确定性"发现或症状患者进行更详细的检查时，由临床医生作后援。可能也会招聘有医术的志愿者，如退休的健康专家或保健专业学生。决定需要进行隔离和检疫的第一步是发现有接触感染因子的历史，无论是通过人与人传播还是由动物或货物感染人类。询问者要理解清楚接触参数从而断定人或动物接触感染因子，因而要服从自愿或强制的隔离措施。证实人或动物接近感染因子的运动和行动尤为重要。由于临近而接触感染因子的可能性随着感染因子的性质和接触事件的不同而不同。

人在恐惧时会很难断定自己是否接触了感染因子，因而有必要谨慎地进行病史采集。应为每一个关键项目准备至少一个问题，检测差错和掩饰的症状。询问者应阐明任何矛盾，如果有感染因子，应断定每个人或每只动物都接触过什么样的感染因子。当获知关于第三方的信息如小孩，询问者应断定是否另外的人持有需要考虑的信息。

如果假定接触传染性的人或动物，那么病史必须包括最长传染时期内所有的活动，不仅是近期的活动或症状发展后的活动。如果假定在某一地方接触感染因子，精确的地点、时间和活动都是重要的事实。

检疫措施限制基本自由。检疫决定要坚持法定程序，还要有效率。采取促进关键性决定的病史采集形式将提供证据并帮助提高效率。应保证采取的形式能够记录接触的详细信息并将无关信息缩减到最少。记录准确答案不仅增强采访者决策记录，还增进了被采访者对接触感染因子的理解。

在接触时间非常短的袭击中，如某些毒药、毒质

或放射现象，接触病史可能有限，必须要抓住机会。在这种接触事件中，最主要的问题是评估生命特征和检测症状，经常选择的行动是快速进行净化。一旦断定传染的风险最小，治疗便成为最关注的事。

一旦断定接触感染因子的某个人或某只动物会将病原传染给其他人或动物，接下来需要做的就是一个最初的体格检查。最初检查目的包括以下几个方面：

- 确立当前健康状态；
- 确定假定感染因子接触者是否表现出任何症状；
- 确定一个预防疾病管理计划；
- 确立检疫时期进行监测的基准线；
- 确定为防止疾病进一步传播所需限制的程度；
- 因为对检疫存在法律关注，精确的记录很关键。

行政或司法评论者会需要这些资料评估强制实行的检疫措施。在预防性治疗和检疫监测期间，身体状况发生变化对于决定隔离，进一步控制行动和开始、改变、中止治疗很关键。

除了引导当前健康状态之外，检查者还应确定增加感染风险的身体因素（例如，免疫中和、器官移植、药物治疗）以及是否存在假定感染因子的症状。对疫苗或预防性治疗存在过敏、药物使用以及其他可能的禁忌证应抽出来视情况而定。

检查者应该核实重要的生命特征，最重要的是查证是否存在发烧症状。当假定感染因子引发休克或晕倒时，在检查过程中应监测患者血压。首要任务是断定是否存在说明感染或传染病的明确症状。该信息对于保护所有被检查者和检察者很关键。感染症状或迹象出现的时间对于随后有关预防、免疫和感染控制的决定至关重要。

控制个人运动

检疫和隔离的实际情况取决于很多因素。假定感染因子的性质、传染性如何、最初病症、传染时期以及传播途径都会影响决策。通常由当地或本州的公共卫生局作出这些决策，并传达给所有的检察官随同授权其作出检疫和隔离的决定。

目标是自愿服从必要防范措施。很多行政辖区需要法院命令来发起或实施行动限制或没收财产。如果公民权利受到严重破坏，那么当地医生面对似在真空

中作决定的情况。

检疫最主要的目的是将未接触人群和接触人群分开，避免将来的接触者增加。可能教导未接触者一些保护措施。在某些情况下，可能会给未接触者提供免疫或预防性治疗。临床医生以个人能力行动时可能需要给未接触者提供疫苗或药物，使其免于过去或将来可能的感染因子接触。例如，天花暴发事件发生时，如果资源充足且不会危及对接触者和感染者的保护，卫生当局可以决定给全民注射疫苗。更为经常的是，医疗工作者、动物管理员以及接受检疫者的家属都是通过疫苗或药物进行预防治疗的候选人。

没有表现出感染症状或体征的接触人员和接触动物都要接受检疫。检疫措施的性质取决于感染因子的特性和暴发特征，人们的合作与资源，限制或控制动物的能力，当局监控检疫的能力以及感染范围扩大的风险等级。对于接触感染因子却还没有传染性且能够进行监测的人员，往往没有必要对其进行监禁。这项对策依靠早期对传染力的检测。其优点是个人自由受到最小的损害。缺点在于为检测"感染形成"最大程度的合作和重要监测必不可少。因为一个人可能在出现症状之前或在非特异性前驱症状期间就有感染性了。很多州的检疫法规定要使用最不具限制性的建议措施（专栏68-1）。

那些未能遵守检疫条件的人要受到法院强制命令的监禁或治疗。在大型事件发生时，检疫命令可能要求所有人都要接受观察、注射疫苗或预防治疗，或者是要求所有感染者的看护人要争取让他们服从并为出现不合作的事件实行强制行动提供基础。

那些显现出感染性或接触传染力迹象的人要经受隔离和更严格的监禁。隔离条件可能包括监禁在家（有或没有额外防范），监禁在特殊设施或单位或限制其工作及社会活动等。对感染者的隔离和检疫必须要使传播风险降到最低。隔离和检疫可能包括治疗和免疫的要求，一旦治疗进行或免疫有效，那么对要求的遵守可能会松懈。

在大型事件发生期间或行程中断（例如，飞机爆炸）或人们无处安身（例如，洪水）时，在检疫期间必须要为这些人提供替代住所。预备住所必须提供隔离条件所需的手段对感染患者进行隔离。设计针对天花生物恐怖主义袭击的响应时，很多团体考虑需要哪些设施来给需进行检测人群以及接受隔离和治疗的患者提供住所。最近SARS和猴痘暴发事件已经证明，我们需要保护医疗机构和医疗人员，并且检疫措施在早期检测出二代以及更多代病例很重要。

针对生物恐怖主义的一些潜在感染因子和很多流行性传染病，我们具备有效疫苗。在患者最初接触感染因子之后，有些疫苗可以奏效，或预防疾病或缓解病情，并且还会影响潜在感染发展为传染病。例如，就天花而言，集中力量对所有接触者进行病情鉴定和注射疫苗加以控制从而根治。如果有可用疫苗，接触感染因子但没有活动性疾病的人和动物应该进行免疫。在疫苗作用明显或疾病潜伏期完全结束之前，必须继续采取其他控制措施，如发热观察、不能去上学或工作或定期检查（专栏68-2）。

临床使用预防性治疗避免一个人患病或抑制其疾病发展。预防性治疗通过防止个体形成传染性或许可

专栏68-1　不同情况下的检疫措施实例

- 目前证据表明隐性患者并不传播SARS病毒，但是一旦出现发烧症状，就可能会传播病毒。只要通过各种手段对发烧进行监控，那么照顾SARS患者的医疗人员就可以继续工作并来往于医院和家之间。SARS接触者除非出现发烧症状，否则不受限制，可每天在监测发烧症状前提下继续居住在社区。当检测到持续发烧症状时，检疫措施强制要求对患者进行监禁直至其被断定没有传染性为止。

- 沙门菌可通过任何人留在粪便中的细菌传播。建议大多数沙门菌病患者使用卫生措施中断口粪传播途径。因为小孩之间的互动会增加口粪传播风险，所以不要让孩子进日托。要对住院患者采取肠道预防措施，降低传播给医院内其他易受感染患者的风险。由于卫生措施时常不到位，所以患沙门菌病的餐饮服务人员不能在餐饮服务部门工作，患沙门菌病的儿童照管人员不能同小孩子接触，患沙门菌病的医疗人员则不得接触易受感染患者，直至分隔24小时采取的两个大便标本检测沙门菌为阴性为止。

- 如果怀疑存在生物恐怖主义袭击或严重发热呼吸疾病自然发作，但是没有辨认出任何来源，那么在获得更多信息之前，任何出现发热和下呼吸道疾病的人都有接触病源的嫌疑。医院急诊室需要设立隔离护理场所，并直接带领任何出现这些症状的患者进入那些场所进行病情评估。需要住院患者要采取呼吸预防措施将其隔离。而那些无须住院的患者则下令将其监禁在家。照顾这些患者的所有人员都要佩戴个人防护装置，并随时接受发烧检测。为保护患者和员工，医疗机构来访者和其他人员在进入之前都要先测量体温。

专栏 68-2　有关疫苗的检疫措施实例

- 未免疫儿童接触麻疹后不能去学校上学，直到最后一例病例之后的一个潜伏期完全结束才可。在接触感染因子72小时之内接受活性病毒免疫的儿童，或接触感染因子6天之内注射免疫球蛋白的儿童可以返校学习。在此时间段之外接受免疫的儿童要等到最后一个接触感染因子的儿童完全度过潜伏期才可以返校。
- 接触天花而没有出现发烧或麻疹症状的人可以接种疫苗并在监控下继续正常活动，直至确保疫苗"产生抗体"（解除检疫）或者出现发烧或皮肤损伤为止（需要进行隔离）。
- 免疫的家畜或农场动物接触狂犬病时要重新注射疫苗，如果在病毒潜伏期过期之前，其所有者希望并能够限制其与其他动物或人类接触，就将这些动物关起来进行观察。未免疫的宠物必须要在控制设施内接受10天检疫，观察其是否发病，如果健康，注射疫苗，解除免疫。

以有效地控制传染性疾病传播。如果接触者接受预防性治疗，应该更改检疫措施转而解决没有显示感染迹象或症状的潜在感染传播。监督可能用于指导规定的预防治疗的完成情况以及对不服从治疗的患者重新建立控制（专栏68-3）。

在搭乘的飞机、轮船、火车以及公共汽车上，当感染因子已被释放或有人确认为患有传染性疾病时，要特别注意。在最初检查时期，被认为已接触感染因子且潜伏期短的人群需要留下接受检查。检疫目的是确定其他人是否被感染并对接触者进行监测。应注意尽快地对索引病例作出决定，并在感染控制预防期间对其他人进行必要的检查，降低乘客中进一步接触感染因子的风险和使其他人群接触感染因子的风险。负责管辖部门要负责为扣留下的人提供住所、食物和治疗。尽管这些国际检疫通常由美国政府指挥，但并非

所有这些事件都涉及国际旅行（专栏68-4）。

在传染病暴发或演变期间，不论自然还是人为，控制人口流动都很具挑战性。限制大量人员流动可以迅速消除疾病暴发的危险。然而，将具有传染性的人同其他还未被感染的人限制在一起可能会增加传染机会。迅速对传染病作出响应，如果人们认为公平合理，会鼓励人们遵守其提供的大规模预防性治疗，并减少恐慌。同样的行动，如果人们认为其不公平或不理解，则会妨碍措施遵守，增加恐慌。必须根据当地的法律和条件、感染因子及其传播方式、国内和国际条例设置优先顺序。

信任是一种重要商品。如果必须接受的限制为短期且可以选择治疗或免疫，那么自愿服从很重要。2003年，在加拿大的多伦多SARS暴发期间，必要的书面检疫命令只有27条。[3] 即使一无所知，但对感

专栏 68-3　预防性治疗作为防疫措施的实例

- 面对面接触肺鼠疫并有家庭的人，以及那些通过恐怖主义行动接触该病的人都应尽快接受预防性治疗，接受7天的监视。如果继续出现未受保护的接触者，那么预防性治疗需要扩展治疗范围。那些拒绝或不能接受预防性治疗的人必须要置于严格隔离下密切监视7天。
- 肺结核患者可能需要一直接受隔离直至抗生素有效消除其痰液，此时隔离停止，但直接观察治疗要持续整个治疗过程。

专栏 68-4　与旅游相关的检疫措施实例

- 一个小孩在长时间飞机旅途中可能会出现疑似麻疹的症状。必须要收集所有的旅客免疫情况和当前的身体状况资料。关于座位安排、小孩及其他乘客在飞机上的行动数据都是有用的。可以为任何未免疫的人提供免疫。如果无法进行免疫或乘客拒绝接受免疫，那么接下来三周内要把任何易感者的详细接触信息作为预防信息收集起来。
- 在更加复杂的情境下，要在乘客下机后作出诊断，并且必须用到航空旅客名单来寻找和通知同一飞机上的乘客。
- 疑似患有SARS的旅客提供了最近的例子。对于来自报告称出现病例地区的乘客在登机和下机时进行体温测量，在乘客分散到众多地点之前提供检测出病例的机会。如果出现疑似病例，检疫官需要资料来决定是否要扣留所有乘客。要收集飞机上所有乘客的体温、当前身体状况、座位安排以及行动资料。在接下来10天内，通过一些事例获取所有未出现发烧症状旅客的详细旅行计划和接触信息。在解除检疫之前，旅客要接受"发热观察"说明与指示，如果出现发热症状要报告给医疗服务机构。

觉合理的措施规定予以遵守的人口比率很高。随着疾病传染形势拖延，问题会变得更加复杂，维持人们服从复杂的养生法控制疾病更困难。

■ 社区资产保护

需要解决关键问题以保护至关重要的社区资产。这些资产中的关键资产为医疗机构、学校、商业、农业和食品生产。

医疗资产

感染者、接触者以及未受影响的人都混杂使用医疗护理设施。急诊室和医院除了要促进对感染者严格进行隔离迫切采取感染之外，还要对机构内与患者同一病房的人以及医疗人员采取检疫措施，减少感染进入所有机构。应该考虑为员工、患者和来访者采取卫生和屏障保护措施。如果感染患者数量超过医疗机构的负荷能力，暴发流行病控制可使用单独设立的临时设施护理感染患者。

采取措施保护医生办公室和诊所非常重要。卫生（例如，洗手、设备消毒）、屏障保护（例如，手套和口罩）以及隔离空间（例如，独立房间或单独入口）可以增加办公室设施的安全。一些其他重要保护措施的例子包括以下几点：

- 电话筛查；
- 家访；
- 重新对出现症状患者进行特殊设备治疗；
- 减少在公共场所的逗留时间；
- 将出现症状患者与其他患者隔离。

服务易感者和脆弱人群的长期医疗设施需要简要减少进出移动，限制或禁止访客，或监视员工和访客的健康状况。在可行的情况下，长期医疗和儿童保育设施应对新进入者进行免疫。

学校

危机事件暴发时，很多家长称他们首先要做的是去学校领走孩子。学校可能需要为大规模预防治疗分配的空间或为因事件暴发或相关事件而无处安身的人提供避难所。另一方面，学校提供了一个结构化的空间用于监测孩子早期感染迹象并直接对其进行观察性预防治疗。日托和替代照顾儿童机构都同任何聚集设施一样存在相同的感染控制问题。

可能只涉及一个学校的儿童的学校事件发生时，取消上课的决定要根据学校儿童的健康状况。其他涉及众多学校的事件发生时，要根据更广社区范围内学生的健康状况作出决定。与大型集会相比，我们倾向于做更好的准备来限制学校相关事件的发生，但是同样的注意事项也应适用于包含儿童的大型集会中。

旅行

感染者旅行可能要受国际条例管制。生物恐怖主义事件或大型事件暴发时，命令接触者推迟旅行、向报告监督机构报道或直接接受观察性预防或治疗可能提供有效的检疫。这种类型事件的旅行限制可能会打断旅客行程中间的旅行，致使安全避难所和医疗监督成为所需。使用私人交通工具从感染影响地区到未受感染影响地区的潜在感染者更难控制。如果民防忙于执法调查和紧急响应，对散客强制检疫的工作可能就留给目的地的管辖机构。

大型集会

根据群体健康状况，音乐会、电影和运动会等有组织的大型集会可能会取消。感染因子、预期传播途径、采取感染控制措施的响应等级都是要考虑的条件。

大规模预防性治疗或免疫诊所出现大型集会的特殊情况时，谨慎注意辨认并迅速隔离感染者至关重要。必须要做好所有大型诊所的设计，辨认潜在感染者并尽可能最早对其隔离，降低传染病蔓延风险。

商业

2003 年 SARS 暴发期间，因为没有遵守检疫要求致使工作人员感染，所以很多公司关门停止营业。大量的员工被检疫隔离，禁止工作。在有些情况下，政府作出特殊安排，为那些因为检疫要求不能工作的人提供补偿。[3] 如果传播需要更近距离的接触，那么，病毒通过空气传播的可能性导致控制措施比应使用的措施更加严格。即使当接触者服从检疫指示，同事中对传染病的恐惧也可能迫使公司停业。

由于存在其他感染来源，所以个体工商户可能要服从检疫。由于存在污染商品，所以仓库、航运业、邮局可能需要进行检疫。涉及重要商品采购的市场决定更加困难。2003 年新加坡 SARS 暴发时，因为一名感染者没有遵守检疫命令，政府关闭了整个市场。[3]

因为病毒通过空气传染，所以可以在超市或购物中心传播。通常，着重控制感染者的行动可能要比关闭市场更有效。

农业和食品生产

一些重大的传染病和生物恐怖主义感染因子即使没有直接影响人类，也能对食品生产造成危害。因为动物受到感染，植物受污染，所以农业和食品生产可能会减产。动物接触感染动物呈现出众多的检疫问题。这些问题包括防止环境污染、保护农业和食品产业工作者以及保护食品供应。如果涉及家畜，则要向农业和公共健康部门咨询。根据感染病原，成群的动物可能要接受检疫或销毁。当还未下此决定时，健康动物需要同感染动物隔离。要限制接触病原的动物群的移动。必须控制人、设备、车辆以及其他污染物的移动。

销毁动物能够制造出额外的危害。必须要设计好工作者保护和动物尸体处理方法，最低程度上接触感染因子并防止环境污染。需要通过地理上和物种上进行大量研究来确定检疫广度。交通设备和下游食品可能也要接受检疫。

传染性生物制剂污染的商品必须要进行净化或直接销毁。在作出关于实际污染决定时，采取检疫措施防止商品进入或移动，根据涉及的病原，必须把接触感染过的人、动物和环境列入检疫措施。必须追踪事件中使用过的所有设备然后进行净化或销毁。

■ 隐患

平衡公民自由与检疫

检疫和隔离限制我们的公民自由。在大多数医疗设施，大多数患者自愿合作，尤其是当患者从治疗中受益并与医疗人员共同努力防止他人患病时更是如此。为保持公民权利，按照"使用最不具限制性的措施"原则来保护民众，但是执法的威胁成为实行这些措施的基础。

20 世纪 80 年代，艾滋病流行引发了大量关于使用检疫的讨论。很多行政管辖区在章程上作了程序变革，建立法定程序保护自由。20 世纪 90 年代，对隐私权尤为关注，这对报告传染性疾病和与之接触造成了实际和感觉上的障碍。21 世纪的头十年，人们开始认识并控制恐怖主义。法律反映了这些相互矛盾的关注点，并继续变化着。

预先计划好各种场合下采取的检疫和隔离措施会有帮助，但是关于特定事件，在信息有限的重大压力下要作出决定。我们必须立足高度怀疑发起行动，然后随着资料改善缩小响应行动范围。随着依靠媒体和准备好律师，冒着最初存在假阳性信息的风险，我们仍然必须利用最敏感的可用指示器。在这些情况下，注意公平和办事方式至关重要。记录和坚持对情况、知识和决定进行重新评估都是必不可少的。

获取服从

"检疫是一种防护措施，不是一种惩罚"[4]是一项重要提醒。努力的目标就是要防止疾病传播，最大限度地减少恐慌和民众扰乱。通常，要努力控制疾病，不断的良好信息是必不可少的组成部分。对责任、关心社会以及自我保护的呼吁也是其中一部分。如果想成功地实现目标，我们就不能忽视关于接受检疫人群失去薪水、关心家庭成员以及类似的补偿问题。特别是在恐怖主义压力下要求采取行动时，考虑到要求好的本能将获取更多服从，容易采取强制性的措施。因为人们没有采取任何要求的预防措施，他们害怕被秘密监禁和疾病传播，这可能导致服从失败。

注意疲劳

专业医学团队因疏忽感染控制而声名狼藉。传染病流行期间，有必要不断保持警戒，维持检疫、隔离和感染控制措施。最初的怀疑即使经过科学证明正当，也能导致低怀疑指数。即使袭击事件发生时，注意感染控制也会变得离谱。

2002 年首次蓄意炭疽传染病案例出现之后，很多人携带着装有白粉的信封和包裹去警察局和急诊室。经过一些化验标本呈阴性和几次恶作剧之后，很多人自满自足。如果那些人中有一个人携带炭疽菌孢子，可能就会有更多的人已经接触病菌或已被感染。医院急诊室可能要关门，直到孢子移除。

沟通

对于临床医生来说，单一病例和少许联系都是常见问题。整个群体提出很多新压力。医疗工作者成为重要沟通者，保持疾病处于控制之中而不过度破坏公民和个人生活。担任这种角色，我们并不轻松。至少，专业医生必须要做好准备提出关于传染病的发现及其重要性，将期望传达给患者和那些接受检疫的人员，同那些实施检疫措施的人进行协商。

医生和其他医疗工作者作出检疫决定，必须要从相应的权力机关获得清楚授权。如果公民权利受到严重破坏，当地医生可能要面临没有清楚授权作出决定的情况。在这样的情况下，必须要同可联系到的执法领导协商。专业医生要创建数据和决策信息记录以便将来用于民事法庭判决。

有效的检疫措施需要医学界和受感染影响人群的合作。对可进行的选择提供清楚的信息和说明必不可少。威胁采取强制措施可能刺激民众与限制自由措施合作。事实上，我们需要平衡警察行动与经济和社会条件之间的关系。因为需要进行执法调查，并在医疗体系中处理潜在犯罪人员，所以在生物恐怖主义事件发生期间司法程序尤为重要。

检疫措施包括有序地进行检查、治疗和接种疫苗。医疗工作者可能需要授权去执行这些职能。不情愿或不合作患者显示了额外的威胁。执业医师需要做好准备接待执法人员，协助他们处理执拗患者和潜在感染患者。

执业医师、护士和其他医疗工作者可能要义不容辞地照顾感染者，置自身于危险中。一旦接触感染病菌，工作者可能仅限于同感染者共事，或什么都不能做。开发检疫医疗设施照顾感染者和患者持续地给医疗工作者及其家人带来风险，可能需要对他们的自由进行附加限制。

关于保护自己和所爱之人不受患者和社会影响，执业医师会预料很多的问题：我应该离开这里，不让孩子上学或接触其他活动，不去上班吗？我需要治疗、疫苗或药方吗？在不常见的情形下，随着个人对类似性质事件的忧虑，执业医师需要一个架构来收集必要信息并提供有用建议。

矛盾的目标

执业医师习惯于将每个患者的需要放在首位。对于非急需要患者，执业医师作出进行治疗或拒绝治疗的决定使得其与患者处于一种新型关系中。这种新型关系显示的是伦理上的两难处境，然而紧急形式的压力下没有时间反思和协商。

这种目标上的矛盾导致了很多隐患。防止传染性疾病蔓延的艰难决定源于需要平衡个人自由和社会保护之间的关系。要在不确定的情况下作出决定。高怀疑指数使得决策更迅速，更强调社会保护。要忠于对自由需求的信仰，必须经常对检疫决策进行评估。必须对患者解释清楚检疫时间的长短以及相应的疾病控制步骤。面临不安全和不确定要维持信任。

参 考 文 献

1. The Preamble of the Constitution of the United States.
2. Rosen G. *A History of Public Health*. New York：MD Publications；1958.
3. Rothstein MA, Alcalde MG, Elster NR, et al. Quarantine and Isolation：Lessons Learned From SARS. A Report to the Centers for Disease Control and Prevention Institute for Bioethics, Health Policy and Law［unpublished manuscript］. Louisville, Ky：University of Louisville School of Medicine；November 2003.
4. Rhodes JD. Quarantine Law：History and Implementation Today. A SARS case study［unpublished manuscript］. April 25, 2004.

69　化学去污染*

Barbara Vogt Sorenson, John Sorensen

去污染的定义为使用物理方法或化学中和（解毒）减少或除去化学（或生物）制剂使其不再具有危害性。[1]对接触危害化学品的受害者进行去污染的主要目标是防止进一步的伤害，使其获得最佳完全临床康复的机会。[2]一项重要的二级目标是避免污染他人和医疗设施（HCF）。尽管来自制造业、仓库或化学品运输的事故占患者污染的大部分，但是现在医疗设施必须预期蓄意使用化学品（包括化学战剂）潜在地污染大量受害者。这些有或没有进行过先前去污染的受害者或单独进入或大批涌入医疗设施。本文集中讲述接触化学战剂的患者或受害者进入医疗设施之前的去污染问题，以及有关防止医疗设施及其医护人员二次污染或交叉污染的问题。另外，还讨论了有关佩戴个人防护装置（PPE）的污染患者的处理问题。

化学制剂以液体、固体或蒸汽形态存在，其中吸入蒸汽是最可能的接触途径。在医疗设施环境下，根据化学特性、物理特征、接触路径，对化学战剂污染患者的治疗与其他化学伤亡人员的治疗类似。恐怖主义诱发事件可能不但会导致生理伤害还会导致心理伤害。这是因为化学袭击的发生没有预兆，使用未知物质，地点位于大量人群出现或经过地区。这些"残暴"因素提高了人们对风险的认知和对自身安危的担心。[3-4]其他因素——无助感和来自于对自身和其他人接触化学战剂的未知后果的恐惧——也可能导致大量先前未受去污染的"受伤仍能行走的人"汇聚在医疗设施中。

考虑到恐怖分子通常采取隐秘措施，医务人员在常规工作中要警惕患者出现污染迹象或症状，并立即采取措施防止自己和医疗设施成为第二受害者。这意味着设施管理人员，尤其是急诊室主管，应提早与第一响应者对不寻常病例进行交流，关于任何潜在污染患者确保立即进行通知。该人员应具有全权封锁医疗设施，给响应团队重新布线，并将自我呈现污染的受害者安排至合适的去污染区。

通常去污染是受过训练的第一响应人员（例如，消防员和危险化学物品处理队）使用个人防护装置，在化学品释放现场通过去污染部件对患者进行去污染处理。化学品事故性排放之后，通常通过材料安全数据表或现场管理人员或从业人员了解其特性（包括毒性、持久性和对健康的影响）。另一方面，恐怖主义事件暴发期间，可能不知道使用的是何种化学物质，不确定剂量，也无法断定随后对人体的健康有何影响。如果受害者包括儿童和婴儿，则需要引进儿科医生和毒药专家。去污染和治疗之后，所有受害者都需要进行事后情况说明（即使当时对使用的化学制剂还不得而知）。

在农村和城市环境中实地去污染程序都由专职第一响应者和兼职志愿者完成，不管他们是否使用特殊装置或是否接受过训练。尤其是当身体影响还不清楚时，对可能接触者进行实地去污染往往是作为一种预防性措施。假设除去衣服就可以减少大部分的污染物，那么带着这样的假设工作，大部分实地去污染工作包括除去衣服和淋浴，在专门除污室进行冲洗（例如，拖车式活动的便利装备）或使用消防水管冲洗。[5]实地去污染的目标是将清洁的受害者转移到医疗设施，避免污染运送车辆或使其他人接触化学制剂。考虑到实地去污染效力存在很大的不确定性，因此在医疗设施中，大多数受害者要接受另一轮的去污染，确保达到设施保护需要的清洁等级。这一问题引起了很多受害者的抱怨。然而，重要的是，发现潜在污染受害者刚到达时，医疗设施便能够进行封锁，保护医务人员、医疗设施、当前患者等关键资产。

接触化学战剂之后最重要的处理因素是通过去污染立即清除化学制剂。当涉及神经性毒剂等剧毒物质时，去污染延迟或无效可使伤亡人数逐步增加。有时如果受害者受伤严重存在生命危险，在到达医疗设施之前的运送过程中不会注意去污染环节。如果实地响应者在与医疗设施沟通时没有对事件进行描述使医院为此做好给工作人员穿上个人防护装置、实行封锁、启动去污染装备等先期预防，这个问题可能会恶化。恐怖主义事件暴发期间，大量的受害者前往急诊室，资源很快就不够用了，正如发生在东京的地铁事件。[6]

处理受化学战剂污染患者同处理受其他有机磷农药等危害化学品污染的患者类似，所需预防措施也相似。除去衣服，进行淋浴可以消除超过 95% 的表面污染物。[7]尽管这一过程为人们所熟知且对于流动患者易于完成，但是受伤患者需要更多的人员和资源来实行去污染。[8]

对医务人员来讲，三种重要的基本去污染类型如下：

- 个人去污染（即当一人接触污染物时进行自我去污染或伙伴去污染）；
- 伤亡去污染（即对伤亡人员进行去污染）；
- 人员去污染（一般指对非伤亡人员进行的去污染）。

个人去污染也许用也许不用个人防护装置。[9]通常，感染患者到达急诊室时没有提醒住院处人员致使未设防的医务人员在照顾该患者时接触污染，这时医务人员就需要进行个人去污染（即脱去衣服并将其装入袋中，然后使用很多肥皂和水进行淋浴）。如果个人防护装置破损，所有装备包括外套、手套、靴子以及呼吸器都要在除去之后进行去污染。这将可以避免更换昂贵合身的个人防护装置的不必要花费。另外，应该指导医务人员恰当地给个人防护装置插筒管和下筒，防止使自己或他人接触污染的衣服表面。

给化学品伤亡人员和其他接触人员进行去污染需要大量的人员和资源花费。[10-11]因为一般由危险化学物品处理队进行去污染，所以不是所有的去污染工作都直接涉及医务人员。然而，经过医学训练人员应该进行全面监督。应对每个人的去污染进行监控，恰当地清除污染制剂，不要留给受害者尤其是儿童进行自我主观评估。[12-13]在处理平民伤亡时，尤其是灾难后的压力环境下，进行这一过程需要敏感和机智。

去污染对策

已经对很多物质从皮肤上除去污染物的能力进行评估。与用大量的肥皂和水清洗皮肤和用清洁水冲洗眼睛相比，发现大部分物质去污能力不足，最常见的问题是皮肤刺激、毒性、无效和花费高。尽管军队曾使用过一些物质（如特殊擦拭巾）来确定污染物是否被除去，但是大部分医务人员必须依靠主观评估评价去污染的效果。

由于需要对受害者进行去污染，处理污染对策应同样遵循其他危险化学物品的处理程序。如果去污染时对污染物不清楚或怀疑其为阳性，从随后的实验分析获得确定性结果之前，采取持有担保鼓等预防措施能够在将废水送往危险品处理场时节省相当一部分费用。美国环境保护署（EPA）指出，在居民防护危急的特殊情况下，去污染后的污水可以转移至雨水管或卫生处理处。[14]尽管这对于持久性生物制剂可能并不是一个选择，但是大部分化学制剂可能会以这种方式分散掉而不会引发进一步的伤害。

人们往往假定正常去污染程序是由训练有素的危险化学品处理队人员在急诊室之外完成的。然而，紧急事件发生期间，同样是那些处理人员可能要参与搜索与营救活动，稍后再对接触受害者进行去污染。很多受害者可能没有通知急诊室人员，自己转移至最近的医疗设施。东京地铁沙林释放事件发生之后，据估计超过一万名受害者自己到达医疗设施，并且在到达之前没有接受任何形式的去污染。

二次污染

因为存在二次感染的可能，所以医疗人员明白他们需要实际使用个人防护装置并接受训练是很有必要的。手术口罩不足以使他们免受来自感染患者的液体或身体部分的危害蒸汽。[15]如果污染物是故意咽下又通过呕吐吐出，这也是一个问题。一些持久性的化学战剂并不立即在患者的皮肤、头发或衣服上表现出症状或视觉上症状不明显。例如，硫芥是一种持久性的油性物质，患者接触该物质后能延迟 2 ~ 24 小时之后才出现迹象和症状。化学制剂事件的受害者（即使放在运尸袋中）要先去污染再释放出来，防止对毫无警惕的法医或埋葬人员造成二次污染。

关于化学制剂一个很严重的问题是一般缺少确定去污染工作效果的标准。通常认为由危险化学品处理人员进行的实地去污染才是总去污染，但是对于入住医疗设施的患者这应该是不够的。如果医疗设施在未确定患者清洁之前还没有计划对即将住院的患者和响应医务人员进行去污染，那么这个问题将很严重。[16-17] 报道称，急诊室在其医务人员接触只经过实地去污染的患者烟气而患病之后关门了数个时辰。该报道表明在大型灾难事件中这可能是一个非常真切的问题。不仅失去部分医务人员造成了困难，而是事实证明医疗设施在足够清洁之后重新开门可能花费几个小时，或在最坏的情况下要花费好几天。一家医疗设施发现在周五换下清洗过程中的过滤器需要专门定制的过滤介质，但是供应商周末却不工作。只有在州卫生官员采取行动之后，供应商才依从医疗设施的要求。在重大灾难事件中，通道和通信等正常基础设施紊乱，交货可能要延迟好几天。

恐怖事件可能会用到化学制剂，包括很多种物质，从神经性毒剂和硫芥等化学战剂到控暴剂和窒息性毒剂。有些人认为来自蓖麻植物上的蓖麻毒素等毒质是一种化学衍生物，但是因为它们来源于生物，大部分权力机构将毒质描绘成生物制剂。各种化学品的特性及其释放方式以及受害者本身的特征决定去污染如何执行。例如，大部分受害者接触化学危险品，但是没有表现出症状，可以自己完成去污染。但是受伤、坐轮椅、年老或非常年幼的患者将需要援助。去污染受害者身上的垃圾往往需要一个团队合作去协助必须要举起的受害者，将其从肮脏（热）区转至清洁（冷）区。

特别是在急诊室，大部分医务人员存在的一个问题是在治疗受害者时缺乏穿上个人防护装置的训练。尽管因为医疗组织鉴定联合委员会要求急诊室备有与社区响应系统相结合的应急响应事故管理系统，急诊室中可利用的个人防护装置也在不断增加，但是医务人员在治疗患者期间进行设备实际使用的定期训练仍然缺乏。为每个人都购置充足的设备并提供必需的训练（一些个人防护装置的训练需要 8 小时）往往

受到预算限制，并且人们都有普遍错觉，认为造成大量人员伤亡的化学品事件不会发生在自己社区。由于呼吸器必须要适合个人使用防止脸部周围漏气，保护嘴和眼睛，所以用于个人使用的呼吸设备不允许多人使用。每个穿戴者也必须接受训练，对个人防护装置进行恰当的去污染，如何有效地穿上和脱下装置。否则，设施、受害者和其他医务人员都将有二次污染的风险。

当戴着全面罩呼吸器时，与患者和其他医务人员沟通很困难。[18] 若是戴着推荐的 7 毫米厚的手套而不是更常用的乳胶手套，将严重妨碍操作设备和护理患者。尤其是如果医疗设施使用普通空气管为呼吸器供气时，笨重的外衣往往对行动造成阻碍。那些不想穿个人防护装置而是想依靠普通的屏障实践的人员应不允许其进入工作地点，因为来自受害者的二次污染威胁太严重而不允许实践的进行。对个人防护装置的使用接受适当训练可以减轻初次使用者常有的限制感觉和担心。真实事件发生期间，设施内部制定政策并对个人防护装置进行宣传会有助于解决固执人员的那些问题。

职业安全与健康管理局（OSHA）要求穿个人防护装置时要有特定的逗留和休息时间，尤其是在炎热或寒冷的环境下。这就增加了灾难事件发生期间医务人员的总人数。对于个人防护装置及穿戴时间的要求，州卫生当局或职业安全与健康管理局的规定可能要比联邦法规更加严格，该问题应在训练课程中予以解决。就合适的个人防护装置及其所需训练的司法纠纷应在检查年度计划、谅解备忘录（MOUs）、协议备忘录（MOAs）时与其他设施管理者共同解决。

■ 临床前沿

为防止污染扩散，知道何时对患者去污染以及如何去污染至关重要。通常需要多个团队一起才能完全使受害者彻底去污染。计划医疗设施内的去污染设备时要考虑的因素包括需要进行处理的患者人数、需要个人防护装置的医务人员数量、那些医护人员轮换工作的频率以及轮流换班工作可用的个人防护装置。[19-20] 该部分讨论了现在医疗设施中的去污染实践，包括去污染区域的实体布局用于处理流动或卧床患者、大规模去污染技巧、自我去污染或伙伴去污染的程序。

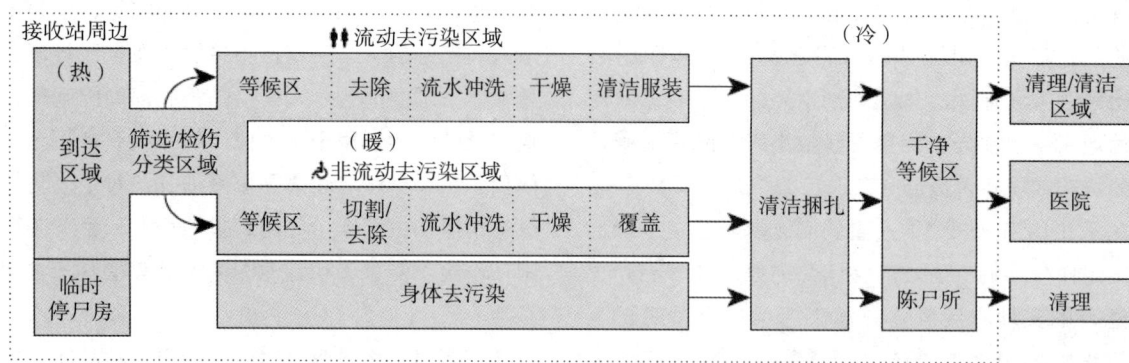

图 69-1　医疗设施之外的去污染站布局

资料来源：联邦紧急事务管理署：《别做受害者：受化学制剂污染患者的医疗管理》（训练视频），橡树岭，田纳西：橡树岭国家实验室，2003。

实体布局

图 69-1 显示了一个接收伤亡人员的去污染站的例子。该去污染站可以位于野外环境中，事故现场安全距离之外的地区或是在医院。应该在计划阶段对用作去污染站的区域进行鉴定。位置恰当的去污染站要许可去污染过程中排放的废水被导入之后恢复期可以排空的污水坑或存贮池或容器中。热区被认为是污染了的地区，冷区是无污染区域。冷区要计划在热区的逆风、上坡、上游地区。未预约而来的患者和那些经证实未在实地接受有保证的危险化学品处理车辆去污染的人，在继续进行去污染流程之前要先去热区的筛检和伤员检伤分类站。医务人员应确定那些经过实地去污染的人是否还应再次去污染或患者是否能直接继续进入伤员检伤分类区域。

去污染场所的位置及布局应预先决定并为指挥者所熟知。维护安保范围控制和场所清洁很重要。所有员工应意识到交叉感染或二次感染的潜在问题，应该知道如何通过去污染站处理患者。所有这些都需要计划，需要在现场操练中练习。在医疗设施中，可以使用便携装置在急诊室外的停车场临时建立去污染站，或在急诊室附近建设一个更持久的去污染设施。麦金泰尔与同事讨论过持久性设施的说明。大多数去污染站的共同特征是针对流动患者和卧床患者有单独的去污染线路。下面探讨每条线路的更详细的信息。

流动患者的去污染

医疗人员应决定谁应开始进行流动线路去污染。通常是可以行走的伤员以及其他附有污染最少标记的人可以被送往流动去污染区，这里较少需要人员监督

自我去污染过程。

医疗人员可能决定在允许受害者淋浴之前，先去污染流动患者的伤口，除去他们的绷带。牢记绷带可以很容易吸收液体和喷雾，因此许可带有绷带的受害者穿过污染控制线接触相对未设防的人员，会引发二次危害。开放性伤口万万不可使用普通的肥皂和水进行去污染。首先，要预先除去伤口上使用的敷料和异物。然后，冲洗伤口，用水和绿皂酊环绕伤口区。在进行全身去污染之前，通过擦拭伤口外部去污染伤口周围、包扎伤口，然后用闭塞敷料密封。

应该指示流动患者除去所有衣服并把个人财物装入袋中。污染的衣服不应从头部脱下，以避免接触眼睛和黏膜，而是应该将衣服剪掉并丢弃。然后，患者应用足量的肥皂和水从头部向下冲洗，头部向后倾斜，减少残渣接触眼睛、鼻子和嘴的机会。鼓励患者仔细清洗温暖潮湿的部位，如腋窝下和腹股沟，然后再用清水彻底冲洗全身。

一旦经过去污染，患者应该穿上干净衣服——泰威克一次性衣服或手术服效果很好。然后，患者会收到一个标准手带，表明患者已完成去污染，并转移至冷区的预备地点接受筛检和治疗。患者无污染的最佳保证就是彻底去污染的证明。大多数流动患者能够处理整个流动去污染线，但有些患者需要援助。如果可能，应为男女建立单独的去污染线路。当只能建两条线时，将第二条线留给卧床病例，如坐轮椅或使用步行器的人、担架上的那些人或其他需要帮助或监视的人。

从未经过有烟羽的路径或从未到过污染区域的患者，若没有接触污染的迹象和症状，不必接受去污

染。然而，如果有些人仍然担心自己可能被污染，应指示他们除去外层衣服，快速地淋浴 3 ~ 4 分钟。由于大部分污染物，不论接触的是液体还是蒸汽，丢弃衣服能全部除去，然后快速淋浴可能就会消除 99% ~ 100% 的污染物。

卧床患者的去污染

卧床患者在显示出接触化学品的严重迹象和症状时，要首先在非流动区域对其进行去污染。要进行快速去污染，包括除去患者衣服，迅速、大容量淋浴，集中冲洗接触污染物部位：皮肤和头发。每个患者花费的最长时间是 5~10 分钟。当医务人员处理这些患者时，应遵循全面性防护措施，如果患者的严重迹象和症状延续，他们可以决定对其进行更彻底的去污染。一旦患者完成整个快速去污染过程之后，显示出中度迹象或者证实其接触液体污染物后，将以正常方式进行处理。那些迹象和症状最轻的患者要遵循中度接触者的程序处理。

通常，对卧床患者进行普通去污染需要 2~4 名员工，花费 10~20 分钟。应抬高伤员的脊骨矫正板和担架，限制患者接触的污染废水量。每名工作人员都要把注意力集中在患者的四分体上，大概以腰线作为中间线，剪掉其衣服或脱掉。从中间线开始，横向喷射或擦拭受害者或是受害者的侧面或背面。用于去污染的海绵或刷子应在每次擦拭之后，在去污染液中进行冲洗。一旦身体正面清洗结束，就将受害者转到侧面，继续从最高点向最低点去污染身体背面。

一旦实际擦拭完成，应使用任意量的溶液冲洗患者，然后将其擦干。该过程每人需要 35~50 加仑，为每位患者去污染都应使用新的去污染液。一旦患者清洁完毕，就将其转到清洁的担架或脊骨矫正板上，穿过热区线转移至冷区。

大规模去污染

受害者也可以一个组或多个组的形式进行去污染，这被称为大规模去污染。例如日本东京的地铁事件所示，化学战剂如果以烟雾或喷雾的形式散播，能造成大量人员伤亡。这样的情形也可能在体育场、音乐会或机场以高调事件发生。大规模去污染过程需要布置警戒线戒严多个地区，在那里用消防部门的天线或极为贴近的水炮建立去污染走廊。喷嘴要设置成低流量以便在使用最大水量去污染接触受害者时不会对

其造成损害。流动患者经过涌流冲洗之后，就去污染得非常干净了。连同脱掉衣服，这可能足以使那些没有表现出接触化学制剂迹象和症状的受害者得到去污染。

另外一种大规模去污染方法是在热区出口点设置一个洒水喷头作为基本去污染淋浴。在这种情况下，送水量为 500 加仑 / 分可以使出水量为 8 加仑 / 秒。如果每位受害者平均淋浴 3 秒钟，就相当于 12 加仑——正常淋浴的用水量。在这两种情况下，如果喷雾已渗透到皮肤，那么穿着一些衣服会降低去污染效力。

通常，必须要依从当地或州的环境法规，对从大规模去污染站流出的潜在污染径流进行处理。当其他方面条件得到保证时，环境保护局也已发布该问题的指导方针。[14]根据《综合环境响应、补偿和责任法案》107 节 d 的"仁爱"规定，该局总结称第一响应者理应承担任何必要的紧急行动，救助生命，保护公众，保护自己。107d 节指出，根据国家应急计划或在现场协调员的指导下采取或未采取行动，给予照顾、援助或建议而导致的损失或伤害，任何人没有义务承担。由疏忽造成的伤害赔偿责任不排除在外。环境保护局建议，一旦人类生命的迫切威胁得到解决，理应采取试图合理控制废水，防止危害环境。

自我去污染和伙伴去污染

如果不能足够迅速地调动资源以实行系统化和辅助去污染，那么有一个计划指示可能接触化学制剂的公众成员进行自我去污染或帮助另外的人去污染（伙伴去污染）至关紧要。指令应告诉人们脱掉衣服并把衣服和手表、珠宝等个人用品装入袋中，然后用足量的肥皂和水彻底清洗身体。随后，人们要穿上干净的衣服，遵从官方指示。眼镜可以浸泡在家用漂白剂中去污染，然后再用清水冲洗。尽管自我去污染和伙伴去污染并不满足进入医疗设施的需要，但是这会将对接触者的健康影响减少到最低，并有助于避免交叉感染。

■ 隐患

对危险化学品释放的受害者进行去污染充满了问题，其中很多问题可以通过适当计划得以解决。合适的个人防护装置价格昂贵，运作 24 小时并维持受过

训练的人员使用的合适等级会使预算和资源分配负担过重。[21]对化学战剂释放的受害者采取大规模去污染可能会使即使准备最充分的医疗设施资源耗尽。如果事件是由恐怖分子主使，那么犯罪者也有可能发起二次危害或隐藏在伤亡人员中。医务人员只习惯于处理患者医疗问题，这就使他们压力增大。如果受害者中有大量人员死亡，必须详细清楚地对死者进行处理标示，防止在医务人员中造成二次污染。

沟通可能很成问题。当物质未知或大量扩散时，医务人员同危险化学品处理响应者之间的沟通可能就很困难。带着防护性呼吸器会使医务人员与患者之间的沟通更加复杂。危机发生与随后的管理之间在议程上的潜在冲突使情形恶化。决定什么要优先考虑——犯罪调查还是医疗护理——是个问题，尤其是如果事件被认为是恐怖主义行动时更是如此。受害者接触高级别化学战剂特别需要及时护理抵消直接或潜在致命影响，对于犯罪现场调查者来说这一需要可能并不容易显而易见。

医务人员往往忽视的一个问题是老年人、儿童以及青少年或有免疫缺陷的人等较脆弱群体的特殊去污染需求。因为儿童呼吸率较高、皮肤较薄、表面质量比较大、流体储备较小、循环血量较低，所以在恐怖事件中，他们可能构成伤亡人员中重要的一部分。[21-22]这种群体也可能更易受消极心理效应侵害。[23]同样地，老年人可能有哮喘等潜在健康问题，使得化学品释放对健康的影响加剧。去污染溶液和在脱去衣服淋浴的去污染区可能都没有加热。应对受害者进行护理，避免因其接触化学品对其进行必需的处理（例如，降低体温）。在大规模护理情况下，查看受害者的人事档案是不可能的，医务人员可能需要依靠对焦虑不安的受害者进行的主观评估。

当新闻机构人员在现场时，受害者缺乏隐私也已成为一个问题。[24]通过一些媒体可以寻找到正在去污染中的受害者插图照片和视频，但是这只会增加受害者的紧张情绪。[25]在医疗设施封锁时，对受害者进行伤员检伤分类和去污染区域固定外部周界可能会防止媒体闯入，但也可能延误必要的治疗。有创新意识的新闻通讯员可能假装受害者获得进入权，并了解受害者的故事。医疗设施若计划让受害者去污染之后穿上大型垃圾袋等方便物品，应该意识到对于已经经受陌生的去污染程序的受害者来说，隐私能够而且将会成为一个主要问题。

针对化学制剂事件做好预先计划仍然不具普遍性。[26]尽管医疗组织鉴定联合委员会（JCAHO）与职业安全与健康管理署合作提倡对恐怖主义事件作出响应要制订计划，预备资源，但是对医疗准备研究发现，很多医疗设施并没有服从。

医疗设施多个入口随意开放和随意使用志愿者呈现出医疗设施、医务人员和志愿者受到污染的重大缺陷。少数医疗设施因为其他原因提供分开的等候室，而不是维持一个用于隔离污染受害者的空间。尽管这种接收受害者的方法不可能马上改变，但是医疗设施管理者以及监督者理应考虑重组设施内部环境，使之更容易调节以适应灾难事件后意外的污染患者拥入。

阻碍有效去污染工作的隐患数量可能看起来具有压倒性，然而有计划、管理支持和合适的资源及训练，在管理这样的事件时就能够少些混乱和混沌。最重要的因素是保护医务人员和医疗设施，从而为受害者提供最佳护理。

参 考 文 献

1. Office of the Surgeon General, Department of the Army. In : Sidell FR, Takfuji ET, Franz DR, eds. *Textbook of Military Medicine, Part 1 : Medical Aspects of Chemical and Biological Warfare*. Washington, DC : Borden Institute, Walter Reed Army Medical Hospital ; 1997 : 352.

2. National Academy Press. *Chemical and Biological Terrorism : Research and Development to Improve Civilian Medical Response*. Washington, DC : National Academy Press ; 1999 : 97.

3. Slovic P, Fischhoff B, Lictenstein S. Facts and Fears : Understanding Perceived Risk. In : Schwing RC, Abers WA, eds. *Societal Risk Assessment : How Safe Is Safe Enough?* New York : Plenum ; 1980 : 181-214.

4. Slovic P. *Perception of Risk*. London : Earthscan Pub ; 2002 : 225-6.

5. Cox RD. Decontamination and management of hazardous materials : exposure victims in emergency departments. *Ann Emerg Med*. 1994 ; 23（4）: 761-70.

6. Okamura T, Suzuki K, Fukuda A, et al. The Tokyo subway sarin attack : disaster management, part 2—hospital response. *Acad Emerg Med*. 1998 ; 5（6）: 618-24.

7. Keonig K. Strip and shower : the duck and cover for the 21st century. *Ann Emerg Med*. 2003 ; 42（3）: 391-4.

8. Macintyre AG, Christopher GW, Eitzen E, et al. Weapons of mass destruction events with contaminated casualties : effective planning for health care facilities. *JAMA* 2000 ; 283（2）: 242-9.

9. Hick J, Penn P, Hanfling D, et al. Protective equipment

for health care facility decontamination personnel : regulations, risks, and recommendations. *Ann Emerg Med.* 2003 ; 42（3）: 370–80.

10. Burgess JL, Kirk M, Borron SW, et al. Emergency department hazardous materials protocol for contaminated patients. *Ann Emerg Med.* 1999 ; 34（2）: 205–12.

11. Hick J, Penn P, Hanfling D, et al. Establishing and training health care facility decontamination teams. *Ann Emerg Med.* 2003 ; 42（3）: 381–90.

12. Rotenberg J, Burklow T, Selanikio J.Weapons of mass destruction : the decontamination of children. *Pediatr Ann.* 2003 ; 32（4）: 261–7.

13. Wheeler D, Poss W.Mass casualty management in a changing world : an overview of the special needs of the pediatric population during a mass casualty emergency. *Pediatr Ann.* 2003 ; 32（2）: 98–105.

14. Office of Solid Waste and Emergency Response, Environmental Protection Agency. *First Responder's Environmental Liability Due to Mass Decontamination Runoff. Washington, DC :* Chemical Emergency Preparedness and Prevention Office ; 2000.

15. Burgess JL. Hospital evacuation due to hazardous materials incidents. *Am J Emerg Med.* 1999 ; 17（1）: 50–2.

16. Brennan RJ, Waeckerle JF, Sharp TW, et al. Chemical warfare agents : emergency medical and emergency public health issues. *Ann Emerg Med.* 1999 ; 34（2）: 91–204.

17. Burgess JL, Blackmon GM, Brodkin CA, et al. Hospital preparedness for hazardous materials incidents and treatment of contaminated patients. *West J Med.* 1997 ; 167（6）: 387–91.

18. Moles TM. Emergency medical services systems and HAZMAT major incidents. *Resuscitation* 1999 ; 42（2）: 103–16.

19. Agency for Toxic Substances and Disease Registry. *Hospital Emergency Departments : A Planning Guide for the Management of Contaminated Patients.* Atlanta : U.S. Department of Health and Human Services, Public Health Service ATSDR ; 2000. *Managing Hazardous Material Incidents ;* vol II.

20. Cone DC, Davidson SJ. Hazardous materials preparedness in the emergency department. *Prehospital Emerg Care.* 1997 ; 1（2）: 85–90.

21. Burklow T, Yu C, Madsen J. Industrial chemicals : terrorist weapons of opportunity. *Pediatr Ann.* 2003 ; 32（4）: 230–4.

22. Blaschke G, Palfrey J, Lynch J. Advocating for children during uncertain times. *Pediatr Ann.* 2003 ; 32（4）: 271–4.

23. Balk SJ, Gitterman BA, Miller MD, et al. Chemical-biological terrorism and its impact on children. *Pediatrics* 2000 ; 105（3）: 662–70.

24. Vogt B, Sorensen J. *How Clean Is Safe : Lessons Learned From Decontamination Experiences.* Oak Ridge, Tenn : Oak Ridge National Laboratory, ORNL/TM-2002/178 ; 2002.

25. DiGiovanni C. Domestic terrorism with chemical or biological agents : psychiatric aspects. *Am J Psychiatry* 1999 ; 156（10）: 1500–5.

26. Treat KN, Williams JM, Furbee PM, et al. Hospital preparedness for weapons of mass destruction incidents : an initial assessment. *Ann Emerg Med.* 2001 ; 35（5）: 562–5.

70　放射性污染的清除*

George A. Alexander

《韦氏大学生词典》第 10 版中指出，1936 年最早在英语中使用 decontaminate 这个单词。对 Decontaminate 的解释是这样的："清除污染物（例如放射性物质）"。为了更好地领会这个词，我们首先要了解放射性污染的概念。包含放射性微粒的物质落在皮肤、衣服和静止物体的所有表面区域都会造成放射性污染。一个人如果被放射性物质污染了，就会持续地被放射性物质（放射源）辐射，直到清除或是隔离这些放射性物质。有意思的是，放射物不会在一个人身上分散，但是会散布放射性污染。放射性物质落到人的衣服或暴露的身体表面会造成人的外部污染。而外部的污染则是由于放射性物质被吸入、吞咽、注射或伤口感染进入人体。如果放射性物质没有控制好而散布开则会造成环境污染。本文中包含了放射性清除的各种综合性概念。目的是为了在控制放射性污染时提供理解放射性污染清除的原则及其应用的技术框架。本文对核辐射现象提出了简洁的历史展望，概述了核辐射清除的现行方法，强调在最佳核辐射清除应急方案执行时应该克服的各种困难。

■ 历史展望

在 1895 年 2 月伦琴发现 X 射线后几个月的时间里，人们就意识到放射性物质会损伤人体细胞的事实。1896 年，贝克勒尔发现了自然放射现象——铀[3]盐的原子核放射高速电子。这种衰变方式被称作贝塔衰变。这个发现最终引导了另外的发现和 1898 年居里夫人分离出镭元素。1899 年，卢瑟描述了放射阿尔法粒子的放射性衰变（氦核[5]）。1990 年，维拉尔首次描述了在放射性衰变过程中伴随着像伽马[3]射线这样的电磁辐射。阿尔法（α）、贝塔（β）和伽马（γ）用来分别命名阿尔法（α）粒子、贝塔（β）粒子和伽马（γ）粒子，它们也是放射的三种主要形式。在发现它们之后，考虑到 X 射线和放射性物质会产生生物学影响，所以使用得很少。对放射性材料操作和使用不当造成的后果很快显示出来。倡导电离辐射应用到医学中的许多先驱者直接体验到放射的有害影响。镭元素的发现不仅使居里夫人在 1922 年获得了诺贝尔化学奖，而且把镭元素的应用引入医学和工业领域[5]。20 世纪 20 年代中许多镭表表盘油漆工人因为镭的内部污染而受到伤害[6]。20 世纪早期，对原子物理学的理解迅速发展并且在原子时代到达高峰。在第二次世界大战期间和之后，人造放射性同位素发展的确立有一个抽象因素，就是核工业需要几万名劳动力。直到 1969 年，在这些人中只发生有 97 例临床放射伤害事件。20 世纪 60 年代针对核武器使用和热核大战的民事防御计划中，放射检查程序就是一个完整的组成部分。现在我们所知道它的大部分内容包括第二次世界大战中原子弹爆炸后以及由射线照射治疗、放射事故、针对核武器损伤的军事演练三个基本领域进化的放射性去污。军事上的经验提供给我们许多广泛的有用的放射性去污信息。[7-9]

---

* 本文表达的观点是作者本人观点，不一定代表国家癌症研究所、国家卫生研究院或卫生和公共服务部的官方政策或立场。

■ 临床前沿

来源于军事的放射性去污基本技术是否可以应用于非军事环境取决于形势和有效资源。放射是由放射性微粒发出的，而这些微粒存在于核武器或核分散装置的爆炸所产生的尘埃和碎片中。为了去污的目的，通常把放射性物质视作一种固体。公认的放射性去污的四个分类是：①个人去污是指个人自己的去污；②伤亡人员去污是指对伤亡人员的去污；③全体人员去污一般是指对不是患者的工作人员进行的去污；④机械去污包括物理地清除放射性微粒规程。

放射性去污不是一个紧急事件。对伤亡人员进行放射性去污是一个劳动密集型任务。这个过程需要相当数量的人员来奉献而且需要大量的时间。适当的规划和训练是必需的。这个需求可能需要大量的资源贡献。

探查设备

各种设备对探查和测量放射性物质是有效的。放射性物质探查需要在放射源附近的放射领域的测量结果。这种探查方法又被称为放射性物质调查。用放射性物质探查仪鉴定患者、设备和环境中的放射性污染物。可以使用老式的民防设备例如 CD V-700 和 CD V-715 物质探查仪。CD V-715 探查仪可以探测出低强度的 γ 射线和大部分的 β 射线。它仅能探测到 50mR/hour。CD V-715 探查仪被用来探测高强度的 γ 射线。它能探测到 500R/hour，但是，它却不能探测 β 射线和 α 射线。这些设备又被称为盖革计数器或盖革—米勒探查仪。现在市场上可以买到的装有数字尺和报警系统的新式便携式简洁辐射探查仪可以测量 α、β 或 γ 射线。因为 α 射线传播的距离很短而且不具有穿透性，所以放射探查仪器不能隔着哪怕薄薄的一层水、血液、尘埃、纸或其他物质来探测 α 射线。假如打开金属探针的盖子，大部分 β 放射源可以被像 CD V-700 这样的探查仪检测到。既然 γ 射线或 X 射线总是伴随着放射性同位素的 α 放射和 β 放射，其结果是造成了对人类身体的外部和内部的双重伤害。探查设备可以较容易地检测到 γ 射线。

应用放射学评估

在原子弹或大型放射性散布装置爆炸之后的一个很短的期间，要考虑到放射性污染的性质和程度的不确定性。尽可能快地得到放射探查结果是非常必要的，这可以使人们尽快落实适当的对抗放射性危害的防御行动。使用照射量率可以容易且快速地完成现场放射学评估。但是，评估放射后的长期影响却需要专业的放射性同位素知识和更专业的技术。[10] 一个包含以废弃核燃料为放射源的放射性散布装置将有可能在爆炸时释放一种或多种放射性同位素。单一放射源比较容易探查和描述特征，但是核反应堆和核武器带来的多种放射源混合的情况就难得多。

送往医院前的去污染

在发生核或放射事件时，国家放射安全署或卫生署应该派出野战队伍对放射探查给予帮助。受伤人员的放射性评估必须在现场医学人员的监督下由受过健康安全训练的人员来执行。[10] 应急反应员执行受伤人员去污必须简明扼要。目标是去除伤员身体表面显而易见的尘埃和碎片。如果衣服和鞋子被污染了，也要脱下来。这些措施有利于伤员清除放射照射源和减少放射累积吸收量。就损伤的严重性和放射照射的程度，这些简单的方法在伤员被送往最近急诊室途中可能是救命的。

医院去污染

为了避免或减少对医院设施和人员的放射性污染，必须在医院的外面，最好是在清洁操作区的下风方向或医院入口处设立一个去污区。户外的伤员去污一般选择在伤员到达 / 伤员验伤分类位置的上风位置执行。[7] 去污区如能利用主风的优势去设立是最理想的。这个设立必须是合理的。必须要考虑到去污区的安全，也可以考虑使用户外淋浴系统进行大规模去污。据报道，可以使用配有高效空气微粒过滤器的便携式真空装置来促进快速户外去污。[11] 有必要设立一个登记检查点来鉴定和管理清洁的和被污染的车辆进入去污地点。对伤员和工作人员运转的管理是确保流动的受污染伤员和工作人员不会偶然出现在清洁区而给清洁区造成污染的关键。必须设立和保护一条热线电话。任何人员和设备在离开污染区时要进行放射性探查，以确保放射性污染物不会进入清洁区。另外，放射应急方案中必须有一个放射应急区、一个用来进行室内去污的地点，以防医院被伤员污染。[11]

拥有核医学部的医院有一个额外的资源——γ 射线照相机。探测不管是核爆炸还是核电站反应器事故放射的核裂变生成物，γ 射线照相机都是最好的设备。

伤员去污

脱去外衣和迅速清洗暴露的皮肤和头发可以去除 95% 的核污染物。[7] 标准的伤员去污在医务人员的监督下正常操作。[10] 沾有两侧鼻孔鼻黏膜的潮湿棉签必须收集、贴标签，并且密封在单独的袋子里。这些棉签可被用来作为吸入放射性微粒的证据。0.5% 的次氯酸钠溶液可以清除未破损皮肤上的放射性污染物。从伤员身上清除下来的放射性污染物要保留好，以备接下来分析鉴定具体的放射性同位素。注意，不要刺激皮肤。如果皮肤出现红斑，说明一些反射性同位素直接通过皮肤被吸收。应该在伤口处、腹部和胸部充足地使用外科冲洗溶液，例如生理盐水或 lactated Ringer's 溶液。要用抽吸的方法代替擦干和蘸干来清除这些溶液。对于眼睛，只要使用大量的清水、生理盐水、推荐使用的眼部清洗溶液来冲洗即可。如果可能，冲洗过皮肤的液体要盛在容器里保留做废弃处理。污染的压血带应更换成清洁的。当进行皮肤去污时，临近的伤口要盖好，以防止污染物通过伤口进入体内。

伤口去污

在到达伤员验伤分类区进行最初去污时，应该除去所有绷带，对伤口进行冲洗。如果伤口继续流血，则换上新的绷带。高强度的 γ 放射源会迅速对污染的伤口造成危险的伤害。如果可能的话要把污染伤口的微粒物质清除干净。α 和 β 放射源如果留在伤口里，会被吸收到人体循环中去，那就将作为内部污染重新分配，这还将使内脏遭到放射伤害。实现伤口的充分去污，必须用生理盐水或其他生理溶液进行充分的冲洗。没有必要实施像截肢这样的激进手术，千万不要习惯于去管理截肢中的放射性污染物。处理部分皮层烧伤要广泛冲洗并且使用温和的溶液以防止刺激烧伤的皮肤。如果是全部皮层烧伤，就需要使用专业的外科处理来清除放射性污染物。

机械去污

放射性污染物可能包含有一种或多种放射性元素。这部分讲述 6 种一般放射性元素的专业去污。[8]

这里讨论的去污原则也适用于下面要讨论的由有相似化学性质的其他元素造成的放射性污染。

铯元素

铯的最常见同位素是铯 –37。它放射 β 射线和 γ 射线，衰变成稳定的钡 –137。铯 –137 在放射源中应用广泛，在放射源中以氯化铯微粒的形式存在。氯化铯是一种可溶性盐。它的污染是由于密封原料泄漏吸收水分而变潮湿从而扩散开的。由密封铯原料造成的污染最好使用弄湿程序，除非污染物在多孔渗水表面，而那种情况用真空吸尘程序来代替弄湿程序。众所周知，铯从溶液中吸附到玻璃表面。通过湿润表面，去除被铯污染液体的表面是最好的技巧，用碎布或其他有吸收性的材料吸取溶液，并且用水多次冲洗这些区域。如果还有污染物残留，使用清洁剂并用刷子刷。

钴元素

钴的最常见同位素是钴 –60，也是 β 射线和 γ 射线的放射源。金属钴 –60 通常在密闭的 γ 放射源中使用。黏附在小物体上的钴粉尘微粒可以使用超声波除垢仪清除，也可以使用含氮、盐酸的稀溶液或硫酸浸渍来清除。大面积的钴粉尘污染最好使用真空吸尘来清除。密闭的钴原料有可能由于钴和容器间的电解作用而泄露。其结果常常是生成到处蔓延和传播的可溶性钴盐。这时最好是用无机酸处理后使用清洁剂或乙二胺四乙酸溶液来去污。可以用水来处理含钴溶液造成的污染。[8]

钚元素

出现在污染物中最常见的钚元素的放射性同位素是钚 –239，这也是 α 射线放射源。钚污染可能是由核武器事件造成的，在这种情况下，钚作为金属或氧化物粉尘形式被分散。这两种形式的钚是不可溶解的。因为钚 –239 的半衰期长达 24000 年，所以靠钚 –239 污染物的自行衰变去污是不现实的。覆盖小区域的钚污染最好使用真空吸尘方法。如果还有残留，则要使用清洗剂洗刷。可以把任何残留污染物密封在涂有油漆、清漆、塑料的保护涂层里。钚的氧化物和金属粉尘扩散超过一个大区域，比如一块地时，最好的去污方法是把土壤上层清除并作为放射性废弃物处理。在清除土壤时全体人员要穿着呼吸防护服工作。[8]

锶元素

锶最常见的放射性同位素是锶-90，是 β 射线放射源。锶-90 的子粒子是钇-90，它也是 β 射线放射源。锶-90 和钇-90 通常在密闭的 β 射线放射源中使用。一般情况下，它以氯化物或碳酸盐的形式出现。它的氯化物具有吸湿性，吸收水分而从容器中泄露。这种污染物的清除最好是在用络合剂液体（例如，能和溶液中其他物质形成络合物的物质）和无机酸处理之后再用真空吸尘这样的顺序处理。

由含有锶的溶液造成的污染最好使用碎布或其他吸水性好的材料来吸取，然后再用清洗剂来冲洗该区域。如果还有锶残留，要使用研磨剂或其他清除程序取出表面上层，并且在表面上方放置封闭层。[8]

氚元素

氚元素是氢元素的放射性同位素，也是微弱的 β 放射源。它以气体的形式被释放到气体区域，给它去污的最好方法是给该区域充分地通风。因为吸入氚元素会出现人体内部危害，所以进入污染区进行氚气收集的人员必须穿上合适的独立型呼吸面具。长时间暴露在氚气中的物体可能吸收气体，所以有可能的话，要把这些物体清除掉。可以在真空吸尘下使用氦气或氢气冲刷给物体脱气。被鉴定清洁的表面会因为大约几小时的渗漏而重新污染。因为氚的氧化物（T_2O）与天然水很相似，所以没有实用性的方法清除。[8]

铀元素

铀污染最可能的来源是核武器事故中以合金和氧化物粉尘方式扩散的可裂变铀。造成铀污染的一般同位素是铀-235 和铀-238。铀的合金和氧化物是不可溶的，清除的最好方法是用无机酸或氧化性酸处理之后再冲刷或真空吸尘污染的表面，最后应该封闭该区域。大面积铀污染去污的最好方法是清除表面上层或密封它。[8]

设备和建筑去污

在一些设备和建筑污染的实例中，普通的多种混合家庭清扫行动就可以清除放射性物质。推荐使用可以处理湿物并带有高效空气微粒过滤器的真空吸尘器。

野外现场放射去污队伍和基于医院的队伍成员要有合适的防护设备来应对放射性去污中所遇到的各种需要。紧急医疗服务和为伤员去污的全体医院人员也必须适当地装备以防止自己被放射性污染物危害。

呼吸防护设备

有两种呼吸防护设备：一种是可以通过过滤或化学反应去除呼吸空气里的污染物的空气过滤式呼吸器，另一种是提供从外部或有气瓶提供清洁空气的提供空气式呼吸器。大部分空气过滤式呼吸器（例如防护面具）在防止吸入放射性物质方面提供极好的防护。像氢气和氚气这样的放射性同位素可以通过这些过滤器。但是不用考虑短时间暴露于这些气体的医学意义。应该使用具有对特殊放射事件来说最高安全系数的设备。

在核武器事故或恐怖事件中，大部分核武器包含有甚至几百磅的不同数量的烈性炸药。核武器事件中烈性炸药的污染将带来一个主要的放射性危害——钚-239 的释放。[12] 当有火时，金属钚可以燃烧，生成放射性钚氧化物颗粒以及严重的吸入和伤口沉积物危害。在这种情况下，必须考虑使用独立的呼吸设备。

在反射性散布装置事件中，放射性污染总是伴随着着火以及燃烧的合金和塑料中释放的危险化学气体，所以必须考虑使用自给式呼吸器。这些装置能使应对/清除放射性污染的人员进入污染的或缺氧的环境，超过了呼吸面具的上限。在必须进入高污染环境，例如放射性散布装置和核电站事件解救人员时，必须使用这些装置。

防护衣

在核和放射性灾难中使用的抗污染套装可以在市场上买到。在提供化学和生物制剂或危害防御的同时，化学防护衣还能对放射性污染提供优良的防护。包括手套、靴子、连体工作服和完整封装的防护套装在内的一套各种各样的化学防护衣可以保护身体。在提供紧急评估和处理少数放射性污染患者时，在一般防御中使用的标准医院隔离衣适合医院人员的防护需要。在这些情况下，在给伤员紧急处理和去污之后，也必须给医院人员去污。

辐射剂量计

有各种检测器可以用来测量人的放射照射量水平。[13] 涉及任何核事故或恐怖事件的核放射去污人员、紧急事件负责人员和提供医院医疗的人员必须使用胶片剂量计、热发光剂量计（TLDs）、便携式剂量计或其他设备。

胶片剂量计是最常用的剂量计，可将其佩戴在外衣上，它可以测量 γ 射线、X 射线和高能量 β 射线。胶片剂量计包含一小片被不透明物质包住并用金属框架固定的胶片。它可以像个环样带在衣服上或别在衣服上。利用射线和胶片的原子的相互作用来给胶片曝光。

在周期性的间隔里，胶片被取出并用来研究确定放射性射线照射的数量。胶片剂量计为放射性射线照射量提供永久的记录。

热发光剂量计（TLDs）被用来测量 γ 射线、X 射线和 β 射线照射量。它可以像环或身体徽章那样佩戴在身上。它包含可以吸收电离辐射能量和代替基态来的电子的小片氟化锂。这些电子被限制在亚稳定状态，但可以通过加热恢复到原始的基态。加热时，电子恢复到它们的基态并且发出光。热发光剂量计（TLDs）读书器设备用来加热氟化锂片并且测量发出的光。

发光量与热发光剂量计（TLDs）吸收的放射剂量和个体的放射性射线照射剂量有关。热发光剂量计（TLDs）已经开始取代胶片剂量计。

便携式剂量计是一种直接读数的便携式装置，形状像带小型夹子的钢笔。它佩戴在身体躯干上，一般用来测量 X 射线和 β 射线。和热发光剂量计（TLDs）共同使用比取代热发光剂量计（TLDs）单独使用要好。

一个便携式剂量计包含一个石英光纤、一个刻度盘、一个用来观察光纤穿过刻度盘运动的镜头和一个电离箱。当放射性射线照射到剂量计时，电离箱里的一些原子被电离。这引起静电电荷从石英光纤里泄露，这种现象直接反映了当前的放射量。电荷丢失后，光纤移动到刻度盘的新位置从而显示出放射性射线照射量。

便携式剂量计的主要优点是工作在放射性污染区域时佩戴者也可以迅速读出数据，而不像使用胶片剂量计和热发光剂量计（TLDs）那样有等待的过程。但是如果便携式剂量计丢失电荷超时，它就会给出一个错误的指示。最可行的是使用两种剂量计，可以防止对人体放射照射量的错误解释。必须假定最低的读数是实际放射性射线照射量。

核放射基本安全

在原子核爆炸以及放射性灾难中，紧急药品供应、去污队全体成员以及依据放射性安全原理的医院医疗保健是最重要的。这些措施将有效阻止或减少被放射性污染物照射的人员成为放射性伤员的风险。放射性防护的三个基本要素是：时间、距离和屏蔽。

时间

被放射性污染物照射的时间越长，遭到放射性伤害的可能性越高。受到持续放射性照射的时间与人体接收的放射剂量有直接的关系。在污染区域内，减少放射性照射时间可以有效降低放射性照射量。根据给定时间情况放射剂量计测量的放射剂量率以及需要完成放射性去污和其他任务的最高放射剂量可以计算出人体能忍受的最高放射剂量。在实践中，在完成任务中接收的放射剂量可能扩散到多位人员，所以没有一个人接收的放射超过指导水平。

距离

根据平方反比定律，从放射性点状发射源发出的放射剂量随着距点源距离的平方成比例减少。例如，到放射源距离二倍的地方放射照射量会减少到 $(1/2)^2$，也就是原始总量的 1/4。在原子核和放射性事件中，放射源可能不能等同于点源，所以只能近似使用平方反比定律。在大部分情况下，这种近似使用是恰当的。保持一个安全距离是尤其关键的。离放射源越远，放射剂量就越小。

但是有时需要一些人员在被放射性照射的情况下执行紧急反应任务。在这种情况下，要避免所有不必要的放射性照射，即使这意味着阻止人员进入污染区。在这些危险区域放置路障或用绳子围起来设立禁区，非放射性去污人员和旁观者不得入内。

屏蔽

屏蔽一般用来阻止从放射源发出的放射。在人和放射源之间放置的物质越多，人接收的放射量就越少。这要成为工作的指导原则。恰当屏蔽放射源需要放射类型[13]知识。对 α、β 和 γ 射线需要不同类型的屏蔽。对 β 放射源优先选择铝这样的轻金属作为屏蔽材料。一张铝包壳就能阻止大部分的 β 射线。另一种有效对抗 β 粒子的屏蔽材料是树脂玻璃。既然 γ 辐射比 α 和 β 粒子有更强的穿透性，那么，

理想的 γ 射线屏蔽是用像铅、钨、钢和水泥这些高密度的材料。随着这些材料厚度的增加，γ 放射的强度将减小。

■ 隐患

障碍物能完全阻止放射传送。

在放射性大灾难应急中去污进程包括以下几点：

- 对可能的原子核或放射性事件或恐怖事件，缺少由紧急医疗和医院应急人员制定的充足的放射性去污方案；
- 缺少灾难紧急医疗制定者对放射性去污准备的资源保证；
- 在放射性去污计划和条款中缺乏与医疗保健专家会诊和沟通的事宜；
- 缺少国家和地方放射性健康安全机构的协调；
- 医疗提供者和委派的放射性去污队伍人员缺少放射性同位素基本科学知识和放射伤害施救的理解；
- 在放射性去污技能上缺少充分的训练；
- 紧急医疗应急人员缺少对放射安全重要性的重视；
- 缺少恰当的放射安全装备以及检测仪器和设备。

参 考 文 献

1. Merriam-Webster's Collegiate Dictionary. 10th ed. Springfield，Mass：Merriam-Webster；1997.
2. Zajtchuk R，Jenkins DP，Bellamy RF，et al，eds. Medical Consequences of Nuclear Warfare. Vol 2. Falls Church，Va：TMM Publications，Office of the Surgeon General；1989.
3. Hendee WR. Medical Radiation Physics. Chicago：Year Book Medical Publishers；1970.
4. Wilson W. A Hundred Years of Physics. London：Gerald Duckworth；1950.
5. Weber RL. Pioneers of Science：Nobel Prize Winners in Physics. London：The Institute of Physics；1980.
6. Wald N. Radiation injury. In：Cassel C，McCally M，Abraham H，eds. Nuclear Weapons and Nuclear War：A Source Book for Health Professionals. New York：Praeger；1984：121-38.
7. Jarrett D，ed. Medical Management of Radiological Casualties：Handbook. Bethesda，Md：Armed Forces Radiobiology Research Institute；1999.AFRRI special publication 99-2.
8. U.S. Department of the Army and the Commandant，Marine Corps. NBC Decontamination. Army Field Manual 3-5；Marine Corps Warfighting Publication 3-37.3Washington DC：July 28，2000.
9. U.S. Army Center for Health Promotion and Preventive Medicine. Washington DC：The Medical NBC Battlebook. USACHPPM Tech Guide 244. 2000.
10. National Council of Radiation Protection and Measurement. Management of Terrorist Events Involving Radioactive Material：Report No. 138. Bethesda，Md：National Council on Radiation Protection and Measurement；2001.
11. Fong FH Jr. Nuclear detonations：evaluation and response. In：Hogan DE，Burstein JL，eds. Disaster Medicine. Philadelphia：Lippincott Williams & Wilkins；2002：317-39.
12. Berger M，Byrd B，West CM，et al. Transport of Radioactive Materials：Q&A About Incident Response. Oak Ridge，Tenn：Oak Ridge Associated Universities；1992.
13. Martin JE. Physics for Radiation Protection. New York：John Wiley & Sons；2000.

/第2部分/
特定类型事件管理

Part 2

◀ 灾 害 救 援 医 学 ▶

71　自然灾害简介

Debra D. Schnelle

本节内容旨在作为灾害救援医学的综合研究，也包括针对灾害救援医学从业者的现成资源。第一部分的灾难管理概述，为在灾难管理现场工作的专业人员提供一个明确的说明资料；第二部分的目的是为可能发生的灾难情景的详细列表提供快速参考。本部分的前言提供所有灾难共有的分析框架，因此可以在共同参考框架中了解每种情景。分析框架为总体研究灾害救援医学提供定义和结构。

这个框架是特遣部队指导委员会对灾难管理质量控制方面进行的至少 7 年的工作结果，该指导委员会的工作受世界灾害急救医学协会（WADEM）和北欧灾害救援医学协会的监督。这些机构近期发表了他们的作品，用来评估和研究乌斯坦因类型的健康灾难管理指导方针[1]，它针对本部分内容所概述的概念提供更详细的资料。

自然灾害是人类必然经历的一部分，随着人类社会的发展，因为如下 4 方面原因，自然灾害对人类社会的影响力也会随之增加[1]：

- 灾难发生的频率增加；
- 灾难影响世界社区的更多居民；
- 与灾难相关的经济成本正在以惊人的速度增加；
- 更多的人迁往遭受自然灾害的地方，例如，沿着易受飓风袭击的海岸线（许多人居住在易受灾难袭击的可移动住宅中）及离地震带较近的地区或者冲积平原。

不幸的是，自然灾害的不确定性——怎么发生，什么时间发生，将会发生什么类型的灾害和受影响的人对灾害造成的结果的承受能力——所有问题加起来构成一种"威胁"，而这种威胁不能理解为任何一个专业观点、专长或者学科。在每次发生灾难之后，专家发布许多"报告"，说明个人经验或者舆论同意专家通过灾难所吸取的教训，不幸的是，这些报告或者评估中很少有关于对自然灾害响应提出持续改善方面的说明。

长期以来，重要信息丢失、错误和效率低，而且在很多设置中，易损性继续增加。通常情况下，通过量化产出，而不是结构对干预的影响进行评估。很明显，某些救济和帮助努力不仅在满足定义的需求方面是无效的，而且实际上会产生相反的效果，还会损害可能有利的响应和措施。在近期的冲突中，发往波斯尼亚的至少 50% 以上的医疗用品不仅是不适当的或者无用的，还会使波斯尼亚政府花费 3400 万美元处理这些医疗用品。[1]

诸如此类的例子说明，对共同定义的需求和对了解自然灾害和系统地提高干预质量的共同概念框架旨在减轻自然灾害对社会的影响。

下面概括的分析框架是世界灾害急救医学协会开发的概念模型；该模型在 NBC 环境中的公共医疗卫生服务支持操作概念中详细描述。[2]尽管本教科书中的分析框架居家化学威胁、生物威胁、应用辐射学威胁和核威胁，但改变仍然明显符合世界灾害急救医学协会（WADEM）的概念模型，原因是世界灾害急救医学协会（WADEM）的努力和其严格的定义制定所包含的范围。

"灾难"这个单词的定义几乎和世界上所发生过的灾难一样多，或者几乎和灾难管理中涉及的科目编号一样多。然而，世界卫生组织（WHO）和联合国（UN）提出如下定义[1]：自然灾害是"人类和其生存环境之间的关系发生大的生态故障的结果，是某种程度的严重突发（或慢性破坏，诸如干旱）破坏，这种破坏程度使得受侵袭的社区需要非凡努力处理这种灾难，通常需要借助外界帮助或者国际援助。"这种定义特别有用，因为它与造成该灾难的事件和与该灾难相关的损坏不同。从该定义中可以了解到"所有灾难均与特殊的危害有关……"[1]

灾难可以分为三类：自然灾害（例如，地震灾害、气候灾害）；人为灾害（例如，技术结果，诸如化学、生物和放射性物质的释放；爆炸；或者火灾）；混合灾害（自然灾害和人为灾害的联合灾害）。本书的第8节重点讲述自然灾害，但是框架和定义适用于第二部分的所有章节。

事件是某种危害的实现或者交付，其特点是攻击性、强度、持续时间、规模和程度。[1]损害定义为一种伤害或者人身伤害，它们降低某些事物的价值或者有用性，或者危害人类的健康或者正常功能。影响定义为某个事件和社会或者社会的直接周界之间的实际接触过程。[1]可以单独理解这些定义，也可以将其理解为灾害的不同阶段（图71-1）。一个社会存在于某种状态中，该状态的特点是其主要功能元件（医疗卫生、公共卫生、环境卫生、避难所、食物、能源供应等）。[1]危害可存在于这种环境中，或者成为这种环境中的常见现象，诸如飓风、地震、龙卷风或者洪水。

当发生这些灾害时，事件发生，导致各种程度和类型的损害。因为该等损害而造成对某个社会的影响是"根据发生该事件的环境和社会的易损性和准备程度"[1]。这是灾难的一种定义，从事态到危害到事件再到损坏，然后到影响的进展，使我们了解有效的灾难响应，包括这些州之间对尽可能地将事件的影响降低

到最小限度所采取的干预措施（参见图71-1）。

第一种干预措施是风险评估———一种针对所有可能发生的危害的综合分析。世界灾害急救医学协会将危害评估定义为"识别和缩放代表某种威胁的潜在情况"[1]。第二种干预措施——计划和准备情况——是对自然灾害的最有效的"干预"措施。[1]计划定义为[1]：

针对在未来的一段时间内很可能发生的一个事件做准备的过程中用于建立意外事件的过程。计划包括报警系统、挖掘、重新安置民居（例如针对洪水）、食物和水源的存储、临时避难所、能源、管理策略、灾害操演与演习等。

准备情况定义为"在事件发生之前，人们所采取的所有措施和策略的总和[1]"。

第三种干预措施是减轻危害程度，在本文中，指的是减轻某次事件发生之后的危害程度[2]。第四种干预措施是响应，定义为"对有定义的需求或者请求的回答"[1]。最后，第五种干预措施是恢复，或者"在发生某件事件之后，对所有损坏的恢复或者更换"[1]。

所有这些干预措施都有如下一个或者多个目的[1]：

● 减少由某次事件造成损害的可能性；
● 使损害降低到最低限度；
● 改善社会的恢复能力、容纳能力，减少该事件的影响；
● 直接从损害中恢复。

本节中，每部分都重点说明一种特殊类型的自然灾害，并且描述与该等灾害相关的最常见的事件。针对灾害评估和计划/准备干预措施的实际考虑，如事前所采取的措施和减轻灾害影响、响应和重建干预中所述，如事后所采取的措施中所述。

最终，提供特别的注意事项、误区和实例说明将这些自然灾害固定在本节中所示的常见框架内。

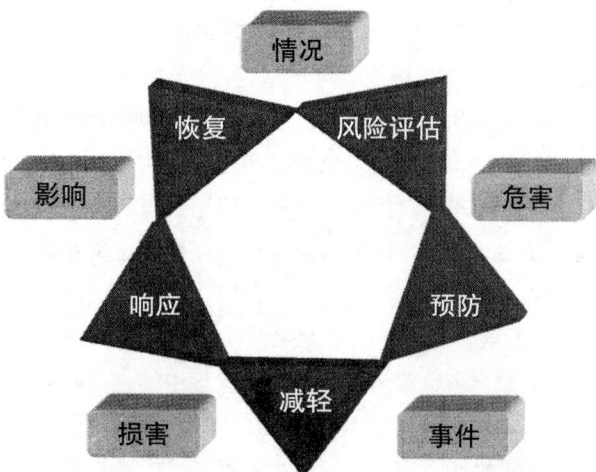

图71-1 自然灾害的阶段和适当的干预措施
资料来源：《北大西洋公约组织、核能、生物、化工/医疗工作小组》。NBC环境中的公共医疗健康服务支持概念。2003年10月。

参 考 文 献

1. Task Force on Quality Control of Disaster Management, the World Association for Disaster and Emergency Medicine, the Nordic Society for Disaster Medicine. Health Disaster Management：Guidelines for Evaluation and Research in the Utstein Style.Volume I. Conceptual Framework of Disasters. Prehospital Disaster Med. 2003；17（Suppl 3）：1-177.

2. North Atlantic Treaty Organization，Nuclear, Biological, Chemical/ Medical Working Group. Concepts of Health Service Support in an NBC Environment. Oct 2003.

72 飓风、旋风和台风

Eric Sergienko

事件描述

在最近 100 年里，热带地区的旋风天气已经导致成百上千人死亡和数亿美元的财产损害。旋风可在大西洋、东西太平洋或者印度洋发生，一年的任何时候都会发生。

热带气旋始于暖空气波。在大西洋，这些旋风通常始于撒哈拉沙漠中出现的波动。热带气旋在大西洋上空形成，其强度和规模根据它携带的湿气和热量增加。随着它在大西洋上空移动，它从温水中吸取能量，将它拉成一个有组织的天气系统。水温至少是26.5℃。大气骤冷，足以产生雷暴，从大西洋中释放出热量，这可以形成旋风。 在海平面以上 5km 的上空，必须有足够的潮气供雷暴继续。而且，这种情况必须发生在距离赤道足够远的地方（500km 左右），因为 Coriolos 会影响其发生，造成风暴旋转。最终，还必须有近表面的干扰可以产生旋风。如果表面和上面的对流层之间发生垂直的风切变，就可以防止旋风发生或者可以大大削弱现存的风暴。

由于波浪变得有组织，因此可将其归为热带扰动。这些热带扰动具有有组织的对流（例如，飑线或多单元雷暴）以及针对至少 24 小时的离散特性。也许它们没有增强风力，而且它们没有闭合环流，也没有形成风眼。

热带低气压产生风速低于 17m/s 的可持续表面。热带低气压的眉目不清，但是它们确实有闭合环流。它们没有形成典型的"风眼"，而更有组织的风暴具有风眼。

热带风暴产生的范围是 17~32m/s。在这种强度中，该风暴有一个明显的组织，中心外围会形成雨带。当达到这一水平时，该风暴具有一个指定的名称。如果它们与毁灭性的风暴相关，则可以不再使用该名称。一年当中，在大约 60 次源自非洲的热带风浪中，10 次风浪将会成为有名称的风暴。

产生风速大于 32m/s 的可持续表面的热带气旋的名称与它们的发源地的位置相关：飓风（源自加勒比语，意思是"天眼"）来自大西洋中部、加勒比海或者太平洋东北部；台风来源于西太平洋；旋风来源于印度洋。

大西洋和东太平洋飓风发生的典型季节是 6 月到11 月。尽管台风可以在每年的任何时间形成，但是在 5 月至 12 月更常见。

热带气旋根据它们的可持续风力分类。萨菲尔·辛普森规模衡量旋风速度是根据 1 至 5（表72-1）。此外，维持风速大于 140 海里 / 小时的热带气旋是台风。

旋风通常情况下自东向西移动，如热带地区的暴风形成一样。它由副热带高压脊控制在热带地区内。该风暴逐渐远离热带地区，并且成为热带意外的风暴，最终在第 45 条平行线外部区域消散。副热带高压脊越弱，它离开热带地区和消散的时间越早。

风暴的强度很可能造成损害，同样重要的是，一场风暴如何快速穿越一个地区。应考虑移动速度缓慢的风暴比移动速度快的风暴的破坏程度要大。而且还应该考虑与旋风有关的降雨量，这可能导致发生严重的洪灾和山体滑坡。此外，与热带风暴相关的风暴潮会导致更严重的洪灾，破坏沿海区域。最终，热带风暴可造成龙卷风和海龙卷，它们会导致其他破坏。[1-2]

1900 年，美国加尔维斯顿州和得克萨斯州发生有史以来最严重的自然灾害，当时 15.7 英尺的风

表 72-1 萨菲尔·辛普森飓风等级

分类	可持续风力（英里/时）	描述	损害	实例
热带风暴1	39~73 74~95	最低限度	对建筑物没有实质性的损害，对未锚定的移动住宅有损害	1995年发生的飓风艾莉森
2	96~110	中度	对建筑物屋顶、门窗有损害，对移动式房屋造成很大损害，洪灾，将树刮倒	1998年发生的飓风邦妮
3	111~130	广阔的	对小型住宅和公共建筑物造成一定损害，摧毁移动式房屋，造成沿海地区发生洪灾、毁坏较小的建筑物、对较大的建筑物造成损害，造成内陆地区洪水泛滥	1995年发生的飓风猫眼石
4	131~155	极端	完全摧毁小型建筑物的屋顶，造成较多侵蚀，使内陆许多井洪水泛滥	1989年发生的飓风雨果
5	156及以上	灾难性的	摧毁住宅和工厂屋顶，很可能摧毁整个建筑物，在海岸线构筑物中造成较大洪灾	1992年发生的飓风安德鲁

资料来源：改编自国家气象局国家飓风中心。萨菲尔·辛普森风力等级请参阅 www.nhc.noaa.gov/aboutsshs.shtml。

暴潮淹没该岛，其最大高程是8.7英尺。8000人丧生，约占人口总数的1/5。1998年，在西半球发生的最具致命性的自然灾害——飓风米奇，造成整个美国约12000人丧生，丧生的人主要是因洪灾和泥石流造成的。类似地，1970年，当源自孟加拉湾的旋风发生时，至少50万人丧生，并造成孟加拉国和印度发生洪灾。[3] 经济上，安德鲁飓风造成至少200亿美元的损失。[4-5] 2005年，卡特里娜飓风摧毁了美国墨西哥湾岸区，并且导致新奥尔良居民撤离。破坏造成的生命财产损失的总体程度还是未知的，但是很明确的是，卡特里娜飓风是美国历史上最具破坏性的飓风之一。

◆ 事前措施

针对热带风暴的计划包括对所有与风暴相关的威胁做好准备：狂风、洪灾、山体滑坡和风暴潮。

针对热带气候的准备应当是一个不断进行的活动，始于热带风暴季节。然而，在热带风暴季节开始时，还需要进行某些准备活动，其他的可以等到即将发生风暴时进行。根据在风暴季节开始时开始的时间线到狂风暴雨抵达这个过程中，制订一份典型的医院应急管理计划，以便在风暴过后进行重建工作。

许多计划应当始于医院的建设或者改建。应当在发生风暴的地区建设医院以抵御狂风和洪灾。应使用风暴排水孔盖保护所有的外部开口。应考虑多余的电源，最终能够将其用作小型便携式发电机，能够为单体装置中的重要设备提供电源。能够提供民防和应急医疗服务的多余通信系统非常重要，因为可能发生多个系统故障。

关于医疗设施的考虑，不管其规模大小，都应是疏散患者和人员使其远离内地，并且远离预期的风暴袭击。因此，医疗设施的撤离附属建筑物应当包括将患者重新安置到一个遥远的医疗设施中。

在风暴季节，应存放大量沙袋用来阻挡低洼的容易受到洪水袭击的门。应该有可用的损害控制设备。胶合板用来遮挡爆裂的玻璃，2x4的木板用来加固可能受持续时间很长的风影响的门和其他建筑物，而且可以处理水的真空装置（湿的/干的真空装置）都是很重要的。设备工程师和损害控制方必须指定为重要人员，而且还需要接受关于减轻风暴损害方面的培训。应当给发电机加好燃料，并且维护好它们。

在发生风暴之前，雇员应当保持警惕，准备随时带好自己的个人物品，以便可以在医疗救治设施中停留较长的时间。这些物品包括食物、寝具和药物。在风暴期间，在医疗设施中的雇员应确保他们的家庭成员和住宅在风暴来临之前已经准备就绪。

应当储存足够耐用的可支出的医疗设备和药物以便在未获得支持的情况下运行72小时。如果消毒系统发生故障，应考虑一次性设备（如缝合包）。应获得可替换的清洗方式，诸如醇基消毒杀菌洗手液。应储存食物和水供养人员、患者和患者的家庭成员。个人的或者与医院有关的车辆的燃油箱应加满油。废物系统可能会遭到破坏，因此必须考虑到可替代的处理液体和固体废物的方法，包括生物公害材料。

传统上讲，怀孕36周的孕妇或者处于晚期妊娠的孕妇，若患有临产并发症，建议在风暴来临之前汇报给医院。由于气压降低，可能会发生难产，尽管从未证实过此事。

风暴发生期间

通常情况下，在热带气旋越过医疗设施上空时，损害控制占主导地位。在强风暴中，户外移动会降到最低程度，因此大量新患者无法到达。

如果要求紧急医疗服务人员在狂风中进行营救，建议使用军用车辆（诸如蜂鸣器）或者至少是使用四轮的驾驶车辆代替标准的救护车。由于它的鲜明姿态和相对较低的体重，传统的救护车容易被吹跑或者被洪水冲走。此外，派送两辆车比派送一辆车更有利。

在发生暴风过程中，通信可能会遭到破坏。作为转发器转发通信信号的单元系统会遭到破坏。相同的情况也会发生在超出视线的手持无线电对讲机身上，因为它们的转发器遭到破坏。陆上通信线模拟电话貌似是最坚固的，而且业余无线电话务员可以作为备用人员。

在发生风暴过程中，由于多种原因可能会造成人员死亡。造成人员死亡的最主要原因是平原地区发生洪灾。通常情况下，这些死者包括被迫停留在车辆中的人员溺水。在有丘陵的地区，山体滑坡是造成人员伤亡的最主要的原因。尽管已经发出警告，但是在暴雨中，仍然还会有因游泳、划船或者冲浪而溺水的人。在暴风雨过后，还有可能会间接造成人员死亡，原因是当为断电的电源线重新供电时，人们可能会因为触电而死，或者因使用蜡烛而导致房屋失火而死。同样令人沮丧的是，在没有适当通风的情况下使用发电机或者炭炉／烤架而造成人员因一氧化碳中毒死亡。[6-7]

➡ 事后措施

应对医院和社区进行快速需求调查。应对医院进行维持运营所需要的维修。应对在发生暴风雨过程中毁坏或者破坏的耐用和不能重复使用的医疗设备作出说明，并且应要求对其进行更换。通常情况下，需

要断电，因此应考虑为某些患者的药物需要制冷的情况。为了维护患者的健康状况，可能需要"社会"许可。暴风雨过后社区的发病率与基础设施的破坏程度有关，并且尝试恢复正常功能。患有慢性医疗问题的患者或者要求进行定期的常规医疗流程的患者，诸如由于不可控环境的应力或损失或药物和耐用医疗设备而造成透析次数增加。在清理暴风雨损坏情况时，可能发生人员受伤的情况，人员受伤包括撕裂伤、脑震荡和脚底刺伤。疾病与缺少安全水资源或适当的食品处理及无法处理废物有关。在发展中国家，霍乱和其他腹泻病经常发生。最后，幸存者中可能会有焦虑症和外伤后应激患者。[8-9]

👥 伤员的治疗

在重建社区的基础设施之前，很可能会接纳在家无法照顾自己的患者。

在暴风雨过后，因为更多关于伤口污染和无法适当地清理伤口，可能会使用抗菌药物对伤口进行干预，并且管理早期破伤风的恶化。[10]

在医院中，可能很难获得辅助研究或者实验室研究，因为医院里涌入大量的患者，或者医院的放射科或实验室遭到损坏。在这样的情况下，可能需要考虑指定目标进行研究。

可能会发生食源性疾病和水源性疾病，甚至在发达国家也可能会出现这种疾病。大多数这种疾病都是通过排泄物—口污染传播的。公共卫生措施可能会防止这些疾病的暴发。应在碗上或者用氯消毒过的水上张贴通知。在大的暴风雨过后，通常会出抑郁症和创伤后精神紧张性精神障碍患者。在飓风安德鲁之后进行的一次调查研究表明，抑郁症的发生率和创伤后精神紧张性精神障碍患者分别占幸存者的36%和30%。尽管在关于如何使某次灾难过后，心理上的后遗症的影响降低到最低限度方面存在很大争议，但是认知疗法和支持性心理治疗可能是有用的，同时可短期使用抗焦虑药物和促睡眠药物。医疗卫生服务提供者的认知会成为灾难的一部分，而且可能需要干预对维持功能性灾难响应来说也是非常重要的。[11-12]

💡 独特的考虑事项

处于热带气旋中的医院很可能向该地区的其他建

筑物一样遭到损坏或者无法使用。在暴风雨过后，必须考虑撤离所有能够转移的患者。在暴风雨过程中，应维持必要的医务人员，包括让提供者待在房间里。在暴风雨过后，必须有大量的医务人员，因为大量新患者会到达医院。

隐患

1. 当位于一个之前发生过这种灾难的地区时，没有针对灾难性天气作出任何计划，暴风雨准备和计划，包括桌面演习，应当每年进行一次桌面演习以确保医院具备充足的设备和充分训练以应对气旋天气。

2. 可能时，未能撤离人员：较小的社区医院应当考虑针对较大型的热带风暴考虑到这方面的问题。转移危急重症患者时，应将床铺空出来，等待新来的伤员，并且将暴风雨期间医院中所需要的医务人员数量最小化。沿海地区或者易受洪水侵袭地区的较大型医院也应考虑这个选择[13]。

实例介绍

超级台风Ponsonga 于2002年12月11日袭击太平洋西部地区的关岛。Ponsonga始于一种热带扰动，并且向楚克东部移动。当它穿越太平洋上空时，变得更有组织，风力渐渐增长。大多数计算机模型最初预计该风暴会通过关岛南部。一个异常值模型预计它会直接袭击关岛。关岛军队和政府发表声明说明已经做好一切准备。当该风暴继续袭击关岛时，飞机和轮船偏离其航线。暴风眼在关岛北端登陆。尽管官方枪的风偏差调整计因这次台风而遭到破坏，但预计这次狂风的风速超过200英里/时，可持续风力在150英里/时左右。此外，这次暴风以大约6海里/时的风速穿过该岛。可持续风超过历史以来最长时间，这使大量结构遭到破坏。大多数无钢筋建筑物遭到破坏。该岛的民用医院的小儿重症监护室也被摧毁，重症监护室遭到很严重的破坏。关岛海军医院受到严重的水渍损害，急诊科的设备储存室被毁。应急医疗服务系统丢失许多救护车，这些救护车都被风暴吹走了。

此外，在暴风雨过程中，被困在房屋内的许多人获救，雷暴造成燃料库着火。Ponsonga造成三人死亡。在暴风雨过后，两所医院的急诊科中挤满了患有较轻外伤的患者，这些伤基本都是在暴风雨过程中造成的。资源共享，包括人员共享用来维持急救护理。危重症患者被转移到海军医院。在72小时内，一个响应医疗队与关岛几家医院协作，该医疗队是由日本的空军基地派遣的。来自美国大陆的其他两个灾难医疗救助队被派往关岛。最初，它们只治疗急性伤害，但是这些队伍也开始参与常规医疗问题的治疗。

---

3. 没有备用系统：在气旋天气中，电源和通信系统都可能会出现故障。

4. 当暴风雨过后，考虑一下最坏的情况已经过去，暴风雨过后，最可能发生人员受伤、疾病和意外死亡事故。

参 考 文 献

1. Atlantic Oceanographic and Meteorological Laboratory. Hurricane Research Division. Frequently asked questions. Available at：http：//www.aoml.noaa. gov/hrd/tcfaq/tcfaqHED.html.

2. National Weather Service National Hurricane Center. Available at：http：//www.nhc.noaa.gov.

3. Century's Top Weather, Water and Climate Events. Available at：http：//www.noaanews.noaa.gov/stories/s334.htm.

4. Jarrell JD, Mayfield M, Rappaport E. NOAA Technical Memorandum NWS TPC-1：The Deadliest, Costliest, and Most Intense Hurricanes from 1900 to 2000. Available at：http：//www.aoml.noaa.gov/hrd/Landsea/deadly/.

5. Anonymous. The devastating path of Hurricane Mitch in Central America. Disasters：Preparedness and Mitigation in the Americas. 1999；75：S1-4.

6. George-McDowell N, Landron F, Glenn J, et al. Deaths associated with Hurricanes Marilyn and Opal—United States, September- October 1995. MMWR. 1996；45（2）：32-4.

7. Carmichael C, Neasman A, Rivera L, Wurm G, et al. Morbidity and mortality associated with Hurricane Floyd—North Carolina, September–October 1999. MMWR. 2000；49（17）：369-72.

8. Hopkins RS. Comprehensive assessment of health needs 2 months after Hurricane Andrew—Dade County. MMWR. 1993；42（22）：434-5.

9. Waring SC, desVignes-Kendrick M, Arafat RR, et al.Tropical Storm Allison rapid needs assessment—Houston, Texas, June 2001. MMWR. 2002；51（17）：366-9.

10. Capellan O, Hollander JE. Management of lacerations in the emergency department. Emerg Med Clinic North Am.2003；21（1）：205-31.

11. Garakani A. General disaster psychiatry. Psychiatr Clin North Am. 2004；27（3）：391.

12. Raphael B. Debriefing：its evolution and current status. Psychiatr Clin North Am. 2004；27（3）：407.

13. Nates JL. Combined external and internal hospital disaster：impact and response in a Houston trauma intensive care unit. Crit Care Med. 2004；32（3）：686-90.

73 地 震

Bruce M. Becker

事件描述

1988年12月7日上午11:40，亚美尼亚州西北部发生大地震。震中位于斯皮塔克市和史丹帕纳万市。列宁纳坎市是一个大型城市，人口众多，该市位于斯皮塔克市南部，受到严重影响。该地震震级为里氏6.9度，随后发生多次余震，持续数天。由于本次地震发生在工作日上午，当时正值冬季，而且发生在美国山区，大多数成年人正在工作，或者在家中，大多数儿童都在学校中。受影响城市和乡镇的大多数建筑物被毁。穿越城市街道的地下水管、排污管和输气管道破裂。天然气从破裂的管道中泄露造成火灾，并且列宁纳坎大部分地区很快便成为一片火海。许多人被困在倒塌的房屋内并且遭受浓烟的熏呛。在其他地方，断裂的自来水总管道淹没了建筑物和街道。在列宁纳坎，一个大的钟塔仍然矗立在城市广场上，钟塔的部分被毁，其机械手定格在上午11:41。该钟虽然没有被固定住，但是成了本次地震的纪念。道路被摧毁，阻断了进出这些城市和城市之间乡镇的道路。在最初地震中幸存的人们从倒塌的建筑物中逃出来，并一次次返回现场试图从废墟中将他们的朋友和亲属救出来。截止到1988年12月7日晚上，震区中几乎有50万人无家可归，蹲坐在街上和现场的火旁边，并试图安排临时的避难所。地震时，戈尔巴乔夫正准备访问美国。国际新闻媒体的注意力聚焦在苏联。当戈尔巴乔夫中断其访问时到灾区，新闻媒体迅速将目光转移至亚美尼亚地震，并进行大规模报道。这次大规模报道发起了最大的国际特大灾难救助工作之一。

迄今为止，伤亡人员的数量都未曾可知。该地区最近已是亚美尼亚人从苏联共和国和纳戈尔诺・卡拉巴赫迁来的大型移民地，它原本是亚美尼亚的领土，已经被阿塞拜疆吞并。（地震之后不久，纳戈尔诺・卡拉巴赫成为内战和叛乱的战场）。据估计，地震和余震中的伤亡情况是：3万~7.5万人丧生，几十万人受伤。因为道路是进入斯皮塔克市和史丹帕纳万市的唯一交通方式，而且这些道路在地震中遭到破坏，因此在受到灾害影响和当地应急人员抵达现场之间存在很长的滞后时间。城市中的医疗基础设施已经完全被摧毁或者被破坏，已经无法进行手术，医护人员，包括内科医生和护士都在地震中丧生或者受伤。救灾人员被迫依靠空运。但列宁纳坎机场面积非常小，很快它的跑道便堵塞，导致飞机无法着陆。震后48小时以内，天气恶化，雨夹雪导致目前被摧毁的城市中无家可归的居民面临寒冷的威胁。

基础设施的摧毁几乎是令人难以想象的。几乎400所学校和大学被毁，同时还有85家医院和诊所被毁，58个村庄、90个集体农场和200个大型国营农场被毁。心理效应的影响更加深远。平均每位幸存者失去10~15位亲人，并失去他们的家庭、工作和他们所有的财产。建在地震带上的国家核反应堆这个切尔诺贝利型的设施，导致了这次地震。令人惊讶的是，它竟然没有受到影响。然而，政府立刻将其关闭，因此切断了通过该国大部分地区的电源。它停止运行长达数年。苏联政府和国际救灾行动力量是强大的。约5000吨药品和可消耗的医疗用品运抵亚美尼亚。数千名苏联内科医生和其他医疗救灾工作者以及数百名国际救灾工作者拥入亚美尼亚提供救助，大多数救灾者停留在那里约2周。5年以后，列宁纳坎市和斯皮诺克仍然屹立在废墟中，那里几乎没有重建医院和诊所，也没有恢复提供功能性医疗服务。

⊖ 事前措施

在易发生地震的地区采取事前措施分为两类：一类是聚焦建筑物的筹划、工程和设计问题，旨在加强和改善建筑物，使其降低在地震中被大面积毁坏的可能性。这种工程决策也可聚焦实用管道、道路和发电站以及距离断层线和可能发生的地震震中区域相对临近的潜在危险构筑物的配置、加固和布局，诸如生产或者储存有毒物质的工厂和燃料储存设施等。位于美国东北部的断层系统在过去已经很好地定义过，然而，很少有适当的工程和结构准备付诸实践。在美国，特别是在东北部地区比较古老的建筑，都是用美国本土的大石头建造的，这种石头叫凝灰岩，它虽然是火山岩，但是却非常坚硬结实。事实上，久姆里最后屹立不倒的建筑物之一是亚美尼亚使徒教会大教堂，它完全由凝灰岩巨石建造而成。然而，在地震发生几十年前建造的大多数住宅的质量都不是很好。这可能是由两种一致行动所造成的：来自苏联其他地区的大规模外来移民引起的史无前例的住宅需求，正如前文所述，以及苏联政府根深蒂固的贪污腐败问题。众所周知，集体农场和传统产业不给工人发工资，特别是在过去几年的政权政策下，因为它的经济和政治开始垮台。那些开办私人公司或者涉入贪污腐败中的成功人士，诸如从政府那里获得坚固的建筑材料用于建设豪宅，然后销售这些材料，取而代之的是利用较便宜的混凝土或者利用掺沙的混凝土建设住宅，这些混凝土中只含少量的钢筋。这种建筑方法的结果是建成的高楼大厦的抗震能力很差。当1988年12月7日发生地震袭击时，久姆里市和斯皮诺克市中大多数新建的高层建筑物轰然倒塌，就像许多在沙丘上建造的城堡被上涨的潮水吹走一般。

针对某个国家或者地区，其主要地区和城市位于大地震带上，第二套事前方案是指定和实施灾难响应计划，该计划应当包括培训医疗服务提供者以及储存设备，一旦发生地震，就可以快速采取措施。苏联的医疗结构是被动的而非主动的，这表明接受西方的概念变化的速度非常缓慢。美国没有震前应急医学，而且只有一个很原始的院前护理系统。没有现成可用的搜寻和营救小组及运土设备，这些对震后适当的搜寻和营救行动至关重要。在苏联政府倒台之前的数年里，医疗系统也从经济上被摧毁，甚至在苏联的大中型城市中，不存在用于医疗程序的某些最基本的设备。因此，当地震发生时，几乎没有可用的资源为久姆里和斯皮诺克或者位于这两个城市之间的村庄提供灾难应急服务。少数幸存的地方医疗工作者组织少数未被毁坏的可用医疗设备，能够进行少量的紧急地方响应。许多医护工作者来自首都耶列万。然而，正如前文注明的，交通非常困难——从南方进入震区时只有一条路可走，而且这条路的大部分路段都在地震中被摧毁。搜索和营救小组及设备首先来自苏联，随后来自其他国家；人员、机械和供应物资涌入耶列万机场，然后被卡车运送到震区。这一延迟对被困在倒塌的建筑物废墟中的人们来说是致命的，其中许多人因此而死亡。

⊖ 震后行动

如今，灾难响应中最重要的概念是指挥和控制。应该有一个中央机关可以监督灾难应急和控制通信、物流、资源申请和分配、信息分配、搜救小组和设备的分配、医疗设备、手术设备、初级治疗和附属专业的医疗保健医师和联合医护工作者以及临时医疗设施的建设。这个中央机关也负责控制、准备和分配救灾工作中其他至关重要的公共卫生设施，包括卫生设备、水、避难所、食物、衣物和社会心理支持。大规模的国际灾难响应，诸如震后在亚美尼亚进行的大规模国际灾难响应，其目的明确，并且成功提供了救生干预措施。然而它们的效率很低，而且资源比较密集。响应者有时候遇到的一个问题是，来自不同国家的许多搜救小组讲不同的语言，或者没有共享他们进行应急的常规系统。他们可能拥有不同的设备和药品，这些东西无法通过系统共享，而且东道国的医护参与者通常不知道这些东西的存在。这种协调的缺乏可导致某些服务的大量复制，并且完全缺少其他服务。这种现象在亚美尼亚被放大。信任的缺乏妨碍应急响应行动的进行和效率。来自不同国家的灾难响应者通常不甘心提供中央指挥和控制或者事件指挥系统，这些是由他们国家之外的行政机构和人员指挥的。

震后，大量媒体立即聚焦亚美尼亚。来自全球各个地方的医护工作者，联合健康辅助人员、搜救小组、消防员、建筑工程师、心理学家和其他人士拥入亚美尼亚，并且带来大量的救灾物资。但同时，约5000吨药物和医疗物资根本没法运输，这些药物和医疗物资中只有不到 30% 由医务工作者用于亚美尼亚。运输的药物中至少 10% 已经过期或者即将过期，而且所运输的医疗设备中也有至少 10% 过期、损坏或者丧失功能。运输的所有物资中有 20% 作为外援不得不由亚美尼亚人于 1989 年年底销毁，并且付出了很大代价。[1]

在地震之后理想的后影响阶段，消防队长或者消防营救指挥官应该启动指挥中心并且建立一个事件指挥系统。营救行动中涉及的所有其他医护工作者、搜救工作者、结构工程师和其他人员应该通过指挥中心派遣和监控。应通过指挥中心将所有供应物资、药品和其他设备列出详细目录，并且储存和分配这些东西，应当控制伤亡人员的分配，对所有失踪人员、发现的或者震区中受影响的其他人员建立一个数据库。在已经遭受经济、政治和社会巨变的国家，很少在震后阶段见到这样一个有序的响应机制。当前，这是 1988 年亚美尼亚的一个例子。

伤员的治疗

地震中受伤的伤员或者在震后受伤的伤员分为三类：急性伤员、亚急性伤员和慢性伤员。因为地震而造成的急性伤，正如在亚美尼亚的城市中明显发现的情况，是因为建筑物倒塌、碎石掉落、火灾和吸入灰尘造成的。被困在倒塌的建筑物，特别是两层以上的建筑物里面的大多数人被瞬间砸死或者困在里面。被困的这些人中有一些人的身体的某个部位被压在非常重的负载、木头或者石头下面。甚至当把他们救出来时，他们还经常患有挤压综合征和急性肾衰竭。其他人被卷入急剧燃烧的火中，发生火灾后，天然气管道会发生破裂，因此，这些被困的人的身体会遭受大面积的灼伤或者吸入烟雾，这会造成严重的发病率和死亡率。第三类患者遭受急性和慢性呼吸道疾病，原因是吸入大量微粒物质，这些微粒物质因为用混凝土和石头建成的建筑物的倒塌而成烟雾状散开，并且与整个地区发生的火灾产生的烟雾混在一起。根据气候条件，也应当考虑低体温症。

受到亚美尼亚地震影响的城市位于山区，该地区常年多雪，这场地震发生在冬天。50 万人无家可归，其中这些人中有一大部分受到中等程度的外伤和软组织外伤。与地震相关的罕见急性医疗问题之一是挤压综合征。在某些方面，亚美尼亚地震发生的时间非常

偶然，考虑到挤压综合征和二次肾衰竭的发病率非常高。美国肾脏学协会于 1988 年 12 月 11 日召开年会。在该会召开期间，苏联官方提出透析要求，国际肾脏协会对此进行响应。[2] 耶列万医院拥有 10 台陈旧的透析仪，大约 400 名因患有挤压综合征而导致肾衰竭的患者使用这个系统，这些患者都是从地震废墟中救出来的，由于使用人数过多，造成该系统瘫痪。这些患者之中大约有 150 人拥入莫斯科进行透析治疗。剩下的患者之中，有许多人利用提供人道主义援助对地震进行响应的国际肾脏协会提供的机器进行治疗。[3] 这种急性响应也对亚美尼亚产生了积极而深远的影响，其中在余震发生期间和持续期间制订了大量可以忍受的透析计划。[4-5]

震后，亚急性伤和医学疾病通常包括尝试营救被困在废墟中的其他受灾者时受伤的患者。这些伤势非常常见，因为被地震破坏的地区中的许多建筑物在结构上是不稳定的，如果人们试图进入这些建筑物进行人工开挖和营救，它们就可能会进一步倒塌，地震过后常有余震发生。而且由于建筑结构的倒塌和地下实用管线的破裂，以及地下或者地上电线的破裂可能会产生许多新危害。这些二次伤害比地震期间受的伤害要轻。然而如果患者能够适当地治愈而没有发生感染和长期残疾的话，他们就要求适当的干预措施。在亚急性期发生的疾病包括慢性医学疾病的恶化，利用适当的药物或者灾难发生期间遭到破坏的设备治疗后死亡的患者。这些疾病可包括糖尿病、高血压、冠心病和肺病。哮喘和非特异性慢性阻塞性肺病通常在空气质量恶化时发病，而且急性呼吸系统疾病会因为营养失调缺乏抵抗力、睡眠不足和缺少衣物、住宅和食物以及精神紧张而快速蔓延；因灾难直接造成的火中冒出的浓烟以及用于烹饪和取暖造成的烟使这些问题进一步恶化。其他传染病的存在也令人担忧，这些传染病包括肠胃炎，这种病是因为摄取未经冷藏的变质食物和使用破裂水管中流出的受到污染的水，以及使用受有毒物质和溢出的排泄物污染的地表水引起的。

在地震之后数周甚至数月中，会发生许多慢性医学疾病，这些疾病包括未经治疗的或者在这期间部分治疗的类似慢性病，以及拥入缺少适当食物、衣物和避难所的临时住房和拥挤住房中的无家可归之人所罹患的感染并发症。此外，社会环境的破坏可能导致精神疾病，包括外伤造成的应激障碍（PTSD）和抑郁

症。PTSD 和抑郁症在发病之后可持续数月至数年。[6-7]事实上，在美国地震之后，一直在针对儿童和成年人所罹患的这些疾病进行治疗。[8-10]

💡 唯一考虑

有许多考虑对地震中的灾难医疗应急来说是唯一考虑。

1. 地震中，少数可以抢救的人员通常被困在倒塌的建筑物废墟中。有必要迅速部署经过适当训练的搜救队和救生犬以及高科技声波定向器确定这些人的位置并且对其施救。在对亚美尼亚地震的响应过程中，搜救设备非常有限。在营救行动过程中，较长时间的延迟之后这些设备才抵达事发现场。因此，被困在久姆里和斯皮诺克的大多数人丧生。

2. 地震中大多数常见伤势是头部和身体的外伤，包括闭锁性头部外伤和整形外科损伤。灾难医疗响应小组必须准备好处理这些神经外科伤、整形外科伤和软组织伤，以便对伤员进行适当的治疗。在地震中发生挤压综合征的情况比在任何其他灾难中都常见。响应小组应当采取适当的静脉注射剂、设备和技巧评估组织筋膜室综合征，采取筋膜切除术并且治疗挤压综合征。实验室的容纳能力对监督肾功能和必要时提供透析来说是必要的。

3. 地震中，特别是在城市地区常见的其他伤势是烧伤；吸入烟雾造成的吸入性损伤；慢性呼吸道疾病或者亚急性呼吸道疾病的恶化，包括因吸入灰尘、烟雾和碎屑造成的哮喘。灾难医疗响应小组必须做好准备治疗患有这些疾病的患者。

4. 地震大规模地摧毁基础设施，造成医院和医疗诊所无法正常运营和使用。通常情况下，基本设施，包括天然气管线、水管、污水处理设施和发电厂等也会被摧毁。灾难应急小组必须做好准备提供这些基本的服务，包括水、避难所和能量以及临时安装的医疗设施等。虽然医院和诊所在震后仍然屹立不倒，但是它们可能已经无法使用或者如果进入这些设施会非常危险。

5. 地震现场对营救人员来说非常危险。建筑物的残骸、松动线路和泄漏的气体、水和污水到处可见。如果建筑物的结构不稳定，则进入这些建筑物进行搜救或者挖掘被掩埋遇难伤亡人员的搜救人员通常处于危险状态。在首次受到地震的影响之后，

经常会发生余震，因此可以导致仍然屹立不倒的建筑物倒塌。

🌐 隐患

1. 没有及早进行搜救行动。如果身负很重的运土设备的搜救人员能够在短时间内动员起来，那么他们的效率非常高，而且他们能够重现地震的影响。这些行动以发现和挖掘被困在废墟中的幸存者为目标；然而，这部分灾难响应的成本非常高，而且通常来说，相对所有伤亡人员来说，能够营救出来的受害者毕竟是少数，这些人要求短期和长期的治疗。

2. 挤压综合征的识别和治疗。在人们被困在废墟中，并且被少量或者大量的废墟压住后很长一段时间之后，比较容易发生挤压综合征，这导致被挤压的四肢坏死。救援人员应当经过全面训练，并且附带关于如何对可能患有挤压综合征并且开始出现肾衰竭现象的患者进行适当响应的协议。响应小组需要对其进行透析和肾脏会诊，尽管主要的整形外科损伤、挤压综合征血液透析和其他主要的医疗附属专业的干预措施非常实用，而且也经常吸引媒体的注意，但是对地震最重要的医疗响应是公共健康和主要医疗保健方面的措施。

3. 地震中大多数幸存者面临的问题是基础设施的恢复，包括水、避难所、食物和能够提供主要医疗服务的卫生设备和基本医疗设备。忽视这些问题的任何救灾工作都会对少数患者存在短期的昂贵的影响，对受影响的人们的短期、中期或长期健康不存在可持续的影响。

4. 对灾难造成的焦虑和心理应激的早期注意可以改善受灾群众与 PTSD、长期焦虑和抑郁症有关的长期残疾和损害的能力。灾难医疗响应小组必须确保心理医生和精神病医生尽可能早地积极参与响应。

5. 尽管人性提倡立即采取积极干预措施，但是对地震的最佳灾难医疗响应要求对支持从灾难现场清除计划实体的通信信息立即进行快速评估，因此可以适当地分配设备、药物、医护人员、搜救小组和其他资源。

6. 灾难系统概念，诸如事件指挥系统和指挥控制系统必须用于任何灾难响应中以免采取因重复、浪费、理解错误和不必要地进一步浪费生命而造成无效的或者效率低的干预措施。

参 考 文 献

1. Autier P, Ferir MC, Hairapetien A, et al. Drug supply in the aftermath of the 1988 Armenian earthquake. Lancet. 1998；335（8702）：1388-90.

2. Eknoyan G. The Armenian earthquake of 1988：a milestone in the evolution of nephrology advances in renal replacement and therapy. Adv Ren Replace Ther. 2003；10（2）：87-92.

3. Tattersall JE, Richards NT, McCann M, et al. Acute hemodialysis during the Armenian earthquake disaster. Injury. 1990；21（1）：25-8.

4. Eknoyan G. Acute renal failure in the Armenian earthquake. Renal Failure. 1992；14（3）：241-4.

5. Leumann E, Bernhardt JP, Babloyian A, et al. From dialysis to basic paediatric nephrology：an unorthodox project applied in Yerevan Armenia.Pediatr Nephrol. 1994；8（2）：252-5.

6. Goenjian AK, Karayan I, Pynoos RS, et al. Outcome of psychotherapy among early adolescents after trauma. Am J Psychiatry. 1997；154（4）：536-42.

7. Goenjian AK, Yehuda R, Steinberg AM, et al. Basal cortisol, dexamethasone, suppression of cortisol, and MHPG in adolescents after the 1988 earthquake. Am J Psychiatry. 1996；153（7）：929-34.

8. Goenjian AK, Pynoos RS, Steinberg AM, et al. Psychiatric comorbidities in children after the 1988 earthquake in Armenia. J Am Acad Child Adolesc Psychiatry. 1995；34（9）：1174-84.

9. Goenjian AK. A mental health relief programme in Armenia after the 1988 earthquake：implementation and clinical observations. Br J Psychiatry. 1993；163：230-9.

10. Goenjian AK, Najarian LM, Pynoos RS, et al. Post-traumatic stress reactions after single and double trauma. Acta Psychiatr Scand. 1994；90（3）：214-21.

74 龙卷风

Michael D. Jones, James Pfaff

事件说明

龙卷风是最强烈的自然风暴之一。美国每年平均发生 800 次龙卷风，导致 80 人死亡和 1500 余人受伤。[1]龙卷风是在积雨云与地面之间形成的剧烈旋转的气柱。最强烈的龙卷风风速为 250 英里 / 时，能够带来巨大破坏。受损道路的宽度超过 1 英里、长度[2]超过 50 英里。

龙卷风的严重度按傅皮龙卷风级（表 74-1）分级。龙卷风级范围为 F0~F5，最初用于测量龙卷风引起的结构损伤，而现常用于描述与龙卷风有关的风速。通常不能得到龙卷风的实际风速。此外，任何一种龙卷风所分配的藤田标度均不相同。专家确定的藤田标度甚至也会不同。此标度是评定风暴严重度的首选方法。大多数龙卷风的评级为 F0~F1（风速 <113 英里 / 时），仅能引起轻微的结构性损伤，几乎不会引起重大伤亡事故。每年仅有 1%~2% 的龙卷风级标定为 F4~F5（风速大于 206 英里 / 时）。但在美国，极少数的风暴每年造成 50% 以上的龙卷风相关死亡事件。[3]

尽管具有大陆块的中纬度国家发生龙卷风的频率均等，但美国独特的景观和天气形势决定其龙卷风的强度最大。1950~2003 年，美国报告的直接由龙卷风造成的死亡人数超过 4663 人、受伤人数超过 80376 人。除丧生和频发受伤事件外，1950~2003 年，龙卷风造成的财产和农作物损失超过 200000 亿美元。[4]龙卷风的形状和大小各异。美国的任何地点和任何时间均可能发生龙卷风。在南部各州，龙卷风的高发季节为 3 月到 5 月。然而，北部各州的龙卷风高发季节为夏季[2]。由于一些地区（包括北部的得克萨斯州、俄克拉荷马州和内布拉斯加州）的龙卷风发生频率均较高，因此，此区域已被称作"龙卷风走廊"。[5]据计算，北美任一特定城市发生龙卷风的概率为 250 年 / 次。[6]龙卷风走廊范围内的各社区发生龙卷风的概率会高出很多。例如，在过去 100 年，俄克拉荷马州遭受强龙卷风 26 次。[7]

龙卷风袭击很少或根本没有预兆。鉴于研究和观测系统（例如，下一代雷达、交互式计算机系统和其他预报技术），龙卷风提前期已从 20 世纪 90 年代的 5 分钟（国家平均水平）增加到现在的 11 分钟左右。大风暴通常可提前预测和预警。此外，至少应提前龙卷风来袭 20 分钟发出警报。[1]在美国，所有的恶劣天气预警和警报均由俄克拉荷马州诺曼的风暴预报中心（SPC）发出。风暴预报中心（SPC）是国家气象局（NWS）的一个部门。当预报系统显示未来数小时可能发生龙卷风和其他类型恶劣天气时，风暴预报中心（SPC）将发出龙卷风预警。这段时间应将电视或收音机调到地方天气频道，快速审查龙卷风灾难应急计划。仅当监测到龙卷风或当多普勒雷达检测到能够在任何时刻形成龙卷风的雷暴环流时，风暴预报中心（SPC）发出龙卷风警报。[8]

表 74-1 傅皮龙卷风级

类别	风速（英里/时）	受损类型
F0	40~72	小树连根拔起，树枝被折断
F1	73~112	屋顶受损，活动房屋被刮走
F2	113~157	屋顶被移除，活动房屋被拆毁
F3	158~206	屋顶与墙壁被拆毁，所有树木被连根拔起
F4	207~260	房屋被夷为平地，地基发生移动
F5	261~318	建筑物被毁，汽车被扔出100m以外

发出龙卷风警报时，应立即行动，确保安全。尽管监视和恶劣天气警报系统得到了改进，但期望避免因龙卷风灾难产生不必要伤亡的社区须在拉响警报前进行长期准备。

← 事前措施

最重要的事前措施是制订龙卷风灾难计划，并按该计划进行定期演练。龙卷风走廊范围内的社区应频繁进行此类演练。联邦应急管理局（FEMA）公布了一份《针对所有风险的国家和地区紧急应变计划指南》（SLG 101）。指南可从网站下载。[9]SLG 101 含有处理特定的龙卷风规划问题的附录。

通信
指挥 / 控制

指定清晰的命令与控制结构（包括警察、消防、紧急医疗服务和地方医院急诊室）。这些实体应当能够借助无线电设备进行通信。无线电设备无须借助地方电网。

警报系统

确保所有建筑物、拖车式房屋区、养老院和所有医院能全天候获得地方天气预报，且能从风暴预报中心（SPC）接收恶劣天气预警和警报信息。有源警报系统（天气警报器、天气警告收音机、扬声器）比无源警报系统（传统广播与电视）更为有效。[10]

伤害预防
警报 / 庇护措施

面对龙卷风暴，应为即将来袭的龙卷风发出及时警报，并采取适当的庇护措施。这些均是预防伤亡的最重要因素。[11-13]

注重教育

应为面临最大风险的人群提供龙卷风发生时龙卷风警报系统与安全庇护措施方面的公共卫生教育。

1. 居住于活动房屋的人群；
2. 老年、幼年及身体或精神障碍者；
3. 因语言障碍不能理解警报信息的人员。[19]

庇护指南

联邦应急管理局、疾病控制与预防中心及国家气象局（NWS）发布了详细说明最安全庇护措施的指南。庇护措施旨在应对龙卷风警报。庇护措施的概述见表 74-2。

表 74-2　应对龙卷风警报的庇护指南

一般而言：

1. 远离窗户
2. 当发出警报时，迅速移至最安全的区域
3. 若可能，应佩戴头盔
4. 躲藏至家里坚硬部分的下方，并用毛毯、枕头或床垫盖好

如果你在：	你应当：
室外	进入建筑物内部。若被困在外面，则应远离汽车和树木。在沟渠或涵洞内蹲下，并用手保护头部和颈部
活动房屋	离开活动房屋。进入社区庇护所。若未提供庇护所，请参见"室外"（上文）
汽车	将汽车开到路边。离开车辆。不要躲在立交桥下面。若被困在外面，请参见"室外"（上文）
工作场所或学校	进入远离窗户的指定室内房间或门厅，并躲藏在家里的坚硬部分
室内	进入地下室。若无地下室，则进入远离窗户的指定室内房间或门厅，并躲藏在家里的坚硬部分、盖上毛毯

应急医疗响应
医院供水 / 供电

医疗设施不能免受龙卷风的损害。[14]龙卷风来袭后，电力供应和清洁自来水对医疗保障至关重要。所有医院均应制订短期备用电源和供水计划，以预防电力干线和供水管线受损。

创伤系统检伤分类 / 输运

有序布置的创伤系统（配有集中通信系统）能够高效确保龙卷风灾难发生后病情最严重的患者被送到最高等级的医护设施。[15]即使采用此系统，极少数患者仍需从社区医院转至更高级别的创伤中心。重大灾难事件发生前，应拟定转院协议。当这些患者转入农村医院或当正常的城市道路因龙卷风灾难受损或关闭时航空医务输运显得尤为重要。[16]

医院交通控制

交通控制一直被认为是龙卷风灾难发生后急诊室的问题之一。灾难应急计划应包括医院保安部门或地方警务确保地方医院的进出通道。这些机构应了解引导行走伤员、私人汽车和 EMS 车辆的地点，以确保进行适当的验伤和损害评价。[17]

医疗服务机构培训

龙卷风灾难发生后，大多数患者会驾驶私人汽车到医院就医。一些患者可能受伤严重。医疗服务人员应接受适当培训，掌握脊椎固定技术和车内伤员解救方案，以免对尚未获得院前医疗护理的患者造成进一步伤害。[8, 17]

➡ 事后措施

搜救

龙卷风灾难报告（包括 1970 年得克萨斯州拉伯克龙卷风和 1996 年堪萨斯州托皮卡龙卷风）均支持了直观观点，即受伤最严重的受害人及大多数死者均分布在龙卷风的核心袭击区。[8] 受伤严重的受害人可能会被飓风卷跑，撞上飞行碎片或可能处于结构受损最为严重的建筑物中。消防部门、紧急医疗服务（EMS）部门或警用直升机所进行的航空测量能确定受伤最严重人员的区域，引导搜索队伍进入受伤最严重的人员所在的区域，因而能大大改善救援进度。若此区域仍维持这种恶劣天气条件，则航空测量可能受阻。搜索队伍和响应人员应采取适当保护措施，以防受到伤害（例如，坠落的电力线、燃气泄漏和不稳定的建筑结构）。由于龙卷风引起的人员死亡很大程度上是由于未得到快速 EMS 运输，因此，航空测量尤为重要。在多伦多灾害中丧生的患者均未在送往 EMS 前采取保护措施。多份龙卷风灾难报告证实入院时尚存活的患者极少会在住院治疗期间死亡。[8, 15, 18–19]

EMS 检伤分类

应沿龙卷风袭击区周密布置 EMS 区。早期的应答区主要接待伤亡人员，须由其他区或航空医疗输运系统（能够将受伤严重的患者移至住院区并对各个区进行再供应）进行支持。应在移动式 EMS 车辆或公共建筑（例如，学校或教堂）中设置病患集中区。病患集中区应经过仔细挑选，以防出现无线电中断，进而确保医疗指挥 / 控制人员能够与区域内的医疗服务机构保持密切联系（协调疏散源）。若使用航空医疗输运，则人员应接受选择并标记直升机安全着陆区方面的培训。

医院检伤分类

当发生重大灾难时，应立即开放精确的通信渠道，以使检伤分类人员、急诊室医师及手术室人员和外科医生进行通信。龙卷风发生后，入院的伤亡人数呈现双峰形态。受伤最轻的人员首先入院（通常在灾难发生后 5~30 分钟）。重伤员通过 EMS 输运和私有车辆送入医院（通常为龙卷风来袭后 1~4 小时）。[17, 20] 应制订适当、合理的计划，为受伤最轻的人员分配适当资源，以满足重伤员的人员和空间需要。

监控持续的天气报警

多数龙卷风会在几小时时间内袭击某一区域。应急响应团队和急诊室应能够接收到 NOAA 天气报警收音机的信号，并应始终监控风暴。严重水灾或冰雹可能会改变医疗响应。

伤员医疗

伤害类型

龙卷风灾难所产生的大多数伤害均为复杂的、受感染的软组织伤。骨折是第二个最为常见的伤害及入院治疗的最常见原因。[8, 10–12, 15, 19–20] 许多骨折均为开放性骨折，需外科清洗和复位。[21] 头部伤害是龙卷风灾难发生后最为常见的致命伤害。[20, 22] 龙卷风灾难发生后，近 50% 的患者患有软组织伤害。这些伤害均将受到污泥和碎片的严重感染。[8, 9, 22] 龙卷风灾难发生时所留下的伤口通常会因革兰氏阴性菌（例如，大肠杆菌、克雷白氏杆菌属、沙雷氏菌属、变形杆菌属和假单胞菌）引起伤口感染。[23–25]

在龙卷风响应过程中，急诊室的必备资源包括清洁水、良好的照明系统、大量的缝合修复工具及充足的伤口护理材料。水管线受损时，急诊室须使用短期的应急供水系统。如果没有清洁水，则急诊室不能医治患者，而应用作检伤分类或指挥 / 控制中心。[8, 26] 所有急诊室均应配备大功率手电筒供电系统，且应定期检查手电筒电池。若龙卷风灾难引起医疗中心停电，则车头灯将用作临时照明。

实例介绍

　　5月15日下午6点，你正在堪萨斯城郊区的一家社区医院工作。此时，你的分诊医生进入病房，偶遇急诊室（ED）传来"在不远5海里处探测到强烈的龙卷风"的尖叫声。消息称龙卷风正朝大都市区吹来。由于该区域为龙卷风频发区，因此，护士长了解演习，并迅速启动了医院龙卷风响应计划。医院突然停电。在备用发电机的作用下，照明、监控器和计算机在几分钟内恢复正常。

　　一项新技术负责观测候诊室电视机的三个地方新闻台，并在新的预报或其他公共紧急通知中公布护士长的姓名。此项技术还配有电池供电天气预报（NOAA）广播。当与天气相关的灾难发生时，急诊室能够使用NOAA广播。手术室（OR）将接到重大灾难可能造成外伤的通知。此外，应测试住院广播系统，以确保急诊室与手术室之间的充分通信。所有待命医师将收到重大灾难接近的警报，并要求立即响应。呼叫地方警务，请求适当管制进出急诊室的秩序。医院公共事务主任通过蜂鸣器接到警报，并要求在急诊室外设立一个新闻发布区。

　　在接下来的5个小时，你所在的医院约接收200位与龙卷风相关的患者。近70%的患者乘坐车辆到达医院。急诊室和医务人员须对这些患者进行分类。归功于近期的培训，受到钝挫伤或其他高风险伤害的受害者均得到妥善固定。此外，验伤人员应放下衣领。

　　在200名患者中，近50名患者身体未受伤，需安排到红十字会和其他救济机构设立的应急避难所。26名患者的头部受到不同程度的伤害（从轻微脑震荡到颅骨骨折和脑出血）。其中3名患者需转移到区域三级医疗服务机构进行神经外科干预。当地消防和EMS系统提供了两架救护飞机，确保出现重大损伤及医疗服务机构与收治医院间的地方公路出现交通阻塞时能够顺利转移。在值班过程中，你和你的同事负责治疗受骨折和脱臼伤害的患者、14名胸部和腹部受钝挫伤的患者（其中一名患者出现气胸症状需进行胸廓切开术，6名患者送往手术室实施紧急手术）、18名扭伤/拉伤患者和1名胸部受穿通伤的患者（引起脊髓损伤）。此外，该名患者还通过救护飞机转移到区域三级医疗服务机构。总之，你收治了35名受到龙卷风相关伤害的患者。4名患者进入区域创伤中心、4名患者进入重症监护室、6名患者进入手术室、21名患者需进一步接受住院治疗。

　　值完班驾车回家途中，你反复思忖灾难等级。你意识到能在过去几年自愿参与"强制"救灾响应演练是多么光彩的事。医院和员工毫无准备，想想那经历的一幕幕简直让人发抖。

特殊考虑

　　与龙卷风相关的死亡大多发生在到达医院之前。快速的 EMS 输运不会影响龙卷风引起的死亡率。

　　龙卷风引起的软组织伤应被视为受严重污染的伤口。此外，延期一期闭合创面是伤口护理的谨慎措施。

⚠ 隐患

　　在搜救过程中，软组织伤和挫伤占总受伤数的50%。

参 考 文 献

1. National Oceanic and Atmospheric Administration. Available at：http://www.noaa.gov/.

2. National Severe Storms Laboratory. Available at：http://www.nssl.noaa.gov/.

3. Lillibridge S. Tornadoes. In：Noji E, ed. *The Public Health Consequences of Disasters*.New York：Oxford University Press；1997, pp 228–44.

4. National Climatic Data Center. Available at：http://www.ncdc.noaa.gov/oa/ncdc.html.

5. Concannon P, Brooks H, Doswell C. Climatological Risk of Strong and Violent Tornadoes in the United States. Second Conference on Environmental Applications of the American Meteorological Society.2000. Available at http://www.nssl.noaa.gov/users/brooks/public_html/concannon/.

6. Saunderson L. Tornadoes. In：Gregg M, ed. *The Public Health Consequences of Disaster*, *1989*. Atlanta, GA：Centers for Disease Control；1989；127：39–49.

7. Galway J. Ten famous tornado outbreaks. *Weatherwise* 1981；34：100–9.

8. Bohonos J, Hogan D. The medical impact of tornadoes in North America. *J Emerg Med*. 1999；17：67–73.

9. Federal Emergency Management Agency. Available at：http://www.fema.gov/fema/first_res.shtm.

10. Liu S, Wuenemoen L, Malilay J, et al. Assessment of a severeweather system and disaster preparedness, Calhoun county, Alabama, 1994. *Am J Pub Health*. 1996；86：87–9.

11. Duclos P, Ing R. Injuries and risk factors for injuries from the 29 May 1982 tornado, Marion, Illinois. *Int J Epidemiol*. 1989；18：213–9.

12. Brenner S, Noji E. Tornado injuries related to housing in the Plainfield tornado. *Int J Epidemiol*. 1995；24：144–9.

13. Glass R, Craven R, Bregman D, et al. Injuries from the Wichita Falls tornado：implications for prevention. *Science* 1980；207：734–8.

14. Anonymous. Salt Lake hospital survives close brush

with twister, power outage. *Profiles in Healthcare Marketing*.1999；15（6）：48-9.

15. May A, McGwin G, Lancaster L, et al. The April 8, 1998 Tornado：Assessment of the trauma system response and the resulting injuries. *J Trauma*. 2000；48：666-72.

16. Hogan D, Askins D, Osburn A. The May 3, 1999, tornado in Oklahoma City. *Ann Emerg Med*. 1999；34：225-6.

17. Hogan D. Tornadoes. In：Hogan D, Burstein DE, eds：*Disaster Medicine*. Philadelphia：Lippincott—Williams and Wilkins；2002, pp 171-8.

18. May B, Hogan D, Feighner K. Impact of a tornado on a community hospital. *JAOA* 2002；102：225-8.

19. Millie M, Senkowski C, Stuart L, et al. Tornado disaster in rural Georgia：Triage response, injury patterns, lessons learned. *Am Surgeon*. 2000；66：223-8.

20. Mandelbaum I, Noahrwold D, Boyer D. Management of tornado casualties. *J Trauma*. 1966；6：353-61.

21. Rosenfield L, McQueen D, Lucas G. Orthopedic injuries from the Andover, Kansas tornado. *J Trauma*. 1994；36：676-9.

22. Brenner S, Noji E. Head and neck injuries from 1990 Illinois tornado. *Am J Pub Health*. 1992；82：1296-7.

23. Brenner S, Noji E. Wound infections after tornadoes. *J Trauma*. 1992；33：643.

24. Ivy J. Infections encountered in tornado and automobile accident victims. *J Indiana State Med Assoc*. 1968；61：1657-61.

25. Gilbert D, Sanford J, Kutscher E, et al. Microbiologic study of wound infections in tornado casualties. *Arch Environ Health*. 1973；26：125-30.

26. Johnson J. Tornado as teacher：lessons learned in caring for tornado victims lead to revision of one hospital's disaster plan. *Hospitals JAHA*. 1970；44：40-2.

75 洪 水

Sylvia H. Kim

事件说明

洪水是最常见的自然灾害。洪水造成的死亡率高于其他自然灾害。[1]在世界范围内,洪水约占自然灾害的40%。在美国,每年约146人死于洪水灾害,其中大多与暴洪有关。[2]国家每年需支付38亿美元的治洪费用。[3]

从生命与财产损失说,洪水仍是美国头号自然灾害。1889年,2200多人在约翰斯敦溃坝引发的暴洪中死亡。1976年,科罗拉多州丹佛市附近大汤姆逊溪流周围形成了19英尺的水墙,导致附近宿营内的140人丧生。[4]2001年的热带风暴Allison导致41人死亡、财产损失20亿美元。此外,得克萨斯州医学中心的数十名科学家失踪。[5]

洪水可能由充沛降雨、融雪或湿地扩大引起(吸收降水的能力下降)。

堤坝或防洪堤溃堤后,或因冰或碎片拥塞引起水突然泄流后,则降雨6小时后会出现暴洪。暴洪是自然灾害相关死亡的首要原因。[3]

多数美国社区均会遭遇洪水灾害。实际上,美国50个州均出现过暴洪灾害。[6]受最大风险威胁的社区是低洼地区、河流附近及堤坝下游。[4]1998年10月,得克萨斯州中部的洪水导致31人死亡。16起车辆事故中的11(69%)起事故发生在曾有过洪水史的区域。[7]

事前措施

医院应确定其是否在易受水浸影响的地区。国家气象局(NWS)发布了洪水预警和警报,并将详细列表公布在 www.nws.noaa.gov。这些预测以降水和水位为基础。[8]在可能的洪水事件发生之前12~36个小时公布洪水预警结果。洪水预警表明即将发生或将在30分钟内发生的危险事件。[3]洪水预警用于早期疏散方案。

疏散通道应合理规划,并进行适当演练。进行规划时,应从联邦应急管理局的网站 www.fema.gov/mit/tsd 获取洪水风险图。进出医院的常用通道可能会遭遇洪水。因此,应提前规划备用通道。与任何自然灾害一样,运输时间将会增加,且医护人员期望在未经提前调度的情况下救护车能尽快到达。这在很大程度上取决于备用的运输工具,包括航空医疗队与海上医疗队伍。[8]在极端情况下,洪水使北达科他州大福克斯的社区隔离。应设立临时的医疗庇护所,以执行实验室测试、放射和其他辅助服务。[9]

应建立应急通信系统。医院、院前人员和患者之间的通信线路可能会受到洪水侵袭。电话线、911调度线及与医院之间的应急医疗服务通信系统可能会受到损害。为确保通信能力(包括双向无线电、专用信道、手机和互联网连接)充足,应制订一个计划。[10]应实施应急通信系统计划,以进一步请求人员、服务,疏散救助。

洪水属长期事件,可持续几天到几周,甚至更长。[6]因此,应提供充足的救灾物资。救灾物资应包括便携式电池供电的收音机、手电筒、电池、急救药箱、防腐食品和水。[4]

事后措施

洪水发生时,应使用电池供电的收音机或电

视机。美国国家海洋和大气局（NOAA）天气广播将 24 小时不间断播报国家气象局（NWS）发布的警报。若医院未安装专用的无线电接收装置，不能接收信号，则医院可通过 iwin.nws.noaa.gov/iwin/nationalwarnings.html 或从电视机和收音机获取及时的天气资讯。

医护人员和患者应按预先制订的灾难应急计划进行及时撤离。若未制订相应的灾难应急计划，则应在较高位置寻找避难场所。禁止在洪水中行走和驾车。6 英寸洪水所产生的力量能使人跌倒，2 英尺的洪水便能使汽车漂走。[4]1994 年佐治亚州洪水研究表明 71% 的死亡原因与车辆被淹没有关。[2]

🚑 伤员医疗

0.2%~2% 的洪水幸存者需要紧急医疗护理。[1]

洪水引起死亡的主要原因是淹溺。一般洪水退去后可找到受害者。在洪水急性期，通常难以搜索到受害者，接近溺死的受害者很少被送入急诊室。[11]急流洪水能承载汽车、树木和其他大块碎片，引起创伤，包括矫形外科损伤和撕裂伤。[1, 11]另有诸多洪水诱发蛇类和其他动物活动，导致更多动物咬伤的报告。[12-13]此外，水灾发生时或水灾过后，昆虫咬伤和其他病媒传染病例增多。洪水还会污染当地的供水和排水系统。[1, 13]

疾病控制与预防中心[13]对 1999 年 9 月份和 10 月份北卡罗来纳州遭遇暴风 Floyd 时 20 家医院急诊室的数据进行了分析。验尸官发现 52 个死亡病例与风暴直接相关。在此期间，4 个疾病或受伤原因占所有急诊室就医者的 63%：骨科创伤和软组织伤（28%）、呼吸疾病（15%）、肠胃疾病（11%）和心血管疾病（9%）。大多数死者（24/52 或 67%）的死因是淹溺（与车辆有关）。低体温症病例有 19 个、一氧化碳中毒病例有 10 个。此外，与上年同期相比，自杀未遂、暴力和犬类咬伤和节肢动物咬伤也有一定增加。最后，入院前死亡的人员有 5 人。[13]

毫无疑问，淹溺是洪水致死的主因。在冷水中淹没 40 分钟的患者得以成功复苏。神经保护作用使神经完全恢复。因此，现场得到维持后，应尽快进行心肺复苏。应检查是否存在脊椎损伤。此外，还应维持固定。[14]应使用外部和内部复温技术使患者的体温恢复。仅当患者体温恢复到 32℃~35℃时，才可继续

进行复苏。此时，应确定继续复苏的效用。[15]

洪水携带大量的碎片（例如，汽车和树枝），并会引起外伤。矫形外科损伤应复位，用夹板固定，并进行相应护理。洪水期间，需紧急医疗看护的伤害包括撕裂伤、皮疹和溃疡。这些伤口会受到污染，且应通过冲洗和二次愈合等方法进行保守护理。最初愈合的大多数撕裂伤需再次切开伤口感染部位。[1]

洪水引起水污染和病媒感染的患病率增加。水污染通常由水净化和排污系统受损害引起。受污染的水源引起水传染病传播，包括大肠杆菌、志贺氏杆菌、沙门菌和甲肝病毒。水灾事件后，蓄积几天或几周的大面积死水一般会引起病媒繁殖。

洪水还可能引起地面上蓄积的化学品扩散。此外，遮盖洪水排出的化学品的临时庇护所可能会造成居住拥挤和不卫生的状况，使肠胃疾病的患病率增加。[1]

洪水所产生的力也可能会使电力线坠落，淹没电路，并浸没电力设备，使火灾和电气事故的风险上升。[4, 8]

最后，遭受洪水和其他自然灾害袭击的受害者患上精神疾病和物质滥用的风险会增加。一项研究显示，与灾前相比，自杀率上升了 13.8%。[16]我们目前已开始寻找飓风卡特里娜导致本地区自杀率上升的证据。飓风卡特里娜于 2005 年袭击了美国墨西哥湾沿岸地区。

💡 特殊考虑

洪水是最常见的自然灾害，且会对 50 个州产生影响。洪水可持续几天到几周，甚至更长。因此，在很长一段时间，洪水相关的损伤和疾病仍将存在。淹溺是造成死亡的首要原因。淹溺通常与试图冲过洪水的车辆有关。医疗服务机构也可能会出现死亡情况。然而，增加自然灾害培训可降低此类死亡事件的发生。除淹溺外，洪水受害者患上低体温症、污染伤口和水传染的风险也会增加。水处理和污水处理设施可能会受洪水侵害，并引起水污染。

美国大多数社区均可能遭受洪水侵害。在 50 个州和大多数国家均发生过暴洪。受最大风险威胁的社区是低洼地区、河流附近及堤坝下游。[4]进行规划时，应提前获取洪水风险图，并对疏散通道进行相应规划。由于 2 英尺洪水所产生的力能将车辆冲走，因此，当发出洪水警报时，应及早撤离。

🌐 隐患

- 洪水事件发生前，未能规划洪水疏散通道；
- 困于洪水预警区的受灾者使疏散工作受到延误；
- 未能获知指挥当地救灾的人员；
- 缝合受感染的撕裂伤；
- 仍未能使体温低的患者复苏；
- 通知统一的指挥／管理结构，并获得指示；
- 从收音机或电视机收听当地洪水信息；
- 获取应急包和应急通信信息（包括电池供电的收音机）；
- 准备疏散患者和人员，并了解疏散通道；
- 与其他机构进行通信，以确定能够收治患者的医疗机构。

实例介绍

当在急诊室为患者诊病时，一名医务人员发出通知：刚从收音机收听到当地的洪水预警。下一步应做什么？

参 考 文 献

1. Noji E. Natural Disaster Management. In：Auerbach P, ed. Wilderness Medicine：Management of Wilderness and Environmental Emergencies. 3rd ed. St. Louis：Mosby；1995：644-63.

2. Centers for Disease Control and Prevention. Flood—related mortality—Georgia, July 4-14, 1994. MMWR. 1994；43（29）：526-30.

3. National Disaster Education Coalition. Flood and Flash Flood. Available at：http://www.disastercenter.com/guide/flood.html.

4. Federal Emergency Management Agency. Fact Sheet：Floods and Flash Floods. Available at：http://www.fema.gov/library/prepandprev. shtm#floods.

5. Sirbaugh P, Bradley R, Macias C, et al. The Houston flood of 2001：the Texas Medical Center and lessons learned. Clin Pediatr Emerg Med. 2002；3：275-83.

6. US Department of Commerce, National Oceanic and Atmospheric Administration, National Weather Service. Floods：The Awesome Power. Available at：http://www.nws.noaa.gov/om/brochures/ Floodsbrochure_9_04_low.pdf.

7. Centers for Disease Control and Prevention. Storm—related mortality—Central Texas, October 17-31, 1998. MMWR. 2000；49（7）：133-5.

8. Floyd K. Floods. In：Hogan D, Burstein J, eds. Disaster Medicine. Philadelphia：Lippincott Williams & Wilkins；2002：187-93.

9. Stensrud K. Floodwaters bring docs to the front. Minnesota Med.1997；80（8）：14-19.

10. Joint Commission on Accreditation of Healthcare Organizations. Health Care at the Crossroads：Strategies for Creating and Sustaining Community—wide Emergency Preparedness Systems. Available at：http://www.jcaho.org/about+us/public+policy+initiatives/emergency_preparedness.pdf.

11. Pan American Health Organization. Emergency Health Management after Natural Disaster. Scientific Publication 407.Washington DC：Pan American Health Organization；1981.

12. Ussher J. Philippine flood disaster. J R Nav Med Serv. 1973；59（2）：81.

13. Centers for Disease Control and Prevention. Morbidity and mortality associated with Hurricane Floyd—North Carolina, September—October 1999. MMWR. 2000；49（23）：518.

14. Braun R, Kristel S. Environmental emergencies. Emerg Med Clin North Am. 1997；15：451.

15. Jolly B, Ghezzi K. Accidental hypothermia. Emerg Med Clin North Am. 1992；10：311.

16. Axelrod C, Killam PP, Gaston MH, Stinson N. Primary health care and the Midwest flood disaster. Public Health Rep. 1994：109（5）：601-5.

76 海 啸

Prasanthi Ramanujam, Thea James

事件说明

海啸是海床搅动使水排出，构成一系列波。海啸进入海岸地区，造成严重损害。海啸的字面含义是"海湾海浪"。海啸的命名非常恰当。原因是海港海浪平静，不能在海水中看到，但在浅的沿海水域的活动却很强烈。海湾海浪常称作潮汐波或海洋地震波。这种表述完全令人误解。原因是这些术语未能完全描述海啸的特征。潮汐波由月球、太阳或星球引力引起。然而，海洋地震波是由地震引起的。非地震活动也会引发海啸。引发海啸的地质活动主要有以下三种：

1. 发生地震时海床发生断层错动：当海底发生构造地震（由地球的地壳变形引起）时，海洋的和谐遭到破坏。这会引起水体排水，形成波。当受影响的海床面积大时，海啸波形成。尽管世界任何海洋区域都有可能发生海啸，但海啸常发生于太平洋地区。令太平洋海洋地区恐慌的海啸地区称作"太平洋火圈"。极端地震活动区环绕太平洋（从智利南部到北美沿海地区；西部沿阿留申群岛弧；南部延伸至日本和菲律宾；西部延伸至马来西亚和印度尼西亚；东部穿过新几内亚、南太平洋群岛和新西兰）。[1]

2. 滑坡：滑坡始于海平面以上、进入水中或发生在水下。当滑坡传至海底时，海岸产生剧烈的扰动，进而引发海啸。

3. 水下爆炸：水下爆炸由火山喷发引起。火山喷发所形成的机械力能提升水柱，产生海啸。由于下落的碎片所产生的能量和力会传递到水中，激起海啸波，因此，滑坡和天体撞击会从上部推入水中。[2]

海啸的分类

海啸分为三类。根据受影响的区域，海啸分为局部海啸、区域海啸和太平洋海啸。局部海啸限于小片区域，常由沿海或水下滑坡和火山爆发引起；区域海啸最为常见，由于能量不足或缺乏有利地理位置，因此，区域海啸的强度较弱；太平洋范围的海啸不常见，但可能会引起主要损害。[1]

海啸特征

一旦发生海啸，能量将以横波的形式（类似于向池塘中投掷石子所产生的波纹）穿过海洋。一系列波被称作"海洋地震波列"，从活动源沿各个方向向外扩散。地震波相互追随（时间间隔为 5~90 分钟）。[2]原发海啸分为两类：一类进入最近沿岸地区（局部海啸）；另一类进入深海（远距离海啸）。[1]波的移动速度取决于海洋深度，即局部海啸的移动速度小于深海波的移动速度。在深水区，海啸的移动速度可达 500 英里／时。正常波速为 60 英里／时。尽管在公海的移动非常快，但波及距离仅为 1 英尺或 2 英尺，产生小幅的海面上升（海上旅行者通常不能察觉）。然而，当海啸靠近海岸时，波高会随海洋深度的下降而增加。海啸幸存者将其描述为"水墙"。在陆上，海啸的最初现象由哪一部分波首先到达陆地决定：波峰引起水面上升，而波谷引起水面下降。[2]用于测量参考海平面以上水柱高度的术语称作上冲。[3]在 10m、20m，甚至 30m 的海岸，海啸可能会达到最大上冲。与海啸之类的狂浪的描述不同，海岸上的波浪更像是无法控制的快速潮汐。损害在很大程度上由强流和碎片引起。

在海岸线附近形成湍流直墙的少量海啸称作涌

潮。一旦海啸袭击海岸，一些能量返回海洋。在一些情况下，海啸可能会产生边缘波，边缘波将沿着沿海海洋来回摆动。[3]

⬅ 事前措施

海啸一旦形成，则无法停止。因此，制定能够削弱海啸作用的策略至为关键。准备方案的特征是提高意识、缓解灾害。首要步骤是使决策机构、应急人员和公众加深了解。减缓措施包括降低事件影响的步骤。截至1995年，美国国家海洋和大气局海啸防灾减灾计划的特征如下：

1. 确定接近的海啸，并试图减少警报错误。太平洋海啸预警中心（PTWC）是太平洋海啸预警体系（TWSP）的行动中心。该中心于1965年正式变为国际预警中心。太平洋海啸预警中心（PTWC）可通过持续获取太平洋周围150多个警报站和其他国际机构（管理海啸警报站和警报网）的数据对可能会在太平洋或周围区域产生海啸的地震活动进行定位。[5-6]这种方法并非万全之策，误警率极高。日本及美国国家海洋和大气局安装了许多海底底部压力传感器（探测海洋上方是否发生海啸），以提高海啸报告的准确度。在海洋浮标上建立卫星链路系统，以便与海岸进行通信。若受破坏的范围宽，则需向整个太平洋海岸地区发出警报。区域预警中心负责向特定国家和海岸地区发布预警。例如，日本气象厅负责为日本、韩国和俄罗斯提供海啸预警（发生在日本海或东海）。波利尼西亚海啸预警中心负责向法属波利尼西亚和智利提供海啸预警。在美国，西岸及阿拉斯加海啸警报中心负责向美国西海岸和加拿大提供海啸预警。太平洋海啸预警中心（PTWC）负责向夏威夷和太平洋地区的其他美国国家提供海啸预警。[6]

2. 利用通信和疏散资源。局部的准备规划包括：确定安全疏散通道，设立庇护所、关键设施，并对不能迁移的结构（在海啸淹没的道路）进行加固。在准备过程中，预警系统用于发布和有效沟通疏散措施相关的信息。局部海啸将会带来巨大挑战。这些挑战与损害基础设施的地震有关，因而，难以指定疏散方案。当地震等类似事件过后数分钟（时间不足以启动应急响应）发生海啸时，疏散方案将会变得更复杂。规划委员会针对这种情形制定了疏散方案。这些疏散方案包括发布由计算机生成的重点区域的仿真规划图所得到的洪水淹没图，并预测易受灾地区。其他策略旨在改善预警系统，并在确定海啸可能引发地震后立即通报公众。[4]

3. 针对州和当地机构的长期海啸减灾方案提供支持。多州项目及单个州的方案均已提出。这些方案旨在提高公众的意识水平及应对事件的能力。除联邦和州计划外，现存的多个组织均有助于协调联邦、州和地方应急管理机构、公众及国家气象局（NWS）海啸预警系统。增加公众意识有助于维持公众安全意识。社区级的各方面指示包括：

- 建立最低的社区标准（取决于社区规模）。建立24小时运营系统，能够接收、传播并启动社区的预警系统。此外，其他的预警中心和海啸预警中心也应具备通信能力。[7]
- 通过公共建筑物的NWS（NOAA天气广播）、电视和全州电信网向公众传播预警信息。[7]
- 在学校、医院和社区会议上制定预警意识方案，以提高社区的预警意识和预先计划的能力。确定社区内的庇护场所，提供危险区和疏散图，并在学校进行疏散演练。[7]

⬅ 事后措施

阻止灾难发生最为重要。然而，当自然灾害无法避免时，需及时采取管理策略。事后行动阶段由应急活动、复原阶段活动和重建阶段活动组成。应急响应活动实际从事前行动的最后一个阶段开始，且具有许多重叠特征。实例包括：①人员疏散到安全场所，在此情况下，海啸发生在内陆地区或高维度地区；②为事件后无家可归的人员提供避难所和临时寓所。下一阶段从派遣搜救队寻找需要医疗救助的受伤人员开始。鉴于受影响区域的水管可能会遭受损害，因此，需为无家可归的受伤人员提供短期的食品和水。受灾后，需重点注意水消毒和净化，以防因水体污染引发流行病。洪灾发生后，应发出蓄水和水消毒安全标准方面的公告。此举为一项预防卫生措施。由于无家可归人员的过度拥挤和工业、农业和排污系统的溢流会造成严重的健康危害，因此，需在受洪水影响的地区进行流行病学监督。后续管理步骤包括：重新建立与偏远地区的通信、恢复基础设施（通过重新开通道路，清理碎块，并修理受损的房屋和公共建筑）。

最后阶段的步骤包括：创建就业机会，提供工业和农业恢复方面的技术援助，并鼓励开展易于灾区重建的活动。[8-9]

伤员医疗

发生灾难时，大量伤亡可能会超过系统能力。外援到来前，大量伤亡将变为局部系统的负担。加快救治伤员的步骤包括：检伤分类、现场固定和输运至当地医院。检伤分类的目标是优先救治伤势严重、需迅速医疗救助和现场治疗或需快速转移的重伤员。对于受伤严重、最佳医疗方案也难以救活的患者，仅需采用安抚措施。大量伤亡的检伤分类系统有两种：定性系统和定量系统。前一个系统以患者的伤势（与其他伤员和可用的医疗措施有关）为基础，且需要及时地重新评估；后一个系统以患者的初期临床评分为基础，用于预测结果。检伤分类从紧急医疗人员到达现场开始。检伤分类完成后，应评估是否需要医药用品。若绝大多数伤员均需要帮助，则需要其他医疗服务与紧急调度中心进行快速通信。检伤分类以"将最具资格的医护人员指定为临时检伤分类人员"为起点。当获得更多的外援时，临时检伤分类人员的角色将由具备丰富检伤分类经验的人员替代。检伤分类助手能帮助确定患者所属的检伤类别，并协助按受伤严重性和损伤预后使用分类系统（例如，及时治疗、延迟治疗、轻伤和期待治疗）。根据最初的临床图片，优先治疗的一类伤员包括可能出现气道问题（例如，窒息、呼吸道阻塞、气胸、张力性气胸、颌面创伤、气道狭窄、休克和严重的医疗问题）的患者。延迟治疗的患者（或第二优先级的患者）包括出现内脏、血管、面部受伤、脊髓和泌尿生殖损伤的患者，未出现窒息的胸部损伤的患者，存活可能性较小的受害者。一旦患者分类，则需决定是否将患者输运至附近医院或提供现场医疗救助（通过设立必要医疗设施）。决策应以具备资质的输运人员的数量为依据。若医疗服务系统以等待快速运输的患者为主，则需启动先进的现场医疗救治系统。若救援人员或患者所处的环境不安全，则需进行快速输运。应急通信用于向当地医院发布重大灾难状况及是否需要处理多创伤患者的资源。医院应向救灾应变中心报告当前的床位使用情况、收治重伤员的数量及处理危机状况的医疗用品的供应情况。

特殊考虑

- 从严格意义上讲，海啸应称作港湾海浪。原因是海啸对海岸地区造成严重损害。
- 海啸并非孤立波，而是由波列组成，且在海洋中快速传播。
- 与其他潮汐不同，海啸主要是由地震活动引起的。地震活动使海啸的破坏威力增加。
- 由于海啸传播涉及海洋平面到海底的整个深度（即海啸蓄积巨大能量），因此，海啸是独一无二的。[1]
- 海啸预警的发布表明存在引发破坏性海啸迹象，且强烈建议疏散。预警状态是指海啸可能已产生，波的传播时间超过3个小时。若预警升级为警告，则需进行疏散。[1]
- 对于远距离海啸，危险海域是指高出海平面50英尺且在1英里的海岸范围内的海域。
- 对于近源地震，可能的危险海域是指高出海平面不到100英尺且在1英里的海岸范围内的海域。

隐患

- 潮汐波是海啸的误称。原因是后者极为危险，可产生灾难性后果。
- 海啸上冲（高出海平面的水位高度）因陆地的地理特征而异。因此，海岸线沿岸所受到的损害程度不同。
- 地震活动发生后，可能会立即引发局部海啸。因此，用于事件准备的时间很少。
- 事前阶段的假警报可能会使可用资源受到巨大损失。
- 若未能预测到波列或看到海啸而让人们早期回到居住场所，则可能会造成显著的发病率和死亡率。
- 在搜救过程中，软组织伤和挫伤占总受伤数的50%。

实例介绍

　　巴布亚新几内亚是一个群岛，包括新几内亚岛（位于珊瑚海与南太平洋、东印度尼西亚之间）东半部分。1998年7月17日下午6点49分（当地时间），这些岛屿的西北沿岸附近遭受了7.1级强烈地震。接踵而至的是3次可怕的海啸。海啸造成2182人死亡、Sissano、Warupu和Arop村的1万多人无家可归。海啸袭击了40km海岸线附近的土地，以沼泽地（位于海洋和潟湖之间为主）。受袭击的土地是1.5万名部落民的家。这些人靠农业和渔业为生。第一次地震过后约20分钟，第一个海啸槽到达（海啸浪头为7~10m），致使村庄被毁，碎块漂入离海岸500m的内陆潟湖。毁坏性很大，3所学校、一个医疗中心、传道会大楼、教堂、桥梁和政府行政中心均被毁。常见创伤包括多发骨骼和软组织损伤，长成坏疽、溺水及被树枝刺穿而丧命。[10]

　　2004年12月26日发生在东南亚的海啸造成的死亡人数和破坏程度值得一提。印度洋发生了里氏9.0的海底地震。地震起源于北苏门答腊岛以外。此次地震是1900年以来的第四次大地震，引发了海啸。海啸对印度尼西亚、泰国、斯里兰卡和印度南部的沿海区域造成了影响。波浪高达50英尺。在一些地区，波浪向内传播了1海里。

　　距震中约5000英里的南非地区。也有这样的受灾记录。受灾地区的估计死亡人数为30万，150万人无家可归。波浪还严重破坏了该地区的环境。该地区出现了许多问题，包括淡水供应入渗、固体和液体垃圾扩散、生态系统受损及其他问题。经济损失难以计算，包括海岸线工业基础设施损害、渔船队被毁、旅游业萧条。这次海啸的破坏性使该地区的人们对海啸有了更多的认识。鉴于此，在印度洋建立海啸预警系统显得尤为重要。[11]

　　来自世界不同地区的多项个案报告均呼吁改善现有的减灾计划。从历史事件积累的经验包括：

　　1. 组建全球通信网，向高危地区人群发出可能发生海啸的预警信息；

　　2. 地面震动和发出大的海鸣声后，快速感应接近的海啸[10]；

　　3. 将潟湖和海洋之间的区域确定为洪水高风险区，以免海啸后重建[10]；

　　4. 对当地人进行培训，以满足海啸袭击后救援系统部署前的快速救灾需求；

　　5. 确认红树林是否为漂流物（造成更多的物理性损害）的来源，并确认潟湖区的海啸抑制作用是否较小（使更多的内陆地区被毁）[10]。

参 考 文 献

1. British Columbia Ministry of Public Safety & Solicitor General.British Columbia Tsunami Warning and Alerting Plan 2000.Available at：http：//www.pep.bc.ca/hazard_plans/tsunami 2001/Tsunami_Warning_and_Alerting_Plan—2001.pdf.

2. Reed SB. Natural and human—made hazards：mitigation and management issues. In：Auerbach, PS ed. *Wilderness Medicine*. 4th ed. St. Louis：Mosby；2001.

3. U.S. Geological Survey. Tsunamis and Earthquakes：Tsunami Research at the USGS. Available at：http：//walrus.wr.usgs.gov/tsunami/.

4. National Oceanic and Atmospheric Administration. National Tsunami Hazard Mitigation Program. Available at：http：//www.pmel.noaa.gov/tsunami—hazard

5. The University of Washington Earth and Space Sciences. The Tsunami Warning System. Available at：http：//www.ess.washington.edu/ tsunami/general/warning/warning.html

6. National Weather Service. Tsunami Warning Centers. Available at：http：//www.prh.noaa.gov/itic/library/pubs/great_waves

7. State of Alaska Division of Homeland Security and Emergency Management. Tsunami Mitigation. Available at：http：//www.ak—prepared.com/plans/mitigation/tsunami.htm.

8. University of Wisconsin Disaster Management Center. Natural Hazards：Causes and Effects. Lesson 3：Tsunamis. Available at：http：//dmc.engr.wisc.edu/courses/hazards/BB02—03.html

9. Noji EK. Natural disaster management. In：Auerbach PS, ed.*Wilderness Medicine*.4th ed. St. Louis：Mosby；2001.

10. James F, Lander LS, Whiteside PA, Lockridge PA. Two decades of global tsunamis 1982—2002. *Science of Tsunami Hazards*. 2003；21（1）：3.

11. Wikipedia. 2004/Indian Ocean Earthquake. Available at：http：//en.wikipedia.org/wiki/ 2004/Indian_Ocean_Earthquake.

77 热 浪

Alison Sisitsky

事件说明

　　热浪是长时间湿热天气造成的。高温天气的持续时间决定着人们受影响的程度。过高温度持续不到 2 天，就极易滋生疾病。然而，特定人群遭受此天气的风险正在增加。这些人群可能会出现早期症状。患有保前疾病或服用大量药物的老幼年人群及城市居民更易患上热疾病。

　　每年有成百上千人死于热疾病。疾病控制与预防中心估计 1979~1997 年，7000 名美国人死于酷热天气。其中 1995 年 7 月的芝加哥热浪导致 600 人死亡。1996 年亚特兰大（佐治亚州）夏季奥运会期间，1059 人因患热疾病而接受治疗。在这些死者中，89% 为观赛者或志愿者。[1]

　　人体散热有四种方式。辐射是借助电磁波进行的被动传热过程，这种散热方式占总传热量的 65%。蒸发是将液体转换为气体。仅当室外温度到达 35℃ 时，才能通过蒸发散热。蒸发这种散热方式占总传热量的 30%。对流是将热散发到空气和水蒸气分子的过程，仅占总传热量的 10%。最后，传导是借助身体接触传热的过程，仅占总传热量的 2%。[2]

　　热浪是美国最为常见的紧急事件之一，且为导致死亡的主要环境诱因。因寒冷而引起的死亡为第二环境诱因（图 77-1）。

事前措施

　　热浪来袭时，控制疾病的最重要措施是在热浪开始前进行公共教育。潜在热浪接近时，国家气象局（NWS）发布热浪警报。热指数（HI）是指湿热交加时，身体感受到的温度。例如，如果温度为 32.2℃、相对湿度为 60%，则热指数（HI）为 37.2℃。[1]

　　公众教育能使人们加强自我保护，尽量避免接触过高温度。若能遵守下列建议，则热疾病的风险将会降低。减少剧烈运动或重新安排户外活动，直到一天中温度最低的时段。穿轻质衣物和浅颜色衣服。禁止佩戴封闭帽，否则，散热和热蒸发将受阻。引用大量水或其他无酒精饮料。禁止饮酒。尽量长时间待在空调屋内，且不受阳光直射。[3]

事后措施

　　在院前设置中，为患者消热。脱去患者衣服，并在颈部、腋窝和腹股沟处敷上冰块。此外，应在身体上方放置一个湿垫，以促使体热耗散到环境中。应开始静脉注射。若患者精神状态有变，则应考虑注射葡萄糖、硫胺素和纳洛酮。

　　不间断测定生命机能，并由直肠探针获取准确的

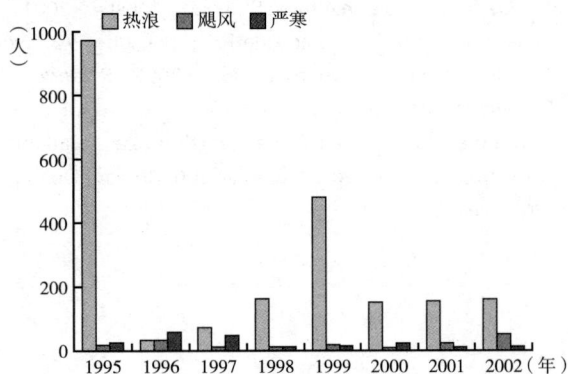

图 77-1　热浪导致的死亡人数

注：1995~2002 年，美国热疾病导致的死亡人数超过了飓风和严寒导致的死亡人数。（图形改编自 http：//www. disastercenter. com 采集的数据。）

核心温度。实验室评定包括全部血球数（旨在测定白细胞增多及电解液液位与尿液分析）。可能存在高钠血，并出现严重的脱水症状。可能出现急性肾功能衰竭和肌红蛋白尿（横纹肌溶解）。若疑似中暑，则需进行肝功能测试和絮凝研究，以测定肝坏死或弥散性血管内凝血。

其他诊断测试应包括针对老年患病者或带有心脏病危机因子的患者进行心电图测试，针对精神状态改变患者进行脑部 CT。同时，还应进行胸部 X 射线检查，以确定是否存在呼吸衰竭综合征。[4-5]

🩺 伤员医疗

快速降温措施包括用冷雾喷射脱去衣服的患者，用床头风扇铺开冷雾，并在颈部、腋窝和腹股沟处敷上冰块。

若患者状态稳定，则水中浸泡为有效方法。然而，此措施难以治疗具有心血管损伤迹象的患者。

对于患有高温症（温度 > 40℃）的患者，应考虑使用冰冻的腹腔灌洗和心肺转流术。

当出现主动降温时，应开始为患者灌注浓度为 0.5~1L 的生理盐水。儿科患者应接受 20mL/kg 的药丸。

考虑使用的药物包括肌肉痉挛镇痛药、苯二氮平类药物（治疗癫痫或严重颤抖）及葡萄糖、硫胺素和纳洛酮（用于精神状态变化的患者）。

出现中暑症状（高温症、无汗症及精神状态不稳定）的患者应送至 ICU 病房接受治疗。出现中暑虚脱（高温症，温度 >40℃）的患者，中枢神经系统出现功能紊乱、脱水、恶心/呕吐和电解质异常。出现电解质异常和横纹肌溶解症状的老年患者应入院接受治疗。[4-5]

💡 特殊考虑

处在年龄两极的人会增加热疾病的患病风险。体表面积与质量之比变大的儿童罹患热疾病的风险较大。儿科患者的水分灌注液由浓度为 20mL/kg 的静脉注射液组成。若存在低血糖症，则应为患者静脉内注射浓度为 2mL/kg 的 D25W（时间为 1 分钟）。

鉴于基础医疗条件和药物治疗会加剧热疾病，因而，老年患者的风险更高。全面分析病史，并进行身

体检查，均有助于治疗。

表 77-1 概述了严重热损伤的风险因子。[2, 4-5]

表 77-1　严重热损伤的风险因子

- 脱水
- 肥胖
- 衣物厚重
- 体质差
- 心血管疾病
- 皮肤病（烧伤、湿疹、硬皮病、牛皮癣）
- 发热性疾病
- 甲状腺机能亢进
- 酒精中毒
- 用药（可卡因、安非他明、麻醉剂、麦角酸二乙基酰胺、五氯苯酚）
- 经济社会条件差
- 药物（抗精神病药、抗胆碱能药、钙通道阻滞剂、β-受体阻滞剂、利尿剂、α 受体激动剂、交感神经能拟似药）

🌐 隐患

考虑引起精神状态改变患者高温症的其他原因。鉴别诊断包括酒精戒断、恶性综合征、恶性高热、毒性反应（抗胆碱能药、水杨酸类、五氯苯酚、可卡因、安非他明）、传染源（破伤风、败血症、脑炎、眼膜炎、脑脓肿、伤寒症、疟疾）、内分泌异常（甲状腺危象、糖尿病酮症酸中毒）、癫痫持续状态和脑出血。

对于患有高温症状的患者，莫忘考虑急性心脏事件或严重电解质异常。

考虑精神状态改变的其他原因，包括高温症、硫胺素缺乏或麻醉剂过量。[6]

实例介绍

今天当地举行马拉松赛。参加马拉松赛事的有 2000 人。当地温度预计为 37.2℃。比赛开始于 2 小时前。医疗控制存在问题。不仅赛跑者出现热疾病症状，许多观赛者也出现了热疾病症状。目前，已送来 3 名患者。第 1 位是一名 40 岁的男性患者，出现了呕吐和严重腹痛症状，已不能完成比赛；第 2 位患者为女性观赛者，她在等待妈妈完成比赛，此时，出现了昏厥症状；第 3 位为一位 85 岁的女性患者，她负责为参赛者提供饮用水，出现了出汗、呼吸短促，且现在反应迟钝。尽管你们采取了医疗控制措施，但分诊护士递给你一张"可能有 5 位患者需救治"的便条。你准备怎样治疗这些患者？同时，你应注意什么问题呢？

参 考 文 献

1. Wetterhall SF, et al. Medical care delivery at the 1996 Summer Games. *JAMA* 1998：279，1463-1468.

2. Moran DS, Gaffin SL. Clinical management of heat-related illnesses. In：Aurebach PS, ed.*Wilderness Medicine*. 4th ed. St. Louis：Mosby；2001：290-317.

3. The Disaster Center. Available at：http：//www.disastercenter. com

4. Walker JS, Barnes SB. Heat emergencies. In：Tintinalli JE, ed. *Emergency Medicine：A Comprehensive Study Guide*. 5th ed.New York：McGraw-Hill；2000：1237-42.

5. Doucette M. Hyperthermia. In：Schaider J, et al, eds. *Rosen and Barkin's 5-Minute Emergency Medicine Consult*. 2nd ed.Philadelphia：Lippincott Williams & Wilkins；2003：562-3.

6. Schmidt E, Nichols C. Heat- and sun-related illnesses. In：Harwood-Nuss A, Wolfson AB, Linden CH, Shepherd SM, Stenklyft PH, eds.*The Clinical Practice of Emergency Medicine*. 3rd ed.Philadelphia：Lippincott Williams & Wilkins；2001：1667-70.

78　严冬风暴

Alison Sisitsky

事件说明

大雪、强风和冻雨共同构成严冬风暴。国家气象局（NWS）发布未来灾害严重性相关的信息。严冬风暴有多种，包括暴风雪、大雪、雨夹雪和冰暴。暴风雪由低温、雪及大风（风速 35 海里 / 时、能见度小于 1/4 海里）等综合因素构成。大雪是指在不到 12 小时的时间内降雪量为 6 英寸或更多。雨夹雪是指撞击地面后会弹起的冻雨滴。最后，当雨撞击地面并凝固时，发生冰暴。冰可在道路和电力线上积累，造成损害并酿成危险的电气危害。[1]

在美国大陆，严冬风暴的发生率约为 105 次 / 年。严冬风暴造成死亡的原因包括交通事故、用力过大和暴露。[2] 在这些死亡病例中，70% 发生在汽车内，25% 发生在汽车外。[1]

事前措施

严寒风暴来袭时，最重要的措施是号召公众做好准备。准备工作包括为公众提供严寒风暴来袭时间、如何发现救援人员及如何处理与严寒风暴相关的潜在危险等方面的指导。

国家气象局（NWS）将通过广播和电视发布 24 小时内可能的严寒风暴警报。警报等级分为监测、通告和预警。当预报会出现危险天气时，应发布监测警报。在严寒风暴阶段，应发布通告警报（将危险冬季天气状况告知公众）。发布预警时，天气非常危险，可能会威胁生命。[1]

公众应获取一份严寒风暴计划和多种用品。每个家庭均备有额外的毛毯和保暖衣，包括外套、手套、帽子和防水靴。应配备灾害应急包。美国红十字会建议配备一个急救药箱、一台电池供电的天气预报收音机、备用电池、罐头食品、开罐器、3 天的瓶装水（1 加仑 / 人·天）和备用的御寒衣物。此外，汽车应在晚秋加装防冻装置，包括在汽车内部放置灾害应急箱。[1]

当发布严寒风暴预警时，公众应遵守一般规则：待在室内（若需外出，则应穿上多层轻质衣物，戴上帽子和手套），保护皮肤不受风寒，在冰雪地上谨慎行走，且在除雪时不得用力过大。

当人被困在车内时，则建议待在车内（将亮色的衣物放置在天线上）。每小时启动一次车辆，并使用暖风 10 分钟，以便保暖。坐在车内时，继续移动胳膊和腿，以维持体温。[1]

院前治疗包括保持患者体温。如果患者体温过低，则应尽量减少患者的活动量。测定生命机能，移除湿冷衣物，并盖上毛毯。详细内容，请参见本文后面的"低体温症"治疗部分。若能够触及患者脉搏且送来的时间不长，则不建议开始心肺复苏术。

事后措施

尽快将患者从严寒环境中移开。移除所有的湿冷衣物，以免出现进一步热损耗。[3]

应为遭遇严寒风暴的患者考虑的健康状况包括低体温症（轻度、重度和严重）、冻伤、一氧化碳中毒和过劳性损伤。[3]

需尽快清除道路上的冰雪。此外，还需清理医院附近的车行道和人行道，确保患者安全。

伤员医疗

测定生命机能，并确定核心体温。需对血液进行评估，以确定是否存在综合征，包括乳酸酸中毒、横纹肌溶解和出血素质。此外，建议进行毒物学筛选。应获得心电图，以评估时间延长、位置高低（图78-1）和节律障碍。[3]

核心体温为 32℃~35℃ 时，出现亚低温症状。患有亚低温症的患者可能会出现呼吸急促、心跳过速、颤抖或中度精神状态变化。移除湿衣物后，应开始被动体表复温。毛毯或任何其他绝缘材料应有助于内生产热。当核心体温为 28℃~32℃ 时，出现中低温症状。这类患者的心率、心输出量会下降，并出现中枢神经系统紊乱。这类患者面临肾衰竭、心房颤动和心率减慢等风险。可能会出现反常脱衣现象。应迅速采取被动和主动体表复温法。热毛毯、电热毯和暖空气应添加到患者身上，以减少热量损耗。应敷热患者的躯干，以防核心体温下降。敷热躯干的目的是抑制末梢血管的过度舒张。患者移开寒冷环境，并复温后，自然会出现末梢血管舒张。冷血分流至身体核心部位，引起体温下降、低血压、心肌灌注不良及心室纤维性颤动风险。[4-6]

当身体核心体温低于 28℃ 时，出现严重低体温症。患有严重低体温症的患者可能产生低血压、心动过缓、心室纤维性颤动、肺水肿和昏迷。应小心移动这类患者，以免引发心室纤维性颤动。需针对这类患者采取主动式体内复温法。如前所述，也可采用体表复温法。含湿氧气和热静脉注射液是为严重低温症患者保温的创伤最小的方式。腹腔、胸膜腔和膀胱可用 45℃ 的液体进行灌注。

若患者无心电节律，则应继续使用胸膜灌注，以免诱发心室纤维性颤动（放置胸管）。利用血液透析和心肺转流术进行血液加温是提高核心体温的可行方法。事件需使用这类措施之前，应与其他部门（参与这些过程）共同合作制定侵袭性和创伤复温程序协议。[4-6]

尽管之前可用溴苄胺治疗低体温症相关的心律失常。然而，现在却找不到这种药物。应按照高级心脏救命术（ACLS）治疗心律失常。患者体温恢复正常之前，难以治疗心律失常。[5]

低温造成的组织损伤常见于严寒风暴事件中。风险因子包括精神状态变化、高龄、营养不良和周围性血管疾病。组织损伤从轻度损伤（冻疮）到严重损伤（冻伤）。冻伤是接触 2℃ 以下低温引起的局部损伤。冻伤的第一阶段是最初冻害（开始出现细胞损伤），第二阶段是复温过程中出现的再灌注损伤。在最初，整个损伤可能并不明显。不要擦拭或推拿受冻部位。治疗包括水浴中快速复温（温度为 40℃ 和 42℃）。患肢应浸泡 15~30 分钟。水泡应保留完好。涂有抗生素药膏的纱布应覆盖受侵蚀部位。其他补救措施包括使用芦荟汁和布洛芬。需更新破伤风状态。建议患者不要吸烟。[3, 7-8]

若患者出现头痛、头晕、恶心、呕吐、混乱、癫痫或昏迷等症状，则应考虑一氧化碳中毒。若患者状态稳定且配备有氧舱室，则应为患者输 100% 氧气，并考虑采用高压氧疗法。

动脉血气和碳氧血红蛋白水平有助于引导疗法。[9]

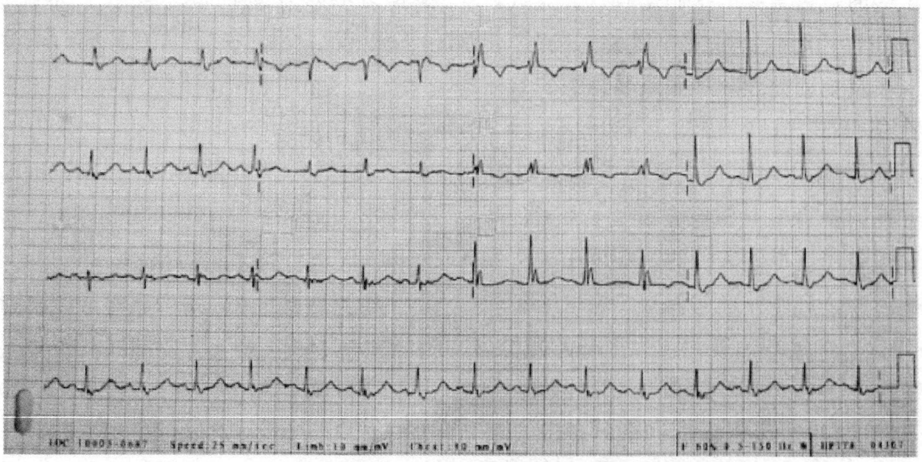

图 78-1 低温症患者的心电图（QRS 波群后出现特征 J 波）

若因严寒风暴而长时间断热断电，则可能会出现一氧化碳中毒症状。室内使用的化石燃料产热装置有助于缓解这一状况（1999 年纽约上州的冰雹）。

特殊考虑

年龄过小或过大均为导致严寒疾病的危险因子。该年龄段人群的颤抖机能不足，因此，出现低温症的风险较大。婴儿体表面积与质量之比大，可快速散热。老幼年人群不能采取保温措施。

巴比妥类、苯二氮平类药物、氯丙嗪和三环抗抑郁药等药物均会增加低温症的患病风险。

隐患

- 对整个患者进行不间断测定。
- 考虑引起精神状态改变的其他原因，并考虑服用纳洛酮、硫胺素和葡萄糖。
- 莫忘为患有冻伤的患者评估低温症。
- 若患者患有冻伤，则不允许擦拭患部。监测复温镀浴温度，以免四肢再冻结。若皮下组织下方的结构出现严重冻伤，则需到外科诊查。应将再次接触低温区的危险告知患者。

实例介绍

昨天，国家气象局（NWS）发布了严寒风暴预警。今早可能有暴风雪来袭。昨晚晚些时候开始出现降雪。当地学校已经停课。救援医疗服务系统刚一到达就在桥下发现一位无家可归的人。此人已无反应。他赤裸着身体，已被冻僵，尚有细脉。医疗人员当场为其插管，并开始灌注静脉注射液。然而，医疗人员不能获知血压读数。还需采取什么措施才能救助这位患者呢？

- 对于患有低温症的患者，应不间断获取直肠的实际温度。切记：温度恢复后，治疗心律失常的效果最佳。应以适当方式搬运患者，以免引起心律失常。继续使患者复苏，直到核心体温不低于 32℃ 为止。继续进行液体复苏，并监测核心体温后降。[3, 5]

参 考 文 献

1. Thousands Without Power After Southeast Ice Storm, 2000, CNN.com. Available at：http：//edition.cnn.com/2000/WEATHER/01/24/ice.storm.02/
2. Spitalnic SJ, Jagminas L, Cox J. An association between snowfall and ED presentation of cardiac arrest. *Am J Emerg Med*. 1996；14（6）：572-3.
3. Schaider J. Hypothermia. In：Schaider J, et al, eds. *Rosen and Barkin's 5—Minute Emergency Medicine Consult*. 2nd ed.Philadelphia：Lippincott Williams & Wilkins；2003：584-5.
4. UpToDate. Available at：http：//www.uptodate.com.
5. Currier J. Hypothermia. In：Harwood—Nuss A, Wolfson AB, Linden CH, Shepherd SM, Stenklyft PH, eds. *The Clinical Practice of Emergency Medicine*. 3rd ed. Philadelphia：Lippincott Williams & Wilkins；2001：1664-7.
6. Danzl D. Accidental hypothermia. In：Aurebach PS, ed. *Wilderness Medicine*. 4th ed. St. Louis：Mosby；2001：135-77.
7. Gonzalez F, Leong K. Cold—induced tissue injuries. In：Harwood—Nuss A, Wolfson AB, Linden CH, Shepherd SM, Stenklyft PH, eds.*TheClinical Practice of Emergency Medicine*. 3rd ed. Philadelphia：Lippincott Williams & Wilkins；2001：1661-4.
8. Arnold P. Frostbite. In：Schaider J, et al, eds. *Rosen and Barkin's 5—Minute Emergency Medicine Consult*. 2nd ed. Philadelphia：Lippincott Williams & Wilkins，2003：436-7.
9. Chang A, Hamilton R. Direct relationship between unintentional workplace carbon monoxide deaths and average U.S.monthly temperature. Academic Emergency Medicine *AEMJ* 2002；9：531.

79 火山喷发

Gregory Jayr

🔆 事件说明

火山喷发能够造成严重的生命损失以及严重的医疗和社会经济被破坏。自 1700 年以来，记录有 27 万人死于火山喷发。每年发生 2~4 次严重的火山喷发事故。[1-3] 世界上 80% 的活火山位于太平洋盆地附近（大陆板块与海底板块发生俯冲）。[1,4] 1990 年，生活在活火山 100km 范围内的人口约占世界人口的 10%。[1] 随着世界人口的不断增长和城镇化进程的推进，火山喷发引起创伤和死亡的风险将会增加。

火山喷发的威力决定伤情特点。火山喷发是地球表面出口或孔喷射气体和固体材料的过程。脱气或溶于岩浆的挥发物的释放均会为火山喷发提供动力。当岩浆升至地球表面时，熔岩上的压力将促使熔化物中挥发物和气体的释放。[5] 熔化物中含硅量越高，则剩余的黏性物质和聚合物质越多。因而，可稳定挥发物质和气体。[1] 当岩浆突然释放高溶解的挥发物时，可能会发生快速和爆炸性脱气，进而引起典型的爆裂喷发。此时，可能会有火山弹和火山灰喷出。岩浆硅含量越低，脱气过程越缓慢、缓和或随后出现流动喷发。[6] 板块俯冲带沿岸的火山易于产生更为剧烈的火山喷发。原因是岩浆中的含硅量及溶解的挥发物的浓度高。[1]

许多物理与化学性危害均与火山喷发有关。火山熔岩致死率低。火山熔岩流速通常缓慢。火山熔岩的流动易于被阻止。火成碎屑流所引起的死亡人数最多。[2] 火成碎屑流由大量的热火山灰、火山岩浆碎片和气体组成。火成碎屑流从火山喷发而出，并快速向下移动（速度为几百英里 / 时）。[6-8] 碎屑流中的岩石和碎片可能被高速抛起，产生严重的间接

冲击波伤害。火成碎屑流极具毁坏性，且会对其喷发区域内的生命造成致命打击。火成碎屑流的温度高达 600℃ ~900℃，可引起严重烧伤或死亡。[6]

火成碎屑流可喷射很长一段距离（以喷发口为起点）。火成碎屑流的覆盖半径为 15km。1980 年圣海伦斯火山喷发时，火成碎屑流喷射距离达到了 17 海里。[7] 一次火山喷发时，火成碎屑流通常会多次喷发。此外，非暴烈喷发活动也报告有火成碎屑流产生。[9-10]

火山喷发引起死亡的另一原因是火山灰。火山灰包括火山喷发时产生的岩浆固体碎片和火山岩。[6,8] 喷出物可能会引起严重的头部伤害、灼伤和钝挫伤。[11] 小于 2mm 的火山灰碎片为灰烬；2~64mm 的碎片被称作火山石，大于 64mm 的碎片常被称作火山弹或熔岩块。火山喷发后，熔岩块和火山弹大多沿弹道轨迹降落在距喷发口几米到几千米的位置。路径和最终的碰撞点取决于碎片初速度。弹道碎片为火山口附近的严重危害因素。但随着距离的增大，这种危害因素将逐渐变为次要危害。空气阻力还能阻止半径小于几厘米的弹道碎片从距火山喷发口几百米的位置落下。[6]

火山灰云将构成潜在的健康危害。火山碎屑的小颗粒在热喷发云的对流作用下上升，可从活火山顺风飘移几百千米。[6] 沿顺风方向飘得越远，火山碎屑沉积物形成的颗粒越细。原因是火山灰颗粒越粗，则火山石降落位置越靠近火山。[6] 在非常大的火山喷发中，火山碎屑堆积物深度可达几米。相关的火山石和火山灰沉降层重量足以使中午的天空昏暗。[6] 尽管火山碎屑物粒度会随着与喷发口距离的增加而减小，但是直径小于 10μm 的可吸入火山灰和颗粒的比例不会增加。[6]

目前有关火山灰呼吸作用的研究资料非常少。接触火山灰（硅和方石英含量高）可能会诱发急性硅肺病。[12-13]

蒙特色拉特岛苏弗里耶尔火山和1980年圣海伦斯火山喷发研究中均无急性硅肺病例的报告。火山灰样本报告显示，这两次火山喷发的方石英和硅的含量均比较高。[12-13]这些研究结果显示，蒙特色拉特火山喷发期间儿童的气道反应性和喘息略有增加，哮喘和支气管炎急诊室的就医患者数是上一年就医患者数的两倍。[13-14]之所以未报告急性硅肺病病例是因为人们未长时间接触足够高的含硅火山灰，未能形成急性硅肺病症状。[13]若长时间接触火山灰，则患上硅肺病的风险非常大，但风险难以量化。[13]

火山落灰时，空气中总悬浮颗粒物（TSP）含量是呼吸状况急诊室就医人数的重要指标。当总悬浮颗粒物（TSP）含量超过30000μg/m³时，呼吸疾病急诊室的就医人数最多。[14]急诊室就医人数随着总悬浮颗粒物（TSP）水平的下降而减少，但是自出现总悬浮颗粒物（TSP）峰值水平后3个星期内未恢复到正常水平。[14]当总悬浮颗粒物（TSP）水平较高时，急诊室的气喘就医人数最多。[14]（降雨大幅降低总悬浮颗粒物水平，这一点需牢记。）[14]

火山气体也会构成潜在的健康威胁。需对火山气体排放物的组成成分和主要的天气条件进行评估，以确定火山气体的危害。[6, 15-16]水蒸气是释放量最多的火山气体，其次是二氧化碳和二氧化硫。[5-6]火山排放物还包括少量的硫化氢、氢气、一氧化碳、氯化氢、氟化氢、氨气和微量的其他气体。[5]

对人类、动物和农业构成最大威胁的火山气体包括二氧化硫、二氧化碳和氟化氢。[5]二氧化硫可对上呼吸道、下呼吸道、黏膜表面、眼睛和皮肤产生刺激作用。[5, 17]火山气体排放物健康危险评估研究很少。在夏威夷开展的一项研究表明，火山二氧化硫排放物对反应性呼吸道疾病的影响尚不能确定。[18]二氧化硫可形成酸雨。酸雨与金属屋顶的镀锌层发生化学反应，产生重金属。重金属排放到饮用水和流域。[16]

尽管氟化氢也会引起上呼吸道和下呼吸道的刺激性反应，但仍会使牲畜面临巨大风险。火山灰充满氟化氢。一旦吸入，则会造成氟中毒，并引起动物死亡。[5]氟中毒会对人类种群造成理论上的危险，但在摄入食物前洗去食物的火山灰，并检查当地饮用水的氟化物水平便可避免氟中毒。

二氧化碳是火山活动中排放的第二种常见气体。二氧化碳无味、无色、密度大于空气，因此，二氧化碳将在低处蓄积。若呼吸气的二氧化碳浓度高于20%~30%，则会迅速引起意识不清和窒息死亡。[5]若已释放或怀疑释放大量二氧化碳，则不得冒险到低洼处或地窖。应严格划分二氧化碳和空气的界线。将患者置于二氧化碳致死浓度是关键一步。

火山喷发时，其他气体的释放量可能非常小。应重点考虑的排放气体是硫化氢。硫化氢是毒性非常强的气体。这种气体的密度相对较大，可在低洼处蓄积。[6]硫化氢释放臭鸡蛋气味，可能会刺激眼睛和上呼吸道。长期接触还可能会引起肺水肿和细胞窒息死亡。[5, 17]需确定火山的发射光谱，以确保不存在较高浓度的危险性微量气体。

火山碎屑流（俗称火山泥流）和塌方的破坏性非常大。松散岩石块混有降水、融化雪块或另一种浓浆（以大于50km/h的速度流动到山腰或峡谷）。[6, 19]高含沙量的火山碎屑流可毁坏建筑物、桥梁和其他建筑物（未被洪水毁坏）。[6]遭遇该种火山碎屑流侵袭的人通常难以生存。[6]

火山不活动时，也会发生火山泥流。飓风引起的强降雨和地震引起的火山碎屑和沉淀物的毁坏均会产生火山泥流和泥流。[20-21]湖水溃堤也会引起火山泥流。河流被泥流堵塞或其他火山沉淀物溢出新筑堤坝几个星期或几个月后将出现湖水溃堤状况。初始水暴涨后河道下游堵塞物和河堤的腐蚀将使大量的沉淀物汇入火山碎屑流。[22]形成的火山碎屑流被称作冷泥流。冷泥流与热泥流的不同之处在于，热的火山碎屑形成的泥流仍将在下游保持较高温度。[6]

当无明显火山喷发活动时，火山造成的特有威胁是气体排放。在1984年喀麦隆莫瑙恩火山喷发活动中，73人死于湖水翻滚释放的二氧化碳。[23]类似的火山喷发活动发生在喀麦隆尼奥斯湖（1986年）。这个湖为火山口湖。处在低洼地区的约1700人因二氧化碳的大量释放而死亡。[23]人们认为二氧化碳将在湖的深水区逐渐蓄积。尼奥斯湖的湖水翻滚和气体释放由降雨或山崩引起。

与火山喷发活动相关的其他风险包括闪电、海啸和地震。火山喷发时，火山灰云引起闪电放电和雷击，使人被电死。[24]有关这类灾害的详细资料，请参见本书的"海啸"和"地震"二文。

← 事前措施

以下为重要的事前问题：

1. 非常靠近医疗机构的火山是否存在喷发的危险？请联系美国地质调查局或同类的权威机构确定火山是否喷发。

2. 你所在的医疗机构是否制定了应对火山喷发的重大灾难应对方案？请参见本书"灾害管理概述"部分寻求重大灾难处理战略制定方面的帮助。

3. 若发生火山喷发，你所在的医疗机构是否需要进行疏散？巴布亚新几内亚拉包尔破火山口的火山喷发事件（发生时间1994年），医疗机构进行了疏散。原因是该医疗机构处在散落区。[24] 若你所在的医疗机构在山谷或平原（具有火山泥流或泥流历史），则需进行疏散。

4. 是否准备了灾难应急计划？该计划是否可行？是否能够及时通知和疏散医院人员（面临危险）？由于火山喷发活动的大多数死亡发生在开始的24小时，因此，准备工作至关重要。[2] 请参见本书"灾害管理概述"部分寻求重大灾难处理战略制定方面的帮助。

5. 当发生火山喷发，医疗机构需进行疏散时，是否制订了疏散计划？是否与潜在散落区外的相应医疗机构进行了协调？

6. 医疗机构是否有相应的医疗用品和个人防护设备？若医疗机构配有二氧化硫、硫化氢、二氧化碳和一氧化碳探测器，则有益于应对气体释放。[15] 需配备专用面具，以便防尘和防毒气。防微粒口罩不能提供充足的防护功能。根据世界贸易中心的救灾经验，纽约职业安全和健康委员会建议使用美国职业安全与健康国立研究所（NIOSH）许可的N—100或N—95等级的空气净化呼吸器。[25] 其他有用设备包括安全帽或头盔和耐热衣物。[11]

7. 若与受损的当地基础设施隔离，医疗机构的内部资源是否足以维持短期运行？若不能维持短期运行，是否需要沟通与采购方面的帮助？

→ 事后措施

1. 启动灾难应急计划，合理分配资源。

2. 分配和使用适当的个人防护设备。

3. 认知状况。发生火山泥流或火山碎屑流时，禁止到低洼处，否则，会发生次生危险。若空气质量未经测试，则不得进入地下室或低洼处。

4. 警惕重复的火山喷发活动。火山会喷发多次。

5. 监控医疗机构建筑物上的火山灰和火山碎屑蓄积。火山碎屑造成的大多数伤害均由建筑物倒塌引起。清理火山灰时，应确保佩戴适当的个人防护设备，确保状况足够安全，能够移除火山灰。若担心会出现建筑物倒塌危险，则应考虑疏散设施或建筑物。

6. 监控空气质量，并提供适当的公共健康警告。当总悬浮颗粒物（TSP）浓度高时，待在室外（若安全），可避免慢性阻塞性肺病和哮喘发作的危险。

👥 伤员医疗

火山喷发时的伤员情况可能十分复杂，需精细和重症多系统创伤护理。必要医疗措施的详细描述超过了本文的范围。需考虑的一个重要因素是预测患者护理需求时的火山相关损伤机理。常见的大类损伤包括灼伤、挤压伤、头部创伤、吸入性损伤、接触有毒气体、钝击伤害和截肢。其他信息和建议，请参见本书"灾害管理概述"、"临时应对蓄意事件"、"建筑物倒塌"、"桥梁倒塌"、"滑坡"和"建筑火灾"部分。

💡 特殊考虑

1. 未出现明显火山活动时，湖水翻滚引起的气体释放。

2. 休眠火山或可疑的休眠火山复活。

🌐 隐患

1. 无法评定医疗机构是否面临火山喷发的危险，未能将可能性编入医院灾难应急计划。

2. 准备灾难应急计划时，缺乏火山的历史喷发形态的考虑。

3. 医疗机构未能获得适当充足的医疗用品，不能解决火山喷发。个人防护设备应包括耐热工作服、安全帽和美国职业安全与健康国立研究所（NIOSH）推荐的呼吸器。

4. 未出现明显火山活动时，无法评估火山相关损伤的风险。风险包括泥流、火山泥流和火山气体释放。

5. 未就火山喷发后的医院疏散需求进行考虑，未能确定收治医疗机构是否在安全区（不受未来或重复火山喷发活动的危险）。

Volcanology Geothermal Research. 1997；77：325-38.

实例介绍

1993年发生在哥伦比亚的拉斯火山喷发有助于我们更好地了解足够人员防护设备的必要性，有助于我们对火山喷发时遭受的伤情谱建立更清晰的认识。由于未发出预警，6名火山学家和3名游客在火山喷发活动中遇难。验尸结果显示，最靠近喷发地点（火山喷口内）的人员因受火山喷发力而被撕碎，距火山喷发口较远的人员因喷出物爆炸而受到灼伤。灾难分析结果表明，安全帽能在逃离过程中发挥一定的保护作用，耐热和防水衣服可限制灼伤和衣物点燃风险。[11]

参 考 文 献

1. Small C, Naumann T. The global distribution of human population and recent volcanism. *Environmental Hazards*. 2001；3：93-109.

2. Simkin T, Siebert L, Blong R. Disasters：volcanic fatalities—lessons from the historical record. Science. 2001；5502：255.

3. US Geological Survey. Types and Effects of Volcanic Hazards. Available at：http：//volcanoes.usgs.gov/Hazards/ What/hazards.html.

4. Bernstein RS, Baxter PJ, Buist AS. Introduction to the epidemiological aspects of explosive volcanism. *Am J Public Health*. 1986；76（3 Suppl）：3-9.

5. US Geological Survey. Volcanic Gases and Their Effects. Available at：http：//volcanoes.usgs.gov/Hazards/What/ VolGas/volgas. html.

6. Newhall CG, Fruchter JS. Volcanic activity：a review for health professionals. *Am J Public Health*. 1986；76（3 Suppl）：10-24.

7. US Geological Survey. Effects of Pyroclastic Surge at Mount St Helens, Washington, May 18, 1980. Available at：http：//volcanoes.usgs.gov/Hazards/Effects/MSHsurge_effects. html.

8. Decker RW, Decker BB. *Mountains of Fire：The Nature of Volcanoes*. New York：Cambridge University Press；1991；1-40.

9. US Geological Survey. Dome Collapses Generate Pyroclastic Flows at Unzen volcano, Japan. Available at：http：//volcanoes.usgs.gov/Hazards/What/PF/PFUnzen. html.

10. US Geological Survey. Effects of Pyroclastic Flows and Surges at Soufriere Hills Volcano, Montserrat. Available at：http：//volcanoes. usgs.gov/Hazards/Effects/Soufrie reHills_PFeffects.html.

11. Baxter PJ, Gresham A. Deaths and injuries in eruption of Galeras Volcano, Colombia, 14 January 1993. *J*

12. Martin TR, Covert D, Butler J. Inhaling volcanic ash. *Chest*.1981；80（1 Suppl）：85-8.

13. Searl A, Nicholl A, Baxter PJ. Assessment of the exposure of islanders to ash from the Soufriere Hills volcano, Montserrat, British West Indies. *Occup Environ Med*. 2002；59：523-31.

14. Baxter PJ, Ing R, Falk H, Plikaytis B. Mount St. Helens eruptions：the acute respiratory effects of volcanic ash in a North American community. *Arch Environ Health*. 1983；38（3）：138-43.

15. Baxter PJ, Berstein MD, Buist AS. Preventative health measures in volcanic eruptions. *Am J Public Health*. 1986；76（3 Suppl）：84-90.

16. US Geological Survey. Long—lasting Eruption of Kilauea Volcano, Hawai'i Leads to Volcanic—Air Pollution. Available at：http：//volcanoes.usgs.gov/Hazards/What/ Vol Gas/VolGasPollution.html.

17. Olson KR, et al. Poisoning and drug overdose. 3rd ed. Stamford, Conn：Appleton & Lange；1999：181-8.

18. Mannino DM, Ruben S, et al. Emergency department visits and hospitalizations for respiratory disease on the island of Hawaii, 1981 to 1991. *Hawaii Med J*. 1996；55：48-54

19. US Geological Survey. "What's That Cloud Upriver？" An Eyewitness Account of a Lahar by USGS Geologist Jeff Marso. Available at：http：//volcanoes.usgs.gov/Hazards/ What/Lahars/ Santiaguito_89.html.

20. US Geological Survey. Intense Rainfall During Hurricane Mitch Triggers Deadly Landslide and Lahar at Casita Volcano, Nicaragua, on October 30, 1998. Available at：http：//volcanoes.usgs.gov/Hazards/What/Lahars/Cas itaLahar.html.

21. US Geological Survey. Earthquake on June6, 1994, Triggers Landslides and Catastrophic Lahar Near Nevado del Huila Volcano, Colombia. Available at：http：//volcanoes. usgs.gov/Hazards/What/Lahar s/HuilaLahar.html.

22. US Geological Survey. Lahars Caused by Lake Breakouts. Available at：http：//volcanoes.usgs.gov/Hazards/What/ Lahars/LakeLahar.html.

23. Baxter PJ, Kapila M, Mfonfu D. Lake Nyos disaster, Cameroon, 1986：the medical effects of large scale emission of carbon dioxide？ *BMJ*. 1989；298：1437-41.

24. Dent AW, Davies G, Barrett P, de Saint Ours PJ. The 1994 eruption of the Rabaul volcano, Papua New Guinea：injuries sustained andmedical response. *Med J Aust*. 1995；163：536-9.

25. New York Committee for Occupational Safety and Health. NYCOSH WTC Factsheet 4：Cleaning Up Indoor Dust and Debris in the World Trade Center Area. Available at：http：//www.nycosh.org/environment_wtc/wtc—dust— factsheet.html.

80 饥　荒

Laura Macnow, Hilarie Cranmer

✍ 事件说明

　　饥荒是最极端的食物缺乏状况，通常由自然或人为灾害造成。饥荒定义为"由不足摄食量引起的人大量死亡的状况"[1]。自然灾害（例如，干旱、洪水、作物虫害和牲畜疾病）将会限制食品生产。人们普遍认为自然灾害是引起饥荒的原因。然而，食物缺乏现多常被认为是引发战争、内乱和经济萧条的原因。饥荒通常由之前的贫困、债务、就业不足和人口的营养不良等状况的加剧造成。因此，当负担加重时，会迅速引发大范围的饥饿。[2]

　　饥荒是复杂的紧急状况，常会引起国家间大量的人口转移。鉴于此，各负责机构协调救灾，并提供持续应急监督的能力将面临严峻考验。

　　饥荒造成的后果通常为营养不良状况加剧，并使死亡率上升。[3]饥荒的临床表现取决于个人之前的营养状况、年龄和食物剥夺严重性。[4]营养不良是体质恶化（由营养摄入量不足引起）的体检结果或实验结果，包括许多状况，例如，急性营养不良（以消瘦为特点）、慢性营养不良（以萎缩或营养不良性水肿为特点）和微量营养素缺乏。[5]

　　评估人群中度到严重营养不良状况的通行做法是对年龄小于 5 岁的儿童进行随机抽样，进行人体测量调查（按照体重身高比表）。[2,5]这些数据是表征大范围人群营养不良的指标。由于体重对食物可利用性的突变更为敏感[2]，因此应使用体重身高比例表而不使用身高年龄表（衡量萎缩程度）。此外，还应测量上臂的平均周长（MUAC），以判断是否出现急性营养不良。然而，水肿可能混淆这些指标。应在评估过程中进行临床判断。此外，多发死亡率将使人体测量数据出现偏误。人体测量数据常用 Z 评分或标准偏差（SD）进行解释。其中：

$$\text{Z评分}_{\text{（或标准偏差评分）}} = \frac{\text{观察值－参考人群的平均中值}}{\text{标准人群的标准偏差值}}$$

　　世界卫生组织儿童生长与营养不良[6]数据库使用小于标准差—2SD 的 Z—评分临界点将低体重年龄比、低身高年龄比和低体重身高列为中度和严重营养不良。小于—3SD 的 Z 评分临界点用于定义严重营养不良。[6]若儿童抽样中 Z 评分小于—2SD 的比例占 8%，则应采取营养紧急方案。若 Z 评分小于 3SD 的儿童数量超过 1%，则表明需立即采取行动。[2]

　　饥荒的评估和报告内容包括病例、死亡率或营养不良程度或营养不良及其并发症引起的死亡人数。粗死亡率（CMRs）有益于评估灾害严重性［将 1 人死/（10000 人·天）视作是否采取紧急措施的临界点］。[2]

　　尽管饥荒产生的最直接和最明显后果是严重营养不良和死亡，但受害者的直接死因通常为传染病、最常见的麻疹、腹泻病、急性呼吸道感染（ARIs）和疟疾。与非灾民相比，灾民和难民的粗死亡率较高。这可能是由于人群患有传染性疾病（营房卫生条件不良）的风险增加。优先考虑个人是否缺乏微量营养物质（以维生素 A 为主），以判断是否存在营养不良。传染性疾病（例如，麻疹和腹泻）将会耗尽维生素A，会引起严重的免疫系统疾病和干眼病、免疫不全患者、溃疡和伤疤，并最终引起失明。[2]其他重要微量营养素缺乏包括维生素 C、烟酸、铁、硫胺素缺乏。

← 事前措施

1. 提前探测和监控营养食物短缺和饥荒形成的经济、社会和环境因素。早期预警系统可能依靠相关社区。当地人可采集食品不安全因素增加的数据。例如，当地市场出售的动物数量的增加能够说明家庭需用现金购买食品。原因是庄稼被毁[7]。共同使用这类信息与卫星图像和气象数据可形成干旱及其影响的整体图片。

2. 支持社会责任社区的发展，包括提供保留大量抗旱作物，促进多种粮食生产，促进混合型作物稳定生长方面的教育。这些教育有助于社区快速摆脱自然灾害。[7]发生自然或经济灾难时，单一作物的脆弱性增加。其原因是采伐森林、荒漠化和不良的农业规范。[2]

3. 救灾署的协调。
4. 制定标准案例管理协议。
5. 储备重要物资（药品和营养品）。
6. 制定环境管理方案。

→ 事后措施

1. 媒体和世界通知。
2. 现场评估：确定难民或灾民总数，确定年龄性别分布和平均家庭人口数、确定高风险人群（儿童＜5岁、孕期及哺乳期妇女、老年人、伤残人员）。救灾物品数量及有效监督死亡率/患病率的估算需使用这类信息。
3. 启动健康与营养监测体系。
4. 测定之前的健康/营养状况，并确定年龄小于5岁儿童患有急性营养不良和微量营养素缺乏的比例（等效于一般人群的营养不良信息）。
5. 计算灾害造成的粗、年龄、性别和特定死因的死亡率和患病率。
6. 评定当地社区资源，并确定重要的健康信念和传统。
7. 评估环境条件，包括水资源、卫生状况、当地的疾病媒介物和流行病及避难材料和燃料。
8. 评估资源（例如，粮食供应）和分配系统，并评估食品运输和储存的物流设施。
9. 确保持续监督社区的卫生和影响状况，并评估干预措施的有效性和医疗质量。[2]

伤员医疗

饥荒受灾者的医疗措施包括预防措施和治疗措施。无论免疫情况是否良好，年龄达到16岁的儿童均应接种麻疹疫苗。若疫苗供应量有限，则面临较高风险的儿童（达到5岁）应优先接种疫苗。若存在发烧、急性呼吸道传染病、腹泻、HIV病毒或营养不良状况时，则禁止接种疫苗。随后应进行维生素A治疗。患有临床麻疹的患者应接受200000 IU的口服维生素A（＜12个月的儿童接受半剂量）。患有麻疹并发症的儿童应在第2天接受二次接种。因维生素缺乏而患有眼部症状的个人应在第1天、第2天接受200000 IU的口服维生素A，并在1~4周后再次接种（＜12个月的儿童接受半剂量）。

发展中国家营养不良人群中的腹泻疾病一般由相同的病原体（大肠杆菌、志贺氏杆菌和沙门菌）引起。口服补液疗法（ORT）是治疗腹泻的主要方法。化学疗法不得用于简单腹泻和水性腹泻的正疗法（疑似出现霍乱、志贺氏杆菌、贾第虫属或阿米巴痢状况除外）。预防措施对于腹泻疾病的控制极为重要。预防措施包括提供足量清洁水、良好的卫生状况、个人卫生教育及鼓励婴儿母乳喂哺。[2,5]

营养干预措施包括为受灾人群定量配给大众食物，为确定为危险的人群提供地毯式补充性供膳，为中度营养不良人群设立（可带回家）补充性食品中心，并为严重营养不良人群设立治疗性食品中心。每日至少应提供2100千卡/人。其中17%的卡路里来自脂肪，12%的卡路里来自蛋白质。[5]应在社区中合理分配食物（以免大型食品中心出现传染病）。此外，应提供充足燃料和烹饪用具。应为年龄小于5岁的急性营养不良儿童、孕期及哺乳期妇女、老年人和慢性疾病患者制订补充性粮食计划。（可带回家）补充性食品的缺点是家庭成员之间的食品分配问题。治疗性食品计划（TFPs）的适用对象是严重营养不良的儿童（Z评分小于3、临床水肿），资源密集中心将现场供应粮食。儿童每天喂食4~6次，以确保儿童每千克体重能获得150千卡和3克蛋白质。[2]可能需采用鼻饲法。密切监控至关重要。目标体重增加量为10克/（千克体重·天）。治疗性食品计划（TFPs）具有严重的局限性。因此，社区治疗中心可能是更为有效的方案。治疗性食品计划（TFPs）以资源为核心。该计划需配备技能人员，并需导入治疗性产品。国际标准规定：每10位患者配备一个医疗服务提供者，每个医疗中心最多收治100位患者。[8]治疗性食品计划（TFPs）的不足之处在于投入运行需几个月时间、覆盖范围小、费用非常高、损害当地卫生基础设施、剥夺社区权利、促使人员聚集（增加传染病的发生风险）。[8]入院的儿童通常需母亲日夜看护。母亲离开社区，因而无法照看其他儿童。另一方面，社区治疗中心在降低总死亡率方面大体上可能与治疗性食品计划（TFPs）相当。社区治疗中心的优势是：成本效益更高、对社区和家庭的破坏程度更小。即食治疗食物（RUTF）由花生、干脱脂奶、糖和特殊调配的矿物/维生素混合物制成。这类食品被加工成软膏状（几个月内不会受损），便于配给。这类食品的营养价值等同于治疗性食品。社区医疗中心的支持者认为当社区医疗中心用于补充治疗性食品计划（TFPs）时，不仅饥饿引发的总死亡率会下降，而且能给营养不良家庭带来社会和教育益处。[8]

💡 特殊考虑

发生饥荒时，面临最大风险的人群是幼儿和妇女。优先设立妇幼保健院至为重要。妇幼保健院旨在为孕期及哺乳期妇女和年龄小于2岁的儿童提供医疗服务。服务内容应包括健康教育和常规监测、免疫、营养康复、微量营养素补充和医疗护理。6个月到2岁儿童鼓励采用母乳喂养。当地的女性保健员应接受适当培训，以提供适当教育和护理。理想的情况是，每5000人应设立一个妇幼保健院。[2]

实例介绍

你自愿在卢旺达的一个难民营工作。你的第一位患者是一个5岁大的孩子伴发咳嗽和皮疹。医生检查发现孩子有严重的营养不良及干咳。皮疹是弥漫性的，并出现3天了。孩子还有发热及腹泻症状。

🌐 隐患

- 未能识别早期的饥荒预警信号；
- 未能调配资源和协调减灾署；
- 忽略预防性计划（例如，免疫、口服补液疗法、卫生教育），且未能抑制传染疾病；
- 未能优先针对弱势人群；
- 基本救灾粮缺少多样性（微量营养素缺乏风险）；
- 未意识到文化实践、信念和禁忌的重要性，未能参与社区及社区主任组织的救灾工作。

参 考 文 献

1. Toole MJ, Foster S. Famines. In：Gregg MB, ed. *The Public Health Consequences of Disasters.* Atlanta：US Department of Health and Human Services, Public Health Service, Centers for Disease Control and Prevention；1989：79–89.

2. Centers for Disease Control and Prevention. Famine—affected, refugee, and displaced populations：recommendations for public health issues. *MMWR* 1992；41（RR—13）：1–76.

3. Noji EK. *The Public Health Consequences of Disaster.* New York：Oxford University Press；1997.

4. Graham G. Starvation in the modern world. *New Engl J Med.* 1993；328：1058—61.

5. The Sphere Project. Minimum standards in food security, nutrition and food aid. In：Sphere Handbook, 2004 Revised Edition. Available at：http://www.sphereproject.org/handbook/hdbkpdf/hdbk_c3.pdf.

6. World Health Organization. WHO Global Database on Child Growth and Malnutrition. Available at：http://www.who.int/nutgrowthdb.

7. International Federation of Red Cross and Red Crescent Societies.*World Disasters Report：Focus on Reducing Risk.* Geneva：International Federation of Red Cross；2002.

8. Collins S. Changing the way we address severe malnutrition during famine. *Lancet* 001；358：498–501.

81 滑　坡[*]

Mark E. Keim

事件说明

　　滑坡是指大范围的地层移动（例如，落石、边坡深度坍塌和浅层泥石流）。本文使用 Varnes[1] 和 Cruden and Varnes 给出的滑坡术语。[2] 如往常一样，术语"滑坡"包括重力引起的各类块体移动（包括滑动/坍塌引起的落石、雪崩及流动）。滑坡包括路面和水下块体移动，主要由降水（包括融雪）、地震活动和火山喷发引起。为简化术语，术语"泥石流"包括泥流、泥石湍流和火山泥流。

　　泥石流是在多种环境条件下发生的快速移动的滑坡。泥石流是由快速移动的大量水和材料形成的。材料主要由沙、碎石和鹅卵石组成，但通常包括树木、汽车、小型建筑物和其他人为材料。泥石流一般具有湿混凝土的稠度，并以大于 16 m/s 的速度移动。[3]

　　尽管陡峭边坡受重力作用是造成滑坡的主要原因，但还有其他成因[4]：

- 因河流、冰川或海浪腐蚀形成的陡峭边坡；
- 融雪或强降雨饱和后岩石和土坡强度弱化；
- 地震造成的应力使强度弱化的边坡塌陷；
- 强度为 4.0 及以上的地震可引发泥石流；
- 火山喷发形成松散的火山灰沉淀物、强降雨和泥石流；
- 雨雪蓄积、岩石或矿石堆存、垃圾堆体或人造结构的超重将使强度弱化的边坡及其他结构受损。

世界上最大的滑坡是史前的。滑坡遗迹代表了地球表面重要的地貌形态。最大的滑坡是由地震或火山喷发引起的。[5]

　　历史记载，世界最大的滑坡是 1980 年发生在华盛顿州西南部喀斯喀特山脉的圣希伦斯山岩石崩塌—岩屑崩落。这次滑坡是由灾难性的火山喷发引起的。[6] 长为 24km、体积为 2.8km[3] 的滑坡使北福克图特尔河约 60km[2] 的山谷被埋。北福克图特尔河被丘陵地面、筛选不良的碎屑［尺寸范围从黏土到火山岩（单个体积为几百立方米］掩埋[5]。

　　在美国各州及整个美国领土均可能发生滑坡。阿巴拉契亚山、落基山脉及太平洋海岸山脉及阿拉斯加州和夏威夷州一些地方均存在严重的滑坡问题。美国每年在滑坡灾害的支出约为 10 亿~30 亿美元。1990~1999 年，滑坡仅次于飓风，成为主要死因（与灾害频发的太平洋盆地环境灾害相关）。其造成的死亡人数比地震高 4 倍多，比火山高 30 多倍。

　　在最近的几次地震中（包括 1970 年秘鲁地震、1989 年塔吉克斯坦地震、1990 年菲律宾地震和 1994 年哥伦比亚地震），地震所引发的滑坡和泥石流造成的死亡人数和严重伤亡人数最多。[4]1985 年，内华达德鲁兹火山的火山泥流移动了 30 多英里，至少造成 23000 人死亡。[9] 1999 年，暴风雨使委内瑞拉北部海岸沿线发生成百上千次滑坡事件，造成的死亡人数估计为 19000~30000 人，总损失为 19 亿美元[3, 10]（图 81-1）。

　　滑坡将造成损伤和严重的财产损失，进而影响公共卫生。滑坡死亡率在很大程度上由创伤和窒息引起。滑坡发病率主要由外伤及供水、卫生、避难所和灾民[11]（图 81-2）本地产粮食被毁坏引起。

---

* 本文观点仅代表作者本人观点，不代表美国卫生和公众服务部疾病控制与预防中心的政策或意见。

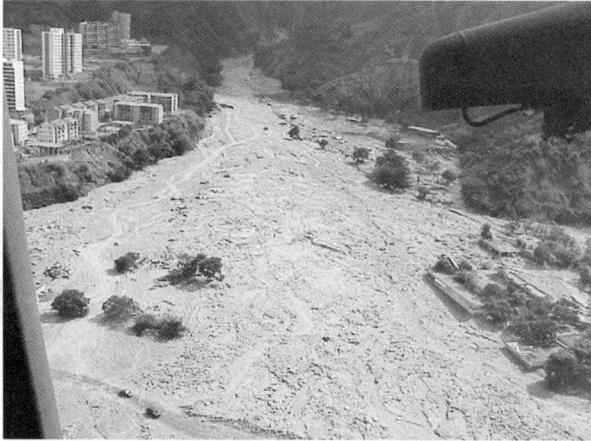

图 81-1　1999 年委内瑞拉滑坡引起的大泥石流道

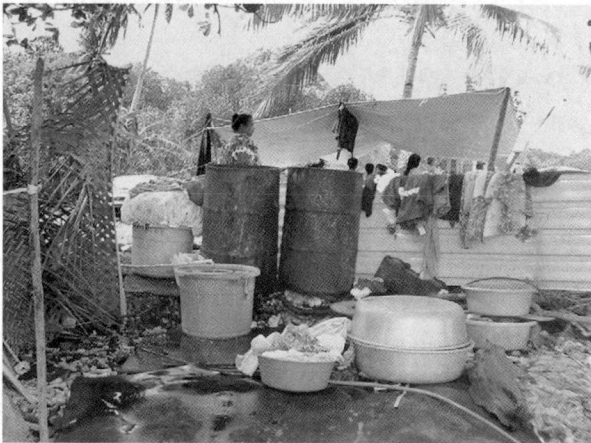

图 81-2　2002 年密克罗尼西亚群岛发生滑坡灾难后无家可归家庭的居住条件

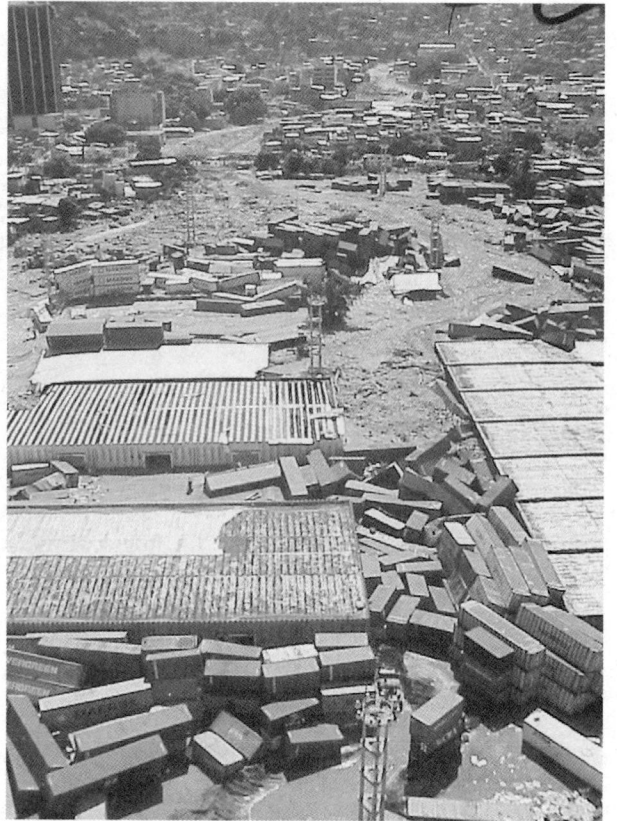

图 81-3　在 1999 年泥石流灾害中，委内瑞拉港口仓库（储存危险物品）被泥石流淹没

1994 年北岭地震引发的滑坡使球孢子菌病疫情（203 个病例）暴发（当分节孢子扩散到尘云中）。[12] 泥石流由发生在委内瑞拉北部的巨大洪水（时间为 1999 年 12 月 16 日和 17 日）引起。此次洪水毁坏了拉瓜伊拉部分港口设施。港口设施包括用于储存危险物品（包括腐蚀品、有机溶剂、氧化剂、压缩气体、重金属和爆炸物）的海关仓库。这些化学品被泥石流淹没。泥石流来势凶猛，险些引起爆炸和有毒物质接触。一旦发生爆炸和有毒物质接触，则可能影响 8 万名附近居民及国家的第一和第二大港口[13-14]（图 81-3）。

事前措施

滑坡灾害的袭击通常没有预警。因此，预防、准备和减灾方面的事前措施是目前为止保护生命和财产的最有效措施。尽管许多滑坡的物理原因不能排除，但气象调查、良好的工程实践和土地使用管理条例的有效执法可降低滑坡危害。[4] 两个风险降低策略可保护财产：大型防洪工程控制措施及阻止灾区撤离。土地使用条例有利于限制高风险地区的开发类型和开发量，因而可降低风险。在高风险区域（必须进行开发和重建），应采取措施（例如，建筑物和街道与泥石流的下坡方向平行），以尽量减小暴露建筑物的宽度，并使街道发挥溢流河道的作用。[3] 监督、预警和疏散均为非工程减灾措施，有利于减少潜在的生命损失。基于天气预报和降雨信息的早期预警系统可大幅提高灾害管理部门的响应效率（警告并疏散受威胁的社区）。中国香港、美国旧金山和丹佛等地区所使用的预警系统包括警报器和广播新闻（为处在受威胁状况影响的居民提供预警）。[3] 公众、第一响应人员、应急管理部门和决策者应接受适当教育（包括危险意识、应急准备、减灾和响应措施）。[15] 专栏 81-1 给出了灾害易发区[3, 16]，专栏 81-2 给出了家庭应对滑坡危险的措施[16]，专栏 81-3 给出了重大滑坡灾害发生前能够进行通报的特征[16]。

专栏 81-1　灾害易发区

- 现有古滑体
- 现有冲积扇
- 坡底
- 排水浅凹地底部
- 旧填坡的底部或顶部
- 陡峭削土斜坡的底部或顶部
- 上坡

专栏 81-2　家庭应对滑坡危险的措施

进行土地评估

尽量减小室内危害：

- 在边坡上种植地被植物，并建设挡土墙
- 在泥流区，修建河道或侧墙（在建筑附近起导流作用）
- 牢记：若建造的墙体用于转移泥石流，则墙体可能易于受损

学会识别滑坡预警信号

制订疏散计划

制订应对家庭成员走散的应急通信计划

按照美国全国洪水保险计划购买洪水保险

专栏 81-3　滑坡警报信号

- 泉、溪或尚未变湿的饱和地基
- 地面、街道路面或人行道（尤其坡底）新裂纹或路拱
- 从地基山挖走的土壤
- 附属建筑物［例如，甲板和天井倾斜或移动（相对主厂房）］
- 混凝土地面、瓷砖或地基倾斜或裂纹
- 破裂的供水管线和其他地下公共设施
- 倾斜的电话线杆、树木、挡土墙或栅栏
- 位移警戒线
- 下降或下沉的路基
- 溪流水位的快速上升
- 溪流水位的突然下降（尽管仍在降雨或刚停止降水）
- 贴门和贴窗及可见空地（表示门窗侧壁和窗框不垂直）
- 越靠近滑坡，模糊的隆隆声音量越大

➡ 事后措施

高的外伤发生率和死亡率与滑坡灾害有关。若滑坡风险即将来临，则个人应保持警惕和清醒状态。泥石流死亡事故多在睡眠时发生。此外，还应收听 NOAA 天气广播或便携式收音机或电视机发布的强降

雨预警信息，尤其是在驾驶时。路边筑堤极易受滑坡侵害。[17] 发生滑坡时，处在风险位置的人员应采取紧急措施，以防随泥石流下滑（如果无法疏散，不能进行自我保护）。若不能逃离，则个人应尝试卷成球，并保护头部。[17] 专栏 81-4 列明了发生滑坡后应采取的措施。[17]

专栏 81-4　发生滑坡后应采取的措施

- 尽量避开滑坡区域，该地区可能会发生其他滑坡危险
- 检查滑坡区域附近受伤或受困人员
- 滑坡附近存活的可能性大
- 为伤员提供紧急护理，并启动紧急医疗服务（若需要）
- 将滑坡灾害上报当地消防、警察或市政工程部门
- 通知并帮助受灾邻居，尤其是需要特殊帮助的人群（例如，婴儿、老年人或残疾人）
- 收听收音机或电视机发布的最新的应急信息
- 滑坡或泥石流发生后，应监测洪水
- 寻找并将破裂的公用事业管线上报有关当局
- 检查建筑物基础、烟囱和周围土地是否受损
- 地被植物受损所引起的腐蚀可能会引起山洪暴发，尽快在受损土地上进行再植
- 向岩土工程专家征求意见，以评估滑坡危害或设计纠正技术（降低滑坡风险）
- 帮助当地政府制定并执行土地使用和建筑条例（监管易受滑坡和泥石流袭击的建筑物）

应由经过适当培训和人员数量充足的专业搜救员尽量开展搜救工作。初至的救灾指挥员需立即设立安全区。应召集土木工程师，并迅速建立紧急警报系统（例如，持续吹警报器 30 秒）。在事件行动计划的安全会议上，事件指挥员应强调疏散和"无危险"信号未作论述，且须立刻遵守。

用于此类救援的宣传资料最少。未经工程师评估，建议遵守下列安全区域安全指南。[15]

寒区

1. 在河流等级 1 的情况下（"河流等级"是指排水管道的地质分类，随排水管道尺寸与数量的增加而上升），距泥石流每一侧外边距离为 100 英尺的区域。

2. 距泥石流（泥石流发生在倾斜 26° 及以上的边坡，包括河流等级 2~4 的地区）侧部和底部 1000 英尺的区域。

3. 距泥石流侧端和底部 500 英尺（河流等级 5 及以上）。泥石流发生峡谷口。泥石流大多会在峡谷口停止流动。所有这些建议均来自天气预报（降雨减

弱或减小）。若降雨继续，则距离应该增大。

暖温区

暖温区是指寒区内部，一直到泥石流边缘。暖温区的人员均应佩戴安全装置。

热区

热区是泥石流发生现场。现场所有人员应配备整套安全装置。暖温区和热区的所有人员应做好进出记录。

对于救援人员的个人安全设备而言，脚部和腿部必须配备安全装置。若存在继续出现泥石流的危险，则应佩戴个人漂浮装置。陡峭边坡上应佩戴头盔和安全带。至少配备一套管状扁带安全带（即使在适当平坦的地形上），以防救援人员遇险。其他设备包括：工作手套、小型背包或承重设备（装水瓶）、小型"驼背式"浇灌系统、小型折叠铲、面具和护目镜。所有救援人员均应与干地面栓系在一起（如可能）。

小型充气式救生筏可帮助救援人员越过软泥，并用作稳定的工作平台。充气软管前后通过屋顶梯子连接在一起，并充入空气，制成快速救生筏或拉出放到淤泥上，用作把手，是极为有用的工具。

有益的技术和 USAR 型装置包括：绳索、"A"框架和空间受限的三角架、胶合板和支撑材料、救援"五金件"（如钩环与滑轮）。

在泥石流或泥流灾害中，边上的存活可能性最大。越靠近中心，存活可能性越小。幸存者大多发现于宽度约为泥石流宽度 1/4 的区域，恰好沿着边。因此，在干燥地面上使用简单方法便可进行救援。

若受害者陷入深度超过其腰部，则岸基抛线可能不起作用。原因是受害者吸入过多。救援人员需解救受害者。两种最佳方法是空气和水。1 英寸的软管（金属"根部棒"固定与端部）可堆放在受害者身体一侧。打开水开关时，受害者旁边将产生"浆体"，可排除受害者吸入物质。另外，还可使用空气。空气法是使用一个 SCBA 瓶和硬管（有利于推入泥水）。充入泥水中的空气将产生大气泡（有助于停止吸入）。需在受害者附近设立一片"小岛"，以便用扶梯"A"架或三角架垂直推入。与空气和水相比，这类方法可使受害者颈部以上部分脱离泥石流。救援人员还应保持警惕，注意接触危险物品的可能性。同时，救援人员还应合理规划，以便对危险材料的接触给予响应，包括救援人员的现场去污。

伤员医疗

滑坡灾害发生时的伤员治疗方法同于带有其他外伤性损伤的伤员治疗。若发生重大灾害，则应建立事件管理体系。此外，应采用适当的伤员医疗救护的检伤分类系统。当受害者陷入过深后，解救的受害者可能会出现医疗综合征（包括低体温症、气道受损和间室体征群）。

特殊考虑

一个最重要的问题（有关滑坡）是事前预防措施和减灾优先级，滑坡发病率和死亡率高。此外，只要事前采取适当的干预措施，则可预防许多伤亡。在大多数情况下，应急响应措施的作用通常非常小。若启动应急响应的时间过晚，则不能发挥重要作用。应急管理（与滑坡有关）的主要缺陷是过分依赖应急响应。与灾害预防和减灾相比，应急管理的成本效益具有绝对优势。另一缺陷是对灾民的公共卫生需求估计不足。[11] 除明显缺乏食品安全、避难所和适当卫生设施外，这些人群更易于患上其他损伤、疾病和慢性精神疾病（参见图 81-2）。

实例介绍

造成整个家庭被摧毁的滑坡灾害（由台风引起）发生后，搜救队正在遥远的太平洋岛搜救幸存者。4年前，台风袭击了太平洋的4个小国。国家救灾办公室官员向新闻机构披露：目前已确认有31人死亡。据报道，约100人受伤，2000多人无家可归。死者大多在同一岛屿上。这名官员称："全家仅剩下一两人。"这是非常不幸的时刻，让人万分悲痛。他还说：可能还会发生更糟糕的事。我们正在全力搜救。我们希望有更多的幸存者。"我们已无法到达外弧。"幸存者急需食物、水和医疗用品。目前外援尚未到达。重症伤员大多未能接受必要的医疗。美国联合台风警报中心称："明天浪高约为18英尺，阵风为90英里/时"。救援人员不能将重型设备运输到受灾岛屿。当地市区现没有救援队。

参 考 文 献

1. Varnes DJ. Slope movement types and processes. In: Schuster RL, Krizek RJ, eds. *Landslides: Analysis and Control*. Washington DC: National Research Council; *Transp Res Bd Spec Rept* 176, 1978, pp 11-33.

2. Cruden DM, Varnes DJ. Landslide types and processes. In Turner AK, Schuster RL, eds. *Landslides : Investigation and Mitigation*. Washington DC : National Research Council ; Transp. Res. Bd. Spec.Rept. 247, 1996, pp 36–75.

3. Larsen M, Wieczorek G, Eaton L, et al. Natural Hazards on Alluvial Fans : The Venezuela debris flow and flash flood disaster.Washington DC : U.S. Department of the Interior ; U.S. Geological Survey Fact Sheet 103—01. Available at : http ://pubs.usgs.gov/fs/fs—0103—01/fs—0103—01.pdf.

4. Anonymous. Landslide hazard fact sheet. U.S. Geological Survey. Available at : http ://landslides.usgs.gov/ html_files/nlic/page5.html.

5. Schuster RL. Engineering geologic effects of the 1980 eruptions of Mount St. Helens. In : Galster R, ed. *Engineering Geology in Washington*. Olympia, Wash : Washington Division of Geological Bulletin, 1989 ; 78（2）: 1203–28.

6. Voight RB, Janda RJ, Glicken H, Douglass PM. Nature and mechanisms of the Mount St. Helens rock—slide avalanche of 18May 1980. *Geotechnique* 1983 ; 33（3）: 243–73.

7. Anonymous. *World Disasters Report*. Geneva, Switzerland : International Federation of Red Cross and Red Crescent Societies ; 2000.

8. Noji E. Earthquakes. In : Noji, E, ed. *Public Health Consequences of Disasters*. New York, NY : Oxford University Press ; 1997.

9. Voight B. The 1985Nevada del Ruiz volcano catastrophe : anatomy and retrospection. *J Volcanolog Geotherm Res*. 1990 ; 44 : 349–86.

10. Sancio R. Disaster in Venezuela : The floods and landslides of December 1999. *Natural Hazards Observer*. March 24 ; 4 : 2002.

11. UN Office for the Coordination of Humanitarian Affairs （OCHA）. Tropical Storm Chata'an, Federated States of Micronesia. *OCHA Situation Report No. 2*. July 16, 2004. Available at : http ://landslides. usgs.gov/html_files/ News/2002/Micronesia_Tropical_Storm_Chataan—Jul%20 2002%20Micronesia_Report_2.htm.

12. Centers for Disease Control and Prevention. Coccidioidomycosis following the Northridge earthquake—California, 1994. *MMWR* 1994 ; 43 : 194–5.

13. Keim M, Humphrey A, Dreyfus A, et al. Situation assessment report involving the hazardous material disaster site at LaGuaira Port, Venezuela. *CDC Report to Office of Foreign Disaster Assistance*. U.S. Agency for International Development, Jan. 10, 2000.

14. Anonymous. Venezuela seeks contractors for hazardous cleanup. *Hazardous Substances Spill Report*. Jan. 27, 2000 ; 3 : 2.

15. Segerstrom J. A dirty job : Rescuers face the growing problem of debris flows, mudslides and estuary rescues. *Adv Rescue Technol*.Feb/Mar ; 2004 ; 41–7.

16. Anonymous. Features that may indicate catastrophic landslide movement. U.S. Geological Survey. Available at : http :// landslides.usgs. gov/html_files/nlic/page3.html.

17. Anonymous. Informing the public about hazards : landslides and debris flow. Federal Emergency Management Agency. Available at : http ://www.fema. gov/hazards/landslides/.

82 雪 崩

Jason A. Tracy

⚡ 事件说明

随着越来越多的娱乐家参与"极限"室外体育活动，致使雪崩造成的死亡人数上升。死亡者大多为登山者、越野滑雪者、界外滑雪者和驾雪车者。[1]窒息（由于雪埋没[2-4]）所引起的伤亡所占比重多达80%；时间是存活的重要因素。在露天场地，若受害者在 15 分钟内被找到，则其存活的可能性为 92%；然而，35 分钟以后，存活的可能性将降为 30%。[3,5]该项统计数据与封闭建筑物的雪崩遇害者差异很大。若能在 190 分钟内获救，则受害者的存活率仅为31%。[5]尽管雪崩的发生次数很少，但地形条件或气象条件所引起的雪崩可对准备不善的居民或在道路上的行人造成破坏性影响。[6]

专业救援队能提高受害者的存活可能性。原因是专业救援队能大幅缩短解救时间，确保时间控制在"15 分钟的黄金救援时间"以内。雪埋深度也是关键的存活因素：全身被埋的遇难者（头和胸均被雪埋住）约有 50% 会死亡。即使是部分掩埋的受害者，也仅有 4% 不会死亡。[6]在美国，埋深超过 7 英尺的受害者全部死亡。[4]

因雪埋没或埋没部位气道的突然阻塞而引起的窒息造成大多数的雪崩死亡。然而，从尸检报告不难看出，钝挫伤是造成死亡的重要因素。此外，救援过程中，钝挫伤也是重要的考虑因素。[4,7]雪崩受害者最常见的损伤包括头部外伤（很可能造成头部闭合性损伤[7]及胸部和腹部创伤）[8]。据报道，在雪崩灾害病例中，创伤这一因素占到了 13%。[9]

之所以在埋没区域创建一片空地是因为雪埋灾害发生后 130 分钟以内 7% 的受害者能够存活。只要空地未出现覆冰（"冰透镜"），则二氧化碳开始弥散，可延迟窒息。[4,10]适当的生存训练和现成的救援设备可缩短营救时间，并延长供氧时间。

低体温症不仅会抑制缺氧性损伤[6]，而且当核心体温降至 32℃（低温阈值）以下时该症状还会引起血管不稳定和死亡。[11]在诱发产生低体温症的条件中，体温预计每小时会下降约 3℃。全部掩埋会缩短避免产生低体温症的时间—90 分钟。若超过 90分钟的临界时间，则在这些条件下会产生严重的低体温症。[6]

⬅ 事前措施

通过适当培训抑制雪崩灾害是主要的干预措施。在边远地区进行旅行之前，应确认当地天气状况。高风险人群的培训包括状况分析及适当的安全和救援设备使用方法。在雪崩区域活动的人员应携带雪铲。雪铲用于救援和挖掘"雪坑"（用于状况分析）。长探杆（加长后的长度为 10~12 英尺）或个人雪崩信标均有利于搜寻被掩埋的受害者。此外，这些工具也是野外生存爱好者必备的旅行装置。个人雪崩信标已成为世界上应用范围最广的个人救援装置。当被雪掩埋时，这些装置会发射信号。参与救援的人员可接收到此类信号。[12]更新的救援设备包括人工气穴装置（AvaLung）、ABS 型雪崩气囊系统及雪崩球。各装置均能提供一种独特的减少死亡的方法。[4]如前所述，专业的救援队能够通过快速确定受害者的位置和提高被埋受害者的存活可能性。无论是否经过救援队培训，解救时需维持掩埋部位的气囊。这是因为没有此空间可能会导致快速死亡。

⊙ 事后措施

快速搜寻和解救被埋受害者是存活的关键。开始搜救前，应标记最终确定的受害者位置。随后，应迅速对各身体部位或身体残骸进行拓扑扫描或快速搜索救援信号。若为数不多的救援人员在隔离位置，则应在受害者位置全力搜救。若受害者靠近电话或救援人员过多，则应组建临时联络小组，并迅速派遣该小组通知专业救援队。一旦受害者被解救，则应立即展开治疗工作。[12]

⊙ 伤员医疗

雪崩受害者的初期医治重点应为复苏呼吸道呼吸动作循环。迅速保护埋葬部位的气道至为重要，应利用标准的高级心脏救命术（ACLS）指引医治气道阻塞或呼吸停止症状。由于心脏可能不稳定，因此，须妥善医治低体温症状患者。[13]一旦具备资质的人员到位，则应开始监测核心体温和心电图。尽管不太可靠的上鼓室法为可接受的替代方案，但食管或直肠体温测量法能达到最佳的核心体温监测效果。[13-14]

长时间掩埋（超过35分钟）的受害者可能需要院前评估并治疗低体温症。受到有限医学培训的人员可根据瑞士登山医疗学会指南或患者精神状态及是否存在颤抖评估低体温症。对于尚有意识且出现颤抖状况的患者，核心体温范围大致为32℃~35℃。疲乏和颤抖为安全隐患，因为疲乏和颤抖为极低核心体温（可能低于28℃）的征兆。若低于该体温，则患者可能会失去意识或失去呼吸。[6, 14-15]

需对多个受害者的检伤分类进行快速的现场确认（停止对患者采取复苏措施）。现场确定死亡有助于限制资源的无效利用，并可降低救援队伍所面临的风险（患者解救时）。掩埋时间、掩埋部位是否有气囊及核心体温均可用作确定死亡的重要因素。掩埋时间少于35分钟或核心体温高于32℃的所有患者均可接受高级心脏救命术（快速运至医院）。当证明停搏患者没有气囊或存在明显的气道堵塞、掩埋时间大于35分钟或体温低于32℃时，则可发布死亡声明。若证明有气囊，则应运至医院（无论掩埋时间长短）。收治患者的医疗机构应具有心肺分流能力。这是因为主动的体内复温法可达到最佳

效果。[6, 14-15]

一旦被解救，则应立即进行低体温症治疗。治疗类型取决于提供的设备和现场救援人员接受培训的水平。脱去湿衣服便可进行被动复温，避开风，并使用毛毯、铝箔或野营睡袋。最初的保暖措施可应用于所有的低体温症患者，常用于治疗可能存在颤抖症状的患者。[13]热袋敷在躯干上，便可进行主动的体外复温。应为尚有意识的患者提供热的甜饮料。[6, 14-15]

高级心脏救命术要求主动的体外保暖法仅可用于躯干部位，以免出现"体温后降"低体温症。四肢保暖导致的"体温后降"低体温症可使冷的周边血液回流至中心血液循环系统（核心体温下降最明显）。[13]现场使用湿热氧气进行主动的体内复温可达到最佳的主动体内复温效果。使用面具或气管插管可达到此效果。[6, 14-15]严重的低体温症受害者（高级心脏救命术指引规定低于30℃）应进行强化的医院治疗，包括热的静脉注射液及腹膜、胸膜腔和胃黏膜的温灌洗治疗（心肺分流为最终目标）。核心体温到达35℃或出现自发循环之前，应继续进行体内复温。[13]

若严重低体温症患者确认患有心室纤维性颤动，则不得接受密闭式静脉输液法，但可去心脏纤颤后尝试三次（最多）。在该体温条件下，密闭式静脉输液法和去心脏纤颤均无效。一旦核心体温到达30℃，则应遵循常规的高级心脏救命术（ACLS）协议。[13]因雪崩而被掩埋后，可能会出现高钾血，因此，应仔细监测血钾水平。[13]若患者被掩埋时间过长（大于35分钟）且血钾水平高（高于12mmol/L），则应停止一切复苏活动。

尽管低氧和低体温症通常为初始治疗的优先考虑因素，但不得轻视对其他生命威胁的看护。应评估外伤（如前所述）。应将带有明显外伤的患者运至创伤中心（遵照本地协议）。患者的住院评估包括全面的创伤和医疗条件评估。

⊙ 特殊考虑

若经长期掩埋的低体温症患者供有氧气，则主动的体内复温法可抢救患者。另外，出现严重低体温症的患者或气道堵塞和掩埋时间超过35分钟的患者应停止复苏。

🌐 隐患

- 边远地区的探险家所接受的雪崩灾害方面的培训不充分；
- 救援方法不当；
- 未能维持受害者的气囊；
- 对雪崩受害者的分类不当；
- 对低体温症者的治疗不当。

实例介绍

　　2003年的冬季，14名高中生、两名登山向导和一名家长在英国哥伦比亚冰河国家公园进行越野滑雪。滑雪条件非常良好，2英尺厚的新鲜雪粉铺撒在500码宽的雪道上。

　　两名具备雪崩资格的教练不能确定这一天的雪崩事件是否为"中度——自然雪崩"，但很可能是人为造成的雪崩。然而，雪道上方的区域被认为是"雪崩高风险区"。

　　滑雪时，小组利用雪崩意识和救援课所传授的技巧——结伴滑雪者应分开30~50英尺。此外，滑雪者应定期复习救援步骤。每名滑雪者携带一个雪铲、探杆和雪崩信标。

　　上午11点45分，上部发生雪崩（宽度为850码），并掩埋了大部分滑雪者。被解救的一名队员借助卫星电话寻求帮助。在40分钟内，10名救援人员到达现场。在120分钟的时间内，所有小组成员均恢复健康，但4名学生最终死亡。[16]

参 考 文 献

1. Page CE，Atkins D，Shockley LW，Yaron M. Avalanche deaths in the United States：a 45-year analysis. *Wilderness Environ Med*.1999；10（3）：146-51.

2. Ammann WJ. Epidemiological trends in avalanche accidents [abstract]. *Wilderness Environ Med*. 2001；12（2）：139.

3. Falk M，Brugger H，Adler-Kastner L. Avalanche survival chances. *Nature*. 1994；368（6466）：21.

4. Radwin MI，Grissom CK. Technological advances in avalanche survival.*Wilderness Environ Med*. 2002；13（2）：143-52.

5. Falk M，Brugger H，Adler-Kastner L. Calculation of survival as a function of avalanche burial [abstract]. *Wilderness Environ Med*.2001；12（2）：140-1.

6. Brugger H，Durrer B，Adler—Kastner L，Falk M，Tschirky F. Field management of avalanche victims. *Resuscitation*. 2001；51（1）：7-15.

7. Grossman MD，Saffle JR，Thomas F，Tremper B. Avalanche trauma. *J Trauma*. 1989；29（12）：1705-9.

8. Johnson SM，Johnson AC，Barton RG. Avalanche trauma and closed head injury：adding insult to injury. *Wilderness Environ Med*. 2001；12（4）：244-7.

9. Stalsberg H，Albretsen C，Gilbert M，et al. Mechanism of death in avalanche victims. *Virchows Arch A Pathol Anat Histopathol*. 1989；414（5）：415-22.

10. Radwin MI，Grissom CK，Scholand MB，Harmston CH. Normal oxygenation and ventilation during snow burial by the exclusion of exhaled carbon dioxide. *Wilderness Environ Med*. 2001；12（4）：256-62.

11. Danzl DF，Pozos RS. Accidental hypothermia. *New Engl J Med*.1994；331（26）：1756-60.

12. Williams K，Armstrong BR，Armstrong BL. Avalanches. In：Auerbach PS，ed. *Disaster Medicine*. 4th ed. St Louis：Mosby；2001：44-73.

13. American Heart Association. Part 8：advanced challenges in resuscitation. Section 3：special challenges in ECC 3A：hypothermia.*Resuscitation*. 2000；46（1-3）：267-71.

14. Brugger H，Durrer B，International Commission for Mountain Emergency Medicine. On-site treatment of avalanche victims ICARMEDCOM—recommendation. *High Alt Med Biol*. 2002；3（4）：421-5.

15. Brugger H，Durrer B，Adler-Kastner L. On-site triage of avalanche victims with asystole by the emergency doctor. *Resuscitation*.1996；31（1）：11-16.

16. Dohrmann G. A deadly avalanche. *SI Adventure*；February 17，2003.

83 核／放射性灾害介绍

Dale M. Molé

了解核或放射性事件医学方面的知识对于 21 世纪的临床医生至关重要。除了全世界范围内核反应堆数量增加外，恐怖组织或个别国家可能会利用核装置或放射性装置伤及平民。强调这一问题的原因是核武器技术在第三世界国家的肆意扩散、苏联[1]黑市贩卖核武器的可能性，以及无所不在的工业和医疗放射源被邪恶势力应用。[2]

在全球恐怖袭击的年代，任何事物对公众产生的恐慌莫过于核辐射及其造成痛苦死亡、恶性疾病或基因突变的威力。由于正常感官不能探测辐射，因此，利用心理战实现邪恶目标的意图易于得逞。公众对低剂量辐射暴露的看法或错误知觉（在大多数情况下），使放射性物质成为非常有效的恐怖武器。

大众很少认为我们生活在自然辐射源围绕的世界。外太空的宇宙射线，地球上的放射性物质及食品、水和空气的辐射性是我们所接收到的大部分辐射暴露。其他辐射暴露可能是由医疗程序（例如，射线照片、核医学研究）引起的，即使人体含有自然放射性物质（例如，碳 –14、钾 –40 和钋 –210）。[3]除在美国一些地区通风不良的住处发现过过量氡以外，低辐射水平证明没有不利的临床效果。

辐射物理学

辐射由粒子或电磁波组成。当两种物质相互作用时，能量得以沉积。能量辐射足以置换原子中的电子，形成一个离子和自由电子。该过程称作电离辐射。电离粒子辐射由原子或亚原子粒子组成，但是临床上使用的粒子是 α 粒子、β 粒子和中子。电磁辐射的能量形式（辐射热、光、激光、无线电、微波）很少会在物质相互作用时消耗能量，但不会产生离

子。因此，这类辐射被称为非电离辐射。

物质由原子构成。所有原子都有一个小的中央核。中央核由质子（正电荷）和中子（不带电）组成。中子和质子由轨道电子云（负电荷）组成。每种元素的原子数是特定的，表示特定的物理与化学性质。原子数等于中央核中的质子数（例如，由于氢具有一个质子，其原子数为 1）。原子量一般等于质子数加上中子数，例如，普通碳原子有 6 个质子（原子数为 6），但其原子量为 12（6 个质子加上 6 个中子）。由于碳 –12 为电中性，因此，它有 6 个轨道电子。原子量不同的同种元素（质子数相同）被称作同位素。氢的同位素包括氘（一个质子和一个中子）和氚（一个质子和两个中子）。

中央核多种成分之间的力决定原子稳定性。由于质子和中子比决定原子稳定性，因此，中子对质子结合具有重要作用。中央核内中子过多或过少均会导致原子不稳定。然后，质子发生衰变或发射粒子或释放能量，从而变得更为稳定。

α 辐射由氦核（两个质子和两个中子）组成。这种粒子质量相对较大，仅能在空气中移动较短距离（1~2 厘米）。一张纸或表皮即能阻止这种粒子。然而，若粒子被吸入或被吸收，则内脏会受到严重的辐射。

β 辐射由不稳定中央核释放的电子产生。β 粒子穿入组织的深度大于 α 粒子，但通常不会越过几层表皮。β 粒子可被薄层玻璃、塑料、布料或金属箔完全吸收。高能量的 β 粒子可引起皮肤灼伤。若 β 粒子被吸入或被吸收，则会产生危害。

当原子弹或核反应堆发生核裂变时，通常会发生中子辐射（当原子的不稳定中央核发射中子时）。中

子为电中性，穿透能力非常强。当物质相互作用时，产生二次 β 辐射和 γ 辐射。

γ 射线和 X 射线为离子形式的电磁辐射。γ 射线和 X 射线穿透能力均非常强，能够向内脏提供大剂量的辐射（无吸收或吸入）。除辐射来源不同（γ 射线同样由不稳定的中央核产生，X 射线由原子外层电子壳层产生）外，γ 射线和 X 射线相同。

沉积在组织或物上的电离辐射量可被称为吸收剂量（拉德）。吸收辐射的国际单位是戈瑞（Gy）。1 戈瑞等于 1 焦耳/千克，等于 100 拉德。

各种电离辐射产生的生物效应取决于辐射质量、电荷和能量。因此，每一类电离辐射的相同吸收剂量造成的生物损害均会多于或少于另一类每一类电离辐射的相同吸收剂量所造成的生物损害。这一现象是由线性能量转移，或 LET——单位轨道长度沉积的能量——因不同辐射类型而异。1 戈瑞 α 辐射对细胞造成的损害大于 1 戈瑞 β 辐射对细胞造成的损害。吸收剂量乘以品质因数得出等效剂量。大部分 X 射线、γ 射线和 β 粒子的品质因数均为 1，因此，吸收剂量和等效剂量基本相等。α 粒子的品质因数为 20、中子的品质因数为 5~20（由能量决定）。拉德乘以辐射粒子的品质因数等于辐射当量。辐射当量用常用单位 rem（雷姆）表示。国际单位为西弗（Sv）。由于 γ 辐射的品质因数为 1，因此，1 戈瑞（100 拉德）γ 辐射等于 1 西弗（100 rem）。

降低辐射暴露的重要因素包括时间、距离和屏蔽。吸收剂量与个人接触时长成正比，与距放射源的距离的平方成反比。若距离变为原来的 2 倍，则吸收剂量将降低 80%。铅、混凝土或其他屏蔽材料的使用将大幅度减小或消除辐射暴露。

放射性随时间减小或衰减。特定放射性同位素的半衰期是指放射性材料衰减一半或变得无放射性（在大多数情况下）所需的时间。一些放射性同位素的半衰期为几个小时或几天，其他放射性同位素的半衰期为几年或几个世纪。衰减率会对辐射去污或处理相关的医治决策产生重要影响。

生物效应

电离辐射通过产生带电水分子（即氢氧基游离子）或脱氧核糖核酸的直接游离而与活细胞发生相互作用。若过多细胞受损和死亡或被人类必需细胞杀死，则会出现临床症状（急性放射性综合征）。细胞（如骨髓细胞或肠黏膜细胞）的快速分裂是对辐射最为敏感的表现。而细胞（如中枢神经系统）分裂过缓则说明抗辐射能力最强。不致命的辐射剂量可引起细胞发生恶变。数年后，该辐射剂量会引起癌症或逐渐衰减。[4]

核或放射情景

历史上充斥着放射事件。幸运的是，辐射暴露大多仅影响少数人。例外情况是 1986 年的切尔诺贝利事故。在这次事故中，四号反应堆机组爆炸，堆芯暴露，放射性物质蔓延到广阔地区。134 人出现急性放射性综合征，28 人直接死于辐射暴露。核事故发生时，婴幼儿或尚未出生的婴儿患上甲状腺癌的病例数显著增加。[5]

没有犯罪意图的个人有时也可能会给自己及社区带来放射危害。例如，"放射性童子军"大卫·哈恩试图在他的后院小屋内建造增殖反应堆，最终发生核事故。环境保护署为此支付了高额的核物质清理费用。同时，此事故还引起周围邻居的恐慌。

恐怖组织（例如，"奥姆真理教"和基地组织及恐怖主义的国家支持者）试图获取放射性/核材料与技术。巴基斯坦原子弹之父阿卜杜勒·卡迪尔·汗将核武器专业技术贩卖给许多国家和恐怖组织。[7]

除第三世界国家或恐怖组织试图制定核武器计划（成本高且技术密集的事业，以铀矿为入手点）外[8]，还可能有其他核或放射情形：

- 放射性物质用于装配辐射发射装置（RED）或放射物散布装置（RDD，即"脏弹"）[9]；
- 核设施（例如，核电站）被破坏，随后释放大量放射性物质[10]；
- 偷盗获得的或购买的核燃料制成的临时核装置发生爆炸；
- 偷盗获得的或从黑市上购买的完好核武器发生爆炸[12]。

辐射发射装置（RED）表示路人受辐射的风险高。这类装置放射性高，且会对放置者造成巨大威胁。因此，一定的数量是安全建造和布设这类装置的必要前提。"诱发临界"装置将使周围的人在一瞬间受到致死剂量的中子辐射和 γ 射线辐射。[13]

放射物散布装置（RDD）常被称为大规模扰乱性武器。原因是这类装置的心理和经济效应远超出对生命或财产的物理性损坏。[14] 俗称的"脏弹"由周围的放射性物质或传统爆炸物所混入的放射性物质组成。因爆炸产生的爆炸波效应而受到损伤的人会被放射性物质污染。救援工作人员也会受到放射性物质污染。

1987 年发生在巴西戈亚尼亚村的意外污染是由孤儿癌症放射源引起的。这次意外污染使人们对放射物散布装置（RDD）所产生的后果形成了深刻理解。废物堆积场工作人员砸开围绕医学放射源的铅屏蔽，暴露了 20 克铯 –137 氯化物封套。随后不久，13 人患病并接受医疗护理，最后 4 人死亡。有关当局查明事件原因前，已有 249 人受辐射，成千上万的人担心受污染，急忙赶往急诊室。核物质清理所造成的经济损失高达几百万美元——6000 吨衣物、家居、土壤和其他材料必须装进钢筒内，并埋在废弃的采石场内。[15]

核反应堆事故（例如切尔诺贝利核事故）或意外破坏仍受到人们的持续关注。2003 年 8 月，19 人因密谋破坏加拿大安大略湖岸的核反应堆而被逮捕。2001 年 9 月使用袭击方法引发担忧。恐怖分子将商务客机用作导弹袭击核电站。美国核能研究的一项研究表明，若将波音 767—400 用作攻击型飞机，则反应堆安全壳厂房及辐照燃料设施均会受到直接影响。[16]

核武器爆炸是恐怖分子最后的邪恶目的。核爆炸造成的毁灭性影响包括大范围的爆炸波效应、初始闪光和杂物焚烧引起的灼伤，及最初核裂变过程引起的电离辐射。最初核裂变后发生放射性沉降。据估计，曼哈顿岛中央车站 1 万吨武器爆炸将使 50 万人迅速死亡，数十万人受损伤、生活在曼哈顿岛的人被迫撤离，直接经济损失超过 10000 亿美元。

恐怖分子可能通过获取高浓缩铀（HEU）和制造原子弹（简易核装置，IND）实现核爆炸的目标。许多专家认为掌握高端技术的恐怖组织可利用高浓缩铀（HEU）制造核武器（无须国家支持）。钚弹更难以制造，可能超出亚国组织的能力。鉴于核物质浓缩的成本和复杂性，因此利用铀矿制造炸弹对于亚国组织尚不可行。然而，令人担忧的是，世界范围内反应堆芯使用高浓缩铀的 130 个被研究的核反应堆的安全性最低且易受盗窃犯袭击。

核裂变是以原子弹爆炸力为基础的过程。当核燃料［例如，铀 –235（U-235）或钚 –239（Pu-239）］的原子吸收一个中子时，原子分裂或裂变为两个质量大致相等的原子，产生大量能量和其他中子（引起其他原子裂变）。若存在足够的分裂性材料（即临界物质），则链式反应将以几何速率进行，进而释放大量的热能、光能和辐射能。自持链式反应所需的临界质量是分裂性材料形状、密度和类型的函数。若利用中子反射层或中子阻挡层围绕炸弹芯，则达到临界质量所需的分裂性材料量将大幅度减小。U-235 裸露球体的临界质量为 56 千克。然而，在厚阻挡层的阻挡作用下，裸露球体的临界质量将减小为 15 千克左右。对于 Pu-239 而言，临界质量分别为 11 千克和 5 千克。

由于特定的分裂性材料的临界质量减小量与密度增量的二次方成反比，因此，内爆装置所需的分裂性材料远小于"枪组装"法。

裂变武器需借助极短时间内产生的次临界质量"组装"超临界质量；另外，大量分裂性材料完成裂变、大幅度降低产率前，武器发生爆炸。经典的组装方法有两种，即枪组装法和内爆法（图 83-1）。枪组装法仅适用于铀 –235。枪组装法是将铀 –235 的次临界炮弹射向铀 –235 次临界目标，产生次临界质量。这是最易制造的原子弹类型。这类原子弹在投入使用前（例如，在日本广岛上方投掷的原子弹）甚至无须进行实验。[17]

内爆装置用高爆炸药产生向内的冲击波。冲击波压缩球形分裂材料，使其密度增加到超临界水平。尽管效率非常高，但仍需更多的复杂技术，确保爆炸"透镜"能够同时爆炸，进而形成核爆炸。此外，中子发生器释放大量中子，引发链式反应（当达到最大压缩状态时）。[18]

俄罗斯持有大量战术核武器。这些武器的分布范围非常广，且未将其视作战略核武器看守。随着苏联的解体，武器的行踪存在不确定性。这些武器是否已被贩卖到黑市、贩卖后的核武器是否功能完备等仍然是个未知数。

■ 历史展望

X 射线最初是于 1895 年由威廉·朗特耿用阴极射线管实验时发现的。仅仅几个月后，X 射线就被用于医学诊断。随后几年，当亨利·贝克勒耳用铀盐做实验时发现了铀的放射性。[19] 这种神秘的新威力的危险未引起人们的完全重视。辐射最初被认为是健康的因素。这可能是因为在欧洲健康温泉水域中仅探测到

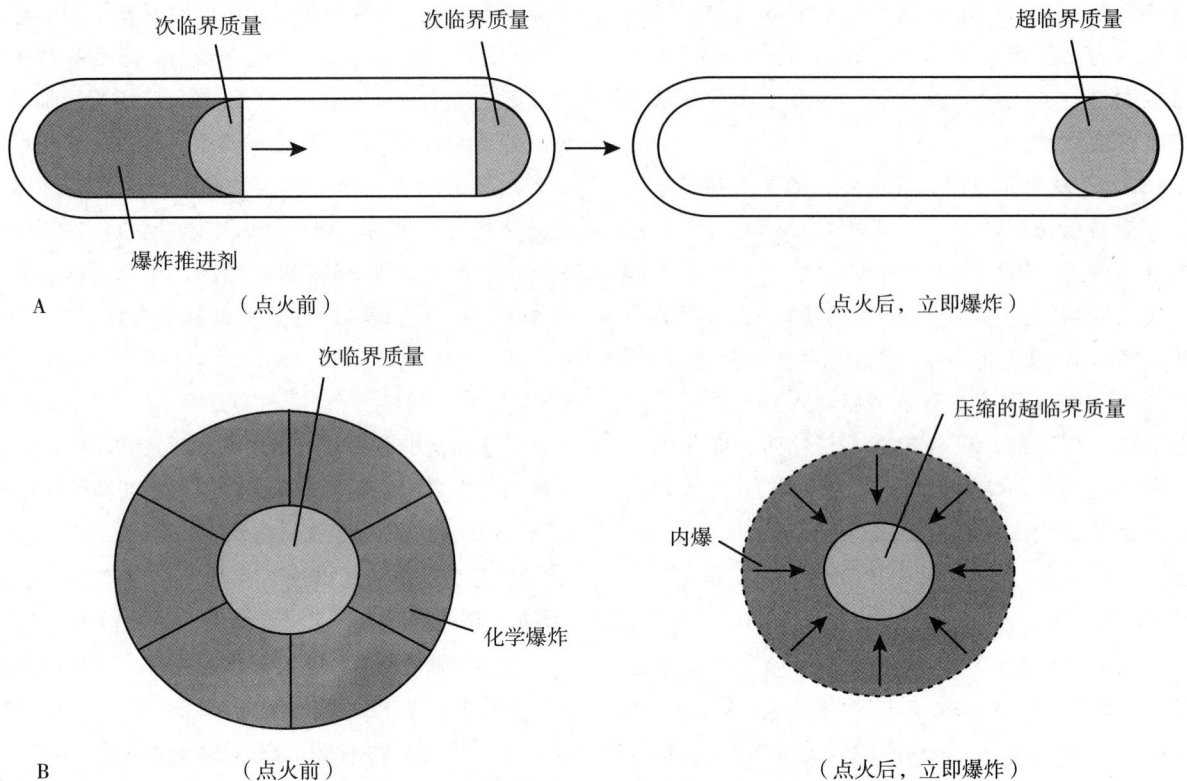

图 83-1　枪组装（A）和内爆型（B）核装置的原理

少量的镭和氡。尽管一些证据显示过量辐射会产生有害影响（例如，使用为密封的放射源的科学先驱者的皮肤受到深层损伤），但牙膏和饮用水中均添加了放射性物质（旨在发挥健康和刺激作用）。鞋类销售员使用便携式 X 光机检验试鞋。化学疗法提出之前，外科手术还可使用镭对癌症患者进行"居里疗法"。

Otto Hahn、Lise Meitner 和 Fritz Strassmann 于 1939 年发现了核裂变。人们意识到核裂变可用于制造原子弹。[20]1942 年 12 月 2 日，恩里科费米在芝加哥大学壁球场成功完成了世界首个自持链式反应。第二次世界大战期间，德国[21] 和日本[22] 大力发展原子弹。自 1945 年 7 月 16 日原子弹在新墨西哥沙漠爆炸起，世界发生了变化。[23]

几个月后，第二次世界大战结束。日本广岛和长崎爆炸了两颗原子弹，这一惨剧帮助人们形成了对辐射危险的公众认知。随后的十几部科幻电影和反核作品更进一步地提高了公众认知。巨蚁和人类、反应堆芯熔化地球或血肉等电影画面使人们确信任何辐射均将对生命造成直接威胁。

■ 现行做法

外辐照是指全身或身体的一部分接触外部的渗透性辐射源的过程。只要患者接触的中子辐射的强度不大，患者就不会受外辐照的放射性，且无须对医务人员采取特殊的防护措施。

接触主要的辐射剂量后，急性辐射综合征（ARS）将对生命构成主要威胁。[24] 急性辐射综合征（ARS）的诊断以暴露历史和临床表现（表 83-1）为基础。当全身短时间接触渗透性外辐射时，出现急性辐射综合征（ARS）。典型的急性辐射综合征有三种。

通常情况下，当剂量大于 2 西弗（200 雷姆）时出现骨髓造血综合征（取决于发病前的健康状态）。骨髓损害或抑制会产生全血细胞减少症，更易出现传染凝血异常状况。只要骨髓尚未完全受损，则粒细胞的集落刺激因子可增进再生能力。

剂量大于 6 西弗（600 雷姆）时出现运动性胃肠综合征。肠黏膜的细胞死亡和细胞脱落初期会引起恶心、呕吐和腹泻等症状。由于胃肠症状会引起血液异常、脱水、电解质失衡。同时，败血症部分是由自然

表 83-1　急性放射性综合征

1 戈瑞（Gy）=100 拉德（rad）　1厘戈瑞（cGy）=1拉德（rad）

综合征阶段	特征	由外部辐射和内吸收引起的全身辐射剂量					
		亚临床范围		亚致死范围		致死范围	
		0~100rad 或cGy	100~200rad 1~2Gy	200~600rad 2~6Gy	600~800rad 6~8Gy	800~3000rad 8~30Gy	＞3000rad ＞30Gy
前驱症状期	恶心、呕吐	无	5%~50%	50%~100%	75%~100%	90%~100%	100%
	发病时间	—	3~6小时	2~4小时	1~2小时	＜1小时	分钟
	持续时间	—	＜24小时	＜24小时	＜48小时	＜48小时	未提供
	淋巴细胞计数	未患病	下降程度最小	＜1000（在24小时）	＜500（在24小时）	在几小时内下降	在几小时内下降
	中枢神经系统机能	未受损	未受损	认知损伤（6~20小时）	认知损伤（＞24小时）	亮期过后几小时，能力迅速丧失	
潜伏期	无症状	＞2周	7~15天	0~7天	0~2天	无	
急性辐射疾病或临床症状明显期	体征及症状	无	中度白细胞减少症	严重的白细胞减少症、紫癜、出血 肺炎 大于300拉德/3戈瑞时，开始脱发		腹泻、发烧、电解质紊乱	抽搐、痉挛、震颤、嗜睡症
	发病时间	—	＞2周	2天~2周		1~3天	
	临床期	无		4~6周：医疗干预效果最佳		2~14天	1~48小时
	器官系统	无		造血和呼吸（黏膜）系统		胃肠道黏膜系统	中枢神经系统
住院治疗	%持续时间	0	＜5% 45~60天	90% 60~90天	100% 90+天	100% 几周到几个月	100% 几天到几周
死亡率	—	无	最低	经强化治疗后死亡率低	高	非常高和重要的神经病学症状表示致死剂量	

资料来源：武装部队放射生物学研究所。网址：http://www.afrri.usuhs.mil/www/outreach/pdf/pcktcard.pdf.

疾病引起的。严重的出血性腹泻是不详征兆。

剂量超过 20 西弗（2000 雷姆）时会出现心血管（CV）/中枢神经系统（CNS）综合征。恶心、呕吐、供给失调和抽搐等症状几乎都是由中枢神经系统内弥散性微血管渗漏引起的。弥散性微血管渗漏产生水肿，并使颅内压力增加。根据观察，短暂的后辐照血管扩展将会引起心血管虚脱。[25]

急性放射性综合征将经历以下四个阶段：

- 辐射暴露后几小时内出现前驱症状期，可持续两天。症状是总辐射吸收剂量的函数，包括厌食、恶心、呕吐、腹泻、疲乏、发烧、呼吸困

难和激动，应对症治疗；

- 潜伏期是指患者未出现症状的期间，可能会持续 3 周，但辐射暴露量越高，潜伏期越短；
- 发病期出现明显的临床表现，包括白细胞减少症、出血（由于血小板减少症）、腹泻、电解质失衡、精神状态变化和休克；
- 几周或几个月内为死亡或恢复期。

急性放射性综合征的临床期与细胞再生有关。最初的细胞分裂速度最快。辐射暴露后，与造血系统和胃肠系统相关的普通体征和症状发作时间是预后的良好标记。发生暴露后，在症状发作前的一个小时阶段

与预后不良有关。

更具体的指标是绝对淋巴细胞计数（ALC）。后期曝光 24 小时后，若淋巴球下降 50%，则表明出现严重的辐射损伤。[26] 后期曝光 48 小时后，若绝对淋巴细胞计数（ALC）大于 1200，则患者可能接受非致死剂量。当绝对淋巴细胞计数（ALC）为 300~1200 时，则说明发生严重的辐射暴露，且需入院治疗。若绝对淋巴细胞计数（ALC）小于 300，则说明患者出现危重病，且应考虑集落刺激因子。若患者出现复合伤，则绝对淋巴细胞计数（ALC）可能为不可靠指标。

皮肤辐射综合征（CRS）是指由 β 辐射或 X 射线急性照射引起的症状构象。放射性同位素污染患者的衣物或皮肤时将会出现皮肤辐射综合征（CRS）。尽管外表类似热灼伤，但几天后可能会出现辐射灼伤。真皮变化有助于估计接收到的辐射剂量，因此，需观察红斑、疼痛、起疱和坏死体征。皮肤辐射综合征（CRS）的后遗症包括暴露后几个月或几年后形成的血管功能不全和愈合组织坏死或溃疡。有时还需要超高压氧气疗法或截肢。辐射会影响细胞分裂，因此，若辐射患者需要急诊外科，则应在受到辐射伤害后 24~48 小时进行急诊外科治疗；否则，应在 3 个月后进行外科手术。

若放射性物质存放在外部或内部或同时存放在内部和外部，则会发生放射性污染。当放射性同位素被吸入、吸收或留在伤口时，患者可能受到辐射，需要进行去污染。若放射性物质被细胞吸收或混入组织或器官，则放射性物质会掺入组织或器官。

内污染的有效治疗需了解放射性同位素的类型和化学形式。目标是加快清除放射性物质，并抑制放射性物质的掺入。减少吸收（利用普鲁士蓝吸附铯）、使用裂变技术（加入含有氚的液体）、螯合作用（钚）或通过使用阻滞剂（放射性碘化钾）完成这一目标。

外部污染通常不是医疗紧急事故。单单脱去衣物仅能消除 90% 的污染。水和清洁剂能有效清除皮肤污染。去污染之前，应覆盖未受污染的伤口。受污染的伤口常使用加压的生理盐水灌注法进行治疗。渗出液或焦痂的剩余放射性通常在换衣服时释放出来。若伤口仍受到长半衰期放射性同位素的污染，则应予以切除。所有受污染的衣物和材料均应放置在贴有标签的塑料袋中进行适当处理。

团队精神和实践是有效治疗放射性污染受伤人员的必要因素。除普通的应急医学人员外，医院还需配备保健物理学家或辐射安全官员，以帮助检查患者（使用辐射探测设备），并提供其他的去污染建议。急诊室人员每年至少进行一次患者去污染和治疗演练，以确保适当的去污染技术、强化适当的治疗优先级，并了解辐射探测设备和个人剂量计。

患者可能出现混合伤（例如，创伤和严重的辐射暴露或污染）。去污染完成之前，应评估、恢复并使患者稳定。

由于个人暴露未知，因此，当伤员数量较多时，难以根据辐射暴露情况作出检伤分类决策。若急性放射性综合征发作较早，则预示着不良结果。武装部队放射生物学研究所提供了生物剂量估算工具包（BAT），支持网站下载。

当受辐照的患者出现免疫功能不全，则应考虑为这类患者进行外科手术。难愈创伤的修复、液体平衡、电解质及凝血异常均有可能出现。辐射暴露后，患者接受手术治疗的时间越早，治疗效果越好。若在早期实施手术，则当免疫系统能力最低时外科伤口已经处于愈合阶段。由于患败血症的可能性高，因此，清创术须谨慎。[27] 若患者出现辐射暴露、灼伤和外伤等复合伤，则应考虑使用预防性抗生素。绝对中性白细胞计数多于 500 之前，应一直使用预防性抗生素。患者至少在 24 小时内不出现发烧症状。造血生长因子可用于缩短中性粒细胞减少的持续时间。一旦确定存在严重的辐射暴露，就应开始使用造血生长因子。

🌐 隐患

- 由于衣服或皮肤上可能存在放射性污染，因此，不能治疗危及生命的伤害或稳定患者；
- 不能规划、培训和执行放射性事件的应急管理；
- 医务工作者的个人剂量测量设备缺乏；
- 去污染技巧不佳；
- 未能设定并监控辐射边界，整个医院的污染扩散未能得到控制；
- 未能及时有效地提供辐射暴露危害相关的风险沟通信息。

资 料 来 源

1. 武装部队放射生物学研究所（AFRRI）。网址：http://www.afrri.usuhs.mil/www/outreach/pdf/pcktcard.pdf

2. 辐射紧急援助中心训练场（REAC/TS）。网址：http：//www. orau.gov/reacts

3. 美国疾病控制与预防中心（CDC）。网址：http：// www. bt.cdc.gov

参 考 文 献

1. Sokov N, Potter W. *"Suitcase Nukes"：A Reassessment*. Monterey, Calif：Monterey Center for Nonproliferation Studies；2004.

2. Wald M. Uranium reactors on campus raise security concerns.*New York Times*. August 15, 2004. http：// ucnuclearfree.org/articles/2004/08/15_wald_uranium-reactors-campus.htm

3. Ford J. *Radiation, People and the Environment*. Vienna：International Atomic Energy Agency；2004.

4. Mettler F, Upton A. *Medical Effects of Ionizing Radiation*. Philadelphia：WB Saunders；1995.

5. Gusev I, Guskova A, Mettler F. *Medical Management of Radiation Accidents*. Boca Raton, Fla：CRC Press；2001.

6. Silverstein K. *The Radioactive Boy Scout*. New York：Random House；2004.

7. Ferguson C, Potter W. *The Four Faces of Nuclear Terrorism*.Monterey, Calif：Monterey Center for Nonproliferation Studies；2004.

8. Bhatia S, McGrory D. *Brighter Than the Baghdad Sun*. Washington, DC：Regnery Publishing；2000.

9. Edwards R. Risk of radioactive "dirty bomb" growing. *New Scientist*. June 2004.Available at：http：//www. newscientist.com/article.ns？id=dn5061.

10. Brown D. Canada arrests 19 as security threats. *Washington Post*.August 23, 2003, page A20.

11. Mark JC, Taylor T, Eyster E, Maraman W, Wechsler J. Can terrorists build nuclear weapons？In：Leventhal P, Alexander Y, eds. *Preventing Nuclear Terrorism*. Lexington, Mass：Lexington Books；1987.

12. Alexander B, Millar A. *Tactical Nuclear Weapons*. Washington：Brassey's；2003.

13. Mettler F, Voelz G, et al. Criticality accidents. In：Gusev I, Guskova A, Mettler FA, eds. *Medical Management of Radiation Accidents*.Boca Raton, Fla：CRC Press；2001

14. Levi M, Kelly H. Weapons of mass disruption. *Scientific American*. November 2002. pages 77-81, http：//www. fas.org/ resource/03212005140554.pdf

15. O'Neill K. *The Nuclear Terrorist Threat*. Washington, DC：Institute for Science and International Security；1997.

16. Hardy G, Arros J, Merz K. *Aircraft Crash Impact Analyses Demonstrate Nuclear Power Plant's Structural Strength*. San Diego：ABS Consulting/ANATECH；2002.

17. Henriksen P, Westfall C. Critical Assemblies and Nuclear Physics.In：Hoddeson L, Henriksen PW, Meade RA, Westfall CL, eds. *Critical Assembly：A Technical History of Los Alamos During the Oppenheimer Years, 1943-1945*. New York：Cambridge University Press；1993.

18. Serber V. *The Los Alamos Primer：The First Lectures on How to Build an Atom Bomb*. Berkeley：University of California Press；1992.

19. Sacks O. *Uncle Tungsten*. New York：Alfred A. Knopf；2001.

20. Hahn O. From the natural transmutations of uranium to its artificial fission. Nobel Lecture.December 13, 1946；Stockholm. Available at：http：//nobelprize.org/chemistry/laureates/1944/hahn-lecture.pdf.

21. Irving D. *The German Atomic Bomb*. New York：Da Capo Press；1967.

22. Wilcox R. *Japan's Secret War*. New York：William Morrow &Company；1985.

23. Rhodes R.*The Making of the Atomic Bomb*. New York：Simon and Schuster；1986.

24. Mettler F, Voelz G. Major radiation exposure—what to expect and how to respond. *New Engl J Med*. 2002；346（20）：1554-61.

25. Hawkins R, Cockerham L. Postirradiation cardiovascular dysfunction.In：Conklin J, Walker R, eds. *Military Radiobiology*. San Diego：Academic Press；1987.

26. Jarrett D. *Medical Management of Radiological Casualties*. Bethesda, Md：Armed Forces Radiobiology Research Institute；1999.

27. Eiseman B, Bond V. Surgical care of nuclear casualties. *Surg Gynecol Obstet*. 1978；146：877-83.

84 电离辐射事件

Carrie Barton

事件说明

暴露于显著水平的辐射发生率很低，但每天都有可能暴露。医疗机构或核材料或废料处理人员的职业性照射可能产生显著的辐射水平。其他辐射源包括核电厂反应堆芯事故、核武器爆炸、脏弹或意外或故意放置在特定区域（会对公众产生照射）的放射性物质。了解不同类型对了解影响身体的方式至关重要。

电离辐射包括 α 粒子、X 射线、γ 射线与中子。α 粒子由两个质子和两个中子组成。α 粒子相对较大，易停止，物质碰撞将使其失去能量，一张纸的密度足以使其停止。皮肤表皮也能阻挡这些粒子。由于这些粒子在很短距离内失去能量，因此，造成伤害的可能性非常大。然而，由于这些粒子到达真皮前易于停止，因此，它们不是显著的伤害源（通过破损皮肤、吸入或吸收产生的辐射暴露除外）。[1-2] α 发射体实例包括铀、钚和镅（存在于烟雾探测器中）和氡（自然形成的气体和主要的自然辐射暴露）。[3]

β 辐射由似电子粒子组成。粒子非常小，既可在空气中移动约 1m 也可贯穿人体组织 1m。密度较高的材料（几毫米的铝板）可使 β 粒子停止。[1-2] β 粒子可对真皮组织和骨突出位置（腰和手）造成严重局部损伤，这些粒子还可能会引起骨坏死。β 辐射皮肤损伤造成的发病率与受污染的身体表面积成比例，类似于热损伤。β 发射体的实例为核微粒、氚（用于应急照明、计量表和核武器）和放射性锶（产生于核反应堆中）。[4]

同太阳光一样，X 射线和 γ 射线是电磁辐射的一种形式。X 射线和 γ 射线由光子组成，无质量、无电荷。这两种粒子是在裂变反应时产生的。这些粒子主要用于医疗。

γ 辐射和 X 射线传播距离为几米，且不会被人类器官阻挡。5cm 的铅能阻挡 γ 辐射和 X 射线。[5] 这些粒子能引起整个身体的辐照，且与急性放射性综合征有关。γ 辐射源包括放射性铯。放射性铯是核燃料的副产品，且常用作医疗辐射源。鉴于放射性铯被广泛用作放射源，因此人们可能认为它可用于"脏弹"。[2]

核裂变时，释放中子。例如，临界装置、核反应堆或核爆炸时释放中子。它们的穿透能力非常强，能穿过身体。中子碰撞其他原子核，使中子不稳定，产生放射性，释放 α 和 β 粒子及 γ 射线。尽管 γ 辐照不会使人或物体受到放射性，但中子辐照的幸存者所受到的放射性应最低，且构成的威胁不大，可省去适当的保健干预。[6]

事前措施

当地的危险材料（HazMat）团队应当能够探测辐射。当检验报告显示患者受辐照时，医院应使用实时监测设备（例如盖革计数器）对患者进行监测。牢记：探测器大多不能探测 α 辐射。若设备未保存在急诊科，则应提前作出安排，确保医院的各种装置 24 小时可用。医院的未知辐射暴露或蓄意爆炸灾难应急计划规定：医院的辐射安全官员应时刻待命，直到"脏弹"情景被排除。旨在使大量患者去污染的方案类似于化学去污染。然而，去污染之前，应进行紧急干预（若需要）。[6]

➡ 事后措施

辐射暴露有四类：辐射、外污染、内污染及掺入。当出现"脏弹"或爆炸情况时，患者会出现创伤和辐射暴露；莫忘记使用标准创伤评估和干预。[7] 放射损伤是次要外伤。

辐照患者不会对医务人员或其他患者产生危害。疑似出现污染的患者应采用接触预防措施进行治疗，并通过辐射监测设备进行检验。这些过程最好由辐射安全人员进行管理。对于等待微粒物质（例如，"脏弹"或可能的微粒暴露）去污染的状态平稳的患者，建议在去污染之前取下耳朵和鼻孔的棉签，以便进行后期测试（旨在确认辐射暴露）。

当治疗外部感染放射性灰尘的患者时，保健人员应采取呼吸道预防措施。患者应避免空气传播微尘，以抑制吸入。脱衣服时，这一点尤为重要。不得在污染区进食。此外，所有患者和医务人员须采取去污染措施，并在进入清洁区前用监测设备扫描。若需要，急诊室可分为洁净区和污染区。应将塑料或板片适当绑扎在地板和常用的门把手上，以阻止设施的长期污染。应脱去并存放衣物，以做进一步测试或视作证据（若需要）。测试旨在确定辐射暴露的存在性、类型和数量。患者在入院前应使用肥皂水进行清洗。应为患者提供衣物和临时服装专用塑料袋。去污染过程流出的水须按化学污染物的去污染优先级进行收集。[4]

保健人员仅可使用仪器移除放射性脏弹。原因是接触材料将对手部造成严重的局部损伤。放射污染期移除的所有材料均应保存并储存在后部或远离他人。若患者身上的放射性脏弹不能迅速移除且需要迅速治疗另一种生命威胁病，则铅遮板应放置在灾区。同时，去污染完成之前，应对患者进行治疗。

吞咽或吸入放射性材料后，会发生内部污染，致使放射物接触肠胃内皮内衬和呼吸道薄壁组织。由于 α 辐射物将在较短距离内释放能量，因此，这种辐射物相对良性（当受上皮保护时）。当未受保护时，α 粒子可引起严重损害。放射性脏弹可能会引起深层组织辐射损伤，并使辐射暴露时间延长。拆除放射性脏弹的决定必须平衡侵袭性外伤发生率的长期风险。

吸入或吞咽放射性微粒物质所造成的内污染可能掺入放射性材料。吸收或吸入的放射性物质可能被重要器官吸收或留在重要器官内，或吸入淋巴结中。掺入的放射性物质会随时间损害器官组织。随后若未出现更严重的损伤，则长时间内癌症发病率会上升、急性疾病不会出现上升。就多种辐射源而言，真正令人担忧的是重金属成分及其毒性而非辐射效应本身。

辐射将会引起两种临床症状：皮肤放射性综合征（由局部组织损伤引起，通常与 α 或 β 辐射有关）和急性放射性综合征（ARS，由全身辐射，通常与 γ 辐射有关）。这两种症状均伴有迟发性表现，且分为四个阶段：前兆期、潜在无症状期、症状明显期及死亡或恢复期。这些阶段的演进速度与暴露的严重性直接相关。灼伤（无热暴露或化学暴露）或免疫抑制系统（与普通秃头症无关）应立即考虑隐藏的辐射暴露。

皮肤放射性综合征是由真皮基底层所受的局部损伤引起的。局部损伤可能会引起发疱症状。血管组织通常会受到损害，引起延误性坏死。在前驱期（即暴露后几个小时）[2]，医疗人员可能就受辐射污染的地区的发红或发痒症状发布通知。潜伏期未出现症状，且受感染的皮肤表现正常。这一阶段可维持几分钟到几周（取决于暴露的严重性）。[2] 症状明显期的特征为局部脱发、发疱和坏死（血管供血不足导致真皮组织死亡）。此外，底层骨坏死也可能发生。辐射暴露后 17~21 天可能会出现脱发症状。[2] 干性脱屑期（皮肤起皮）或湿性脱屑期（发疱和大疱）。辐射暴露后几小时或 2~4 周发生脱屑。几天到几个月出现坏死症状。

急性放射性综合征（ARS）由全身辐照引起，影响干细胞。干细胞起初的有丝分裂率高（尤其是骨髓造血细胞、小肠内皮微绒毛），引起许多临床特征。[3] 淋巴球体内发射敏感性最强的细胞，且用于估计接受的辐射剂量。[1, 7] 急性和皮肤放射性综合征可同时表现出来。

在前驱期，胃肠症状包括恶心、呕吐和腹泻。辐射暴露后几分钟到几周内，急性放射性综合征将会发作。急性放射性综合征将持续几分钟到几天，且表现出发作性状况。若在两小时内发作，则表明出现生命威胁的辐射暴露。然而，还需对导致恶心和呕吐的其他原因进行考虑。潜伏期可能持续 2~3 周。在潜伏期，人看似健康，然而，若辐射剂量过后，则潜伏期的时间可能最小。症状明显期包括三种症状，并持续几天到几个月。在最初的 2~3 个月内，通常会发生严重的致死性并发症。完全恢复可能需要几周到两年。

急性放射性综合征（ARS）的症状明显期将出现

三类症状：骨髓、胃肠、心血管／中枢神经系统综合征。体征和症状取决于损害的数量（不同器官系统的组织系统不同）。骨髓最为敏感。医学显著剂量仅能引起骨髓抑制。较高剂量将损害肠胃内衬；非常高的剂量将引起三种体征和症状的构象。骨髓症状是由辐射后的全血细胞减少症（严重贫血和免疫抑制）引起的。2~4 天后，中性白细胞计数会下降，但 2~4 周后才会出现血小板减少症。[8] 辐射暴露后，可能会出现短暂的血小板增多症初始期。初始期具有误导性。若辐射暴露是致命的，则常在几个月的时间内死亡或因感染和出血而死亡。[1]

严重程度足以引起胃肠损害的辐射暴露通常是致命的，且会在两周内死亡。小肠绒毛所受损害将会引起内皮脱落、腹泻、出血、吸收障碍和机会感染［当细菌运送肠道内层（免疫受抑制）］。死亡由脱水、感染或电解质失衡引起。非常严重的暴露可能还会引起神经过敏、模糊、严重恶心与呕吐、抽搐和昏迷。心血管／中枢神经系统损伤会在 3 天内导致死亡。

🏥 伤员医疗

若需要，患者需采用去污染措施。牢记：受辐照的患者无发射性，无须进行去污染。带有外伤或灼伤或医学疾病的患者需进行急诊介入，去污染步骤应相应推迟。

对患者实施去污染之前，需对状态稳定的患者进行化验。在重大伤亡事故中，应尽早转运状态稳定的患者，以便为新患者和状态不稳定、不适于转运的患者留出资源。全身受辐照后，外科手术实施 48 小时以上时，死亡人数会有明显增加。需在这一时期实施外科手术或推迟 3 个月后实施外科手术。对于出现内污染和掺入的患者，体液可能含有微量的放射性同位素。

在重大灾害情景下，止痛和抗呕吐是治疗致命辐射暴露或严重创伤患者的唯一方法。辐射暴露后 12 ~ 24 小时内，绝对淋巴细胞计数小于 $1000/mm^3$ 的患者最终需要反相隔离，可能不能存活。对于需要接受辐射暴露治疗的患者，应采取多种干预措施。外伤应得到快速处理。最初，应采用与热灼伤类似的方法治疗辐射皮肤损伤。预防性抗生素虽引发争论，但仍需对其予以考虑。骨髓刺激是有益的。肺部污染可能需要肺灌洗，但实施前应就此与辐射损伤

的治疗专家进行探讨。同时，这并不是紧急状况。脏弹和其他夹杂物可能需进行清创术，但无须切除毁坏性外伤。经严密监测未出现并发症的患者大多都未留下贫铀碎片。[9]

应提取状态稳定且无症状的患者的基本实验室样品，包括血液、尿素和氮，肌酸酐，全部血球数和尿液。这类患者可出院。应检查这些患者 24~48 小时曝光后的淋巴细胞计数，并令其寻求立即治疗（急性放射性疾病症状或皮肤放射性综合征）。

尽管受辐射的患者仅会对医务工作者造成较小风险，但孕妇保健工作人员不得接受治疗，且其他医务工作者经常轮换，以便尽量减小对受污染个人的辐射。提供者将接受辐射安全人员的安全检查，可确保提供者的照射剂量未超过职业安全指南的规定。由于辐射暴露发生率很低，因此，医治应包括迅速咨询辐射紧急援助中心训练场（REAC/TS）。[10]

🌐 隐患

- 确保辐射探测设备配有工作电池；
- 探测设备发出的任何噪声用于为患者报警，除使用耳机外，不得打开设备声音；
- 在远离潜在污染的区域，确保基本辐射水平得到检查，以免仰角辐射测定出现错误；
- 过快扫描将不能探测辐射，因此，应降低扫描速度；
- 盖革计数器未能探测 α 辐射。

参 考 文 献

1. Tucci M，Camporesi E. Risks and effects of radiation terrorism.*Semin Anesth Perioperative Med Pain*. 2003；22（4）.

2. Leikin J，McFee R，Walter F，Edsall K. A primer for nuclear terrorism.*Disease–A–Month*. 2003；49（8）.

3. Upton A. Radiation injury. In：Goldman L，Bennett JC, eds. *CecilTextbook of Medicine*.21st ed. Philadelphia：WB Saunders；2000：62-8.

4. Smith J，Spano M，et al. *Interim Guidelines for Hospital Responseto Mass Casualties from a Radiological Incident*. Atlanta：Centers for Disease Control and Prevention, Department of Health and Human Services；2003.526 NATURAL DISASTERS.

5. Rutherford M，Seward J. Radiation injuries and illnesses in pediatricemergency medicine. *Clin Pediatr Emerg Med*. 2001；2（3）.

6. Reeves G. Radiation injuries. *Crit Care Clin*. 1999；15（2）：457-73.

7. Markovchick V. Radiation injuries. In：Marx J，Hockberger R，Walls R，eds. *Rosen's Emergency Medicine：Concepts and Clinical Practice*. 5th ed. St. Louis：Mosby；2002：2055-63.

8. Dainiak N. Hematologic consequences of exposure to ionizing radiation. *Exp Hematol*. 2002；30（6）：513-28.

9. Lee H，Gabriel R，Bolton P. Depleted uranium—is it really a health issue？ *Lancet Oncol*. 2001；2（4）：197.

10. Radiation Emergency Assistance Center/Training Site. Available at：http：//www.orau.gov/reacts.

85 核 爆 炸*

William E. Dickerson

事件说明

核装置爆炸可能是最不祥的恐怖主义情景。虽然可能性不大，但是应将这类灾害的后果视为稳健备灾计划的一部分。若恐怖主义组织引爆核装置，后果相当于大城市停放的卡车上装满 1 万吨三硝基甲苯（TNT）所释放的威力，可能会引发一系列的灾难性事件。炸弹产生的爆炸、热和辐射将会造成直接的人员伤亡。表面爆炸的可能性非常大，因此，可能会出现放射性微粒。放射性微粒可传播几英里（取决于微粒尺寸和天气条件）。[1]1945 年 8 月，日本广岛核爆炸威力相当于 1.5 万吨三硝基甲苯（TNT）所释放的威力。日本广岛核爆炸为空中爆炸，产生的微粒数量最少。4 个月内，总人口约为 31 万的城市死亡近 10 万人。若这样的核爆炸发生在当今，其后果将是大量的人员伤亡和建筑物被摧毁，并形成一片需要长期检疫的污染区。

事前措施

如有潜在核爆炸警告，则可指导人员疏散或寻找避难所。然而，预警是不可能的。每个医疗中心应将辐射灾难应急计划纳入紧急备灾计划中。紧急备灾计划明确了辐射去污和管理团队的任务和职责。由于团队的力量至关重要，因此，需进行必要的培训和演练。每个团队必须配备熟悉辐射危害探测与管理的医

_____

* 除了一些借鉴的图和表格外，本文中的所有材料都属于公众信息。

疗或健康物理学家。此外，应指派主题专家（提供辐射灾害治疗相关的指导），应提供参考资料（例如，本文参考文献部分的参考资料）。

事后措施

放射性灾害过后，当地出动人员和设施将接受严峻考验。基础设施将会受损，且将出现混乱。最可能的情况是，市长将请求州援助。此外，州长将请求联邦援助。宣告联邦紧急状况。此外，还应启动国家应急预案或联邦辐射应急计划。然而，如其他灾害一样，当地社区须在前几个小时使用自备资源。（参见本书"核灾难"管理一文。）

核装置最初引爆或轰炸可能不明显。然而，彻底被摧毁的广大区域覆盖半径约为 1km（以着地点为出发点），在着地点以外几千米可能会感受到爆炸气浪，蘑菇云的外观用于表明是否存在核爆炸。核爆炸的能量分配是：爆炸产生的能量约占 50%、热辐射能量占 35%、初始电离辐射能量（第一分钟）占 4%、残留核辐射（微粒）约占 10% 和电磁波（EMP）约占 1%。[2] 每种形态所造成伤亡人数的比例尚不明确。威力为 1 万吨或威力更小的核武器所造成的辐射伤亡人数的百分比高于威力大于 1 万吨核武器所造成的辐射伤亡人数的百分比。由于热封套超过了辐射轮廓[2]。因此 1 万吨核武器所产生的灾害范围如下[3]：

- 当距离着地点 590m 时，50% 的死亡率由爆炸波效应引起；
- 当距离着地点 1800m 时，50% 的死亡率由热灼伤引起；
- 当距离着地点 790m 时，4 戈瑞初始核辐射（杀

伤力约 50% ）；

- 当距离着地点 9600m 时，引爆后的第一个小时出现辐射剂量为 4 戈瑞的微粒。

爆炸、灼伤和辐射损伤构成的组合损伤所引起的协同效应比任何一种损伤都要严重。

第一响应人员需评估受害者附近区域的放射性水平是否高。建议第一响应人员将 0.1 西弗 / 时的辐射剂量用作"周转"剂量。当情况允许且响应人员知道潜在的效应时，可接受辐射剂量为 0.5 西弗或更大（可确保挽救生命）。[3]

州救灾包括国民警卫队的民间支援队的参与。联邦救灾包括能源部采取的早期行动。这些行动旨在确定表面范围和大气辐射和国防部所采取的措施、国家救灾医疗系统、美国应急药品国家战略储备及提供紧急和长期援助的其他联邦机构。（参见本文"政府资源"部分。）

辐射防护指导

1. 时间、距离和屏蔽

- 时间：限制接触放射性物质的时间。
- 距离：从放射源接收到的辐射剂量随着距放射源距离增量的负二次方递减。
- 屏蔽：辐射源与受害者之间的材料（以土壤、水、混凝土或金属）越多，受害者接收到的辐射剂量越少。因此，躲避初始辐射和微粒的一个最佳位置是远离窗户的地下室。

2. 不要注视核爆火球（即使远离爆炸火球）： 在白天，距离放射源 20km 时会出现闪光视盲和视网膜灼伤。[2]

3. 7/10 规则： 核爆炸后时间每增加 10 倍，早期微粒的剂量率将减小约 10 倍。[4] 例如，若以核爆炸后 1 小时的辐射剂量作为参考，则第 7 小时的辐射剂量为第 1 小时剂量率的 0.1 倍。第 49 小时的辐射剂量是 $0.1 \times 0.1 = 0.01$；第 343 小时（$7 \times 7 \times$，或核爆炸后约 14 天）的辐射剂量率将为 $0.1 \times 0.1 \times 0.1$ 或第 1 小时的辐射水平的 1/1000。因此，庇护 14 天将大幅降低微粒的辐射暴露。

4. 寻求庇护或撤离： 由于放射性尘降物，政府最初应建议人们进行庇护［如果在特定的放射距离（例如，距离震源 30 英里）］。提供放射性烟羽数据后，政府应指挥一些人群聚集区请求庇护，并指挥其他人群按照放射性烟羽的预测顺风方向进行撤离。

5. 吸入的碘化钾是否堵塞了放射性碘的摄取？ 一般不会。由放射性沉降物组成的裂变产物包括 36 种元素的 300 种不同同位素。相比其他放射性同位素，只要未吸入或进食放射性碘，就不会构成威胁。在这种情况下，甲状腺会聚集放射性碘。[4] 最好的措施是避免吸入放射性沉降物或进食农作物或牛奶（受放射性碘污染）。应监测供应食品的放射性污染。在有大量放射性碘释放的情形下（核反应堆事故），碘化钾可能更为有益。

🧑 伤员医疗

着落点附近区域将被完全摧毁，无幸存者。离开着落点半径后，幸存者的百分比将上升。第一响应人员的工作量将会过大。走动受害者大多需要进入附近的医疗机构。最靠近着落点的医疗机构可能不能正常运营。正常运营的当地医疗设施将负荷过重，超过其过负荷能力。（参见本书"超负荷救灾能力"一文。）最初，带有冲击伤和热损伤的受害者数量可能会超过仅存在辐射损伤的受害者（由于明显辐射损伤的潜伏性，参见本书"核 / 放射性灾害介绍"一文。）

当地医疗设施包括：

- 启动灾难应急计划；
- 维持中心的秩序，控制患者流，避免受污染的患者污染医疗设施。

应采取下列辐射安全预防措施：

- 听从辐射安全官员的指挥；
- 佩戴个人防护设备（PPE），包括手术用口罩、帽、长外衣、双层手套及鞋套（若执行检伤分类或去污染程序，则需配备剂量计，参见本书"个人防护设备"一文）；
- 尽量在医疗设施外进行检伤分类或去污染。

首先对带有威胁生命损伤的患者进行分类和治疗，再进行去污染。需注意：负责治疗辐射暴露的救护提供者所受的辐射损伤风险应非常低。实际上，护士、医师或其他医工因参与辐射事故救护而患病的实例尚不存在（参见本书"伤员检伤分类"一文及"放射性污染的清除"一文）。

冲击波伤

核武器的爆炸波效应与传统的高爆炸弹的爆炸波效应之间存在重大差异。对于核武器，高峰值超压、疾风（或动态）压力及冲击波较长的正延续（压缩）时间等因素均会引起建筑物的"重大损害"。损害程度类似于地震和飓风造成的损害程度。普通爆炸通常损害部分建筑物，但核武器的冲击波可围绕和损害整个建筑物[4]。（参见本书"爆炸介绍"一文。）

烧伤

最初，热损伤可能难以与皮肤损伤区分（由于辐射）。一个不同之处是热损伤发生早，且辐射皮肤损伤可能过几天才会出现。热损伤和辐照的组合将大幅增加死亡率[5]。热损伤还可能会引起眼损伤。两类眼损伤为一过性视觉缺失。若人员间接看到核爆火球，则会发生这两类损伤。直视核爆火球时将出现永久性失明，并引起视网膜损伤[6]。（参见本书"火灾和烧伤介绍"一文。）

急性放射性损伤

可能仅出现放射性损伤，也可能同时出现放射性损伤和热烧伤。复发伤的预后远比放射性损伤的预后严重。应按以下原则诊疗急性放射性损伤。（参见本书"电离辐射事件"一文）：

- 治疗威胁生命的损伤（例如，气道、呼吸和循环等）；
- 去污染，脱去衣物可去除90%的外部污染；

- 预测复发伤（例如，辐射损伤、冲击波伤或热损伤）；
- 在事件发生的48小时内，开放性创伤愈合效果最佳；
- 根据早期的剂量，估计症状和淋巴细胞直接计数的变化。生物剂量估算工具包（BAT）是辅助剂量估算的计算机程序。武装部队放射生物学研究所提供了生物剂量估算工具包（BAT），支持网站下载（www.afrri.usuhs.mil）[7]。

急性放射性综合征

急性放射性综合征（ARS）可能需在早期使用造血集落刺激因子，例如，非格司亭（表85-1）。放射性沉降物决定急性放射性综合征（ARS）可能发生在事故发生以外几英里（图85-1）。发生核爆炸后，碘化钾、普鲁士蓝或二乙撑三胺五乙酸（DTPA）可发挥重要作用。有关急性放射性综合征（ARS）的更为详细的探讨，请参见本书"核/放射性灾害介绍"一文。

缓发辐射效应（事件发生后2~4周）

由于急性放射性综合征（ARS）的造血亚综合征的延缓发病，因此，出现明显的嗜中性白细胞减少症和感染症状前2~4周内患者可能表现良好。若患者在事件发生后前几天确诊，则应安排这些患者到遥远的

表 85-1　辐射暴露诊疗指南 *

事件性质	细胞因子的推荐辐射剂量：非格司亭（G—CSF）或沙格司亭（GM—CSF）	抗生素的推荐辐射剂量[+]	干细胞移植的推荐辐射剂量
死亡人数＜100，健康，无其他损伤	3~10Gy	2~10Gy	7~10Gy（对于施主细胞）若存有自身移植物或提供同质异体供体，则辐射剂量为4~10Gy
死亡人数＜100，但均为多发伤或烧伤	2~6Gy	2~6Gy	不适用
重大伤亡人数（＞100），健康，无其他损伤	3~7Gy	2~7Gy	7~10Gy（对于施主细胞）若存有自身移植物或提供同质异体供体，则辐射剂量为4~10Gy
重大伤亡人数（＞100），多发伤或烧伤	2~6Gy	2~6Gy	不适用

　* 该表格概述了美国国家放射线累积战略工作组的一致指导方针。（改编自 Waselenko J, MacVittie TJ, Blakely WF, et al. Medical management of the acute radiation Syndrome: recommendations of the Strategic National Stockpile Radiation Working Group. Ann Intern Med. 2004:140［2］:1037-51, W-64-W-67.）

　+ 抗生素预防性用药应只适用于因全身或部分身体接受表中所列的显著剂量照射后，而发生中性粒细胞减少的患者。

　预防性抗生素总体包括：氟喹诺酮、阿昔洛韦（如果患者是单纯性疱疹病毒血清反应阳性或者有这种病毒的病史）和氟康唑。

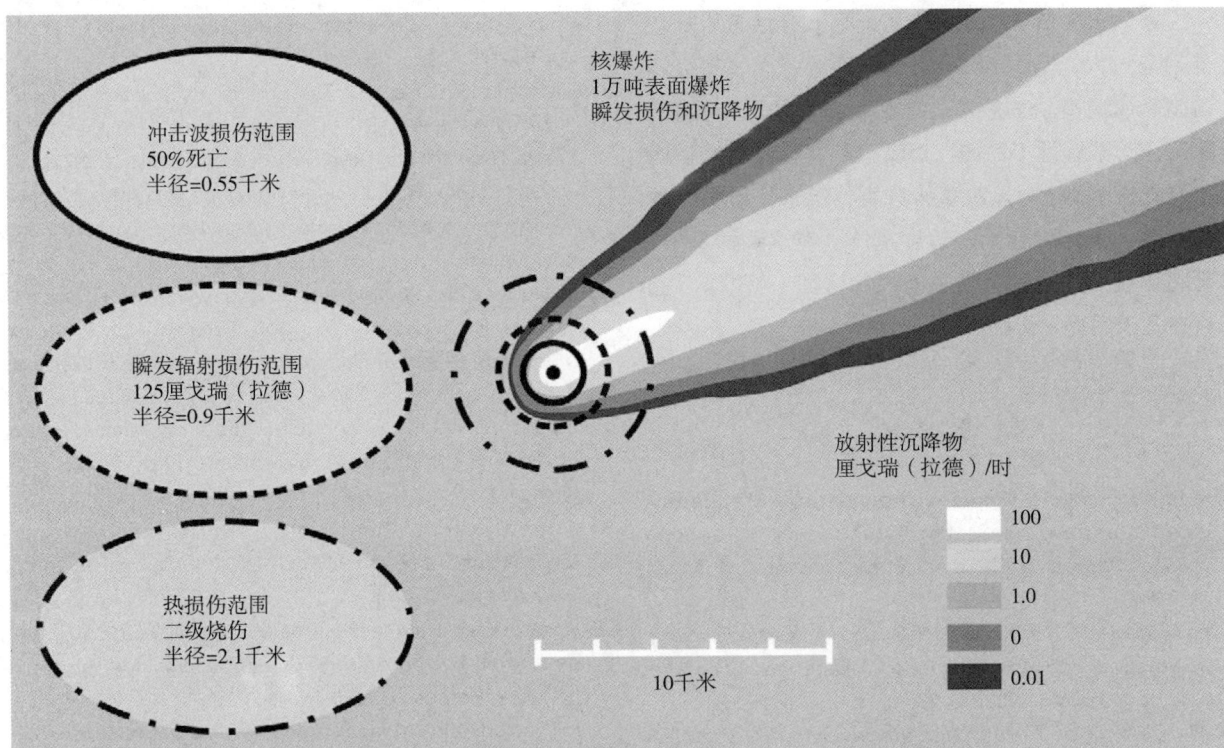

图 85-1　1 万吨核爆炸、表面爆炸、危险预测评估能力图[8]（东南风速为 10 英里/时）

注：该图表示核爆炸后 4 小时瞬时效应和沉降物。瞬时效应包括致命的冲击波损伤（占受害者的 50%）、辐射损伤 125 厘戈瑞（拉德）和二度烧伤，其对应的半径分别为 0.55km、0.9km 和 2.1km。沉降物显示沿 5km 以外区域（顺风方向）的辐射剂量为 100 厘戈瑞/时。当远超过此距离时，辐射剂量为 100 厘戈瑞/时或更小。[8]

（甚至州以外的）设施治疗将要发作的症状。

心理损害

需进行长期跟踪救治，以确定辐射损伤和外伤产生的迟发效应，并辅助治疗创伤后的身心症状。（参见本书"灾害造成的心理影响"。）

💡 特殊考虑

治疗放射性疾病时，应考虑下列因素：
- 医院的过负荷服务能力将被超出，受伤程度最轻的受害者最好出院、实施淋浴、更换衣物，并寻求庇护；
- 对于急性放射性损伤，应首先检查气道、呼吸和循环，再进行辐射去污染；
- 若能够避免污染医疗设施，则应在医疗设施外部进行去污染和检伤分类；
- 大量死亡将会立即超过存储能力和埋葬能力。

全身或肢体局部接受显著辐射剂量（如表 85-1 所列）的患者应服用预防性抗生素。预防性抗生素一般包括氟喹诺酮、阿昔洛韦（若患者对单纯性疱疹病毒的血清反应为阳性或具有这种病毒的病史）和氟康唑。

🌐 隐患

发生核爆炸时，社区基础设施可能受损且通信服务受限。若不能确保医疗中心的安全，则将导致整个医疗设施遭受辐射污染。健康专业人士可能无法预测单纯辐射灾害产生的明显症状。

医治

实例介绍

恐怖组织制造核爆炸后几个小时，一名 40 岁的男子到急诊室就医。患者在距核爆炸 0.75 英里的区域进行工作。事件 3 小时后，他开始呕吐。他的淋巴细胞直接计数从 1000/mm³（事件发生 12 小时后）下降至 500/mm³（事件发生 24 小时后）。根据生物剂量估算工具包（BAT），他所接触的辐射剂量约为 4 戈瑞。患者身体的 60% 以上出现二级热灼伤。

在重大灾害情况下，患者可能仍有存活希望。若接受剂量过大，则约 50% 的人群可能死亡。二级烧伤对发病率具有协同效应。若配备所有的医疗资源，则患者还可能存活（例如，患者可能需在重症监护病房接受几周的救护）。在重大灾害情况下，检伤分类时应注意：治疗仅包括舒适度措施。在这种情况下，患者将出现更严重的急性放射性综合征（ARS）。症状将在几天后逐渐缓解。

参 考 文 献

1. Radiation Effects Research Foundation. Frequently AskedQuestions about the Atomic-bomb Survivor Research Program.Available at：http：//www.rerf.or.jp/top/qae.htm.

2. *The Medical NBC Battlebook*. Tech Guide 244. AberdeenProving Ground, Md：US Army Center for Health Promotion and reventive Medicine；2002：2-23.

3. *Management of Terrorist Events Involving Radioactive Material.NCRP Report No. 138*. Bethesda, Md：National Council on Radiation Protection and Measurements；2001：23，95-98.

4. Glasstone S，Dolan PJ. *The Effects of Nuclear Weapons*. 3rd ed. Washington, DC：US Department of Defense and US Energy Research and Development Administration, 1977.

5. Armed Forces Radiobiology Research Institute. *Medical Management of Radiological Casualties Handbook*. 2nd ed.Bethesda, Md：Armed Forces Radiobiology Research Institute；2003：39. Available at：http：//www.afrri.usuhs.mil.

6. Walker RI，Cerveny TJ，eds. *Textbook of Military Medicine：Medical Consequences of Nuclear Warfare*. Falls Church, Va：TMM Publications, Office of the Surgeon General, Department of the Army, United States of America；1989：6，7. Available at：http：//www.afrri.usuhs.mil.

7. Armed Forces Radiobiology Research Institute. Biodosimetry Assessment Tool（BAT）. Available at：http：//www.afrri.usuhs.mil.

8. Hazard Prediction Assessment Capability（HPAC）plot performed by the Armed Forces Radiobiology Research Institute. Bethesda, Md. Available at：http：//www.dtra.mil/Toolbox/Directorates/td/programs/acec/hpac.cfm.

86 辐射事故——隔离暴露

Jeanette A. Linder, Lawrence S. Linder

事件说明

故意辐射暴露是医疗、工业监控、校准、标示、核反应堆、农产品消毒、X 射线行李和货物筛选的组成部分。实际上微小变动、辐射源无人照管或者设备故障很容易导致辐射源和 X 射线机意外暴露。尽管通常不会发生事故，但是快速识别暴露以及干扰能够防止严重甚至致命的后果。若采取简单的预防措施，医务人员的风险将降低至最低水平。

电离辐射能够产生离子。根据总剂量、暴露在辐射中身体的部位和比例、辐射时间以及并存症，这些离子将对细胞造成不同程度的破坏。

辐射暴露通常分为两大类：外照射和辐射污染。本文说明了外部辐射源的照射，重点说明最简单的辐射事故：有限时间内对单个人的外部隔离照射。

密封的辐射源和辐射发生器（诊断和治疗 X 射线机）会导致无污染的外部辐射发生。X 射线机不会对人体产生永久辐射性。另一方面，辐射源有时会永久性或暂时植入患者体内。高活度辐射源同样用于影像行业。辐射源可密封在金属中，或者以液态或粉末状的形式存在。未密封或者受损辐射源具有放射性（即污染），"辐射事故——分散暴露"一文将对此进行讨论。

常见辐射如下：

- 粒子辐射：通常衣物或纸张便可吸收 / 阻挡；
- β 辐射：仅能穿透数微米；
- γ 辐射：可穿透任何物体，穿透力强；
- 中子辐射：危害性最强，原子核，穿透力强，比 γ 辐射破坏力更强。

含 有 铱 –192 （Ir–192）、 铯 –137 （Cs–137）和钴 –60 （Co–60）的密封源通常用于工业和医学。β 和 γ 发射体为无污染[1]隔离暴露的主要原因。α 和中子辐射通常发生在核反应过程中，例如核电站事故核爆炸，"核爆炸"和"核电站熔毁"两文对此进行了讨论。

事前措施

罕见事件应对准备包括：保证可快速使用不常用参考和预警系统。使用放射材料或者 X 射线设备的任何设施必须具有将照射量降低至最低水平应对意外暴露的详细计划。暴露极限定义，参见《职业安全和健康管理指南》。公众、辐射工作人员以及灾难恢复工作人员[2-3]的暴露极限不同。将附近工业设施的辐射安全计划包括在内（包括矿山、核设施、城市垃圾处理场、金属制品以及放疗加速器），有助于为最可能发生的事故做好准备。

屏蔽、最少化处理以及将暴露保持在最远距离和最短时间内等基本预防措施可基本预防辐射事故。孤儿源不在授权辐射安全官员（RSO）照管范围内。为预防孤儿源暴露，所有密封或非密封辐射源应进行登记、贴上清晰标签、登入目录并储存在锁定的设施中，本设施清晰标记为辐射性存储，仅限授权人员使用。"辐射事故——分散暴露"一文将说明孤儿源。

医院诊断和质量辐射使用区域[2]周围的战略性位置必须设置辐射探测器，可明确发出辐射源清除或者无法关闭辐射发生器的信号。医院还应考虑在医院出口处设置探测器。报警标准参见辐射防护和计量委员会（NCRP）第 138 号报告——《涉及放射性物质的恐怖事件管理》[3]。选择报警阈值或者是否设置监控器时，应考虑立即检测和可能的不相称的情绪反应后果。确保与辐射安全官员（RSO）讨论报警标准以及快速报警交流的方法（发送给现场或者现场以外的远程部门的声频信息和电子信息）。

简单的表格可用于记录符号、症状以及暴露详细信息（同位素或电子束发生器、直接与电子束接触或暴露在电子束中、暴露时间、距离、整个身体或者身体的一部分、单事件、间歇暴露或者具有污染的正在进行的暴露）。可采用在线或者多文本[4-5]格式的表。

辐射事故通信计划应说明如何上报辐射安全官员（RSO）和辐射专家。若所在医院没有治疗辐射伤害的专家，可以致电田纳西州橡树岭辐射紧急援助中心/训练场［REAC/TS，电话：（865）576-1105］或者武装部队放射生物学研究院（AFRRI）的医用放射性生物咨询队［MRAT，白天电话：（301）295-0316，夜间电话：（301）295-0530］进行咨询。还需通知当地和联邦部门。若发生重大暴露，无论是照射剂量大还是受害者人数多，都应通知辐射紧急援助中心/训练场（非军事事故）或医用放射性生物咨询队（军事事故）。

可使用打印和电子形式的辐射事故基本医疗参考。计算机桌面单独的一个角可显著标有网站快捷方式，以快速访问。本文后半部分将详细说明生物剂量估算工具包（BAT），该工具包是最有用的资源之一。其他资源参见武装部队放射生物学研究院网站：www.afrri.usuhs.mil，2005年10月11日可访问。辐射伤亡医疗管理PDF文件：可从下列网址下载第2版手册：www.affrri.usuhs.mil/www/outreach/pdf/2edmmrchandbook.pdf。

- 美国疾病控制与预防中心（CDC）：www.bt.cdc.gov/radiation；
- 美国食品与药品监督管理局（FDA）：www.fda.gov//cder/drugprepare/default.htm#Radiation；
- 辐射紧急援助中心/训练场：www.orau.gov/reacts；
- 美国放射协会（ACR）：http://www.acr.org/s_acr/sec.asp？CID=3127&DID=18846，本网站包括预批患者教育印刷品以及美国放射协会防灾准备出版物《辐射专业人员防灾准备》。

基本医疗概况介绍以及患者印刷品可从CDC网站获取。患者教育如下：

- 辐射暴露短期和长期健康风险：生理和心理；
- 需要医疗干预的体征及症状，特别是亚急性至慢性疾病；
- 未来支持，请参见网站和其他文献；
- 防止进一步暴露的方法；
- 转诊至辐射专家。

辐射事故检测和管理基本需求包括各种辐射探测器。定期审核并测试预防计划，物资应列入目录。

➡ 事后措施

最常见的意外一次照射是由于之前确定的放射源和电子束发生器[1,6]导致的。大部分医用核反应堆设施可立即识别辐射源［通常为铱-192（Ir-192）、铯-137（Cs-137）和钴-60（Co-60）］或者产生的电子束和近似辐射剂量。同位素和暴露形式（局部照射、吸入照射、摄入辐射或通过皮肤吸收的辐射）将使医疗集中于特殊同位素和暴露身体部位的主要器官。通过彻底清除同位素照射的方法更加简单，例如有限时间内的密封辐射源或者机器产生的电子束，本文将重点论述该内容。

辐射事故识别更加令人难以捉摸。辐射疾病的体征及症状与许多常见综合征类似，包括烧伤、肠胃炎、莫名不适、反胃和呕吐。[1]未受热或者未暴露在太阳下产生的烧伤、反胃、呕吐、脱发或骨髓抑制，尤其是对于一群患者来说，可能是由于不确定的辐射暴露造成的。历史和生理学强调治疗、诊断和职业辐射源，尤其是靠近核反应堆、科学实验室、粒子加速器或者具有高辐射暴露的其他设施。

通常辐射暴露均可以识别，而且随着时间的推移可以通过体征及症状推断。[6]全身辐射暴露导致血球数可预测且成比例地减少，增加全身症状以及其他因素。[7]确定为辐射事故后，应遵守急诊室（ED）通信协议，至少通知辐射安全官员（RSO）和辐射专家。

⚕ 伤员医疗

辐射伤员和非辐射伤员的初步急救护理相同。优先进行气道、呼吸以及循环方面的患者急救护理。[3]放射暴露不会导致立即失去知觉，应评估使患者立即失去知觉的中毒或者外伤。病情稳定后，初步医治措施的最重要区别在于污染和辐射。辐射事故患者不具有可检测到的辐射性，因此不会给医疗人员造成任何风险。[6]

历史记录和辅助文件通常可以追溯识别来源、机械或者同位素，同位素的形式（密封或者非密封），身体与辐射源的距离和位置，近似辐射剂量。必须确定照射到整个身体还是局部或者整个身体和局部。身体小部分辐射的承受能力比整个身体大很多。若未立即采取干预措施，则全身辐射后遗症会立即升级，然而可以发现身体部分暴露，若出现局部症状，必要时可在暴露后数天至数周内进行治疗。[1, 8-9]

局灶性暴露

未污染局部暴露的及时救治类似于烫伤或者其他外伤的及时救治。[9-10] 必须避免对受辐射区域造成外伤。出现红斑、脱发（头发脱落）、脱屑以及脓包需要数日至数周的时间。这些体征群通常会导致可以预测到的皮肤变化，变化取决于辐射剂量以及分布情况。暴露后果以及临床上可观察的这些后果的延迟时间根据暴露的组织以及吸收的剂量多少而变化。[8] 辐射剂量大于 3 戈瑞时，在 2~3 周内出现脱发症状；第 1 天可见红斑的辐射阈值为 10 戈瑞；若辐射剂量相对较低，则红斑迅速消失，但是数日至数周后重新出现。[9] 20 戈瑞的局部辐射在 2 周左右会导致湿性脱屑，可能导致溃疡。25 戈瑞和更大的吸收剂量可能会延迟溃疡痊愈，或者导致无法痊愈。更高的吸收剂量将缩短出现这些症状的时间。采用近似于烧伤治疗的方法，治疗局部辐射组织损伤，但在严重恐慌的情况下才能处理红斑性组织。随着组织损伤日益显现，脓包区域扩大，延伸至周围红斑性区域。需要辐射专家 [8, 10-11] 进行后续护理。

具有局部暴露体征的患者可能同样具有较低程度的全身暴露。其他损伤会妨碍全身暴露患者痊愈。监控所有患者，防止急性辐射性疾病或者其他阶段的暴露，下文将进行说明。对于伴发性全身暴露患者而言，在骨髓抑制前 36~48 小时内或者骨髓恢复后数周至数月，伤口闭合。[10-12]

全身或者大面积身体部位暴露

约 1 戈瑞或者 1 戈瑞以上的大面积身体部位辐射暴露将导致可预测症状产生。随着时间的变化，

呕吐（暴露后首次呕吐）、淋巴球缺乏动力学以及染色体畸变取决于辐射剂量。[7, 9, 11] 可从 AFRRI 网站（www.afrri.usuhs.mil）免费下载现在成熟的用户友好软件程序 BAT，该软件基于这些指数设计。[11, 13] 体征和症状以及有效数据可按照不同时间间隔在程序中进行系统记录。程序将按照输入数据和身体参数计算估计剂量。

整个身体照射后数分钟至数天内出现初步的急性辐射疾病症状。受影响的系统按照下列顺序随着辐射剂量的增加而增加：造血系统、肠胃系统、血管系统以及中枢神经系统。[7, 9-10] 各个综合征分四个阶段：前驱症状期、潜伏期、临床症状明显期、恢复或者死亡期。前驱症状期会预示之后各时期的严重程度，症状包括反胃、呕吐、痢疾、疲劳、虚弱、头痛、腮腺疼痛以及红斑。照射和首次呕吐的时间间隔（呕吐时间或 TE）与全身辐射剂量的总范围相关。TE 时间少于 4 小时，表明全身辐射剂量为 3.5 戈瑞或者 3.5 戈瑞以上。全身辐射剂量约为 3.5 戈瑞的患者，若不采取适当的医疗措施，通常在 60 天（$LD_{50/60}$）内的死亡率为 50%。若不采取有效干预，6~7 戈瑞的辐射剂量可能使 $LD_{50/60}$ 加倍。[10-11] 若未采取医疗护理，6~7 戈瑞的辐射剂量几乎无人能幸免于难。若 TE 少于 1 小时，可能表示即使对重症患者进行特殊护理也会致命；通过临床评估确认为超致死剂量后，推荐进行缓痛护理。对于健康的成年人来说，若 TE 超过 4 小时，说明全身辐射剂量少于 1~2 戈瑞，则可能无须治疗便可存活，除非其他药物因素影响使问题复杂化。若大量人员伤亡，若患者无伴发损伤且 TE 超过 4 小时，则可延迟在 24~72 小时内进行评估，但是必须再次进行评估。[14]

淋巴细胞数量减少的速度与全身辐射剂量成正比。24 小时内淋巴细胞绝对值（ALC）降低 50% 或者 50% 以上，说明至少为中等全身辐射剂量。若受害人无其他损伤，则 ALC 为较不可靠的预测指标。[7, 10, 13]

身体检查

初步身体检查的重点为生命特征（发烧、低血压以及静态平衡位）、皮肤表现（红斑、水疱、甲松离、水肿、脱屑以及瘀斑）、中枢神经系统缺陷（运动神经缺陷、感觉缺陷、运动失调、精神状况缺陷和认知缺陷）以及腹部体征（疼痛或腹部压痛）。[10]

实验室研究

立即进行采用分类计数和血小板计数的全血细胞计数，对于前驱症状的患者，至少在数天内每三天进行一次。辐射照射后 24 小时左右提取细胞遗传学研究血样。确认采血试管（当前采用 10 毫升肝素锂微量采血管），并适当贴有标签，存储温度适当，存放在 MRAT 或者 RSO[11] 处。

治疗

按照估算的全身辐射剂量以及已知损伤或者传染情况将治疗措施分级。根据表 86-1 中的体征、症状以及近似血细胞计数或 BAT 程序的串行数据输入结果确定估计剂量、存活概率以及治疗方法。[1, 13, 15]

美国国家战略储备放射工作组（SNS）已整理有关辐射损伤的重要文献。推荐采用下列方法治疗中性粒细胞减少患者或者与其中性粒细胞减少患者：采用具有链球菌的氟喹诺酮或者随着青霉素或者阿莫西林的增加而增加的氟喹诺酮进行广谱预防；阿昔洛韦以及氟康唑。按照确定的方针进行已知感染部位处理。由于皮层或胃肠道破损，可能导致当前或新传染病集中。若已知肠道损伤，则增加厌氧覆盖范围。[10]

SNS 推荐使用细胞因子（G-CSF、Peg-G-CSF、GM-CFS）、预防性抗生素和治疗性抗生素、去白细胞输血/辐照输血、止吐剂、止泻药、安眠药、注射液以及营养进行支持性护理。[10] 对于伴发性全身

表 86-1　响应类别

响应类别	WBE*	存活概率**	临床体征***	ALC****	ANC*****	治疗措施
1	0.4~1.4Sv	未采取措施，~100%	无或最少	0.5~2	>2	门诊后续治疗，抗菌素血小板输血（PRN）
2	1.3~5.5Sv	经治疗，>60天	中等N，V，D，F	0.3~0.8	第10~20天开始↑，25~30天↓	感染后续治疗 抗生素‖
3	4.4~8.0Sv	精心治疗可存活	N，V，F，Er，D，Ep	0.2~0.5	开始↑，第15~25天↓	保护性隔离 更换/输血 生长因子注射液 肠减菌 抗生素‖
4	9~11Sv	未经器官移植，10~15天，死亡率100%	N，V，D，早期Er以及水肿，CNS	3天内0~0.1	初期↑，6天内↓	保护性隔离 限菌治疗 注射液以及电解质 肝细胞移植 抗生素、抗真菌药物以及抗病毒药 输血 细胞因子 止吐剂
5	>11Sv	<7~12天	CNS，休克，水肿，N，V	数小时内0~0.1	开始↑，到第5天↓	仅缓和

数据来源：Turai I，Veress K.，辐射事故：发生、类型、后果、医治以及经验教训。Central Eur J Occup Environ Med. 2001；7：3-14；Blakely W，Prasanna P，Miller A。生物剂量评估方法当前以及新发展更新，作者 Ricks R，Berger M，O'Hara F，eds。《辐射事故准备医疗基础：受害人临床护理》。第四届国际 REAC/TS 辐射事故准备医疗基础会议活动。纽约：Parthenon 出版集团；2002：23-32；以及 Mettler F，Guskova A，急性辐射疾病治疗，作者 Gusev I，Guskova A，Mettler F，eds，《辐射事故医治》，第二版，Boca Raton，Fla：CRC 出版社；2001：53-67）

* WBE，全身辐射（单位：西韦特），包括辐射品质因数（相当于大部分辐射玻璃的戈瑞）；↓最低点
** 存活随着伴发损伤和并发病的增加而降低。
*** 临床体征：N= 反胃，V= 呕吐，D= 痢疾，F= 疲乏，Er= 红斑，Ep= 脱发，CNS= 中枢神经系统紊乱。
**** 淋巴细胞绝对值，单位 10^9/L。
***** 嗜中性粒细胞绝对计数，单位 10^9/L。
下腹辐射剂量大或者全身中等辐射剂量后，反胃和呕吐症状十分严重。[12] 最有效的止吐药为 5HT-3 拮抗剂。[15]

照射患者而言，在骨髓抑制前36~48小时内或者骨髓恢复后数周至数月，伤口闭合。[10-12]转至辐射专家进行治疗或者继续在REAC/TS、MRAT或者其他事件响应小组的指导下进行治疗。如需长期护理，应转至辐射损伤专家处。当辐射照射产生远期影响，出现慢性非治愈系损伤时，在皮瓣移植或者皮肤移植前后，需考虑进行高压氧气治疗，咨询高比重药物专家，多学科合作疗伤。[16-17]

特殊考虑事项

所有辐射事故受害者都存在引发恶性肿瘤的风险。[3]通常远远小于预期风险，但是比事前风险稍大，因此辐射为相对较弱的致癌物。[3]风险与辐射品质和剂量、受影响器官、辐射时间以及其他风险因素相关。[3]有关常见风险少量增加的教育可在很大程度上减少压力。一般教育材料可以初步减少恐惧感，此后向辐射专家咨询，可确定风险，并进行适当监督。

性腺辐射，通常会导致生育能力丧失。根据辐射剂量、穿透深度、时期以及患者发育成熟度，可能造成临时或永久性生育能力丧失。[3]0.15戈瑞的睾丸辐射剂量可能导致暂时不能生育，而3.5戈瑞或者3.5戈瑞以上将会导致永久不能生育。导致永久不育的卵巢辐射剂量范围为2.5~6戈瑞。[3]即使重大辐射事故中也可能恢复生育能力，例如切尔诺贝利救援人员。[18]

要分别按照孕妇的全身和局部辐射剂量估算胎儿辐射剂量。某些情况下，由于婴儿周围的结构是其天然保护层，所以胎儿的全身辐射剂量低于其母亲的全身辐射剂量。根据不同的孕育时期，仅0.1~1戈瑞的低辐射剂量便可对胎儿产生巨大危害。定植前的离子辐射照射通常会导致胎儿不易察觉的死亡或者定植失败。器官形成期间（3~7周）辐射照射会导致畸形。8~25周辐射照射，随着辐射剂量的增加，智商会降低，可能会增加儿童时期患癌症和白血病的风险。[3]

患者、家庭成员、工友、救援人员以及保健服务人员通常需要进行心理干预。情绪创伤和可能的辐射照射严重，比肢体创伤表现持续的时间更长。预期会有失眠、注意力不集中以及不合群的急性压力疾病。如果辐射事故与恐怖袭击有关，心理效应将会增加。长时间应对患者创伤后压力心理障碍体征进行后续跟踪。风险较大的人群是儿童、幼儿母亲、孕妇、急救人员、救援和清理人员以及具有心理疾病史的人，教育和早期干预能在很大程度上预防心理压力的产生。[9, 19]

隐患

未编制响应计划以及未学习基本辐射医疗知识会产生过大的发病率以及死亡率或者不能识别意外或恐怖主义者蓄意辐射事故。本文列出可多种教育资源以及网站样本应急预案。[20]REAC/TS和AFRRI为首先到达现场的人员、ED人员以及辐射专家提供在线内科医生培训和各种远程和现场课程。多家政府机构和其他组织提供详细的参考、百科CDC、AFRRI以及ACR。若通信系统不能运行，可将最新版本的《辐射伤员治疗手册》和生物剂量估算工具包（BAT）等资源存储到便携的存储器中。医疗基本情况表和辐射应急事件文件参见CDC网站（www.bt.cdc.gov/radiation）。最新药品推荐和批准，参见美国食品与药物监督管理局网站（www.fda.gov//cder/drugprepare/default.htm#Radiation）。

实例介绍

机场安检人员习惯于将手伸入X光行李安检机中，以减少乘客排队。夜晚特别忙时，要求安检人员连班工作，以缓解乘客高峰压力。16小时工作期间，安检人将其左手放在安检机内的包中，随时准备立即抽出。手实际上位于铅墙后，使用荧光检查装置使用时手在袋子上。

安全员当天晚上发现他左手中指和无名指指尖微微发红。第二天早上有所缓解。15天后，他发现左手的4根手指均出现红斑和脱毛症状，而拇指的毛发完整。几天后，中指和无名指指端出现水疱。安检员为医治疼痛的水疱去机场附近的ED就医。患者说不曾烧伤或者受腐蚀性物质损伤，ED内科医生认为是辐射。与医院RSO和放射肿瘤医生讨论后，ED内科医生确诊，若不当使用X光安检机或者使用时间过长，会产生足够导致烧伤的辐射。接下来的数天，患者手指出现干性落屑以及色素沉着过度症状，3周多时间后，患者使用局部药膏，治愈水疱。4个月后，左手中指指尖纤维变性收缩。除中指和无名指末梢外，所有手指的毛发长齐。

REAC/TS和美国职业安全与健康国立研究所调查了事故，确认辐射工作人员培训和监控力度不足，从而设立了培训课程和辐射标志牌（翻领和左手中指）。

参 考 文 件

1. Turai I, Veress K. Radiation accidents : occurrence, types, consequences, medical management, and the lessons to be learned. Central Eur J Occup Environ Med. 2001 ; 7 : 3-14.

2. OSHA Occupational Radiation Safety Manual and CD. Los Angeles, Calif : University Of HealthCare ; 2003.

3. National Council on Radiation Protection and Measurements. Report No. 138—Management of Terrorist Events Involving Radioactive Material. Bethesda, Md : National Council on Radiation Protection and Measurements ; 2001.

4. National Council on Radiation Protection and Measurements. Report No.65—Management of Persons Accidentally Contaminated with Radionuclides. Bethesda, Md : National Council on Radiation Protection and Measurements ; 1980.

5. US Centers for Disease Control and Prevention. Radiation Emergencies. Available at : http ://www.bt.cdc.gov/ radiation. Accessed October 10, 2005.

6. Mettler F, Kelsey C. Fundamentals of radiation accidents. In : Gusev I, Guskova A, Mettler F, eds. Medical Management of Radiation Accidents. 2nd ed. Boca Raton, Fla : CRC Press ; 2001 : 1-13.

7. Guskova A, Baranov A, Gusev I. Acute radiation sickness : underlying principles and assessment. In : Gusev I, Guskova A, Mettler F, eds. Medical Management of Radiation Accidents. 2nd ed. Boca Raton, Fla : CRC Press ; 2001 : 33-51.

8. Guskova A. Radiation sickness classification. In : Gusev I, Guskova A, Mettler F, eds. Medical Management of Radiation Accidents. 2nd ed. Boca Raton, Fla : CRC Press ; 2001 : 15-22.

9. Mettler F, Voelz G. Major radiation exposure—what to expect and how to respond. New Engl J Med. 2002 ; 346 : 1554-61.

10. Waselenko J, MacVittie T, Blakely W, et al. Medical management of the acute radiation syndrome : recommendations of the Strategic National Stockpile Radiation Working Group. Ann Intern Med. 2004 ; 140 : 1037-51.

11. Jarrett D, ed. Medical Management of Radiological Casualties : Handbook. 2nd ed. AFRRI Special Publication 03-1. Bethesda, Md : Armed Forces Radiobiology Research Institute ; 2003. Available at : http ://www.afrri. usuhs.mil. Accessed October 10, 2005.

12. Barabanova A. Local radiation injury. In : Gusev I, Guskova A, Mettler F, eds. Medical Management of Radiation Accidents. 2nd ed. Boca Raton, Fla : CRC Press ; 2001 : 223-240.

13. Blakely W, Prasanna P, Miller A. Update on current and new devel-opments in biological dose-assessment techniques. In : Ricks R, Berger M, O'Hara F, eds. The Medical Basis for Radiation-accident Preparedness : The Clinical Care of Victims. Proceedings of the Fourth International REAC/TS Conference on The Medical Basis for Radiation-Accident Preparedness. New York : Parthenon Publishing Group ; 2002 : 23-32.

14. US Department of Homeland Security Working Group on Radiological Dispersal Device (RDD) Preparedness. Medical Preparedness and Response Sub-Group. Available at : http :// www1.va.gov/emshg/docs/ Radiologic_Medical_Counter measures_051403.pdf. Accessed October 10, 2005.

15. Mettler F, Guskova A. Treatment of acute radiation sickness. In : Gusev I, Guskova A, Mettler F, eds. Medical Management of Radiation Accidents. 2nd ed. Boca Raton, Fla : CRC Press ; 2001 : 53-67.

16. Marx RA. Radiation injury to tissue. In : Kindwall EP, Whelan HT, eds. Hyperbaric Medicine Practice. 2nd ed. Flagstaff, Ariz : Best Publishing Co ; 1999 : 665-723.

17. Feldmeier JJ, Matos LA. Delayed radiation injuries (soft tissue and bony necrosis) . In : Feldmeier JJ, ed. Hyperbaric Oxygen 2003—Indications and Results : The Hyperbaric Oxygen Therapy Committee Report. Kensington, Md : Undersea and Hyperbaric Medical Society ; 2003 : 87-100.

18. Guskova A, Gusev I. Medical aspects of the accident at Chernobyl. In : Gusev I, Guskova A, Mettler F, eds. Medical Management of Radiation Accidents. 2nd ed. Boca Raton, Fla : CRC Press ; 2001 : 195-210.

19. Berger M, Sadoff R. Psychological support of radiation accident patients, families, and staff. In : Gusev I, Guskova A, Mettler F, eds. Medical Management of Radiation Accidents. 2nd ed. Boca Raton, Fla : CRC Press ; 2001 : 191-200.

20. Appendix 1 : Sample radiation emergency plan for a medical facility. In : Gusev I, Guskova A, Mettler F, eds. Medical Management of Radiation Accidents. 2nd ed. Boca Raton, Fla : CRC Press ; 2001 : 557-570.

87 辐射事故——分散暴露

Jeanette A. Linder, Lawrence S. Linder

事件说明

辐射源未密封或者损坏导致电离辐射分散事故，可造成外部或者内部污染（注射、食入、吸入或者透过完整皮肤或伤口吸收）。最常见的分散暴露为医疗事故以及工业事故[1]，其次是辐射安全官员（RSO）不再照管的孤儿源故意或无意地由未授权人员运输或更改。连接孤儿源和常规炸药可制成脏弹。幸运的是，脏弹或者喷出的放射性粉末或液体的少量放射性会造成心理恐慌，但不会造成重大疾病。[2]本文重点说明放射物散布装置和其他故意散布方式。最危险最令人恐惧的分散暴露为核爆炸，本书"核爆炸"一文对核爆炸进行了重点说明。

β、γ以及最小中子辐射物暴露常见于工业和医疗业，而α和中子发射体通常出现于核反应中，例如核电厂或者核爆炸。医用辐射源或者工业辐射源最可能作为脏弹意外或者故意分散。[1]这些辐射源通常采用金属密封。

事故可能涉及铱–192（Ir–192）、铯–137（Cs–137）和钴–60（Co–60），但是频率降低，会发射出γ和最小β辐射物。[1]碘–125以及钯–103源为γ和β发射体。通常用于前列腺和其他器官永久性移植放射肿瘤学，通常几乎没有或没有风险。许多未密封辐射源用于科学实验室以及核医学测试和治疗，包括氚–3、碘–131、碘–125、锶–90以及锝–99。各种同位素的化学和辐射特性取决于其所影响的器官。在无干预的情况下，暴露生效时间取决于身体对该物质吸收或排泄能力或同位素的载体。同位素可能暂时或永久性融入组织中，取决于化学特性、微粒大小、形态（液体或固体）以及进入路径。例如，镭会永久性进入骨髓，而碘被甲状腺吸收。其他元素可能最终无须干扰通过尿液或粪便排出。表87–1提供了事故中最常见的同位素基本情况[3-6]。RSO以及田纳西州橡树岭辐射紧急援助中心/训练场（REAC/TS，865–576–1005）等机构将提供检测、剂量评估、去污以及后果预防和管理详细信息。

事前措施

罕见事件准备包括保证快速接触不常用的资源以及迅速使用预警系统。若出现分散放射性物质污染，患者可能知道他们在医疗或者工业事故中被污染。对于必须确认的意外或者故意污染的罕见情况，在医院重要的入口安装辐射监测器，检测未宣布或者未识别的放射性。报警标准参见辐射防护和计量委员会（NCRP）第138号报告[7]。选择报警阈值或者确定是否设置监控器时，应考虑立即检测和可能不相称的情绪反应后果。需要周详考虑平面图、响应以及可通知的适当部门，包括本地RSO以及辐射专家。不同网站和辐射文本均有样本应急计划。[8]医院和诊所应准备针对辐射暴露患者的应急演习，以保证熟悉并提供急诊室和其他医院人员辐射响应、控制以及处理程序规范。

爆炸的第一响应人员应在抵达现场后首先检测放射性。[7]事故现场第一响应人员可能受到大量辐射剂量辐射；但是若实时监控适当、时间有限且保持最远距离，则暴露可接受。按照下列简单程序，提供者在护理大量受污染受害者的同时，可能会受到少量辐射。但请放心，采取简单预防措施的美国义务工作者在医治受污染患者时从未被污染。[9]在任何情况下，

表 87-1　工业和医疗事故常见元素去污 *

元　素	放射物	关键器官	有效期 $T_{1/2}$ **	去　污
铯-137	β，γ	全身	70天	普鲁士蓝（不溶性普鲁士蓝胶囊）每天3次每次3g po（成人和青少年）；每天3次每次1g po（2~12岁）；考虑灌洗和泻药
钴-60	β，γ	全身	10天	灌洗、泻药和青霉胺
碘-125、碘-131	β，γ	甲状腺	碘-125，42天 碘-131，8天	碘化钾：0~1个月，16 mg/天；>1个月至3年，32 mg/天；>3至12年且<70kg，65mg/天；成人或者≥70 kg，130 mg/天；考虑冲洗
铱-192	β，γ	肺	74天	大量灌洗
锝-99	γ	全身	5小时	高氯酸钾，减小甲状腺辐射剂量
氚-3	β	全身	12天	强饮法
铀-235、铀-238	X	肾、***骨头、肝以及肺	若在骨内则为永久性	注入重碳酸盐，将尿液碱化

数据来源：美国食品与药物监督管理局。普鲁士蓝、不溶性普鲁士蓝胶囊、包装说明书。参见 http：//www.fda.gov/cder/drug/infopage/prussian_blue/default.htm，2005 年 10 月 11 日；美国食品与药物监督管理局。指导：辐射应急事件中作为甲状腺抑制药剂的碘化钾。参见 http：//www.fda.gov/cder/guidance/4825fnl.htm，2005 年 10 月 11 日；《放射性核素意外污染人员医治》。第 65 号 NCRP 报告。Bethesda，Md：国家辐射防护和测量委员会；1980；以及 Jarrett D，ed.《辐射伤员医治：手册》第 2 版。AFRRI 特殊出版物 03-1。Bethesda，Md：美国武装部队放射生物学研究所；2003。参见 http：//www.afrri.usuhs.mil，2005 年 10 月 11 日。

* 可能的放射性元素和类型说明，参见本书"辐射事故——隔离暴露"一文。

** 有效期 $T_{1/2}$ 包括放射特性和化学特性以及无须去污的消除速率。

*** 由于铀这种重金属的化学特性，因此肾最容易受大量铀影响。铀可最终沉淀于骨头中，po：口服；qd：每天一次。

通常在受污染区域穿戴罩衣、双层手套、面罩、头套和鞋套等，可以将暴露控制在一定范围内，直至 RSO 同意情况解除。[10] 去污前患者去过的任何地方都必须视为高放射性区域。附近过渡或者温区用于脱下防护服和卸下防护装置后离开。仅仅通过脱下衣服用肥皂和水轻轻洗涤便可迅速除去 90% 以下的衣物和皮肤残留的放射材料。然后，对人员进行监控，保证人员在进入冷区前残留放射性最小或者无残留放射性。[5-6]

事故准备计划详细说明了平面图。仅重要设备和必要家具位于热区。必要时才送入供应品和人员。用塑料覆盖从入口处/救护车接待处至救治区的确定路线，采用放射性警示标志带隔开。密切监控通往急诊室的车辆，尽量降低污染散布。事故发生前必须明确规定限制授权人员和患者进入的详细安全计划。[11] 如果放射性污染物可在空气中传播，若可能，将空气处理器和通风设备隔开。事故前，将各个医院所在位置的本底辐射水平备案。[12] 平面图必须注明 β 和 γ 射线检测机以及 α 离子探测器的位置和使用情况。计划还应重点说明不同类型的个人剂量计（由 RSO 确定）、大量供应的可密封塑料箱、各种尺寸的塑料袋、辐射警告标志、绳子、盖底板的塑料、罩衣、手套、胶带、当前受污染患者管理参考文件。[7, 11] 本书"辐射事故——隔离暴露"一文所提及的网站、机构以及文献非常重要。

医院中的防护服和防护装置基本为普遍的预防措施。特例为双层手套。若时间允许，用胶带将第一副手套粘贴到罩衣袖子上，防止经常摘下表层的一副手套造成里层手套脱离。可以用胶带粘住所有其他缝隙和过渡带、裤腿以及鞋套。穿戴和脱下防护服和防护装置的详细说明，参见疾病控制与预防中心（CDC）。[13] 不推荐使用铅防护板。防护板的重量可能导致过热、加速疲劳、降低提供者的速度，而具有很小的益处或者无益处。

本书"辐射事故——隔离暴露"一文汇总了需通知者的详细信息、保健人员和患者教育以及救灾计划的其他详细信息，详细信息参见其他参考文献[5-9, 11]。

事后措施

对于非辐射伤员和辐射伤员而言，初步急救护理相同。首要关注的始终为气道、呼吸以及循环。换句话说，首先治疗生命受到威胁的患者，然后进行去污。情况稳定的患者可首先进行去污。[6]辐射暴露不会引起立即失去意识；评估立即失去意识患者的毒物暴露或者外伤。特例为：头部或全身暴露于极高的辐射剂量后瞬间浑身无力。[14]稳定后，初步医治的最重要区别为污染（身体上或体内出现放射性材料）与辐射（无先前暴露的放射性物质沉积于身体上或身体内）。

通过历史记录和相关文件通常可快速识别辐射源、机械或同位素、同位素形式（密封或未密封）、身体距离辐射源的距离和位置以及近似辐射剂量。必须确定暴露为全身暴露还是局部暴露。不立即采取干预措施，全身辐射后遗症会迅速升级，而局部身体暴露通常需观察并在体征和症状出现后数天至数周内治疗。[1, 11, 15]

第一响应人员应完成规定通用检伤分类信息以及辐射详细信息的识别标签。内部污染信息包括放射性核素、污染路径、鼻部计数、伤口计数、全身计数、已收集的生物鉴定样本和开始的治疗。外部暴露至穿透辐射数据包括患者位置以及其与辐射源的相对位置、暴露的具体时间以及持续时间、是否使用剂量计以及剂量计的位置、剂量计持有者以及其当前位置、症状类型、体征出现时间以及事故／评估／设施现场治疗。[5]

若可能，在送往医院前，特别是本身具有去污工艺的单位，为非卧床患者提供去污处理。放射物散布装置可污染1000名受害者[2]，大部分为非卧床患者。几乎没有卧床患者受到严重的爆炸性损伤。非卧床患者需脱下衣服，尽量减少进一步污染，注意不要接触内衣以及正在脱下的衣服外表面处的皮肤。脱下衣服，轻轻地用肥皂和水洗涤，这样可以清除大量表面污染物。避免溅入眼部、口内、鼻内以及裸露的伤口，尽量减少内部污染。包扎所有伤口，防止进一步污染，限制伤口周围清洁区域的污染。重复进行冲洗，直至放射性低于本地放射性的两倍，直至由于身体状况或者即将擦伤皮肤而不能继续，或者直至其他措施不能在很大程度上减少放射性。应该保留废水、发光颗粒或者金属颗粒，并确认是否为放射性污染物。避免摩擦以及剃须。必要时修剪头发。所有的衣服和头发都应密封在贴有标签的袋子内，由RSO进行评估。[5-6]若去污无法降低放射性，可能为γ射线发射体内部污染。[5]

需使用担架运送的患者，若情况稳定，则应剪下其衣服，然后用床单裹住患者，不得采用塑料布，以尽量减少放射性材料的分布，尽量避免体温过热。[6, 13]第一响应人员在抵达医院前应通知医院受污染患者正在运送途中。还应提供其他医疗信息，包括下列内容：

1. 除放射性暴露／污染外，还包括其他损伤以及身体状况；

2. 除放射性核素外，是否涉及有毒化学品或者腐蚀性化学品；

3. 化合物为可溶性或非可溶性化合物以及颗粒的大小；

4. 从事故现场进行测量，有助于确定辐射剂量；

5. 采取了哪些去污措施，是否有效；

6. 确认已将在现场脱下的衣服保存好，以确定同位素并估算辐射剂量；

7. 已收集哪些分泌物、重击以及样品，收集时间，当前位置，分析完成的时间以及分析者；

8. 之前是否采取放射治疗或者出现意外暴露。[5-7, 9]

并存病可能影响去污措施的间隙、吸收以及允许剂量（例如，肾病可能影响螯合剂允许剂量）。[5]稳定后，第一响应人员或医院医护人员应擦洗鼻腔，采集多种分泌物和血液样本。用镊子清除所有金属碎片并进行监控。若为受损辐射源的污染碎屑或颗粒，RSO指导将高放射性辐射源密封在铅容器中或者放在距离人员至少6英尺外的地方。[2]

伤员医疗

如上所述，非放射性和放射性伤员的初步应急护理相同。气道、呼吸以及循环稳定后，考虑进行放射调查以及去污。首先，必须确定放射事故已发生。查阅简单历史记录或者与管理人或者主治医生讨论后便很容易识别职业性接触和治疗性暴露。较难诊断的是为垃圾填埋场区域或者施工现场或者故障设备的未密封或者受损孤儿源意外暴露。若出现不能解释的骨髓抑制，无热烫伤记录而出现皮肤烧伤或者脱屑，以及目前或者数天至数周人群出现不能解释的反胃、呕吐以及血细胞计数下降。[1]医院入口处安装的辐射检测器可能识别重大污染。

内部污染或外部污染决定初步干预措施。还可能存在具有伴发性污染的外部穿透辐射组分应根据前驱症状和连续外周血细胞计数预测全身总辐射剂量，包括提交时无须确定的外部组分。患者情况稳定后，进行表面观察，采用湿润的灭菌棉签或者滤纸药签轻轻在可接触到的表面旋转，擦拭鼻部。手上以及衣服上的放射性材料可能污染药签的患者不能进行此操作。[5]鼻咽拭子计数表示约 5% 的肺部放射性。[2]

应有秩序地采取医疗干预措施，包括下列内容：

1. 检伤分类及病情稳定性；

2. 外部去污：脱下衣服、冲洗皮肤、灌洗伤口（收集绷带并试图收集排出物）、（若很难用洗发水洗发）修剪并收集头发；

3. 记录前期症状或者全身暴露情况：反胃、呕吐时间、痢疾时间、全身无力、低血压（出现所有症状，则说明辐射剂量很大）、腮腺疼痛、红斑；

4. 记录局部暴露的症状和体征（红斑、干性和湿性脱屑）；

5. 初步全血细胞计数（分类计数和血小板计数）至少 24 ~ 48 小时内每个 4 ~ 6 小时进行；

6. 至少在 48 小时内采集所有分泌物；

7. 24 小时采集血液用于细胞遗传学分析；

8. 鼻咽拭子；

9. 内部去污（参见表 87-1）。

■ 局部外部污染

脱下衣服，轻轻用肥皂和水洗涤，这样可以清除大量表面污染物。皮肤未受损且辐射水平降低至本地水平的两倍以下时，停止去污。即使皮肤受损或者有其他损伤，也不会立即导致局部暴露。

局部外部污染的患者可能具有很强的外部放射性，出现急性放射性综合征（ARS）。在传播前与放射源亲密接触的伤员可能出现该等级的损伤。ARS 的评估和治疗与本书"辐射事故——隔离暴露"所述相同。确认为分散暴露后联系辐射专家和机构（非军事事件 REAC/TS 或者军事事件医用放射性生物咨询队）。

■ 内部污染

其初步评估和治疗方法同 ARS 外部辐射患者。患者情况稳定后，可继续进行减少内部污染和结合（放射性物质黏附于组织或骨骼上）。根据进入路径以及特殊同位素确定去污方法。在很多网站可以找到当前推荐使用的干预措施以及要求，例如 CDC 和美国食品与药品监督管理局（FDA）。内部去污的四种主要办法如下：减少摄取量、同位素稀释或者使用阻滞剂、调配剂以及螯合作用。[5]具体干预措施，参见表 87-1。

减少摄入量

鼻咽、支气管肺泡灌洗以及洗胃（摄取后 1~2 个小时内）、催吐剂、泻药以及灌肠剂可在很大程度上减少污染。[2, 5-7]FDA 最近批准为普鲁士蓝胶囊的普鲁士蓝可用于防止吸收铯 -134 以及铯 -137，改善大便分泌物。[3]

阻滞剂

放射性材料阻滞摄取，也称为同位素稀释，可减少稳定代谢库的摄取，例如骨骼，在代谢库中摄取为永久性的。例如，虽然患者和家人需要碘化钾，但是碘化钾不能阻滞任何其他同位素。[4-5, 16]除放射碘紧急治疗外，没有任何医学价值。碘化钾的剂量，参见表 87-1。

调配剂

调配剂可加速排泄物或尿液分泌。强饮法将减少摄入并增加尿液中氚[3]的分泌。重碳酸盐碱化尿液可增加铀的分泌。[5, 7]

螯合作用

镅 -241、钚 -238~239 以及锔与喷替酸钙钠以及喷替酸锌钠发生螯合作用；FDA 最近批准使用这些比较老的药剂。因为这些药剂可能将内源性金属黏附于体内（即锌、镁和锰），所以需注意，并监控血药浓度。痕量金属耗尽会干扰必要的细胞有丝分裂过程。说明需要补充矿物质和维生素。在动物研究中，活体内铀和镎的螯合物没有镅、钚和锔的螯合物稳定，从而导致铀和镎沉积于组织内（包括骨骼），因此，预期铀和镎无效。[17-21]经 REAC/TS 或者辐射专家推荐，也可使用乙二胺四乙酸。肾小球滤过，螯合盐分泌到尿液中。[5, 7]

至少 48 小时内每天至少采集血、尿液、排泄物、伤口渗出液以及绷带。运输前，通过肠道的初步排泄物可能会低估暴露。定期清洁放射性高于本地的身体七窍。小心，不要引起擦伤，因为擦伤会导致进一步内部污染。24 小时左右，采集血液，用于细胞

实例介绍

　　一名救援人员在办公楼的瓦砾中找到"出口"标志。标志被压碎，不再发光。在驾车返回垃圾填埋场的两个小时内，出口标志放在他卡车的前座上，距离其右臀部约14英寸。抵达垃圾填埋场后，他发现标志后贴有放射性警告标签，说明其中含有氚，^3H。这名救援人员将标志丢弃，然后惊恐万分地跑到急诊室。

　　这名救援人员得知氚为迅速分散的气体，因此可能在他发现损坏的出口标志时都不存在了，所以他倍感宽慰。这名救援人员未出现辐射暴露体征和症状（即最近的身体部位右臀未出现红斑，而且没有前驱症状或体征）。派遣当地的危险材料机构对标志进行检查，检查后确定，该标志已不存在放射性物质。RSO已确认患者仅有本地水平的β放射。对于高于本地的β射线放射性，到达医院时和到达医院后1小时采集的尿液样本呈阴性。患者疑虑打消，即使尿液中存在氚或者全身，氚为纯β射线放射体，可以通过呼吸呼出，如果产生代谢变化，也可通过尿液分泌。不可能导致任何体征或症状。

　　患者放心，确定其状况良好。通过有关部门充分分析后，确定本案例中患者未暴露且部分在产生后果的风险，因为未发生真正的暴露。该工人咨询其主治医生，进行后续以及心理评估。若确定为真正的放射性暴露，那么RSO将向ERAS/TS报告事件，当地以及联邦部门可能进行充分的分析并推荐患者治疗方法和后续治疗。无论是否存在辐射损伤，本患者可能受到心理伤害，需要进行后续心理治疗。一天或者一天后，可由其主治医生或者辐射医学专家进行心理治疗，使其安心。

遗传学研究。RSO和辐射专家将帮助确定需要进行观察的患者。必须为未住院的患者提供容器，指导其收集所有分泌物。各个样本必须标明用于适当的剂量测定评估的时间和日期。所有受污染的仪器、标本、衣服以及设备必须分别存放在容器中，贴上注有患者姓名、时间和日期的标签。这些样本将用于确定同位素和近似剂量。只有在受过训练的放射医生指导下，才能在去污时除去放射性组织。很少采用截肢等极端手段，除非为具有长期存在的放射源不可去除地镶嵌在内的高放射性颗粒状污染。经放射医学专家充分评估并推荐后，才能进行破坏性外科手术。[5, 7]

🔆 特殊考虑

　　脏弹放射性事故涉及伤员人数为1到数千名受污染患者。重大暴露的患者人数通常很少。脏弹导致的高放射性污染暴露人员通常参与了脏弹的制造或运输，即恐怖分子本人。检伤分类根据受伤人员数量以及全身总辐射剂量的不同而不同。美国国家战略储备放射工作组（SNS）已出版了少于或多于100名伤员的检伤分类指导方针。[9]

　　涉及孕妇或幼儿的事故罕见。根据元素、暴露路径和胎龄，孕妇的内部污染可能会增加或减少胎儿的相对辐射剂量。尿液中分泌的元素内部污染可以增加胎儿辐射剂量，因为胎儿靠近膀胱。胎儿或者幼儿发育中的器官已极大地增加了特殊元素的摄入量，尤其是碘。与18 ~ 40周岁的成人（≥ 0.1 戈瑞预期剂量）以及40岁以上的成人（5 戈瑞）相比，碘化钾的阈值剂量低于胎儿或幼儿（ ≥ 0.1 戈瑞预期剂量）。[4]

　　所有辐射事故受害者一生都具有较高出现诱发性恶性肿瘤的风险。[7]通常远远低于预期值，仅稍高于事前风险，因为辐射为相对较弱的致癌物质。[7]风险与辐射品质和剂量、受影响器官、暴露时的年龄以及其他风险因素有关。[7]告诉患者风险增加概率较小的教育，可在很大程度上减小压力。一般教育材料可初步减轻恐惧感，然后咨询辐射专家，从而更好地确定风险和适当监控。

　　受污染的尸体的丧葬程序和埋葬必须由RSO进行协调。NCRP以及灾害丧葬作业响应小组提供处理放射性远远高于本地水平的死亡患者指导方针（参见http：//www.dmort.org）[2, 7]。大部分死者能够在去污后按照常规葬礼埋葬。但是，可能严禁焚烧。所有尸体必须存放在热区，直至RSO进行去污或者批准释放后。[7]

　　最后，受害人、亲属、工友、第一响应人员以及保健人员的心理压力很大且将持续很长时间。[7, 16]咨询和教育宣传品可减轻恐惧感。辐射暴露的污名以及创伤后压力心理障碍症需要长期的后续心理治疗。[5, 16]通用和特殊教育宣传品需提前编制，可使人们很快安心。

　　CDC网站有若干关于该主题的优秀宣传品。以电子形式存放在当地，从而可在事件发生期间，从权威性互联网站下载。机构应事先准备有关你所在区域已知工业和医学放射性危害的具体说明书。

🌍 隐患

　　若保健人员能够迅速识别辐射事故并适当制订预

定的响应计划，则能快速评估并限制污染。不能使用或者接触检测设备可能延误初步干预。灾难演习中若不能考虑辐射情节，则在真正的辐射应急事件发生时不能给予充分的响应。

参 考 文 献

1. Turai I, Veress K. Radiation accidents : occurrence, types, consequences, medical management, and the lessons to be learned. CEJOEM 2001 ; 7 : 3-14.

2. Department of Homeland Security Working Group on Radiological Dispersal Device (RDD) Preparedness, Medical Preparedness and Response Sub-Group. 5/1/03 Version. Available at : http : //www1.va.gov/emshg/docs/Radiologic_Medical_Countermeasures_051403.pdf.

3. U.S. Food and Drug Administration. Prussian blue, Radiogardase, package insert. Available at : http : //www.fda.gov/cder/drug/infopage/prussian_blue/default.ht Accessed October 11, 2005.

4. U.S. Food and Drug Administration. Guidance : Potassium iodide as a thyroid blocking agent in radiation emergencies. Available at : http : //www.fda.gov/cder/guidance/4825fnl.htm. Accessed October 11, 2005.

5. Management of Persons Accidentally Contaminated with Radionuclides. NCRP report no.65. Bethesda, Md : National Council on Radiation Protection and Measurements ; 1980.

6. Jarrett D, ed. Medical Management of Radiological Casualties : Handbook. 2nd ed. AFRRI special publication 03-1. Bethesda, Md : Armed Forces Radiobiology Research Institute ; 2003. Available at : http : //www.afrri.usuhs.mil. Accessed October 11, 2005.

7. Management of Terrorist Events Involving Radioactive Material. NCRP report no. 138. Bethesda, Md : National Council on Radiation Protection and Measurements ; 2001.

8. Appendix 1 : Sample radiation emergency plan for a medical facility. In : Gusev, I, Guskova, A, Mettler F, eds. Medical Management of Radiation Accidents. 2nd ed. Boca Raton, Fla : CRC Press ; 2001 : 557-570.

9. Waselenko J, MacVittie T, Blakely W, et al. Medical management of the acute radiation syndrome : recommendations of the Strategic National Stockpile Radiation Working Group. Ann Intern Med. 2004 ; 140 : 1037-51.

10. Mettler F, Kelsey C. Fundamentals of radiation accidents. In : Gusev I, Guskova A, Mettler F, eds. Medical Management of Radiation Accidents. 2nd ed. Boca Raton, Fla : CRC Press ; 2001 : 1-13.

11. Mettler F, Voelz G. Major radiation exposure—what to expect and how to respond. N Engl J Med. 2002 ; 346 : 1554-61.

12. Farb D. OSHA Occupational Radiation Safety Manual and CD. Los Angeles : University of Health Care ; 2003.

13. Centers for Disease Control and Prevention. Emergency preparedness and response : radiation emergencies. Available at : http : //www.bt.cdc.gov/radiation. Accessed October 11, 2005.

14. Guskova A, Baranov A, Gusev I.Acute radiation sickness : underlying principles and assessment. In : Gusev I, Guskova A, Mettler F, eds. Medical Management of Radiation Accidents. 2nd ed. Boca Raton, Fla : CRC Press ; 2001 : 33-51.

15. Guskova A. Radiation sickness classification. In : Gusev I, Guskova A, Mettler F, eds. Medical Management of Radiation Accidents. 2nd ed. Boca Raton, Fla : CRC Press ; 2001 : 15-22.

16. Berger M, Sadoff R. Psychological support of radiation accident patients, families, and staff. In : Gusev I, Guskova A, Mettler F, eds. Medical Management of Radiation Accidents. 2nd ed. Boca Raton, Fla : CRC Press ; 2001 : 191-200.

17. Package insert : NDA 21-749 Pentetate calcium trisodium injection. Hameln, Germany : Hameln Pharmaceuticals gmbh ; 2004.

18. Package insert : NDA 21-751 Pentetate zinc trisodium injection. Hameln, Germany : Hameln Pharmaceuticals gmbh ; 2004.

19. Centers for Disease Control and Prevention. CDC fact sheet on DTPA. Available at : http : //www.bt.cdc.gov/radiation/dtpa.asp. Accessed October 11, 2005.

20. Fasano A. Pathophysiology and management of radiation injury of the gastrointestinal tract. In : Ricks R, Berger M, O'Hara F, eds. TheMedical Basis for Radiation-Accident Preparedness : The Clinical Care of Victims. Proceedings of the Fourth International REAC/TS Conference on the Medical Basis for Radiation-Accident Preparedness. New York : The Parthenon ; 2002 : 149-60.

21. Voelz G. Assessment and treatment of internal contamination : general principles. In : Gusev I, Guskova A, Mettler F, eds. Medical Management of Radiation Accidents.2nd ed.Boca Raton, Fla : CRC Press ; 2001 : 319-36.

88 核电站熔毁

William Porcaro

事件说明

为世界许多区域提供安全清洁能源的核电站可能通过事故和恐怖事件的形式引发巨大灾难。约 17% 的世界能源由核裂变产生。而美国电能仅约 15% 由核裂变产生，法国约 75% 的能源通过核途径产生。[1] 图 88-1 为典型核电站的示意图。灾难性熔毁会造成多种威胁，包括各种辐射扩散到大气中以及更加常见的危险，例如蒸汽和火灾。媒体称美国商业性核反应堆已成为恐怖袭击的潜在目标。在很多情况下会发生辐射泄露和暴露的风险。在许多极端情况下，火灾、冷却液出问题、控制棒故障或者破坏会导致反应堆过热或者自身熔化。由于反应堆自毁，放射性固体和气体释放到环境中。易挥发的放射性同位素可能从内核释放，包括碘和惰性气体。切尔诺贝利 4 号反应堆发生气体爆炸导致内核发生火灾，100 多种放射性元素释放到大气中。大量同位素迅速衰变。最危险、持续时间最长的同位素为碘、锶、铯，其半衰期分别为 8 天、29 年和 30 年。内在的锶可能导致白血病。铯传播的距离最远，与肝脾病理学相关。[2] 核事故和核医学事故的经验证明这些泄漏会导致长期的影响，最显著的表现就是放射性碘导致的儿童甲状腺癌增多。[3]

除放射性材料导致的健康危害外，核电站还存在很多其他潜在危险。反应堆冷却液系统以及高压水反应堆的人交换器的蒸汽以及高压可能导致严重的烫伤，因为可能放出普通蒸汽或者放射性蒸汽。在过去的 50 年里，发生过数次核电站灾难以及差点就发生的灾难。1952 年，安大略省渥太华附近的乔客河核反应堆，由于 4 个控制棒被意外拆除，导致铀燃料内核部分熔毁。数百万加仑的放射性水集聚于反应堆内，但是未发生伤亡。1957 年，英格兰利物浦北部的石墨冷却反应堆发生大火，整个乡间喷出放射性物质。1976 年，在东德格赖夫斯瓦尔德附近，由于火灾期间安全系统故障，反应堆放射性内核几乎全部熔毁。在宾夕法尼亚州哈里斯堡三哩岛，冷却液损失导致过热，两个反应堆之一的铀内核部分熔毁，放射性水和其他释放。

1986 年 4 月 26 日，历史上最严重的核事故发生在苏联（现在的乌克兰）基辅的切尔诺贝利核电站。日常维护停机期间，进行了一项测试，测试是否可维持充足的能力操作应急设备和冷却泵。工人在试图进行均衡时，意外引发了动力高峰，估计为正常动力输出的 100 倍。动力高峰导致部分燃料棒断裂并与水发生反应，造成蒸汽和氢气爆炸，然后发生石墨火灾，摧毁内核。由于缺乏防范措施和热阁楼，导致大量放射性材料释放到大气中。官员未向大众承认发生事故，造成熔毁后的数天人们摄入受污染食品。估计死亡人数为 31 人，而伤员总数不详。

除核电站外，许多用于研究的 TRIGA 核反应堆（品牌名称表示训练、研究、同位素、通用、原子、建造者）主要位于全世界的大学中。通常位于人口密集的市区，因此安全性相对最小。TRIGA 反应堆被认为是"自身安全"的反应堆。其安全性建立在其燃料棒的结构上，该结构迫使过热的燃料限制裂变过程，停止核反应。即使无意或者有意同时将所有控制棒取走，但反应堆不能产生充足的热量，因而不能造成问题，反应堆只能停机。[4]

事前措施

核电站事故发生后接收受害者的医院有能力检测

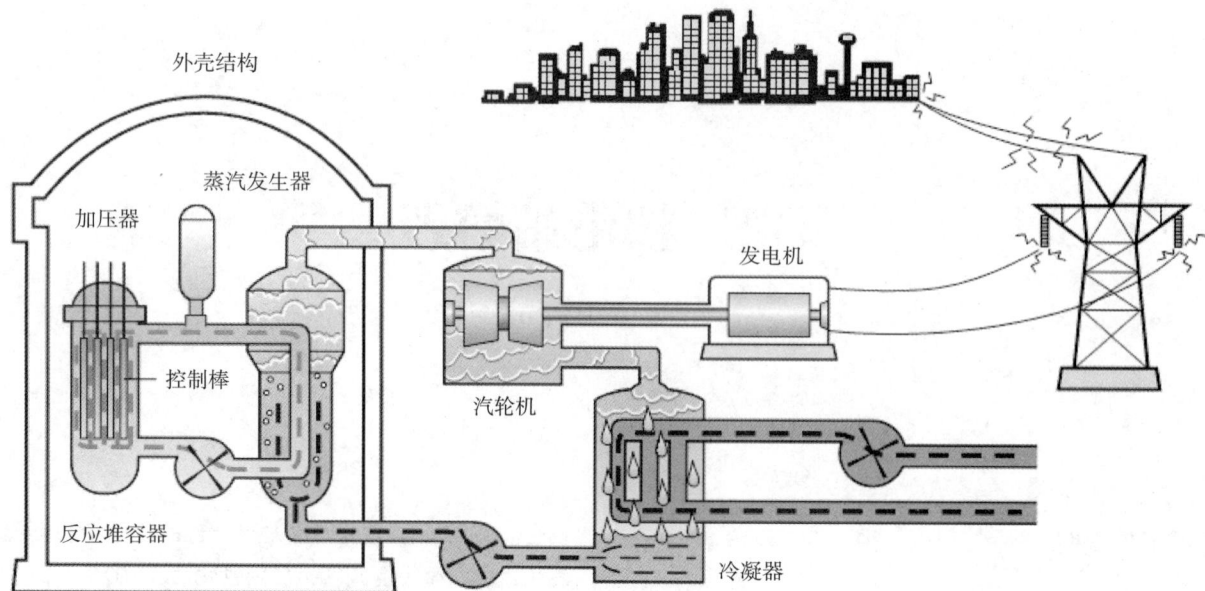

图 88-1　加压水反应堆剖面图

资料来源：美国核管制委员会网站，参见 http : //www.nrc.gov/reading-rm/basic-ref/students/reactors.html。

放射性，主要使用盖格计数器检测。大型机构应拥有放射性紧急事件响应组，在必要时可以利用。小组包括急诊室医师、安全人员、辐射安全官员、维护人员以及实验室支持。人员应配备适当的防污染服，包括双层手套（受到污染后，可摘下外层手套）。可向人员发放放射线量计，用于跟踪暴露。消除放射污染区域备有塑性衬里和塑料废物容器。地板应覆盖并用警戒线隔离。可采取隔离区域的专用通风，但是并非必须采取专用通风，因为放射性材料成烟雾状散开的可能性很低。[5]

对于核电站熔毁的准备而言，疏散计划极为重要。作为核发执照的要求，所有核管制委员会规定的电站需具有社区应急计划。除当地和州部门外，美国联邦紧急事务管理局（FEMA）在策略协调上起到一定作用。围绕核电站熔毁的特殊忧虑之一为放射性碘和甲状腺暴露。必须准备适当的计划，用于泄漏后对在核电站周围生活的人们进行预防和医治，通过提供速效的碘化钾来竞争释放的放射性碘化物在甲状腺内的结合，来降低他们患甲状腺癌的风险。核电站及其周围的医院都应该参与备灾的实践和演练。

🠖 事后措施

核电站事故发生后，控制核电站内和其周围的放射性污染物仍为首要任务。切尔诺贝利隔离区为疏散区域，目前继续用作自然和人工边界，防止放射性核素迁移并控制违法收割受污染的粮食。若疏散处境危险的人，则需要为大量被疏散者提供避难所以及医疗护理，进行团体健康检查，以提供必要的预防措施。

熔毁后，必须考虑许多其他详细信息，包括放射性和危险的废物清除、周围区域的经济可持续性以及食品工业／农业。受污染的土壤会导致植物和动物及农产品污染，例如牛奶和牛肉。[6]

👥 伤员医疗

对核电站熔毁受害者以及周围区域的潜在暴露人员进行评估，确认其是否可能被污染。但是，医疗的重心应该是严重或有生命危险的问题。在检伤分类过程中，应进行简短的放射性调查，确定是否暴露。非急性疾病受害者应由穿着适当防护设备的人员脱去其衣服并用塑料袋将其密封。为防止放射材料散布，在彻底覆盖后，应清洗被污染的伤口。必须对完好的皮肤进行清洗，但要限制机械或化学刺激，防止放射材料深层蔓延。受污染的身体七窍需特别关注。例如，使用含 3% 过氧化氢的牙膏或者漱口剂大量冲洗口腔，消除污染。[5]用于清洁裸露的受污染伤口所使用的冲洗剂必须小心保存，并进行研究，以便适当处理。

确信受放射性污染的受害者应进行若干基本实验室研究。所有的试样必须密封在塑料中，然后放入贴有适当标签的容器中，标签上注明名称、日期和取样时间、样品区域大小。必须获得具有统计差异的全血细胞计数，符合绝对淋巴细胞计数，两天内约每隔6小时重复一次，已监控怀疑受全身辐照的任何患者是否出现骨髓抑制。还应对所有辐射损伤的受害者进行验尿，确保肾功能正常，必须清理可能存在的内部污染。外部污染患者应采用棉签擦拭伤口，应检查身体七窍是否有放射性。若怀疑存在内部污染（例如吸入、摄入或者吸收），采集4天内24小时的尿液和排泄物，检测是否体内排出放射性核素。

除放射损伤外，核电站事故中可能发生常规的紧急事件。蒸汽是所有电厂的真正当前危险。从核的角度考虑，放射性蒸汽是一种迅速扩散核回落的介质，使其通过烧伤和吸气进入人体。但是，也不能低估非放射性蒸汽造成损伤的危险。可能会导致严重的皮肤烫伤以及末梢气管热伤，从而导致喘鸣和呼吸窘迫以及紊乱。2004年8月，日本三滨核电站的非辐射性蒸汽泄漏，4名工人死亡，7名工人重伤。

在某些特殊情况下，若暴露在4小时以内，放射

实例介绍

一个周五下午6点钟，正当忙碌的急诊室换班时，医疗控制无线电报警器响起，得知附近州的核电站反应堆发生事故。有关部门得知国际恐怖分子小组过去几年在核电站进行侦察。今天下午，激进分子成功破坏了控制棒安全装置以及核电站冷却系统，开始熔毁内核。同时，其他人引爆了一个大卡车炸弹，破坏了核电站混凝土安全壳系统。现在人们认为，放射性烟羽从核电站泄露，飘往城市。

核电站周围区域的人目前已经疏散。核电站正在进行营救工作，许多受害者正在被空运至医院，急诊室检伤分类护士诉说，许多人正在给医院打电话并来到医院，他们担心自己是否受辐射污染。

你立即在医院创建了灾难代码，开始寻找医院有关如何医治大规模放射灾难的预案。采取下列初步步骤：考虑到事故已发生数小时，放射安全官员可能已经离开其机构，所以通过电话通知医院放射安全官员。会见急诊室的护士，解释发生的时间后，开始让候诊室内所有稳定的门诊患者出院，将真正生病的患者留下。确保急诊室正准备接收放射暴露和可能受污染的患者。检查急诊室内放射检查装置的电源，以防在辐射安全官员抵达后需要使用。本文下列内容将讨论与激发前述情况相关的特殊考虑以及隐患。

性碘回落区域的患者应该采用碘化钾治疗。

特殊考虑

和所有核/放射性事件一样，确定人体暴露以及最终疾病和核电站熔毁后果时，时间、距离以及屏蔽因素至关重要。迅速有序从受污染区域疏散、迅速有效地消除污染和危险废物控制等简单行动可在很大程度上降低风险。如上所述，无论何时发生放射性材料泄露到环境中，都需考虑土壤和植物/动物食物来源。因此，必须保证提供充足无污染的食物和水。

必须预料到儿童患甲状腺癌的风险增加。若可能吸入受污染的空气或者摄入受污染的食物，强烈推荐采用碘化钾治疗儿童和婴儿。摄入放射性碘前或者摄入后4小时内服用碘化钾，碘化钾会阻碍或减少放射性碘在甲状腺中沉积，从而降低患癌症的风险。[7]

若真正发生核电站熔毁，事故期间或者事故发生后公众肯定会产生忧虑。公众通常渴望尽可能获得有关事故的更多信息。发出指示时，必须清晰且要重复，而且必须提供警告和指示的根据。[8]

隐患

预先演习的周密策略是事件发生时成功处理的关键。若不能适当设定去污区域而且不能消除污染，可能导致整个医院的受染患者扩散，从而使患者暴露同时将护理患者的医院工作人员污染。研究表明，疏散时间估计对于适当的应急响应预案至关重要。疏散时间估计必须考虑许多因素，范围包括交通管理至不可控事件，例如天气、事件预算时间。[8]要考虑"适当的避难所"。

尽管对于儿童来说，采用碘化钾治疗或预防的措施相对安全，但是仍存在风险，包括胃肠的影响或者过敏反应。此外，可能由于长期服用碘而导致甲状腺副反应，尤其是碘缺乏患者或者患有甲状腺类疾病的患者，例如自身免疫性甲状腺炎或者毒性弥漫性甲状腺肿。[7]

参 考 文 献

1. Brain M. How nuclear power works. Available at：http：//science.howstuffworks.com/nuclear-power.htm.

2. Chernobyl + 15, Frequently asked questions. Available at：http：//www.iaea.org/NewsCenter/Features/Chernobyl–15/index.shtml.

3. Mettler FA Jr, Voelz GL. Major radiation exposure：what to expectand how to respond. N Engl J Med. 2002；346（20）：1554–61.

4. TRIGA nuclear reactors, General Atomics Cooperation Web site.Available at：http：//triga.ga.com.

5. Oak Ridge Institute for Science and Education. RadiationEmergency Assistance Center/Training Site（REAC/TS）. Available at：http：//www.orau.gov/reacts.

6. International Conference, 15Years After the Chernobyl Accident. Lessons Learned：Executive Summary. Kyiv, Ukraine：April 18–20, 2001. http：//www.iaea.org/NewsCenter/Features/Chernobyl–15/execsum_eng.pdf.

7. Guidelines for Iodine Prophylaxis Following Nuclear Accidents, Update 1999. Geneva：World Health Organization；1999.

8. Mileti DS, Peek L. The social psychology of public response to warnings of a nuclear power plant accident. J Hazardous Mater. 2000；75：181–94.

推 荐 阅 读

1. British Energy Web site. Available at：http：//www.british-energy.com.

2. International Atomic Energy Agency. Promoting safety in nuclear installations. Available at：http：//www.iaea.org/Publications/ Factsheets/ English/safetynuclinstall.pdf

3. International Atomic Energy Agency. The International Nuclear Event Scale for prompt communication of safety significance. Available at：http：//www.iaea.org/Publications/ Factsheets/English/ines-e.pdf

4. International Nuclear Safety Center at Argonne National Laboratory, U.S. Department of Energy Nuclear Energy Institute Source Book on Soviet-Designed Nuclear Power Plants. Available at：http：//www.insc.anl.gov/sov_des/sov_des.php

5. Nuclear and Chemical Accidents, 2005. Family Education Network；Boston, MA 2005. Available at：http：//www.infoplease.com/ipa/A0001457.html.

6. Tintinalli JE, et al. Emergency Medicine：A Comprehensive Study Guide. 5th ed. American College of Emergency Physicians；2000：1303–17. Urbanik T. Evacuation time estimates for nuclear power plants. J Hazardous Mater. 2000；75：165–80.

7. U.S. Department of Homeland Security, Federal Emergency Management Agency. Nuclear Power Plant Emergency Fact Sheet. Available at：http：//www.fema.gov/pdf/hazards/nuclear.pd

89 化学灾害介绍

David Marcozzi

本文概括并大致描述了化学物质释放（有意和无意地释放化学物质，包括与恐怖主义有关的化学物质）受害者的救治措施。尽管释放的专一性化学毒剂可能差异很大，但临床救护方案相当一致。当发生化学物质释放时，快速且有效的救治取决于完整的事前规划、适当的医学救治及随后的事后分析（旨在改进后期的救治工作）。这些步骤有助于确保资源的快速配置、受害者的准确识别和治疗以及医疗服务提供者、环境和执法现场的保护。

化学品暴露可能来自环境、工业、战争或恐怖主义。在美国历史上，绝大多数的化学品释放事故是由工业事故引起的。工业事故的影响可与故意化学品释放事故形成鲜明对比。

在当今国际环境中，化学战争和恐怖主义及制造伤亡的意图继续改变我们的规划、救治方案和总体展望。化学战争是指利用特定化学毒性武器对目标的生理、心理和经济等方面造成影响。化学恐怖主义是将化学毒剂用于其他政治或社会目标，以胁迫或强迫政府部门或平民。虽然难以准确评估拥有化学毒剂的国家和独立组织，但工业化学物品被全世界广泛使用。美国中央情报局向国会和委员会提供的说明如下：

尽管美国情报部门正在就某些问题增加重视程度、增加开支，但风险仍会继续增长。我们将以十个州的情报搜集和分析工作为重点。然而，即使某些州存在问题，但人们对某些问题的认识仍有重要差距……此外，我们认定 50 多个州存在化学品供应商、销售渠道或潜在扩散等问题。[1]

恐怖分子利用化生放核（CBRN）材料所制造的威胁事件仿佛正在增加——尤其是"9·11"事件发生后。一些国外恐怖组织（指定有 30 个恐怖组织）和其他非国家行为者均表示对化生放核（CBRN）材料感兴趣。[2]

针对任何危险品（HazMat）释放（由策划的新威胁或意外工业排放引起）的应对方案均须由危险品团队、医院、消防、紧急医疗服务（EMS）、紧急管理和执法人员进行良好协调。应对化学物质释放的最重要措施是发布快速有效配置资源的命令，解散、去污染并尽量治疗最多的受害者（确保最多的伤亡人员得到最佳医治）。同时，化学物质灾害救治须遵守基本原则，以确保医务工作者、环境和可能的犯罪现场受到保护。

■ 历史展望

美国尚未发生过严重的、故意的、造成大量伤员的化学灾害。令人痛心的事实是：战争行为、恐怖主义或严重工业破坏造成的化学灾害可能会在未来发生。这些化学灾害可能影响成千上万人。这类化学毒剂的使用或毒性化学物质的意外释放将会给更多人带来心理创伤。

在近代，德国人在第一次世界大战中将化学武器用在比利时伊普尔斯。这是使用化学武器的首次实例。时间为 1915 年 4 月 15 日（专栏 89-1）。当天下午，德军释放约 150 吨氯气，用于对付联军。1915 年 12 月 19 日，第二次使用化学武器。这次使用的是光气。光气与氯气类似，密度大于空气，但相比氯气，更易于引起肺水肿而使人死亡。战争后期，开始使用芥子毒气（环境温度条件下为液体）。芥子毒气是持久性毒气，将在环境中悬浮几周。这种毒气可用于阻止部队移动。毒气后被广泛使用。1935 年，

专栏 89-1　化学武器历史

1899年

国际和平会议在海牙举行。此次会议就禁用含毒气落弹达成协议。

1915年

在第一次世界大战中，化学毒剂被首次大规模用在比利时伊普尔斯（伊普尔）附近战场。

1918年

第一次世界大战结束时，战争总计使用了10万吨有毒化学物质，导致9万名战士死亡，100多万人受伤。

1925年

缔结《日内瓦议定》。此条约规定禁止使用细菌和化学武器，但未能阻止各国在日后生产、储备或使用化学武器。

1972年

世界各国在日内瓦签订《生物和毒素武器公约》，并承诺继续就化学武器禁用问题进行谈判。

1984~1989年

伊拉克使用化学武器打击伊朗，并在1988年使用化学武器对付哈莱卜杰镇的库尔德人。

1992年

日内瓦谈判就禁止研制、生产、储备和使用化学武器及摧毁《化学武器公约》等议题进行谈判。

1993年

《化学武器公约》（CWC）于1月的签字仪式（巴黎）上开放签字；130个国家表示支持《化学武器公约》（CWC）和国际裁军。1993年2月，筹备委员会在海牙成立。公约准备生效。

1995年

"奥姆真理教"膜拜团体在日本东京地铁站制造恐怖袭击，释放化学毒剂沙林。

1997年

《化学武器公约》（CWC）在最初的87个成员国正式生效。根据此公约成立的组织为禁止化学武器组织（OPCW），其职责是履行公约条款。该组织的总部设在海牙。

2003年

《化学武器公约》（CWC）已发展为国际机制，拥有152个成员国（截至2003年5月6日），覆盖90%的世界人口、92%的世界陆地和98%的化学工业。禁止化学武器组织（OPCW）对申报废除的近10%的化学武器库存销毁进行了审查。

意大利向阿比西尼亚（现在的埃塞俄比亚）撒芥子毒气，取得决定性胜利。神经性毒剂为有机磷抗胆碱酯酶和最有效的化学毒剂。这些毒剂于 20 世纪 30 年代由德国科学家及其杀虫剂研究小组首次研制而成。神经性毒剂包括非持久性 G 系列毒剂和 V 类毒剂。这些毒剂会对环境造成持久性影响。

由于担心被报复及机动的前方部队使用化学武器受限（阻碍部队的前进），因此，化学毒剂未广泛应用于第二次世界大战中。此外，化学战争需公路供给。第一次世界大战有利于为驻扎在前方的部队提供物资，但却不太适于为第二次世界大战中快速机动的前方部队提供物资。然而，出于对德国军队使用这类武器的担忧，美国生产了芥子毒气弹。仅当轴心国军队首次使用化学武器时，才会使用芥子毒气弹。这类武器在 1943 年由美国自由轮 John Harvey 运至欧洲。在意大利巴里港卸载容器前，这些容器受到了德国纳粹军队的直接袭击，并发生爆炸。全部机组人员死亡，芥子毒气蔓延整个港口，并进入空气，成百上

千名军事人员受到影响。[3] 此次事件保密了十几年。毒性化学物质总计有几十船；部分毒性化学物质被德军武器摧毁，沉没至挪威沟槽和波罗的海的离岸水域，并有许多化学毒剂被运回美国，并在墨西哥湾沉没。毒性化学物质对环境影响的相关研究尚不充分，但渔民因这类武器而受损伤的实例有很多。[3] 1974 年，美国签订了 1925 年《日内瓦议定》。此份协议规定：禁止在战争中使用毒性物质。那时，如有军队使用化学毒剂对付美军，美国有权以同样方式进行反击；总统有权下令实施反击。1984 年 4 月 14 日，总统里根呼吁国际禁用化学武器。另外，美国目前出台了官方指定化学毒剂（美军官方的化学毒剂不包括控暴剂、除草剂和烟雾材料，这一区分未获国际认可，美国正在取消化学毒剂储备）禁用政策。另外，美国重新宣布在战争中使用除草剂和控暴剂（用于报复除外）。

1994 年 6 月，"奥姆真理教"邪教分子在日本松本住宅区喷射沙林气体 10 分钟。该住宅区的三名法

官拟就膜拜团体的欺骗性土地交易民事案件进行受理。这次袭击造成 7 人死亡、144 人受伤（多为重伤）。[4]

1995 年 3 月 20 日发生了令人震惊的事件。"奥姆真理教"成员膜拜团体向东京地铁系统释放 G 系列神经性毒剂。当时正值交通高峰期，最终造成 11 人死亡，5500 人受伤。[5-6] 释放地点附近的圣路加国际医院 20% 以上的医务工作者受到了继发性污染。入院的 80% 的患者都没有通过医院的紧急医疗服务系统。这次神经性毒剂释放被视作是针对平民的化学战争的标志性事件。这次事件的救治获得了广泛审查。除释放产生的物理效应（需立即接受治疗）外，60% 的受害者出现外伤后应激综合征。一些患者的应激综合征持续 6 个月以上。

美国土壤受到的化学暴露以工业相关的意外释放为主。曾有有害物质运输事故上报美国交通部。在过去 10 年，总共发生化学暴露事件 156500 起，造成 3218 人受伤，226 人死亡。[7]

另一数据库显示总共有 13808 起紧急事件与危险物质有关（1999 年）。其中危险物质紧急事件监测系统报告了 2000 起紧急事件。这份数据库收集了约 15 个州的信息。[8] 这些数据值得复审，且有助于针对有害物质释放制订事前规划。70% 的报告事件发生在固定设施中，96% 的事件仅涉及一种物质。化学毒剂的性质可由 54% 的溢漏释放、41.7% 的气体释放、6.8% 为烟雾、1.2% 为爆炸物。氨、二氧化硫和硫酸是最常见的释放物质。幸运的是，仅 9.1% 的事件会产生受害者。若事件产生受害者，则 73.2% 的事件仅会造成一名或两名人员伤亡。需注意：HSEES 报告不包括石油产品引起的有害物质事件。HSEES 和美国交通部提供的发病率和死亡率数据低。数据解释旨在与恐怖主义或化学战争的潜在后果进行显著对比。恐怖主义或化学战争的意图是制造大量伤亡——身体和心理。

■ 现行做法

任何化学物质的释放均可能会出现大量伤员。现场、患者和环境的安全有效管理取决于是否按轻重缓急维持现场安全秩序及保护人员（紧急出动人员和医院工作人员）。

事前规划与培训对于资源最大利用率及确保最需救助的患者接受救治（避免救援人员和医务人员

变为患者）至关重要。不幸的是，有害物质备灾通常是反应式而非先导式的。尽管各社区均未针对化学紧急事件做好准备，但危害分析有助于缓解大量伤员和继发性污染的可能性。事件发生前，需解决许多问题（专栏 89-2）。这些问题对化学灾害的充分救治至关重要。本文将就这些问题进行探讨。在处理这些问题的过程中，当地的紧急规划委员会、医院、私人组织或政府机构应系统地解决这些问题，并就执业范围、环境、风险等级和能力等特定问题进行探讨。

专栏 89-2　事前考虑

- 危害分析
- 个人防护设备
- 去污能力
- 有害物质培训
- 公共教育
- 新闻合作
- 医院应对大量患者涌入的能力
- 可调集的其他资源和人员
- 各机构之间的联合救治
- 通信计划
- 科学的撤离和庇护方案

根据释放的化学物质，化学物质的扩散方式、毒剂性质、多种物理效应和不同程度的症状和体征群均将产生。与化学性质相关的许多关键术语、缩写词和原理对于理解问题至关重要（专栏 89-3）。

与生物恐怖事件不同，这类事件不可能被隐匿。由于环境中存在外源性化学物质，因此，这类化学物质的效应可能会立即出现——几分钟或几小时之内。发生事件的 90 分钟内，50%~80% 的急性伤员可能到附近的医疗机构就医[9]（图 89-1）。

根据化学物质释放的类型，伤员需要不同的干预措施、解毒剂和治疗方法。受害者去污染仍为主要的医疗服务。脱去衣服或用肥皂水（或大量水）清洗的做法可使受害者不再过多吸入毒物，并可保护医疗提供者不再受继发性污染。利用化合物（例如碱性漂液）去污可能会造成更大的组织损伤，引起毒剂的再次渗入。此外，与化学物质相比，物理或机械去污方式更佳。全身去污之前，需提供快速的医疗救治。但体表明显毒剂的清除工作不得延误。由于许多化学物质可被快速吸收并进入皮肤，它们造成的污染

专栏 89-3　有害物质的定义

- 闪点：液体所释放蒸汽点燃所需的最低温度。由于闪点的测试方法有多种，且同种材料的闪点也不相同（取决于使用的方法），因此，当闪点给定时，需对测试方法进行说明。
- 立即威胁生命和健康浓度（IDLH）：严重损害健康、不能修复的条件。IDLH情况包括爆炸性和缺氧环境及存在A类毒物或物质（可经由皮肤吸收）。
- 爆炸下限（LEL）：当存在点火源（例如，热、电弧和火焰）时，产生火花所需的最低浓度（即物质的空气百分数）。
- 表现形式：需由美国环保总署追踪有害废物的形式。
- 物料安全数据表（MSDS）：有害物质随附的信息表。此表列明了性质、紧急响应程序、反应特性数据、控制措施、安全处理规程和制造商。
- 容许暴露限度（PEL）：人所能接触的物质的最高浓度水平。该限度由美国职业安全与健康管理局（OSHA）设定。
- 短时间接触浓度（STEL）：设定了15分钟内工作人员的最大接触浓度的暴露限度。
- （有害物）容许最高浓度（TLV）：几乎所有人每天都能接触且不会产生不良影响的材料的气载污染物浓度。美国工业卫生会议使用三种方式说明（有害物）容许最高浓度（TLV）：
    - ◎TLV-TWA：8小时量平均容许浓度。
    - ◎TLV-STEL：连续15分钟内空气中有害物含量的暴露限度或最大浓度（一天最多出现四个这样的时段，暴露时间间隔至少为60分钟，且未超过8小时量平均容许浓度）。
    - ◎TLV-C：被暴露度值或"在15分钟内，任何工作暴露部分均不得超过的浓度（可能会引起直接刺激的物质除外）"。
- 时间加权平均浓度（TWA）：用于确定8小时工作日内工人的平均暴露水平的测量方法。实际暴露值将与职业安全与健康标准或其他专业指导进行对比。
- 爆炸上限（UEL）或易燃上限（蒸汽或气体）：当存在点火源（例如，热、电弧和火焰）时，产生火花所需的最高浓度（即物质的最大空气百分数）。当浓度较高时，混合物"极易"点燃。更多参见爆炸下限。
- 蒸汽密度：蒸汽或气体重量与相同体积的空气重量进行对比；蒸汽或气体的密度表达式。重量小于空气的材料密度小于1.0。重量大于空气的材料密度大于1.0。
- 蒸汽压力：固体或液体变为蒸汽后所产生的压力（通常情况下，部分压力表示大气压力的分量）。
- 挥发性：物质蒸发的可能性（这种性质与蒸发速度具有直接关系）。

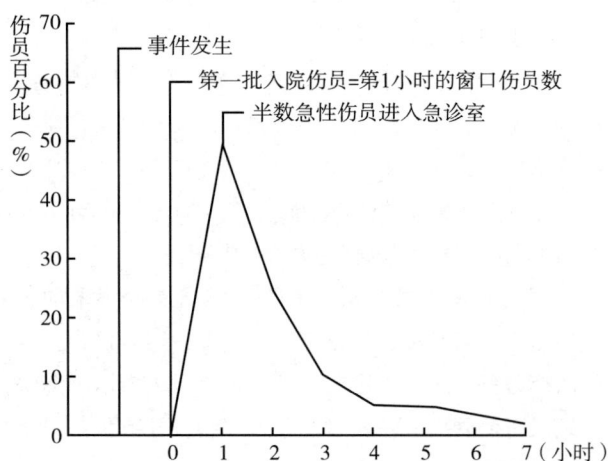

图 89-1　急诊室预测伤员数

不仅局限于表面污染，因此，皮肤和伤口快速去污将决定生与死。现场去污染的优先级应与气道、呼吸、循环复苏和特色解毒疗法的优先级相同。现场去污染应纳入化学伤员（J.M. Madsen，个人沟通，

2004年11月1日）快速医疗救治"ABCDDs"［气道、呼吸、循环、去污染（现场）、药物（特色解毒剂）］。去污染后，检伤分类优先级低的伤员可护送至候诊区，以确保对需紧急护理的患者进行适当治疗。由于每位患者所受的暴露影响及暴露途径不同（决定症状和体征群的发作时间），因此，受害者的继续重新评估最为重要。针对接触化学毒剂的患者进行最初确诊和仔细地逐步治疗至关重要；这种方法应按照从环境中逐个毒剂到宿主身上毒剂的逻辑进程。然后，遵照毒理学原理，例如毒物动力学（即吸收、分布、环境转化和消除）、毒物作用动力学（即作用机理）、暴露连续带（从外部剂量到内部剂量、生物有效剂量到早期生物学效应、结构和功能改变和临床中毒）及重要的临床特征，例如大多数毒剂的剂量与潜伏期（临床无症状）成反比例关系。

毒理学方法通常不属于医疗服务提供者的培训和

教育重点，但此种方法为伤员（接触化学物质）临床评估提供了重要框架。这种方法可由一个或多个缩略语［适于显示在救护车和急诊室，且便于记忆，参见表 89-1 和表 89-2(J.M. Madsen，个人沟通，2004 年 11 月 1 日）］概括。掌握每种毒剂的特定症状和体征的知识至关重要。掌握这些知识有益于确定下一步的工作重点和治疗方案。由立即治疗、延后治疗、轻伤和期待治疗组成的准确检伤分类系统需确保医疗资源能够有效用于最急需的患者。根据培训的情况，专业团队可插入暖区和热区，以便在去污染之前提供检伤分类和医学固定。全身去污染完成后，需进一步检伤分类。同时，后续的医治措施也应启动。

按照规定根据患者描述，一旦确定或疑似识别为毒剂，则可针对毒剂制定特定治疗方法及需要使用的解毒剂。伤员被送至医疗服务提供者或医疗机构之前，不能识别毒剂。因此，院前和医院提供者识别化学毒剂的能力至关重要。初期识别可挽救患者、医疗提供者及未受事件影响的患者的生命。

美国疾病控制与预防中心将化学毒剂分为 13 类（专栏 89-4）。分类依据为毒剂的化学性质或毒素对受害者身体或心理的影响。毒理学效应因毒剂、扩散方式、毒剂量和浓度、暴露时间长短、环境条件及释放位置而不同。

伤员经检伤分类和治疗后，须解决环境污染、执法和危机事故心理疏通治疗相关的问题。毒剂排入环境及受害者的快速去污染也会使物质渗入基础设

表 89-2 ASBESTOS：化学伤亡率的系统性评估法缩写词

毒剂	
毒剂/中毒体征群	毒剂：是否适于特定的中毒体征群？
体外	固体？液体？气体？气溶胶或混合物？
进入体内	毒剂进入身体的部位？（暴露/吸收）
体内	毒剂进入身体的部位？（分布）
年代	过去：暴露持续时间？发作时间？潜伏期？
	现在：症状好转/恶化？
	未来：预后？
其他诊断项	可能的共生治疗？
诊断净效应	各诊断项间的相互作用；患者（整体）
检伤分类	治疗、去污染和撤离优先级
毒物	
毒物	类型与估计剂量
体外	固体？液体？气体？气溶胶或混合物？
体内	毒剂进入身体的部位？（暴露/吸收）
	毒剂进入身体的部位？（分布）
事件顺序	时间进程（过去、现在、将来）
	发作？潜伏期？症状好转/恶化？预后？
其他诊断项	未做其他诊断项？（鉴别诊断）（除外）？
诊断净效应	各诊断项间的相互作用；患者（整体）

表 89-1 ASBESTOS：化学伤亡率的系统性评估法缩写词

毒　剂	类型与估计剂量
状态	固体？液体？气体？气溶胶或混合物？
身体部位	毒剂暴露位置/进入途径（暴露/吸收）？
效应	局部效应？系统性效应（分布）？
严重性	轻微/中度/严重（a）效应；（b）暴露？
时间进程	发作？潜伏期？症状好转/恶化？预后？
其他诊断项	未做其他诊断项？（鉴别诊断）（除外）？
协合作用	多次接触或损害的组合作用？

资料来源：Madsen JM 认为毒素是大规模杀伤性武器：对比生物战剂和化学战剂 Clin Lab Med. 2001；21（3）：593-605。

专栏89-4　化学毒剂的分类

- 生物体毒素
- 起疱剂/腐烂性毒剂
- 全身中毒性毒剂
- 腐蚀剂（酸性）
- 阻塞/肺/刺激性毒剂
- 失能性毒剂
- 长效抗凝血剂
- 金属
- 神经性毒剂
- 有机溶剂
- 控暴剂/催泪瓦斯
- 有毒醇类
- 催吐药

资料来源：由美国疾病控制与预防中心、CDC 紧急准备与应对网站提供。请登录：http://www.bt.cdc.gov/agent/agentlistchem-category.asp.。

施、土壤、地下水位或污水管道系统。美国环保总署（EPA）、有害物质环境响应小组及当地和州的公共工程必须包括这类事件的清理工作。在恐怖主义事件中，位置也是犯罪现场。尽管保护生命是主要问题，但各方需注意所有残骸、患者和衣物均为可能的证据，应尽量谨慎处理，确保保持最大的真实性和有效性。最后，发生事件后，各相关方需制定方案，使患者接受心理疏通治疗。这类事件发生后，应咨询心理学家、精神病学家、社会工作者和取得资格的专业咨询师，帮助有关人员。

无论是哪类化学物质释放——故意或意外——有效的事前规划和准备对于确保伤员接受最佳救治、维护犯罪现场和环境保护至关重要。

🌐 隐患

化学灾害将给患者、医疗服务提供者和环境带来特殊问题。化学毒物将使复杂性范式更为复杂。大量伤员事故（受生物或放射性毒剂影响）常会导致伤员

的延后治疗；另外，皮肤接触的生物或放射性毒剂发生经皮吸收的风险通常不高。相比而言，许多化学毒剂（尤其是液体）将在皮肤接触的数秒内渗入皮肤，且可迅速增加到致死剂量。

根据化学物质及其在环境中的形式，临床效应可能为短期发作或可能延后发作（即使在暴露后的几秒或几分钟内组织受到损伤）。因此，生物和放射毒剂受害者的救生干预措施通常针对入院治疗的患者。然而，化学物质伤员（甚至尚未出现临床体征或症状的患者）的生命可在运至医院前被挽救或失去。在许多情况下，患者将在紧急医疗出动者未到达前失去生命。一般而言，化学毒剂与生物或化学毒剂之间的临界值差异对于准备（包括教育与培训）与救治具有重要意义。

由于立即干预措施可救生，因此，公众应接受毒剂快速去除（通过物理或机械方法，例如吸收、刷洗、去毛或用野战医疗应急材料冲洗）重要性及基本的生命支持措施（例如 ABCDES）重要性方面的教育。例如，2002 年 10 月，车臣恐怖分子占领

实例介绍

　　一个周日的中午，职业足球队开始比赛。球场外的观众竭力支持他们所喜爱的球队。安检并未打消观众的热情。比赛开始时，他们就对胜利充满期待。上半场邻近结束时，体育场外（内部的安全边界以外）发生大爆炸。体育场内的人均能听到爆炸声，感觉非常接近。在恐慌中，观众开始远离爆炸现场。当之前的分阶段二次装置发生爆炸时，正在有秩序撤离的人们开始出现恐慌。发生爆炸时，类似于天竺葵的强烈气味变得明显。随着烟缕的伸展，靠近爆炸现场的粉丝开始出现重度胸痛和咳嗽症状。除呼吸道症状外，受害者的皮肤开始出现灼伤，眼睛剧痛。

　　最初估计的死亡、严重和局部受伤人数接近1000。体育场情况混乱。疏散演变为大批撤离和踩踏。在最初几分钟难以制定控制、去污染、安全和检伤分类方案；新闻工作者、紧急医疗服务人员、警察和消防员纷纷奔赴爆炸现场。几分钟后，开始播报突发新闻。你意识到医院离体育场最近。同时，你还是在急诊室值班的唯一医师。此时，你立即采取了下列措施：

- 启动医疗机构大量人员伤亡（MCI）紧急备灾方案，并通知院务主任和事件管理中心（ICC）[DM11]主任。
- 通知急诊室医务人员，向候诊室的患者发出警告：若患者的医学问题不严重，请离开，去看医生；若患者出现严重的胸痛、呼吸短促、高烧或腹痛等症状，请留在原处，等待就医。联系外伤医疗服务机构，并确保他们获知即将来临的医院患者激增的状况。
- 通知急诊室后备人员进入，准备救治。
- 启动医院有害物质应急计划，并将经消毒的帐篷运至室外。搭设帐篷，准备收治受污染的患者（未经消防/紧急医疗服务现场采取去污染措施）。
- 联系医院紧急应变及指挥系统（HEICS）的医院指挥官，确保医院紧急应变及指挥系统（HEICS）被启动，且投入使用。
- 准备收治患者。当出现大量人员伤亡（MCI）事故时，需在无污染区或医院用地对患者进行检伤分类。与急诊室检伤分类小组的其他成员一同审核检伤分类程序。
- 致电本地或区域毒物控制中心，通报有关体育场事件情况，并就疑似毒剂的应对意见进行评估或评审。
- 符合值班安全标准，确保值班人员了解事件的性质及由配备个人防护设备的一名或多名成员管理受污染患者的必要性。

　　首批患者开始入院。

莫斯科剧院，制造恐怖袭击事件，多人受害。就此次事件而言，若受害者的气道能得到现场医治，则多名受害者可能不会因接触阿片样物质或麻醉剂而丧生。

紧急医疗响应人员需强调急需的干预措施。同时，紧急医疗响应人员和医院工作人员需通过易于显示或记忆的助记手段，例如，ASBESTOS、TOXICANT 或 POISON。负责解毒剂储备的医院负责人须知：尽管在某些情况下，患者（接触化学毒剂）入院后才需服用疫苗或解毒剂，但化学毒剂的解毒剂需预先配置，以满足紧急医疗响应人员的立即使用需求。紧急医疗响应人员没时间等待运送国家储备解毒剂。

本文反复强调：与其他灾害相比，化学灾害需提前规划，实施快速的局部（现场）去污染、后期的全身去污染、高效设立大量伤员去污染措施，并针对医疗状况和患者状况进行快速、合理和系统性的毒理学评估。必须通过事先协调、规划好的策略迅速配置资源，以完成上述目标。此方法有时会与院前"现场安全"的原则相抵触。原因是去除和识别毒剂前，受害者很可能是医疗救治提供者、警察和消防人员。这种两难境地的缓解方案是加强高级培训，包括对可能的化学暴露使参与有害物质救治事件的所有公共服务和医院人员维持高的怀疑指数。美国当前的大规模杀伤性武器备灾等级实际上不适于热带和温带快速医疗操作。

由于患者不会等待"专业医疗小组"调配，因此，组建"专业医疗小组"应对灾害的原则可能不适用于化学物质释放事件。相反，伤员可能会行走、驾车或被运至医疗救治机构，将院前提供者的危险转至医院，增加医院感染的可能性。发生化学灾害时，应急小组可能会治疗受伤最严重的伤员（包括立即伤员）或期待救治的伤员。因此，须为应急人员增加训练课程，提供设备（包括呼吸机和专用解毒剂）。

化学灾害应急的一个特点是：不经常出现，且会破坏患者（外伤和医学疾病）日常护理工作。高怀疑指数、早识别、按毒理学和系统性方式评估状况的能力及毒剂专用疗法均为重要措施，对伤员的生死至关重要。这些可能是最为薄弱的环节。针对日常病例的安抚工作远远超出了照顾、识别和治疗化学暴露受害者的能力。这是一种自然行为现象，但无法忍受。需接受其他教育与培训，以增强应对有害物质毒剂的能力与信心（参见专栏89-4）。

另一问题是处理入院患者激增的能力。应按适当院前和定点医疗机构方案开展工作，并进行适当演练，以确保大量患者能够得到安置与救治。方案应包括备用救治场地的注意事项、患者合理分流至非本地医院（已容纳大多数患者）及"诊疗和疏导"。

任何灾害均充斥着重重困难。在几乎所有情况下，通信均为复杂因素。需解决下列问题：收音机类型与数量、频率协调、设备备份、电源备份、通信系统适应其他资源（进入战区）的能力及专用装置的可用性，以确保能够满足热带区域的通信需求。

化学暴露与化学灾害的应对方案须确保主动性而非反应性。日常做法的舒适度与信心必须包括所有灾害的备灾方案。需确定医务工作者受伤的可能性是否大及快速识别和治疗的必要性。化学灾害的受害者取决于应急出动人员和医院人员认为出现化学暴露、识别和医治中毒体征群和损伤及尽力（例如，尽力医治急性咽炎病例）评估总体状况的可能性。备灾、胜任力和信心等级仍为规划、教育及应对意外或故意化学物质释放的目标（当出现大量伤员时）。

参 考 文 献

1. Statement by Director of Central Intelligence, George J. Tenet, Before the Senate Foreign Relations Committee on The Worldwide Threat in 2000 : Global Realities of Our National Security "as prepared for delivery"; March 21, 2000. Available at : http : //www.cia. gov/cia/public_ affairs/speeches/2000/dci_speech_032100.html.

2. Director of Central Intelligence Unclassified Report to Congress on the Acquisition of Technology Relating to Weapons of Mass Destruction and Advanced Conventional Munitions, January 1 through June 30, 2001. Available at : http : //www.cia.gov/cia/ reports/721_reports/jan_jun2003.htm.

3. Reminick G. Nightmare in Bari : *The World War II Liberty Ship Poison Gas Disaster and Cover-up*. Palo Alto, Calif : The Glencannon Press ; 2001.

4. Kaplan D. Aum Shinrikyo（1995）. In : Tucker JB, ed. *Toxic Terror : Assessing Terrorist Use of Chemical and Biological Weapons*. Cambridge, Mass : MIT Press ; 2000 : 207-26.

5. Ohbu S, Yamashina A, et al. Sarin poisoning on Tokyo subway. *South Med J*. 1997；90（6）：587-93.

6. Suzuki T, Morita H, et al. Sarin poisoning in Tokyo subway.

Lancet 1995；345（8955）：980.

7. Hazardous Materials Information System，U.S. Department of Transportation. Data as of June 13，2005. Available at：http：//hazmat.dot.gov/pubs/inc/data/tentr.pdf.

8. Agency for Toxic Substances and Disease Registry. *Hazardous Substances Emergency Events Surveillance*

Annual Report，*2000*. Atlanta：US Department of Health and Human Services；1994.

9. U.S. Centers for Disease Control and Prevention. Mass Trauma Preparedness and Response. CDC Injury Center Web site，June 2004. Available at：http：//www.cdc.gov/masstrauma/preparedness/predictor.htm.

90 工业化学灾害 *

Mark E. Keim

事件说明

定义

工业化学灾害定义为有毒化学物质的排放或泄漏致使社会功能遭受突发严重灾害，大量人员、材料或环境遭受损害，以至于社会不能利用自备资源应对的灾害。

就持续时间而言，化学物质释放可能会造成急性或慢性灾害。发作时会出现明显或潜伏症状。尽管不如严重爆炸危害大，但工业化有毒残留物在很大程度上会造成健康与环境问题。[1]

火灾、爆炸[2]及化学物质释放或泄漏均可能会引起工业化学灾害。[3]1993~2001 年，美国发生的严重化学物质释放或泄漏大多均给定点医疗机构引入一种物质。[4-5]物质大多为挥发性碳氢化合物，其次为氨气、二氧化硫、一氧化碳和一氧化氮。[4]上报受害者大多为员工。[4]毒性化学物质与工人受伤密切相关。然而，可燃物最易造成财产损失。[6]

问题范围

化学物质的慢释放或爆炸为常见事件，且正在呈现上升趋势。[7]1988~1992 年，仅美国就报告了34000 多起化学物质释放事件。[8]2001 年，报告的事件总数为 8978 件[4]。1989 年的研究显示，美国平均每天发生 1.6 起有害物质紧急事件（造成死伤或人员撤离）。[9]

发展中国家的化学物质释放事件

在许多快速发展的工业化国家，环保、人类健康与安全措施表述不详已成为经济谈判的重要内容。这些因素通常会导致国际的风险划分不公。[1, 10-12]这种"社会控制风险相对无力"已成为社会政治风险的放大因子。[10]

1945~1991 年，印度、巴西、墨西哥等国家发生的严重化学物质释放事件（伤亡人数超过 5 人）数量居世界首位。[12]在世界历史上，最大的工业化学灾害发生在印度博帕尔（1984 年）。博帕尔灾害导致2500 多人死亡，20 万 ~30 万人受到影响。[13]

贫困及面对化学灾害的脆弱性

就化学灾害的脆弱性而言，贫困一般为单一的、最重要的风险因素。[14]在一项关于美国 1994~2000 年2333 个县的 15000 个工厂的研究中，大型化工密集型工厂多数设在非洲裔美国人群密集的地区。同时，高风险工厂更易设在贫穷或少数民族聚集的县城（不成比例地分担着环境、财产和健康危险）。[15]

事前措施

风险管理策略

紧急和灾害事件的总体应对方案已从特定的灾后活动转变为更为系统和综合风险管理过程。这一过程同样强调了灾前活动的重要性，包括预防、缓解和准备。[14]风险管理是指选择和实施预防与控制措施（旨在以合理成本达到风险水平）的过程。一般而言，风险管理包括四个要素：风险管理、对策确定、成本效益分析和风险沟通。

应急备灾

应急备灾的要素一般包括应急预案、培训与教育、预警系统、专用通信系统、监督活动、信息数据库和资源管理系统、资源储备、应急演练、人口保护措施和事件管理系统。

应急预案

当发生应急情况时，可用方案、数据和记录系统应重点考虑时间约束。预案和备灾至关重要。同时，精心构思的流程和检查清单也有助于应对紧急事件。同时，之前的有关培训紧急情况应对方法有助于处理困难状况。[16] 此外，应为特殊机构（例如，学校、医院和疗养院）制订灾害应急计划。上述机构均可能面临工业化学灾害的危险。[16-18]

信息数据库和资源管理系统

提供的多种软件和网上工具均被广泛用于快速访问有害物质信息。这些软件程序的实例包括：

- TOMES Plus（CD-ROM 数据库）、Micromedex 公司；
- 化学有害物质应急信息系统、美国海岸警卫队；
- TOXNET、美国国家医学图书馆和专用的信息服务系统。

网站提供的相关信息列表还可在美国疾病控制与预防中心网站（网址：http://www.cdc.gov/exposurereport）查询。

表 90-1 包括工业化学灾害发生时规划师和出动人员可利用的其他资源清单。

表 90-1　与工业化学灾害相关信息的资源

信息资源	应　用
重大公害事故数据库（MHIDAS）	有害物质引发事故（造成场外影响或可能造成场外影响）的数据库。重大公害事故数据库（MHIDAS）的特点是可对过去20年有害物质运输、存储和处理过程所引起11000起事故的编码信息和文本信息进行检索
美国环保总署（EPA）有毒物质排放清单（TRI）	美国环保总署（EPA）公用数据库（包括工业集团和联邦机构每年上报的毒性化学物质释放和其他废物管理活动信息）
化学品运输紧急应变中心（CHEMTREC）	为预注册的客户提供24小时紧急电话号码（有害物质或危险货物运输），以便于在识别有害物质和采取预防措施等方面提供帮助，此项服务需收取年费
美国国家医学图书馆	提供许多电子数据库（例如，MEDLINE与TOXLINE）。该数据库给出了参考文献、CHEMLINE和TOXLIT（信息均参考有关书籍和学术期刊）及其他有害物质的数据信息
化学灾害管理局口袋指南	提供了工作场所常见的198种化学品或化学物质群的主要信息与数据
应急救援指南手册2000（ERG2000）	由加拿大交通部、美国交通部和交通运输秘书处共同开发。该手册供第一响应人员处理交通事故（包括危险物质）。其主要目的是指导第一响应人员迅速识别特殊危害，并保护第一响应人员和公众
全国响应中心（NRC）	为重大工业事故应对人员提供24小时援助和有害物质信息
美国毒物和疾病登记署（ATSDR）	为紧急响应人员提供24小时援助，以便在有害物质应急管理方面提供帮助，包括治疗方案、实验室支持及与评估和去污染相关的应急咨询
危险物质紧急事件的监测系统（HSEES）	由美国毒物和疾病登记署（ATSDR）构建，旨在搜集与分析有害物质（需遵照联邦、州或地方法律进行清理或中和）排放和威胁生命的有害物质排放（引发公共卫生行动，例如疏散）的相关信息
国家杀虫剂联络网（NPTN）	针对医务人员和应急出动人员接触杀虫剂的情况，提供应对信息
美国疾病控制与预防中心	"人类接触环境化学物质的二级国家报告"借助生物监测技术持续评估美国人接触环境化学物质的情况
毒物暴露监测系统（TESS）	美国毒物控制中心联合会（AAPCC）编写的全面的中毒监测数据库。美国毒物控制中心联合会（AAPCC）数据库现总计包括3380万例人类中毒病例。这些数据用于提早确定危害、突出预防教育的重点、指导临床研究，并指挥培训

专用通信系统

在应急事件中，做好场内外的协调工作至关重要。[19] 国家、地区和地方公共卫生部门须连接实时通信网，以便与医疗救治小组、公共安全部门、地区中毒控制中心、实验室信息管理的集成系统、主动与被动监督系统和流行病调查部门进行通信。[20-23]

资源储备

需就美国各地区化学灾害伤员救治备灾不充分的情况进行详细说明。[24-29]1999 年，国会要求美国卫生和公众服务部（HHS）及美国疾病控制与预防中心（CDC）建立国家药品储备（NPS）。2003 年 3 月，NPS 变为美国应急药品国家战略储备（SNS），由国土安全部（DHS）和国会要求美国卫生和公众服务部（HHS）共同管理。SNS 是国家储备库，包括抗生素、化学解毒剂、抗毒素、生命支持药物、静脉服用药物、维持气道畅通及医学/外科。SNS 能在 12 小时的联邦部署阶段补充并再供应州和当地公共健康机构。当地社区应做好充分准备，确保能够在化学灾害发生后的前 12 个小时自行组织救灾（无须 SNS 的帮助）。此外，当地社区应做好充分准备，接收、保护和存储 SNS，并制定分配方案（确保及时投入使用）。

培训与教育

护理者应熟悉毒理学、外伤、烧伤护理、大量伤员医治、职业安全与健康及有害物质去污染和事件管理系统的基本原理。公共健康官员还应了解人口保护措施、信息资源、环境健康、环境法、公共预警系统和风险沟通。

预警系统

当发生工业化学灾害时，首先应启动有效的人口风险预警系统，以便开展安全、及时的疏散。[1, 16-17, 22]

系统必须使用多种通信方式，包括直接联络。此外，该系统还须解决特殊人群（例如，残疾人、老幼年及存在语言差异的人群）的需求。电信领域的新进展使得逆转 911 系统成为向当地居民通报危害的新手段。

演练

演练是应急备灾方案中常用的监督与评估方法。演练目的及需要测试的应急准备须经过仔细决策，且须具有针对性。充分的预演指导和培训对于成功至为重要。可在去污染地点和最初的检伤分类地点培训重点人员[18]。

事后措施

监测并治理工业化学灾害的影响

有毒物质排放时，需履行的主要职能非常一致。专栏 90-1 列明了措施清单：[16, 19, 30]

专栏 90-1　有毒物质排放时，需履行的主要职能

- 快速评估
- 现场控制，并设立安全边界
- 产品识别和信息采集
- 进入前检查与场地描述
- 选择适当的个人防护服与防护设备
- 设立消毒区
- 进入方案及设备和物资准备
- 营救排放区的受害者
- 泄漏控制
- 泄漏/排放物质的中和
- 受害者与响应人员去污
- 咨询毒理学家/急诊室/毒物控制中心
- 医疗护理，包括解毒剂
- 运送患者
- 救援人员与设备评估（进入后）
- 将最终清理工作委托给负责方
- 记录及行动后报告

评估并监控工业化学灾害

发生工业化学灾害后，快速评估的主要作用是获取及时准确的信息，以便采取有效措施，尽量减少健康影响。快速评估活动应以便于连续或并行处理信息目标为重点。专栏 90-2 列明了这类信息目标的实例。[1, 16, 31]

化学暴露患者的检伤分类

暴露受害者的临床条件可按以下四个主类进行检伤分类：①不允许走动的受伤人员；②允许走动的受伤人员；③允许走动的无伤人员；④死亡或期待治疗的受伤人员。

专栏 90-2　化学灾害发生后，用于快速评估的信息目标

- 确定排放物的类型、容量和分配
- 确定化学品及其产品的类型
- 描述有害物质排放场地
- 确定人类暴露途径
- 定义高危人群
- 进行毒理学评价和评估
- 描述发病率和死亡率
- 确定合理的治疗方案
- 评估急救和健康服务能力
- 确保提供适当的医疗救治服务
- 确定并评估环境控制策略
- 评估疏散与大量伤员护理策略
- 制定详尽数据库的定义标准

从历史角度看，不能走动的化学物质暴露受害者占事件幸存者的比例较小。尽管这些受害者可由旁观者送至医院，但受害人大多由第一响应人员治疗和运送。应立即为伤员采取去污染和运送措施。

可以走动的受伤受害者和不能走动的无伤受害者所占比例最大（大多为 80%~90%）。[32] 他们将自行撤离排放区，因而，化学物质暴露灾害可得到缓解。许多伤员将被运送至就近医院（旁观者未采取去污染措施）。应立即为伤员采取去污染措施，并将伤员送至医院。如果这些患者被送进紧急医疗系统以外的医院，则应在入院时立即对其进行去污。可以走动的无伤受害者应到非紧急救护车运送的位置检伤分类，然后，由紧急救治人员进行登记、问诊和次级评估。

除去污染

除去污染是去除或降低有害物质浓度的过程。一旦有污染可能性或二次暴露危险，则应进行去污。[19] 有效去污的最重要因素是去毒速度。[33] 经证明，用大量水冲洗或用肥皂水轻轻擦拭对液体和固体物质均有效。难以确定受害者是否接触了化学物质。由于确定患者是否受污染将耗费很长时间，因此，救治人员和医院人员应假定这些患者受到污染。

人口保护措施

适当疏散可拯救生命，并降低对社会网络的破坏力。[5, 17] 然而，由于大规模疏散会使健康或其他维运服务受损，因此，疏散可能会引发灾害。若无准确的预测模型（人群暴露），则不得进入。许多建模工具有助于创建工业化学物质（当地工业现场）数据库、快速估计羽流扩散方式，并预测技术或自然灾害的后果（通过实时天气模型）。这些工具的实例包括计算机辅助应急活动管理（CAMEO）[34] 和结果评估工具库（CATS）[35]。一旦潜在危险区的建模完成，则应就疏散必要性或合理的庇护应对措施作出决定。[17]

人群保护措施包括人群疏散、合理庇护及个人保护措施。若疏散时间不足，则需进行合理庇护。一般而言，将保护装置用作个人防护措施不切实际，且会危及一般人群。[36]

合理庇护策略的有效性由时间决定，且通常不适用。若待在室内比疏散到室外更安全，则应使用合理的庇护策略。最初，室内庇护可防止大气释放（与化学物质释放后的室外环境相比）。然而，羽流扩散停止 30~60 分钟后，室内化学物质水平将会超过室外物质浓度。因此，人群保护措施应以准确的暴露建模系统为基础，且不得维持静止不动的状态。专栏 90-3 是有效的人群疏散建议清单。[3, 5]

专栏 90-3　有效疏散建议

潜在工业灾害发生前，让人们充分了解现有的紧急事态行动预案。

确保疏散预警信息包括如下内容：

- 重点说明有关当局阻止抢劫行为的信息
- 重点说明待在家里的危险性
- 标出目的地及如何到达目的地
- 帮助人员离开家（即使所有成员未在场）
- 提供能够满足儿童、老年和残疾人需求的公共交通工具
- 对宠物和牲畜造成的潜在问题进行考虑。同时，需在撤离时照看宠物
- 帮助疏散人员（尤其特需人群）进入医疗护理中心
- 人员疏散后，严格限制进入禁区
- 提供社会支持服务

风险沟通

公众最担忧的问题是火灾、烟雾和有害物质接触。[37] 公共卫生与医务人员应预测信息的必要性，并针对事件的早期应对提供公共建议和风险沟通策

略。非常有效的风险沟通应急工作有助于增加组织的可信性。[38]

伤员医疗

尽管化学灾害的识别面临诸多挑战，但进行相应总结，可简化救灾医疗系统。按已知健康效应，分类有毒化学物。为便于病例与事件管理，危险化学品可分为 13 个基本种类（参见专栏 90-4）。

专栏 90-4　毒物分类（按普通健康影响）

- 金属与金属化合物
- 易燃物
- 刺激性气体
- 窒息性气体
- 代谢性窒息剂
- 放射性毒剂
- 致畸剂
- 腐蚀剂
- 爆炸物
- 氧化剂
- 药物
- 致癌物
- 杀虫剂

除非常有限的几种解毒疗法外，有毒化学物质暴露的治疗几乎均需要辅助疗法。[22] 即使提供的解毒剂能医治特定暴露，但临床医生一般不能在有限时间内确定有害毒剂，因而，也无法有效地指导治疗。

因此，需针对多种危险化学品（如专栏 90-4 所列）所产生的严重健康影响使用适当的医疗资源。通常，这些医疗资源所能应对的医疗状况很少。表 90-2 表示 4 种基本的医疗状况。这些医疗状况是由于严重接触有害化学物质，并造成后遗症而产生的。此外，经验证，仅有 8 类紧急疗法能够治疗这 4 种综合征。[22]

特殊考虑

工业化学灾害的复杂度非常独特。当发生工业化学灾害时，若评估存在诸多不确定因素且传统的信息采集系统被淘汰，则应急的性质需改变。决策变得不集中，相互依赖程度更大，且可能会受当地和战区的

表 90-2　与化学暴露相关的紧急医疗状况与医疗需要

综合征与诱因	医疗需要
烧伤和外伤	
腐蚀剂、起疱剂、爆炸物、氧化剂、燃烧弹、放射线	静脉内液体供给 止痛药物 肺部用药 夹板和绷带
呼吸衰竭	
腐蚀剂、军用毒剂，爆炸物、氧化剂、易燃物、窒息剂、刺激物、药品、金属	肺部用药 呼吸机与药品 解毒剂（若可能） 镇定剂
心因性休克	
杀虫剂、窒息剂、药物	静脉内液体供给 心血管药 解毒剂（若可能）
神经毒性	
杀虫剂、药品、放射线	解毒剂（若可能）

实例介绍

凌晨1点，杀虫剂厂的异氰酸甲酯罐破裂，有毒物质流出。几分钟后，发出公众预警。有毒烟羽扩散至距工厂5英里之外，覆盖了25平方英里的区域。受逆温影响，烟羽使附近的贫困社区（80万人）受到严重污染。

截至凌晨3点，40吨有害于肺的异氰酸甲酯全部流出，致使成千上万人死亡或受污染。进入医疗救治系统前死亡的人数占80%以上。死者大多由缺氧和心搏停止（异氰酸甲酯作用于肺组织而引起肺水肿）引起。临时应急很混乱，且因缺乏照明系统和街道标志（在贫穷社区）而受限。

15年以后，国家最高法院要求工厂所在的公司总计支付4.7亿美元，以全部偿付此次严重事件所产生的索赔费用。事件发生20年后，最高法院要求国家政府为566876名幸存者（索赔请求成功解决）平分公司支付的赔偿金。平均付款金额等于570美元/人。

影响。响应人员（不熟悉、不了解灾难性崩溃状况的人员）不得不集中和联合行动。[22, 39]

此外，相比类似等级的自然灾害，公众更易轻率判断技术灾害，更易听从公众关注和风险认知。[5, 7, 39-41] 如何应对大多数大众媒体代表也是化学灾害应急事件所需面对的特殊问题。[7] 因此，风险沟通和公共信息变为应对化学灾害事件的重要组成部分。

🌐 隐患

知识缺乏

工业化学灾害所面临的一个重要缺陷是现阶段仍缺乏化学物质不良影响方面的知识。平均每月有600多种新化学物质进入市场。[42] 研究人员估计仅有7%的已知化学物质获得了完全研究。[13] 通过实验室采样测量人类暴露化学物质的情况也面临诸多限制。[1] 在一些情况下，仅有经过正式、复杂和长期的调查研究才能确定化学物质的危害。[5]

缺乏了解

工业化学灾害所面临的另一缺陷是医疗社区（包括紧急救治提供者）缺乏基本常识。Baxter[43] 注意到卫生专家擅长于针对外伤而非大众化学暴露制订计划。化学灾害的直接影响包括无效的治理、领导、法律问题、经济或政治限制和心理压力。[16]

缺乏社区备灾

高危社区还可能缺乏基本的地方备灾方案（针对工业化学灾害）。阻碍当地医疗规划的另一因素是事后快速响应所需的资源大多被社区外组织（即州和联邦资产）掌握而非社区组织。[7] 当地紧急规划委员会（由超级基金修正法授权）通常缺乏医疗社区的常规性投入。

响应人员面临较高的职业健康危险

当工业化学灾害事件发生时，工人和第一响应人员通常是最易受伤害的人群。[1,37,42,44] 这类应急人员大多会在救灾开始几分钟后受伤（消防人员和警察是最为常见的受害者）。[44] 受继发性污染影响，医院工作人员常会在有害物质应急事件中受伤。[45]

参 考 文 献

1. Lillibridge S. Industrial disasters. In：Noji ER, ed. *The Public Health Consequences of Disasters*. New York：Oxford University Press；1997：354–72.

2. Hull D, Grindlinger G, Hirsch E. The clinical consequences of an industrial plant explosion. *J Trauma*. 1985；25（4）：303–7.

3. Duclos P, Sanderson L, Thompson F, et al. Community evacuation following a chlorine release, Mississippi. *Disasters* 1987；11（4）：286–9.

4. Agency for Toxic Substances and Disease Registry. *2001 HSEES Annual Report*. Hazardous Substances Emergency Events Surveillance（HSEES）. Atlanta：U.S Department of Health and Human Services；2002.

5. Bertazzi P. Industrial disasters and epidemiology. *Scan J Work Environ Health*. 1989；15：85–100.

6. Elliott M, Lowe R. The role of hazardousness and regulatory practice in the accidental release of chemicals at U.S. industrial facilities. *Risk Anal*. 2003；23（5）：883–96.

7. Quarantelli E, Gray J. Research findings on community and organizational preparations for and responses to acute chemical emergencies. *Public Management*. 1986；68：11–13.

8. National Environmental Law Center and the US Public Research Interest Group. *Chemical Releases Statistics*. Washington, DC：Associated Press International；1994.

9. Binder S. Deaths, injuries and evacuations from acute hazardous materials releases. *Am J Public Health*. 1989；79：1042–4.

10. Firpo de Souza Porto M, Machado de Freitas C. Major chemical accidents and industrializing countries：the socio–political amplification of risk. *Risk Anal*. 1996；16：（1）19–29.

11. Brown H, Himelberger J, White A. Development of environment interactions in the export of hazardous technologies. *Technol Forecast Soc Change*. 1993；43：125–55.

12. Glickman T, Golding D, Terry K. *Fatal Hazardous Materials Accidents in Industry：Domestic and Foreign Experience from 1945to 1991*. Washington, DC：Center for Risk Management；1993.

13. Mehta PS, Mehta AS, Mehta SJ, et al. Bhopal tragedy's health effects. *JAMA* 1990；264（21）：2781–7.

14. Clack Z, Keim M, MacIntyre A, Yeskey K. Emergency health and risk management in sub–Saharan Africa：a lesson from the embassy bombings in Tanzania and Kenya. *Prehospital Disaster Med*. 2002；17（2）：59–66.

15. Elliott M, Wang Y, Lowe R, et al. Environmental justice：frequency and severity of US chemical industry accidents and the socioeconomic status of surrounding communities. *J Epidemiol Community Health*. 2004；58：24–30.

16. Falk H. Industrial/chemical disasters：medical care, public health and epidemiology in the acute phase. In：Bourdeau P, Green G. eds. *Methods for Assessing and Reducing Injury from Chemical Accidents*. New York：John Wiley and Sons；1989：105–14.

17. Rogers G, Sorensen J, Long J, et al. Emergency planning for chemical agent releases. *Environmental Professional*. 1989；11：396–408.

18. Tur–Kaspa I, Lev E, Hendler I, et al. Preparing hospitals for toxicological mass casualty events. *Crit Care Med*. 1999；27（5）：1004–08. INDUSTRIAL CHEMICAL DISASTERS 561

19. McCunney R. Emergency response to environmental toxic incidents : the role of the occupational physician. *Occup Med*. 1996 ; 46 (5) : 397-401.

20. Keim M, Kaufmann A, Rodgers G. *Recommendations for Office of Emergency Preparedness/CDC Surveillance, Laboratory and Informational Support Initiative*. Atlanta : Centers for Disease Control and Prevention, National Center for Environmental Health ; 1998.

21. Brennan RJ, Waeckerle JL, Sharp TW, Lillibridge SR. Chemical warfare agents : emergency medical and emergency public health issues. *Ann Emerg Med*. 1999 ; 34 : (2) 191-204.

22. Keim M. Intentional chemical disasters. In : Hogan D, Burstein J, eds. *Disaster Medicine*. Philadelphia : Lippincott, Williams & Wilkins ; 2002 : 340-8.

23. Delgado R, Gonzalez P, Alvarez T, et al. Preparation for response to an industrial disaster in Spain. *Public Health*. 2003 ; 117 : 260-1.

24. Ghilarducci DP, Pirrallo RG, Hegmann KT. Hazardous materials readiness of United States Level 1 trauma centers. *J Occup Environ Med*. 2000 ; 42 (7) : 683-92.

25. Wetter DC, Daniell WE, Treser CD. Hospital preparedness for victims of chemical or biological terrorism. *Am J Pub Health*. 2001 ; 91 : 710-6.

26. Chyka, PA, Conner HG. Availability of antidotes in rural and urban hospitals in Tennessee. *Am J Hosp Pharm*. 1994 ; 51 : 1346-8.

27. Dart RC, Stark Y, Fulton B. Insufficient stocking of poisoning antidotes in hospital pharmacies. *JAMA* 1996 ; 276 : 1508-10.

28. Woolf AD, Chrisanthus K. On-site availability of selected antidotes : results of a survey of Massachusetts hospitals. *Am J Emerg Med*. 1997 ; 15 : 62-6.

29. Keim M, Pesik N, Twum-Danso N. Lack of hospital preparedness for chemical terrorism in a major US city : 1996-2000. *Prehospital Disaster Med*. 2003 ; 18 (3) : 193-9.

30. Staten C. Emergency response to chemical/biological terrorist incidents. *Emergency Response & Research Institute*. 1997. Available at : http : //www.emergency. com/cbwlesn1.htm.

31. Sanderson L. Toxicologic disasters : natural and technologic. In : Sullivan JB, Krieger GR, eds. *Hazardous Materials Toxicology : Clinical Principles of Environmental Health*. Baltimore : Williams & Wilkins ; 1992.

32. Levitin H , Siegelson H , Dickinson S , et al. Decontamination of mass casualties : evaluating existing dogma. *Prehospital Disaster Med*. 2003 ; 18 (3) : 200-7.

33. Curreri P, Morris M, Pruitt B. The treatment of chemical burns : specialized diagnostic, therapeutic, and prognostic considerations. *J Trauma*. 1970 ; 10 : 634-42.

34. U.S. Environmental Protection Agency. Computer-Aided Management of Emergency Operations (CAMEO) Web site. Available at : http : //epa.gov/ceppo/cameo/.

35. Kirkpatrick J, Howard J, Reed D. Assessing homeland chemical hazards outside the military gates : industrial hazard threat assessments for department of defense installations. *Science Total Environ*. 2002 ; 288 : 111-7.

36. Golan E, Shemer J, Arad M, et al. Medical limitations of gas masks for civilian populations : the 1991 experience. *Mil Med*. 1992 ; 157 : 444-6.

37. Hsu E, Grabowski J, Chotani R, et al. Effects on local emergency departments of large scale urban chemical fire with hazardous material spill. *Prehospital Disaster Med*. 2002 ; 17 (4) : 196-201.

38. Fernandez L, Merzer M. *Janes Crisis Communications Handbook*. Surrey, England : Janes Information Group ; 2003.

39. Lagadec P. Accidents, crises, breakdowns. Paper presented at the Society of Chemical Industry, London. January 9, 1998.

40. Slovic P. Perception of risk. *Science* 1987 ; 236 : 280-5.

41. Glickman TS, Golding D, Silverman ED. *Acts of God and Acts of Man : Major Trends in Natural Disasters and Major Industrial Accidents [discussion paper]*. Washington, DC : Center for Risk Management, Resources for the Future ; 1991

42. Doyle C, Upfal M, Little N. Disaster management of possible toxic exposure. In : Haddad L, ed. *Clinical Management of Poisoning and Drug Overdose*. Philadelphia : WB Saunders ; 1990 ; 483-500.

43. Baxter P. 1991 Major chemical disasters : Britain's health services are poorly prepared. *BMJ* 1991 ; 302 : 61-2.

44. Zeitz P, Berkowitz Z, Orr M, et al. Frequency and type of injuries in responders of hazardous substances emergency events, 1996 to 1998. *J Occup Environ Med*. 000 ; 42 : 1115-20.

45. Cox R. Decontamination and management of hazardous materials exposure victims in the emergency department. *Ann Emerg Med*. 1994 ; 23 : 761-70.

91 神经毒剂袭击

David Davis, David Marcozzi

事件说明

在战争和恐怖袭击事件中，神经毒剂暴露的可能性非常大，且得到了充分的论证。[1-2] 神经毒剂中毒的可能性不限于故意暴露。熟知的神经毒素包括沙林、塔崩、梭曼和 VX 毒剂。这些神经毒剂均在 20 世纪早期研制而成。这些毒剂均是杀虫剂的衍生物，最初的预期用途是杀虫剂。然而，人们迅速意识到神经毒剂用于战争的可能性。自此，神经毒剂的研制工作停止。当前，农工商业仍在继续使用这类易制的杀虫剂。就当前的农业杀虫剂而言，杀虫剂的制造、分配和应用表示大量接触神经毒剂的可能性仍然存在。[3]

神经毒剂为抗胆碱酯酶，可分为三类：季铵醇、氨基甲酸盐和有机磷脂类。每一类神经毒剂均有明显特征，但是抗胆碱酯酶通过乙酰胆碱酯酶的抑制作用达到毒性作用。在人体的神经系统中，乙酰胆碱是重要的神经递质。在正常的生理条件下，乙酰胆碱是由乙酰胆碱酯酶水解（水解为醋酸盐和乙酰胆碱）形成的。抗胆碱酯酶通过形成稳定化合物（使用乙酰胆碱酯酶）破坏这种反应，致使神经递质保留。[4] 因此，乙酰胆碱积累后，类胆碱末梢器官将出现功能亢奋（由于疲劳衰竭引起）。毒性与神经、肌肉和外分泌腺烟碱和蕈毒碱受体的过度刺激引起。烟碱样作用由大量的交感和副交感神经节外流及骨骼肌中的躯体肌肉神经接点功能亢奋引起。蕈毒作用是由于平滑肌、外分泌腺和中枢神经系统（CNS）神经元的节后副交感神经所受刺激增加引起的。

季铵化合物通过快速的离子相互作用（仅持续几毫秒）抑制胆碱酯酶的活动，进而限制这些毒剂的毒性。氨基甲酸盐是许多家用杀虫剂的常见成分。氨基甲酸盐通过使胺甲萘基与酶的活性部位发生共价结合来抑制乙酰胆碱酯酶。[5] 与乙酰酶不同，氨基甲酰酶对水解反应耐性更强。然而，反应是可逆的。这是因为当氨基甲酸盐水解时，乙酰胆碱酯酶会自发恢复活性。[6] 水解作用平均需要 2~6 个小时，很大程度上取决于氨基甲酸盐限制毒性的作用。氨基甲酸盐不能穿过脑血管障壁也说明了缺乏中枢神经系统作用。[7] 故意摄入、皮肤吸收或吸入液滴是接触这些化学物的常见方式。

有机磷酸酯类（技术上称作有机磷酸酯）构成最后一类也是最大一类的乙酰胆碱酯酶抑制剂。神经毒剂的一览表不属于本文内容，但是包括二嗪农、马拉硫磷、对硫磷、敌敌畏、毒死蜱、G 类和 V 类神经毒剂（用作化学战争毒剂）。这类毒剂的共同特性是都具有磷酸骨架。磷酸化的乙酰胆碱酯酶是非常稳定的化合物，且反应可逆。常规生物化学未考虑自发水解作用。另外，若酶未恢复活性，则酶将会"老化"[8]。老化是指磷酸化乙酰胆碱酯酶的构象发生变化，永久失活。

乙酰胆碱酯酶可能以粉末、环氧树脂和树脂形式存在，但最常见的形式是无色、无味的液体。乙酰胆碱酯酶还可能是高亲油性物质。皮肤吸收是最常见的有机磷农药暴露形式。然而，有机磷酸酯可能会蒸发。此外，吸入可能引起快速中毒。俗称的 G 类毒剂——神经性"有毒气体"沙林（GB）、梭曼（GD）、塔崩（GA）的蒸汽压力足够高，能在室温条件下达到致命蒸汽浓度。[8-9]（在环境温度条件下这些毒剂不会沸腾，而会被蒸发，神经毒气是一种误称。）蒸汽压力表示物质蒸汽相和液相能在密闭系统中达到平衡的压力，或表示液体停止自然汽化的点。在大多数情况下，这些毒剂将被完全汽化。这是因为密闭区不会释放。另外，与其他有机磷酸酯相比，沙林、梭曼、塔崩相对易于蒸发。挥发性是指物质发生蒸发[10]的难易程度。挥发性与蒸发速度直接相关。

另一种有机磷酸酯神经毒剂 VX 是威力最大的化学战剂，如在皮肤上点上一滴 VX 毒剂，则会使人致死。VX 仅以液体形式存在，蒸汽压力和蒸发性均比较低。因此，VX 毒剂很难出现自然蒸发。[11]然而，这种毒剂易于被皮肤吸收。

通过机械喷雾器（当向农作物喷粉时）或爆炸装置的燃烧使有机磷酸盐酯类发生雾化。由于环境中存在这些毒剂，因此，二次蒸发或"气体关闭"均可能会发生。[12]需牢记的一个事实是：尽管防护服能够尽量降低芥子气暴露，但毒剂仍有可能被蒸发或被吸入。

⬅ 事前注意事项

医院、社区和军队需针对大量化学暴露制定救灾方案。去污染战略必须涵盖于救灾方案中。更为全面的去污战略可参见本书"放射性污染的消除"一文。当制定神经毒剂应对方案时，应遵守几项原则。[13]

当发生神经毒剂暴露时，只要毒剂接触上皮面或透过皮肤，则系统吸收连续。若能遮蔽受害者或将受害者移离事故现场，则呼吸道不再接触神经毒剂。只要毒剂接触皮肤，则经皮吸收将会继续；另外，透过皮肤的毒剂是不能通过皮肤表面去污染措施而去除的。为此，应尽快对皮肤进行去污染。皮肤去污染是在事故现场快速去除（吸收、冲洗或联用）局部皮肤上的毒剂（俗称的"立即"去污法）完成的。毒剂去污决定着神经毒剂伤员的生死。先快速去除衣物，然后灌洗皮肤。暴露皮肤和头发的灌洗需使用盐水或肥皂水。然而，在有大量伤员的情况下，水是耐受性最好、供应量最充足且随时可用的去污溶液。尽管不建议将氯酸钠（即家用漂白剂）用作真皮洗涤液，但仍为设备去污的首选溶液。这是因为次氯酸钠能有效中和有机磷酸盐酯类。眼睛仅可用清水进行灌注。一般建议是花费 10～15 分钟灌洗皮肤和眼睛。然而，当化学灾害与神经毒剂有关时，应根据实际情况（根据事件严重性、伤员数量和资源可用性）确定灌洗时间。

理想情况下，当摄入有机磷农药时，应在现场进行胃肠消毒染。然而，胃肠消毒染很可能会延后到入院后进行。应根据实际情况，口服或使用鼻胃管服用活性炭（1 克/千克）。

在解救、去污和伤员运输时，应急人员需确保充足的自我保护。丁基橡胶或丁腈橡胶手套、防护靴、防护服和面具可防止吸入神经毒剂。传统的乳胶手套和乙烯手套不能起到相应的防护作用。[14]防护设备和全部清洗的重要性不得轻视。这些细节不能够抑制救援人员通过皮肤接触神经毒剂而中毒，且能够抑制下游的保健人员（为患者提供决定性处理）接触神经毒剂或变成伤员。

军方的保健人员在应对神经毒剂袭击方面面临诸多独特挑战和选择。首先，士兵须经过适当培训，能够识别化学袭击，并快速装配适当的个人防护设备。[12]其次，若军方情报显示神经毒剂梭曼袭击的可能性非常大，则可使用溴化吡啶斯的明对士兵进行预处理。溴化吡啶斯的明是一种氨基甲酸酯。若在接触梭曼前服用溴化吡啶斯的明，则可发生可逆反应（与梭曼结合），进而在功能上"保护"一些乙酰胆碱酯酶。氨基甲酸盐的自发水解作用可释放酶，促使恢复正常活性。[15-16]吡啶斯的明的耐性良好（副作用少），并分装在罩板包装（含 30 毫克的药片）中，每 8 小时服用 1 粒药片，最多服用 14 天。最后，美国军方发布了 MARK I 自动注射剂。每个注射剂均含有 0.5 毫升的预装自动注射器针筒（含 2 毫克阿托品）和 2 毫升针筒（含 600 毫克肟 2- 氯磷定）。目前正在研制自动注射器针筒和神经毒剂自动注射器（含有阿托品和 2- 氯磷定）。士兵应熟悉这些注射剂的适应证和给药方式。

➡ 事后注意事项

快速识别与神经毒剂暴露相关的胆碱能危象对于救治至关重要。烟碱样作用包括无力、高血压、高血糖、局部或全身肌肉束颤、心动过速和瞳孔放大。当毒蕈碱受体刺激过度时，瞳孔放大的状况会受到一定的抑制。蕈毒作用包括发汗、尿失禁、瞳孔缩小、支气管黏液溢、呕吐、流泪便溏和流涎（缩写为 DUMBBELLS）。[8-17]（心动过缓也是蕈毒作用，但人类通常会因交感神经节的烟碱刺激而出现心动过速症状）。末梢器官对类胆碱过度刺激的响应先是非常活跃后是疲劳衰竭。这些作用的另一种组织方法是：先受到组织系统功能亢奋的影响，再受到组织系统衰竭的影响。例如，大脑神经元的功能亢奋将会引起癫痫（非弹簧患者表现为抽搐），髓质中呼吸中心的疲劳衰竭将会引起中枢性窒息。同样的，当骨骼肌所受刺激增加时，先产生抽搐和束颤，后患者会出现无力和麻痹（通常为迟缓性麻痹）。需重点考虑这些症状的构象是否在早期出现（取决于暴露途径和毒剂剂量）。吸入毒剂立即引起支气管黏液溢和发汗，随后出现全身症状。然而，吸入或经皮接触过高剂量后，可能会出现突然虚脱（窒息和抽搐）。不同之处在于：对于致命剂量，皮肤暴露所产生的作用将延后 20~30 分钟。这是因为毒剂经过上皮进入真皮脉管系统。神经毒剂致死机理实质上与呼吸有关，包括支气管黏液溢、支气管痉挛、隔膜直接麻痹和中枢性窒息。神经错乱、癫痫、窒息和昏迷均为中枢神经系统的不吉征兆（说明中毒严重）。[9]

识别胆碱激性中毒体征群后，暴露后检伤分类有助于医治大量伤员，指挥早期药物治疗。应根据临床表现，在某种程度上取决于暴露类型、途径及毒剂剂量（表 91-1），将暴露的受害者分为轻度、中度和重度。应将工作重点放在识别综合征及对伤员进行大致分类，以促进快速治疗。应根据伤员所属的类别进行初期治疗。[9, 17-18]

在神经毒素中毒病例的快速医治过程中，实验室值的临床作用非常小。应重点观察红细胞胆碱酯酶水平。红细胞胆碱酯酶水平与血清胆碱酯酶水平（暴露后）密切相关。然而，红细胞胆碱酯酶水平并非现成的测试，且存在很大的主体（被试）间差异。这一点在职业设备中非常有益，能够为每名工人确定单个基线。血浆胆碱酯酶水平用以衡量丁酰胆碱酯酶（也称作"拟或假胆碱酯酶"），且可用于监控血清胆碱酯酶

活性是否恢复。初期治疗是临床用语。初期心电图可能表现为心跳过速或心跳过缓。实际上，心跳过速在神经毒剂中毒中更为常见。此外，急性或慢性接触有机磷农药的患者可能会出现延缓发作的多发性神经病或慢性有机磷神经中毒（通过长袜/手套分配）。神经病可能是永久性的[9, 11]，但发生率很低。

伤员医疗

初级去污后，有机磷暴露的医治能够抑制类胆碱受体的刺激，并使乙酰胆碱酯酶重新恢复活性。季铵或氨基甲酸酯中毒的医治通常无须特定疗法，但需采取辅助措施。阿托品用于氨基甲酸酯中毒病例。[19]

维持疗法以 ABCs（呼吸道呼吸动作循环）和适当的高级救命术为起点。通常需采用侵入性治疗。当出现有机磷中毒时，通常情况下，补氧和气道分泌物吸入法足以治疗中毒症状。当神经毒剂的接触剂量较高时，可能需要气管插管和呼吸机。一般无须使用麻醉剂。然而，可根据实际情况使用短效竞争性神经肌肉阻滞药（例如，维库溴铵或七氟醚）。琥珀酰胆碱可能会延长作用时间，因此，不得使用琥珀酰胆碱。[4, 8-9]

阿托品是竞争性胆碱能阻滞药。服用后，有助于缓解毒蕈碱症状[8, 20]，但不能控制烟碱样症状（例如，肌肉束颤、肌无力或弛缓性麻痹）。初期剂量需根据受害者症状和检伤类别（表 91-2）。阿托品的半衰期短，每隔 5~10 分钟即可给药。成人服用剂量为 2 毫克/千克、儿童的服用剂量为 0.05~0.1 毫克/千克。儿童单次最大服用剂量不得超过 1 毫克。只有气道阻力最小时，才可服用阿托品。当出现有机磷农药中毒时，所需服用的总剂量为 1~2g。然而，只要服用肪

表 91-1 神经毒剂中毒的体征和症状基于中毒的程度和暴露途径*

症状严重性和检伤分类	暴露类型	
	液 体	蒸 汽
轻 度	局部束颤和发汗，未出现瞳孔缩小症状	瞳孔缩小，视线模糊，鼻液溢
中 度	轻度症状及胃肠痛性痉挛，恶心/呕吐，全身无力和束颤	轻度症状及流涎症/流泪，哮喘，呼吸困难，支气管黏液溢，支气管狭窄
严 重	轻度/中度症状及窒息，抽搐/癫痫，神经错乱/昏迷，迟缓性麻痹，肠/膀胱失禁	轻度/中度症状及窒息，抽搐/癫痫，神经错乱/昏迷，迟缓性麻痹，肠/膀胱失禁

*当造成轻度和中度影响时，严重暴露所对应的体征和症状可能发生，也有可能立即发生（由剂量决定）。吸入后，可能立即起作用。液体暴露后的潜伏期为 20 分钟到 18 小时。潜伏期的长短与剂量成反比。

类药物，神经毒剂中毒所需的阿托品总剂量通常不会超过 20~30 毫克。

治疗有机磷中毒的最终目标是使乙酰胆碱酯酶恢复活性。通过服用肟类药物可使乙酰胆碱酯酶恢复活性。肟类药物通过替换酶中的磷酸盐官能团使乙酰胆碱酯酶恢复活性。然而，酶一旦衰老便不能恢复活性。尽管神经毒剂立即开始衰老，但神经毒剂的衰老半衰期大多为几小时到几天。梭曼毒剂是个例外。这种毒剂的半衰期约为 2 分钟。因此，5 个半衰期（约 10 分钟）后为梭曼中毒患者服用肟类药物是不会起到药效的。[17, 20] 当前，氯磷定（氯解磷定）是唯一获得美国食品和药物管理局许可的肟类药物。此外，最初剂量由症状严重程度决定。然而，由于过量服用可能会造成不良反应，因此，重度中毒（承认）初始服药 1800 至 2000 毫克后，应延后 1 小时再重复服用肟类药物。

实例介绍

你被叫到爆炸现场参与救治。爆炸使拥挤的市区公园受到震动。初期报告信息不明确，表示有几个爆炸性损伤。据推测，爆炸发生时，化学毒剂释放。

你接诊的第一位伤员年龄为 35 岁，曾是一名商人。这位患者行走至分诊区。他感觉头痛、视力模糊，生命体征稳定，但他的学生受到明显挤压。然后，医学工作者带来一名 8 岁女孩。当时她有明显的抽搐症状。她的生命体征为：脉搏 110、血压 95/60、氧饱和度为 85%。这位患者出现了一些表面擦伤、肠和膀胱失禁、出汗严重且流涎症状明显。当你下令使用苯二氮治疗癫痫症状时，辅助运送年轻女孩的医学工作者虚脱。他只是暂时失去意识。唤醒时，神经错乱。他还告诉医生呼吸困难、倍感无力。在此期间，警察发现了爆炸碎片。碎片包括背包（爆炸装置）残骸和散弹筒。

苯二氮是治疗有机磷中毒所致癫痫发作的首选药品。对于重度有机磷暴露，建议术前服用苯二氮，以尽量降低再次出现癫痫发作的风险。切记：尽管苯二氮不能控制抽搐，但神经元活动的增加仍会消耗明显的氧气量。氧化作用必须充分，以维持严重暴露患者的中枢神经系统机能。根据经验，大多使用安定，但也可使用其他苯二氮平类药物（包括咪达唑仑）。建议服用剂量，请参见表 91-2。

其他疗法包括吸入溴化异丙托品和合成的阿托品类似物。异丙托溴铵有助于缓解支气管狭窄、减少气道分泌物。直接去除磷酸酯后，血液透析和血液灌注的病例报告很少。[8, 15]

对于军用毒剂暴露，必须为士兵或严重暴露的人员注射 Mark I 注射剂。每个注射剂均包括 0.5 毫升自动注射器针筒（含 2 毫克阿托品）和 2 毫升自动注射器（含 600 毫克氯解磷定）。轻度暴露患者注射 1 剂、中度暴露患者注射 2 剂、重度暴露患者注射 3 剂和 10 毫克的安定。[12]

特殊考虑

针对平民的神经毒剂袭击定会使多个人群受到影响。除已知神经毒剂与其他毒剂（其他化学品、生物毒剂、放射、常规伤和原有疾病）之间的协同作用外，合并损伤和共病影响接触神经毒剂患者的治疗及治疗结果的机理尚不能预测。

切记：儿童的几个明显生理特点决定他们更易出现神经中毒。相比成人，儿童的乙酰胆碱酯酶的基础水平较低，渗透性皮肤更多，每分通气量更高。[22-23]

多项研究和病例报告显示孕期使用阿托品是安全

表 91-2　解毒剂的初期建议剂量

	婴儿（0~2岁）	儿童（＜10岁）	青少年	成人	老年人
轻度/中度症状	阿托品：0.05毫克/千克；氯解磷定：15毫克/千克	阿托品：1毫克；氯解磷定：15毫克/千克	阿托品：2毫克；氯解磷定：15毫克/千克	阿托品：2~4毫克；氯解磷定：600毫克	阿托品：1毫克；氯解磷定：10毫克/千克
重度症状	阿托品：0.1毫克/千克；氯解磷定：25毫克/千克；安定：0.2~0.5毫克/千克	阿托品：1毫克/千克；氯解磷定：25毫克/千克；安定：02~0.5毫克/千克	阿托品：4毫克/千克；氯解磷定：25毫克/千克；安定：02~0.5毫克/千克	阿托品：6毫克/千克；氯解磷定：1800毫克；安定：10毫克	阿托品：2~4毫克/千克；氯解磷定：25毫克/千克；安定：0.5毫克

阿托品和安定可通过静脉注射和肌内注射给药。氯解磷定可通过肌内注射给药（一次剂量）或通过灌注静脉注射给药。[8-9, 21]

的。目前尚无阿托品增加致畸可能性的证据。[24] 阿托品被美国食品及药物管理局列为 C 级怀孕药物。[25] 经研究，苯二氮平类药物药效更为强烈，且证明会增加致畸风险。[26-27] 因此，苯二氮平类药物被美国食品及药物管理局列为 D 级怀孕药物。[25]

在治疗孕妇时，须谨慎权衡患者疗效和胎儿风险。若已知孕妇已暴露于氨基甲酸酯，则阿托品是唯一有效且安全的药物疗法。然而，当出现严重有机磷暴露时，上述提及的治疗干预均不得使用。当出现轻中度暴露时，苯二氮平类药物不适用。然而，阿托品和氯解磷定仍需使用。

🌐 隐患

应对神经毒剂侵袭尚存在诸多隐患，包括：

- 当疑似出现神经毒剂袭击时，未能立即通知当地、州和联邦机构，包括联邦调查局和疾病控制与预防中心。

- 未能立即采取去污措施。现场去污不得延误，否则，后期的全身去污会受到不利影响。神经毒剂的物理或机械清除应优先于化学消毒剂（例如漂白剂）。若未能立即提供香皂，则应立即用大量的水进行灌洗。

- 未使用适当的临床点服用阿托品。仅当呼吸道分泌物透明且气道通畅时，才可停止服用阿托品。不适的阿托品服用终点包括减数分裂（可持续两个月）、心率和尼古丁作用（例如，抽搐或无力）。

- 当接触未知化学毒剂时，不能将神经毒剂看作是呼吸困难或全身无力的病因。

参 考 文 献

1. Okumura T, Takasu N, Ishimatsu S, et al. Report on640 victims of the Tokyo subway sarin attack. *Ann Emerg Med*. 1996；28：129-35.

2. Blanc P. The legacy of war gas. *Am J Med*. 1999；106（6）：689-90.

3. Watson WA, Litovitz TL, Rodgers GC Jr, et al. 2002 annual report of the American Association of Poison Control Centers Toxic Exposure Surveillance System. *Am J Emerg Med*. 2003；21：353-421.

4. Miller R. Drugs and the autonomic nervous system. In：*Anesthesia*. 5th ed. Philadelphia：Churchill Livingstone；2000：550-66.

5. Tafuri J, Roberts J. Organophosphate poisoning. *Ann Emerg Med*. 1987；16：193.

6. Saadeh AM. Metabolic complications of organophosphate and carbamate poisoning. *Trop Doct*. 2001；31：149-52.

7. Mycek M, Harvey RA, Champe PC. Cholinergic agonist and cholinergic antagonist. In：*Pharmacology*. 2nd ed. Lippincott'sIllustrated Reviews. Philadelphia：Lippincott；2000：40-7.

8. Leiken JB, Thomas RG, Walter FG, et al. A review of nerve agent exposure for the critical care physician. *Crit Care Med*. 2002；30：2346-54.

9. Takala J, de Jong R. Nerve gas terrorism：a grim challenge to anesthesiologists. *Anesth Analg*. 2003；96：819-25.

10. Macintosh R, Mushin WW, Epstein HG. Vapor pressure. In：*Physics for the Anesthetist*. 3rd ed. Oxford, England：Blackwell Scientific Publications；1963：68.

11. Marrs TC, Maynard RL, Sidell FR. Organophosphate nerve agents. In：*Chemical Warfare Agents：Toxicology and Treatment*. New York：Wiley；1999：83-100.

12. McKee CB, Collins L. *The Medical NBC Battlebook：USACHPPM Tech Guide 244*. U.S. Army Center for Health and Preventive Medicine（USACHPPM）；2000.

13. Jones J, Terndrup T, Franz D, Eitzen E. Future challenges in preparing for and responding to bioterrorism events. *Emerg Med Clin North Am*. 2002；20：501-24.

14. King JM, Frelin AJ. Impact of the chemical protective ensemble on the performance of basic medical tasks. *Military Med*.1984；149：496-501.

15. Keller JR, Hurst CG, Dunn MA. Pyridostigmine used as nerve agent pretreatment under wartime conditions. *JAMA* 1994；266：693-5.

16. Lallement G, Foquin A, Dorandeu F, et al. Subchronic administration of various pretreatments of nerve agent poisoning：I. protection of blood and central cholinesterase's innocuousness towards bloodbrain barrier permeability. *Drug Chem Toxicol*. 2001；24：151-64.

17. Abraham R. Practical guidelines for acute care of victims of bioterrorism：conventional injuries and concomitant nerve agent intoxication.*Anesthesiology*. 2002；97：989-1004.

18. U.S. Army Medical Research Institute of Chemical Defense（USAMRICD）. *Medical Management of Chemical Casualties Handbook*. 3rd ed. U.S.Army；1999.

19. Simpson JR, William M. Recognition and management of acute pesticide poisoning. *Am Fam Phys*. 2002；65：1599-604.

20. Mokhlesi B, Corbridge T. Toxicology in the critically ill patient. *Clin Chest Med*. 2003；24：689-711.

21. U.S. Centers for Disease Control and Prevention，Agency for Toxic Substances and Disease Registry. Medical Management Guidelines：Nerve agents. January 2004. Available at：http：//www.bt.cdc.gov/agent/sarin/index.asp.

22. Henretig F, Cielsak T, et al. Environmental emergencies, bioterrorism and pediatric emergencies. *Clin Pediatr Emerg Med*. 2001；2：211-21.

23. Reigart J, Roberts J. Pesticides in children. *Pediatr Clin North Am*. 2001；48：1185-98.

24. Bailey B. Are there teratogenic risks associated with antidotes used in the acute management of poisoned pregnant women？ *Birth Defects Res A Clin Mol Teratol*. 2003；67：122-40.

25. Hick J. Protective equipment for health care facility decontamination personnel：regulations，risks，and recommendations. *Ann Emerg Med*. 2003；42：370-80.

26. Weinstock L, Cohen LS, Bailey JW, et al. Obstetrical and neonatal outcome following clonazepam use during pregnancy：a case series. *Psychother Psychosom*. 2001；70：158-62.

27. Fleming T. *PDR Pharmacopoeia Pocket Dosing Guide*. New Jersey：Thompson PDR；2004：173, 251.

92 腐烂性毒剂攻击

Lara K. Kulchycki

事件说明

腐烂性毒剂是化学战剂，能够造成皮肤发疱或皮肤水泡。直接接触化学物质或吸入蒸汽后，眼睛、肺部和皮肤将会受到严重影响。[1]多个国家均保留着腐烂性毒剂商店。这是因为这些毒剂易于制造，且能使许多人出现不适症状。典型的腐烂性毒剂是芥子。芥子毒剂有两种：氮芥（HN-1、HN-2 和 HN-3），可用作化疗药物；硫芥（H、HD、HT），仅用于作战。芥子的后续探讨仅针对硫化物。这类毒剂的其他变异体将用表格列出。[2]

芥子为棕黄色油性液体，无味，217℃时沸腾，因此，不是芥子"毒气"，14℃时凝固。温度较低时，芥子 – 路易氏剂混合物仍为液体。第一次世界大战大量使用芥子气。《日内瓦气体公约1925》将使用芥子气定为非法。然而，美国未在协议上签字。在第二次世界大战期间，德国和意大利军队可能使用芥子气的传言误导美国秘密生产芥子炸弹。轴心国的军队宣布不首先使用芥子气。尽管承诺不蓄意使用芥子气，但是美国自由轮（装有秘芥子炸弹）受到灾难性袭击。这次袭击是对意大利巴里（1943 年）港口空袭的一部分。这次袭击使数百名盟军士兵和船员接触这种毒剂。[3]20 世纪 80 年代的两伊战争再次使用芥子毒气。接触芥子毒剂 1 个或多个小时后，出现眼睛、呼吸和皮肤病学症状。眼部症状包括流泪、结膜炎、眼痛、畏光、角膜溃疡和失明。呼吸道体征和症状包括鼻液溢、发声困难、排痰性咳嗽、咯血和呼吸困难。身体的温湿部位更可能出现芥子损伤，例如，颈部、腋窝和腹股沟。患者先出现皮肤红斑、灼痛和强烈瘙痒。

数小时后出现起疱症状。芥子毒剂损伤作用包括恶心、呕吐、震颤、共济失调和抽搐。症状通常在初次接触 2~12 个小时后开始发作。

由于芥子为烷化剂，可干扰核酸合成，因此，白细胞减少症是临床上的显著问题。接触芥子 3~5 天后，中性白细胞数量突减，受损伤的皮肤和气道会受到交叉感染。暴露几天后，通常不会因支气管肺炎或败血症而死亡。第一次世界大战的病例死亡率非常低，约为 3%。前抗生素统计数据重点指明发疱剂为致残毒剂，可使人致残而不会引起死亡，并造成大量伤员（需延长治疗）。

路易氏剂（L）是一种砷脓疱剂，有时含有芥子（HL）。路易氏剂是一种无色液体，但混入杂质后变为琥珀色，气味如同天竺葵。症状非常类似于芥子，但不同之处在于出现不适症状比芥子快（几秒钟到 1 分钟或 2 分钟）。由于早期发作的睑痉挛可限制暴露，因此，蒸汽致盲的可能性较小。大量暴露很可能引起"路易斯休克"（由于血管通透性增加）、肾衰竭和肝坏死。

光气肟（CX）不是真正的起疱剂。这是因为光气肟不会引起糜烂。光气肟被归类为发痒剂或荨麻剂，可引起水疱。与荨麻刺相比，光气肟可引起皮肤褪色。不要与光气（CG）混淆。光气（CG）是一种肺刺激剂，气味像甘草。光气肟是一种无色固体或棕黄色液体（具有快速的腐蚀作用）。患者会立即出现皮肤褪色和灼伤、眼痛和呼吸衰竭综合征。其显著特点是能够引起肺水肿和肺血管血栓。目前尚无战场使用化学物质的证据。因此，临床病程和最佳治疗方案的资料非常少。

⬅ 事前措施

每个社区和医院均应针对大量伤员事件和有毒化学物质排放事件制订灾难应急计划。应为应急人员提供个人防护设备。同时，应急人员应接受个人防护设备使用及实施灾害应急方案的培训。

➡ 事后措施

负责协调灾害应急的医务人员须通知当地和地区的保健人员、执法和公共健康官员。若需要，应开通热线，向公众通报信息。

在疑似化学袭击现场，第一响应人员需迅速制定现场控制措施，以阻止污染物扩散，减少伤员数量。在热区工作的救援人员需使用个人防护设备和加压、正压自给式空气呼吸器（SCBA），以防接触液体和蒸汽毒剂。

起疱剂吸收快，且不可逆。若未能在暴露后的前几分钟去污，则不能阻止皮肤受损（尽管外观病变会被延迟，但芥子将在几分钟内造成损伤），但可抑制身体吸收致死剂量的液体（仍与皮肤接触）。延迟去污会使第一响应人员无法避开化学袭击受害者释放的液体毒剂或毒气的伤害。

应将化学伤员移离现场，并运送至指定的消毒区。患者的眼睛应用清水清洗 5~10 分钟。不得使用眼罩和闭塞敷料。应脱去被污染的衣物，并用双层袋进行包装，还需用肥皂水进行清洗或用 0.5% 的次氯酸钠溶液进行稀释。若没有水，则可使用吸收性材料（例如，使用面粉或漂白土吸收皮肤上的液体毒剂）。接触后，需清洗这些物质。可用稀释的次氯酸钠对被污染的设备进行清洗。去污后，可将患者转至特定的医疗机构。需在特定的医疗机构对患者重新分类。

🧍 伤员医疗

在热区，需进行初期治疗和固定，尤其是对于那些出现显著损伤、大量化学物质暴露或先前患有气道疾病的患者。气道、呼吸和循环复苏的迅速评估是第一步。

构建一条症状发作时间轴对于确定化学袭击所使用的毒剂至关重要。经验证，流泪、睑痉挛和皮肤灼痛等症状是由路易氏剂或光气肟造成的。潜伏期为 2~12 个小时，与芥子的使用更为一致。尽管做了大量主动探究，尽管军队参考实验室设备能够对硫二甘醇、硫芥代谢物进行尿样分析，但是目前尚无能够确认起疱剂暴露的敏感、特异性的现成实验室测试。[4] 医疗服务提供者须牢记：武器可能含有多种化学物质，包括神经毒剂。每种神经毒剂均需不同的治疗算法。

美国毒物和疾病登记署（美国卫生和公众服务部的一个部门，负责辅助有毒物质暴露的应急医疗救治）编著了医治起疱剂暴露的专用医疗指南。可在疾病控制与预防中心网站找到这些临床指南的链接。[5-7]

眼损伤需使用眼部抗生素药膏抑制眼睑粘黏和感染。若出现轻微虹膜炎，则需使用瞳孔放大剂止痛。有时建议使用皮肤病软膏，以缓解发炎症状。但需咨询眼科医师后才可敷用这种软膏。眼睛受伤后，常出现短期视力障碍。但患者大多能恢复所有功能。[8] 除受伤最严重的患者外，需给予适当的人道安慰。

呼吸损伤可通过支持性措施（例如，氧气、支气管扩张剂和呼吸机）进行治疗。脉搏血氧仪和胸片有助于临床评估。之前患有反应性气道疾病的患者对吸入性损伤反应更强烈，且需进行认真监测。仅当痰培养基或其他临床证据确认感染特定微生物时，抗生素才能达到最佳的抑制效果。排痰性咳嗽是化学性支气管炎的常见症状，且无须使用抗生素。当出现严重呼吸损伤时，气道被坏死的碎片堵塞。此外，需立即进行支气管窥镜检查（深呼吸）。

化学性烧伤的治疗方法与热损伤的治疗方法类似，包括伤口护理、清创术、外用抗生素、静脉内补液和系统性止痛。糜烂性皮肤的灼伤通常仅为部分皮层的烧伤，但治愈所需的时间是热损伤的两倍左右。[9-10] 对于芥子致伤的患者而言，严格保持伤口卫生，并避免继发感染至为重要。这是因为白细胞减少症是接触较高剂量后的迟发效应。除证明受到感染外，不得使用系统性抗生素。这类患者需由烧伤专家持续治疗。

两伊战争的资料显示，糜烂性灼伤造成的体液流失少于相同体表面积热灼伤引起的体液流失。保健服务提供者须采取谨慎措施。这是因为过度补液可能会造成肺水肿。此外，糜烂性气道损伤患者的呼吸道功能也会受到抑制。[1, 11]

当摄入起疱剂时，卫生服务提供者不得催吐，也不得用活性炭进行去污染。恶心和呕吐症状可使用标准的镇吐剂进行治疗。

需对将要入院的患者做常规实验室测试，包括全部血球数（CBC）和血清电解质以及肾功能和肝功能测试。全部血球数（CBC）是判断是否患白细胞减少症（存在芥子气损伤）或判断路易氏患者是否患有溶血性贫血的基线。已知毒剂能够引起多功能衰竭，因此，肾功能和肝功能测试尤其重要。

在所有的起疱剂中，仅有路易氏剂有专门的解毒剂。螯合剂英国抗路易毒气药剂（BAL，也称作二巯基丙醇）可改善砷的尿药排泄和暴露患者的临床结果。[12] 路易氏剂规定每隔 4 小时通过肌内注射 2.5~5mg/kg，共注射 4 次。当出现重度中毒时，可将注射频率提高到 2 小时注射一次。药物溶解于花生油中。若患者对花生过敏，则禁止使用这种药物。水溶性英国抗路易毒气药剂（BAL）仍处在实验阶段；当出现化学灾害时，无法获得这种药剂。[13] 肌内注射常会出现副作用且与剂量有关，因此，许多专家仅对休克或显著肺损伤的患者注射英国抗路易毒气药剂（BAL）。副作用包括注射部位反应、高血压、心动过速、头痛、恶心、呕吐、口腔和四肢感觉异常、焦虑、胸痛和发烧。[14]

应对轻度症状的患者观察 24 小时。若症状未继续恶化，患者可根据医嘱出院。若出现新症状，患者需重新入院。

实例介绍

医院急诊室已处于戒备状态，准备应对大量伤亡事件。体育比赛期间，当地发生了爆炸。从现场的紧急医疗服务和消防人员处得知：爆炸发生后，伴有大蒜异味的一团烟雾充满看台。在最靠近爆炸现场的受害者皮肤和衣物上发现了黄色含油残物。第一位伤员在 5 分钟内进入创伤室接受治疗。袭击毒剂未能得到快速识别。

特殊考虑

患者可能不会表现出化学性损伤的首发症状。症状发作会因不同毒剂、暴露量和途径的变化及多种天气条件而不同。潜伏期会使初期临床评估变得复杂，进而拖延去污步骤的开始。即使第一响应人员非常机警且受过良好训练，受污染的患者或设备也可能会进入医院，使伤员增加。对于硫芥，潜伏期的知识有益于估算吸收剂量。这是因为潜伏期的长度与剂量成反比。例如，吸入物暴露 4 小时内，呼吸体征和症状表现可能预示临床结果不良。

糜烂性毒剂攻击的适当管理需要大量的医疗和财产资源，包括伤员长期住院所需的设施及有关毒理学、烧伤外科、眼科及内科胸腔科的专家咨询。此外，不得轻视患者、家庭和看护人所承受的心理负担。受害者危机咨询和危机干预是灾害应急方案的重要组成部分。尽管慢性医学后遗症超出本文的讨论范围，但其会增加化学性攻击的伤亡人数。

隐患

应对糜烂性毒剂攻击尚存在诸多隐患，包括：

- 由于伤员未表现出糜烂性损伤症状，因此，无法断定是否为化学性损伤，未能启动快速去污措施。
- 当出现疑似化学性袭击状况时，未能尽快通知相关的公共卫生、当地政府和执法人员。
- 去污时，不能治疗紧急损伤和呼吸障碍。
- 未能设立严格的热区。
- 未能识别并治疗其他化学武器（例如，神经毒剂）的伴行暴露。
- 未能根据首发症状鉴别糜烂性灼伤的严重程度。
- 未能阻止化学性灼伤患者的水中毒症状。
- 出现特定的皮肤或呼吸道细菌感染证据前，不得停止全身抗生素治疗。
- 未得到适当的专家咨询，包括毒理学家、烧伤外科专家、眼科专家和胸腔医学专家。
- 当发生化学性攻击时，未能给受害者提供咨询和精神支持。[15]

参 考 文 献

1. Zajtchuk R, Bellamy RF, eds. *Textbook of Military Medicine*. Washington, DC：Office of The Surgeon General；1997：197-228.
2. Noort D, Benschop HP, Black RM. Biomonitoring of exposure to chemical warfare agents：a review. *Toxicol Appl Pharmacol*. 2002；184：116-26.
3. U.S. Centers for Disease Control and Prevention, Agency for Toxic Substances and Disease Registry. Sulfur mustard medical management guidelines. Available at：http：//www.bt.cdc.gov/agent/sulfurmustard/ index.asp.

4. U.S. Centers for Disease Control and Prevention, Agency for Toxic Substances and Disease Registry. Lewisite medical management guidelines. Available at : http : // www.bt.cdc.gov/agent/lewisite/index.asp.

5. U.S. Centers for Disease Control and Prevention, Agency for Toxic Substances and Disease Registry. Phosgene oxime medical man–agement guidelines. Available at : http : //www.bt.cdc.gov/agent/phosgene–oxime/index.asp.

6. Safarinejad MR, Moosavi SA, Montazeri B. Ocular injuries caused by mustard gas : diagnosis, treatment, and medical defense. *Mil Med*. 2001 ; 166 : 67–70.

7. Mellor SG, Rice P, Cooper GJ. Vesicant burns. *Br J Plast Surg*. 1991 ; 44 : 434–7.

8. Momeni A–Z, Enshaeih S, Meghdadi M, et al. Skin manifestation of mustard gas : a clinical study of 535patients exposed to mustardgas. *Arch Dermatol*. 1992 ; 128 : 775–81.

9. Willems J. Clinical management of mustard gas casualties. *Ann Med Militaris (Belgicae)* 1989 ; 3 (Suppl) : 1–60.

10. Vilensky JA, Redman K. British anti–Lewisite (dimercaprol) : an amazing history. *Ann Emerg Med*. 2003 ; 41 : 378–83.

11. Munro NB, Watson AP, Ambrose KR, et al. Treating exposure to chemical warfare agents : implications for health care providers and community emergency planning. *Environ Health Perspect*. 1990 ; 89 : 205–15.

12. *Goldfrank's Toxicologic Emergencies*.6th ed. Stamford, Conn : Appleton & Lange, 1274–6.

13. Reminick G. *Nightmare in Bari : The World War II Liberty Ship Poison Gas Disaster and Cover–up*. Palo Alto, Calif : Glencannon Press ; 2001 : 266.

14. Ellison DH. *Handbook of Chemical and Biological Warfare Agents*. Boca Raton, Fla : CRC Press ; 2000 : 133–8.

15. Romano Jr JA, King JM. Psychological factors in chemical warfare and terrorism [Chapter 13]. In : Somani SM, Romano Jr JA, eds. *Chemical Warfare Agents : Toxicity at Low Levels*. Boca Raton, Fla : CRC Press ; 2001 : 393–408.

93 呼吸毒剂袭击（吸入性毒性损伤）

Stephen J. Traub

事件说明

许多化学和生物毒剂能够引起呼吸道症状。Ricin和单端孢霉烯毒枝菌素可能会引起肺综合征，包括咳嗽和急性肺水肿；炭疽杆菌是炭疽病的病原体，可能会引起致命性肺炎；腐烂性毒剂可能会引起急性肺损伤、眼部和皮肤中毒；此外，有机磷神经毒剂可能会造成使人呼吸困难的肺分泌物。然而，本文仅限于探讨三种毒剂（在环境条件下为气体）。这三种毒剂的目标器官是肺。光气（军用化学武器代号 CG）和双光气（DP）具有相似的毒性，需共同考虑。氯（无相应的军用化学武器代号）应单独考虑。这些毒剂会引起剂量依赖性肺综合征，包括轻咳、反应性气道疾病、急性肺损伤和成人呼吸窘迫综合征。

光气（也称作碳酰氯，$COCl_2$）是由双光气分解形成的活性物质。光气和双光气均具有相对较低的水溶性，能在肺中深度扩散，且能在反应前达到肺泡水平。目前尚不能准确理解光气毒性的机理，但可被认为是与肺泡蛋白的氨基或硫醇基进行化学反应，或与水反应形成盐酸或生成自由基，并进一步引发细胞毒性。

氯气（Cl_2）的水溶解度介于光气的低水溶解度和无机强酸强碱的高水溶解度之间。氯气不仅能在释放毒性前扩散入肺泡（如同光气），还能刺激并损害较大的气道。第一次世界大战期间，充满氯气的士兵体内的大气道氯气分布均等，且小气道受损。氯气与肺泡所含的水反应，产生多种毒物，例如，次氯酸、盐酸、分子氧和活性氧自由基。一般认为，活性氧能调节肺泡，使肺损害得以缓解。然而，酸性物质缓解大量暴露（见下）的常见上呼吸道症状。

任何环境条件下均可能发生呼吸毒剂袭击。密闭通风区（例如，剧院或政府大楼）极易受到此类袭击的侵害。然而，这些毒气也可能会对露天场地造成破坏性影响（如第一次世界大战战场上的毒气泄漏）。这些毒气也可能用在大型集会（例如，体育赛事）或拥挤的城市街道。这些毒气的密度大于空气，受害者吸入浓度维持不变。毒气不能快速扩散到大气中。

光气和氯气均用于工业，易于转向大规模恐怖袭击。[1] 此外，家用清洁剂混合后，可生产氯气。由此可见，氯气是价格低廉、易于生产的化学武器。恐怖分子可能会利用化学武器在拥挤的城市区（例如，电影院或地铁）制造恐怖袭击。

若一人以上出现意外肺部症状，则可能发生了呼吸毒剂袭击。这些毒剂会立即造成组织损伤。根据受害者的暴露剂量，几分钟或几小时内可能会出现症状。上气道刺激和噪声（即咳嗽、打喷嚏、吸气性喘鸣和哮喘）潜伏期短。然而，呼吸困难（由肺泡损伤引起肺水肿）通常要延后几个小时。潜伏期长短与剂量成反比。若接触光气 4 小时内出现呼吸困难，则表明剂量高，临床结果不佳。空气的气味或状态也有助于查明事件原因和病原体。光气无色，但伴有新甘草味道。氯气呈黄色，辛辣味，且具有漂白剂的特征性气味。当环境浓度为 1.5~2.0 ppm 时，光气表现出毒性作用；然而，当环境浓度为 2~3 ppm 时，可闻到芳香气味。因此，不能凭主体意识判断毒气。[2]

事前措施

在美国，每家医院均针对化学毒剂袭击的受害者制定了科学救治方案。救治方案至少应包括识别化学毒剂袭击受害者的方法、受害者检伤分类程序、去污方案和治疗策略。在医院应急方案中，需组建肺部护理团队（由呼吸治疗师组成），这非常有益于监控呼吸患者激增的情况。当发生化学毒剂袭击事件时，医院应急措施包括向地方、州和联邦当局发布公告。

目前尚无治疗光气或氯气中毒的解毒剂。因此，无须为此类毒剂专门储备解毒剂。然而，应确保标准支气管扩张剂的储备充足。治疗为支持性治疗（见下）。

➡ 事后措施

当临床医师怀疑可能出现呼吸中毒或化学武器袭击时，应立即联系地方、州和联邦当局。执法、消防/有害材料与紧急医疗服务官员将协调现场控制、检伤分类、疏散。这些均是化学武器袭击管理的关键步骤。由于场地可能为犯罪现场，因此联邦调查局/执法官员将控制证据收集和证据链。

由于潜在受害者可能会继续增加，因此，应启动医院化学暴露应对方案。此外，还应联系当地的中毒控制中心。中心须了解附近医院的其他病例，并发挥流行病学信息交换所的作用。[3] 诊断和医治问题也是必要资源。在美国的呼叫者通过拨打 1-800-222-1222 便可与最近的区域中毒控制中心取得联系。

⊕ 伤员医疗

评估和维持患者的气道、呼吸和循环是治疗呼吸性袭击受害者的最初步骤。

- 气道。大量暴露的受害者可能出现明显的呼吸衰竭，且需立即插管。对于初期病情稳定的患者，若病情恶化，则需进行插管。因此，在整个治疗过程中，应监控患者的代偿失调。当气道突然发出尖锐的哮鸣声时，应注意光气水解所产生的盐酸是否引起了急性喉痉挛。此外，还应立即对气道进行医治。[4]
- 呼吸。应将患者放在高流量氧气处；若经皮脉搏血氧饱和分析仪或动脉血气体分析断定氧饱和度正常，则应使患者离开高流量氧气位置。即使没有反应性气道疾病发病史的患者，也会

出现哮喘症状。此症状需由 β_2 选择性诱导剂（例如，沙丁胺醇）进行治疗。遭受呼吸性袭击后，可能会出现急性肺损伤和急性呼吸窘迫。根据现行标准，应使用小潮气量（6毫升/千克）医治急性肺损伤和急性呼吸窘迫。[5-6]

- 循环。应布放两条大口径静脉通道（18gauge 或更大）。若需要，静脉通道容量需维持患者复苏。
- 一旦气道、呼吸和循环得到维持，则需考虑其他治疗策略（根据毒剂类型和剂量）。
- 光气。非类固醇的消炎止痛药（NSAIDs）[7] 和皮质类固醇[8] 是相对适宜的干预措施，有利于治疗光气中毒症状。非类固醇的消炎止痛药（NSAIDs）的合理给药方案是每隔6小时给药 400毫克布洛芬或每隔6小时静脉注射（IV）30毫克酮咯酸。外用类固醇的合理给药方案是每隔8小时静脉注射（IV）1mg/kg 甲基强的松龙。当肺毒性缓解时，适当地减少给药。研究证明，静脉注射异丙肾上腺素[9] 和氨茶碱[10] 对于吸入 N-乙酰半胱氨酸的动物非常有效。[11] 然而，这些疗法的医源性中毒风险大，缺乏相关的人类数据佐证。因此，不建议使用这些疗法。
- 氯气。当出现氯气中毒时，吸入[12] 或静脉注射外用类固醇有助于肺快速恢复功能。由于药效会随时间而下降，因此，应尽早给药。[14] 合理的给药方案是每隔8小时静脉注射（IV）1毫克/千克甲基强的松龙。当肺毒性缓解时，适当地减少给药。有人认为雾状的碳酸氢钠可用于中和肺泡产生的酸性物质，但目前尚无用于普通中毒患者的支撑数据。建议不要经常使用。

💡 特殊考虑

神经毒剂或腐烂性毒剂等液体发生蒸发或雾化时最具致命性。这类液体需特定分散机制（例如，小规模爆炸或使用喷雾装置）才会发挥最大的毒性作用。光气和氯气等气体不需要这种分散机制，仅需打开光气和氯气容器或在露天环境中发生合成反应即可（例如，清洁用品的混合）。

光气和氯气的显著特征是肺部中毒（氯气还可能

实例介绍

一名地铁乘客在下午下班时间拎着多袋物品上车，进入车厢后就开始清洁车厢。尽管他不是地铁工作人员，但他的行动看起来并无恶意。其他乘客也并未靠近他。当他从某一站下车时，人们都未注意到他在长椅下面留下了几个容器和一个桶。

随后不久，地铁驶出车站，一名乘客注意到伴有刺激性气味的黄色气体从桶中散出来。顿时车内一片混乱。三名乘客开始咳嗽，并叫喊"无法呼吸"；另一名乘客启动了紧急制动。人群拥挤引起的伤害多于气体袭击造成的伤害。

几名患者（咳嗽、眼睛灼痛和灼口）被送至附近的急诊室。急诊室医务人员根据症状、黄色气体和明显的漂白剂气味断定地铁乘客受到了氯气袭击。医务人员根据医院的化学暴露条例对乘客进行了去污染。急诊室通知了地方当局。地方当局表示将立即与有关的州和联邦当局取得联系。

经几小时观察，肺部患病的乘客出院。对犯罪现场调查后发现了1个管道破拆器（有效成分：硫酸）和氯漂白剂。这两种化学药品均从当地的化学药店购得。两者混合可产生氯气。

会引起显著的眼部和黏膜刺激）。其他化学毒剂可能会引起肺中毒，但均为次级效应。腐烂性毒剂的毒性主要作用于皮肤，神经毒剂的毒性主要作用于周围神经系统和中央神经系统。

🌎 隐患

应对呼吸毒剂侵袭尚存在诸多隐患，包括：

- 未将光气和毒气视为潜在的侵袭毒剂。
- 未获得重要的历史信息。例如，存在新鲜干草气味（光气）或漂白剂（氯气）或存在黄色气体（氯气）。
- 假设在大量伤员事故中，呼吸道症状均由吸入烟雾引起。
- 当疑似出现吸入性毒性侵袭时，未通知当地、州和联邦当局。
- 未能密切观察呼吸毒剂袭击的受害者，未能监控条件恶化情况。
- 对未出现肺损伤体征、症状或实验室证据的患者，不得确定是否接触了肺部毒剂（例如，光气或氯气）。应仔细观察（最适宜的时间间隔为8~24小时）这类患者是否存在呼吸困难和

肺水肿症状。

- 医院的主动和备用呼吸机可能无法投入救治。另外，当呼吸衰竭（由呼吸毒剂侵袭引起）患者激增时，未能立即准备备用呼吸机。

参 考 文 献

1. Burklow TR, Yu CE, Madsen JM. Industrial chemicals：terrorist weapons of opportunity. Pediatr Ann. 2003；32（4）：230-4.

2. Ware LB, Matthay MA. The acute respiratory distress syndrome. N Engl J Med. 2000；342（18）：1334-49.

3. Sciuto AM, Stotts RR, Hurt HH. Efficacy of ibuprofen and pentoxifylline in the treatment of phosgene-induced acute lung injury. J Appl Toxicol. 1996；16（5）：381-4.

4. Borak J, Diller WF. Phosgene exposure：mechanisms of injury and treatment strategies. J Occup Environ Med. 2001；43（2）：110-9.

5. Sciuto AM, Strickland PT, Gurtner GH. Post-exposure treatment with isoproterenol attenuates pulmonary edema in phosgeneexposed rabbits. J Appl Toxicol. 1998；18（5）：321-9.

6. Sciuto AM, Strickland PT, Kennedy TP, et al. Postexposure treatment with aminophylline protects against phosgene-induced acute lung injury. Exp Lung Res. 1997；23（4）：317-32.

7. Sciuto AM, Strickland PT, Kennedy TP, et al. Protective effects of Nacetylcysteine treatment after phosgene exposure in rabbits. Am J Respir Crit Care Med. 1995；151（3 Pt 1）：768-72.

8. Gunnarsson M, Walther SM, Seidal T, et al. Effects of inhalation of corticosteroids immediately after experimental chlorine gas lung injury. J Trauma. 2000；48（1）：101-7.

9. Demnati R, Fraser R, Martin JG, et al. Effects of dexamethasone on functional and pathological changes in rat bronchi caused by high acute exposure to chlorine. Toxicol Sci. 1998；45（2）：242-6.

10. Wang J, Zhang L, Walther SM. Inhaled budesonide in experimental chlorine gas lung injury：influence of time interval between injury and treatment. Intensive Care Med. 2002；28（3）：352-7.

11. Bosse GM. Nebulized sodium bicarbonate in the treatment of chlorine gas inhalation. J Toxicol Clin Toxicol. 1994；32（3）：233-41.

12. Moore DH, Alexander SM. Emergency response to a chemical warfare agent incident：domestic preparedness, first response, and public health considerations [Chapter 14]. In：Somani SM, Romano Jr JA, eds. Chemical Warfare Agents：Toxicity at Low Levels. Boca Raton, Fla：CRC Press；2001：417.

13. Urbanetti JS. Toxic inhalational injury [Chapter 9]. In：Sidell FR, Takafuji ET, Franz DR, eds. Textbook of Military

Medicine, Part 1 : Warfare, Weaponry and the Casualty—Medical Aspects of Chemical and Biological Warfare. Washington, DC : Office of the Surgeon General at TMM Publications ; 1997 : 257-8.

14. Piantadosi CA, Schwartz DA. The acute respiratory distress syndrome. Ann Internal Med. 2004 ; 141 : 460-70.

15. Vilke GM, Jacoby I, Manoguerra AS, et al. Disaster preparedness of poison control centers in the United States. J Toxicol Clin Toxicol. 1996 ; 34 : 53-8.

94 氰化物袭击*

Mark E. Keim

🔀 事件说明

氰化物多为盐类（例如，钠盐、钾盐和钙盐），广泛用于工业领域。美国每年产生成千上万吨氰化物。军用（及可能的恐怖分子所使用的）氰化物为挥发性液态氰化氢（北大西洋公约组织标号为 AC）和氯化氰（CK）。[1]

摄入受污食品或饮用水（暴露途径）所引起的隐匿氰化物侵袭方式可能与隐蔽的生物侵袭类似。从这个意义上讲，侵袭的第一个适应证可能是不寻常的病例群或患者（出现不明疾病）数量增加。在隐蔽情形下，法医或流行病学调查需确认事件原因。显然，突然升高的发病率、紧密的时间关系或更多的病灶群将增加常见病原体的可疑性。

液态或气雾态的氰化物通过渗入完好皮肤造成液体危害，但吸入气雾、蒸汽或气体后风险会变大。吸入性暴露所产生的氰化物侵袭方式可能类似于其他有害物质（HazMat）释放事件（事发地点、侵袭受害群得到确定）。在此情形下，及时准确的事件史对于引导应急决策制定和临床诊断具有重要意义。氰化物蒸汽或气体的致死浓度一般能迅速致人死亡，快速扩散，且不留下任何有害残留物。需牢记：在恐怖袭击事件中（即使仅使用常规武器），吸入烟雾的伤员也可能会造成氰化物中毒。[2-3]

➡ 事前措施

当地备灾的重要性

1996 年，亚特兰大奥运会的准备工作彰显了储存和调配资源，包括化学解毒剂（若预先通知）[4] 的能力。自此，专门化学物品和生物事件应急团队（属于灾难医疗体系及美国应急药品国家战略储备的药物储备和配送系统）壮大了区域和国家的备灾能力。

然而，化学释放（尤其是氰化物）几分钟后可能会造成杀伤作用。氰化物中毒的快速发作仅提供了非常窄的临床干预机遇窗口，因此，资源的潜在有效性有限（除非社区级的第一响应人员能快速行动）。由院前处方集可知，美国几乎不存在氰化物内含物（由于现有药物的固有毒性和有限的治疗范围）。[5] 不幸的是，许多化学应急事件和灾害事件的医院备灾报道不充分。[6-10] 一项专门研究显示，1996~2000 年美国主要城市医院的氰化物解毒剂的使用量出现下滑趋势。[10]

在恐怖袭击事件中，有害物质（HazMat）的风险特点发生了变化。紧急响应人员（包括执法和紧急救治服务提供者）不仅是潜在受害者，还可能是潜在目标。[11-12] 许多出版物认为，"在社区级，生化灾害的应对方案应从当地卫生资源的发展入手[13-15]。"专栏 94-1 和 94-2 列出了缓解恐怖分子袭击（与氰化物有关）潜在危险的事前行动。

➡ 事后措施

现场安全

应对有害物质释放事故的首要步骤是限制再次接

---

* 本文的内容仅反映了作者的观点，它并不反映疾病控制与预防中心或美国卫生和人类健康服务部的政策或建议。

专栏 94-1　保健人员（包括儿科医师）推荐的事前措施及应对和缓解恐怖袭击（使用氰化物）的影响

- 社区参与制定应急方案[13]
- 帮助制定办公和医疗设施协议[13]
- 当发生疑似化学释放事件时，对于确定前哨病例具有重要意义[13]
- 帮助制定当地的危机事故压力管理方案（包括第一响应人员及成人和儿童受害者）[13]
- 为院务主任和保健人员提供成人和儿童灾害管理方面的指导，包括化学事件的应急方案、职业健康和个人保护[10, 13]
- 将当地健康部门和中毒控制中心用作毒理学资料（供公众和卫生服务人员使用）交换中心[13, 16]

专栏 94-2　保健人员（包括儿科医师）推荐的事前措施及应对和缓解恐怖袭击（使用氰化物）的影响

- 继续制定协调方案（包括成人和儿科伤员的特定管理协议），以应对化学事件所造成的后果[13]
- 灾害应急团队包括掌握儿童评测和治疗技能的人员[13]
- 各项准备活动包括儿科保健设施[13]
- 为化学威胁的行为后果（包括对儿童造成的影响）研究提供支持[13]
- 促进深层次研究，以确定羟钴胺素（如文）是否能够治疗氰化物中毒[5]
- 致力于确保提供的解毒剂充足，确保解毒剂均有效，确保提供各年龄段（尤其是老年患者和儿科患者）的适用剂量[13]
- 提供资金支持和激励政策，设立专区（例如，隔离区和去污室）[10, 13]
- 根据医院易损性、社区危害特性和情报系统威胁分析（若适用），选择并维持当地解毒剂的储备
- 执行现有的《职业安全与健康管理条例》、《美国保健认证组织联合委员会指南》，以保护院前和医务工作者（应对有害废物和紧急运行）[10, 17-18]
- 为实施此类工程控制措施（化学灾害应急时生效）的医院提供经济刺激方案[10]
- 确保联邦条例内容包括医院赔偿（参与大量伤员事件），鼓励医院设立急诊室，以更好地满足大量伤员事件中患者激增的需求
- 扩大医院备灾范围，从单个医院机构的规划扩大到医院规划，大量应对方案也将变为社区方案的一部分

触受害者及其他人，包括第一响应人员。在一次模拟的化学武器释放事件中（纽约），尽管第一响应人员应对化学恐怖主义袭击的意识有所增强，但进入现场的第一响应人员均未配备充足的个人保护装置。[21] 在 1996 年亚特兰大奥运会筹办期间，尽管国家多次拨款应对恐怖分子可能使用大规模杀伤性武器的情况，但许多医疗和调查人员在炸弹爆炸后化学危害描述前立即进入百年奥林匹克公园。现场安全的全面评估对于后续救援活动至关重要。救援人员还应牢记：二次设备可能会使第一响应人员受伤[22]。

暴露和去污的停止

一旦宣布能够安全进入或使用了适当的个人防护设备，下一步就是将受害者移离潜在暴露区。若已知氰化物为蒸汽或气体，则无须采取去污措施。被氰化物气体、蒸汽或细粒态气溶胶污染的衣物释放蒸汽所造成的健康风险不明显。脱去外衣可进一步预防暴露的可能性，但不允许延后采取应急疗法。

当皮肤直接接触液体或干燥的氰化物时，应快速脱掉受污染的衣物。同时，应使用大量的清水或肥皂水为皮肤去污。氰化物污染和传统创伤并存的情况也可能出现。在这些情况下，在消毒区拆掉绷带，并清洗伤口。需换上新的医用敷料和止血带，对夹板进行完全消毒（但仅可由内科医师拆除）。[1] 在手术室拆除新的医用敷料，并浸泡在 5% 的次氯酸钠或置于塑料袋中密封。氰化物挥发性很强，因此，液态氰化物存留在伤口的可能性极小。伤口中受化学污染的片段和布料排放废气的风险很低。手术人员无须佩戴化学防毒面具。[1]

1978 年圭亚那琼斯镇集体自杀事件充分说明了氰化物摄入引起大量伤员的可能性。当摄入氰化物时，胃肠消毒应包括洗胃、通便和活性炭。响应人员还应采取个人防护措施，以免经皮接触氰化物呕吐物或胃内容物。

伤员医疗

毒性机制

氰离子可与特定的金属络合物（以含钴和三价铁

的复合物为主）快速结合。氰化物可与线粒体中细胞色素氧化酶复合物中的三价铁混合，因此，可抑制细胞内的氧气使用。细胞转换为厌氧代谢状态，形成乳酸和代谢性酸。最终渐进型组织非常缺氧，以致细胞死亡。对缺氧环境最敏感的器官是中枢神经系统和心脏。

疗法

治疗的主要目标是去除细胞色素氧化酶复合物上的氰化物。高铁血红蛋白对氰化物的亲和力高。氰化物首先与高铁血红蛋白结合（时间短暂），而并非与细胞色素氧化酶首先结合。亚硝酸戊酯和亚硝酸钠会导致高铁血红蛋白症。[1]然而，高铁血红蛋白会引起严重的副作用（尤其是儿童）。[23]应监测高铁血红蛋白的水平，不得超过35%~40%。[24]

第二个目标是使氰化物不可逆地结合，以免再次进入线粒体。服用硫代硫酸钠可发挥解毒作用。在细胞色素氧化酶的催化作用下，硫代硫酸钠与不可逆的氰化物结合（单向反应），生成硫氰酸盐。硫氰酸盐将经肾脏迅速排出。

市售亚硝酸异戊酯、亚硝酸钠、硫代硫酸钠所采用的形式为氰化物解毒剂套件（CAK）。CAK本身带有毒性和不良反应。亚硝酸钠可引起严重低血压。[25]高硫氰酸盐水平（> 10 mg/dL）与呕吐、精神病、关节痛、肌肉痛等症状有关。过敏性反应的发生率极低。使用CAK出现的最严重的潜在不良反应是产生中毒量的高铁血红蛋白。然而，通过紫绀的外观可判断浓度是否大于40%。服用亚甲蓝可治疗这种症状。当CAK用于治疗烟雾吸入的受害者时，高铁血红蛋白将使血液携氧能力降低。这一点需谨慎。[26]然而，若使用亚硝酸盐，则风险会非常高。[27]此外，开始服用CAK之前，需等待氰化物暴露的实验室确认。等待确认的时间可能表示救生干预措施的致命性延误。然而，亚硝酸钠医源性过量所引起的严重高铁血红蛋白症至少使一名儿童（服用致死剂量）死亡。[23]

在40年间，羟钴胺素已成为公认的氰化物中毒的解毒剂。[28-30]羟钴胺素已被法国用作活跃的氰化物中毒解毒剂。羟钴胺素药效、安全和不良反应的完整资料可供使用。羟钴胺素按理想配比与氰化物发生反应，形成氰钴维生素（维生素B$_{12}$）。在美国，羟钴胺素很少用作氰化物解毒剂[31]，但"提倡使用羟钴胺素进行氰化物救灾"的文章发表后[5]，多家制药公司都着手研究此规划（即美国使用羟钴胺素）的可行性。

在复苏阶段，氰化物中毒的支持性治疗也是重要目标。支持性治疗通常包括通过氧合疗法和碳酸氢钠调节代谢性中毒。[32]抗痉挛药（例如，苯二氮）可用于控制癫痫症状。[33]

表94-1给出了氰化物中毒监测、消毒和治疗的建议清单。

氰化物大量伤员的检伤分类

当事件出现大量伤员时，需对伤员进行检伤分类。在大多数情况下，响应人员到达气溶胶或蒸汽释放现场时，氰化物会迅速起作用，伤员将出现无症状、急性作用、急性作用康复或死亡等状况。表94-2给出了适于四类情况的检伤分类方案。[34]

💡 特殊考虑

在第一次世界大战期间，AC和AK均被用作化学战剂。由于填充投射物不能完全且爆裂药将点燃大部分的氰化氢，因此，氰化物（AC和AK形式）用作武器的可能性不高。

氰化盐与酸混合后形成AC。氰化氢是液体，沸点为25.6℃，但在常温下会快速蒸发。蒸汽和气体密度小于空气，但仅能在露天环境下存留几分钟。这些因素决定致死浓度的AC难以在开放战场分散致死浓度（利用相对较小的有效载荷）。

当氰化钾盐的饱和溶液与氯气混合时，氯化氰CK也会释放。氯化氰的沸点为13.8℃。氯化氰的蒸汽和气体密度大于AC，挥发性小于AC。CK的毒性类似于AC。但CK附带氯成分会产生黏膜刺激效应和肺效应。

在第二次世界大战期间，纳粹德国将含有AC的齐克隆B（可分散的制剂基质）用作处决犯人（在死亡营毒气室有限空间内）的工具。20世纪80年代，据报道，伊拉克在针对叙利亚[35]、伊拉克库尔德人[36]和伊朗人的事件中使用氰化物战剂。[37]世界历史上最大的工业化学灾害发生在印度博帕尔（1984年）。博帕尔灾难造成2500多人死亡，并使20万~30万人受到影响。[38]尽管异氰酸甲酯含有1个氰化物官能团，但异氰酸甲酯是肺部毒剂。当吸入中度剂量时，异氰酸甲酯会引起肺水肿。当剂量较高时，异

表 94-1　氰化物暴露的监测、消毒和疗法的意见汇总

可能的传播方式	液体、气溶胶、蒸汽或气体 水中或食物中
气味	苦杏仁（尽管提供了说明）
蒸汽密度大于空气	AC：否 CK：是
土壤残留＞24小时	无残留
监测设备	**军用：** AC蒸汽或气体：M256A1套件、ICAD CK蒸汽或气体：M256A1套件 **商用：** 德国德尔格CDS套件
皮肤消毒液[28]	蒸汽暴露通常无须湿法净化 对于液体或固体：清水或肥皂水（首选）；0.5%的次氯酸钠溶液（漂白水）（通常情况下不需要漂白水）
症状发作	立即发作
作用和缓	昏迷、恶心和乏力
作用明显	喘气、昏厥、抽搐、呼吸暂停、心跳停止
成人疗法[29]	**亚硝酸戊酯：** 用浓度为1 amp（0.2 mL）的亚硝酸戊酯持续作用30~60秒（100%氧气），直到静脉通路恢复 **亚硝酸钠：** 在5~20分钟内，静脉注射300 mg（10 mL 3%溶液）；若患者出现高血压，则应降低灌输速度 **硫代硫酸钠：** 在10分钟内，静脉注射12.5g（50 mL）硫代硫酸钠；若症状持续，则应按初始剂量的一半进行静脉注射
儿科疗法[29]	**氯羟去甲安定：** 在2~5分钟内，静脉注射或肌内注射4 mg。若需要，应重复注射 **亚硝酸戊酯：** 在5~20分钟内，静脉注射0.33 mL/kg（浓度为10%）的溶液（不得超过300 mg） **硫代硫酸钠：** 在10分钟内，注射1.65mL/kg（浓度为25%）溶液（不得超过12.5g）；若症状持续，则应按初始剂量的一半进行静脉注射 **氯羟去甲安定：** 在2~5分钟内，静脉注射/肌内注射4 mg；若需要，应重复注射
扶持性疗法	辅助通气

氰酸甲酯还会对较大的（中心）气道产生其他刺激作用。[38-39]

AC 仍用于现代毒气室，用于执行死刑（氰化盐与酸发生反应可致人死亡）。1995 年，沙林神经毒剂攻击东京地铁站几周后，在地铁站的公共洗手间发现了 AC 的原始化合物。[1] 氰化物已成为商业食品[1]和药物制品中隐蔽投毒的药品。[40] 另据报道，恐怖分子表示将会越来越倾向于将氰化物（包括来自工业的化学物质）作为武器。[41-42]

在恐怖事件中，吸入和摄入是引起大量伤亡的最可能暴露途径。氰化物可能会产生经皮中毒。然

表 94-2　大量的氰化物伤员的检伤分类建议[30]

检伤分类种类	临床症状	推荐的干预措施
轻伤	神志清醒、有呼吸	无解毒剂、无氧气
立即治疗	惊厥和呼吸暂停	解毒剂和氧气
延后治疗	神志不清、有呼吸	解毒剂和氧气
期待治疗	无心脏活动	无护理（除提供复苏资源外）

当晚，追悼会在教堂大厅举行。与会人员包括60名男女老少，均坐在大厅中央。在追悼会期间，出席人员大多感觉头晕、胸闷、恶心和发力。几分钟后，坐在大厅后部的一位54岁妇女开始神志不清，从椅子上跌落下来。随后，人们立即拨打了急救电话。几分钟后，大厅内的众多人员（54岁伤员附近的人员）也开始变得神志不清。进入大厅时，一名急救医务人员（EMT）感觉头晕，并跌倒在地。他的同伴（尚未进入大厅）注意到大厅内有大量伤员，在进入大厅救助跌落的同事前，打电话请求支援。

随后，一支救援队被派遣至现场。救援队赶到时，警察和急救人员确定大量人员（包括之前派遣的急救医务人员）均受到影响。此次事件性质严重。当地的有害物质（HazMat）应急队被派至现场。同时，警察在现场周围设立了安全警戒。

有害物质（HazMat）应急队赶到之后，立即经过建筑物门进入。62名患者全在大厅内部。12名患者（包括一名急救医务人员）尚有意识，但呼吸微弱；20名患者（包括一名急救医务人员）呼吸暂停，出现痉挛症状，但尚有脉搏；10位患者尚存呼吸，但神志不清；12名患者呼吸暂停且心搏停止。有害物质（HazMat）应急队打开房间的所有门窗，并将12名心搏停止以外的患者迅速运走。

疏散之前，50名患者被运送到温区，脱去外衣。经检伤分类，38名患者被迅速送入医院。在送入医院的途中，38名患者均接受了氧气疗法。一些患者需要辅助通气。到达医院时，28名患者死亡；8名患者神志不清但仍有呼吸；2名患者神志恢复。医院储备的CAK足以治疗一名患者。此次，医务人员对1名患者进行解毒治疗，而对另1名患者用高流量氧气治疗。8名患者恢复。整个社区都对此事件表示震惊，并深感忧伤。救活的急救医务人员（EMT）都对未能救治同伴而感到懊悔。

而，与吸入或摄入氰化物相比，经皮中毒所造成的伤亡人数更少。当在露天环境中分散可吸入的气溶胶时，需用高产能系统制造小粒度、适宜水条件，以确保气溶胶云团停留在地面附近，确保适当的毒剂浓度发挥毒性作用。[1] 封闭公共空间或建筑物内部氰化物蒸汽或气体的释放可使潜在毒性最大，并使吸入暴露的难度最低。然而，若要制造大量伤亡事件，需用足量的液体生产大量蒸汽。[1] 食源和水源中引入的氰化物（可能是氰化盐）可能是探索氰化物物理和毒理学特征的另一可行情形。若吸入致死浓度的氰化毒气，则通常会在几分钟内丧命。AC 的嗅觉阈值变异性高。40%~60% 的成人不能闻到苦杏仁的特殊气味。[43-44] 受害者可能更易闻到 CK。这是因为 CK 对眼睛、肺部和黏膜的刺激作用类似于氯气。接触较低浓度或通过摄入接触致死剂量后，症状发作缓慢。

若摄入致死剂量的氰化物，则存活窗口时间为15~60 分钟。中毒者可在该时间段内服用解毒剂。然而，根据相关报告，若摄入大剂量氰化物液体或氰化物溶液，则中毒者可能会在 1 分钟内失去神志。

隐患

当发生氰化物攻击事件时，许多因素均会影响诊断的及时性和准确性。这些因素包括：

1. 氰化物中毒不是常见症状。临床医生缺乏或没有诊断方面的经验。其致死症状通常不具特异性。致死暴露剂量会引起非特异性心搏停止。

2. 尽管实验室可相对迅速地确定动静脉氧梯度下降，并使用有价值的暴露指标，但是测量阶段无法测量血液中的氰化物浓度。

3. 由于化合物的半衰期短，因此，储存样本的氰化物浓度易于下降。

氰化物中毒的症状和症候群通常是非特异性的。若未提供其他历史数据，则难以确定症状和症候群的病因。早期症状和症候群包括短暂呼吸过度、头痛、发汗、潮红、乏力、眩晕、呼吸困难及中枢神经系统兴奋（出现癫痫症状）。吸入剂量较高时，呼吸急促，并可能在 30~60 秒内演变为崩溃、窒息、惊厥。6~8 分钟后出现死亡。当发生 CK 暴露事件时，受害人的眼睛和黏膜也可能受到刺激。氰化物中毒伤员的一般特征为皮肤潮红（无紫绀）。然而，许多患者会出现皮肤青紫的状况。[43] 苦杏仁气味通常不能被发现。这是因为 40%~60% 的人群缺少探测这种气味的基因。[44-45] 中枢神经紊乱的迟发适应证（例如，昏迷和瞳孔放大）很明显，但并未出现非特异性氰化物中毒症状。

参 考 文 献

1. Baskin SI, Brewer TG. Cyanide poisoning. In：Zajtchuk R, Bellamy R, eds. *Textbook of Military Medicine*. Volume 1：Sidell FR, Takafuji ET, Franz DR, eds. Medical Aspects of Chemical and Biological Warfare. Washington, DC：Office

of the Surgeon General, Department of the Army; 1997.

2. Koschel MJ. Where there's smoke, there may be cyanide. *Am J Nurs*. 2002; 102: 39-42.

3. Alcorta R. Smoke inhalation and acute cyanide poisoning: hydrogen cyanide poisoning proves increasingly common in smokeinhalation victims. *JEMS* 2004; 29 (8): Suppl6-15; quiz suppl 16-17.

4. Sharp TW, Brennan RJ, Keim M, et al. Medical preparedness for a terrorist event involving biological or chemical agents during the 1996 Atlanta Olympic games. *Ann Emerg Med*. 1998; 32: 214-23.

5. Sauer SW, Keim ME. Hydroxocobalamin: improved public health readiness for cyanide disasters. *Ann Emerg Med*. 2001; 37: 631-41.

6. Cone DC, Davidson SJ. Hazardous materials preparedness in the emergency department. *Prehospital Emerg Care*. 1997; 1: 85-90.

7. Burgess JL, Blackmun GM, Bodkin CA. Hospital preparedness for hazardous materials incidents and treatment of contaminated patients. *West J Med*. 1997; 167: 387-91.

8. Ghilarducci DP, Pirrallo RG, Hegmann KT. Hazardous materials readiness of United States level 1 trauma centers. *J Occup Environ Med*. 2000; 42: 683-92.

9. Wetter DC, Daniell WE, Treser CD. Hospital preparedness for victims of chemical or biological terrorism. *Am J Public Health*. 2001; 91: 710-6.

10. Keim ME, Pesik N, Twum-Danso N. Lack of hospital preparedness for chemical terrorism in a major US city 1996-2000. *Prehospital Disaster Med*. 2003; 18 (3): 193-9.

11. Eckstein M. The medical response to modern terrorism: why the "rules of engagement" have changed. *Ann Emerg Med*. 1999; 34 (2): 219-21.

12. Nakajama T, Sato S, Morita H, et al. Sarin poisoning of a rescue team in the Matsumoto sarin incident in Japan. *Occup Environ Med*. 1997; 54: 697-701.

13. Nozaki H, Hori S, Shinosawa Y, et al. Secondary exposure of medical staff to sarin vapor in the emergency room. *Intensive Care Med. 1995; 21: 1032-5.*

14. American Academy of Pediatrics. Chemical-biological terrorism and its impact on children: a subject review. *Pediatrics* 2000; 3: 662-70.

15. Brennan RJ, Waeckerle JF, Sharp TW, et al. Chemical warfare agents: emergency medical and emergency public health issues. *Ann Emerg Med*. 1999; 34 (2): 191-204.

16. Keim ME, Kaufmann AF. Principles of emergency response to bioterrorism. *Ann Emerg Med*. 1999; 34: 177-82.

17. Keim ME, Kaufmann AF, Rodgers GC. *Recommendations for OEP/CDC Surveillance, Laboratory and Informational Support Initiative*. Atlanta: U.S. Centers for Disease Control and Prevention, National Center for Environmental Health; 1998.

18. Joint Commission on Accreditation of Healthcare Organizations. *2000 Comprehensive Accreditation Manual for Hospitals*. Oakbrook Terrace, Ill: JCAHO; 2000.

19. 29 Code of Federal Regulations Part 1910.120. Occupational Safety and Health Standards. Washington, DC: U.S. Government Printing Office; 1995.

20. Adler J. The protection and sheltering policy in hospitals. *Prehospital Disaster Med*. 1990; 5: 265-7.

21. American Hospital Association. *Hospital Preparedness for Mass Casualties: Summary of an Invitational Forum, Final Report*. Washington, DC: American Hospital Association; 2000.

22. Tucker JB. National Health and Medical Services response to incidents of chemical and biological terrorism. *JAMA* 1997; 278: 396-8.

23. Berlin CM Jr. The treatment of cyanide poisoning in children. *Pediatrics* 1970; 46: 793-6.

24. Bunn HF. Disorders of hemoglobin. In Braunwald E, Wilson JD, Martin JB, et al. *Harrison's Principles of Internal Medicine*. 11th ed. New York: McGraw-Hill; 1987: 1518-27.

25. Bowden CA, Krenzelok EP. Clinical applications of commonly used contemporary antidotes: a US perspective. *Drug Saf*.1997; 16: 9-47.

26. Hall AH, Kulig KW, Rumack BH. Suspected cyanide poisoning in smoke inhalation: complications of sodium nitrite therapy. *J Toxicol Clin Exp*. 1989; 9: 3-9.

27. Kirk MA, Gerace R, Kulig KW. Cyanide and methemoglobin kinetics in smoke inhalation victims treated with the cyanide antidote kit. *Ann Emerg Med*. 1993; 22: 1413-8.

28. Mushett C, Kelley KL, Boxer GE, et al. Antidotal efficacy of vitamin B12a (hydroxo-cobalamin) in experimental cyanide poisoning. *Proc Soc Exp Biol Med*. 1952; 81: 234-7.

29. Lovatt E. Cobalt compounds as antidote for hydrocyanic acid. *Br J Pharmacol* 1964; 23: 455-75.

30. Yacoub M, Faure J, Morena H, et al. Acute hydrocyanic acid intoxication: current data on the metabolism of cyanide and treatment by hydroxocobalamin [French]. *Eur J Toxicol Environ Hyg*. 1974; 7: 22-9.

31. Litovitz TL, Klein-Schwartz W, Caravati EM, et al. 1998annual report of the American Association of Poison Control Centers Toxic Exposure Surveillance System. *Am J Emerg Med*. 1999; 17: 435-87.

32. Anonymous. Cyanide. In: *Medical Management of Chemical Casualties*. Aberdeen Proving Ground, Md: Chemical Casualty Care Office, U.S. Army Medical Research Institute of Chemical Defense; 1995.

33. Pennardt A. CBRNE: cyanides, hydrogen. Available at: http://www.emedicine.com/emerg/topic909.htm.

34. Anonymous. Cyanide. In: Sidell FR, Patrick WC, Dashiell TR, eds. *Janes Chem-Bio Handbook*. Alexandria, Va:

Janes Information Group；1998.

35. Lang JS，Mullin D，Fenyvesi C，et al. Is 'the protector of lions' losing his touch？ *US News and World Report*. November 1986；10：29.

36. Heylin M，ed. US decries apparent chemical arms attack. *Chem Eng News*. 1988；66：23.

37. Anonymous. Medical expert reports the use of chemical weapons in Iran-Iraq War. *UN Chronicle*. 1985；22：24-6.

38. Mehta PS，Mehta AS，Mehta SJ，et al. Bhopal tragedy's health effects. *JAMA* 1990；264：2781-7.

39. Anderson N. Disaster epidemiology：lessons from Bhopal. In：Murray V，ed. *Major Chemical Disasters：Medical Aspects of Management*. London：Royal Society of Medicine Services Limited；1990：183-95.

40. Wolnick KA，Fricke FL，Bonnin E，et al. The Tylenol tampering incident：tracing the source. *Anal Chem*. 1984；

56：466A-70A，474A.

41. Anonymous. Averted New Year's attack included use of poison gas bombs. Newsweek February 7，2000. Available at：http：//www.prnewswire.com/cgi-bin/stories.pl？ ACCT= 104&STORY=/www/story/01-30-2000/0001127257&EDATE

42. Associated Press. Minnesota Protesters Left Poison. *Washington Post*. July 25，2000. Available at：pdm. medicine.wisc.edu/18-3pdfs/193keim.pdf.

43. van Heijst AN，Douze JM，van Kesteren RG，et al. Therapeutic problems in cyanide poisoning. *J Toxicol Clin Toxicol*. 1987；25：383-98.

44. Gonzalez ER. Cyanide evades some noses，overpowers others [letter]. *JAMA* 1982；248：2211.

45. Dhames MS. Acute cyanide poisoning [letter]. *Anaesthesia* 1983；38：168.

95 抗毒蕈碱剂袭击

Fermin Barrueto, Lewis S. Nelson

事件说明

副交感神经系统和大脑中分布了 5 种公认的毒蕈碱受体亚型（M1~M5）。在周围神经，毒蕈碱受体亚型分布于分泌器官和腺体的后触发神经。此外，在中枢神经系统中，毒蕈碱受体亚型集中在多个区域，例如，纹状体、大脑皮层和海马。毒蕈碱受体拮抗药（例如，阿托品、东莨菪碱、莨菪碱和 3- 奎宁环酯）可引起抗毒蕈碱或抗副交感神经生理作用中毒体征群。这是因为部分末梢器官的类胆碱激活受阻。临床表现一般与类胆碱危机（由神经毒剂引起）相反。周围神经的抗毒蕈碱作用被详细说明，包括散瞳症、视觉调节能力受损（引起视力模糊、黏膜干涩、尿潴留、无汗症、体温过高、心动过速、高血压）。中枢解胆碱作用模糊、神经错乱、健忘、感觉异常、口语表达困难、幻觉（例如，固结、可叙述的侏儒症——身材逐渐缩小）、脱光、粘连和拨络（俗称的"幻觉行为"或"空想"）。当服用剂量大时，出现癫痫症状。[1]

准确地讲，抗毒蕈碱化学战剂的研制以上述中心效应为基础。反副交感神经生理作用中毒体征群概括为"近乎全盲"（散瞳症和调节麻痹）、"干透"、"面部红甜"和"癫狂"——四种周围神经作用及中枢神经系统（CNS）最终的作用描述。这些毒剂被列为失能性毒剂，即毒剂能造成神经中毒，但不会致死。分散这些毒剂的意图在于阻止军事集团执行任务或破坏军用或民用基础设施。由于曼陀罗含有天然的类莨菪碱毒剂，因此，摄入曼陀罗会出现类似症状。理论上，这种植物可用作抗毒蕈碱剂的来源。

尽管阿托品是典型的抗毒蕈碱毒剂，但 3- 奎宁环酯或 QNB（北大西洋公约组织代码为 BZ）是失能性毒剂。这是由于这类毒剂的物化性质（便于分散、能够耐热且能在环境中存留几周）、药效和高安全比。[1]20 世纪 60 年代早期，美国研制了 BZ，并得到了北大西洋公约组织代号。之所以采用此代号是因为此毒剂是一种三苯乙醇酸或因为"暗中散布"的特征与其用途有关（也称作"二苯丁醇酸 –3– 奎宁环酯"）。[1-2]20 世纪 80 年代，美国意识到这种毒剂难以捉摸，且实用价值低，因此，美国开始摧毁 BZ 储备[2]。BZ 现主要用于阿尔茨海默病研究的标志物。[3-4]

BZ 是一种无味的氰化物固体，可通过多种途径（例如，肌肉、静脉、鼻吸、口服和经皮）进行吸收。然而，化学侵袭可能包括气溶胶的吸入或受污食品或饮用水的摄入。[2] 这种毒剂是毒蕈碱型乙酰胆碱受体的拮抗药，药效比阿托品强。吸入气溶胶后，周围抗毒蕈碱体征和症状的发作通常在接触后 20 分钟到 4 小时。然而，若通过其他途径给药，则发作时间将延后。[2] 接触毒剂 6 小时后，出现幻觉，且可能持续 3~4 小时。BZ 的药效非常强，但具有很宽的安全包络。只要达到 112mgzmin/m^3，则可获得 ICt$_{50}$（暴露组的 50% 失能时所对应的浓度与时间的乘积）；然而，只有达到 20 万 mgzmin/m^3，才可出现 LCt$_{50}$（暴露组的 50% 死亡时所对应的浓度与时间的乘积）——安全比接近 2000[2]；老鼠腹腔内的 LD$_{50}$（暴露组的 50% 死亡时所对应的剂量）为 18~25mg/kg。[5]

据称，波黑塞族在 1995 年 7 月利用 BZ 对抗从斯雷布雷尼察逃亡到图兹拉的 15000 名波斯尼亚平民。[6] 尽管幸存者出现错觉且认为他们是化学攻击的受害者，但一些人认为压力、饥饿和疲劳是最可能的原因。[6]

事前措施

若患者暂时表现为周围神经和中枢神经系统抗毒蕈碱中毒体征群症状，则说明发生抗毒蕈碱剂化学袭击的可能性大。应立即将此事件通知当地和州卫生部门，立即启动地方医院灾害应急计划，以确保应对措施适于消毒、二次暴露预防和大量伤员事件的高效管理。应检查解毒剂和毒扁豆碱是否有效。若出现大量暴露，则需对大量患者进行治疗。

事后措施

体检、历史和流行病学是主要的诊断辅助工具。医院未提供 BZ 的实验室测定。同时，标准实验室测试不能辅助诊断。卫生局提供了气相色谱分析／质谱分析确定性尿液测试。[7] 然而，临床上未提供测试结果。服用毒扁豆碱的临床反应可用作辅助诊断工具。

伤员医疗

初期治疗包括移开暴露环境中的患者。若周围气溶胶暴露或经皮，则需脱去衣服并用清水对皮肤消毒。若受污食品为暴露源，则无须脱去衣服或用清水对皮肤消毒。保健人员应采取标准预防措施并使用眼部保护和气溶胶或丁基橡胶手套，以防出现二次暴露。[2] 患者血流动力学状态和气道评估为必要步骤。然而，最具挑战性的问题是控制患者的躁动性谵妄。滴定苯二氮卓（例如，地西泮、劳拉西泮或咪达唑仑），并使用软性身体限制，便可完成活动控制。牢记：使用物理限制设备可能不利于身体保温（患者尝试抵抗这种约束），并可能会导致过高热。大多数医院应提供充足的苯二氮卓。苯二氮卓的药效应同于毒扁豆碱的药效。[8]（例如，氟哌啶醇）不宜使用安定药或仅可与苯二氮卓共同使用。患者可能死于大量服用苯二氮卓、自虐（由幻觉或幻想引起）或热应力（由无汗症引起）。认真观察体温应成为患者（接触苯二氮卓）扶持性治疗的重要组成部分。

抗毒蕈碱剂中毒的解毒剂为毒扁豆碱（一种乙酰胆碱酯酶抑制剂）。毒扁豆碱（一种非极性的三级胺氨基甲酸酯）横跨在血脑屏障，与突触后膜的组织乙

实例介绍

在48小时内,12名患者因大量吸食海洛因，情绪激动、精神错乱，被转交一家医院急诊科。一些患者的显著症状是轻度高血压、心跳过速、体温升高至38.3℃（101华氏温度），少数患者体温升至40℃（104华氏温度）。患者的查体结果显示：皮肤及黏膜干燥，并伴随语无伦次、语言错乱，在担架上胡乱移动。大部分患者瞳孔放大6毫米，但这对于吸毒患者都是是非典型症状（吸毒患者普遍有显著瞳孔缩小体征）。一些患者无意识，接受烯丙羟吗啡酮治疗后，出现焦躁不安、精神错乱（类似本章前文所释）。患者被禁锢，服用适量镇静药物苯二氮，并给予静脉输液。

起初应该考虑脑炎的暴发，一些患者通过腰椎穿刺术获取脑脊液进行分析，并都显示正常。当抗胆碱的可能性被考虑到，一名患者可能会被禁止使用毒扁豆碱管理，然后5分钟后给予2毫克的毒扁豆碱静脉注射。起初此患者精神错乱，并出现幻觉，之后变得警觉，有方向感，并能讲出他海洛因上瘾的病史（至少他本人认为是注射的海洛因）。海洛因样本被交公共卫生部门进行化验分析，结果显示是莨菪碱（此病例改编自美国1995~1996年的一次流行病）。

酰胆碱酯酶发生可逆的结合，并临时增加突触中乙酰胆碱的浓度。乙酰胆碱与 BZ 竞争（占用突触后毒蕈碱受体），并有助于克服胆碱能阻滞（由 BZ 引起）。[8] 尽管毒扁豆碱在临床上很有效，但可逆结合决定应每隔 30~60 分钟（或谨慎校准静脉滴注）肌内注射一次。因此，毒扁豆碱的服用非常费力，且仅适于患者数量较少的情况。例如，肌内注射 6.4 mg BZ 的患者需在 72 小时内获得 200 mg 毒扁豆碱，以维持正常功能。[9] 尽管少量滴定和频繁临床评价相对安全，但毒扁豆碱可引起胆碱能作用，例如，呼吸困难、窒息、心动过缓和癫痫（如服用过快）。在大量伤亡事件中，毒扁豆碱、毒扁豆碱管理人员和监督人员可能人手不够。在这些情况下，苯二氮平类药物最适合于安全、快速和有效管理。

若摄入毒剂，则会出现呕吐。在此情况下，尚未评估口服活性炭是否有效（可能对患者有效）。若需要，应进行临床实验室调查（包括脑脊髓液分析）。至少应在诊断明确时进行临床实验室调查。临床实验室调查可促使临床医生排除其他诊断结果，包括感染性病因。这是因为这些患者通常表现为体温升高（由于精神运动性激动和无汗症）和精神状态变化。

特殊考虑

接触 BZ 所产生的并发症包括散瞳症、横纹肌溶解［由于精神运动性激动、肠梗阻、尿潴留（需留置 Foley 导尿管）］、肺炎或缺氧（由于长时间昏迷或呼吸困难）、继发产生的急性闭角型青光眼以及热损伤（由无汗症继发产生热保留）。

3- 奎宁环酯是一种二环脂。当碱溶液 pH ＞ 11 时，二环脂将在几分钟内水解为二苯乙醇酸和 3 - 奎宁环醇。水解产物的毒性远小于母体化合物（图 95-1）。[5, 11] 水解产物可能会影响体表和医疗设备消毒。

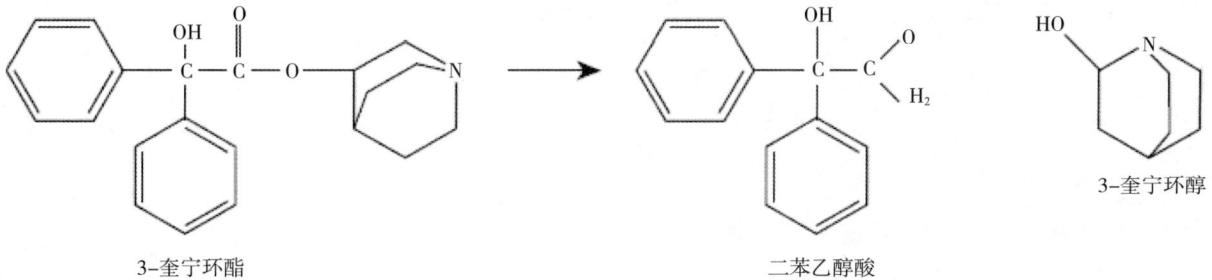

3-奎宁环酯　　　　　　二苯乙醇酸　　　　　　3-奎宁环醇

图 95-1　当 pH ＞ 11 时，3- 奎宁环酯（BZ）将发生水解反应

隐患

应对神经毒剂侵袭尚存在诸多隐患，包括：
- 若医院和当地的紧急医疗服务系统收治的患者多为躁动性谵妄，则医院和当地的紧急医疗服务系统会出现缺乏组织性的情况。
- 未能对需要医疗护理（包括物理约束）的大多数患者作出准确判断，未能高效地调配医院资源和人员，因而，可能会发生资源枯竭和员工疲惫的情况。
- 受到外部暴露的患者消毒不充分，致使保健人员（以救援人员和护理人员为主）出现二次暴露。
- 当患者患有多发伤时，未能尽快鉴别其他损伤。
- 未能诊断出是抗毒蕈碱剂中毒，导致患者服用的药物出现抗毒蕈碱作用（例如，氟哌啶醇），进而使病情加重。
- 未能抑制精神错乱（接触 BZ）的患者。
- 未能确定无汗患者（接触 BZ）出现热应力的可能性。

参 考 文 献

1. Ketchum JS. The Human Assessment of BZ. Edgewood Arsenal, Md：Chemical Research and Development Laboratory；1963. Technical Memorandum 20-29. Cited in：Ketchum JS, Sidell FR. Incapacitating agents. In：Sidell FR, Takafuji TE, Franz DR, eds.*Textbook of Military Medicine：Medical Aspects of Chemical and Biological Warfare*. Falls Church, Va：Office of the Surgeon General, U.S. Army；1997：287-305.

2. U.S. Army Center for Health Promotion and Preventive Medicine：Psychedelic agent 3：quinuclidinyl benzilate（BZ）. The Deputy for Technical Services' Publication：Detailed Chemical Facts Sheets；1998. Available at：http：//chppm-www.apgea.army.mil/dts/dtchemfs.htm.

3. Wyper DJ, Brown D, Patterson J, et al. Deficits in iodine-labelled 3-quinuclidinyl benzilate binding in relation to cerebral blood flow in patients with Alzheimer's disease. *Eur J Nucl Med*. 1993；20：379-86.

4. Hiramatsu Y, Eckelman WC, Baum BJ. Interaction of iodinated quinuclidinyl benzilate enantiomers with M3 muscarinic receptors. *Life Sci*. 1994；54：1777-83.

5. Guidelines for 3-quinuclidinyl benzilate. In：Subcommittee on Guidelines for Military Field Drinking-Water Quality, Committee on Toxicology, Board on Environmental Studies and Toxicology, National Research Council. *Guidelines for Chemical Warfare Agents in Military Field Drinking Water.*

The National Academies Press；1995：15-8.

6. Hay A. Surviving the impossible：the long march from Srebrenica. An investigation of the possible use of chemical warfare agents. *Med Confl Surviv*. 1998；14：120-55.

7. Byrd GD，Paule RC，Sander LC，et al. Determination of 3-quinuclidinyl benzilate（QNB）and its major metabolites in urine by isotope dilution gas chromatography/mass spectrometry. *J Anal Toxicol*. 1992；16：182-7.

8. Burns MJ，Linden CH，Graudins A，et al. A comparison of physostigmine and benzodiazepines for the treatment of anticholinergic poisoning. *Ann Emerg Med*. 2000；35：374-81.

9. Ketchum JS. *The Human Assessment of BZ*. Technical Memorandum 20-29. Edgewood Arsenal，Md：Chemical Research and Development Laboratory；1963.

10. U.S. Centers for Disease Control and Prevention. Scopolamine poisoning among heroin users—New York City，Newark，Philadelphia，and Baltimore，1995and 1996. *JAMA* 1996；276：92-3.

11. Hull LA，Rosenblatt DH，Epstein J. -Quinuclidinyl benzilate hydrolysis in dilute aqueous solution. *J Pharm Sci*. 1979；68：856-9.

96 麦角酸二乙基酰胺、其他吲哚和苯基乙胺衍生物侵袭

Fiona E. Gallahue

事件说明

麦角酸二乙基酰胺（LSD）是一种吲哚烷基胺，也被称为LSD-25。1938年，Albert Hofmann在Sandoz实验室做实验时第一次发现了这种吲哚烷基胺。而直到1943年，Hofmann在一次意外接触中透过皮肤吸收了微量的LSD，才发现了LSD的精神转换效果。他的实验为神经精神疾病研究使用LSD以及1951年美国中央情报局（CIA）关于人体使用LSD和类似迷幻剂的实验奠定了基础。大多数此类CIA的实验结果至今仍未被公布，但部分被公布的文件中描述了美国政府将LSD用作武器的过程。致幻蕈类中提取的二甲-4-羟色、二甲-4-羟色胺磷酸、吲哚烷基胺也在CIA的实验研究范围之内。据报道，麦斯卡林，一种从乌羽玉中提取的苯乙胺衍生物也被用于人体试验。由于这类物质具有交叉抗药性和类似的副作用及治疗作用，且美国政府曾计划将其用作潜在的化学武器，在此背景下，本文将重点介绍这类致幻剂，而非涉及所有的苯乙胺衍生物，例如，3，4-甲烯二氧苯丙胺（MDA）及相关的安非他命或其他吲哚烷基胺（例如，蟾毒色胺，伊菠因）。[1-2]

在1970年颁布的《控制物质法》中，LSD、麦斯卡林、二甲-4-羟色胺、二甲-4-羟色胺磷酸被归为第一类目录药。这类药剂会产生相似（尽管并不相同）的效应，但效力有所不同：1000 μg的麦斯卡林等于1.0 μg的LSD或100 μg的二甲-4-羟色胺磷酸。[3]

LSD是这类药剂中最有效的药剂，口服剂量通常为1~16 μg/kg。服用LSD后所产生的心理、生理反应与用药剂量间存在一定的比例关系：50~100 μg为小剂量，100~250 μg为中等剂量，250~500 μg为高剂量。[4-5]LSD无臭无味，通常的摄取方式为口服，其他摄取方式还有吸食、鼻吸或注射。人体在服用该药剂100分钟后会进入血浆半衰期，但3天内依然可在血浆或尿液中检测出该药剂的成分，这种药剂可在肝脏中进行代谢并经尿液排出。[6]服用这类药剂后30~60分钟内会出现临床效应，且在2~4小时后效应会达到峰值，而大部分的症状会在12小时内消退。[5, 7-8]专家在模拟军事环境中进行实验研究后，得出下列结果：即使是训练有素的部队，在摄取少于200 μg的总口服剂量后也会陷入完全混乱的状态。[9]受药剂影响的人通常无法完成一系列的指令或专注于复杂的任务，但仍可能会发生个体冲动行为。人在处于这种状态时，自身行为无法预测，但仍能配合协调。[9]

尽管LSD的半数致死量（致使暴露组的50%死亡所需的剂量）为14000 μg（接近500 μg高剂量的30倍），但仍未被归类为安全药剂。[10]有研究报告称，该药剂会引发急性精神病反应。人在出现急性精神病反应后可能会发生由意外或自我毁灭行为、自杀或他杀引起的创伤；LSD引发的死亡很可能是由急性精神病反应而非化合物的直接毒性造成的。[1, 7, 11]

LSD的化学性质与血清素很相似，且可对血清素及多巴胺受体产生作用。LSD中毒通常会出现拟交感效应，包括瞳孔散大、心动过速、高血压以及反射亢进。[5-6]LSD的迷幻性质会引发欣快症、焦虑症、带

有强烈视幻觉和听幻觉的妄想症，而这种幻觉通常趋向抽象、富有色彩、内容丰富且难以形容（相对于抗胆碱能引起的具体的、视物显小的且容易描述的幻觉症）。尽管触幻觉不常出现，但联觉（感觉交叉）会频繁出现。[6-7]血清素引发的血小板聚集异常可能会导致凝血异常及血块收缩不良。尽管不常出现心血管并发症，但仍会出现室上性心动过速和心肌梗死。[6]毒性的严重临床表现包括高热、癫痫以及横纹肌溶解症。[8]

麦斯卡林是从北美鸟羽玉中提取的致幻生物碱，这种生物碱也可从北美仙人掌科毛花柱属的几个品种中提取。麦斯卡林（也称 3，4，5- 三钾氧基苯胺）可直接从鸟羽玉中提取或经合成得出。16世纪，含有麦斯卡林的仙人掌被人们用于宗教礼拜。1896 年，人们第一次从佩奥特掌中提取出了麦斯卡林，而麦斯卡林的第一次合成是在 1918 年。人们通常在佩奥特掌的金色圆盘状"威廉斯仙人球花"，即仙人掌的天然球状茎头中摄取麦斯卡林。每个球中包含 45~100mg 的麦斯卡林。麦斯卡林的致幻剂量为 5mg/kg。通过口服的方式，麦斯卡林可迅速被胃肠道吸收，但味道很苦。静脉注射麦斯卡林产生的副作用及药效持续时间与口服类似。（颇受欢迎的墨西哥龙舌兰酒并非提取自佩奥特掌，也不含麦斯卡林。）

麦斯卡林在被人体摄取后 30 分钟至 2 小时内会对人体产生效应，大约 4 小时后药剂效应会达到峰值，总持续生效时间为 8~14 小时。与 LSD 类似，麦斯卡林可在肝脏中进行代谢并经尿液排出。其临床效应与 LSD 相似，但除此之外还包括恶心、呕吐、发汗、全身不适、头晕、头痛等首发症状，这些首发症状通常出现在摄取药品后的第一个小时，即致幻效应开始前不久。大剂量的药剂摄入会使人体产生低血压、心动过缓以及呼吸抑制等症状。[5, 7]

二甲 -4- 羟色胺磷酸（4-phosphoryloxy，N- 二甲基色胺）和二甲 -4- 羟色胺（4- 羟基 -N，N- 二甲基色胺）是从色氨酸中提取的吲哚烷基胺致幻剂。这些药剂被首次从致幻蘑菇中提取的时间是 1958 年，之后的几个世纪一直被墨西哥印第安人使用。与二甲 -4- 羟色胺相比，二甲 -4- 羟色胺磷酸具有较强的抗氧化性，即使是在干蘑菇中依然保留着活性。二甲 -4- 羟色胺的药性大约是二甲 -4- 羟色胺磷酸的 1.5 倍，但除此之外，这两种药的药理相似。事实上，二甲 -4- 羟色胺是二甲 -4- 羟色胺磷酸在

人体内的活性代谢产物。100μg 剂量的二甲 -4- 羟色胺磷酸等于 1μg 的 LSD 和 1000μg 的麦斯卡林。通过静脉注射的二甲 -4- 羟色胺磷酸的半数致死量为 280mg/kg[3]。

通过酿造或炖煮的方式，可从野生且干的佩奥特掌蘑菇中提取药剂。提取的药剂对不具抗药性的成人产生致幻效应的剂量为 6~12mg。经研究发现，药剂的临床效应与提取的蘑菇数量间的相关性很小。大约 50% 的致幻化合物可被胃肠道吸收，并分布在包括大脑在内的大多数组织内，且大多数可通过肾脏进行代谢并被排出体外。人体在摄取药剂后 30~60 分钟内产生相关症状及症候群，致幻作用在 30 分钟至 2 小时间达到峰值并持续 3~15 小时。[3, 5, 10]两种化合物均主要对含血清素的神经递质产生影响。这两种药剂产生的临床效应大多为拟交感效应，包括瞳孔散大、毛发直立、心动过速及反射亢进。幻觉效应通常表现为视幻，也可能表现在听觉或触觉上。烦躁不安与欣快症均属于心境改变。恶心、抽筋、腹痛以及身体部位的肿胀感均为潜在的不良反应。二甲 -4- 羟色胺和二甲 -4- 羟色胺磷酸很少会引发死亡，但曾有报道称，一名 6 岁的儿童在摄取药剂后出现了高热和癫痫持续状态。[5]

所有这些药剂之间均具有交叉抗药性，这种抗药性会在身体依赖性产生之前迅速增长（在几天内）并在 3~4 天内迅速消退。

早期症状后致幻意象的复发或病理性重现的时间从几天至几年不等，在大多数情况下，人体出现上述情况是在摄取 LSD 后，但有时摄取麦斯卡林后也会出现类似症状。导致这些症状出现的原因尚不明确，但病理性重现的强度会随时间而降低，且受到严重感染的患者可通过服用苯二氮平类药物得到有效治疗。压力、运动以及疾病等触发因素均会引发药剂的病理性重现。[5]

LSD 的化学成分与血清素相似，且可对 5- 羟色胺或其受体产生作用。有研究（Bonson 与 Murphy 所作的小规模回顾性队列研究[12]）表明，LSD 与各类抗抑郁药剂间存在交叉反应性能。在此次研究中，那些服用选择性血清素再吸收抑制剂（SSRI 类药）及单胺抑制剂的患者，对 LSD 的反应降低；而那些服用三环抗抑郁药和碳酸锂的患者，对 LSD 的反应则会增加。二甲 -4- 羟色胺磷酸的化学成分同样与血清素类似，且同样可能与抗抑郁药物存在类似的交叉反应。

由于在这类药剂中，LSD 的药性最强且最难检测（无臭无味），因此据报道，20 世纪 60 年代，其化合物是政府机构检验最多的种类，且可能是吲哚和苯基乙胺衍生物中用于袭击次数最多的药剂。[13]

LSD 具有难以进行隐蔽散布的特点，而这一特点限制了其作为化学武器的实用性。LSD 的化合物可被释放在水中，而要达到化学武器的水平，则需释放大量的化合物，这种高到无法想象的数量会使大量水源受到污染，比如一个水库。此外，污水净化厂使用的浓聚物中的氯在被氧化后，可抑制 LSD 的活力。人们也许可将远处污水传送至这类污水处理设施，但这一方案并不具可行性（由于 LSD 的稀释性）。[1] 通过空投的方式可使满载 LSD 的炸弹在地平面或地面上方几英尺的位置爆炸。爆炸发生当地的人们会在呼吸时中毒。LSD 经雾化后可被吸入人体内，但传播过程中需相对接近预定目标。部分恐怖分子会使用这种传播方式进行恐怖袭击。但这种传播方式并非适用于所有的恐怖袭击，需根据实际情况来判断。LSD 的粒度为 5 微米时，感染剂量中位数（致使 50% 的暴露人群感染的剂量）大约为 5.6 μg/kg，是非肠道途径感染剂量中位数的两倍。[9]

LSD 的理想状态为：在特定地点投放后，能快速产生效果。但事实上，LSD 有 30 分钟或更长的潜伏期，这可能会成为其作为化学武器的一个不利因素，因为暴露的受害者有可能在开始出现幻觉之前的这段时间内转移至不同的区域。但 LSD 在隐蔽释放后，会造成人们行动的延迟，这可能会成为其作为化学武器的一个优势。恐怖袭击的另一个潜在问题是美国民众普遍使用选择性血清素再吸收抑制剂，这种抑制剂可能会对美国民众产生保护效应。然而，生物变异性仍有可能使相当一部分的预期受害者受到感染。

⬅ 事前措施

为应对潜在的化学武器袭击，医务人员和紧急救护人员均应接受良好的训练。化学武器袭击后的拟定处理规程包括将受害者从污染源头撤离并使用防护设备以避免吸入、摄取或是通过暴露的皮肤感染毒气。尽管在恐怖袭击过程中，LSD 不会在人与人之间传播，但理论上，经过雾化后的 LSD 仍有可能会残留在皮肤、衣物或环境表面。这类化合物是否会被二次雾化取决于大量尚未予以调查的变量。若担心这类雾化产品会沉淀在皮肤或衣物上，则用水清洗皮肤（可用肥皂，也可不用）和衣物即可。由于尚无可检测出 LSD 的设备，因此若 LSD 只是被少量且隐蔽释放在环境中，检测的难度很大。

➡ 事后措施

在 LSD 和类似的致幻剂造成的重大伤亡事故中，对于大多数临床医师来说，在药剂引起的拟交感效应以及致幻效应开始的大约 30~60 分钟内，临床检测会相对容易。虽然 LSD 中毒后产生的临床症状与其他致幻性吲哚和苯基乙胺衍生物中毒相似，难以进行区分，但所有这类情况的处理方法基本相似。鉴别诊断包括急性反应、精神分裂症以及暴露于苯环己哌啶（PCP）、安非他命、抗胆碱能化合物。[14] 有关当局应确定并消除污染源。

🧑 伤员医疗

治疗过程通常采用的治疗方法为支持性治疗。若患者的疑虑被打消并能在一个平静、安宁的地方接受治疗，则病情可在不进行药物治疗的情况下得到有

实例介绍

有一天，许多出现"激越症状"的患者被送到你的急诊室，这些患者均来自同一家保险公司。他们在被送达急诊室时开始出现幻觉。一些人表现出极度恐慌，另一些人则或发狂或平静。

你检查了其中一位患者，这是一位没有既往病史的 40 岁行政助理。尽管她在回答你提出的问题时显得语无伦次，但她并未出现任何不适症状。经过检查，她的血压为 160/90mmHg、心率为每分 110 跳、口腔温度为 37.8℃。她的瞳孔散大，有轻微发汗的症状，但其他方面均表现正常，并且当处在安静的环境中时表现得相对平静。

几分钟后，她其中的一位同事开始左右晃动，需对其注射苯二氮类药物以保持镇静。她的另一位同事叙述，在开完会回到办公室以后，发现同事们均处于这种状态。在试图回忆办公室中发生的不寻常事件时，他提到今天给他们供应瓶装水的是一家新的供货商。在你们结束谈话后不久，你接到电话通知：有另外一组出现"激越症状"患者会被很快送到急诊室，他们与你现在的这组出现激越症的患者来自同一个办公楼的法律办公室。后来，在与其中一位患者讨论病情的过程中，你发现法律办公室今天也有瓶装供水。

效控制。[15] 一些出现严重激越症状的患者可能需进行药物治疗。在这种情况下，最好的选择是：静脉注射适量的长效苯二氮类药，例如 2mg 的劳拉西泮或 5mg 的安定。肌内 / 静脉注射 5mg 的氟哌啶醇或口服 10mg，同样可有效控制 LSD 诱发的激越症状，但却达不到苯二氮类药的疗效，因此并不常用于治疗药物诱发的幻觉。氟哌啶醇和吩噻嗪类药物是抗胆碱能中毒患者的禁用药品，医务人员可能会在未进行仔细检查的情况下错误地将其用在 LSD 精神病患者身上。

特殊考虑

由于大量的氯可将 LSD 氧化，由此产生的污染水源在经过适当的处理后才能被安全饮用。

由于 LSD、麦斯卡林和二甲 –4– 羟色胺磷酸均会在体内迅速代谢并主要经尿液排出，因此通过免疫法，例如酶放大免疫测定技术（EMIT）进行确认检测，可很容易地在尿液中检测出这类药剂。[16]

一些研究表明，选择性血清素再吸收抑制剂类药剂可降低 LSD 和二甲 –4– 羟色胺磷酸产生效应的严重性。在特定的情况下，例如当 LSD 的暴露人群处于高风险时，使用选择性血清素再吸收抑制剂可对其起到一定的保护作用。但在选择最终的建议前还需进行多次检测。

隐患

在应对袭击的过程中可能会出现一定的隐患。如下所示：

- 未通知有关当局寻找污染药源。
- 在转移患者时未正确使用保护设备，从而使更多人受到感染。
- 未将产生幻觉的患者转移至安静的控制区。
- 在进行鉴别诊断时，未考虑到安非他命、抗胆碱能类药物、精神分裂症和急性恐慌性反应。
- 在未确定致幻原因时使用氟哌啶醇进行治疗。

■ 致谢

特别感谢 Lewis Nelson 博士与 Robert Hoffman 博士以及来自纽约中毒控制中心的 Mary Ann Howland 与 PharmD，感谢他们的帮助和支持。

参 考 文 献

1. Buckman J. Brainwashing, LSD, and CIA : historical and ethical perspective. *Int J Soc Psychiatry*. 1977 ; 23 : 8–19.
2. Lee MA, Schlain B. *Acid Dreams : The Complete Social History of LSD : The CIA, the Sixties and Beyond*. Grove Press ; 1985.
3. Passie T, Seifert J, Schneider U, et al. The pharmacology of psilocybin. *Addict Biol*. 2002 ; 7 : 357–64.
4. Lycaeum Web site. Available at : http : //www.lycaeum. org.
5. Leikin JB, Krantz AJ, Zell-Kanter M, et al. Clinical features and management of intoxication due to hallucinogenic drugs. *Med Toxicol Adverse Drug Exp*. 1989 ; 4 : 324–50.
6. Ghuran A, Nolan J. Recreational drug misuse : issues for the cardiologist. *Heart* 2000 ; 83 : 627–33.
7. Williams LC, Keyes C. Psychoactive drugs. In : Ford MD, Delaney KA, Ling LJ, et al, eds. *Ford : Clinical Toxicology*. Philadelphia : WB Saunders ; 2001 : 640–9.
8. Lemke T, Wang R. Emergency department observation for toxicologic exposures. *Emerg Med Clin North Am*. 2001 ; 19 : 155–67, viii.
9. Ketchum JS, Sidell FR. Incapacitating agents [Chapter 11]. In : Zajtchuk R, ed. *Textbook of Military Medicine, Part I : Warfare, Weaponry, and the Casualty : Medical Aspects of Chemical and Biological Warfare*. Washington, DC : Office of the Surgeon General, U.S.Army, TMM Publications, Border Institute ; 1997 : 293.
10. Clark RF, Williams SR. Hallucinogens. In : Marx JA, ed. *Rosen's Emergency Medicine : Concepts and Clinical Practice*. St Louis : Mosby ; 2002 : 2137–50.
11. Sotiropoulos A. Injury to the bladder : unusual complication of lysergic acid diethylamide. *Urology* 1974 : 3 : 755–8.
12. Bonson KR, Murphy DL. Alterations in responses to LSD in humans associated with chronic administration of tricyclic antidepressants, monoamine oxidase inhibitors or lithium. *Behav Brain Res*. 1996 ; 73 : 229–33.
13. Yensen R. LSD and psychotherapy. *J Psychoactive Drugs*. 1985 ; 17 : 267–77.
14. Perry P. LSD psychosis. In : Clinical Psychology Seminar, Virtual Hospital. Available at http : //www.vh.org/adult/ provider/psychiatry/ CPS/28.html.
15. Schlicht J, Mitcheson M, Henry M. Medical aspects of large outdoor festivals. *Lancet* 1972 ; 1（7757）: 948–52.
16. Bodin K, Svensson JO. Determination of LSD in urine with highperformance liquid chromatography—mass spectrometry. *Ther Drug Monit*. 2001 ; 23 : 389–93.

97 阿片类药物侵袭

Rick G. Kulkarni

事件说明

在大约公元前300年的农耕时期，纯鸦片是一种生物碱混合物，可从未成熟的罂粟（亚种或鸦片、罂粟花）心皮汁液中提取。鸦片，例如海洛因、可待因以及吗啡均是这类生物碱的自然衍生物。类似鸦片的麻醉性化合物，例如羟考酮、度冷丁、芬太尼及其衍生物（例如卡芬太尼和舒芬太尼）同样可通过合成的方式获得。最初，鸦片类药物表示的是合成麻醉剂，这类药物并非来源于鸦片，而是用来表示应用越来越广泛的阿片类药物和合成麻醉剂的术语；鸦片剂包括主要成分为吗啡或蒂巴因的天然生物碱。[1-2]

在中枢神经系统（CNS）和胃肠道中，阿片类药物与受体的突触结合会导致神经元细胞膜超极化，抑制神经传递，细胞群在受到感染后，细胞终器会出现抑郁或兴奋的状态。阿片类药物主要通过阿片受体的三大亚型——OP1（δ）、OP2（κ）以及OP3（μ）对其产生的生理效应进行调控。三大受体均可调控镇痛和呼吸抑制，但OP1（δ）受体可调控脊椎镇痛，OP2（κ）受体对镇静作用更具选择性（尽管也可调控瞳孔缩小、镇痛及呼吸抑制），而OP3（μ）受体则作用于呼吸抑制、瞳孔缩小、便秘、欣快症（慢性患者会对其产生依赖）。[3] 阿片类药物的拮抗剂（例如纳洛酮、纳美芬、纳曲酮）可有效治疗急性阿片类药物中毒引发的呼吸抑制，并对OP3（μ）受体比对OP1或OP2受体更具亲和力。但纳曲酮通常用于治疗阿片成瘾的患者。[1-2]

临床表现

阿片类药物中毒的典型表现是意识水平降低，当患者出现中枢神经系统抑郁症、呼吸抑制、瞳孔缩小等临床三特征时，有可能是发生了阿片类药物中毒。

瞳孔缩小的鉴别诊断包括可乐定、胆碱能危象（胆碱能类药物、有机磷农药或神经性毒剂）、吩噻嗪、苯环利定、镇定安眠等药物以及脑桥和蛛网膜下出血。但缺氧的阿片患者以及接触包含阿片类药物和抗胆碱能类药物（例如阿托品或东莨菪碱）混合物的人群会出现瞳孔散大的症状。这类患者通常会出现嗜睡、欣快症、室性心律失常和急性意识状态改变等症状。通常人体中毒后会出现呼吸道损伤，出现呼吸缓慢和呼吸浅慢等症状。在阿片中毒症状由中度向重度转变的过程中，中毒者的呼吸频率会降至每分钟4次，并可能会出现呼吸衰竭。毒性的全身发作很少见，通常只发生在婴幼儿和儿童身上，原因是这类人的中枢神经系统处于早期的快速生长期。中毒者很少会出现眼球震颤的症状，但也曾出现过类似的报道。[1-2]

可能会用于袭击的药物

口服和呼吸道接触是阿片类药物侵袭的两种主要吸收途径。通过这两种途径，大多数的阿片类药物很容易被人体吸收。在口服后90分钟和吸入后10分钟内药物会达到峰效应。[4] 合成的阿片类药物——芬太尼及其衍生物是最有可能在恐怖袭击中使用的一组药物[5]（表97-1）。这类药物具有高效力（大约是吗啡的10~10000倍）且可在雾化后诱发动物失去知觉并

表 97-1　阿片类药物（包括芬太尼衍生物）的特性

药　物	阿片类药物效力 （与吗啡相比）	治疗指数*
吗　啡	1	70
杜冷丁	0.5	5
芬太尼	300	300
舒芬太尼	4500	25000
阿芬太尼	75	1100
瑞芬太尼	220	33000
卡芬太尼	10000	10600

* 治疗指数 = 半数致死量（LD50）/ 最低半数有效量（ED50）。

出现长期呼吸抑制，这两点使得其成为进行恐怖袭击的理想药物。

⬅ 事前措施

阿片类药物侵袭出现重大伤亡后，唯一可采取的最重要的预防措施是做好应对准备。在这类袭击中减少伤亡人数的关键因素如下：①尽快接近伤员；②保护伤员的呼吸道；③对伤员实施有创辅助通气或无创辅助通气治疗；④对伤员进行服用阿片类药物特异拮抗剂纳洛酮的快速治疗。

作为影响受害者状态的最主要因素，首先应确定在袭击中是否使用了阿片类药物。神经性毒剂等是常见的化学战剂，吸入这类战剂的受害者会失去知觉并出现呼吸抑制（或窒息）和瞳孔缩小的状态，若对神经性毒剂的解毒剂不会产生过敏反应的人在服用解毒剂后仍出现上述症状，则应开始怀疑是否是其他原因导致出现上述状态，包括阿片类药物侵袭。第一响应人员，包括消防员、警员以及急救医务人员/护理人员须掌握会被袭击的高危人群信息，并能够对接触这类药物的人出现的典型表现进行鉴别诊断。此外，第一响应人员应配备辅助通气设备和纳洛酮。

在都市高风险区配备保健设施，用于治疗大量接触阿片类药物的患者，也是做好充分准备的一个重要环节。尽管目前尚无政府机构或专业组织对此类情况发生的可能性发表官方立场声明，但医院的灾害防治委员会应在其总体应急预案中加入这一主题的预案。至少应能够给生活在高风险区域的人群提供现场紧急

医疗服务（包括在运输过程中进行抢救和实施支持性治疗），对感染人群进行无创人工通气和有创人工通气，并提供充足剂量的纳洛酮。[1-2]

➡ 事后措施

一旦确认已发生阿片类药物侵袭，应立即启动预制行动方案。阿片类药物侵袭很可能发生在可容纳数百人的封闭区域。疏散方案实施的第一步是隔离尚未出现药物反应的人群，并将他们转移出疫区。

对于已经感染的人群，身着个人防护装备的救护人员应在医务人员赶到之前实施迅速控制措施。这些措施之所以重要的原因有三个：

1. 妥善安放患者，使其保持左侧卧姿有助于防止胃内容物误吸并将舌头回落阻塞呼吸道的风险降至最低。

2. 若难以接近受害者（例如，受害者坐在剧场的中间位置，则很难接近他们所在的位置），医疗救护队实施人工通气和供给纳洛酮的能力会严重受限。

3. 在未进行急救干预的前提下，无法对患者进行正确的检伤分类或治疗，因此会出现一定的混乱。

由于在发生大规模伤亡事件的情形下，当地的解毒剂供应会被很快耗尽，因此应尽早请求邻近地区调集纳洛酮的额外库存进行支援。[1-2]

应通知有关地方、州以及联邦公共卫生部门和执法部门。

👪 伤员医疗

应根据受害者的临床表现制定治疗方案。对于清醒但无判断力的患者，唯一需要进行的干预措施是将其护送至污染区外的开放区域。对于处于昏睡或嗜睡状态但又容易被唤醒的患者，也应将其护送至开放区域并对其进行观察以防症状恶化。对于失去知觉但仍有呼吸的患者，也应将其转移至开放区域并通入肌内注射足剂量，即 2.0mg 增量的纳洛酮（儿童患者为 0.1 mg/kg）使其清醒。药物的解毒效应会在肌内注射后 1~3 分钟内出现，且经临床观察 5 分钟之内效应会达到最大值。若受害者出现部分反应，则应对其进行重复剂量注射，且若有需要即可再次进行重复剂量注射。由于纳洛酮的临床半衰期为 20~60 分钟，因此分派的医务人员对患者的观察时间应不少于 1 小

时，以确保阿片效应不再复发。若现场有纳美芬，则可将其用于治疗，其肌内注射剂量为 0.5~1.0mg，当注射剂量为 1.5mg 时产生最大效应。

最后，那些出现严重呼吸抑制或呼吸暂停且无知觉的患者应立即接受人工通气，最好采用无创通气技术，例如 100% 氧气的呼吸面罩装置。还应对其注射纳洛酮直至他们清醒并可自主呼吸。应对这类人群进行检伤分类，若有需要应送至当地医院继续进行纳洛酮治疗且进一步观察至少 12~24 小时。

阿片诱发的无意识可能会导致跌倒进而引起钝挫伤，因此，应对所有受感染的受害者进行检查并对其伤势进行评估。

若发生颈部损伤或脑损伤，应将患者放置在脊骨矫正板上，将头部放入颈套，并将患者送至当地医院接受进一步的评估和治疗。

尽管恐怖分子尚未在大规模的袭击中直接使用阿片类药物，但在 2002 年 10 月，车臣恐怖分子控制了莫斯科的一家文化宫，俄罗斯联邦安全局（FSB）的特种部队与其发生对抗，这一事件显示了阿片类药物会制造大规模伤亡的潜在可能性。[9-10] 卫生部部长尤里·舍甫琴科之后证实袭击中使用的药物为芬太尼衍生物，经推断，恐怖分子可能对这种阿片化合物进行了单独雾化，也可能是将其与一种麻醉药一起雾化。大约 120 名人质在这次袭击中丧生。舍甫琴科声称在这次袭击中使用的"解毒剂"已超过 1000 剂。许多伤者已从文化宫转移至地面或公共汽车内，以确保其呼吸道畅通。[9-10] 这次事件表明，在大规模人群中使用阿片类药物会造成重大医疗灾害，在灾害抢救过程中应对伤者进行正确疏散，且应特别注意保持伤者的呼吸道畅通，通气设备和解毒剂的使用均对挽救伤者生命、降低死亡人数至关重要。这类袭击会使疫区的医疗资源供应迅速瘫痪。在灾难性事件中，正确的准备和计划有助于挽救生命。[11-13]

🔆 特殊考虑

阿片类药物侵袭可能发生在可容纳数百人的封闭空间中，因为在这种情况下可造成大规模的伤亡。由于阿片中毒通常的死亡机制是呼吸抑制，因此最关键的反应因素包括：快速接近受害者，对其呼吸道及呼吸状况进行评估，并在现场评估后确保空气流通，保持受害者呼吸道畅通。使受害者尽快服用纳洛酮也是比较实际的做法，但并非重要的立即反应。重要的立即反应是确保受害者的呼吸道打开且可进行充分换气。在症状暴发期间，纳洛酮的库存将很快耗尽，应尽早考虑订购更多的解毒剂。

在从封闭空间转移的过程中，集体癔症和阿片诱发的无知觉会使受害者跌倒进而引起钝挫伤，在救援过程中，救援人员应意识到这一点。

第一响应者，即危险品处理工作队和其他救护

实例介绍

洛杉矶的一家音乐厅礼堂可同时容纳 800 名观众以及 200 名演员和后勤人员。在第一场幕间休息时，坐在音乐厅后面的几名观众声称听到了"嘶嘶"声。两名保安人员被叫到出现噪声的地点，在幕布后面发现三个大罐，他们用力将其中的无色物质倾倒在走廊上。在搬走大罐前，他们被不明气体迷到并昏倒在地板上。片刻之后，附近的几名声称听到噪声的观众有的瘫倒在座位上，有的坐到了走廊上。另外一些人出现恶心、呕吐的症状。几分钟后，更多的观众出现类似的症状，且这种情况开始向舞台的方向蔓延。大约 5 分钟后，第一批瘫倒的观众也开始出现类似症状，这时剧场中的大多数观众均已失去知觉。演员和坐在前排的观众已经开始恐慌并争相向音乐厅前部有明确标示的出口冲去。

危险品处理工作人员到达现场时，现场已被接到报警后 10 分钟内赶到的警察用警戒线隔开。身着个人防护装备的工作人员进入音乐厅后，发现有数百名失去知觉的受害者。

许多受害者均出现呼吸抑制的症状。当部队的指挥官注意到他检查的每一名受害者的瞳孔均缩小至针尖大小时，立刻怀疑这属于神经性毒剂侵袭，并通过无线电发送命令，通知行动指挥官将神经性毒剂的解毒剂带到现场。音乐厅内的救护队成员将受害者从座位搬至走廊，进而移出音乐厅。移至厅外的受害者均保持侧卧的姿势以防止胃内容物误吸并保证其呼吸道畅通。护理人员成功地将人工通气呼吸面罩的通气管插入两名呼吸暂停的患者的呼吸道内，过程中未出现明显的气道阻力。未出现明显的气道阻力且神经性毒剂的解毒剂对受害者不起作用，基于上述两种情况的出现，有必要对针点瞳孔症状进行鉴别诊断并考虑阿片类药物侵袭的可能性。将刚到的救护车中的纳洛酮通过肌肉注射的方式首先注射进呼吸暂停的患者体内，而非气管插管的患者体内。当药物注射后 2~3 分钟内有两名患者恢复自主呼吸时，救护人员应将这一情况报告给医院并请求提供更多的纳洛酮。大部分失去知觉的患者恢复了意识并能够充分换气，尽管服用了大量的纳洛酮，现场仍有大约 80 人被宣告死亡，另有 5 人在当地医院被宣告死亡。没有救护人员出现药物感染或中毒。

人员对暴露于阿片类药物的人群的临床情景，必要的快速救援恰当地疏散以及对受害者呼吸道的支持和促进通气是在涉及数百人伤亡的大灾难中影响救援的结果，即相对较好的结果还是真正意义上的灾难。

尽管未出现阿片类药物的恐怖袭击事件，但仍不能排除这类袭击出现的可能性。在可容纳数百人封闭的场馆中应提示人们提高警惕。

🌐 隐患

在应对阿片类药物侵袭的过程中存在几项隐患。如下所示：

- 未制定应对袭击事件的大规模治疗方案。
- 未在高风险区域配备救护人员，纳洛酮库存不充足。
- 未能确认出阿片类药物侵袭或在确认后未通知相关部门。
- 将阿片类药物侵袭的受害者错误地诊断为受到神经性毒剂侵袭。
- 未及时接近出现呼吸抑制或呼吸暂停的伤者。
- 未使受害者处于正确的姿势，未确保其呼吸道畅通及对其进行通气治疗。
- 未鉴别出阿片毒性的临床表现，未进行专业的纳洛酮解毒治疗。

参 考 文 献

1. Wax PM，Becker CE，Curry SC. Unexpected "gas" casualties in Moscow：a medical toxicology perspective. *Ann Emerg Med*. 2003；41：700-5.

2. Toxicity, Narcotics. eMedicine.com. Available at：http：// www.emedicine.com.

3. Worsley MH，Macleod AD，Brodie MJ，et al. Inhaled fentanyl as a method of analgesia. *Anesthesia* 1990；45：449-51.

4. Mather LE，Woodhouse A，Ward ME，et al. Pulmonary administration of aerosolized fentanyl：pharmacokinetic analysis of systemic delivery. *Br J Clin Pharmacol*. 1998；46：37-43.

5. Van Bever WF，Niemegeers CJ，Schellekens KH，etal. N-4-Substituted1-（2-arylethyl）-4-piperidinyl-N-phenylpropanamides，a novel series of extremely potent analgesics with unusually high safety margin. *Arzneimittel-Forschung*. 1976；26：1548-51.

6. Jaffe AB，Sharpe LG，Jaffe JH. Rats self-administer sufentanil in aerosol form. *Psychopharmacology* 1989；99：289-93.

7. Kreeger TJ，Seal US. Immobilization of gray wolves（*Canis lupus*）with sufentanil citrate. *J Wildlife Dis*. 1990；26：561-3.

8. Baker JR，Gatesman TJ. Use of carfentanil and a ketamine-xylazine mixture to immobilise wild grey seals（*Halichoerus grypus*）. *Vet Rec*. 1985；116：208-10.

9. Lethal Moscow gas an opiate？ CBS News Web site. October 29，2002. Available at：http：//www.cbsnews.com/stories/2002/10/29/world/main527298.shtml.

10. Ruppe D. CWC：Experts differ on whether Russian hostage rescueviolated treaty. *Global Security Newswire*. October 30，2002.Available at：http：//www.nti.org/d_newswire/issues/thisweek/2002_11_1_chmw.html.

11. Lakoski JM，Murray WB，Kenny JM. The advantages and limitations of calmatives for use as a non-lethal technique. The Sunshine Project Web site. Available at：http：//www.sunshine-project.org.

12. Glenski JA，Friesen RH，Lane GA. Low-dose sufentanil as a supplement to halothane/N2O anaesthesia in infants and children. *Can J Anaesth*. 1988；35：379-84.

13. Committee for an Assessment of Non-Lethal Weapons Science and Technology，National Research Council. *An Assessment of Non-Lethal Weapons Science and Technology*. Washington，DC：National Academies Press；2003.

98 控暴剂侵袭

Sam Shen

事件说明

控暴剂俗称"催泪瓦斯",是一种具有刺激性、扰乱性的毒剂和催泪剂。此类药剂常用于军事培训,也被执法人员用来控制暴乱。北大西洋公约组织(NATO)将这类化合物用两个字母的代码进行表示。这些药剂包括:1–氯乙酰苯(NATO 代码,CN)、o–氯苯亚甲基丙二腈(CS)、溴苯乙腈(CA)与二苯并(b,f)–1:4–氧氮杂卓(CR)。辣椒油树脂(OC)是一种从辣椒类植物中发现的辣椒素的油提取物,通常与 CN 相混合被执法人员用于进行个人防护。由于上述药剂的化学名很长,因此通常用 NATO 代码表示,但 OC 除外,OC 通常俗称为防狼喷雾。这些化合物具有以下相似性[1]:

- 刺激感官的药剂会引起人体的严重不适;
- 迅速出现药剂反应;
- 人体接触后产生效应的持续时间短;
- 安全特性高(有效剂量致死率)。

二苯胺胂或亚当式毒气(DM)是一种会引起呕吐的药剂,也可用于控制暴乱,但与上述药剂在下列几个方面存在不同[1]:

- 人体接触后药剂反应会出现几分钟的延迟;
- 会产生恶心、呕吐、腹泻、腹部绞痛和其他系统效应(包括头痛和抑郁)等症状,但不会出现其他控暴剂会出现的黏膜刺激特点;
- 不会对皮肤造成严重损害。

若这类药剂得到正确使用,则受害者会出现严重不适和暂时的行动不便。[2] 由于这类化合物具有高度安全特性,因此常被军队和执法人员用于使暴乱人员丧失行动能力。这类药剂有时被称为非致死或非致命药剂,原因是其目的在于使受害者丧失行动能力而非使受害者严重受伤或死亡,并且这类药剂的安全比例较高,但应注意的是,用药剂量足够高时,也会造成生命危险。

控暴剂中第一种得到广泛应用的药剂是 CN,CN 于 1871 年被开发。大约在 1912 年,溴乙酸乙酯被用于控制巴黎发生的暴乱。[1] 随后 CN 被注册为梅西喷雾,成为个人防护装置。随后被开发的药剂产生的结果与 CN 相似,有的具有更安全的特性,有的具有更高的效力,有的两者都具备。[3]CS 的效力较高但毒性相对较低。[3]CS 在 1967 年为普通民众所熟知并且是现在应用最广泛的药剂。[4-5]CA 在第一次世界大战结束时被开发,但现在已很少使用。CR 是这类药剂中最新开发的化合物,其效力最高,具有高安全特性和低挥发性。这种低挥发性将其对肺部的效应降至最低。[1]DM 是一种主要会引起呕吐的药剂,但因其应用过程中的操作步骤和产生的效应与控暴剂相似,因此可能会被用作控暴剂。

控暴剂可以是液态的,也可以是固态的("催泪瓦斯"是一种误称),并可在细颗粒、微粒或溶解状态下进行传播。这类药剂可与爆炸物质相结合组成手榴弹,或是成为从手持装置中释放出的烟雾微粒。[6-7] 因此,这类药剂通过直接接触皮肤、眼睛或黏膜和吸入的方式对人体产生效应。

控暴剂效应

若能得到正确使用,控暴剂通常不会产生致命效应。这类药剂很少会引起死亡,较少的死亡病例通常是由肺部的毒性损伤引发的肺水肿造成的。[2] 通常人体在接触此类药剂后 1 分钟内出现症状并持续大约 30 分钟。[6] 这类药剂的长期效应通常为最低值。[5] 人体主要会受感染的系统为眼睛、鼻子、肺部和皮肤。[3]

眼睛

眼睛对刺激物异常敏感。当接触药剂时会产生强烈的灼烧感并出现流泪、睑痉挛、畏光和结膜充血。[6,8] 受害者会反射性地闭上眼睛。受害者的视力虽仍接近正常，但睑痉挛会妨碍其视力。除结膜炎的症状会持续 24 小时外，大部分症状会在 20 分钟后消失。除去对感官的影响外，药物微粒会致使角膜钝挫伤，且细小的微粒会陷进眼睛的组织内。

鼻子

若控暴剂与鼻子的黏膜接触，则会出现鼻漏、打喷嚏并伴有烧灼感。[3,8]

肺部

控暴剂会产生的更严重的效应之一是影响呼吸道。除会出现烧灼感外，药剂对支气管内部的刺激还会引起支气管收缩、咳嗽及呼吸困难。高剂量药物引发的效应包括肺水肿和化学性肺炎。[2] 药剂还会恶化受害者的原发性肺病，例如哮喘和慢性阻塞性肺病。[2]

由于暴露于 OC 的被羁押患者（大多数在暴露时均处于限制性体位）中出现许多死亡报告，因此专家通过让正常受试者吸入 OC 或安慰剂的方式进行了肺功能测试的研究。研究表明，无论受试者保持坐姿抑或是限制性体位，在暴露于 OC 后，均未出现肺功能异常、低氧血症或通气不足的症状。[9]

皮肤

若控暴剂与皮肤接触，则会出现红疹并伴有烧灼感或麻刺感。[2] 若延长与药物接触的时间会产生水泡并伴有类似于热灼伤后产生的烧灼感。炎热或潮湿的天气会恶化上述症状。[2]

代谢系统

一些研究表明，CS 可在人体的周边组织中代谢为氰化物。[2,10] 但吸入 CS 发生氰化物中毒的风险却很小。[1]

消化系统

人体在接触这类药物后会出现恶心、呕吐和腹泻

的症状。[2] DM 作为控暴剂除会引起黏膜刺激外，主要会产生消化道症状。

妊娠

一项动物研究表明，CS 不会对妊娠产生重大的影响。

⬅ 事前措施

控暴剂的效应通常具有自我限制性。因此，受害者通常不会立刻寻求医疗护理。受害者会在症状持续或出现并发症时寻求帮助。

急诊内科医生在治疗伤者前应戴上防渗手套和护目镜以避免接触药物。[3,6] 医护人员应在患者进入急诊室前准备好为患者除去沾染药物的衣服和清洗皮肤的设备。[8]

➡ 事后措施

由于药物已被释放到空气中，因此疏散人群对排除进一步的药物接触很重要。受害者须遵从下列建议[11]：

- 立即离开控暴剂被释放的现场；
- 转移至空气新鲜的地区；
- 由于控暴剂会像密集的低洼云一样在低空徘徊，因此可转移至较高的地方。

👥 伤员医疗

控暴剂无解毒剂。控暴剂的效应具有自我限制性且通常症状的持续时间不超过 15 至 30 分钟，但皮肤上的红疹会持续较长时间。[1] 对每个受感染系统的支持性治疗主要是药物治疗。首先，通过消毒法降低进一步接触药物的可能性是很重要的，消毒法如下所示：

- 除去可能沾有药物微粒的衣服。不要将衣服从受害者的头部脱下，而应将衣服剪开以降低进一步接触药物的可能性。
- 受害者应用大量的肥皂水清洗皮肤，尽管弄湿皮肤会暂时加重药物引起的烧灼感。

针对每个感染系统的具体治疗步骤如下：

眼睛

第一步应将眼睛吹干促进溶解剂的蒸发。[6] 然后

用冷水或盐水冲洗眼睛。若在吹干眼睛之前冲洗眼睛会使眼睛产生烧灼感的时间延长。亚硫酸氢钠曾一度是治疗眼睛的推荐药物，但现在已不再建议使用。[12]第二步应仔细地进行裂隙灯检查以评估药物微粒摩擦造成的角膜损伤。若出现角膜损伤，应立即移除任何可见异物并嘱咐患者使用外用抗生素。

肺部

药物接触后人体出现的最严重的并发症会出现在肺部。首先，湿氧可减轻并发症。吸入 β-2 兴奋剂类会使人体出现呼吸困难和支气管痉挛的症状。由于肺损伤，尤其是肺水肿的临床发作会延迟，因此医院应接收患者入院进行观察。若受害者出现呼吸系统症状或患有原发性肺病也应入院进行观察。[2]

皮肤

应轻轻地将皮肤上的所有固体粉末和烟雾微粒刷去。在用大量的肥皂水清洗之后（这一措施可能会引起暂时的疼痛），用治疗其他烧伤的方法治疗药物引起的烧伤。若皮炎和红疹症状持续，可应用局部类固醇药物或止痒剂进行治疗。[2, 6]

实例介绍

当地工厂的工人正在进行罢工。当地新闻报道，许多抗议者已开始使用暴力并制造混乱。实际上，执法人员已赶到罢工现场恢复秩序。但不幸的是，示威者太多，执法人员无法进行安全控制。愤怒的工人变得更加激动，开始向警察投掷物体。结果是警察不得不采用控暴剂来控制局面。

急诊室中，紧急医疗服务人员正在医治患者，这些患者均出现了呼吸短浅、流泪的并发症，并伴有眼睛、鼻子及皮肤的烧灼感。

⊙ 特殊考虑

控暴剂是一种快速起效的化合物，会引起人体严重不适，但若正确使用则不会出现致命后果。与其他化学药物引发的症状会随时间恶化相反，控暴剂引发的症状会随时间减弱。控暴剂很少会引发死亡，出现的少量死亡病例通常是由肺部并发症造成的。控暴剂产生的会随时间恶化的症状不会留下长期后遗症，因此主要的治疗方式为支持性治疗。

🌐 隐患

在治疗由控暴剂引起的伤害时可能存在几项隐患。如下所示：

- 未将受害者从药物暴露区疏散；
- 未除去受害者身上可能沾到药物的衣物或其他物品；
- 接触药物后，未吹干眼睛即用水或盐水冲洗；
- 未在使用肥皂水清洗皮肤以排除进一步药物接触前刷去皮肤上的残留药物；
- 使用漂白剂清洗皮肤[13]；
- 出现呼吸系统症状或患有原发性肺病的患者未入院进行观察；
- 在登上医疗直升机前，未对暴露于控暴剂污染物的患者进行消毒，飞行期间此类药物在驾驶舱内的传播会使飞行员丧失行动能力继而威胁到患者和全体医疗人员的生命。

参 考 文 献

1. Sidell F. Riot control agents. In ： *Medical Aspects of Chemical and Biological Warfare*. Borden Institute， Walter Reed Army Medical Center Office of the Surgeon General， U.S. Army U.S. Army Medical Dept. Center and School， U.S. Army Medical Research and Material Command Uniformed Services University of the Health Sciences ； 1997 ： 307-24.

2. Hu H， Fine J， Epstein P， et al. Tear gas ： harassing agent or toxic chemical weapon ？ *JAMA* 1989 ； 262 ： 660-3.

3. Beswick FW. Chemical agents used in riot control and warfare. *Hum Toxicol*. 1983 ； 2 ： 247-56.

4. Kalman SM. Riot control agents. Introduction. Fed Proc. 1971 Jan-Feb ； 30（1）： 84-5.

5. Karagama YG， Newton JR， Newbegin CJ. Short-term and long-term physical effects of exposure to CS spray. *J R Soc Med*. 2003 ； 96 ： 172-4.

6. Yih J-P. CS gas injury to the eye. *BMJ* 1995 ； 311 ： 276.

7. Smith J. The use of chemical incapacitant sprays ： a review. *J Trauma*. 2002 ； 52 ： 595-600.

8. Sanford JP. Medical aspects of riot control（harassing） agents. *Ann Rev Med*. 1976 ； 27 ： 421-9.

9. Cucunell SA， Swentzel KC， Biskup R， et al. Biochemical interactions and metabolic fate of riot control agents. *Fed Proc*. 1971 ； 30 ： 86-91.

10. U.S. Army Medical Research Institute of Chemical Defense. Riot control agents. In ： *Medical Management of Chemical Casualties Handbook*. 2nd ed. Md ： 1995.

11. Lee BH， Knopp R， Richardson ML. Treatment of

exposure to chemical personal protection agents. *Ann Emerg Med*. 1984；13：487-8.

12. Harrison JM，Inch TD. A novel rearrangement of the adduct from CS-epoxide and dioxin-2-hydroperoxide. *Tetrahedron Lett*.1981；22：679-82.

13. Chan TC，Vilke GM，Clausen J，et al. The effect of oleoresin capsicum "pepper spray" inhalation on respiratory function. *J Forensic Sci*. 2002；47：299-304.

99 尼古丁类药物侵袭

Sage W.Wiener, Lewis S.Nelson

事件说明

长久以来，尼古丁一直被人类视为一种毒素。尼古丁可直接作用于乙酰胆碱受体尼古丁家族（由尼古丁的同系物组成的家族）。这些受体均存在于交感神经和副交感神经节的肌肉神经接点（NMJ）中以及中枢神经系统（CNS）内。[1]

除其他类型外，最近公认的烟碱型乙酰胆碱受体兴奋剂包括蛙皮生物碱（Epibatidine）和鱼腥藻毒素 –a。[1-3]蛙皮生物碱是从幽灵箭毒蛙（箭毒蛙的一种）的皮肤中提炼而出的，经研究将其作为一种镇痛剂使用，这种化合物通过作用于中枢烟碱型胆碱能系统达到镇痛效果。[4]鱼腥藻毒素 –a 是以同样的方式在几种蓝细菌类（原名蓝绿藻）中被发现的。[3]不应将其与鹅膏毒素相混淆，鹅膏毒素是从几种肝毒性蘑菇中发现的环肽 RNA 聚合酶抑制剂；也不能将其与鱼腥藻毒素 –a（s）相混淆，鱼腥藻毒素 –a（s）是一种无烟碱兴奋剂活动的抗胆碱酶抑制剂（s 是指毒蕈碱型受体中过量的乙酰胆碱引起的唾液分泌）。

鱼腥藻毒素 –a 和蛙皮生物碱与尼古丁的主要区别是药效。鱼腥藻毒素 –a 的半数致死量（致使暴露人群的 50% 死亡所需的剂量）为 200 至 250μg/kg 身体重量（小白鼠，腹腔注射）[3]，蛙皮生物碱（大鼠，静脉注射）的半数致死量少于 125nmol/kg。[5]通过比较，尼古丁对人体的致死剂量为 0.5~1.0 mg/kg。[6]与尼古丁相比，蛙皮生物碱作用于尼古丁受体的中枢神经系统和神经节亚型的药效较高，但并不作用于肌肉神经接点。[1]这些药物的另一个区别是在体外，蛙皮生物碱同样作用于毒蕈碱型乙酰胆碱受体。[7]但人类在接触这种药后是否会产生临床毒蕈碱的效应目前尚不清楚。

尽管尼古丁从未被任何国家的政府部门开发为化学武器，但在国内犯罪案例中，尼古丁已被不止一次地作为武器使用。1977 年，托马斯·莱希被发现携带蓖麻毒素和肉毒杆菌毒素以及一个喷雾瓶，瓶中装满溶解在二甲基亚砜（一种有机溶剂，也被称为 DMSO）中的硫酸烟碱。

由于无法对他携带其他药品的意图进行证实，最初他仅被指控并定罪为使用硫酸烟碱作为武器，但随后他就其他指控承认了罪行。[8]另一个关于尼古丁的国内恐怖主义事件在本文最后会讨论到。鱼腥藻毒素 –a 和蛙皮生物碱均已被恐怖主义组织或个人开发使用。

尼古丁传播方式和吸收途径的多样性增强了其在化学袭击中使用的可能性。尼古丁游离碱是一种油性液体，在空气中相对不稳定。但烟碱盐是一种固体，且易溶解于水和有机溶剂。因此烟碱盐很可能会以液体喷雾或粉雾剂的方式进行传播。尼古丁可通过皮肤吸收，"绿烟病"就是通过这种方式导致的。在这类疾病中，急性尼古丁中毒多发生在那些收割湿烟碱却未对皮肤进行保护的人身上。[9]用于戒烟的尼古丁贴片就利用了这一原理。很明显，若将皮肤渗透性较好的尼古丁悬浮在溶剂（可使用二甲基亚砜）中，然后再将其雾化，那么人体皮肤接触后会出现很大的全身毒性。尼古丁在热解中也很稳定，可通过吸入的方式吸收，例如吸烟。尼古丁可通过口服达到药效，即通过摄入烟草制品从而导致尼古丁中毒，儿童中出现过很多这一类案例。[10-18]人们对如何通过不同方式对蛙皮生物碱和鱼腥藻毒素 –a 进行吸收并达到药效知之甚少。蛙皮生物碱可以被制成灰白色粉末且易溶解于包括酒精在内的有机溶剂。鱼腥藻毒素 –a 是浅棕色的固体形态且易溶解于水。在动物模型实验中，鱼腥藻毒素 –a 可通过吞服的方式引发疾病。[19] 几乎无数据可显示蛙皮生物碱经口服和经吸入吸收可达到的毒性大小。鱼腥藻毒素 –a 经阳光照射会迅速分解，这种光解性可能会使得其不适用于化学恐怖行动。[20] 因此，这种药物会被用于制造食物污染事件，但极少会被制成气溶胶进行户外传播。

尼古丁中毒的临床效应部分取决于吸收的途径。大多数数据显示，通过吞服的方式摄取药物会出现的早期特征为严重的恶心和呕吐。

在对 143 名儿童吸香烟后的症状进行检查时发现，99%（138 名儿童）出现了呕吐的症状，其中74%（104 名儿童）是在吸食后 20 分钟内出现呕吐症状的。[10] 这种特点同样发生在经皮肤吸收引发的中毒事件中，但这可能并非接触药物后的早期症状。其他早期表现包括头晕和呼吸困难。据报道，一个皮肤接触的病例在接触药物后 30 分钟内出现头晕、呼吸困难、左右晃动以及恶心的症状。[21] 调查报告显示，人体在接触尼古丁后还会出现皮肤潮红、苍白以及发汗的症状。[11, 12, 14] 尼古丁对心脏产生的效应包括高血压、低血压、心悸、心律不齐（窦性心动过缓、窦性心动过速、窦房传导阻滞）以及心室颤动和心搏停止。[10, 12-14, 16-17] 尼古丁对自主神经系统产生效应是其同时作用于交感神经节和副交感神经节而产生的，明白这一点后，就可以更好地理解上述一系列看似矛盾的症状。在任何个体病例中，很难预测其会出现的主要效应。尼古丁在神经肌肉接点中还能起到去极化神经肌肉阻滞剂的作用。[1] 因此，尼古丁作用于神经肌肉接点早期可能出现肌肉痉挛和自发性收缩，紧接着会出现肌肉无力、肌张力低下甚至是肌软瘫。[10, 12-13] 中枢神经系统中的烟碱型胆碱能兴奋剂会导致人体出现痉挛和意识状态改变的症状。调查报告显示，儿童在吸食烟草后会出现嗜睡和易激惹的症状。[10-14, 16] 中毒不严重的患者可能会出现头痛或头晕。[10-11, 15] 癫痫在吸食香烟的典型病例中并不常见，若出现癫痫则表示是很严重的药物接触。[10] 严重的药物接触可导致永久性神经损伤。[22]

人们对人类在蛙皮生物碱和鱼腥藻毒素 –a 中毒后的临床表现知之甚少，目前尚无相关研究报告。据推测，由于这类药物药效较强，所以患者很可能会出现类似于严重尼古丁中毒的临床效应。若蛙皮生物碱

被用作化学武器，则医务人员在鉴别药剂的过程中可能需要进行蕈毒性调查，而且很难将其与神经性毒剂中毒区分开来，但在实际中，若暴露人群未出现神经类体征和症状，则很容易进行明确诊断。

◀ 事前措施

对于涉及胆碱能剂的侵袭，所能采取的最重要的事前措施是防灾规划和培训。美国农业部、食品与药物监督管理局、执法部门及反恐部门间的协作便于对食物和水污染事件进行早期检测。由于食物和水污染早期会表现为胃肠道疾病（GI），因此急诊室的检伤分类也会对早期检测起到一定作用。尽管为预防神经性毒剂侵袭，许多医院均备有阿托品，但这项措施可能不会起到太大的作用，因为大多数患者均会只出现轻度蕈毒碱样反应。不同于其他化学恐怖行动的基本准备（例如个人防护装置和消毒设施），医院无须为烟碱兴奋剂侵袭准备专业的基础设施或是药品供应。

最初开发的作业环境监测技术，目的是监测空气中少量的尼古丁。[23] 这种技术也可用来检测水中的蓝细菌，[3] 使用电子捕获检测器通过气相色谱法可检测出鱼腥藻毒素 –a。[24] 未来也许有可能在战略采样点配置化学探测器以提供化学袭击预警。

▶ 事后措施

尼古丁药物侵袭发生后应采取的最重要的措施（除救护接触药物的患者外）是迅速通知有关当局对疫区进行消毒处理。这与其他类型化学袭击的反应稍有不同。若发生类毒素的药物侵袭，需使受影响区域最大限度地暴露在太阳光下，鱼腥藻毒素 –a 会在阳光直射下自然降解，大约 1 小时会出现半衰期。[20]

伤员医疗

尽管存在尼古丁型胆碱能拮抗剂，但目前尚无临床数据显示这种拮抗剂曾用于治疗人类尼古丁类药物中毒。另外，神经节阻断剂、六甲溴铵和咪噻芬不能作为临床应用，美卡拉明只能以片剂的方式使用，因此无法在急救中应用。此外，由于尼古丁型胆碱能拮抗剂是一种麻醉剂，因此不能用在肌肉神经接点中治疗麻痹症。因此尼古丁或尼古丁兴奋剂暴露无有效解

毒剂，最主要的治疗方式为支持性治疗。

在大多数化学袭击情境中，快速移除药物浸透的衣物和皮肤上的可见药物（局部或"污点式"消毒）是防止进一步吸收的关键因素，且这一点与保持呼吸道畅通和空气流通同等重要。对于呼吸道不通畅的患者需在对其进行辅助通气的同时进行局部消毒，之后需去除衣物并对患者全身进行消毒。施救过程中应禁止口对口人工呼吸，因为这会给救护者带来风险，尤其是在患者出现胃肠道疾病后。[25] 全身消毒是在去除患者的衣物、鞋子、腰带、手表和首饰后用大量的清水或肥皂水（肥皂可用于清洗油性物质，例如尼古丁游离碱或任何可溶解于有机溶剂的药物）清洗皮肤。

血液动力支持包括注射液静脉推注，然后是血管收缩类药物，例如治疗低血压所需的去甲肾上腺素。

在进行高血压治疗时应特别仔细，因为可能会出现严重的血液动力衰竭。[26] 在未发生终末器官的严重高血压效应的情况下，应尽量避免进行药物干预。应按惯例对心律失常进行控制。若患者出现痉挛，则应用苯二氮平类药物或巴比妥类药物进行治疗。其他抗痉挛药可能会对症状起到缓解作用，但在化学袭击中无使用的必要。若患者出现呕吐，则应用止吐药进行控制，还应进行口服活性炭治疗，尤其是在出现胃肠道疾病后。[27] 由于尼古丁会在肠道中循环，因此理论上，口服活性炭会对人体产生益处。[26]

若发现疑似病例，应报知区域中毒控制中心。中毒控制中心可对发展中的疫情进行确认，帮助患者控制疾病，并在发生袭击时帮助联系其他卫生或执法部门。由于症状会在接触药物后的早期出现，因此即使是未出现临床异常现象的患者也需进行最低限度的临床观察。

尼古丁兴奋剂中毒产生的症状与神经性毒剂中毒相似，很难进行区分，医务人员可能会在现场对接触这类药物的患者进行 Mark I 试剂盒（包含阿托品和解磷定）治疗。如有可能，应避免上述情况的发生。尽管阿托品可能会对出现缓慢性心律失常、支气管液黏稠或其他严重的毒蕈碱样症状的患者起到一定的作用，但解磷定——一种肟类胆碱酯酶重活化剂不会对患者起作用。实际上，由于解磷定本身是一种可能会导致胆碱能过剩的弱胆碱酯酶抑制剂，因此积极的肟类治疗弊大于利。

💡 特殊考虑

尼古丁兴奋剂中毒的最显著特点是其与胆碱酯酶抑制剂（如有机磷农药和神经性毒剂）中毒产生的症状相似。药剂对神经节的侵袭引发副交感神经兴奋增强（导致毒蕈碱样症状），由此出现的临床表现与模拟有机磷酸酯中毒的症状相似。因此发生化学袭击时，医务人员很难在现场确定药剂。只有在阿托品和肟类药物治疗对受害者不起作用（或使其症状恶化）时，医务人员才能对药剂进行确定。所幸，由于不存在尼古丁兴奋剂中毒的特异性疗法，因此这类药物的化学袭击可以使用任何一般化学药品暴露方法进行控制，医务人员只需做好消毒工作并对受害者进行支持性治疗。

🌐 隐患

在应对胆碱能药物侵袭时存在几项隐患。如下所示：
- 在进行防灾规划和培训过程中，未考虑把尼古丁兴奋剂作为化学战剂引起大规模伤亡的可能性。
- 在发生胃肠道疾病疫情后，未考虑到尼古丁兴奋剂化学袭击的可能性。
- 错误地将尼古丁兴奋剂中毒诊断为有机磷农药或神经性毒剂中毒。

实例介绍

2003年，来自4个不同家庭总共18名患者在食用碎牛肉后出现恶心、呕吐、头晕及口腔烧灼的症状。其中一名患者由于心房颤动需在急诊室做检查。疾病的发生模式显示污染来自个体商店而非肉类加工厂。有关部门随后发布召回令，召回了1700磅最迟销售日期为近三天的碎牛肉。碎牛肉的样本已被送去检验。尽管没有检测出食源性致病菌，但却很快确定出样本包含浓度为每千克牛肉300毫克的尼古丁。由于尼古丁的致死剂量为50 mg/kg，因此摄取1/3磅的牛肉就会对生命造成威胁。调查者怀疑污染来自含有尼古丁的农药，因为这种农药在社区中广泛存在。但污染发生地的商店中并未出售这类农药。几周之后，一个曾在超市做肉食品加工的人被逮捕，并被指控在肉中添加黑叶40和尼古丁含量为40%的农药，致使肉类产生毒性。公共卫生部发布通知后，有148人报告疾病并接受了诊治，最终确定92人所患疾病与尼古丁中毒后的症状一致。

- 在未出现明显的毒蕈碱样体征或症状的情况下，对尼古丁兴奋剂中毒的患者进行阿托品治疗。
- 对尼古丁兴奋剂中毒的患者采用肟疗法进行治疗。
- 当怀疑发生化学袭击时，未通知公共卫生部门和执法部门。
- 未致电区域中毒控制中心报告病例并请求帮助。

参 考 文 献

1. Hoffman BB, Taylor P. Neurotransmission. In: Hardman JG, Limbird LE, Gilman AG, eds. *Goodman & Gilman's The Pharmacological Basis of Therapeutics*. 10th ed. New York: McGraw-Hill Medical Publishing Division; 2001: 115-53.

2. Rupniak NM, Patel S, Marwood R, et al. Antinociceptive and toxic effects of (+) epibatidine oxalate attributable to nicotinic agonist activity. *Br J Pharmacol*. 1994; 113: 1487-93.

3. Hitzfeld BC, Höger SJ, Dietrich DR.Cyanobacterial toxins: removal during drinking water treatment, and human risk assessment. *Environmental Health Perspectives*. 2000; 108: 113-22.

4. Dukat M, Glennon RA. Epibatidine: impact on nicotinic receptor research. *Cellular and Molecular Neurobiology*. 2003; 23: 365-78.

5. Kassiou M, Bottlaender M, Loc'h C, et al. Pharmacological evaluation of a Br-76 analog of epibatidine: a potent ligand for studying brain nicotinic acetylcholine receptors. *Synapse* 2002; 45: 95-104.

6. Boulton M, Stanbury M, Wade D, et al. Nicotine poisoning after ingestion of contaminated ground beef. *MMWR* 2003; 52: 413-6.

7. Kommalage M, Hoglund AU. (+/-) Epibatidine increases acetylcholine release partly through an action on muscarinic receptors. *Pharmacol Toxicol*. 2004; 94: 238-44.

8. Threat of Bioterrorism in America. Statement for the Record of Robert M. Burnham, Chief, Domestic Terrorism Section before the United States House of Representatives Subcommittee on Oversight and Investigations, May 20, 1999. Available at: http://www.fas.org/irp/congress/1999_hr/990520-bioleg3.htm.

9. Ballard T, Ehlers J, Freund E, et al. Green tobacco sickness: occupational nicotine poisoning in tobacco workers. *Arch Environ Health*. 1995; 50: 384-9.

10. McGee D, Brabson T, McCarthy J, et al. Four-year review of cigarette ingestions in children. *Pediatr Emerg Care*. 1995; 11: 13-6.

11. Lewander W, Wine H, Carnevale R, et al. Ingestion of cigarettes and cigarette butts by children—Rhode Island, January 1994-July 1996. *MMWR* 1997; 46: 125-8.

12. Smolinske SC, Spoerke DG, Spiller SK, et al. Cigarette and nicotine chewing gum toxicity in children. *Human Toxicol*. 1988; 7: 27-31.

13. Oberst BB, McIntyre RA. Acute nicotine poisoning. *Pediatrics* 1953; 11: 338-40.

14. Mensch AR, Holden M. Nicotine overdose after a single piece of nicotine gum. *Chest* 1984; 86: 801-2.

15. Haruda F. "Hip-pocket" sign in the diagnosis of nicotine poisoning.*Pediatrics* 1989; 84: 196.

16. Malizia E, Andreucci G, Alfani F, et al. Acute intoxication with nicotine alkaloids and cannabinoids in children from ingestion of cigarettes. *Human Toxicol*. 1983; 2: 315-6.

17. Petridou E, Polychronopoulou A, Kouri N, et al. Childhood poisoning from ingestion of cigarettes. *Lancet* 1995; 346: 1296-7.

18. Sisselman SG, Mofenson HC, Caraccio TR. Childhood poisoning from ingestion of cigarettes. *Lancet* 1996; 347: 200-1.

19. Stevens DK, Krieger RI. Effect of route of exposure and repeated doses on the acute toxicity in mice of the cyanobacterial nicotinic alkaloid anatoxin-a. *Toxicon*. 1991; 29: 134-8.

20. Stevens DK, Krieger RI. Stability studies on the cyanobacterial nicotinic alkaloid anatoxin-a. *Toxicol*. 1991; 29: 134-8.

21. Davies P, Levy S, Pahari A, et al. Acute nicotine poisoning associated with a traditional remedy for eczema. *Arch Dis Childhood*. 2001; 85: 500-2.

22. Rogers AJ, Denk LD, Wax PM. Catastrophic brain injury after nicotine insecticide ingestion. *J Emerg Med*. 2004; 26: 169-72.

23. Pendergrass SM, Krake AM, Jaycox LB. Development of a versatile method for the detection of nicotine in air. *AIHAJ*. 2000; 61: 469-72.

24. Stevens DK, Krieger RI. Analysis of anatoxin-a by GC/ECD. *J Anal Toxicol*. 1988; 12: 126-31.

25. Koksal N, Buyukbese MA, Guven A, et al. Organophosphate intoxication as a consequence of mouth-to-mouth breathing from an affected case. *Chest* 2002; 122: 740-1.

26. Salomon ME. Nicotine and tobacco preparations. In: Goldfrank LR, Flomenbaum NE, Lewin NA, et al. *Goldfrank's Toxicologic Emergencies*. 7th ed. New York: McGraw-Hill Medical Publishing Division; 2002: 1075-84.

27. Geller RJ, Singleton KL, Tarantino ML, et al. Nosocomial poisoning associated with emergency department treatment of organophosphate toxicity—Georgia, 2000. *J Toxicol Clin Toxicol*. 2001; 39: 109-11.

100 麻醉剂侵袭

Kinjal N.Sethuraman, K.Sophia Dyer

🌀 事件说明

19 世纪 30 年代，醚作为最早的麻醉剂开始在美国使用，主要作用镇静和镇痛。[1] 但如今由于在使用过程中会发生爆炸的危险和出现致命后果的可能性，醚和各种其他麻醉剂，如氯仿和环丙烷均不再作为药物使用。最初人们采用不易燃的药物，如氟烷和氧化亚氮来代替醚，但由于氟烷本身具有肝毒性和心脏毒性，因此已被卤代醚（如异氟烷和恩氟烷）取代。这类药物通常在静脉镇静后通过吸入的方式递送。麻醉医师称吸入麻醉剂的主要优点是在治疗窗口内快速加强镇静水平，并可达到止痛、失忆、肌肉放松和麻痹的理想状态。[2]

麻醉剂在战场或被恐怖分子使用的情况还未被人们知晓，但最近俄国发生的事件，使得麻醉剂作为潜在的大规模杀伤性武器的问题成为人们关注的焦点。[3-5] 2002 年，俄军的精英特种部队试图营救莫斯科歌剧院的 800 名人质，并使车臣挟持人质者丧失行动能力时，使用了"迷晕气体"，这种气体呈蓝灰色且带甜味。[6] 据推测，这种气体含有氟烷或另一种和阿片类似的化合物相混合的麻醉剂。[7-8] 127 名人质，其中包括几名儿童死于这种气体。据报道，释放气体的时间超过 20 分钟且浓度未知。一些受害者在事发前的健康问题导致了高死亡率的发生，但实际上一些人质对这种药物并未产生反应。据接收袭击受害者的医院称，该医院在接收受害者时并未被告知使用了这类气体，因此不得不用拮抗剂进行实验。[8-9] 正如电视镜头所示，许多受感染的人质在被从歌剧院转移到地面或公共汽车上后保持的姿势均会对自身呼吸道造成损害，救援者未考虑到使受害者呼吸道保持畅通，

更不用说对其进行特效解毒剂治疗。[7]

尽管新型麻醉气体相对安全，但新型气体出现前的其他麻醉性药剂更易被用于犯罪目的，原因是其具有下列几种性质：

- 有效期长；
- 可携带性；
- 易挥发性；
- 可大规模传播；
- 可快速生效；
- 低警告性特征；
- 使生物丧失行为能力或致死的可能性；
- 可进行远程传播；
- 对第一响应人员而言仍是新型武器；
- 浓度高时也可作炸药使用。

本文将重点介绍几种更常见的药剂。

若发生任何药剂的恐怖袭击，第一响应人员需做好充分准备。应急响应工作队应迅速对受感染的伤员进行检伤分类、疏散并保持其呼吸道畅通，同时还应确认属于何种药剂或药类侵袭、药剂浓度及其传播的方式。不同药剂产生的气味、味道、颜色、体征及症状均有所不同。因此，询问受害者有助于对毒气的鉴别。由于这类药剂很容易被吸入产生危害且发作速度很快，因此不仅会对原始受害者造成危害，同样会危害到第一响应人员。

■ 可能用于恐怖袭击的药剂的特点和性质

下面将介绍化合物由于其物理化学性质和效应被用作吸入性麻醉剂的实例。以莫斯科歌剧院事件为例，临床医师应时刻注意药剂组合引起的潜在相互作

用。临床医师应注意药剂呈现的症状，留心受害者的描述及危险材料专家提供的信息，这有助于明确袭击使用的化学药剂。

吸入性麻醉剂的受害者会出现意识混乱、放松、头晕、嗜睡以及包括窒息、口腔或鼻子的烧灼感和呼吸窘迫在内的各种呼吸系统症状。

不易溶于水的药物，如氧化亚氮会对较小的外周气道产生效应，但对皮肤、黏膜或中心气道的损害相对较小。[10]

平均肺泡有效浓度（MAC）是衡量麻醉剂强度的标准。它表示致使一般人群的 50% 无反应力所需的最低浓度。[11]若只提高平均肺泡有效浓度，则会减弱气体的药效。平均肺泡有效浓度受到很多因素的影响，包括受害者的年龄、是否患有并存病和新陈代谢的情况、与药剂是否与另一种麻药或麻醉剂相混合结合以及暴露前受害者的生命体征。[2]麻药在血液中的溶解度可用血 / 气分布系数（BGPC）表示，该系数用于表示在接触含有麻药的空气后，溶解在 1 升血液中的药物量。系数越低，麻药生效的速度越快，其消退的速度也越快。

乙醚

乙醚（$C_4H_{10}O$）是一种易燃、易挥发的无色透明液体，带甜味和特殊刺激气味，[12]可溶解于酒精、丙酮、苯及氯仿，沸点仅为 34.5℃。当接触火或高温加热时，乙醚会释放出一氧化碳；接触光时，乙醚会分解为可燃的过氧化物。[12]乙醚的血 / 气分布系数为 12，与氟烷或氧化亚氮相比，更易溶解于血液。乙醚的平均肺泡有效浓度为 2.0%。由于乙醚的易爆炸特性，美国国家消防协会将乙醚的可燃性等级定为 4 级，与极端火灾的级别一致。[13]尽管乙醚与麻药的作用相同，但其易爆炸的特性促使麻醉师寻找另一种吸入性药物代替乙醚，例如，氯仿、环丙烷以及氟烷。

乙醚在浓度为 100000~150000 百万分之一时，会发生麻醉诱导作用，浓度为 50000 百万分之一时药效得到保持。[13]极小剂量的乙醚接触眼睛或皮肤后，会导致眼角膜损伤或皮肤烧伤。[14]乙醚（与其他麻药相同）可通过吸入、眼睛或皮肤接触以及摄食的方式产生接触毒性。乙醚对人体产生的效应具有剂量依赖性。其症状表现为皮肤、眼睛以及黏膜刺激导致的支气管分泌物增加。头晕、嗜睡、心搏过缓、低温症或

急性兴奋状态也可能出现，还可能会导致喉痉挛、意识丧失和死亡。乙醚诱导的麻醉会出现恶心、呕吐和头痛的后遗症。[15]

卤代的新型乙醚包括恩氟烷、地氟烷以及七氟烷。新型乙醚不易燃，副作用很少，是一种有效的麻醉剂且对终末器官的损害较小。[1]新型乙醚可能会被恐怖分子用作失能性毒剂。

氧化亚氮

氧化亚氮（N_2O）是一种药效较弱的麻醉剂（平均肺泡有效浓度为 105），通常与其他药物相结合以产生适当的镇痛和麻醉效果。氧化亚氮的诱导浓度和维持浓度很高，但在使用时若未结合高浓度的氧，则可能导致患者出现低氧的状态。

低浓度的氧化亚氮可在小手术中用于镇静。氧化亚氮的常见形态为气溶胶，但其滥用的可能性也因此较高。人体若长期使用氧化亚氮会导致末梢神经损坏、精神失常、知觉缺损以及高烧症状。[17]

人体服用高剂量的氧化亚氮会出现心律失常、恶性高热、癫痫、纵隔积气以及皮下气肿。氧化亚氮中毒的早期体征为恶心和呕吐。[18]

氯仿

氯仿（$CHCl_3$）[18]是一种无色透明且易挥发的氯代烃，通常与乙醇相混合。氯仿有刺激性气味，味甜。作为氯化处理的副产品，氯水[19]中的氯仿浓度通常很低，接触低浓度的氯仿不足以引起麻醉。氯仿还可在四氯化碳和湿性铁剂的还原作用中产生。

尽管已不再作为麻药[1]使用，但氯仿仍被用作化学合成的媒介。氟利昂制冷剂即是其中一个实例。此外，氯仿作为迷晕药物的使用已非常广泛，即将氯仿倒在手帕或其他织物上，然后将手帕或织物覆在嘴和鼻上可起到迷晕的作用。这一众所周知的作用使得氯仿极有可能被恐怖分子用作小规模或大规模杀伤性武器。

氯仿的中毒剂量为 7~25mg/dL（0.59~2.1 nmol/L）。[20]有报告显示，人体吸入浓度小于 1500 百万分之一的氯仿后，会出现头晕、乏力和头痛的症状；氯仿浓度为 1500~30000 百万分之一时会发生麻醉诱导作用。氯仿会刺激呼吸道，在 5~10 分钟内引发人体口干、镇静、意识混乱和意识丧失，且在被转移出接触区域后，人体的意识丧失仍会持续 30 分钟以上。

人体吸入剂量为 25000 百万分之一或更多剂量 5~10 分钟后会发生死亡。[20]

人体在接触氯仿 3~4 天后，肝酶会达到峰值，由此引发的心脏骤停、肝毒性会导致死亡；但对幸存者出院后所做的肝功能测试中显示其肝功能正常。[20] 静脉注射氯仿 3 天后，肝毒性达到峰值。氯仿在接触阳光和空气后产生的副产品——光气（$COCl_2$）也可能引发肾毒性和肝毒性。[21] 其他副产品包括盐酸（HCl）、一氧化碳（CO）、无机氯化物和甲醛。[21] 肺接触盐酸和光气会导致肺水肿、支气管肺炎，随后会出现肺脓肿。

暴露于氯仿的受害者需进行支持性治疗，包括按临床指征在重症监护室进行心脏和肺部监测。尽管不存在氯仿的解毒剂，但由于氯仿及其副产品会致使谷胱甘肽耗竭，因此动物在接触药物后可使用 N–乙酰半胱氨酸进行治疗。[20,22] 但尚无研究显示人类使用 N–乙酰半胱氨酸是否能达到治疗目的。[23]

环丙烷

环丙烷（C_3H_6）是一种烃环，发现于 1882 年，1933 年开始被用作麻醉剂。[1] 由于具有极易燃性，环丙烷已不再作为临床使用。环丙烷在常温下成气体状，会对眼睛造成腐蚀但不会腐蚀皮肤。浓度大于 40% 的环丙烷会刺激眼睛和呼吸道。其密度大于空气，若将其释放到外界环境中，会贴近地面。[14] 浓度较高时，会引起恶心、定向障碍、头晕和失协调。若将其释放到封闭区域中，环丙烷会和其他烃类一样，替代空气中的氧，使人体窒息。[24]

曾发生过人体口服环丙烷后，出现非正常死亡的情况，验尸结果显示其死因为出血性肺水肿。[14] 高浓度的环丙烷对心输出量、搏出量和心率均会产生影响，但在药剂被移除后几分钟，人体的上述参数均回到正常值。[25] 环丙烷会引起肾血流量和肾小球滤过率降低。[26] 报告显示环丙烷会引起恶性高热，这一症状可通过降温或服用丹曲林的方式得到缓解。[27] 报告还显示，环丙烷会改变人的认知功能，尤其是学习能力，且在暴露后会持续一周以上的时间。[28]

氟烷

氟烷（$C_2HBrClF_3$）现仍被用于麻醉、镇痛和失忆，但使用次数相对较少。氟烷是无色透明、易挥发且不易燃的液体，其独特性在于味道和气味均是甜的。氟烷是吸入性麻醉药中药效最高的，平均肺泡有效浓度为 0.77。[2] 通过服用活性助剂可降低其平均肺泡有效浓度。对低温、低血压且氧不足的老年患者应降低氟烷的平均肺泡有效浓度。[29] 氟烷高度溶于血液和脂肪，这一特性使得其长期被用作麻醉剂。[2] 当接触光、热、火苗和酸类物质时，氟烷会分解为其他毒性烟雾或代谢物（例如溴化物、氯和氟）。其产生麻醉作用的剂量为 5000~30000 百万分之一[30]，或在氧气中的浓度为 0.5%~3%。[31-32] 即便受害者接触的氟烷浓度小于 5000 百万分之一，也会出现手灵巧度受损和唤词困难的症状。

这类药物的急性暴露会引发对人体所有暴露区域的严重刺激。可能出现的症状包括低血压、头晕、嗜睡、昏睡和精神状态的改变。接触氟烷会导致肝功能衰竭、心律失常、恶性高热。[31,33-34] 其他卤代麻醉剂很少会引发肝功能衰竭。长期的慢性氟烷接触会增加一些人罹患癌症的风险，长期接触的母亲出现自发性流产和产下先天性异常新生儿的比率也会增加。[35]

氟烷毒性的诊断主要基于患者的病史、体检结果以及基础的实验室分析。其临床表现与其他原因引起的肝炎相同。氟烷抗体的试验可用于实验性使用，但无法在发生紧急情况或灾难时使用。氟烷代谢物在接触 1 周后仍能从尿液中检测出。[31]

⬅ 事前措施

由于大多数情况下无法对恐怖袭击进行预测，因此，紧急医疗服务部门、执法部门、地方、州、国家机构在任何时间均应做好应对任何类型袭击的准备。对于麻醉剂侵袭，重点应放在快速接近伤员并迅速疏散暴露人群、保持伤者呼吸道畅通、空气流通（尤其在运送和固定患者体位的过程中）、一般性支持治疗、药物鉴别和拮抗剂的充足供应上。在莫斯科，尽管在发生药物侵袭时俄军曾使用"解毒剂"（可能是纳洛酮）治疗感染者，但却没有足够的医务人员派发药剂。[7] 乙醚、氯仿、环丙烷、氟烷均不存在解毒剂，且在救援过程中，救援人员无须注意保持受害者呼吸道畅通、呼吸顺畅、空气流通。

防毒面具的第一次出现是在第一次世界大战期间，在伊伯尔用于抵抗吸入性气体。[3] 在任何情况下，紧急医疗服务人员、护理人员、执法人员均应佩戴适当的呼吸防护装备，直至问题区域的吸入性风险被清除。由于许多第一响应部门均未配备可准确检测麻醉气体类型或等级的设备，因此应确保使用正确的防护设备。典型的全遮盖或部分遮盖防毒面具携带方便且佩戴舒适，但在氧气耗尽的环境下不能提供保护。若发生氧气置换的情况，呼吸器（通过氧气管或输气管道送气）是唯一适用的呼吸防护。有很多便携式传感器可用于测量环境中的氧气浓度，这些传感器有的是独立的检测设备，有的是其他检测设备的元件。目前有若干个公司的防毒面具应用在大规模杀伤性武器袭击事件中。总之，在本文写作之际，上述产品的防备性均未经专业测试。有机的蒸汽滤毒罐可能会过滤一些药剂，但显然对无机的氧化亚氮不起作用。其过滤效果取决于接受范围的浓度值。另外，应对滤毒罐的检测信息进行评估以检验其是否可对抗已知的药物。但在关键时期，上述要求可能很难完成，自给式呼吸器可在未知的环境中提供最好的保护。

➡️ 事后措施

在任何可能暴露于吸入性毒素的情况下，保护受害者免于进一步的暴露和防止急救者暴露至关重要。

若无法确定化学药剂的类型，建议使用最高等级的呼吸防护。在很多情况下，可使用呼吸器。由于一些麻醉剂具有易爆性，因此，在使用呼吸防护时应防范直接火焰或谨慎使用任何有可能产生火花的设备。最重要的是应立即采取措施尽快接近受害者（呼吸已暂停），确保其呼吸道畅通，增加空气流通，降低暴露度，给受害者供氧。

🏥 伤员医疗

在确定袭击使用的药物时，要与幸存者进行沟通并收集尽可能多的数据，这两点很重要。麻醉剂的挥发性可能会降低空气样本的效用，但这类样本仍有助于鉴别可能结合在药剂中的其他药剂。即使是在确认出一种具体的药剂后，仍应考虑药剂混合的可能性。受害者入院治疗后，即可相对较快地进行实验室研究，有助于治疗暴露于药剂的患者。这些研究包括动脉气血和炭氧血红蛋白测定、肝功能测试、全血细胞计数和全面代谢检查。尽管呼吸困难通常是早期肺水肿的第一个指标，但在怀疑发生化学肺炎或肺水肿的情况下，拍胸片有助于进一步确定病情。

实例介绍

在炎热而潮湿的夏季的一个周末，巴尔的摩市的空调在超负荷地运转着。在美国的中部大西洋地区，天空总是阴沉着，似是下雨的征兆。购物依然是国民的一种休闲方式，数百人拥进当地的商场。由于预算削减和经济衰退，因此商场中并不存在任何安保措施。

20人持机关枪、戴面罩并携带会被错当成氮气瓶的气罐轻松地进入商场。他们巧妙地将气罐中的气体释放进空调系统。

几分钟后，人们开始感到胸部发闷并出现气喘的症状。其他人开始感到窒息，同时眼睛出现烧灼感。但仍有更多人不自主地陷入昏睡。一些离出口近的人试图冲出去呼吸新鲜空气，但电控门已被上锁。

戴面具的人只让少数正在努力睁开眼睛的人知道了他们的存在。他们控制商场的目的有两个：抢东西，让人们知道他们是不安全的。

🌐 隐患

在应对麻醉阿片神经性药物侵袭时存在几项隐患。如下所示：

- 未确认出已发生袭击；
- 未尽快接近呼吸可能暂停的患者；
- 未在将伤员运送至医疗设备之前、期间及之后确保其呼吸道畅通、呼吸顺畅、周围空气流通；
- 未通知有关地方、州、国家和国际机构；
- 未鉴定袭击使用的药剂；
- 未在鉴别具体化学药剂时考虑到同时使用麻醉剂的可能性；
- 未将着火因素或可燃物转移出袭击现场；
- 未使用手套或呼吸防护；
- 未进行疏散或保持危险区域的通风；
- 未通知医院；
- 医务人员不足。

参 考 文 献

1. Vandam L. History of anesthetic practice. In：Miller RD, ed.*Anesthesia*. Vol V. Philadelphia：Churchill Livingston；2000.
2. Schwinn DA，Shafer SL. Basic principles of pharmacology related to anesthesia. In：Miller RD ed. *Anesthesia*. Vol V. Philadelphia：Churchill Livingston；2000.

3. Gas killed hostages in raid. CNN Web site. October 27, 2002.Available at : http ://www.cnn.com/2002/WORLD/europe/10/27/moscow.putin/index.html.

4. Moscow doctor : gas killed 116 hostages. CBS News Web site. October 27, 2002. Available at : http ://www.cbsnews.com/stories/2002/10/28/world/main527107.shtml.

5. Bismuth C, Borron S, Baud FJ, et al. Chemical weapons : documented use and compounds on the horizon. *Toxicol Lett*. 2004 ; 149 : 11–8.

6. Reed D. Terror in Moscow. HBO Documentaries ; June 2004.

7. Wax PM, Becker CE, Curry SC. Unexpected "gas" casualties in Moscow : a medical toxicology perspective. *Ann Emerg Med*.2003 ; 41 : 700–5.

8. Lethal Moscow gas an opiate ? CBS News Web site. October 29, 2002. Available at : http ://www.cbsnews.com/stories/2002/10/29/world/main527298.shtml.

9. Anger grows over gas tactics. CNN Web site. October 28, 2002.Available at : http ://archives.cnn.com/2002/WORLD/europe/10/28/moscow.gas/.

10. Greenfield RA, Brown BR, Hutchins JB, et al. Microbiological, biological, and chemical weapons of warfare and terrorism. *Am J Med Sci*. 2002 ; 323 : 326–40.

11. Marshall BE, Longenecker DE. General anesthetics. In : Hardman JG, Limbird LE, Molinoff PB, et al, eds. *Goodman and Gilman's The Pharmacological Basis of Therapeutics*. Vol IX. New York : McGraw-Hill ; 1996.

12. Occupational Health and Safety Administration, US Department of Labor. Ethyl ether : material data safety sheet. April 27, 1999.Available at : http ://www.osha.gov/SLTC/healthguidelines/ethylether/.

13. Hathaway GJ, Proctor NH, Hughes JP, et al. *Proctor and Hughes' Chemical Hazards of the Workplace*. Vol III. New York : Van Nostrand Reinhold ; 1991.

14. Grant WM. *Toxicology of the Eye*. Springfield, Ill : Charles C Thomas ; 1962.

15. Clayton G, Clayton F. *Patty's Industrial Hygiene and Toxicology*. 3rd ed. New York : John Wiley & Sons ; 1981.

16. OSHA Health Guidelines. Occupational Safety and Health Guideline for nitrous oxide. Available at : http ://www.osha.gov/SLTC/healthguidelines/nitrousoxide/recognition.html.

17. Murray MJ, Murray WJ. Nitrous oxide availability. *J Clin Pharmacol*. 1980 ; 20 : 202–5.

18. Haddad K, Pearson C. Chlorinated hydrocarbons. In : Ellenhorn MJ, Barceloux DG, eds. *Medical Toxicology : Diagnosis and Treatment*

19. Rook JJ. Formation of haloforms during chlorination of natural waters. *Water Treatment Exam*. 1974 ; 23 : 234–43.

20. Maynard SM. Appendix D : drugs and toxins : therapeutic and toxic levels. In Ford MD, ed. *Clinical Toxicology*. Vol 1. Philadelphia : WB Saunders ; 2001.

21. Van Dyke RA. On the fate of chloroform. *Anesthesiology* 1969 ; 30 : 264–72.

22. el-Shenawy NS, Abdel-Rahman MS. The mechanism of chloroform toxicity in isolated rat hepatocytes. *Toxicol Lett*. 1993 ; 69 : 77–85.

23. Flanagan RJ, Meredith TJ. Use of N-acetylcysteine in clinical toxicology. *Am J Med*. 1991 ; 91 : 131S–9S.

24. Barasch ST, Booth S, Modell JH. Hypercapnia during cyclopropane anesthesia : a case report. *Anesth Analg*. 1976 ; 55 : 439–41.

25. Cullen DJ, Eger EI, Gregory GA. The cardiovascular effects of cyclopropane in man. *Anesthesiology* 1969 ; 31 : 398–406.

26. Deutsch S, Pierce EC, Vandam LD. Cyclopropane effects on renal function in man. *Anesthesiology* 1967 ; 28 : 547–58.

27. Lips FJ, Newland M, Dutton G. Malignant hyperthermia triggered by cyclopropane during cesarean section. *Anesthesiology* 1928 ; 56 : 144–6.

28. James FM. The effect of cyclopropane anesthesia without surgical operation on mental function of normal man. *Anesthesiology* 1969 ; 30 : 264–72.

29. Dale O, Brown BR. Clinical pharmacokinetics of the inhalational anesthetics. *Clin Pharmacokinet*. 1987 ; 145–67.

30. OSHA Health Guidelines. Occupational Safety and Health Guidelines for Halothane. Available at : http ://www.osha.gov/SLTC/healthguidelines/halothane/recognition.html.

31. Halothane : Drugdex Drug Evaluations. DRUGDEX® System.Greenwood Village, Colo : Thomson MICROMEDEX.

32. *Product Information : Fluothane, Halothane (Liquid forVaporization)* . Philadelphia : Wyeth-Ayerst Laboratories ; 1998.

33. Viitanen H, Baer G, et al. The hemodynamic and Holter-electrocardiogram changes during halothane and sevoflurane anesthesia for adenoidectomy in children aged one to three years. *Anesth Analg*. 1999 ; 87 : 1423–5.

34. Humphrey DM. *Technical Info Fluothane, Halothane*. Philadelphia : Wyeth-Ayerst Laboratories ; 2002.

35. *Material Safety Data Sheet 2-Bromo-2-chloro-1, 1, 1-trifluoroethane*.Milwaukee, Wisc : Aldrich Chemical Co ; May 1992.

101　生物战剂介绍

Andrew S. Nugent, Eric W. Dickson

1945 年 8 月 16 日，"小男孩"在日本广岛市上空爆炸，宣告了核武器及核战争时代的来临。大规模杀伤性 NBC（核、生物、化学）武器第二元素的首次使用并不富戏剧性也无翔实的文件记录，但可能发生在公元前 6 世纪：亚述人将黑麦麦角放入敌人的井中下毒。[1] 大约在公元前 400 年至公元前 300 年，塞西亚、罗马、希腊和波斯的弓箭手在知晓上述事件后，想到了在箭头上涂抹粪肥或其他生物战剂的好主意。许多人利用生物战剂使人们感染疾病，用以推动战争的进行。其中最具毁灭性的一次发生在 1346 年，鞑靼人用投石机将感染瘟疫的尸体抛入卡法城。随后城内暴发瘟疫，海员逃到意大利的热那亚并将疾病带到那里，无意中引发了大瘟疫（尽管这一说法近期遭到了质疑）。[2-4] 细菌战并不局限于"旧世界"。皮萨罗人、英国人、美国人曾使用用天花病毒染过的毛毯造成敌人的大规模死伤。[5]

1969 年，当理查德·尼克松总统宣布放弃使用生物战剂作为致死剂和失能性毒剂时，美国才停止对攻击性生物战剂的研究。尽管世界大多数国家均在 1975 年签订了《禁止生物战剂公约》，但许多专家相信在俄罗斯、朝鲜及最近被热议的伊拉克仍在进行生物战剂规划。据估计，有 10 个国家现在或不久之前拥有生物战剂储备。20 世纪 80 年代早期，现代恐怖主义出现，生物战剂的使用风险大幅增加，原因是这些药剂相对简单，制成武器的价格便宜，可造成大量个体的死亡，并能在数以百万计的幸存者中散播恐惧。

美国疾病控制与预防中心（CDC）将可用作生物战剂的生物机体和毒素分为三类（A 类、B 类和 C 类，表 101-1）。A 类药剂最易被用作生物战剂，均易于传播，可引发大量死亡和公众的集体恐慌，这些结果均被认为是恐怖主义分子发动袭击想要达到的主

表 101-1　用作生物战剂的药剂 CDC 分类

类　别	定　义	药　　物
A	对国家安全造成重大威胁的微生物。因为这类微生物极易传播在人与人间传播，致死率高，对公众健康影响重大，可能引起公众恐慌和社会混乱，需公共卫生部门采取特殊措施	炭疽杆菌（炭疽热） 鼠疫杆菌（鼠疫） 野兔病菌（兔热病） 肉毒素 天花（天花病） 病毒性出血热（青猴病、埃博拉病毒等）
B	传播相对容易，会导致中等发病率和低死亡率，需美国疾病控制与预防中心提高诊断和疾病监测能力	布鲁氏菌（布鲁菌病） 贝纳柯克斯体（Q热） 立式立克次体（落基山斑疹热） 霍乱弧菌（霍乱） 痢疾杆菌（痢疾） 沙门菌（沙门菌病） 伤寒杆菌（伤寒症） 鼻疽伯克霍尔德氏菌（鼻疽病） 类鼻疽伯克氏菌（类鼻疽） 披衣菌（鹦鹉热） 大肠杆菌0157：H7和其他（肠出血性大肠杆菌）
C	未来设计出的可大规模传播的新兴病原体，易于生产和传播，具有高发病率和致死率，对健康产生重大影响	汉他病毒、黄病毒及其他

要目标之一；其他所有可能用作生物战剂的细菌被美国疾病控制与预防中心归为 B 类，这类药物的传播相对容易，尽管发病率很高，但死亡率相对不高；C 类是未来可能通过生物工程制成的会引发新型传染病的武器。

除可对心理造成影响外，生物战剂袭击还应满足几个条件，以使作为武器的生物战剂更能发挥效应，只具备微生物的杀伤力和传染性是不足够的。例如，埃博拉病毒具有高度的传染性，除非采取适当的预防措施，否则会引发高死亡率。但埃博拉病毒不能长期在空气中存活且致死的速度太快，不会造成感染者的大面积暴露。这限制了其在人群中的传播（例如，传染病的形成）。因此，除非能快速感染一大部分人群，否则埃博拉病毒不太可能成为理想的生物战剂。

基于上述问题，作为有效生物战剂的微生物或毒素应满足如下标准：①微生物或毒素须容易获得、易于培养且在空气中相对稳定；②作为战剂的微生物或毒素可进行大面积传染或高度传染（由人类、昆虫或动物带菌者），同时存活的时间足以使个体传染给社会中的其他人；③微生物或毒素需能造成人群中的大部分失去行动能力或死亡（如不存在固定的抗体或不易治疗）。

武器研制的第一个障碍是给药途径。生物战剂可通过几种途径给药：用喷雾的方式吸入，例如炭疽菌；口服，例如出血性大肠杆菌；或经皮肤给药，例如第二次世界大战期间满洲经跳蚤叮咬所致的鼠疫。生物战剂的有效给药和传播并不容易实现。通过爆炸装置进行传播的微生物的有效性会减少 5%。但重要的不只是将药物递送至目的地。经雾化的微粒太大会沉淀在大气层的外围，太小则无法进入人体肺部，传染性降低。为此，雾化的微粒须为 1~10 μm，且使用有效递送系统；使用压缩气体进行雾化有效性可达 70%。[7]

天气和电荷会影响生物战剂的有效分散。例如，雨会移除大气中的微粒，高风速会将药物吹离预定目标，反之，低风速会导致气溶胶的过快沉淀。电力也会影响药物的分散。微粒和地表面间存在自然的静电吸引。除非静电吸引得以抵消，否则这种静电荷会限制药剂的雾化。静电荷的问题需专业知识才能克服。[8] 但在设计环境过滤系统时，静电荷会成为一个优势。[9-10] 由于室外条件具有可变性，所以在室内释放生物战剂可能更符合恐怖分子的要求，因为室内释放所需的药剂总量较小且可将目标对准特定的目标人群（如 2001 年在哈特办公大楼实施的炭疽菌传播）。但室内释放不太可

能引起大规模伤亡，除非微生物在无症状潜伏期具有高度传染性且可在人与人之间传播。

另一条给药途径是口服。生物战剂在供水系统中无法进行有效递送，主要原因是美国使用的是净化水。因此，在供水中释放生物战剂的有效性低于污染食物供给。

生物战剂的原型是炭疽菌。炭疽菌易获得、易被制成武器、在释放时稳定（孢子可在空气中存活 40 年以上）且具有高致死性。100 kg 的雾化炭疽孢子可致使多达 300 万人死亡。由于炭疽菌可进行有效传播，因此其无法在人与人之间传播和二次雾化的限制不再是其作为生物战剂有效使用的障碍。因此即使是传染病无法持续或传播范围超出初始伤亡人群，炭疽菌仍是一种理想的生物战剂。

监测

监测的作用是一个存在争议的问题。监测取决于对疾病 / 微生物 / 症状的认知，除此之外还包括对疾病自然分布区内和分布区外背景发生率的调查。监测体系的一个主要弱点是缺乏敏感性和特异性。检测病原体的存在至关重要，但避免进行假阳性测试同样重要。第二个缺点是有关人员在对微生物引发的症状进行监测并获知疾病的模式时，疾病已经形成。另一方面，环境监测可在病原体在社区内落户之前发现病原体的存在。环境监测包括食物和水供应的常规监测以及对总体环境的监测。独立监测装置（2004 年 8 月）可在预定区间（例如空气中）内执行传染性、化学以及放射性药物检测。[11] 更多关于监测的详细信息见美国疾病控制与预防中心网站（www.cdc.gov）和《发病率与死亡率周报》。[12] 对世界范围内的监测感兴趣的读者可能想要订阅世界疫症情报网（www.promedmail.org），这是一份免费邮件列表，专门报道世界各地暴发的已知疾病和未确定的症状群。

本书"细菌战剂"部分均将描述一种特定的生物战剂引发的袭击，以及袭击可能出现的情况和后果。本节中提供的信息大多基于对药物本质上病原性的认知。在很多情况下，一种特定药剂在被作为武器进行递送时会如何表现，全靠提供的数据进行推测。对药物的早期认知和隔离可将首次暴露的发病率和死亡率降至最低，并减少继发性感染。临床医师可通过一组症状相似的患者或超出正常值范围的疾病达到早期认知并对患者实施隔离。表 101-2 是对在一场

表 101-2　可能由生物战剂引起的综合征的鉴别诊断

综合征	A类生物恐怖性疾病	B类生物恐怖性疾病	C类生物恐怖性疾病	自然产生的疾病
呼吸道感染并伴有发烧症状	吸入性炭疽热 兔热病 肺鼠疫	吸入性鼻疽病 吸入性蓖麻毒素 类鼻疽 Q热 斑疹伤寒症	退伍军人病 SARS、 汉坦病毒（第二期）	白喉 大肠杆菌 组织胞浆菌病 流行性感冒 疟疾 麻疹
肠胃炎	炭疽热 兔热病 埃博拉病毒 鼠疫 青猴病	布鲁菌病 霍乱 贾第虫病 隐孢子虫 Q热 蓖麻/相思子毒素 麻痹性贝毒	汉坦病毒 诺瓦克病毒 退伍军人病	呼吸道合胞病毒 绦虫 艰难梭菌 幽门螺旋杆菌 甲型和E型肝炎 内脏性利什曼病 落基山斑疹热
发热出疹	埃博拉病毒 青猴病 肺鼠疫 天花病	鼻疽病	莱姆病 登革热	伤寒症 水痘 麻疹 猴天花 流行性腮腺炎 风疹 落基山斑疹热
类流感	鼠疫 天花病 炭疽热 兔热病 埃博拉病毒	Q热 斑疹伤寒症 布鲁菌病 鼻疽病	汉坦病毒 尼帕病毒 退伍军人病 莱姆病 SARS	白喉 流行性感冒 疟疾 麻疹 单核细胞增多症 裂谷热 呼吸道合胞病毒 黄热病
败血症、非创伤性休克	埃博拉病毒 拉沙热 青猴病	大肠杆菌	汉坦病毒	巨细胞病毒 屎肠球菌 组织胞浆菌病 李斯特菌病 表皮葡萄球菌 肺炎链球菌 中毒性休克综合征 耶尔森菌
脑膜炎、类脑炎综合征	炭疽热 埃博拉病毒 拉沙热	东方马脑炎 脑炎 委内瑞拉马脑炎 Q热	圣路易斯型脑炎 西尼罗病毒 莱姆病 日本脑炎 尼帕病毒	水痘 登革热 EB病毒 流感嗜血杆菌 甲型和乙型流感 疟疾 麻疹 病毒性脑膜炎 裂谷热 落基山斑疹热
类肉毒中毒病	肉毒中毒	—	—	白喉 李斯特菌病

注：该表已获得哲学博士 Kristin Uhde、生物防御中心、公共健康学院、南佛罗里达大学的认可。

可能的生物恐怖袭击中观察到的症状和鉴别诊断的总结。[13]

参 考 文 献

1. Kortepeter M, Christopher G, Cieslak T, Culpepper R, Darling R, Pavlin J, eds. *Medical Management of Biological Casualties Handbook*. Fort Detrick, Frederick, Md : US Army Medical Research Institute of Infectious Diseases ; 2001 : 1-12.

2. Derbes VJ. De Mussis and the great plague of 1348 : a forgotten episode of bacteriological warfare. *JAMA*. 1966 ; 196（1）: 179-82.

3. Christopher GW, Cieslak TJ, Pavlin JA, Eitzen EM. Biological warfare : a historical perspective. *JAMA*. 1997 ; 278（5）: 412-17.

4. Wheelis M. Biological warfare at the 1346 siege of Caffa. *Emerg Infect Dis*. 2002 ; 8（9）: 971-5. Available at : http : //www.cdc.gov/ncidod/EID/vol8no9/01-0536.htm.

5. Noah DL, Huebner KD, Darling RG, Waeckerle JF. The history and threat of biological warfare and terrorism. *Emerg Med Clin North Am*. 2002 ; 20（2）: 255-71.

6. Jakobs MK. The history of biologic warfare and terrorism. *Dermatol Clin*. 2004 ; 22 : 231-46.

7. Federation of American Scientists. Militarily Critical Technologies List.（MCTL）Part II : Weapons of Mass Destruction Technologies. Section III : Biological Weapons Technology. Available at : http : //www.fas.org/irp/threat/mctl98-2/.

8. Gomez A. The Electrospray and its application to targeted drug inhalation. *Respir Care*. 2002 ; 47 : 1419-31.

9. Utrup LJ, Frey AH. Fate of bioterrorism-relevant viruses and bacteria, including spores, aerosolized into an indoor air environment. *Exp Biol Med*. 2004 ; 229 : 345-50.

10. Weber RW. Meteorologic variables in aerobiology. *Immunol Allergy Clin North Am*. 2003 ; 23 : 411-22.

11. Bravata MD, McDonald KM, Smith WM, et al. Systematic review : surveillance systems for early detection of bioterrorism-related diseases. *Ann Intern Med*. 2004 ; 140 : 910-22.

12. Syndromic surveillance. Reports from a national conference, 2003. *Morb Mortal Wkly Rep*. 2004 ; 53（Suppl）: 1-264.

13. Center for Biological Defense, College of Public Health, University of Southern Florida. Syndromic Surveillance. Available at : http : //www.bt.usf.edu/files/SurveillancePacket%20Draft.pdf.

102　炭疽芽孢杆菌（炭疽）侵袭

Chriso C.Courban

事件说明

　　炭疽属于 A 类生物战剂，是由炭疽芽孢杆菌引发的动物间传播的疾病。炭疽杆菌是一种土壤中普遍存在的革兰阳性杆菌，需氧、无运动性、产孢子。炭疽热是一种主要发生在食草动物间的疾病，这些动物包括绵羊、牛、山羊、马以及较少发生这种疾病的猪。

　　第一例已知的关于炭疽热的描述（大约公元前 1400 年）是在《旧全约书》中，书中描写了发生在埃及的第五次瘟疫，这次瘟疫导致埃及大量的牲畜死亡。17 世纪，欧洲"黑祸"（以皮肤炭疽引起的黑色焦痂命名）的暴发致使 6 万人和更多的牲畜死亡。1881 年，Robert Koch 最终确认炭疽芽孢杆菌是引发皮肤炭疽的原因，这使得皮肤炭疽成为第一种经过鉴定的由微生物引起的疾病。不久之后，Pasteur 开发出一种有效疫苗。尽管人们已付出种种努力，但在非洲、中东、南美洲的一些地区以及亚洲地区，炭疽热仍不时暴发。

　　炭疽芽孢杆菌几乎是一种完美的生物战剂——易被制成武器，可雾化，致死率高，孢子对干燥、高温、γ 辐射、紫外线和许多消毒水均具高抵抗性。此外，孢子在环境中的休眠时间长达 40 年。一些国家已经将炭疽制成武器，而且第二次世界大战期间日本在中国满洲战场曾使用这种武器。据估计，在一个大城市中释放 100 kg 的炭疽孢子可导致多达 300 万人死亡，其潜在致死性与氢弹相同。相比之下，1991 年，伊拉克拥有的浓缩炭疽芽孢杆菌为 8500 L，但这些杆菌随后均被销毁。1979 年，有人在位于俄罗斯斯维尔德洛夫斯克的武器研究机构的背风处释放了炭疽。在炭疽被释放大约 6 周后，释放地点 50 km 以外的地方出现了吸入性炭疽传染病的病例。自此之后，人们对炭疽孢子作为生物战剂的关注大幅提高。实际上，2001 年就曾发生过将炭疽用作生物战剂的袭击，袭击使用的炭疽孢子通过位于美国东海岸的邮政总局进行传播。袭击发生后，有 22 人被确诊感染了炭疽热，其中有一半感染了吸入型炭疽，另一半是皮肤炭疽，其中感染吸入性炭疽的人中有 5 人丧生。

传播

　　炭疽病毒可通过三种方式进行传播：接触破损的皮肤、吸入孢子以及口服。自然发生的感染主要是由于接触感染的动物或动物制品，例如兽皮或未煮熟的肉类造成的。过去人们认为，致使 50% 的个体感染需吸入的孢子数应该是 1 万，但更多的最新数据显示只要 1~3 颗孢子就足够引发死亡，这取决于颗粒的大小。研究人员对兽皮和羊毛制作工人进行了长时间的观察，这些工人均持续暴露于高浓度的雾化孢子，得出的结果是继发性感染只发生在其中的少数人身上。这一观察结果缓和了上述推测结果造成的影响。炭疽不会在人与人之间传播，但皮肤炭疽除外，它可通过皮肤接触进行传播。

病毒性

　　炭疽的病毒性取决于自身产生的 3 种不同蛋白质的能力：致死因子（LF）、保护性抗原（PA）、水肿因子（EF）。水肿因子与保护性抗原相结合产生水肿毒素，这种毒素会干扰人体水平衡，引发皮肤炭疽中常见的严重局限性水肿。水肿毒素还会抑制嗜中性粒细胞的功能，削弱宿主抵抗感染的能力。致死毒素同样由两个亚单元构成：致死因子和保护性抗原。除去其他方面，致死毒素还可释放肿瘤坏死因子 alpha 和白细胞介素 B-1，后者会引起全身反应并导致感染者迅速死亡。通过调查，研究人员已找出一种抑制剂，这种抑制剂可阻止保护性抗原与致死因子和水肿因子的结合，从而防止致死毒素和水肿毒素的形成。

吸入性炭疽病

吸入性炭疽病是发生生物恐怖事件后可能出现的疾病中最严重的一种。吸入炭疽病毒的受害者通常在暴露后 1~5 天出现症状，平均潜伏期为 4 天。[1]

但曾有患者在暴露后长达 6 周才出现症状（因此建议进行长期预防）。吸入性炭疽病不会引发真正的肺炎。更确切地说，肺部仅是疾病传染的入口。炭疽孢子被吸入肺泡后，孢子会随巨噬细胞一起被输送至纵隔和支气管淋巴结。活性孢子迅速分裂，引发出血性纵隔炎，随后通过血液传播至身体的其他部位，引发毒血症和败血症。[2]

非特异性类流感的症状通常包括偶发性干咳、发热、发冷、发汗、心神不宁、肌痛以及胸部不适，流涕症状不明显。若未经治疗，这种前驱症状会持续48~72 小时，在患者的身体状况迅速下降后可能会有一定的缓和。呼吸系统疾病发作的 24~48 小时，患者会出现菌血症，然后会进展至出血性纵隔炎、胸腔积液及败血性休克。随着胸部和腹部疼痛的加剧以及大量的发汗，患者会变得呼吸困难且面色青紫。由于淋巴结肿大阻塞气管，可能会出现喘鸣的症状。多达50% 的肺炭疽患者会出现脑膜炎并伴有蛛网膜下出血。若对革兰氏阳性杆菌引起的出血性脑脊液和多形核脑脊液细胞增多进行检测，则有助于疾病诊断。[3]

胸片通常会显示纵隔增宽、胸腔积液，但肺实质正常。若对吸入性炭疽的诊断仍有疑问，可考虑对胸部进行 CT 扫描。CT 扫描对纵隔淋巴结病的检测更敏感且更具体，扫描会显示出正常白色细胞计数或伴有左移现象的轻度白细胞增多。[4]

吸入炭疽的鉴别诊断范围很广，包括支原体、流行性感冒、军团杆菌、兔热病以及鹦鹉热。流行性感冒和其他类流感等不同，炭疽病的特征包括：X 光照片显示纵隔增宽（70%）、胸腔积液（80%）、流涕症状不明显（只有 10% 感染炭疽病毒的患者会出现流涕症状）、咽喉痛（仅有 20%）、呼吸困难（80%）、恶心或呕吐（80%）。经调查，2001 年 9月之前吸入性炭疽病的死亡率高达 95%。现在由于抗生素的使用和积极的支持性治疗，死亡率已降至50%。死亡率的下降是由于对疾病的及时鉴别、激进的抗生素同期治疗以及支持性治疗技术的提高。但在面对重大袭击时，由于医疗人员短缺，无法为所有的病例进行特别护理，因此死亡率可能会高于 50% 且很有可能接近 95%。

皮肤炭疽

2001 年，正如我们所看到的，美国发生了各种形式的皮肤炭疽杆菌侵袭。皮肤炭疽占到美国炭疽病背景病例的 95%。

皮肤炭疽通常表现为无痛瘙痒、皮肤丘疹，症状会在皮肤完整性破损的地方暴露后 1~7 天，最多 12天后出现。48 小时内，丘疹周围会布满内有血水的小水泡，与肺水肿极为相似。水疱破裂、坏死、扩大最后形成无痛的、黑色［“炭疽”（anthrax）出自古希腊 “炭疽杆菌”（anthracis）一词，意思是煤炭］溃烂的伤口。由于对这类伤口进行清创可能会导致菌血症，因此应避免。但在服用抗生素的同时，建议对皮肤炭疽进行皮肤活检诊断，之后可对伤口进行清创。[5] 伤口形成的焦痂会在 1~2 周内变干并脱落，留下小的伤疤，有时甚至不会留下任何伤疤。一些患者会出现淋巴管炎和淋巴结病（会产生痛感）以及全身性症状。疾病的全身入侵会导致死亡，患有皮肤炭疽但未接受治疗的患者的死亡率高达 20%。服用抗生素的患者仍会出现局部焦痂，但不会出现全身性感染。皮肤炭疽的鉴别诊断包括坏疽性深脓疱、棕色遁蛛咬伤、羊痘疮和鼻疽病。在未出现继发感染的情况下，造成患者发病的原因是脓而非炭疽。

胃肠炭疽

人体在食用未经煮熟、受污染的肉类或有毒的食物后 2~5 天会出现胃肠炭疽。患者的口腔、食道、末端回肠或盲肠中会出现溃疡。胃肠炭疽的初期症状包括恶心、呕吐、发热和腹部不适，并很快出现出血性腹泻和类似腹膜炎症状。有时也出现伴有吐血的胃溃疡、出血性肠系膜淋巴结炎和大量腹水。[6] 胃肠炭疽与急腹症、伴有腹水的腹膜炎、内脏穿孔的症状十分相似。胃肠炭疽的死亡率接近 100%。有研究表明，早期的积极治疗可降低死亡率。但人们常常忽视疾病诊断，直至患者的身体条件无法恢复。

样本采集和微生物鉴定

炭疽杆菌在环境中很常见，血液中的炭疽杆菌在经过革兰氏染色剂染色后可用肉眼看到。研究人员可对微生物进行血液、胸膜液、脑脊液培养，用于鉴定疑似患者体内的微生物。暴露个体（例如鼻拭子）的监测培养可作为一种流行病工具使用，但不应经常采用。由于患者在服用一剂或两剂抗生素后，血液中的细菌会被杀死，因此若情况允许，应在进行抗生素治疗前进行微生物培养。在5%的绵羊血琼脂或麦康基琼脂中可很容易进行微生物培养，其生长期预计为6~24小时。治疗方案应在临床基础上制定。尽管在等待培养结果的过程中，死亡率会增加，但仍不应立即采取医疗措施。微生物的初步鉴定可在当地实验室中进行，但专业检测须在有资格进行此类检测的实验室中进行。

更多关于此类实验室的信息见 www.bt.cdc.gov/labissuses。

在袭击现场进行的炭疽孢子检测通常不够准确。手持鉴定设备一般需对1万颗或更多的孢子进行检测后，才能得出结论。此外，蜡样芽孢杆菌与其他种类的芽孢杆菌之间存在交叉反应性能。从2001年开始，至今已开发出数种快速检测技术，包括可在4小时内鉴定10颗孢子的基于核酸的检测、基于聚合酶链式反应（PCR）的检测以及其他检测技术。

自主检测系统（ADS）经过开发可在规定间隔（例如1.5小时）进行聚合酶链式反应或免疫测定，这一系统可用于检测炭疽病毒，也可用于调配300个高速邮件处理设备。更多关于自主检测系统的细节，包括其用于调度的必备性标准，见疾病控制与预防中心网站（www.cdc.gov/mmwr/preview/mmwrhtml/rr53e430-2a1.htm）。

隔离

目前尚无数据表明吸入炭疽病毒曾在人与人之间进行传播，因此炭疽病的疑似患者可住在医院的标准病房采取标准防护措施。若患者出现皮肤病变，则应采取接触防护措施，因为若直接暴露于这类病变的水泡分泌物，则可能会导致暴露者的二次皮肤感染。[7]

🧑‍🤝‍🧑 伤员医疗

在发生炭疽病毒侵袭时，治疗的指导方针可能会根据实际情况不断改变。这是由于制成武器的炭疽杆菌可能会对多种抗生素具有耐药性。现行治疗建议概述见表102-1与表102-2。

由于多西环素不能快速渗入中枢神经系统，因此应选用环丙沙星治疗中枢神经系统炭疽。[3,8]吸入性炭疽发生脑膜炎的概率很高，因此同样建议选用环丙沙星进行治疗。由于炭疽对盘尼西林、头孢菌素类药物和复方新诺明具耐药性，因此这类抗生素不宜用于治疗炭疽。胸腔闭式引流疗法可显著改善出现复发性的出血胸腔积水患者的临床表现，因此强烈建议使用。

暴露个体的治疗

除非公共卫生或执法部门查明确实存在暴露的风险，否则不主张对未出现症状的人实施治疗。建议治疗方案为：口服环丙沙星，每日两次，每次500 mg，连续服用60天（表102-3）。除抗生素外，一些部门还建议在诊断过程中、暴露2周及4周后各注射1针疫苗[9]，并在暴露后6个月、12个月、18个月以及之后的每年注射强化剂。普通暴露个体无须进行疫苗接种，但袭击事件中的暴露个体则应进行疫苗接种。由于许多炭疽菌株对盘尼西林具有敏感性，因此可将阿莫西林用于儿童和孕妇，起到预防作用。同样，上述建议方案[10]均应根据事件发生时的实际情况作出相应改变。

大多数患者均不能坚持长期进行预防性治疗。在经过治疗30天后，仅有40%的个体仍在坚持药物治疗（过去曾为高危暴露人群的70%）。患者在治疗14天后，会出现的副作用通常包括严重的胃肠道症状（13%~19%），晕厥、头晕和眩晕（7%~13%），烧心和胃食道逆流疾病（8%）。[9-10]

← 事前措施

应备有个人防护设备。若地方及国家医药库的抗生素储备充足，配有药剂快速分发系统，则可防止出现病毒药物接触后抗生素预防延误的情况。按规定，只允许对有可能反复接触炭疽孢子的个体进行疫苗接种，如生物恐怖B级实验室的工作人员，进口生皮、羊皮的直接接触以及清洗人员。

表 102-1　吸入炭疽病治疗方案 *, † 生物恐怖袭击引发的病例

分　类	基础治疗（静脉注射）‡ §	持　续　时　间
成人	每12小时*400mg环丙沙星或每12小时¶100mg多西环素和1或2种额外抗菌剂§	首先进行静脉治疗。‖临床适用时转为口服抗菌剂治疗：口服环丙沙星，每日两次，每次500mg；或口服多西环素，每日两次，每次100mg。持续60天（静脉和口服结合）#
儿童	每12小时**, ††10~15mg/kg环丙沙星或多西环素¶, ‡‡：>8岁且>45kg：每12小时100mg；>8岁且<45kg：每12小时2.2mg/kg；<8岁：每12小时2.2mg/kg以及1或2种额外抗菌剂	首先进行静脉治疗。‖临床适用时转为口服抗菌剂治疗：每12小时‡‡口服10~15mg/kg环丙沙星或多西环素；†††>8岁且>45kg：口服100mg，每日两次；>8岁且<45kg：口服2.2mg/kg，每日两次；<8岁：口服2.2mg/kg，每日两次。持续60天（静脉和口服结合）§§
孕妇§§	与未怀孕的成人相同（感染疾病的高死亡率风险高于抗菌剂带来的风险）	首先进行静脉治疗。临床适用时转为口服抗菌剂治疗。†口服治疗的方案与未怀孕的成人相同
免疫功能受损者	与免疫功能未受损的成人和儿童相同	与免疫功能未受损的成人和儿童相同

资料来源：来自疾病控制与预防中心：已更新：生物恐怖主义相关的炭疽病调查研究以及关于暴露处理法和抗菌剂疗法的暂定指导方针。发病率与死亡率周报。2001；50：909-19。

* 胃肠炭疽和口咽炭疽，暂定吸入性炭疽的建议性治疗方案。

† 环丙沙星和多西环素应作为吸入性炭疽一线治疗的主要部分。

‡ 类固醇可用于对患有严重水肿、细菌性脑膜炎或其他病原脑膜炎的患者的辅助治疗。

§ 具有体外抗菌活性的其他药物包括利福平、万古霉素、盘尼西林、氨苄西林、氯霉素、亚胺培南、克林霉素以及克拉霉素。由于炭疽杆菌中含有非诱导型和可诱导型 β - 内酰胺酶，因此，在治疗过程中不能单独使用盘尼西林和氨苄西林。建议咨询传染病学家。

‖ 基础治疗方案会根据患者的临床病程发生改变。患者身体状况提高时，使用一或两种抗菌剂（例如环丙沙星或多西环素）即可。

¶ 由于多西环素不能快速渗入中枢神经系统，因此不能成为治疗脑膜炎的最佳选择。

由于以气溶胶形式暴露后的孢子活性具有持续性，因此抗菌剂疗应持续 60 天。

** 若条件不允许静脉注射环丙沙星，可进行口服治疗。因为口服环丙沙星可被胃肠道快速、良好地吸收，且不会在首关代谢中出现过多损耗。在口服后 1~2 小时血清会达到最大浓度，但发生呕吐或肠阻塞的情况除外。

†† 儿童每天服用环丙沙星的剂量不应超过 1 g。

‡‡ 美国儿科学会建议对受到严重感染（例如落基山斑疹热）的幼儿进行四环素类药物治疗。

§§ 尽管在怀孕期间不建议使用四环素类药物，但在感染危及生命的疾病时除外。四环素类药物对生长中的牙齿和骨头造成的副作用与剂量相关，因此使用多西环素治疗孕龄小于 6 个月的患者的时间应为 7~14 天。

表 102-2　皮肤炭疽病治疗方案 * 生物恐怖袭击引发的案例

分　类	基础治疗（口服）†	持续时间
成人*	口服环丙沙星，每日两次，每次500 mg或多西环素，每日两次，每次100mg	60天‡
儿童*	每12小时10~15mg/kg环丙沙星（每天不能超过1 g）†或多西环素：§ >8岁且>45kg：每12小时100mg；>8岁且<45kg：每12小时2.2mg/kg；<8岁：每12小时2.2mg/kg	60天‡
孕妇*, ‖	口服环丙沙星，每日两次，每次500mg或多西环素，每日两次，每次100mg	60天‡
免疫功能受损者*	与免疫功能未受损的成人和儿童相同	60天‡

资料来源：来自疾病控制与预防中心：已更新：生物恐怖主义相关的炭疽病调查研究以及关于暴露处理法和抗菌剂疗法的暂定指导方针。发病率与死亡率周报。2001；50：909-19）。

* 患有皮肤炭疽的患者出现全身体征、大面积水肿，或头上、颈部出现病变时，需进行静脉注射治疗，建议采用多药联用的方法（见表 102-1）。

† 应采用环丙沙星和多西环素进行一线治疗。取得临床疗效后，成人：口服 500 mg 阿莫西林，每日三次，儿童：每天 80 mg/kg，每隔 8 小时服用一次。口服阿莫西林的剂量需达到最小抑菌浓度水平。

‡ 原先对治疗皮肤炭疽的建议时间为 7~10 天，但在恐怖袭击中暴露人群有可能暴露于雾化的炭疽杆菌，因此建议治疗时间为 60 天。6

§ 美国儿科学会建议对严重感染（例如落基山斑疹热）的幼儿进行四环素类药物治疗。

‖ 尽管在怀孕期间不建议使用四环素类药物，但在发生危及生命的疾病时也可使用。其对生长中的牙齿和骨头的副作用与剂量相关，因此使用多西环素治疗孕龄小于 6 个月的患者的时间应为 7~14 天。

事后措施

炭疽杆菌孢子通常不会发生二次雾化。清洁皮肤、可能受到污染的衣物以及环境,可降低感染皮肤和胃肠炭疽病的风险。[11]

在消毒过程中,可使用从市场上可买到的漂白剂或 0.5% 的次氯酸盐溶液(以 1:10 的比例稀释家用漂白剂)杀死孢子。这些消毒剂可能会对一些表面造成腐蚀。用于包扎皮肤病变处的医用敷料可能会造成生物危害。

接诊医生有责任将所有疑似或确诊的炭疽病例报告给当地和州立公共卫生部门、实验室以及当地警察局。关于应对袭击的必备条件的最新资料见疾病控制与预防中心网站 www.bt.cdc.gov。

表 102-3　吸入性炭疽暴露后预防措施暂定建议

分　类	基础治疗	持续时间
成人(包括孕妇及免疫功能受损者)	口服环丙沙星,每日两次,每次 500 mg 或口服多西环素,每日两次,每次 100 mg	60天
儿童	口服环丙沙星,每 12 小时 10~15mg/kg 或多西环素:>8岁且 >45kg:每日两次,每次100 mg; >8岁且 ≤45kg:每日两次,每次2.2 mg/kg;≤8岁:每日两次,每次2.2 mg/kg	60天

　*　儿童服用环丙沙星的剂量不应超过每天 1 g(来自发病率与死亡率周报。2001;50:909-19)。

特殊考虑

公共卫生和执法部门的工作人员应将感染源隔离。例如,若信封是感染源,应将此感染源放入塑料袋中进行隔离。若现场没有塑料袋,则应用纸张或其他隔离物进行隔离。关闭受感染建筑内的所有窗户及通风设备,并告知暴露人群将可能受到污染的衣物脱去并在到急诊室进行治疗之前进行淋浴。

隐患

- 未保持警惕;
- 未进行长期持续治疗且未采用多种药物联合治

疗方案;
- 未将吸入性炭疽引起类感冒症状的可能性考虑在内;
- 未在发现疑似或确诊炭疽病例时通知有关部门。

实例介绍

一个装有炭疽杆菌的信封被送至一名国会议员手中,随后有几个人受到感染。其他几个炭疽污染源在遍及全国的多个邮件中被发现。人们开始对炭疽杆菌敏感,每个发现白色粉末的人均到急诊室就医,这些人确信自己需注射抗生素进行炭疽预防。上周六,有人在商场将小苏打打翻,此人及其近亲、同事及当时所有在场的人均确信自己需注射抗生素。由于污染源的不断增加,急诊室忙得不可开交。在这类事件中需采取哪些治疗措施呢?

参 考 文 献

1. Dixon TC, Meselson M, Guillemin J, Hanna PC. Anthrax. *New Engl J Med*. 1999;341:815-26.
2. Inglesby TV, Henderson DA, Bartlett JG, et al. Anthrax as a biological weapon:medical and public health management [Erratum appears in *JAMA*. 2000;283:1963]. *JAMA*. 1999;281:1735-45.
3. Friedlander AM. Anthrax:clinical features, pathogenesis, and potential biological warfare threat. In:Remington JS, Swartz MN, eds. *Current Clinical Topics in Infectious Disease*. Vol. 20. Malden, Mass:Blackwell Science;200:335-49.
4. Jernigan DB, Raghunathan PL, Bell BP, et al. Investigation of bioterorism-related anthrax, United States, 2001:epidemiologic findings. *Emerg Infect Dis*. 2002;8:1019-28.
5. Update:investigation of bioterrorism-related anthrax and interim guidelines for clinical evaluation of persons with possible anthrax. *Morb Mortal Wkly Rep*. 2001;50:941-8.
6. Swartz MN. Recognition and management of anthrax—an update.*New Engl J Med*. 2001;345:1621-6.
7. Anonymous. Bioterrorism alleging use of anthrax and interim guidelines for management—United States, 1998. *Morb Mortal Wkly Rep*. 1999;48:69-74.
8. Bell DM, Kosarsky PE, Stephens DS. Conference summary:clinical issues in the prophylaxis, diagnosis and treatment of anthrax.*Emerg Infect Dis*. 2002;8:222-5.
9. Centers for Disease Control and Prevention. Use of anthrax vaccine in response to terrorism:supplemental

recommendations of the Advisory Committee on Immunization Practices. *MMWR Morb Mortal Wkly Rep.* 2002；51（45）：1024-6.

10. Centers for Disease Control and Prevention. Update：investigation of anthrax associated with intentional exposure and interim public health guidelines, October 2001.*MMWR Morb Mortal Wkly Rep* 2001；50：889-97.

11. APIC Bioterrorism Task Force，Centers for Disease Control and Prevention Hospital Infections Program Bioterrorism Working Group. Bioterrorism Readiness Plan：A Template for Health care Facilities. Available at：http：//www.cdc.gov/ncidod/hip/Bio/13apr99APIC-CDCBioterrorism.PDE.

103 鼠疫杆菌（鼠疫）侵袭

Jeremiah D.Schuur, Jinathan Harris Valente

🚫 事件说明

　　鼠疫杆菌被制成武器在空中进行传播会引发鼠疫的流行，属于生物恐怖事件。鼠疫杆菌会引起鼠疫在肺部的病变，这种疾病被称为肺鼠疫。[1] 第二次世界大战期间发生过两次类似的独立事件，日本在中国浙江省萧山市和湖南省常德市上空抛下装满受鼠疫杆菌污染的大米和跳蚤，这一战略措施引发了一场腺鼠疫。[2-3] 由于人体在被跳蚤咬过后才会感染腺鼠疫，因此恐怖分子不会选择上述方法进行腺鼠疫的传播。此外，腺鼠疫不同于肺鼠疫，不会直接在人与人之间传播。

　　肺鼠疫可能会由于腺鼠疫的血行传播以继发性肺炎的方式出现。这是自然发生的肺鼠疫最常见的形式。人体感染肺鼠疫的主要途径是吸入雾化的鼠疫杆菌，但也有可能是通过人与人之间的传播或是恶意袭击。肺鼠疫具有急进性且可通过雾化的水滴在人与人之间传播。与腺鼠疫的潜伏期（2~8 天）相比，肺鼠疫的潜伏期（1~6 天）较短。[4-5] 由于受感染的人群并不知晓自己会将疾病传播到其他地区，因此这种疾病很难控制。[6-8]

　　肺鼠疫的临床表现为急进性呼吸道症状，通常伴有发热、咳嗽、呼吸困难、胸痛、咯血、不适、肌痛、恶心和呕吐、体内有革兰阴性杆菌（需进行痰或血培养）以及肺炎（影像学表现）。肺鼠疫的 X 线胸片通常显示支气管肺炎的小片浸润、有融合或无融合的肺段或肺叶实变。这些患者可能会表现出急性呼吸窘迫综合征的腔空洞或双侧弥漫性浸润的症状。[9]

　　据估计，若 50 kg 武器化的鼠疫杆菌以喷雾的形式被释放到一个拥有 500 万人口的城市上空，则会有多达 15 万的人感染肺鼠疫，其中预计会有 3.6 万人丧生。[10]

⬅ 事前措施

　　恐怖分子很有可能蓄意策划鼠疫暴发进行生物恐怖袭击，紧急救助服务提供者应对此有所准备。在大规模腺鼠疫暴发时，肺鼠疫最有可能自然地作为腺鼠疫的并发症出现。[11] 鼠疫杆菌在环境中很不稳定，很容易在干燥的环境中或是接触阳光后遭到破坏。若在生物恐怖袭击中，鼠疫杆菌被释放到空气中，则其存活的时间很有可能不超过一个小时。基于上述因素，鼠疫杆菌侵袭后的环境净化则没有其他类似的袭击重要，例如炭疽杆菌。[7-8, 10]

　　目前市场上尚无鼠疫疫苗。美国在 1999 年中断了疫苗（葛里尔）的生产，这种疫苗未在对抗肺鼠疫的过程中对人体起到保护作用。相关研究正在进行，一种对抗肺鼠疫的新型疫苗的研究目前已进入后期研发阶段。[6, 8] 目前尚无可检测到以雾化形式进行传播的鼠疫杆菌的预警系统。此外，可在疑似患者身上检测出鼠疫杆菌的快速诊断测试尚不存在。[8, 12]

➡ 事后措施

　　除非有其他方面的证明，否则所有肺鼠疫的病例均应被视为与恐怖主义有关。若发现鼠疫的任何疑似病例，应立即通知医院感染控制人员以及地方、州、国家卫生和执法人员。暴露人群的衣物中沾染的鼠疫杆菌再次雾化的风险很低。基于这一理想条件，鼠疫杆菌仅能在环境中存活一个小时左右，且由于患者会在 24 小时后出现症状，因此无须进行常规消毒。由于最近发生的事件只是暴露于少量鼠疫杆菌，因此只需对皮肤或可能受到污染的物体（例如，衣物或环境表面）进行清洗消毒，即可降低感染皮肤或腺鼠疫的风险。

消毒方案包含几个步骤。指导患者将受污染的衣物脱去。脱下的衣物应放到贴有标签的塑料袋中并小心处理，避免鼠疫杆菌的传播。

指导患者用肥皂水淋浴。可使用环境保护署注册过的、符合标准的杀孢子／杀菌药剂或 0.5% 的次氯酸盐溶液（家用漂白剂和水的比例为 1:9）对环境表面进行消毒处理。[1, 13-14]

肺鼠疫的自然传播形式为：通过大液滴（而非雾化微粒）在人与人之间传播，需人与人之间的亲密接触达到有效的传播。[4, 15-16] 对于出现肺鼠疫症状的患者，应在标准防护措施之外，实施飞沫防护措施进行隔离。若条件允许，应将疑似感染肺鼠疫的患者放置在单间中。若无单间，应对出现类似症状的患者进行相同的推定诊断（如肺鼠疫）。若无患有类似症状的患者，则应确保受感染的患者与其他人之间保持 3 尺的空间距离。避免将需进行飞沫防护措施的患者与免疫功能受损者放置在同一间病房内。无须进行特别的空气处理且房门可以保持开放。对患者的搬运应只限于必要的医疗目的。若需对患者进行搬运，应给患者戴上手术用口罩以将飞沫传播的可能降至最低。在注射抗生素后，应持续进行两天的隔离预防，直至患有肺鼠疫的患者的临床症状得到改善。[8]

🧑‍🤝‍🧑 伤员医疗

须在肺鼠疫症状出现后 24 小时内进行特效抗生素治疗，否则患者可能会出现生命危险。[6, 8] 表103-1 表示的是生物防御工作组推荐的治疗肺鼠疫的抗生素。[8] 这类专家达成共识的建议涵盖了暴露、大规模伤亡暴露和暴露后的预防措施。这些措施均是专家在对最佳临床证据进行分析后得出的结果。但仍应注意到，关于人类鼠疫的治疗目前仍缺乏公开的试验，关于动物的研究也很有限。目前尚无关于鼠疫的最佳治疗方案的前瞻性研究或经食品与药品管理局批准的方案。

在出现伤亡的情况下，建议给所有出现症状的患者注射抗生素。在大规模伤亡事件中，须对当地的药物资源进行评估，若外用抗生素储备不足，可使用口服抗生素。患者应持续 7 天口服抗生素，进行暴露后预防。若患者拒绝在暴露后进行抗生素治疗，则应对其持续观察 1 周的时间，观察其是否出现发热或咳嗽症状，但不建议对其进行隔离。[6, 8] 治疗肺鼠疫禁用的抗生素包括利福平、氨曲南、头孢他啶、头孢替坦和头孢唑啉。[20]

在进行实验室检测后，才能确认暴发的疾病是否属于肺鼠疫。唾液革兰染色剂可显现出两极染色革兰阴性杆菌或球杆菌，应在检测过程中使用。据相关描述，鼠疫杆菌以姬姆萨染液或 Wayson 染液染色，显示两极（也被称作"安全针"）浓染。[21] 革兰阴性杆菌中，只有鼠疫杆菌和炭疽杆菌会引起急进性肺部症状。尽管一些实验室系统可能没有检测出鼠疫杆菌，但其血或痰的培养物仍能在 24~18 小时内长成。[22] 若怀疑袭击中使用的药剂为鼠疫杆菌，则应通知实验室工作人员，以降低实验室暴露的可能性，提高诊断率。常规的实验室程序应具备 2 级生物安全条件。[8] 血清学试验可用于肺鼠疫的诊断，但由于直至患者暴露 5~20 天后，才能进行血清转化，因此该试验不能抑制肺鼠疫的暴发。[4]

由于肺鼠疫的严重性，患者需接受进一步的支持性治疗，包括机械通气、加压和有创监测。尽管适当的抗生素治疗可提高患者抵抗鼠疫杆菌抗药性的能力，但患者的症状仍会出现临床恶化。据报道，这种情况曾自然发生过，苏联科学家的基因遗传工程也引发过类似情况。

💡 特殊考虑

鼠疫杆菌很有可能成为生物战剂。鼠疫杆菌在历史上曾被用作生物战剂，且由于世界范围内的自然界以及生物实验室中普遍存在鼠疫杆菌，因此大规模的生产相对容易。尽管没有记载显示鼠疫杆菌曾被雾化使用，但它曾成功地被苏联制成武器，且可以气溶胶的形式进行有效传播。[8, 23] 在适当条件下，按上述方法将其释放，鼠疫杆菌会在人与人之间继续传播进而导致肺鼠疫的广泛流行。在暴露后至少 24 小时才会出现感染病例。肺鼠疫极具传染性和致命性，暴露人群必须在 24 小时内接受抗菌治疗以提高存活率。若未进行适当的抗生素和支持性治疗，会导致重大伤亡。

表 103-1　肺鼠疫抗菌疗法推荐 [*]

患者类别	推 荐 疗 法
出现伤亡的事件	
成人	首选：链霉素，肌内注射，每日两次，每次1 g；庆大霉素，肌内或静脉注射，每日一次，每次5mg/kg或起始剂量为2 mg/kg之后则为肌内或静脉注射，每日3次，每次1.7 mg/kg[†] 备选：多西环素，静脉注射，每日两次，每次100 mg或每日一次，每次200 mg；环丙沙星，静脉注射，每日两次，每次400 mg[‡]；氯霉素，静脉注射，每日4次，每次25mg/kg[§]
儿童[‖]	首选：链霉素，肌内注射，每日两次，每次15mg/kg（每日最大剂量为2 g）；庆大霉素，肌内或静脉注射，每日3次，每次2.5mg/kg[†] 备选：多西环素，若 >45kg，同成人，若 <45kg，静脉注射，每日两次，每次2.2 mg/kg（最大剂量为200 mg/天）；环丙沙星，静脉注射，每日两次，每次15mg/kg[‡]；氯霉素，静脉注射，每日4次，每次25mg/kg[§]
孕妇[¶]	首选：庆大霉素，肌内或静脉注射，每日一次，每次5mg/kg或起始剂量为2 mg/kg之后为肌内或静脉注射，每日3次，每次1.7 mg/kg[†] 备选：多西环素，静脉注射，每日两次，每次100 mg或每日一次，每次200 mg；环丙沙星，静脉注射，每日两次，每次400 mg[‡]
大规模伤亡事件和暴露后预防[#]	
成人	首选：多西环素，口服，每日两次，每次100 mg；环丙沙星，口服，每日两次，每次500 mg[‡] 备选：氯霉素，口服，每日4次，每次25mg/kg
儿童[‖]	首选：多西环素，[††]若 <45kg，同成人，若 >45kg，口服，每日两次，每次2.2 mg/kg；环丙沙星，口服，每日两次，每次20 mg/kg[§],[**] 备选：氯霉素，口服，每日4次，每次25mg/kg
孕妇[¶]	首选：多西环素，口服，每日两次，每次100 mg；环丙沙星，口服，每日两次，每次500 mg 备选：氯霉素，口服，每日4次，每次25mg/kg

　　资料来源：来自 Inglesby TV 等人。共识声明：鼠疫作为生物武器：医疗和公共卫生管理。*JAMA*.2000；283（17）：2281-2290。

　　[*] 生物防御工作组已就此达成共识，无须食品与药品管理局批准。应选择一种抗菌剂，在患者症状有所改善时进行口服治疗，治疗应持续 10 天。

　　[†] 氨基糖苷类抗生素类型应根据肾功能进行调整。有证据表明，肌内或静脉注射庆大霉素，每日一次，每次 5mg/kg，可用于治疗儿童，尽管这一点尚未在临床实践中被广泛接受。出生 1 周以上的新生儿和早产儿应接受静脉注射庆大霉素治疗，每日两次，每次 2.5mg/kg。

　　[‡] 对于老年人，可用适当剂量的其他氟喹诺酮类抗菌药物代替。儿童服用环丙沙星的剂量不应超过 1 g/天。

　　[§] 浓度应维持在 5~20 μg/mL。若浓度超过 25 μg/mL 会引起可逆性骨髓抑制。[17-18]

　　[‖] 关于"特殊群体治疗"的细节。儿童服用环丙沙星剂量不应超过 1 g/天，氯霉素不应超过 4 g/天。小于两岁的儿童不应接受氯霉素治疗。

　　[¶] 新生儿服用庆大霉素的起始剂量应为 4 mg/kg。[19]

　　[#] 在大规模伤亡事件中，鼠疫治疗的持续时间为 10 天。防止鼠疫感染的暴露后预防的持续时间为 7 天。

　　[**] 小于两岁的儿童不应接受氯霉素治疗。美国境内不允许小于两岁的儿童口服此类药物。

　　[††] 可用四环素代替多西环素。

🌏 隐患

- 暴发疑似或确诊的肺鼠疫时，未通知有关公共卫生和执法部门；
- 当发生重大的地方性或全国性肺炎时，未将肺鼠疫作为病因考虑；
- 未对可能患有肺鼠疫的病例实施飞沫和标准防护措施；
- 未在症状出现的 24 小时内对患者进行特效抗生素治疗；
- 未提供暴露后的抗生素预防。

实例介绍

八月一个星期二的下午，在你的急诊室，你刚接诊你的第三位患者，他曾出现过高热、咳嗽、呼吸困难、恶心、呕吐和胸痛的症状。你今天接诊的第一位患者是一个24岁的健康男性，被诊断患有肺炎。他曾在出现持续缺氧、呼吸急促和脱水症状后，入院进行静脉注射抗生素和输液治疗。第二位患者是一位40岁的女性，同第一位患者出现过类似的症状并进行过类似的治疗；但她呼吸窘迫且缺氧，需入住重症监护室进行插管治疗。你发现今天来的患者似乎比平常要多。你在阅读下一位患者的资料表时，发现这个患者的姓氏和你在上午早些时候接入重症监护室的女患者的姓氏相同；这位患者是她的丈夫。这是一位面露病态的42岁男性，身穿一件T恤，这件T恤是上周末飞行表演的宣传服。你记得上午早些时候，他陪他的妻子来急诊室时，曾出现发汗和咳嗽的症状。

在问诊过程中，他说曾和妻子去看过飞行表演。"那是一场很棒的表演，我尤其喜欢喷射烟雾的特技飞机！"你评估之后确定他也患了肺炎。在接近换班时间时，你的同事过来接替你。他说，"我虽然来工作了，但我感觉身体不太舒服，我觉得我应该打电话让别的员工来替我。我得了重感冒，早上还发过烧。孩子也病了，症状跟我一样。"你突然想到他是空中表演负责医疗的主治医师。

参 考 文 献

1. APIC Bioterrorism Task Force, CDC Hospital Infections Program Bioterrorism Working Group. Bioterrorism Readiness Plan : A Template for Healthcare Facilities. Available at : http ://www.cdc.gov/ncidod/hip/Bio/13apr99APIC-CDCBioterrorism.PDF.
2. Noah DL, Huebner KD, Darling RG, et al. The history and threat of biological warfare and terrorism. *Emerg Med Clin North Am*.2002；20（2）：255-71.
3. Williams P, Wallace D. Unit 731 : Japan's Secret Biological Warfare in World War II. New York : The Free Press；1989.
4. Dennis DT, Gage KL, Gratz N, et al. Plague Manual : Epidemiology, Distribution, Surveillance and Control. Available at : http ://www.who.int/csr/resources/publications/plague/whocdscsredc992a.pdf.
5. Gani R, Leach S. Epidemiologic determinants for modeling pneumonic plague outbreaks. *Emerg Infectious Dis*. 2004；10（4）：608-14.
6. Miller JM.Agents of bioterrorism : preparing for bioterrorism at the community health care level. *Infect Dis Clin North Am*.2001；15（4）：1127-56.
7. US Centers for Disease Control and Prevention. Frequently asked questions（FAQ）about plague. Available at : http ://www.bt.cdc.gov/agent/plague/faq.asp.
8. Inglesby TV, Dennis DT, Henderson DA, et al. Plague as a biological weapon : medical and public health management. *JAMA*.2000；283（17）：2281-90.
9. Mettler FA, Mann JM. Radiographic manifestations of plague in New Mexico, 1975-1980. A review of 42 proved cases.*Radiology*. 1981；139：561-5.
10. Health Aspects of Chemical and Biological Weapons. Geneva, Switzerland : World Health Organization；1970：98-109.
11. Cunha BA. Anthrax, tularemia, plague, ebola, or smallpox as agents of bioterrorism : recognition in the emergency room. *Clin Microbiol Infect*. 2002；8：489-503.
12. Center for Biosecurity at University of Pittsburgh Medical Center.Plague. Available at : http ://www.upmc-biosecurity.org/pages/agents/plague.html.
13. US Centers for Disease Control and Prevention, the Hospital Infection Control Practices Advisory Committee（HICPAC）.Recommendations for isolation precautions in hospitals. *Am J Infect Control*. 1996；24：24-52.
14. American Public Health Association. Control of communicable diseases in man. Washington, DC : American Public Health Association；1995.
15. Meyer K. Pneumonic plague. *Bacteriol Rev*. 1961；25：249-61.
16. Doll JM, Zeitz PS, Ettestad P, Bucholtz AL, Davis T, Gage K. Cat-transmitted fatal pneumonic plague in a person who traveled from Colorado to Arizona. *Am J Trop Med Hyg*. 1994；51：109-14.
17. American Hospital Formulary Service. AHFS Drug Information.Bethesda, Md : American Society of Health System Pharmacists；2000.
18. Scott JL, Finegold SM, Belkin GA, et al. A controlled double blind study of the hematologic toxicity of chloramphenicol. *New Engl J Med*. 1965；272：113-42.
19. Watterberg KL, Kelly HW, Angelus P, Backstrom C. The need for a loading dose of gentamicin in neonates. *Ther Drug Monit*.1989；11：16-20.
20. Byrne WR, Welkos SL, Pitt ML, et al. Antibiotic treatment of experimental pneumonic plague in mice. *Antimicrob Agents Chemother*. 1998；42：675-81.
21. McGovern TW, Friedlander AM. Plague. In : Sidell FR, Takafuji ET, Franz DR. Medical Aspects of Chemical and Biological Warfare.Washington, DC : Office of The Surgeon General；1997：479-502. Available at : http ://www.nbc-med.org/SiteContent/HomePage/WhatsNew/MedAspects/Ch-23Rprntblscx699.pdf.
22. Wilmoth BA, Chu MC, Quan TC. Identification of Yersinia pestis by BBL Crystal Enteric/Nonfermenter Identification System. *J Clin Microbiol*. 1996；34：2829-30.
23. Alibek K, Handelman S. Biohazard.New York : Random House；1999.

104 土拉杆菌（土拉菌病）侵袭

Irving Jacoby

事件说明

土拉菌病又称兔热病、野兔热、鹿蝇热或旅鼠热，是由较小的革兰阴性球杆菌土拉杆菌引起的人畜共患的细菌性疾病。这种疾病可感染 150 多种动物，可在人类之间传播，且有多种临床表现。这种疾病的寄存宿主包括陆生和水生哺乳动物，如兔子、野兔、地松鼠、田鼠、麝鼠、河鼠和其他类老鼠以及臭鼬。不久前，草原犬鼠也被确认可携带此类病菌。[1] 另外，土拉杆菌也可在变形虫体内存活，这是这种细菌常会出现在沼泽和水道中的原因。[2] 疾病传播的主要媒介是蜱、蚊子和螯蝇（例如鹿蝇）。

当前，微生物学家公认的亚种有四种，其地理分布有所不同。土拉杆菌新北区亚种，也称 A 型亚种，常见于北美，被认为是在人类中传播的最具毒性的菌株；土拉杆菌全北区亚种（B 型）遍布北半球（主要是欧洲），毒力较弱；土拉杆菌新凶手亚种同样常见于北美；土拉杆菌中亚亚种则常见于哈萨克斯坦和乌兹别克斯坦。[2] 土拉杆菌在人类之间的传播方式有多种，包括接触受感染的动物组织或体液，被受感染的节肢动物咬伤，尤其是以受感染的动物为食的蜱和蚊子，直接接触或摄入受污染的水或食物，吸入感染性气溶胶。实验室工作人员会在检验开放式平板培养基时感染疾病，因此研究微生物的实验室设施应达到生物安全 3 级水平。历史上，在其他地方也发生过人类感染的事件。[3] 目前尚无文件证明这种病毒可在人与人之间传播，因此无须隔离受感染的患者。这种疾病可在任何时间感染，但在美国，大多数自然发生的病例常见于 5 月至 8 月。

由于经雾化后极具传染性、容易传播且发病率高，因此土拉菌病高居危险生物战剂的榜首。

这种病菌是已知的最具传染性的病原体，人类在仅吸入 10~50 个微生物后，即会感染疾病。[4-5] 20 世纪，土拉菌病曾是生物战剂计划的一部分。1932~1945 年，驻在中国满洲的日本细菌战研究部队曾研究过这种药剂。Ken Alibek 表示，1942 年斯大林格勒战役前暴发的土拉菌病曾感染数以千计的苏联和德国士兵。这次疾病暴发与苏联开发的土拉菌武器有关，当时由于风向的改变，疾病的蔓延趋势失去控制，[6] 关于这一点依然存在争议。[7] 1954~1955 年，土拉杆菌武器被制造并储存在美国派因·布拉夫兵工厂的生物战剂生产厂房中，但在 1973 年被毁。[8] 苏联生物战剂研究基地的生物备战研究所曾在 20 世纪 80 年代秘密研制出土拉菌病的免疫疫苗和耐抗生素的菌株。[6]

人体感染疾病后的临床表现有很多种，通常取决于传播的模式、感染的部位以及感染机体的毒性和剂量。疾病呈现的综合征包括腺、结肠腺、眼腺、口咽、肺部、伤寒性以及败血性疾病。

常见的自然获得性疾病通常发生在结肠腺和腺部。被咬伤或接触受感染动物的皮毛或尸体后，会出现皮肤丘疹或局部淋巴结病变。几天之内会生成脓包并发生溃烂。淋巴结肿大症状与腺鼠疫引起的淋巴结发炎或猫抓病引起的腺病相似。可能会出现焦痂，与炭疽病的焦痂相似。感染疾病后会出现的症状还包括发热、发冷、头痛和肌痛。腺型土拉菌病表现为未形成溃疡的腺病。

当沾有活性微生物的手指直接接触眼睛时，会发生眼腺土拉菌病，出现结膜溃疡的症状，还会出现明显的球结膜水肿和耳前淋巴结肿大。

人体摄入受污染的水或食物后会出现口咽型土拉菌病。症状包括口炎、渗出性扁桃腺炎或咽炎，可能伴有溃疡也可能没有，还可能出现颈部或咽喉淋巴结肿大。

无论是吸入受污染的气溶胶或是局部地区细菌的二次传播引发的肺土拉菌病均是较严重的疾病形式。研究报告称，这种疾病的死亡率为30%。肺炎通常伴有肺门腺病、干咳、呼吸困难、胸痛（胸骨后痛或肋膜性胸痛）。有报道称，两名男子在割草过程中杀死几只兔子，据推断，当时空气中出现了雾化的病菌且两名男子吸入了污染物，致使两名男子均感染肺土拉菌病，于是便出现"割草机土拉菌病"的术语。这两名男子均接受了链霉素治疗并且已康复。[9] 2001年，另一则报道称，在马萨葡萄园岛，人们在修建草坪、砍伐灌木时感染疾病并暴发了一场更大规模的疫情。[10] 有研究报告显示，肺土拉菌病会引发成人呼吸窘迫综合征。[11]

伤寒性土拉菌病的系统性感染症状表现为发热和发冷，但不会表现在皮肤、眼睛、淋巴或肺部。主要症状为腹泻或腹痛。

败血性土拉菌病是一种严重且具致命性的疾病。患者会出现毒性病容和神志不清的症状，也可能陷入昏睡状态。患者还可能会出现休克和弥散性血管内凝血的全身炎症反应综合征。[11]

应将标准血、伤口和体液培养送去检测，确定是否存在土拉杆菌。微生物可在传统培养基中生长，并且由于此类微生物在培养皿中的生长可能会给实验室的工作人员带来巨大的传染风险，因此送检人员应将对此微生物的病毒性怀疑告知实验室工作人员。[12] 提前将怀疑告知工作人员还可增加检测出微生物类别的可能性，因为使用特殊的培养基能加速微生物的生长。若在标准医院实验室生长出的微生物有可能是弗朗西氏菌属，则需暂停进一步的鉴定步骤，将其隔离并移交至疾病控制与预防中心的参比实验室或国家实验室进行确切的鉴定及敏感性测试。这类实验室应是国家疾病控制与预防中心实验室反应网络的一部分，在处理疑似生物恐怖药物时应有一套标准但未经公开的操作规程。

其他通用的用于在灭活临床样本中检测病原体的临床测试也可有序进行，例如对市场上可买到的土拉杆菌抗体的血清学测试、抗原捕捉型酶联免疫吸附测定（cELISA）以及多聚酶联反应/探针分析。若患者出现胸膜液，应将胸膜液抽出并送至实验室进行染色、培养和直接染色抗体（DFA）试验。

⬅ 事前措施

土拉菌病常在农村发生。若城市和郊区暴发土拉菌病，则很可能是恐怖袭击造成的。即使疾病暴发的原因是暴露于动物媒介，也有可能是一场恐怖袭击，因为受污染的动物皮毛或污染物的传播也可能是恐怖行为的一种。A型疾病引发的症状更为严重，可通过吸入途径进行传播，基于这一原因，土拉杆菌可被制成武器，恐怖分子最有可能采取的犯罪途径是将病菌雾化，并在空气中传播。

抵抗土拉菌病恐怖袭击的关键是鉴别先证病例。先证病例很有可能是犯罪者的自体传染造成的。个体病例出现或大规模疾病暴发时，公共卫生部门间的沟通可增强对罕见疾病的检测。[13] 土拉菌病的临床表现与多数其他普通疾病的综合征表现很相似，因此医生在对患者进行即刻诊断时，很难会认为患者感染的是土拉菌病，因为这种病不太可能是社会获得性肺炎或结膜炎的根本致病因。医生须细致地询问患者是否接触过活的或死的动物，这可为是否有必要对土拉菌病进行临床检查提供重要线索。临床医师应熟悉土拉菌病的不同综合征表现，这将成为所有医疗设备中最重要的鉴别工具。

在暴露前接种疫苗是应对袭击的一种方式。从20世纪30年代开始，在长达10年的时间内，苏联用一种减毒活疫苗（LVS）使得生活在疫区的数百万人获得了免疫力。在美国，有一种试验用新药被批准用于临床试验。美国陆军研究所研究土拉杆菌的实验室工作人员作了一项回顾性研究，发现人体在接种减毒活疫苗后，感染伤寒性土拉菌病的风险从每1000人年5.70个病例减少至每1000人年0.27个病例。[14] 虽然伤寒性土拉菌病的感染率下降，但腺型土拉菌病的发生率仍未得以改变。调查发现，减毒活疫苗是现今唯一有效的疫苗，但现在不作为临床使用，因为当前批次产品生产期间的文件证明不能提供发放许可证所需的数据，并且使用震荡培养使疫苗生长的方法已不再满足现行的操作流程需求。必须设计出新的生产流程以获得生产许可证。[15] 由于减毒活疫苗在接种后会留下种痕，且接种过程很难操作，难以实现标准化，因此须对疫苗进行改良。现有疫苗成果见专业著作。[15-16]

➡ 事后措施

若高度怀疑暴发土拉菌病，尤其是许多患者出现同样的疾病时，当地或州卫生部门应高度警惕。

若能在病毒的早期潜伏期鉴别出疾病的暴发属于土拉杆菌生物战剂袭击，应对暴露人群进行预防性治疗，包括口服多西环素，每日两次，每次 100mg 或口服环丙沙星，每日两次，每次 500mg，持续服用 14 天。

若在疾病发生后才发现疾病的传播是由恐怖袭击造成的，生物防御工作组建议对可能接触病菌的人进行发热观察。在 14 天内出现不明原因的发热或类流感疾病的人，应按本文稍后会说明的方法进行治疗。[17]

实验室工作人员暴露于土拉杆菌并被感染的风险很高，若出现这种情况，例如病毒外溢、离心机故障、针刺暴露或暴露于开放的培养皿，则应口服药物进行暴露后预防。

若发生低感染风险的事件，则应对实验室工作人员进行发热观察，若在暴露后 14 天内出现（任何）症状则应进行治疗。

若发生传染性的土拉杆菌培养基或悬浮培养基的实验室外溢，则应使用 10% 的漂白剂进行消毒；10 分钟后，用 70% 的酒精溶液进一步进行清洁，降低漂白剂的腐蚀作用。[17]

由于这类疾病很少会在人与人之间传播，因此不建议对受感染的患者进行隔离。密切接触过患者的人无须进行预防性治疗。

在接种减毒活疫苗后，人体需要两周的时间才会出现免疫力，因此，吸入接触病菌后接种疫苗不会起到抵抗病菌的作用。

👐 伤员医疗

土拉菌病的治疗应以使用抗生素为基础。成人进行一线治疗的首选应为肌内注射链霉素，每日两次，每次 1g 或庆大霉素，可肌内注射也可静脉注射，每日一次，每次 5mg/kg，连续注射 10 天。[18]

若患者对氨基糖苷类抗生素过敏，则可选择静脉注射多西环素，每日两次，每次 100mg；静脉注射氯霉素，每日 4 次，每次 15mg/kg，持续注射 14~21 天。静脉注射环丙沙星，每日两次，每次

400mg，持续注射 10 天；也可使用其他氟喹诺酮类抗菌药物。[19]

孕妇治疗应首选庆大霉素或链霉素，也可选择环丙沙星或多西环素。

恐怖分子在进行生物恐怖袭击时可能会使用耐药菌株，因此有必要对病菌进行隔离培养并进行敏感性试验。若患者接受一线治疗后，病情无好转，则应怀疑其是否已感染土拉菌病。

支持性治疗可补充患者体液、检测和治疗败血症并发症。败血症的并发症包括休克、急性呼吸窘迫综合征、弥散性血管内凝血、横纹肌溶解症以及器官衰竭。

💡 特殊考虑

与吸入性炭疽和肺鼠疫相比，土拉菌病的病情进展较慢且病死率较低。由于须将病毒转至指定实验室进行实验室推定诊断，因此土拉菌病的诊断速度与吸入性炭疽和肺鼠疫相比较慢。

土拉菌病在城市环境中暴发，则很有可能是发生了生物恐怖袭击。1970 年，世界卫生组织专家委员会作了一项预测：在一座拥有 500 万居民的大都市上空喷洒 50kg 剧毒土拉杆菌，可导致 25000 人失能，其中会有 19000 人死亡。[20]

眼腺型土拉菌病的症状为伴有疼痛感的耳前淋巴结，应将其与猫抓病、肺结核、孢子丝菌病以及梅毒区分开来。

疾病暴发后，需进行流行病学检查以确定病毒的寄存宿主。遭受战争破坏的地区若暴发土拉菌病，原因可能是生物恐怖袭击，但也可能与其他因素，例如环境破坏相关，如科索沃的现状。[21]

🌐 隐患

从直观感觉上来说，人们可能认为只有肺土拉菌病才可通过空中喷洒活性微生物的袭击方式进行传播，但空中传播引起的初期临床疾病不会出现显著的呼吸系统症状。

乡村环境中发生的轻症吸入病的症状与 Q 热极其相似。

由于常规的土拉菌病有许多不同的表现，因此临床诊断很广泛。加上土拉菌病的不寻常表现，包括：

实例介绍

　　你正在学院的医疗中心急诊室值班。一位41岁的男性来到急诊室，他出现了发热、咳嗽和肋膜炎性胸痛的症状。患者说他生病已经三天了，家里没有其他人生病。他的个人社会史如下：从不旅行，从不打猎，居住在中西部城市区的近郊区域。对其身体系统进行检查后，发现其有弥散性肌痛和呼吸困难的症状。检查中，他出现了轻度的毒性病容。他的脉搏为112，呼吸频率为20，体温为103.0，血压为114/68mm/Hg，在室内空气中的血液氧饱和度为94%。患者的视诊结果正常，未发现昆虫或蜱蜇伤处。头、耳、眼、鼻、喉检查正常，但下颌淋巴结突出。左后部的肺音较弱，可听到胸膜摩擦音。胸片显示纵隔增宽、左胸腔有积液，但无明显的肺部浸润。鉴别诊断包括：病毒性胸膜炎、细菌性积脓、纵隔炎。你开始通过血或痰培养、全血细胞计数、电解质、肝功能测试和血凝测试进行检查。你把这个患者的情况告诉你的邻居兼同事，他回答说昨晚有一个与你的患者来自同一个郊区的患者患有类似症状，他还听说之前曾出现另一例相似病例。你返回去找患者，询问他在过去的一周是否发生过不寻常的事件，是否接触过动物或动物皮毛。他回答说，5天前他出门去郊区的购物中心，当时头顶上空有一架飞机正在喷雾，他当时推断是飞机在喷杀蚊子的杀虫剂。他想知道他是否被喷到了杀虫剂，他认为这是导致他生病的原因。你从来没有听说过喷雾这件事。你打电话给当地的卫生部门，尽管还未确定，但仍将你对生物恐怖袭击的怀疑报告给了卫生部门。你经过思考后，在鉴别诊断中加入了生物战剂，计划做进一步的检查并制定初期治疗方案，同时通知住院医生接收患者进行胸膜穿刺和静脉注射抗生素的治疗。

心包炎、淋巴细胞性脑膜炎、肝炎、心内膜炎、骨髓炎、败血症、败血性休克以及横纹肌溶解症，显然，一般情况下，在城市中出现的土拉菌病很容易被错误地诊断为其他疾病，直至实验室确诊后，这种错误才会得到纠正。

参 考 文 献

1. Avashia SB, Petersen JM, Lindley CM, et al. First reported prairie dog-to-human tularemia transmission, Texas, 2002. *Emerging Infect Dis*. 2004；10：483-86.

2. Titball RW, SjØtedt A. Francisella tularensis：an overview. *Am Soc Microbiol（ASM）News*. 2003；69（11）：558-63.

3. Weinberg AN. Commentary：Wherry WB, Lamb BH. Infection of man with Bacterium tularense. *J Infect Dis*. 2004；189：1317-31.

4. Saslaw S, Eigelsbach HT, Prior JA, et al. Tularemia vaccine study. II. Respiratory challenge. *Arch Int Med*. 1961；107：702-14.

5. McCrumb FR. Aerosol infection of man with Pasteurella tularensis.*Bacteriol Rev*. 1961；25：262-7.

6. Alibek K. Biohazard. New York：Dell Publishing；1999：15-28, 29-38.

7. Croddy E, Krcalova S. Editorial：tularemia, biological warfare and the battle for Stalingrad（1942-43）. *Milit Med*. 2001；166（10）：837-8.

8. Franz DR, Parrott CD, Takafuji ET. The U.S. biological warfare and biological defense programs. In：Sidell FR, Takafuji ET, Franz DR, eds. Textbook of Military Medicine, Part I：Warfare, Weaponry and the Casualty：Medical Aspects of Chemical and Biological Warfare.Washington, DC：Office of the Surgeon General, Department of the Army；1997：425-36.

9. McCarthy VP, Murphy MD. Lawnmower tularemia. *Pediatr Infect Dis J*. 1990；9：298-9.

10. Feldman KA, Enscore RE, Lathrop SL, et al. An outbreak of primary pneumonic tularemia on Martha's Vineyard. *New Engl J Med*. 2001；345：1601-6.

11. Sunderrajan EV, Hutton J, Marienfeld D. Adult respiratory distress syndrome secondary to tularemia pneumonia. *Arch Int Med*. 1985；145：1435-7.

12. Shapiro DS, Schwartz DR. Exposure of laboratory workers to Francisella tularensis despite a bioterrorism procedure. *J Clin Microbiol*. 2002；40（6）：2778-81.

13. Dembeck ZF, Buckman RL, Fowler SK, et al. Missed sentinel case of naturally occurring pneumonic tularemia outbreak：lessons for detection of bioterrorism. *J Am Board Fam Pract*. 2003；16：339-42.

14. Burke DS. Immunization against tularemia：analysis of the effectiveness of live Francisella tularensis vaccine in prevention of laboratory-acquired tularemia. *J Infect Dis*. 1977；135：55-60.

15. Nierengarten MB, Lutwick LI. Biowarfare vaccines：developing new tularemia vaccines. Medscape Infectious Diseases 2004；Available at：http：//www.medscape.com/viewarticle/431539.6.

16. Ellis J, Oyston PC, Green M, et al. Tularemia. *Clin Microbiol Rev*. 2002；15（4）：631-46.

17. Dennis DT, Inglesby TV, Henderson DA, et al. Tularemia as a biological weapon：medical and public health management. *JAMA*. 2001；285（21）：2763-73.

18. Enderlin G, Morales L, Jacobs RF, et al. Streptomycin and alternative agents for the treatment of tularemia：review of the literature. *Clin Infect Dis*. 1994；19（1）：

42-7.

19. Johansson A，Berglund L，Gothefors L，et al.Ciprofloxacin for treatment of tularemia in children. *Pediatr Infect Dis*. 2000；19（5）：449-53.

20. Health Aspects of Chemical and Biological Weapons. Geneva，Switzerland：World Health Organization；1970：105-7.

21. Reintjes R，Dedushaj I，Gjini A，et al. Tularemia outbreak investigation in Kosovo：case control and environmental studies. *Emerg Infect Dis*. 2002；8（1）：1-8.

105 布氏菌肺炎（布鲁氏菌病）侵袭

Teriffi J. Ciccone

✍ 事件说明

布鲁氏菌病也被称为地中海热、波伏热和马尔他热，是由布鲁氏菌属的许多物种引起的多种临床综合征。布鲁氏菌是一种革兰阴性需氧小球杆菌。北美的布鲁氏菌病临床病例很少见，大多数发生在暴露于家畜的工人中。但在食物贫乏、卫生标准低劣的农村地区，例如中东、印度和拉美，这种综合征很常见。家畜，例如牛、猪、羊、狗组成了布鲁氏菌的自然寄存宿主。

作为被美国制成武器的第一类生物药剂之一，布鲁氏菌被疾病控制与预防中心归为 B 类药物。[2] 布鲁氏菌具备的几个特性使其成为理想的候选生物战剂。布鲁氏菌可在实验室操作中被制成直径为 $1\sim5\mu m$ 的微粒。这种尺寸大小的微粒非常适合进入并保留在肺部的肺泡中，微粒会在肺泡中引发本文后面将会介绍的疾病过程。这种武器化的微粒含有剧毒，仅需 $10\sim100$ 个微生物就能引发感染。[3] 布鲁氏菌属细菌是极耐寒的微生物，可在极苛刻的条件下存活很长时间。这些微生物在土壤或水中，可存活 10 周以上。[4] 但与 A 类药物不同（炭疽杆菌、土拉杆菌），布鲁氏菌引发的死亡率（免疫功能正常的宿主）极低，仅为约 2%。[5-6] 此外，其在暴露后与临床疾病出现前的潜伏期长达数月，这使得恐怖分子无法在短时间内制造大量伤亡。

由于低死亡率和较长的潜伏期，因此医疗和公共卫生部门的工作人员在很长时间内不会将袭击确认为布鲁氏菌侵袭。生物袭击最有可能出现的情形是：大量其他健康人群出现特异性的多系统疾病，并持续数周或数月。此类袭击最易发生在城市区域，城市区域人口密集，可进行空中微粒传播。一旦在城市区域中有未接触过家禽的人被确诊为布鲁氏菌病，应高度考虑生物袭击的可能性。

人体在被感染后，体内的细菌会血行传播至多种器官系统并对呼吸系统、胃肠或黏膜造成损害。数周或数月后，临床表现开始出现。患者会出现间歇的不规则发热，这种症状可能会持续数周或数月。其他全身性症状，如发冷、疲劳、不适、发汗和头痛也可能会出现。即使是感染吸入型药剂，肺部表现一般也很少出现。[6] 除全身性症状外，患者还可能出现咳嗽的症状。胸片会显示间质性肺炎、肺门淋巴结、胸膜积液以及积脓。常出现胃肠道表现，包括恶心、呕吐、厌食、腹泻以及腹痛。较罕见的胃肠道表现包括肝炎、胰腺炎、胆管炎或肝和脾脓肿。肌肉骨骼系统的表现，如中轴骨骼和大关节的关节痛，会在 60% 的患者[4]身上出现，这可能是布鲁氏菌病确诊的最特定线索。骶髂关节炎是最常见的症状，且可能会发展为骨髓炎。中枢神经系统表现很少出现，一旦出现，则从抑郁症到脑膜脑炎都有可能。[7] 急性睾丸炎和附睾炎也曾出现过。[8] 尽管很少出现，但心内膜炎是布鲁氏菌感染致死的最常见原因。[9]

实验室检测产生的数据通常很少且不准确，但全血细胞计数的检测可发现血小板减少引发的贫血。血清白细胞计数检测可显示出淋巴球的增加。肝部可能出现的症状为肝转氨酶升高。布鲁氏菌在培养基中的生长速度很慢，出现疑似病例后，病菌的培养时间会持续 $4\sim6$ 周。骨髓培养的收率高于血液培养。[6]

事前措施

生物恐怖袭击事件发生地的所在地医院、急诊室以及门诊室均应在事后启动重大灾害应急预案。

大规模伤亡事件发生后，地方、州、联邦政府公共安全部门应相互协调解决。在短时间内大量患者寻求医疗护理的事件中，紧急医疗服务和医院的检伤分类系统均需作出相应改变以适应这种情况。在袭击事件中，若已知疾病可在人与人之间传播，则应实施隔离程序。但布鲁氏菌不会在人类个体间传播，因此无须对疑似感染布鲁氏菌病的患者采取隔离预防措施。由于实验室工作人员吸入培养中的微粒感染布鲁氏菌病的可能性很大，因此，实验室内应采取负压隔离措施且应采用生物安全 3 级程序。医疗保健提供者应实施全面性防护措施。

由于布鲁氏菌侵袭发生后不太可能会出现大规模伤亡，因此医生和其他医疗保健提供者在鉴别疾病蔓延的趋势（可能与布鲁菌病的暴发相一致）时须保持警惕。这种蔓延趋势只在袭击后数天或数周才会变得明显：病菌潜伏体内相当长一段时间并对多系统造成损伤后，大量受传染的其他健康人士才会陆续出现持续发热的症状。

事后措施

临床医师在高度怀疑可能出现布鲁氏菌侵袭或掌握布鲁氏菌病例的验证性数据时，应通知有关地方、州、联邦公共卫生和执法部门。应用 0.5% 的次氯酸盐溶液对可能被患有布鲁氏菌病的患者污染的材料和表面进行消毒。[1]

伤员医疗

布鲁氏菌病的抗生素治疗需使用多种药物。患者需进行长期抗生素治疗防止疾病复发。大多数病例可成功地得到治疗，治疗方法为每天两次服用多西环素，每次 100 mg 加上每日服用 600~900 mg 利福平，治疗时间持续 6 周。对于更加严重的病例，在治疗的前 3 周，应每天肌内注射 1 g 链霉素代替利福平。[10] 在儿童的治疗中，应用复方新诺明代替多西环素。但与多西环素 / 利福平的治疗方案相比，使用复方新诺明进行治疗的复发率要高。[11]

尽管尚无暴露后预防措施的正式建议，但布鲁氏菌侵袭后感染风险高的患者应接受多西环素和利福平治疗，且治疗疗程应持续 3 周。当前尚不存在预防布鲁氏菌病的疫苗。

特殊考虑

布鲁氏菌是一种较小的革兰阴性细菌，感染这种细菌的人会出现大范围的临床症状和体征。

尽管这类细菌在被吸入后会产生剧毒，可能会被用作生物战剂，但与其他吸入性细菌相比，低死亡率和延长的潜伏期是这类细菌用作生物战剂时的一个劣势。基于这一点，对于可能的布鲁氏菌侵袭很难作出确认。在布鲁氏菌侵袭事件中，大量的健康人群持续数天或数周出现发热和大量的多系统疾病，这一点可能是最终确定这种袭击的唯一线索。此外，保健人员应注意，治疗布鲁氏菌病需使用多种抗生素，且为防止疾病复发应进行持续治疗。

隐患

- 在袭击发生前，未准备完善的系统以应对可能出现的恐怖袭击；
- 未将布鲁氏菌病作为患者持续发热的病因进行考虑；
- 在大量其他健康人群持续数天乃至数周出现大范围的特异性疾病时，未作已发生布鲁氏菌侵袭的考虑；

实例介绍

过去几周，你工作的急诊室和遍布市区的其他急诊室的接诊率增加了20%。大量的其他健康人群身体出现大范围的症状，最显著的是发热和不适，且这种症状已持续数周。公共卫生部门的官员在经历过最初的迷茫之后，不情愿地宣布一种"类似病毒体征群"正在全市范围内迅速蔓延。在一个忙碌的星期三早晨，你接诊了一名30岁没有病史的研究生，他出现了发热、疲劳、呕吐、注意力不集中以及下腰痛的症状。他无法通过口服补充身体所需的水分，因此导致出现脱水的症状。由于持续的下腰痛，他不得不入院治疗，医疗保健提供者立即为他做了骨骼扫描，结果显示他患有骨髓炎。医生在对其进行清创治疗期间做了骨培养，而骨培养在72小时后未生长出任何微生物。同时，由于"类似病毒体征群"病例的不断出现，全市范围内的医院变得越来越忙。

- 未对布鲁氏菌病患者进行多种药物的长期治疗（长期治疗是为了防止疾病复发）；
- 当怀疑暴发了布鲁氏菌病或在未暴露于家畜的人群中确诊患有布鲁氏菌病的病例时，未通知有关公共卫生和执法部门。

参 考 文 献

1. Greenfield RA，Drevets DA，Machado LJ，et al. Bacterial pathogens as biological weapons and agents of bioterrorism. *Am J Med Sci*.2002；232：299-315.

2. Khan AS，Sage MJ. Biological and chemical terrorism：strategic planning，preparedness，and response. *Morb Mortal Wkly Rep*.2000；49：1-14.

3. Bellamy RJ，Freedman AR. Bioterrorism. *QJM*. 2001；94：227-34.

4. Franz DR，Jahrling PB，Friedlander AM，et al. Clinical recognition and management of patients exposed to biological warfare agents.*JAMA*. 1997；278：399-411.

5. Chin J，Asner MS，eds. Control of Communicable Disease Manual.17th ed. Washington，DC：American Public Health Association；2000.

6. Young EJ. An overview of human brucellosis. *Clin Infect Dis*.1995；21：283-90.

7. Young EJ. Brucella species. In：Mandell GL，Bennett JE，Dolin R，eds. Principles and Practice of Infectious Disease. 5th ed. Vol 2.Philadelphia：Churchill Livingstone；2000：2386-93.

8. Khan MS，Humayoon MS，Al Manee MS. Epididymo-orchitis and brucellosis. *Br J Urol*. 1989；63：87-9.

9. Al-Harthi SS. The morbidity and morality pattern of brucella endocarditis. *Int J Cardiol*. 1989；25：321-4.

10. Ariza J，Gudiol F，Pallares R，et al. Treatment of human brucellosis with doxycycline plus rifampin or doxycycline plus streptomycin.*Ann Intern Med*. 1992；117：25-30.

11. Lubani MM，Dudin KI，Sharda DC，et al. A Multicenter therapeutic study of 1100 children with brucellosis. *Pediatr Infect Dis J*.1989；8：75-8.

106 贝氏考克斯菌（Q 热）侵袭

Teriggi J.Ciccone

🜨 事件说明

Q 热是由革兰阴性、细胞内立克次氏体贝氏考克斯菌引起的发热疾病。20 世纪 30 年代，澳大利亚一家屠宰场的工人出现一种综合征，这种综合征被命名为"寇热"，这是 Q 热名字的来源。[1] 贝氏考克斯菌可寄生于大量的自然寄存宿主，如哺乳类动物、鸟类和节肢动物。自然的人类感染主要发生在暴露于牲畜（绵羊、山羊和牛）的人群中。在受害者吸入雾化的细菌微粒并导致感染后，受感染的牲畜的尿液、粪便、乳汁及其产下的幼崽体内均含有这种微生物。传染性微粒会大量集中在胎盘组织中，因此暴露于临产牲畜的人群受感染的风险极高。摄入受感染动物产下的未经高温消毒的乳汁也会发生感染。接触带菌的节肢动物，尤其是蜱同样可发生感染，但这种情况很少发生。世界各地，除南极洲外，均有自然感染的病例报告。这种病毒很少会在输血和性接触后发生感染，也很少会经胎盘（母亲至婴儿）传播。人与人之间的传播也很少发生。

贝氏考克斯菌被疾病控制与预防中心归为 B 类药剂。[2] 尽管从未有过在战争中使用这类细菌的报道，但曾有军事人员在疫区感染贝氏考克斯菌的情况发生。[3] 美国军方曾在其生物战剂库储备过贝氏考克斯菌，但 1971 年这些药剂被销毁。[3-4]

贝氏考克斯菌的多种特性均有助于其作为生物战剂使用。这种药剂具有很高的毒性，一些人在吸入单个微粒后就足以感染疾病。[3-4] 此外，贝氏考克斯菌的孢子样形式可在自然环境中存活数周乃至数月，可抵抗高温和干燥，可在空气中传播很远的距离。[3-7] 在人口聚集区释放感染性微粒可致使成千上万人感染。[7] 但贝氏考克斯菌传染病引发的死亡率相对较低。Raoult 和他的同事在 14 年的时间里接诊了 1383 例病例，其中仅有 13 例死亡病例。心肌炎[8] 是贝氏考克斯菌引发大规模死亡灾难的原因。

贝氏考克斯菌的生物袭击更有可能引发"暂时失能的疾病"。[4]

人体感染贝氏考克斯菌后，会出现大范围的疾病。由于人体感染贝氏考克斯菌后不会出现特定的临床症状且不同人的潜伏期也各不相同，因此，医疗保健、公共卫生及执法部门的工作人员很难对是否发生了使用这种雾化细菌的生物袭击进行确认。贝氏考克斯菌的传染暴发最有可能出现的情形是：之前健康的人群开始出现一种特异性的发热疾病，且发热症状持续数天乃至数周。若无重大感染风险（如暴露于牲畜）的人群被确诊感染了贝氏考克斯菌，则应考虑生物战剂袭击的可能性。

50%~77% 的受害者会发生急性有症状的感染，而其他受害者则会出现无症状的血清转换。[8-9] 疾病的严重程度与受害者接触的病毒数量成反比。[3-4] 假设，使用雾化的贝氏考克斯菌作为武器的生物袭击会使受害者暴露于大量的细菌，则在这种情况下会有大量的患者出现急性病。病毒的潜伏期为 10~40 天，之后人体会出现特异性的发热疾病，症状包括发热、发冷、不适、疲劳、厌食和头痛。[3-4, 8] 患者若未经治疗会反复出现这种症状。

17%~50% 的病例会出现 Q 热肺炎。[4, 8] 患者会出现咳嗽和肋膜胸痛的症状。胸片显示的大多数症状通常与非典型肺炎的症状一致，但胸片中也会显示实变和胸腔积液的症状。[10] 通常情况下，患者的胸片检查会出现阳性结果，但无肺部症状。[11]

30%~40% 的受害者会出现肝炎，[4, 8] 症状包括腹痛和压痛、肝肿大、血清转氨酶升高。通过肝脏超声图像或肝活组织性检查，可查出肉芽肿性肝炎。受害者很少会出现黄疸。[12]

有研究报告显示，在大量患有 Q 热的急性病例中，很少有出现心内膜炎、心肌炎、脑膜脑炎和骨髓炎症状的病例，这几种症状发生的概率均为 1%。[8] 急性 Q 热的死亡病例大多是由心肌炎导致的。受感染的孕妇会发生自然流产。[8, 13]

感染贝氏考克斯菌的患者中有 23% 会出现慢性 Q 热的症状。[8] 慢性 Q 热最显著的临床症状是心内膜炎，60%~73% 的慢性 Q 热患者会出现这种症状。[8, 12] 感染前患有心瓣膜病以及置换为人工瓣膜的患者出现心内膜炎的风险最高。[11] 其他的慢性综合征包括动脉瘤、骨髓炎、慢性肝炎和慢性疲劳综合征。

急性 Q 热的实验室数据通常具有非特异性。血清白细胞总计数通常显示正常。实验结果通常会出现血小板减少。大多数患者会出现血清转氨酶升高的症状。红细胞沉降率的升高，可能会导致平滑肌抗体和抗磷脂抗体的出现。[12] 有研究报告显示，慢性 Q 热会出现血清转氨酶、肌酸酐升高以及类风湿因子增多的症状。[12]

通过血清学测试，可确诊是否感染了贝氏考克斯菌。测试方法包括补体结合、间接荧光抗体试验、酶联免疫吸附测定、大量凝集和微量凝集测试。酶联免疫吸附测定是最具敏感性的血清学测试，敏感性大于 90%。[12] 贝氏考克斯菌的培养在技术上具有一定的难度且会对实验室工作人员造成潜在的危害，因此很少实施。

事前措施

在可能发生生物袭击之前，当地的医院、急诊室、公共卫生部门和执法部门的工作人员应建立灾难应急预案。灾难事件发生时，应建立明确的指挥链，各部门间应协调行动。袭击发生后突增的患者数量可能会使紧急医疗服务和医疗保健设施标准资源的配置出现混乱，因此应以灾难为基础建立检伤分类系统。应对危险物品进行正确的隔离和消毒，防止其在人与人之间传播疾病。应维持起关键作用的解毒剂和抗生素的地方性和区域性供应。应进行大规模的伤亡事件演习，检测多个系统对可能出现的生物袭击的响应情况，确定需在何处进行提高。

由于贝氏考克斯菌很少在人与人之间传播，因此无须进行特定的隔离预防。保健人员应随时采取全面性防护措施。由于生物样品可能被贝氏考克斯菌污染，因此负责对其进行处理的实验室工作人员应在工作时采取生物安全 2 级预防措施。预防措施包括对接近实验室的人员进行限制，工作中戴安全罩防止可能存在的雾化细菌，严格规定针头的处理方法并用高压灭菌法处理潜在的危险物质。

事后措施

若未明显暴露于家畜的个体或人群中出现确诊或疑似的贝氏考克斯菌感染病例，对患者进行诊断的临床医生应意识到发生生物袭击的可能性。

此时应咨询医院的感染控制人员并通知地方、区和联邦公共卫生和执法部门。应使用 0.05% 的次氯酸盐对被贝氏考克斯菌污染的材料和表面进行消毒。[14]

伤员医疗

尽管大多数病例的 Q 热症状会在未经治疗的情况下自行消退，但仍应对确诊或疑似病例进行抗生素治疗，以减短病程并减少症状的数量。四环素被认为是治疗急性 Q 热的首选药物。[3-4] 大多数成人的标准治疗方案为每日两次服用多西环素，每次 100 mg，持续服用 14~21 天。[12, 15] 大环内酯类和喹诺酮类抗生素对抵抗贝氏考克斯菌也具有一定的效应。[3, 6] 在感染前患有心脏瓣膜病或已置换为人工心脏瓣膜的患者需延长疗程以防止出现心内膜炎。应服用多西环素和羟氯喹（600 mg/d），并持续服用 1 年。[14] 若已罹患 Q 热心内膜炎，则需持续服用多西环素和羟氯喹，服用时间为 1~3 年。[16]

孕妇在怀孕的第一个三月期和第二个三月期接受复方磺胺甲恶唑治疗可降低其自然流产的发生率[16]，在第三个三月期接受大环内脂类抗生素治疗可有效避免核黄疸。儿童的治疗方案为每隔 12 小时服用一次复方磺胺甲恶唑，每次的服用剂量为 4 mg/kg。其他的治疗方案包括每隔 12 小时服用一次多西环素，每次的服用剂量为 2.2 mg/kg；每隔 6 个小时服用一次氯霉素，服用剂量为每日 25 mg/kg；或每隔 6 小时

实例介绍

在过去的3天时间里，全市的急诊室和紧急医疗服务机构均在超负荷运转。大量的其他健康人群出现发热、发冷和头痛的症状。许多患者被诊断出患有病毒体征群和非典型肺炎，之后入院进行治疗。

你正在接诊一名出现类似症状的青年男子，他3天前曾在另一家急诊室就医，被诊断出患有病毒性肺炎。他现在出现持续的发热、发冷、咳嗽、恶心和轻度腹痛的症状。你在其肋弓下缘下方3 cm处进行肝脏触诊，他感到右下腹传出轻微的疼痛感。胸片显示双侧性间质性浸润。常规的血液检测显示血小板减少、血清转氨酶升高。他在入院治疗后的第2天出现轻微胸痛的症状。心电图显示非特异性的ST段和T波改变。他的主治医生怀疑他有病毒性心肌炎。入院第4天，一位精明的传染病医学顾问建议对其进行贝氏考克斯菌的血清学测试，尽管患者并不存在暴露于这种病毒的风险。酶联免疫吸附测定的结果显示其对贝氏考克斯菌的抗体呈阳性。医院通知了公共卫生和执法部门，部门的工作人员对其他人进行了检测，在确诊大量的Q热病例后，立即着手调查是否发生了生物袭击。

服用一次红霉素，服用剂量为每日 50 mg/kg。

高风险人群，如屠宰场工人、兽医和实验室工作人员应注射用甲醛制成的贝氏考克斯菌灭活疫苗。[3-4]单支疫苗对雾化贝氏考克斯菌的预防效果可达 95%，并可持续 5 年以上。[4]

特殊考虑

贝氏考克斯菌的急性感染会引发非特异性发热疾病。暴露后症状开始的时间和疾病的严重程度与病菌的接种量成正比。类孢子形式的病菌可以气溶胶的形式传播很远的距离，且一个感染病毒微粒即可引发贝氏考克斯菌的感染，基于上述原因，这种药剂具备被用作生物战剂的可能性。在人口聚集区释放贝氏考克斯菌的微粒，之后这些微粒会在数天乃至数周的时间引发大量伤亡。由于贝氏考克斯菌引发的临床综合征具有相对非特异性，因此，当大量的未暴露于牲畜或其他家禽的健康人群短时间内罹患发热疾病时，保健、公共卫生及执法人员应高度怀疑这种发热疾病是否属于Q热。医生应特别注意，若患者同时患有肺炎和肝炎，则应怀疑其是否感染Q热。一旦有其他低风险人群被确诊患有Q热，则应考虑是否已发生生物袭击。

隐患

在应对袭击时存在几项隐患，如下所示：

- 未建立灾难应急预案以应对可能发生的生物袭击。在任何袭击发生前，保健、公共卫生和执法系统应在明确指挥链下进行协调行动。
- 当大量人群在短期内罹患非特异性发热疾病时，未将 Q 热纳入考虑范围。
- 未考虑患有发热疾病、肺炎和肝炎的患者罹患 Q 热的可能性。
- 未对急性 Q 热病例进行正确的抗生素治疗，以防止出现更严重的慢性疾病，如心内膜炎。
- 出现确诊或疑似 Q 热的病例时，未通知有关传染病控制、公共卫生和执法部门人员。

参 考 文 献

1. Derrick EH. "Q" fever, new fever entity：clinical features, diagnosis, and laboratory investigation. *Med J Aust*. 1937；2：281-99.

2. Khan AS, Sage MJ, Groseclose SL, et al. Biological and chemical terrorism：strategic plan for preparedness and response. *MMWR* 2000；49（RR04）：1-14.

3. Byrne WR. Q fever. In：Zajtchuk GR, Bellamy RF, eds. *Textbook of Military Medicine：Part I, Warfare, Weaponry, and the Casualty*.Washington，DC：The Borden Institute；1997：523-37.

4. Q fever. In：Kortepeter M, Christopher G, Cieslak T, et al, eds.*USAMRIID's Medical Management of Biological Casualties Handbook*. 4th ed. Fort Detrick, Md：U.S. Army Medical Research Institute of Infectious Disease；2001：33-6.

5. Bartlett JG. Questions about Q fever. *Medicine* 2000；79（5）：124-5.

6. Franz DR, Jahrling PB, Friedlander AM, et al. Clinical recognition and management of patients exposed to biological warfare agents.*JAMA* 1997；278（5）：399-411.

7. World Health Organization. *Health Aspects of Chemical and Biological Weapons：Report of a WHO Group of Consultants*.Geneva：WHO；1970.

8. Raoult D, Tissot-Dupont H, Foucault C, et al. Q fever 1985-1998：clinical and epidemiologic features of 1383 infections. *Medicine* 2000；79（2）：109-23.

9. Dupuis G, Petite J, Peter O, et al. An important outbreak of human Q fever in a Swiss alpine valley. *Int J Epidemiol*. 1987：16：282.

10. Franz DR, Jahrling PB, Friedlander AM, et al. Clinical recognition and management of patients exposed to

biological warfare agents. *JAMA* 1997；278（5）：399–411.

11. Marrie TJ. *Coxiella burnetii*（Q fever）. In：Mandel GL, Bennett JE, Dolin R, eds. *Principles and Practice of Infectious Diseases*. 5th ed. Philadelphia：Churchill Livingstone；2000：2043–50.

12. Raoult D, Marrie T. Q fever. *Clin Infect Dis*. 1995；20：489–95.

13. Raoult D, Stein A. Q fever during pregnancy, a risk to women, fetuses, and obstetricians. *N Engl J Med*. 1994；330：371.

14. Greenfield RA, Drevets DA, Machado LJ, et al. Bacterial pathogens as biological weapons and agents of bioterrorism. *Am J Med Sci*. 2002；232：299–315.

15. Centers for Disease Control and Prevention. Q fever—California, Georgia, Pennsylvania, and Tennessee, 2000–2001. *MMWR* 2002；51：924–7.

16. Raoult D, Fenollar F, Stein A. Q fever during pregnancy：diagnosis, treatment, and follow-up. *Arch Intern Med*. 2002；162：701–4.

107 普氏立克次体侵袭（流行性斑疹伤寒）

Vittorio J. Raho, Jonathan A. Edlow

事件说明

历史上，由立克次体细菌引起的造成大量伤亡和发病率的最具毁灭性的疾病是流行性（或虱传）斑疹伤寒（ET）。在战争期间和贫穷者间蔓延、困扰自然灾害的幸存者、在监狱人群中暴发甚至在 18 世纪的海盗船上肆虐，流行性斑疹伤寒对近代史产生了深远的影响。[1-2] 由细菌普氏立克次体引发，靠体虱在人与人之间传播，这种疾病被描述为决定重大战争结果的疾病。这种疾病最主要的传播媒介——体虱——通常寄生在衣物中，生存在卫生状况恶劣和拥挤的环境中。体虱以人体血液为生，排便后会将细菌传至受害者的皮肤。[3] 人在感到局部刺激和瘙痒时会进行抓挠，然后人体会出现轻微的创伤，给微生物进入人体创造机会。之后疾病就通过携带病菌的虱子在人与人之间迅速传播。据报道，这种疾病也可通过虱子干燥的粪便进行传播，传播方式是将虱子干燥的粪便雾化后，传播至眼睛的黏膜和口咽。除人类外，唯一已知的普氏立克次体的寄生宿主是生活在美国东部的鼯鼠。美国东部发生的很多被疾病控制与预防中心确诊的病例，均是经由鼯鼠传播的，但直至现在尚不清楚其准确的传播机制。[4]

斑疹伤寒的潜伏期为 1~2 周，之后感染者会突然出现极度疲劳、剧烈头痛和高热的临床表现。患者在发烧症状出现 5 天后，会长出斑丘疹，这些斑丘疹通常从夹肢窝和上半身开始，传播至除手心、脚心和脸之外的身体每个部位。[5] 疹子会随时间的推移从斑状变为丘疹，最终随着病程的进展，发展为弗兰克紫斑。患者的临床表现还有畏光症；包括意识混乱、神智失常和昏迷在内的神经病学表现；结膜充血；"干褐色舌头"变化和包括肢体坏疽在内的极端表现。若不经治疗，病情会变得严重，出现血管休克、低血压、肾衰竭、弥散性血管内凝血、肺炎和脑炎等症状，且据报道死亡率为 15%~40%。

早期的实验室数据具有非特异性，可能包括血小板的明显减少、肝功能测试结果偏高、白细胞计数正常或减小。

事前措施

目前，美国尚未建立斑疹伤寒的检测系统。由于这类疾病很少见，因此无须进行商用检测。通过对患者进行聚合酶链反应、免疫球蛋白 G 和 M 滴度的血清学测试和培养可确认其是否感染普氏立克次体。[8] 特定的 CDC 分子检测是鉴定收集到的标本最有效的方法，这类检测通常需在州立公共卫生实验室进行。

事后措施

若怀疑发生大规模的袭击或暴发斑疹伤寒，应立即采取行动防止疾病的传播，降低死亡率。首先，须建立适当的通信渠道，医院和急诊室需建立正确的检伤分类系统和治疗传染病的隔离室。保健人员和第一响应人员应采取适当的体内物质隔离预防措施。用氯氟氰菊酯对已知的暴露区域进行消毒，这一措施曾在一次监狱疾病暴发中被成功应用。[9] 应将可能携带受感染虱子或体虱的干燥粪便的暴露人群作为潜在的感染源，对其进行消毒、隔离和清洁。应将 0.5% 的氯菊酯粉喷洒在暴露人群的身上，更重要的是，需将所有的衣物和亚麻制品移除并焚毁。[9]

伤员医疗

由于所有的立克次体对 β－内酰胺具有自然的耐药性，因此对于所有立克次体传染病的治疗，抗生素的选择至关重要。[10]

根据临床实践指南，对于疑似斑疹伤寒病例，现行的推荐疗法是单次口服 200mg 多西环素，但大多数临床医师会延长治疗时间，直至患者持续 72 小时未出现发热症状。[11-12] 有关部门建议每天服用两次多西环素，每次 100mg，持续服用相同的时间。[13] 孕妇和不能服用四环素类抗生素的患者可每天 4 次服用氯霉素，每次 500mg，持续服药时间同上。其余的治疗由支持性医疗护理和对疾病可能出现的大量并发症的控制组成。暴露后的预防措施已成功地在监狱人群中实施，但治疗大量低风险人群的决定应在公共卫生水平下作出。疫苗已成功地用于美国军队。[14]

特殊考虑

大多数立克次体细菌有一定的存活周期，是严格意义上的细胞内存在体。因此，它们不能长时间地在细胞外的环境中存活并自由地进行传播，它们通常需借助节肢动物带菌者，经皮肤途径进行传播。但据报道，普氏立克次体可通过雾化途径进行传播，因此有可能会被制成生物战剂。

实例介绍

周四下午，两名 30 岁左右的男人（无慢性疾病的其他健康人士）突然出现高烧 40.5℃、严重衰竭和无力、剧烈头痛、肌痛、恶心和呕吐的症状，从办公室来到位于市中心的急诊室就医。对其进行的初步检查结果具有非特异性，胸片结果呈阴性，腰椎穿刺结果呈阴性，只有全血细胞计数结果显示血小板减少。他们在入院后开始接受经验用药治疗，同时其他医院接受了大量患者，这些患者与他们在同一栋建筑中工作并出现了类似症状。患者出现的症状还包括思维混乱和精神错乱以及发疹。据患者描述，疹子开始是出现在胸部，然后开始蔓延，并有发展为紫癜的趋势。

疾病暴发数月后所做的流行病调查显示，总共有 196 人患病，且全部在同一栋综合楼中工作，粗死亡率为 12%。在对所有患者的经验性抗生素疗法进行比较后，发现未使用四环类抗生素进行治疗的患者的死亡率较高。因此，专家怀疑有人将雾化的普氏立克次体通过大楼的通风设备进行传播，实施了袭击。

隐患

在应对斑疹伤寒时存在几项隐患，如下所示：

- 在疾病暴发期间，未考虑斑疹伤寒引发急性发热疾病的可能性；
- 未对疑似暴露的人群进行正确的消毒和隔离；
- 高度怀疑疾病时，未及时进行经验性治疗；
- 在开始治疗疑似病例之前，等待验证性血液测试或活组织检查结果或皮疹的出现；
- 未将疑似病例报告给州公共卫生部门或未通知有关疾病控制与预防中心的附属机构进行正确的血清学测试；
- 当出现一组不寻常的罕见疾病时，未提醒地方和州立机构发生生物袭击的可能性；
- 未使用多西环素对成人和儿童进行治疗，明确禁止的情况除外。

参 考 文 献

1. Centers for Disease Control and Prevention. Viral and Rickettsial Zoonoses Branch Web site. Available at：http：//www.cdc.gov/ncidod/dvrd/branch/vrzb.htm.

2. Zinsser H. *Rats, Lice and History*. Boston：Little, Brown；1934.

3. Fauci AS, Braunwald E, Isselbacher KJ, et al. *Harrison's Principles of Internal Medicine*. 14th ed. McGraw-Hill；1998：1045-7.

4. Reynolds MG, Krebs JW, Comer JA, et al. Flying squirrel-associated typhus, United States. *Emerg Infect Dis*. [serial online] 2003 Oct.Available at：http：//www.cdc.gov/ncidod/EID/vol9no10/03-0278. htm.

5. Raoult D, Roux V, Ndihokubwayo JB, et al. Jail fever（epidemictyphus）outbreak in Burundi. *Emerg Infect Dis*. 1997；3：357-60.

6. Watanabe M. An outbreak of epidemic louse-borne typhus in Tokyo 1914：a study on the prevention of epidemics [Japanese].*Nippon Ishigaku Zasshi*. 2002；48：597-616.

7. Raoult D, Ndihokubwayo JB, Tissot-Dupont H, et al. Outbreak of epidemic typhus associated with trench fever in Burundi. *Lancet* 1998；352：353-8.

8. La Scola B, Raoult D. Laboratory diagnosis of rickettsioses：current approaches to diagnosis of old and new rickettsial diseases. *J Clin Microbiol*. 1997；35：2715-27.

9. Bise G, Coninx R. Epidemic typhus in a prison in Burundi. *Trans R Soc Trop Med Hyg*. 1997；91：133-4.

10. Raoult D, Roux V. Rickettsioses as paradigms of new or emerging infectious diseases. *Clin Microbiol Rev*. 1997；10：694-719.

11. Perine PL，Krause DW，Awoke S，et al. Single-dose doxycycline treatment of louse-borne relapsing fever and epidemic typhus.*Lancet* 1974；2：742-4.

12. Huys J，Kayhigi J，Freyens P，et al. Single-dose treatment of epidemic typhus with doxycycline. *Chemotherapy* 1973；18：314-7.

13. Gilbert DN，Moellering RC，Sande MA. *Sanford Guide to Antimicrobial Therapy*. Hyde Park，Vt：Antimicrobial Therapy；2004.

14. Woodward TE. Rickettsial vaccines with emphasis on epidemic typhus：initial report of an old vaccine trial. *S Afr Med J*.1986；Suppl：73-6.

108 恙虫病东方体（恙虫病）侵袭

Peter B. Smulowitz, Jonathan A. Edlow

🚫 事件说明

恙虫病是一种由恙虫病东方体（以前被称作恙虫病立克次体）引发的发热疾病。这种病原菌是一种革兰氏阴性球杆菌，与其他立克次体相类似，它是一种专性细胞性寄生细菌。这种微小的寄生虫通过纤恙螨幼虫（也称恙螨）的叮咬进行传播。

美国极少出现恙虫病的临床病例，这些病例局限于从东亚和东南亚、印度、巴基斯坦、澳大利亚北部及其周围岛屿的疫区回来的旅客。恙螨通常一生只饱食一次[1]，之后会经卵将病菌传递至第二代幼虫，而第二代幼虫会将病原体传播给人或动物。螨虫喜欢生活在特定的环境（如灌丛、林地、河岸、多草区）中。[2]尽管螨虫的主要宿主是啮齿类动物，但进入"螨虫领地"的人感染这种疾病的风险很高。由于恙螨通常只待在孵化地点周围几米的范围内，因此，在其附近区域逗留的人无感染和传播疾病的风险。[1]

按照疾病控制与预防中心的说法，旅客和保健人员接触患者不会有被感染的风险。尽管曾出现过立克次体类微生物通过输血传播的病例，但总的来说，这类微生物通常不直接在人与人之间传播。[3]通过实验室研究，可生产出立克次体类微生物的气溶胶。人类在吸入这种气溶胶后会感染疾病，因此这类微生物有成为雾化生物战剂的可能性。[4]早在20世纪30年代，苏联已成功研制出普氏立克次体生物战剂，并且已研究出病毒的一种休眠、稳定的形式，使其在很长一段时间后自然地引发疾病。20世纪30年代~40年代间，日本通过实验的方式研究了普氏立克次体和斑疹伤寒。[4-5]迄今为止，恙虫病东方体是否已被研制为生物战剂仍不得而知。理论上，这类生物体在环境中存活的能力若能得到增强，则可通过气溶胶的形式进行传播。它还可通过啮齿类宿主或恙螨媒介进行传播。虽然恙螨的习性是一生只饱食一次，但在拥挤人群中进行传播仍可导致大量人被感染。

人体通常会在被传染性恙螨感染后6~18天出现临床症状。在全身性症状出现之前，患者被叮咬过的部位会长出红色的丘疹，接着会形成小水疱或溃疡，最后形成黑色的焦痂。据报道，36%~88%的病例会出现焦痂。[2]这时会出现的病变主要是局部淋巴结病，在接下来的4~5天，会出现全身性淋巴结病。若一位从国外回来的旅客身上出现焦痂，则他很可能已感染恙虫病。但若在未出国的人身上发现这种病变，则这个人很可能是感染了皮肤炭疽。

感染恙虫病的患者通常会突然出现全身性症状，这些症状包括发热、肌痛、剧烈头痛和发疹。发热是最为常见的早期症状，一般会达到40℃。发疹的症状通常会在生病大约5天后出现。斑状和丘疹或水疱疹会先出现在人体躯干，然后再传染至四肢。其他偶发症状包括恶心、呕吐、腹泻、震颤、精神错乱、神经质、言语不清、耳聋和颈强直。[1]有报告显示，这种疾病与急腹症的症状表现过程相似。[6]

未经治疗的恙虫病患者会出现严重的并发症，且主要表现在肺部。可能会出现间质性肺炎和肺水肿。超过22%的患者会出现重症肺炎。[7]很少会有患者出现心脏并发症，但有的患者可能会出现心肌炎或充血性心力衰竭。其他严重的并发症包括脑膜炎、脑炎、弥散性血管内凝血（DIC）、休克、急性呼吸窘迫综合征和急性肾衰竭。

目前尚无用于诊断恙虫病的实验室测试。尽管患者可能出现白细胞减少症和白细胞增生，但大多数患者的白细胞计数均正常。病情严重的患者通常会出现血小板减少症。在中国台湾的 47 名患病患者中，77% 的患者被检测出肝酶异常，其中 6 名患者的影像与急性病毒性肝炎相似。[8] 腰椎穿刺通常会检测出患者淋巴细胞增加，但也无法诊断出恙虫病；在对另外 27 名患者的检测中，其白细胞计数为 0~110/mm^3，其中有半数为淋巴细胞。[1]

恙虫病可通过血清学研究进行诊断。由于具备简单、快速和接近 99% 的特异性，因此，间接荧光抗体试验常被用于检测细菌特异性抗原的抗体。[9] 外斐试验是以抗立克次体药抗体和变形杆菌抗原之间的交叉反应为基础的试验，但由于缺乏敏感性和特异性，因此不建议使用。酶联免疫吸附测定、被动凝血反应试验、斑点酶免疫反应试验和聚合酶链反应都被用于诊断恙虫病。血清学试验依旧无法得出诊断结果，但聚合酶链反应可在感染进程早期进行诊断。该试验的速度相对较快，可在 6~48 小时内得出结果[10]，但目前只有少数几个专业实验中心能够完成这一试验。

⬅ 事前措施

恙虫病东方体生物袭击的规模取决于病毒的传播方式：气溶胶与恙虫媒介。患者可能会出现焦痂或上文描述的全身性症状。生病期间出现焦痂症状时，需考虑罹患皮肤性炭疽的可能性。患者若出现恙虫病的其他症状，则应最先采取隔离措施，这些症状可能与细菌性脑膜炎症状类似。其他应纳入考虑的鉴别诊断包括：疟疾、登革热、钩端螺旋体病、其他立次克体类疾病、伤寒病、心内膜炎、兔热病、出血热、脑膜炎球菌血症、麻疹、二期梅毒、传染性单核细胞增多症以及风疹。

人们认为恙虫病东方体不会在人与人之间传播，因此几乎不会给保健人员带来感染风险。

➡ 事后措施

临床医师若高度怀疑可能发生恙虫病侵袭或得到关于恙虫病病例的证实性数据时，应通知有关地方、州和联邦公共卫生和执法部门。疾病的控制取决于对恙螨的控制。应使用氯化烃类药剂（包括林丹、狄氏剂或氯丹）对核心疫区进行处理，尽管这类药剂可能会引发次生环境问题。驱虫剂和杀螨剂，例如待乙妥

（DEET）在被喷至衣物或皮肤上时会产生效用，而氯菊酯和苯甲酸苄酯在被喷至衣物和床上用品时会产生效用。

👥 伤员医疗

多西环素、四环素和氯霉素均曾被用于患有恙虫病的患者的临床治疗中。

环丙沙星和阿奇霉素曾在体外模型中被成功使用，且环丙沙星（一种细胞渗透性良好的立克次体属抗生药）曾在一次病例研究中被成功使用，给药剂量为：每日两次，每次 500 mg。[12-14] 有人曾建议将阿奇霉素作为孕妇和儿童的替代疗法。多西环素是恙虫病治疗中最常使用的药物。治疗方案为口服或静脉注射 100mg，并持续 5~7 天。一些研究者提倡进行短期治疗，但仍有人建议治疗应持续 5~7 天，以预防疾病的复发。尽管患者已接受正确的抗生素治疗，但仍存在复发的可能性。疾病复发最有可能在两种情况下发生：疾病治疗的前 5 天以及恙虫病东方体抗多西环素菌株形成后。耐药菌株研究后收集到的有限数据表明：它们除对多西环素和利福平外均具有耐药性。若高度怀疑发生微生物的生物袭击，则应对可能暴露的患者进行每周口服 200 mg 多西环素的治疗，这种治疗方法可能会达到成功的化学预防效果。

实例介绍

一名来自非洲的 45 岁男性游客和他 16 岁的儿子来到急诊室，两人均出现了 39.4℃ 的高烧、头痛和肌痛的症状。他们最近曾去过位于北澳大利亚周边海域的托雷斯海峡，在那里进行潜水，现在正在美国游玩。从 3 天前出现症状后，他们的病情就一直恶化，这位父亲担心他和儿子可能患上了脑膜炎。

你考虑他们可能患有疟疾和其他热带疾病，并把注意力转到了患者的儿子身上，你立即注意到他的毒性病容。在对他进行检查时，你发现他患有结膜炎，且对他的右上腹进行触诊时，他有轻微的痛感。你还注意到他患有轻微的右侧腹股沟淋巴结肿，你在对淋巴结进行触诊时，发现他的右侧大腿上出现了黑色的焦痂病变。是蚊子的叮咬产生了焦痂，或是这位父亲和儿子曾暴露于炭疽，你对此感到很迷惑，因此决定咨询疾病控制与预防中心，以确定这两种可能性。[17]

特殊考虑

由于细菌需螨虫媒介进行传播，因此细菌的大规模生物袭击很难引发恙虫病。螨幼虫很少会离开它们的孵化地，并且通常只会叮咬一次。但适合螨虫生长的区域有可能成为感染的核心区域，亚洲的城区就曾出现过这类病例。在患者出现焦痂或发热和发疹的症状时，应考虑其已患上恙虫病，早期预防可防止出现严重并发症。

隐患

在应对恙虫病暴发时存在几项隐患，如下所示：
- 患者出现皮肤焦痂时，未考虑恙虫病的可能性；
- 在病程早期进行治疗或多西环素对耐药菌株不起作用（或未使用多西环素）时，未注意疾病复发的可能性；
- 在同一区域，大量人群出现高烧和发疹的症状时，未考虑恙虫病暴发的可能性；
- 未进行长期必要的抗生素治疗，以避免严重并发症的出现；
- 未将恙虫病的疑似病例报告给有关卫生和执法部门。

参 考 文 献

1. Saah AJ. *Orientia tsutsugamushi*（scrub typhus）. In：Mandell GL, Bennett JE, Dolin R, eds. Principles and *Practice of Infectious Diseases*. 5th ed. Philadelphia：Churchill Livingstone；2000：2056-8.

2. Sexton DJ. Scrub typhus：clinical features and diagnosis. UpToDate online，2003. Available at：http://www.uptodateonline.com/application/topic.asp？file=tickflea/6173&type=A&selectedTitle=1~7.

3. Centers for Disease Control and Prevention. Travelers' Health Information on Rickettsial Infections. Available at：http://www2.ncid.cdc.gov/travel/yb/utils/ybGet.asp？section=dis&obj=rickettsial.htm&cssNav=browseoyb.

4. Walker DH. Principles of the malicious use of infectious agents tocreate terror：reasons for concern for organisms of the genus *Rickettsia*. *Ann NY Acad Sci*. 2003；990：739-42.

5. Azad AF, Radulovic S. Pathogenic Rickettsiae as bioterrorism agents. *Ann NY Acad Sci*. 2003；990：734-8.

6. Yang CH, Young TG, Peng MY, et al. Unusual presentation of acute abdomen in scrub typhus：a report of two cases. *Zhonghua Yi Xue Za Zhi*（*Taipei*）. 1995；55：401-4.

7. Watt G, Parola P. Scrub typhus and tropical rickettsioses. *Curr Opin Infect Dis*. 2003；16：429-36.

8. Yang CH, Hsu GJ, Peng MY, et al. Hepatic dysfunction in scrub typhus. *J Formos Med Assoc*. 1995；94：101.

9. Weddle JR, Chan TC, Thompson K, et al. Effectiveness of a dot-blot immunoassay of anti-Rickettsia tsutsugamushi antibodies for serologic analysis or scrub typhus. *Am J Trop Med Hyg*. 1995；53：43-6.

10. Sugita Y, Yamaka Y, Takahashi K, et al. A polymerase chain reaction system for rapid diagnosis of scrub typhus within six hours. *Am J Trop Med Hyg*. 1993；49：636-40.

11. Sexton DJ. Scrub typhus：treatment and prevention. UpToDate online, 2003. Available at：http://www.uptodateonline.com/application/ topic.asp？file=tickflea/6591&type=A&selectedTitle=2~7.

12. Strickman D, Sheer T, Salata K, et al. In vitro effectiveness of azithromycin against doxycycline-resistant and susceptible strains of Rickettsia tsutsugamushi, etiologic agent of scrub typhus. *Antimicrob Agents Chemother*. 1995；39：2406-10.

13. McClain JB, Joshi B, Rice R. Chloramphenicol, gentamicin, and ciprofloxacin against murine scrub typhus. *Antimicrob Agents Chemother*. 1988；32：285-6.

14. Scrub Typhus. Micromedex（diseasedex emergency medicine clinical reviews）. Available at：http://10.25.77.24/mdxcgi/display. exe？CTL=C:\www\mdx\mdxcgi\MEGAT.SYS&SET=1C5B94E14BF970B0&SYS=5&T=300&D=328.

15. Panpanich R. Antibiotics for treating scrub typhus. *Cochrane Database Systemic Rev*. 2002；3：CD002150.

16. Watt G, Kantipong P, Jongsakul K, et al. Doxycycline and rifampicin for mild scrub-typhus infections in northern Thailand：a randomized trial. *Lancet* 2000；356：1057-61.

17. Faa AG, McBride WJ, Garstone G, et al. Scrub typhus in the Torres Straight Islands of North Queensland, Australia. *Emerg Infect Dis*. 2003；9：480-2.

109 立克次氏立克次体
（落基山斑疹热）侵袭

Vittorio J. Raho, Jonathan A.Edlow

事件说明

落基山斑疹热（RMSF）会出现出血性皮疹的症状，因此曾被称为"黑麻疹"和"黑热病"。1896年，爱达荷州暴发这种疾病，期间有很多人丧生，这是关于它的最早记载，之后它被认为是发生在美国最致命的由蜱进行传播的疾病。[1-2]落基山斑疹热的感染病因是立克次氏立克次体，这种细菌属于被称为立克体菌的细菌群。它是一种专性细胞内细菌，在对其进行正确染色后，会表现为革兰阴性球杆菌。落基山斑疹热是发生在美国工人当中最具临床意义的立克次氏体病，每年报告至疾病控制与预防中心的病例从数百至一千不等。[3-4]立克次体菌分布广泛且天生具有复杂的生活史，其中包括特定的硬蜱类生物及其热血宿主。美国北部、中部和南部均有与落基山斑疹热症状相同的病例报告，但各个地方对这种病的称呼各不相同，如哥伦比亚热和托比亚热。[5]蜱虫既是宿主，也是媒介，可将微生物经卵传播至后代。野生动物在被蜱虫叮咬后会被临时感染，因此是细菌的另一类寄生宿主。[5]人类在被具有传染性的蜱虫叮咬后会成为意外宿主，绝大多数的人类病例出现在春季和夏季，因为这是蜱虫的繁殖高峰期。

落基山斑疹热的临床体征表现为急性发热疾病。据报道，在未服用抗生素前，这种疾病的死亡率高达30%。即使是现在，特效药已被研制出来，支持性治疗也得到改善，得到正确治疗后，患者的死亡率仍达5%。患者患病晚期、在"蜱虫繁殖期外"感染的患者或未出现皮疹的患者即使接受特效抗生素治疗，死亡率仍高于5%。[6-7]通过皮肤接种后，微生物会经由淋巴管进入血液，感染血管内皮。传染性血管炎会引起血浆外渗、水肿、低血容量和局部缺血，并伴有继发性血栓和血小板耗损。如此，可能会有多个器官系统被感染，其临床表现可能具有非特异性，也可能具有病灶性，这取决于被感染的器官系统。

在被蜱虫叮咬后，患者若出现头痛、发热和发疹的典型三联征，则应怀疑该患者是否感染落基山斑疹热，但这仅限于60%的病例。患者会出现的最显著的症状是严重的肌痛。恶心、呕吐、腹痛、腹泻以及厌食等消化道症状也属于主要的临床表现。特征性皮疹会在发热期的第三至第六天出现，患者的手腕和脚踝会长出粉红色的斑疹，然后发展为丘疹，最终形成瘀点，这些瘀点主要分布在掌心和脚心。[8]超过15%的病例不会出现这种症状。患者在出现由心律失常导致的心肌炎和肺炎后，死亡率较高。[8]由低血溶性状态引发的肾功能不全主要表现在肾前端，但也曾有患者出现过需进行血液透析的重型肾功能衰竭的症状。上述每个临床表现都会使临床医师作出错误的诊断，尤其是对未被蜱虫叮咬的患者进行诊断时，并且所有病例中有1/3未被蚊虫叮咬。

实验室数据和影像数据对协助诊断没有帮助。有报告显示，大约1/3~1/2的病例会出现血小板减少症和贫血症。低钠血症也会时常出现，脑脊液的评估通常显示蛋白增高和脑脊液细胞轻度增多。现今关于落基山斑疹热诊断的首选方法为间接免疫荧光分析，但该方法只能在疾病的后期使用。与更具现代化的试验相比，外斐试验由于缺乏可接受的敏感性和特异性，因此已不再使用。最后，医生应在临床怀疑和流行病血原理的基础上，对可能患有落基山斑疹热的患者进行治疗。等待实验室确认会导致死亡率的增加。

事前措施

所有地方和州立部门以及灾害管理工作组在计划应对潜在的生物战剂袭击时，均存在类似的情况。州公共卫生部门和相关组织应确保合格设备的充足供应，这些设备主要用于实施消毒及隔离方案。应按需要提供解毒剂和抗菌剂。医院急诊室应联合当地的消防局和警察局在全市范围内进行随机演练，提供反馈并检测应用系统的完整性。

落基山斑疹热是否曾被用作生物武器仍不得而知。考虑到疾病的自然史以及病原体在离开其正常宿主环境时的相对脆弱性，这似乎是一个艰巨的任务。因此，使用立克次氏立克次体进行生物袭击的可能性很低。若发生此类生物袭击，临床医师可根据其不寻常的季节或地理分布模式，进行落基山斑疹热的诊断。人类感染立克次氏立克次体的唯一已知的风险因素是暴露于具有传染性的蜱虫，因此疾病的发生具有很强的季节规律。在一年中的不寻常时期，偏离正常模式的疾病可使精明的临床医师注意到出现不自然的病例群的可能性。在这种情况下，应考虑是否发生了生物恐怖袭击。应当注意，几项流行病学研究显示，美国发生的落基山斑疹热中有大约90%的病例出现在4月1日至9月30日之间，其中有60%的患者曾被蜱虫叮咬过。[4]

事后措施

生物恐怖事件的初始反应具有地方性的特点。应对的成功与否在很大程度上取决于应急预案的建立和启动。事件发生后，应启动一系列的反应措施：建立沟通渠道，启动所需的救援资源，组建救援队和指导体系，医院和急救室须启动并构建正确的检伤分类系统并确定消毒范围。

所幸，落基山斑疹热不具有传染性。此外，对于活动性疾病和可能已暴露于立克次氏立克次体生物战剂的患者的化学预防，目前尚无经济且有效的治疗方案。疾病急性期无法进行确诊测试。皮肤组织活检是一个例外，它具有70%的敏感性，且只能在患者出现特征性皮疹时使用。[8]该疾病的诊断依然为临床诊断，且应根据临床医师的怀疑指数尽早建立治疗方案。上述行动可能会在发生生物恐怖事件时降低总体死亡率。

在发生大规模立克次氏立克次体生物袭击事件后，应立即对实际病例实施经验性治疗，给患者服用多西环素。在治疗中可将氯霉素用作替代药剂，但在使用时应多加注意，因为氯霉素可能会引发再生障碍性贫血。暴露于细菌但未出现症状的患者也应服用抗生素进行预防，尽管尚无任何对照人体试验显示这种做法是否对患者有益。从公共卫生的角度出发，观察并等待症状的出现也是一种合理的选择。

伤员医疗

疑似落基山斑疹热的现行特异推荐治疗方案为每日两次服用多西环素，每次100mg，并持续7~10天，直至患者持续48小时未出现发热症状。低龄儿童（小于9岁）在服用四环素后，会出现不良反应，影响骨头的生长，并会造成牙齿着色。但由于儿童在染病后的发病率和死亡率较高，因此对所有患病儿童均可进行多西环素的治疗。若在治疗过程中儿童出现过敏反应或其他类似的原因，则应绝对禁止这种药物的治疗。[10-12]孕妇和其他不能接受四环素类抗生素治疗的人群可服用氯霉素进行治疗，每日服用50~75mg/kg，分4次服用，持续治疗时间同上。[13]氯霉素自身存在会使患者出现特异质再生障碍性贫血的风险，因此应相应地对患者进行血液监测。辅助治疗包括支持性药物治疗和对可能出现的并发症的治疗。目前尚无暴露后的预防性建议方案，因此高风险人群的治疗方案，应根据公共卫生健康水平进行确定。目前尚未研制出落基山斑疹热的疫苗。

特殊考虑

立克次菌的毒性极高，对细胞内环境具有极高的适应性，存在于自然界极度微妙的平衡中。它们的生活史从开始到结束几乎全部是在其他生物体内。这种细菌具有脆弱的存在性，且无法经肠道传播，因此并非实施生物恐怖袭击的理想候选战剂。这种毒剂很难实现大规模的暴露，当其他以空气为传播媒介且环境要求不苛刻的生物战剂存在的情况下，如炭疽、兔热病或Q热，恐怖分子不大可能会选择立克次菌。若在没有蜱虫媒介时，立克次氏立克次体微生物可以雾化的形式存活，受害者在吸入这种雾化病菌后，是否会感染落基山斑疹热目前尚不得而知。

实例介绍

现在是3月初，已连续6周无流行病例报告。但是，你所在医院的急诊室日前报告了4名可能患有流感的患者，这四人均为年轻人，且均表现出不明原因的急性发热症状。患者说他们出现了发热、头痛和肌痛的类似流感症状，但并未出现咳嗽和咽喉疼痛的症状。目前，他们当中有一人死于败血症和显性脑炎，其他几名患者仍留在加护病房。患者中有3人的手心和脚心出现了弥散的斑丘疹，最后形成紫癜病变。

在对患者进行进一步的问诊后，你发现他们并未被蜱虫叮咬过，也未进行过野营，近期未出去旅行，也未使用过静脉注射药物。实验室脑脊液和血液测试结果显示为阴性，测试对象包括脑膜炎球菌、艾滋病病毒、链球菌或其他迄今为止已知的病原体。患者住院期间，在接受头孢菌素类、青霉素类、氨基苷类和万古霉素类抗生素治疗后，其临床症状并未得到改善。对其中一名患者手腕处的早期皮肤病变进行活组织检查后，最终确认在其血管内皮细胞中存在细胞内球杆菌，抗立克次体药的抗体滴度为1:128。

🌐 隐患

在应对袭击时存在几项隐患，如下所示：

- 未将落基山斑疹热作为引起急性发热疾病（无论是否出现皮疹）的潜在原因；
- 高度怀疑出现落基山斑疹热时，未对患者进行早期经验治疗；
- 在对疑似病例进行治疗前等待验证性血液测试或活组织检查结果或皮疹的出现；
- 在未出现皮疹时，将落基山斑疹热从鉴别诊断中排除；
- 未将疑似病例报告给州立公共卫生部门或通知有关疾病控制与预防中心的附属机构；
- 在出现一组不寻常且罕见的病例（如落基山斑疹热）时，未警告地方和州立部门疑似发生生物袭击；
- 应用地理或季节性排除标准进行诊断[2]；
- 未使用多西环素对成人和儿童进行治疗，绝对禁止的情况除外。

参 考 文 献

1. CDC Viral and Rickettsial Zoonoses Branch Web site. Available at : http : //www.cdc.gov/ncidod/dvrd/rmsf.
2. Masters EJ, Olson GS, Weiner SJ, et al. Rocky Mountain spotted fever : a clinician's dilemma. *Arch Intern Med*. 2003 ; 163 : 769–74.
3. Paddock CD, Holman RC, Krebs JW, et al. Assessing the magnitude of fatal Rocky Mountain spotted fever in the United States : comparison of two national data sources. *Am J Trop Med Hyg*.2002 ; 67 : 349–54.
4. Dalton MJ, Clarke MJ, Holman RC, et al. National surveillance for Rocky Mountain spotted fever, 1981–1992 : epidemiologic summary and evaluation of risk factors for fatal outcome. *Am J Trop Med Hyg*. 1995 ; 52 : 405–13.
5. Schaechter M, Eisenstein BI, Engleberg NC. *Mechanisms of Microbial Disease*. 2nd ed. Baltimore : Williams and Wilkins, 1993 : 358–67.
6. Kirkland KB, Wilkinson WE, Sexton DJ. Therapeutic delay and mortality in cases of Rocky Mountain spotted fever. *Clin Infect Dis*.1995 ; 20 : 1118–21.
7. Holman RC, Paddock CD, Curns AT, et al. Analysis of risk factors for fatal Rocky Mountain Spotted Fever : evidence for superiority of tetracyclines for therapy. *J Infect Dis*. 2001 ; 184 : 1437–44.
8. Fauci AS, Braunwald E, Isselbacher KJ, et al. *Harrison's Principles of Internal Medicine*. 14th ed. New York : McGraw-Hill, 1998 : 1045–7.
9. Helmick CG, Bernard KW, D'Angelo LJ. Rocky Mountain spotted fever : clinical, laboratory, and epidemiological features of 262 cases. *J Infect Dis*. 1984 ; 150 : 480.
10. Cale DF, McCarthy MW. Treatment of Rocky Mountain spotted fever in children. *Ann Pharmacother*. 1997 ; 31 : 492–4.
11. O'Reilly M, Paddock C, Elchos B, et al. Physician knowledge of the diagnosis and management of Rocky Mountain spotted fever : Mississippi, 2002. *Ann N Y Acad Sci*. 2003 ; 990 : 295–301.
12. Donovan BJ, Weber DJ, Rublein JC, et al. Treatment of tick-borne diseases. *Ann Pharmacother*. 2002 ; 36 : 1590–7.
13. Stallings SP. Rocky Mountain spotted fever and pregnancy : a case report and review of the literature. *Obstet Gynecol Surv*.2001 ; 56 : 37–42.

110 霍乱弧菌（霍乱）侵袭

Milana Boukhman

事件说明

霍乱是由霍乱弧菌引起的严重腹泻性疾病。本文中提到霍乱时，意指有症状的疾病，而霍乱弧菌则指的是微生物。

霍乱弧菌是一种运动极为活泼的革兰阴性菌，菌体呈弧形，可不依赖于哺乳动物寄主而在自然界中存在，生活在地表水中。霍乱弧菌被疾病控制与预防中心列为 B 类生物战剂。在 99.9% 的情况下，水生霍乱弧菌微生物会寄生在桡足类（一种浮游生物）生物体内，这一事实使得低技术过滤器（例如孟加拉国的 8 层"纱丽"）也可对水进行有效过滤。尽管事实上北美地区并不存在霍乱（每年 0~5 例），但这种疾病依然在亚洲和非洲卫生条件恶劣的农村地区流行。每年世界范围内至少会出现 550 万例霍乱病例，其中超过 10 万人丧生。

霍乱弧菌通过粪口路径传播，人体接触其正常环境寄生宿主也会受感染。未煮熟的食物，尤其是会自然产生细菌的贝壳类动物以及粪便均可能传播霍乱弧菌。[1] 霍乱可在污水中存活 24 小时，可在水中微生物中存活大约 6 周，可在土壤中存活 16 天。霍乱在冰冻的情况下可存活 3~4 天，但当干热度达到 117℃ 或进入沸水中时，会很容易被杀死。[2] 疾病控制与预防中心于 1988~1998 年对 18 位霍乱患者进行了调查，其中美国的 4 位患者的发病原因包括看护家中的患者，食用进口食品、生鱼片或国际航班上受污染的食物等各种因素。除散发病例外，流行病也时有发生，其中包括 20 世纪 90 年代发生在南美洲和中美洲的几次流行病。[4]

只有两种霍乱弧菌的血清型可引发流行性疾病：

O1 群（分为两个生物型：埃尔托生物型和古典生物型）和 O139 群。其他血清型会引起胃肠炎的散发病例。最近，O139 群已将疾病从印度和亚洲传播至中东。[5] 目前是否存在霍乱的武器化形式尚不得而知。这类袭击很可能通过污染水源和食源感染人群。

即使是只摄入 1000 个微生物，人体也会感染疾病。接受抑酸治疗的患者感染的概率较大，因为胃酸的 pH 值小于 1.5 时，可有效杀死霍乱弧菌微生物。病毒的潜伏期为 4 小时至 5 天，大多数患者会在 2~3 天内出现症状。[2, 6-7] 大多数霍乱弧菌传染病没有症状或只会出现轻微症状。根据霍乱的血清型，多达 75% 的受感染人群无明显症状表现。其余 25% 的人群中，大多数人会出现轻微的腹泻，无须进行医疗看护，5% 的患者需入院治疗，还有 2% 的患者会出现典型霍乱（也可称为重型霍乱），腹泻次数多，为"米泔水"样便。重型霍乱的症状包括呕吐、不适、头痛、肠道痉挛，伴有轻度发热或无发烧症状。这些症状有些是逐步发作的，有些是突然发作的。之后患者会出现无痛腹泻，为"米泔水"样便。患者每天的体液流失超过 5 至 10L，且每小时腹泻 1L 的情况并不罕见。O 型血的患者很可能发生严重疾病。2% 的重型霍乱患者的死亡率为 50%~75%，而受感染人群的总体死亡率为 1%~1.5%。患者可能会在出现首发症状后 2~3 小时内死亡，尽管未经治疗的患者的死亡通常发生在症状出现几天后。[8] 儿童、老年人和孕妇的死亡风险较高（是普通成人的 10 倍）。胎儿死亡的风险也会增加。[9]

霍乱弧菌在实验室中的确定试验相对容易实施。粪便培养应被放置在硫代硫酸盐柠檬酸盐胆盐蔗糖（TCBS）琼脂或亚碲酸盐 – 牛磺胆酸盐 – 明胶琼脂

（TTGA）培养基中。使用革兰染色剂对粪便进行染色后，会显示出大片的弯曲状的革兰阴性菌。其他主要用于流行病学研究的快速诊断方法包括：聚合酶链反应和基于单克隆抗体的粪便检测。[10]

霍乱暴发最有可能出现的情形是：大量的其他健康人群连续几天出现严重腹泻／胃肠炎和脱水症状。若出现霍乱确诊病例，则很有可能是发生了生物恐怖袭击。

霍乱应被包含在所有出现严重水性腹泻和呕吐病例的鉴别诊断中。尤其是出现严重的快速脱水症状的患者。一次或更多次霍乱流行病出现的可能性会强烈地刺激一般公共卫生必需基础设施的发展，其中包括卫生环境的改善、安全用水处理、公共卫生部门的监督能力和应对流行病控制的能力。

⬅ 事前措施

引发霍乱的微生物很少会在人与人之间传播，疑似患有霍乱的患者无须在综合预防外进行其他的预防。通过吸入病菌感染霍乱的可能性微乎其微，因此无须佩戴个人防护设备。

➡ 事后措施

若临床诊断出霍乱或通过实验室检测确诊霍乱，则应通知有关地方、州和联邦公共卫生和执法部门。应采取措施确定污染源，防止传染病的进一步传播。

简单地用肥皂和清水沐浴／清洗皮肤可清除皮肤表面几乎所有的霍乱弧菌，应立即并经常进行清洗。氯和抗菌溶剂能对可能受到污染的物体表面进行充分消毒。

含有霍乱弧菌的供水可得到适当的净化（~100ppm氯），这一点很少有人知道。但霍乱弧菌对余氯（< 2ppm）具有耐药性。若发生有必要采取预防措施的事件（如净水设施出现故障），则应将水煮沸再饮用，并且所有的食物应煮熟再食用。用碘、氯对水进行反渗透处理（如将氯漂白剂加入饮用水中，每升水中滴两滴 5.25% 的家用漂白剂）或使用微孔过滤器。由于被蓄意污染的水中存在的微生物并非寄生于桡足类动物，因此简单的过滤法（如纱丽）并不能起到净化水的作用。

👥 伤员医疗

患者的脱水程度决定了疗程的长短。口服补盐液的治疗方法将霍乱的死亡率从高于 50% 减少至不到 1%。[5] 葡萄糖可促进小肠对钠和水的吸收，这种情况在霍乱毒素存在时也会发生，补盐液正是利用了这一点才达到治疗的目的。世界卫生组织（WHO）建议每升水中应含溶液剂量为：3.5g 氯化钠、2.9g 柠檬酸钠或 2.5g 碳酸氢钠、1.5g 氯化钾以及 20g 葡萄糖或 40g 蔗糖。通过大量研究现已得出可替代世界卫生组织建议的口服补盐液的治疗方案。包含大米和谷物的补盐液作为碳源使用，与葡萄糖溶液相比，在缩短腹泻时间和减少排便量方面更有效。[8, 11]

严重脱水超过自身体重 10% 的患者或口服这类溶液会出现呕吐或精神状态改变的患者应进行静脉补液治疗。最理想的补液为林格式补液。在使用生理盐水时应注意，生理盐水并不能补充人体流失的碳酸氢盐和钾。含有 5% 葡萄糖的水溶液不能补充人体流失的钠、碳酸氢盐或钾。

抗生素疗法可用于治疗霍乱，但应作为适当补液治疗的辅助治疗。抗生素可使腹泻量减少 50%，并将排泄的时间减少大约 1 天。因此，抗生素疗法是成本有效益的治疗方法，通常用于治疗重症患者（即患有重症霍乱的患者）。患者可在呕吐停止且完成第一次补液治疗后接受口服抗生素治疗。应利用抗生素的耐菌谱指导治疗。医生在治疗霍乱患者时最常使用的抗生素是四环素和多西环素。使用环丙沙星治疗的效用与多西环素相等或更高。在确定孕妇和儿童的治疗方案时，应权衡抗生素治疗的疗效与风险。儿童和孕妇治疗的药物选择包括红霉素或阿奇霉素。值得注意的是，很多菌株对四环素具有耐药性。任何被用作武器的药物均有可能具有多重耐药性。

美国上市的注射型用细胞灭活疫苗只能提供注射者 50% 的保护，持续时间为 3~6 个月，且并非对所有类型的霍乱（如 O139）均有效。[12] 一系列的新型疫苗正在研制当中。对于 6 个月内面临霍乱流行风险的人群和未遭受霍乱流行的人群，世界卫生组织在 1999 年推荐应用口服全细胞／重组 B 亚单位（WC/rBS）霍乱疫苗预防霍乱。[13] 在霍乱流行期间不推荐接种疫苗。另一个适用于全体人类的直观选择是进行抗生素预防。但这一方法已被证明不会产生预防效果，因此不应使用。由于霍乱不会在人与人之间传播，因此无须对患者的家属实施治疗。但若整个家庭均饮用了同样受到污染的水源（例如第三世界国家或美国水处理系统出现故障的地区），且这个家庭中有多人受到感染，则整个家庭成员均应服用抗生素进行预防。

💡 特殊考虑

治疗霍乱过程中主要考虑的问题是：①大量人群出现症状时，确保静脉注射液体的充足供应；②测算总体的粪便排出量以计算替代物的剂量。症状较轻的患者以及通过口服可补充自身流失体液的患者可口服补液盐，此法可解决第一个问题。

第二个问题已在第三世界国家得到解决，解决方法是使用霍乱床。霍乱床是一种中间有洞的担架床，患者可通过这个洞进行排便。粪便被收集在一个桶中，因此可测算患者的体液流失量。霍乱床很容易制作，在简易帆布或尼龙担架或行军床中间剪一个洞即可。它看上去可能很令人反感，但却很实用，同时可大大节省医务人员的时间（例如将患者带至便桶旁的时间）。很显然，在霍乱流行且医院的医疗资源相对有限的情况下，霍乱床将派上用场。

🌐 隐患

在应对霍乱流行病时，存在几项隐患，如下所示：
- 袭击发生前，应对可能发生的恐怖袭击的系统资源（病床，衣物人员，地方、州、联邦医疗储备资源）准备不足；
- 口服和静脉注射补盐液的储备及供应不足；
- 未给患者补充液体，而是用抗生素治疗；
- 怀疑或确定暴发霍乱时，未通知有关公共卫生和执法部门。

在患者可以进行口服补盐液治疗时，对患者实施静脉注射治疗。（在有关霍乱侵袭的大规模伤亡事件中，过量的静脉注射会使患者吸收的资源过多，对身体造成负担。）

参 考 文 献

1. Butterton JR. Pathogenesis of *Vibrio cholerae*. In：Rose BD，ed.*UpToDate*. Wellesley, Mass：2004. Available at：http：//www.uptodate.com/index.asp.

2. First reference：*Medical Management of Biological Casualties Handbook USAMIIRD, Feb 2001*. Available at：http：//www.nbcmed.org/SiteContent/HomePage/WhatsNew/MedManual/Feb01/TheBlueBook.doc；Medical Issues Information Paper No. IP 3-1-017, March 1998；AFMAN 32-4017, *Civil Engineer Readiness Technician's Manual for Nuclear, Biological, and Chemical Defense*. Available at：http：//www.nbc-med.org or http：//www.e-publishing.af.mil/pubfiles/af/32/afman32-4017/afman32-4017.pdf or https：//ccc.apgea.army.mil/air_force/references.htmor http：//www.tpub.com/content/USMC/mcwp3375_web/css/mcwp3375_web_193.htm.

3. David A, Ashford DA, Kaiser RM, et al. *Planning Against Biological Terrorism：Lessons from Outbreak Investigations*. Atlanta, Ga：Centers for Disease Control and Prevention.

4. Tauxe RV, Blake PA. Epidemic cholera in Latin America. *JAMA* 1992；267：1388.

5. World Health Organization. *Cholera：WHO Report on Global Surveillance of Epidemic-Prone Infectious Diseases*. Report No.：WHO/CDS/CSR/ISR/200.1. Geneva：2000.

6. Goma Epidemiology Group. Public Health Impact of the Rwandan refugee crisis：what happened in Goma, Zaire, in July 1994? *Lancet* 1995；345：359.

7. Lindenbaum J, Greenough WB III, Islam MR. Antibiotic therapy of cholera. *Bull World Health Org*. 1967；36：871.

8. Molla AM, Ahmed SM, Greenough WBI. Rice-based oral rehydration solution decreases the stool volume in acute diarrhea. *Bull World Health Org*. 1985；63：751.

9. Hirschhorn N, Chaudhury AKMA, Lendenbaum J. Cholera in pregnant women. *Lancet* 1969；1：1230.

10. Albert MJ, Islam D, Nahar S, et al. Rapid detection of Vibrio cholerae O139 Bengal from stool specimens by PCR. *J Clin Microbiol*. 1997；35：1633.

11. Ramakrishna BS, Venkataraman S, Srinivasan P, et al. Amylaseresistant starch plus oral rehydration solution for cholera. *N Engl J Med*. 2000；342：308.

12. Centers for Disease Control and Prevention. *Health Information for International Travel 1996-97*. Atlanta, Ga：U.S. Department of Health and Human Services；1997.

13. World Health Organization. *Potential Use of Oral Cholera Vaccines in Emergency Situations：report of a WHO meeting*. Report No. WHO/CDS/CSR/EDC/99.4. Geneva：WHO；May 12-13, 1999.

111 痢疾志贺菌（志贺杆菌病）侵袭

Suzanne M. Shepherd，Stephen O. Cunnion，William H. Shoff

✺ 事件说明

志贺杆菌病是由志贺菌属物种引起的一种疾病，它包含一组范围广泛的肠道急性细菌感染性疾病。志贺杆菌病在古代就已被人们所认识。它是一种革兰阴性杆状细菌，无运动性。目前人们已通过血清学和生化鉴定将志贺菌分为四群：A 群（痢疾志贺菌）、B 群（福氏志贺菌）、C 群（鲍氏志贺菌）、D 群（宋内志贺菌）。A、B、C 群包含多种血清型和亚型。痢疾志贺菌 1 型（也被称为志贺杆菌）能产生志贺菌毒素并引发最严重的临床疾病，包括溶血性尿毒综合征和中毒性巨结肠；它还隐藏着 R 因子质粒，这种质粒可使寄主对多种抗生素产生抗药性；它还能在全国范围内引发流行性严重临床疾病，这种疾病在所有年龄层中的死亡率均较高。

志贺杆菌病是一种世界范围内的流行病，且在发展中国家流行度较高。在工业化国家，痢疾主要由宋内志贺菌引起，而发展中国家则以痢疾志贺菌和福氏志贺菌为主。全球每年的志贺杆菌病发病率为 2 亿，患者多为 2~3 岁的儿童，平均死亡率为 65 万。[1]美国每年报道的志贺杆菌病例为 1 万例，其中发病率较高的地方为日托中心、精神病患者和残疾人收容中心。[2]除去灵长类动物外，人类是志贺菌唯一的天然宿主和主要的寄生宿主。疾病的发病率具有季节性，发病高峰在夏季。志贺杆菌病主要是在环境卫生恶劣、拥挤以及个人卫生差的条件下通过粪—手—口进行传播的。非流行季节疾病的主要传播途径是受污染的食物和水，包括游泳池；而季节性疾病主要通过家蝇类的昆虫进行传播。[3]近年来医学研究发现，志贺菌，尤其是福氏志贺菌在男性接触者中的传播病例正日益增多。[4-5]

志贺菌的毒性和其较短的潜伏期使其成为候选生物战剂。美国主要的公共卫生问题是食源性疾病，每年的发病率为 0.6 亿 ~0.8 亿，死亡人数为 500~9000。[6-8]当地的公共卫生和社区医疗部门在对疾病进行早期检测时，会降低对生物恐怖事件的重视程度，跳脱生物恐怖袭击的检测模式，根本原因是：①食源性和水源性疾病产生的较大的基线噪声相对常见；②食源性疾病具有大规模的跨州暴发特性。

志贺菌的感染剂量相对较低，10 个志贺菌就能在人与人之间传播疾病，这也使得它成为较受关注的候选生物战剂。志贺杆菌病通过粪—手—口在人与人之间传播，尤其是在拥挤且环境卫生恶劣的条件下以及个人卫生差的受感染受害者中，这一结果使得临床观察变得较为容易。[9]志贺菌的感染剂量较低，潜伏期较短（1~4 天，痢疾志贺 1 型为 1~8天），条件适合时，会在短时间内引发大规模的疾病暴发。此外，由于许多人在感染后的症状较轻，因此依然会与其他人保持接触，进而造成进一步的感染传播。[10]免疫活性人群和免疫抑制人群均有可能感染志贺菌。志贺菌是一种耐寒微生物，可在未经处理的水中存活数周或数月。[11]

与其他肠道病原菌相比，志贺菌的耐酸性较强，因此在流经胃部时的存活率也较高，这也是其感染剂量较低的原因之一。1~4 天的潜伏期后，志贺菌会引发一系列的疾病，其中包括无症状感染；轻度水样腹泻疾病，与其他细菌性、病毒性、原生动物微生物引发的疾病类似；经典型痢疾，患者的症状为频繁腹泻、里急后重、腹绞痛、呕吐、发高烧、寒颤以及毒血症，大便为黏液便或血便。通常情况下，疾病的发展需经历几个不同的阶段。早期症状通常为毒血症、不适以及发高烧，少数情况下，儿童会在出现癫痫发作，随后是几小时的水样腹泻，然后是痢疾。末端回肠和结肠是最容易发病的部位，这证明志贺菌可侵占小肠并在小肠上皮细胞中繁殖，最终导致细胞死亡，同时伴有回肠、结肠、直肠水肿、溃疡、出血并形成微脓肿以及固有层的炎症浸润。

患有 AIDS 的患者和感染痢疾志贺菌 1 型的营养不良的儿童可能会出现菌血症，但这种症状在其他患者中并不常见。所有的血清型均能引起任何类型的疾病，但福氏志贺菌和痢疾志贺菌引发的疾病通常较严重，而宋内志贺菌引发的疾病则较轻微。志贺杆菌病可能会引发幼童出现严重脱水的并发症。其他并发症包括溶血性尿毒综合征、幼童低蛋白血症（会引起急性恶性营养不良综合征和四肢水肿）、类白血病反应（多形核白细胞计数可能多达 $100000/mm^3$）、幼童中毒性巨结肠和直肠脱垂以及较少见的赖特综合征。

志贺菌在临床检查中无特别表现。实验室数据也具有非特异性。诊断中通常会发现白细胞计数升高，且发生左移。粪便白细胞的显微镜检查结果通常为阳性。患者可能出现的并发症包括溶血性尿毒综合征，并伴有蛋白尿和赖特综合征。在选择培养基和鉴别培养基中培养两个新鲜的粪便样品，48 小时内即可作出特异性诊断。值得注意的是，痢疾志贺菌 1 型很难进行培养。在暴发调查中，血清抗体对特异性志贺菌血清型 O 抗原的血清学诊断可通过酶联免疫吸附测定和被动血凝反应得出。

⬅ 事前措施

事前措施应集中在公共卫生准备、保健人员培训以及医学监测等方面。疾病控制与预防中心保持着对志贺杆菌病和其他食源性及水源性病原体的被动国家实验室监测。通过对电子传送信息的快速统计分析，可检测出不寻常的疾病发病群的地理区域或发病时间。被动的、以内科医师的临床观察为基础的报告系统也可提供检测疾病发展趋势的数据。但这些系统有严重少报和缺乏时效性的倾向。[7] 意识到这一点后，疾病控制与预防中心设计了食源性疾病主动监测网（FoodNet），以更精确地确定美国食源性疾病的发生率，并提供鉴别和反应新型食源性疾病的网站。[13] 保健人员在鉴定志贺菌疫情的病例趋势时，应时刻保持警惕。疾病控制与预防中心与世界卫生组织的持续资金投入主要集中在疫苗的研发领域，研发出的疫苗需为广谱疫苗，具有良好的耐药性和长效免疫性。[14]

急诊室、医院以及门诊部应制定总体灾难应急预案，以应对生物恐怖袭击与重大传染病暴发，应对应急预案应进行定期测试。

医务人员应实施全面性防护措施并重视洗手程序。应急预案中应包含相应的措施，改变检伤分类指导方针，以适应患病患者、需隔离的患者数目的快速增长，配合获得更多的抗生素供应程序。地方、州以及联邦紧急医疗服务、公共卫生以及政府机构应协同制定应急预案，并认真指定领导和决策者。[15]

目前有关减少志贺杆菌病有效性（恶意目的）的措施正处于研讨阶段。美国国会在 2002 年颁布了《公共卫生安全与生物恐怖防范应对法案》，法案要求美国食品、药品监督管理局制定关于食品安全和跟踪措施的章程。[16] 国家细菌保藏中心和医院及研究实验室，越来越多的机构开始制定控制区域储存的微生物药剂使用权的指导方针。越来越多的冷冻设备和培养箱被安装密码防护，只有指定人员才能接近，其他人员在进入放置装置的区域时，必须进行连续书面记录，接受持续监督才能处理设备中的材料。[17]

➡ 事后措施

若保健人员怀疑志贺菌暴发是由蓄意行为引发的结果，应报告所在医院传染病控制人员和当地的公共卫生部门官员以及执法部门。在应对大规模的疫情暴发时，药物和医疗设备储备的预先到位起着关键作用。应严格实施正确的传染病控制程序。由于疾病的暴发是由故意袭击造成的，因此物体和表面可能会被志贺菌污染，应使用比例适当的消毒液进行消毒。目前尚无证据证明，在发生大规模的自然发生的志贺杆菌病疫情后，大量使用抗生素可起到预防作用。

ⓦ 伤员医疗

在治疗患有志贺杆菌病的患者时，应首先对威胁患者生命的并发症实施紧急治疗，制定支持性措施以及特异性抗菌剂治疗。出现休克与酸中毒体征与症状的患者应接受快速静脉注射和晶体注射治疗。少数危重症患者的最佳治疗方案为口服补液盐和葡萄糖电解质溶液相结合。癫痫发作的儿童需接受呼吸道损害、头部和颈部创伤以及呼吸监测。静脉注射苯二氮䓬类药物的治疗方法可用于控制早期癫痫。如有必要，可服用退热剂或用冰浴的方式控制发热。只有在进行抗生素治疗的同时才能服用抑制肠道蠕动的药剂。

正确的抗生素治疗可显著降低患者腹泻、发烧的持续时间，减少排便量。目前经试验证明：只有少量的抗生素能起到临床作用。但由于人们对磺胺类药物、四环素和氨苄西林的滥用，使得人体已对这类药物产生了耐药性。目前的治疗方案选择包括：给病情严重的儿童注射头孢曲松，口服喹诺酮或复方新诺明。目前尚无志贺杆菌病疫苗问世。

实例介绍

你所在的急诊室是一所规模较大的州立大学附近的主要医疗中心。在过去的一周内，急诊室接诊的出现腹泻症状的患者数量猛增。一名20岁的生物系学生，无病史或是出门旅游的经历，但却出现身体不适、发热和严重的水样腹泻。她说在过去的一周时间里，她的大部分朋友和生物系的其他同学都出现了腹泻的症状。她还注意到有几个人病得很严重，出现发热、腹部绞痛和出血性腹泻的症状，其中的一些学生被家长带回家去。她记得发病的时间，因为几乎是在同时，新的生物课助教代替一位突然离开的教授来给她们上课……

🕯 特殊考虑

与其他潜在的致肠病性生物武器相比，由于志贺菌的感染剂量较低、潜伏期较短、潜在症状较为多样，因此也更具成为生物武器的优势。保健人员应意识到志贺菌病的严重性，尤其应特别注意能产生志贺毒素、对常用抗生素具有耐药性的志贺菌属。此外，由于肠道疾病在世界范围内的普遍存在，因此能将这种疾病的暴发诊断为生物武器袭击的唯一线索是，一年中发病率较少的时间或发病率较少的环境中，大量携带不寻常菌株的人群，出现一系列肠道疾病的症状。

🌐 隐患

在应对袭击时存在几项隐患。如下所示：
- 未制定、实施并测试包含应对生物恐怖主义行

动在内的应急响应预案；
- 当怀疑暴发腹泻疫情时，未通知有关公共卫生部门；
- 未将志贺菌作为生物战剂考虑；
- 当暴发的疾病属于非痢疾性疾病时，未考虑到志贺菌引发疾病的可能性；
- 未监测志贺菌对抗生素的耐药性；
- 未充分指导患者进行正确的感染控制防护措施。

参 考 文 献

1. Institute of Medicine. Prospects for immunizing against *Shigella* spp. In：*New Vaccine Development：Establishing Priorities；Diseases of Importance in Developing Countries*. Vol 2.Washington，DC：National Academic Press；1986：329-37.

2. Centers for Disease Control and Prevention. Shigella *Surveillance：Annual Tabulation Summary，1999*. Atlanta，Ga：U.S.Department of Health and Human Services，CDC；2000.

3. Cohen D，Green M，Block C，et al. Reduction of transmission of shigellosis by control of houseflies（*Musa domestica*）. *Lancet* 1991；337：993-7.

4. Bader M，Pederson AHB，Williams R，et al. Venereal transmission of shigellosis in Seattle-King County. *Sex Transm Dis*. 1977；4：89-91.

5. Centers for Disease Control and Prevention. *Shigella sonnei* outbreak among men who have sex with men—San Francisco，California，2000-2001. *JAMA* 2002；287（1）：37-8.

6. Bennett JV，Holmberg SD，Rogers MF，et al. Infectious and parasitic diseases. In：Amler RW，Dull HB，eds. Closing the Gap：the Burden of Unnecessary Illness. New York：Oxford University Press；1997；102-14.

7. Swerdlow DL，Altekruse SF. Food-borne diseases in the global village：what's on the plate for the 21st Century. In：Scheld WM，Craig WA，Hughes JM，eds. *Emerging Infections*. 2nd ed.Washington，DC：ASM Press；1998：273-90.

8. Jones TF，Pavlin BI，LaFleur BJ，et al. Restaurant inspection scores and foodborne disease. *Emerg Infect Dis*. 2004；10（4）：688-92.

9. Green MS，Cohen D，Block C，et al. A prospective epidemiologic study of shigellosis：implications for the new *Shigella* vaccines.*Isr J Med Sci*. 1987；23：811-5.

10. Mohle-Boetani JC，Stapleton M，Finger R，et al. Communitywide shigellosis：control of an outbreak and risk factors in child day-care centers. Am Public Health *Assoc*. 1995；85：812-6.

11. Mitscherlich E，Marth EH. Microbial survival in the

environment : bacteria and rickettsiae important in human and animal health, 1984. Berlin : Springer-Verlag ; 1984 : 124-30.

12. Levine MM. Shigellosis. In : Strickland GT, ed. *Hunter's Tropical Medicine and Emerging Infectious Diseases*. 8th ed. Philadelphia : WB Saunders ; 2000 : 319-23.

13. Angulo F, Voetsch A, Vugia D, et al. Determining the burden of human illness from foodborne diseases : CDC's Emerging Infections Program Foodborne Diseases Active Surveillance Network (FoodNet) . *Vet Clin N Am*. 1998 ; 14 : 165-72.

14. Cohen D, Ashkenazi S, Green MS, et al. Double-blind vaccinecontrolled randomized efficacy trial of an investigational *Shigella sonnei* conjugate vaccine in young adults. Lancet 1997 ; 349 : 155-9.

15. Inglesby TV, Grossman R, O'Toole T. A plague on your city : observations from TOPOFF. Clin Infect Dis. 2001 ; 32 : 436-45.

16. Acheson DWK, Fiore AE. Preventing foodborne disease : what clinicians can do. *N Engl J Med*. 2004 ; 350 : 437-40.

17. Kolavic SA, Kimura A, Simons SL, et al. An outbreak of *Shigella dysenteriae* type 2 among laboratory workers due to intentional food contamination. *JAMA* 1997 ; 278 : 396-8.

112 沙门菌属（沙门菌病）侵袭

Suneru Mehta, C.Crawford Mechem

🕱 事件说明

沙门菌属肠杆菌科，是一种无芽孢的革兰阴性杆菌，是一种主要对低等动物致病的病原体。非伤寒沙门菌传播的主要途径是通过动物寄生宿主传染人类，但也可能发生人与人之间的传播。沙门菌可感染许多动物物种，包括家禽类、牛、猪、乌龟、狗、猫和许多鸟类。[1]

按照疾病控制与预防中心的分类，沙门菌属属于B类生物战剂。这一类生物战剂的标准包括传播相对容易；相对于A类生物战剂（如炭疽杆菌），死亡率较低；需疾病控制与预防中心增强诊断能力、加强疾病监测。仅有少数的B类药剂会对食源构成威胁。沙门菌完全有可能被用作生物战剂。沙门菌被用作生物战剂最显著的实例发生在1984年的俄勒冈州达拉斯市。当时邪教教主Bhagwan Shree Rajneesh的追随者试图用沙门氏培养菌污染几个当地饭店的色拉自助柜来影响地方选举的结果。这次事件未导致死亡，但却致使751人患病。[2]

在绝大多数情况下，人类是通过摄入受污染的食物、奶制品或水感染沙门菌的。通过服用受污染的药物、输血、使用未经充分消毒的光纤仪器对患者进行上胃肠道内窥镜检查也会发生感染。[1]直接的粪—口途径传播也可能会发生，尤其是在儿童中间。

美国沙门菌传染病发生的高峰是每年的7月至9月。世界范围内的沙门菌传染病的发生也具有季节性，通常天气暖和时是疾病的高发期。大多数沙门菌传染病的病例报告均为散发病例，但对这类表面上随机的事件进行流行病学调查的结果为较大群体中暴发的未经确认的疫情。大部分疾病发作发生在家中，其次是在一些机构（例如医院）中。

人体在吸入沙门菌后，疾病的发展过程取决于吸入病菌的数量和毒性以及个体寄主的体质。在大多数情况下，若吸收的细菌数量达到100万至10亿，则会引发有症状感染。[3]若吸收的菌株的毒性较大或患者的耐药性较弱，则较少的细菌量即可引发有症状感染。人体易感染病菌的因素包括：原发性免疫功能受损、炎症性肠病、恶性肿瘤、使用抗酸药或组织胺－2拮抗剂。[1]若人体吸收的细菌数量足够多，则会出现一个或多个临床症状。这些临床症状包括小肠结肠炎（胃肠炎）、肠热病（伤寒）、菌血症、肠道外感染以及慢性肠卡他或尿液病原携带。

小肠结肠炎是沙门菌感染最常见的临床表现。早期症状为恶心和呕吐，通常在摄入受污染的食物、奶制品或水后6至48小时出现。然后会出现腹泻，从大便溏到严重出血性腹泻都有可能发生。腹泻持续的时间通常少于7天，但少数病例可能持续数周。若患者出现腹泻并伴有持续发热，则有可能是出现了并发症或是应作其他诊断。患者的电解质和水可能会严重消耗，一些患者可能会出现低血溶性休克。

不同于伤寒杆菌，沙门菌血清型引发的伤寒被称为副伤寒。副伤寒的临床表现本质上与伤寒相同，但症状较轻。伤寒的症候与症状会在1至2周的潜伏期后出现，包括发热、与发热症状不相称的心动过缓、肌痛、关节痛、头痛、肝脾肿大和玫瑰疹，玫瑰疹通常长在前胸壁。若患者未经过治疗，可能会出现精神状态改变的症状。[1]

沙门菌可引发症状为发热和持续菌血症但无小肠结肠炎或伤寒表现的疾病。沙门菌血症的临床综合征表现为持续数天或数周的发热。在菌血症的临床诊断中，微生物与血液处于分离状态，但粪便培养显示的结果通常为阴性。婴儿和小于 3 岁的儿童发生菌血症的概率为 8%~16%，这部分患者需入院治疗。[4] 沙门菌在小于 5 岁的生病儿童的粪便中持续存在的中位时间为 7 周，而在年龄较长的儿童和成人的粪便中持续存在的中位时间为 3~4 周。

沙门菌的肠外表现包括脑膜炎、胸膜肺病、心内膜炎、心包炎、动脉炎、骨髓炎、关节炎、肝脾脓肿、尿道感染以及软组织脓肿。慢性携带者（如感染后持续排出病原体的时间超过 1 年）通常无症状表现，在非伤寒沙门菌感染中属罕见病例。慢性肠道带菌者一般为老年人，且胆道疾病的发生率比一般人群高出许多。

← 事前措施

食源性疾病对公共卫生部门来说是一项重大挑战。社区医生、公共卫生部门官员以及执法部门应紧密合作，对使用生物战剂故意污染食物或水的恐怖主义行为进行监测。临床医师应能够识别出罕见病例或疾病模式，安排相关的实验室检测和培养，并将其怀疑或阳性的培养结果告知公共卫生部门的官员。公共卫生部门的官员则须实施相关的流行病学调查以鉴定来源。若怀疑或确定发生了生物恐怖主义事件，须通知有关执法部门。加强监测的方法包括提高医学界和公众对生物恐怖主义的认知，对疑似病例实施相关的微生物学检测，制定一个有助于对疾病暴发进行早期识别的定义明确的报告系统，促进地方、区域和国家级各部门间的合作和交流。[5]

→ 事后措施

生物恐怖主义事件通常表现为所有病例在单一时间段内成群出现，与点源暴发相类似。疾病发生率极高，尤其是几个点源暴发同时发生的情况很可能是故意传染的结果。若沙门菌疾病的暴发具备以下几个特性，则表示其属于生物恐怖主义行为的结果。这几个特性包括：①大量出现类似的症候与症状患者寻求医疗护理；②发病率或死亡率极高，或标准疗法对治疗传染病无效；③大量的沙门菌病例出现在地理位置不相邻的区域；④点源相同的病例群。[6] 若怀疑发生了生物恐怖主义行为，则应立即通知有关部门。还应将有关沙门菌病的有关知识在公众间进行传播，以防止疾病的进一步扩散，对受感染人群进行诊断和治疗并启动疾病预防项目。

伤员医疗

沙门菌属产生的症状类型影响着抗菌剂治疗的选择和持续时间。绝大多数短期肠道带菌者和患有小肠结肠炎的患者均无指定的抗菌剂治疗。治疗小肠结肠炎患者的关键是液体和电解质的补充治疗。患有菌血症或伤寒的患者应用正确的抗生素进行治疗，这类抗生素包括氨苄西林、复方新诺明或氯霉素。近期，由于沙门菌株对多种抗菌剂具有了耐药性，因此抗菌剂的选择变得更加复杂。[7] 在耐药现象普遍的情况下，推荐使用氟喹诺酮类药物和第三代头孢菌素。1997 年，美国暴发了一场沙门菌传染病，患者感染的沙门菌对氟喹诺酮类药物具有耐药性，这是对

实例介绍

作为一个小乡镇的急诊医学医师，你注意到在过去的几天里，当地中学生肠胃炎的发病率异乎寻常高。你最后一次值班时，接诊了一个出现严重脱水症状的 17 岁的健康人士，并让他入院接受治疗。昨天是你的休息时间，今天是你接诊那个青年学生后第一次轮班。在临床随访时，你发现那名学生仍需进行静脉液体供给，且正在接受发热和严重肠胃炎的广谱抗生素治疗。

在值班过程中，你一共接诊了 5 位患者，其中有 3 位均是来自同一所中学的青年学生。他们出现的症状相同，包括腹泻、恶心、呕吐以及腹部绞痛，与那名入院治疗的学生症状相同。除对其进行静脉输液治疗和选择血液检测外，由于怀疑发生了食源性疫情，你还决定进行粪便培养检测。

在吃晚餐的短暂休息时间，你无意中听到一条广播，一名最近被开除的中学食堂的员工被逮捕，原因是对开除他的中学校长施暴。正在这时，护士打断了你，因为候诊室挤满了更多的中学生及家长，所有的人都出现了严重的肠胃病。

医务人员、公共卫生部门官员以及执法人员的协调调查结果指向了那名被逮捕的员工，这名员工故意用沙门菌污染了食堂的食物。

沙门菌具有耐药性的首次确认。[8]病原体对氟喹诺酮类药物的耐药性在血清型中的发展对公众的健康造成了严重影响，同时也成为应对生物恐怖主义事件的主要障碍。

🔆 特殊考虑

沙门菌病的发病率很高，总体死亡率为 0.4%。但沙门菌暴发后，会有大量的受害者需要接受救治，出现当地的医疗资源无法满足需求的局面。这一点使得沙门菌成为潜在的生物战剂。此外，沙门菌是一种常见病原体，美国每年发生的病例大约为 140 万。[1,9]因此，沙门菌病的暴发很少会引发人们对生物恐怖主义行为的忧虑，这类行为通常与较少见的病原体（如炭疽）相关。而由此造成的后果为：无法尽早对沙门菌微生物的故意释放作出确认，增加受害者的数量，降低行凶者被逮捕的可能性。

🌐 隐患

在应对袭击时存在几项隐患。如下所示：

- 未对保健人员和公众进行沙门菌病的体征与症状的培训；
- 保健人员未对沙门菌的故意传播保持高度怀疑；
- 未安排相关的实验室检测，进而延误诊断；
- 未进行正确的抗生素治疗，随后也未进行粪便培养以证实抗菌剂的敏感性；

- 服用未指定的抗生素，这可能会导致出现对抗生素具有耐药性的菌株；
- 怀疑或确认暴发沙门菌病时，未通知有关部门。

参 考 文 献

1. Hook EW. *Salmonella* species（including typhoid fever）. In：Mandell GL, Bennett JE, Dolin R, eds. *Principles and Practice of Infectious Disease*. 5th ed, vol 2. Philadelphia：Churchill Livingstone；2000：1700-16.
2. Torok TJ, Tauxe RV, Wise RP, et al. A large community outbreak of salmonellosis caused by intentional contamination of restaurant salad bars. *JAMA* 1997；278：389-95.
3. Hook EW. Salmonellosis：certain factors influencing the interaction of *Salmonella* and the human host. *Bull NY Acad Med*.1961；37：499.
4. Meadow WL, Schneider H, Beem MO. Salmonella enteritidis bacteremia in childhood. *J Infect Dis*. 1985；152：185-9.
5. Hennessy TW, Hedberg CW, Slutsker L, et al. A national outbreak of *Salmonella enteritidis* infections from ice cream. *N Engl J Med*. 1996；334：1281-6.
6. Keene WE. Lessons from investigations of foodborne disease outbreaks.*JAMA* 1999；281：1845-7.
7. Lee LA, Puhr ND, Maloney EK, et al. Increase in antimicrobial-resistant *Salmonella* infections in the United States, 1989-1990. *J Infect Dis*. 1994；170：128-34.
8. Olsen SJ, DeBess EE, McGivern TE, et al. A nosocomial outbreak of fluoroquinolone-resistant salmonella infection. *N Engl J Med*. 2001；344：1572-9.
9. Mead PS, Slutskur L, Dietz V et al. Food-related illnesses and death in the United States. *Emerg Infect Dis*. 1999；5：607-25.

113 伤寒杆菌（伤寒）的侵入

Lawrence Proano

事件说明

伤寒是由一种名为沙门菌的细菌引起的临床综合征。这种厌氧的、革兰阴性有鞭毛杆菌的抗原结构，由脂多糖体细胞表面抗原（O）和鞭毛抗原（H）组成。沙门菌生物体通常拥有多糖表面抗原（Vi），使得 O 抗原免受抗体的侵入。

疾病控制与预防中心（CDC）将沙门菌归类为 B 类毒剂。[1] 这类毒剂包括较易于传播的病毒、细菌、真菌以及毒素，具有中等发病率且在大多数情况下致死率较低。为有效应对这类疾病的暴发，实验室应提高诊断和监测能力。然而，和疾病控制与预防中心定义的 A 类毒剂不同的是，伤寒对于免疫能力较强的宿主的致死率较低，即使在不加治疗的情况下，也只有 10% 的死亡率。[1]

从生物恐怖主义的角度来看，这种病毒并不太吸引恐怖分子，因为与其他生物体可以通过气溶胶传播相比，它很难大规模地有效传播。虽然如此，人们也不应忽视蓄意通过食物传播造成这种疾病大规模暴发的可能性。

通过研究一些非人为的食源性疾病的暴发，我们可以推断出利用食物传播疾病的潜在后果。1994 年，美国历史上最大规模的食源性疾病暴发，起因是受到污染的巴氏消毒液冰激凌经由油罐车运往全国各地，在沙门菌引发的疾病暴发后，美国预计有 22.4 万人受到感染。[2] 1985 年，一家乳制品厂的巴氏灭菌奶受到污染，多重耐药的鼠伤寒沙门菌引起疾病的暴发，导致伊利诺伊州北部 17 多万人受到感染。[3]

由于在美国发生率较低，因此，医疗和公共健康部门官员一时间可能不会注意到类似于伤寒这种食源性疾病。据报告，1975~1984 年，美国平均每年发生伤寒病例 464 起。那段时间，57% 的病例中的患者年龄都在 20 岁或以上，67% 的病例中患者是在国际旅行中发病的。[4] 在很多疑似食源性疾病的病例中，患者总是不断描述他们的各种小毛病，然而除了这些，他们其实是健康的，还有一些病例其实更像是中毒综合征。

伤寒的潜伏期从数天到三周以上不等，平均为 14 天左右。在最初的一周，表现为非特异性症状，如身体不适、食欲不振，之后逐渐表现为发热、间歇性发冷、头痛、上呼吸道感染、咳嗽和听力减退，且病情不断加重。在第一周，患者常常伴有便秘。

在第二周，患者会出现持续性发热且常常伴有轻微的心动过缓、腹泻和呕吐，且患者中毒表现更为明显。在大约 50% 的患者中，浅肤色的患者的身体上会出现玫瑰色斑点以及 2~4mm 的粉色可见丘疹。有些患者也会出现因肝脾肿大引起的腹痛和腹胀。

在第三周时，患者的中毒症状进一步加重，并伴有高烧、精神错乱或昏迷，这就是所谓的伤寒状态。腹泻可能呈"豌豆汤"状。在伤寒病毒侵入 Peyer 的小肠曲面后，可能引起小肠出血、小肠穿孔和腹膜炎。有些患者还会出现败血症、贫血症、白细胞减少症、肺炎和内肌炎等症状。如果在病发的第三周不对患者进行医治，可能会引发胃肠穿孔、贫血、毒血症或脑膜炎（并不多见），甚至导致患者死亡。如果患者坚持到病发的第四周，而且没有出现胃肠的并发症，发热、毒血症和腹部症状会在数天内逐渐减轻。

伤寒的并发症种类繁多，而且即使在基本治愈之后，也有可能随时出现。[1] 并发症与伤寒症状并不完全一致，有可能只表现为伤寒的主要症状和体征。并发症主要包括小肠穿孔、胃肠出血、溶血性贫血（在患有 G6PD 缺陷的患者中最为常见）、伤寒类肺炎、脑膜炎、肾小球性肾炎、急性肾功能衰竭、肾病综合征、关节炎、骨髓炎、睾丸炎、肝炎、急性胆囊炎和腮腺炎。晚期并发症主要表现为可能发生在身体任何部位的脓肿，最常见于肝脏、脾脏、大脑、胸部和骨头。据报道，深层静脉血栓的形成与伤寒有关。

← 事前措施

为了针对生物恐怖主义事件的发生做好充分准备，美国各地方、州以及联邦公共安全部门应相互配合。多个机构负责对食源性疾病（包括人为和非人为）的暴发进行检测和流行病学调查研究。这些机构包括地方和各州的健康与流行病学部门、地方和各州的公共卫生实验室、州委员会和地方流行病学家、公共卫生实验室协会和疾病控制与预防中心。美国食品与药物监督管理局和美国农业部是食品安全方面的首要管理机构，并与各州农业部门通力协作。[5]

与蓄意散播 A 类生物恐怖主义毒剂引发的严重后果相比，伤寒或其他大多数食源性疾病的暴发不大可能引发大量伤亡。然而，有可能发生小规模的袭击。因此，内科医生、医务人员与卫生机构的工作人员必须时刻保持警惕，以便在伤寒或任何食源性或水源性疾病暴发（无论与恐怖分子有无关系）时对总体趋势进行判断。对于包括伤寒在内的某些疾病来说，总体趋势可能在数日甚至数周内不断变化，且在此过程中，可能产生非特异性的全身症状，且会随着时间的推移不断发生变化。

每年都有关于非人为因素造成的食源性疾病暴发的报道。根据流行病学的线索，在下列情况发生时，可以判断出存在故意的和隐蔽的污染行为：

- 当一种大规模流行病暴发时，无法确定其发病率和死亡率；
- 一种特定的病菌引发比预期更严重的疾病，或者特定的治疗无效时；
- 多种流行病同时或接连暴发；
- 一种疾病发生于特殊的年龄组；
- 生物体出现不寻常的菌株或变体，或对抗菌剂产生不寻常的耐药模式，与广泛流通的耐药模式不同。
- 在不同的时间或地点，不同来源的药剂出现类似的遗传类型。

这些预示着故意污染可能存在的特点，同样也适用于非故意的疾病暴发。使情况更为复杂的是，由于故意污染行为的存在，这些流行病学的线索未必非常明显。

→ 事后措施

当临床医生怀疑一种疾病的暴发可能引发伤寒时，在怀疑其可能与生物恐怖主义有关之前，就应当通知当地、各州和联邦的相关公共卫生和执法当局。即使从公共卫生的角度来看，上述做法也是正确的，因为伤寒疫情可能突然发生。

各州及联邦管理机构都应调查疫情的暴发是否与食物的污染有关，并重点对有嫌疑的食品进行追踪和召回。采用追踪调查方式，找出运送食物车辆的原始位置，查阅供应商、运货商、生产者和加工企业的记录并检查他们的设施，最终确定污染源。

将流行病学和追踪调查的数据综合起来进行分析，有助于确定被污染的食物以及污染的途径。这就需要流行病学家、微生物学家以及食品安全官员的紧密合作。

👥 伤员医疗

快速诊断、抗菌药物的合理使用与支持性治疗是有效医治伤寒的关键。通过迅速有效的治疗，死亡率从 10%~15% 下降到 1%~4%。[1]

在全球用于治疗伤寒的抗生素中，氯霉素的应用最为广泛。尽管四环素和氨基糖甙类抗生素的体外抗菌作用明显，然而对于消灭沙门菌并不十分有效。氨苄西林、阿莫西林以及甲氧磺胺嘧啶 – 磺胺甲基异恶唑已证明对治疗这种细菌十分有效。然而，在过去的十年中，氟诺酮类和第三代头孢菌素被证明与氯霉素一样有效，并且随着世界的不断发展，被广泛视为抗生素的首选。因此，在选择治疗伤寒患者的药物时，推荐使用氟诺酮类。

除了抗生素的使用外，常规支持性治疗、水合作用以及电解质的应用对治疗这种疾病同样非常重要。这些治疗对伤寒患者非常关键，因为可以保证他们的基本营养和体液状态。

除抗生素治疗以外，研究明确表明，皮质类固醇的使用能够降低患有严重伤寒的患者的死亡率。而且，采用这种方法似乎并不会增加并发症的发生率和复发率，也不会影响被治愈者的病原携带状态。

🗲 特殊考虑

伤寒的临床特点并不十分特殊，而且如果患者同时出现引起发热的疾病（包括疟疾）时，还需考虑其他病因。在热带地区，疟疾通常与伤寒一同出现，然而在像美国等发达国家，则可能性很小。

肺结核与布鲁氏菌病的症状也与伤寒很像。在对伤寒进行鉴别诊断时，其他需要考虑的疾病有登革热、心内膜炎、斑疹伤寒和淋巴组织增殖性疾病。经试验，伤寒症状的敏感性或特异性程度并不是很高，正是因为这种疾病在美国患病率较低，大多数临床医生可能不会对其优先考虑。

非特异性的血液学和生物化学的发现对伤寒的诊断帮助很大。白细胞减少症很常见，且经常伴有轻微程度的低钠血症和轻度转移性酶炎。

🌐 隐患

在应对伤寒的暴发时，存在着很多隐患，包括：

- 在恐怖分子袭击之前，州或地方机构没有做好相应充分的准备；
- 对于没有出现腹泻疾病的患者，错误地未将伤寒考虑为病因，伤寒的早期症状通常表现为便秘而非腹泻；
- 当很多人在数天至数周内出现与这种疾病或其他任何食源性疾病相同的症状时，未能将伤寒考虑为生物恐怖主义袭击的手段；
- 当怀疑或确认食源性疾病暴发时，未能及时通知有关公共卫生和执法机构。

参 考 文 献

1. Le TP, Hoffman SL. Typhoid fever [Chapter 15]. In：Guerrant R, Walker D, Weller P, eds. *Essentials of Tropical Infectious Diseases*. Philadelphia：Churchill Livingston, 2001.
2. Hennesy TW, Hedberg CW, Slutsker L, et al. A national outbreak of *Salmonella enteritidis* infections from ice cream. *N Engl J Med*. 1996；334：1281-6.
3. Ryan CA, Nickels MK, Hargrett-Bean NT, et al. Massive outbreak of antimicrobial-resistant salmonellosis traced to pasteurized milk. *JAMA* 1987；258：3269-74.
4. Corales R, Schmitt SK. Typhoid fever. August 11, 2004. Available at：http：//www.emedicine.com/MED/topic2331.htm.
5. Sobel J, Khan AS, Swerdlow DL. Threat of a biological terrorist attack on the US food supply：the CDC perspective. *Lancet* 2002；359：874-80.
6. Kolavic SA, Kimura A, Simons SL, et al. An outbreak of *Shigella dysenteriae* type 2 among laboratory workers due to intentional food contamination. *JAMA* 1997；278：396-8.

📖 实例介绍

    一家医院实验室邀请其所有50名员工到休息室享用免费的松饼、甜甜圈和咖啡。其中20名员工接受邀请并享用了甜点。在接下来的7~10天之内，这20名员工中的17人患病，一开始他们声称病因是感染病毒所致。这些员工的监督者注意到员工中集体患病的情况并上报医院的感染控制部门。

    截至第一周末，患病员工中的6人都在医院的应急部门就诊，其症状表现为发热、便秘、腹痛和嗜睡。其中4名患者入院，并检查出伴有无明显病因的发烧。在入院后，4人中的两人很快出现大量腹泻（豌豆汤状）并有中毒迹象。4人中的3人被告知患有肝脾肿大。4人的血培养对沙门菌呈阳性。对其他带有相似症状的患病员工作相应评估，并按以往治疗伤寒的经验进行医治。

    通过随后的事件调查，发现一名工友参与了一项食源性恐怖主义活动，故意使用实验室中储存的细菌污染了那些甜点。她随后面对指控承认有罪。

    该实例听上去可能显得不那么真实，然而，它的确是根据1996年真实发生在得克萨斯州达拉斯市的食源性恐怖主义事件改编的。[6]尽管在真实的事件中生物体是志贺氏杆菌，但是如果是沙门菌，后果只会更加严重。

114 鼻疽伯克霍尔德氏菌（鼻疽病）的侵入

Mark A. Graber

ⓩ 事件说明

鼻疽伯克霍尔德氏菌是疾病控制与预防中心认定的 B 类生物毒剂，它引发了被称为鼻疽病的疾病。鼻疽伯克霍尔德氏菌曾被称作假单胞菌。它是一种非运动性的、不产生孢子、专性需氧、革兰阴性的芽孢杆菌。[1]

在自然状态下，鼻疽病常见于马和其他马科动物（如驴和骡子），人类受感染的可能性位居第二。因其对马科动物的影响，鼻疽病有着很重要的历史、经济与军事意义。在现代，鼻疽伯克霍尔德氏菌在第一次世界大战（WWI）中曾被用来当作生化战争的主要战剂，并对东线战事中的部队和战炮移动制造了极大困难。在第二次世界大战中，日军惨无人道地将鼻疽病故意传染给中国平民和囚犯。此外，苏联在 20 世纪 80 年代曾小范围地在阿富汗境内使用过鼻疽伯克霍尔德氏菌。在美国和大部分发达国家，鼻疽病的危害几近消除，然而在仍旧依靠马科动物的国家（主要分布于非洲和亚洲），鼻疽病仍然是一个医学难题。据报道，恐怖分子正在利用耐药菌株研制毒剂。

尽管曾有通过完整皮肤传播的病例出现，但是鼻疽病在马科动物和人类之间主要通过破损皮肤和黏膜的直接接触进行传播。然而，这种经皮肤传播的说法尚未被充分证实。在人类历史上，第二次世界大战以后，在中国有 30% 的马曾经感染鼻疽伯克霍尔德氏菌，但是鲜有人类病例的报道，这意味着人类感染的概率很低。然而，因为人类病例极少出现，因此传媒关注程度持续降低，病毒株的毒性也在逐渐减弱，但是，这些并不会使生物体受传染的概率降低。鼻疽病的第二种传播方式是吸入被感染患者或者马科动物

的飞沫，或是吸入实验室样品雾化之后形成的气体。在因实验室事故而暴露在鼻疽伯克霍尔德氏菌环境中的人员当中，有 46% 受到感染，这说明通过飞沫传播的概率很大。[2] 人类受到感染所需的生物体数量至今未知。但是对仓鼠来说，吸入 1~10 雾化的鼻疽伯克霍尔德氏菌生物体足以致命。而老鼠所需的数量更多。[1, 3-4] 鼻疽伯克霍尔德氏菌在有利条件下最多可以存活数月，而且通过吸入方式传播效率很高，这都使得其逐渐成为生物恐怖主义的代言人。[5]

自 1949 年以来，英文文献中没有记载人类鼻疽病自然发生的病例。然而，一些与实验室事故有关的病例均有记载。据报道，在亚洲和非洲的兽医、屠宰厂工人或与马匹亲密接触的人群当中，偶有病例发生。马科动物（以及极少的受感染的食肉动物）是唯一能够携带鼻疽伯克霍尔德氏菌的自然载体。自第二次世界大战以来，英国从未发现鼻疽伯克霍尔德氏菌的分离株，这也证明了一个事实，即该细菌不能通过土壤或水体传播。正是由于这个原因，当鼻疽病发生时，在没有确凿证据证明是由其他原因引起时，应首先判断为生物恐怖主义事件。

鼻疽伯克霍尔德氏菌有四种独特的表现形式：局部皮肤的急性症状、局部皮肤的慢性症状（也称作"皮疽病"）、肺部症状及迅速致命的败血症状（参见表 114-1）。糖尿病患者和患有免疫系统疾病的患者很容易出现全身性症状。鼻疽病的潜伏期为 1~14 天，平均为 10~14 天。然而，接触细菌后超过 10 年最终患病的情况也曾出现。鼻疽病引发的全身性症状（肺部症状和急性败血综合征）是大面积红皮病或大面积皮肤脓疱、脓肿。由于鼻疽病引发的显著皮肤症状，它可能被误诊为由葡萄球菌引起的全身性感染或其他

表 114-1　鼻疽伯克霍尔德氏菌感染的表现形式

疾病名称	平均潜伏期	表现形式	实验室/X射线	症候	死亡率
肺部感染	10~14天	咳嗽、发热、夜间盗汗、胸口疼痛、畏光	肺部出现粟粒大小的肉芽肿并有形成实变或脓肿的趋势，肝脏脾脏出现脓肿和肉芽肿	畏光、流泪、肝脾肿大、全身性红皮病或皮肤肉芽肿/坏死斑、腺病	未经治疗的情况下为90%~95%，经过治疗为40%
暴发性败血症	10~14天	突然发热、寒颤、夜间盗汗、肌肉疼痛、胸膜炎引发的胸部疼痛、黄疸、腹泻	肝脏及脾脏出现肉芽肿、肺实变、脓肿和脓肿、白细胞少量增多、左移或白细胞减少	同上	未经治疗的情况下大于95%，经过治疗为50%
急性皮肤反应	1~5天	皮肤溃疡、淋巴结肿大、皮肤黏膜黏稠性液体流出	在淋巴结受到感染的2~4周（或许更短）后可能出现全身感染	皮肤、淋巴管及皮下组织出现囊肿、脓肿、溃疡	在出现全身感染后：未经治疗的情况下95%；经过治疗为50%
慢性皮肤疾病（皮疽病）	不定	硬结、皮肤淋巴水肿、溃疡、淋巴结病引发的淋巴管老化	同上	同上	极少情况下，转变为脑膜炎；在医治情况下，死亡率仍旧高达50%

疾病。[6] 白细胞数量正常或稍有增加。肝脏中的酶类数量增加，并引发肝脓肿。[7]

从历史角度分析，马鼻疽菌素抗原的纯蛋白衍生物（PPD）常被用来确诊动物的早期感染。然而，马鼻疽菌素的 PPD 必须经由受感染生物体的眼睑注射，所以这种方法仅适用于动物。当室温达到 37.5℃时，可以在 1%~5% 葡萄糖溶液、5% 甘油或两者的混合液中对鼻疽伯克霍尔德氏菌进行培养。此外，还可以使用肉浸液营养培养基。一般情况下，在适当的培养基中，生物体可以在 48 小时内恢复。自动化细菌识别系统常常将鼻疽伯克霍尔德氏菌误诊为假单胞菌类的生物体（例如荧光假单胞菌或恶臭假单胞菌）。通过调整基因序列，可以正确识别鼻疽伯克霍尔德氏菌。[8] 此外，还可通过酶联免疫吸附测定和聚合酶链式反应试验识别鼻疽伯克霍尔德氏菌。

然而，这些方法都没有得到广泛应用。乳胶凝集试验由于特点不够鲜明也很难推广开来。直到针对鼻疽伯克霍尔德氏菌抗体的补体结合试验的出现，才使得这种局面得到改善。当滴度增加 1∶20 或 4 倍时，这种试验方法被证明有效。然而，阴性试验的结果显示病毒并没有被消灭。[9]

尽管流行病暴发时情况可能有所不同，但是对于鼻疽病，目前还没有可用的疫苗，也没有用于预防

的抗菌药物。尽管病毒在人与人之间传播的可能性很小，但是为了预防疾病的发生，仍需采取隔离治疗。条件允许的情况下，设置隔离室是最好的选择。若条件不允许，则至少保证患者戴上面具，以防止病菌通过飞沫传播。照顾患者的相关人员应采取标准防护措施，需要使用医用口罩、手套、防护面罩和长袍。在实验室参与鼻疽伯克霍尔德氏菌研究的人员，应采取 3 级防护措施，医院实验室的工作人员应充分意识到正在进行培养的生物体的潜在危险性。该生物体在高温（55℃）、干燥环境或使用各种消毒剂（包括苯扎氯铵、1% 的次氯酸钠、70% 的乙醇和碘酒）的情况下不易存活。[9]

事前措施

对鼻疽病的预防措施与其他生物恐怖主义事件的预防措施基本相同。除采取常规措施外，还应对马科动物实施长时间的严密监控，观察是否患有鼻疽病。对马科动物的监控以及对患病马科动物的处理应根据法律规定强制执行。然而，鉴于该病发生率极低，监视可能成为一纸空谈。若兽医对生物突发事件做好充分准备，则对于该病以及其他疾病（例如布鲁氏菌病和炭疽热）暴发时的早期确定有很大帮助。

➡️ 事后措施

排除人类携带鼻疽伯克霍尔德氏菌的可能性是极其重要的。正因如此，应采用马鼻疽菌素纯蛋白衍生物对该区域内所有的马科动物进行检查，对于呈阳性的动物以及表现出鼻疽伯克霍尔德氏菌症状或症候的动物，应实施安乐死或进行妥善处理。由于发达国家的鼻疽伯克霍尔德氏菌感染率极低，因此从长远来看，这种方法对消除鼻疽伯克霍尔德氏菌在人群中的传播以及拯救动物非常有效。[10] 鉴于存在鼻疽伯克霍尔德氏菌感染数年后鼻疽病发作的病例，坚持对人群实施监控同样非常重要。

👐 伤员医疗

对于疑似病例，应尽可能对患者实施隔离观察。对于人类鼻疽病，尚未使用抗生素进行治疗。以下是欧盟生化毒剂袭击预防与应对委员会及其他组织的建议。对于生物恐怖主义事件中传播的耐药性很强的鼻疽病，这些建议有可能并不适用。

治疗全身性鼻疽病的首选药品是亚胺培南、头孢他啶或美罗培南，在病情严重时加用强力霉素或环丙沙星。此外，还可选择甲氧苄氨嘧啶／磺胺甲恶唑（TMP/SMX）进行治疗，依据甲氧苄氨嘧啶剂量的不同，患者应每隔 8 小时服用 5~10mg/kg（静脉注射或口服）。对于鼻疽病病情较轻的患者，可以尝试口服治疗，药品首选甲氧苄氨嘧啶／磺胺甲恶唑、强力霉素或阿莫西林／克拉维酸。而采用静脉注射疗法的疗程为 2~3 周。但是采用该疗法容易导致鼻疽伯克霍尔德氏菌的复发，进而需要更长的治疗时间。因此，治疗该病应以口服药物治疗为主。环丙沙星、强力霉素或连服 60~150 天的甲氧苄氨嘧啶／磺胺甲恶唑或

阿莫西林／克拉维酸都是很好的治疗方式。尽管没有就疗程达成一致，但是大部分医生建议持续治疗 24 周左右。[11-14]

💡 特殊考虑

前文所述的注意事项包括对初次患病或疾病复发患者的长期监控、彻底消灭鼻疽伯克霍尔德氏菌（例如，处理患病马科动物）以及长时间使用口服方式进行治疗（12~24 周），防止患者病情复发。

🌐 隐患

在应对鼻疽病的暴发时，存在着很多隐患，包括：

- 未能正确识别鼻疽病的症状；
- 未能长期监视马科动物，延误了疾病的预防和早期发现；
- 未能彻底治愈受感染患者；
- 不合理的抗生素使用，由于生物恐怖主义事件中投放的生物体具有多重耐药性，所以在治疗鼻疽病时，应同时使用多种抗生素，在使用抗生素之前，必须进行敏感性试验；
- 培养生物体的方式不合理；
- 将生物体错误地识别为假单胞菌属；
- 在实验室和临床环境中，未能采取有效的隔离措施。

参 考 文 献

1. U.S. Army Medical Research Institute of Infectious Disease. *USAMRIID's Medical Management of Biological Casualties Handbook*. 5th ed. Fort Detrick, Md：August 2004.

实例介绍

两个疑似病例：

一名45岁男子到医院就诊，症状表现为轻度的淋巴结肿大，发热、发冷以及下半身脓疱。随后诊断为由葡萄球菌引起的感染并伴有继发淋巴腺炎，在医生的指导下开始服用第一代头孢菌素。前面几天，患者的病情逐渐稳定下来，但是两周以后，他的病情加重，开始出现大面积脓疱和红皮病症状，并伴有肝脾肿大。经CT扫描，发现有肝脾肉芽肿。

每年十一月，医院的急诊室总是人满为患，且患者的症状大多表现为感冒、发烧和发冷。因为流行性感冒A在该季节十分盛行，医生通常会诊断为流行性感冒。在医生的指导下，患者开始服用金刚烷乙胺。然而，患者的病情会逐渐加重，并且在他们第二次到院治疗时，胸部射线照片会显示肺部出现粟粒大小的肉芽肿。随后，医院会安排患者住院治疗，在服用强力霉素和亚胺培南之后，病情好转。

Available at：http：//www.usamriid.army.mil/education/bluebook.htm.

2. Anonymous. Laboratory-acquired human glanders—Maryland, May 2000. *MMWR* 2000；49：532-5.

3. Lever MS, Nelson M, Ireland PI, et al. Experimental aerogenic *Burkholderia mallei*（glanders）infection in the BALB/c mouse.*J Med Microbiol*. 2003；52（Pt 12）：1109-15.

4. Woods DE. The use of animal infection models to study the pathogenesis of melioidosis and glanders. *Trends Microbiol*. 2002；10：483-4.

5. Utrup LJ, Frey AH. Fate of bioterrorism-relevant viruses and bacteria, including spores, aerosolized into an indoor air environment. *Exp Biol Med*. 2004；229：345-50.

6. Rega PP, Batts D, Hall AH, et al. Glanders and melioidosis. April 6, 2005. Available at：http：//www.emedicine.com/emerg/topic884.htm.

7. Srinivasan A, Kraus CN, DeShazer D, et al. Glanders in a military research microbiologist. *N Engl J Med*. 2001；345：256-8.

8. Gee JE, Sacchi CT, Glass MB, et al. Use of 16S rRNA gene sequencing for rapid identification and differentiation of *Burkholderia pseudomallei* and *B. mallei. J Clin Microbiol*. 2003；41：4647-54.

9. PATHPORT. PathInfo pathogen information. Virginia Bioinformatics Institute. Available at：http：//staff.vbi.vt.edu/pathport/pathinfo/.

10. Blancou J. Early methods for the surveillance and control of Glanders in Europe. *Rev Sci Tech*. 1994；13：545-57.

11. The European Agency for the Evaluation of Medicinal Products，*EMEA/CPMP Guidance Document On The Use of Medicinal Products for Treatment and Prophylaxis of Biological Agents that might be used as Weapons of Bioterrorism*，2002. Available at：http：//www.emea.eu.int/pdfs/human/bioterror/404801.pdf.

12. Heine HS, England MJ, Waag DM, et al. In vitro antibiotic susceptibilities of *Burkholderia mallei*（causative agent of glanders）determined by broth microdilution and E-test.*Antimicrob Agents Chemother*. 2001；45；2119-21.

13. Johns Hopkins Division of Infectious Disease. Johns Hopkins' Antibiotic Guide 2004. Available at：http：//hopkins-abxguide.org.

14. Russell P, Eley SM, Ellis J, et al. Comparison of efficacy of ciprofloxacin and doxycycline against experimental melioidosis and glanders. *J Antimicrob Chemother*. 2000；45：813-8.

115 类鼻疽伯克霍尔德氏菌（类鼻疽）的侵入

Sean Montgomery

事件说明

类鼻疽，又名惠特莫尔氏病，是由类鼻疽伯克霍尔德菌（曾称假单胞菌）引发的运动性的、需氧的、不生成孢子的兼性胞内革兰阴性杆菌。[1]吸入被细菌污染的灰尘或飞沫或破损皮肤接触受污染的土壤与地表水均能使人患病。因为类鼻疽多发于热带，所以北美有关该病的医疗记录并不常见。类鼻疽是一种地方性疾病，多分布于东南亚和澳大利亚北部。此外，该病在南太平洋、非洲、印度河中东也有病例发现。在美国，每年最多有 5 例确诊病例，且多见于旅行者和移民。类鼻疽多发于雨季，且局限于某些地域。[2]类鼻疽多发于年龄在 40~50 岁的人群。患有慢性疾病的人群最易感染该病，例如糖尿病、肾脏疾病、肝硬化、慢性肺部疾病或免疫功能不全。[3]

类鼻疽引发的疾病有很多不同的临床表现，包括急性局部感染、肺炎、菌血症和慢性化脓性感染。也有可能出现无症状性感染。类鼻疽毒性极强，在泰国，它的致死率高达 40%。[3]类鼻疽的潜伏期不定，从两天到数年不等。

类鼻疽在很多方面都与鼻疽病相似，但是在流行病学特点和自然宿主方面，类鼻疽与鼻疽病有很大不同。引发类鼻疽的细菌可以在受污染的土壤和水中寄存并通过直接接触进行传播。然而，鼻疽病大多通过接触患病家禽传播。经美国和其他国家的研究，类鼻疽和鼻疽病都被认定为是潜在的生物武器并被疾病控制与预防中心（CDC）确定为 B 类战剂。美国曾在1943~1944 年对这些战剂进行研究，企图研制成生物战武器，但最后，这项计划无疾而终。苏联也曾对鼻疽病很感兴趣，并视其为潜在的生物武器。据说在

第一次世界大战期间，德国的间谍利用鼻疽病感染马匹和骡子，并运往法国。[4]此外，人们认为日军曾在第二次世界大战期间利用鼻疽病感染平民、战俘和马匹。

类鼻疽伯克霍尔德菌的一些特点使其具备成为生物武器的条件。在一些地区，该生物体极易在稻田和潮湿的土壤中恢复活性。在泰国东北部超过 50% 的稻田中，可以对该生物体进行培养。[5]在保证氧气供应的条件下，类鼻疽伯克霍尔德菌可以在大部分琼脂培养基中成长，并在 37℃ 的温度下于 24 小时内产生菌落。研究该生物体的实验室人员应按要求进行 3 级生物安全演习。除易于制取和培养的特点外，生物体的生存力还很强，它可在三重蒸馏水中存活数年。[6]若类鼻疽伯克霍尔德菌以雾化状态分布在人口稠密地区，很可能引发灾难性后果。类鼻疽伯克霍尔德菌引发的传染病的高死亡率与菌血症的高发（>50cfu/mL）有很大关系。[7]更糟的是，有效疫苗至今仍未面世，只有使用广谱强效抗生素才有可能成功治愈。

由于类鼻疽具有多种表现形式、潜伏期不确定且很多病毒携带者看上去并无症状，所以，医疗与公共卫生团体可能不会将该生物体与生物恐怖主义袭击联系在一起，除非在急性脓毒性患者进行体检时，发现有类鼻疽伯克霍尔德菌。恐怖分子可能将类鼻疽伯克霍尔德菌雾化并将其投放于人口稠密的城市地区。数天至数周之后，人们感染病毒，并前往医疗机构就诊，患者表现出的症状多种多样，包括发热、发冷、咳嗽和突发性多系统器官衰竭。由于受感染者之前并没有前往鼻疽病多发地区游玩，所以除非找到其他原因，否则这次疾病的暴发很可能与生物恐怖主义有关。医疗机构应及时将这次疫情的相关情况上报给有

关当局。

在感染类鼻疽伯克霍尔德菌后，患者病情的严重程度不尽相同，这与病菌的毒性、受感染者的体型、病毒侵入点以及宿主的潜在免疫系统功能有关。在生物恐怖主义事件中，免疫能力低下的宿主和感染病毒量较大的患者出现症状的时间最早，病情最严重。

类鼻疽伯克霍尔德菌引发的疾病潜伏期很长，资料显示最长的潜伏期长达 29 年。[8]

类鼻疽败血症的常见症状包括高烧、发冷，还有一些患者会出现回归热症状。大约有一半的患者会出现肺部或皮肤的原发性感染。随着时间的推移，患者可能出现精神错乱、黄疸、腹泻等症状。此外，患者还会出现病灶转移扩散、酸中毒甚至休克，而大多数患者会在 48 小时内死亡。一些患者的预后较差，常出现发热、白细胞减少症、氮血症等症状，且肝功能检测结果不正常。[3] 该疾病的最大特点是脓肿的形成。[9] 肺部最易受到感染且肺部脓肿可能破裂并进入胸膜引发积脓症。此外，脓肿还常见于肝脏、脾脏、肾脏、前列腺等部位。在泰国，1/3 患有类鼻疽病的孩子出现急性化脓性腮腺炎症状。[10] 在澳大利亚北部患有类鼻疽的患者中，4% 会出现脑干脑炎松弛性下半身瘫痪。[11]

实验数据显示，类鼻疽还会引发贫血、中性白细胞增多、肝脏和肾脏损伤和凝血病。大约 80% 的患者通过 X 射线查出胸部异常，大多数患者的 X 光片中显示大面积的结节状的胸部阴影。[8] 通过受感染的部位或血液可以很容易地培养出类鼻疽伯克霍尔德菌。[12] 培养基应选择常规的血琼脂培养基以及 Ashdown 的选择性培养基。得到血培养结果的平均用时为 48 个小时。在得出结果以后，应对脂多糖进行基于单细胞繁殖抗体的乳胶凝聚试验，从而检验结果的准确性。[13]

事前措施

为了对重大灾难事件的发生做好充分准备，美国各地方、州以及联邦官员与部门应相互配合。为了应对恐怖分子的袭击，各城市、医院和急诊室应有相应完善的灾难应急计划。由于受感染者并没有前往类鼻疽多发地区旅游，所以除非找到其他原因，否则这次疾病的暴发很可能与生物恐怖主义有关，医疗机构应及时将这次疫情的有关情况上报给有关当局。当大量

人员表现出生物恐怖主义袭击的疑似症状时，在进一步诊治之前，应对有症状的人群进行隔离，并将疫情及时告知疾病控制与预防中心。

当有迹象表明类鼻疽暴发时，医务人员必须时刻保持警惕。疫情将会在未来数周至数月逐渐扩散，患有潜在慢性疾病的患者最先出现症状，而后，患有皮肤感染、肺炎或多系统器官衰竭的患者也有可能受到感染。应设立更多机构，当前往急诊室就诊的患者数量激增时，发出报警，同时，对疑似症状进行监控，并批准实施鼻疽疫苗的研究。

事后措施

当有临床医生认为很有可能暴发类鼻疽或当有类鼻疽的确诊病例出现且患者之前并没有前往类鼻疽多发的地区旅游时，必须及时通知联邦、州和地方的有关医疗卫生机构，同时上报疾病控制与预防中心。当报告有多个病例时或前往急诊室就诊的患者数量激增时，应批准实施灾难应急计划。这时，可能需要投入使用更多的重症监护室并从库存中调用大量抗生素。

伤员医疗

对于由类鼻疽引发的败血症患者，需要采取深度的支持性治疗，包括血液动力和呼吸支持、荣衰竭和休克的治疗。应尽可能刺破脓肿，使脓液流出。这时应选用的抗生素为头孢他啶、亚胺硫霉素或美罗培南（含有或不含磺胺甲恶唑）。[14-17] 上述药物应全剂量服用（每 8 小时服用 1g，或根据患者肾功能或大小进行调整），并根据临床表现确定服药时间（2~4 周）。之后，应服用强力霉素（一天两次，每次服用 100mg）外加甲氧苄氨嘧啶（一天两次，每次服用 160mg 甲氧苄氨嘧啶外加 800mg 磺胺甲恶唑），并持续服用 20 周，该治疗方法与服用阿莫西林－卡拉维酸合剂（一天 3 次，每次服用 500mg 阿莫西林/125mg 克拉维酸）相比，复发率更低。为防止病情出现反复，23% 的患者需要延长口服抗生素的疗程，这种情况在病情更为严重的患者中更为常见。[17] 用于治疗类鼻疽伯克霍尔德菌的药剂还包括头孢曲松钠、氨曲南、强力霉素以及羟基噻吩青霉素。

在澳大利亚，医生常常使用粒细胞的集落刺激因

实例介绍

在过去的一周时间里，你注意到前往你工作的急诊部门就诊的患者数量大大增加。一名28岁的女性患者前来就医，她的症状表现为发热和咳嗽。值得注意的是，经过检查，在室温条件下，她的体温高达40℃，心率为140，呼吸频率为28，血压为95/60mmHg，氧饱和度达到88%。肺功能检查显示她的肺部出现双肺底湿啰音以及脓疱疹，并有扩大趋势。化验结果显示血细胞比容为24，中性白细胞数量为23，肌酐水平为2.0，血糖水平为433，国际标准化比值为2.0。该患者的胸部X线显示出大面积结节状阴影。随后，医院对其血培养进行评估。最后，在对该患者输氧的同时，通过静脉注射胰岛素和抗生素。该患者之后被送至重症监护室。与此同时，由于前来就诊的患者增多，整个城市的重症监护室数量不足。

子辅助治疗，但是治疗的效果尚不得而知。目前，类鼻疽疫苗尚未问世。

特殊考虑

生物恐怖主义事件发生后的数天至数周后，受到感染的人群源源不断地前往医疗卫生机构就诊，患者的症状也有所不同，主要表现为发热、发冷、咳嗽以及突发性多系统器官衰竭。因为类鼻疽的临床表现多种多样，所以在成功培养类鼻疽伯克霍尔德菌之前，医疗与公共卫生团体可能不会认为恐怖分子利用该病毒发动了这次生物恐怖主义袭击。此外，因为与瘟疫所引发的器官病变症状类似，所以，类鼻疽伯克霍尔德菌引发的肺炎可能被误诊为由瘟疫引起，而大面积的脓疱症状，又容易导致天花或水痘的误诊。[18] 医护人员应正确掌握类鼻疽的治疗方法，即在急性期，使用头孢他啶、亚胺硫霉素或者美罗培南，同时长时间加用抗生素，以防止病情复发。

隐患

在应对类鼻疽的暴发时，存在着很多隐患，包括：

- 未能提前做好充分准备，以应对潜在的生物恐怖主义袭击的发生；
- 当医疗卫生机构在数天至数周内接诊数量突然增多，且患者的症状表现为发热、发冷、咳嗽以及突发性多系统器官衰竭时，未能意识到这次疾病的暴发与类鼻疽袭击有关；
- 在类鼻疽的治疗过程中，未能在急性期使用头孢他啶、亚胺硫霉素或者美罗培南，也没有长时间加用抗生素，导致病情出现反复；
- 当疑似类鼻疽袭击或暴发出现时，或当有确诊类鼻疽病例出现，且患者并未前往疾病高发的

国家旅游时，未能及时通知有关执法部门和公共卫生部门的官员。

参 考 文 献

1. White N. Melioidosis. Lancet 2003；361：1715-22.
2. Leelarasamee A, Bovornkitti S. Melioidosis：review and update.Rev Infect Dis. 1989；11：413-25.
3. Chaowagul W, White N, Dance D, et al. Melioidosis：a major cause of community-acquired septicemia in northeastern Thailand.J Infect Dis. 1989；159：890-9.
4. Horn J. Bacterial agents used for bioterrorism. Surg Infect.2003；4：281-7.
5. Wuthiekanun V, Smith M, Dance D, et al. The isolation of Pseudomonas pseudomallei from soil in northeastern Thailand. Trans R Soc Trop Med Hyg. 1995；89：41-3.
6. Wuthiekanun V, Smith M, White N. Survival of Burkholderia pseudomallei in the absence of nutrients. Trans R Soc Trop Med Hyg. 1995；89：491.
7. Walsh A, Smith M, Wuthiekanun V, et al. Prognostic significance of quantitative bacteremia in septicemic melioidosis. Clin Infect Dis. 1995；21：1498-500.
8. Dance, D. Melioidosis. In：Cohen J, Powderly W, eds. Infectious Diseases. 2nd ed. London：Mosby；2004：1637-9.
9. Vatcharapreechasakul T, Suputtamongkol Y, Dance D, et al. Pseudomonas pseudomallei liver abscesses：a clinical, laboratory, and ultrasonographic study. Clin Infect Dis. 1992；14：412-7.
10. Dance D, Davis T, Wattanagoon Y, et al. Acute suppurative parotitis caused by Pseudomonas pseudomallei in children. J Infect Dis. 1989；159：654-60.
11. Currie B, Fisher D, Howard D, et al. Endemic melioidosis in tropical northern Australia：a 10-year prospective study and review of the literature. Clin Infect Dis. 2000；31：981-6.
12. Walsh A, Wuthiekanun V. The laboratory diagnosis of melioidosis. Br J Biomed Sci. 1996；53：249-53.
13. Steinmetz I, Reganzerowski A, Brenneke B, et al. Rapid identification of Burkholderia pseudomallei by latex agglutination based on an exopolysaccharide-

specific monoclonal antibody. J Clin Microbiol. 1999；37：225-8.

14. White N, Dance D, Chaowagul W, et al. Halving of mortality of severe melioidosis by ceftazidime. Lancet 1989；2：697-701.

15. Simpson A, Suputtamongkol Y, Smith M, et al. Comparison of imipenem and ceftazidime as therapy for severe melioidosis. Clin Infect Dis. 1999；29：381-7.

16. Cheng AC, Fisher DA, Anstey NM, et al. Outcomes of patients with melioidosis treated with meropenem. Antimicrob Agents Chemother. 2004；48：1763-5.

17. Chaowagul W. Recent advances in the treatment of severe melioidosis. Acta Trop. 2000；74：133-7.

18. McGovern T, Christopher G, Eitzen E. Cutaneous manifestations of biological warfare and related threat agents. Arch Dermatol. 1999；135：311-22.

116 鹦鹉热衣原体（鹦鹉热）的侵入

Hans R. House

事件说明

鹦鹉热，又称鹦鹉病，是由鹦鹉热衣原体引起的一种专性胞内菌。鹦鹉热的临床病例在全球各地都有出现，且带有散发性特征。据报道，美国每年有100~200 例病例发生。[1] 但实际的发病率还会更高。因鹦鹉热的临床表现具有不确定性，且很难进行培养，因此很多病例没有受到足够重视，或被简单地诊断为非典型性肺炎。

经证实，鹦鹉热多发于豢养鸟类或与鸟类有过接触的人群。鹦鹉、长尾小鹦鹉、澳大利亚鹦鹉和金丝雀被认为是最易引发鹦鹉热衣原体感染的鸟类。资料显示，130 多种鸟类可以是鹦鹉热衣原体的寄主，包括鸽子、麻雀、鸭子、白鹭、鸡和火鸡。[2] 人类感染鹦鹉热并不都是由鸟类引发的。病例报告显示，受到感染的船只、牛、猫和狗同样可以引发疾病的传播。[3-4] 人类之间的传播也有发生，不过极其罕见。[5]

由于鹦鹉热衣原体可以通过气溶胶进行传播且感染者的死亡率较低，因此疾病控制与预防中心（CDC）将其纳为 B 类生物战剂。[6] 资料显示，美国、苏联以及埃及都曾开展过对鹦鹉热衣原体的研究，以便制成武器用于战争，但是成功与否不得而知。至今，尚未有利用鹦鹉热衣原体传播疾病的战争事件发生。[7]

罕见的几起鹦鹉热大规模暴发都与鸟类的分布和工业加工有关。迄今为止最大规模的一次暴发发生于 1929~1930 年，共出现 750~800 例病例，后经证实这次疾病的暴发与阿根廷运往欧洲和美国的鸟类有直接关系。20 世纪 70 年代~80 年代英国、美国和瑞典的流行病学资料显示，进口鸟类数量的增长

与鹦鹉热病例的大量增长有直接关系。[8-9] 近期，在养鸭场和火鸡加工车间的工人中，感染鹦鹉热的病例不断增多。[10-12]

一般情况下，鹦鹉热衣原体通过吸入感染动物排泄物附近的空气或直接接触感染动物进行传播。受到感染的鸟类引发的疾病有可能没有任何症状表现，但是当鸟类携带的病菌数量极大时，所引发的疾病症状明显（发抖、消瘦、食欲不振、呼吸苦难以及腹泻）。由于鸟嘴、眼的分泌物以及粪便和尿液的挥发都具有传染性，所以鸟笼里及鸟笼周围的羽毛和灰尘也都具有传染性。[13] 在生物袭击中，可能将受到感染的物体（例如鸟类排泄物）制成烟雾，造成疾病的暴发。然而，将毒剂制成武器也并非没有可能。据 Bill Patrick 回忆，他在 1950~1960 年领导了位于马里兰州德特里克堡的美国生物武器计划的一个项目，在 1969 年时任美国总统的理查德·尼克松宣布终止该项目之前，鹦鹉热衣原体出现在了该项目计划研制和储备的生物武器名单之列（见 2004 年 7 月 30 日出版的 Bill Patrick 的私人信件）。该生物体在感染形态（或原体形态）下为 300nm，并可以在干燥环境或室温条件下存活长达一周。[14]

在吸入鹦鹉热衣原体并感染下呼吸道的表皮细胞后，患者会感染鹦鹉热，其发病机制主要有两种。一种是直接侵入肺部的局部软细胞组织，由此引发的疾病潜伏期较短（1~3 天）；另一种更为常见，原发性菌血症引发肝脏和脾脏的网状内皮组织细胞的感染，由此引发的疾病潜伏期为 7~15 天。

基于以上两种发病机制，我们可以假定当大规模的生物袭击发生时，引发的传染病会出现两次疾病高发期。第一次高发期的规模较小，会在袭击后的数

天后出现，而第二次高发期有可能会在毒剂释放后的1~2周内出现。

最初，零星出现的病例可能不会引起人们的注意。尽管综合以往的病例和体检报告可能得出一些线索，但是鹦鹉热的病情表现并不明显。一般情况下，其症状表现为不同程度的非典型肺炎症状，会出现不明显的轻微症状和重度的有生命危险的全身症状和呼吸衰竭。若不加治疗，20%的患者会有生命危险；若加以适当治疗，死亡率在1%左右。

鹦鹉热最常见的症状表现为咳嗽、发热、头痛以及呕吐。大多数患者（大约2/3）出现干咳少痰现象。其他常见的症状还包括萎靡不振、食欲不振和腹泻。鹦鹉热衣原体感染还可引发很多其他症状，包括畏光、耳鸣、共济失调、耳聋、咽喉肿痛、咯血、鼻出血和皮疹。

体检的结果一般包括发热、肺部啰音、肺实变和呼吸急促。[15-16] 若患者出现不同寻常的病症，如脾肿大和相对性缓脉（当患者伴有发热症状时，则为正常现象），实施体检的人员可能会考虑到鹦鹉热的可能性。在对鹦鹉热病例进行研究的过程中，研究人员还发现了很多其他病症，包括嗜睡、精神错乱、胸膜摩擦音、腺病、上腭瘀点、唇疱疹以及Horder氏斑。Horder氏斑是粉色的黄化斑丘疹，与伤寒引发的玫瑰疹的症状类似。随着病情的发展，可能出现许多全身性的并发症（参见本文的"事后措施"部分）。

从实验室的实验结果和胸部X线看出，大部分患者都伴有不同程度的肺实变。一般情况下，患者的肺实变的病情比他们临床表现出来的更为严重。尽管患者的白细胞数量看似正常，但常常向左移位。很多患者的转氨酶水平有所提高，而且很多患者出现低钠血症。

尽管可以将该生物体从血液中分离出来并进行细胞培养，但是难度很大，并且对于实验室人员来说，危险系数很高。通过血清学进行诊断是最好的方法；在病情严重时和治愈后，采用补体结合（CF）或微量免疫荧光法（MIF）检测抗体的变化。疾病控制与预防中心认为，当一名处在康复期的患者的抗体滴度达到1：32，则为推定病例。在医疗环境不变的情况下，当患者在康复期的抗体滴度达到病情严重时的4倍时，则为确诊病例。当患者样本中出现鹦鹉热衣原体的IgM抗体时，也为确诊病例。[17]

事前措施

利用鹦鹉热发动的生物袭击并不需要特殊的准备。如同应对其他潜在的事件一样，急诊室、医院以及地方应急服务机构应有一个完整的灾难应急计划。该计划的实施应保证治疗设施的安全性和相互隔离；疑似患者的鉴别分类；采取有效机制，缓解病床和其他治疗空间供应紧张的状况；迅速召集当地警察、火警和医护人员。最为重要的是，该计划应能保证通信畅通，这往往是灾难发生时最难保障的。每年都应组织对该计划的学习，并进行演习。

曾有鹦鹉热在人与人之间传播的记录，但是除了通用的预防措施之外，尚没有证据表明通过隔离能够阻止疾病的传播。在疑似病例的治疗过程中，主治医院应保证抗生素（四环素或强力霉素）的充足供应。该灾难计划应提供合适的方案，以便能在一天之内在当地和各州供货商处采购大量的药剂。在疾病暴发后的48~72后小时内，政府的储备物资应运抵疫区。

应对利用鹦鹉热衣原体发动的生物袭击所面临的最大挑战其实是能否察觉到事件的发生。大量患者表现出的非特异性、伴有发热的呼吸系统疾病会持续1~2周。这种情况很有可能被认为是流行性感冒的暴发。应该建立一个地方的或全州的症状监测系统，从而及早发现鹦鹉热的暴发，也有利于及时发现利用没有明显症状的疾病发起的其他生物袭击，而通常这些袭击是不易察觉的。该症状监测系统通过观察某些症状（例如，咳嗽、发烧或呼吸急促）的发生率监测疾病的暴发，与以往传统的公共卫生报告系统相比，无疑能够更加快速地检测到鹦鹉热袭击的发生。同样，建立一套监控药品销售情况的监测系统（比如国家医疗用品零售监视系统）也非常有效，因为当退烧药/止痛剂或止咳药被大量售出时，该系统能够及时发现并进行警告。

医院实验室不应对成功培养鹦鹉热衣原体抱有希望。针对鹦鹉热衣原体的补体结合试验或微量免疫荧光试验应随时可以进行。如果当地的医疗设施水平不足以开展这些试验，那么，当地的医疗单位应负责将试样快速转移到实验室应急响应系统（LRN）中的更高一级实验室中。LRN实验室是确认疑似毒剂的专业检测机构，富有极其丰富的经验。[18] 及早发现疾病的暴发对治疗的开展是极其重要的。及早进行治疗能够极大地降低鹦鹉热的死亡率,有效防止疾病复发并降低发生全身性并发症的可能性。

事后措施

当有鹦鹉热的确诊病例出现时,应及时通知地方有关公共卫生当局(鹦鹉热属于可报告疾病)。如果出现大量确诊病例,且患者都是来自不同家庭时,有关当局必须考虑到发生生物袭击的可能性。同时,应将灾难指挥系统的报警级别提高到联邦一级。

尽管无须对患者采取隔离措施,但是应对疫区进行消毒处理,进而防止病情的进一步扩散。同时,应采用安全的方法,集中销毁患者的衣物。应使用70%的异丙醇或以1:100稀释的家用漂白剂对任何可能受到病毒颗粒感染的皮肤进行消毒。值得注意的是:高温和大多数洗涤剂易于使鹦鹉热衣原体失活,但是酸性和碱性环境并不能杀死病毒。避免使用吸尘器,因为病毒颗粒会在空气中分散开来。正确的做法是:先使用消毒剂对地板进行消毒,再用扫帚或拖把进行打扫。在进行上述清理工作时,建议佩戴N95口罩和一次性防护服(包括外衣、手套和面具)。

若疾病的暴发被证实与鸟群有关,应将鸟群隔离,或将病鸟杀掉。将药物混入水中或食物,或者注射抗生素,都可以成功治愈受到感染的鸟类。此外,所有的鸟笼或其他鸟类聚集的区域应进行清洗和消毒。

在出现初期急性症状后,部分受感染的人群中会出现全身性鹦鹉热衣原体感染引发的并发症。除呼吸系统疾病之外,鹦鹉热还会引发心包炎、心肌炎和"培养阴性"的心内膜炎。伴有鹦鹉热衣原体引发的心内膜炎的患者在确诊以前,可能会做很多无用的检查和会诊,这不但会耽误进行治疗的最佳时间,而且会有瓣膜坏死的危险。

此外,鹦鹉热还会引发多种疾病,如肝炎、黄疸病、肾小球性肾炎、溶血性贫血、全细胞减少症和弥散性血管性凝血。鹦鹉热发病后的1~4周,还会引发反应性多关节关节炎。神经病学的并发症也很常见,且种类众多,包括脑神经麻痹、小脑功能障碍、横贯性脊髓炎、精神错乱、脑膜炎、脑炎和癫痫。出现腰椎穿刺症状的患者看似正常,但是其蛋白质水平远高于正常值。

伤员医疗

当前用于治疗鹦鹉热的首选药物是四环素。为了获得最佳治疗效果,建议每日口服强力霉素,一天两次,一次100mg;或每日口服四环素,每天4次,每次500mg。病情严重时,一天分两次静脉注射强力霉素2.2mg/kg(至100mg)。实施治疗的24~48小时后,体温逐渐减退。在退烧后,还应坚持治疗10~14天。因为病情随时可能出现反复,所以坚持进行治疗是极为关键的。对于不能服用四环素的患者,如儿童和孕妇,尽管还缺乏足够的体内数据支持,但红霉素依然是效果最好的替代药剂。尽管在鹦鹉热感染控制指南中,没有明确提到使用抗生素对预防鹦鹉热的作用,但是在多次疾病暴发中,暴露在疫区的人们在使用抗生素后,没有感染疾病,这证明抗生素对于预防疾病的发生是有效的。[19]目前,人类和动物的鹦鹉热疫苗仍未研制成功。

特殊考虑

鹦鹉热是一种极其罕见的疾病。每一名医科学生都视该病为"养鹦鹉引发的肺炎"。但是如果大部分患者并没有接触鸟类的历史的话,那这种说法还行得通吗?很少有资料提到使用鹦鹉热衣原体作为生物武器,所以当袭击发生时,大部分专家都会首先考虑其他毒剂,而不是鹦鹉热。当患者出现呼吸系统疾病并伴有全身性症状和病症时,应优先考虑鹦鹉热暴发的可能性。若患者出现严重的头痛、神经病学异常或并发症、脾肿大或转氨酶水平升高,且X线显示与非典型肺炎一致时,则建议确诊为鹦鹉热。

隐患

- 未能发现生物袭击的发生,呼吸系统疾病高发时,误诊为普通流行性感冒的暴发;
- 对于没有接触过鸟类的患者,在诊断时错误地将鹦鹉热排除在外;
- 对于接触过鸟类的患者,或一组症状类似于非典型性肺炎的患者,未能通过血清学的方法检测出鹦鹉热衣原体病毒;
- 未能提前设计、演练和完成灾难计划,因此在发生生物袭击时,面对患者数量的激增,束手无策；

- 未能保证抗生素的充足供应，或未能及时将各州和联邦物资运往疫区；
- 未能持续对受感染的患者进行治疗，导致患者病情复发。

实例介绍

　　当你为另外一名疑似非典型肺炎的患者开处方时，你心里纳闷："又是 Z PZK（阿奇霉素）？"仅仅今天一天，就开出三个一样的处方了。再算上换班之前的一名患者和上周的12个相似病例，一年之中最不愿遇到的冬季流感季节又要来临了。但问题是现在才刚过了9月啊！上一名患者是一名24岁的女学生，患有严重的头痛、发热、干咳、盗汗和恶心，且症状持续5天不见好转。通过体检，你发现该名患者双侧肺部出现爆裂音，并伴有脾肿大和畏光症状，但是并无假性脑膜炎发作。与另外一名患者一样，她的胸部X线显示双侧间质浸润，此外，她的化验结果显示转氨酶水平轻度提高。该名患者的病情促使你进一步询问患者的情况。她否认有吸烟、喝酒或使用毒品的习惯。她还说一周前只是前往所在州的首府欣赏了一场摇滚音乐会。巧的是，你主治的上名患有肺炎的患者，也参加了相同的一场音乐会。

参 考 文 献

1. Gregory DW, Schaffner W. Psittacosis. *Semin Respir Infect*. 1997；12：7–11.

2. Macfarlane JT, Macrae AD. Psittacosis. *Br Med Bull*.1983；39：163–87.

3. Schlossberg D. Chlamydia psittaci（psittacosis）. In：Mandell GL, Bennet JE, Dolin R, eds. Principles and Practice of Infectious Diseases. 4th ed. New York：Churchill Livingstone；1995：1693–96.

4. Gresham AC, Dixon CE, Bevan BJ. Domiciliary outbreak of psittacosis in dogs；potential for zoonotic infection. *Vet Rec*. 1996；138：622–3.

5. Ito I, Ishida T, Mishima M, et al. Familial cases of psittacosis：possible person–to–person transmission. *Intern Med*. 2002；41：580–3.

6. U.S. Centers for Disease Control and Prevention. Emergency Preparedness & Response. Available at：http：// www.bt.cdc.gov.

7. Davis JA. The looming biological warfare storm. *Air Space Power J*. 2003；17：57–68.

8. Wreghitt TG, Taylor CED. Incidence of respiratory tract chlamydial infections and importation of psittacine birds. *Lancet*. 1988；8585：582.

9. Reeve RVA, Carter LA, Taylor N. Respiratory tract infections and importation of exotic birds. *Lancet*. 1988；8589：829–30.

10. Hinton DG, Shipley A, Galcin JW, et al. Chlamydiosis in workers at a duck farm and processing plant. *Aust Vet J*. 1993；70：174–6.

11. Hedberg K, White KE, Forfang JC, et al. An outbreak of psittacosis in Minnesota turkey industry workers：implications for modes of transmission and control. *Am J Epidemiol*. 1989；130：569–77.

12. U.S. Centers for Disease Control and Prevention. Psittacosis at a turkey processing plant—North Carolina, 1989. *Morb Mortal Wkly Rep*. 1990；39：460–1.

13. Grimes JE. Zoonoses acquired from pet birds. *Vet Clin*. 1987；17：209–18.

14. U.S. Centers for Disease Control and Prevention. Psittacosis Surveillance, 1975–1984. Atlanta：Centers for Disease Control and Prevention, June 1987.

15. Yung AP, Grayson ML. Psittacosis—a review of 135 cases. *Med J Aust*. 1988；148：228–33.

16. Crosse BA. Psittacosis：a clinical review. *J Infect*. 1990；21：251–9.

17. U.S. Centers for Disease Control and Prevention. Compendium of measures to control Chlamydia psittaci infection among humans（psittacosis）and pet birds（avian chlamydiosis）, 2000. *Morb Mortal Wkly Rep Recomm Rep*. 2000；49：RR–8, 1–18.

18. Pavlin JA, Gilchrist MJR, Osweiler GD, Woollen NE. Diagnostic analyses of biological agent–caused syndromes：laboratory and technical assistance. *Emerg Med Clin North Am*. 2002；20：331–50.

19. Broholm KA, Bottiger M, Jernelius H, et al. Ornithosis as a nosocomial infection. *Scand J Infect Dis*. 1977；9：263–7. 656 BIOLOGIC.

117　大肠杆菌 O157：H7（出血性大肠杆菌）的侵入

Roy Karl Werner

⊘ 事件说明

大肠杆菌是普遍存在于自然环境中（包括水和土壤）的革兰阴性的杆状细菌。它是大多数哺乳动物（包括人类）的肠道中最常见的一种正常菌丛，它的存在能够起到抑制其他有害细菌的作用。在不同种类的大肠杆菌中，除了肠出血性大肠杆菌常被用作生物武器外，其他四种大肠杆菌都可以引发胃肠疾病。[1] 我们在本文中不会就此展开详细讨论，但在表 117-1 中，我们对各种大肠杆菌的特点进行了概括总结。

大肠杆菌 O157：H7 是肠出血性大肠杆菌的一种菌株，可以通过粪—口途径传播，发病率中等且死亡率低，疾病控制与预防中心（CDC）[2] 将其归类为 B 类威胁。O157：H7 血清分型在不直接破坏细胞的情况下，可以产生志贺样毒素，并引发严重的肠内炎症。该毒素通过质粒进行编码，并可以轻易地从一种细菌变为另一种细菌。[1] 该细菌极易获取新的遗传信息并引入它的细菌库，进而抵御药物，使宿主染病。大肠杆菌 O157：H7 可以在不利环境中存活很长一段时间，甚至可以在微酸性环境中进行培养。[4-6] 大多数由大肠杆菌 O157：H7 引发的疾病，起因都是缺乏良好的洗手习惯和采用了不卫生的食品加工方法。导致人类感染的来源很多，其中最为常见的有未完全烹制成熟的肉类（特别是汉堡包）、苹果汁、水（包括水上乐园）、色拉自助柜台中的蔬菜和水果一级奶制品（例如，酸奶和未经高温消毒的牛奶）。[7-11] 雾化的大肠杆菌（通常在下水道中）也可以引发疾病的传播，但是极其罕见（仅发生在极其特殊的环境和条件下）。

大肠杆菌 O157：H7 可以感染任何人，但是老年患者或免疫功能不全的个体表现出来的症状更加严

重。[12] 大肠杆菌 O157：H7 的内皮细胞的特性会引发肠内皮细胞以及肾和血管内皮细胞的感染，进而引发溶血性尿毒综合征（HUS）和血栓性血小板减少性紫癜（TTP）。[1,2,7,12-14] 值得引起注意的是，其他类型的肠出血性大肠杆菌需要的血清分型是不同的。所以，生物恐怖主义必须拥有 O157：H7 型血清。因 O157：H7 型血清最为常见，所以本文围绕大肠杆菌 O157：H7 型进行讨论，但是读者应该认识到，其他种类的肠出血性血清也可以引发临床疾病。

在美国，每年大约有 7.5 万人感染大肠杆菌 O157：H7 并伴有一定症状，最初于 1982 年在一些食用未经加工或未烹制成熟肉类的人类粪便中首次分离出该细菌，在当时被认为是一种人类的病原体。1993 年，一个地区性的连锁快餐店供应的汉堡包引发了疾病的暴发，一些患者死于溶血性尿毒综合征。[8,15-16]

大肠杆菌 O157：H7 的潜伏期为 3~9 天。[6,14] 发病初期，患者的症状表现类似于病毒性肠胃炎：腹部痉挛，伴有强烈腹痛和腹部压痛；胃肠气胀；发热；大量水样腹泻，并最后演变为出血性腹泻；91% 的患者在病发过程中出现过便血现象。当然，该数据可能对带血腹泻出现的频率估计过高，因为很多病情较轻的患者不会选择到医院就诊。出现症状的患者中，30% 选择了住院进行治疗，该病的死亡率约为 1%。出血性腹泻的鉴别诊断需要同时考虑志贺杆菌、副溶血性弧菌、弯曲杆菌、沙门菌；癌前病变；溃疡性结肠炎；不完全性肠梗阻、胃肠出血和近期抗生素的服用（例如梭菌属）。[13]

针对大肠杆菌 O157：H7 的感染，目前只能采取支持性疗法，进而防止脱水和其他并发症的发生。严

表 117-1　大肠杆菌引发的胃肠症状

胃肠疾病类型	来源/地域	毒素	侵袭力	临床症状	腹泻表现
产肠毒素性					
游客中出现腹泻（儿童和游客）	水源	细胞毒素耐高温或不耐高温	无，无细胞改变或菌血症	无发热，有轻微脱水现象，自限性疾病	大量水样腹泻；发生于近端小肠
肠侵袭性					
痢疾综合征（儿童和成人）	亚洲	类志贺氏杆菌	肠上皮细胞	发热、里急后重、脱水和腹部痉挛	大便带血，多形核淋巴细胞增多
肠集聚性					
儿童	欠发达国家	有些毒素耐高温	聚集性黏附	无发热，有轻微脱水现象，自限性疾病	水样不带血，持续时间长
肠致病性					
儿童和新生儿	托儿所	无	黏附、引发脱落	无发热，婴儿出现急性腹泻、脱水	不带血
肠出血性					
儿童和成人	食物、生牛肉	类志贺氏毒素	肠黏膜脱落	呕吐、无发热现象、恶心、发冷、溶血性尿毒综合征（HUS）和血栓性血小板减少性紫癜（TTP）	发病初期不带血，后期逐渐带血

注：HUS代表溶血性尿毒综合征，TTP代表血栓性血小板减少性紫癜。

禁使用抗生素进行治疗，因为抗生素的使用可能会增加溶血性并发症的发生率。[2, 7, 13-14, 17-18]对于无发热症状且无出血性腹泻症状的患者，可以使用抗动力药物进行治疗。尽早为患者制订不含乳糖的饮食计划，可以使腹泻现象尽快消失。一般情况下，该疾病为自限性疾病，在症状出现后的 1 周左右病情好转。

感染肠出血性大肠杆菌后留下的后遗症中，最难治愈的当属溶血性尿毒综合征，当患上这种后遗症后，患者会同时出现急性肾衰竭、血小板减少和微血管性溶血性贫血，且多见于婴儿和儿童。除以上三种症状外，如果患者还带有波动神经病学症状和发热症状，则可以确诊为血栓性血小板减少性紫癜。与溶血性尿毒综合征不同的是，该病多见于老年人和体质较弱的人群。[19]应监测血尿素氮（BUN）的含量，防止其含量的升高引发内皮细胞的损伤，从而发展成为血栓性血小板减少性紫癜或溶血性尿毒综合征的可能性。本文就血栓性血小板减少性紫癜和溶血性尿毒综合征的治疗不再进行详细介绍。

所有的大肠杆菌都可以在山梨醇麦康凯琼脂中进行培养。除非发现大肠杆菌 O157：H7，否则通过实验室分析很难找到病因。然而，经病预防和控制中心建议应对带有出血性痢疾症状的患者的大便进行化验，以检测是否带有 O157：H7 型血清。O157：H7 抗原的抗血清可以用来对分离株进行检测。所有呈阳性反应的分离株必须送到一家标准指定实验室进行进一步的鉴定。出现腹泻症状的 6 天之内，最有可能发生细菌的分离。如果在带血粪便中都无法分离出 O157：H7 型血清，则证明 O157：H7 的浓度过高。[20-21]采集多名患者的大便标本，可以提高分离的成功率，而且使得大肠杆菌 O157：H7 的鉴定工作更加容易。通过对大便进行研究，可以找到腹泻疾病其他的致病原因，这证明腹泻的病因不仅仅是上文中提到的那些。在研究特殊的致病原因时，应采用多重聚合酶链反应技术（采用多重引子的聚合酶链反应）、指纹识别和快速鉴定方法。[22, 23]应建立疾病暴发的集中监控系统，以便在发现大肠杆菌 O157：H7 后，立即上报疾病控制与预防中心。

事前措施

当恐怖分子散播大肠杆菌 O157：H7 病毒发动恐怖袭击时，为了将损失降到最低，医疗系统的"前线部队"——急救人员、门诊诊所和急诊室应能随时派上用场。当就诊的腹泻患者数量激增，且患者具有相似的病史、旅行经历或暴露史时，医务人员和公共卫生人员应该意识到，这次疾病的暴发不是偶然的。[24]

为了保证公民的安全，地方、各州和联邦的有关机构应长期监视水源和食品加工，同时国土安全局特别工作组[25-26]应对恐怖主义预防措施进行例行检查，并定期复检。

为了减少生物恐怖主义造成的损失，目前最有效的措施有：计算机辅助程序、被动式食品监控、食品加工区域的随机抽查、大气颗粒物的照射和过滤以及对食品和自来水加工区域的严格管理。养成勤洗手的习惯、在接触患者时或处理食品前佩戴手套，都有助于阻止病毒的传播。

➡ 事后措施

当怀疑大肠杆菌 O157：H7 感染引发疾病的暴发时，医院实验室应加强防范并采集患者的大便标本。

通过大便标本可以检测出粪白细胞的数量[13, 28]，但是检测结果通常不那么准确。对粪便乳铁蛋白进行化验也有一定效果，但是实用性有待商榷。粪便乳铁蛋白被认为是最有可能引发腹泻[29]的细菌因素，但是真正的致病因素仍无定论。如果可以很快确定疾病暴发的源头，应采取措施立即予以遏制和消灭。同时，立即焚烧疫区的食品，进而切断病毒的传播。[30-31]此外，还应使用 5%~10% 的漂白剂对表层区域进行消毒。

🏥 伤员医疗

鉴于大部分患者都带有轻微呕吐症状，口服电解质液是治疗大肠杆菌 O157：H7 感染的首选药物。世界卫生组织推荐的口服液包括：2.6g 氯化钠、2.9g 柠檬酸三钠二水合物、1.5g 氯化钾、13.5g 无水葡萄糖溶于 1L 清水后，制成的渗透压为 245mOsm/L 的溶液。[13, 28, 32-34]针对大肠杆菌的感染，应建立一套合适的控制方案，包括采取隔离措施，养成勤洗手习惯等。因为大肠杆菌无法通过空气传播，所以无须佩戴口罩（除非患者的粪便雾化后通过空气传播）。如果口服电解质液的剂量不足以使患者的病情好转，可以改用静脉注射的方式。

💡 特殊考虑

有些感染大肠杆菌 O157：H7 的患者症状较轻，如发热、腹部痉挛和腹泻，均得到缓解，所以导致误诊为其他疾病，然而，病毒通过粪—口途径继续传播，从而导致出血性腹泻症状，直到这时，医生才考

实例介绍

7月4日，为庆祝节日的到来，小镇上的人们在一个最近才被改造成为娱乐场所的破旧农场上尽情狂欢。在这里，不仅有为各个年龄层的人们准备的游乐设施、技巧比赛、各种美食和新鲜的蔬菜，还有各式各样的帐篷，举办着各种吸引人们眼球的娱乐活动。镇上很多人都参加了这次庆祝活动，甚至连很多医院的工作人员也应邀前来。庆祝活动圆满地落下了帷幕。但是一周之后，一些孩子出现了腹泻和腹部痉挛的症状，并到他们的私人医生办公室就诊。其中大部分医生开具了抗动力药物和"BRAT"（香蕉、米饭、苹果酱和烤面包）食谱，还有一些医生开具了口服抗生素。不久以后，老年患者就诊数量也突然增长，且症状与之前孩子们的症状基本一致。3天后，这些患者开始出现出血性腹泻和嗜睡症状，并到急诊室就诊。实验室分析结果并没有发现什么异常，只是白细胞数量有所增多，且边缘性电解质紊乱。通过验尿，发现一些患者的蛋白质水平和尿管型水平都有所升高。还有一些患者与家中的孩子和老人一起前往急诊室就诊，除了出现上述症状外，还伴有易发瘀伤的症状。通过实验室研究发现，这些年轻人患有肾机能不全和轻微的溶血性贫血，但是他们的身体在其他方面都很健康。出现精神错乱或浑身无力的患者，进行了大脑的CT扫描。在庆祝活动结束后的两周以后，一名镇上曾参加狂欢活动的急救医务人员死亡。她死于严重脱水和脑血管意外治疗过程中引发的并发症。在一对夫妻的男婴不幸死亡之后，这对夫妻同样不幸去世，夫妻二人生前都是急救医务人员而且都参加了那次庆祝活动。他们的症状和病情走势与之前那些患者相似，且没有发现易感因素。

恐怖组织的成员通过狂欢节的赞助公司得到了一份兼职工作，负责清洗动物或公共区的清洁工作。公共区都安装了加压水系统，从而保持区域的卫生。据调查，恐怖分子将大肠杆菌 O157：H7 雾化，并在白天将浓度极高的毒剂散布到这些区域中，当顾客通过长廊离开的时候，毒剂的浓度达到最大值。在营地中，发现了小型细菌培养皿，通过采用多重聚合酶链反应技术，发现培养皿中的细菌与大肠杆菌 O157：H7 具有完全相同的基因。通过深入调查，疾病控制与预防中心认为恐怖分子在食物和水中散布了大肠杆菌 O157：H7 病毒，利用这次狂欢活动发动了生物恐怖袭击。

虑到大肠杆菌 O157：H7 感染的可能性。大肠杆菌 O157：H7 病毒的检测需要非常专业的检测设备，然 而地方的实验室大多不具备这样的条件。当一群健康 的人突然出现感染性腹泻症状，且他们都有相似的暴 露史（如水和食物）时，则预示着恐怖分子利用大肠 杆菌 O157：H7 发动了生物恐怖主义事件。若患者曾 前往疫区旅游，则更应该引起足够的重视。[24, 35]

参 考 文 献

1. Eisenstein BI, Zaleznik DF. Enterobacteriaceae. In：Mandell GL, Bennett JE, Dolin R, eds. Principals and Practice of Infectious Diseases. 5th ed, vol 2. Philadelphia：Churchill Livingstone；2000：2294-2310.

2. U.S. Centers for Disease Control and Prevention. General and Technical Information. Available at：http：//www.cdc.gov/ncidod/dbmd/diseaseinfo/escherichiacoli_g.htm.

3. Todar K. Todar's Online Textbook of Bacteriology. Available at：http：//www.textbookofbacteriology.net.

4. Rhee MS, Lee SY, Dougherty RH, et al. Antimicrobial effects of mustard flour and acetic acid against Escherichia coli O157：H7, Listeria monocytogenes, and Salmonella enterica serovar Typhimurium.Appl Environ Microbiol. 2003；69：2959-63.

5. Reinders RD, Biesterveld S, Bijker PGH. Survival of Escherichia coli O157：H7 ATCC 43895 in a model apple juice medium with different concentrations of proline and caffeic acid. Appl Environ Microbiol. 2001；67：2863-6.

6. Cody SH, Glynn MK, Farrar JA, et al. An outbreak of Escherichia coli O157：H7 infection from unpasteurized commercial apple juice. Ann Intern Med. 1999；130：202-9.

7. U.S. Food and Drug Administration, Center for Food Safety & Applied Nutrition. Foodborne Pathogenic Microorganisms and Natural Toxins Handbook. The Bad Bug Book. Available at：http：//www.cfsan.fda.gov/~mow/intro.html.

8. Feng P. Escherichia coli serotype O157：H7：novel vehicles of infection and emergence of phenotypic variants. *Emerg Infect Dis*. 1995；1（2）：47-52.

9. U.S. Centers for Disease Control and Prevention. Lake-associated outbreak of Escherichia coli O157：H7—Illinois, 1995. *Morb Mortal Wkly Rep*. 1996；45（21）：437-9.

10. U.S. Centers for Disease Control and Prevention. Outbreaks of Escherichia coli O157：H7 infection and cryptosporidiosis associated with drinking unpasteurized apple cider—Connecticut and New York, October 1996. *Morb Mortal Wkly Rep*. 1997；45（21）：4-8.

11. U.S. Centers for Disease Control and Prevention. Outbreak of Escherichia coli O157：H7 infections associated with drinking unpasteurized commercial apple juice—British Columbia, California, Colorado, and Washington, October 1996. *Morb Mortal Wkly Rep*. 1996；45（44）：975.

12. Guerrant RL, Steiner TS. Principles and syndromes of enteric infections. In：Mandell GL, Bennett JE, Dolin R, eds. Principals and Practice of Infectious Diseases. 5th ed. Vol 1. Philadelphia：Churchill Livingstone；2000：1080-5.

13. Hamer DH, and Gorbach SL. Infectious diarrhea and bacterial food poisoning. In：Feldman M, Scharschmidt BF, and Sleisenger MH. Editors. Gastrointestinal and Liver Disease. 6th ed. Vol 2. Philadelphia：WB Saunders；1998：1594-1632.

14. Tauxe RV, Swerdlow DL, Hughes JM. Foodborne disease. In：Mandell GL, Bennett JE, Dolin R, eds. Principals and Practice of Infectious Diseases, 5th ed. Vol 1. Philadelphia：Churchill Livingstone；2000：1150-65.

15. U.S. Centers for Disease Control and Prevention. Preliminary report：foodborne outbreak of Escherichia coli O157：H7 infections from hamburgers—Western United States, 1993. *Morb Mortal Wkly Rep*. 1993；42（4）：85-6.

16. U.S. Centers for Disease Control and Prevention. Update：multistate outbreak of Escherichia coli O157：H7 infections from hamburgers— Western United States, 1992-1993. *Morb Mortal Wkly Rep*. 1993；42（14）：258-63.

17. Weinstein RS, and Alibek K. Shigellosis. In：Biological and Chemical Terrorism—A Guide for Healthcare Providers and the First Responders. New York：Thieme Medical Publishers；2003：96-7.

18. Weinstein RS, and Alibek K. Biological weapon syndromic crossreferences. In：Biological and Chemical Terrorism—A Guide for Healthcare Providers and the First Responders. New York：Thieme Medical Publishers；2003：13.

19. Richards A, Goodship JA, Goodship TH. The genetics and pathogenesis of haemolytic uraemic syndrome and thrombotic thrombocytopenic purpura. *Curr Opin Nephrol Hypertens*.2002；11（4）：431-5.

20. Osterholm MT, Hedberg CW, Moore KA. Epidemiologic principles. In：Mandell GL, Bennett JE, Dolin R, eds. Principals and Practice of Infectious Diseases. 5th ed. Vol 1. Philadelphia：Churchill Livingstone；2000：157-9.

21. Gill VJ, Fedorko DP, Witebsky FG. The clinician and the microbiology lab. In：Mandell GL, Bennett JE, Dolin R, eds. Principals and Practice of Infectious Diseases. 5th ed. Vol 1. Philadelphia：Churchill Livingstone；2000：191-2.

22. Vidal R, Vidal M, Lagos R, et al. Multiplex PCR for diagnosis of enteric infections associated with diarrheagenic Escherichia coli. *J Clin Microbiol*. 2004；42（4）：1787-9.

23. Fratamico PM, Bagi LK, Pepe T. A multiplex polymerase chain reaction assay for rapid detection and identification of Escherichia coli O157：H7 in foods and bovine feces. *J Food Prot*. 2000；63（8）：1032-7.

24. Burkle FM. Mass casualty management of a large-scale bioterrorist event : an epidemiological approach that shapes triage decisions. *Emerg Med Clin North Am*. 2002 ; 20（2）: 409-36.

25. Kahn AS, Swerdlow DL, Juranek DD. Precautions against biological and chemical terrorism directed at food and water supplies. *Public Health Rep*. 2001 ; 116（1）: 3-14.

26. Filoromo C, Macrina D, Pryor E, et al. An innovative approach to training hospital-based clinicians for bioterrorist attacks. *Am J Infect Control*. 2003 ; 31（8）: 511-14.

27. Brickner PW, Vincent RL, First M, et al. The application of ultraviolet germicidal irradiation to control transmission of airborne disease : bioterrorism countermeasure（practice articles）. *Public Health Rep*. 2003 ; 118（2）: 99-114.

28. Lung E. Acute diarrheal diseases. In : Friedman SL, McQuaid KR, Grendell JH, eds. Current Diagnosis and Treatment in Gastroenterology. 2nd ed. New York : Lange Medical Books/ McGraw-Hill ; 2003 : 131-50.

29. Huicho L, Campos M, Rivera J, Guerrant RL. Fecal screening tests in the approach to acute infectious diarrhea : a scientific overview. *Pediatr Infect Dis J*. 1996 ; 15（6）: 486-94.

30. Bosilevac JM, Arthur TM, Wheeler TL, et al. Prevalence of Escherichia coli O157 and levels of aerobic bacteria and Enterobacteriaceae are reduced when hides are washed and treated with cetylpyridinium chloride at a commercial beef processing plant. *J Food Prot*. 2004 ; 67（4）: 646-50.

31. Oldfield EC 3rd. Emerging foodborne pathogens : keeping your patients and your families safe. *Rev Gastroenterol Disord*. 2001 ; 1（4）: 177-86.

32. World Health Organization. 13th Expert Committee on the Selection and Use of Essential Medicines, 31 March to 3 April 2003. Available at : http : //whqlibdoc.who.int/trs/WHO_TRS_920.pdf.

33. World Health Organization. WHO Essential Medicines Library. Oral rehydration salts（for glucose-electrolyte solution）. Available at : http : //mednet3.who.int/EMLib/DiseaseTreatments/Medicine Detailsaspx?MedIDName=235@oral%20rehydration%20salts%20（for%20 glucose-electrolyte%20solution）.

34. World Health Organization. Oral Rehydration Salts（ORS）: A New Reduced Osmolarity Formulation. Available at : http : //www.who. int/child-adolescent-health/New_Publications/NEWS/Statement. htm.

35. Weinstein RS, and Alibek K. Basic bioterrorism. In : Biological and Chemical Terrorism—A Guide for Healthcare Providers and the First Responders. New York : Thieme Medical Publishers ; 2003 : 2-12.

36. Teltsch B, Shuval HI, Tadmor J. Die-away kinetics of aerosolized bacteria from sprinkler application of wastewater. *Appl Environ Microbiol*. 1980 ; 39（6）: 1191-7660 BIOLOGIC

118 病毒性脑炎的侵入

Matthew Berkman, Kelly J. Corrigan

事件说明

共有三种节肢动物媒介病毒（虫媒病毒）可以引起脑炎的发病，病毒性脑炎就是其中之一。在美国，三种病毒性脑炎最近导致了人类疾病的发生：东方马脑炎（EEE）、西方马脑炎（WEE）和委内瑞拉马脑炎（VEE）病毒。这三种病毒都是通过蚊子传播，且病发初期的症状均与流感类似。东方马脑炎病毒通过鸟—蚊—鸟循环传播。黑尾赛蚊是最主要的带菌体。[1] 这些蚊子主要存在于沿海地区和淡水沼泽区域。所以，大部分发生在美国的病例都出现在佛罗里达州、佐治亚州、马萨诸塞州和新泽西州。根据疾病控制与预防中心（CDC）的数据，东方马脑炎的致死率高达35%。即使在成功治愈的人群中，也有大约35%会患有永久性的神经功能严重缺损。自1964年以来，美国共出现200例人感染病例，2004年8月马萨诸塞州有两例死亡病例。[2]

据报道，与之联系紧密的西方马脑炎的死亡率是10%。与东方马脑炎一样，西方马脑炎多发于夏季，但是不同之处在于，其病例多见于密西西比河西部地区以及加拿大西部的一些省份。它也是通过鸟—蚊—鸟循环传播的，但主要依靠环蚶库蚊传播。病情最为严重的一次暴发出现在1941年，共3336人受到感染。1955~1994年，每年都有0~200例病例发生，但1994年之后再无人类感染病例出现。[1-2]

委内瑞拉马脑炎多见于南美洲和中美洲。该病毒通过啮齿类动物—蚊途径传播，至少有10种蚊子可以携带该病毒传播疾病。根据以往疾病暴发的统计，该病毒的致死率约为0.6%。历史上疫情的暴发包括1962~1964年委内瑞拉出现3.2万例人

类感染病例，1971年，至少1万匹马死于委内瑞拉马脑炎的传播。自那以后，人类感染病例鲜有出现。[1-2]

这三种马脑炎病毒在临床上均表现为类似流感的症状，然而，很多患者还会出现发热、头痛、畏光、落枕、恶心呕吐等症状。随着脑炎的发作，症状会逐渐表现为精神错乱、意识模糊、癫痫发作和局灶性神经功能缺损。

事前措施

在高危险性区域居住或常在这些区域工作或游玩的人们，应涂抹含有防蚊胺成分的防蚊剂，并穿着长袖衬衫和衣裤。在疾病暴发时，应禁止一切外出活动。广泛可用的疫苗正在研制之中，正处于有效性检验阶段。

为了应对潜在的生物恐怖主义袭击，旨在推进民间医疗机构应急响应能力的美国医学研究所研究和发展中心建议，主要医院应制订大规模伤亡事件响应计划，并进行相应的培训。此外，这些医院还应配备专门的传染性疾病隔离室，具备使用毒剂消毒的能力，确保药品和个人防护用品的充足供应并配有通风设备。该研究所还建议疾病控制与预防中心向医护人员提供最新技术，以便应对当前危险的生物袭击。[3]

事后措施

所有的病例都应上报疾病控制与预防中心。之后，该中心会发布公共卫生警告并采取相应的防治措施。生物袭击发生后，为防止脑炎的大面积传播，应

消灭可能携带病毒的节肢动物并为马匹接种疫苗。[4]

因为病毒不可能在人与人之间进行传播，所以对于感染任何虫媒病毒的患者，只需采取常规的防治措施即可。[4-5]

伤员医疗

同大多数滤过性毒菌引起的疾病一样，病毒性脑炎在治疗时应首选支持疗法。[2, 6-9] 被怀疑患有病毒性脑炎的患者，首先应做病毒性脑膜炎的检查，随后做CT扫描，检查头部情况，最后送往医院，做进一步的血清检测。气管应做相应防护措施；为患者补充适当的营养品、体液和电解质；对出现发热症状的患者实施积极的治疗；应随时保持高度警惕，防止出现继发感染。[7, 9] 若患者的颅内压升高，应送往重症监护室进行治疗，并实施过度换气，将患者床头抬高，采取利尿措施，服用类固醇或静脉注射免疫球蛋白。[9]

有效缓解患者的癫痫发作尤为关键，因此，在适当的时候可以暂时采取抗惊厥类药物进行治疗。[2]

治疗时，需要神经病学家和传染性疾病专家共同会诊。在进行脑活检之前，有必要进行神经外科专家的会诊。[8] 尽管对于虫媒病毒，尚无特定疗法，但一般采用病毒唑和重组人干扰素进行治疗。[2, 8]

患者预后是否良好不但取决于引发脑炎的虫媒病毒，还与患者之前的健康状况有关。年龄小于或等于1岁的儿童以及年龄大于或等于55岁的成人出现并发症的概率增加，并有生命危险。

特殊考虑

尽管大部分感染甲病毒属病毒的患者基本没有症状或仅表现出非特异性的类似流感的症状，但是这种病毒引发的脑炎会导致严重的神经病学后遗症，甚至导致患者死亡。[4] 甲病毒属病毒很难在早期被发现，此外，由于缺乏针对该病毒的实验室测试且与常见的病毒综合征症状类似，因此很难作出准确的诊断。

由于病毒性脑炎易于传播、致死率低，因此疾病控制与预防中心将其归为B类生物毒剂。在自然状态下，病毒依靠节肢动物传播，且根据不同的地域、气候和不同种类病毒的生活史会发生季节性变化。这些特点使得恐怖分子使用甲病毒属病毒作为毒剂，传播给公众变得极为困难。话虽如此，但是曾有恐怖分子将病毒制成气雾剂进行传播，所以如果恐怖分子可以制造大量的雾化病毒，将会造成大量感染。[4, 9] 由于大批量制造稳定的甲病毒属病毒造价并不高，而且掌握原生病毒的基因特点并不困难，所以恐怖分子有可能将该病毒制成武器。[7]

当附近区域大量的马匹生病或死亡时，就预示着可能发生了甲病毒属病毒的袭击[9]，这是，为了防止脑炎的继续传播，应有效控制携带病毒的节肢动物，并对马匹注射疫苗。[4]

隐患

- 当有病毒性脑炎的确诊病例出现时，未能通知有关的公共卫生官员；
- 未能在疾病暴发前配备急诊室和诊所；
- 未能按照当地具体情况，为当地居民提供医疗指导和训练；
- 在当地大量马匹生病或死亡时，未能考虑节肢动物传播病毒的可能性。

实例介绍

过去的几周时间里天气炎热多雨，前来急诊室就诊的患者数量比平时多了一些，这些患者的症状有些难以判断，可能是病毒综合征，但身体的其他方面都很正常。此外，不断有新闻报道称附近地区大量马匹患病。很多采取支持治疗的患者不久后病情加重，出现精神状态不佳、嗜睡和癫痫发作。一名年龄较大的癫痫患者来到急诊室就诊，3天前，由于出现恶心、呕吐、疲乏、低烧、精神错乱和头痛他在另一家医院治疗。但是从那以后，他的症状不断加重，出现焦虑和更加严重的精神错乱，而且无法吞咽流食。他的体温达101° F，伴有心动过速，但血压正常。

参 考 文 献

1. Markhoff L. Alphaviruses. In：Mandell GL，Bennett JE，Dolin R，eds.Principles and Practice of Infectious Diseases. 5th ed. Philadelphia：Churchill Livingstone；2000.

2. US Centers for Disease Control and Prevention，Division of Vector-Borne Infectious Diseases. Arboviral Encephalitides. Available at：http：//www.cdc.gov/ncidod/dvbid/arbor/index.htm.

3. Katona P. Bioterrorism preparedness：a generic blueprint for health departments，hospitals，and physicians. *Infect Dis Clin Pract*. 2002；11（3）：115-22.

4. Rajagopalan S. Deadly viruses. *Top Emerg Med*. 2002；24（3）：44-55.

5. Cherry CL，Kainer MA，Ruff TA. Biological weapons preparedness：the role of physicians. *Intern Med J*. 2003；33：242-53.

6. Harwood-Nuss A. The Clinical Practice of Emergency Medicine. 3rd ed. Philadelphia：Lippincott Williams & Wilkins；2001.

7. Franz DR，Jarhling PB，Friedlander AM，et al. Clinical recognition and management of patients exposed to biological warfare agents. *JAMA*. 1997；278：399-411.

8. de Assis Aquino Gondim F，Oliveira G，Thomas FP. Viral Encephalitis. eMedicine.Available at：http：//www. emedicine.com/.

9. Sardesai AM，Brown NM，Menon DK. Deliberate release of biological agents. *Anesthesia*.2002；57（11）：1067-82.

119 蜱传脑炎病毒侵袭

Vittorio J. Raho

🚫 事件说明

蜱传脑炎病毒（TBE）一般是由于感染两种黄病毒属［俄罗斯春夏脑炎病毒（RSSEV）或中欧脑炎病毒（CEEV）］中的一种引起的。[1] 然而，蜱传脑炎病毒复合物会引起鄂木斯克出血热和夸赛纳森林病。这两种病均与媒介蜱产生的病毒有关。[2] TBE 的地理分布包括苏联、中欧和东欧及亚洲。TBE 病毒与硬蜱（例如全沟硬蜱）有关。硬蜱可作为病毒的寄生宿主及媒介。媒介通常会感染森林中的小型哺乳动物。人类是偶见寄主，并会参与病毒正常的繁殖周期。

在俄罗斯，每年有 5000~10000 例 TBE 报告病例，使几百人受伤。[3] 当比较两种最接近的 TBE 病毒亚型时，俄罗斯春夏脑炎病毒临床病程的毒性更大，报告死亡率为 20%~30%。[4-5] 俄罗斯春夏脑炎病毒有时被称作远东蜱传脑炎。近期报告重度出血性综合征由俄罗斯 TBE 病毒引起，这说明毒性更大的病毒株也可能存在。[3] TBE 的自然暴发与蜱的活动期（通常为 4~10 月）相一致。另有人类摄入受感染山羊所生产的原奶而发病的病例。[2, 5]

TBE 感染的临床表现为无菌性脑膜炎和病症充分发展的脑膜脑炎。1~2 周的潜伏期过后，患者可能会出现二相疾病，初期症状为发烧、肌肉酸痛、全身乏力、头痛、恶心和呕吐，持续 2~4 天。症状稍稍缓解后，1/4~1/3 的患者会出现严重的脑膜炎表现，出现中枢神经系统功能紊乱的症状，包括严重头痛和假性脑膜炎、神志不清、嗜睡、谵妄、抽搐、瘫痪、昏迷和死亡。[6] 存活者的神经病后遗症（包括四肢瘫痪和认知缺陷）发病率很高。[7] 俄罗斯春夏脑炎病毒的病程更快速、更严重。

非特异的实验室数据包括白细胞减少症、血小板减少症和肝功能测试及血沉速率。在脑膜炎发病阶段，脑脊髓液显示为淋巴球增多、蛋白质水平升高。[8] 经证明，磁共振成像在确定其他病毒性脑炎组织炎症方面优于计算机断层扫描。[9]

← 事前措施

监督系统将通过政府资源、医院急救室出院小结和州公共健康网络获取数据。该系统能有效地确定特定地理分布中不常见的病毒症候群。流行病学分析（由于症状的特异性很强且类似于国内的其他疾病）是确定是否存在此种侵袭的唯一方法。

→ 事后措施

血清学检验（例如，IgM 酶联免疫吸附试验或逆转录酶 PCR 聚合酶链反应）是常用的 TBE 实验室诊断方法。此方法用于探测病毒核糖核酸。实验室工作人员应采取适当的生物措施，以防接触传染性气溶胶。[10] 幸运的是，目前尚无人与人之间传播 TBE 的报告病例。若侵袭通过自然的蜱媒途径侵袭，则利用拒避剂（例如二氯苯醚菊酯）控制媒介抵抗袭击是最有效的方法。报告显示，TBE 病毒是由常用消毒剂（例如，1% 的次氯酸钠和甲醛）中和的。[7]

👥 伤员医疗

这些病毒尚无特定的治疗方法，对患者的医治方法应根据心血管后遗症和神经病后遗症确定。医治方法还包括呼吸支持，包括机械通风、血流动力学监测、继发性细菌性感染（例如肺炎）或固醇类投药，以抑制大脑或脊髓水肿。

福尔马林灭活疫苗于 20 世纪 70 年代投入使用。该疫苗将赋予 TBE 病毒一定的免疫功能。该疫苗尚未取得美国许可。[11] 然而，研究人员通过在小鼠体内实施裸 DNA（脱氧核糖核酸）疫苗实验，证明该疫苗能对俄罗斯春夏脑炎病毒株或中欧脑炎病毒株产生免疫能力。[12] 高危人群应考虑使用暴露后的预防接种措施。

💡 特殊考虑

黄病毒属由一组不均一病毒组成，可通过节肢动物媒介感染人群。其中国际医疗机构公认症状为黄热病、日本脑炎和登革出血热。由于文明对野蛮的侵蚀，人们更多地参与到乡村地区的娱乐活动，因此，TBE 已成为许多欧洲地区突出的公共卫生问题。由于 TBE 不是国际公认的黄病毒属，且通常不经过筛查，因此，TBE 更易成为生物武器。通过摄入，人类可能会受 TBE 感染。

🌐 隐患

- 疾病暴发期间，未将病毒性脑炎视为急性、发热性疾病的潜在原因；
- 未对身体受蜱虫感染的患者采取适当的隔离和检查措施；
- 未采集血液、脑脊液或蜱样本，未将适当的样品送到州的公共卫生实验室；
- 当处理疑似病例的体液样本时，未能采取适当的呼吸预防措施；
- 未将疑似病例上报州公共卫生部门或疾病控制与预防中心的附属机构；
- 当出现罕见疾病时，未向当地和州主管机构发布可疑的生物袭击事件预警。

参 考 文 献

1. Gresikova M，Sekeyova M. Antigenic variation of the viruses belonging to the tick-borne encephalitis complex as revealed by human convalescent serum and monoclonal antibodies. *Acta Virol*. 1987；31：152-7.
2. US Centers for Disease Control and Prevention. Tick-borne Encephalitis. Available at：http：//www.cdc.gov/ncidod/dvrd/spb/mnpages/dispages/TBE.htm.
3. Ternovoi VA，Kurzhukov GP，Sokolov YV，et al. Tick-borne encephalitis with hemorrhagic syndrome，Novosibirsk Region，Russia，1999. *Emerg Infect Dis*. 2003；9（6）：743-6.
4. Dumpis U，Crook D，Oksi J. Tick-borne encephalitis. *Clin Infect Dis*. 1999；28（4）：882-90（review）.
5. Fauci AS，Braunwald E，Isselbacher KJ，et al. Harrison's Principles of Internal Medicine. 14th ed. New York：McGraw-Hill；1998：1136-9.
6. Monath TP，Heinz FX. Flaviviruses. In：Fields BN，et al. Fields Virology. 3rd ed. Philadelphia：Lippincott-Raven；1996：961-1034.
7. World Health Organization. Technical Report Series 889，WHO Expert Committee on Biological Standardization，48th Report.Geneva：World Health Organization；1999.
8. Kaiser R，Holzmann H. Laboratory findings in tick-borne encephalitis. Correlation with clinical outcome. *Infection*. 2000；28：78-84.
9. Sampathkumar P. West Nile virus：epidemiology，clinical presentation，diagnosis，and prevention. *Mayo Clinic Proc*. 2003；78：1137-43.
10. US Centers for Disease Control，Office of Biosafety. Classification of Etiologic Agents on the Basis of Hazard. 4th ed. Atlanta：US Department of Health，Education and Welfare，Public Health Service，US Centers for Disease Control，Office of Biosafety；1974.
11. Kunz C，Heinz FX，Hoffmann H. mmunogenicity and reactogenicity of a highly purified vaccine against tick-borne encephalitis. *J Med Virol*. 1980；6：103-9.
12. Schmaljohn C，Vanderzanden L，Bray M，et al. Naked DNA vaccines expressing the prM and E genes of Russian spring summer encephalitis virus and Central European encephalitis virus protect mice from homologous and heterologous challenge. *J Virol*.1997；71：9563-9.

120 病毒性出血热病毒侵袭——砂粒病毒

Sandra S. Yoon

🦠 事件说明

砂粒病毒包括拉沙热病毒、胡宁病毒、马丘波病毒、瓜纳瑞托病毒和萨比亚病毒，可引起病毒性出血热。后四种病毒为新型砂粒病毒。这些病毒是折叠的、单链核糖核酸（RNA）病毒，其寄生宿主为啮齿动物。啮齿动物含有每种病毒（萨比亚病毒除外）。尽管寄生宿主未知，但这类病毒可引起多种自然和实验室感染。这些病毒的高度种属特异性决定其高发的地理分布——西非、阿根廷、玻利维亚、委内瑞拉和巴西。自然感染病例是通过啮齿动物的血液、尿液或排泄物、直接接触或食物污染引发的。直接接触受污染的体液可能会发生人与人之间的传播。

疾病控制与预防中心（CDC）将砂粒病毒列为A类生物毒剂。[1] 分类依据为：死亡率高达30%，细胞培养中易于获得和传播病毒，可能通过呼吸系统传播或人与人之间传播，感染人群可能会出现大范围恐慌。另外，其他国家曾出现过大量此类病毒。尽管通过气溶胶实现人与人之间的传播尚未获得证实，但医院内暴发的多例病例疑似为拉沙病毒和马丘波病毒感染。[2]

接触病毒后，潜伏期一般为3~19天。然而，肠胃外接触的潜伏期为2~6天。目前尚无潜伏期疾病传播的报告。砂粒病毒出血热的临床综合征难以与其他病毒性出血热或病毒性综合征区分。疾病和预后的严重性与病毒血症的严重程度有关。除感染内皮细胞外，病毒还会引起炎症介质从巨噬细胞释放，形成毛细管泄漏的疾病特征。一般而言，由于这些病毒是其他的病毒性出血热病毒，因此，发热、头痛、身体不适和肌肉酸痛不会立即发作。相对缓脉和皮肤的感觉过敏便于诊断。

拉沙热特点为：在初期，发热、恶心、腹痛、咽喉剧痛、咳嗽、结膜炎、颊黏膜溃疡、渗出性咽炎和颈部淋巴结病变等症状会逐渐发作，随后会出现头部和颈部严重膨大、胸膜和心包渗出、高血压和休克等症状。其他症状包括胸骨后胸痛、背痛、呕吐、痢疾和蛋白尿。发病2~3周后会变聋。[2-4] 新型出血热的特征为：发热、肌痛、恶心、腹痛、结膜炎、面部和躯干潮红、全身淋巴结病、高血压和休克等症状会逐渐发作。胃痛、剧烈肌肉痛、眩晕、畏光、便秘和蛋白尿等症状也可能出现。相比拉沙热，出血热表现[例如，出血点（在腋窝和黏膜出血）及中枢神经系统症状表现（例如，构音障碍、反射减弱、震颤、肌阵挛性运动和癫痫）]更为常见。[2-3,5-6] 在发病第二周，通常会出现严重症状。

常规实验室分析一般无益于诊断病毒性出血热（VHFs）。实验室研究可诊断白细胞减少症、血小板减少症和血浓缩。尽管蛋白尿为常见症状，但病程末期之前肝功能一般不受影响。肝酶水平可能会升高。然而，当出现拉沙热症状时，若天门冬氨酸转氨酶水平大于150IU/L，则死亡率将升高。[3] 最终诊断需专门的实验室研究（请查阅疾病控制与预防中心或美国陆军医学研究所网站），包括抗原检测（通过逆转录酶聚合酶链反应）或酶联免疫吸附测定、IgM和IgG抗体检测（通过酶联免疫吸附测定）和病毒分离。病毒分离包括4级生物安全实验室，且可能需要几天时间。[7] 可诊断出IgM抗体是否存在或IgG抗体滴度是否上升4倍。然而，发病两周后才会产生抗体。

⬅ 事前措施

医院应制订科学合理的灾害应急计划，并定期进行演练。计划应包括协调地方、州和联邦当局和紧急医疗服务机构的方案，以及防止医院环境受污的方法。考虑到相关的所有症状都很不明确和诊断病毒性出血热的挑战性，保健人员必须保持高的怀疑指数，针对适当患者进行诊断。应重点护理以下几类患者：运至流行病区的患者、直接接触受感染人的血液或其他体液或携带病毒的实验室工作人员。[7] 当生物恐怖袭击事件发生时，应排除这些风险因素。然而，带有类似症状的多名受害者可能会在几天内出现。

➡ 事后措施

与疑似的生物袭击一样，应通知相应的地方和州公共卫生机关。[8] 州主管当局需通知联邦调查局、地方执法机关和疾病控制与预防中心。患者隔离非常必要。然而，由于接触病毒几天后才会出现症状，因此，接触初期患者不能得到隔离。人与人之间通过受感染体液传播是一种常见传播方法。因此，应立即启动针对性的屏障预防措施，包括洗手、戴双层手套、穿长袍、戴面罩、戴护眼镜及腿套和鞋套。人与人之间很少通过空气传播。鉴于区分病毒性出血热的难度，因此，生物恐怖袭击期间可能会出现死亡率高及规模接种产生的未知后果。同时，应针对病毒载量高、空气传播等状况采取预防措施。[5, 7] 预防措施包括使用负压手术室和 N95 口罩或电动送风过滤式呼吸器。

送交样本（可能受到感染）前，应通知医院的临床实验室。通知医院的临床实验室是一项预防措施。这些病毒（在四级安全实验室采取病毒隔离措施）必须在三级安全实验室进行处理。[2] 样本应亲手送交，不得放置在充气导管内。受血液或其他体液污染的体表或物体（包括实验室设备）应使用家用漂白水（稀释比例为 1∶100）或经美国环保总署注册的医院消毒剂进行消毒。排出的体液还可用漂白剂进行处理。然而，化粪池可能会受损。同时，经过标准的污水处理后，病毒不可能存活。亚麻制品应经过热处理、焚烧或用热水（含漂白剂）清洗。患者的实验室样品（含有已知的病毒性出血热病毒）应使用曲拉通 X-100 预处理 5 分钟，以降低血清中病毒性发热病毒的滴度。[6]

👥 伤员医疗

病毒性出血热患者的医治主要是支持性治疗。根据新药研制时程表，抗病毒药病毒唑和恢复期血浆治疗（有些情况下）均为可选方案。监控并调整患者的液体平衡和电解质，为患者适当止痛，并使继发性感染得到充分治疗。颈外静脉留置线应保持最低值，以免脆弱的血管受损。禁用药物包括：阿司匹林、非类固醇消炎药和其他抗凝药物，及肌肉感染。

若为疑似病毒性出血热，则在等待诊断测试结果时应服用病毒唑。每隔 6 小时至 4 天，应先后注射静脉注射 30mg/kg（最多 2g）和 16mg/kg（最大剂量为 1g/次）；然后，每隔 8 小时至 6 天，静脉注射 8mg/kg（最大剂量为 500mg/次）。当出现大量伤员时，可口服 2000mg 的病毒唑。在今后 10 天，若患者体重大于 75 千克，则每天服用两次（一次 600mg）；若患者体重不足 75 千克，则早晨服用 400mg、晚上服用 600mg。儿童也应遵守相同的服用说明（大量伤亡的情况除外）。病毒唑服用剂量分别为 30mg/kg、15mg/kg/d（每天服用两次，共服用 10 天）。[2] 病毒唑可有效治疗拉沙热病毒、胡宁病毒、马丘波病毒感染。疾病发作 7 天内给药药效尤为明显。有人提出病毒唑可用于治疗瓜纳瑞托病毒和萨比亚病毒。病毒唑疗法的主要毒性是剂量相关的贫血。[9] 被动免疫（使用恢复期血浆）用于治疗胡宁病毒和马丘波病毒感染。有人提出病毒唑还可用于治疗瓜纳瑞托病毒。然而，临床结果可能被混淆。[6]

活的减毒疫苗可有效应对胡宁病毒，且已用在阿根廷的流行病区。实验室数据表明该疫苗可有效治疗马丘波病毒。[3] 目前尚未对人类的后暴露预防进行研究。目前的建议包括医学监督、每日两次体温测量、体温和症状报告（温度大于 38.3℃）。潜在暴露后，还应持续采取上述措施 21 天。[2]

💡 特殊考虑

砂粒病毒出血热难以诊断。当体温高于 38.3℃ 的情况不到三周时，若患者出现严重疾病且至少出现两种出血热表现（诱因未知），则应考虑患者是否患有砂粒病毒出血热。若为疑似砂粒病毒出血热，则应考虑病毒唑疗法。此外，应获疾病控制与预防中心的新药研制时程表。目前尚未研究大量接触雾化病毒的作用。当出现大量伤亡事件时，应遵守空气隔离措施。病毒血症越严重，则人与人之间的传播概率越大。可能携带病毒性出血热病毒的多名患者可能需集中在一家医院。

🌐 隐患

- 未能制订科学合理的灾害应急计划；
- 鉴别症状不明的急性患者时，未考虑病毒性出血热病毒这一因素；
- 未能及时考虑病毒唑疗法；
- 未能通知主管当局和实验室；
- 未能执行严格的屏障和空气隔离措施。

实例介绍

此前身体健康的30岁男性患者被送到急诊室。病史显示这名患者连续6天出现发热、头痛、肌肉疼痛、鼻出血和腹泻症状。主要的检查结果为：体温39℃、心率70、血压110/80 mmHg、脱水、结膜出血和渗出性咽炎。重要的实验室结果为：白细胞减少症（白细胞计数为4.0）、血小板减少症（血小板计数为74）和2+蛋白尿。经进一步询问，得知患者最近从委内瑞拉回来，据说委内瑞拉最近出现了越来越严重的啮齿类动物问题。

参 考 文 献

1. US Centers for Disease Control and Prevention. Bioterrorism Agents/Diseases. Available at：http：//www.bt.cdc.gov/Agent/Agentlist.asp.

2. Borio L，Inglesby T，Peters CJ，et al. Hemorrhagic fever viruses as biological weapons：medical and public health management. *JAMA*. 2002；287（18）：2391-2405.

3. Peters CJ. Arenaviridae. In：Mandell GL，Bennett JE，Dolin R，eds. Principles and Practice of Infectious Disease. 5th ed. Vol 2. Philadelphia：Churchill Livingstone；2000：1855-62.

4. Isaacson M. Viral hemorrhagic fever hazards for travelers in Africa. *Clin Infect Dis*. 001；33：1707-12.

5. Charrel RN，Lamballerie X. Arenaviruses other than Lassa virus *Antiviral Res*. 2003；57：89-100.

6. Harrison LH，Halsey NA，McKee KT，et al. Clinical case definitions for Argentine hemorrhagic fever. *Clin Infect Dis*. 1999；28：1091-4.

7. US Centers for Disease Control and Prevention. Update：management of patients with suspected viral hemorrhagic fever—United States. *Morb Mortal Wkly Rep*. 1995；44（25）：475-9.8. Steinhauer R. Bioterrorism. *RN*. 2002；65（3）：48-55.

8. Huggins JW. Prospects for treatment of viral hemorrhagic fevers with ribavirin, a broad-spectrum antiviral drug. *Rev Infect Dis*.1989；11（Suppl 4）：S750-61.

121 病毒性出血热病毒侵袭——布尼亚病毒

Sean Michael Siler

事件说明

一般而言，出血热病毒由四个病毒科构成——丝状病毒科、砂粒病毒科、本雅病毒科和黄病毒科——均被视为新兴病原体。之所以称之为新兴病原体是因为这些病毒继续侵入具有生态位特征的病毒区。随着国际旅游业的发展壮大，病毒所引起的疾病暴发的范围越来越大。国际旅行人员很有可能感染疾病。

仅砂粒病毒科包括阿根廷、玻利维亚和委内瑞拉出血热的致病原。丝状病毒科由伊波拉病毒与绿猴病毒组成（被疾病控制与预防中心列为 A 类生物制剂）。[1]克里米亚－刚果出血热和里夫特裂谷热是布尼亚病毒科的子集，能够引起出血热。尽管技术上未将其归为 A 类生物制剂，但这些病毒可能被用来制造武器，并以细粒生物气溶胶的形式释放。这两种病毒均为单链核糖核酸（RNA）病毒，呈球形，直径为70~120nm，且具有液体膜封套。布尼亚病毒科在全世界的分布具有地方性，包括克里米亚、非洲大部分地区、伊拉克、巴基斯坦、埃及、韩国、东欧、俄罗斯和斯堪的纳维亚。[2]克里米亚－刚果出血热病毒通过硬蜱（以边缘璃眼蜱为主）传播。该病毒在非洲、欧洲东南部、中东和亚洲广泛存在。由于生物恐怖分子试图将自然病原体制成武器，并将病原体释放到病原体流行区以外的居住区，因此，克里米亚－刚果出血热病毒也日益成为一种威胁。克里米亚－刚果出血热病毒的特点包括病毒的气溶胶化和人与人之间的传播。这些特点可能会被生物恐怖分子利用。然而，事实证明克里米亚－刚果出血热病毒难以被制成武器。[2]气溶胶态的克里米亚－刚果出血热病毒感染性非常强。此外，随着技术的不断发展，这种生物制剂可能带来更大的威胁。韩国首尔亚种的致死率约为 15%，克里米亚－刚果出血热病毒的致死率为 13%~50%。老年人、年轻人所面临的风险越来越大。此外，在工作场所接触病毒机会增多的工人（例如，保健和农业工作人员）所面临的风险也越来越大。[2-3]

里夫特裂谷热病毒是通过蚊子传播的疾病，可引起牲畜、野生动物和人类的急性发病，潜伏期为 2~6 天。[3]尽管病毒血症严重，但目前尚无人与人之间传播里夫特裂谷热病毒的报告。人类因蚊虫叮咬（受感染）或直接样本接触而患传染病。牲畜易于受感染，且会产生高的病原滴度。较高的病原滴度为蚊虫感染人类提供了寄生宿主。[3]里夫特裂谷热病毒可能被用作生物武器。20 世纪 60 年代，美国陆军对里夫特裂谷热病毒用作生物武器进行了研究，但未将这种病毒制成武器。[3]死亡率为 1%，且无差异。高危患者包括年轻人、老人、农民、工人及在 21 天内接触受感染的动物或人的病区旅行者。保健人员治疗存在体液接触的高危患者。经皮肤暴露所产生感染的潜伏期最短、死亡率最高。[3]

一般而言，布尼亚病毒损害全身的血管床，使渗透性增加。克里米亚－刚果出血热是一种流感样病毒，潜伏期为 2~12 天。初期症状包括发热、寒颤、头痛、肌痛、腹痛、恶心和呕吐的急性发病。面部潮红和面部感染也非常明显。背部先出现斑点，并继续扩展到躯干和身体的其他部位。出血性疹可能从软腭和小舌开始发病。在 3~7 天内，75% 的患者将出现出血热症状，包括瘀斑及牙龈、鼻子、口、子宫、胃肠道、呼吸道和静脉穿刺点出血。一半患者会出现肝肿大和中枢神经系统并发症，例如，躁动、抑郁症、颈强直或昏迷。中枢神经系统并发症由不良预后引起。多器官衰竭、严重出血和休克等症状均可能出现。另外，继发性感染通常也会引起败血症。在 5~14 天内，通常会出现死亡。[1-6]

里夫特裂谷热将破坏受感染细胞。患者将会出现不同程度的血管炎和肝坏死。抗凝血因子水平降低还被看作是弥散性血管内凝血和肝功能缺陷的继发症状。症状包括发热、头痛、黄疸、疼痛和畏光、肝功能缺陷。里夫特裂谷热会使多达 10% 的人患上视网膜炎（失明率约为 1%）。不到 1% 的患者会出现出血热或脑炎症状，但死亡率高达 50%。[3,7]

患者常会出现白细胞减少症和血小板减少症，可能会引起病灶炎症反应，诱发产生血小板增多症。部分凝血活酶时间可能会延长。然而，前凝血酶时间可能不会受到影响。刚果出血热病毒全身效应的共同途径是弥散性血管内凝血。[8]转氨酶水平上升。肝损伤成为常见症状。天冬氨酸转氨酶（AST）水平通常会升高。病毒性出血热与病毒性肝炎不同。这是因为天冬氨酸转氨酶（AST）水平与丙氨酸转氨酶（ALT）水平不成比例。天冬氨酸转氨酶（AST）与丙氨酸转氨酶（ALT）之比可能高达 11：1。AST/ALT 越高，预后越不理想。患者很少患黄疸病（黄热病除外）。胆红素水平异常为常见症状。[5]

酶联免疫吸附试验用于鉴定急性患者血清中免疫球蛋白 M、免疫球蛋白 g 或病毒性抗原。可供选择的其他方法包括免疫荧光试验、补体结合与中和试验。这些试验的应用范围较窄，通常需将样本送至指定实验室机构。隔离和鉴定通常需 3~10 天。电子显微镜也可能有助于鉴定组织是否受感染。唯有咨询美国疾病控制与预防中心（CDC）或美国陆军传染病医学研究所后，方可运送试样（需采用特定的生物安全预防措施）。[6]

事前措施

医院应制订科学合理的灾难应急计划，并进行常规演练。计划应包括各地方、各州部门和紧急救治服务机构之间的协调以及预防医院环境受污染的方法。

事后措施

疑似病例或确诊病例需上报医院感染控制人员、实验室人员、公共卫生署和执法人员（若适用）。应按孤立病例或集体性病例上报给一家医院或多家医院。当启动消毒措施时，应口述临床表现。确认或疑似感染刚果出血热病毒或裂谷热病毒的患者应用肥皂水淋浴，并冲洗可能暴露的黏膜。

极度高温、洗涤剂、氯气、福尔马林或紫外线辐射（包括延长阳光直射）均可使病毒失活。设备可使用美国环境总署注册的医用消毒剂或稀释的家用漂白剂进行消毒。应确保使用新制的消毒溶液，确保涂敷正确，进而确保消毒剂能够起到完全灭菌的效果。[5]应适当指导可能受到暴露的患者。每天检查体温两次。当体温等于或超过 38.3℃ 或医生或卫生局发现新症状时，应予以上报。监控应持续 21 天。若体温超过 38.3℃ 或出现相应症状，则应考虑使用病毒唑。由于病毒唑的服用需符合美国药品管理局协议，因此，服用病毒唑时需咨询美国控制与疾病中心。

伤员医疗

病毒性出血热的治疗方法大多为支持性的。患者应进入或转到设有隔离患者重症监护室的医疗机构。应及早使用血压加压药，以尽量减少末梢组织的功能紊乱。血液系统、肺部和神经系统最易受到影响。替换体液时，应格外注意。这是因为血管渗透性增加时，可能会产生第三间隙液。[3]大量体液更换后，常会出现肺水肿。患者可能需要机械通风。大量体液更换常会有大量电解质转移，须密切监控。可能需要输血。疼痛和焦虑也可能为常见症状，并加强管理。在此情况下，应尽量减少肌肉注射、静脉穿刺和中心静脉导管更换。这些治疗措施所产生的风险与大量使用抗凝药物的风险相同。继发感染为常见症状。通常还需要抗生素治疗。抗生素的选择和服用应针对感染源。对于末梢组织出现功能紊乱的患者，应采取特殊的治疗措施。[3]

病毒唑是由病毒核酸和脱氧核糖核酸合成的抑制剂。经动物实验研究和人类病例研究报告证明，病毒唑能有效治疗刚果出血热病毒体内感染。[9-10]然而，美国食品与药物监督管理局尚未正式批准将病毒唑用于病毒性的治疗。此外，应按美国药品管理局协议服用病毒唑。美国疾病控制与预防中心建议将病毒唑用于砂粒病毒或布尼亚病毒感染的疑似或确诊病例。初始负荷剂量为 30mg/kg（最大为 2g，静脉注射）；然后，每隔 6 小时静脉注射 16mg/kg（最大为 1g/ 剂），持续 4 天；然后，每隔 8 小时静脉注射 8mg/kg（最大为 500mg/ 剂），持续 6 天。在有大量伤员情况下，美国疾病控制与预防中心建议口服的负荷剂量为 2000mg。之后的服药方案为：体重大于 75kg 的患者，每天口服两次，每次口服剂量为 600mg；体重小于 75kg 的患者，每天早上服用 400mg，晚上服用 600mg。病毒唑的 X 类孕妇用药，但母亲的治疗效果可能超过胎儿所面临的风险。[3] 孕妇服用病毒唑同于成年人。当出现大量伤员时，小儿服用建议是初始负荷剂量为 30mg/kg（口服）。然后，每天服用 15mg/kg(分两次服用)，持续 10 天。制造商 Schering-Plough 公司向美国药品管理局申请将小儿糖浆用于治疗。[3] 目前尚不能确定类固醇类药物能否改善治疗结果。[11] 裂谷热病毒的活疫苗和减毒疫苗正在研制阶段，但尚未获得批准。[7]

感染裂谷热病毒前或刚感染裂谷热病毒后，干扰素 α 能防止猴子出现病毒血症和干细胞损伤，目前尚无人类实验报告。[3] 积极治疗和早期的支持性治疗后，患者大多症状好转并恢复。然而，康复期可能会延长。

特殊考虑

裂谷热病毒和刚果出血热病毒的诊断非常困难。诊断差异非常大，可能包括疟疾、伤寒、钩端螺旋体病、立克次体感染、回归热、重型肝炎、志贺菌病和脑膜炎球菌血症。其他非传染性条件包括急性白血病、红斑狼疮、特发性或血栓性血小板减少性紫癜、溶血性尿毒综合征和弥散性血管内凝血的多种原因。裂谷热病毒和刚果出血热病毒的治疗大多为支持性治疗。然而，若为疑似病例，则应考虑使用病毒唑。

隐患

- 由于安全预防措施或程序不足，因此，传染物质的院内传播未能得到控制；
- 未能诊断出患者（已知到过病区或最近与病区人员有过接触）感染刚果出血热病毒或裂谷热病毒；
- 当多名患者出现病毒性出血热症状时，未考虑

使用病毒性出血热解毒剂；
- 高血压未能得到积极治疗；
- 体液更换时疏忽大意，导致出现第三体液间隙；
- 未能将疑似或确诊的刚果出血热病毒或病毒性出血热通知公共卫生部门和执法部门。

实例介绍

一名 39 岁的男性患者被送入急诊室。该患者连续两天不适，出现恶心和呕吐症状，且前天突然出现发热和寒颤症状。该患者今晨出现两次鼻出血。施加定向压力后，出血症状得到控制。患者今晨开始出现瘀点。他开始出现额痛和畏光症状。他说最近未曾患病或出行，但注意到周围的几只动物患病。经入院检查，患者出现了大面积肝衰竭。同时，经过对急诊室全天候的密切监控，病毒性症候群患者增多。其他几名患者还告诉医生其宠物和牲畜的"表现异常"。

参 考 文 献

1. Darling R，Catlett C，Huebner K，et al. Threats in bioterrorism I：CDCcategory A agents. *Emerg Med Clin North Am*. 2002；20（2）：273-309.2. Alai N，Saemi A，Saemi A. Viral Hemorrhagic Fevers. Available at：http：//www.emedicine.com/derm/topic880.htm.

2. Borio L，Inglesby T，Peters CJ，et al. Hemorrhagic fever viruses as biological weapons：medical and public health management.JAMA. 2002；287（18）：2391-2405.

3. Mayers D. Exotic virus infections of military significance：hemorrhagic fever viruses and pox virus infections. *Dermatol Clin*.1999；17（1）：29-41.

4. McCormick J. Viral hemorrhagic fevers. In：Cohen J，Powderly WG，eds. Infectious Diseases. 2nd ed. St. Louis：Mosby；2004：1675-8.

5. Artenstein A. Bioterrorism and biodefense. *Infect Dis Clin North Am*. 2001；15（4）：99-106.

6. Tsai T，Khan A，McJunkin J：Rift Valley fever. In：Long SS，ed. Principles and Practice of Pediatric Infectious Diseases. 2nd ed. Philadelphia：Churchill Livingstone；2003：1115.

7. Swanepoel R，Gill DE，Shepherd AJ，et al. The clinical pathology of Crimean-Congo hemorrhagic fever. *J Infect Dis*. 1989；11（Suppl 4）：S794-800.

8. Tignor GH，Hanham CA. Ribavirin efficacy in an in vivo model of Crimean-Congo hemorrhagic fever virus（CCHF）infection. *Antiviral Res*. 1993；22（4）：309-25.

9. Watts DM，Ussery MA，Nash D，et al. Inhibition of Crimean-Congohemorrhagic fever viral infectivity yields in vitro by ribavirin. *Am J Trop Med Hyg*. 1989；41（5）：581-5.

10. Jahrling P：Viral hemorrhagic fevers. Textbook of Military Medicine.Vol 1. Falls Church，Va：Office of the Surgeon General；1989.

122 病毒性出血热病毒侵袭——丝状病毒

William Porcaro

⊘ 事件说明

埃博拉病毒与绿猴病毒是病毒性出血热纤丝病毒科的成员。这类病毒能够造成高的发病率和死亡率，这使它们成为诱人的候选生物武器。美国疾病控制与预防中心将丝状病毒归为 A 类生物毒剂（由于这类病毒的毒性高），并证明气溶胶易感染且会使人感到恐慌。[1] 目前人们担忧恐怖分子会从实验室牲畜、一些政府机构或自然暴发的灾害事件中获取病毒样本。一些研究人员证明，日本邪教组织"奥姆真理教"（1995年东京沙林毒气袭击事件的发动者）于 20 世纪 90 年代专门派成员去扎伊尔获取埃博拉病毒样本。[2] 病毒性出血热为临床症候群，其特点是发热和全身症状（例如，不适、头痛、肌痛和腹泻）的急性发病。大多数受害者的病症出现恶化为出血体质、感染性休克和多器官衰竭。俄罗斯和苏联在 20 世纪 90 年代曾用马尔堡病毒和埃博拉病毒研制并生产了大量生物武器。[3]

马尔堡病毒最早在德国和南斯拉夫发现，时间为 1967 年。来自乌干达的非洲绿猴是传染实验室工作人员的来源动物。报告的病例数为 32 例，死亡率为 23%。埃博拉病毒的基因组与马尔堡病毒是明显的同源基因。该病毒最早于 1976 年在扎伊尔和苏丹被发现。当时在该地区埃博拉病毒和马尔堡病毒同时暴发。在某种程度上，由于传染病控制措施不当，人类的影响是摧毁性的，这些病毒快速传播给患者、家庭成员和医疗服务工作者。扎伊尔埃博拉病毒暴发使 318 人患病，死亡率为 88%；苏丹埃博拉病毒暴发使 284 人患病，死亡率为 53%[4]。过去 25 年间多次暴发埃博拉病毒疫情。目前发现了多种不同病毒株。几种病毒是按暴发地理位置命名的。

丝状病毒是折叠的反链核糖核酸病毒。这类病毒一般分为"马尔堡"或"埃博拉"病毒科，包括扎伊尔埃博拉病毒、苏丹埃博拉病毒、雷斯顿埃博拉病毒和埃博拉－科特迪瓦病毒。通过显微镜观察，这些病毒看似线性、圆形和 U 形的丝状病毒。每种病毒基因组将解码为 9 种蛋白质产物。一些蛋白质产物表现出免疫调节特性，而另一些产物会引起血管细胞中毒。[5] 目前尚未发现丝状病毒的寄生宿主。

埃博拉病毒和马尔堡病毒均会产生相似的临床症状。当前流行病学证据显示，这些病毒将通过直接接触血液、分泌物或被感染的组织进行传播。病毒还可能会通过黏膜接触进行传播。因此，人类的手指与口或黏膜之间可能会扩散病毒。尽管目前尚无文件证明的证据，但几个人类和动物病例引发了人们对飞沫核借助空气传播病毒的担忧。[3,6] 值得注意的是，埃博拉病毒和马尔堡病毒相对稳定。当接触外界环境（室温条件）时，病毒有时能保持一定活性。根据之前的生物武器方案顺利研制出病毒烟雾，并验证了动物中病毒气溶胶的传播。[4] 埃博拉病毒的潜伏期为 2~21 天，马尔堡病毒的潜伏期为 3~10 天。由于无症状的潜伏期可能会延长，因此，延迟确诊及疾病继续传播的情况可能存在。初期临床症状包括肌痛和关节痛、发热、恶心与呕吐、腹痛和瘀点（瘀点、紫癜和瘀斑）。随着出血热症状的恶化，少尿、吐血、黑便、心包炎、脑炎、急性肾功能衰竭、休克等症状可能会出现。严重情况下，受害者易于出现弥散性血管内凝血。[3-4,7] 由于患者会在发病 5 天内出现斑状丘疹，因此，典型的皮肤表现相当常见。尽管在初期瘀点为显性，但较大斑片状病灶一般会形成，并扩展到融合区。可能会出现脱皮症状，也可能会出现第一块皮损（非白种人）。受害者还可能出现皮肤灼伤和感觉异常等状况。病毒性出血热的其他表现为出血。70% 以上的受感染、出现症状的患者可能会发生出血症状。应特别注意出血症状。出血症状的表现为鼻出血、黑便、吐血、咳血、牙龈出血或穿刺部位。幸存者和遇难者的出血性并发症发病率无差异。[4] 病毒性出血热的急性患者可能会留下长期后遗症，包括关节痛、葡萄膜炎、睾丸炎和听力丧失。对于急性病发作后 3 个月内恢复的患者，病毒已经与患者的尿液和精液隔离。[8]

需用特异性多聚酶链反应法（PCR）或抗体研究确定是否感染。这些测试一般仅可在专门实验室进行。反转录酶–聚合酶链锁反应（RT–PCR）证明能够有效诊断埃博拉病毒。研究还证明了疾病严重性和较高的 RNA 复制水平之间的相互关系。[9] PCR 技术还成功应用于现场环境（非洲埃博拉病毒暴发后，TaqMan–RT–PCR 用于可携式 SmartCycler）。[10] 组织培养病毒式增长技术、电子显微镜技术和酶联免疫吸附测定技术也可用于鉴定丝状病毒的感染。[11] 皮肤活体组织的免疫组化染色也是鉴定病毒感染的有效方法。[12]

事前措施

同灾害侵袭或可能的生物恐怖袭击一样，医院和急诊室应制订科学合理的灾难应急计划，且应在事件发生前进行演练。在疑似丝状病毒感染／恐怖袭击情况下，地方、州和联邦机构需进行适当协调，以诊断和管理事件。显然，各州的公共卫生部门、美国疾病控制与预防中心和美国陆军医学研究所均需及早参与疾病的鉴定和治疗。通常情况下，必须采取全面性预防措施。当出现集体性发热病时，医疗服务工作者应保持高度警惕。若患者告知近期到过病毒性出血热疫区或近期有出血热疾病暴发的疫区，则应提高警戒水平。对于疑似丝状病毒感染病例，医疗机构必须做好准备，适当隔离患者、体液和试样。临床和实验室人员应使用相应的防护服、手套、高效空气过滤器面罩和眼罩，以免因气溶胶传播（理论上）而受到威胁。

事后措施

当患者出现前述症状和体征（尤其当近期报告有

病毒剂病例或恐怖袭击病例）时，应保持高的丝状病毒感染疑似水平。当丝状病毒袭击疑似水平高时（如前所述），必须尽快通知各州和联邦机构。若患者数量有限，则应考虑将患者转至生物安全 4 级的专用医疗机构，即亚特兰大的疾病控制与预防中心或弗雷德里克的美国陆军医学研究所。对于埃博拉病毒或马尔堡病毒感染疑似病例，血液和体液样本的处理必须极为谨慎。未经事前咨询和安排，不得将物质转交疾病控制与预防中心或美国陆军医学研究所。若发生丝状病毒气溶胶袭击，受害者会在 1 周后发病。此时，环境中已不存在传染性病毒。受体液或物质污染的患者或员工（可能含有丝状病毒）应通过淋浴（含肥皂水）消毒。受污染的表面或物品应使用稀释的漂白剂溶液或标准的医用季铵或酚制剂进行消毒。经过消毒的蒸汽是丝状病毒灭活的最有效方法。[11]

伤员医疗

不幸的是，丝状病毒出血热受害者的治疗大多为支持性治疗。当受害者症状发展为弥散性血管内凝血和感染性休克时，需用血液、凝血产品和增压药物进行常规治疗。体内研究和体外研究尚不能证明常规抗病毒剂（例如病毒唑）具有显著的临床效果。经证明，干扰素 α（INF–α）有利于在细胞培养过程中抑制丝状病毒的复制，且有益于预防受感染的小鼠患病。[11] 尝试用康复的丝状病毒患者体内的康复期血液和血清对患者实施被动免疫。将埃博拉病毒 IgG 抗体注射给受到感染的患者后，死亡率降低。然而，研究过程中发现少数患者存在混杂因素。[13] 从接受扎伊尔埃博拉病毒超免疫的马体内提取的净化球蛋白证明能够预防狒狒和豚鼠患病（受病毒攻击后，立即给药）。[14]

目前正在合力研制埃博拉病毒疫苗。埃博拉相关的脱氧核糖核酸、受辐照的脂质体埃博拉病毒。同时，埃博拉蛋白质片段也正在研究阶段，将来可能用作疫苗。小鼠注射埃博拉病毒颗粒后，会产生埃博拉病毒特异性抗体，并能预防致死病毒。[15]

特殊考虑

丝状病毒能够被用作灾难性生物武器。毒性高、死亡率高等特点使其成为恐怖分子获得大规模杀伤性武器的选择目标。长达一周的潜伏期和发病初期非特异性的症状和体征决定病毒性出血热发病初期不易诊断。此外，医疗服务提供者受感染的风险高、所受到的风险更大。

🌐 隐患

- 医疗服务人员未能识别病毒性出血热的非特异性症状和体征，且未能及时实施消毒程序；
- 未及时将病毒性出血热的可能病例上报各州和联邦官员，进而导致未能及时启动适当的诊断程序和材料与患者的隔离措施；
- 未能采取全面性预防措施，导致病毒剂未能得到有效控制；
- 病毒性出血热疑似病例信息发布后，公众感到恐慌。

实例介绍

一名25岁男子看上去脸色不好，被送到郊区急诊室。他出现了发热、心率过速、低血压、微意识等情况，鼻孔和牙龈有少量出血，几个静脉穿刺部位一直在流血。他的未婚妻告诉医生，最近几天他身体不舒服，出现低烧、全身酸痛和腹泻等症状。经进一步询问，这名男子10天前刚从欧洲旅行归来。根据患者的病史、检查结果和症状，急诊室担心是病毒性出血热，因此，立即与卫生部门取得联系。卫生官员透露最近该地区还报告了几例类似病例。

参 考 文 献

1. Rotz LD, Khan AS, Lillibridge SR, et al. Public health assessment of potential biological terrorism agents. *Emerg Infect Dis*.2002；8：(2)：225-30.
2. Kaplan D. Aum Shinrikyo. In：Tucker J, ed. Toxic Terror：Assessing Terrorist Use of Chemical and Biological Weapons.Cambridge，MA：MIT Press 2000；207-26.
3. Borio L，Inglesby T，Peters CJ，et al. Hemorrhagic fever viruses as biological weapons：medical and public health management.*JAMA*. 2002；287（18）：2391-2405.
4. Salvaggio MR, Baddley JW. Other viral bioweapons：Ebola and Marburg hemorrhagic fever. *Dermatol Clin*. 2004；22（3）：291-302, vi（review）.
5. Takada A，Kawaoka Y. The pathogenesis of Ebola hemorrhagic fever. *Trends Microbiol*. 2001；9（10）：506-11.
6. Francesconi P，Yoti Z，Declich S，et al. Ebola hemorrhagic fever transmission and risk factors of contacts, Uganda. *Emerg Infect Dis*. 2003；9（11）：1430-7.
7. Easter A. Ebola. *Am J Nurs*. 2002；102（12）：49-52.
8. Rowe AK，Bertolli J，Khan AS，et al. Clinical, virologic, and immunologic follow-up of convalescent Ebola hemorrhagic fever patients and their household contacts, Kikwit, Democratic Republic of Congo. *J Infect Dis*. 1999；179（Suppl 1）：S28-35.
9. Towner JS，Rollin PE，Bausch DG，et al. Rapid diagnosis of Ebola hemorrhagic fever by reverse transcription-PCR in an outbreak setting and assessment of patient viral load as a predictor of outcome.*J Virol*. 2004；78（8）：4330-41.
10. Weidmann M，Muhlberger E，Hufert FT. Rapid detection protocol for filoviruses. *J Clin Virol*. 2004；30：94-9.
11. Bray M. Defense against filoviruses used as biological weapons. *Antiviral Res*. 2003；57（1-2）：53-60（review）.
12. Zaki SR，Shieh WJ，Greer PW，et al. A novel immunohistochemical assay for the detection of Ebola virus in skin：implications for diagnosis, spread, and surveillance of Ebola hemorrhagic fever. *J Infect Dis*. 1999；179（Suppl 1）：S36-47.
13. Mupapa K，Massamba M，Kibadi K，et al. Treatment of Ebola hemorrhagic fever with blood transfusions from convalescent patients. *J Infect Dis*. 1999；179（Suppl 1）：S18-23.
14. Jahrling PB，Geisbert J，Swearengen JR，et al. Passive immunization of Ebola virus-infected cynomolgus monkeys with immunoglobulin from hyperimmune horses. *Arch Virol Suppl*. 1996；11：135-40.
15. Warfield KL，Bosio CM，Welcher BC，et al. Ebola virus-like particles protect from lethal Ebola virus infection. *Proc Natl Acad Sci USA*. 2003；100（26）：15889-94.

123 病毒性出血热侵袭——黄病毒

John D. Cahill, James McKinnell

事件说明

黄病毒属于虫媒病毒。全世界有 60 余种已知的这类病毒。这些病毒具有某些共性。大部分病毒的直径为 40~50nm，为包膜正链单股核糖核酸（RNA）病毒，由节肢动物传播，尤其是蚊子和蜱虫。[1]临床上，这些病毒可导致出血热和脑炎。本文重点说明导致出血热的病毒：黄热病、基萨诺尔森林病、鄂木斯克出血热以及登革热。至少这些病毒有可能被制成生物武器。

值得重视的是，在自然环境中，感染可能导致广泛的症状，严重程度不等。从临床角度考虑，同样的研究结果表明，这些病毒引发的症状包括：发热（通常为双相性发热）、相对缓脉、低血压、出血素质、瘀斑、鼻出血、咯血、呕血、黑粪症、便血以及血尿症。实验室结果包括：白细胞减少症、血小板减少症、血浓缩、肝酶升高以及出血或者凝血素或活化部分凝血活酶时间延长。通常是由于继发性出血、休克以及器官衰竭导致受感染患者死亡。传染病的鉴别诊断范围较广，包括流感、病毒性肝炎、革兰氏阴性脓毒症、脑膜炎球菌血症、中毒性休克综合征、立克次氏体感染、钩端螺旋体病、伤寒症、Q 热、疟疾、其他病毒性出血热、胶原血管病、急性白血病以及血小板疾病。

由于黄热病、鄂木斯克出血热以及基萨诺尔森林病具有生物战剂的若干主要特性，若用于针对平民的生物武器，将造成严重风险，因此生物防御工作组将其视为生物战剂，原因是：①发病率和死亡率高；②人与人之间可能传播；③通过气溶胶传播，感染剂量少且传染性强，具有导致大规模暴发的相应能力；④不能采用有效疫苗或者有效疫苗供应量有限；⑤可能造成受影响人群的恐慌；⑥病原体或毒素的可获得性；⑦可进行大规模生产；⑧环境稳定性；⑨以前作为生物武器进行研发。[2]其中不包括登革热，因为初步感染登革热导致出血热的情况很罕见，而且不能通过微粒气溶胶传播。[3]1869 年，美国中止了进攻性生物武器计划中将黄热病作为生物武器，但是朝鲜可能已将黄热病作为武器。[3]

黄热病的潜伏期通常为 3~6 天，然后可能出现发热、不适、头痛、畏光、恶心、呕吐以及易怒的症状。症状出现后的体检结果显示患者患有热病，外表看起来像中毒，皮肤充血，感染结膜炎，有舌苔，而且上腹部疼痛或叩痛。可能出现法盖氏征（伴有发热的相对缓脉）。3~5 天后，患者康复或者进入暴发型病阶段，出现大面积肝脏损伤和黄疸（因此称为黄热病）。肾脏衰竭很常见。可能发生出血素质，会导致鼻出血、龈渗血、瘀斑、皮下血肿、呕血（通常称为"黑色呕吐"）、黑粪症、血尿、血小板减少症以及弥散性血管内凝血。随后引发心肌炎、脑病以及休克。病死率为 20%~50%。如能幸存，则可能完全康复。

孤立病例的黄热病很难诊断。发生流行病时，医生应保持警醒，而且诊断结果更加明显。在热带地区，通常进行临床诊断。可检查肝活组织，确定特有病变，例如康西耳曼氏体和中带坏死。但是，活组织检查结果并非绝对的，不排除可能的诊断结果。此外，黄热病肝活组织检查可能受大出血影响。发达国家拥有诊断专用实验室。在这些机构，通过病毒培养菌、聚合酶链反应（PCR）或者酶联免疫吸附测定（ELISA）测试进行诊断，确定急性传染期间 IgM 是否增高或者此后的 IgG。[4]

对于患有基萨诺尔森林病的患者，3~12 天的潜伏期后，严重热病接踵而至，热病具有双相性特性。患者可能抱怨头痛、畏光、肌痛、上呼吸道症状、呕吐以及腹泻急性发作。体检结果显示，热病患者患有相对缓脉、低血压、面部红斑、结膜炎、腭部水疱、淋巴结病、肝脾肿大。出血素质症状包括：瘀斑、鼻出血、呕血、咯血、黑粪症以及便血。患者会患有出血性肺水肿，这是最常见的死因。死亡率接近 8%。[5]可能出现肾脏或者肝脏器官衰竭。表面病情改善若干天后，20%~50% 的人将进入疾病的第二阶段。这一阶段将出现脑炎症状。[6]

全血细胞计数显示白细胞减少、血浓缩以及血小板减少，还可以发现肝酶和肾脏酶增加。患病后前 12 天，病毒可以直接从血液中分离出。处理样本时，应采用适当的实验室预防措施。对于 IgM 和 IgG，可进行血清研究。

幸运的是，在自然环境中鄂木斯克出血热为自限急性传染病，只有少数患者会患出血性并发症。死亡率为 0.5%~3%。临床上，潜伏期为 3~7 天，患者的症状与基萨诺尔森林病的症状相似。但是，无中枢神经系统病变。诊断通过采用 PCR 法检测病毒 RNA 或者使用 ELISA IgM 和 IgG 进行血清诊断。

登革热分布在全球的整个热带地区。20 世纪 50 年代中期，登革病毒传染病暴发频率呈上升趋势。历史上，登革病毒曾引发偶发性或者罕见的流行病暴发。但是，20 世纪上半叶，登革传染病大范围流行，而且患者出现更加严重的临床疾病。截至 1998 年，56 个国家的 150 万例登革热和登革出血热病例标志着第一次世界范围内的流行病暴发。1998 年流行病暴发后 3 年，即 2001 年暴发了另一场世界范围内的流行病。50 年间，登革病毒传染病发生率增长近 30 倍，在全世界每年影响近 5100 万人。仅在波多黎各，在过去 10 年中就已花 2.5 亿美元用于处理这种疾病导致的后果[7]。疾病流行病学的巨大改变导致人口从农村迁往市中心以及 20 世纪特有的国际旅游和商业增多。

血清型登革病毒分为四种：DEN-1、DEN-2、DEN-3 以及 DEN-4。四种血清型登革热病毒均会导致临床登革热。由于病毒传染病免疫应答较独特，因此可将登革热和其他热带传染病区分开。主要传染病

消退后，则视为对感染的血清型病毒具有终身免疫，但是仅可暂时防止其他血清型病毒侵袭。短暂的相对免疫期后，暴露的患者容易受其他 DEN 血清型病毒的继发性传染病影响。主要为继发性传染病，尤其是 DEN-2 传染病，更可能导致严重疾病以及出血性登革热。[8]令人信服的论证证明，继发性传染病抗体依赖性增强作用导致病毒血增加，而且导致人们患有出血性登革热。

初期受感染的患者通常出现登革热症状，而不同血清型病毒的继发性传染病患者可能出现出血性登革热。登革热的潜伏期为 2~15 天。登革热或者"断骨热"的典型症状为发热、额痛、后眼窝痛、剧烈肌痛以及剧烈的关节痛。伴随的综合征症状包括结膜充血、咽部刺激、恶心、呕吐以及围绕中心分布的斑丘疹。最初，2~7 天的时间发热温度迅速升高，然后下降，仅 24 小时后复发（因此称为"马鞍型双峰热"）。据报告，80% 以上的病例肝转氨酶浓度增加，若干出现暴发型肝衰竭。

感染 4~5 天后可以观察到血小板减少，但是并非普遍结果。尽管登革热为自限性传染病，但是可能伴随出血并发症。严重出血，尤其是胃肠失血为登革热的致命并发症。[9-11]

根据伴随血浓缩（血球密度增加 20% 以上）和血小板减少的毛细血管血浆渗漏增加症状，可区分出血性登革热和登革热。胸腔积液和腹水可能为微血管渗漏的并发症。突发血浆外渗，通常伴随着热退期，会导致与登革休克综合征相关的血液循环欠佳。

出血性登革热微血管渗漏后具体的病理生理改变不详，但是与病毒滴度高有关，病毒滴度高会导致补体激活和细胞因子释放，反之会导致内皮功能失调以及血浆泄漏。[12]死亡率可能高达 50%。通过血清学检测进行诊断。可采用佩特兹氏试验，但是非疾病特异性。

⬅ 事前措施

医疗服务人员必须对这些疾病保持高度警惕，因为有时这些疾病很难诊断，而且若干制剂会用作生物武器。如果大量人员出现病毒综合征或者凝结和出血问题，则临床医师应特别提高怀疑度。医疗服务人员应熟悉疾病的临床症状以及可用于诊断和治疗受感染患者的资源。若大量患者感染这些病毒

且需要护理，则预期需要大量血液制品。从公共卫生的角度考虑，迅速诊断是当务之急，因为埃博拉病毒暴发与黄热病暴发的处理方法大相径庭。机构和公共卫生官员还应准备处理民众恐慌以及充满医疗保健体系的心理障碍患者。预期可采用黄热病疫苗和民众疫苗接种计划。

➡ 事后措施

因为民众没有应对作为生物武器病毒的经验，所以受感染人员的症状还不完全明了。医疗人员应采取标准隔离措施。可能暴露的接触者应进行数周的医疗监护，查看是否出现发热迹象以及病毒性出血热症候。幸运的是，未报告有在自然界中人与人之间传播的病例。若确定的病毒有疫苗可预防疾病，应尽快开始大规模接种防疫疫苗。若疑似病毒性出血热，必须通知当地卫生官员，以在州和联邦卫生官员的协调下识别病原并获得疫苗。

👥 伤员医疗

由于黄病毒的传染性，所以应对病毒性出血热作出相应的治疗，包括静脉注射液、血管升压药支持、血液制品、维生素K，避免使用非甾体类抗炎药物和抗凝血剂，并校正电解质不平衡。尽管数据有限，但是并未证明利巴韦林可有效治疗黄病毒传染病。

除为受感染者提供辅助护理外，黄热病流行病的治疗涉及预防措施的采取，包括带菌者控制、监护以及免疫。可进行黄热病疫苗接种。黄热病疫苗为减毒活疫苗，有若干禁忌症候，包括9个月以下的儿童、怀孕期以及免疫抑制。只能在指定的黄热病中心接种疫苗。接种疫苗剂量为0.5mL，在上臂进行皮下注射，注射一次的免疫时间至少持续10年。

应对基萨诺尔森林病和鄂木斯克出血热采取相应辅助治疗。在病区，应避免患者接触蜱虫。疾病流行地区可采用福尔马林灭活疫苗预防基萨诺尔森林病。[13]虽然没有鄂木斯克出血热疫苗，但是，森林脑炎灭活疫苗可提供相应预防。[14]

也应提供出血性登革热治疗。预防措施包括根除蚊虫滋生地以及采取人员防护措施。该病的疫苗目前正在进行试验中。

💡 特殊考虑

迄今为止，黄病毒出血热无具体治疗方法。尽管随着抗病毒药物的发展，未来可能采用抗病毒药物治疗，但现在只能提供辅助性治疗。某些疾病为疫苗可预防性疾病，而且目前正在进行登革热疫苗试验。幸运的是，与其他出血热不同，目前黄病毒没有发现在人与人之间传播。

🌐 隐患

- 无详细的临床病史，从而将疾病误认为是流感或者简单的病毒综合征；
- 无具体的出行记录，包括地理位置、旅行距离、参与的活动以及蚊虫或者蜱虫暴露；
- 由于疾病具有各自的潜伏期，因此无法确定症状发作时间以及出行返回时间；
- 无法获得既往病史，包括以前接种的疫苗；
- 多名患者出现本文所述类似症状后，临床上未引起怀疑；
- 未向公共卫生官员或者卫生部门报告疑似出血热病例。

📷 **实例介绍**

一家市内医院的护理医生忙于在这个季节异乎寻常地提前来临的流感。若干患者死亡，急诊室患者数量增加25%，形势非常严峻。一周后，原以为患有流感的许多患者出现消化道出血，需要输血和加护病房护理。其中一名30岁的男性患者症状为：发热101℉，心率80，血压90/50 mmHg。这名患者身体出现瘀斑，陈述症状为间歇性鼻出血以及血便。实验室化验结果为：白细胞和血小板数偏低、血球密度升高、肝酶升高。他的出血时间增长。

参 考 文 献

1. International Committee on Taxonomy of Viruses. Seventh Report of the International Committee on Taxonomy of Viruses. San Diego, Calif：Academic Press；2000.

2. Borio L, Inglesby T, Peters CJ, et al. Hemorrhagic fever viruses as biological weapons：medical and public health management，JAMA. 2002；287（18）：2391-2405.

3. Peters CJ, Jahrling PB, Khan AS. Patients infected with high-hazard viruses. Arch Virol Suppl. 1996；11：141-68.

4. Monath TP. Yellow fever. In : Guerrant RL, Walker DH, Weller PF, eds. Tropical Infectious Diseases. Philadelphia : Churchill Livingstone ; 1999 : 1262.

5. Monath TP. Kyasanur Forest disease. In : Monath TP, ed. The Arboviruses : Epidemiology and Ecology. Vol 3. Boca Raton, Fla : CRC Press ; 1998.

6. Pavri K. Clinical, clinicopathological and hematological features of Kyasanur Forest disease. Rev Infect Dis. 1989 ; 11 (Suppl 4) : S854-9.

7. Clark G, et al. Dengue fever. In : CDC Yellow Book. Atlanta : Centers for Disease Control and Prevention ; 2003.

8. Vaughn DW, et al. Dengue viremia titer, antibody response pattern, and virus serotype correlate with disease severity. J Infect Dis. 2000 ; 181 : 2-9.

9. Kautner I, et al. Dengue virus infection : epidemiology, pathogenesis, clinical presentation, diagnosis, and prevention. J Pediatr. 1997 ; 131 : 516-24.

10. Hayes EB, et al. Dengue and dengue hemorrhagic fever. Pediatr Infect Dis J. 1992 ; 11 : 311-17.

11. Kalayanarooj S, et al. Early clinical and laboratory indicators of acute dengue illness. J Infect Dis. 1997 ; 176 : 313-21.

12. Lei HY, et al. Immunopathogenesis of dengue virus infection. J Biomed Sci. 2001 ; 8 : 377-88.

13. Broom AK, et al. Kyasanur Forest disease. In : Cook GC, Zumla A, eds. Manson's Tropical Diseases. 21st ed. Philadelphia : Saunders ; 2003 : 748-9.

14. Broom AK, et al. Omsk hemorrhagic fever. In Cook GC, Zumla A, eds. Manson's Tropical Diseases. 21st ed. Philadelphia : Saunders ; 2003 : 751.

124 基孔肯雅病毒侵袭

Heather Long

🌀 事件说明

基孔肯雅病毒（CHIK）为伊蚊携带的甲病毒。世界上许多热带和亚热带地区的病毒具有地方性，包括撒哈拉沙漠以南的非洲、东南亚、印度以及西太平洋。坦桑尼亚流行病后，CHIK 病毒首先是于 1953 年从人类血清和伊蚊中分离出的。[1]

最常见的传播途径为人—蚊子—人，CHIK 病毒还可成烟雾状传播。[2] 这种病毒具有很强的传染性，很多实验室工作人员在工作时被这种病毒感染。[3-5] 作为一种生物恐怖战剂，这种病毒最有可能作为气溶胶或者通过释放病毒感染的蚊子的方式进行传播。[6] 据记载，不会在人与人之间传播。迄今为止，没有恐怖分子获取或者计划使用该战剂的确认报告。若发生 CHIK 病毒侵袭，大部分接触的人会在 2~10 天的潜伏期后患病。[2] 与 CHIK 病毒有关的疾病通常会自限，且持续时间短，但是会暂时使人虚弱，而且大量受影响的患者可能会因为发热以及严重的关节痛而就医。几乎没有用于筛查出现上述症状患者的隔离区的医院将人满为患。

感染 CHIK 病毒的特点为发热、斑丘疹和关节痛。[7] 恶心、头痛、呕吐和肌痛同样很普遍。2~10 天的潜伏期后，通常首先出现发热症状。[2] 关节痛是最显著的症状，斯瓦希里语"chikungunya"翻译为"弯曲"，是指关节痛。[8] 其严重程度不同，从体虚和僵硬到疼痛难忍。疼痛通常对称或者涉及多个关节。以前受损的关节和手指、手腕、肘部、脚趾、踝关节以及膝盖最可能受到影响。[6] 关节肿胀，一触即痛。儿童的疼痛频率和症状严重程度通常较低。2~5 天后，大部分患者的所有症状完全消退。但是，

约 12% 的患者将留下关节病的后遗症，关节病可能持续数月至数年。[5] 持续的关节病与 CHIK 病毒抗体的高滴度有关。[5]

尽管未划分为出血热病毒，但是，已报告有拟态登革热和黄热病的出血热病。[9-10] 某些 CHIK 病毒传染病暴发时，10% 的患者少量出血，包括瘀斑、鼻出血以及齿衄。已报告有感染 CHIK 病毒后出现心肌炎和心肌病的病例。[11-12] 很少将老人和儿童的死亡与 CHIK 的暴发联系在一起，而且从一名死亡的斯里兰卡儿童体内分离出了 CHIK 病毒。[13-14]

无前往流行病区域经历或没有在实验室接触病毒的患者，若被诊断为 CHIK 病毒感染，则应在临床上引起高度的怀疑。常规实验室测试为非特异性测试。若通过聚合酶链反应或者酶标记免疫吸附测定（法）进行实验室确认，应将血清提交给疾病控制与预防中心（CDC）或美国陆军传染病医学研究所（USAMRIID），需 1~5 天才能得到结果。[6]

⬅ 事前措施

院前服务部门、医院以及当地和州卫生部门应对生物恐怖主义和大量人员伤亡事件实施准备方案。若要识别 CHIK 病毒事件，需熟悉战剂，并具有高度的临床怀疑精神。高度警惕对于识别隐蔽的生物恐怖分子袭击至关重要。

➡ 事后措施

所有 CHIK 病毒传染的疑似病例应报告给当地和州卫生部门，由这些部门通知疾病控制与预防中

心。应立即通知传染病控制专业人员以及实验室人员。处理样本应遵守第三级生物安全规范。若怀疑感染 CHIK 病毒，应采集受影响患者的血清 10~12mL，冷藏或者用干冰保存放在塑料管中运送。公共卫生部门以及疾病控制与预防中心应帮助临床医生准备要送往标准实验室的样本（参见"生物制剂 / 疾病的封装协议"，网址 http：//www. bt.cdc.gov/Agent/VHF/VHF.asp）。实验室人员必须警惕，防止产生微小烟雾，以尽量降低感染的风险。预先通知后，疾病控制与预防中心可在约 1 个工作日后提供初步的实验室诊断结果。[15]

自然状态下，从长远角度看，CHIK 病毒在环境中不稳定。环保局登记的医院消毒剂、蒸汽消毒以及干燥均能杀死病毒。但是，专家对受污染环境、所使用的战剂以及传播方式进行分析后，需决定是否在侵袭后去污染。同样，有必要对暴露和受感染患者进行接触和呼吸隔离，但是专家分析后才能提供具体的建议。若实验室需数天才能确认，则应采取严格的传染病控制措施，直至排除人与人之间战剂传染的可能性。所有患者均应采取通用预防措施。

伤员医疗

治疗 CHIK 病毒感染的主要方法为辅助治疗。应密切监控液体和电解质平衡。非甾体抗炎药为发热和疼痛的一线疗法。若持续呕心和呕吐，则可服用止吐剂。抗病毒药（包括利巴韦林、6- 氮尿苷、干扰素 α-2b 以及甘草素），可单独或共同使用，已证明在活体内具有抗 CHIK 活性。[16]仍未研究其中的任何制剂是否会起到有效的暴露后预防或治疗作用。目前，美国食品药品监督管理局未批准在感染 CHIK 病毒后使用利巴韦林。若在自然状态下 CHIK 病毒感染的发病率低且死亡率极低，只有经专家分析后，才可将利巴韦林作为研究的新药应用服用。[15]目前没有 CHIK 病毒疫苗，但是正在进行疫苗研发工作；活 CHIK 病毒疫苗的第二阶段安全和免疫原型研究结果于 2000 年公布。[17]

特殊考虑

CHIK 病毒具有很强的传染性，大部分暴露于这种战剂的人会患病。CHIK 病毒疾病持续时间短，暂

时使人虚弱，但是不会致命。因为在西方国家这种病毒无动物寄生宿主，而且不会在人与人之间传播，因此作为"干净"的生物武器，CHIK 病毒可作为针对民用目标的理想战剂。[6]

隐患

- 未考虑出现发热、皮疹和关节痛等非特异性症状的患者受 CHIK 病毒感染或者侵袭；
- 没有提醒实验室人员疑似病例的微小颗粒雾化吸入的可能性；
- 未将疑似病例通知当地或州卫生部门。

实例介绍

一名无严重病史的22岁女性称早上醒来后双侧手腕、肘部以及膝盖剧烈疼痛。工作时突然发热而且恶寒战栗一天，之前身体健康状况良好。患者未出现流鼻涕、咳嗽或者咽喉痛的症状。但是她抱怨头痛且恶心，但是无呕吐和腹泻症状，没有出现胸部或腹部疼痛。她没有与任何患者接触，最近未旅行，也没有外伤或者跌倒。其服用的唯一药物是口服避孕药。

该名患者的生命征如下：体温39.5℃，心率120，血压118/74 mmHg，呼吸率16。患者皮肤潮红，身体明显不适，但是未出现呼吸困难的症状。体检显示的症状为：双侧膝盖略微肿胀，双侧膝盖、腕部和肘部主动或被动关节活动度引起疼痛。无关节发热及红斑症状。包括白细胞计数和分类在内的常规实验室测试结果正常。红细胞沉降率为40。右侧膝关节穿刺抽液显示晶体负津液，白细胞计数为200个/高倍视野。

参 考 文 献

1. Ross RW. The Newala epidemic. III. The virus：isolation, pathogenic properties and relationship to the epidemic. J Hyg（Lond）. 1956；54：177-91.

2. Tesh RB. Arthritides caused by mosquito-borne viruses. Ann Rev Med. 1982；33：31-40.

3. Shah KV, Baron S. Laboratory infection with chikungunya virus：a case report. Indian J Med Res. 1965；53：610-13.

4. Banerjee K, Gupta NP, Goverdhan MK. Viral infections in laboratory personnel. Indian J Med Res. 1979；69：363-73.

5. Ramachandra RJ, Singh KRP, Pavri KM. Laboratory transmission of an Indian strain of chikungunya virus. Current Sci. 1964；33：235-6.

6. CBWInfo. Factsheets on chemical and biological warfare. Chikungunya fever : essential data. Available at : http : // www.cbwinfo. com/Biological/Pathogens/CHIK.html.

7. Brighton SW, Prozesky OW, de la Harpe AL. Chikungunya virus infection. A retrospective study of 107 cases. S Afr Med J. 1983 ; 63 : 313-15.

8. Pfeffer M, Linssen B, Parker MD, et al. Specific detection of chikungunya virus using a RT-PCR/nested PCR combination. J Vet Med. 2002 ; 49 : 49-54.

9. Hammon WM, Rudnick A, Sather GE. Viruses associated with epidemic hemorrhagic fevers of the Philippines and Thailand.Science. 1960 ; 131 : 1102-3.

10. Sarkar JK, Chatterjee SN, Chakravarti SK, et al. Chikungunya virus infection with haemorrhagic manifestations. Indian J Med Res. 1965 ; 53 : 921-5.

11. Maiti CR, Mukherjee AK, Bose B, et al. Myopericarditis following chikungunya virus infection. J Indian Med Assoc. 1978 ; 70 : 256-8.

12. Obeyesekere I, Hermon Y. Myocarditis and cardiomyopathy after arbovirus infections (dengue and chikungunya fever.)

Br Heart J. 1972 ; 34 : 821-7.

13. Rao AR. An epidemic of fever in Madras—1964 : a clinical study of 4, 223 cases at the Infectious Diseases Hospital. Indian J Med Res. 1965 ; 53 : 745-53.

14. Hermon YE. Virological investigations of arbovirus infections in Ceylon, with special reference to the recent chikungunya fever epidemic. Ceylon Med J. 1967 ; 12 : 81-92.

15. Borio L, Inglesby T, Peters CJ, et al. Hemorrhagic fever viruses as biological weapons : medical and public health management. JAMA. 2002 ; 287 : 2391-2405.

16. Briolant S, Garin D, Scaramozzino N, et al. In vitro inhibition of Chikungunya and Semliki Forest viruses replication by antiviral compounds : synergistic effect of interferon-alpha and ribavirin combination. Antiviral Res. 2004 ; 61 : 111-7.

17. Edelman R, Tacket CO, Wasserman SS, et al. Phase II safety and immunogenicity study of live chikungunya virus vaccine TSIGSD-218. Am J Trop Med Hyg. 2000 ; 62 : 681-5.

125 重型天花病毒（天花）侵袭

Robert G. Darling

事件说明

与任何其他已知疾病相比，历史上死于天花的人数最多，据估计，有史以来死于天花的人数超过1亿人。[1] 自1978年以来，世界上任何地方均未出现天花病例，1980年世界卫生组织宣布已将天花根除。按照条约规定，目前世界上只有两个官方天花存储库：位于俄罗斯联邦新西伯利亚州的国家病毒学和生物技术研究中心和位于美国亚特兰大的美国疾病控制与预防中心。除非可证明是因为实验室意外导致的结果，否则任何一例天花都可认为是蓄意的。

在不同的情况下，恐怖分子可能使用天花作为生物武器。最简单的方法是获得秘密库存的非法病毒样本并使毫无戒心的受害者接触。然后，这些不幸的人经营自己的日常业务，具有传染性后，将作为带菌者继续传播疾病。这可能不是最有效的传播病毒的方式，因为随着病情的发展，大部分受害者病情严重，不能四处走动。感染大量人的最有效方法是故意散布武器化的病毒气溶胶。

天花病毒的潜伏期平均为12天，接触后潜伏期为7~17天。临床表现为：不适、发热、发冷、呕吐、头痛以及背痛，15%的患者出现神智失常。在潜伏期，约10%的淡肤色的患者先出现红斑性丘疹，2~3天之后，黏膜疹与一些不连续的疹同时出现在面部、手和前臂上。

下肢发疹之后，在一周内便散布到躯干部位。皮肤症状很快地由形成斑疹、丘疹到最后脓疱状的小囊。四肢和脸上分布比较多，症状比较严重，且呈现离心的分布为其重要的诊断特征。与水痘比较，其皮肤症状通常在身体不同的部位同时发展，其症状明显

不同。在感染后的8~14天，那些脓疱形成结痂后痊愈形成褐色的疤。虽然在咽喉、结膜和小便中所含天花病毒的量会随时间而递减，但在结疤期间，预传染性的病毒仍能够迅速地恢复。因此，患者应该被隔离直到所有的结疤脱落为止。

20世纪，发现了两种不同类型的天花。轻型天花的特点为全身毒性轻且痘病变更小，未接种疫苗的受害者死亡率为1%；典型疾病重型天花可分别导致接种疫苗者和未接种疫苗者的死亡率为3%和30%。[2]

必须区分天花和其他水泡疹，如水痘、有小疱的多形红斑或者变应性接触性皮炎。若不确定传染病控制措施，则不能识别具有部分免疫能力的人的相对较小的天花病例。其他有效隔离的威胁为无明显患病迹象的接触者可能通过口咽传播病毒。因此，准确诊断后，为避免造成恐慌，必须及时进行隔离并采取医疗对策。

常用诊断方法为采用水疱碎屑电子显微镜检查法证明特有的病毒粒。采用光学显微镜术，发现了天花病毒粒的总和，称为天花包涵体。另一种水疱碎屑天花包涵体迅速而不敏感的测试为Gispen改良镀银染色，这种方法可使细胞质内含物变黑。

上述实验室测试均不能区分天花和牛痘（用于天花疫苗）、猴痘或者牛痘病毒。区分通常需要在绒毛尿囊膜进行病毒分离以及其生长特性。聚合酶链反应诊断技术的发展可能成为区分天花和其他痘病毒更加准确且更便利的方法。[3]

事前措施

事前准备的重点是对第一响应人员、医疗以及公共卫生人员的教育。这对医疗服务人员来说尤为重

要，因为在监视系统使公共卫生部门怀疑社区存在流行病前，机敏的医师很难诊断首例天花。快速确认和接种疫苗是控制天花暴发的关键。

理想的情况是，所有第一响应人员和医疗公共卫生人员在天花暴发前接种天花疫苗，并且广泛地就其本地天花应急计划进行演习。但是，2003 年，疾病控制与预防中心试图给 50 万名志愿者接种疫苗，但未成功，主要是因为担心疫苗的副作用，而且公众认为恐怖分子使用天花的威胁概率较低。至今为止，已有 60 万余名美军注射疫苗，且并发症比率较低。[4]

完善综合"全危险"医院灾难应急计划应准备就绪且应定期进行测试，包括护理迅速流入的大量具有传染性患者的准备。当地计划应与其他区域、州以及联邦灾难计划关联。

事后措施

单个天花病例应视为国际公共卫生紧急事件。必须立即通知医院感染控制和实验室人员，执法机构以及当地、州和联邦公共卫生部门（包括疾病控制与预防中心）。应确定所有潜在接触者的流行病学调查，以便在暴露后接种疫苗。由于天花死亡率达 30% 而且发病率高，所以接种疫苗使危险比率显著下降，即使是对于具有禁忌症候的接种疫苗患者而言。与天花患者接触的患者应尽快注射疫苗，即使在接触后 5~7 天内，以预防或者改善病情。[5]

采用牛痘病毒的天花疫苗通常通过采用双叉针进行皮内接种。目前的天花疫苗是 Wyeth DryVax，为牛痘苗许可产品。未来的天花疫苗将在人体细胞培养物上生长。[6] 主要疫苗接种者要用针进行 3 次穿刺，重复给疫苗接种者穿刺 15 次。接种疫苗后 5~7 天，接种部位通常会出现水疱，伴有红斑和硬结。皮肤损伤结痂，1~2 周逐渐愈合；皮损症状迅速转好，由于之前进行免疫，症状减轻。

副作用包括低热和腋窝淋巴结病。伴随的红斑和接种水疱通常被诊断为细菌重复感染。更严重的疫苗反应包括脸部、眼皮或者其身体部位意外变质处理，全身性牛痘以及临时急性心肌心包炎。罕见但通常致命的有害反应包括牛痘性湿疹（有湿疹的患者全身皮肤布满牛痘）、进行性痘疹（无免疫应答的个人全身痘疹）以及种痘后脑炎。[7]

在下列情况下不适宜种痘：免疫抑制、HIV 感染、有湿疹患病史或者证明患有湿疹、其他严重的活动性皮肤病、怀孕期或者是具有上述情况的人的家人、性伙伴或者其他有亲密身体接触者。此外，哺乳期的母亲、患有严重的心血管病或者具有心血管病的三种风险因素的个人或者使用类固醇滴眼药物或者最近做过眼外科手术的个人不应接种疫苗。尽管有上述警告，但是大部分部门声称，除严重削弱全身免疫力外，接触天花的人暴露后种痘确定无绝对禁忌症。但是，在这种情况下，建议孕妇和湿疹患者同时注射疫苗的免疫球蛋白（VIG）。[8]

VIG 用于治疗天花疫苗的某些并发症，包括伴随系统疾病的全身性牛痘、无角膜炎的眼牛痘、牛痘性湿疹以及进行性痘疹，可以使用。预防或治疗的静脉制剂剂量为 100mg/kg（一线），或者肌注制剂（二线）0.6mL/kg。由于肌注制剂体积大（体重为 70kg 的人 42mL），所以 24~36 小时内给多个部位注射。

若没有 VIG，西多福韦注射液可用于治疗牛痘的副作用。有限的数据表明，在暴露后一周内若服用 VIG 并同时注射疫苗，则对天花暴露后的预防起作用。建议出现疫苗禁忌症候的人只种痘。接触一周多后，若可以，服用两种产品也是合理的。[9]

若暴发大规模天花，必须考虑隔离措施。根据历史记录，隔离是最终控制天花的主要措施，因此在 50 多年前美国已采用此种措施。

伤员医疗

与已知天花病例接触的人，无论是否接种疫苗，都应至少在暴露后 17 天内进行监控，发烧后应采取飞沫和空气传播预防措施立即隔离个人。可能无法对无症状接触者应严格隔离或对无症状接触者应严格隔离不实际，则需采取其他方法，使接触者待在家中并每日测量体温。[10] 接触确诊病例后 17 天内出现 38℃ 的体温，则证明患有天花病。然后，接触者应立即隔离，最好在家中隔离，直至确诊为天花，或者排除，但排除后仍需隔离，直至所有痂脱落。接触天花临床病例的所有人员还应立即接种疫苗或者重新接种疫苗。应为看护者接种疫苗或者无论其是否接种疫苗，都应继续穿戴适当的个人防护装备。过去三年，临床验证天花患者接种疫苗（水疱结痂）可使该人对天花产生免疫。

治疗天花的抗病毒药正在研究中。在动物研究中，西多福韦注射液在活体内或者体外活性方面具有重大意义。[11] 目前还未确定其是否比暴露后立即种痘的效果更佳。即使西多福韦注射液为许可药物，但是其治疗天花的用途在"药品核准标示外"，因此，应作为研究中的新药使用。三氟尿苷或疱疹净等典型的抗病毒药，可用于治疗天花眼病。要成功治疗天花患者，必须采取辅助治疗，包括水合作用以及营养维持、止痛以及继发感染治疗。

💡 特殊考虑

因为天花具有可传染性，发病率和死亡率高，能造成人们恐慌，且控制这种流行病需采取极端的公共卫生措施，因此疾病控制与预防中心将天花（重型天花）划分为A类重要生物战剂。[12] 人们对天花的特别忧虑是因为天花可通过空气中的飞沫核在人与人之间传播。若干具有显著呼吸系统症状的天花患者已经证明了这一点。

在为每一位美国人获取足够经许可的天花疫苗方面，已取得巨大进步，目前正在继续研发副作用更小、更加安全的天花疫苗。[6] 目前，澳大利亚研究人员已证明在动物体内白介素2改良痘病毒能够杀死目前的牛痘苗。[14] 类似的治疗天花患者的抗病毒药研究正在进行，西多福韦注射液也有望治疗天花。

🌐 隐患

- 未能在临床的基础上识别天花病例；
- 未立即为患者和医院人员采取空气传播和飞沫传播预防措施；
- 没有通知医院实验室人员，从而未从天花患者身上采集临床样本；
- 没有立即将天花疑似病例情况告知执法部门和公共卫生部门。

实例介绍

一名18岁的男性出现发烧（40℃）、严重感冒、咽喉痛、严重头痛以及红斑性丘疹的症状。其脉搏为120（正常），呼吸率12，血压126/88 mmHg。该名男子病情严重。患者全身都皮肤病损，面部和手臂比躯干或下肢的情况更严重。面部病损主要为红色丘疹，手臂主要为红色斑疹。所有病损几乎在同一阶段出现。

参 考 文 献

1. Fenner F, Henderson DA, Arita I, Jezek Z, Ladnyi ID. Smallpox and its eradication. Geneva : World Health Organization ; 1988.

2. Dumbell DR, Huq F. The virology of variola minor : correlation of laboratory tests with the geographic distribution and human virulence of variola isolates. Am J Epidemiol. 1986 ; 123 : 403-15.

3. Ibrahim M, Lofts R, Jahrling P, et al. Real-time microchip PCR for detecting single-base differences in viral and human DNA. Anal Chem. 1998 ; 70 : 2013-17.

4. Grabenstein J, Winkenwerder W. US military smallpox vaccination program experience. JAMA. 2003 ; 289 : 3278-82.

5. Wharton M, Strikas R, Harpaz R, et al. Recommendations for using smallpox vaccine in a pre-event vaccination program. Supplemental recommendations of the Advisory Committee on Immunization Practices (ACIP) and the Healthcare Infection Control Practices Advisory Committee (HICPAC). MMWR Recomm Rep. 2003 ; 52 : 1-16.

6. Bicknell W, James K. The new cell culture smallpox vaccine should be offered to the general population. Rev Med Virol. 2003 ; 13 : 5-15.

7. Frey S, Couch R, Tacket C, et al. Clinical responses to undiluted and diluted smallpox vaccine. New Engl J Med. 2002 ; 346 : 1265-74.

8. Suarez V, Hankins G. Smallpox and pregnancy : from eradicated disease to bioterrorist threat. Obstet Gynecol. 2002 ; 100 : 87-93.

9. Jahrling PB, Zaucha GM, Huggins JW. Countermeasures to the reemergence of smallpox virus as an agent of bioterrorism. In : Scheld WM, Craig WA, Hughes JM, eds. Emerging Infections 4. Washington, DC : ASM Press ; 2000.

10. Henderson D, Inglesby T, Bartlett J, et al. Smallpox as a biological weapon : medical and public health management. Working Group on Civilian Biodefense. JAMA. 1999 ; 281 : 2127-37.

11. De Clercq E. Cidofovir in the therapy and short-term prophylaxis of poxvirus infections. Trends Pharmacol Sci. 2002 ; 23 : 456.

12. US Centers for Disease Control and Prevention. BioterrorismAgents/Diseases. Available at : http : //www. bt.cdc.gov/agent/ agentlist.asp.

13. Wehrle PF, Posch J, Richter KH, Henderson DA. An airborne outbreak of smallpox in a German hospital and its significance with respect to other recent outbreaks in Europe. Bull World Health Organ. 1970 ; 43 : 669-79.

14. Jackson R, Ramsay A, Christensen C, et al. Expression of mouse interleukin-4 by a recombinant ectromelia virus suppresses cytolytic lymphocyte responses and overcomes genetic resistance to mousepox. J Virol. 2001 ; 75 : 1205-10.

126 流感病毒侵袭

Anna I. Cheh

事件说明

流行性感冒病是因为病毒感染的急性呼吸道疾病。流感病毒属于正黏液病毒科。包膜病毒基因组包括 8 个分段单链负义 RNA。免疫类型有三种：甲型、乙型和丙型。甲型为人体疾病的原生病原体。其两种表面糖蛋白、血细胞凝集素（H）以及神经氨酸酶（N）确定寄主免疫以及亚类命名。与仅寄居于人体的乙型和丙型不同，甲型病毒还会传染鸟类、猪、马匹以及海兽。基因分段特点在寄生宿主内感染时有利于基因重组合。遗传飘移（主要）或者漂变（次要）导致甲型病毒的基因多样性。[1] 主要抗原变异造成世界范围内致死性流行病，例如 1918~1957 年的流行病。1997 年中国香港出现疾病传染病学的新忧虑，人也可感染动物疾病。

疾病控制与预防中心未将流行性感冒划分为生物战剂。[2] 对于免疫活性个体而言，流行性感冒传染病是一种自限性疾病，发病率低。但是，若在城市中侵袭，某些因素将支持流行性感冒发挥作用。流行性感冒的传染性强，通过飞沫或者污染物传播。[3] 流行性感冒气溶胶传播，为侵袭中可能采用的方法，与直接的呼吸接触相比，若诱发同等疾病，这种方法使用的病毒粒少 2.7 万倍。[4] 潜伏期短，从 18~72 小时不等。感染后，在一天内便具有传染性，症状出现后一周仍具有传染性。此外，流感病毒随时可以获取，而其他战剂较难获取。更加令人担心的是，随着科技的进步，可在实验室直接制造具有感染性的战剂，而无须天然模板。[5]

流行性感冒的典型症状是突然出现发烧、头痛、肌痛以及身体极其不适。病毒以呼吸道纤毛柱状上皮细胞为目标，并在其中繁殖。[1] 因此，还会出现上下呼吸系统受损症候。前 3~5 天的急性期，全身症状更加显著。恢复期可能持续数周，但仍存在呼吸系统症状以及身体不适，通常称为流感后虚弱。[6]

流感并发症容易被患有慢性基础疾病的个人感染。高风险人群包括患有心血管或者肺病、糖尿病、肾病或者免疫抑制的人。肺炎是流感暴发导致过量死亡的最主要并发症。较不常见的其他并发症包括：肌炎、心肌炎、横纹肌溶解症以及雷依氏综合征。据记录，有脑炎和无菌性脑膜炎等中枢神经系统症状，但是未确定其直接关系。病毒血症很罕见。

通常根据临床表现诊断，尤其适用于流行病。但是，在恐怖分子袭击期间，紧要的是区分不同的病毒病原体。接种 48~72 小时内可获得组织培养。[7] 酶免疫测定（EIA）和 PCR 等快速病毒诊断测试还可用于诊断。但是，此类较新的方法不能用于识别主要的亚型病毒株。

尽管很常见，但是流行性感冒仍是可畏的敌人。普通人群中的发病率为 10%~20%，流行病暴发期间，发病率可能超过 50%。确定近距离人群的风险更高。无流行病期间，美国每年约有两万人死于流感。[8]

事前措施

流感可能是世界上最常见的病毒。疾病控制与预防中心以及世界卫生组织全球流感网已设立适当的世界广泛的监测系统（世界卫生组织流感网），监测疾病活动并确定用于每年研发疫苗的病毒分离物。由于具有成熟免疫结构，因此流感具有显著优势。目前美国批准使用两种疫苗。三价非活性疫苗包含一个灭活病毒，怀孕和母乳喂养期间，可放心使用。较新的三价活性减毒冷适应流感疫苗（LAIV）为经鼻给予疫苗。

对于可有效预防和免疫的流感，有效检测和早期暴发检测非常关键。[8] 人口流感免疫，也有助于区分流感和具有相似初步前驱症状的更加具有致命性的生物战剂。[9] 因此，不断提高免疫力，也是对抗生物恐怖主义大战略的一部分。

事后措施

通过流感典型表现以及流行病学确认新兴流行病，加速疫苗开发和传播的协调是关键。生物恐怖袭击后的初期，抗病毒药是控制发病率并保护暴露的个人的另一种主要机制。[10]

应迅速确定有关减少传播措施和寻找早期医疗干预措施的公众意识运动，以减少死亡率。[8, 11]

伤员医疗

流感的治疗得到大力支持。批准使用金刚胺和金刚乙胺等特定抗病毒药进行甲型流感的治疗和预防。奥塞米韦和扎那米韦等新药剂对甲型和乙型流感有效。尽管不能证明何种更有效，但是这些药剂产生的中枢神经系统副作用较少。所有药物的最佳疗效取决于症状出现前48小时内开始的食物疗法。可能的急性发作期间，药剂可提供有效的化学预防，直至疫苗免疫在目标人群中发挥作用。侵袭期间，目前的医疗系统限制可以达到临床水平。

特殊考虑

作为生物战剂，流感的潜在优势是其遗传学变异。人体不具备免疫性的变异菌株具有破坏性效力。[12] 有专家估计，与1918年菌株具有类似毒性的病毒现在可导致1亿人死亡。[13] 由于流感的自限过程，无法产生巨大且直接的效果，从而无法实现恐怖分子行动目的，因而流感暴发的真正影响是其间接成本。即使医疗的进步可防止直接死亡，但是现代流感流行病已发展为经济灾难。[14] 例如，屠杀300万只鸡，防止1997年中国香港禽流感的进一步传播。

流感病毒能不均衡地影响某些人。人的年龄越大且发病率高的人越多，流行病的影响也会升级。

隐患

- 由于流感存在于自然界，人们在流行病初期未考虑恐怖主义袭击；
- 诊断不准确，广泛的流感症状通常与其他可能的生物战剂症状重叠，培训临床医生未广泛采用验证实验，向中央跟踪数据库报告阳性病例；
- 未建立确保抗病毒药物充足的机制，目前不能满足长期需求；
- 现有疫苗基础设施不能迅速应对新的有毒菌株，目前，服用后一年疫苗过期；
- 未更新免疫策略，不能详细说明恐怖主义特有的威胁；
- 未能预料到流行病暴发的社会和经济影响。

实例介绍

大都市中，公共卫生官员对初冬暴发的流感深感困惑。疾病控制与预防中心和世界卫生组织抓紧时间研究，以确定致病菌株，最后他们发现是一种无记录的新亚种。疗养院被腾空，患有肺炎的患者入院。当地的大学也受到影响，校医务室满是感到肌痛和身体不适的学生。父母将孩子带回家，防止感染。患者的电话涌入，医生因为当地药店不能开金刚胺处方而沮丧。抗病毒药物已被用完，人们正在等待新的疫苗，据称8个月内便可以使用这种疫苗。

公共卫生官员预测，流感将造成巨大的经济损失，更多患者打来电话，生产力损失，旅游业关闭，医院资源利用达到极限。

参 考 文 献

1. Schoch-Spana M. Implications of pandemic influenza for bioterrorism response. Clin Infect Dis. 2000；31：1409-13.
2. Centers for Disease Control and Prevention. Bioterrorism Agents/Diseases. Available at：http：//www.bt.cdc.gov/agent/agentlist-category.asp.
3. Rao BL. Epidemiology and control of influenza. Nat Med J India. 2003；16：143-8.
4. Madjid M，Lillibridge S，Mirhaji P，et al. Influenza as a bioweapon. J R Soc Med. 2003；96：345-6.
5. Cello J，Paul AV，Wimmer E. Chemical synthesis of poliovirus cDNA：generation of infectious virus in the absence of natural template. Science. 2002；297：1016-8.
6. Harrison's Internal Medicine On-Line（Chap 190）.

Available at : www.accessmedicine.com.

7. Covalciuc KA, Webb KH, Carlson CA. Comparison of four clinical specimen types for detection of influenza A and B viruses by optical immunoassay (FLU OIA Test) and cell culture methods. J Clin Microbiol. 1999 ; 37 : 3971.

8. Lutz BD, Bronze MS, Greenfield RA. Influenza virus : natural disease and bioterrorism threat. J Okla State Med Assoc. 2003 ; 96 : 27-8.

9. Irvin CB, Nouhan PP, Rice K. Syndromic analysis of computerized emergency department patients' chief complaints : an opportunity for bioterrorism and influenza surveillance. Ann Emerg Med. 2003 ; 41 : 447-52.

10. Simberkoff MS. Vaccines for adults in an age of terrorism. J Assoc Acad Min Phys. 2002 ; 13 : 19-20.

11. Krug RM. The potential use of influenza virus as an agent for bioterrorism. Antiviral Res. 2003 ; 57 : 147-50.

12. Owens SR. Being prepared : preparations for a pandemic of influenza. EMBO Reports. 2001 ; 21 : 1061-3.

13. Webster RG, Shortridge KF, Kawaoka Y. Influenza : interspecies transmission and emergence of new pandemics. FEMS Immun Med Microbiol. 1997 ; 18 : 275-9.

14. Longini IM, Halloran ME, Nizam A, et al. Containing pandemic influenza with antiviral agents. Am J Epidemiol. 2002 ; 159 : 623-3.

15. Ferguson NM, Fraser C, Donnelly CA, et al. Public health risk from the Avial H5N1 influenza epidemic. Science. 2004 ; 304 : 968-9.

16. O'Brien KK, Higdon ML, Halverson JJ. Recognition and management of bioterrorism infections. Am Fam Phys. 2003 ; 67 : 1927-34.

127 猴痘侵袭

John D. Malone

事件说明

猴痘为正痘病毒，1958 年在实验室猴子身上发现。天然寄主为非洲小松鼠，但是这种病毒也感染啮齿类动物和兔子。猴痘与天花（重型天花和轻型天花）、感染性软疣、牛痘以及水痘病毒的基因相同。其他与人无关的动物原痘感染包括田鼠痘、臭鼬痘、浣熊痘、驼花以及水牛痘。在加纳和扎伊尔，猴痘已成为地方病，与受感染的猴子和啮齿类动物狩猎和食用有关。[1]

2003 年 4 月，6 只受感染的非洲啮齿类动物冈比亚巨田鼠被运往美国。冈比亚巨田鼠将猴痘病毒传播给相邻的笼子里关着的啮齿类动物草原土拨鼠。两个月内，被受感染的草原土拨鼠咬伤或抓伤的人中报告有人感染病例。[2] 疾病突发期间，有 71 名疑似病例和 31 名确诊病例。[3] 无实验室确诊人际间传播。

患者出现 38℃ 以上发烧和皮肤损害症状。皮肤表现包括边缘结节肿胀和卫星状及播散性损害。发展为水疱疹和脓疱的丘疹。主要症状包括重伤风和咽喉炎。出现淋巴结病和扁桃体肥大症状。除与啮齿动物亲密接触外，腺病也有助于急症医生区别猴痘和具有少量或轻微皮肤损害以及类似头痛、流感、发热、出汗、伤寒以及咳嗽症状的"感冒"。在前 11 个病例中，4 例住院。伴随着大的损伤，在中央形成瘢痕而具有自限性。

在疾病控制与预防中心（CDC）和多家中西部地区的州卫生部门的紧密合作下，通过针对"草原土拨鼠或者自 2003 年 4 月 1 日后与草原土拨鼠接触的任何动物的进口、销售、分布或者展示"的紧急禁运和检疫命令，控制暴发。[4] 采取适当积极动物控制措施，防止北美啮齿类动物感染猴痘。侵袭美国西南部沙漠啮齿类动物的鼠疫杆菌（鼠疫耶尔森氏杆菌）造成旧金山 1900 人大流行之后，与历史相比，现在得到巨大改善。[5]

猴痘导致的皮肤损害与天花导致的皮肤损伤相同：麻疹样、坚硬、红斑状、豌豆大小、典型描述为玫瑰花瓣上的露珠。疹子开始为直径为 2~5mm 的斑丘疹病变，14 天的时间发展为丘疹、水疱、脓疱和硬外皮。[6] 病变开始位于较冷的身体部位，尤其是手足（包括手掌和脚底以及面部）。几天后，病变延伸至躯干。初期的丘疹变成脐形水疱，所有病变同时处于相同的阶段。皮肤水疱为初期病毒血症终末毛细血管血液传播病毒繁殖产物。突发发热、不适、头痛以及严重背痛为初期病毒血症症状，不明显的症状通常为不正常疼痛以及呕吐。[7]

对于猴痘的不同诊断，疱疹病毒很可能成为类似皮肤病变的病因。水痘带状疱状病毒（VZV）造成"水痘"水疱，从躯干中部开始。化脓的各个阶段存在多种病变。在免疫受限宿主内 VZV 还可导致扩散性带状疱。可在主要急诊室进行水痘病毒直接荧光抗体（DFA）实验，进行初步实验诊断是否被感染。柯萨基病毒通常在秋季感染 10 岁以下儿童。二期梅毒（梅毒血清为阳性）、多形性红斑和药疹可导致手掌和脚底产生非典型水疱疹。落基山斑疹热为一种立克次体病，与美国东南部的春季/夏季与蜱虫暴露相关。脑膜炎球菌感染的特点是发展迅速。软疣感染人群为健康儿童和感染 HIV 的成人。无痛病变不会导致发热。

要求进行猴痘感染的最终实验室诊断，需确保不是天花，并且有适当的公共卫生响应。通过对水疱屑的电子显微镜观察，发现大的箱形圆角样结构可确定正痘病毒。最后通过 PCR 聚合酶链反应，确定具体种类。还可评估淋巴结组织和血液样本。疾病控制与预防中心细化了样本采集说明。[8]

人们不知道猴痘病毒是否曾被用作武器。但是，过程可能与将天花病毒用作武器的方法相同。苏联科学家完成了这个过程。与天花一样，猴痘具有传染力，但是传染力较弱。若制成稳定具有传染性的猴痘生物烟雾战剂，并在理想大气条件下用作目标人口的微粒烟雾剂喷洒，预期会有大量伤员同时出现在当地医院和医生办公室内，而且具有上述症候和症状。因为猴痘病毒的传染性比天花病毒的传染性差，所有产生的流行性和继发病例不会像使用天花武器预期的那样严重。当然，由于目前的基因工程技术，可能产生新的特性，而且病毒的传染性可增强。迄今为止，无证据表明已采用新技术改变其特性或者增强其传染性。

⬅ 事前措施

急诊室有精心排练的标准操作程序，用于评估采用空气传播防护措施（防护服、手套和 HEPA 面罩）的潜在接触传染病患者。一小队天花疫苗接种保健人员可对疑似正痘病毒感染的患者进行初步评估以及护理。除了对可造成人际间传播的生物恐怖战剂（例如，天花、肺鼠疫以及病毒性出血热）的忧虑外，有必要在临床上怀疑对流动性高的国际社会中更常见战剂的 SARA 以及麻疹病毒。

➡ 事后措施

若出现猴痘病例，在受恐怖分子威胁的阶段，可适当考虑天花的可能性。与天花相比，由于死亡率低以及需直接或长时间面对面接触才能通过大微滴进行呼吸道传播，所以猴痘病毒为较差的生物战剂。猴痘不可能在人类社会中维持自身生产。但是，若怀疑为猴痘，则应提前通知地区和州卫生部门，协助确认战剂。

👥 伤员医疗

退热辅助疗法和液体说明。猴痘的致死率低（1996 年刚果民主共和国猴痘暴发的致死率为 1.5%），而且需要亲密的家庭接触才可传播。美国积累的经验说明，猴痘在人与人之间的传播风险较低。疾病控制与预防中心称，所有保健机构（例如，医院、急诊室以及医生办公室）能够护理感染猴痘的患者，防止保健人员和其他患者患病。[9] 若担心为猴痘，则在所有保健机构综合采用标准接触传染和飞沫传染预防措施，包括防护服、手套、护目镜和消毒口罩。由于理论上存在空气传播感染的风险，可能的情况下，推荐采取使用 N95 级呼吸面罩的空气传播预防措施。若可有，则使用负压室。病毒血症的个人通过大量呼吸飞沫传播疾病，最常见症状为咳嗽、咽炎以及发热。

💡 特殊考虑

采用牛痘病毒（牛痘苗）牛痘接种法可防止猴痘感染。通过牛痘病毒和天花病毒重配，使牛痘病毒进化。2003 年猴痘暴发期间，疾病控制与预防中心接种疫苗指南包括公共卫生和动物控制调查员、护理猴痘患者的保健人员或者受感染患者护理人员或与具有猴痘症状的人亲密接触的家庭成员的护理人员，还包括兽医以及直接与受感染动物接触的技术人员。接触后 14 天内接种疫苗可减少或防止猴痘病。

国防部有与"牛痘苗"天花疫苗接种的安全性以及功效相关的大量资料。[10] 截至 2005 年 7 月，83 万余人已经接种。炭疽病和牛痘接种后狼疮样疾病导致一人死亡，99 例心肌心包炎中有 65 例完全康复。在 27700 名天花接种保健人员中，无人将牛痘病例传染给患者。其他调查人员还说明封闭或覆盖接种疫苗部位可使牛痘传播的风险降低。[11]

恐惧和恐慌是猴痘病毒传染的主要问题。由于与天花的名称具有共同点（指英文名称"smallpox"和"monkeypox"），因此容易引起公众、患者和保健服务人员的焦虑和误解，会导致重大的心理和经济影响。对猴痘的初步了解、人员防护设备以及保健队的有效领导，可保证适当的患者护理，并避免急诊部出现危机和关闭。

🌐 隐患

- 猴痘和天花造成的皮肤病变相同；
- 淋巴结病、扁桃体肥大以及与啮齿类动物亲密接触有助于区分猴痘和"感冒症状"；
- 猴痘在人与人之间的传播风险较低，但是，推荐采取空气传播预防措施（N95 面罩）；
- 需要临床上高度的怀疑态度和精心排练的标准

操作程序，以安全评估潜在的具有传染力的患者；

- 急诊室应具有骨干天花疫苗接种保健人员。

实例介绍

一名儿童被草原土拨鼠咬伤14天且在出现热性疾病11天后右手食指出现伤口，伤口边缘凸起且中心坏死。[12]右手背部还出现继发伤口，脓疱凸起，结实，直径为几厘米，有红斑条痕。一天前，她的母亲出现发烧、多汗、不适以及咽喉痛的症状，并出现较小的扩散的脐状水疱。该名儿童家中养有多种动物，包括猫、狗、马匹、山羊以及猴子。

参 考 文 献

1. Huntin YJF, Williams RJ, Malfait P, et al. Outbreak of human monkeypox, Democratic Republic of Congo, 1996 to 1997. Emerg Infect Dis. 2001；7：434-8.

2. Reed KD, Melski JW, Graham MB, et al. The detection of monkeypox in humans in the western hemisphere. N Engl J Med. 2004；350：342-50.

3. Cunha BE. Monkeypox in the United States：an occupational health look at the first cases. AAOHN J. 2004；52：164-8.

4. CDC. Multistate Outbreak of Monkeypox–Illinois, Indiana, Wisconsin, 2003.MMWR Morb Mortal Wkly Rep. 2003；52：537-40.

5. Smith G. Plague on Us. New York：The Common Wealth Fund；1941.

6. DiGiulo DB, Eckburg PB. Human monkeypox：an emerging zoonosis. Lancet Infect Dis. 2004；4：15-25.（Review article）

7. Jezek Z, Szczeniowski M, Paluku KM, et al. Human monkeypox：clinical features of 282 patients. J Infect Dis. 1987；156：293-8.

8. Centers for Disease Control and Prevention. Interim guidance for collection of diagnostic specimens from persons with suspected monkeypox, June 23, 2003. Available at http：//www.cdc.gov/ncidod/monkeypox/diagspecimens.htm.

9. Centers for Disease Control and Prevention. Updated interim infection control and exposure and exposure management guidance in the health care and community setting for patients with possible monkeypox virus infection. Available at：http：//www.cdc.gov/ncidod/monkeypox/infectioncontrol.htm.

10. Department of Defense. Smallpox vaccination program（updated September 20, 2005）. Available at http：//www. smallpox.mil

11. Talbot TR, Ziel E, Doersam JK, et al. Risk of vaccinia transfer to hands of vaccinated persons after smallpox immunization. Clin Infect Dis. 2004；38：536-41.

12. Reed KD, Melski J, Stratman E. Index case and family infection of monkey pox from prairie dogs diagnosed in Marshfield, WI, Marshfield Clinic May–June 2003. Available at：http：//www. research.marshfieldclinic.org/crc/monkeypox.asp.

128 汉坦病毒肺综合征侵袭

Bonnie H. Hartstein, Curtis J. Hunter

事件说明

汉坦病毒肺综合征（HPS）的特点为非心源性肺水肿且发病快，感染啮齿动物传染的汉坦病毒后患病。初期症状与流感相似（不适、发热以及肌肉疼痛），可在数天内出现休克以及完全呼吸衰竭，因此早期确诊 HPS 至关重要。[1]尽管迄今为止汉坦病毒未曾被用作武器或者用于生物恐怖主义，疾病控制与预防中心（CDC）确认 HPS 为 C 类生物战剂，是一种新兴的病原体，由于其繁衍和传播方便、潜在发病率和死亡率高，因此未来可进行设计实现大量接触。[2]1978 年首先在韩国分离出来的布尼亚病毒科汉坦病毒类，作为旧世界疾病中受谴责的战剂，也称为肾综合征出血热（HFRS），是一种会导致肾衰竭和休克的急性虚弱的热性疾病的病毒。[3-4]1993 年导致发热、呼吸迅速衰竭以及心肺功能不全的神秘临床症状致使美国西南部 29 人死亡。[5]这种疾病将基因排序与以前未知的汉坦病毒属联系起来，但是无肾脏和出血性症候，疾病被称为汉坦病毒肺综合征，且改变了已确定的汉坦病毒疾病谱。

已确定 20 多种不同的血清 / 基因型汉坦病毒，每种病毒都在自然界中生存在单一鼠种中。通过吸入雾化的啮齿动物的唾液、尿液、粪便中的病毒或者通过啮齿动物咬伤直接接种，而感染人类。[4]美国最大规模暴发的主要病原体辛诺柏病毒为鹿鼠拉布拉多白足鼠传播。其他已知的在美国引发 HPS 的汉坦病毒包括以白足鼠（拉布拉多白足鼠）、棉鼠（刚毛棉鼠）以及稻鼠（稻大鼠）为寄主的纽约病毒、黑港渠病毒、牛轭湖病毒。人们认为从欧洲通过货船运往西半球的西奥尔病毒啮齿动物寄生宿主褐鼠已导致美国记载的 HFRS

病例。[6]几乎整个美国陷入一个或多个携带汉坦病毒的啮齿动物物种的范围内，所有物种均引发 HPS。

人感染汉坦病毒的潜伏期为 4~42 天，平均为 12~16 天。[7]HPS 包括四个临床阶段：前期症状期、肺水肿和休克期、多尿期以及病后康复期。[8]初期前驱症状期持续 3~6 天，典型症状为不适、肌痛、发热、呼吸急促以及消化系统症状（例如，恶心、呕吐或者腹痛）。10% 的病例，报告腹痛和类似阑尾炎病症一样严重。[1]出现的症状可能与更常见的病毒感染重叠，因此保健人员很难在初期识别。试图量化在临床上具有显著症状组合的研究表明，不包括迅速感染甲类流感的患者，且咽喉痛和鼻症状的出现以及受感染咽部的调查结果可能与 HPS 无关。[9]

急性非心源性肺水肿发作预示着随后心肺期的开始。[10]临床上，患者逐渐患有咳嗽和呼吸短促。在细胞水平上，可能发生严重的肺微血管内皮细胞毛细管渗漏。[7,10]患有呼吸困难到需要呼吸机支持的时间间隔为 1~6 小时，这说明迅速发展为呼吸衰竭。[1,8]其他症候包括氧不足和大量琥珀色非化脓分泌物，分泌物中蛋白质 / 血清蛋白的比率大于 80%。[5,11]

表明患有 HPS 的具体化验和放射结果有助于诊断，应引起临床怀疑。在北美，只有 HPS 才会在外围血涂片时观察到血小板减少、白细胞增多伴核左移以及循环免疫母细胞三联征。[11]观察发现乳酸盐浓度上升和血浓缩至 77%，在输液后可改善贫血程度。[12]通过下列现象区分放射性 HPS：中间部位渗入（而非 ARDS 中常见的周边性）且无多数肺炎常见的病灶区域实变。[9]

HPS 中发现的脓毒病综合征特点为：心脏指数减少，全身血管阻力正常或增大，与败血症常见症状相反。[13]初步症状低血压是由于心搏量少造成的，而由于心肌抑制导致左心室的前负荷不足造成心搏量少，常见标志为血浓缩。

由于近因心源性休克和无脉性电气活动导致的死亡率范围为 50%~70%。[5] 经历了心肺复苏阶段的幸存者，在肺水肿出现后的 2~5 天伴随着同时的利尿作用而迅速恢复，一般这也会促进呼吸机启动后 1 周内的拔管。康复期后出现轻微的残留呼吸障碍。[8]

通过疾病病毒核衣壳蛋白 IgG 和 IgM 抗体血清测试确定病毒。[1] 在多数州公共卫生实验室或者州卫生部门转交疾病控制与预防中心后进行 ELISA 化验。[6] 因为在获得结果前时间延误，可以用重组免疫印迹测试条试验来评估。[1]

⬅ 事前措施

由于啮齿动物食品生产增加以及啮齿动物捕食者数量减少等环境因素改变导致接触增加或者由于计划的恐怖分子袭击，个人或者人群可能会自然地接触汉坦病毒。与 1993 年美国西南部流行病（预示着 HPS 的发现）类似，个人或者人群可通过接触污染材料而暴露。啮齿动物数量增加或者高风险活动（例如，清理封闭的啮齿动物出没区域）可能引发感染。自然灾害或者恐怖主义造成的灾难迫使人们离开家园，破坏卫生设施，或者造成人们被迫住在临时建筑物或者睡在地上，从而增加汉坦病毒的接触风险。疾病控制与预防中心出版的风险减少建议是一份降低风险的有用指南。减少与啮齿动物接触的措施包括安全食物和防鼠容器内的垃圾；将垃圾箱、木柴堆和鸟儿喂食器等吸引啮齿动物的物品远离人的住处；附属建筑物或者避难所的施工中使用凸起的混凝土地基。[14]

由于相对容易传播而且死亡率高，因此汉坦病毒被认为是生物恐怖袭击的新型病原体。最有可能通过将雾化的传染性颗粒释放到人口密集区域进行传播。生物恐怖分子可能使用低空飞行的飞机、军火或者室内污染通过空气交换管道启动暴露。

⬅ 事后措施

疑似疾病症状可能是确定是否为生物恐怖分子导致 HPS 暴发的首要线索。对汉坦病毒自然感染人口分布的了解可使保健专业人员确定非常见变种，并怀疑是否为生物恐怖分子的活动。美国未确定的汉坦病毒和啮齿动物宿主引起的传染病、与新世界 HFRS 一致的传染性疾病以及在非地方病流行区域或者无旅行经历患者的疾病均可引起人为或者故意传染的怀疑。通过病毒隔离、基因分型以及已知国家和世界传播数据比较，可揭示非常规地理疾病暴发情况。

由于在耕作、清理或者露营等活动中会暴露，因此自然汉坦病毒病例通常发生在青年或者健康人中。[5] 采用在人口密集地区散播地面或者土壤中高浓度传染性颗粒的恐怖袭击会影响更小更矮的儿童，比例要比自然发现的更大。此外，若疾病发生率增加，而地方啮齿动物数量未增加或者与啮齿动物接触的人数未增加，则应引起怀疑。

推荐采取普遍预防措施和受影响个人呼吸隔离的方法。尽管通常不能确定人与人之间的传播，但是在阿根廷汉坦病毒暴发期间，5 名参与 HPS 患者治疗的医疗人员未与啮齿动物接触也患病。[3]

👥 伤员医疗

维护疗法是 HPS 治疗的主要方法。应注意并谨慎使用血浆代替品，因为可能出现严重的肺毛细血管泄露。高于 10~12mmHg 的肺动脉闭塞压与严重的肺水肿相关。尽管也会观察到低血压，但是 HPS 典型症状为休克状态，特点为心搏出量减少且全身血管阻力大。多巴酚丁胺等正性肌力药的使用通常伴有头脑清晰的容量复苏。尽管会出现严重的肺水肿，但机械呼吸以及高呼气末正压通气通常可保证充足的供养。[1]

未来需要对 HPS 治疗进行研究，用于评估疗法和血管功能炎症介质的作用以及抗病毒药的使用（例如病毒唑），已证明该药剂可减少 HFRS 的死亡率。[6] 还可以想象，可采用早期目标引导性的治疗的原理实现某些额外的效果，给败血症患者带来希望。

💡 特殊考虑

HPS 快速确诊的重要性以及其他医疗机构和卫生部门间信息广泛共享是高效医治的关键。因为几乎所有受感染患者都需要依靠呼吸机，所以 HPS 引发大量伤员的情况具有灾难性，除非调动充足的监护病房并适当配备人员，以增大当地医疗机构的容纳能力。

隐患

- 未能迅速识别 HPS 症状，且未能将信息通报给其他医疗机构和卫生部门；
- 未能识别呼吸衰竭且未能采取适当的呼吸支持；
- 未能准备需要呼吸机支持的患者数量。

实例介绍

一名24岁的男性来到一家社区医院的急诊室，诉说其类似感冒的症状以及咳嗽。该男子表示3天前他醒来后，感到头痛、全身不适、呕吐、腹泻且腹部痉挛痛，开始他以为是因为宿醉和食物中毒导致的。但后来的数天，症状仍存在且更加严重。最令他担心的是，昨晚开始出现干咳且伴有琥珀色痰，夜不能寐，早上不能进行常规的跑步锻炼。他还表示，他刚刚从亚利桑那州的白沙试验场返回，在那里，他参加了在战斗中被杀军队的马拉松纪念活动。他说，同样参加这个活动的他的两个密友也出现相同的症状。他的生命体征为：脉搏86，呼吸率22，血压112/78mmHg，体温38.5℃，室内空气脉搏血氧饱和度99%。胸部X光摄影显示伴有克尔利（氏）B线和支气管袖套征的早期间质性水肿。患者开始抱怨出现呼吸困难，尽管使用了高速氧气非再呼吸面罩，但是脉搏血氧饱和度持续下降。便携式胸部照相显示肺水肿更加严重，由于呼吸衰竭，患者选择注射镇定剂并插管。

参 考 文 献

1. Simpson SQ. Hantavirus pulmonary syndrome. Heart Lung. 1998；27：51-7.
2. Moran GJ. Threats in bioterrorism II：CDC category B and C agents. Emerg Med Clin North Am. 2002；20：311-30.
3. McCaughey C，Hart CA. Hantaviruses. J Med Microbiol. 2000；49：587-99.
4. Chapman LE，Khabbaz RF. Etiology and epidemiology of the Four Corners hantavirus outbreak. Infect Agents Dis. 1994；3：234-44.
5. Levy H，Simpson SQ. Hantavirus pulmonary syndrome. Am J Respir Crit Care Med. 1994；149：1710-3.
6. Doyle TJ，Bryan RT，Peters CJ. Viral hemorrhagic fevers and hantavirus infections in the Americas. Infect Dis Clin North Am. 1998；12：95-110.
7. Butler JC，Peters CJ. Hantaviruses and hantavirus pulmonary syndrome. Clin Infect Dis. 1994；19：387-95.
8. Jenison S，Koster F. Hantavirus pulmonary syndrome：clinical, diagnostic, and virologic aspects. Semin Respir Infect. 1995；10：259-69.
9. Moolenaar RL，Dalton C，Lipman HB，et al. Clinical features that differentiate hantavirus pulmonary syndrome from three other respiratory illnesses. Clin Infect Dis. 1995；21：643-9.
10. Graziano KL. Hantavirus pulmonary syndrome：a zebra worth knowing. Am Fam Physician. 2002；66：6.
11. Duchin JS，Koster FT，Peters CJ，et al. Hantavirus pulmonary syndrome：a clinical description of 17 patients with a newly recognized disease. N Engl J Med. 1994；330：949-55.
12. Zakik SR，Greer PW，Coffield LM，et al. Hantavirus pulmonary syndrome, pathogenesis of an emerging infectious disease. Am J Pathol. 1995；146：552-79.
13. Hallin GW，Simpson SQ，Crowell RE，et al. Cardiopulmonary manifestations of hantavirus pulmonary syndrome. Crit Care Med. 1996；24：252-8.
14. Mills JN，Corneli A，Young JC，et al. Hantavirus pulmonary syndrome—United States：updated recommendations for risk reduction. MMWR 2002；51：RR-9.

129 亨德拉病毒和尼帕病毒侵袭
（亨德拉病毒病以及尼帕病毒性脑炎）

Kelly J. Corrigan

事件说明

亨德拉病毒和尼帕病毒均属于同一亚科副黏液病毒科。过去 10 年中，在东南亚和澳大利亚的各种动物间传播的疾病中均发现过这两种病毒。亨德拉病毒前称为马麻疹病毒，在 1994~1999 年澳大利亚昆士兰州暴发的三次独立的疾病暴发中首次被发现且牵涉其中。澳大利亚昆士兰布里斯班马匹和人的严重呼吸疾病暴发后，1994 年亨德拉病毒被分离出。[1-3] 首次暴发中受传染的 21 匹马中，14 匹死亡，感染亨德拉病毒的 3 个人中，2 人死亡。据报告，这些人均具有严重的感冒症状，其他出现严重的肺炎（通常致命），还报告有脑炎的临床征象。亨德拉病毒的主要来源为黑色果蝠，鸟类也被认为是这种致命病毒的携带者。[4-5]

尼帕病毒的基因型与亨德拉病毒类似，均属于副黏液病毒科的新属。[6] 尼帕病毒涉及 1998 年和 1999 年马来西亚暴发的脑炎。疾病暴发调查结果表明，猪和人可能通过呼吸途径感染尼帕病毒。1999 年 4 月，马来西亚报告了 100 例致命脑炎病例。[7] 确定尼帕病毒为致病原因，猪为病毒主要来源。但是，尼帕病毒在人与人之间不能传播。

感染尼帕病毒的患者出现发热、头痛、眩晕、呕吐以及精神状态改变的症状。[8] 自主性神经不稳定也是感染的常见并发症，说明脑干也受到影响。某些进行磁共振成像患者出现普遍的 CNS 微梗死，可能为小血管疾病导致的。[8] 人体尸检直接证据（表明尼帕病毒感染的受害者出现全身 CNS 成性闭塞和微梗死）支持这一点。[9] 疾病控制与预防中心（CDC）最终已确定这两种病毒，并进行了血清测试，检测亨德拉病毒和尼帕病毒的 IgG 抗体和 IgM 抗体。[6] 血液和脑脊液中均检测到 IgG 抗体和 IgM 抗体[10]。

事前措施

为应对可能的化学和生物恐怖分子袭击，改善平民医疗响应的研究和发展委员会推荐，大医院进行集体事故规划和训练；指定传染性疾病隔离室，提高去污能力，充分供应药物、呼吸机以及个人防护用品。[11] 该委员会还鼓励疾病控制与预防中心让医疗服务人员了解当前最新的危险生物材料，执法机关应就可能的恐怖分子事件预先通知。疾病控制与预防中心应有第四级防护等级实验室，以进行确定亨德拉病毒和尼帕病毒的适当实验，而不会存在传染给其他人的风险。

事后措施

若怀疑亨德拉病毒和尼帕病毒暴发，应立即报告给适当的部门（当地公共卫生部门以及疾病控制与预防中心），以进行适当的诊断并采取相应措施。如上所述，病毒隔离应仅在美国陆军传染病医学研究院（USAMRIID）或疾病控制与预防中心的生物研究安全性第四级防护等级实验室进行病毒分离。是否在人与人之间传播不详。受传染的患者应采用下列标准预防措施进行治疗。

显然，受传染动物会通过尿液分泌出亨德拉病毒，因此，为防止亨德拉病毒进一步传播，建议马厩严格遵守卫生指南。[4] 马来西亚通过大规模捕杀成千上万头可能受传染的猪以及禁止向国内进口猪，控制尼帕病毒疾病暴发。其他工作包括针对农民的教育计划以及监视疾病暴发的国家监视计划。[1]

伤员医疗

若适当，则应采用辅助疗法，包括气道处理和通气支持。先前的工作表明利巴韦林可有效防止活体外亨德拉病毒和尼帕病毒传染。[2] 对 140 名感染尼帕病毒的患者进行试验，其中 54 名患者为对照组，利巴韦林组的死亡率为 32%，对照组的死亡率为 54%。[12] 若急性治疗机构的利巴韦林的负面影响小，应认真考虑使用利巴韦林治疗亨德拉病毒和尼帕病毒感染的受害者，因为这两种病毒属于相似的亚类。

利巴韦林的剂量为一次 30mg/kg IV（最大剂量为 2g），此后 4 天为每 6 小时一次，每次 16mg/kg IV（最大剂量 1g/ 剂），此后 6 天每 8 小时一次，每次 8mg/kg IV（最大剂量 500mg/ 剂）。若出现大量人员伤亡，口服利巴韦林的剂量为 2000mg，以后的 10 天内，体重大于 75kg 者，每天两次，每次 600mg，体重小于 75kg 者，上午 400mg，下午 600mg。儿童采用相同的剂量指南，特例为口服利巴韦林的剂量为 30mg/kg，之后的 10 天内，每天两次，剂量为 15mg/kg/ 天。[6]

尼帕病毒感染疫苗的研发将继续进行。[3]

特殊考虑

因为亨德拉病毒感染和严重的流感相似，且感染尼帕病毒的患者出现的症状与脑膜炎以及脑炎类似，所以在很大程度上应根据适当的病史怀疑是否为这些生物体感染。据诊断，只有接触受感染马匹的分泌物以及体液的人才会感染亨德拉病毒。感染尼帕病毒的人多为接触受感染的猪的人，但是，世界卫生组织最近已收到孟加拉国无已知接触猪记录的儿童受感染的报告。[5] 怀疑果蝠为这些病例的主要病源，但仍需确定具体的传播模式。未报告有人与人之间的传播。亨德拉病毒和尼帕病毒潜伏期短暂，而死亡率高。

隐患

- 病史说明亨德拉病毒或尼帕病毒可能为病源时，没有怀疑这些病毒；

- 没有立即向疾病控制与预防中心报告疑似病例，以在第四级防护等级实验室进行最终诊断研究；
- 没有考虑在急性病房中采用利巴韦林治疗。

实例介绍

一名 41 岁的男性来到急诊室，他出现发热、咳嗽等流感症状已有 5 天，现在感到呼吸急促。没有出现头痛、皮疹、恶心、呕吐、痢疾或者腹痛症状，没有出现已知的医疗问题且没有患 HIV 的风险因素。该男子以清理马厩为生，而且两周前从澳大利亚运来一批新马匹。从昨天开始，他的工友抱怨出现了某些相同症状。他的生命体征为：体温 38.9℃，心率 110，血压 123/79mmHg，呼吸率 24，正常呼吸下氧饱和度 93%。其胸部 X 光摄影显示右下叶微显浸润。

参 考 文 献

1. CDC：Morbidity and Mortality Weekly Report. Update：Outbreak of Nipah Virus：Malaysia and Singapore, 1999. April 30, 1999.

2. CDC：Hendra virus disease and Nipah virus encephalitis. November 26, 2003.

3. Guillaume V, Contamin H. Loth P, et al. Nipah virus：vaccination and passive protection studies in a hamster model. J Virol. 2004；78（2）：834–40.

4. Chong HT, Kunjapan SR. Nipah encephalitis outbreak in Malaysia, clinical features in patients from Seremban. Can J Neurol Sci. 2002；29（1）：83–7.

5. Das P. Infectious disease surveillance update. Lancet Infect Dis. 2004；4（4）：657.

6. Brown D, Lloyd G. Zoonotic viruses. In：Cohen and Powderly：Infectious Diseases. Philadelphia：Elsevier；2004, pp 2095–109.

7. Moran GJ. Threats in bioterrorism II：CDC category B and C agents. Emerg Clin North Am. 2002；20（2）：311–30.

8. Nipah Virus. In：Gershon. Krugman's Infectious Diseases of Children, ed 11. St Louis：Mosby；2004.

9. Wong KT. A golden hamster model for human acute Nipah virus infection. Am J Pathol. 2003；163（5）：2127–37.

10. Hendra and Hendra-Like（Nipah）Viruses. In：Mandell. Principles and Practice of Infectious Diseases, ed 5. London：Churchill Livingstone；2000.

11. Institute of Medicine, Committee on Research and Development Needs for Improving Civilian Medical Response to Chemical and Biological Terrorism Incidents. Pre-Incident Communication and Intelligence and Medical Communities. In：Chemical and Biological Terrorism. National Academy Press, 1999, pp 29–34.

12. Chong HT, Kamarulzaman A, Tan CT, et al. Treatment of acute Nipah encephalitis with ribavirin. Ann Neurol. 2001；49（6）：810–3.

130 SARS 冠状病毒侵袭
（严重急性呼吸综合征）

Suzanne M.Shepherd, Stephen O.Cunnion, William H.Shoff

🕮 事件说明

2002 年 11 月至 2003 年 6 月发生的事件预示了严重急性呼吸综合征（SARS）的出现，有力地证明了全球化和航空旅行带来的重大负面影响：致命的呼吸道传染病在世界范围内迅速传播。尽管 SARS 是自然的生物学大流行，但它仍测试了全球医学界识别和应对潜在秘密生物武器袭击的能力。前所未知的生物战剂的传播在经历相对短的潜伏期后会产生疾病，而这时受害者已将病毒传播至五大洲。有效的医学应对取决于医术高明的临床医生而非复杂的电子监视，以鉴定病例群，宣告新疾病的诞生。

尽管关于 SARS 冠状病毒的许多细节，例如，它的起源、传播机制、疾病的严重程度以及有效的医治方法仍有待阐明，但还有许多方面已得到确认。SARS 冠状病毒是一种新型的冠状病毒属，制造了急进性非典型性肺炎。冠状病毒属单链 RNA 包膜病毒科可在一些动物物种（包括人类）体内制造疾病。血清流行病学数据显示，SARS 冠状病毒起源于一种动物病毒，据推测，活体狩猎动物市场是最近发生的跨种传播的潜在起源地。[1-3] SARS 冠状病毒可从一些包括椰子猫（果子狸）在内的物种中分离出来，这表示 SARS 的宿主藏身地与人类流行病之间存在的范围很广。SARS 冠状病毒是 SARS 的病原，它满足 Koch 提出的四个假设。逆转录聚合酶链反应（PT-PCR）和病毒分离证明病毒来自 SARS 患者的肺活检组织标本、粪便、尿液和呼吸道分泌物，但并未得到控制。SARS 冠状病毒会在患者体内完成血清转化。实验室食蟹猴感染 SARS 冠状病毒后出现的肺炎与人类感染 SARS 的病理学相似。[4-9] 目前仍未鉴别出带菌者。

SARS 冠状病毒具有的几个特性使之成为一种较受关注的候选生物战剂。其独特的 RNA 依赖性的 RNA 聚合酶使之具有即时的突变性和潜在的适应能力。这种病毒的传播速度适中，通常一名患者会传染 2~4 个继发性病例，个别"超级传播者"会造成数十甚至数百人感染。几个月之内，分布在五大洲的 26 个国家有超过 8000 人感染，其中有 774 人丧生。SARS 冠状病毒的潜伏期为 2~10 天（中数为 4~7 天，可延伸为 2~14 天）。尽管出现过轻微和无症状的病例，但这类病例很少见且通常不具传染性。SARS 冠状病毒很稳定，可在粪便中存活许多天，且可在硬表面存活一天或更多天。

主要的传播方式是通过具有传染性的呼吸道分泌物或污染物对黏膜的直接或间接接触。[10] 由于病毒在大量的粪便中被发现，因此粪—口传播也是一个重要的第二传播途径，但因此导致的疾病不会引发严重的水样腹泻。[5, 11-12] 患者在受感染后 12~14 天，体内的病毒量达到峰值，开始出现疾病症状，这时才会开始将病毒传染给其他人。因此，对患者实施早期隔离有助于防止疾病的传播。[11] 病毒的传播发生在与患者密切接触后，通过偶然的接触而感染疾病的情况很少见。医疗机构气溶胶的生产程序有助于疾病的传播。季节性也被怀疑是疾病传播的其中一个原因，但这点仍有待阐明。

SARS 会影响所有年龄段和免疫状态的个体，尽管在 2003 年的流行病中儿童受到的影响并不严重。受感染的个体起初会出现发热、肌痛、发冷的症状。咳嗽也是早期症状之一，但呼吸急促和短浅通常在疾病后期比较显著。老年人可能不会出现发热症状，但会出现明显的食欲下降和身体不适。[13] 上呼吸道症状很少出现，但可作为区分 SARS 流行病学病例群与其他非典型性肺炎的临床线索。1/3 的 SARS 病例在肺部检查中出现啰音，但通常与胸部 X 光（CXR）检查结果临床不相关。[7, 14] 20% 的患者有显著的胃肠道症状，其中包括水样腹泻。CXR 检查结果显示患者急需住院治疗。

CXR 最常见的初步检查结果为毛玻璃状斑白或胸膜下肺野、外围的局部实质化。67% 的患者早期 CXR 显示正常，上述检查结果通常显示在随后的高分辨率胸部断层扫描（HRCT）中。胸膜积液、纵隔淋巴结病和气穴较少见。[16] 1/3 的 SARS 患者在经过几周的退烧和射线照相治疗后，身体状况均有所改善。其余患者会出现持续发热、渐进式呼吸短浅、缺氧、呼吸急促、听诊发现结果的增加以及经常性的腹泻。连续的放射线照相检查或高分辨率胸部断层扫描显示多处单侧或双侧气腔的实质化进展，且通常会出现非医源性的纵隔气肿。20%~30% 的患者需特别护理。由呼吸衰竭或多器官衰竭、败血症后伴生的心脏代偿失调通常会引发死亡。后期的肺部检查结果包括弥漫性肺泡损伤、水肿、透明膜形成、肺细胞脱屑、巨细胞、高病毒量和炎症浸润。[6, 14, 17] 经过多元回归分析确定的死亡危险因素包括高龄、多种心血管疾病和糖尿病、较高的嗜中性粒细胞和乳酸脱氢酶水平。[17-18] 6%~20% 的康复患者仍有残留的呼吸损伤。[3]

临床表现具有非特异性。在一项研究中，世界卫生组织（WHO）的病例定义显示结果为：96% 的病例具有非特异性，仅有 26% 具有敏感性。[3] 实验数据具有非诊断性，但淋巴细胞减少症很常见，血小板减少症也有记录。丙氨酸转氨酶、乳酸脱氢酶和肌酸激酶的水平会升高。尽管逆转录聚合酶链反应显示出具有诊断性在呼吸道分泌物和粪便样本中，病毒 RNA 可在血清和尿液中检测得出，但疾病控制与预防中心和世界卫生组织仍未将逆转录聚合酶链反应作为 SARS 传染病的可靠检测法。[19] 下呼吸道样本有助于病毒检测，但这会将保健人员通过气溶胶生成物感染疾病的风险升至最大。[20] 症状出现后 21~28 天的血清转化（通过间接荧光抗体试验或酶联免疫吸附测定进行全病毒免疫测定）仍是确诊 SARS 传染病的最佳标准。[21]

事前措施

事前措施主要包括准备、保健人员培训以及监测。急性症状检测应出现发热和呼吸道症状集群。研究应重点集中于疾病早期检测敏感性的提高以及抗病毒药、免疫调节剂的研究。[21]

可能遭受生物恐怖袭击或暴发大规模传染病的区域急诊室、医院以及门诊机构应制订灾害应急计划，并且经常性地进行恐怖袭击模拟演练。应加强旅游、移民以及常规病史采集相结合的重要性。应将隔离和通风系统升级，增加病例群所在的负压房中的空气流通。医务人员应严格进行综合性预防，经常认真洗手，并且应正确佩戴 N95 防毒面具。[22] 应制定措施改变检伤分类指导方针，以适应患者总量、隔离患者的快速增长；安全地控制疾病；应对可能出现的医院超负荷运转现象。这些计划应在地方、州、联邦紧急医疗体系、公共卫生和政府部门的协调下制订，并指定领导人和决策者。[23] 应制定有关限制公共集会、接触隔离、准备隔离设备的政策，若个人无法进行居家隔离，则应就地隔离。[24-25] 通过吸入实验室培养物颗粒感染 SARS 冠状病毒的可能性很高，因此，应在实验室中实施负压措施和生物安全 3 级水平程序。[26]

事后措施

保健人员高度怀疑可能发生 SARS 冠状病毒侵袭时，应通知医院传染病控制中心的值班人员以及地方公共卫生部门的工作人员。有关地方、州以及联邦公共卫生和执法部门应介入此事。卫生保健领域应立刻着手并严格确保充足的药品供应、强化患者隔离措施以及面具防毒性，并执行认真的洗手预防措施。保健人员必须强制性地佩戴 N95 面具、护目用具、隔离衣、鞋套以及手套，确保设备充足，正确标记和放置生物危险品罐以方便使用和清理。应使用次氯酸盐对可能被 SARS 冠状病毒患者污染的房间、材料和表面进行正确的消毒。若有必要，经验丰富的工作人员应在最严格的感染控制预防措施下实施气溶胶产生程序，例如插管、支气管镜检。对于已暴露的无防护保健人员，除常规检测外，还应进行体温和症状检测。探视者不应接触疑似 SARS 冠状病毒患者及其密切接触者。[25]

伤员医疗

对 SARS 冠状病毒患者的治疗应集中于危及生命的并发症的紧急医治和通气支持。应对极度缺氧血症进行干预，干预措施包括插管、镇静、麻痹、肺复张法以及高频率、低潮气量和充气压力的呼吸机治疗。[28] 迄今为止，尚未鉴别出有效的抗病毒剂和抗炎药。[3,27] 目前的研究应主要集中于候选抗病毒剂和疫苗研究。若患者无须住院治疗，则应将其送至家中，就活动限制进行严格的指导，并嘱咐患者在病情恶化时回到医院治疗。[12,25]

特殊考虑

与其他呼吸系统生物战剂相比，SARS 冠状病毒具备几项潜在的优势，即与其他常见的非典型性肺炎的临床相似处、相对稳定性及其通过呼吸道分泌物、粪便和污染物进行传播的能力。其独特的 RNA 依赖的 RNA 聚合酶使之具有突变性和适应恶劣环境的能力。SARS 冠状病毒被释放到社区后，可在相对短的时期内制造大量伤亡，并且在症状开始之前，受感染的个体会广泛传播病毒。将 SARS 冠状病毒用作生物战剂的潜在劣势包括：在临床疾病出现之前无法进行大量传播、早期隔离有助于阻止传播以及（相对于偶然接触）少见的传播方式。雾化形式的 SARS 冠状病毒侵袭最有可能发生在大城市的交通枢纽，从而在全球大量人口聚集区大规模传播。在呼吸系统病毒的流行季节，若无来自其他国家暴发疾病的明显的流行病学线索，则 SARS 冠状病毒的病因鉴别，将会由于其与其他非典型性肺炎的临床症状相似性而延迟。

隐患

- 未提前准备并经常性地测试系统应对潜在的恐怖袭击；
- 疑似非典型性下呼吸道疾病暴发时，未通知有关公共卫生部门，未要求调集有关的旅游、移民和暴露史；
- 当出现 SARS 的疑似病例时，未进行充分的隔离，医务人员未正确实施呼吸道和接触预防措施。

实例介绍

一名 25 岁的学生持续两天出现发热和身体不适的症状，今天开始咳嗽且在肺部检查中发现其右侧肺部有啰音。患者要求进行胸片检查，并要求开具阿奇霉素的处方，因为她在"过去服用时很有效"。她在 8 天前刚从新加坡探望表哥回来，她表哥正在测试 SARS 冠状病毒的抗病毒剂，并且对于自己的工作感到很自豪，她参观了表哥的工作设备，并被表哥介绍给了他的同事。

参 考 文 献

1. Enserlink M. Clues to the animal origins of SARS. *Science* 2003；300：1351-5.
2. Wenzel RP, Edmond MB. Listening to SARS：Lessons for infection control. *Ann Int Med.* 2003；139（7）：592-3.
3. Peiris JSM, Yuen KY, Osterhaus ADME, et al. Current concepts：The severe acute respiratory syndrome. *N Engl J Med.* 2003；349（25）：2431-41.
4. Peiris JS, Lai ST, Poon LL, et al. Coronavirus as a possible cause of severe acute respiratory syndrome. *Lancet* 2003；361：1319-25.
5. Drosten C, Gunther S, Preiser W, et al. Identification of a novel coronavirus in patients with severe acute respiratory syndrome. *N Engl J Med.* 2003；348：1967-76.
6. Ksiazek TG, Erdman D, Goldsmith CS, et al. A novel coronavirus associated with severe acute respiratory syndrome. *N Engl J Med.* 2003；348：1953-66.
7. Poutanen SM, Low DE, Henry B, et al. Identification of severe acute respiratory syndrome in Canada. *N Engl J Med.* 2003；348：1995-2005.
8. Rota PA, Oberste MS, Monroe SS, et al. Characterization of a novel coronavirus associated with severe acute respiratory syndrome. *Science* 2003；300：1394-7.
9. Marra AM, Jones SJ, Astell CR, et al. The genome sequence of the SARS-associated coronavirus. Available at：http：//www.cdc.gov/ ncidod/sars/factsheetcc.htm.
10. Peiris JSM, Chu CM, Cheng VCC, et al. Clinical progression and viral load in a community outbreak of coronavirus-associated SARS pneumonia：a prospective study. *Lancet* 2003；361：1767-72.
11. Cheng PKC, Wong DA, Tong LKL, et al. Viral shedding patterns of coronavirus in patients with probable severe acute respiratory syndrome. *Lancet* 2004；363：1699-700.
12. Masur H, Emmanuel E, Lane HC, Severe acute respiratory syndrome：providing care in the face of uncertainty. *JAMA* 2003；289（21）：2861-3.
13. Li G, Zhao Z, Chen L, et al. Mild severe acute respiratory syndrome. *EID* 2003；9（9）：360-4.
14. Lee N, Hui D, Wu A, et al. A major outbreak of severe acute

respiratory syndrome in Hong Kong. *N Engl J Med*. 2003；348：1986-94.

15. Hsueh PR，Cheng HH，Shiou Hwei Y，et al. Microbiologic characteristics，serologic responses，and clinical manifestations in severe acute respiratory syndrome，Taiwan. *EID* 2003；9（9）：367-70.

16. Nicolaou S，Al Nakshabandi NA，Muller NL. Radiologic manifestations of severe acute respiratory syndrome. *N Engl J Med*. 2003；48：2000-1.

17. Lew TWK，Kwek T-K，Tai D，et al. Acute respiratory distress syndrome in critically ill patients with severe acute respiratory syndrome. *JAMA* 2003；290：374-80.

18. Chan JW，Ng CK，Chan YH，et al. Short term outcome and risk factors for adverse clinical outcomes in adults with severe acute respiratory syndrome（SARS）. *Thorax* 2003；58：686-9.

19. Centers for Disease Control and Prevention. Severe acute respiratory syndrome and coronavirus testing-United States，2003.Available at：http：//www.cdc.gov/mmwr/preview/mmwrhtml/ mm5214a1.htm.

20. Cheng P，Tsang OT，Chau NT，et al. Coronavirus-positive nasopharyngeal aspirates as predictor for severe acute respiratory syndrome. *EID* 2003；9：1381-7.

21. Hui DSC，Sung JJY. Severe acute respiratory syndrome. *Chest* 2003；124（1）：12-5.

22. Seto WH，Tsang D，Yung RW，et al. Effectiveness of precautions against droplets and contact in prevention of nosocomial transmission of severe acute respiratory syndrome（SARS）. *Lancet* 2003；361：1519-20.

23. Inglesby TV，Grossman R，and O'Toole T. A plague on your city：observations from TOPOFF. *Clin Infect Dis*. 2001；32：436-45.

24. Mitka M. SARS thrusts quarantine into the limelight. *JAMA* 2003；290：1696-8.

25. Centers for Disease Control and Prevention. Interim guidance on infection control procedures for patients with suspected severe acute respiratory syndrome（SARS）and close contacts in households.Available at：http：//www.cdc.gov/ncidod/sars/factsheetcc.htm.

26. Heymann DL，Aylward RB，Wolff C. Dangerous pathogens from the laboratory：From smallpox to today's SARS setbacks and tomorrows polio free world. *Lancet* 2004；363：1566-7.

27. Rubenfeld GD. Is SARS just ARDS. *JAMA* 2003；290（3）：397-9.

28. Mazulli T，Farcas GA，Poutanen SM，et al. Severe acute respiratory syndrome-associated coronavirus in lung tissue. *EID* 2004；10：20-30.

131　金黄色葡萄球菌 B 型肠毒素侵袭

Robert G.Darling

🔖 事件说明

金黄色葡萄球菌可产生许多外毒素，其中包括金黄色葡萄球菌 B 型肠毒素（SEB）。这类毒素被称为外毒素是由于它们是微生物合成后排出体外的毒素。由于它们通常在胃肠道中发挥其病理效应，因此又被称为肠毒素。吸入和摄入 SEB 后产生的临床症状显著不同。暴露于或摄入这类毒素的人群的发病率很高。

SEB 是食物中毒的常见原因之一。发热性毒素是人们食用未经正确处理且被金黄色葡萄球菌污染的食物后，出现食物中毒的常见原因。这会促使 SEB 的产生并将其释放到食物之中，人类在摄入后，感染疾病。这类疾病通常暴发于野餐或其他由于摄入受污染食物而造成同源性暴露的社区事件中。尽管雾化的 SEB 不太可能会引发高死亡率，但仍会致使相当比例的暴露人群出现临床症状，并持续 1~2 周。[1] 医疗和后勤系统可能会陷入瘫痪。基于上述原因，SEB 成为美国生物战剂计划（1969 年已终止）中的几种生物战剂储备之一。[2]

金黄色葡萄球菌肠毒素是由凝固酶阳性葡萄球菌产生的蛋白质。超过 50% 的金黄色葡萄球菌临床分离株会产生外毒素。微生物过度生长的培养基和食物中会产生外毒素。SEB 是经过鉴别的抗原不同、适度稳定的（至少）7 种肠毒素之一。人体在吸入低于致死剂量 100 倍的 SEB 后会出现症状，且这一剂量足以使 50% 的暴露者丧失行动能力。[1] 这种毒素也可被用于蓄意破坏食物或少量的水供应。

金黄色葡萄球菌肠毒素属于有效免疫兴奋剂类，被称为细菌超抗原。[3] 超抗原是与主要组织相容性复合体第二类受体相结合，而非与普通的抗原结合受体相结合。这导致其绕过一般性的抗原加工和呈递途径，造成对大量辅助性 T 淋巴细胞的直接刺激。这也导致了前炎性细胞因子的敏锐级联反应（例如，肿瘤坏死因子、干扰素、白细胞介素 1、白细胞介素 2）通过募集其他免疫效应细胞，以及相对的反调节免疫抑制机制的活化缺陷。这种结果导致的强烈炎症反应会损害宿主的组织。人们认为释放的细胞因子可中和 SEB 的许多毒素作用。[4]

人体在吸入 SEB 3~12 小时或摄入 4~10 小时的潜伏期后，开始出现中毒症状，包括非特异性类流感症状（例如，发热、发冷、头痛、肌痛）和特异性临床特征，这取决于暴露的途径。口服暴露会导致显著的胃肠道症状：恶心、呕吐和腹泻。吸入暴露会产生显著的呼吸道症状：干咳、胸骨后疼痛和呼吸困难。呼吸道暴露有时也会出现胃肠道症状，原因是在呼吸道对含病毒分泌物进行正常黏液纤毛清除后，不慎吞食毒素。

呼吸系统病理学是由于前炎症细胞因子在肺中的活性级联反应，导致了肺部血管渗漏和肺水肿。严重的病例可能会出现急性肺水肿和呼吸衰竭。[5] 发热症状可能持续 5 天以上，并维持在 103 ℉ ~106 ℉，伴有不同程度的发冷和虚脱。咳嗽可能会持续 4 周以上，且患者不会在两周内恢复。

患者的 SEB 中毒体检结果通常不显著。可能会出现结膜充血和体液流失导致的体位性低血压。胸部检查结果不明显，出现肺水肿的不寻常病例除外，在对这类患者进行听诊时，可能会出现啰音。胸部 X 光片显示的结果通常也很正常，重症病例会出现间质纹理增加、肺不张，还可能会出现明显的肺水肿或成人呼吸窘迫综合征。

⬅ 事前措施

医院有必要制订完善的应急响应计划，医务人员应经常性地进行常规演练，且这一计划应与社区、州和联邦的应急响应计划完美融合。应制订强有力的计划扩展患者护理实施，以适应自我转诊和被救护车送至医院的大量患者。目前尚无供人类使用以保护人体抵抗 SEB 雾化暴露的疫苗；有关动物试验的研究已进入实质性阶段，很快会进入人体试验阶段。[6]

➡ 事后措施

除非在事件发展早期保健人员能考虑到这种毒素，否则很难将大规模伤亡事件的病因鉴别为雾化 SEB。医务人员必须保持高指数的怀疑态度。患者临床诊断为发烧呼吸道疾病的可能性很大，且涉及大多数的呼吸道病原体，其中包括许多细菌和病毒。SEB 中毒的诊断应以临床和流行病学特征为基础。SEB 中毒的症状可能与其他几种呼吸道病原体中毒的症状相似，这类病原体包括流感病毒、腺病毒和支原体。患者的症状表现为发热、干咳、肌痛和头痛。疾病暴发的流行病学特征是确定流行病（例如，自然发生或生物袭击导致）的病原体和发展走势的重要线索。SEB 生物袭击会在极短的时间（可能为 24 小时）内使大量人群感染。自然发生的肺炎或流感患者出现症状的时间会有一定的延长。自然发生葡萄球菌食物中毒的患者不会出现肺部症状。由于 SEB 中毒不属于传染病的范畴，因此趋向于迅速达到稳定的临床状态；反之，吸入性炭疽病、肺土拉菌病或肺鼠疫若未经治疗，病情会持续地发展。兔热病、鼠疫以及Ｑ热的患者胸片会显示浸润。其他疾病，包括汉坦病毒肺综合征、肺炎衣原体感染以及吸入性化学战剂（例如芥子气或光气）也在鉴别诊断的范围之内。

SEB 中毒的实验室确诊包括抗原酶联免疫吸附检测、环境样本和临床样本的电化学免疫荧光测定以及环境样本的基因扩增检测法（检测葡萄球菌基因的聚合酶链反应）。[7]症状出现时，可能无法在血清中检测出 SEB；但尽管如此，还是应在暴露后尽早提取血清样本。由于 SEB 会在尿液中积聚，因此在暴露后几小时，可在尿液中检测出 SEB。因此，还应提取尿液样本，用以检测 SEB。呼吸道分泌物和鼻腔分泌物会在暴露早期（暴露后 24 小时内）显示出毒素。由于大多数患者会对毒素出现严重的抗体反应，因此应提取急性期和康复期的血清进行回顾性诊断。非特异性的检查结果包括嗜中性粒细胞增多、红细胞沉降速率升高和胸部 X 光片显示与肺水肿一致的异常情况。

一旦大规模的伤亡事件被认定为生物恐怖袭击，则应启动医院的应急计划。同时，应通知公共卫生和执法部门的官员。应立即展开流行病学调查。

由于 SEB 中毒不具传染性，且不会出现二次雾化，因此实施标准防护措施即可。用肥皂水进行去污处理即可。

⬤ 伤员医疗

支持性治疗为现行的主要治疗方式。有必要进行氧合治疗和水化治疗。大多数患者的身体状况会在急性期过后迅速达到稳定状态。患者很少会出现急性肺水肿，若有这种情况，则需对其进行插管治疗和机械通气。

实例介绍

急诊室突然来了 13 名患者，他们均在前两天参加了一场大型的足球比赛。广播和电视媒体均大肆报道了该比赛。国家的恐怖威胁级别并未高过比赛的重要性，无人向国土安全部举报不寻常的恐怖主义"批评家"。

大多数需接受护理的患者均为年轻的大学生。所有的患者均参加了那天下午的足球比赛。其中有几位患者出现了急性呼吸窘迫的症状。所有患者均出现发热和咳嗽。你立刻怀疑这可能是某种毒素暴露。你在给患者进行补氧治疗和监测几名重症患者的病情的同时，开始考虑鉴别诊断。你试图询问患者关于比赛的更多情况，后来发现比赛过程中并未发生不寻常的事件。有一名同学告诉你，比赛的中场秀上演了一场精彩的飞行表演，几架小型飞机在体育场上空表演了特技飞行。其中一架飞机冒的烟比其他飞机要多，因此有人曾认为这架飞机可能出现了引擎故障，但随着这架飞机继续地进行正常飞行，这个想法则被排除。

突然，电话铃响了。你被当地的紧急医疗系统主管告知，现有数百名患者正在请求救护车将其送到你的急诊室。

特殊考虑

SEB 毒素是自然界中最普遍的一种毒素，在自然状态下，是食物中毒的普遍原因。但由于暴露于 SEB 气溶胶而引发的呼吸系统疾病绝非自然事件，所以几乎可以肯定是由实验室意外事件或生物恐怖主义造成的。

美国政府在 20 世纪 60 年代将 SEB 制成武器，并在战场上作为失能剂使用，对其进行研究。[2] 这种毒素受到特别关注的原因是其引起士兵失去行为能力所需的剂量极小。其致使 50% 的伤员失去行为能力的剂量或者说是有效剂量（ED50）为 0.0004 μg/kg，致死剂量约为 0.02 μg/kg。上述剂量值均基于吸入途径得出。[2]

摄入 SEB 会引起典型的食物中毒：恶心、呕吐以及腹泻，但无发热症状。气溶胶暴露会出现截然不同的临床表现，包括发热、头痛、严重的呼吸窘迫，有时还会出现恶心、呕吐和腹泻。患者在吞咽呼吸道分泌物中的毒素后，很可能会出现胃肠道症状，但这类症状通常不会表现得如胃肠道 SEB 暴露那么严重。

关于保护试验动物抵抗气溶胶暴露的临床疫苗已进入预防应用阶段，很快会进行人体试验的研究。[6] 但目前尚无临床用疫苗。

隐患

在应对 SEB 侵袭的过程中仍存在诸多隐患，如下所示：

- 未将雾化 SEB 作为引发大量急性发烧呼吸道疾病出现的潜在原因进行考虑；

- 出现 SEB 中毒的疑似病例时，未通知实验室人员，进而导致未提取正确的临床样本（包括鼻腔分泌物和尿液）以帮助诊断；
- 发生疑似生物袭击事件时，未通知有关执法和公共卫生部门。

参 考 文 献

1. Hursh S，McNally R，Fanzone J Jr，Meshon M. *Staphylococcal Enterotoxin B Battlefield Challenge Modeling with Medical and Non-Medical Countermeasures*. Technical Report MBDRP-95-2.Joppa，Md：Science Applications International Corp；1995.

2. Textbook of Military Medicine. Part I：Medical Aspects of Chemical and Biological Warfare. Available at：http：//www.nbc-med.org/SiteContent/HomePage/hatsNew/MedAspects/ Ch-31electrv 699.pdf.

3. Ulrich RG，Bavari S，Olson M. Bacterial superantigens in human diseases：structure，function and diversity. *Trends Microbiol*. 1995；3：463-8.

4. Stiles BG，Bavari S，Krakauer T，et al. Toxicity of staphylococcal enterotoxins potentiated by lipopolysaccharide：major histocompatibility complex class II molecule dependency and cytokine release.*Infect Immun*. 1993；61：5333-8.

5. Mattix ME，Hunt RE，Wilhelmsen CL，et al. Aerosolized staphylococcal enterotoxin B-induced pulmonary lesions in rhesus monkeys（*Macaca mulatta*）. *Toxicol Pathol*. 1995；23：262-8.

6. Coffman JD，Zhu J，Roach JM，et al. Production and purification of a recombinant staphylococcal enterotoxin B vaccine candidate expressed in *Escherichia coli. Protein Expr Purif*. 2002；24：302-12.

7. *USAMRIID's Medical Management of Biological Casualties Handbook*. 5th ed. August 2004. Fort Detrick，Md. Available at：http：//www.usamriid.army.mil/education/bluebook.htm.

132 肉毒杆菌毒素（肉毒中毒）侵袭

Gary M.Vilke

事件说明

尽管并未成功，但肉毒素已被恐怖分子用作生物战剂。肉毒杆菌可从土壤中获得，也可通过人工栽培获得，然后可从中提取毒素。恐怖袭击失败的原因可能是错误的微生物技术、气溶胶生产设备的缺陷或是内部破坏。[1]与许多其他生物战剂相同，当使用肉毒杆菌毒素的恐怖袭击发生时，通常不会被报道，甚至不会引起注意。

肉毒杆菌毒素中毒后与临床明显症状出现之前的潜伏期会出现变化，这取决于暴露的途径。可能仅仅是症状开始前的两小时，也可能会是摄入毒素后一周或数周以上的时间。患者早期会出现显著的延髓麻痹，包括视力模糊、瞳孔散大、复视、上睑下垂以及畏光等症状。构音障碍、发音障碍以及吞咽困难也常在临床病程早期出现。患者早期无发热症状且意识清楚，随着症状的发展会出现急进性、对称性的骨骼肌瘫痪，当呼吸肌瘫痪时会出现呼吸衰竭。

事前措施

在防止暴露（意外的或故意的）造成大规模伤亡，进行诊断和治疗时，（产生肉毒素的）肉毒杆菌毒素的背景知识至关重要。肉毒素组成了由厌氧菌肉毒杆菌毒素产生和分泌的神经毒素蛋白质族。一共有 A 到 G 7 种血清型，分别由不同的细菌菌株产生，作用机制均相似，但效应稍有不同。虽然这种毒素的传播从技术因素来讲有一定的难度，但若将 1g 结晶毒素有效地制成武器并雾化，可致使超过 100 万人死亡。[1]这些毒素是最具毒性的物质，据估计，其致使

暴露人群的 50% 死亡（LD_{50}）的口服剂量为 1ng/kg。[2]无论毒素是经皮下注射、静脉注射或腹腔注射，其对实验动物的致死率始终保持一致。吸入途径的毒性将会降低，对人体的半数致死量为 3ng/kg。[3]

肉毒素发挥作用的部位在神经肌肉接头处和胆碱能自主神经节的突出前神经末梢。肉毒素是由单一二硫键将 100-kd "重链"与 50-kd "轻链"相结合的双链多肽。这一毒素的轻链是由一个包含 Zn^{2+} 的肽链内切酶裂开的一个或更多的融合蛋白质，这种蛋白质可阻止包含乙酰胆碱的囊泡与运动神经元的端膜融合，进而阻止乙酰胆碱从突触前释放。[4]因此，这种蛋白质可破坏胆碱能的神经传递，形成延髓麻痹、骨骼肌无力和麻痹的临床表现。乙酰胆碱的释放被抑制还会引起黏膜干燥，这是与抗胆碱能药物中毒相同的症状。尽管神经性毒剂中毒也会引起肌肉麻痹，但也会出现大量分泌物的代表性胆碱能表现，这一点将其与肉毒中毒相区分。

若情报机关鉴别出故意暴露的威胁，可考虑使用肉毒素疫苗。这种疫苗是在用福尔马林抑制毒素破坏其毒性，维持其抗原性质时开发出来的。这种疫苗会产生抵抗血清型 A 至 E 的毒素保护，需在第 1 周、第 2 周和第 12 周时分别注射一次，此后每年需注射强化疫苗。80% 接受疫苗的患者会在 14 周的时间里产生保护效价，但几乎所有的患者在接受第一次强化疫苗之前，均无可测量的效价。[5]几乎所有患者在接收一年的强化剂量后，均会出现活跃的反应。疫苗在经过许多人（大多数为军人）的临床试验后，证明是安全有效的。重组疫苗正处于研发阶段。[6]

对地方的肉毒抗毒素的来源鉴定也很重要，应迅速定位。

➡ 事后措施

事后措施包括早期诊断和治疗。若只有一名患者出现症状，则很难进行诊断。未出现发热症状的患者的典型表现为延髓肌肉组织的急性、对称性、向下变化的延缓性麻痹。肉毒素中毒症状的暴露通常会出现多发性脑神经麻痹。但早期的临床表现通常会与其他神经肌肉疾病相混淆，例如，重症肌无力、格林-巴利综合征或蜱瘫痪。[7] 在对这样的患者进行评估时，对重症肌无力进行肉毒素中毒的依酚氯铵（腾喜龙）测试，会立即出现阳性结果。肌电图测试通常会出现正常的神经传导速度和感觉神经功能、小幅度的运动电位以及重复刺激的增量反应（促进）。肉毒素中毒患者的脑脊液分析显示正常。实验室测试对肉毒素中毒的临床诊断的帮助不大。

小鼠中和试验可在体液和血液中检测出肉毒素，是肉毒素中毒的确诊方法。该试验只能在疾病控制与预防中心（CDC）及少数的州立和市立的公共卫生实验室里实施。该试验的样本包括血清、粪便、胃内容物、呕吐物和疑似受污染的食物。肉毒素的血清型可由正确的肉毒杆菌抗血清的中和试验得出（血清型 A 到 G）。由于恐怖袭击属于犯罪事件，因此应将所有的实验室样本作为证据处理，维持收集和递交至测试机构间的正确监管链。必须在进行抗毒素治疗之前提取血清样本，原因是抗毒素会使小鼠试验的诊断性失效。小鼠试验可检测出至少 0.03ng 的肉毒素，且通常可在 1~2 天内得出结果。[8] 粪便样本和胃内容物样本也可进行厌氧培养，通常会在 7~10 天内得出结果。培养分离出来的毒性产物之后通过小鼠生理实验来验证。

若有疑似呼吸暴露的病例，则应对这名患者所在区域的人群进行佩戴全面罩呼吸器，防止吸入残留的雾化毒素。肉毒素最初释放后的环境持久性很难进行确定。武器研制的技术、湿度、温度、风速以及气溶胶微粒的大小等条件将会决定大气的耗散率。毒素不会渗透进完好的皮肤，因此护理人员无须穿特殊防护服。肉毒素中毒不具传染性，不会在人与人之间传播。

立即通知地方和州卫生部门的原因如下：他们可帮助医务人员获得肉毒菌抗毒素以治疗目前的患者，安排试验测试以确定毒素的类型。此外，卫生部门应对暴露途径进行评估，对其他潜在的受害者进行早期追踪，这些受害者会从早期干预中获益。若怀疑发生恐怖袭击，则必须尽早通知地方、州和联邦执法部门及应急管理署。这有助于进行犯罪调查和开始启动联邦响应资产，如国家战略储备（若有需要）。

肉毒杆菌毒素属于热敏毒素，因此可将其加热至 85 ℃并持续 10 分钟或使用 0.1% 的次氯酸盐漂白剂对设备进行消毒。

🧑‍🤝‍🧑 伤员医疗

对肉毒素中毒患者治疗的两种主要模式为支持性治疗和抗毒素治疗。肉毒素中毒的治疗方法主要为支持性治疗，其中包括通气支持（若出现呼吸衰竭）。一些患者会受到轻微感染，而其他患者则会变得完全瘫痪，出现昏迷，需进行数月的通气支持性治疗。疾病发作的速度和瘫痪的严重程度取决于吸收进血液循环系统的毒素数量。食源性肉毒素中毒的症状最早会在吸入毒素后 2 小时出现，也可能会延长至 8 小时后出现。[8] 目前已知的吸入小剂量的二次雾化毒素的吸入性肉毒素中毒的病例有 3 例，其暴露后疾病发作的时间约为 72 小时。[9]

支持性治疗包括在适当的时候进行机械通气，且通常需进行长期肠道喂养。研究显示，对于无须机械通气但出现一定程度呼吸衰竭的患者，将其颈部固定在硬床垫上，采取反向特伦德伦伯格卧位，头高足低 20° ~25°，可减少进入气道的口腔分泌物，将更多的腹腔脏器的重量移离隔膜，以改善通气和呼吸动作。[1] 食源性疾病暴发中超过 20% 的患者需机械通气，感染幼儿型肉毒杆菌病的儿童中，有超过 60% 需通气治疗。[10-11] 重复的床边肺功能测定可用于评估膈肌功能。插管指征显示的肺活量少于 12~15mL/kg。

对于大多数的急性肉毒素中毒病例，抗生素无法起到治疗作用。但对于伤口型肉毒素中毒的患者，通常的推荐治疗药物为青霉素，可消除毒素的来源。[12] 肉毒素中毒的患者通常会出现继发性感染，尤其是肺炎。若继发性感染需抗生素治疗，则禁用氨基糖苷类抗生素和克林霉素，原因是这两种抗生素会使神经肌肉阻滞恶化。[13-14] 无研究报告显示活性炭对治疗食源性肉毒素中毒有效。

在神经性毒剂暴露中，由于乙酰胆碱酯酶的抑制会致使神经肌肉接点的乙酰胆碱过量不同，肉毒素中毒是由突触中的乙酰胆碱不足引起的。因此，应禁止使用药物治疗，例如阿托品治疗，原因是阿托品会使症状恶化。

除支持性治疗外，主要的治疗方法在于肉毒抗毒素的早期使用。应在中毒早期服用被动中和抗体，以使药物可在与组织结合前，与循环中的毒素结合。抗毒素随后会减小神经损伤，减轻疾病的严重程度，但不会对瘫痪起作用。[15]应在患者出现神经系统体征时，立即给患者服用抗毒素，不能由于实验室确定性测试而延迟用药时间。在美国，疾病控制与预防中心通过州、地方卫生部门向民众提供肉毒素抗毒素。已获批准的三价马抗生素包含对抗肉毒素 A 型、B 型和 E 型的中和抗体，这三种肉毒素是导致人类自然地肉毒素中毒的最常见原因。抗毒素被装在 10-mL 的玻璃小瓶中，每个小瓶装有 5500~8500 IU 的（每种类型）特效抗毒素，用生理盐水按 1∶10 的比例稀释，然后通过静脉注射（缓缓地）给药。该产品具有所有马血清产品所具有的副作用，包括过敏和血清病。由美国军人试用的试验七价（ABCDEFG）抗毒素可用于治疗其他血清型。[16]尽管从马的免疫球蛋白 G 分子中分裂出 Fc 片段具有去种特异性，但依然有 4% 的马抗原存在。加利福尼亚州的卫生服务部门存有用于治疗婴儿型肉毒杆菌病的人类使用的单价 A 型抗毒素。

使用马抗毒素之前，需进行马血清敏感性的皮肤测试。具体方法是：皮内注射 0.1mL 按 1∶10 的比例进行无菌稀释的抗毒素，然后观察 20 分钟。若出现以下症状，则皮肤测试结果为阳性：发热或发冷、在收缩压和舒张压时血压降低 20mmHg、充血性皮肤硬化面积 > 0.5cm、恶心和呕吐、呼吸短浅或气喘、皮疹或皮肤瘙痒。若出现上述任何反应，应进行脱敏治疗，建议咨询过敏专家。即使皮肤测试结果为阴性，也有可能会发生过敏反应。若在 20~30 分钟后未出现过敏反应，可静脉注射 10mL 的抗毒素。建议预先静脉注射 50mg 的苯海拉明和 H2 受体拮抗剂，以防止出现过敏反应，若出现过敏反应，建议立即注射肾上腺素。

最后的康复结果为长出新的运动神经元轴突末梢，使瘫痪的肌肉纤维重新受神经支配。这一康复过程在成人体内需经过数周或数月完成。[17]

实例介绍

一名患者出现了急近性双侧对称的、下行的迟缓性麻痹，之前曾出现过上睑下垂和共轭不良性凝视。患者未出现发热症状，生命体征正常感觉不明显的症状。目前尚无显著的激发事件。患者无病史和神经病史。实验室评估显示正常，腰椎穿刺结果显示脑脊液研究正常。

💡 特殊考虑

肉毒素中毒存在四种暴露途径。肉毒素会使伤口或肠道中的组织失去活力，导致肠道肉毒素中毒和伤口型肉毒素中毒。这两种肉毒素中毒通常会被认为是生物恐怖行动的结果。但食源性肉毒素中毒可能是自然产生的，也可能是蓄意袭击的结果，而蓄意袭击最有可能采取的途径为雾化传播途径。目前尚无水源性肉毒素中毒的报告病例。[18]

患者症状发展的速度取决于暴露的途径和吸入的剂量。若吸入较低浓度的毒素，患者可能不会在前几天出现症状；但若吸入较高浓度的毒素或通过摄食的方式吸收毒素，患者可能会在早期出现症状。若通过摄食的方式吸收毒素，患者出现症状到发展为呼吸衰竭的持续病程时间少于 24 小时。

目前尚无迹象表明肉毒素中毒的儿童、孕妇和免疫功能不全的患者的治疗方法应区别于标准治疗。[1]儿童和孕妇在接收马抗毒素后，不会出现明显的短期副作用；但胎儿暴露于马抗毒素的风险尚且未知。[19-22]肉毒素中毒免疫球蛋白是一种人源性中和抗体，服用这种抗体可降低马肉毒抗毒素带来的过敏性风险，但这种试验药品只能用于婴儿型肉毒杆菌病的疑似病例。[23]

🌐 隐患

在应对肉毒素中毒侵袭的过程中存在几项隐患，如下所示：

- 在诊断出现下行性瘫痪的患者时，未考虑到肉毒素中毒的鉴别诊断；
- 在快速处理肉毒素中毒事件时，未及时通知地方和州卫生部门；
- 大量患者出现延髓麻痹、颅神经麻痹以及下行性瘫痪时，未进行临床诊断；
- 对肉毒素中毒患者使用氨基糖苷类抗生素和克林霉素，导致神经肌肉阻滞恶化，并延长了阻滞的时间。

参 考 文 献

1. Arnon SS，Schechter R，Inglesby TV，et al. Working Group on Civilian Biodefense. Botulinum toxin as a

biological weapon : medical and public health management. *JAMA* 2001 ; 285 : 1059-70.

2. Gill DM. Bacterial toxins : a table of lethal amounts. *Microbiol Rev*. 1985 ; 21 : 654-5.

3. McNally RE, Morrison MB, Berndt JE, et al. *Effectiveness of medical defense interventions against predicted battlefield levels of botulinum toxin A*. Vol 1. Joppa, Md : Science Applications International Corporation ; 1994 : 3.

4. Montecucco C, ed. Clostridial neurotoxins : the molecular pathogenesis of tetanus and botulism. *Curr Top Microbiol Immunol*. 1995 ; 195 : 1-278.

5. Middlebrook JL. Contributions of the U.S. Army to botulinum toxin research. In : Das Grupa B, ed. *Botulinum and Tetanus Neurotoxins and Biomedical Aspects*. New York : Plenum Press ; 1993 : 515-9.

6. Byrne MP, Smith LA. Development of vaccines for prevention of botulism. *Biochimie* 2000 ; 82 : 955-66.

7. Schantz EJ, Johnson EA. Properties and use of botulinum toxin and other microbial neurotoxins in medicine. *Microbiol Rev*. 1992 ; 56 : 80-99.

8. Terranova W, Breman JG, Locey RP, et al. Botulism type B : epidemiological aspects of an extensive outbreak. *Am J Epidemiol*. 1978 ; 108 : 150-6.

9. Holzer VE. Botulism from inhalation. *Med Klinik*. 1962 ; 57 : 1735-8.

10. St Louis ME, Peck SH, Bowering D, et al. Botulism from chopped garlic : delayed recognition of a major outbreak. *Ann Intern Med*. 1988 ; 108 : 363-8.

11. Schreiner MS, Field E, Ruddy R. Infant botulism : a review of 12 years' experience at the Children's Hospital of Philadelphia. *Pediatrics*. 1991 ; 87 : 159-65.

12. Bleck TP. *Clostridium botulinum* (botulism) . In : Mandell GL, Bennett JE, Dolin R, eds. *Mandell, Douglas and Bennett's Principles and Practice of Infectious Diseases*. 6th ed.Philadelphia : Churchill Livingstone ; 2005 : 2822-8.

13. Santos JI, Swensen P, Glasgow LA. Potentiation of *Clostridium botulinum* toxin by aminoglycoside antibiotics : clinical and laboratory observations. *Pediatrics* 1981 ; 68 : 50-4.

14. Schulze J, Toepfer M, Schroff KC, et al. Clindamycin and nicotinic neuromuscular transmission. *Lancet* 1999 ; 354 : 1792-3.

15. Tacket CO, Shandera WX, Mann JM, et al. Equine antitoxin use and other factors that predict outcome in type A foodborne botulism. *Am J Med*. 1984 ; 76 : 794-8.

16. Hibbs RG, Weber JT, Corwin A, et al. Experience with the use of an investigational F (ab') 2 heptavalent botulism immune globulin of equine origin during an outbreak of type E botulism in Egypt. *Clin Infect Dis*. 1996 ; 23 : 337-40.

17. Duchen LW. Motor nerve growth induced by botulinum toxin as a regenerative phenomenon. *Proc R Soc Med*. 1972 ; 65 : 196-7.

18. Centers for Disease Control and Prevention. *Botulism in the United States 1899-1996 : Handbook for Epidemiologists, Clinicians, and Laboratory Workers*. Atlanta, Ga : Centers for Disease Control and Prevention ; 1998.

19. Weber JT, Goodpasture HC, Alexander H, et al. Wound botulism in a patient with a tooth abscess : case report and literature review. *Clin Infect Dis*. 1993 ; 16 : 635-9.

20. Keller MA, Miller VH, Berkowitz CD, et al. Wound botulism in pediatrics. *Am J Dis Child*. 1982 ; 136 : 320-2.

21. Robin L, Herman D, Redett R. Botulism in a pregnant woman.*N Engl J Med*. 1996 ; 335 : 823-4.

22. St Clair EH, DiLiberti JH, O'Brien ML. Observations of an infant born to a mother with botulism. *J Pediatr*. 1975 ; 87 : 658.

23. Krishna S, Puri V. Infant botulism : case reports and review. *J Ky Med Assoc*. 2001 ; 99 : 143-6.

133 产气荚膜梭菌（ε毒素）侵袭

Lynne Barkley Burnett

事件说明

生物武器易于制造、无须复杂的递送系统即可传播疾病、可致使大量人群死亡或受伤，因此被称为"穷人的核弹"。[1] 正如秘密生物武器研究计划的前负责人所说，"一小罐的病原体可致使100万人丧生。裂变物质很难得到，通常体积很大且易于检测。但你如何控制看起来像糖一样的物质呢？[2]"

生物恐怖主义分子会使用微生物制造一种或多种毒素，生物活性蛋白质具有抗原性，但不会生长或繁殖。而毒素生物武器是通过有毒物质产生的（而非微生物），因此更具危害性。[3]

ε毒素是由梭菌属细菌产生的众多毒素中的一种，引发的病理学疾病包括肉毒素中毒、破伤风[4]、"气性坏疽"、食物中毒[5-6]。梭菌是一种无包膜、能形成芽孢、具有发酵性、接触酶为阴性的革兰氏阳性杆菌。[7] 目前已知大约有90种，而有少于20种毒素产生的临床疾病与人类有关。[6]

产气荚膜梭菌是最常见的病原菌[6]，有A型到E型5种菌株[5]，可产生超过20种毒素。[8] A型会产生α毒素，使人体出现梭菌肌炎和肌坏死，俗称气性坏疽。第二次世界大战期间，臭名昭著的日本731部队测试了被故意用产气荚膜梭菌污染的弹片或箭弹增加创伤感染的可能性[9]，恐怖分子可能会对这些东西很感兴趣（若使用爆炸装置）。

ε毒素是一种由产气荚膜梭菌B型和D型产生的透性酶，是继肉毒素和破伤风神经毒素之后[4]，最具效力的毒素。这些共生微生物的主要寄主是绵羊，但有时也会寄生于其他食草动物，如山羊和牛[10]，少数情况下会寄生于人类。[11] 在食草动物的自然感染

中，大剂量的ε毒素会增加肠通透性，促进肠道中的产气荚膜梭菌进入血液中，并通过血行传播至所有的器官。[12] ε毒素可通过产气荚膜梭菌的发酵产生或与能产生并将克隆基因传递给毒素的微生物进行基因结合，进而成为生物武器。[13-15] 事实上，基因生产的ε毒素已被克隆[16]并与大肠杆菌进行了基因组合。[2] 毒素在经过冷冻干燥后，被放置在密封的玻璃量筒中，然后插入牙膏管中，再在牙膏管中放入几克冷凝胶以确保温度稳定，然后被运送至美国。这可为美国高级机密项目的政府官员提供南非发展生物武器的证据，这些生物武器包括：炭疽菌、鼠疫、沙门菌、肉毒素和ε毒素，这些病毒在转基因后，更加难以检测，其引发的疾病也更加难以治疗。

目前尚无有关这种毒素引发人类疾病的报道，但通过对其自然历史进行简单的筛查即可得知为何ε毒素被疾病控制与预防中心定为B类生物战剂。[17] ε毒素不能被细胞吸收，也不具有细胞内活性。[12] 据推测，其行动机制是形成细胞膜空隙，产生可渗透亲水性溶质（包括钾、钠和其他离子）的宽的、非选择性的扩散渠道。[10, 12] 这会破坏血管内皮，导致渗透压变化、红细胞破裂、血清蛋白溢出及脑部[19]、肾脏、肺[18]和肝脏重度水肿[18]。通常还会导致浆膜下出血和心内膜下出血。[21] 在细胞水平上，膜孔复合体[22]的形成会引发细胞中的离子流失、细胞内的钾迅速减少、细胞内的氯化物和钠迅速增多、细胞内的钙缓慢增多。[12] 细胞内钾的流失引起浆膜发泡、细胞肿胀、溶解[10]和细胞死亡。[12]

在动物研究中，通过静脉注射的ε毒素或首先聚积在脑中，导致脑液化性坏死，然后从病灶向外扩散，损坏血管内皮细胞间的连接结构、内囊、丘

脑、小脑白质和脑膜血管周蛋白质水肿。[7] 若注射高剂量的 ε 毒素，则病毒会刺激谷氨酸能神经元和多巴胺能神经元释放神经递质，进而出现神经中毒。[4] 毒素与突触前谷氨酸能神经纤维结合，会释放过多的谷氨酸盐，导致突触后神经元树突损伤、椎体细胞死亡。ε 毒素还会积聚在肾脏，可能会出现肾皮质坏死（"软肾病"）。[7, 21]

动物体内的病理效应在临床上的表现为脑水肿[19]、肺水肿[5]、心包积液和腹泻，并伴有严重的腹绞痛和腹部膨胀[13]。经观察，小牛在静脉注射毒素后 2~60 分钟内会出现神经系统症状，包括共济失调、震颤[20]、神经过敏、角弓反张、癫痫、痛苦挣扎[10]、感觉过敏[19]。幸存的动物会由于羊局灶性对称性脑软化而遭受残留性神经功能损伤。[20] ε 毒素的毒性会改变糖原的肝脏代谢，导致高血糖症和糖尿[21]，还会出现脑水肿，释放儿茶酚胺，激活腺苷酸环化酶，进而出现应激反应。

据估计，ε 毒素大规模传播的主要途径为雾化传播或食源性传播或水源性传播。ε 毒素会占据自然发生疾病的动物的肠道，因此食物污染会是恐怖分子引发人类疾病的最自然的方式。据推测，在毒素的雾化侵袭中，药剂云的潜在危害性会持续 8 小时。[3] 若要将 ε 毒素作为一种有效的雾化生物武器使用，恐怖分子需将净化的毒素制成可吸入的气溶胶[23]，毒素微粒应在 0.5~5 μm 之间（通过吸入途径吸入循环系统的"最理想"的微粒大小）。这个尺寸范围的微粒在空气中持续有效传播的时间被延长，且这一尺寸范围是被带到远端呼吸道的最佳尺寸。毒素生物武器在远端呼吸道中能被最大限度地保留和吸收。同样，雾化的传染性生物战剂（如炭疽芽孢）在远端呼吸道的感染率最高。[3] 但与炭疽杆菌不同，目前尚无证据证明梭菌芽孢会在雾化后产生疾病。对绵羊、山羊和小鼠的研究显示，人类在吸入毒素后最有可能出现的症状为肺血管内皮细胞损伤，这会导致高渗透性肺水肿，然后毒素会经血行传播至肾脏、心脏和中枢神经系统，并对这些器官造成损害。[10] 尽管毒素的传播会导致肺水肿、肾衰竭、休克和多器官衰竭，但中枢神经系统才是 ε 毒素的主要目标。[4]

人体可能出现的进一步的临床症状可能包括中枢神经系统表现，如无力、头晕、共济失调和神经性功能紊乱。[24] 肺部表现包括呼吸系统不适、咳嗽、支气管痉挛、呼吸困难、成人呼吸窘迫综合征和呼吸衰竭。[24]

心血管异常包括心动过速、低血压或高血压。[11] 胃肠道反应包括恶心、呕吐和腹泻等也有可能会出现。[24]

全细胞减少症为晚期并发症，会导致出血、易受伤和免疫抑制。早期实验室研究会显示由血管内溶血、血小板减少、血清转氨酶升高和低氧引起的贫血。[25]

吸入的致死剂量大约为 1 μm/kg。[10] 据估计，疾病会在暴露后 1~12 小时出现。[13, 24] 受感染的动物[20] 会在症状出现后 30~60 分钟内死亡，因此突发性临床症状可能会迅速导致死亡。[10]

临床观察在临床表现上的应用有助于得出正确的临床报告、明确的诊断，以应对使用 ε 毒素的生物武器袭击。[26] ε 毒素的诊断应以临床和流行病学表现为基础，根据培养基中生长的产气荚膜梭菌［仅在侵袭中使用真实存在的微生物（产气荚膜梭菌）］时，才会生长；若袭击者使用了 ε 毒素，则培养基中不会生长出菌株，因为 ε 毒素是一种毒药，而非有生命的具有传染性的微生物进行确诊，或通过聚合酶链反应基因分型技术[5] 或免疫测定鉴定毒素[23]。地方卫生部门应与州卫生部门或疾病控制与预防中心合作尽快[27] 采集鼻黏膜拭子[23]、急性血清和有可能受感染的组织样本，并通过实验室反应网络送至有关指定实验室。[25, 27] 这些样本必须经过正确的包装以保存其生物结构或活性。由于这些样本也属于犯罪证据，因此在进行递送时，必须维持合理的证据连续性。

◆ 事前措施

恐怖袭击的规模各不相同且无法预测，可能会出现多个地区同时被袭击的情况，也可能是连续地发生袭击事件，这将造成各个级别反应机构的医疗资源负担过重，包括地方、州、国家。[1] 因此，在无应对 ε 毒素侵袭的事前措施的情况下，紧急医疗响应（EMS）机构、医院和保健专业人员有必要主动地计划、组织、培训以获知应对生物战剂恐怖事件所需的资源。

◆ 事后措施

传染病暴发的首批病例属于自然发生，或是敌对行动的结果可能无法确定。因此，应对明显的传染病暴发进行鉴定，以确定是否属于生物恐怖袭击。临床从业人员应立即采取的措施包括：立即将可疑或群发症状报告至地方、州或联邦公共卫生部的官员，以便开展调查；立即对全体响应者实施呼吸防护或体液预防措施；对生物样本和其他材料（例如衣物）、实验室结果、法医鉴定结果以及相关的临床结果进行识别。因此，必须采取正确的措施以保护样本的证据价值。[26]

相对于有生命的微生物，毒素可很容易地通过消毒的方法移除。[3]建议使用肥皂水进行清洗消毒。[13, 23]目前尚无 ε 毒素通过空气在人与人之前传播的情况。[5]对消费品，如水、食物[19, 24]或药物[3]的直接污染是最有可能的一种传播途径，由于这些消费品的外观、味道或气味不会受到太大的影响，因此很难在疾病发作前检测出毒素的存在。ε 毒素属于皮肤坏死因子[8]，可通过受污染创面的分泌物[24]进行传播，因此响应人员应采取体液预防措施。

🏥 伤员医疗

恐怖袭击发生后，紧急医疗应对机构、急诊室和社区医疗从业人员可能面临的最大挑战是会影响到大多数人群的心理创伤。[1]虽然产气荚膜梭菌 ε 类毒素的动物用解毒剂已研制成功，但目前尚无人体使用的疫苗、抗毒素[5]、解毒剂[24]或特异性治疗方法。[25, 28-29]支持性治疗包括气道处理[24]和体液置换（由于出现钾流失，因此应特别关注电解质状态）为主要的治疗方法。[13]重症监护室设置的急救护理包括机械通气和血管加压类药物，用于治疗多系器官衰竭和休克。[5]

虽然目前尚未确定用于治疗的主要抗生素，但若产气荚膜梭菌被制成武器并进行雾化传播（对比被制成武器的精炼 ε 毒素），则使用高剂量的青霉素治疗感染人群。[5]一项关于感染气性坏疽（由梭菌属 α 毒素引起）的豚鼠研究显示：对于具有细胞壁活性的

实例介绍

患者代谢失调的速度令所有人印象深刻。一名28岁的男士被发现一个人倒在自己家厨房的地板上，身份证显示他是个外国人。他的女房东听到一声巨响（好像是有人在重重地砸地板）时，去按门铃，但没有人回答，打电话也无人接，于是就拨打了911报警。

警察大约在上午7:31到达现场。女房东说患者和他的室友一整晚都在制造噪声，且这种情况之前很少出现。起初，她说，她以为他们是在洗东西，因为她听到挪东西和水流的声音等。然后，挪东西的声音变小后，她听到了一阵咳嗽声，她不确定是一个人在咳嗽还是两个人都在咳嗽，咳嗽的声音越来越大且越来越剧烈，一直持续到天亮。

她还告诉警察，患者是和另外一位年龄相仿的男性室友合租的。这两个人来自同一个国家，并且都在会展中心工作。该会展中心将在晚上举办一场大学生篮球锦标赛且可容纳5万人观看比赛。

在进入公寓时，警察发现除患者外，地上还有几个空箱子和许多塑料容器，这些塑料容器有的是空的，有的是半空的。警察对患者进行了评估，发现他还活着，于是打电话叫了医务人员，后者在上午7:38到达现场。由于地板上有很多液体（可能是用于清理洒在地板上的某些东西），因此医务人员不得不在工作时小心，以避免滑倒。风扇吹出来的雾把医务人员打湿了。虽然公寓里有点冷，但他们还是选择让风扇开着，以吹散患者的呕吐物、尿液和粪便传出的异味。

在对患者进行检查后，医务人员发现患者患有鼾症、轻微的双侧气喘且肺部听诊有啰音；心电图显示窦性心搏过速，心率为126；血压为144/82mmHg；格拉斯昏迷评分为6分（E1V1M4）；瞳孔两侧等大，为4mm；皮肤苍白、湿冷。医务人员把氧气管插入患者咽喉，确认管位正确后，对其进行100%氧气通气治疗。医务人员还对患者进行了大口径静脉注射葡萄糖和纳洛酮的治疗，但并未起效。医务人员脱掉了患者湿了的脏衣服，然后为其盖上毛毯，并将其带上了救护车。

患者在上午8:05被送至急诊室，医务人员已在27分钟前对其进行过评估，但现在其临床状况已经恶化。患者的临床表现明显：肺水肿、低血压、心音低沉。患者被戴上呼吸机并进行第二次静脉注射。床旁超声显示心包积液。

当医务人员准备为患者进行心包穿刺术时，患者的心律显示无脉性电活动。医务人员对其进行了持续约30分钟的心脏减压复苏，但并未起作用，患者最终死亡。患者身上的各种线和输液管被就地拔出，尸体被抬到了停尸房，然后医务人员打电话通知了法医。由于患者的非典型表现以及快速死亡的事实，主治医师同意了一名急诊室护士的提议，将病例情况报告给了地方公共卫生部门的官员。

患者死亡3小时后，法医死亡调查员首先作出了响应。调查员表示需要和主治医生谈话以了解情况，并要求将所有的医护人员和警察都叫到医院，以省去来回谈话的麻烦。主治医生让一名护士打电话给医务人员调度室和警察。但这时，主治医生正好看见那两名医务人员从急诊室门前走过，他们的脸色看起来和把患者带到急诊室时的脸色差别很大。这两名医务人员均出现不适症状，有明显的湿咳，其中一名医务人员走路有些晃，而主治医生之前并未注意到这些。当医务人员看到医生时，另一名医务人员说：“医生，这儿一定发生了什么事吧！”

毒素，蛋白质合成抑制剂比抗菌剂更有效。其作用机制不同[6]，青霉素加克林霉素显然比单独使用青霉素更有效。另有报告显示，动物在暴露后 15~30 分钟内服用利福平，可阻止造成微囊藻毒素的致命性中毒。[14]

α 毒素会产生阻碍物，使血液中的含氧量升高，分压超过 250mmHg，产生气性坏疽，应使用高压氧辅助疗法进行治疗[29]。但目前尚无报告显示使用高压氧疗法会对治疗 ε 毒素有效。

🔘 特殊考虑

若感染 ε 毒素的儿童未接受仔细的监测和正确的治疗，则很有可能会出现代谢失调，且儿童感染生物战剂的风险较大。例如，雾化的药剂对儿童患者具有特殊的风险。与成人相比，儿童的每分通气量相对要高，这使得其吸入的雾化药剂的剂量相对较高，疾病发作也更快。此外，儿童会在其呼吸道清空之前，吸入更多的已知物质。儿童的呼吸区接近地面，而地面会聚集更多的重于空气的气溶胶。儿童容易出现脱水现象，且生理储备少于成人，因此感染后出现呕吐和腹泻的风险较高。因此，会引发成人出现轻微症状的药剂，可能会引发婴儿出现低血容量休克。[1]

🌐 隐患

在应对 ε 毒素侵袭时存在几项隐患，如下所示：
- 医务人员、公共卫生部门官员和灾难预防规划者对大规模的杀伤性武器缺乏了解成为应对袭击的隐患。[1] 所有的保健提供者均有必要针对恐怖事件进行社区预防。[26]
- 未在早期识别出生物恐怖事件，因而导致无法及时采取下列措施：移除药物或对药物进行消毒，对伤者进行正确的医疗护理，进行侦查以逮捕应对袭击负责的罪犯。[26]
- 在对胃肠综合征或神经综合征的鉴别诊断中，未考虑产气荚膜梭菌 ε 毒素，导致未采取最佳的应对措施。

参 考 文 献

1. Redlener I, Markenson D. Disaster and terrorism preparedness : what pediatricians need to know. *Disease-A-Month*. 2004 ; 50 : 6-40.

2. Warrick J, Mintz J. Lethal legacy : bioweapons for sale. *Washington Post*. April 20, 2003 : A01. Available at : http ://www.washingtonpost.com.

3. Biological Weapons. Chapter 4 in : *The Medical NBC Battlebook*. The U.S. Army Center for Health Promotion and Preventive Medicine. USACHPPM Tech Guide 244 ; 2000 : 4-1-40.

4. Miyamoto O, Minami J, Toyoshima T, et al. Neurotoxicity of *Clostridium perfringens* epsilon-toxin for the rat hippocampus via the glutamatergic system. *Infect Immunol*. 1998 ; 66 : 2501-8.

5. Lucey DR. A guide to the diagnosis and management of 17 CDC category B bioterrorism agents ("Beware of Germs"). Washington Hospital Center. April 10, 2003. Available at : http ://bepast.org/docs/posters/BEWARE%20OF%20GERMS%20Category%20B%20page%201%2023-04-03.pdf.

6. Lorber B. Gas gangrene and other *Clostridium*-associated diseases. In : Mandell GL, Bennett JE, Dolin R, eds. *Principles and Practice of Infectious Disease*. 5th ed. London : Churchill Livingstone, Inc. ; 2000 : 2549-61.

7. Anaerobic infections. Veterinary Pathobiology 331 Lectures. College of Veterinary Medicine, University of Illinois at Urbana-Champaign. Available at : http ://www.cvm.uiuc.edu/courses/vp331/AnaerobesandAnaerobiosis/.

8. Songer G. Clostridia causing enteric disease. Lecture notes : Pathogenic bacteriology. Veterinary Science and Microbiology, The University of Arizona. Available at : http ://microvet.arizona.edu : 16080/courses/mic420/classnotes.html.

9. Mangold T, Goldberg J. *Plague Wars : The Terrifying Reality of Biological Warfare*. New York : St. Martin's Griffin ; 1999 : 14-28.

10. Greenfield RA, Brown BR, Hutchins JB, et al. Microbiological, biological, and chemical weapons of warfare and terrorism. *Am J Med Sci*. 2002 ; 323 : 326-40.

11. Structural studies on epsilon toxin from *Clostridium perfringens*. Research in the School of Crystallography. Birkbeck College, The University of London. Available at : http ://people.cryst.bbk.ac.uk/ ~bcole04/epsilontoxin.html.

12. Petit L, Maier E, Gibert M, et al. *Clostridium perfringens* epsilon toxin induces a rapid change of cell membrane permeability to ions and forms channels in artificial lipid bilayers. *J Biol Chem*. 2001 ; 276 : 15736-40.

13. *Clostridium perfringens* epsilon toxins : essential data. CBWInfo.com. Available at : http ://www.cbwinfo.com/Biological/ Toxins/Cper.html.

14. Franz DR. Defense against toxin weapons. In Sidell FR, Takafuji ET, Franz DR, eds. *Medical Aspects of Chemical and Biological Warfare*. Washington, DC : Office of the Surgeon General at TMM Publications, Department of the

Army, United States of America ; 1997 : 608, 616.

15. Takafuji ET, Johnson-Winegar A, Zajtchuk R. Medical challenges in chemical and biological defense for the 21st century. In Sidell FR, Takafuji ET, Franz DR, eds. *Medical Aspects of Chemical and Biological Warfare*. Washington, DC : Office of the Surgeon General at TMM Publications, Department of the Army, United States of America ; 1997 : 682.

16. Minami J, Katayama S, Matshushita C, et al. Lambda-toxin of *Clostridium perfringens* activates the precursor of epsilon-toxin by releasing its N- and C-terminal peptides. *Microbiol Immunol*.1997 ; 41 : 527-35.

17. Agrawal AM, O' Grady NP. Biological agents and syndromes. In : Farmer JC, Jiminez EJ, Talmor DS, et al, eds. *Fundamentals of Disaster Management*. Des Plaines, Ill : Society of Critical Care Medicine ; 2003 : 72.

18. Structural studies on the epsilon toxin from *Clostridium perfringens*.Birkbeck College, The University of London. Available at : http : //people.cryst.bbk.ac.uk/~toxin/cproj/eps.html.

19. Epsilon toxin of *Clostridium perfringens*. Ames, Ia : Center for Food Security and Public Health, Iowa State University College of Veterinary Medicine ; 2003. Available at : http : //www.scav.org/Epsilon-toxin%20Fact%20Sheet.htm.

20. Williamson L. *Clostridium perfringens* type D : young ruminant diarrhea. LAMS 5350 Large animal digestive system. Available at : http : //goatconnection.com/articles/publish/article_38.shtml.

21. Kit for the detection of *Clostridium perfringens* epsilon toxin in biological fluids or culture supernatants. Available at : http : //64.233.161.104/search?q=cache : 6Nd61xZ_t4MJ : www.biox.com/Epsilon.htm+kit+for+the+detectio n+of+clostridium+perfringens+epsilon+toxin+in+biologica l+fluids+or+culture+supernatants&hl=en

22. The channel-forming ε -toxin family. Transport Classification Database. University of California San Diego. Available at : http : //tcdb.ucsd.edu/tcdb/tcfamilybrowse.php?tcname=1.C.5.

23. Franz DR. *Defense Against Toxin Weapons*. Fort Detrick, Md : US Army Medical Research Institute of Infectious Diseases ; 1997.

24. *Clostridium perfringens* toxins. Bioterrorism Treatment Guidelines. Illinois Department of Public Health.Available at : http : //www.idph.state.il.us/Bioterrorism/pdf/bioterrorismcards.pdf.

25. *Clostridium perfringens* toxins. *NATO Handbook on the Medical Aspects of NBC Defense*. Virtual Naval Hospital : FM8-9. Available at : http : //www.vnh.org/MedAspNBCDef/2appb.htm.

26. Bogucki S, Weir S. Pulmonary manifestations of intentionally released chemical and biological agents. *Clin Chest Med*.2002 ; 23 : 777-94.

27. *Clostridium perfringens*. USAF pamphlet on the medical defense against biological weapons. Available at : http : //www.gulflink.osd.mil/declassdocs/ af/19970211/970207_aadcn_015.html.

28. Titball R, Mainil J, Duchesnes C, et al, eds. Protein toxins of the genus *Clostridium* and vaccination. In : Genus *Clostridium*.Concerted Action QLK2-CT2001-01267. Liege, Belgium : Presse de las faculte de Medecine Veterinaire de l' Universite de Liege ; 2003. Available at : http : //www.genusclostridium.net/scbooklet2.pdf.

29. Van Unnik AJM. Inhibition of toxin production in *Clostridium perfringens* in vitro by hyperbaric oxygen. *Antonie Leeuwenhoek Microbiol*. 1965 ; 31 : 18 ; 181-6.

134 海洋毒素侵袭

Wende R.Reenstra

事件说明

海洋毒素是一种生物源毒素，有作为化学武器的可能。这类毒素由各种各样的生物体产生，范围包括小的微生物和鱼以及蜗牛。这类毒素不具传染性。无论是通过毒液螫入、摄入或吸入的途径暴露于这类毒素，均会导致心脏停止或呼吸肌麻痹，进而导致死亡。

本文中将会谈论的几种海洋毒素可进一步归类为神经毒素。这类毒素会阻断特定的离子通道，干扰神经冲动的传播。不同的神经毒素有不同的作用机制。暴露后产生效应的毒素浓度并不统一。有些毒素在浓度为纳摩尔级时可导致癫痫或麻痹，另一些则在浓度较大时会导致肠胃不适和失明。

三种被归类为神经毒素的海洋毒素分别是石房蛤毒素、芋螺毒素以及河豚毒素。第四种毒素——岩沙海葵毒素——主要作用于细胞膜，因此未被归为神经毒素。

事前措施

同其他毒素侵袭一样，在事前阶段，最重要的是建立一个强大的公共卫生保健系统。当不断激增的患者呈现出海洋毒素的症状特点时，医院应启动适用于毒素侵袭的灾难应急计划。在毒素侵袭的应急准备中，应准备足够的抢救设备，其中应包括机械呼吸器。

事后措施

紧急医疗服务提供者应能够识别出典型的感觉异常和进行性麻痹（海洋毒素暴露后会出现的症状）的患者数量的增加。一旦识别出这种趋势，应通知地方和区公共卫生部门提供足够的医疗资源，以应对大量的有症状患者。有症状患者数量的不断上升应为潜在恐怖袭击（使用海洋毒素）的指示器，尤其是在这类毒素不常见的地区（例如内陆区域）。一旦怀疑发生了袭击，应通知地方和联邦执法部门。

伤员医疗

石房蛤毒素

石房蛤毒素是神经毒素的一种，会产生麻痹性中毒反应，又被称为麻痹性贝毒素（PSP）。这种毒素可溶于水，在高温下依然稳定。[1] 这种毒素由一种被称作鞭毛藻的微生物制造，会污染贝类水生动物（蛤蚌、扇贝、牡蛎）。这种毒素还可由蓝绿藻产生。藻类生长迅速，会生长出被称作"赤潮"的花。人类摄食虑食蟹和牡蛎或贝类水生动物会导致中毒。[1-4]

石房蛤毒素会与神经纤维和肌细胞的电压门控钠离子通道相结合。毒素的结合会阻断神经冲动的传导。石房蛤毒素中毒的全身性症状主要表现为神经系统症状和呼吸麻痹。[1-3] 其临床表现为：

全身性：摄入毒素后至出现神经系统症状之前，最初的潜伏期从 30 分钟至几小时不等。

心血管：即使是在实验用动物体内也无明确的心血管反应，石房蛤毒素会引发低血压和传导障碍。

呼吸系统：肌肉麻痹引起的呼吸窘迫会在中毒后 12 小时出现。呼吸系统麻痹会导致死亡。[1, 5]

胃肠道：胃肠道症状会在摄食毒素后数小时甚至

数天后出现。可能出现的症状包括恶心、呕吐、腹痛和腹泻。[1, 5]

其他：中毒早期，嘴部周围和嘴唇会伴有刺感和灼烧感，通常属于首发症状。手会出现麻木感，且这种麻木感会传至胸部和腹部。[1, 5]这些症状可能会具有进行性，并伴有行走困难，上肢和腿部无力。[1, 5]还可能出现非随意运动和震颤。[1]

目前尚无石房蛤毒素中毒的专用解毒剂。[1]只有在症状出现时，才能进行治疗。若怀疑是口服摄入，建议通过催吐或洗胃的方式排空胃部。有必要进行插管治疗和机械通气监测以支持呼吸。[1]常规的实验室研究对解毒毫无作用。通过对事物、水或环境样本进行检测，可进行确定性诊断。[5-6]

石房蛤毒素可溶于水，因此很容易被雾化。吸入和摄入均会导致中毒。[1]

芋螺毒素

鸡心螺的毒液由被称为芋螺毒素的小分子组成。目前经过鉴定的[7]多肽类存在超过2000种，可导致一系列复杂症状。这种毒素具有热稳定性，且在消毒剂戊二醛和甲醛中不具有活性。[7]

芋螺毒素的作用机制分为前突触通道和后突触通道两种。当芋螺毒素作用于前突触时，会阻断乙酰胆碱的释放。[5, 8]当芋螺毒素作用于后突触时，会抑制钠、钾、钙的传输，阻断肌收缩。[5]人们认为毒素的毒性是由相加作用导致的，而非毒素的浓度。其临床表现为：

全身性：症状会在注射毒素后立即发作。常见症状包括局部疼痛、肿胀、麻木和注射部位的局部缺血。[5, 7]麻木、肿胀和刺痛感会迅速由注射部位传至全身。[5, 7]

心血管：无明确的心脏反应。

呼吸系统：可能会出现进行性肌无力、眼睑下垂、头痛、腹痛、呼吸困难。呼吸麻痹会导致死亡。[5, 7]

胃肠道：常见的表现包括胃痉挛和恶心。

其他：临床病程的特点是在第一个6~8小时迅速发作并恶化。[7]然后，患者的身体状况提高，并在4~6周后完全恢复健康。[5, 7]

诊断需依据临床体征和症状，目前尚无可做出诊断的实验室检测方法。治疗方法为固定肢体或毒液螫入的部位。应对患处进行加压包扎，给患者服用镇痛剂，并进行破伤风预防。[7]应进行插管治疗和机械通气以支持呼吸。[5, 7]

芋螺毒素是一种较小且稳定的毒素，理论上可被制成武器并以气溶胶的形式传播。科学文献中无关于芋螺毒素吸入毒性的研究著作。[7]这种毒素通过注射可产生毒性。

河豚毒素

河豚毒素是最具特点的海洋毒素之一，可引起致命的食物中毒。这种毒素聚集在河豚（四齿鲀科）的肝脏和其他器官，并以河豚命名。[9-10]这种毒素也能在蓝环章鱼、鹦鹉鱼、蟹类、蝾螈和藻类体内找到。[2, 5, 9-11]

这种毒素通过细菌与动物形成共生关系。[5, 12]河豚毒素是一种神经毒素，会扰乱神经肌肉接头的神经冲动传播。[5, 12]这种毒素具有热稳定性，可溶解于醋酸溶液。[5, 12]这种毒素会阻断神经细胞的钠离子通道，抑制（神经）冲动传播。[2, 5, 12]其目标分子通道与蛤蚌毒素相似。[9]其临床表现为：

全身性：首发症状为不断增加的面部和嘴部周围的麻木感和刺痛感。[12]这种症状会延伸至四肢或全身。[5, 12]

心血管：可能会出现低血压和心律失常。[5, 12]

呼吸系统：会出现呼吸窘迫且会变得越来越严重。受害者通常会表现出呼吸困难和面色紫绀。可能会出现严重瘫痪和惊厥、精神迟滞、心律失常。[5, 12]

胃肠道：可能会出现头痛、发汗和胸痛等自主性效应，还可能会出现恶心、腹泻或呕吐等胃肠道症状。[5, 12]

其他：凝血障碍属于偶发性并发症，可能会导致皮肤和黏膜出血，形成血疱和脱皮。神经损害的首发症状为肌肉颤动，然后会发展为全身性的骨骼肌瘫痪、吞咽和语言干扰。[10, 12]瞳孔最初表现为缩小，然后为瞳孔固定和扩大。[12]受害者可能会完全瘫痪但依然保持清醒。在一些研究中，未经治疗的死亡率为50%~60%。在已知范围为20分钟至8小时的时间里，死亡通常在4~6小时内发生。[10, 12]若中毒是通过口服途径产生的，则应实施的治疗方法为支持性治疗和标准治疗，包括洗胃或服用催吐剂，尤其是在气道经过处理之后。重度中毒可能需要插管治疗和机械通气。[5, 12]

肌无力症状变得明显时，应进行对症治疗（如维持呼吸、监测生命体征和电解质）。[5, 10, 12]由于中毒者在全身瘫痪时依然保持头脑清醒，因此，建议在对中毒者进行周期性的镇静剂治疗时，对中毒者进行连

续的解释和保证。[10, 12]

相对来讲，很少有人知道河豚毒素是潜在的毒素武器。据了解，日本的一家公司正在生产这种毒素。[12] 这种毒素是否被大量地作为武器使用，目前尚不得而知，且几乎无关于其吸入毒性的著作出版。[12]

岩沙海葵毒素

岩沙海葵毒素是已知的海洋毒素中最具效力的毒素之一。它是由珊瑚中分离出的一种毒素，这种珊瑚生活在南太平洋。[13-14] 起初，人们认为这种毒素是由珊瑚制造的。但现在，众所周知，它是由沟鞭藻类（一种体积较小的单细胞生物体）制造的，而珊瑚只是将这种毒素聚集在体内。[2, 8, 13] 据估计，其致使人类死亡的剂量为不足 5 μg。[3, 10, 13-14] 岩沙海葵毒素在海水和酒精中稳定。

经过大量的药理学研究之后，岩沙海葵毒素被确认为不属于神经毒素。[13, 15] 它会取代细胞膜的作用，使其可渗透带电分子，如钠、钾和钙。[13, 15] 失去离子梯度后，细胞就丧失了功能或无法维持细胞形状。[14-15] 其临床表现为：

全身性：症状表现为急性症状，会在几分钟内发生死亡。[13]

心血管：首发症状可能为心脏血管的收缩引发的胸痛。这可能导致心肌缺血和心脏组织的死亡。这可从心电图中看出：T 波达到峰值或 ST 段升高。[13] 其次会出现的症状为血压不稳定，尤其是低血压的发作会减少脑部的血流量，进而导致意识丧失。[13]

呼吸系统：可能会出现呼吸困难和哮喘。这种症状同样是由肺部血管的收缩导致的。

胃肠道：无明确的胃肠道反应。

其他：由于细胞膜可渗透多种离子，因此可能会出现溶血现象（血细胞分解），进而会出现血红细胞肿胀和细胞膜破裂。这会导致血液含氧量的减少。氧化作用的减少会导致死亡。[13]

目前尚无已知的岩沙海葵毒素中毒疗法。很少有人知道岩沙海葵毒素是潜在的毒素武器。这种毒素是否被大量地作为武器使用，目前尚不得而知，且几乎无关于其吸入毒性的著作出版。[13]

总的来说，这些毒素会作用在不同的身体部位。表 134-1 总结了它们的特定效应。

⊙ 特殊考虑

当大量患者出现典型的感觉异常和麻痹时，应考虑海洋毒素中毒的可能性。大量患者，尤其是内陆地区的患者出现类似的症状是一种很不寻常的现象，因此，当此种现象出现时，应怀疑是否发生了恐怖袭击。早期支持性治疗包括机械通气（若需要），可挽救患者的生命。

⊕ 隐患

在应对海洋毒素侵袭时，存在几项隐患，如下所示：

- 袭击发生前，无应对潜在恐怖袭击的完善系统；
- 未将生物毒素中毒作为患者出现麻痹症状的原因来考虑；
- 在大量的其他健康人群出现持续数小时的急性瘫痪时，未考虑到海洋毒素侵袭的可能性；
- 未进行紧急插管治疗和机械通气，以快速支持呼吸系统；
- 无暴露于水生环境的可能或未摄食海鲜的人群中出现疑似或确诊的海洋毒素暴露时，未通知有关公共卫生和执法部门。

表 134-1　海洋毒素的特定效应

毒　素	来　源	效　应
芋螺毒素	海螺	阻断电压敏感型钙离子通道，阻断电压敏感型钠离子通道，阻断Ach受体
岩沙海葵毒素	软珊瑚	激活钠离子通道、ATP酶
蛤蚌毒素	沟鞭藻类	阻断电压敏感型钠离子通道
河豚毒素	河豚	阻断钠离子通道

注：Ach 表示乙酰胆碱，ATP 酶表示腺苷三磷酸酶。

实例介绍

你是芝加哥附近一家小型医院的急诊科医师,现在是你开始值班的第一个小时,你正在接诊几名脸部和嘴部伴有麻木感和刺痛感的患者。接下来的4个小时,你接诊了另外4名出现相同症状的患者,而你最先接诊的患者开始出现呼吸窘迫的症状。在为其进行插管治疗后,你开始怀疑这些病例的出现可能不只是巧合。你打电话给当地的公共卫生部门,发现距离你所在医院32千米的医院也出现了患有相同症状的患者激增的现象。

参 考 文 献

1. Saxitoxin : essential date. Available at : http://www. cbwinfo.com/ Biological/Toxins/Saxitoxin.html.

2. Yasumoto T, Murata M. Marine toxins. *Chem Rev.* 1993 ; 93 : 1897–909.

3. Tu A, ed. *Handbook of Natural Toxins : Marine Toxins and Venoms.* Marcel Dekker, 1988.

4. Mines DM, Stahmer S, Shepherd S. Poisonings : Food, Fish, Shellfish. *Emerg Med Clin North Am* 1997 ; 15 : 157–77.

5. Edmonds C. In : *Dangerous Marine Creatures : a Field Guide for Medical Treatment.* Best Publishing ; 1995.

6. Edmonds C, Lowry C, Pennefather J, eds. Diving and Subaquatic Medicine, ed 3. Butterworth–Heinemann ; 1997.

7. Conotoxins : essential data. Available at : http://www. cbwinfo.com/Biological/Toxins/Conotox.html.

8. Halstead BW. In : Poisonous and Venomous Marine Animals of the World, rev ed 2. Darwin Publications ; 1988.

9. Kao C, Levinson SR, eds. *Tetrodotoxin, Saxitoxin and the Molecular Biology of the Sodium Channel.* New York : The New York Academy of Sciences ; 1986.

10. Hall S, Strichartz G, eds. *Marine Toxins, ACS Symposium series.* Washington DC : American Chemical Society ; 1990.

11. Underman AE, Leedom JM. Fish and shellfish poisoning. *Curr Clin Top Inf Dis.* 1993 ; 13 : 203–25.

12. Tetrodoxin : essential data. Available at : http://www. cbwinfo.com/ Biological/Toxins/TTX.html.

13. Palytoxin : essential data. Available at : http://www. cbwinfo.com/Biological/Toxins/Palytoxin.html.

14. Moore RE, Scheuer PJ. Palytoxin : a new marine toxin from a coelenterate. *Science* 1971 ; 172 (982) : 495.

15. Haberman E. Palytoxin acts through Na+, K+–ATPase. *Toxicon* 1989 ; 27 : 1171–87.

延 伸 阅 读

1. Velez P, Sierralta J, Alcagaga C, et al. A functional assay for paralytic shellfish toxins that uses recombinant sodium channels. *Toxicon* 2001 ; 39 : 929–35.

2. Benton BJ, Rivera VR, Hewetson JF, Chang FC. Reversal of saxitoxin– induced cardiorespiratory failure by a burro– raised alpha–STX antibody and oxygen therapy. *Toxicol Appl Pharmacol.* 1994 ; 124 : 39–51.Bove A, ed.

3. *Bove and Davis' Diving Medicine.* WB Saunders ; 2004.

135 T-2毒素（单端孢霉烯毒素）侵袭

Frederick Fung

✍ 事件说明

1972年的《生物和毒素武器公约》是控制生化战剂的重大国际条约，该条约禁止缔约国研制和测试生物和毒素武器。[1-2] 但随着恐怖主义的扩张，开始存在将真菌毒素作为化学武器使用的可能性。实际上使用T-2真菌毒素作为恐怖袭击战剂存在三种可能的袭击情境：

产品破坏：产品破坏会导致大量的人口和经济损失，例如1984年发生的泰勒诺氰化物污染。使用T-2真菌毒素污染预制的消费品可能会是最合理的袭击情境。

第二种情境是使用T-2真菌毒素作为国家支持的用以对抗离散人口、群体或地区的生物恐怖主义的一部分。

第三种情境与食品工业污染有关：食品，尤其是乳制品（如由罐车运输的牛奶）最易受到生物和化学袭击。对食品工业的袭击会在数小时或数天之内使当地暴发疾病疫情，同时会导致巨大的经济损失。

单端孢霉烯化合物（图135-1）是一组倍半萜化学品，又名四环型12，13-环氧基环，俗称四环型12，13-环氧单端孢霉烯化合物，这种化合物一共分为四类。A类包括T-2毒素和蛇形菌素。B类包括4-脱氧雪腐镰刀菌烯醇和雪腐镰刀菌烯醇。许多镰刀菌素物种均可产生A类和B类单端孢霉烯化合物。菊科植物旱地菊科产生C类单端孢霉烯苯乙烯酸。D类真菌毒素包括由露湿漆斑菌产生的杆孢菌素、由疣孢漆斑菌产生的疣孢菌素、由黑色葡萄穗霉产生的杀曲毒素类。[3]

更常见且更具效力的单端孢霉烯是由镰刀菌素物

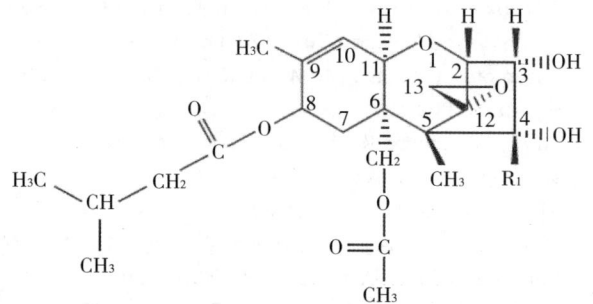

图135-1　T-2与HT-2的结构
单端孢霉烯化合物：T-2（R1=OAc）与其代谢物HT-2（R1=OH）

种产生的，指明这一点很重要。镰刀菌和相关的真菌可产生约150种毒素。这些毒素会影响小麦和其他谷物等人类的重要食物来源。它们对高温具有高度的抵抗力。T-2毒素是被研究最多的一种毒素。所有的单端孢霉烯化合物均为真菌毒素，而一些真菌毒素属于其他的化学基因，而非单端孢霉烯化合物。

T-2可被胃肠道迅速地吸收。尽管目前尚无数据显示人体通过吸入或皮肤接触的吸收情况，但体外和动物实验表明，单端孢霉烯化合物很难被完整的皮肤吸收。[4] 单端孢霉烯化合物在经过脱环氧化作用和醛糖酸化反应后，有毒代谢物会减少。在一项犬模型实验中，静脉注射毒素后约1.6 ± 0.5小时会出现一半毒素消除。[5] 在另一项使用猪和牛的实验中，显示的消除半衰期分别为13分钟和17分钟。[6] T-2无须通过代谢活化来发挥其毒性。毒性的作用机制为抑制蛋白质和DNA合成。[7] 它们还会通过抑制线粒体电子传递系统产生全身性细胞毒性。[8] 单端孢霉烯化合物的12，13-环氧化物对其毒理活动很重要。T-2在哺乳动物系统中的脱氧化作用会导致毒性丧失。[9]

单端孢霉烯化合物使人体出现症状所需的剂量目前尚不得而知。在动物实验中，这些化合物的毒性表现出很大的可变性。单端孢霉烯化合物致使暴露群体的半数死亡的剂量范围为0.5~300mg/kg，这取决于给药途径和使用的动物模型。[10]

T-2是一种有效的腐烂性毒剂。由于可能会应用在化学战争中，因此目前已研究出精炼的单端孢霉烯化合物。T-2毒素与发生在东南亚的"黄雨"侵袭有关。但进一步的研究调查却并未得出结论。[11]

据称，婴儿的急性肺出血与住宅暴露于黑葡萄穗霉和其他产毒真菌有关。由疾病控制与预防中心指挥，对这一报道进行了详细的分析，但由于分析方法存在缺陷，因此得出以下结论：以上关联并未得到确认。[12]

早期报告显示皮肤直接接触单端孢霉烯化合物会在暴露后产生刺激性接触性皮炎。[13]摄食含有大量单端孢霉烯化合物的受污染食物后，摄食者会在摄食后15分钟至1小时出现轻度至中度的腹痛。还可能会出现咽喉疼痛和腹泻。胃肠道症状会在12小时之内消退。[14-15]

假定发生了T-2侵袭，这时会出现4个临床分期。[16]第一期包括胃肠黏膜的刺激和炎症，会导致腹痛、呕吐和腹泻，可能持续3~9天。第二期为暴露后的第10~14天，为潜伏期。这一期的症状不太明显，但会出现进行性贫血、血小板减少、白细胞减少且相对的淋巴球增多。第三期为随后的3~4周。临床上，患者的皮肤和黏膜会出现瘀点性出血，黏膜表面会出现出血表现。胃肠道或咽喉可能会出现不同程度的坏死病灶，还会出现全身性淋巴结肿大。血液异常会更加严重，红细胞沉降率会升高。这一期的传染病和败血症通常具有致命性。第四期为康复期，这时白细胞计数回升、黏膜的坏死病变消退、患者完全恢复健康。目前的科学证据不足以支持下面的传言：吸入接触外界环境中可产生单端孢霉烯化合物的真菌与特定的健康效应之间的关系。[17]

高效液相色谱法、气相色谱、液相色谱-质谱联用法[18-19]已被用于分析人体血液和尿液的单端孢霉烯。但这些方法还未经过验证，也未被用于流行病学研究。对产毒素真菌抗体的血清测试不能提供暴露于单端孢霉烯化合物或真菌毒素的准确信息，因为免疫球蛋白是直接作用于真菌而非真菌毒素的抗原。有关实验室分析中黑葡萄穗霉和真菌之前的交叉反应性能常见于外界环境。[20]有几项实验报告了淋巴细胞亚群的异常情况，但目前尚无与其一致的具体发现。用于评估与单端孢霉烯暴露相关的出血系统状态和免疫状态的最适用诊断测试为全血细胞计数（CBC）和白细胞鉴别测试。

事前措施

医院、急诊室和门诊护理机构应在真菌毒素侵袭事件发生前制订重大灾难应急计划。该计划应经过周密制订，包括"全危险方法"，足以应对出现大量受害者的情况，并且相关机构应组织全体应急人员进行周期性的演练以测试该计划。疾病暴发早期的检测过程中需运用监测系统，这一监测系统需能够发现和确诊并能够使临床医师和卫生部进行沟通。[21]这需要地方、州和联邦公共卫生部门及安全资源部门之间进行协调合作。若短时间内发生大量患者寻求医疗救助的事件，则紧急医疗服务部门、医院和门诊医疗机构需相互协调并快速出动。应迅速实施隔离和消毒程序，检伤分类人员和消毒人员应为袭击发生前接受过良好训练的医务人员。由于大多数内科医师和保健人员以及第一响应人员可能均不熟悉真菌毒素侵袭，因此应与当地的中毒控制中心或卫生部门密切接触，这对识别和治疗首发病例群很重要。

事后措施

当患有相同症状和病史的患者大量且不断地出现时，医疗提供者应对可能的真菌毒素侵袭保持高度怀疑。需通知有关地方、州和联邦公共卫生部门以及执法机构。应使用10%的漂白剂（次氯酸钠）对可能受到真菌毒素污染的材料（例如，衣物、体液和表面）进行消毒。需采集适当的环境样本用于真菌毒素的识别，并提供书面证明。需要与州立或地方卫生部门合作进行进一步的流行病学调查。建议进行全细胞计数和肝功能测试。血液或尿液分析可提供与真菌毒素代谢物相关的信息。所有的样本应在严格的监管链条下进行储存和运输，以保存其证据价值。

伤员医疗

目前尚无单端孢霉烯或T-2中毒的特效解毒剂。标准支持性治疗应基于患者出现的症状，这些病例需在接受治疗前从暴露区转移并经过消毒。治疗方法应包括维持气道开放、保证呼吸顺畅并保证空气的流通。根据患者的病情，可进行补氧。在对皮肤进行消毒前，应移除受污染的衣物。T-2暴露后使用粗皂液进行清洗，可在几分钟内对皮肤进行有效消毒。聚乙二醇300（PEG300）也可将皮肤上的大剂量T-2毒素移除。[22]动物模型实验显示，在暴露于低剂量和高剂量的T-2毒素后进行地塞米松治疗可提高其存活率。[23]活性炭可吸附T-2毒素，因此，若小鼠模型在口服或注射T-2毒素后服用活性炭，则可提高存活率。[24]上述发现显示，活性炭可降低胃肠道对毒素的吸收并通过肝肠循环增加消除毒素的可能性。虽然缺乏人体数据，但若发生急性的单端孢霉烯摄入，也可服用单剂量的活性炭。

实验室检测应包含连续的全血细胞计数检测并对血小板减少、贫血和多种白血细胞株的反应作出鉴别评估。若出现包括全血细胞减少在内的严重免疫抑制，则需采取预防中性粒细胞减少的措施，并服用抗生素以防出现发热症状。在摄入毒素后，应对口腔黏膜和胃肠道进行仔细检查，以评估是否出现了瘀点、坏死或溃疡病变。若吸入T-2真菌毒素，出现发疱症状并导致气道损伤，应在可进行气道通畅治疗的危重病房对患者进行监测。

实例介绍

一名原先健康的男士来到急诊室，抱怨说他在一天前去公园慢跑，之后颈部和脸部的暴露皮肤和手部就开始发疱。他还说自己出现了恶心、呕吐、腹泻和腹痛的症状，但并未出现发热或发冷的症状。另外，他还出现了无力、严重眩晕和呼吸短促的症状。血液检测显示他的白细胞计数正常，但淋巴细胞计数偏低。在检查过程中，他的眼部、鼻子和喉咙特别红，躯干、手臂、脸部和口腔黏膜出现一些出血性瘀点。常规的血化学状况显示肝功能和肾功能正常。由于他出现了严重的呕吐和腹泻，因此需入院治疗并进行静脉输液治疗。第二天，当地的新闻媒体报道，有另外50名出现相同症状的患者进入当地的急诊室进行治疗。

💡 **特殊考虑**

虽然皮肤暴露于T-2后会出现发疱症状，但T-2最具毒性的暴露途径为摄食。使用雾化的T-2武器的袭击产生的吸入剂量不足以引发显著的发病率和死亡

率。[25]T-2毒素或相关的真菌毒素的侵袭最具可能性的迹象为：大量原本健康的人群在数小时至数天的时间内出现非特异性的全身性症状。

🌐 **隐患**

在应对真菌毒素侵袭时存在几项隐患。如下所示：

- 在事件发生前，未准备充分的响应计划，未实施演练和制定应急响应系统以应对可能的恐怖袭击；
- 在原本健康的人群出现非特异性的全身症状时，未将真菌毒素作为病因考虑；
- 在发生数小时至数天时间内大量的其他健康人群出现类似的特异性的全身症状事件时，未考虑到真菌毒素袭击的可能性；
- 在怀疑可能发生化学战剂袭击，尤其是出现人畜共患疾病的情况下，未通知有关公共卫生、安全和执法部门；
- 当怀疑患者暴露于生化战剂时，未提供基本的支持性医疗护理。

参 考 文 献

1. Zilinskas RA. Verifying compliance to the biological and toxin weapons convention. *Crit Rev Microbiol*. 1998；24：195–218.

2. Zilinskas RA. Terrorism and biological weapons：inevitable alliance? *Perspect Biol Med*. 1990；34：44–72.

3. Fung F, Clark RF. Health effects of mycotoxins：a toxicological overview. *J Tox Clin Tox*. 2004；42：1–18.

4. Kemppainen BW, Riley RT. Penetration of [H]T-2 toxin through excised human and guinea pig skin during exposure to [H]T-2 toxin adsorbed to corn dust. *Food Chem Toxicol*. 1984；22：893–6.

5. Barel S, Yagen B, Bialer M. Pharmacokinetics of the trichothecenes mycotoxin verrucarol in dogs. *J Pharm Sci*. 1990；79：548–51.

6. Beasley VR, Swanson SP, Corley RA, et al. Pharmacokinetics of the trichothecene mycotoxin, T-2 toxin, in swine and cattle. *Toxicon* 1986；24：13–23.

7. Ueno Y. Mode of action of trichothecenes. *Ann Nutr Aliment*. 1977；31（4–6）：885–900.

8. Khachatourians GG. Metabolic effects of trichothecene T2 toxin. *Can J Physiol Pharmacol*. 1989；68：1004–8.

9. Yoshizawa T, Sakamoto T, Kuwamura K. Structure of deepoxytrichothecene metabolites from 3-hydroxy HT-1 toxin and T-2 tetraol in rats. *Appl Environ Microbiol* 1985；

50：67-9.

10. World Health Organization. *WHO Environmental Health Criteria 105.Selected Mycotoxins：Ochratoxins, Trichothecenes, Ergot*. Geneva：World Health Organization；1990.

11. Marshall E. Yellow rain：filling in the gaps. *Science* 1982；217：31-4.

12. Update：Pulmonary hemorrhage/hemosiderosis among infants—Cleveland, Ohio, 1993-1996. *Morb Mort Wkly Rep*. 2000；49：180-4.

13. Drobotko VG. Stachybotryotoxicosis：a new disease of horses and humans. *Am Rev Soviet Med*. 1945；2：238-42.

14. Wang ZG, Feng JN, Tong Z. Human toxicosis caused by moldy rice contaminated with Fusarium and T-2 toxin. *Biomed Environ Sci*.1993；6：65-70.

15. Bhat RV, Beedu SR, Ramakrishna Y, et al. Outbreak of trichothecene mycotoxicosis associated with consumption of mould-damaged wheat production in Kashmir Valley, India. *Lancet* 1989；1（8628）：35-7.

16. Stahl CJ, Green CC, Farnum JB. The incident at Tuol Chrey：pathologic and toxicologic examinations of a casualty after chemical attack. *J Forensic Sci*. 1985；30：317-37.

17. Hardin BD, Kelman BJ, Saxon A. Adverse human health effects associated with molds in the indoor environment. ACOEM evidencebased statement. *J Occup Environ Med*.

2003；45：470-8.

18. Gilbert J. Recent advances in analytical methods for mycotoxins. *Food Additive Contam*. 1993；10（1）：37-48.

19. Yagen B, Sintov A. New sensitive thin-layer chromatographic-highperformance liquid chromatographic method for detection of trichothecene mycotoxins. *J Chromatogr*. 1986；356：195-201.

20. Halsey J. Performance of a Stachybotrys chartarum serology panel. Abstract of presentation at the Western Society of Allergy, Asthma and Immunology Annual Meeting. *Allerg Asthma Proc*.2000；21：174-5.

21. Buehler JW, Hopkins RS, Overhage JM, et al. Framework for evaluating public health surveillance systems for early detection of outbreaks.*MMWR* 2004；53（RR05）：1-11.

22. Fairhurst S, Maxwell SA, Scawin JW, et al. Skin effects of trichothecenes and their amelioration by decontamination.*Toxicology*. 1987；46：307-19.

23. Fricke RF, Jorge J. Beneficial effect of dexamethasone in decreasing the lethality of acute T-2 toxicosis. *Gen Pharmacol*. 1991；22：1087-91.

24. Fricke RF, Jorge J. Assessment of efficacy of activated charcoal for treatment of acute T-2 toxin poisoning. *J Toxicol Clin Toxicol*.1990；28：421-31.

25. Ciegler A. *Mycotoxins：A New Class of Chemical Weapons*. Department of Defense, Washington DC：NBC Defense and Technology International；1986：52-7.

136 来自蓖麻（蓖麻子）的蓖麻毒素侵袭

Angela C. Anderson

⊘ 事件说明

蓖麻毒素是来自蓖麻子的一种有效生物毒素。蓖麻油被压出后，蓖麻子包含的蓖麻毒素是其干重量的1%~5%。[1-2] 它是神经毒剂 VX 的 3~5 倍多。尽管蓖麻毒素的毒性比肉毒杆菌毒素的毒性小 1 万倍，但由于其在周围条件下的稳定性、容易取得且易于大量制造，因此依然是潜在恐怖袭击武器的重要考虑。[2] 蓖麻毒素很难在浓度较高的环境中传播并造成大规模的损伤。但其在较小规模恐怖袭击中的使用仍不能被忽视。蓖麻毒素被疾病控制与预防中心归类为 B 类战剂（即传播相对容易，可引发中等程度的发病率和低死亡率）。

蓖麻原产于非洲，但已传至世界各地，还可通过网络购买。蓖麻可在美国西南部和世界其他地方疯狂生长。这种植物主要进行商业种植，用于生产蓖麻油，工业上用作润滑油，医学上用作泻药，也可作为颜料、洗发水和化妆品的添加剂。主要的生产国包括印度、中国和巴西。蓖麻油由于经过提取过程，因此不含蓖麻毒素。

从油中提取蓖麻毒素是一个相对简单的过程，提取过程中需使用乙烷和四氧化碳以及色谱分析技术。在提取过程中，富含蓖麻毒素的树脂被从不含蓖麻毒素的油中分离。商业生产油中含有的任何蓖麻毒素均具热灭活性。残留的富含蓖麻毒素的树脂被称为蓖麻粕或"废料"且包含 5%~10%（干重）的蓖麻毒素。从单个蓖麻子中提取的蓖麻毒素的最大量约为 10mg。[3] 活性蓖麻毒素可被制成液体、晶体或是干粉。

蓖麻毒素通过抑制蛋白质合成发挥其效应。它属于被称为 A-B 毒素的毒药种类。这些毒素的一部分（B 链）与细胞表面结合，另一部分（A 链）进入细胞，促进其催化活性并导致细胞死亡。这类毒素中的细菌毒素包括志贺毒素、白喉毒素、假单细胞菌外毒素 A 和霍乱毒素。类似的植物毒素为相思豆毒素、蒴莲素和槲寄生素（来自槲寄生）。[4-5] 蓖麻毒素 B 链与细胞表面糖蛋白和糖脂结合，最终形成半乳糖残基。[4, 6] 网状内皮细胞由于可承载表面受体（可与蓖麻毒素结合），因此尤其易受影响。一旦结合，蓖麻毒素会利用细胞的细胞内传输通道被送至细胞溶质的核糖体，然后蓖麻毒素 A 链会从核糖体 RNA（rRNA）中脱去一个特定的腺嘌呤残基：28s rRNA 亚基。[6, 8] 28s 核糖体亚基失活后会阻断蛋白质的合成，导致细胞死亡。内皮细胞的损害会导致血管外液和蛋白质的渗漏和组织水肿，这被称为毛细血管渗漏综合征。

临床蓖麻毒素中毒的方式为摄食、吸入或注射足够剂量的毒素。人体的临床表现概述在表 136-1 中列出。食物或水供应或商品的污染会成为发生口服蓖麻毒素中毒的方法。由于胃肠道无法良好地吸收蓖麻毒素，部分毒素在流经胃部后会失效，因此摄食是毒性最小的暴露途径。蓖麻毒素复合在蓖麻子基质中。完整的蓖麻子穿过胃肠道产生的毒性很小或无毒性。若要通过口服途径达到显著的毒性，蓖麻子须经过咀嚼或挤压以促进蓖麻毒素的释放。

动物物种间的口服致死剂量差别很大。蓖麻毒素对实验用老鼠的半数致死剂（LD_{50}）为 20mg/kg，经过胃灌给药后 85 小时发生死亡。[2] 国家职业安全和卫生研究所的化学物质毒性数据库公布的人体的最低致死剂量为 2mg/kg。[9]

摄食毒素后引起的轻度蓖麻毒素中毒的症状包括

恶心、呕吐、腹痛/绞痛、腹泻（通常带血），这些症状会在摄食后 10 小时之内出现。中毒至重度的毒性会出现呕吐、腹泻、出血的症状，进而导致严重的体液流失，胃肠道组织中的第三间隙液的流失会出现心搏过速、低血压、少尿和可能的精神状态改变。还可能出现肾功能衰竭和肝功能衰竭。

蓖麻毒素摄食的致死率很低，为 2%~6%。摄食蓖麻毒素的致死剂量会导致症状的急性发作（不超过几小时）。在上述情况下，通常会在暴露后 36~72 小时内发生死亡。验尸结果包括胃部和小肠的多病灶性黏膜溃疡和出血、肠系膜淋巴结坏死、肝坏死、脾炎和肾炎。[10]

吸入性途径递送蓖麻毒素的能力受到两个可变因素的限制：①在 100km² 的区域内，蓖麻毒素致使人群的 50% 死亡的预计剂量很大，为 8 吨[11]；②为致使目标人群吸入大量的蓖麻毒素，袭击者需成功地克服技术难度，将毒素雾化为小于 5μm 的颗粒。[10] 基于上述事实，通过吸入达到的蓖麻毒素的中毒量大大小于摄食所需的量：3mcg/kg（在小鼠中）。[2]

表 136-1　人体临床表现概述

暴露途径	症　状
轻度摄食	恶心、呕吐、腹痛和腹部绞痛
中度至重度摄食	血管外液体外渗及由此导致的心搏过速、低血压、精神状态改变、肾衰竭和肝功能衰竭
吸入性暴露	过敏症状包括结膜炎症、鼻炎和支气管痉挛，咳喘、胸闷和关节痛
静脉注射暴露	类流感症状和血管外液体外渗导致肺水肿，低血压和肾功能不全
肌内/皮下注射	局部坏死、无力、肌痛、恶心、肝性肾功能衰竭、心肺衰竭

关于蓖麻毒素吸入的人体数据来自于有关工人的报道，这些工人职业性地暴露于蓖麻子粉末，而这些粉末是有效的过敏原。易患患者群会出现结膜炎症、鼻炎、荨麻疹，还有可能会出现支气管痉挛。[3]

目前关于吸入雾化蓖麻毒素的人体研究很少。20 世纪 40 年代，非故意的亚致死暴露会导致发热、胸闷、咳嗽、哮喘、发汗和关节痛。[10] 在暴露后 4~8 小时会出现症状，但不会发展成严重疾病或死亡。小鼠暴露于气溶胶形式的蓖麻毒素的半数致死量（14mcg/kg）会出现炎性细胞（主要是中性粒细胞）的肺泡炎、肺水肿、第 2 型肺细胞增生和支气管血管周围纤维素增生。[12] 支气管肺泡灌洗（BAL）显示肺部炎症并伴有 BAL 蛋白质的增加。[12] 大鼠暴露于蓖麻毒素的致死浓度会出现坏死性间质、肺泡炎和肺水肿以及脓性纤维蛋白肺炎。[2,13] 这些变化会在暴露后延迟 8 小时或更长时间出现。[2,12] 免疫组织化学检测显示蓖麻毒素会与细支气管纤毛、肺泡巨噬细胞、肺泡衬里细胞结合。[2,12] 暴露后 36~48 小时会发生死亡。剂量、暴露时间、颗粒大小会影响临床表现和症状进展。

关于静脉注射蓖麻毒素暴露的大部分信息来自癌症人群，这类人群接受蓖麻毒素治疗，将其作为目标方法用以杀死肿瘤细胞。将蓖麻毒素的使用评估为化学治疗剂的研究是由一个概念演变而来的，这个概念是用可识别和结合癌细胞表面蛋白质的部分（如直接抵抗癌症抗原的抗体）代替蓖麻毒素的结合部分（B 链）。癌症患者通过静脉给药注射低剂量（18~20mcg/kg）的蓖麻毒素的抗毒素会引发类流感疾病（如恶心、呕吐、疲劳和肌痛）。[14] 静脉注射蓖麻毒素的抗毒素，剂量为每天 30mg/kg，持续 7 天后会引起致命性毛细血管综合征。[14-15] 实际上，抗肿瘤免疫治疗中剂量限制的副作用会导致毛细血管综合征。[16-17] 这种综合征的特点是低白蛋白血症、肺水肿、肾功能不全、心力衰竭和低血压。[17]

肌内和皮下注射蓖麻毒素会引起局部坏死、无力、肌痛、恶心、头晕、肝性肾功能衰竭、心肺衰竭甚至是死亡。已公布的人体皮下注射的最低致死剂量为 43mcg/kg。[9]

若完好的皮肤暴露于蓖麻毒素不太可能会引起显著的毒性。在添加溶剂的情况下，皮肤的吸收率是否会增加，目前尚不得而知。兔子的眼睛暴露于蓖麻毒素会引发严重的炎症和假膜性结膜炎。[18]

◀ 事前措施

目前尚无经认可的对抗蓖麻毒素的免疫或预防剂。关于免疫后暴露于雾化蓖麻毒素的小鼠研究中，大部分研究的免疫途径均各不相同。Poli 和他的同事[19] 发现，在小鼠暴露于雾化的蓖麻毒素 1 小时之前，使用雾化的特定抗蓖麻毒素的免疫球蛋白（Ig）G 治疗小鼠，可提高存活率并大大降低肺部病变的发生。Yan 和其他人[20]证明通过鼻内服用明胶微球蓖麻毒素类毒素可保护小鼠对抗雾化蓖麻毒素的致死剂量。口服微胶囊化的蓖麻毒素类毒素在 7 周之内会产生 IgG 和 IgA 抗体，可提供全面的防护，抵抗雾化蓖麻毒素暴露带来的死亡。[21] Smallshaw 和其同事[22]使用重组的肌内注射疫苗做了一项实验，他们在蓖麻毒素 A 链引发毛细血管综合征时使其发生了单一突变。这些疫苗可保护小鼠抵抗蓖麻毒素半数致死量的 10 倍，不会产生毛细血管综合征。通过肠外给药的方法暴露于蓖麻毒素类毒素可提高存活率，但只能提供部分保护，抵抗雾化蓖麻毒素引起的肺部损伤。[19]

美国国防部主张将试验性新药应用于食品和药品监督管理，以达到在人类中实施蓖麻毒素试验的目的。疫苗的服用可提高防护性；但 Poli 和其同事的雾化疫苗是一个例外[19]，迄今为止大多数动物实验均发现，必须在蓖麻毒素暴露前数周进行疫苗接种才能起到防护作用。

➡ 事后措施

若怀疑使用了蓖麻毒素，则应通知地区中毒控制中心（1-888-222-1222）、地方卫生部门和执法部门、联邦部门。应使用 0.1% 的次氯酸钠溶液（例如漂白剂）或肥皂水清洗救护车、环境表面和设备。应将被污染的物品放在密封的塑料带中，并将其一并放入另外一个密封的塑料袋中。

🧍 伤员医疗

目前尚无蓖麻毒素中毒的解毒剂。此外，关于蓖麻毒素暴露引起伤亡的直接处理方法，目前仅存在少数以证据为基础的数据。用于评估单克隆抗体中和蓖麻毒素毒性的小鼠实验很有希望获得成功，但仍未通

过食品和药品监督管理局（FDA）的批准。因此，须通过动物实验和先前关于类似毒素的经验对处理的选择进行推测。

医学治疗的疗程部分取决于蓖麻毒素暴露的途径。无论患者是哪种暴露途径，全体保健提供者都应使用标准的全面性预防措施，包括防护服、一次性丁腈手套、呼吸系统和眼部防护。

蓖麻毒素摄入

若摄入未经咀嚼的蓖麻子，则在胃部完好的情况下，无须进行胃部清洁，且这种方法也不会取得成功。在进行气道保护后，应服用单剂量（成人：50g；儿童：1g/kg）的活性炭。应用液体复苏和血管加压的方法治疗液体流失和心血管损伤。应监测电解质、肝和肾功能、血细胞比容计数和白血细胞计数。必要时，应用愈创木脂大便潜血试验、血红蛋白和血细胞比容测量、输血的方法治疗胃肠道出血。蓖麻毒素是一种较大的（66-kDa）球状蛋白质，不可透析。因此，除非出现肾衰竭的情况，否则血液透析对蓖麻毒素中毒不起作用。

暴露于雾化蓖麻毒素

应移除被污染的衣物和首饰，这可减少几乎 90%[10]的额外患者被污染，还可防止急诊室和医务人员以及其他患者被污染。应采用支持性和积极的治疗方法治疗肺部症状，例如，呼吸道水肿、坏死和非心源性肺水肿。需使用连续正压式通气或气管插管以及通气治疗的方法治疗肺水肿。体液和电解质异常应进行静脉液体复苏和补充电解质的治疗。过敏反应应使用 β-2 肾上腺素激动剂、类固醇和抗组织胺药进行治疗。

非胃肠道暴露

应将烧伤和伤口护理用于治疗局部坏死。必要时

实例介绍

在过去的几天中，有10名患者到当地的急诊室就诊，他们出现了恶心、呕吐和血性腹泻的症状。在几小时之内，患者就出现了严重的体液流失，并伴有心搏过速和低血压，需进行液体复苏治疗。两天之后，许多患者出现了肝衰竭和肾衰竭的迹象。常规的粪便培养和血培养的结果均为阴性。所有患者（两名患者除外）均在接受支持性治疗后完全康复。经过进一步的调查后得出下列结果：所有10名患者均在公司的小型野餐会上饮用了相同的饮料。饮料被送至实验室反应网络，通过荧光免疫分析，发现其中有蓖麻毒素存在的迹象。随后疾病控制与预防中心确定了蓖麻毒素的存在。根据患者死亡之前的个人表现，人体摄入的蓖麻毒素的量约为2 mg/kg 或更多。

应提供止痛治疗，同时应补充液体和电解质。保健提供者应观察全身性毒性症状，例如肝衰竭和肾衰竭。心肺衰竭应进行血管加压和通气支持。

皮肤 / 眼睛暴露

若蓖麻毒素已作为粉末的形态被释放，则最有可能在现场引发皮肤污染。应移除被污染的衣物和首饰，用肥皂水清洗皮肤。蓖麻毒素不太可能通过完好的皮肤被吸收至一定程度，但还是要谨慎地对患者进行消毒，以防发生保健提供者和设备的二次污染。若患者出现眼部暴露，应用温热水灌洗至少 15 分钟。

💡 特殊考虑

蓖麻毒素在环境温度中很稳定。当暴露于 80℃下 10 分钟或 50℃下 1 小时后，其毒性会被解除。[24]

1999 年，疾病控制与预防中心建立了实验室反应网络（LRN），以检测可能在恐怖袭击事件中使用的物质。50 个州均建立了州立卫生实验室部门，并命名为公共卫生实验室。另外，在这个网络中还有其他的国家、军队、医院和州立实验室。任何潜在毒剂的可疑标本均应被送至实验室反应网络的参考实验室。目前，这些实验室均可使用两种方法中的其中一种对蓖麻毒素进行检测：①时间分辨荧光免疫实验使用结合于蓖麻毒素的抗体；②聚合酶链反应，用于寻找产生蓖麻毒素蛋白质基因的 DNA。若样本被实验室反应网络的指定实验室检测出含有蓖麻毒素，则应被送至疾病控制与预防中心进行进一步的检测、归档或储存（有关配送信息请访问：http ://www.bt.cdc.gov/labissues/index.asp.）。目前，检测只能记录或确认暴露。检测结果无法立即得出，因此，其作为诊断工作以帮助临床决策的用处受到限制。

蓖麻毒素是一种源自于蓖麻的叶子和种子的生物碱。近期，Darby 及其同事[25]研制了一种使用基质辅助激光解析 / 电离时间质谱分析法和电喷雾液相色谱法 / 质谱分析法以检查和识别样本中的蓖麻毒素。迄今为止，关于蓖麻毒素的检测仍未作临床使用。

蓖麻毒素具有很强的免疫性。暴露后两周即发展出循环抗体。因此，患者在暴露后至少可存活两周，可对其进行体液免疫反应检测。

更多的信息可通过以下来源获得：疾病控制与预防中心公共反应热线（1-888-246-2675）；疾病控制与预防中心应急准备和反应网站（http ://www/bt/cdc/gov）；毒物与疾病登记署（1-888-422-8738）；疾病控制与预防中心"化学战剂：关于个人清洁和处理受污染衣物的资料"（http ://www/bt.cdc.gov/planning/personalcleaning facts.asp）。

🌐 隐患

在应对蓖麻毒素侵袭时存在几项隐患，如下所示：

- 暴露后可能会出现类似肠胃炎或流感的症状；
- 摄食后引发的症状可能与铁中毒、砷中毒或秋水仙碱中毒相混淆；
- 临床表现与摄食细菌病原体（例如，沙门菌和志贺氏杆菌）后产生的症状类似；
- 吸入性蓖麻毒素暴露与致病原产生的疾病类似，这些疾病包括社区获得性肺炎、流感、炭疽热、Q 热和肺鼠疫；
- 蓖麻毒素吸入与其他毒素吸入产生的症状类似，这些毒素包括燃烧铁氟龙（Teflon）和凯夫拉尔（Kevlar）的燃烧产物、氧化氮和光气；
- 患者可能会暴露于不止一种毒素，导致出现混乱的临床症候群。

参 考 文 献

1. Savino D. *CDI Factsheet : Ricin*. Washington DC : Center for Defense Information；2003.

2. Franz D，Jaax N. Ricin toxin. In Zajtchuk R. ed. *Medical Aspects of Chemical and Biological Warfare*. Falls Church，Va : Office of the Surgeon General，Department of the Army；1997：631-42. Available at : http ://www.bordeninstitute.army.mil/cwbw/default_index.htm.

3. Bradberry S，Dickers KJ，Rice P，et al. Ricin poisoning. *Toxicol Rev*.2003；22：65-70.

4. Sandvig K，Grimmer S，Lauvrak SU，et al. Pathways followed by ricin and Shiga toxin into cells. *Histochem Cell Biol*. 2002；117：131-41.

5. Doan L. Ricin : mechanism of toxicity, clinical manifestations, and vaccine development. A review. *J Toxicol Clin Toxicol*. 2004；42：201-8.

6. Olsnes S，Kozlov J. Ricin. *Toxicon* 2001；39：1723-8.

7. Poli MA，Rivera VA，et al. Aerosolized specific antibody protects mice from lung injury associated with aerosolized ricin exposure.*Toxicon* 1996 Sep；34（9）：1037-44.

8. Kende M，Yan C，et al. Oral immunization of mice with

ricin toxoid vaccine encapsulated in polymeric microspheres against aerosol challenge. *Vaccine* 2002 Feb 22；20（11-12）：1681-91.

9. *Ricin TRECS# : VJ2625000*. Washington DC：National Institute for Occupational Safety and Health：Registry of Toxic Effects of Chemical Substances；2002.

10. Daniels K，Schier J. Recognition，management and surveillance of ricin-associated illnesses. Public Health Practice Program Office，Webcast WC 0-0-4-8. Atlanta, Ga：Centers for Disease Control and Prevention；December 30，2003. Available at：http：//www.phppo. cdc.gov/phtn/ webcast/ricin/Ricin Script.rev.07-14-04. htm.

11. Shea D，Gottron F. *Ricin : Technical Background and Potential Role in Terrorism*. Washington DC：Congressional Research Service. Library of Congress；2004.

12. DaSilva L，Cote D，Roy C，et al. Pulmonary gene expression profiling inhaled ricin. *Toxicon* 2003；41：813-22.

13. Darby SM，Miller ML，et al. Forensic determination of ricin and the alkaloid matter is ricinine from castor bean extracts. *J Forensic Sci*.2001 Sep；46（5）：1033-42.

14. Fodstad O，Kvalheim G，Godal A，et al. Phase I study of the plant protein ricin. *Cancer Res*. 1984；44：862-5.

15. Fidias P，Grossbard M，Lynch TJ Jr. A phase II study of the immunotoxin N901-blocked ricin in small-cell lung cancer. *Clin Lung Cancer*. 2002；3：219-22.

16. Baluna R，Coleman E，Jones C，et al.The effect of a monoclonal antibody coupled to ricin A chain-derived peptides on endothelial cells in vitro：insights into toxin-mediated vascular damage. *Exp Cell Res*. 2000；258：417-24.

17. Baluna R，Sausville EA，Stone MJ，et al. Decreases in levels of serum fibronectin predict the severity of vascular leak syndrome in patients treated with ricin A chain-containing immunotoxins. *Clin Cancer Res*. 1996；2：1705-12.

18. Grant E，ed. *Toxicology of the Eye*. 3rd ed. Springfield, Ill：Charles C. Thomas；1986.

137 黄曲霉毒素（曲霉属）

Frederick Fung

事件说明

黄曲霉毒素是由特定的真菌黄曲霉和寄生曲霉产生的代谢物。它们是在 1960 年大不列颠的疾病大流行期间被发现的，那次疾病大流行致使超过 10 万只火鸡丧生。疾病的来源被追溯至火鸡的饲料，即发霉的巴西花生。最终，人们在所有的农作物和食品中发现了它的存在，这些农作物和食品包括玉米、大米、小麦、大麦和坚果，它们之中包含了自然发生的霉菌毒素。[1]

几种黄曲霉毒素及其代谢物（例如 AFB$_1$、AFG$_1$、AFM$_1$）可致人类产生疾病。[2] 黄曲霉毒素以其在紫外线下显示的蓝色（AFB）或绿色（AFG）的荧光性以及其他分析特性命名。黄曲霉毒素 M（其中，M 代表乳汁或哺乳类动物的代谢物）隐藏在暴露于黄曲霉毒素的动物乳汁中。黄曲霉毒素按照其结构被分为两大类：黄曲霉毒素 B$_1$ 和 M$_1$ 属于呋喃香豆素 – 环戊烯酮系列（图 137-1），黄曲霉毒素 G$_1$ 属于呋喃香豆素内脂系列（图 137-2）。

黄曲霉毒素的典型暴露途径为摄入受污染的食物。皮肤暴露的吸收速度较慢，吸收量较小。[3] 目前尚无关于人类吸入暴露的研究。关于体外代谢的研究显示出对于 AFB$_1$ 的代谢反应如下：产生的黄曲霉醇（AFL）减少，羟基化作用产生 AFM$_1$，水合作用产生 AFB$_{2a}$，环氧化作用产生 AFB$_1$-2，3 环氧化物。环氧化物是最具反应性的代谢产物，且可引起急性和慢性 AFB 中毒。[4] 在印度的一项报道中，每天估计摄入 2~6mg/kg 的黄曲霉毒素，持续的时间超过 1 个月，之后会导致肝炎，甚至可能会导致死亡。[5] 曾有人试图急性摄入 1.5mg/kg 的纯黄曲霉毒素自杀，但结果却仅出现了恶心、头痛和发疹的症状。[6]

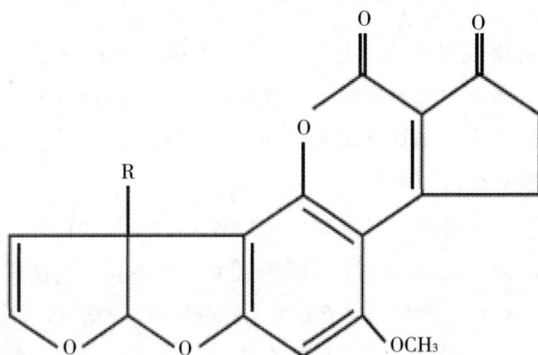

AF	R
AFB$_1$	H
AFM$_1$	OH

图 137-1　AFB$_1$ 和 AFM$_1$ 的结构

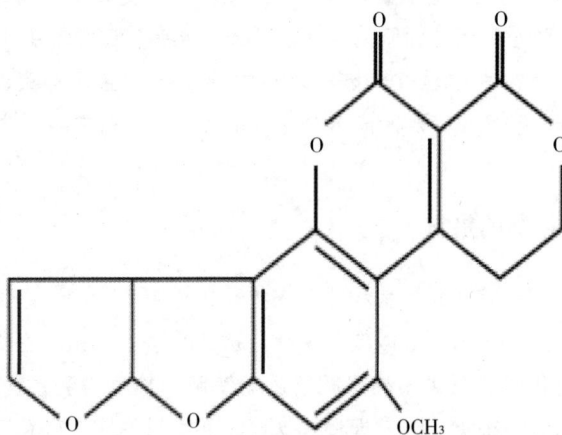

图 137-2　AFG$_1$ 的结构

黄曲霉毒素的主要目标是肝，可能会导致肝衰竭。急性中毒引发的肝损伤的早期症状包括腹痛、厌食、不适和低热。[7] 几天后会出现黄疸，随后会出现腹胀、呕吐、腹水和水肿。[8] 急性黄曲霉毒素中毒的死亡率为 10%~76%。[7] 黄曲霉毒素中毒的慢性效应及主要的致癌作用是导致肝细胞癌症。肝功能的实验室检测可确定急性黄曲霉毒素中毒导致的肝损伤的程度。天冬氨酸盐和丙氨酸氨基转换酶水平通常会升高并超过 5000 IU/L。胆红素水平也会升高。最近报道在肯尼亚暴发的黄曲霉毒素中毒导致了急性黄疸和死亡的情况发生。[9] 肝衰竭、凝血酶原时间延长、代谢性酸中毒和低血糖症属于黄曲霉毒素中毒的典型症状。[10] 从病理上讲，中央静脉周围区（第 3 区）大范围的小叶中心坏死会延伸至门静脉周围区（第 1 区），并伴有巨细胞浸润和胆汁淤积。[11]

1972 年的《生物与毒素武器公约》是寻找并控制生物战剂的重大国际条约，该条约禁止开发、制造、储存和检测生物和毒素武器。[12-13] 但随着恐怖主义的扩张，霉菌毒素作为武器使用成为真正的威胁。可能的袭击情境如下所示：

产品破坏：产品破坏会导致大量的人口和经济损失，例如 1984 年发生的泰勒诺氰化物污染[13]。使用霉菌毒素破坏预制的消费品可能会是最合理的袭击情境。

化学武器：第二种情况是将黄曲霉毒素作为化学武器使用，对抗人群或地区，例如，安法尔对抗伊拉克北部的库尔德人的军事行动。

食品破坏：另一个情况是袭击食品工业。乳品业最易受到生化战剂的侵袭，其原因大概是由于制造过程的性质和对动物饲料的依赖，而动物的饲料最易受到生化（霉菌毒素）战剂的污染。[13] 这类袭击会在数小时至数天的时间内导致当地暴发疾病。2004 年 9 月，由于在大多数红辣椒粉产品中检测出黄曲霉毒素超标，因此匈牙利政府下令撤下市场上的所有产品。[14]

⬅ 事前措施

医院、急诊室和非卧床护理机构应及时制订总体的灾难应急计划以应对生化（霉菌毒素）袭击。生物或化学武器袭击的早期检测需使用一整套监测系统，这套系统需能够发现和确认诊断并提供临床医师和卫生部门及时交流信息的方法。[15] 目前的症状监测多倾向于呼吸道和类流感疾病，仅有几项可监测胃肠道疾病。[16] 应加大对肝炎综合征的监测力度。这需要地方、州、联邦公共卫生部门和安全资源部门的相互协调配合。在发生袭击事件时，紧急医疗服务部门、医院和非卧床护理机构需立即响应，以护理在短时间内可能出现的大量寻求医疗护理的人群。应及时启动消毒和检伤分类程序，医务人员应在袭击发生前进行合理培训。由于大多数内科医师、保健提供者和第一响应人员均对黄曲霉毒素恐怖袭击的特点不了解，因此应与当地的中毒控制中心或卫生部门保持密切联系，这对初期病例的识别可起到重要作用。

➡ 事后措施

医疗提供者应将黄曲霉毒素中毒列入急性肝炎的鉴别诊断中。应通知有关地方、州、联邦公共卫生部门和执法部门。应使用 10% 的漂白溶液（次氯酸钠）清洗受到黄曲霉毒素污染的材料、体液和表面。需采集适当的样本并送至有资质的工业卫生专业人员处，对黄曲霉毒素进行识别和证据存档。州或地方卫生服务部门应相互合作进行进一步的流行病学调查。建议进行全血球计数和肝功能检测。对血液样本或尿液样本所作的分析可提供霉菌毒素代谢物的有关信息。

⊕ 伤员医疗

急性黄曲霉毒素暴露的治疗需识别和移除暴露源。建议对最近摄入的病例进行活性炭治疗。应对所有疑似病例进行积极的支持性治疗，尤其是对于急性肝衰竭的患者。血液透析和血液灌流无法清除毒素。

实例介绍

在亚洲和非洲出现过几例这样的报道：短时间内发生由摄入大量毒素导致的继发性的急性黄曲霉毒素中毒。典型的表现如下所示：

两名幼童被人从附近的村庄送至当地医院的急诊室。患者的家属告诉急诊室医师，两名幼童均食用了从当地农贸市场买来的玉米。在过去的 5 天里，孩子们出现了下肢肿胀、腹痛、呕吐和腹泻的症状，但并未发热。经过进一步的询问后，医生发现大人们也出现过类似但相对较轻微的症状。在检查过程中，患者处于昏睡状态，表现出轻度黄疸和肝大，在触诊时敏感作痛。第二天，新闻媒体报道另有 30 名儿童被送入附近的医院，在当地的非卧床处理诊所 100 多名成人和儿童出现了类似但较轻微的症状。据报道，他们均食用了从当地农贸市场购买的玉米和水果。对最初的两名幼童进行实验室检测后，发现其肝转氨酶水平升高、血糖降低、血氨水平升高。两名患者在经过 1 周的支持性治疗和静脉补液后获得完全康复。

虽然目前尚无已知的解毒剂，但 N-乙酰半胱氨酸（NAC）可提高细胞内谷胱甘肽的水平，提供保护效应，抵抗黄曲霉毒素的致癌作用。[17] 一项动物模型实验发现，同时服用 N-乙酰半胱氨酸和高剂量的 AFB 时，可降低肝损伤。但其疗效目前尚未在人体实验中得到证明。

特殊考虑

通过摄食霉菌毒素如黄曲霉毒素引发的疾病是最具严重的。通过雾化途径进行黄曲霉毒素侵袭不太可能会引发显著的发病率和死亡率。[19]

隐患

在应对黄曲霉毒素侵袭时存在几项隐患，如下所示：
- 在事件发生前，未准备完善的系统以应对潜在的恐怖袭击；
- 未将黄曲霉毒素中毒作为引发急性肝炎的非特异性和全身性症状的原因考虑；
- 在发生数小时至数天内大量其他健康人群出现大范围的全身性、特异性疾病的事件时，未考虑黄曲霉毒素侵袭的可能性；
- 当怀疑发生生化战剂袭击，尤其是人畜共患疾病时，未通知有关公共卫生、安全和执法部门；
- 未收集样本以识别黄曲霉毒素；
- 当怀疑患者暴露于生化战剂时，未提供基本的支持性治疗。

参 考 文 献

1. Pitt JI, Basilico JC, Abarca ML, et al. Mycotoxins and toxigenic fungi. *Med Mycol*. 2000；38（suppl 1）：41-6.
2. Fung F, Clark RF. Health effects of mycotoxins：a toxicological overview. *J Tox Clin Tox*. 2004；42：1-18.
3. Riley RT, Kemppainen BW, Norred WP. Penetration of aflatoxins through isolated epidermis. *J Toxicol Environ Health*.1985；15：769-77.
4. Hsieh DPH, Wong JJ. Metabolism and toxicity of aflatoxins. *Adv Exp Med Biol*. 1982；126（B）：847-63.
5. Patten RC. Aflatoxins and disease. *Am J Trop Med Hyg*. 1981；30：422-5.
6. Willis RM, Mulvihill JJ, Hoofnagle JH. Attempted suicide with purified aflatoxin. *Lancet* 1980；1（8179）：1198-9.
7. Ngindu A, Johnson BK, Kenya PR, et al. Outbreak of acute hepatitis caused by aflatoxin poisoning in Kenya. *Lancet* 1982；1：1346-8.
8. Krishnamachari KA, Bhat RV, Nagarajan V, et al. Hepatitis due to aflatoxicosis：an outbreak in Western India. *Lancet* 1975；1：1061-3.
9. Nyikal J, Misore A, Nzioka C, et al. Outbreak of aflatoxin poisoning：Eastern and central provinces, Kenya, January-July, 2004.m*MWR* 2004；53（34）：790-3.
10. Olson LC, Bourgeois CH Jr, Cotton RB, et al. Encephalopathy and fatty degeneration of the viscera in northeastern Thailand：clinical syndrome and epidemiology. *Pediatrics* 1971；47：707-16.
11. Chao TC, Maxwell SM, Wong SY. An outbreak of aflatoxicosis and boric acid poisoning in Malaysia：a clinicopathological study.*J Pathol*.1991；164：225-33.
12. Zilinskas RA. Verifying compliance to the biological and toxin weapons convention. *Crit Rev Microbiol*. 1998；24（3）：195-218.
13. Zilinskas RA. Terrorism and biological weapons：inevitable alliance？ *Perspect Biol Med*. 1990；34：44-72.
14. Greenberg G. Hungarian government temporarily prohibits sale of paprika. November 3, 2004. Available at：http：// list.mc.duke.edu/cgi-bin/wa？A2=ind0411&L=occ-env-med-l&F=&S=&P=2429.
15. Buehler JW, Hopkins RS, Overhage JM, et al. Framework for evaluating public health surveillance systems for early detection of outbreaks.m*MWR* 2004；53（RR05）：1-11.
16. Bravata DM, McDonaldkm, Smith WM, et al. Systemic review：surveillance systems for early detection of bioterrorism-related diseases. *Ann Intern Med*. 2004；140：910-22.
17. De Flora S, Bennicelli C, Camoirano A, et al. In vivo effects of Nacetylcysteine on glutathione metabolism and on the biotransformation of carcinogenic and/or mutagenic compounds. *Carcinogenesis* 1985；6：1735-45.
18. Valdivia AG, Martinez A, Damian FJ, et al. Efficacy of N-acetylcysteine to reduce the effects of aflatoxin B1 intoxication in broiler chickens. *Poult Sci*. 2001；80：727-34.
19. Ciegler A. *Mycotoxins：A New Class of Chemical Weapons*. 1986 NBC Defense and Technology International, Department of Defense, Washington DC：April 1986：52-7.

138　粗球孢子菌侵袭（球孢子菌病）

James F. Martin, Jill A. Grant

事件说明

球孢子菌病是一种特异性疾病，是由真菌粗球孢子菌引起的。1892 年，它被定义为一种综合征，直至 1990 年才被证明是一种真菌传染病。这种疾病亦称圣华金河谷热或溪谷热，起源于美国加利福尼亚州的圣华金河谷、亚利桑那州、新墨西哥州、得克萨斯州、犹他州以及墨西哥和美国中部和南部的部分地区。美国每年约有 2500 例临床显著的确诊病例，且每年有 75 人死于这种疾病。[1-3] 2001 年，亚利桑那州卫生部报告 10 万人口中有 43 例病例，与 1995 年相比，增长了 186%。[3] 疫区的大多数长住居民大多都患有粗球孢子菌传染病，这些地区经常出现病例数的间歇性季节性的急剧增长，证明了这种疾病的传染性及其突变的能力。

粗球孢子菌在其生存周期的不同时间内分别生活在腐生植物和寄生虫体内。在其腐生阶段，它会从泥土中生长出来，并生长成为带有隔菌丝的霉菌。它起初通过空气中的孢子进行传播，在大规模的土体扰动，例如地震、挖掘或风暴后，通常会发生流行病。在受到干扰后，这些菌丝会破裂并形成分生孢子，然后依次传播到空气中。若动物或人类吸入分生孢子，则孢子会寄住在肺泡中，开始其寄生阶段。它们在此时长成多核球体，并产生成千上万的单核内孢子，每一个单核内孢子均会长成一个新的球体。内孢子会寄生于肺中或通过血流进行传播。孢子通过血流传播后会沉淀在口周、气管周和颈部淋巴结中。寄主会有多系统受到感染，包括皮肤、软组织感染、关节和骨感染以及脑膜炎。

大多数感染者出现的症状为肺炎。40% 的急性暴露人群会出现症状，最常见的症状为咳嗽、呼吸短浅、胸痛和咳痰，并伴有发热、发汗、厌食、无力和关节痛的全身性症状。[1] 这些症状会持续数周，然后自行消退。一般来说，感染粗球孢子菌的其他健康人士平均有 1 个月的时间无法上学或上班。[1] 若疾病开始散布，则会有多个部位受到影响。[4] 最常受到影响的肺外部位是皮肤，皮肤表面会出现斑丘疹、角化病结节、疣状溃疡、皮下活动性脓肿。[2] 皮肤流出的脓可被描述为"凝胶状"。上述病变好发于鼻唇沟。还可能会出现多形性红斑和结节性红斑，多见于女性患者。结节性红斑一般为初期症状，通常代表着免疫反应的提高。这类患者很少会传播疾病。[2] 临床三征——热、结节性红斑和关节痛被称为沙漠风湿。[2] 在发生突发性的积液和滑液并传播时，可能会发生骨头和关节感染，90% 的病例的关节病变为单灶感染。膝盖是最容易受到影响的关节，踝关节次之。[1-2] 球霉菌性脑膜炎是临床表现中最威胁生命的症状，若不经治疗，12 个月的死亡率约为 90%。[1-2] 基底脑膜也会受到感染，症状包括发热、头痛、呕吐和精神状态改变。并发症包括脑积水、脑血管炎、病灶性脑内球霉菌脓肿。[2] 由于涉及分流或切开和引流，需要紧急咨询神经外科。

球孢子菌病的诊断很难作出且具有挑战性，这主要是由于疫区外发生的疾病疫情，临床医师一般不会考虑到球孢子菌病。[5] 非疫区出现的疾病通常需特定的旅游史才能促进诊断的怀疑。[6] 大多数患者在出现首发症状后的皮肤测试结果为阳性，但进行性疾病患者的皮肤测试通常无效。[1] 尽管实验室检测结果会显示红细胞沉降率升高、嗜酸性细胞计数升高，但常规的检测通常不具有特异性。[7]

虽然组织样本的直接显微镜检查被视为最安全的

检测方法，但通常最常见的可用检测方法为培养检测和血清学检测。真菌的菌丝形态的生长需求很小，在需氧条件和大多数的温度环境下，在多数的真菌和细菌媒介中停留3~7天后，即开始生长。[1-2]成熟的菌落呈现的数量很多，对实验室工作人员具有非常高的传染性。[1]在组织病理标本中，成熟的内孢子球体为传染病的特殊病征，在湿片中，使用氢氧化钾或荧光增白剂可很容易识别。[8]使用多种染色技术[1]也可很容易地识别出球体，尤其是使用过碘酸雪夫进行染色。微生物通常可在脓、痰和体液抽出物中被发现或在其中生长。[1]血清学测试几乎完全依据免疫球蛋白（Ig）M和IgG抗体。通常很少出现假阳性测试结果。[1]由于属于原发感染且会持续3~4月，因此在症状发作后1~3周75%的急性感染患者，可很快检测出IgM。补体结合IgG会在急性感染后出现，若症状消退，则会在6~9月后消失。[8]在播散性疾病中可观察到IgG抗体的持续升高。

在粗球孢子菌脑膜炎病例中，85%的早期病例的脑脊液（CSF）培养结果为阴性。[1]脑脊液培养结果显示压力升高、单核白细胞显著增多、葡萄糖水平降低、蛋白质水平升高。[1]脑脊液IgG的检测结果为阳性。确认诊断。[2]图像检查的结果具有非特异性，但有助于诊断。胸部射线检查会显示蛀牙和肉芽肿。磁共振成像有助于检测大脑的脑膜炎或脓肿症状。[2]放射性核素骨扫描会显示骨病变。

球孢子菌病可作为杀伤力较低的生物武器。大多数免疫活性患者均表现为无症状感染，仅有40%的感染人群会出现任何形式的症状。在这些出现症状的患者中，大多数的症状形式为上或下呼吸道感染，这些症状通常会在无特异性治疗的情况下消退，且会在消退前持续3或4周，但仍无法确认诊断。肺外表现的发病率和死亡率较高，但仅出现在0.5%的病例中且会在一年后发病，一般发生在具有迟发过敏反应缺陷的免疫功能不全人群的亚种群、处于晚期妊娠的孕妇、婴儿或菲律宾裔、非裔、墨西哥裔美国人中，这些人在遗传学方面易于传播疾病。这种生物体几乎全部生存在"西半球"，据估计生活在疫区的这类美国人已经表现出先期暴露或感染的迹象。因此，若真菌被用作大规模杀伤性武器，那么只有少数人群会出现症状，且大部分症状会在几周之内消退。通常情况下，威胁生命的传染病只发生在少数人身上，且在一年后发病。

但仍有一些事实可证明球孢子菌病被用作生物武器时的潜在杀伤力。首先，每年有2.5万例新病例被确诊且每天有75例死亡病例。这些死亡病例通常患有散播性疾病。最常见的传播方式是皮肤传播，脑膜次之。患者若出现脑膜炎且未经治疗，那么12个月的死亡率为90%。即使是得到正确的治疗，暴发性疾病的死亡率依然很高。据估计，即使采用最先进的治疗方法，由球孢子菌病导致的神经损伤的死亡率依然为70%~80%。因此，散播性疾病的死亡率很高。

其次，真菌的毒性很高，仅需单个粗球孢子菌节分生孢子即可产生肺感染。[2]但当粗球孢子病在实验室环境中接受专业的培养，比如医院的实验室人员试图为患者做诊断时，会暴发毁灭性的疫情。这种事件证明了微生物的孢子形式在实验室中生长时，其毒性会增强。再加上微生物具有明显的突变能力这一事实，这种微生物很有可能被开发为具有破坏性的生物武器。

第三，保健人员在最初无法识别出球孢子菌病侵袭。大多数患者无症状表现，有症状表现的患者通常表现为非特异性的上呼吸道感染，初期病例通常会被忽视且被诊断为具有自限性的病毒性疾病。肺表现有4周的潜伏期，因此与最初暴露间存在延期情况。病情最为严重的患者，疾病的潜伏期会延长至1年以上，这使得诊断进一步复杂，增加了感染患者周围特定人群的发病率和死亡率。尽管目前尚无关于人与人之间通过空气飞沫传播疾病的文件记录，但这些潜伏期长的患者是否具有传染性仍不得而知。因此，将粗球孢子菌用作器并发动袭击后，保健人员的工作量会随时间（不易察觉）增加。

最有可能的粗球孢子菌侵袭的情境为：大量的城市人口和大量人群在几周之内出现非特异性上呼吸道感染。少数民族、孕妇、婴儿和免疫功能不全的患者，如患有HIV的患者、接受过器官移植的患者和服用类胆固醇的患者是最容易受到感染的人群。大量的目标人群聚集在特定的区域且可进行悬浮粒子的传播时，才能制造有效袭击。虽然大多数人群均在袭击前已感染，但若出现临床病例的显著增加，保健人员则应提高警惕，一旦诊断结果为阳性，则应考虑生物袭击的可能性。事件发生后，应对暴露人群进行长达1年的随访调查，以防重度慢性疾病的出现。这一需求会增加保健人员的工作量，同时也会加剧公众的恐慌度，因为暴露人群会经常担心他们是否会出现延迟性的重度疾病。

⬅ 事前措施

在疫区，球孢子菌病只能通过职业性的防止易感人群在高风险环境下工作的方式来预防。因此，应在特定区域就地对建筑工人、农业工人、学生、军事人员和保健人员实施重点的教育培训计划。明确记录的大规模感染粗球孢子菌的病例通常有下列三种感染途径：①最近去过疫区；②原发传染病的复发；③暴露于从疫区带出的孢子。

医院、急诊室和门诊机构均应制订灾难响应计划。在发生如生物战剂造成的大规模伤亡事件时，地方、州和国家公共卫生部门、公共安全资源部门需协调配合。紧急医疗服务部门和医院检伤分类系统均应作出改变以应对需接受特定治疗的患者——在本案例中为患有呼吸道疾病的患者。虽然从未有过球孢子菌病在人与人之间传播的记录，但仍应采取全面预防措施。[9] 很难对先证病例进行确诊，这一点仍是由于对非疫区发生这种疾病缺乏怀疑。在培养粗球孢子菌的过程中应采取特殊且专业的护理，即对实验员进行专业培训，采取全面预防措施，实施生物安全3级水平程序和配备负压房。应进行斜面培养而非悬滴培养。从疑似患者身上提取样本时，医生应提高对球孢子菌病的怀疑性。

真实的球孢子菌病侵袭或大规模的自然暴发的可能性不大，但保健提供者需意识到这种疾病并在鉴别诊断清单上保留其位置。较长的潜伏期、非特异性症状和多器官损伤会使早期诊断极难作出。需采取全面防护措施并启动监测系统，这一系统可用以识别患者综合征的发展趋势。随时间的发展会有关于趋势的记录，这些记录有助于识别特定的先证事件。

➡ 事后措施

由于球孢子菌病在1995年成为全国性强制申报疾病，因此保健提供者在怀疑或明确证明球孢子菌病病例存在时，需与有关公共卫生部门的官员联系。[3] 另外，应通知和筛选任何可与受感染人群或推测的暴露区接触的医疗提供者或灾难应对小组。这一类的响应人员包括所有的医院或临床工作者或治疗指定区域内患者的医生，以及紧急医疗服务部门、警察、消防人员、清理人员、红十字会工作人员和其他救援组织、军队。

应用标准的消毒剂和防腐剂对被节生孢子污染的表面进行消毒处理。

🧑‍🤝‍🧑 伤员医疗

在地方性的真菌传染病中，球孢子菌病对治疗最具抵抗性。[10] 由于缺乏临床对照试验，因此主要的呼吸道传染病的治疗和护理方法仍存在争议。[1-2] 对于大多数患者来说，护理方法应包括对症治疗和仔细的复审，以确保症状的消退。另外，建议进行后续的放射检查以监测肺部表现的消退。这种方法的目标是监测未使用抗真菌治疗方法的事件的解决情况。历史上，初期肺部表现的自行消退率为95%。但一些医疗部门建议，对于患有不寻常的严重的传染病或同时患有共生疾病（例如，器官移植、HIV传染病、糖尿病或使用类固醇）的患者，应进行快速的高剂量的抗真菌药物治疗。应估计疾病的严重程度，并牢记以下特点：并发症的持续时间会超过两个月；重量的减轻超过10%；夜间盗汗的持续时间超过3周；浸润涉及的部位大于1个肺；皮肤测试无效；门腺病显著或持续；菲律宾、非裔美籍或墨西哥种族背景；处于妊娠晚期的孕妇；抗体检测结果显示抗体对粗球孢子菌的浓度测定大于1∶16。[2]

有两种治疗方法可用于治疗严重感染的患者，分别为外科清创或化学疗法。外科手术的确定应以具体病例为基础，且用于治疗大面积的骨和皮肤损伤。使用清创术的理论依据为球体壁会对炎症产生刺激，无法在体内降解，不能被巨噬细胞消除。[2] 因此，球体会持续对组织造成损伤直至被移除。此外，肺部空洞病变对化学疗法的反应很小。[1-2]

化学疗法通常是在散播性疾病早期采用的治疗方法。[1] 化学疗法可使用两性霉素B或唑类抗真菌药物（酮康唑、氟康唑、伊曲康唑）来完成。[1-2-10-11] 尽管会产生副作用，但两性霉素B依然是治疗的首选药物，因为与唑类抗真菌药物相比，其见效速度较快。此外，唑类抗真菌药物为C类怀孕药物，而两性霉素B为B类药物。应实施标准的预防措施和药物监测。两性霉素B的持续服用时间为两个月或直至疾病静止期。虽然唑类抗真菌药物可以口服，且副作用较小，但食品药品监督管理局依然未批准使用这类药物。唑类抗真菌药的效力较相似，但由于疾病会频繁地复发，因此唑类抗真菌药物治疗应持续6个月。[1, 2, 10] 进一步的治疗会用到新型唑类药物（例如白沙康唑、伏立康唑）、卡泊芬净（一种用于抑制葡聚糖合酶的棘白菌素）或粪壳菌素衍生物（用于抑制真菌蛋白质合成的特效药）。[10]

- 未对疑似患者的疾病过程进行充分诊断；
- 未对患者实施外科清创术以及抗真菌药物的充分治疗；
- 在对送检的样本持球孢子菌病的高度怀疑时，未通知实验室工作人员以使其采取正确的防护措施，限制自身的暴露；
- 未通知和筛查与先证病例接触的可能受到感染的人群；
- 在出现疑似病例时，未通知地方、州和联邦部门。

参 考 文 献

1. Stevens D. Current concepts : coccidioidomycosis［review article］.*N Engl J Med*. 1995；332：1077-82.
2. Riauba L. Coccidioidomycosis. Emedicine Web site. July 15，2002.Available at：http：//www.emedicine.com/derm/topic742.htm.
3. Centers for Disease Control and Prevention. Leads from the *Morbidity and Mortality Weekly Report*，Atlanta，Ga：Increase in Coccidioidomycosis：Arizona，1998-2001. *JAMA* 2003；289：1500-2.
4. Galgiani J. Coccidioidomycosis：a regional disease of national importance. Rethinking approaches for control. *Ann Intern Med*. 1999；130：293-300.
5. Arsura E，Kilgore W. Miliary coccidioidomycosis in the immunocompetent［case series］. *Chest* 2000；117：404-9.
6. Standaert SM，Schaffner W，Galgiania JN，et al. Coccidioidomycosis among visitors to a *Coccidioidomycosis immitis*-endemic area：an outbreak in a military reserve unit. *J Infect Dis*. 1995；171：1672-5.
7. Galgiani JN. Coccidioidomycosis. In：Remington JS，Swartz MN，eds. *Current Clinical Topics in Infectious Diseases*. Vol. 17.Malden，Mass：Blackwell Sciences；1997：188-204.
8. Walsh TJ，Chanock SJ. Diagnosis of invasive fungal infections：advances in non-cultural systems. In：Remington JS，Swartz MN，eds. *Current Clinical Topics in Infectious Diseases*. Vol. 18.Malden，Mass：Blackwell Sciences；1998：127-8.
9. Centers for Disease Control and Prevention. Leads from the *Morbidity and Mortality Weekly Report*，Atlanta，Ga：Coccidioidomycosis-United States，1991-1992. *JAMA* 1993；269：1098-9.
10. Deresinki S. Coccidioidomycosis：efficacy of new agents and future prospects［review article］. *Curr Opin Infect Dis*. 2001；14：693-6.
11. Galgiani JN，Catanzaro A，Cloud GA，et al. Comparison of oral fluconazole and itraconazole for progressive，non-meningeal coccidioidomycosis：a randomized，double-blind trial. *Ann Intern Med*. 2000；133：676-86.

实例介绍

你刚随访了一名患者，他在一周前曾到急诊室就诊，当时接诊的医生是你的同事。他是一名糖尿病患者，初期症状为发热、夜间盗汗以及排痰性咳嗽、咳痰和伴有呼吸短浅的未确诊的上呼吸道疾病。他说过去的一周他的身体状况很正常，但在4周以前他曾去参观新墨西哥州的考古挖掘地。经过初步的身体检查后，他接受了病毒性呼吸道感染的治疗，之后出院回家。

患者回到家里的那天，他的初期症状仍然持续出现，但现在他的全身长出了皮疹，右膝盖疼痛肿胀，难以集中精神，持续性的刺激性头痛。在翻阅急诊室的病例表时，你发现在过去的一周另外有至少10名患者出现了类似的症状，其中症状最严重的为一名孕妇和一名肾移植患者。

特殊考虑

球孢子菌病是一种真菌传染病，通常会引发自限性上呼吸道或发热疾病，但在传播时会引起威胁生命的肺外疾病。它的表现与许多常见的非特异性疾病相类似，因此在诊断时常被忽视。尽管由于节生孢子毒性较高，散播性疾病的死亡率较高，它被认为是一种潜在的生物武器，但由于粗球孢子菌不会引发正常寄主感染致命性的疾病，因此它很可能会成为一种杀伤力较低的生物武器。恐怖分子需在传播传染病之前，找出使正常人群免疫抑制的方法，或是以免疫抑制宿主为目标。更重要的是疾病的潜伏期很长，60%的受感染患者均无症状表现，大多数患者的症状会自行消退。将球孢子菌病作为化学武器使用可能不会起作用，并且受感染患者很难被识别。自然的疫情暴发很有可能出现，但同样存在相同的诊断隐患。需牢记的重点为：将此种微生物列入鉴别诊断中，正确的治疗方法需结合多学科进行研究，进行对症治疗，采用抗真菌化学疗法和外科手术以达到最好的治疗效果。

隐患

在应对袭击时存在几项隐患，如下所示：

- 未制订灾难响应计划；
- 对于出现轻微症状的患者，未将球孢子菌病作为可能的原因考虑；

139 荚膜组织胞浆菌侵袭（组织胞浆菌病）

Carol L. Venable, Elizabeth L. Mitchell

事件说明

荚膜组织胞浆菌是一种双态性真菌，可引发组织胞浆菌病。这种疾病在世界的多数地区均有传播，但常见于美国和拉丁美洲。荚膜组织胞浆菌孢子存在于土壤中，尤其是被鸟类和蝙蝠粪便污染的土壤中。[1] 在美国，组织胞浆菌病多发于俄亥俄河、圣劳伦斯河、密西西比河和里奥格兰德河流域。[2] 疫区的人们在从事职业性或娱乐性活动时，通常会与荚膜组织胞浆菌的雾化孢子发生接触。施工或拆除工作、桥梁清洁和修理、农业、园艺和溶洞探测均为传染病的高风险活动。[2] 在疫区，大多数人群的皮肤测试显示其有荚膜组织胞浆菌的先期感染，超过 25% 的患者患有获得性免疫缺陷综合征，这些人将会患上活动性疾病。[3]

组织胞浆菌病有很多临床表现。大多数受感染的患者无症状表现，这使疾病暴发的识别变得复杂。症状会在暴露后 1~2 周内开始出现。[2] 最常见的组织胞浆菌病的临床形式是急性肺组织胞浆菌病，其典型表现为发热、疲乏、干咳和头痛。[1] 急性肺组织胞浆菌病趋向于自我限制且会在病程的第 2 周或第 3 周消退。[4] 症状较轻的受感染患者可能不会寻求医疗护理。症状较严重或持续时间长的患者会选择到门诊机构或急诊室就医。患者很少会出现呼吸衰竭的情况，但一旦出现且未接受快速诊断和治疗，急性肺组织胞浆菌病可能是致命的。[5] 但其他慢性肺组织胞浆菌，例如伴有原发性肺气肿（患者）的荚膜组织胞浆菌导致的慢性肺病，这一类疾病与疾病的急性暴发或袭击无关。

患有 AIDS、恶性血液病、接受过器官移植或其他免疫缺陷源的人群感染播散性组织胞浆菌病的风险较高，且临床表现几乎会影响到每一个器官系统，具有潜在的致命性。[5] 即使是具有明显健康免疫系统的婴儿和老年人也会表现出上述症状。[1] 播散性疾病会快速发展并表现为网状内皮系统的功能紊乱、休克、多器官系统衰竭。[5] 在未处于年龄两极的免疫活性患者中，播散性组织胞浆菌病很少出现且多表现为惰性疾病。这类人群可能会表现为不明原因的发热，但不会出现其他伴随症状。[5]

虽然荚膜组织胞浆菌会引发一些致命的疾病症状，但没有证据表明它曾被制成武器使用。这种微生物的孢子形式会使人们相信它很容易操控，但它具有的几种特性使其难以作为蓄意的生物武器使用。首先，在荚膜组织胞浆菌流行的地区，很大一部分的人群均对组织胞浆菌至少具有部分免疫力，他们均在先前一定程度地暴露于这种微生物。[2] 这降低了生物袭击在这些地区引发大范围严重疾病的可能性。其次，荚膜组织胞浆菌的毒性暴露限制依然未知，这使得侵略者很难知道将其作为武器使用的浓度水平。[2] 最后，在组织胞浆菌病引发的一系列症状中，大部分为非致命、自限性和可治疗的症状。即使是患有播散性疾病的 AIDS 患者，在接受抗真菌治疗后的死亡率也会降至 25% 以下。[4]

但我们仍可以这样假设：使用荚膜组织胞浆菌蓄意造成的灾难发生变化，然后无意中使其成为一种生物武器。若在包含荚膜组织胞浆菌的土壤中安装爆炸装置并且引爆，则组织胞浆菌病很有可能会成为吸入孢子的受害者和救援人员中的发病率和死亡率的次要原因。生活在疫区且先前暴露于这种微生物的人群对组织胞浆菌病具有部分免疫力。但若土壤中包含孢子的浓度足够高，通过爆炸后传播的范围足够广，则大量人群仍有感染严重传染病的风险。

最有可能发生的灾难情境为完全的非蓄意暴露。过去，这种微生物引发非蓄意暴露以及随后的疫情暴发均来自许多不用的来源。2001 年春天，在墨西哥的阿卡普尔科，有数百名美国游客感染了荚膜组织胞浆菌，其来源被认为是与一家大规模的旅游饭店的中央楼梯相邻的工程网用设施竖井的土壤[6]。2003 年10 月，在尼加拉瓜，一些游客在参观有蝙蝠出没的洞穴时受到感染。[7] 在田纳西州、肯塔基州、印第安纳州、密歇根州和一些其他州中的清洁工、建造或拆除桥梁或建筑的工人中均有暴发疫情的报道，这些人均处于土壤被蝙蝠或鸟类粪便污染的环境中。[3, 8-10] 若工人或其雇主能考虑到潜在受污染土壤的风险，并首先对这些地区进行消毒或使用保护装置，则类似的许多暴发事件可得到预测和预防。

组织胞浆菌病的诊断需具有较高的临床怀疑性并取得全面的旅游和职业史。鉴别诊断的范围很广泛，其中包括非典型肺炎、流感、肺结核、结节病和其他真菌疾病。虽然患有传播性疾病的患者会出现肝脾肿大和淋巴结病，但体检结果可能为无发现。急性肺组织胞浆菌病病例的常规实验室检测结果很有可能为正常。播散性疾病可能会伴有全血细胞减少以及肝功能测试结果升高。急性肺组织胞浆菌病病例的胸片可能会显示正常或显示网状浸润且通常伴有肺门或纵隔淋巴结病。大多数的播散性疾病病例的胸片显示异常，会出现间质性或网状浸润。[5]

荚膜组织胞浆菌的实验室诊断为培养、真菌菌株、血清和抗原检测。培养检测法可检测 80%~90% 的散播性病例，但对急性肺组织胞浆菌病的敏感性较低。[11] 此外，真菌培养在出现阳性结果之前需数周的生长时间。[5] 因此，真菌培养检测法并非检测这种疾病的最佳选择。血清检测可采用免疫扩散或补体结合的方法，虽然补体结合的特异性较差但更具敏感性。[2] 血清检测对播散性疾病的敏感性较低，但其对急性肺组织胞浆菌病的敏感性大于 90%。[12] 上述检测较难实施的原因为：其在显示阳性结果之前需 6 周以上的时间。此外，阳性的血清检测结果主要是由于先前感染或其他真菌感染造成的。[5] 尽管补体结合具有上述限制性，但依然是疾病暴发过程中用于检测急性肺组织胞浆菌病的可行选择，尤其是对患有严重疾病的患者，因为这一检测对出现严重症状的患者具有较好的敏感性。[12]

尿液抗原检测适用于疾病暴发过程中的大多数患者。该检测的检验周期为 1~2 天，对患有播散性疾病患者的敏感性约为 90%，对患有急性肺组织胞浆菌病的患者的敏感性为 75%。[12] 在疾病暴发时还可实施血清抗原检测，但其敏感性低于尿液抗原检测。与血清检测相同，抗原检测的潜在缺点为与其他真菌药物发生交叉反应。[11] 与抗原检测同样快速的唯一一项检测为组织真菌染色，当从患者身上获取组织时可使用这一检测法，例如，从支气管或骨髓活检组织检查中获取。但真菌染色结果的准确性取决于实验室工作人员鉴别不同的真菌微生物类型的技术。[5]

事前措施

组织胞浆菌病的疾病严重程度范围很广。患者很可能会到诊所、紧急救护中心和急诊室问诊。因此，流动护理中心、急诊室和州或国家公共卫生部门需在事发之前建立合作系统，以快速识别疾病暴发。保健提供者，尤其是疫区的保健提供者需接受培训，了解疾病暴发可能出现的表现，以便在报告疑似病例时能明确地进行说明。

若在组织胞浆菌病流行地区出现任何建筑物的爆炸威胁，则应采取措施根除荚膜组织胞浆菌的二次威胁。例如，应对明显的目标，如摩天大楼、桥、大型政府办公楼周围的土壤进行检测。可用 3% 的福尔马林溶液处理任何含有高浓度的荚膜组织胞浆菌的土壤，这种溶液可使孢子失去活性。[13-14] 这样至少可排除爆炸的不幸事件带来的非蓄意性生物灾难。建议在建造、拆除和清洁建筑物时使用类似的方法，而这一方法也曾在过去被使用过。[2]

事后措施

组织胞浆菌病不会在人与人之间传播[2]，因此无须对疑似受感染的患者进行隔离。需采取下列两项关键的事后措施：①快速将疾病暴发的原因鉴别为荚膜组织胞浆菌；②对残留的荚膜组织胞浆菌孢子进行消毒处理。可使用上述任一方法进行诊断，但总体来说，血清和尿液抗原检测是疾病暴发过程中最有用的检测模式。

对假定的疾病暴发地点的土壤进行的检测，以及随后对任何含有荚膜组织胞浆菌的土壤进行的福尔马林消毒，均是预防持续暴发和传染病的关键措施。疾病暴发的调查者在对可能的暴露地点进行评估时，应佩戴正确的防护装置。全面式动力滤净式防护面具为最佳的防护装置选择。除此之外，调查员还应穿戴一次性衣服和鞋套。[2]

👤 伤员医疗

并非所有的组织胞浆菌病均需治疗，因此在灾难中抗真菌药物须严格局限于最需接受治疗的患者。对于患有急性肺组织胞浆菌病但未出现急性呼吸衰竭的患者，只有在其出现症状 1 个月后身体状况仍未提高时才能接受治疗。这类患者应口服伊曲康唑，每天的服用剂量为 200mg，并持续服用 6~12 周。对于患有严重急性肺组织胞浆菌的免疫活性患者（例如，需进行机械通气的患者），其治疗方法为每天服用 0.7mg/kg 的两性霉素 B。免疫活性患者应在服用两性霉素 B 的同时每天服用泼尼松（60mg），连续服用两周，虽然此种治疗方法的数据研究具有限制性。患者出院回家后，仍应持续每天服用一或两次伊曲康唑（200mg），完成 12 周的抗真菌药物疗程。[4]

患有播散性组织胞浆菌病的患者的治疗方法可分为用于治疗同时患有 AIDS 的患者和治疗同时未患 AIDS 的患者。同时患有 AIDS 的患者应总共持续 12 周服用两性霉素 B（每天 0.7mg/kg），并在出院回家

后服用伊曲康唑（每天两次，每次 200mg）。无须入院治疗的患者可每天服用 3 次伊曲康唑（200mg），持续服用 3 天，然后改为每天服用 2 次，连续服用 12 周。在持续 12 周的初期治疗后，建议进行终生的维持治疗，即每天服用一次或两次伊曲康唑（200mg）。[4]

患有播散性组织胞浆菌病且同时未患有 AIDS 的患者在需入院治疗时，应进行两性霉素 B（每天 0.7 至 1.0mg/ka）的治疗。患者退热后，则可改为每天口服一次伊曲康唑。每天服用一次或两次伊曲康唑（200mg），并持续服用 6~18 个月即可完成治疗。治疗时间应根据荚膜组织胞浆菌抗原浓度的连续测量来确定。[4]

💡 特殊考虑

低死亡率和大范围的疾病表现使得荚膜组织胞浆菌引发的疾病暴发很难检测。此外，组织胞浆菌病与其他肺病和传染性疾病很类似。除非获得患者完整的职业、娱乐和旅游史，否则不会将其作为疾病暴发病例中的一份子。患者之间的密切接触史，尤其是参加过同一次旅行或从事相同工作的信息，可能非常有助于诊断。

🌐 隐患

在应对组织胞浆菌病侵袭时存在几项隐患，如下所示：

- 未将组织胞浆菌病作为引发自然灾害或荚膜组织胞浆菌流行区域爆炸事件的二次发病率和死亡率的原因考虑；
- 未获得表现出非特异性肺病患者的完整职业和旅游史；
- 在流感季期间或已知的其他肺病暴发期间，未将组织胞浆菌病列入鉴别诊断；
- 在试图对可能暴发疾病的地区进行评估时，未将消毒或保护装置作为对抗荚膜组织胞浆菌的防护选择；
- 对于周围可能存在含有荚膜组织胞浆菌的土壤的建筑物、桥梁和其他可能受到爆炸威胁的建筑或结构进行清洁、建设或拆毁时，未考虑到提前对其进行消毒的重要性。

实例介绍

来自田纳西州的一名30岁的男性建筑工人在12月时去看家庭医生（PCP），他出现的主要症状是干咳且已持续两周。他属于其他健康人士，无肺病历史。在进行系统回顾时，发现他过去曾出现过头痛、轻微的疲乏、低（自觉）热。他否认自己曾暴露于肺结核或存在任何免疫缺损病毒的风险因素。他说他的家人均未生病，但他的几名同事均感染了"流感"其中两名同事在医院治疗，但他并不清楚他们住院后的细节情况。肺部检查的结果并不明显，但由于他咳嗽的时间较长，因此家庭医生给他照了胸片，结果显示有显著的弥散性双侧网状浸润。

家庭医生在对其进行第二次晤谈时，把重点放在其职业史上，发现他和他的同事正在拆除一座曾有蝙蝠出没的老式建筑。他们在3周或4周之前开始拆除工作。现场共有约100名工人。家庭医生随后联系了州卫生部门，她认为可能暴发了组织胞浆菌病疫情。卫生部门指导她对患者进行荚膜组织胞浆菌的血清和尿液抗原检测。她告诉患者若他的症状出现任何程度的恶化或现有的症状再持续两周，则应进行抗真菌治疗。

参 考 文 献

1. Cano MVC，Hajjeh RA. The epidemiology of histoplasmosis : a review. *Semin Respir Infect*. 2001 ; 16 : 109-18.
2. Centers for Disease Control and Prevention. Histoplasmosis : protecting workers at risk, revised guidelines for preventing histoplasmosis. National Institute for Occupational Safety and Health ; 1997 ; 97-146. Available at : http ://www.cdc.gov/niosh/97-146.html.
3. Wheat LJ. Histoplasmosis in Indianapolis. *Clin Infect Dis*.1992 ; 14（suppl 1）: S91-9.
4. Wheat J，Sarosi G，McKinsey D，et al. Practice guidelines for the management of patients with histoplasmosis. *Clin Infect Dis*.2000 ; 30 : 688-95.
5. Wheat LJ，Kauffman CA. Histoplasmosis. *Infect Dis Clin North Am*.2003 ; 17 : 1-19.
6. Morgan J，Cano MV，Feikin DR，et al. A large outbreak of histoplasmosis among American travelers associated with a hotel in Acapulco，Mexico，Spring 2001. *Am J Trop Med Hyg*. 2003 ; 69 : 663-9.
7. Weinberg M，Weeks J，Lance-Parker S，et al. Severe histoplasmosis in travelers to Nicaragua. *Emerg Infect Dis*. 2003 ; 9 : 1322-5.
8. Jones TF，Swinger GL，Craig AS，et al. Acute pulmonary histoplasmosis in bridge workers : a persistent problem. *Am J Med*.1999 ; 106 : 480-2.
9. Centers for Disease Control and Prevention. Histoplasmosis-Kentucky，1995.m*mWR* 1995 ; 44 : 701-3.
10. Stobierski MG，Hospedales CJ，Hall WN，et al. Outbreak of histoplasmosis among employees in a paper factory : Michigan，1993.*J Clin Microbiol*. 1996 ; 34 : 1220-3.
11. Williams B，Fojtasek M，Connolly-Stringfield P，et al. Diagnosis of histoplasmosis by antigen detection during an outbreak in Indianapolis，Ind. *Arch Pathol Lab Med*. 1994 ; 118 : 1205-8.
12. Wheat LJ. Laboratory diagnosis of histoplasmosis : update 2000.*Semin Respir Infect*. 2001 ; 16 : 131-40.
13. Tosh FE，Weeks RJ，Pfeiffer FR，et al. The use of formalin to kill Histoplasma capsulatum at an epidemic site. *Am J Epidemiol*.1967 ; 85 : 259-65.
14. Bartlett PC，Weeks RJ，Ajello L. Decontamination of a *Histoplasma capsulatum*-infested bird roost in Illinois. *Arch Environ Health*. 1982 ; 37 : 221-3.

140 小隐孢子虫侵袭（隐孢子虫病）

Miriam John，Carol Sulis

🕊 事件说明

人体隐孢子虫病是由原生动物隐孢子虫引发的疾病，隐孢子虫是一种专性细胞内寄生物。小隐孢子虫是人体最常见的寄生物种，但其他物种被确认多寄生在免疫功能不全的寄主体内。人体病原体小隐孢子虫（基因型 1）和牛病原体小隐孢子虫（基因型 2）是人体疾病中最重要的药剂。[1] 小隐孢子虫的寄生宿主包括人类，家畜如牛、山羊和绵羊，野生动物如鹿和麋鹿。1907 年，Tyzzer 与 Clarke 在一只小鼠的胃中发现了隐孢子虫。第一例报道的人体病例出现于 1976 年，是一名出现腹泻的儿童。自 1982 年起，随着 AIDS 的流行，隐孢子病越来越多地被认为是免疫功能不全和免疫活性寄主出现腹泻疾病的原因。由于隐孢子病是一种在全世界传播的原虫传染病，因此是腹泻的主要原因。[2]

小隐孢子虫被疾病控制与预防中心归为 B 类生物恐怖威胁疾病，更专业地说，为水安全威胁疾病。隐孢子虫是一种微小的难以过滤且在多种动物体内普遍存在的肠道病原体，对氯有抵抗性，具有高度传染性，是美国供应水的持久性威胁。[3] 小隐孢子虫是一种耐寒的微生物，可在 4 ℃ 的表面水中存活 18 个月，可在地下水中存活 2~6 个月。[4] 在美国和加拿大，87% 未经处理的水样本测试均可发现其卵囊。[5] 隐孢子虫对常见的水净化法，如氯化、次氯酸钠处理法、过滤（若过滤器孔径大于 1 μm）具有抵抗力。[1] 最近对于 14 个州和一个加拿大省份的 66 家水处理厂进行的研究显示，27% 经过滤的水样本中含有隐孢子虫卵囊。[4]

隐孢子虫传染病发生在摄食被粪便污染的食物或水后。动物和人之间或人与人之间也可能发生直接传播。小隐孢子虫的感染形式是厚壁 4~6 μm 的卵囊。[1] 其致使暴露目标 50% 感染的剂量为 10~300 个卵囊。[5] 在暴露于还原条件、蛋白酶和胆汁盐后，被摄食的卵囊会在小肠上部脱囊。孢子虫会侵占肠的刷状缘上皮细胞并成长为裂殖子，引发炎症、绒毛萎缩、吸收不良和腹泻。裂殖子会在有性生殖后产生厚壁卵囊，这些厚壁卵囊会继续在寄主体内进行自体感染；这些厚壁卵囊若被排出体外则会感染其他寄主。[3-5] 在工业化国家和发展中国家，出现腹泻的免疫活性人群被发现患有隐孢子虫传染病的概率分别为 2.2% 和 6.1%；而在工业化国家和发达国家，出现腹泻的 HIV 阳性患者表现为隐孢子虫传染病的概率分别为 14% 和 24%。[3,6]

美国曾暴发过多次（记录在案的）隐孢子虫病。大多数疫情是由饮用水或娱乐用水，例如游泳池或浅水池污染造成的水源性疫情。1993~1998 年，美国有约一打文件记录的隐孢子虫疫情。美国历史上规模最大的一次水源性疾病暴发于 1993 年 3 月和 4 月，地点是美国的威斯康星州的密尔沃基市，当时有约 40.3 万人受到感染。其中 52% 受到隐孢子虫侵袭的人均在密尔沃基南部的自来水厂工作。记录在案的人与人之间的传播均发生在例如日托中心和医院这样的机构，这种情况很难控制，因为腹泻症状好转之后，还会有 5 周以上的时间会排泄出具有传染性的卵囊。[3,6]

小隐孢子虫传染病引发的临床表现在很大程度上取决于寄主。感染隐孢子虫病的免疫活性寄主会在 1~2 周的潜伏期后出现肠功能紊乱，随后会出现水样腹泻、腹部绞痛、厌食、恶心、呕吐，还可能会出现低热症状。这种疾病具有自限性，平均持续时间为 9~12 天。其主要的风险是脱水。对于免疫功能不全的寄主，其隐孢子虫病主要表现为急性脱水腹泻综合征或慢性腹泻和消耗综合征。患者的淋巴细胞（CD4）计数大于 180cells/mm^3 时，较易出现自限性综合征。胆道和胰胆管感染隐孢子虫会导致胆道炎或无结石胆囊炎，曾有淋巴细胞（CD4）计数小于 50cells/mm^3 的患者出现上述情况。[1,5] 免疫功能不全的寄主还会出现肺部和气管隐孢子虫病，表现为咳嗽和低热，通常伴有严重的肠道疾病，这种情况较少见，但仍有类似的报道。[2]

小隐孢子虫的诊断可通过在非浓缩粪便涂片上进行改进的抗酸染色作出。但是，由于工业化国家仅有很少的几个实验室常规检测隐孢子虫的大便虫卵和寄生虫样本或其他抗酸性肠道病原体，因此隐孢子虫的诊断相对不足。与常规的抗酸测试相比，直接荧光抗体（DFA）、酶联免疫吸附测定、聚合酶链反应测试的敏感性更好，对使用物的依赖较少，但也更新型且很少采用。[1,5]

⬅ 事前措施

由于隐孢子虫病普遍存在、在环境中的存活时间较长且具有高度传播性，因此，这类微生物适用于隐蔽性的生物袭击。生物袭击的死亡率较低，但免疫功能不全者除外，特别是由于隐孢子虫病可在人与人之间传播，因此其发病率极高。内科医生，尤其是在急诊室工作的内科医生，应保持警惕，将隐孢子虫病与常规的病毒性肠胃炎相区分。疫情暴发时会有大量人受到感染，患者会由于大便频繁（平均每天 12~15 次），腹泻疾病病程较长（平均为 9~12 天）或病情严重（免疫功能不全者）而寻求医疗救护。[5] 对疑似患有隐孢子虫病的患者，应对其进行粪便样本的实验室分析，并以此进行确诊，这些分析包括改进的抗酸染色或直接免疫荧光法（DFA）。事前公共卫生监督包括监测在售的止泻药的药量、监测患者主要症状的医疗保险（HMO）和医院记录或监测疗养院或日托中心腹泻的发生率。[7]

为预防并抵抗大范围的疾病暴发，应密切对公共水源进行监测。许多工厂均未按常规进行净水和絮凝处理，但这两种方法可消灭卵囊。即使在水源满足所需水浊度水平的情况下也有可能会暴发水源性疾病。反渗透法、膜过滤法、氧化处理法、辐射法可根除水源中具有传染性的卵囊，但成本很高。氧化处理法或许是使隐孢子虫卵囊失去活性的最有效的化学法。[3]

➡ 事后措施

在对粪便样本进行实验室分析后，若确诊隐孢子虫病，应通知公共卫生部门。若怀疑暴发疫情，有关公共卫生部门应立即着手进行流行病学调查，并迅速实施补救措施。除在医院实施标准防护措施外，还应对使用尿布的儿童和大小便失禁的成人实施接触防护措施。医务人员应执行严格的洗手程序，以预防院内传播。若公共水源受到污染，公共卫生部门应发布公告，提醒民众将饮用水煮沸。应对大众就隐孢子虫物种的信息进行普及，并对免疫功能不全者进行专业指导。将水煮沸是最有效地消灭隐孢子虫卵囊的方法。使用微过滤水过滤器可移除小于或等于 1μm 的微粒，使用无菌水也可减少隐孢子虫病的风险。[7-9]

👥 伤员医疗

目前尚无明确的治疗剂可根除隐孢子虫病。这种疾病在免疫活性寄主体内具有自限性，仅需进行支持治疗，并对患者的水化状态和体液状态进行监测。免疫功能不全的患者的病情会十分严重，需进行特异性治疗，即使是现行治疗策略的效能也十分有限。最常使用的药物为巴龙霉素和阿奇霉素。巴龙霉素是一

病例介绍

7月末，一座规模较大的城市中的急诊室出现大量的其他健康婴幼儿，这些婴幼儿均出现了长期的腹泻、腹部绞痛和呕吐的症状。一位医术高明的内科医师注意到她接诊的所有儿童均来自同一所日托中心。她就这些病例通知了当地的公共卫生部门。其调查显示，这座城市中的许多急诊室也出现类似的情况。调查还显示，大量的免疫活性和免疫功能不全的成人也出现了相同的情况。公共卫生部门要求除进行常规的卵细胞和寄生虫分析外，还要对粪便样本进行隐孢子虫病分析。在对许多粪便样本进行检测后，其对隐孢子虫病改进后的抗酸染色结果为阳性。

疾病控制与预防中心和环境保护署也进行了流行病学调查。对从水处理厂采集的水样本的分析结果显示，为日托中心和许多其他城区供水的市供水厂的供水中隐孢子虫卵囊的浓度过高。为缓和疾病的暴发趋势，公共卫生部门实施了控制措施，改变受污染区域的饮用水供应，发布公告提醒民众将水煮沸后再饮用，同时继续进行水样本分析。对污染水源的寻找仍在继续。

种吸收性差的氨基糖苷类药物，每天服用 2g 可减少大便次数和卵囊的排泄。它被批准为儿科用液体制剂。硝唑尼特是一种硝基噻唑苯胺类化合物，在墨西哥进行的对照试验中，这种药物被证明可减少腹泻和卵囊的排泄，但食品与药物监督管理局目前尚未批准这种药物在美国的使用。使用抗逆转录病毒疗法（HAART）对患有 HIV 疾病的患者进行免疫重建后，可减少大便次数、增加体重、清除粪便中卵囊。但中止抗逆转录病毒治疗后会出现疾病的快速复发，这表示隐孢子虫病是被抑制而非治愈的。[1]

💡 特殊考虑

小隐孢子虫是一种小的、传染性极高且可传播的原虫。这些特性使得其成为潜在的生物武器并对水安全造成威胁。尽管隐孢子虫病的致死率较低，但其发病率相对较高。隐孢子虫侵袭难以鉴别，由于其症状与一般病毒性肠胃炎相似且缺乏关于小隐孢子虫的实验室粪便检测，因此，很难将其与一般性病毒肠胃炎相区分。因此，保健提供者在治疗腹泻疾病，尤其是患有腹泻疾病的免疫功能不全的患者时，须提高警惕。患有隐孢子虫病的免疫功能不全的患者若未经正确的支持性治疗和实施巴龙霉素疗法，则会有较高的死亡率。

🌐 隐患

在应对隐孢子虫病侵袭时存在几项隐患，如下所示。

- 未将隐孢子虫病作为引发腹泻疾病的病因进行考虑；
- 未要求对粪便样本进行专业的小隐孢子虫的实验室分析；
- 未对患有腹泻的免疫功能不全的患者进行积极治疗；
- 在怀疑或确认隐孢子虫病例时，未通知公共卫生部门；
- 在出现患有腹泻疾病的病例群时，未通知公共卫生部门。

参 考 文 献

1. Kosek M，Alcantara C，Lima A，et al. Cryptosporidiosis：an update. *Lancet Infect Dis*. 2001；1：262-9.
2. Butt A，Aldridge K，Sanders C. Infections related to the ingestion of seafood. Part II：parasitic infections and food safety. *Lancet Infect Dis*. 2004；4：294-300.
3. Guerrant RL. Cryptosporidiosis：an emerging，highly infectious threat. *Emerg Infect Dis*. 1997；3：51-7.
4. Balbus J，Lang M. Is the water safe for my baby？ *Pediatr Clin North Am*. 2001；48：1129-52.
5. Katz D，Taylor D. Parasitic infections of the gastrointestinal tract.*Gastroenterol Clin North Am*. 2001；30：797-815.
6. Chen X，Keithly JS，Paya CV，et al. Cryptosporidiosis. *N Engl J Med*.2002；346：1723-31.
7. Addiss D，Arrowood M，Bartlett M，et al. Assessing the public health threat associated with waterborne cryptosporidiosis：report of a workshop.*MMWR* 1995；44：1-19.
8. Bongard J，Savage R，Dern R，et al. Cryptosporidium infections associated with swimming pools – Dane County，Wisconsin.m*mWR* 1994；43：561-3.
9. Weber DJ，Rutala WA. Cryptosporidiosis. *N Engl J Med*. 2002；347：1287.

141 爆炸介绍

Michaell Greenberg，Dziwe W. Ntaba

事件说明

爆炸伤物理学

虽然在指定事件中无法得知炸弹爆炸的物理参数，但专家仍可依据对冲击波物理学影响的了解，对爆炸的范围进行评估。[1]

从本质上来说，爆炸冲击是通过启动固体或液体向气体的快速化学转化而引发的强烈放热反应。[1-3] 压缩能量的释放会导致爆炸和局部压力的大量增加。[4] 常规的爆炸装置可被分为两大类：普通炸药和烈性炸药。普通炸药包括推进剂（例如火药）和旨在以相对较慢的速度释放能量的材料[2]；烈性炸药（例如三硝基甲苯）旨在迅速发生爆炸，通常爆炸会在几微秒内发生。[5]

由于上文提到的相位变换造成的结果，气压脉冲会以超过声速的速度迅速扩大至周围介质。扩大的气压脉冲作为冲击波向四面八方移动。冲击波的前沿被称为冲击波前锋。[1, 5] 冲击波前锋在向外扩散的同时，速度减慢且强度减弱[7]。

炸药引发的损伤与超压的概念有关。冲击波超压代表压力的增加超过了大气的压力，而压力的增加与爆炸相关。高度增压的动力现象与空气分子相互作用，使空气分子过热，推动冲击波，使其达到超声速的速度。[6] 当冲击波前锋遇到物体时，会使大气压力瞬间由静压上升为峰值超压。[1, 4, 7] 常规的爆炸装置引发的超压的持续时间通常不超过100ms，但其他事件，例如核爆炸的超压时间会超过100ms[1]。随着气体从其起始点的不断膨胀，大气压力随后会以指数方式降至提前爆炸的水平之下，暂时性地产生被称为低压的相对真空。最终，冲击波的轻度会减弱，并形成声波。[6]

大量的超压会传递力量并形成冲击波，这种冲击波具有被称为爆破力或破裂效应的特性。[1, 5] 冲击波前锋的量级被称为正相位脉冲，是决定冲击波引发损害严重程度的关键性因素。[5, 7] 其他因素包括超压的持续时间和其传播的目标介质。[1] 超压与特定的爆炸引发的爆炸气浪有关，爆炸气浪的速度可能会超过800km/h。[4-5] 然而，超压是形成第一类爆炸伤（PBI）的主要因素，超压力是产生第二类和第三类爆炸伤的主要机制。

爆炸发生时的环境特性是冲击波效应的重要调节器。[1, 6] 在开放空间发生的爆炸所引发的峰值压力和超压的持续时间与炸药的大小性质以及爆炸距离相关。[1, 7] 在包含反射表面的密闭空间发生的爆炸会引起超压的持续时间延长并会导致复杂的波模式。[1] 若压力是由立体物反射的，那么，反射表面所产生的压力比入射波大20多倍。[5, 7] 最终，冲击波在开放空间上引发的爆炸损伤较轻，而在密闭空间则会致使受害者丧生。[1, 7] 这是恐怖分子喜欢在诸如公共汽车之类的密闭空间使用爆炸装置的原因。水由于其不可压缩的特性，可产生较大的波传播速度，因此水下爆炸的入射波能量传播得较远且维持时间较长。水中爆炸的杀伤半径约为空气中的3倍。[5, 7]

爆炸伤生理学

爆炸伤的临床范围通常包括第一类、第二类、第三类和第四类或其他爆炸伤。有时也会同时造成两种伤。

第一类爆炸伤是直接由爆炸超压力导致的。[1, 5-6, 8] 超压力趋向损害含气器官或由内部密度不同的组织组成的器官，例如耳朵、肺、肠或大脑。[6]20世纪40年代早期实施的实验研究显示，内脏的第一类爆炸伤源自冲击波对外部身体表面的直接力传导。[5]

爆炸伤或爆炸荷载的机制可被进一步细分为包括不可逆功、惯性效应、散裂和内爆的概念。[2, 4-5]不可逆功是爆炸荷载导致极限压差时的结果。由此形成的外部力量对身体造成两种压力形式，分别被称为应力波和横波，两种波均会传播至皮下组织。[3-6, 9]应力波引发的损伤直接与峰值振幅相关。横波引起的损伤与速度相关。[10]当两个密度不同的相邻物体在同等效力下作用时会产生惯性效应。[7]质量较轻的物体的速度大于较重的物体，然后在两个物体的边缘引发横波。[4-5, 11]

当较重物体的压缩波反射在接触面时，散裂会破坏两个物体的边缘。[7, 11]当爆炸组件与充满液体的器官相互作用时，速度和潜在的伤害会加强。[4-5]内爆是由液体介质中的冲击波引起气泡的强力压缩，导致气泡中的压力升高且大于初始静压。[7]这会导致组织的破坏性再膨胀。[4-5, 11]

通过肺部检查，爆炸超压力的累积损伤可被描述为第一类爆炸伤。冲击波趋向于以类似于任何钝挫伤的方式冲击躯干。[1]胸壁的向内压缩会导致肺实质内的空气压缩，压缩速度小于空呼吸道的压缩速度（惯性效应）。[3-4]这会导致包含在肺泡中的系统产生内压且与初始爆炸超压相同或较大。[5]肺泡的压缩或再膨胀（内爆）会引起与成人呼吸窘迫综合征（ARDS）类似的肺损伤，并伴随着血泡毛细血管膜的分裂（散裂）和血管空间的空气栓塞症。[3-4, 12]

第二类爆炸伤是由爆炸产生的所谓导弹效应导致的损伤，其损伤范围较广，主要取决于相距爆炸地点的距离。由爆炸能量引起的物体加速会导致钝挫伤或穿透伤。[5]爆炸碎片包括来自弹药盒的碎片（弹片）或二次碎片，如玻璃片、碎木屑、小石块和其他材料的碎片。[1]皮肤和衣物可防止远距离的碎片对身体造成的伤害，产生被称为"粉尘文身"的污点。[1]

第三类爆炸伤是由爆炸产生的压力和高风速把受害者的身体吹动起来后的减速力造成的。[1]一旦受害者的身体被吹动，则受害者会有被冲击波伤害或被静止的物体穿刺的风险。[5]以下是在北爱尔兰自治区发生的一场爆炸中的幸存者对于身体移动的发人深省的描述：

"……在我准备把门拉开时，我听到一声巨响。那是很大的嘶嘶声。它和汽油被点燃时的声音较像，只是更大。除听到声音外，我还看到有很多的碎片和玻璃正在到处飞。我被推到酒吧的南墙。这好像是一股很大的压力，与巨大的海浪产生的压力没什么不同。我被扔出约6英尺的距离[1]……"

第四类或其他爆炸伤的损伤范围较广，包括热灼伤和化学烧伤、吸入性暴露和挤压伤。初期爆炸所产生的热可能会导致闪光烧伤。[4]常规的热灼伤是由热气的释放、周围环境的次生火灾和接触热的有尘气体所导致的[1]。化学暴露是由周围环境中化学品的释放，并吸入灰尘、化学烟气以及一氧化碳导致的。[1, 13]挤压伤是由爆炸后建筑物的结构倒塌事件导致的。

■ 历史背景

爆炸装置的使用次数日益增加，死亡率也随之增加

20世纪早期发生的事故向世界证明了爆炸冲击的杀伤性和破坏性。1917年，两艘名为艾莫和蒙特－布莱克的轮船在新斯科舍省的哈利法克斯港相撞。它们的累积船货包括35吨苯、2300吨苦味酸、10吨火棉、200吨三硝基甲苯和300发弹药。[14]这次爆炸导致了历史上最大规模的人为非核爆炸。报告的伤亡情况为：2000人死亡，另有9000人受伤。据报道，其中一条船被吹到空气中1英里远。约2.5km的城区被夷为平地，冲击波将10km以外的建筑物窗户都炸得粉碎。[14]

新闻动态显示世界范围内发生的恐怖爆炸活动引发的流行病正在不断增长，而我们就处于这样的环境中。1587年，比利时安特卫普发生了第一次有记录的恐怖爆炸，当时有7吨火药被用于破坏凯尔特河上的桥。[14]1968~1980年，世界范围内的恐怖爆炸事件增加了10倍，1973~1983年为5075起。1980~1990年，仅在美国就发生了12216起爆炸和疑似爆炸事件。[14]

预后因素和重伤死亡率

1983年，黎巴嫩贝鲁特发生了一起很具教育意义的恐怖爆炸袭击，美国海军陆战队的营房遭到轰炸，恐怖分子使用的是以硝酸铵为基础的爆炸装置和约为6吨的三硝基甲苯。爆炸导致附近的一座4层建筑完全坍塌，234人当场死亡（受害者的68%）。[14]

恐怖分子实施了"二次打击"策略，等待中的狙击手射杀了一些第一响应人员。大多数幸存者受的伤均为非致命伤；但确实有 19 名幸存者遭受重伤，其中 7 名最初幸存者最终死亡。7 名晚期死亡者当中有 6 名在爆炸超过 6 小时后被营救且接受了治疗。[14] 相反，所有在 4 小时内被营救的最初幸存者（65 人）中，只有一人死亡。这起事件中报告的死亡原因包括：①头部创伤是造成当场死亡（71%）和晚期死亡（57%）的原因；②胸部创伤是造成死亡的总体原因（29%，幸存者中很少出现）；③灼伤是造成死亡的总体原因（29%）。[14]

对这次事件的分析为爆炸装置爆炸事件的医疗响应提供了重要的经验教训。在大多数的冲击事件中，对于长期生存来说，最关键的预后因素为早期和积极的复苏。但在恐怖分子使用二次设备想要谋杀响应人员时，必须使迅速撤离和治疗与响应人员的危险相平衡。[14] 其他的经验教训包括爆炸等级和建筑物坍塌对幸存者的明确影响、组织部位和损伤性质作为预后因素的重要性。在一场关于恐怖爆炸的医疗响应的精彩讨论中，Frykberg[14] 提议使用"重伤死亡率"（受重伤的人的死亡率）作为计算恐怖事件中人口统计的相应措施。整体死亡率会错误地由于未遭受致命伤的幸存者的数量而减少，重伤死亡率在描述受害者的实际死亡风险方面更准确。

检伤分类有效性

1994 年，阿根廷布宜诺斯艾利斯发生了一起重大的恐怖主义事件，阿根廷－以色列共同协会（AMIA）遭到轰炸。这次爆炸是由硝酸铵（相当于 430 磅三硝基甲苯）引发的，导致一座 7 层的建筑物完全坍塌。报告的伤亡人数有 286 名，其中 82 人（29%）为当场死亡。[14-15] 面对这场突如其来的爆炸，距离最近的医院的急诊室（ED）面临大量门诊受害者，医务人员需提供救助。204 名幸存者中，有 40 人最终入院接受治疗，有 14 人（7%）的人处于重伤状态，其中 4 人最终死亡。这些数据代表整体死亡率为 3.4%，重伤死亡率为 29%。[15]

在幸存者中，50 人（58%）到急诊室就诊的人遭受的是轻微损伤，有 12 人需入院治疗；到急诊室就诊的幸存者中的 16 人（19%）遭受中度损伤，最终有 13 人入院治疗；幸存者中有 8 人（21%）被报道遭受重度损伤，其中有 12 人直接被送入手术室或

重症监护室，随后有 7 人死亡。[15] 总共有 5 人被从废墟中救出，随后其中 2 人死亡。只有 5 人接受了剖腹手术，其中 2 人被发现有肝裂伤。有 3 人被发现有气胸，另外 2 人的胸片显示两侧浸润，与肺部的第一类爆炸伤相一致。[15]

这次阿根廷－以色列共同协会遭受的爆炸袭击证明，在一场重大的爆炸袭击中，由于会出现大量的遭受轻微或中度损伤的患者，爆炸现场附近的医院急诊室面临着巨大的挑战。这说明在灾难管理计划中需强调在爆炸现场和急诊室入口处建立正确和有效的检伤分类的重要性。

对上述爆炸事件袭击后的检伤分类所作的回顾性分析显示，1 例病例"检伤不足"，4 例病例"过度检伤"。[15] Frykberg[14] 在一系列的恐怖爆炸中证明了重伤死亡率和过度检伤率之间的线性相关。他总结道，"在 n 个大规模伤亡事件中，过度检伤与检伤不足的致命性相同。" Kluger[10] 也提议应由指定的检伤分类医师"指导医疗队正确地评估，考虑爆炸的类型（密闭空间与开放空间）、炸药和（所使用的）金属散弹……（与）辅助诊断方法的正确使用和按顺序将患者转移至手术室。"

建筑物倒塌

另一个恐怖爆炸的例子发生在 1995 年，俄克拉荷马州俄克拉荷马市艾尔弗雷德·P 默拉联邦大楼遭到轰炸，导致这座建筑物倒塌。在此次事件中，恐怖分子使用的是相当于 2 吨三硝基甲苯的硝酸铵炸药，爆炸导致的伤亡人数为 759，其中有 162 人（21%）当场死亡。[16] 83 人的幸存者（14%）入院接受治疗，其中有 52 人为重伤，其中 5 人随后死亡（代表重伤死亡率为 9.6%）。[16] 联邦大楼遭到轰炸后，爆炸当时身处坍塌的建筑物中的受害者的死亡率和发病率为迄今为止俄克拉荷马市最高和最严重的。[16]

俄克拉荷马市的爆炸事件中有 506 名幸存者。85% 的幸存者中都遭受了软组织挫伤，包括撕裂伤、擦伤、挫伤和穿刺伤。[16] 这些幸存者中，210 人（35%）人被报道出现肌肉骨骼损伤，其中有 60 名患者遭受骨折或脱臼，其余人遭受了各种扭伤或拉伤。有少量患者有严重的软组织挫伤或肌肉骨骼损伤。[16]

报道中，有 80 名幸存者遭受头部损伤，为住院人数的 44%（35 人）。[16] 有 8 名患者遭受严重的头部损伤，其中有 4 人出现开放性颅骨骨折，2 人为硬

膜下血肿，2 人为凹陷性颅骨骨折。有 59 人被报道遭受眼部外伤，其中有 9 人为眼球破裂，9 人当中有 4 人还出现了视网膜脱离。[16] 出现内脏损伤的情况是：有 4 名患者出现腹内损伤（脾、肾、肝损伤还有部分肠为横断损伤），有 4 名患者出现急性窘迫综合征，6 名患者出现气胸（4 人为闭合性，1 人为开放性，1 人为血气胸），还有 3 名患者出现肺挫伤。[16]

报道中有 9 名幸存者出现严重的烧伤（身体表面积的 70%），其中有 7 人入院治疗。这些患者中有 4 人在爆炸当时距离爆炸点的位置很近。[16] 35% 的幸存者（210 人）报告自己出现了听力损伤，但其中只有 78 人的听力损伤有医疗诊断的文件证明。报告中有 22 人出现了鼓膜穿孔（双侧或单侧），有 12 人出现了耳鸣、前庭损伤或耳痛。[16]

俄克拉荷马市的爆炸事件中大多数的幸存者均遭受损伤，这些损伤是由四处飞溅的玻璃、其他碎片和坍塌的屋顶造成的。Mallonee 与其同事[16] 对这次事件进行了回顾并指出，建筑物倒塌和飞溅的玻璃在这次事件中扮演的角色应成为未来建筑设计和改造现存建筑时的考量。此外，国家研究委员会也发布了关于爆炸硬化技术的推荐法。[17]

开放空间与密闭空间

另一个影响损伤模式的重要变量涉及在密闭空间中发生的爆炸。Leibovici 与其同事[18] 在以色列对发生在开放空间（OA）与密闭空间（CS）的恐怖爆炸进行了对比。他们对 4 次不同事件中的 297 名受害者进行了访问，4 次事件中有两次为开放空间爆炸，还有两次为公共汽车爆炸。4 次事件中所使用的爆炸装置和受害者的接近密度均相似。研究者比较了开放空间受害者与密闭空间受害者的第一类爆炸伤、显著的穿透性损伤和损伤严重度评分。据报道，密闭空间爆炸事件的死亡率较高、发病率较严重；而开放空间爆炸事件中损伤的总量较大。[18] 此外，密闭空间爆炸事件中第一类爆炸伤的发生率较高。这些发现结果是由公共汽车相对较小的密闭空间内独特的冲击波的表现方式造成的。[18]

这次访问中的两次开放空间爆炸事件分别发生在公共汽车站和市场。在密闭空间爆炸事件中有 15 人死亡，其中只有一人是在被送入医院后死亡的。两次密闭空间爆炸事件均发生在公共汽车内，其造成的总体伤亡人数较少，但死亡率较高（表 141-1）。密闭

空间爆炸事件中有 46 人死亡，其中有 5 人在被送入医院后死亡，受害者遭受的所有损伤均为肺部第一类爆炸伤的二次损伤。[18]

表 141-1 开放空间和密闭空间爆炸事件的特点

环　　境	死亡率（%）	肺部第一类爆炸伤（%）	听觉第一类爆炸伤（%）
开放空间（209 人）	7.8	6.8	12.1
密闭空间（93 人）	49.5	57.6	40.4

环　　境	胃肠道第一类爆炸伤（%）	入院治疗的受害者（%）	烧伤：烧伤面积（%）
开放空间（209 人）	0	13.1	18.3
密闭空间（93 人）	3.8	59.6	31.4

开放空间爆炸事件和密闭空间爆炸事件中的轻微损伤的发病率较为相似，损伤模式包括心理应激、完整鼓膜（TM）听力损伤、轻微的穿刺损伤或肌肉骨骼损伤。但在两种事件的严重受伤的患者中，与密闭空间爆炸事件中的患者相比，开放空间爆炸事件中患者的总体损伤严重程度较低，最初的临床表现更为良好。[18]

关于主要的户外爆炸事件的已公布报道显示，大多数出现非致命性损伤的伤者的当场死亡和后期死亡率相对较低。Adler 和其他人[2] 就 1975 年和 1979 年间在以色列耶路撒冷发生的恐怖爆炸进行了讨论。各种爆炸地点包括 19 个开放空间（例如海滩、街道、市场）和 5 个密闭空间（公共汽车和其他公共交通设施）。在总共 511 名伤亡者中，有 340 人被转移至急诊室，其中有 272 人入院接受治疗，有 3 人因为伤势过重随后死亡。受伤严重程度使用简明损伤定级标准（AIS）来记录，结果显示在所有被转移至急诊室的伤者中，有 87% 为"轻度"，3% 为"中度"，10% 为"重度"损伤。[2]

他们的回顾性讨论清楚地描述了密闭空间爆炸事件中受害者死亡率的增加。与开放空间爆炸事件的幸存者相比，密闭空间爆炸事件中的受害者遭受了更为严重的损伤，其烧伤面积也较大。密闭空间爆炸事件的受害者中第一类爆炸伤的发生率较开放空间爆炸事件的受害者高，尤其是肺部第一类爆炸伤。Leibovici 与其同事[18] 认为密闭空间爆炸事件中死亡率的增加和损伤的严重程度相关，原因是超压振幅（由比较类似的炸药产生）的相对持久性和显著的增加是密闭空间

中反射现象的结果。密闭空间爆炸事件中较大面积且严重的杀伤被认为是由爆炸最初产生的火球造成的。相反，开放空间爆炸事件中的死亡人数较多是由于爆炸并非发生在密闭空间中，因此爆炸产生的碎片和其他弹片射出的距离相对较远，受伤的人也就较多[18]。其他重要的教训包括对急诊室建立的简明损伤定级标准（AIS）分数进行观察，这在用于对患者进行检伤分类时，可作为有效的预后因素。具体来说，急诊室使用简明损伤定级标准（AIS）分数可更好地与随后的及随访中更详细的损伤严重程度评分相关联。[2]

伤员医疗

爆炸幸存者中最常见的损伤模式为第二类和第三类爆炸伤。[19] 第一类爆炸伤的发生率根据所使用的炸药、受害者距离爆炸现场的距离以及爆炸时的环境而有所变化。[3, 13] 但由于美国平民医务人员对第一类爆炸伤的评估和治疗缺乏一般性了解，因此以下的讨论将重点介绍第一类爆炸伤，而非更为常见的第二类和第三类爆炸伤。

从结构上讲，遭受第一类爆炸伤的风险较大的部位是听觉系统、胸部和腹部。[11, 13, 19-20] 肺部第一类爆炸伤的治疗方法可有效避免发生由第一类爆炸伤造成的死亡。尽管有一部分中枢神经系统（CNS）和四肢的损伤也属于第一类爆炸伤，但这些部位的损伤大部分属于第二类和第三类爆炸伤。密闭空间爆炸或水下爆炸的幸存者发生第一类爆炸伤的概率较高。[3, 18] 大多数爆炸中严重受伤的幸存者均有多发性损伤。[10]

初期稳定度

对于受到任何挫伤的患者来说，初期治疗开始于强化创伤生命支持方案中概述的常规优先事项，关于这一点已在别处描述过。但有几项独特的警告对疑似第一类爆炸伤的患者的稳定度很重要，包括在送往医院之前进行插管的潜在有害结果、谨慎地进行液体复苏的需要。在送往医院前，对潜在的腹部第一类爆炸伤进行疼痛缓解是很有必要的。[21] 若有可能，爆炸受害者应保持休息的状态，因为一些报道说在爆炸后进行剧烈活动的受害者的死亡率会增加。[7, 13]

听觉损伤

耳朵是爆炸中受伤频率最高的器官。[9] 但在大规模的伤亡情境中，同时存在更严重的损伤情况下，听觉第一类爆炸伤通常会被忽视。[6] 由于鼓膜会将压力波传至中耳和内耳，因此听觉系统很容易遭受第一类爆炸伤。[3, 7] 听觉第一类爆炸伤很少需要急诊介入，需考虑的重要事项包括识别和适当地转诊以减少发病期。[9] 所有爆炸的幸存者均应在接受治疗后进行耳部评估和听力测定。[3, 6]

听觉系统第一类爆炸伤包括耳鸣、耳痛和耳闷胀感。[9] 鼓膜穿孔是听觉第一类爆炸伤的特征，通常被视为多种"打孔状"病变或径向撕裂伤。[6] 紧张部通常也会受到损伤。[3, 5, 7] 其他症候包括听力丧失、耳道出血并形成碎片和小骨分裂。[13] 耳鸣和听力丧失在最初时会很严重，但这些表现通常具有自限性，均可快速得到提高。[3] 密闭空间发生的爆炸事件的幸存者出现这些症状的时间会延长。[9]

听觉第一爆炸伤不会导致眩晕，若出现这种症状，则可快速地评估为神经损伤。[6, 13] 眩晕和感音神经性耳聋的患者，尤其是临床表现具有波动性的患者可能会出现外淋巴瘘的并发症。这是听觉第一类爆炸伤中唯一需立即进行外科手术的部位（即鼓膜切开术和瘘管修补术）。[3] 胆脂瘤为鼓膜穿孔的晚期并发症（12~48 个月）。[3, 6, 22]

80% 的鼓膜穿孔会自发愈合，但非手术治疗适用于大多数病例。[3, 6, 9, 13] 大的穿孔需进行外科修复，但 12 个月以后实施选择性的鼓室成形术会很安全，效果也会很好。[3] 除非怀疑出现潜在感染，否则无指定的抗体。[6]

需注意，鼓膜穿孔与涉及其他器官系统的第一类爆炸伤的相关性很小，不应作为身体其他部位遭受第一类爆炸伤的标志性特征。[3] 在对爆炸后的 674 名幸存者所作的一项研究中，9.3% 的人在未出现鼓膜破裂的情况下出现了肺爆震伤。[8] 此外，那些早期表现只出现鼓膜破裂的幸存者，无人在随后发展为肺部或肠道第一类爆炸伤。[8] 现有的证据显示，那些未出现其他爆炸伤的临床表现，但出现鼓膜穿孔的患者，其胸片显示结果正常，在观察 6 小时后即可出院。[8]

胸部损伤

对于遭受爆炸伤且在接受早期复苏后存活下来的患者，其死亡的主要原因为第一类爆炸伤。[4, 12] 呼吸系统第一类爆炸伤会导致被称为"肺爆震伤"的一系列表现。[1, 7, 13] 肺爆震伤（BLI）包括肺部出血、水肿和导致气泡血栓的肺泡破裂。[3, 11-12] 肉眼病变的范围包括分散或多病灶的瘀点和整个肺部的大量出血。[4] 肺部的某些部位会受到严重的影响，这些部位包括接近纵隔膜的肺实质和肋膈角中的肺实质。[4] 肋间隙的挫伤也被观察并自相矛盾地被称作肋骨标记。[3, 6] 胸膜和胸膜下出血趋向于双侧，但面对爆炸物来源的那一侧的出血量更大。[5-6] 近期的研究显示，肺爆震伤在经过积极治疗后，可显著改善预后。[12, 23] 密闭空间爆炸事件的受害者出现肺爆震伤的风险很大。[12]

肺爆震伤的致病原与冲击波引起的内爆和破裂导致的肺泡膜以及牙槽间隔的破裂相关，这会导致肺实质与血管结构断开，随后出血并流入呼吸树的远端分支。[1, 3-6, 12-13] 这些变化会导致血流比例失调，降低顺应性，结果会导致低氧和呼吸功的增加。[3, 5, 13]

肺泡–毛细血管瘘管很可能会形成创伤，空气会进入血管并导致气泡栓塞。[3, 12] 颈动脉多普勒超声波研究证明，暴露后遭受爆震伤的动物血管内的鼓泡表现会持续 30 分钟以上，这表明第一类爆炸伤会影响中枢神经系统。[7, 20] 二型上皮细胞超微结构的损伤会破坏表面活性物质的生成，并进一步恶化肺部损伤。[3, 6]

许多遭受肺爆震伤的患者都会出现急性肺部损伤，这是由于几种机制的累加效应导致的，包括爆炸波效应、吸入性损伤、低血溶性休克、败血症、吸入性或积极液体复苏。[6] 临床上，遭受肺爆震伤的患者的肺功能与肺挫伤和急性呼吸窘迫症相似，这类急性呼吸窘迫症包括呼吸困难、言语困难、咳嗽、咯血和胸痛。[3, 5, 7] 肺爆震伤的临床表现包括呼吸急促且短浅、胸部运动变缓（由于顺应性降低）、叩诊时有浊音、气流运动减少、血气胸、皮下气肿和视网膜动脉栓塞。[3, 5-6, 11, 24] 在对诊断的临床背景怀疑时，可通过射线照相确诊。通常爆炸后几小时之内会出现症状和症候，但也可能会延长至 24~48 小时。[3, 12]

所有暴露于冲击波的患者均应拍摄胸片，以评估早期损伤的严重度并检测疾病的发展。弥散性肺部混浊影会在几小时内出现，然后会在 24~48 小时内发展至最严重的程度。它们会形成"呈蝶形分布"的两侧成片浸润。[25] 48 小时后出现的任何变化均是由急性呼吸窘迫症和肺炎这类并发症造成的。[13] 目前，胸部计算机断层扫描（CT）并非常规评估一部分，但有些学者建议在对患者进行检伤分类时使用这一技术，因为在对遭受与爆炸无关的肺部挫伤的患者的早期实质性病变的检测中，CT 的敏感性要高于 X– 射线。CT 可用于预测患者是否需要进行机械通气。[3]

虽然肺爆震伤的一般性治疗与肺部挫伤和急性呼吸窘迫症相似，但遭受肺爆震伤的患者出现显著的气压伤（即肺泡破裂、全身性气泡栓塞和气胸）的风险较高，这是一个至关重要的特性。[3, 12, 23] 持久的观察显示，使用正压通气法，尤其是呼气末正压通气会增加肺气压伤恶化的风险，因此，若有可能应避免进行通气。[6, 13, 23, 26] 此外，遭受肺爆震伤的患者出现肺部并发症的风险也会增加，肺部并发症与过度积极的液体复苏有关。[3, 6, 26]

旨在降低上述风险的策略有很多，其中有一些很成功，这些策略包括：①允许性高碳酸血症，伴有呼吸容量和气道峰压的减少；②采用间歇性机械通气法和持续气道正压通气法，以尽快促进患者呼吸；③预防性胸管植入术[3, 6, 12-13, 18, 23, 26]。考虑到颅内压的增加，神经状态未知的患者在使用允许性高碳酸血症时会引发特殊的挑战。一些学者建议对需要航空医疗后送的遭受肺部第一类爆炸伤患者实施双侧管状胸廓造口术。[3, 6] 建议使用双腔气管导管（即单侧肺通气）或高频喷射通气对出现支气管胸膜瘘的患者进行治疗。[5, 12]

病例报告显示，高频喷射通气可提供足够的氧气进行氧化作用，反之加上低频正压通气可在气道压力最低时提高通气流通。[12] 超高压氧气疗法的迅速使用可降低动物模型的死亡率，虽然目前尚缺乏支持这一疗法用于治疗人体的明确证据，但这一疗法已被推荐用于治疗遭受肺爆震伤的人群。[6, 13, 26] 体外膜氧和作用也曾被使用过，但这一疗法的使用目前仍存在争议。[3, 18, 23, 26]

对于在以色列发生的公共汽车爆炸事件中遭受肺爆震伤的患者的一项回顾性研究确定，受伤后 24 小时是有效治疗的关键时期。[12] 这些学者提议肺爆震伤严重度评分（BLISS）可能有助于在早期稳定地进行直接治疗并预测结果。肺爆震伤严重度评分由血氧不足的客观体征、胸片表现和支气管胸膜瘘表现得出。[12] 以初期肺爆震伤严重度评分为基础，此次研究中无曾被归类为轻度损伤且会发展为肺部损伤的患者。那些被归类为中度损伤的患者中有 33% 出现了急性呼吸窘迫综合征。那些被归类为重度损伤的患者或是发展为急性呼吸窘迫综合征或是在后期死亡。[12]

最重要的是，此次研究显示，由肺爆震伤严重度分层指导的积极和综合干预可使结果得到大幅度的改进。一项随访研究显示，大多数遭受肺爆震伤的幸存者均相对年轻和健康，这些幸存者会在 1 年之内重新恢复完善的肺功能。[27]

心血管损伤

除创伤患者血液动力学不稳定的常规原因外，还有一些对疑似爆炸伤的受害者的治疗很特殊的因素。尽管有无数关于第一类爆炸伤效应引发心率和血压改变的报道，但大多数关于心血管系统第一类爆炸伤的信息是由动物模型实验性研究中间接获得的。[5] 从第一次世界大战开始，据观察，"容易出现脑震荡的人通常会出现休克，但由于并无可见的外部伤口，因此出现休克的情况与明显创伤无关"。[6]

第二次世界大战一项关于 200 名伤亡人员爆炸暴露后的立即评估显示，其中有 25% 的人心率小于 60bpm，超过 90% 的人心率小于 80bpm。这项回顾性研究还发现，几乎所有人均出现了低血压，常见血压为 80~90mmHg（心脏收缩）和 40~50mmHg（心脏舒张）。[28] 据观察，暴露后的动物模型会反复出现心动过缓的症状，这可能是一种迷走神经效应，实验结果表明，双侧迷走神经切断术可防止心动过缓。[28-29]

Irwin 与其同事[29] 提出，人体出现的迷走神经介导的心血管变化是由俗称的肺部防御性反射引发的。这种反射在急性肺淤血和水肿时起作用会导致肺部体液转移，并刺激肺部 C 纤维，引起胆碱能活性的增加，随之出现全身反应。这一机制是由对爆炸暴露后患者出现的呼吸暂停的临床观察得出的，患者稍后会出现浅快呼吸。[3, 24] 一项爆炸伤模型实验已对上述现象进行了观察，实验中使用人工刺激的方法刺激肺部 C 纤维。[29]

第二次世界大战研究中观察到的低血压症状也在动物模拟实验中重复出现。有几项研究报告显示，动物在爆炸暴露后的平均动脉血压会立即下降 50%，且会随时间自发地恢复正常。[6, 11, 30]

临床上，上述多种机制作用于心血管第一类爆炸伤可能会导致出现并发症，例如出血。谨慎的流体治疗（包括血液制品）对心肺复苏很重要，在次优流体复苏导致软组织损伤恶化的情况下，通常需要进行有创监测以指导治疗。[2, 3, 13, 26] 胶体溶液通常被选用于进行流体复苏。

在爆炸后立即观察到的多种心电图变化也被认为是由钝性胸部挫伤或冠状动脉气体栓塞症导致的。[6, 29] 这些变化包括房室和束支阻滞、非特异性心室异位、低压 QRS 复合波、T- 波和 ST- 段异常。爆炸引发的心电图改变通常会在几分钟内恢复正常的窦性心律，但可能会恶化为持续性的心律失常，其中包括致命性心律失常。气体栓塞的并发症也可能会导致局部缺血变化。[6, 29]

腹部损伤

不具致命性的腹部第一类爆炸伤几乎仅出现在含有气体的器官中，且通常是由剪力、剥落力和内爆力引起的。实体器官损伤表现为肝、脾、肾包膜下血肿或撕裂伤。[3, 6-7] 这些损伤被认为是由于冲击波的初始效应导致的加速 – 减速或第二类和第三类损伤机制引起的。[5, 13] 水下爆炸或密闭空间爆炸的受害者出现肠道第一类爆炸伤的概率较高。

肠道第一类爆炸伤的典型病变包括小范围的壁内血肿和多灶性壁内血肿。这些损伤在形态上与钝性腹部损伤相似。[31] 早期黏膜下出血的范围包括分散的瘀点或融合性出血。[3, 6] 可能会出现部分或全层裂伤，这会导致立即出现或延迟出现肠穿孔。[5] 由于回盲部和结肠是最有可能含有气体的部位，因此，这些部位最易在爆炸暴露期间出现穿孔。[2, 6-7]

由于肠道第一类爆炸伤相对不常出现，因此尤其难以诊断。肠道第一类爆炸伤的症状和症候包括腹痛或睾丸疼痛、恶心、呕吐、压痛、无肠音以及其他腹膜炎症状。多重创伤患者的整体敏锐度或之前服用的镇痛药会使早期评估变得复杂。

在初期爆炸暴露后，胃肠道损伤会最长延迟 48 小时出现。[6] 然而，这经常是由于伴有延迟出现的穿孔的潜在性损伤而导致诊断延迟，因此上述情况可能会经常出现。[21] 关于患者可能出现延迟性穿孔的情况，目前尚无可靠的有助于临床决断的临床预测指标。[6]

腹部 CT、超声波、诊断性腹腔灌洗术有助于评估肠道第一类爆炸伤。[5, 12] Kluger 的报告称，诊断性腹腔灌洗术尤其有助于治疗由多种金属散弹造成的腹壁穿透伤。结肠镜检查显示需对较大范围的肠挫伤进行监测。但鉴于潜在的医源性穿孔，在爆炸后期不应进行结肠镜检查。[3] 紧急剖腹手术的适应症与钝性腹部挫伤建立的适应症相类似。[3]

肌肉骨骼 / 肢体损伤

由于属于第二类和第三类爆炸伤，因此大多数爆炸伤均会影响肌肉骨骼系统。爆炸事件受害者接受创伤性截肢的报道有很多，其原因是这种损伤属于第一类爆炸伤，但这类损伤在幸存者中很少见。[3] 爆炸相关的截肢手术通常经第三根胫骨实施，而很少经关节实施，例如裸关节和膝盖。这种解剖部位分布反映了入射激波造成的初期软组织和骨头的损伤，然后完成由超压力造成的其他部位的截肢[32]。

在一项范围较大的回顾性研究中，Covey 论述了关于肌肉骨骼系统爆炸伤的身体检查的重要考虑事项。他重点论述了以下内容：①碎片并非总是以直线运行；②小的组织伤口可能与大面积的内部损伤有关；③臀部、大腿或腹膜的外部伤口可能与腹腔内伤口有关；④应保持对腔室症候群的高度怀疑；⑤腹股沟外部伤口或其他部位的血肿可能意味着严重的血管损伤。

小碎片伤口的常规军用方法包括用早期探讨、清创术和延期一期闭合伤口的方法对穿透伤进行积极治疗。[33-34] 但最近的证据显示可提供一种更为保守的疗法，即用正确的抗菌剂预防细菌定植。[34] Bowyer 在报告中称，若满足下列标准，则这种保守的疗法可获得成功：①软组织挫伤无胸膜或腹膜损伤或严重的血管损伤；②外部伤口的最大直径小于 2cm；③无直接感染；④损伤不是由煤矿爆炸造成的。

碎片伤口的无手术治疗曾在战时成功实施过，但仍存在争议。碎片伤口的微生物威胁包括梭菌属和假单胞菌属，伤口会受到这些微生物的严重污染并出现高度开放性骨折。[33] 应进行正确的抗菌剂治疗并进行破伤风预防注射。爆炸伤口的一期缝合会大大增加感染的风险。因此应在清洗完伤口，显现出肉芽组织时，延迟一期缝合。[33]

中枢神经系统损伤

爆炸的中枢神经系统损伤是一个重要的实体，因为第二类和第三类损伤引发的头部损伤很常见，并且是导致当场死亡（71%）和延迟性死亡（52%）的主要原因。[3, 14] 动脉空气栓塞症会引发中枢神经系统的二次损伤，并且是导致爆炸事件受害者当场死亡的重要原因。[6, 13] 尽管人们对中枢神经系统的第一类爆炸伤知之甚少，但有越来越多的证据证明这个机制也是一个因素。在爆炸事件幸存者中，焦虑反应和适应反应几乎普遍存在。受害者及其家庭成员以及为其提供护理的响应者和医疗提供者均有可能出现创伤后心理压力紧张综合征（PTSD）。

中枢神经系统的第一类爆炸伤的症状和症候包括头痛、眩晕、共济失调、癫痫、精神状态改变、视网膜动脉栓塞、舌苔发白、顺行性遗忘或逆行性遗忘。[2] 若出现上述任何表现，应立即进行足氧治疗。迅速进行高压氧治疗有助于治疗疑似中枢神经系统第一类爆炸伤。应放弃先前的推荐治疗方法，即按特伦德伦伯格卧位放置患者以避免出现动脉气体栓塞的并发症，推荐代替治疗法为头部向下的左侧卧位。[13] 关于受害者出现感觉保留的短暂运动性瘫痪的报告有很多，其原因是爆炸对末梢神经产生了影响。[20, 29]

创伤后心理压力紧张综合征与中枢神经系统以有机质相连。Cernak 与其他人已推测出在无结构改变时，创伤后期间观察到的行为改变，这可能是由爆炸暴露后各种化学物质的改变造成的。他们还报告了爆炸暴露后出现创伤后心理压力紧张综合征的患者的大量增加。爆炸事件受害者的心理健康咨询提供对严重的事故后发病率的总体咨询和监测。建议提供者进行严重事件压力汇报研讨。

🌏 隐患

评估和治疗爆炸损伤事件的幸存者的过程中存在诸多隐患。大规模伤亡情境中最重要的问题是满足精确而有效的检伤分类的需求。目前几项有效性经过证明的评分系统已被开发或调整用于评估出现爆炸损伤的患者（例如，损伤严重度评分和第一类爆炸伤评分）。[2, 12]

一些内科医师和紧急医疗系统在每天的手术中偏于过度检伤分类，这些人员和机构必须明白过度检伤分类与恐怖事件中观察到的不断增加的死亡率之间的关系。[14] 对过去的爆炸情境的流行病学了解将有助于提供者正确地分配资源。例如，密闭空间爆炸事件的幸存者出现第一类爆炸伤的概率远远高于开放空间爆炸事件的幸存者，后者易于出现碎片损伤。[3, 12]

实验显示，在早期评估过程中，听觉损伤是最常被低估或忽视的损伤。不可忽视可能出现延迟性穿孔的潜在胃肠道损伤。暴露于大规模爆炸且随后出现精神抑郁或服用过麻醉性镇痛药的患者被漏诊的风险会增加。一些学者建议应对这类患者持续观察至少 48

小时或实施一系列的腹部检查。[7, 21]

提供者应能够预料爆炸后心理应激的高发生率，并且应提供正确的治疗方法，以将幸存者的长期死亡率和生产能力丧失降至最低。

由于未意识到第一类爆炸伤引发的心血管改变（例如低血压、心动过缓）属于暂时出现的症状，因此进行过度积极的液体复苏是一个重要的隐患。但软组织损伤和烧伤共同存在时，常需加强液体复苏治疗。因此，仔细保持体液平衡并谨慎地使用输液疗法是很重要的。有创监测是需进行液体管理的患有疑似肺部第一类爆炸伤的患者的护理标准。

对疑似患有肺部第一类爆炸伤的患者进行正压通气会造成损害，这一点已得到确认，而其中的原因是进行性呼吸衰竭和气体栓塞的风险。据报道，遭受肺爆震伤的患者对麻醉无良好的耐受力，因此，若有可能应考虑对其进行局部麻醉或脊髓麻醉。[7, 13, 26] 虽然所有出现呼吸窘迫或气体栓塞的患者都可进行氧气治疗，但仍有可能会导致氧气中毒。补充氧气时，肺血管会相应地扩张，这可能会致使肺出血的症状恶化。[6]

参 考 文 献

1. Cooper G, Maynard R, Cross N, et al. Casualties from terrorist bombings. *J Trauma*. 1983；23：955-67.
2. Adler J, Golan E, Golan J, et al. Terrorist bombing experience during 1975-79：casualties admitted to the Sharre Zedek Medical Center. *Israel J Med Sci*. 1983；19：189-93.
3. Horrocks C. Blast injuries：biophysics, pathophysiology, and management principles. *J R Army Med Corps*. 2001；147：28-40.
4. Mellor S. The relationship between blast loading to death and injury from explosion. *World J Surg*. 1992；16：893-98.
5. Wightman J, Gladish S. Explosions and blast injuries. *Ann Emerg Med*. 2001；37：664-78.
6. Guy R, Glover M, Cripps N. The pathophysiology of primary blast injury and it's implications for treatment. Part I：the thorax. *J R Nav Med Serv*. 1998；84：79-86.
7. Philips Y. Primary blast injuries. *Ann Emerg Med*. 1986；15：12；1446-50.
8. Leibovici D, Gofrit O, Shapira S. Eardrum perforation in explosion survivors：is it a marker pf pulmonary blast injury？ *Ann Emerg Med*.1999；34：168-72.
9. Cohen J, Ziv G, Bloom J, et al. Blast injury of the ear in confined space explosion：auditory and vestibular evaluation. *Israel Med Assoc J*. 2002；4：559-62.
10. Kluger Y. Bomb explosions in acts of terrorism：detonation, wound ballistics, triage and medical concerns. *Israel Med Assoc J*.2003；5：235-40.
11. Irwin R, Lerner M, Bealer J, et al. Cardiopulmonary physiology of primary blast injury. *J Trauma*. 1997；43：650-55.
12. Pizov R, Oppenheim-Eden A, Matot I, et al. Blast injuries from an explosion on a civilian bus. *Chest* 1999；115：165-72.
13. Argyros GJ. Management of primary blast injury. *Toxicology*.1997；121：105-15.
14. Frykberg ER. Medical management of disasters and mass casualties from terrorist bombings：how can we cope？ *J Trauma*.2002；53：201-12.
15. Biancolini C. Argentine Jewish community institution bomb explosion. *J Trauma*. 1999；47：728-32.
16. Mallonee S, Shariat S, Stennies G, et al. Physical injuries and fatalities resulting from the Oklahoma City bombing. *JAMA* 1996；276：382-7.
17. National Research Council. *Protecting Buildings from Bomb Damage：Transfer of Blast Effects Mitigation Technologies from Military to Civilian Applications*. Washington, DC：National Academy Press；1995.
18. Leibovici D, Gofrit O, Stein M, et al. Blast injuries：bus versus openair bombings – a cooperative study of injuries in survivors of open-air versus confined-space explosions. *J Trauma*. 1996；41：1030-35.
19. Hadden W, Rutherford W, Merrit J, et al. The injuries of terrorist bombing：a study of 1532 consecutive patients. *Br J Surg*.1978；65：525-31.
20. Guy R, Glover M, Cripps N. The pathophysiology of primary blast injury and it's implications for treatment. Part III：injury to the central nervous system and the limbs. *J Roy Nav Med Serv*. 2000；86：27-31.
21. Paran H, Neufeld D, Shwartz I, et al. Perforation of the terminal Ileum induced by blast injury：delayed diagnosis or delayed perforation？ *J Trauma*. 1996；30：472-75.
22. Kronenberg J, Ben-Shoshan J, Wolf M. Perforated tympanic membrane after blast injury. *Am J Otolaryngol*. 1993；14：92-4.
23. Sorkine P, Szold O, Kluger Y, et al. Permissive hypercapnia ventilation in patients with severe pulmonary blast injury. *J Trauma*.1998；45：35-8.
24. Cernak I, Savic J, Dragan I, et al. Blast injury from explosive munitions.*J Trauma*. 1999；47：96-103.
25. Shaham D, Sella T, Makori A, et al. The role of radiology in terror injuries. *Isr Med Assoc J*. 2002；4：564-7.
26. Weiler-Ravell D, Adatto R, Borman J, et al. Blast injury of the chest.*Israel J Med Sci*.1975；11：268-74.
27. Hirshberg B, Oppenheimer-Eden A, Pizov R, et al. Recovery from blast lung injury：one year follow up. *Chest* 1999；116：1683-8.
28. Barrow DW, Rhoads HY. Blast concussion injury. *JAMA*

1944；125：900-2.

29. Irwin R，Lerner M，Bealer J，et al. Shock after blast wave injury is caused by vagally mediated reflex. *J Trauma*. 1999；47：105-10.

30. Guy R，Kirkman E，Watkins P，et al. Physiologic response to primary blast. *J Trauma*. 1998；45：983-87.

31. Cripps N，Glover M，Guy R. The pathophysiology of primary blast injury and it's implications for treatment. Part II：the auditory structures and then abdomen. *J Roy Nav Med Serv*. 1999；85：13-24.

32. Hull J. Traumatic amputation by explosive blast：pattern of injury in survivors. *Br J Surg*. 1992；79：1389-92.

33. Covey DC. Blast and fragment injuries of the musculoskeletal system.*J Bone Joint Surg Am*. 2002；84：1221-34.

34. Bowyer GW. Management of small fragment wounds：experience from the Afghan border. *J Trauma*. 1996；40（suppl 3）：S170-2.

35. Cernak I，Savic J，Zunic G，et al. Involvement of the central nervous system in the general response to pulmonary blast injury.*J Trauma*. 1996；40：S100-4.

142　爆炸：常规

Robert Partridge

事件说明

当固体或液体材料迅速转化为气体时，会引发爆炸，并瞬间释放出大量的能量。烈性炸药（例如三硝基甲苯或其他硝酸盐化合物）会迅速引爆并释放出巨大的能量，足以导致冲击伤以及其他严重的结构损伤。常规爆炸包括非故意的平民事件（例如，船运或卡车运输时的炸药爆轰）、蓄意或无意的军火爆炸以及恐怖袭击。爆炸产生的巨大能量足以造成人员不同程度的损伤，而爆炸物的种类和用量、受害者在爆炸发生时所处的位置（室内或室外）以及爆炸发生的地点（空中或水中）决定了受伤的严重程度。

常规爆炸通过以下三种方式造成人员的损伤。首先是原发冲击伤（PBI），爆炸发生时，周边的大气压力瞬间发生变化，造成人体组织的创伤（例如，冲击波）；其次是间接冲击波伤害，爆炸发生时，炸弹碎片高速飞溅，造成钝挫伤或穿透伤；最后是第三级冲击伤，爆炸发生时，强大的冲击力将人震飞，重重地落在地上或坚硬物体上，造成受害者身体的损伤。此外，吸入浓烟或滚烫的气体、一氧化碳中毒、火焰的灼烧或爆炸导致的建筑物的坍塌是第四级伤害。

原发冲击伤造成的损伤属于耳压伤，主要造成含气体的器官的损伤——肺、耳和胃肠管。冲击波最大过压的强度和持续时间会直接影响到组织损伤的严重程度。当原发冲击造成肺部损伤时，会引发严重的冠状或大脑的空气栓塞，所以大部分受害者会立即死亡。第二级和第三级冲击伤会造成严重的多系统损伤，也会导致受害者的立即死亡。即使对于大部分幸存者来说，也会遭受第二级、第三级或第四级冲击伤。

爆炸发生后，即使没有人员受伤的迹象，也必须对爆炸现场所有的受害者进行检查，进而排除原发冲击伤的可能性。严重肺部损伤的临床表现包括出血、气压伤以及动脉空气栓塞，而胃肠损伤的临床表现包括出血和空腔脏器穿孔。肺部原发冲击伤的少量幸存者也有可能因为随后引发的肺部功能不全而导致死亡。无论从射线还是病理上来说，这些损伤都与肺挫伤类似。[1-2]

与室外爆炸相比，室内爆炸或交通工具发生的爆炸会导致更严重的原发冲击伤，因为冲击波不会消散，而是会被地板、墙面和天花板反射，释放出更大的能量。[3-4]当处理冲击伤时，必须弄清爆炸类型和爆炸发生时受害者所处的位置。

事前措施

常规爆炸可以发生在任何地点、任何时间并造成不同规模的人员伤亡。正因如此，人们无法对常规爆炸的发生做出任何准备。然而，一个社区却可以对爆炸的发生做好充分的准备。除了公共安全和执法部门制定的阻止爆炸发生的对策外，最有效的事前举措包括建立一个安全管理、灾难救援和医疗信息的基础设施。

常规爆炸发生时，影响死亡率最重要的决定因素之一就是灾难现场医疗资源的供应。若爆炸发生在偏远地区，或医疗条件不那么先进，且救援和人员运输的时间较长，则死亡率较高；若爆炸发生在大城市或离大城市很近的地区，完善的院前急救系统、充足的急诊室数量和先进的伤员治疗水平，使得死亡率相对较低。若发生爆炸的社区的邻近社区能够提供帮助，或可以将伤员转移到其他医疗机构，说明该地区医疗管理的水平很高。此外，大规模常规爆炸发生引发的恐慌、混乱和情绪创伤会进一步提高发病率和死亡率。为此，需要制订一个快速领导计划，灾难涉及的公共安全、紧急救援和医疗机构应开展合作，并制订事前计划，对快速救援、伤员处置和治疗进行安排。[3, 5-8]

事后措施

以往发生的常规爆炸告诉我们，灾难发生后，最重要的工作就是要确保第一响应人员和医务人员的安全。

恐怖爆炸和其他非军事爆炸发生后，所有在现场的响应人员应首先确保自身安全，因为他们随时可能被掉落的或晃动的建筑残骸砸中，二次爆炸也随时可能发生。[7] 为防止受伤，医务人员应远离爆炸现场。因为第一响应人员的任务就是搜救受害者，所以如果发生二次爆炸，这些人将无法继续执行任务，这会对后续的救援工作带来严重的后果。[9]

爆炸发生后，救援人员、警察和紧急医疗服务（EMS）人员应最先对伤员进行护理。在应急事故指挥官宣布爆炸现场安全之前，响应人员不能进入现场。第二级和第三级冲击会使大多数受害者带有外伤。紧急医疗服务（EMS）人员应参照标准外伤协议对伤员进行处理。

紧急医疗服务人员应对原发冲击造成的人员伤亡进行评估。认真对爆炸现场进行勘查有助于预计原发冲击造成的损失。若现场出现弹坑或发生建筑物倒塌，说明爆炸强度很高。弹坑大小和结构损伤的评估以及爆炸地点和事件的确定有助于预计伤亡人数和原发冲击造成的损伤。对于发生在室外空旷地区的爆炸，爆炸的峰值超压与爆炸力有关，离爆炸点越远，峰值越小。[10] 一个人离爆炸地点越远，他受到严重原发冲击的可能性就越小。应确定受害者在爆炸发生时所处的位置。被反射回的冲击波更有可能导致原发冲击伤。能够反射冲击波的固体表面在反射回冲击波后，周围的空气压力急剧上升。[11-12] 人和爆炸之间的坚硬遮蔽物可能会抵挡间接冲击波造成的伤害，但是可能无法抵挡原发冲击波。[13-14] 离爆炸现场非常近的受害者可能只有原发冲击伤，而且在最初没有任何受伤迹象。因为原发冲击伤会导致受害者的身体行动迟缓，紧急医疗服务人员必须在确定伤员的身体行动迟

缓后，再对伤员的原发冲击伤进行评估和观察。

水下爆炸和露天爆炸导致的原发冲击伤是不同的。原因在于，爆炸的冲击波从水和空气的接触表面被反射回水中，并与直接冲击波相互作用，水下的受害者受到的爆破荷载更加强烈。如果受害者在水下的姿势是垂直的，则原发冲击容易导致肺部和胃肠道损伤。水下爆炸的受害者中，有人会出现原发冲击导致的肠穿孔以及下消化道出血，症状可能在爆炸发生后立即出现，也有可能随后出现。[2, 15]

伤员医疗

爆炸发生后，在对伤员进行医治之前，必须尽可能收集一切信息，对原发冲击伤造成的损失进行评估，包括爆炸的威力、室内或室外受害者的位置、爆炸发生的地点（空中或水中）以及爆炸发生后是否再次发生恐怖活动。必须对所有的爆炸伤员进行彻底的创伤评估。因为院前急救人员、急诊医师和创伤学家都很了解二级和三级冲击伤的标准医治程序，所以这部分主要针对的是原发冲击伤和其他爆炸伤员常见伤病的医治。

常规爆炸发生后，受伤最严重的伤员会当场死亡。头部损伤、肺部的原发冲击伤、腹部损伤或胸部损伤是导致这些患者在爆炸发生后立即死亡的主要原因。[16-17] 幸存者受伤较轻，往往没有生命危险，包括骨折、软组织挫伤、耳部和眼部的冲击伤。[1, 5, 7, 16, 18] 在常规爆炸中胸部和腹部严重（包括肺部冲击伤）受伤的人员中，极少有人能幸存下来。这些伤病应该作为预后判断的指标，并应该尽早进行诊断和治疗，因为幸存下来的患者的死亡率会因为这些伤病大大提高。

通过对之前发生的爆炸案的详细研究，可以对以后类似事件受伤人员的发病率和死亡率作出大概的判断。爆炸的威力、建筑物的倒塌或爆炸发生的地点（室内）都与人员的立即死亡有很大关系。1983年发生的贝鲁特爆炸案，揭示了很多爆炸发生后伤员医治的重要原则。大多数幸存者的伤病并不严重，而受伤严重的人会在数天至数周后死亡。而大部分死者（86%）都是因为在爆炸发生6小时以后才被救出并接受治疗，最后导致死亡。爆炸发生后得到医治和进行早期充分性液体复苏的时间越早，伤员存活下来的希望越大。[16, 19]

肺部受到原发冲击伤的伤员，可能很快发病，也有可能很长时间后才出现症状。很快发病的伤员表现出的症状包括：胸痛、呼吸困难、呼吸急促（浅快呼吸）、干咳、哮喘和咳血。由于患者的呼吸声非常微弱，所以除非排除气胸、血胸和肺部挫伤，否则很难诊断为原发冲击伤。除此之外，患者还会表现出其他症状，包括吸气啰音、对叩诊反应迟钝和胸壁扩张水平低下。[1]若患者表现出呼吸困难、原发冲击伤或胸部创伤等症状，则必须进行胸部X射线检查。然而，仅仅一张胸部X射线照片可能不足以观察到胸部或肺部的小面积挫伤，所以有必要进行计算机CT扫描。

若受到原发冲击伤的患者大量咳血，则治疗时应首先将气管内导管插入患者未受感染一侧的肺部，进而保护该侧不受影响。若患者的肺部受到原发冲击损伤，有可能同时出现气胸、张力性气胸或血胸。应插入导管或胸管，对胸部进行紧急减压治疗。[20]若肺部受到原发冲击损伤的患者并未出现呼吸系统疾病，则可能出现血氧不足的症状，应使用不能回吸的面罩输送大量氧气或采用持续正压气道通气方法进行治疗。

若患者能够开始正常呼吸，则患动脉气栓的可能性会随之降低。若患者需要依靠机器呼吸，建议采用允许性高碳酸血症通气法进行治疗，并将导管的输气压力调低，进而减少气栓发病的可能性。[21-22]

由原发冲击导致的气栓症状可能导致冠状血管阻塞的发生，并在随后引发心肌梗死或脑梗死，患者的精神状态或中风症状也会发生改变。此外，还可引发其他器官系统的感染。尽管受到原发冲击损伤后引发的冠状动脉气栓难以诊治，但是如果爆炸伤员的心电图显示爆炸引发了伤员的心肌梗死或休克（或所有其他与休克症状类似的疾病），则应考虑伤员患有冠状动脉气栓的可能性。若患者的精神状态发生变化、癫痫发作或出现局部神经功能缺损，则必须对该患者实施头部CT扫描。应采用超高压氧气疗法对气栓进行治疗。然而，将患者转移至高压氧舱进行治疗并不保险，因为在转运过程中，患者的病情可能出现恶化，而且由于肺部受到原发冲击的损伤，患者的病情随时会恶化。

若患者受到原发冲击损伤，则在对其进行腹部检查时，应注意有无穿孔，下消化道出血或休克症状。这些症状有可能出现较晚，对于诊断工作带来很大困难。当患者处于血流动力学不稳定的状态下且腹部出现症状时，应采用诊断性腹腔灌洗（DPL）进行治疗。当患者出现腹内创伤或血压过低时，应对腹部进行超声检查，在重大伤亡事件中，也应对伤员进行超声检查。原发冲击造成腹部受伤的患者，待病情稳定后，应进行腹部CT扫描，这有助于发现小面积的胃肠穿孔或出血。若在诊断性腹腔灌洗后进行腹部CT扫描，则可能得出假阳性结果，这是由于在实施诊断性腹腔灌洗的过程中，气体和体液会流入患者的腹膜。[1]

鼓膜（TM）破裂是爆炸波导致的较常见的一种伤病。鼓膜破裂的患者出现急性肺部原发冲击损伤的可能性较大，不太可能出现迟发性肺部原发冲击损伤。若患者未出现鼓膜破裂的症状，则基本排除肺部原发冲击损伤的可能性。[23]

距离爆炸发生地点很近、爆炸发生后不省人事或感觉到爆炸波冲击的患者有可能看上去病情稳定，但很有可能出现迟发性冲击损伤的症状，这些患者应该入院进行观察。腹部疼痛或痉挛的患者，尽管初步检查显示结果正常，但是极有可能在随后出现内脏的并发症，并导致生命危险，所以也应入院进行观察。[20]

若患者在入院观察6小时后，未出现胸部疼痛，胸部X射线显示正常且没有出现缺氧症状，则患者可以出院回家。这些患者出现肺部冲击损伤的可能性很小，而且即使这些患者在随后出现原发冲击引发的各种并发症，也不会立即发作。这些患者可以在病症出现后，安全地前往医院，进行二次检查。此外，如果

实例介绍

历史上发生过多起常规爆炸事件。1980~1990年，在美国发生的爆炸或炸弹事件超过12000起。[25-26]

你在一个中型港口城市的一家急诊室工作。在一个工作日的下午，一艘货轮发生火灾，城市和地区的各个消防部门开始忙碌起来。火灾现场的附近区域挤满了大量想一探究竟的围观群众，警察和安全部队随后赶到，对火灾现场实施戒严。就在这时，这艘货轮运载的硝酸铵肥料突然发生爆炸，货轮被炸得四分五裂，周围的两座建筑物也随之坍塌，爆炸引发的大火直冲云霄，货轮的碎片和残骸散落到四周很远的地方。上百人当场死亡，其中包括救援和安全人员，另外，幸存者超过1000人。

事故发生后，救援人员再次开展救援，而大量伤员拥向地方和地区的医疗中心，医务人员面临的最大困难是分清哪些伤员受到了原发冲击损伤，进而进行医治，同时，还要从大量不同程度损伤的伤员中，评估他们的伤势，确定是第二级、第三级还是第四级冲击伤，并进行相应的医治。

医生认为鼓膜破裂的患者不会出现迟发性肺部冲击损伤，则患者也可以出院回家。[24] 应按照标准程序，对这些患者进行跟踪观察，以便及时发现耳部穿孔或耳鼻喉疾病。

🔦 特殊考虑

常规爆炸之所以特殊，是因为爆炸产生的爆炸波可以对远离爆炸中心的人员造成原发冲击损伤。爆炸波在墙壁间穿梭而且在走廊中的威力可以不断增强。所以，爆炸发生时位于封闭空间的人员最易遭受原发冲击波，不管爆炸发生在附近还是在很远的地方。[14, 21, 27] 封闭空间的数量越多，原发冲击波造成的人员受伤程度越严重。爆炸发生时紧挨墙面或在拐角处的人更容易受到原发冲击波的伤害。[12] 在爆炸发生时，身穿防护服（例如凯夫拉防护服）的人也许可以免受第二级爆炸中飞溅物体的伤害，但还是存在被原发冲击波伤害的可能性。这些防护服不仅不会削弱爆炸波，甚至可能会增强爆炸波的威力，所以当发生爆炸时，身穿防护服并不能保证不受原发冲击的伤害，即使并未受到间接冲击波的伤害。[28]

在爆炸发生时，即使人员受到了建筑物、防护服或水体的保护，也有可能遭受原发冲击波的损伤。不同于间接冲击波造成的伤害会立即显现出来，原发冲击波造成的损伤不会那么快表现出来，所以这些伤员可能仍很活跃，甚至参与到爆炸发生后的救援工作中。然而，在受到原发冲击波的伤害后，进行剧烈的运动可能导致更加严重的后果。现场的紧急救援医疗服务人员和其他医务人员必须确保离事故现场很近的未受伤的人员不再参与任何救援行动。

🌐 隐患

在爆炸事故的评估中，最大的隐患是：对于暴露在爆炸（无论发生在室内或室外，空中或水中）现场的人员（无论接近或远离爆炸现场），未能考虑原发冲击损伤。

参 考 文 献

1. Argyros GJ. Management of primary blast injury.*Toxicology* 1997；121：105-15.

2. Huller J，Bazini Y. Blast injuries of the chest and abdomen. *Arch Surg*. 1970；100：24-30.

3. Cooper GJ，Maynard RL，Cross NL，et al. Casualties from terrorist bombings. *J Trauma*. 1983；23：955-67.

4. Leibovici D，Gofrit ON，Stein M，et al. Blast injuries：bus vs. openair- bombings - a comparative study of injuries in survivors of openair versus confined space explosions. *J Trauma*. 1996；41：1030-5.

5. Brismar B，Bergenwald L. The terrorist bomb explosion in Bologna，Italy，1980：an analysis of the effects an injuries sustained. *JTrauma*. 1982；22：216-20.

6. Rignault DP，Deligny MC. The 1986 terrorist bombing experience in Paris. *Ann Surg*. 1989；209：368-73.

7. Mallonee S，Shariat S，Stennies G，et al. Physical injuries and fatalities resulting from the Oklahoma City bombing. *JAMA* 1996；276：382-387.

8. Ammons MA，Moore EE，Pons PT，et al. The role of a regional trauma system in the management of a mass disaster：an analysis of the Keystone Colorado chairlift accident. *J Trauma*. 1988；28：1468-71.

9. Stein M，Hirshberg A. Medical consequences of terrorism：the conventional weapon threat. *Surg Clin North Am*. 1999；79：1537-52.

10. Stuhmiller JH，Phillips YY，Richmond DR. The physics and mechanisms of primary blast injury. In：Bellamy RF，Zajtchuk R，eds. *Conventional Warfare：Ballistic, Blast and Burn Injuries*. Washington，DC：Office of the Surgeon General of the US Army；1991：241-70.

11. Iremonger MJ. Physics of detonations and blast-waves. In：Cooper GJ，Dudley HAF，Gann DS，et al，eds. *Scientific Foundations of Trauma*. Oxford，UK：Butterworth-Heinemann；1997：189-99.

12. Yelverton JT. Blast biology. In：Cooper GJ，Dudley HAF，Gann DS，et al，eds. *Scientific Foundations of Trauma*. Oxford，UK：Butterworth-Heinemann；1997：200-13.

13. Wiener SL，Barrett J. Explosions and explosive device-related injuries. In：Wiener SL，Barrett J，eds. *Trauma Management for Civilian and Military Physicians*. Philadelphia：Saunders；1986：13-26.

14. Mellor SG. The pathogenesis of blast injury and its management.*Br J Hosp Med*. 1988；39：536-9.

15. Paran H，Neufeld D，Shwartz I，et al. Perforation of the terminal ileum induced by blast injury：delayed diagnosis or delayed perforation？ *J Trauma*. 1996；40：472-5.

16. Frykberg ER，Teppas JJ，Alexander RH. The 1983 Beirut Airport terrorist bombing：injury patterns and implications for disaster management. *Am Surg*. 1989；55：134-41.

17. Pyper PC，Graham WJH. Analysis of terrorist injuries treated at Craigavon Area Hospital，Northern Ireland，1972-1980. *Injury*.1982；14：332-8.

18. Frykberg ER，Tepas JJ. Terrorist bombings：lessons learned from Belfast to Beirut. *Ann Surg*. 1988；208：569-76.

19. Rignault DP. Recent progress in surgery for the victims

of disaster, terrorism and war. *World J Surg*. 1992 ; 16 : 885-7.

20. Wightman JM, Gladish SL. Explosions and blast injuries. *Ann Emerg Med*. 2001 ; 37 : 664-78.

21. Pizov R, Oppenheim-Eden A, Matot I, et al. Blast lung injury from an explosion on a civilian bus. *Chest*. 1999 ; 115 : 165-72.

22. Sorkine P, Szold O, Kluger Y, et al. Permissive hypercapnia ventilation in patients with severe pulmonary blast injury. *J Trauma*.1988 ; 45 : 35-8.

23. Mellor SG. The relationship of blast loading to death and injury from explosion.*World J Surg*. 1992 ; 16 : 893-8.

24. Leibovici D, Gofrit ON, Shapira SC. Eardrum perforation in explosion survivors : is it a marker of pulmonary blast injury ? *Ann Emerg Med*. 1999 ; 34 : 168-72.

25. Slater MS, Trunkey DD. Terrorism in America : an evolving threat. *Arch Surg*. 1997 ; 132 : 1059-66.

26. Karmy-Jones R, Kissinger D, Golocovsky M, et al. Bomb-related injuries. *Mil Med*. 1994 ; 159 : 536-9.

27. Katz E, Ofek B, Adler J, et al. Primary blast injury after a bomb explosion on a civilian bus. *Ann Surg*. 1989 ; 209 : 484-8.

28. Cooper GJ, Townend DJ, Cater SR, et al. The role of stress waves in thoracic visceral injury from blast loading : modification of stress transmission by foams and high density materials. *J Biomech*. 1991 ; 24 : 273-85.

143 爆炸：烟火

Craig Sisson

事件说明

本文主要介绍由烟火引起的爆炸的预防和反应工作。大多数正式的烟火表演都会遵守严格的安全规范，进而防止重大事故的发生。根据美国烟花协会提供的资料发现，在所有烟火事故中，3% 的事故都与在公共场所燃放烟花有关。然而，对于制造和贩卖烟火产品的人员，很难预测和控制他们的行踪。世界范围内常有大规模的烟花厂爆炸发生。本文主要对此展开讨论。

燃放烟花时的粗心大意很容易导致爆炸事故的发生。2001 年 12 月 29 日，在秘鲁利马，1100 多吨烟花被存放在 Mesa Redonda 购物中心，随后爆炸发生，大火导致近 300 人死亡,357 人受伤。[1] 陈和他的同事 [2-3] 对 1987 年 1 月 ~1999 年 12 月烟花厂爆炸事故中 339 名患者的历史资料进行了分析。他们发表的报告显示，伤员的死亡率高达 13%，与同时期由其他原因导致的烧伤相比，这个比例非常高。

中国在大约 1000 年前发明火药，在这之后，黑火药一直是烟火的基本成分，并没有发生改变。在历史上，黑火药由硝酸钾、木炭、硫黄和少量的水组成。[4] 黑火药被称为"低速炸药"，其燃烧过程被称为爆燃过程。[5] 与烈性炸药（如三硝基甲苯）相比，黑火药发生化学反应的速度相对缓慢而且释放能量的时间很长。然而，如果在一个封闭的空间中发生化学反应，则压力会急剧增加，并引发爆炸。黑火药的这种特点使其成为不可或缺的推进燃料。美国运输部最近推出一套爆炸材料的分类系统。在该系统的 1.3 和 1.4 大类中，分别介绍了大型烟火表演和允许在公共场合燃放的"普通"烟火产品。

事前措施

Perry 和 Lindell[6] 介绍，为了应对大型烟火爆炸造成的灾难性后果，社区必须就以下 4 方面做好充分的准备：灾害易损性分析、应急能力评估、计划的制订和协同训练演习。烟火事故中，在工厂或烟花存放地工作的工人以及工厂周边的人员所面临的危险最大。救援队伍是否能够进入事故现场？事故现场存放了多少以及何种爆炸材料？事故发生时，距离最近的第一响应人员的位置在哪？距离最近的一家医疗单位有多远？哪个烧伤中心距离最近？周边的建筑是住宅、商业用地还是工业用地？附近的居民、第一响应人员以及医疗单位是否知道烟花厂的存在？烟花厂的安全系统是否先进？是否将材料妥善存放？是否制定了合适的协议，能够将现场的情况及时通知有关部门？所有这些因素都有可能对灾害易损性产生影响。

为了确定社区是否已做好应对突发事件的准备，必须对社区负责事故处理的单位进行应急能力评估。尽管医院就坐落于可能发生事故地区的附近，但是当事故发生时，医院的医务人员和医疗设施也不足以满足大量烧伤患者的医治工作。气道控制在救援工作中非常关键，在现场以及运送患者的过程中，对于熟练掌握气道不畅医治方法的医务人员，应给予最大的便利。

地方政府、消防部门、警察、急救医疗系统、医学界、公民和事故场所的业主需要相互协商，共同拟订计划。必须尽快建立通信网络，以便使所有当事人都能获知灾难易损性和能力评估的结果。最后，必须按照指定计划进行有组织的演练，时刻做好准备。

➡ 事后措施

在烟火事故发生后，应用提前商定的通信方式通知相关医疗单位和救援人员，以便立即开展灾后救援工作。

这种方法能够保证信息和资源得到有效利用。医疗机构必须考虑到还会有大量伤员（包括外伤和烧伤），并提前准备好足够的病床，相关医疗设备和医务人员也应临时加派。在 Mesa Redonda 烟火事故中，当地的医院缺少经验丰富的医务人员，而且用于治疗的静脉注射液、抗生素和止痛剂很快被用完。[1] 1999 年，位于马萨诸塞州春田市的 Jahn 铸造厂发生爆炸，事故发生后的 5 分钟内，第一名伤员被送往马萨诸塞州医疗中心。然而，当时急诊室已经人满为患，医院不得已临时加派医务人员。

烟火存放场所爆炸事故发生之后，最初到达现场的救援人员应该格外小心。首先，应立即对现场情况进行检查，以确保没有任何潜在的危险，保证伤员和救援人员的安全。[8] 美国烟花协会建议，当生产烟火的厂房着火时，紧急救护人员不应尝试扑灭火焰。[9] 最主要的任务是令伤员尽快脱离火海并进行救治，并采取相应措施，防止出现二次火情。此外，应立即疏散附近社区的居民，在远离火灾现场的安全地点设置临时区域，对伤员的伤情进行鉴别分类，并进行救治。所有病情较轻的伤员都应送往临时区域，进行伤病检查。

✜ 伤员医疗

通过查阅医学文献，我们发现，大多数由烟火事故导致的人员伤亡事件，都与擅自燃放 1.4 类烟花有关。导致大量人员受伤的大型烟火事故极其罕见。烟花厂爆炸事故的死亡率受很多因素的影响并不固定。Navarro Monzonis 和他的同事[10] 通过研究发现，工业火药爆炸事故的死亡率高达 47%。通过长达 13 年的回顾性研究，陈和他的同事[2-3] 宣称所有烟火事故的平均死亡率是 13%，而出现呼吸系统疾病的伤员的死亡率则高达 50% 以上。爆炸事故的幸存者的伤病主要包括烧伤、冲击伤、外伤和呼吸系统伤病。[3] 与其他爆炸事故相比，烟火事故导致的烧伤患者比例更大。大多数烧伤患者的烧伤面积都很大，而且大部分伤员的真皮组织严重受损或为重度烧伤。[1-3, 10] 离

爆炸点很近的伤员可能被火药残渣击中，导致严重的伤病。[3] 火药的爆炸以及之后二次火情产生的大量浓烟是导致呼吸系统受伤的罪魁祸首。[1-3]

在救治烧伤患者时，首先应除去患者身上的所有衣物，防止患者被滚烫的衣物再次烫伤，加重病情，同时也是为了防止烧焦的衣物对伤员产生化学损伤。此外，还应除去伤员佩戴的珠宝和手表，防止局部组织肿胀，影响止血效果。第一响应人员必须检查每一名伤员的气道、呼吸和血液流通情况，并立即对可以抢救的患者实施干预治疗。[11-12] 考虑到呼吸道损伤和肺冲击伤发病率极高，所以准备足够的导气管是非常必要的。当患者出现声音嘶哑、响咳、喘鸣等症状时，必须立即使用导气管。[13] 对于爆炸发生时处于封闭空间的患者，面部烧伤的患者或痰中有碳粒的患者，应尽早使用导气管进行治疗。对于需要长期治疗的同期患者，应尽早实施气管切开术。[2]

通过静脉注射生理盐水或乳酸盐林格氏溶液是首选的治疗方法。由于发生深度烧伤、III 度烧伤、大面积烧伤、呼吸道损伤和潜在延发性疾病的可能性较大，所以需要对这些患者进行液体复苏治疗。[13-17] 由于低估了流体的用量，所以只能在复苏治疗的初期运用帕克兰公式。当患者（成人）每小时的尿量为 0.5~1.0mL/kg 时，心率低于 120 且意识清醒时，可以终止复苏治疗。[14] 而对于儿童患者来说，每小时尿量应控制在 1.0mL/kg，心率应符合相应年龄段的正常范围。[13]

应该用冷水袋或湿毛巾对烧伤的皮肤进行冷敷。[12] 不能使用冰块，因为冰块会减慢已经受损组织的血液循环速度。阮和他的同事[18-19] 通过研究发现，对烧伤创面进行冷敷可以有效地阻止患者的病情发展为深 II 度烧伤或 III 度烧伤，并且可以减少出现并发症的可能性。医务人员必须将无菌敷料涂在伤者患处并用毯子铺在患者身上，保持患者的温暖。总之，一切救治工作的原则就是保证患处的凉爽和患者的温暖。

在烟火事故伤员的伤病中，原发、间接和三级冲击伤最为常见。[3, 10] 然而资料显示，很少有大型火药爆炸导致冲击伤的事例发生。所以，本文中推荐的很多治疗方案是根据类似的大型事件制定的。如果爆炸发生在封闭的空间，冲击波威力骤增，则事故现场的人员会遭受更严重的原发冲击伤。[20-24] Leibovici 和他的同事[23] 对发生在露天区域和封闭空间的爆炸事故进行了详细的对比，发现发生在封闭空间的爆炸事故会

造成更加严重的原发冲击伤，伤者的病情更加严重且死亡率更高。从表面上看，若爆炸引发建筑物倒塌，则极易导致人员的死亡。[25-26] 大部分的烟花至今仍然是依靠人工方式在封闭的建筑物内进行制作。初次爆炸发生时，距离现场较近的人员很有可能会立即死亡。[23-24]

有必要再次对所有患者进行快速彻底的检查，防止在第一次检查中没有查出的合并损伤。陈和他的同事[2] 通过研究发现，10% 的烧伤患者会出现合并损伤。最常见的合并损伤包括四肢骨折、肺部冲击伤、肋骨骨折合并血气胸以及鼓膜破裂（发病率从高到低）。出现合并损伤的患者中，治愈和死亡所占比例分别为5% 和48%。Leibovici 和他的同事[23] 经过研究发现，在露天区域发生的爆炸事故中，尽管一些伤员病情较轻，并不需要入院治疗，但也会出现合并损伤，如心理压力、耳鸣、轻微的听力损失、轻微穿透伤以及单纯骨折。

患者的病情初步稳定以后，应在送往医院之前或在急诊室安排患者服用足够剂量的止痛剂。伤员被送往医院后，应立即对失活组织进行早期清创处理，并尽早开展局部抗感染治疗。[14-15] 烟花产品的纸质包装、爆炸产生的炮弹碎片等异物会增加伤员受感染的风险，应进行清理。[10] 陈和他的同事发现，68% 的伤员都需要进行手术治疗，且每位需要手术的患者平均接受2.7 次手术。[3] 大部分肺部受伤的患者还带有气压伤，需要及时采取机械通气治疗。[22, 24] 他们还发现，接受了早期气管切开术并随后采取机械通气治疗的患者，死亡率明显降低。[2] 败血症、多器官功能衰竭、复苏治疗不彻底引起的低血容量性休克以及肺部感染是引发入院治疗患者死亡的主要原因。[2] 医院应有经验丰富的重症监护专家（最好具有烧伤治疗医学背景）对患者的长期治疗进行指导。

特殊考虑

为了制造绚丽的火焰，烟花产品往往含有各种各样的化学成分和化学元素。其中一种化学成分就是元素磷。因其独特的化学特性，元素磷被用来制造各式各样的武器装备。磷有三种同素异形体：白磷、红磷和黑鳞。[27] 有时，烟花制造厂会使用白磷。白磷在温度达到34℃时会自动燃烧，产生绿色火焰和大量的白色烟雾，并伴有类似大蒜的浓烈味道。如果伤员的伤口冒出白烟并散发出类似大蒜的味道，则证明是白磷。遇氧气时，白磷会被氧化成五氧化二磷，并与水结合形成磷酸。这种化学反应会向周边环境中释放大量的热量，导致人员烧伤。形成的磷酸会降低人体组织的 pH 值，进而导致化学烧伤。[28] 当所有磷元素完全反应或磷元素中的氧气完全燃烧后，化学反应停止。

实例介绍

2001年12月29日，1100多吨烟花被存放在秘鲁首都利马的Mesa Redonda市场。在圣诞节和新年这两个烟花的销售旺季，这个市场用来存放烟花爆竹。在清理人们未燃放完全还带有包装纸的烟花时，由于工作人员的粗心大意，大街上覆盖了一层没有清理的火药。下午6:30，一个卖家为了演示效果，点燃了烟花，没想到却点燃了旁边店铺的烟花，最后导致一系列的爆炸，并且持续了两个小时。[1] 一时间，烟火和浓烟蔓延了整整5个街区，将近300人在这起事故中丧生，超过300人受伤。

一般情况下，烟火事故的伤员以年轻男性居多。而在Mesa Redonda发生的这起事故中，70%的受害者是妇女和儿童。现场发现的很多死者年龄在15~30岁，救援人员推断，在事故发生时，这些人聚在一起，以为这样能够确保安全。Gulati和他的同事[1]描述了当时的情形：一个高压变压器从高空坠落，压死了40人，另有27人触电死亡。当地医院对357人进行治疗，其中263人按烧伤医治，并有143人因热烧伤需入院治疗。[1] 70名入院治疗的患者的烧伤面积超过了20%。大部分患者为II度和III度烧伤，与此同时，医院储备的液体、抗生素和止痛剂被很快用完。[1] 由于液体供应不足，一些患者的输液复苏治疗不充分，导致出现严重的肾衰竭。大多数伤员或多或少都吸入了一些浓烟，入院进行治疗的患者中16%因为吸入浓烟需要进行通气治疗。

消防队员和警察用了整整8个小时才将火势扑灭并将附近区域的骚乱控制。沿街的商铺和房屋布局紧密，而且使用的建筑材料为稻草和泥的混合物，这种物质极易燃烧。再加上当时的风势较大且街道铺满了火药，因此火势和浓烟蔓延的速度令人吃惊。那里的街道非常狭窄而且很多建筑都没有窗户和紧急出口。灾难发生时，街上到处都是商贩和购物者。电线没有任何保护措施，就在街道上方悬挂，这是事故现场的人群和救援工作者的另一个威胁。消防部门因为缺少资金支持，很多装备老化急需更换。而且在这个地区没有足够的救护车，很难接近伤员。在灾难发生后，当地大部分医院的医疗设施和医生的医疗水平都不足以应对如此严重的事故。另外，患者大约在晚上8:00陆续前往医院就诊，而当时正是交接班的时间，使得当时的情况更加混乱。

在这次灾难发生后，秘鲁总统宣布禁止生产、进口和销售烟花爆竹。[1]

当含有白磷的装置引发爆炸后，必须立即采取措施阻止化学反应的发生。治疗的重点是伤口清洗、磷的中和以及伤口的清创缝合。[29] 应立即除去伤者身上的衣物，避免有颗粒状磷残留、烧伤皮肤或将衣物点燃。在除去衣物后，应用大量清水对伤口进行清洗，从而切断氧气供应并将患处的温度降到着火温度以下，有效组织反应的继续进行。[27,29-31] 转移患者之前，应该用以生理盐水浸泡的纱布对伤员的伤口进行包扎，防止伤口干燥和再次自燃。不应使用油性敷料，因为白磷可溶于油脂并且可能渗入人体组织中。[28-29]

当伤员入院后，应立即对伤口进行清创处理，清除残留的颗粒状磷。荧光反应检验灯可以使残留的磷泛出荧光，有助于清除工作的进行。[31] 此外，还可以使用 1% 的硫酸铜溶液对伤口进行清洗，因为硫酸铜溶液可以与自然磷发生反应并产生一层深色的磷酸铜，覆盖在颗粒状磷的表面。通过这种方法，可以找出需要进一步进行清创处理的部位，而且从理论上来说，可以减慢氧化的过程。

有人担心，铜本身是有毒的而且仅用生理盐水冲洗后是否能够促进伤口的愈合尚未查明。[28-30] 磷吸入致使血清钙含量快速发生变化，磷水平也有所提高。通过对动物模型的研究，研究人员发现，磷的吸入还会引发患者的心电异常，并增加患者猝死的可能性。[32] 因此，应使用遥测设备持续对患者的心电图进行监测，同时，还应监测患者的血清钙和磷水平。此外，磷吸入还会对肾脏和肝脏造成损伤，并引发其他系统性的影响。[27, 33]

烟花爆竹的生产还会使用粉末状和块状的镁和铝。它们的化学反应极其相似，都会产生明亮的白光，产生大量的热量，若遇氧气，会发出巨大的噪声。镁的着火温度为 623℃，大约在温度达到 3600℃ 时剧烈燃烧。当氧气耗尽时，反应停止。[34] 镁可以与氧气、氮气、二氧化碳和水发生反应。与二氧化碳发生反应后，会产生氧化镁和碳；而与水发生反应后，会产生氧化镁和氢气。第一响应人员非常有必要了解这些反应。当含镁的物质引发火灾时，不能用水来灭火，因为这只会使火势变得更加严重。[35] 燃烧过程中会释放氢气，燃烧后容易引发二次爆炸。应使用 D 级灭火设备——金属灭火剂，例如石墨粉、滑石粉和氯化钠粉末进行灭火。

所有的爆炸都会产生燃烧碎片，但是烟花引起的爆炸却是个例外。很多 1.4 级的烟花都是按照自推进炮弹进行设计的。尽管 1.4 级烟花的燃放不会导致爆炸事故的发生，但是足以使火势蔓延至储藏烟花的仓库和周边的环境。此外，1.4 级烟花引发的火灾在初期还会导致投射物伤，这与二次爆炸导致的伤病有些类似，但是发生在爆炸之前。正因如此，人们不敢撤离现场，最后导致更加严重伤病的出现。

🌐 隐患

在应对烟花事故时，存在一些隐患，包括：

- 未能阻止燃烧的发生；
- 未能掌握气道治疗的基本知识；
- 未能开展二次调查，未能认识到其他创伤比烧伤造成的危害更大；
- 未能牢记液体，液体，液体；
- 试图在烟花仓库内进行灭火，未能将所有人员撤离现场；
- 未能采取正确的疼痛治疗方法；
- 未能将检伤分类区域设立在远离事故发生地的区域。

参 考 文 献

1. Gulati S，Cruz R，Milner S. The fireworks tragedy of Peru. *J Burns Surg Wound Care*. December 11, 2003. Available at：http//www. journalofburnsandwounds.Com/volume02/ volume02_article 22.pdf.

2. Chen X，Wang Y，Wang C，et al. Gunpowder explosion burns in fireworks factory：causes of death and management. *Burns* 2002；28：655-8.

3. Chen X，Wang Y，Wang C，et al. Burns due to gunpowder explosions in fireworks factory：a 13-year retrospective study. *Burns* 2002；28：245-9.

4. Russell M. *The Chemistry of Fireworks*. Cambridge，UK：Royal Society of Chemistry；2000.

5. Bailey A，Murray SC. The explosion process：detonation shock effects. In：*Explosives, Propellants, and Pyrotechnics*. London：Brassey；1989：21-47.

6. Perry R，Lindell M. Preparedness for emergency response：guidelines for the emergency planning process. *Disasters*. 2003；27：336-50.

7. Leslie CL，Cushman M，McDonald GS，et al. Management of multiple burn casualties in a high volume ED without a verified burn unit. *Am J Emerg Med*. 2001；19：469-73.

8. Delaney J，Drummond R. Mass casualties and triage at a sporting event. *Br J Sports Med*. 2002；36：85-8.

9. National Council on Fireworks Safety. Available at : http//www.fireworksafety.com/home.htm.

10. Navarro-Monzonis A, Benito-Ruiz J, Baena-Montilla P, et al. Gunpowder-related burns. *Burns* 1992 ; 18 : 159-61.

11. Bar-Joseph G, Michaelson M, Halberthal M. Managing mass casualties. *Curr Opin Anaesthesiol.* 2003 ; 16 : 193-9.

12. Allison K, Porter K. Consensus on the prehospital approach to burns patient management. *Emerg Med.* 2004 ; 21 : 112-4.

13. Monafo W. Initial management of burns. *N Engl J Med.* 1996 ; 335 : 1581-6.

14. Tang H, Xia Z, Lui S, et al. The experience in the treatment of patients with extensive full-thickness burns. *Burns* 1999 ; 25 : 757-9.

15. Rose J, Herndon D. Advances in the treatment of burn patients.*Burns* 1997 ; 23 : S19-26.

16. Navar P, Saffle J, Warden G. Effect of inhalation injury on fluid resuscitation requirements after thermal injury. *Am J Surg.*1985 ; 150 : 716-20.

17. Cancio L, Chavez S, Alvarado-Ortega M, et al. Predicting increased fluid requirements during the resuscitation of thermally injured patients. *J Trauma.* 2004 ; 56 : 404-14.

18. Nguyen N, Gun R, Sparnon A, et al. The importance of immediate cooling – a case series of childhood burns in Vietnam. *Burns* 2002 ; 28 : 173-6.

19. Nguyen N, Gun R, Sparnon A, et al. The importance of initial management : a case series of childhood burns in Vietnam. *Burns*2002 ; 28 : 167-72.

20. Wrightman J, Gladish S. Explosions and blast injuries. *Ann Emerg Med.* 2001 ; 37 : 664-78.

21. Frykberg E. Medical management of disasters and mass casualties from terrorist bombings : how can we cope ? *J Trauma.* 2002 ; 53 : 201-12.

22. Gans L, Kennedy T. Management of unique clinical entities in disaster medicine. *Disaster Med.* 1996 ; 14 : 301-26.

23. Leibovici D, Gofrit O, Stein M, et al. Blast injuries : bus versus openair bombings – a comparative study of injuries in survivors of open-air versus confined-space explosions. *J Trauma.* 1996 ; 41 : 1130-5.

24. Pizov R, Oppenheim-Eden A, Matot I, et al. Blast lung injury from an explosion on a civilian bus. *Chest* 1999 ; 115 : 165-72.

25. Mallonee S, Shariat S, Stennies G, et al. Physical injuries and fatalities resulting from the Oklahoma City bombing. *JAMA* 1996 ; 276 : 382-7.

26. Biancolini C, Del Bosco C, Jorge M. Argentine Jewish community institution bomb explosion. *J Trauma.* 1999 ; 47 : 728.

27. Chau T, Lee T, Chen S, et al. The management of white phosphorous burns. *Burns* 2001 ; 27 : 492-7.

28. Summerlin W, Walder A, Moncrief J. White phosphorous burns and massive hemolysis. *J Trauma.* 1967 ; 7 : 476-84.

29. Konjoyan T. White phosphorus burns : case report and literature review. *Mil Med.* 1983 ; 148 : 881-4.

30. Eldad A, Simon G. The phosphorous burn : a preliminary comparative experimental study of various forms of treatment. *Burns*1991 ; 17 : 198-200.

31. Davis K. Acute management of white phosphorous burn. *Mil Med.*2002 ; 167 : 83-4.

32. Bowen T, Whelan T, Nelson T. Sudden death after phosphorus burns : experimental observations of hypocalcemia, hyperphosphatemia and electrocardiographic abnormalities following production of a standard white phosphorus burn. *Ann Surg.*1971 ; 174 : 779-84.

33. Ben-Hur N, Giladi A, Neuman Z, et al. Phosphorus burns : a pathophysiological study. *Br J Plast Surg.* 1972 ; 25 : 238-44.

34. Mendelson J. Some principles of protection against burns from flame and incendiary munitions. *J Trauma.* 1971 ; 11 : 286-94.

35. Madrzykowski D, Stroup W. *Magnesium Chip Fire Tests Utilizing Biodegradable, Environmentally Safe, Nontoxic, Liquid Fire Suppression Agents.* Gaithersburg, Md : Underwriters Laboratories Inc ; 1995.

144 人体炸弹

Jeffry L. Kashuk，Shamai A. Grossman

事件说明

最近几年，前所未有的恐怖主义阴云笼罩世界，各地不断提高警报级别。[1-2] 恐怖主义活动就像传染病一样，与历史上肆虐世界的其他疾病大暴发并没有什么不同，恐怖分子没有底线，很多正处黄金年龄的无辜平民也惨遭迫害。恐怖分子的目标是杀害和伤害尽可能多的平民。所以，人流密集的城市中心和其他人口稠密的地区成为恐怖分子首要的目标。

恐怖分子使用的炸弹和常规战争中的武器装备有很大不同。由于预算紧张，恐怖分子想尽一切方法，将炸弹用钉子、金属螺栓和类似物体包裹起来，企图增加爆炸的威力，造成最大的人员伤亡。用这种方法制作的炸弹便于携带，为了隐藏炸弹，恐怖分子经常将炸弹携带在身上，这就是人体炸弹。此外，炸弹还常被装在体型较小、容易携带的包裹中或藏匿在汽车里。

在以往战争中出现的伤病中，人们对爆炸伤印象最深，因为即使接受了及时的医治，爆炸伤的伤员也很少有人能存活下来。[1-4] 与此相反，针对城市平民的炸弹爆炸发生后，尽管伤员的伤病极其严重，但是很多人会存活下来，并前往医院就诊。然而，这些患者的临床表现会有很大的不同。

事实上，所有受到爆炸侵害的患者都会出现原发冲击伤。爆炸发生后在爆炸中心形成的爆炸面会因为建筑物的碎裂、飞溅和内爆逐渐消失。以往的病例显示，原发冲击伤会导致人体中含气结构的损伤。[4] 若爆炸压力大于 50psi，则超过 50% 受到爆炸影响的患者会出现鼓膜穿孔。鼓膜穿孔是受到爆炸影响的标志，也有可能是出现其他疾病的前兆。在这种情况下，应考虑肺部原发冲击伤的可能性，因为其症状不

会立即出现。在爆炸伤中，肺部原发冲击伤常常导致迟发性浸润的出现，而且很难与二次爆炸导致的肺部撕裂伤分开。出现头部原发冲击伤的伤员的死亡率要高于其他头部伤病，这可能与爆炸的巨大威力以及随后产生的其他伤病有很大关系。

如何区分肺爆震伤和肺撕裂伤是医学界面临的又一个难题。肺撕裂伤可能由强烈剪力导致的间接冲击伤引起，而肺爆震伤是炸弹爆炸中非常常见的一种伤病。尽管两种伤病会表现出相同的症状：气胸，但是肺爆震伤的患者却极少出现血胸症状。两种伤病的患者都有可能出现严重的呼吸困难，并伴有气漏现象，需要使用先进的通气治疗技术进行医治。然而，在早期治疗中，两种伤病采用的输液治疗方案并不相同。肺爆震伤需要采取限制性治疗，而肺撕裂伤需要采取复苏治疗。为了修复患者的肺撕裂伤，有时可能还需要进行手术治疗。为有效止血，常实施束切断术或缝合术。与此相反，不需要对肺爆震伤采取手术治疗。

飞溅的玻璃、金属以及其他爆炸物的碎片导致人员受伤（类似于普通的穿透伤），即为二次爆炸效应。若被金属螺栓、小球和钉子刺伤，则患者皮肤会出现伤口，并有可能在随后引发严重的疾病。

恐怖主义分子认识到，如果在封闭空间引爆炸弹，会导致最为严重的伤亡。爆炸发生的地点和人员的生存能力有直接关系。根据爆炸伤的标准分类，发生在露天、密闭和密封空间的爆炸会造成不同程度的人员伤亡。[5] 在人员特别稠密的空间（如公共汽车）里发生的爆炸，死亡率最高。公共汽车若发生爆炸，会产生第三级爆炸面（如马赫效应），乘客可能会被巨大的爆炸力推动，撞向坚硬的物体，导致乘客的立即死亡或伤残。一般情况下，伤员在被送往医院时，

呼吸微弱、严重烧伤、肢体严重损伤，极少有人能够存活下来。

四级爆炸伤是爆炸发生时，周围易燃空气迅速燃烧导致的烧伤。这类烧伤有可能涵盖普通烧伤的所有种类，包括吸入性烧伤、化学烧伤和接触烧伤。

🔘 事前措施

多维损伤模式是指一名患者同时遭受多个伤病，这在炸弹爆炸事故中并不常见。[5-7]先前参加过战争的人，如果及时到医院进行治疗，可能已经死于不断加重的爆炸伤。尽管相比于治疗方案应首先进行评估的理论，已经确立的外伤协议（如高级创伤生命支持）仍然是黄金标准，但是该协议面临一个新的难题，需要对已经确立的技术进行重新评估，进而做好更充分的准备，提高治疗水平，使更多患者得到治愈。

在重大灾难事件的处理中，通常最为重要的一点就是严格遵守既定协议，合理调配人力资源和医疗资源。[5-6, 8-9]在最近发生在全球范围内的几起事件中，为了更好地做好准备，很多机构根据协议制定了不同的方案。尽管如此，即使是最有经验的机构，面对受伤人数的大量增加，也会感到束手无策。此外，随着经验的不断积累，协议和技术也随之完善和改进。[8-10]

重大灾难事故的检伤分类协议与其他外伤是不同的。事实上，当伤员数量急剧增加时，应调用所有地方和该地区的医疗设备。

🔘 事后措施

应立即对受伤最为严重的患者进行治疗。事故发生后，治疗中面临的首要问题就是无法准确地对病情进行诊断。在检伤分类中被分到小型医疗机构的患者可能会要求转到创伤中心，从而接受更好的治疗。

🔘 伤员医疗

同治疗病危患者一样，在医治人体炸弹事故的伤员时，首先会对伤员的气道、呼吸和血液循环进行检查。当对气道采取有效的保护措施，并且确定患者的呼吸和血液循环情况稳定以后，应相继进行第一次和第二次体检。

在检查由多维病情引起的腹部脏器损伤时，发现多维病情的表现方式有很多。由于很有可能出现弥漫性损伤和合并伤，所以有必要进行仔细的腹部检查。然而，如果发生大量人员伤亡事故，还有很多其他等待手术的患者，则可能无法实施腹部检查。[8, 10-11]医务人员应熟悉钝伤和穿透伤的潜在临床表现，并仔细认真地对伤员进行检查。

诊断性腹腔灌洗（DPL）早在40年前就已出现，现在仍是灾难事故中最重要的诊断工具。[5, 7]灾难事故发生后，在进行检伤分类的基础之上，快速对患者实施灌洗，进而得到诊断信息。在无法开展其他诊断方法或床旁超声时，这种技术危险性最小，在对伤员的病情进行快速评估以及第三次体检后进行后续跟踪检查的过程中作用很大。有时，诊断性腹腔灌洗是唯一可以检查出患者延迟性疾病的方法。在某些情况下，这些患者早期的CT扫描结果是阴性的。如果患者的X光照片或荧光检查显示有多个炸弹碎片，则患者延迟发病的可能性极高。内脏爆炸伤可能有很多致伤原因。原发或第三级爆炸伤可能导致组织表面受损，进而导致迟发性腹膜炎。相反的是，导致间接冲击伤的导弹轨迹和刺伤或枪伤等经典的穿透伤是平行的。[6]由于动作的多重机制，因此对于爆炸导致的内脏损伤，在诊断性腹腔灌洗时至少使用红细胞5000cell/mL。[5]

当患者有生命危险，需要立即作出决定时，应首先进行CT扫描和超声波检查。通常情况下，只有在患者头部严重受伤时，才可进行CT扫描，进而辅助医生作出诊断。

应对患者进行全身荧光检查，进而找出所有的弹片。必须按照要求保存检查结果，并进行备案。仅在少数情况下，可以进行床旁超声治疗。若检查结果显示为阳性，则患者很有可能患有血胸或腹腔积血。然而，有时患者数量远远超过医疗设备数量，这时便不能进行超声波治疗。专家应根据患者的临床表现进行判断。

由于患者的症状可能出现较晚，所以即使初期的检查结果显示为阴性，也应进行第二次检查。随着时间的推移，爆炸伤可能引发新的病情，这在初期检查中无法发现。为此，在进行第三次检查时，应重新定义重要性水平。若第三次检查显示还有发生新病情的可能性，当大部分伤员住院并进行检伤分类后，应对这些患者进行超声或CT检查。

特殊考虑

当同一名患者同时出现几种类型的损伤时，如前所述，这被称为多维损伤模式。[5-7] 这类患者无法通过经典损伤严重度评分系统进行充分预测。住院时间、重症监护室的治疗时间、死亡率等参数与其他类患者显著不同，这突出了这类患者的独特性质。

多维损伤的治疗与其他常规的外伤治疗方法相反。由于存在多种受伤机制，这类患者需进行多种手术治疗的可能性较高。多种损伤使得诊断、决策和治疗的难度加大。为多维损伤患者提供治疗通常需多个外科手术团队的精心协作。这意味着需提供大的操作空间，以容纳需同时工作的团队。

实例介绍

这名45岁的男子是这次公共汽车爆炸事件的受害者。这名患者同其他45名出现多重损伤的患者经过检伤分类后被送至距离最近的医疗设施。早期的急诊室评估显示其格拉斯哥昏迷评分为3，并伴有双侧自发性气血胸。患者立即接受了气管插管和中度回血治疗，两侧胸部均放置了气管。

患者的检查显示其出现右眼穿孔、眶周撕裂伤、面部和头皮布满弹痕、头皮大面积裂伤。初期腹部检查显示腹软以及舟状腹。在仔细检查的过程中，医生发现其右下腹有一个小的圆形伤口。骨骼观察显示其左臂出现粉碎性骨骼和活动性出血，这种情况可通过加压包扎得到控制。此外，患者体表面积的30%被烧伤，其中胸部周围、腹壁和下肢较严重，下肢出现多种撕裂伤。

由于缺乏神经外科资源，患者被转送至一级创伤中心（需大约40分钟）。在转送前，床边腹部超声波显示正常。此外，头部、胸部和腹部的CT扫描显示中度脑肿胀，全身出现金属弹头所致的多种弹片伤，但胸部和腹腔无穿孔。

患者到达创伤中心时生命体征很稳定。其右下侧胸部被发现有一块弹头。有人担心这个弹头会从上文提到的左下侧腹部的伤口横穿至腹腔。尽管腹部检查结果正常，但医疗人员还是对其重复进行了外伤重点超声波（FAST）检查。超音波的结果为阴性，但DPL的结果为阳性，显示红细胞为50000 cell/mL。进一步的检查发现其右手远端损伤处无脉搏。

多种外科手术团队被调集。整形外科和眼科的医务人员进行面部手术，右眼需实施摘除。血管外科和骨科的医务人员治疗肢体损伤，出现粉碎性骨折的左肱动脉的横断面被施加暂时性的动脉分流治疗。骨折部位实施了外固定。腹部穿孔（通过烧伤的腹壁）显现出乙状结肠、小肠（空肠中部）、右侧膈膜的撕裂伤以及肝脏右叶的2级损伤。

尺神经损伤需进行重建。爆炸肺损伤需进行一周的机械通气，患者已接受过早期气管切开术。神经外科随访确定了脑肿胀的消退，患者重新获得完整的神经功能。

隐患

在应对人体炸弹袭击时存在几项隐患，如下所示：

- 爆炸事件中，人力资源和医疗资源之间的相互协调合作是最重要的要求；
- 头部损伤、烧伤、肺爆震伤、腹内损伤或胸部损伤相结合的临床情境在外科手术决策以及危重患者护理方面创造了极大的困难；
- 由于受害者人数众多，因此CT扫描设备只能用于最显著的严重损伤患者；
- 在头部损伤与其他损伤结合的病例中，应对时间介入治疗模式保持临床警觉；
- 保健提供者须注意重度酸中毒和低体温症，需使用积极的加温设备，需意识到患者出现凝血症的可能性。[11]

参 考 文 献

1. Frykberg ER. Medical management of disasters and mass causalities from terrorist bombings：how can we cope？ *J Trauma*.2002；53：201-12.

2. Fryberg ER. Principles of mass casualty managed following terrorist disasters. *Ann Surg*. 2004；239：319-21.

3. Mellor SG，Cooper GJ. Analysis of 828 serviceman killed or injured by explosion in Northern Ireland 1970-84. The Hostile Action Casualty System. *Br J Surg*. 1989；76：1006.

4. Katz JE，Ofek B，Adler J，et al. Primary blast injury after a bomb explosion in a civilian bus. *Ann Surg*. 1989；209：484-8.

5. Kluger Y，Kashuk J，Mayo A. Terror bombings：mechanisms，consequences，and implications. *Scand J Surg*. 2004；93：11-4.

6. Kluger Y. Bomb explosions in acts of terrorism：detonation，wound ballistics，triage，and medical concerns. *Isr Med Assoc J*. 2003；5：235-40.

7. Kluger Y，Sofer D，Mayo A，et al. Bomb explosions in acts of terrorism – from explosion to medical concerns. Presented at the American Association for the Surgery of Trauma，Annual Meeting.Minneapolis，Minn：September 11，2003.

8. Almogy G，Belzsberg H，Mintz Y，et al. Suicide bombing attacks：update and modification to the protocol. *Ann Surg*. 2004；239：319-21.

9. Einav S，Fridenberg Z，Weissman L，et al. Evacuation priorities in mass casualty terrorism related events：implications for contingency planning. *Ann Surg*. 2004；239：304-10.

10. Peleg K. Patterns of injury in hospitalized terrorist victims. *Am J Emerg Med*. 2003；21：258-62.

11. Pelez K，Aharouson，Daniel L，et al. Gunshot and explosion injuries：characteristics，outcomes，and implications for care of terror – related injuries in Israel. *Ann Surg*. 2004；239：311-8.

145 车载简易爆炸装置

Michaell Greenberg，Michael Horowitz，Rachel Haroz

事件说明

车载简易爆炸装置（VBIEDs）可用于两种一般性的逻辑情境，可被用作以个人或团体为目标暗杀装置，或者意图破坏特定目标的武器。车载简易爆炸装置已被用于袭击"知名度高的"目标，例如特定的建筑物或具有象征意义或逻辑意义的建筑物。"软"目标或安全防护不充分的目标也会被作为目标，以制造有许多人聚集区域的大量伤亡。[1] 作为暗杀装置，车载简易爆炸装置会被预先安装在目标车辆中，以暗杀车辆的主人。作为爆炸输送装置，整个车辆会变为炸弹，用于破坏人群、建筑物或其他目标。在大多数实例中，车载简易爆炸装置袭击包含的单一、引人注目的事件不易于预测。但为使协调医疗响应的效率最大化，有必要对这类不可测事件制定详细的响应预案。车载简易爆炸装置与范围较广的各种伤亡事件和死亡率有关。1993 年，世界贸易中心爆炸事件导致约 1000 人受伤；1998 年，美国驻肯尼亚首都内罗毕大使馆爆炸事件的受害者达 4000 余人。[2-3]

车载简易爆炸装置提供一种现成的传送系统：车辆本身。在被运送至预定目标之前，其内部包含的爆炸装置可被安装至一个安全的外部场所。由于爆炸装置容易隐藏且很难进行精确的目标预测，因此防御车载简易爆炸装置的部署极其困难。卡车被用作车载简易爆炸装置可达到双重目的，其一是可装载大量的爆炸材料，其二是其可穿透和破坏防护屏障的潜在机械能力和动力。在一些实例中，单独的突击车可被用于冲破防护装置，然后携带车载简易爆炸装置的车辆可无阻碍地进入目标场所。车载简易爆炸装置可与各种易燃化学品和爆炸装置以及辐射材料和装置相结合。

目前尚无特定的与车载简易爆炸装置相关的车辆类型，但恐怖分子通常选择目标地理区域常见的、普遍存在的车辆以及可正常进入预定目标的车辆。实际上，任何大小的车辆均可被用作车载简易爆炸装置。但所使用车辆的大小取决于所使用的爆炸装置的特性和大小。1993 年的世界贸易中心袭击中，约 1200lb 的简易爆炸装置被放置在一辆租赁货车中，而其中一名犯罪分子称这辆车是偷来的。各种大型车辆，如豪华轿车、运动型多用途车、小型卡车、送货车、救护车、小型货车等，由于其相对较大的存储容量，因此极易被用作车载简易爆炸装置。易于接近特定目标的车辆选择为豪华轿车，这类车的外观具有权威性，可进入建筑物内的特定场所或一般拒绝公众进入的场所。

事前措施

虽然在很多情况下，情报机关的报告有助于抵御车载简易爆炸装置的使用，但想要使用车载简易爆炸装置的人通常会躲避先发制人的侦测。侦测和先发制人对抗车载简易爆炸装置的执法技术不在本文的讨论范围之内。但响应预案是一项关键的事前措施，必须包含在警察、消防员、应急医疗服务（EMS）人员、公共工程官员、建筑工程师、地方民选官员和其他人的协同合作中。必须预先确定关系并预先协调任务，这包括哪个机构做现场的总体指挥，哪个机构做医疗指挥。

车载简易爆炸装置袭击事件后会立即出现许多矛盾的优先事项，包括抢救伤员、保护现场以防止他人接近、寻找二次爆炸装置、确定是否需要疏散周边区域的人群、保护犯罪现场、确保救护车可快速地到达事发地、防止进一步的损伤等。一些简单的事物，如一辆通过的列车也有可能动摇已经遭到破坏的建筑物，引发再次坍塌或碎片的掉落。[4-5]精心制定的预案可使这些负面因素很快得到解决和纠正。

沟通是一个关键因素，需精心制定预案。现场的医疗指挥必须能够与现场指挥官、现场的应急医疗服务人员（包括集结待命区的应急医疗服务调度员）和当地医院进行沟通。医疗指挥需掌握来自上述人员的信息，以进行正确的资源分配。来自医院的关于患者数量和剩余可用资源的信息是至关重要的，这些信息使得医疗指挥可正确地分配患者。来自现场指挥的信息使得医疗指挥可进行伤亡情况评估，这会影响需达到现场的工作人员的数量和类型。医疗指挥还需掌握现场检伤分类区的实时信息，以意识到再补给的需求。简言之，医疗指挥需具备总体态势感知能力，以有效指挥现场和当地医院的医疗资源。[1, 6-9]

需谨记的重要一点是，当事件中的目标区域为大型创伤中心或伤亡人数迅速增加时，会有大量的患者涌入附近地区较小的医院。[6, 10]

汽车或卡车爆炸事件会影响到与患者存活相关的几个因素。影响存活率的因素包括炸药的大小、损伤模式、伤亡数量和袭击发生的时间，这些因素均不在医疗计划的控制范围内。与医疗计划相关的一些因素对存活率也很重要，这些因素包括预案的反复演练、培训医务人员以便提高检伤分类的效率、努力将受伤到治疗的间隔时间降至最低、确保在事件发生时有大量的有能力的医务人员。[11-12]由于每一次汽车爆炸事件均是独一无二的，因此医疗计划应考虑到意外事件，这一点很重要。俄克拉荷马市的卡车爆炸事件后，医疗检伤分类区／治疗区不得不在最初建立好之后转移三次，其原因是另一个炸弹的威胁。[9]

🔜 事后措施

在多数事发现场，通常情况下，整体应急响应是由警察启动的，因为警察是最先到达现场的人员。消防人员、应急医疗服务人员和其他公共安全响应者会执行当地的相应规定。由于不稳定的建筑物的危险和潜在的二次爆炸装置的危险系数很高，因此最先响应的人员应在积极进行抢救之前，对总体情况进行勘察，这一点至关重要。此外，考虑到放射性散布装置

使用的可能性，第一响应人员应调查事发现场是否存在放射物。[13]处在医疗控制较高层的工作人员需意识到事件的性质，并且应进行伤亡人数的最初评估。紧急医疗服务指挥者应对地区医院足够了解，并决定需给事发现场分配何种资源。

在应急医疗服务响应者开始救援行动和治疗伤员时，警察或军事炸弹部队或危险材料处理队应对现场进行调查以评估二次爆炸装置的风险。由于在救援工作开始之前，现场不会完全被保护，因此上述行动会给第一响应者带来不同程度的风险。

应根据当地预先制定的规程开始实施检伤分类和治疗。指定一个封闭、受保护且在幸存者视线范围之外的区域作为停尸室。虽然在直升机运行时会有大量的松散碎片对飞机造成威胁，但还是应该设立空中救援地。[1, 4, 8]

现场伤亡人员的流动应由医疗指挥官来指定，指挥官应对现场和地区医院的整体态势具有良好的感知能力。最终的目标为：将受伤较轻的患者送至离事发现场较远的医院，以使较近的医院保存医疗资源治疗伤势严重的患者。真实的世界性事件已经证明，大多数患者都过通过开车、步行或是乘坐公共交通工具到最近的医院就医。[1, 7, 9]

地区医院需启动个体大规模伤亡计划。这些计划应包括对患者进行检伤分类的能力，以使患者无须急诊室就诊。应确保先到达的伤势较轻的患者不会扰乱后到达的病情严重的患者的治疗，这一点至关重要。现场的过度检伤分类（即将伤势相对较轻的患者归为伤势严重患者的类别）会导致医院出现过多的伤势较重的患者。

🩺 伤员医疗

车载简易爆炸装置事件的流行病学调查有助于预测未来事件的模式和伤员数量。有关车载简易爆炸装置袭击的著作介绍了可预测的模式，其中包括幸存者的伤势一般较轻这一事实。[13-14]例如，俄克拉荷马市爆炸事件发生后，伤亡人数为759人。其中，167人死亡，83人入院治疗，509人经过治疗后被允许回家。[15]车载简易爆炸装置爆炸后最大的死亡风险是建筑物的坍塌。据估计，俄克拉荷马市爆炸事件中95%的死者为建筑物坍塌造成的钝挫伤的二次结果。[9]

其他影响死亡率的因素包括开放与封闭的爆炸环

境。[16-18] 密闭环境引发的整体死亡率较高、爆炸损伤风险较大、幸存者的伤势更严重、显著烧伤的风险更高。[19] 大多数关于车载简易爆炸装置的研究中并无大量遭受爆炸损伤的幸存者的报告。这大概是由于受害者距离爆炸点的距离太近，无法在初始爆炸中幸存，因此，大多数幸存者遭受的损伤来自二次爆炸效应，包括松散材料或爆炸产生的碎片造成的伤害。[16] 流行病学不仅在制定医疗预案时有用，在发生突如其来的车载简易爆炸装置事件时，也可为接收机构提供重要的预测。

文献还有助于计划伤员初始治疗期间所需的关键供应资源。在过去发生的事件中，所报道的使用量最高的供应资源包括抗生素、麻醉剂、绷带和破伤风抗毒素。[7, 20] 车载简易爆炸装置爆炸后观察到的最常出现的损伤为软组织损伤以及听力损失、骨折和肌肉骨骼损伤。医院的医疗资源中面临挑战最大的是急诊室，急诊室足够的医务人员是确保伤员适当流入的关键。[7, 20] 此外，放射学服务的需求可能会增加。因此，在事件后的前几个小时中，放射学研究指示须限于遭受最严重损伤的患者。[21]

在某些情况下，患者到达医院的方式也可为损伤严重程度提供线索，需谨记，第一批到达医院的患者伤势通常较轻。1993 年世界贸易中心爆炸、俄克拉荷马市爆炸和内罗毕大使馆爆炸事件中上述现象均很明显。1993 年世界贸易中心爆炸事件发生后，1040名患者中，只有 450 人是被运送至应急医疗服务机构的，而俄克拉荷马市爆炸发生后，到达医院就诊的患者中，只有 33% 的人被运送至医院。[1, 7] 那些被运送至医院的人更需要进行住院治疗。[7]

有关车载简易爆炸装置事件的研究突出了在现场和接收医院检伤分类的重要性。那些实施检伤分类的医务人员应能够很快地鉴别严重损伤但仍可抢救的患者和实施初期治疗，这一点至关重要。车载简易爆炸装置事件后常出现过度检伤。在初期检伤分类评估中，即使有大量外伤检伤分类经验的医师也会发现遭受特定爆炸伤的患者难以进行鉴别。[21] 特定的临床表现有助于进行检伤分类。在某些情况下，鼓膜破裂是爆炸损伤的一个敏锐标志。但是，完整的鼓膜也不能确保患者未遭受显著的爆炸损伤。[16] 虽然过度检伤分类会增加医院资源的负担，但 50% 的过度检伤率可避免检伤不足（即把严重损伤的患者归入延迟治疗类别中）的情境出现，这种情境更不理想。Frykberg 与

Tepas 评估了 14 次恐怖分子爆炸事件，他们发现过度检伤的平均概率为 59%。一般情况下，正确有效的鉴赏分类是患者存活的一个重要因素。

特殊考虑

车载简易爆炸装置爆炸与其他爆炸有很大的不同，因为这类爆炸（很不幸的）相对常见、不可预测、经常由恐怖分子集团实施。大量的国内和国际车载简易爆炸装置事件证明，这类事件的发病率和死亡率比较高。另一个有关车载简易爆炸装置的风险在于：将这类装置用作传播装置用于传播各种危险材料。例如，1993 年的世界贸易中心爆炸事件即涉及一种氰化物，犯罪分子希望在爆炸后能将这种氰化物传播至建筑物的通风系统中。在这次事件中，氰化物是否被使用目前尚不清楚，但恐怖分子确实持有氰化物，并且计划在未来的爆炸装置中使用化学品。[22]

隐患

在应对车载简易爆炸装置袭击中存在一个潜在的隐患，这个隐患是未在初期爆炸后考虑二次爆炸的风险。二次爆炸装置可能被设计用于杀害或伤害现场和医院的第一响应者。需注意，二次爆炸装置可能被安放在原始爆炸地点的中心位置或是其他位置。蒂耶普

实例介绍

上午10:30，一辆装载约2吨炸药的卡车在城市的金融区被引爆。爆炸导致一座12层的办公楼部分坍塌，并导致建筑周围24个街区被破坏。应急医疗服务机构人员在几分钟内到达现场，在接下来的30分钟内，现场的警察、消防人员和应急医疗服务人员开始协同合作。各部门按照规程建立了事件指挥中心，特定区域被指定为伤员治疗和检伤分类区。事发现场被警戒线包围，救援行动展开。有大量的人群仍然留在建筑物中，警察将其疏散至安全地区。邻近事发地点的医院启动了个体灾难计划，所有地方急诊室在短时间内挤满了受害者。大多数受害者步行或驾驶私家车到达区域急诊室。

爆炸现场至地方医院的沟通局限于初期伤亡评估的细节。在一天当中，地区医院评估的接近700名受害者均是爆炸的受害者，其中有580人经过治疗后回到家中，有12名受害者死在去往医院的途中或第一个24小时内，115名受害者住院接受进一步的护理或观察。

瓦尔兵营爆炸事件中的二次爆炸装置就被放置在远离原始爆炸的地点。[12] 在这次事件中，二次汽车炸弹被放置在当地的医疗机构，并且其爆炸时间被设置为患者和医务人员到达医院的时间。医疗机构需留心这种策略，并且应制定规程防御这种可能性。

应对这类袭击过程中存在的第二个潜在隐患是：未将车载简易爆炸装置爆炸被用于传播危险材料的可能性考虑在内。

参 考 文 献

1. Maniscalco PM. Terrorism hits home. *Emerg Med Serv*. 1993；22：31–2，34–7，40–1.

2. Hollander D. Mairobi bomb blast–trauma and recovery. *Trop Doct*.2000；30：47–8.

3. U.K. Security Service（MI5）. Vehicle Bombs. Available at：http：//www.mi5.gov.uk/print/Page42.html.

4. Cabinet Office Civil Contingencies Secretariat. *Dealing with Disaster*. Revised 3rd ed. June 2003. Available at：http：//www. ukresilience. info/contingencies/dwd/index.htm.

5. Hillier T. Bomb attacks in city centers. September 1994. Available at：http：//www.emergency.com/carbomb.htm.

6. Doyle C. Mass casualty incident integration with pre-hospital care.*Emerg Med Clin North Am*. 1990；8：163–75.

7. Hogan DE, Waeckerle JF, Dire DJ, et al. Emergency department impact of the Oklahoma City terrorist bombing. *Ann Emerg Med*.1999；34：160–7.

8. Jacobs Jr LM. An emergency medical system approach to disaster planning. J *Trauma*. 1979；19：157–62.

9. Maningas PA, Robison M, Mallonee S. The EMS response to the Oklahoma City bombing. *Prehospital Disaster Med*. 1997；12：80–5.

10. Frykberg ER. Principles of mass casualty management following terrorist disasters. *Ann Surg*. 2004；239：

11. Hodgetts TJ. Lessons from the Musgrave Park hospital bombing.*Injury* 1993；24：219–21.

12. Vassallo DJ, Taylor JC, Aldington DJ, et al. Shattered illusions：the Thiepval Barracks bombing，7 October 1996. *J R Army Med Corps*.1997；143：5–11.

13. Frykberg ER, Tepas III JJ, Alexander RH. The 1983 Beirut airport terrorist bombing injury patterns and implications for disaster management. *Am Surgeon*. 1989；55：134–41.

14. Frykberg ER, Tepas III JJ. Terrorist bombings lessons learned from a Belfast to Beirut. *Ann Surg*. 1988；208：569–76.

15. Greenberg M. Routine screening for environmental radiation by first responders at explosions and fires. *Ann Emerg Med*. 2003；41：421.

16. Mellor SG, Cooper GJ. Analysis of 828 servicemen killed or injured by explosion in Northern Ireland 1970–84：the hostile action casualty system. *Br J Surg*. 1989；76：1006–10.

17. Mallonee S, Shariat S, Stennies G, et al. Physical injuries and fatalities resulting from the Oklahoma City bombing. *JAMA* 1996；276：382–7.

18. Arnold JL, Halpern P, Tsai MC, et al. Mass casualty terrorist bombings：a comparison of outcomes by bombing type. *Ann Emerg Med*. 2004；43：263–73.

19. Cooper GJ, Maynard RL, Cross NL, et al. Casualties from terrorist bombings *J Trauma*. 1983；23：955–67.

20. Adler J, Golan E, Golan J, et al. Terrorist bombing experience during 1975–9 casualties admitted to the Shaare Zedek medical center. *Isr J Med Sci*. 1983；19：189–93.

21. Hirshberg A, Stein M, Walden R. Surgical resource utilization in urban terrorist bombing：a computer simulation *J Trauma*. 1999；47：545–50.

22. Parachini JV. The world trade center bombers, 1993. In：Tucker JB, ed. *Toxic Terror：Assessing Terrorist Use of Chemical and Biological Weapons*. Cambridge，Mass：MIT Press；2000：185–206.

319–21.

146 火箭推进榴弹袭击*

Marshall Eidenberg

■ 介绍

自第二次世界大战开始，火箭推进榴弹（RPGs）已被用于战争中，当时美国使用的是火箭炮，德国使用的是反坦克火箭筒。所有的火箭推进榴弹均具有一个共同的原理：锥形装药弹头用于穿透装甲车。[1] 在越南发动的一次袭击中，火箭推进榴弹导致的伤亡占总伤亡人数的12%。在伊拉克自由行动中，火箭推进榴弹导致的伤亡为战场总伤亡人数的14.5%。[3] 火箭推进榴弹已被用于击落直升机和密集射击（使人回想起美国内战）以袭击装甲车。当前的实例为美国轻型反坦克武器（LAW）火箭和AT4以及俄制RPG-7。RPG-7的最大射程为920米，当达到最大射程时，它会发生自我爆炸（距离射击的时间为4.5秒）。因此，这种武器有时被用作高射炮，以袭击飞行较慢、低空飞行或盘旋中的直升机。

有一种二级武器与火箭推进榴弹的外形相似，这种武器被称为加强型爆炸武器（EBWs）。这种武器同样在第二次世界大战期间首次亮相。苏制喀秋莎和德制烟雾迫击炮被第一次使用。加强型爆炸武器主要依赖于爆炸过压，其次是其产生的热效应。在密闭空间中，内表面对压力波的反射会加强爆炸效应。目前的实例为俄国TBG-7V（从RPG-7的发射器中发射）和中国RPO-A。[4-5]

事件说明

锥形装药弹头引发的混合伤口模型包括热伤、爆炸伤、弹道创伤。锥形装药会推动一股超高温物质穿透装甲。这些伤口与喷灯引发的伤口类似。爆炸会导致爆炸伤（下文中会更加详细地讨论），火箭推进榴弹和目标物的碎片（被火箭推进榴弹击中的车辆或建筑物的碎片）会引发弹道创伤，伴有穿孔和撕裂伤。[6]

加强型爆炸武器会将冲击波的压缩效应传至受害者，并引发损伤（即第一类爆炸伤）。肺部和充满气体的器官最易受到爆炸过压的攻击，这些器官的损伤会增加死亡的风险。内脏如肠道、心脏、肝脏和肾脏也容易遭受第一类爆炸伤。最容易出现的结果为器官的挤压或破裂，这会导致血液的快速流失、体液的积聚或最终导致腹膜炎。冠状血管和大脑血管还会出现气体栓塞。第一类爆炸伤还会导致气胸。

弹头的有限碎片以及爆炸形成的碎片会导致第二类爆炸伤。在开放区域，这种情况会受到限制。在密闭空间，例如建筑物内通常会出现碎片，这会增加导致上述损伤的可能性。典型的第二类爆炸伤为身体穿孔、骨折、眼部损伤（由污垢或灰尘造成）和撕裂伤。除非生命器官受到损害，否则血液的快速流失是这类损伤造成的主要危险。

第三类爆炸伤是由爆炸将受害者抛出造成的。典型的损伤为钝挫伤、骨折和肢体截肢。同样，血液的快速流失仍是主要的危险。

事前措施

除制订完善的灾难响应计划，并重复演练之外，目前无须采取特定预案行动。在密闭空间中，防弹衣可减少碎片造成的第二类损伤，但会加强第一类爆炸伤。[4-5]

---

* 本文的观点与主张仅代表作者的意思，并不代表美国军队医疗部门或美国国防部的观点。

事后措施

送往医院之前的创伤生命支持是对伤口的初级治疗。需实施简单的救命技巧以治疗遭受上述类型创伤患者的呼吸道、呼吸和血液循环问题。院前救护人员应将在密闭空间发生的伤情记录在案，在患者到达急诊室时，应强调爆炸超压创伤的可能性。事后措施包括通知创伤小组并启动医院的大规模伤亡计划。计划应针对那些身体内可能植有未爆炸的武器但仍然活着且需要治疗的伤者。在移动患者时，可相对安全地应对这些武器，但还需拆弹小组最终将其处理掉。若患者的体内保留着未爆炸的火箭推进榴弹或强型爆炸武器，则警察拆弹人员应参与救援。其他考虑包括动员 O 型阳性和 O 型阴性血的人积极献血。警察局和医院保安人员应进行群体控制和媒体控制。

伤员医疗

火箭推进榴弹或加强型爆炸武器造成的损伤的治疗方法在本质上与其他损伤相同。需首先对呼吸道、呼吸和血液循环问题进行评估。创伤性外伤患者与其他伤员的治疗方法相同。通常，这类患者均会遭受多种形态的损伤——烧伤、爆炸伤、碎片（异物）造成的损伤。最近来自伊拉克自由行动的消息表明，火箭推进榴弹是多个地区的人群遭受损伤的主要原因。[3]

在送往医院之前的环境中，爆炸损伤相对较难进行诊断，需花费一定的时间，尤其是胸部和腹部损伤。躯干和腹部的损伤通常无外部症状，起初并不能将其与引起呼吸窘迫的良性原因相区分，例如呼吸过度、呼吸急促和由于应激反应引起的激越。更多第一类爆炸伤的微妙迹象包括耳聋、耳朵出血、意识混乱和呼吸困难。疑似爆炸损伤的伤员应由担架进行运送，因为运动会加剧肺部损伤。[7]

第一类爆炸伤患者若接受不正确的静脉补液，则会由于肺部挫伤（即肺爆震伤）导致肺部问题的快速发展。液体不应用于复苏，但应基于临床参数使用，这些参数包括意识水平、尿量和周围脉搏。这与当前的高级创伤生命支持指导有些不同，这一治疗方法为快速输入 2 L 等张晶体液。[8]

特殊考虑

需谨记，这类陷入火箭推进榴弹袭击的患者遭受的是多种损伤机制。此外，与民用武器造成的创伤相比，这类损伤是由高动能军用武器造成的，其传输能量较大，造成的组织损伤也更严重。

RPO-A 式加强型爆炸武器使用硝酸异丙酯作为弹头中的含能材料。硝酸异丙酯可被皮肤吸收，并最终导致高铁血红蛋白的形成。[9]硝酸异丙酯也是一种致癌物。通常情况下，硝酸异丙酯是一种透明的液体，但在保存过程中会被染成粉色，从而易于鉴别。当 RPO-A 发生故障时，会出现粉红色液体，应避免接触这种液体。

隐患

在应对火箭推进榴弹袭击时存在几项隐患，如下所示：

- 对于每一名创伤患者，发现第一类损伤时，应寻找第二类、第三类损伤等。响应者不应停止寻找，直至患者显露出更多难以察觉的损伤。
- 焦虑但无明显损伤的患者，其肺部或腹部很有可能存在获得性损伤。在转至精神科之前，应排除造成这种焦虑的医疗原因（例如第一类爆炸伤）。
- 应避免进行大量的液体复苏。保健提供者应对患者出现的休克进行治疗，滴定量应以患者的精神状态、尿量和周围脉搏为基础。

实例介绍

在市区的急诊室工作时，你看到新闻频道正在进行直播报道，其报道内容为附近发生恐怖袭击。目前，在公共汽车和建筑物内已有多个火箭弹被启动，造成大量的伤亡。你所就职的医院是离事发现场最近的医疗机构，你从先前俄克拉荷马市和世界贸易中心的袭击事件中得知患者会首先到达最近的医疗机构。患者陆续到达之前，你有5分钟的时间。对于这些伤员，你自己和你的团队应做什么准备呢？你的团队需要什么信息呢？

参 考 文 献

1. Bellamy RF, Zajtchuk R. The weapons of conventional land warfare and Assessing the effectiveness of conventional weapons. In : Bellamy RK, Zajtchuk R, eds. *Textbook of Military Medicine : part I*.Volume 5, Conventional Warfare : Ballistic, Blast and Burn Injuries.Washington DC : U.S. Office of the Surgeon General, Department of the Army ; 1991 : 27, 66, 68.

2. Wound Data and Munitions Effectiveness Team. Evaluation of wound data and munitions effectiveness in Vietnam. Alexandria, Va : U.S. Defense Documentation Center of the Defense Logistics Agency ; 1970 : Vol. 3, Table 4, p. C-7, Table D. 10-3, p. D-19.

3. Dunemn KN, Oakley CJ, Gamboa SR, et al. *Profile of Casualties Treated in US Army Medical Treatment Facilities During Operation Iraqi Freedom : 10 March-30 November 2003*.Washington DC : Center for AMEDD Strategic Studies ; 2004 : 1-98.

4. Grau LW, Smith T. A 'crushing' victory : fuel-air explosives and grozny 2000. *The Marine Corps Gazette*. Aug 2000 ; 84（8）: 30.

5. The threat from blast weapons. *The Bulletin, for Soldiers by Soldiers, The Canadian Army Lessons Learned Centre*. 2001 ; 7-3 : 1-10.

6. Dougherty PJ. Armored vehicle crew casualties. *Mil Med*. 1990 ; 155 : 417-20.

7. Hamit HF, Bulluck MH, Frumson G, Moncrief JA. Air blast injuries : report of a case. *J Trauma*. 1965 ; 5 : 117-24.

8. Bellamy RF. The nature of combat injuries and the role of ATLS in their management. In : Zatjuk R, ed. *Combat Casualty Care Guidelines*. Washington DC : U.S. Office of the Surgeon General, Department of the Army ; 1991 : 9-19.

9. Safety（MSDS）data for isopropyl nitrate. October 27, 2003.Available at : http : //ptcl.chem.ox.ac.uk/MSDS/IS/isopropyl_nitrate.html.

147 大型活动现场发生的常规爆炸

Franklin D. Friedman

事件说明

由爆炸引发的主要损伤的大小和严重程度取决于接近性、炸药的数量和类型以及爆炸发生在开放空间还是密闭空间。[1-2] 自然，当爆炸发生在大量人群积聚的地方时，对整体发病率和死亡率影响较大的其他因素包括救援人员接近受伤者的速度以及面对突然发生的灾难，护理大量受害者的救援人员和资源的数量。

过去 30 年不断发生的恐怖行动和暴乱增加了我们对在平民环境中爆炸引发的损伤类型的理解（这类损伤曾一度仅见于战场）以及我们对这类事件中幸存者的预测和对于治疗技术的理解。[3-5] 在到达医院的遭受这类损伤的受害者当中，第一类爆炸损伤并不常见，这是因为第一类损伤通常会导致当场死亡。[6] 由于这类损伤较少见，并且由于爆炸通常会导致许多人出现同一种情况，因此对于治疗创伤患者的创伤或灾难管理，许多医师和其他保健人员事先并无相关专业知识。[7]

虽然医学著作中有很多文章均描述了爆炸损伤的影响[8-11]，其他文章描述了关于大型集会（即"潜在患者的集会"）的医疗计划和护理方法，但很少有文章会将两者结合在一起描述。[17-20] 直至 2002 年，有人对 25 年来关于大规模集会的著作进行了总结，其中无一篇文章描述大规模集会中发生的恐怖事件或是讨论这一话题。[11] 事实上，大多数关于大规模集会的保健计划的文章均忽视了重大创伤性事件（例如爆炸）的风险，取而代之的是将重点放在环境或急救上。6 万名观众暴露于引爆的炸弹事件需采取不同的响应方式。

所幸，影响到大型集会，例如运动会或娱乐活动（例如 1996 年亚特兰大奥运会和 2002 年印尼巴厘岛亚洲沙滩运动会）的无意或有意的爆炸很少发生。我们所了解的损伤类型的恐怖爆炸发生在其他的环境中（例如 1983 年美国布鲁特军营、1995 年的艾尔弗雷德·默拉联邦大楼、2004 年的马德里爆炸案件、发生在以色列的众多袭击事件）。通过对爆炸损伤性质，会影响到许多受害者的爆炸结果，重大事件中提供医疗护理的开发策略的推测，可建立治疗遭受这类损伤患者的可行策略。

在观赏项目中，大型集会的医疗使用率（通常按出席人数的万分数报道患者数量）很少大于 50，且通常与天气有关。相比之下，有一位学者指出，开放空间爆炸的死亡率为 7.8%，密闭空间爆炸的死亡率为 49%，虽然这并不适用于几千人参加的大型集会。[2]

事前措施

大型集会的常规爆炸准备措施应具有预防性，而非反应性。最好的准备依赖于创造不利于爆炸的条件，设计具有耐火性的结构，这种结构很少会发生坍塌，并且容易从爆炸事件中退出。在伦敦地铁中可采取一定的措施，如将可能隐藏爆炸装置的废物容器移除。类似的，虽并不方便，但对进入活动场地的人的背包和车辆的行李箱进行检查已经成为一种必要的防护措施。

不可忽视医院的所有人员进行重复演练和区域性灾难计划的重要性。1996 年亚特兰大奥运会发生爆炸后，亚特兰大紧急医疗服务部门的领导人将他们的响应—切顺利的原因归功于事件发生前 5 年间的事前训练和演习。[19] 全部 111 名受伤的患者均在爆炸发生后的 32 分钟内被疏散至地区医院。[19] 为更好地应对大型集会的常规爆炸，应实行涉及大量创伤受害者的情景演习，演习中应包括受重伤的受害者和受轻伤的受害者。

➡ 事后措施

受重伤和受轻伤的患者总量是成功处理大型集会发生爆炸的最大风险。在现场和接收医院建立有效的检伤分类，可防止有效的资源出现供应混乱，并确保大多数受重伤的患者被迅速分类并送至合适的医疗机构。

几乎所有的民用炸弹都会构成一次犯罪行为。因此，任何从受害者体内或身上发现的炸药材料均可作为证据，有助于调查机关处理犯罪。抢救下来的衣物可能含有可辨认的炸药残留物。尸体上也可发现重要的线索；可考虑对尸体进行胸部照相，以确认弹片。在事件发生后，执法人员会继续工作，收集证据，并如负责检查的保健提供者一样做证人。

在伤员的治疗完成之后，应怎样对结果进行评估呢？应关注的数据点包括损伤严重性评分、特异性损伤、发病率、死亡率和患者相对于爆炸装置的位置。通过类似上述数据的发布和从中学到的教训，应对下次爆炸事件的能力可能会提高。

🚹 伤员医疗

在护理大型集会发生的常规爆炸事件的受害者时，应注意两种灾难类型的集合：与常规爆炸不同的损伤和需要护理许多同时受伤的患者。与真正的爆炸较接近的人通常会死亡或遭受严重的损伤，但大多数的伤员会遭受相对较轻的损伤，这些伤通常都是由四处飞溅的碎片导致的。[21] 其他创伤性损伤与试图逃跑的人的拥挤和最终导致的火灾的灼烧有关。尽管各种严重损伤均与爆炸伤有所不同，但爆炸伤中最常见的损伤为标准穿透伤损伤和钝挫伤。[22]

除多个同时出现的损伤外，护理爆炸受害者的过程中最大的医疗挑战是鉴别可抢救的严重受伤者，并意识到他们将会与受轻伤或心理创伤的患者相混合。[1] 儿童尤其容易受到爆炸的袭击，其遭受损伤的身体线索并不明显，并且救援者主要习惯于治疗成人。[23] 特定的大型集会中也会出现大量的儿童。关于常规爆炸的常见损伤的性质、类型和护理细节会在本节的其他文章中进行描述。

除真正的爆炸外，这类袭击的两个主要致伤源为萨里夜总会的倒塌（一个大型的开放式建筑），这使得顾客被困在里面以及大火的燃烧，这主要是由爆炸的气罐引起的。库塔医疗基础设施的缺乏使得受伤者的

治疗受到限制。尽管库塔有一家医院是巴厘岛最好的医院之一，但该医院提供的护理依然是初级护理。[27] 大多数外籍人士被疏散至澳大利亚和新加坡。61 名患者被转送至澳大利亚的皇家达尔文医院，其中的 28 人遭受的主要创伤包括严重烧伤、弹片造成的弹痕伤、肢体损伤和压力波对耳朵、肺部和内脏的损伤。[28]

在巴厘岛，除当地对于许多烧伤和其他类伤的患者的护理限制外，大多数的尸体初始护理均是由未经训练的志愿者实施的。游客担负起了每日往临时停尸间运送冰块的责任。不幸的是，他们也将受害者的衣物全部放在一个袋子里，DNA 混合后，使得一些尸体无法确认。随后，有三具无法辨认的尸体被火化。[26]

💡 特殊考虑

大型集会中发生的常规爆炸的应对不同于爆炸导致的少量受害者的治疗，也不同于大型事件的典型患者的治疗（通常为医疗投诉、轻伤或与环境相关的问题）。大型室内活动中被细心放置的爆炸装置会导致上百或上千的受害者遭受包括烧伤在内的各种创伤。现场和接收医院的检伤分类是防止有限资源混乱使用的最关键的应对措施。需谨记，与医疗紧急事故不同，在体育赛事过程中，事先安排在体育场的急诊救护员可能会成为爆炸的受害者。

延迟护理真正需要救治的患者（即那些需要胸部按压、机械通气、手术探查的患者），而对擦伤的每名患者进行系统评估和包扎将意味着生命的丧失。对

于任何创伤患者的大量涌现，有效的灾难响应取决于：暂时征用的各种看护者治疗轻伤患者[7]，高级的、有经验的紧急提供者实施快速的检伤分类，指导伤者到正确的医疗机构进行治疗。

🌐 隐患

在应对大型集会发生的爆炸事件时存在几项隐患，如下所示：

- 过度检伤分类会很快使医院陷入混乱，导致其他可能得救的伤员不必要的死亡；
- 在发生初次爆炸后，未考虑额外的爆炸装置存在的可能性，导致其他人遭受不必要的损伤；
- 未迅速地制定现场和医院有序实施检伤分类的方法，导致不必要的混乱，军事处理站模型为最理想的模型。

参 考 文 献

1. Stein M，Hirshberg A. Medical consequences of terrorism. *Surg Clin North Am*. 1999；79：1537-52.

2. Leibovici D，Gofrit ON，Stein M，et al. Blast injuries：bus versus open-air bombings – a comparative study of injuries in survivors of open-air versus confined-space explosions. *J Trauma*. 1996；41：1030-5.

3. Frykberg ER，Tepas JJ 3rd. Terrorist bombings，lessons learned from Belfast to Beirut. *Ann Surg*. 1988；208：569-76.

4. Biancolini CA，Del Bosco CG，Jorge MA. Argentine Jewish community institution bomb explosion. *J Trauma*. 1999；47：728-32.

5. Pahor AL. The ENT problems following the Birmingham bombings.*J Laryngol Otol*. 1981；95：399-406.

6. Boffard KD，MacFarlane C. Urban bomb blast injuries：patterns of injury and treatment. *Surg Annu*. 1993；25：29-47.

7. Fisher D，Burrow J. The Bali bombings of 12 October 2002：lessons in disaster management for physicians. *Int Med J*. 2003；33：125-6.

8. Phillips YY. Primary blast injuries. *Ann Emerg Med*. 1986；15：105-9.

9. Mallonee S，Shariat S，Stennies G. Physical injuries and fatalities resulting from the Oklahoma City bombings. *J AMA* 1996；276：382-7.

10. Wightman JM，Gladish SL. Explosions and blast injuries. *Ann Emerg Med*. 2001；37：664-78.

11. Gibbons AJ，Farrier JN，Key SJ. The pipe bomb：a modern terrorist weapon. *J R Army Med Corps*. 2003；149：23-6.

12. Milsten AM，Maguire BJ，Bissell RA. Mass-gathering medical care：a review of the literature. *Prehospital Disaster Med*. 2002；17：151-62.

13. Michael JA，Barbera JA. Mass gathering medical care：a twenty-five year review. *Prehospital Disaster Med*. 1997；12：305-12.

14. Arbon P，Bridgewater FHG，Smith C. Mass gathering medicine：a predictive model for patient presentation and transport rates.*Prehospital Disaster Med*. 2001；16：150-8.

15. Nordberg M. EMS and mass gatherings. *Emerg Med Services*.1990；19：46-56，91.

16. Butler II WC，Gesner DE. Crowded venues：avoid an EMS quagmire by preparing for mass gatherings. *J Emerg Med Serv*. 1999；24：62-5.

17. Severance HW. Mass-casualty victim "surge" management：preparing for bombings and blast-related injuries with possibility of hazardous materials exposure. *N C Med J*. 2002；63：242-6.

18. Frykberg ER. Medical management of disasters and mass casualties from terrorist bombings：how can we cope？*J Trauma*.2002；53：201-12.

19. Feliciano DV，Anderson GV，Rozycki GS，et al. Management of casualties from the bombing at the Centennial Olympics. *Am J Surg*.1998；176：538-43.

20. Brismar BO，Bergenwald L. The terrorist bomb explosion in Bologna，Italy，1980：an analysis of the effects and injuries sustained. *J Trauma*. 1982；22：216-20.

21. Kennedy TL，Johnston GW. Civilian bomb injuries. *BMJ*.1975；1：382-3.

22. Explosions and blast injuries：a primer for clinicians. *Mass Preparedness and Response*. Available at：http：//www.bt.cdc.gov/masstrauma/explosions.asp.

23. Waisman Y，Aharonson-Daniel L，Mor M，et al. The impact of terrorism on children：a two-year experience. *Prehospital Dis Med*.2004；18：242-8.

24. Bonner R. Bombing at resort in Indonesia kills 150 and hurts scores more. *New York Times on the Web*. October 13，2002. Available at：http：//travel2.nytimes.com/mem/travel/article-page.html？res=9F06E7DA103AF930A25753C1A9649C8B63. Mydans S. Terror in Bali：The aftermath – survivors of Indonesia blast are left stunned and searching. *The New York Times on the Web*. October 14，2002. Available at：

25. http：//travel2.nytimes.com/mem/travel/article-page.html？res=9C02E4D9113AF937A25753-C1A9649C8B63.

26. 2002 Bali terrorist bombing. *Wikipedia*. Available at：http：//en.wikipedia.org/wiki/2002_Bali_terrorist_bombing.

27. Watts J. Bali bombing offers lessons for disaster relief. *Lancet* 2002；360：1401.

28. Palmer DJ，Stephens D，Fisher DA，et al. The Bali bombing：the Royal Darwin Hospital response. *Med J Aust*. 2003；179：353-6.

148 医院的普通爆炸

Donald MacMillan

事件说明

尽管医院发生爆炸的可能性非常低，但爆炸对基础设施、患者、工作人员和社区造成的影响必须予以考虑。医院存有大量易燃和有毒物质。这些易燃和有毒物质会潜在地危害医院环境。危险物质、晶核剂和有毒物质使用量的不断增加使医疗中心最易发生爆炸。[1]尽管在史料记载中医院爆炸事件的报告很少，但恐怖事件的日益频发使这类事件的发生率增大。[2]凭借地震和恐怖事件中医疗保健设施受损情况所获得的经验可深入了解这类紧急事件的应急方案。本文将探讨可能对医院造成影响的爆炸事件类型，并描述合并其他外伤。本文还对同类事件的隐患和可行的方案进行了探讨。美国事故指挥系统（ICS）将对所有这些因素进行考虑。

发生在医院的普通爆炸事件非常少见。当进行危害分析时，此类事件的发生概率低。然而，这类事件对公共机构造成影响的概率高。因而综合概率为低等到中等。恐怖事件或内部灾祸（例如输气管道爆裂）均会产生爆炸。每种爆炸源所造成的损害基本相同。

恐怖事件最可能是由简单爆炸装置爆炸引起的。这些装置的形状与尺寸各不相同，包括小型土制炸弹（由金属管和急速燃烧的火药引起）和重型炸弹（例如，1995 年用于摧毁俄克拉荷马市艾尔弗雷德·默拉联邦大楼的炸药）。第二炸弹会在起爆后产生定时爆炸的爆炸装置，因此，需对这种爆炸装置进行考虑。尽管这些爆炸装置不能实现预期功能，但制造1999 年的哥伦拜恩中学枪击案嫌疑犯身上装有许多第二炸弹（旨在使紧急救护人员残废或死亡）。[3]1996年亚特兰大奥运会期间发生在百年纪念公园的爆炸事件及 1997 年亚特兰大诊所的爆炸事件也使用了二次炸弹。在尚未查明爆炸源之前，需对是否存在二次炸药进行考虑。与恐怖爆炸事件不同，可燃气体或液体所引起的爆弹可能会继续燃烧，引起二次爆炸，进而对建筑物造成损害。压缩气体的存储（包括氧气和空气）均有可能是医疗保健设施内的爆炸源。

无论是何种爆炸源，建筑物所受损害都包括构件或基础组件（例如，通风系统、供水管线和喷淋系统）。初次爆炸所引起的大火可能会患者受伤（即使患者在初次爆炸事件中未受伤）。任何区域（小封闭区除外）所受的损害均需考虑部分或全院撤离。

事前措施

ICS 是医院紧急应变计划的基础。通过 ICS 进行反复演练是必要因素。ICS 是有组织的指挥和控制系统。通过该系统，用户可在紧急应变期间利用应变程序，组织人员、医疗设施、设备和通信。表 148-1 简单概述了各部分负责人所应完成的立即任务。

事后措施

事故指挥员应确定事故的结束时间或事故得到有效控制的时间及停止或缩短 ICS 的时间。在调查阶段，事件可能需交由警察总监或消防部门进行处理。事故指挥员的主要任务是使医院恢复到事件发生前的状态。当建筑物结构恢复良好，并且某些患者回到病床或医院能够收治新患者时，应立即恢复部分医疗服务功能。必须确定严重受损的结构能否恢复或是否需将严重受损的结构夷为平地。1994 年加利福尼亚州

表 148-1　各部分负责人在紧急应变计划中所需完成的紧急任务

负责人	待考虑的任务
事故指挥员	·启动应变指挥中心 ·制定科长状态报告日程（即指挥、后勤、规划和投资） ·安排专门的联络人，负责协调紧急救灾反应机构 ·安排公众信息官员 ·配备长期指挥人员 ·确定患者是否需要撤离
后勤部负责人	·确定受影响建筑物的结构完整性，并通知事故指挥员 ·保持公共事业设备的正常运行，包括医用燃气 ·确保治疗区的物品供应充足 ·启动应急通信计划
规划部负责人	·考虑其他医护单位 ·维持交通秩序，确保患者能够顺利运至其他医护单位 ·确保病患追踪准确 ·制定自发志愿服务方案
指挥中心负责人	·组织伤员检伤分类和治疗 ·确保受影响的患者得到持续护理
财务部负责人	·快速追踪事件应急、恢复和减缓措施等费用

北岭地震发生后，8 家医院启动了患者疏散程序。其中 4 家医院需被拆除。[4]

及时、快速的投资跟踪对于偿付至关重要。财务主管应与外部机构（包括机构的保险公司）密切合作，确定准确的投资金额。投资金额必须包括人事成本及材料重置成本。减灾或救灾款类型及救灾款最佳使用方式的确定将有助于机构恢复到事前情况。

当爆炸源尚未查明或可能由恐怖袭击引起时，医疗机构将变成犯罪现场。在此情况下，保留犯罪现场证据、限制进入犯罪现场至为重要。管辖权问题（尤其是执法机构）可能会变复杂。所有机构应优先了解安全问题，但救灾响应人员应尽力减小对犯罪现场所造成的影响。与这些机构共同救灾（救灾演练时）及对彼此角色和能力的肯定将大幅改善工作关系，并促使两项任务同时完成。

最后，由于医院存有大量的有害物质和放射性物质，因此，需为患者消毒。未经消毒，受污染的患者不得进入普通人群。爆炸与损伤位置可能致使医院自备的消毒设施无法使用。即使医疗设施未受损，消毒人员也可能无法提供医疗服务。如与放射性物质的接触，则需进行特殊考虑。与医学物理学或辐射安全官员的密切合作将大幅改善消毒效果。此外，医务人员接受有关放射性去污方面的教育将减少患者的恐慌。

尽管发生在医院的爆炸事故很少，但风险分析时应考虑这一因素。应对这些事件的最佳方式是实施以事件指挥为基础的医院危机管理计划。应不断演练这一计划。参与演练的社区团体应尽量多。无论何种紧急事件使医院混乱，上述经验均极富价值。

伤员医疗

在医院普通爆炸事件中，爆炸位置和结构倒塌位置的受害者会遭受多处损伤。然而，在医院环境条件下，一些伤员可能具备基础的医疗条件，治疗入院伤员。这些患者的医治还应考虑这些基础条件。

特殊考虑

对医院爆炸事件应予以特殊考虑。首先是在富氧环境条件下工作。火灾事故增加的可能性与爆裂的医用气体管路所提供的氧气量有直接关系。医院运营部负责人应优先切断氧气管路。换言之，建筑物受损位置被隔离前，不得关闭整个医疗设施。

实例介绍

　　晚上11时发生在市中心大型医院主力发电厂的爆炸和火灾严重损坏了部分医院结构。临近建筑物的7楼住院病房（包括急诊室、手术室以及医疗和外科重症监护室）均在爆炸事件中受损。备份电源先启动。1分钟后，发生另一起爆炸，备份电源出现故障。医院全部停电。所有照明装置及通风设备和监视器关闭，电梯停止，且通信中断。当第一响应人员到达时，医院完全笼罩在烟雾中。医院其他位置完全处于黑暗状态。在内部，每间病房内的医院人员极力在黑暗环境中搜寻患者、解救爆炸和火灾事件中的患者及受害的医务人员，帮助通风不良处（通风装置出现故障）的患者，并启动疏散计划。

　　无论爆炸本身是一起事故或由恐怖事件引起，放射性物质扩散的可能性均会提高。核物质污染将增加事件管理的复杂程度。这是因为核物质去污需咨询医疗机构的辐射安全官员。若爆炸由恐怖事件引起，则执法人员的参与会进一步增加复杂程度。为确保可能的辐射污染被纳入考虑范围，应通知辐射安全官员（无论是否实施医院危机管理计划）。他是事故指挥员的参谋或联络人，且需纳入运营计划。若无须启用安全官员或安全官员被重新分配到运营部，则事故指挥官可迅速解雇他。

　　从不稳定的结构疏散患者时，需考虑风险。这些风险包括移动不稳定的患者。风险包括在危及生命和健康的环境条件下移动病情不稳的患者。若建筑物的受损程度同于俄克拉荷马市建筑物的受损程度，则需启用救援技术专家。疏散工作是一个长期过程。科学合理的庇护措施也会伴有风险，包括将稳定结构变成不稳定结构（由二次爆炸引起）。关键在于确定疏散时患者所面临的风险是否高于科学合理庇护所面临的风险。

隐患

　　在应对医院爆炸的过程中，存在几个隐患，包括：

- 缺乏基于 ICS 的紧急操作计划；
- 爆炸发生时，当地紧急响应机构未能参与救治；
- 医疗自由职业者能够在 ICS 以外施救；
- 未将 ICS 纳入演练、台面、情形和事件的各个方面；
- 事件发生前，未能掌握紧急响应人员的能力和权限。

参 考 文 献

1. Aghababian R, Lewis CP, Gans L, et al. Disasters within hospitals. *Ann Emerg Med.* 1994；23：771-7.
2. Hodgetts TJ. Lessons from the Musgrave Park Hospital bombing.*Injury* 1993；24：219-21.
3. Administration UF. *Wanton Violence at Columbine High School.*1999.
4. Schultz CH, Koenig KL, Lewis RJ. Implications of hospital evacuation after the Northridge, California, earthquake. *N Engl J Med.* 2003；348：1349-55

149 高层建筑的普通爆炸

Ryan Friedberg

事件说明

高层建筑是建筑奇迹，构成美国多个城市的天际线。1993 年，恐怖组织开始将高层建筑作为袭击目标。1993 年之前，基本未听到有关高层建筑爆炸的消息。直到那时，美国的卫生工作者尚无应对因高层建筑爆炸引起大量伤员的经验。

自 1993 年起，美国出现了 3 起高层建筑大规模袭击事件。第一次爆炸事件是 1993 年发生在世界贸易中心的爆炸，此次事件造成 6 人死亡，1042 人受伤。[1] 第二次爆炸袭击是 1995 年发生在俄克拉荷马市的袭击。在此次袭击事件中，汽车炸弹在艾尔弗雷德·默拉联邦大楼附近爆炸，致使 167 人死亡，750 多人受伤。[2] 美国历史上最近最严重的恐怖袭击事件是 2001 年 9 月 11 日发生在纽约世界贸易中心塔的恐怖袭击事件。此次袭击所造成的实际死亡人数尚不确定。虽然确认的遗体数为 1527，但人们认为实际死亡人数为 2726~2742 人。[3-4] 成千上万人在此次袭击事件中受伤，其中 1103 入院接受治疗。[5] 袭击改变了美国人民的生活方式。在此情况下，迫切需要组织另一起袭击事件，并准备高层建筑未来被袭击的可能性。

恐怖主义分子可能会用多种不同炸药在高层建筑上引爆。高能炸药（包括三硝基甲苯、混合炸药 C4 和硝酸铵）的威力均足以引起建筑倒塌。然而，爆炸性威力小的航空燃料使世界贸易中心发生爆炸和火灾，造成人类历史上最严重的结构损坏。建筑物爆炸后的创伤可分为一级、二级和三级冲击伤。第一级冲击伤由于压力波直接作用于受害者引起。[6] 对第一级冲击伤最为敏感的器官是耳朵。[7] 其他受影响的系统包括呼吸、循环和消化系统及眼部眼眶。

第二级冲击伤由爆炸过程中所投射的物体产生。这些抛射体可在高层建筑爆炸中发挥非常重要的作用，且可能会远远超出初始爆炸波的作用距离。这些碎片将变成大小不一的抛射体，且会引起穿透伤和钝性损伤。

当人在冲击波作用下被推到另一结构时，可能会出现第三类冲击伤。第三类冲击伤以钝性损伤为主，包括软组织伤、撕裂伤、头部伤害和骨折。闪光烧伤和热损伤为少见的冲击伤。

若建筑物爆炸引起结构倒塌时，常会出现挤压伤。这些损伤常会引起立即死亡。在俄克拉荷马市建筑物爆炸事故中，立即死亡率占 97%，且大多数伤者在建筑物倒塌时死亡。[2] 这一现象同样适于世界贸易中心的爆炸袭击案。[3] 建筑物倒塌风险及高死亡率是高层建筑爆炸的显著特征，与其他类爆炸截然不同。医务人员将不会护理高层建筑物倒塌受害者。这是因为这类受害者的生还可能性很小。

事前措施

预防是减少高层建筑爆炸后发病率和死亡率最为有效的方法。之前的目标是抑制爆炸事件的发生。除此之外，建造能够耐受爆炸的高层建筑物（结构未受损坏）可大幅降低死亡率。其他保障措施有助于阻止二级和三级损伤。

当前应重点关注设计指导，包括选址、布局、外维护结构、建筑物内部及高层建筑所使用的机械和电气系统。设计新建筑物时，应提供设计指南，以限制或削弱恐怖主义袭击的影响。各种方法的探讨超出了本文的范围。美国联邦紧急措施署网站（http：//www.fema.gov）详细描述了各种风险管理策略（自2003年12月起）。

建筑物发生爆炸后，另一科学合理的关键要素是医务人员和救援人员在特定区域实施灾难应急计划。任何城市或大型社区均需制订经反复排练的灾难应急计划，以应对大量伤亡事故。

事后措施

一旦高层建筑发生普通爆炸，就有三个阶段的问题需要处理。第一个阶段是院前管理，第二个阶段是急诊室管理，第三个阶段是受害者的入院患者的管理。本节将描述这些问题。

院前管理从启动重大伤亡事件通报开始。重大伤亡事件通报使当地、州、联邦机构及医务人员获知灾害事件。第一个需要处理的救灾问题是现场本身。土制炸弹将延迟爆炸，且会瞄向救助受害者的人员。不幸的是，土制炸弹常用于恐怖袭击。[8]另还需解决其他结构的安全问题。在爆炸过程中，建筑物倒塌是严重的风险因素。当尝试拯救受害者时，绝不允许出现救援人员失踪的情况。一旦建筑物牢固，最重要的任务变为快速对受害者进行检伤分类（根据标准方法），并确定威胁生命的损伤。

鉴于伤势最严重的患者通常不是第一批患者，院前和急诊室医务人员应做好准备，对患者进行适当的检伤分类。需实施现场检伤分类，在单独急诊室实施检伤分类，将患者送至最适宜的医疗场地进行护理，并确保最大的资源利用率。

院前人员期待看到熟悉的损伤，包括钝性损伤、穿透伤和热损伤。爆炸发生后，所有医务人员需保持高的原发性冲击伤怀疑指数。当进行救援工作时，现场评估非常关键。火山口的存在、附近受害者的损伤及建筑物倒塌是有关爆炸力的重要观察。同时，靠近人员伤亡情况的受损物体的评估可粗略估计附近的压力。例如，足以致使鼓膜破裂的冲击波几乎等同于震碎汽车玻璃所需的冲击波。[9]

快速了解历史也很重要。Phillips 和 Zajtchuk[10]建议通过下列问题评估爆炸伤亡：

- 采用何种条例？爆炸严重程度如何？
- 爆炸伤员的地点在哪里？
- 爆炸是否发生在封闭空间（例如，室内或车内）？
- 暴露后，伤员的活动情况如何？
- 烟雾是否会引起吸入性损伤？
- 爆炸伤员头部和身体的朝向是怎样的？

院前医务人员应准备实施救生干预措施，包括插管、复苏、现场截肢和胸腔减压。最常见的步骤是脊髓固定、现场包扎和静脉内液体注射。[11]应配备充足的院前人员，以便在整个或部分建筑物倒塌后解救受害者。尽快解救这些受害者将大幅提高生还可能性。

第二阶段的治疗应在急诊室完成。医务监督对于将院前人员引导至最适宜的急诊室至关重要。指定的创伤中心（即使不是最近的医院）应收治伤情最严重的患者。一旦患者到达急诊室，紧急救治人员应做好充分准备，救治可能发生的多种爆炸伤的患者。紧急救治人员应做好充分准备，救治通过各种交通方式入院的患者（多数为轻伤）。在俄克拉荷马市爆炸事故中，Hogan 及其同事的研究报告显示，55% 的受害者乘坐私家车抵达（其中使用紧急医疗服务运输的仅占 33%），80% 的患者当日出院。

医院一旦获知发生爆炸事件，紧急救治人员需调集必要设备（包括伤口护理托盘、破伤风预防注射器械、抗生素、骨折护理、气管插管、胸腔插管、气道插管和镇定药物、快速诱导和高级心脏救命术），治疗多名受害者。急诊医师还应确保医院灾难应急计划起效。其职责包括：确保创伤小组了解入院患者的病情，确保医院做好收治受伤患者（需快速入院）的准备。这些工作可改善急诊室的处理效能，并在急诊室设立专区，收治入院的受伤患者。这类灾害的应对措施包括组织院方人员进行演练。该计划应通知所有院方人员。现场和院前提供者需要与医院和急诊室就受害者数量和受伤类型进行密切沟通，怎么强调这点都不为过。

伤员医疗

由于受伤类型不同、受伤患者进入医疗机构时的临床表现不同，因此，高层建筑物爆炸后的伤员医疗可能会面临巨大挑战。应配备足量的保健专业人员，救治三类爆炸伤及闪光烧伤、热损伤和挤压伤。

对来自爆炸事故现场的患者进行适当的检伤分类至关重要。表面损伤最为常见，包括擦伤、撕裂伤。这些患者通常是需接受治疗的第一组患者。急诊医师需始终了解原发性爆炸伤和内伤（可能会表现出延发症状）的可能性。当患者接受检查时，应遵守标准创伤步骤。轻伤患者仍需接受全身体检。全身体检会降低损伤或内部损伤漏检的风险。由于严重损伤可能不会立即表现（尤其是患有原发性爆炸伤的患者），因此，冲击伤不同于许多其他损伤。另还需仔细观察患者。虽爆炸后会产生原发性损伤，但当爆炸发生在建筑物时，原发性损伤会更为严重（因为是封闭区域）。

第二级冲击伤由爆炸抛射体引起。这类损伤是高层建筑爆炸伤与其他类普通爆炸伤的重要区分。由于当今许多高层建筑物均由大量玻璃和钢材制成，因此，高速移动的抛射体非常危险。这类损伤在急诊室最为常见。这是因为从高层建筑物抛射的弹片能够到达原爆发区以外的区域。在俄克拉荷马市爆炸事故中，玻璃撕裂伤发生在距爆炸地 10 个街区外。当治疗撕裂伤患者时，应排除其他严重损伤。这一点需牢记。一旦更为严重的损伤被排除，则应在时间和资源允许的情况下治疗撕裂伤。若配备的资源不足以治疗危重症和轻伤患者，则应使用延迟闭合。眼部损伤通常由第二级冲击伤引起，不得忽视。在俄克拉荷马市爆炸事故的生还者中，8% 表现为持续眼损伤症状，包括眼睑撕裂伤、开发性眼外伤、眼眶骨折、角膜擦伤、视网膜脱落和眼内异物。[12]

第二级冲击伤中最令人担心的是穿透伤。各部分建筑物及物体能够变成高速运动的弹片。若受害者出现穿透伤，则手术创伤医疗队伍应进行立即治疗。就穿透伤而言，医疗从业者应着手治疗出血性休克。当病情稳定时，深穿透伤弹片仅应在安全、受控环境条件下（通常为手术室）移除。

穿透伤明显，然而，不得轻视钝挫伤。高层建筑爆炸会诱发产生第二类或第三类冲击伤，进而出现钝挫伤。生还者很少出现严重挤压伤。然而，急诊室可能会发现挤压伤。挤压伤患者有截肢、筋膜间室综合征和横纹肌溶解的风险。这些患者应按标准协议进行治疗。闪光烧伤和热损伤通常为表面损伤，且应通过标准的烧伤护理程序进行治疗。

💡 特殊考虑

由于冲击伤类型很多，受害者数量也很多，因此，高层建筑普通爆炸伤的准备工作是一项艰巨任务。这类袭击的特殊性在于入院时的模式。第一批患

实例介绍

上午9:30，小型农村型城市创伤中心仅有你一名主治医生。当时你接到从紧急医疗服务中心打来的电话，告诉你商业银行大楼的底层发生大爆炸。大楼主要由钢材和玻璃制成。商业大楼有22层，内有约650人。当时，你正在为护理人员提供医务监督。

你应告诉他们什么？急诊室和医务人员需立即采取什么措施？还应通知谁？你打算看哪类伤？治疗这些损伤需何种专用设备？

者通常距爆炸地点最近。患者通常表现为第二级冲击伤，大多为轻伤。第二批患者通常最为严重。高层建筑爆炸的另一考虑因素是毒性物质。受害者和救援人员需进行消毒。最后的考虑因素是急诊室的患者流量。检伤分类系统需科学、合理，适于指挥大量的伤员流。

🌐 隐患

在应对高层建筑爆炸的过程中，存在几个隐患，包括：

- 建筑物的稳固性和安全性不足以解救受害者；
- 未能针对高层建筑爆炸所引起的重大伤亡事件制订科学合理的预演灾难应急计划；
- 过低估计了高层建筑普通爆炸伤的严重程度。

参 考 文 献

1. Federal Bureau of Investigation Bomb Data Center. *General Information Bulletin 96-1：1996 Bombing Incidents.* Washington，DC：US Department of Justice；1996.

2. Mallonee S，Shariat S，Stennies G，et al. Physical injuries and fatalities resulting from the Oklahoma City bombing. *JAMA* 1996；276：382-7.

3. Schwartz SP，Li W，Berenson L，Williams RD. Deaths in World Trade Centers Terrorist Attacks：September 11th，2001.*MMWR* 2002；51：16-8.

4. Hirschkorn P. New York reduces 9/11 death toll by 40. October 29，2003. Available at：. *www.cnn.com/2003/US/Northeast/ 10/29/wtc.deaths*

5. Centers for Disease Control and Prevention. Rapid assessment of injuries among survivors of the terrorist attack on the World Trade Center – New York City，September 2001.*MMWR* 2002；51：1-5.

6. Phillips YY. Primary blast injuries. *Ann Emerg Med.* 1986；15：1446-50.

7. Adler OB, Rosenberger A. Blast injuries. *Acta Radiol.* 1988；29：1-5.

8. Boffard KD, Macfarlane C. Urban bomb blast injuries： patterns of injury and treatment. *Surg Ann.* 1993；25：29- 47.

9. Wightman JM, Gladish SL. Explosions and blast injuries. *Ann Emerg Med.* 2001；37：6.

10. Phillips YY, Zajtchuk JT. The management of primary blast injury. In：Bellamy RF, Zajtchuk R, eds. *Conventional Warfare：Ballistic, Blast, and Burn Injuries.* Washington, DC：Office of the Surgeon General of the US Army； 1991：295-335.

11. Hogan DE, Waeckerle JF, Dire DJ, et al. Emergency department impact of the Oklahoma City terrorist bombing. *Ann Emerg Med.* 1999；34：160-7.

12. Mines M, Thach A, Mallonee S, et al. Ocular injuries sustained by survivors of the Oklahoma City Bombing. Ophthalmology 2000；107：837-43.

150 核电站普通爆炸

Michelle McMahon-Downer

事件说明

自 2001 年 9 月 11 日纽约世贸中心发生恐怖袭击事件以来，全世界对核电站安全性的担忧越来越强烈。美国有 100 多座核电站。[1] 核电站的安全性已成为重点问题。布设科学合理的护栏，并由武装警卫职守。[2] 美国所有的商用核电站将反应堆芯装入厚不锈钢容器（在混凝土建筑物内部）内。[3] 尽管如此，研究表明，若喷气式飞机撞到核反应堆且在碰撞后仅有 1% 的燃料点燃，爆炸将危害反应堆芯安全壳厂房的完整性。因此，尽管这些反应堆芯安全壳厂房能够耐受碰撞，但易被大规模爆炸摧毁。核电站将其他的放射性物质储存在废燃料池中。废燃料池封装在波纹钢结构中。与反应堆芯安全壳结构相比，波纹钢结构更易受损。

核电站普通爆炸的一个实例是 1986 年切尔诺贝利核事故。安全检验时，突发蒸汽爆炸，致使堆芯受损。爆炸和大火致使放射性物质的大气烟羽释放到环境中。[5] 切尔诺贝利爆炸致使多人受伤，约 600 人在一周内入院。[6] 在事发第一天，两人因受创伤、热灼伤和辐射伤而死亡。[7]134 人确认出现急性辐射疾病。在前三个月，28 人死于急性辐射疾病。在随后几年，又 14 人死亡。[8] 在前三个月死亡的 28 人中，19 人的死因是严重辐射皮肤损伤。严重辐射皮肤损伤将增加医院治疗过程的复杂性。[7]

爆炸时，约 10 万人生活在切尔诺贝利核电站 30km 半径内。爆炸发生时，放射性物质排入大气中，持续 10 天，直至火势得到控制。风和降水将放射性物质分散到整个北半球。苏联核电站的分布密度最高。由于放射性尘埃的分布在很大程度上取决于降雨地点，因此，核电站附近区域的受污染程度不一致。挥发性碘和铯同位素所产生的健康风险最高。[6] 放射性碘的半衰期仅为 8.05 天，而放射性铯的半衰期约为 30 年。[5,7] 由于担忧切尔诺贝利爆炸会引起核污染，总计有 350400 人被迫重新定居。[5]

辐射暴露的长期影响（以致癌作用为主）正表现在受切尔诺贝利核爆炸影响的人群中。辐射暴露与甲状腺癌存在明显关联（尤其是儿童）。[5] 俄罗斯清污工人的白血病发生率增加。此外，乌克兰科学家证明污染区居民和清污工人出现实体肿瘤（例如，乳腺癌、肺癌和泌尿生殖肿瘤）的概率增加。

事前措施

每座核电站需制订应急响应计划。装有核电站的当地和州政府机构也需制订应急响应计划。一些联邦政府制订了应对核电站爆炸事故的应急响应计划。[1] 事故发生前，须明确控制与指挥程序。必备材料与设备类型和数量的评估及去污计划和保健工人保护等问题应得到解决。盖米氏测量计和其他辐射测量仪器位置应张贴参考资料（多个患者护理读数的含义）。需为主要影响人群提供足量的碘化钾，以应对放射性碘暴露。[3]

在核电站周围的每个社区，应由专人就暴露人群撤离方案和其他问题制定决策。当发生事故时，通信为重要问题。此外，紧急通信系统须预先经过测试。[3] 应急计划区有两个：一个在事故的 16km 范围内（直接辐射威胁最大），另一个在 80km 范围内（放射性烟羽对居民的威胁最大）。核电站需配备报警系统（例如，警报器或手电筒），通报事故 10km 半径内的居民。

核电站每年需将紧急信息资料散发给 10km 半径内的居民。当发生爆炸事故时，核电站附近的公众将做好准备。[1]

每家医院（无论是否接近核电站）均应配备辐射管理人员，负责监控全部患者和医务人员（利用辐射计数器），监督放射性废料的去污，并制订适当计划，尽量减小污染程度。内科医生应接受辐射暴露灾害准备方面的培训。培训由辐射紧急援助中心训练场提供。有关培训事宜，可拨打电话 1-865-576-1005 取得联系。[3]

世界卫生组织建议普通人群（尤其是核电站附近的人群）应准备应对核事故。建议一是普通人群了解当地牢固的遮掩区；建议二是储备救灾物资，包括食物和水（维持 3~5 天）、急救箱、呼吸保护、手电筒和电池、电池供电的收音机（配电池）和稳定碘同位素。[9]

➡️ 事后措施

核电站发生普通爆炸后，应立即调集当地的应急救援人员。待环境安全时，应急救援人员方可进入灾区。应使用盖革计数器及其他辐射探测设备。若辐射水平为 0.1 戈瑞 / 小时或更高，则应急救援人员不得进入灾区，且应返回控制点，等待进一步通知。专用防护设备需安全进入灾区。

核爆炸事故同任何重大灾害的共同特点是实施检伤分类。伤情威胁生命的患者将直接送入医院。[3] 对于这些患者，紧急救援人员需佩戴手套和长袍、脱去患者衣物，用手术帽（若提供）盖住头发，包裹患者，放到板上运走。脱去患者衣物可使患者受污染程度下降约 80%。[10] 未受伤或轻伤患者应移至较高楼层的病房进行治疗。未受伤或轻伤患者也应接受去污染处理。在这些情况下，去污染措施包括脱去受害者的衣物，并将衣物放入有害物质袋中。同时，人的皮肤和头发需用肥皂温水进行清洗。[11] 出现恶心、呕吐、腹泻和皮疹症状的患者应转入急诊室，检查是否出现急性辐射综合征。[3]

在重大灾害情况下，约有 80% 的受害者将由医院进行去污。因此，医院须备好相应的医疗器械，对急诊室内外的患者实施去污。[10] 对于病情稳定的患者，应立即实施去污。此外，若条件允许，应在医院外部进行去污。若患者须立即送入急诊室，则应在急诊室休息区外的绳索隔离区进行治疗。治疗患者时，医院人员应穿上一次性衣物、长袍、手套和鞋套。[12]

辐射管理人员负责监控医院员工的辐射暴露。看护核污染患者的医务人员应配备放射量测定器，监控辐射暴露。[10] 应急服务人员的剂量限值为 5 雷姆 / 事故（救生活动除外）。然而，对于救生活动，建议的最大剂量限值为 25 雷姆 / 事故。当灾难发生时，建议的剂量限值将增至 150 雷姆 / 事故。[3]

美国联邦调查局是危机管理（即着力确保无其他威胁，并将袭击场地确定为犯罪现场）的先进联邦机构。后期危机管理也将由美国联邦应急管理局带头。后期危机管理的工作重心是限制损害、保护公众、去污染、处理放射性物质。这两个机构为重要的协调组织。如有问题，请与这两个机构取得联系。相关问题，请通过电话（1-865-576-1005）或互动性网站（http://www.orau.gov/reacts）联系辐射紧急援助中心训练场。[3]

👥 伤员医疗

核电站普通爆炸将造成多种损伤。立即死亡者大多由冲击伤、热灼伤和烟雾吸入引起。辐射损伤包括全身或局部暴露（即辐照）和放射性物质（即污染）在体内的沉积。[12]

γ 射线所造成的全身辐照可能会导致急性辐射综合征。快速分裂的细胞（例如，肠黏膜和骨髓中的细胞）最易受辐射损害。[3] 然而，就巨量辐照而言，即使是中枢神经系统（细胞更新速率相对较低）也会表现出作用。[12] 全身辐射暴露程度可通过临床体征和症状、前 48 个小时的最少淋巴细胞计数、血小板减少症状和网织红细胞减少症严重程度及细胞发生研究（旨在确定骨髓和红细胞中染色体变形）进行估计。[3,12] 淋巴细胞是血液中对辐射射线最敏感的细胞。前 8~12 个小时，淋巴细胞数量大量减少。[13]

淋巴细胞数量下降越快，最低点越低，则全身辐射剂量越大。[3] 此外，每个辐射疾病阶段症候和症状发作越快，则说明全身所受的辐射剂量越大。[1] 恶心、呕吐、腹泻和皮疹是受 γ 辐照后的最初表现。随后，急性辐射综合征的临床表现与白细胞和血小板水平（表 150-1）有关。发热、感染和出血症状也会出现。此外，肠黏膜表面脱落、黏膜炎和肠炎等症状也会相继出现。[3]

表 150-1　γ 辐射暴露的临床表现与治疗

剂量（戈瑞）	症　状	淋巴细胞最低点	治　疗
> 30	高血压、高烧、精神状态变化、昏厥、癫痫	< 100	舒减疗法
> 10	立即恶心、呕吐、腹泻	< 100	舒减疗法
4-10	延后（几小时）恶心、呕吐、腹泻	100~499	保护性隔离、TPN、肠道消毒、造血生长因子、抗菌剂
2-4	延后（几天）恶心、呕吐或无症状	500~999	止吐药、止痛药、输液、密切监测
< 1 戈瑞	小于 10%，延后几天恶心、呕吐	> 1000	对症护理

注：TPN 指肠外营养。

除上述全身、均匀辐照外，皮肤易于出现局部辐照损伤。皮肤损伤分布不均。皮肤吸收的辐射剂量估计会高出骨髓剂量 10~20 倍。辐射烧伤的症状非常类似于热灼伤所表现的症状。相比热灼伤，辐射烧伤通常在几天后才表现出症状（即立即表现出临床结果）。[3] 在切尔诺贝利核爆炸事故中，前几天出现原发性红斑期，后进入 3~4 天的潜伏期。严重病例表现出继发性红斑和最大限度的烧伤（较严重的病例在 5~6 天内表现出症状，轻微病例 3 周以后表现出症状）。[12] 早期最常出现症状的部位为手腕、面部、颈部和脚部。随着时间的推移，胸部和背部也可能会表现出烧伤症状。膝盖、臀部和半边臀部也可能在随后表现出症状。[12] 辐射暴露后，随时都有可能出现血管机能不良。几年后，血管坏死也可能会出现。治疗措施包括止痛、扩血管治疗和预防感染。[3] 通常情况下，彻底清创、皮肤移植和截肢为必需的治疗方法。因此，外科和整形外科的专业医务人员需参与救治。[14] 眼睑和眼部烧伤为常见症状（需咨询眼科）。

吸入、摄入和开放性创伤的吸收均会造成内污染。吸入可能会引起放射性肺炎。及早进行支气管肺灌洗可能有助于去除放射性污染物。放射性物质的慢性低水平吸入更为常见。切尔诺贝利核爆炸事故的清污工出现了放射性物质慢性吸入。放射纤维病也是临床表现。干扰素能有效治疗放射性纤维病。[12]

摄入放射性物质后，应尽快用特效解毒剂或一般措施降低吸收量。特效解毒剂包括阻断剂。阻断剂通过非放射性元素渗透组织，进而减少放射性同位素和螯合剂（阻碍金属进入复合物）的摄取量，进而阻碍组织摄入，促进尿药排泄。[12] 同其他中毒症状一样，应联系当地或地区的中毒控制中心。[3]

感染创伤需用生理盐水冲洗，直至盖米氏测量计读数证明无放射性物质为止。若患者受到全身辐射，

致其淋巴细胞计数降低（骨髓的辐射剂量大于 1~2 戈瑞），则应尽快愈合伤口，尽量避免伤口用作辐射感染的入口。[3] 受污组织和坏死组织的常见适应症及放射性感染的持续高读数（经生理盐水冲洗后）均需采取外科手术清创术。[12]

实例介绍

核电站普通爆炸的结果与核爆炸的强度和位置直接相关。直接在核电站引爆大炸弹等同于原子弹爆炸。由于核电站所贮藏物质的半衰期比原子弹所含放射性物质的半衰期更长，因此，核电站爆炸所造成放射性污染的持续时间更长。若为小型爆炸或爆炸未损毁结构但损害堆芯或冷却系统，则可能会出现堆芯熔化现象。[2] 环境中的放射量取决于受污染结构的损害程度。

🔆 特殊考虑

辐射暴露、疾病及致死人数多等特点决定核电站普通爆炸与其他所有爆炸事故不同。去污染为必要措施，需进行大范围的核去污。放射性物质释放后，心理问题非常重要。辐射暴露可能会引起恐惧（常见应激反应）。症状类似于辐射暴露的症状，例如，恶心、呕吐和皮疹。将核爆炸事故及长期与短期的健康风险等问题，如实、开放地告知公众便可平息公众的心理影响。[3]

🌐 隐患

在应对核电站爆炸的过程中，存在几个隐患，包括：

● 受辐射暴露最为严重的受害者多为紧急救援人员和清污工。

- 当发生核电站普通爆炸事故时，应划分辐射安全区和核污染区。配备个人防护设备的人员应能够进入指定区域，并将患者交由指定的辐射安全区的紧急救援人员进行治疗。一旦患者远离高辐射区且经过核去污，则保健人员通过采取普通预防措施便可避免受到重大风险。[3]

参 考 文 献

1. Are You Ready？ A Guide to Citizens Preparedness. Washington, DC : Federal Emergency Management Agency ; 2002.
2. Chernobyl : Ten Years After, Causes Consequences, Solutions. Greenpeace International ; 1996. Available at : http ://archive.green peace.org/comms/nukes/chernob/read24.text.
3. Mettler F, Volez G. Current concepts : major radiation exposure : what to expect and how to respond. N Engl J Med. 2002 ; 346 : 1554–61.
4. Helfand I, Forrow L, Tiwari J. Nuclear terrorism. BMJ 2002 ; 324 : 356–9.
5. UNDP/UNICEF. The Human Consequences of the Chernobyl Nuclear Accident : A Strategy for Recovery. New York : United Nations ; 2002.
6. United Nations Scientific Committee on the Effects of Atomic Radiation. Exposures from the Chernobyl Accident : UNSCEAR Report to the General Assembly, with Specific Annexes. New York : United Nations ; 1988.
7. United Nations Scientific Committee on the Effects of Atomic Radiation. Acute Radiation Effects in Victims of the Chernobyl Accident : UNSCEAR Report to the General Assembly, with Specific Annexes. New York : United Nations ; 1988.
8. Fifteen Years After the Chernobyl Accident. Lessons Learned : Executive Summary of an International Conference, Kyiv, April 18–20, 2001. Minsk, Belarus : Committee on the Problems of the Consequence of the Catastrophe at the Chernobyl Nuclear Power Plant ; 2001.
9. Health Protection Guidance in the Event of a Nuclear Weapons Explosion. Geneva, Switzerland : World Health Organization ; 2003.
10. Blackwell T. Weapons of mass destruction. In : Marx J, Hockberger R, Walls R, eds. Rosen's Emergency Medicine : Concepts and Clinical Practice. 5th ed. St Louis, Mo : Mosby, Inc ; 2002 : 2616–49.
11. What You Should Know if There is an Attack Involving Radioactive Materials. Fact Sheet no. 16. Washington State Department of Health ; 2002.
12. Markovchick V. Radiation injuries. In : Marx J, Hockberger R, Walls R, eds. Rosen's Emergency Medicine : Concepts and Clinical Practice. 5th ed. St Louis, Mo : Mosby, Inc ; 2002 : 2056–63.
13. Goans R, Holloway E, Berger M, et al. Early dose assessment in criticality accidents. Health Phys. 2001 ; 81 : 446–9.
14. Aslan G, Terzioglu A, Tuncali D, et al. Consequences of radiation accidents. Ann Plast Surg. 2004 ; 52 : 325–8.

151 隧道爆炸

Patrick Zelley

事件说明

隧道对现代交通业具有重要意义，不可低估。隧道应用广泛，包括山岭区、水下和城区交通。鉴于此，隧道已成为现代交通业的重要组成部分。这些方面致使隧道灾难的代价极为高昂。其灾难特点是由多种原因决定的。原因并不仅限于为隧道灾难受害者提供医疗援助所面临的固有挑战性。

多年来，备案的隧道灾难事件由多种原因引起。通过这些原因，可了解隧道事件的灾难性结果。2000年，致命的隧道火灾造成奥地利 Kitzsteinhorn 穿梭列车上的 155 名旅客丧生。另一起悲惨的隧道灾难于 1999 年发生在法国朗峰，10 辆车造成的交通事故导致 39 人死亡。尽管这些实例证明隧道惨剧的恐怖结果，但其灾难性后果尚不能接近大规模隧道爆炸所造成的灾害程度。

我们所生存的世界充满挑战。隧道爆炸的显著来源是国际恐怖主义所造成的威胁。传统上，恐怖分子所使用的爆炸性武器重量有限（常为几千克），仅能造成约 5% 的死亡率。然而，由于技术更为先进和计划更为周密，损害程度可能会更大。死亡率和发病率危险增加有三个主因：爆炸性装置更大、空间受限、结构倒塌。上述三个原因均可能会引起隧道爆炸。[1]

尽管恐怖主义活动存在现实可能性，但隧道爆炸的其他原因也应予以考虑。隧道施工事故曾有发生。例如，1995 年发生在韩国大邱地铁的瓦斯爆炸事件，致使 101 人丧生，143 人受伤。1919 年，巴尔的摩隧道（威尔克斯－巴里宾夕法尼亚州的矿山回采巷道）爆炸事故致使 92 人丧生。其他的可能原因包括油罐卡车爆炸和多车事故。

隧道爆炸的许多独特特点使紧急救援人员面临重大风险。本文的目的是了解有益于紧急救灾的许多备灾措施。

事前措施

评估隧道爆炸的可能性时，不仅应考虑常规的救灾方案，还需特别注意一些关键区域。由于隧道位置非常多，因此，多家医院和救援队伍通常需在隧道爆炸地点提供救助服务。综合应急计划旨在使检伤分类、治疗、药物配置和疏散效率达到最高。

应尽量提前做好启动综合应急计划的准备。应急计划须能够根据事件的实际状况调整计划。在以往的重大灾害事故中（包括 1996 年亚特兰大奥运会百年纪念公园爆炸和 1993 年世贸中心爆炸），一项重大挑战是遵守协同的应急计划。当多家医院参与恢复过程时，事件发生前、发生时和发生后的有效协调与沟通对于有效利用全部的可用资源至关重要。

由于隧道设计复杂，因此，隧道爆炸事件还面临其他通信挑战。隧道的进出口很多，因此，需设立多个控制点。无绳电话、手机和地上通信线均可用于建立有效通信。此外，现场标记将用于组织区的作用。现场标记采用英文和西班牙语，应提供译员，译员需在现场或通过电话提供翻译服务。

隧道爆炸会导致烟雾和毒素暴露的风险增加。若在运输过程中（用于和平目的或犯罪活动）隧道发生爆炸，则可能产生核、生物或化学毒素。应备好设备，以满足呼吸设备大量使用的需求。呼吸设备用于救助吸入性损伤的受害者，阻止应急小组出现类似损伤。救援小组还需配备适当的防护设备，以限制额外损害，包括核、生物或化学保护装置。应提供治疗剂，包括阿托品、氯磷定、预防性抗生素（口服）和碘化钾，治疗受害者和接触毒剂的医疗服务提供者。

隧道爆炸的准备工作包括准备现场地图。现场地图用于确定指挥所和检伤分类场地的最佳布设位置。如前所述，隧道设有多个入口点和出口点。因此，需布设多个控制点。事故发生前获得准确的现场地图至关重要。此外，运输计划还需包括替代交通方式，以解决隧道爆炸致使陆上交通岗延误的问题。

事后措施

出于多种原因，有效利用执法手段至关重要。在灾害应急规划中，现场安全是重要但常被忽视的方面。应尽快设立警戒区，确保受害者远离未经评估的灾害现场，防止伤及灾区外的人员（可能进入灾区）。此外，设立放行点（便于设备和人员进出受灾现场）也至关重要。放行点有助于管控资源。应尽快将场地布局等相关信息分发给应急小组成员，以防资源的不合理利用。当灾害起初为蓄意时，爆炸场地和医院常为二次爆炸的主要目标，因此，这两个位置需考虑安全问题。

隧道爆炸事发后所面临的主要挑战与多个进/出点有关。因此，需在多个不同的场地设立多个主要的检伤点，限制不同点存在的障碍物。例如，地铁爆炸可能会波及多个地下至地面出口楼梯（受伤旅客能够从几个位置逃出）。若检伤人员不在这些场地或其附近，则受害者的治疗可能会严重延误，且受害者未经评估离开现场的可能性也会增加。在这种情况下，当地医院伤员将出现分配不均的现象。同时，延发症状患者的死亡率和发病率的风险也会增加。每个检伤分类场地还应用作治疗站，负责医疗援助的快速管理。

经医院治疗的患者大多会通过步行、乘出租车或其他非紧急运输方式到达急诊室。在这种情况下，管理难度更大，过度检伤分类难度进一步加大，降低了医院资源的使用效率。为此，需在收治医院外部设立检伤分类点（用作未经检查患者的初始检伤分类区），便于对自行入院的患者进行进一步的检伤分类。对于之前无法识别的重症伤员，时间至为关键，因此，应迅速确定患者是否受重伤。此外，外部检伤分类场地应快速将需消毒的受害者疏导至隔离的去污场地，以避免进一步接触其他患者，避免医疗设施受污染。

伤员医疗

隧道爆炸后，受害者大多会表现为冲击伤。原发性冲击伤的发生率与冲击波强度及是否靠近爆炸地点直接相关，而与爆炸地点周围的开放空间无直接关联。[1] 在隧道中，需考虑密闭的矩形隧道空间的爆炸效应（与受伤频率和严重程度有关）。一般而言，冲击波会随着远离爆炸源而逐渐衰减，因此，最靠近爆炸地点的受害者最可能出现第一级冲击伤。然而，密闭的隧道空间将增加冲击力反射，进而增加第一级冲击伤的出现频率。此外，冲击波反射可使入射波的毁坏能力增加 2~20 倍，进而增加第一级冲击伤的严重程度。

二级冲击伤的诱因是抛射物引起钝性伤或穿透伤。软组织、骨科均发现了二级冲击伤。此外，最靠近爆炸源的患者还会出现头部损伤（颅脑损伤）或肢体瘫痪。[3] 三级损伤由两个诱因引起：受害者的物体位移（从爆炸源处抛射的物体）及冲击力引起建筑物或隧道壁（挤压伤）倒塌。

四级冲击伤是指冲击引起的其他损伤。[1] 四级冲击伤包括热灼伤（热气和二次火灾）、吸入性损伤（灰尘、烟雾、一氧化碳和化学物质）和湿害（水下隧道）。[3] 鉴于密闭空间的长度可能会增加逃生的难度（接触有毒物质的时间更长），因此，隧道爆炸事故中发生四级损伤的可能性更大。此外，远离隧道爆炸地点的人仍有可能接触隧道排放的烟气。

受隧道爆炸影响，肺部或胃肠均可能会出现一级冲击伤。当受害者浸没或部分浸没于水中时，胃肠冲击伤更为常见。受初次爆炸作用而被淹没的水下隧道所发生的二次水下爆炸将增加水下冲击波，可能会使被淹没的受害者更易受到冲击，并可能引起胃肠冲击伤。胃肠系统的冲击伤可能会引起出血、休克或穿孔。由于肠气主要积聚在结肠，因此，结肠是最易受到胃肠冲击伤的部位。[3] 胃肠冲击伤的主要依据是无肠鸣音、直肠出血、反跳痛、腹痛、恶心、呕吐、腹泻和里急后重。[4] 鉴于临床表现存在非特异性，因此，需维持高的胃肠冲击伤疑似指数。

广泛性出血的风险使得体液和血液输注成为维持心血管稳定性（确定性外科护理之前）的重要因素。由于 CT 扫描在识别空腔性脏器恶性损伤中具有局限性，因此，需利用更为有效的诊断程序（包括诊断性肠膜灌洗和剖腹手术）尽量改善治疗效果。[4]

二级和三级冲击伤包括多种典型和非典型创伤性损伤。由于隧道爆炸现场投射了大量的碎片物质，因此，软组织损伤、穿透伤、头部损伤和外创性切除术均可能会出现。隧道爆炸所引起的二级、三级和四级损伤应遵照标准的治疗协议进行管理。

■ 实例介绍

　　当时正值波士顿市的交通高峰时段。威廉斯隧道全长1.6英里的水下通道出现了交通堵塞。在隧道中部停着一辆黄色的出租货车。货车上装着高爆炸药。货车司机正准备引燃车上的炸药。随着交通阻塞状况的继续，他靠近了路中央预设的炸药引爆点。他松开制动，行驶15英尺后，货车再次停下。此时，他低下头做了最后的思想准备，随后按下了按钮。车辆上的物质冲向各个方向，形成了冲击波，迅速蔓延至隧道前部和尾部。爆炸位置附近的汽车被反向抛至离隧道最近的出口点。一股烟雾渐渐地笼罩了隧道，浓黑的烟席卷至隧道后方，如同追赶压力波。

　　未在首次冲击中丧生的人在车外蹒跚而行，他们面临诸多挑战。第一个挑战是烟雾。隧道漆黑一片，他们急切地需要寻找到充足氧气进行呼吸。当人们试图确定救助方向时，现场出现一片混乱。当第一辆救援车辆汇聚在出口点时，成百上千人（一些人表现良好，其他人严重受伤）急切寻求安全和援助。

◉ 特殊考虑

　　由于隧道爆炸发生在密闭空间内，因此，冲击波的强度更大。由此可见，隧道爆炸将使一级冲击伤的风险增加。隧道爆炸也会使四级冲击伤的风险增加。热灼伤和毒素吸入很常见。发生率与距爆炸源的距离成正比。这类损伤的范围和严重程度主要取决于爆炸现场的炸药、化学品和材料、受害者是否接近爆炸源及接触持续时间。[3]

　　解救隧道内伤员所用的通道通常不同（包括通往地面的阶梯、通道、沿另一方向行车的单独交通隧道的相连处和明显的入口和出口点），因此，需设立多个检伤分类场地。

　　防弹衣会增加一级冲击伤的严重程度。当护理隧道伤员或地铁安检人员时，应维持较高的严重一级冲击伤疑似指数。[4]

🜨 隐患

　　在应对隧道爆炸的过程中，存在几个隐患，包括：

- 同其他类爆炸一样，隧道爆炸后的主要隐患是无法识别受害者（无症状或仅表现为轻微症状）的一级冲击伤。一级冲击伤的受害者所受的二级和三级损伤程度较小，不适于通过初期评估进行检伤分类。
- 由于冲击伤常表现为延发症状，因此，需着重识别相关联的体检结果（可说明是否存在隐匿性损伤）。这些体检结果包括鼓膜破裂、下咽瘀点或瘀斑、视网膜动脉空气栓塞和皮下气肿。[4]
- 由于爆炸发生在密闭空间内，因此，隧道爆炸中肺部受冲击伤的风险大于露天爆炸。此外，水下隧道爆炸出现胃肠冲击伤的风险更大（由于大量水涌入后，可能会发生二次爆炸）。

参 考 文 献

1. Horrocks C，Brett S. Blast injury. *Curr Anaesth Crit Care*. 2000；11：113-9.
2. Frykberg E. Medical management of disasters and mass casualties from terrorist bombings：how can we cope？ *J Trauma*. 2002；53：201-12.
3. Wightman J，Gladish S. Explosions and blast injuries. *Ann Emerg Med*. 2001；37：664-78.
4. Argyros G. Management of primary blast injury. *Toxicology* 1997；121：105-15.

152 液化天然气爆炸

Michael I. Greenberg

事件说明

天然气的主要成分是甲烷，含少量其他烃类及水、二氧化碳、氮气、氧气和含硫化合物。[1~5]若天然气冷却至低于 −161.7℃，则杂质大多会被去除，且天然气变为透明液体。这种无色、无味的物质俗称液化天然气。液化天然气是低温材料。换言之，若温度充分低，则液化天然气将保持液体状态。液体形式的天然气本身是一种非腐蚀性、相对无害的物质。需注意：液化天然气比水轻。当从水中溢出时，液化天然气会漂浮在水面。

液化天然气本身不是爆炸材料。若储存条件适当，则液化天然气不会自燃。然而，若转变为气体，则液化天然气可能会迅速爆炸，尤其是当液化天然气排放到密闭空间中时。然而，仅当空气混合物中液化天然气的浓度达到特定可燃浓度范围（5%~15%）时，液化天然气才会发生爆炸。[1~5]同样地，若相同浓度范围（5%~15%）的液化天然气接触温度较高的空气，则液化天然气燃烧。若大量液化天然气快速释放到水中，则会进入俗称的"快速相变期"。水迅速将热传递给温度更低的液化天然气，致使液化天然气由液态迅速转变为气态。同时，发生爆炸的风险也可能很大。显然，若这类爆炸要发生，则爆炸附近区域的建筑物和居民将会受到严重危害。若在相对靠近居住区的港口区发生这种情形，则可能会引起危及生命和财产安全的重大灾难。

在特定情况下，液化天然气被看作是潜在的有害物质。其危害程度表现在几个重要的安全问题上，包括皮肤冻伤、缺氧环境的形成及爆炸／燃烧风险。[1~5]液化天然气必须储存在非常低的温度条件下，可造成冷冻危害。尽管液化天然气和人皮肤的短暂接触可能相对良性，但较长时间的接触可能会使皮肤受冻伤。液化天然气蒸汽云便于形成缺氧环境。缺氧环境能够取代氧气，进而使人窒息。若液化天然气排入密闭或相对密闭的空间，则危害可能更为严重。当蒸汽云满足易燃性特性时（液化天然气的浓度为 5%~15%），液化天然气蒸汽云便会燃烧。然而，当满足这些环境条件时，仍需使用点火源，才能酿成大火。

液化天然气潜在危害的一个重要方面是液化天然气溢出或排入水域，例如，湖泊或海洋（相比陆地）。在这些情形下，难以或不能有效控制液化天然气溢出。此外，液化天然气能够快速挥发，形成蒸汽云（可发生爆炸和火灾）。这种情形可能是由于恐怖主义分子在港口或海港附近袭击液化天然气罐造成的。若恐怖袭击致使液化天然气大量溢出，并用点火源（例如，引爆简易爆炸装置、炸弹爆炸或空袭油槽船船身）将其引燃，其后果将是灾难性的。

事前措施

就液化天然气运输而言，最重要的事前措施是保护液化天然气罐和液化天然气储存设备不受恐怖袭击。

液化天然气一般由双层船壳的油轮运输。这些容器经过专门设计，可提供非常低的储存温度，维持液化天然气保持液态。此外，所有的液化天然气运输罐需严格符合美国海岸警卫队、美国交通运输部和国际海洋组织等机构规定的联邦与国际条例。

在陆上，液化天然气通常储存在固定的接收站。美国大陆目前仅有 4 个液化天然气接收站，其中仅有

3个接收站（波士顿、萨凡纳和莱克查尔斯）运转正常。[5]美国海岸警卫队条例规定了液化天然气运输船（进入波士顿海港）2英里的"移动安全区"。该条例规定当液化天然气运输船进入或离开时，波士顿洛根机场应关闭。在进入波士顿海港之前，美国海岸警卫队将登上液化天然气运输船，持续监测卸货作业过程中液化天然气运输船的货物驳运过程。[5-9]若液化天然气运输船发生爆炸和火灾，则会造成巨大的摧毁能力，因此，需采取特殊保护措施。

尽管大部分液化天然气运输由运输船完成，但仍有少量的液化天然气由罐车运输。液化天然气还经由管道由加拿大运至美国。液化天然气的陆路运输也会存在与材料水运相同的问题。

模拟液化天然气接收站的重大特大安全事故。[4]这些仿真结果保守估计了四罐液化天然气储罐灾难性损失后下沉风效应，并预测了高温的顺风蔓延。[4]这些模型强调了液化天然气灾难的潜在损害。

液化天然气储存区、接收区或运输区的第一响应人员应了解潜在灾害，并应接受危险品事故（与液化天然气相关）方面的培训。

事后措施

事故或恐怖袭击引起爆炸和大火后所采取的措施部分取决于事故位置。若远海上液化天然气罐发生事故，则生命损失可能仅限于运输船及员工。然而，若事故发生在港口或港口附近或固定的储存设施中，则会导致严重的财产损害、人身事故和死亡事故。由液化天然气爆炸和燃烧所引起的火灾很难得到控制，尤其当出现复燃现象时。若发生复燃，则装载的所有液化天然气均会发生燃烧。在这种情况下，引发的大火将无法得到控制，直至燃烧过程将液化天然气完全燃烧为止。[8, 10-11]

伤员医疗

就所有的危险品事故而言，解救现场的受害者或潜在受害者至为重要。当皮肤接触液化天然气时，需立即清除皮肤上的物质，启动标准的冻伤治疗程序，包括冻伤皮肤或足趾的立即复温（将冻伤皮肤或足趾放入温水）。若接触缺氧环境（由液化天然气蒸汽云引起），则需在离开缺氧环境后实施心肺复苏。进入缺氧环境的第一响应人员需使用充分的呼吸保护措施（外部供气）。需对液化天然气爆炸事故中受伤或烧伤的人员进行评估和治疗（根据标准的创伤和烧伤协议）。

实例介绍

液化天然气双重壳体运输船与小型邮轮（运载1500名旅客）于黄昏后在带雾港口相撞。事故原因尚未查明。运输船上的所有助航设备均出现故障。当时，美国海岸警卫队进入港口（根据条例规定），未跟随这些船只。碰撞发生在距东部沿岸城市海港不到1英里处。运输船壳体发生严重损毁，液化天然气泄漏。遇海水后，迅速释放出蒸汽。报告显示水中和邮轮上的人员均被火包围。发布初始碰撞报告后，海港发生了大爆炸。早期报告显示两艘运输船形成了巨大火球。受爆炸影响，岸上的建筑物被摧毁。事故现场发出的最早报告显示生命和财产受到严重损失。

这次灾害被认定为巨大灾难。联邦、州、国家和城市医疗部门、危险品管理部门、执法机构、军事机构和公共服务人员和医务人员均被调集至事故现场。预订协议旨在应对灾害，包括限制在事故地点500英里范围内执行海运和空运任务。应急响应持续了10天。多级法律、社会和医疗机构关注这次事故达数年之久。

特殊考虑

液化天然气的良好安全记录在危险品中相对独特。自1959年起，液化天然气的运输开始采用运输船。目前尚未存在海洋或港口严重爆炸的事故报告。[5]然而，自1944年起，备案的陆上液化天然气接收站的重大事故约有13起。1起事故发生于1977年，事发地点为阿尔及利亚；另1起事故于1979年发生在马里兰州科夫波因特。每起事故至少引起1人死亡。[5]2004年，阿尔及利亚斯基克达液化天然气处理设施发生火灾事故，造成近27名工人死亡，74人受伤。[9]尽管这些数据显示液化天然气行业的安全记录良好，但人们仍然强调液化天然气是能够引起重大灾难的危险品。

隐患

液化天然气与液化石油气或压缩天然气混合是常见错误。[5]液化石油气是丙烷和丁烷的混合物，在室温和中压条件下为液态。液化石油气高度易燃，且需储存在远离火源和通风良好的区域，以确保气体泄漏能安全扩散至远离居住区的位置。液化石油气混入硫醇后通常会发出难闻的气味，因此，气体泄漏后便于快速探测。当硫醇浓度低于易燃性下限时，添加硫醇的浓度是指可探测出液化石油气发生泄漏的浓度。

液化天然气也不同于压缩天然气。[5] 压缩天然气是一种加压的天然气，其成分通常与管道天然气的成分一致。压缩天然气通常被误解为是一种仅能用于车辆燃料的天然气形式。然而，液化石油气和液化天然气也可用作运输燃料。

参 考 文 献

1. Fialka J，Gold R. Fears of terrorism crush plans for liquefied gas terminals.*Wall Street J*. May 14, 2004：A1.

2. Fay JA. Model of spills and fires from LNG and oil tankers. *J Haz Mater*. 2003；B96：171–88.

3. Gerasimov VE，Kuz'menko IF，Peredel'skii VA，et al. Introduction of technologies and equipment for production, storage，transportation，and use of LNG. *Chem Petroleum Eng*. 2004；40：31–5.

4. Havens J. *Maintaining Security in an Era of Heightened Awareness*. GTI New Frontiers in LNG Shipping Conference, London, 2002.

5. Institute for Energy, Law & Enterprise. *Introduction to LNG：An Overview on Liquefied Natural Gas，its Properties，the LNG Industry, Safety Considerations*. Houston：University of Houston, 2003.

6. Lehr W，Simecek-Beatty D. Comparison of hypothetical LNG and fuel oil fires on water. *J Haz Mater*. 2004；107：3–9.

7. *Natural Transportation Safety Board Report：Columbia LNG Corporation Explosion and Fire, Cove Point, Md：October 6, 1979*.NTSB-PAR-80-2, April 16, 1980.

8. Parfomak P. *Liquefied Natural Gas（LNG）Import Terminals：Siting, Safety and Regulation. CRS Report for Congress*. January 2004.

9. Kemezis P. Algeria blast has officials rethinking LNG safety. *Engineering News Record*. 2004；252：17.

10. Shook B. *Despite Recent Explosion, BP and Shell Expanding LNG Efforts. Natural Gas Week*. New York：February 13, 2004.

11. U.S. Bureau of Mines. *Report on the Investigation of the Fire at the Liquifaction, Storage, and Regasification Plant of the East Coast Gas Co., Cleveland, Ohio, October 20, 1944*. February 1946.

153 液化天然气气罐车爆炸

Jonathan M. Rubin

事件说明

液化天然气罐车爆炸属于沸腾液体膨胀蒸气爆炸（BLEVE）。加压液体迅速蒸发，导致液罐爆炸，从而引发沸腾液体膨胀蒸气爆炸。罐板的机械损坏或者罐外火焰集中加热均可导致液体蒸发。如果发生火灾，强热将使罐壁变得脆弱，由于罐体不能承受罐内压力上升，从而破裂。[1] 无论在哪种情况下，由此产生的爆炸将引起冲击波、火球以及气罐碎片飞落。通常在着火后 8~30 分钟发生沸腾液体膨胀蒸气爆炸，平均时间为 15 分钟。[2] 罐损坏通常会立即导致沸腾液体膨胀蒸气爆炸。油罐车顶部的安全阀专门用于排放蒸汽，降低罐内蒸汽压力，但是如果罐侧翻（比如交通事故），可能不能有效运行。在这种情况下，阀门将排放液化天然气（LNG），但是不会降低油罐压力。

事前措施

美国国家标准协会、美国消防协会（NFPA）以及美国机械工程师协会已编制液化天然气和丙烷安全标准和规范。这些标准重点说明有关罐设计和制造、安全阀、运输以及防火和有害材料处理的安全问题。此外，美国劳动部以及美国交通运输部等联邦机构已建立有关液化天然气和其他易燃性气体运输的规章制度。美国国家丙烷气协会和美国消防协会支持的教育项目已提高应急响应者的液化天然气事故管理决策意识。所有工作旨在提高液化天然气的运输安全性，保证实施恰当的液化天然气罐车事故应急响应措施。事实上，自 1993 年，美国和加拿大[4]（表 153-1）仅发生过 3 次重大的 BLEVE 事故。

在事故现场，可采用车辆铭牌和色彩设计识别罐车运输物品。易燃气体类型以及罐的大小为事故指挥官的主要考虑因素。BLEVE 的严重程度取决于容器碎片的重量以及容器破损时的液体蒸发量。[2] 必须评估罐的情况，结构性损坏和火灾为基本考虑因素。除燃料类型外，现场评估时的其他考虑因素为事故位置。隧道或者其他密闭空间的 BLEVE 导致的后果比露天区域发生的 BLEVE 导致的后果更加具有毁灭性。事故现场发生火灾时，疏散现场人员比消防人员灭火的决定更加明智。必须根据火灾持续时间以及通常 BLEVE 发生的时间作出决定。火焰直接冲击液化天然气罐，而且安全阀不能将升高的压力泄压时，必须考虑 BLEVE 发生的可能性。[2]

事后措施

一旦发生沸腾液体膨胀蒸汽爆炸，爆炸通常会导致燃料源烧光，从而产生大火球。此时，燃料源耗尽，火灾通常会自行熄灭，有必要采取灭火措施。尽管液化天然气通常会迅速蒸发，但是需要控制并清理泄露的未燃烧燃料。烧伤人员或爆炸伤员应在现场进行检伤分类并治疗，然后运送至医院。

伤员医疗

沸腾液体膨胀蒸汽爆炸损伤可分为两类：烫伤和热力损伤以及由爆炸产生的碎片造成的外伤。可采用这些损伤的标准医疗护理。沸腾液体膨胀蒸汽爆炸前，可能发生泄漏燃料源爆炸。在这种情况下，由于可能存在中毒现象，需对患者进行去污处理和评估。

特殊考虑事项

沸腾液体膨胀蒸汽爆炸产生的抛射物为主要危害。皇后大学的研究表明，抛射体可以抛到爆炸油罐300英尺以外。[2] 若没有考虑此因素，可能大大增加事故现场伤亡人数。

隐患

以往人们认为碎片仅源于罐的两端。沸腾液体膨胀蒸气爆炸研究和经验表明这样的想法不正确：罐的任何部分都可能损坏，称为抛射物。目前，美国交通运输部建议应急响应者远离被火焰吞没的油罐。[5]

实例介绍

下午5:00，一辆满载液化天然气的油罐车在州际公路上拐弯，与相邻车道上高速行驶的两辆车相撞，一辆撞到油罐车的中间位置，起火。随后，火焰将油罐车吞没，12分钟后爆炸，产生大火球，大碎片被抛到车祸现场200英尺外。油罐车司机毫发无损，但是火灾和抛射物导致多人受伤。

参 考 文 献

1. Herrig Brothers Propane Tank Explosion. CSB Investigation Digest. June 23, 1999. U.S.Chemical Safety and Hazard Investigation Board, Washington, DC.
2. Albert City, Iowa. NFPA : Alert Bulletin. 1998；98：1. National Fire Protection Association, Quincy, MA.
3. Ciambelli P. The risk of transportation of dangerous goods : BLEVE in a tunnel. Ann Burns Fire Disasters. 1997；10：241-47.
4. National Propane Gas Association. Propane emergencies training-program. Available at：http：//www. propanesafety.com.
5. U.S. Department of Transportation. North American Emergency Response Guidebook 2000. Washington, DC.

154 石油蒸馏／工艺设施爆炸

David C. Lee，Henry C. Chang

⊗ 事件说明

石油工业主要是获取原油并提炼为可用的化合物（即汽油、其他燃油、塑料和聚合物）。原油主要为液体碳氢化合物或者半固体混合物，通常含有硫、氮、氧、铁、钒、镍和铬等金属。因为原油可提炼为燃料和汽油，因此也可制成非燃料的其他有用产品（例如润滑油、道路铺筑用沥青）。不同的石化产品有4000多种，但是基本产品包括乙烯、丙烯、丁二烯、苯、氨和甲醇。主要石化最终产品为塑料、合成纤维、合成橡胶、洗涤接和化学肥料。

原油的化学成分各异，还可包括轻质易挥发液体至半固体物质。原油可分为三大化学基：具有饱和烃结构的脂肪族化合物／烷属化合物、具有饱和环状化学结构的萘系化合物以及芳香族化合物。原油可划分为：沥青基原油、石蜡基原油以及混合基原油。原油还可分为低硫原油以及高硫原油。低硫原油的硫化氢含量少于5ppm，高硫原油的硫化氢含量高；钻井位置井口硫化氢的浓度为5万~18万ppm。[1-2]

原油提炼可分为若干阶段，各个阶段分别具有某些特性，灾难可能在各个阶段发生：

1. 通常采用重型机械钻井以及泵送获得并提取原油，一般在隔离的区域进行。

2. 运输原油，通常为大体积运输。

3. 提炼，通常需加热和多种其他可能有毒的化学制品。

4. 运输提炼后的最终产品，通常穿过人口密集的中心。

在原油提取阶段，通过油井获取地下原油。一般情况下，挖掘探井，也称为初探井。确定原油位置后，开始全面钻井。钻油井是一项复杂有风险的工艺，涉及高温和加压系统暴露。通常新井石油依靠自身压力将石油输送至地面。此后，原油必须依靠泵送出或者通过将水、气体或者空气注入矿床迫使原油输送至地面。许多这样的井位于具有极端环境条件的隔离区域，从而挑战最现代的运输系统。此外，经常发生初步接触油田矿床产生的有毒气体暴露。[3-4]

在运输的第二阶段，原油必须从采场运往炼油厂。将原油和天然气从油田运往炼油厂的主要方法通常为远洋油轮或者管道输送。

第三阶段，炼油工艺包括三个基本步骤：蒸馏、转化以及处理。蒸馏涉及根据沸点差异分馏原油中的碳化氢，通常在真空蒸馏塔中进行。本阶段耗费大量热量。因为蒸馏物在蒸馏塔中，通常需进一步加工，以产生其他分馏物，并将原油转化为基本汽油和其他有用化学品。

转化包括三个主要工艺：裂解、聚合和蚀变。裂解为最常用的转化方法，是将大分子分解为小分子的过程；聚合是将小分子聚合为大分子的过程；蚀变是将各种分子重新排列，形成所需碳氢化合物产品。这些工艺通常涉及大量热量的利用以及其他的氢源和催化装置。

最后，分馏物应进行精加工处理，形成满足特殊要求的产品。这些工艺包括溶剂提取、脱蜡和氢化作用。分馏和化学处理分馏物可进一步处理，去除杂质，例如含硫有机化合物、氮、氧、水、溶解的金属和无机盐。通常通过下列方法处理分馏物：

硫酸塔清除不饱和碳氢化合物（碳碳双键）、氮化合物、氧化合物以及残留固相（例如焦油和沥青）。装满干燥剂的吸收塔用于清除水分。硫化处理和硫化氢洗涤器用于清除硫和含硫化合物。

最后，炼制品被运输至用户处。因此，许多炼油厂位于人口密集地带。机场等大用户应通过管线由炼油厂直接提供。炼油厂灾难涉及附近大用户，例如石油化工厂或发电站。汽油加油站等小用户可通过终点公路槽车提供，终点为仓库和分配中心。若在内陆，通过轨道或者管道送往终点；若在沿海地区或者河口，则通过沿海油轮供应。

■ 潜在危害

石油工业的主要工艺是获得相对易燃的产品并将其转化为可燃性较高的产品。因此，石油工业报告的多数死亡是由于爆炸冲击波损伤和烧伤导致的（参见表154-1）。

■ 暴露

石油工业的原油提炼工艺需使用各种化学品。包括氯、含铬阻蚀剂和生物添加剂。提炼工艺的副产品可能导致严重中毒，包括苯等致癌性芳香族碳氢化合物。硫化氢为另一种副产品，可引发重伤，是在钻井和提炼过程中产生的副产品。据报告由于硫的浓度高，硫化氢气体成为加拿大亚伯达油田的主要问题。[5]

🔙 事前措施

首要措施是确认灾难现场。尽管多数报告的灾难由于爆炸和燃烧造成，但是不同部分的石油化工提炼工艺容易受到不同场景的影响。在获取原油过程中，油井着火通常会引发灾难，油井通常远离人口密集区域。另一方面，炼油厂通常靠近人口密集区。在前一种情况下，保健人员必须在海上石油钻机等偏远位置处理。在后一种情况下，保健人员必须强调当地机构的需求。

必须确认爆炸材料。许多炼油厂使用并存储有毒化合物。氢氟酸为炼油过程中随处可见的化合物，为致命物质，与肺部、皮肤和眼睛接触后会使人中毒。通常处于液态，但是可迅速转化为气体。若大量释放氢氟酸，院前保健人员需个人防护装置。对氢氟酸暴露引起的伤员救治通常需特有解毒药，例如皮肤吸入

以及静脉含钙治疗。[6-7]

另一件事是确定防爆可移动建筑。这些建筑为开放的建筑物，为人员提供临时安身之处，避免石油工业相关潜在危害。专门用于防止爆炸力在爆炸期间造成建筑移动和崩塌。还专门用于简单密封以及密闭，在毒气泄漏期间提供避难所。尺寸和形状与集装箱相同，位于人员便于到达的位置。灾难期间，保健人员应确定并寻找这样的建筑物，定位潜在受害者，如果发生继发性灾难，还可用作避难所。[8]

➡️ 事后措施

石油分馏或工艺设施爆炸后，必须确定可能的污染物。据报告，东欧油库灾难导致了严重的重金属（例如铅、砷、镉、镍、铬和铜）、聚芳烃和多氯苯酚污染。[9-11]

确定并解决受害人、保健人员和社区人员的心理问题。石油工业许多报告的灾难涉及大量烧伤患者，而且许多记录报告涉及保健人员心理健康的重要影响。[7, 12-20]

🧑‍⚕️ 伤员医疗

石油机构灾难通常涉及爆震伤和高温烧伤。此外，吸入或者皮肤接触导致有毒化学烟雾暴露的情况也很常见。

■ 有毒化学品暴露

炼油厂的化学品暴露很常见。氢氟酸是一种较常见的有毒化学品，需特殊治疗方法和解毒剂。应立即使患者远离该区域，并评估由于肺水肿、局部急性肺炎、肺出血或者全身毒性反应导致的呼吸代偿障碍症候。对于呼吸道暴露，建议使用喷雾器吸入2.5%或3%的葡萄糖酸钙吸入溶液进行治疗。氢氟酸皮肤损伤治疗包括立即采用大量清水冲洗（至少15~30分钟）、清除所有水疱（由于可能残存氟离子）以及在清除的皮肤表面涂覆葡萄糖酸钙（2.5%）凝胶。氢氟酸暴露全身中毒反应可导致心律不齐以及低钙血症，从而需心脏以及电解液监控。严重氢氟酸全身中毒患者应静脉注射或者动脉注射10%的葡萄糖酸钙溶液。

表 154-1　联合国环境规划署 1970 年以来报告的石油工业重大灾难

事故原因	年 份	位 置	涉及产品	死亡人数	受伤人数	疏散人数
运输事故	1994	瑞士苏黎世	汽 油		7	120
石油平台井喷	1979	墨西哥湾	原 油			
爆炸	1979	泰国攀牙	油	50	15	
爆炸	1988	墨西哥蒙特瑞	汽 油	4	15	10000
爆炸	1983	印度杜尔瓦瑞	汽 油	41	100	
爆炸	1979	美国加尔维斯顿湾	原 油	32		
爆炸	1980	非洲	原 油	36		
爆炸	1971	波兰切霍维采	油	33		
爆炸（海上运输）	1979	爱尔兰班特里湾	油和气	50		
爆炸（海上运输）	1979	土耳其伊斯坦布尔	原 油	52	>2	
爆炸（存储）	1988	墨西哥奇瓦瓦州	油		7	15000
爆炸（运输）	1988	加拿大海上	汽 油	29		
爆炸和火灾	1991	美国查尔斯湖	石 油	3	12	
爆炸（炼油厂）	1991	美国斯威尼	石 油		2	
爆炸（炼油厂）	1994	英国彭布鲁克			26	
爆炸（炼油厂）	1990	美国沙尔梅特	易燃气体			
爆炸（炼油厂）	1991	墨西哥夸察夸尔利斯	氯	2	122	
爆炸和火灾（石油平台）	1988	英国北海	油和气	167		
火灾	1972	美国多乐维尔	汽 油	2	161	
火灾	1990	黎巴嫩科涛拉	燃 油		45	
火灾	1983	印度杜若巴瑞	油	76	>60	
火灾	1985	印度帕得瓦	汽 油	>43	82	
火灾	1979	多巴哥岛加勒比海	原 油	26		
火灾（燃料库）	1990	美国丹佛	煤 油			
火灾（道路运输）	1994	尼日利亚奥尼查	燃 油	60		
火灾（炼油厂）	1991	美国波蒙特	碳氢化合物			
火灾（炼油厂）	1991	美国亚瑟港	石 油			
火灾（炼油厂）	1990	沙特阿拉伯拉斯坦	煤油和苯	1	2	
火灾（炼油厂）	1988	印度孟买	油	35	16	
爆炸和火灾	1983	巴西波茹卡	汽 油	42	>100	>1000
爆炸和火灾（炼油厂）	1995	印度尼西亚芝拉扎港	气 体			
泄露（油码头）	1986	美国诺斯维尔	汽 油			
泄露（管线）	1981	美国洛杉矶	油和聚氯联苯			30000
释放	1993	哥伦比亚雷梅迪奥斯	原 油	430		
释放	1994	美国休斯敦	原 油		<70	12，000
释放（仓库）	1998	美国弗洛雷夫	柴 油			
释放	1974	日本水岛	油			
爆炸	1993	越南南溪	汽 油	47	48	
运输事故（道路）	1997	南非斯坦格	石 油	34	2	
运输事故（船只）	1980	意大利罗马	油	25	26	
释放（仓库）	1978	日本仙台市	原 油	21	350	
爆炸（仓库）	1982	委内瑞拉塔克纳	燃 油	>153	500	40000
爆炸（仓库）	1983	尼加拉瓜科林托港	燃 油		17	25000
运输事故（转船）	1975	美国马库斯胡克	原 油	26	35	
运输事故（转船）	1985	西班牙阿尔赫西拉斯	油	33	37	

续表

事故原因	年份	位置	涉及产品	死亡人数	受伤人数	疏散人数
运输事故	1985	印度泰米尔纳德邦	汽油	60		
运输事故	1998	喀麦隆雅温得	石油产品	220	130	
运输事故	1995	印度马德拉斯	燃油	100	23	
泄露（仓库）	1984	美国丹佛				
爆炸（管线）	1984	巴西库巴唐	汽油	89		2500
火灾（石油平台）	1980	美国阿拉斯加	油	51		

氨是整个炼油过程中另一种始终存在的化合物，被广泛用作清洁剂以及冷却剂。氨气释放通过两种方式导致患者损伤：①由于冰点低（-33℃），直接接触可导致皮肤冻伤；②氨蒸汽随时可溶解在皮肤、眼睛和黏膜水分中，从而通过液化性坏死导致化学烧伤。若暴露，则需要立即用水清洗眼部和皮肤，并医治吸入创伤。

PCBs：多氯联苯

实例介绍

炼油厂管道断裂后形成薄雾。炼油厂多名工作人员开始抱怨咳嗽、咽喉痛以及呼吸困难的症状。实施了灾难计划管理，而且采取了紧急医疗服务措施。工厂管理人员通知人员管道用于输送氢氟酸。已通知院前保健人员使用个人防护设备。采用雾状葡萄糖酸钙溶液治疗患者，开始疏散可能存在的人员和周围社区。

随后将管道修复，氢氟酸溢出受控，并且被驱散。

特殊考虑事项

石油工业灾难常见情况为油桶和汽油桶爆炸。Bak 和他的同事[21] 报告了由于容器运输不当导致的一系列事件。典型情况是由于工人试图采用磨床或者焊枪分开或者切割认为是空的 55 加仑油桶。桶通常含有液体或者蒸汽残余易燃材料。穿透桶后，金属桶爆炸。附近的工人可能由于抛射体、冲击力以及烧伤而受严重外伤。

隐患

整个石油化工炼油厂使用不同的可能有毒的化学品。爆炸导致精馏塔损坏，较轻的成分释放。含有较少碳和氢原子的碳氢化合物蒸发，留下较重而且不易挥发的蒸馏物。汽油含有大量的有毒易挥发碳氢化合物，例如苯（可导致人患癌症）以及乙烷（可影响神经系统）。由于高度易燃，汽油和煤油的释放尤为危险。原油和半精制产品，例如柴油和燃料油，可能含有致癌性多环芳烃和其他有毒物质。不同的化学品燃烧的温度阈值不同，有时会发生多次爆炸。这给初步事件发生后抵达现场的保健人员造成严重威胁。

参 考 文 献

1. Snodgrass WR. Petroleum industry. In：Greenberg MI, Phillips SD, eds. Occupational, Industrial, and Environmental Toxicology. 2nd ed. St Louis, Mo：Mosby；2003.
2. U.S Environmental Protection Agency. Types of petroleum oil. 2004. Available at：http：//www.epa.gov/oilspill/oiltypes.htm.
3. Yapa PD, Zheng L, Chen F. A model for deepwater oil/gas blowouts.Mar Pollut Bull. 2001；43：234-41.
4. Leese WL. Some medical aspects of North Sea oil industry. Scott Med J. 1977；22：258-66.
5. Gabbay DS, De Roos F, Perrone J. Twenty-foot fall averts fatality from massive hydrogen sulfide exposure. J Emerg Med. 2001；20：141-4.
6. Trevino MA, Herrmann GH, Sprout WL. Treatment of severe hydrofluoric acid exposures. J Occup Med. 1983；25：861-3.
7. Dayal HH, Brodwick M, Morris R, et al. A community-based epidemiologic study of health sequelae of exposure to hydrofluoric acid. Ann Epidemiol. 1992；2：213-30.
8. Harrison BF. Blast resistant modular buildings for the petroleum and chemical processing industries. J Haz Mater. 2003；104：31-8.
9. Skrbic B, Miljevic N. An evaluation of residues at an oil refinery site following fires. J Environ Sci Health Part A Tox Hazard Subst Environ Eng. 2002；37：1029-39.
10. Skrbic B, Novakovic J, Miljevic N. Mobility of heavy metals originating from bombing of industrial sites. J Environ Sci Health Part A Tox Hazard Subst Environ Eng. 2002；37：7-16.

11. Attias L，Bucchi AR，Maranghi F，et al. Crude oil spill in sea water：an assessment of the risk for bathers correlated to benzo（a）pyrene exposure. Cent Eur J Public Health. 1995；3：142-5.

12. Hull AM，Alexander DA，Klein S. Survivors of the Piper Alpha oil platform disaster：long-term follow-up study. Br J Psychiatry. 2002；181：433-8.

13. Alexander DA. Burn victims after a major disaster：reactions of patients and their care-givers. Burns 1993；19：105-9.

14. Campbell D，Cox D，Crum J，et al. Initial effects of the grounding of the tanker Braer on health in Shetland. The Shetland Health Study Group. BMJ. 1993；307：1251-5.

15. Crum JE. Peak expiratory flow rate in schoolchildren living close to Braer oil spill. BMJ. 1993；307：23-4.

16. Dayal HH，Baranowski T，Li YH，et al. Hazardous chemicals：psychological dimensions of the health sequelae of a community exposure in Texas. J Epidemiol Community Health. 1994；48：560-8.

17. Palinkas LA，Petterson JS，Russell J，et al. Community patterns of psychiatric disorders after the Exxon Valdez oil spill. Am J Psychiatry. 1993；150：1517-23.

18. Qiao B. Oil spill model development and application for emergency response system. J Environ Sci（China）. 2001；13：252-6.

19. Qiao B，Chu JC，Zhao P，et al. Marine oil spill contingency planning. J Environ Sci（China）. 2002；14：102-7.

20. Li J. A GIS planning model for urban oil spill management. Water Sci Technol. 2001；43：239-44.

21. Bak B，Juhl M，Lauridsen F，et al. Oil and petrol drum explosions：injuries and casualties by exploding oil and petrol drums containing various inflammable liquids. Injury 1988；19：8-5.

155　火灾和烧伤介绍

Marianne E. Cinat，Victoria M. Vanderkam

在灾难中，烧伤很普遍。除与建筑火灾相关外，还可能与爆炸，林野火灾，飞机、火车或汽车事故或其他严重事件同时发生。火焰、闪光、化学品或者电均可导致受伤。近年来，人们越来越担心核战争、生物战争以及化学战争灾难处理问题，上述灾难均可导致大量人员严重的烧伤。烧伤可能仅涉及皮肤或者通过吸入成分导致面部和上呼吸道热暴露，或者吸入烟雾导致远端气道和支气管树损伤。由于吸入引起的烧伤可能迅速导致呼吸道堵塞以及休克，因此立即检伤分类以及复苏对于存活并得到最佳的结果至关重要。许多作者已对大灾难烧伤进行说明。参见最近的事件以及吸取的教训。

■ 现行做法

事前措施：救灾规划

消防员、救援人员以及紧急医疗人员应充分了解治疗烧伤的工作知识。具体地理位置的防灾准备包括将烧伤人员分类送往区域内烧伤中心的计划，烧伤中心配备处理严重烧伤患者的设备且具有丰富的经验。烧伤护理必须优先作为应急医疗服务（EMS）人员教学的课程内容，包括急诊医师、护理人员以及消防员。所有应急医疗服务响应人员应了解最近的烧伤中心以及最近的接收中心。烧伤中心应积极合作。

中心间的合作关系通过特殊计划和转院同意书有效，保证检伤分类并对烧伤患者进行早期护理。烧伤中心必须准备接收多名具有其他相关损伤的烧伤患者。

事故院前治疗

美国烧伤协会（ABA）认可高级烧伤生命维持课程。本课程的一个章节专门说明多名伤员的烧伤事故处理以及火灾危害的现场安全。[1]专栏155-1、155-2 以及 155-3 节选自本课程。所有响应单位事故处理组织成分，见表155-1。

检伤分类区设有充足的照明装置，位于检伤分类官员可看到整个现场的区域，远离危害，位于事故现场和运输车辆之间的位置。专栏155-2 推荐并汇总了 4 种治疗类别。

应急医疗人员使用规程，并与后方医院沟通，控制现场稳定性。气道控制应予以最优先考虑。根据当地的药物试验报告采用气管插管术建立并维护气道。一般情况下，即使未进行医治，无其他损伤的烧伤患

专栏 155-1　烧伤灾难管理

1. 医疗指挥所应：
   - 建立在安全区域
   - 用作派遣和医疗控制通信中心
2. 安全和危害控制：
   - 将救援人员和旁观者的损伤风险降至最小
   - 在医疗指挥所进行协调
   - 负责救援队的所有成员
   - 保证人群和危害控制
3. 医疗指挥所的通信中心应：
   - 与事故管理人员沟通患者信息，包括受害者人数和其情况
   - 保证相关机构的伤员分布
   - 与接收机构沟通伤员人数和所提供的治疗信息

资料来源：《高级烧伤生命维持院前课程手册》，芝加哥：美国烧伤协会；2001：19-20，经许可复制。

专栏 155-2 检伤分类治疗分类

1. 立即护理（红色）
- 10到50岁的患者烧伤>20% TBSA
- 10岁以下或50岁以上的患者烧伤>10% TBSA
- 吸入损伤
- 化学损伤
- 电损伤
- 相关威胁生命的损伤

2. 延误护理（黄色）
- 10~50岁的患者烧伤<20% TBSA
- 全层烧伤<5% TBSA
- 晒伤或者一级烧伤

3. 小范畴
- 轻微损伤；无须紧急护理

4. 死亡（黑色）
- 不能生还

资料来源：《高级烧伤生命维持院前课程手册》，芝加哥：美国烧伤协会；2001：20-1，经许可复制。

专栏 155-3 具有火灾危害的现场安全原则

1. 若发生严重火灾，急救车应位于现场外的安全区，安全区可根据事故类型和现场评估的变化而变化

2. 进入正在燃烧的建筑物前，救援人员应了解下列知识并在相关方面受训：
- 使用经批准的防护服
- 使用配套呼吸装置

3. 救援人员必须了解并精通正在燃烧的建筑物救援方法

资料来源：《高级烧伤生命维持院前课程手册》，芝加哥：美国烧伤协会；2001：17，经许可可复制。

者通常不会在受伤后60分钟内休克。[1] 因此，事故后不久休克的烧伤受害人应立即进行评估，确定潜在损伤、隐匿性出血、呼吸衰竭或其他休克原因（例如心脏病和神经病）。

Masellis 等人[2]为大众提供了有关烧伤受害者的急救护理指南。内容如下：

- 保持自控——不恐慌；
- 保护自己；
- 减小火势；
- 解救并将受害人转移到露天区域；
- 若可能，为烧着的衣服灭火；
- 脱下烧着的衣服；
- 进行烧伤急救。

热灼伤：保持水疱完整。冷却伤口10分钟。避免体温过低。用净的干床单盖住身体。不得使用软膏或其他药物。

化学灼伤：用水彻底冲洗暴露区域。收集有关化学药剂的详细信息，准备为应急医疗人员提供信息。

表 155-1 1973~1990 年引发大规模烧伤的 14 场灾难说明

事 件	日 期	说 明
室内灾难		
英国萨摩兰	1973年8月2日	休闲综合中心火灾
爱尔兰都柏林	1981年2月14日	夜总会火灾
英国	1984年1月27日	煤矿爆炸
英国曼彻斯特	1985年8月22日	滑道上的飞机火灾
英国国王十字区	1988年6月24日	地铁站火灾
英国帕玻尔·阿尔法	1988年7月6日	石油平台火灾
斯卡格拉克海峡斯堪的纳维亚之星（SCA）	1990年4月7日	渡船火灾
室外灾难		
乌干达纳基乌波	1973年1月13日	商业中心地汽油罐车相撞
西班牙洛斯阿尔法克斯	1978年7月11日	液化石油气罐车在营地相撞
印度班加罗尔	1981年2月7日	马戏团火灾
墨西哥圣胡安尼克	1984年11月19日	液化石油气工厂爆炸
英国布拉德福	1985年5月11日	足球场火灾
德国拉姆施泰因	1988年8月28日	飞行表演飞机相撞
苏联巴什基尔	1989年6月4日	天然气爆炸导致列车相撞

资料来源：改编自Arturson C：重大火灾分析。In：Masellis M，Gunn SWA，eds. 大规模烧伤伤员医治和火灾管理，荷兰多德雷赫特：Kluwer Academic出版社；2002：24-33，经许可。

电灼伤：拔掉电源，保护气道。

Masellis 和同事[2]还为受训人员推荐烧伤受害者初步治疗指南。内容如下：

- 严重受害人立即进行检伤分类；
- 检查上呼吸道；
- 烧伤定性评估；
- 烧伤定量评估；
- 静脉内复苏治疗；
- 止痛治疗；
- 转至医院；

若对大规模伤员事故的烧伤受害人进行适当的检伤分类，医疗人员必须能够准确评估烧伤的严重程度和范围以及吸入损伤的症状。烧伤后，若延误护理，可能造成不良影响。迅速检伤分类和治疗对于患者幸免于难而言至关重要。需在现场测量特殊参数，并报告给医院，包括下列内容：

- 烧伤严重程度；
- 烧伤范围［全身表面积（TBSA）］；
- 吸入损伤的状况；
- 损伤病因；
- 休克症状。

烧伤程度评估

烧伤分为一级烧伤、二级烧伤、三级烧伤或四级烧伤。近年来，分类发生变动，从而反映受影响的皮肤层组织厚度。具体来说，现在烧伤分为表皮烧伤、皮层烧伤或者全层烧伤。

一级烧伤或表皮烧伤仅涉及表皮，计算进行液体复苏的烧伤全身表面积时除外。此类烧伤通常是由于暴露于热或者太阳紫外线照射（即晒伤）导致。一级烧伤会感到疼痛，出现皮肤发红症状，但是会起疱。

二级烧伤或皮层烧伤涉及整个皮层和部分真皮。表层皮层烧伤会导致皮肤鲜红，有水疱而且表面湿润。接触时极其疼痛，尤其是水疱破裂时，压之褪色，证明轻快的毛细血管再充盈情况。

三级烧伤或全层烧伤涉及所有的皮肤层（即表皮、真皮和表皮附属物）。患者皮肤烧焦、有斑点、苍白、蜡黄、棕色或者不会泛白的红色。牢固、干燥且呈皮革状。

四级烧伤或者皮下烧伤从皮肤延伸至皮下组织，可能涉及下层组织、骨骼、肌肉和相关结构。组织烧焦、坚韧、干燥，呈皮革状。还可能出现干化症状。

这些伤无疼痛感觉。

烧伤范围评估

报告烧伤范围（烧伤的全身表面积百分数）。为进行液体复苏，计算 TBSA 烧伤时，仅可采用二级烧伤、三级烧伤和四级烧伤进行计算。

"九分法"是计算 TBSA[3] 的典型方法（图 155-1）。全身表面积 100% 可分成 11 个 9%，再加上阴部皮肤占 1%。这是计算烧伤范围的有效方法，但是对于 10 岁以下的儿童而言，由于身体比例不同，因此不准确，特别是婴儿。

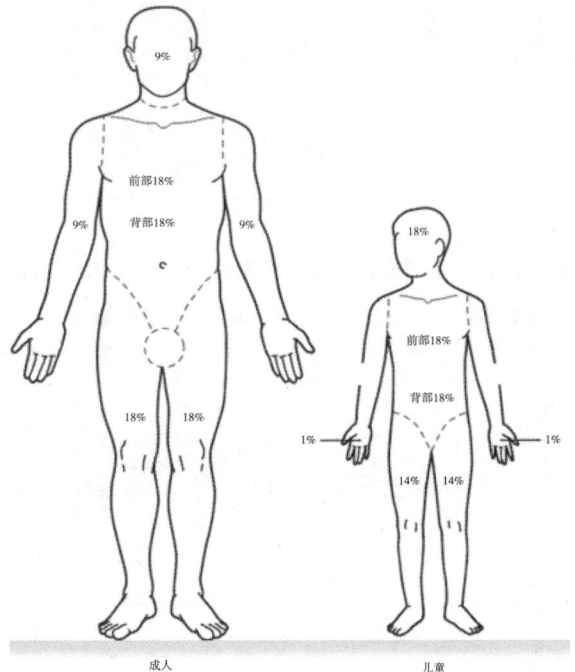

图 155-1 九分法

对于较小面积或不规则的烧伤，采用患者手掌（包括手指）计算 TBSA，近似于其全身表面积的 1%。[4]

吸入性损伤识别

面部烧伤、咽部有黑烟或者鼻毛烧焦的患者，吸入性损伤的可能性增大。吸入性损伤分为声门以上吸入性损伤和声门以下吸入性损伤。声门以上吸入性损伤最常见。可能由于热源或化学源导致，可能引发上呼吸道和声门上结构损伤。会发生气道迅速水肿和闭塞。[1]声门以上吸入性损伤的症候和症状包括沙哑、发音变化、喘鸣、呼吸困难。未复苏患者，液体复苏正在进行前，可能延迟声门上水肿。因为存在这种延迟气道堵塞的风险，推荐提早插管防止气道闭塞并避免气道手术。

声门以下吸入性损伤几乎总是由于气道和肺实质化学损伤导致。由于吸入有毒化学物质（例如，乙醛、氧化硫以及碳酰氯）导致气道上皮直接损坏。增大损伤范围的因素为延长暴露于化学气体（患者在现场失去意识）和微小颗粒气体的时间。这些因素导致较小的气道和末端支气管受到影响。吸入毒素可导致呼吸衰竭，需延长插管和辅助呼吸时间。预期具有密闭空间烟雾暴露史并随后失去意识的受害者的吸入性损伤，会导致肺功能衰竭。

损伤病因

火灾原因和烧伤信息有助于治疗医师进行治疗。在现场获取数据，然后告知接收医院的人员。有关记录的信息包括事故在室内还是室外发生。室内事故很可能导致吸入性损伤。烧伤治疗随着原因或者所涉及的制剂（例如火焰、电或者化学品）的不同而变化。

休克症状

意识下降、血压降低、心率加快以及外围灌流量减少均为休克的典型指标。对于烧伤患者，烧伤后，由于释放儿茶酚胺，在一段时间内可保持充足的血压。这些物质使血管收缩，保持血压。

急诊室评估和治疗

在所有受伤者中，烧伤患者应享有相同的优先等级进行初步评估。优先对具有吸入性损伤的严重烧伤患者进行气道治疗，首先在急诊室（ED）检伤分类区进行气道治疗。同时进行呼吸支持和液体复苏。尽管最好优先在未烧伤皮肤建立静脉通路，但是必要时可在烧伤区域建立静脉通路。需中心线或者腿骨通道。必须提早识别血液循环欠佳情况。首饰或周围设备必须立即摘除，烧伤复苏期间严重肿胀可能导致这些首饰或者周围设备成为压脉器，可能导致血液循环欠佳。胸部或者四肢周围全层烧伤需进行焦痂切除术，但是需在烧伤医师的监督下在烧伤治疗中心进行焦痂切除术。神经缺失和精神状态需精确评估并进行记录。患者必须充分暴露，从而对烧伤深度和范围进行正确评估。但是，此后立即用温暖干燥的床单将患者盖住，防止体温过低。评估和复苏期间，避免体温过低并保持患者体温，这一点非常重要。只用温暖的

毛毯、升高室温、静脉液体加温以及插管患者呼吸机环路加热便可完成。

采用一致同意的烧伤配方 2 ~ 4cc/kg/%TBSA 开始进行液体复苏。[1] 计算后，烧伤后 8 小时内服用一半的剂量，此后的 16 小时服用剩下的一半。本配方仅用作初始容量复苏率指导。复苏率可每小时进行调节，从而保持成人 0.5cc/kg·h 的尿液输出以及儿童 1.0cc/kg·h 的尿液输出。

需止痛镇静，连续对患者进行监控。初始优先措施生效，患者情况稳定后，可转移至加护病房继续护理。

💡 特殊考虑事项

Arturson[5] 对 1973 ~ 1990 年发生的一系列火灾进行了分析。表 155-1 汇总了灾难的详细信息。本研究证明室内火灾的幸存者少于室外火灾的幸存者。研究中，室外事故的实际住院率高 20 倍。由于氧气过少以及吸入有毒化学物质，室内火灾更可能导致不能逃生者迅速死亡。在 Arturson 的研究中，室内火灾后住院人数相对较少。室内灾难幸存者通常会造成不严重的烧伤（即 <30%）或者吸入性损伤。室外事故会导致大量较严重的伤员住院。室外灾难更可能导致患者大面积烧伤（>70%）。检伤分类涉及将最严重的烧伤人员安排到专用烧伤病床上。若必要，将较轻的烧伤患者划分给非烧伤机构的医疗人员进行救治。本综述中的结果归因于烟雾和有毒化合物的吸入。

🌐 隐患

Keslie 和同事[6] 提供了一份马萨诸塞急诊室医治（不存在对潜在问题了解的烧伤病房）多处烧伤伤员的信息性报告。在此次灾难中，铸造厂爆炸后，11 名烧伤受害者被送往海湾州医疗中心。

本事件的回顾性调查为现场检伤分类以及医院提供了许多建议。对于检伤分类，建议抵达现场的首辆救护车作为专用检伤分类病房。各个特殊地理区域的应急医疗服务和医院系统预先制定检伤分类方法。积极的规划可最大限度地进行评估，可迅速向接收医院回复信息。反之，允许医院人员提早作出人员和资源配置决定。重点是提供尽量多的病原体信息。在本实

例中，病原体为酚醛树脂。人们未能提早认识到毒性树脂暴露的可能性。尽管可能性极小，但确实可能存在对整个治疗区域的污染。

急诊室教训包括需要使用记录患者的大白板明确划分指挥中心界限。采用此方法可随时获取信息，包括患者身份、损伤以及转送状态。应确定队长，并由他负责作出所有重要决定。此外，绝对有必要提供大量温暖的静脉注射液、吸入用加湿气体、加热毯以及辐射热源，建议在初期不使用。医院人员报告难以控制急诊室室温，因为房间非密闭式，从而很难维持体温。

Dunbar[7] 报告罗得岛夜总会火灾，200 人受伤，100 人死亡。作者为一名急诊室护士，来到具有烧伤治疗中心的医院接收急诊部。医院应急事件指挥系统启动，精心安排进行响应，人员可实现提供生命维持程序和舒适措施。医院收治 67 名受害者，入院患者43 人，不到几小时，22 人插管治疗。确定需改善的领域为家庭支持以及急诊室周围的交通堵塞控制。目前正致力于灾难期间提供更优的家庭支持系统的研究。未来的灾难中，员工通过其他路径返回医院，尽量减少交通堵塞。

许多作者调查 2001 年 9 月 11 日纽约市世贸中心灾难，因为其涉及烧伤和救灾规划。[8-10] 这些报告证明设有医院事件指挥中心和准备积极的救灾计划的重要性。对结果产生积极影响的其他因素为提早调动并组织劳动力以及所有医师采用相同的患者护理方法。[9] 确定了若干重要问题。袭击后数小时内，医疗队被派往现场，因此这些人存在患病或者受伤的风险。其次，医院未配备处理核、生物或者化学武器伤员的设备和人员。最后，许多志愿者前往医院提供帮助，但是没有可确认这些人员资质的系统。这些问题导致需对救灾规划重新评估。有趣的是，Kirschenbaum 等人[8] 发现证实组合损伤为早期Arturson 的研究结果。虽然存在大量受害者，但是只有少数受害者受重伤。

由于造成多种伤员的大灾难发生率增加，引发了有关处理此类事件和由此产生的灾难人群的最佳管理方法的讨论。Mackie 建议不要将医疗人员派遣到灾难现场。因为，这样会导致医疗人员存在个人损伤的风险。2001 年世贸中心灾难评论者记录了类似的观点。[8] 尽管该问题议论纷纷，但越来越多的人达成共识，认为应烧伤评估组应在医院而非现场。此外，

他还推荐，全国性协会制订并确定适合本地区的救灾计划。

为此，在纽约世贸中心袭击后，美国烧伤协会在制定全国性火灾/烧伤灾难响应方面取得巨大进步。美国烧伤协会已确定全国的烧伤治疗中心和烧伤病床。必要时，可通过电子邮件激活本系统，应对严重烧伤灾难。据估计，灾难期间可添加 350~500 个床位。本系统需将患者从距离灾难发生地点最近的烧伤治疗中心转移至确定的区域烧伤治疗中心，而不需要受训医疗人员转移。2001 年 9 月 11 日评估后美国烧伤协会委员会达成共识，灾难响应就是指当地烧伤护理队位置不移动时效率更高，而非将人员转移至超负荷的烧伤治疗中心。[12]

结论

总而言之，涉及烧伤受害者的火灾有效治疗需EMS 迅速行动。与基地无障碍沟通的专家检伤分类对于迅速转移患者而言至关重要，因为会给烧伤的治疗发挥积极作用。为灾难发生准备的医院急诊部（通信方式有效且优先考虑）可优化造成大量伤员的灾难受害者的结果。

参 考 文 献

1. Advanced Burn Life Support-Pre-Hospital Course Manual. Chicago：American Burn Association；2001.

2. Masellis M，Ferraramm，Gunn SWA. Immediate assistance and first aid on the spot in fire disaster education of the public and self-sufficiency training. In：Masellis M，Gunn SWA，eds. The Management of Mass Burn Casualties and Fire Disaster. Dordrecht, The Netherlands：Kluwer Academic Pub；2002：121-32.

3. Lund CC，Browder NC.The estimation of areas of burns. Surg Gyn Obstet. 1944；79：352.

4. Sheridan RL，Petras L，Basha G，et al.Planimetry study of the percent of body surface represented by the hand and palm：sizing irregular burns is more accurately done with the palm. J Burn Care Rehab. 1995；16：605-6.

5. Arturson C. Analysis of severe fire disasters. In：Masellis M，Gunn SWA，eds. The Management of Mass Burn Casualties and Fire Disaster. Dordrecht, The Netherlands：Kluwer Academic Pub；2002：24-33.

6. Leslie CL，Cusman M，McDonald GS，et al.Management of multiple burn casualties in a high volume ED without a verified burn center. Am J Emerg Med. 2001；19：469-73, 2001.

7. Dunbar JA.The Rhode Island nightclub fire：the story from

the perspective of an on-duty ED nurse. J Emerg Nurs. 2004；30：464-6.

8. Kirschenbaum L，Keene A，O'Neill P，et al. The experience at St.Vincent's Hospital，Manhattan on September 11，2001：preparedness，response，and lessons learned.Crit Care Med. 2005；33：S48-52.

9. Rolls JA，Bauer G，Bessey PQ，et al. September 11，2001 - a physician's experience［abstract］. J Burn Care Rehabil. 2002；23：S107.

10. Yurt RW，Bessey PQ，Bauer G，et al.The World Trade Center disaster：one burn center's experience［abstract］. J Burn Care Rehabil. 2002；23：S107.

11. Mackie DP. Mass burn casualties：a rational approach to planning. Editorial Burns. 2002；28：403-4.

12. Jordan MH. "9/11 This is Not a Drill！" J Burn Care Rehabil. 2004；25：15-24.25：15-24.

156 建筑火灾

Deborah Gutman

事件说明

每年向美国消防部报告 200 万起火灾。根据 2000 年国家火灾事故报告系统的数据，在所有火灾中，建筑物火灾约占 30%，火灾导致的财产损失达近 79%，死者约 76%（每年 3500 人），伤员近 82%（每年 19600 人）。建筑物火灾发生在家中、装配间、办公室、学校、商店、工商企业、制造机构以及工厂和许多其他建筑物。几乎所有的致命性建筑物火灾都发生在居民楼。

在居民楼中，厨房火灾最常见，卧室火灾次之。在非居民建筑中，大部分火灾发生在储藏室（30.9%），其次分别为工商企业（19.8%）、装配间（14.1%）以及制造厂（9.9%），主要起火原因为纵火。[1] 虽然火灾通常没有季节性，但是建筑火灾通常发生在冬季，而夏季火灾发生率最低。建筑火灾高发时段为下午 5:00~6:00。

由于 2001 年 9 月纽约世贸大楼的火灾和之后的坍塌，人们提高了有关高层建筑火灾和消防策略的意识。本质上，高层建筑火灾更难进行消防。由于建筑的高度，高层建筑内的烟雾移动不同于其他建筑。由于存在温度梯度，整个建筑的压力不同，因此火焰和烟雾自由移动（称为烟囱效应）。[2] 空调排热口和某些高层建筑的其他公用设施多层共享，便于烟雾和火焰在建筑内蔓延，从而伤害与火焰相隔数层的居住者。电梯停止运转或关闭（179 起高层建筑严重火灾中，有 59 起中电梯出现故障），由于结构钢干扰无线电通信，消防无线通信设备在数层以上不能正常工作，消防梯过短，市民可能跳楼身亡。[3] 紧急情况下，人们很难从建筑中逃出。

尽管高层建筑火灾的定义在不同的辖区不同，但是其通常定义为 5 层或 5 层以上建筑火灾。与世贸中心火灾不同，大多数高层建筑火灾发生在公寓楼。6% 发生在医院，4% 发生在宾馆，3% 发生在宿舍。75% 的高层建筑火灾发生在居民楼。但是，高层建筑火灾死亡率通常为居民楼火灾死亡率的 50%。高层建筑的人数比单一家庭的人数多，因此可以警告居民发生了火灾，而且还可以协助进行疏散。此外，大部分建筑规范规定高层建筑采用硬线连接烟雾报警器。69% 的高层住宅火灾中烟雾报警器激活，而在所有居民建筑火灾中，仅 38% 的建筑烟雾报警器激活。与其他住宅火灾类似，所有高层建筑的主要起火原因是烹饪（38%），但是原因根据财产类型的不同而变化。

事前考虑

通过广泛使用烟雾探测器、消防喷淋系统、更加严格的消防规范以及生活方式的改变（包括烟雾减少），美国已在减少火灾死亡人数上取得巨大进步。[4] 但是，在所有火灾中，无报警器或者有报警器但报警器不能运行的建筑火灾死亡人数占 75%，伤员占近 60%。[5] 在所有被调查火灾中，通常缺少预防措施，而且人员培训罕见，尤其是有关通信方面的培训。消防安全计划应准备就绪，并不断检查。消防员必须了解当地建筑的结构，可以使用当地建筑的布局图。人们应学习其工作的办公楼以及常去的商店和公司的应急疏散程序。

烧伤灾难的经验表明，烧伤灾难发生初期的一个最重要的特性就是与院前人员、当地医院以及专业的烧伤治疗中心有效沟通，保证专家可对严重烧伤患者进行检伤分类。合理的患者检伤分类包括及时护理、护理水平以及合理的医院位置。对于有限资源的使用而言，检伤分类至关重要，例如空中后送、烧伤床位、呼吸机以及手术室。专家检伤分类甚至可以降低烧伤床位需求。在对 14 次严重火灾灾难的调查中，人们发现建筑火灾受害者烧伤较轻，但是吸入性损伤的风险更大。[6-7]

现场和所有区医院建立有效通信完成检伤分类的时间窗通常很短。1942 年波士顿椰林（Coconut Grove）火灾期间，首批伤员在发生火灾后 15 分钟抵达医院。据估计，每隔 11 秒有一名伤员抵达波士顿市医院，两小时共有 300 多名患者抵达。[8] 对多数医院而言，烧伤灾难发生后，通知和患者抵达之间的时间短暂，某些调查表明通常会低估受害者人数。许多建筑大火或者高层建筑火灾发生在大城市中，城市救援机构采取主要救援措施，在 30 分钟内疏散大部分受害者。除救护车外，超载使用私家车、出租车甚至是公共汽车运输患者，同时抵达急诊室。火灾中，大量烧伤患者抵达专业烧伤机构可能会迅速导致其瘫痪，从而不能接收和护理患者。

现场中央指挥中心协助进行各个区医院可用烧伤病床和资源（例如呼吸机）评估，为各个医院合理分布不同类型和严重程度的患者，减轻附近医院的检伤分类负担。救灾系统需提前建立优先进行患者地面和空中医疗后送至专业烧伤治疗中心并进行协调，防止大量转院以及烧伤中心有限的空中飞行服务竞争。

本文重点说明，作为救灾策划的组成部分，改善的信息系统/网络的发展需求。例如，2001 年 9 月 11 日世贸中心袭击后，在纽约州，州健康部实施了一套加强的州系统，称为医院应急响应数据系统，从而使医院可在危机期间通过网络安全系统进行沟通。[9] 美国陆军已开发一套自动化电子邮件系统，每天早上可查询参与的烧伤治疗中心的床位以及资源能力。这些类型的系统便于合理地检伤分类以及适当利用专业烧伤治疗中心。

➡ 事后考虑

火灾引发受害者恐慌，然后他们的措施可能使损害更加严重。某些人受困于正在燃烧的高层建筑中，可能跳楼身亡。预期未受困的人试图帮助受困的受害

人，而自己却身陷险区。1911 年三角女衫公司大火期间，某些受困受害者选择从 8 楼和 9 楼的窗户跳下而身亡。146 人跳楼身亡、烧死或者在恐慌中被踩踏致死。需考虑安全跳下或者重新进入建筑的幸存者可能出现继发性跌打损伤。

🏥 伤员医疗

烧伤护理前 72 小时为复苏阶段。合适的医疗措施如下：

1. 将受害者和烧伤源分离，注意不要让自己成为受害者。救援人员必须评估情况，必须能够保护自己，防止火焰、烟雾、毒气、跌落的砌砖以及其他威胁个人安全的危害。火灾现场的所有救援人员应穿戴防护服并配备防护装置。关闭通风和冷却系统，打开所有固定灭火设备。若要对受害人衣服进行灭火，则让其倒地，用毛毯将其裹住。小心切除带子、袖子和紧身衣物；摘下戒指、手镯和其他限制性物品。不得粗鲁地将粘在烧伤的皮肤上的衣服扯下。

2. 检查患者的生命体征，检查是否有相关外伤，并止血。

3. 检查患者气道。若面部和颈部烧伤，则可能上呼吸道受伤。查看痰中是否有碳粒以及鼻毛是否烧焦。热损伤越严重，患者就越需要迅速地接受气道医治。必要时进行氧气和口腔气管插管治疗。怀有高度的吸入性损伤怀疑态度。在建筑物火灾中，许多合成聚合物用于制造家具、室内装潢品、地毯、床上用品以及窗帘，从而产生一氧化碳、氰化物、光气、氯化氢、氧化氮等燃烧产物。这些有毒气体可以为添加剂。都柏林的 Stardust 夜总会火灾中死亡 48 人，验尸结果表明，80% 的受害者一氧化碳水平超出 50%。在 1990 年日本大阪 Nagasakiya 超市火灾中，黑烟覆盖死者尸体，但并未严重烧伤。14 个血液样本中 8 个样本显示一氧化碳浓度超出 50%，其中 10 例氰化物浓度超过 3.0 μg/mL，该浓度被视为致死浓度。血乳酸过多为氰化物中毒的重要指标，血浆乳酸大于 10mmol/L 则确定为中毒。特别推荐在院前情况下，使用亚硝酸戊酯珍珠治疗失去意识的患者。在医院，送血清进行一氧化碳、乳酸盐和氰化物浓度测量。

4. 对受害者的烧伤进行定性和定量评估。成人采用九分法（上肢和头占 9%，每个下肢和前后胸膛占 18%），儿童采用手掌法（患者手掌面积为体表面积

的 1%）。对于儿童，头部体表面积为 20%。

5. 若成人烧伤面积超过全身面积的 15%~20% 或者儿童的烧伤面积超过全身面积的 15%，则应着手进行静脉输液复苏疗法。使用生理盐水或者乳酸林格液等生理液体。若不能采用静脉注射疗法，受害者应啜饮含少量盐的盐水。若看不到静脉，必要时可切开静脉。前 4 个小时的液体需求按照每 1% 的全身面积 0.5cc/kg 计算。

6. 大量采用镇痛疗法。若疼痛难忍，则静脉滴定吗啡，以止痛。

7. 膀胱插入导管，监测尿液输出。

8. 开始烧伤治疗。用清洁的消毒湿纸覆盖烧伤的组织。冷却，降低烧伤深度、水肿和疼痛。若在事故发生两小时后，有必要对涉及颈部、胸膛、肢体和双手的周围较严重烧伤进行应急焦痂切除。不得弄破水疱或者清除表皮。冷却时间不得超过 20 分钟，若患者开始颤抖则停止。儿童和老人需谨慎使用。使用清洁的塑料袋，包裹烧伤的手脚，不得使用收缩性包扎伤口的用品。

9. 重新检查患者情况。此时可检查其他损伤。

10. 确定是否转院。在普通空中运送前，应采取基本复苏措施。若怀疑吸入烟雾，飞行前进行胸部 X 光摄影和动脉血气检测。若诊断出气胸或者怀疑患有气胸，飞行前必须插入胸管，必须插上鼻胃管和导尿管，气球中装满液体，而非气体。使用塑料瓶存放液体和血液，通过大孔导管进行静脉注射。

实例介绍

你是一级创伤中心值班主治医生，一个冬季凌晨两点钟，你接到当地 EMS 人员的电话，通知你当地夜总会火灾，导致 100 名受害者。

您还需要了解什么？您需要做什么准备工作？

💡 特殊考虑事项

某些人口和火灾情况值得进一步讨论。如发生建筑火灾死亡事件，25% 的死者年龄在 64 岁以上，16% 的死者为 10 岁以下儿童。儿童可能不知如何正确应对火灾，可能躲藏起来或者不告诉成人火灾情况。即使烟雾探测器运行，儿童也可能不会作出适当的反应，通常需要成年救援者帮助其逃出着火的建筑。3~5 岁的儿童更喜欢玩火柴、打火机或蜡烛。如

果无人看管可能引起火灾。从全国范围来看，死于住宅火灾的 6 岁以下儿童中，1/3 是因为儿童玩火柴或者玩火。值得对儿童进行火柴和打火机安全教育，对家长进行有关儿童监督教育，避免儿童在火灾中丧生。[10]

美国老年人同样为高风险人群。65 岁以上的人的火灾死亡率超出国家平均值。[11] 烟雾为导致老年人在火灾中死亡的主要原因，烹饪为损伤的主要原因，或者由于意外点燃宽大的衣服或忘记关闭火炉或者忘记将炉子上的食物取走。失明、耳聋或者行动障碍等因素削弱了人们的火灾逃生能力。

在所有建筑火灾中，美国夜总会火灾为数很少（0.3%）。但是，若发生火灾，拥挤的夜总会可能造成大量人员受伤。因此，若发生此类火灾，会吸引国家性媒体的关注。当地管理部门未例行检查夜总会或者未实施现有安全条例，而且免除小型俱乐部安装喷淋系统，导致夜总会火灾引发死亡的可能性增大。安全出口通常上锁或者被堵住。火灾检测速度慢，报警延误。夜总会对消防和公共安全造成威胁。

🌐 隐患

应对建筑火灾中存在潜在的隐患，包括：

- 未建立严格的防火规范和检查制度，未实施公共安全活动，从而导致不必要的损伤，可以预防和避免火灾，多数火灾是人为造成的；
- 若未任命现场检伤分类官员，"拉起就跑"的做法将给接收医院增加沉重的负担，因为需要再次对烧伤患者进行检伤分类以送往专业的烧伤机构，而且会造成有限航空支援的竞争；
- 有限资源利用未提前进行充分规划是另一个潜在危害，例如航空医学运输以及专业烧伤设施；
- 未怀疑和处理失去意识的火灾受害者的有毒吸入物和相关创伤，导致火灾损伤恶化。

参 考 文 献

1. U.S. Fire Administration. Non-Residential Structure Fires in 2000. Topical Fire Research Series, Volume 3. Federal Emergency Management Agency；2004. Available at：

http : //www.usfa.fema.gov/_inside-usfa/nfdc/pubs/tfrs.shtm.

2. U.S. Fire Administration. High-rise Fires. Topical Fire Research Series, Volume 2. Federal Emergency Management Agency ; 2002. Available at : http ://www.usfa.fema.gov/inside-usfa/nfdc/pubs/tfrs.shtm.

3. Rayman G. Disaster foreshadowed : deputy warned of high rise fires in 1995 article. October 31, 2001. Available at : http ://www.newsday.com.

4. American Academy of Pediatrics. Reducing the number of deaths and injuries from residential fires. Pediatrics 2000 ; 105 : 1355-7.

5. U.S. Fire Administration, National Fire Data Center. All Structure Fires in 2000. Topical Fire Research Series, Volume 3. Federal Emergency Management Agency ; 2004. Available at : http ://www.usfa.fema.gov/inside-usfa/nfdc/pubs/tfrs.shtm.

6. Arturson C. Analysis of severe fire disasters. In : Masellis M, Gunn SWA, eds. The Management of Mass Burn Casualties and Fire Disasters. Boston, Dordrecht, London : Kluwer Academic Publishers ; 1992.

7. Mackie DP, Koning HM. Fate of mass burn casualties : implications for disaster planning. Burns 1990 ; 16 : 203-6.

8. Saffle JR. The 1942 fire at Boston's Cocoanut Grove nightclub. Am J Surg. 1993 ; 166 : 581-91.

9. Berman MA, Lazar EJ. Hospital emergency preparedness : lessons learned since Northridge. N Engl J Med. 2003 ; 348 : 1307-8.

10. Shai D, Lupinacci P. Fire fatalities among children : an analysis across Philadelphia's census tracts. Public Health Reports. 2003 ; 118 : 115-26.

11. U.S. Fire Administration.Older Adults in Fire. Topical Fire Research Series, Volume 1. Federal Emergency Management Agency ; 2001.Available at : http ://www.usfa.fema.gov/inside-usfa/nfdc/pubs/tfrs.shtm.

157 林野／森林火灾

John Moloney

事件说明

火灾是一种自然现象，在生态系统中已经有数百万年的历史。[1]无人居住区的火灾可能对环境和生态造成影响，但是火灾本身不会对健康和医疗造成影响。当火灾与人类文明基础设施相互作用时，会造成这些影响。

在人类可以生火之前，多数森林火灾是由于雷击造成的。地球上平均每秒发生100次雷击，每年平均发生3亿多次雷击。闪电引发的火灾一般没有人类引发的火灾严重。闪电往往袭击顶部或山脊，这些地方的湿度高，温度低，而且燃料少。

自然条件下发生的火灾能在所有环境下发生。地球的某些位置过于潮湿或者植被分布稀疏，[4]由于农业中火的重要性，历史上人们选择居住在易于发生火灾的区域。火焰燃烧将烧死当地的植物和土栖小型动物，留下空旷的空地，种植作物。农民可能留下一块地休耕一季，然后烧毁地上的植物等，重新形成空地。[4]最近的研究确定烟雾中的物质可刺激许多种类的植物发芽。[5]

由于越来越多的人开始在城镇居住，因此火灾演变为敌人。火焰很容易从森林蔓延到城镇，然后点燃一栋又一栋房子。森林和城市交界处发生过许多严重火灾，导致大量人身伤亡和巨额经济损失。2002~2003年，美国政府联邦机构已花费30亿美元，灭火17万起。[6]

越来越多的人选择居住在森林区域，而森林区域往往容易发生火灾。人们重视环境质量（例如，在茂密的森林可以与世隔离，不受人打扰），然而在森林区域生活同样存在风险。[7]

美国90%的火灾是由于人类或人类活动引发的。[3]意外情况包括使用有故障的机械（例如链锯），从而产生火花。其他原因包括丢弃的香烟、正在燃烧的树叶和其他花园碎屑以及儿童玩火柴。故意点燃的火失控是另一种原因。可能包括篝火或为形成防火林减少燃料所使用的火。一定比例的火灾是由于各种原因故意而点燃的。据南威尔士消防救援署估计，2001~2010年其参与的5239起草地和森林火灾中，98%为故意纵火。[3]2000年5月，美国公园管理局故意点火，清理班德利尔国家纪念区的灌木丛。火势失控，火灾持续两周，烧毁了200座房子和470平方千米的森林。[8]

事前措施

森林资源管理可降低发生火灾的可能性并减少火灾的影响。受控燃烧用于减少燃料或者形成防火林缓冲带。可在低风险期进行受控燃烧，例如较冷的季节。

森林火灾风险区域的当地机构需采取预防措施，将涉及其财产的火灾风险降至最低。长期问题包括在住宅和其他建筑周围设置防火林并严禁备生长到建筑边缘。不得将可能的火灾燃料存放到住宅周围（例如农场机械燃料和干木柴堆）。建筑处于良好的维修状态，檐槽无树叶和其他易燃碎屑。当地政府指定区域作为火灾避难所（例如运动场），这样必要时居民可疏散。火险季节前，应对燃料负荷进行评估，若适当应减少燃料负荷。

烟雾可降低道路的能见度，火灾和倒下的树木可能堵塞道路，道路上可能挤满急救车辆。据说，1991

年加利福尼亚伯克利山隧道火灾期间，由于缺乏有效的交通管理，直接导致人员伤亡。相反，1991 年拉古娜海滩区域 2 小时内疏散 26000 人。本次疏散涉及独立的消防通道和市民出口策划。

火灾风险高的区域内的社区和个人应制订个人消防计划，包括在高风险的情况下留下来保护房子还是提早离开。决定大火非常靠近时才撤离，则可能丧命。计划包括通知亲属你要去哪里以及儿童和宠物计划，还应涉及由于年龄问题或疾病无能力照顾自己的邻居。风险大时，例如天气干燥炎热的夏天，预测风从危险区域吹来，则应制订消防行动计划。在以下网址可获取消防计划实例：http：//www.cfa.vic.gov.au/residents/living/index.htm。

若火灾侵袭一个区域，则应采取措施，进一步将生命和财产损失风险降至最低水平。适当的衣服可以降低热辐射风险。火焰靠近时，人们应当转移至远离窗口和辐射热的屋内。大火侵袭后用于灭火的灌溉橡皮管可能被损坏，因此应保护这些灌溉橡皮管。

Michael Rhode[9] 对林野和城市环境交界处的火灾事件指挥调查。Michael Rhode 指出，指挥决策和措施应预先策划，以保证消防员的安全和效率。他回顾了 1990~1996 年加利福尼亚的 6 起火灾，初始指挥所位置不当，在 6 起火灾中，3 起火灾导致指挥所起火。所有火灾均证明公共志愿服务难以控制。通信中心和消防无线电系统难以承受。事件发生前，当地应急管理员可制定并沟通事件处理策略和手段。告知当地人和应急管理员疏散路线和火灾避难所规划。

事后措施

许多紧急情况下，事后措施旨在控制事件并安全有效应对。对于林野火灾，数天或者数周无法有效控制火灾。此时，必须进行有效和高效的管理。

像在紧急情况下见到的一样，难以维持指挥。若事件蔓延而且通信能力被削弱，情况将更糟。在 1993 年马里布周边的火灾中，消防员被截留 20 次，这是因为不听指挥采取行动导致的。

森林火灾导致人们无家可归，甚至流离失所，准备撤离的时间通常很短。由于封路，导致与其他区域隔离。无论火灾相关需求是否增加，都可能对常规医疗和医药品供应能力产生影响。当地的计划包括为隔离的社区或人提供常规护理服务。

由于人员正在保护其家人[10] 或者不能安全抵达工作场所，所以管理医疗机构和院前医疗服务机构管理人员不能获得更多人员支持。因为多数林野火灾会持续数小时、数天或者数周，因此提供充足的人员、保证充足的休息时间可充分利用许多机构的人力资源。

在事后阶段，传播媒介的管理至关重要。传播媒介，尤其是无线电设备和电视，可为大区域内的社区提供最新信息。对于无线电设备，还可涉及正在移动的不在家的社区成员或者抵达避难所的社区成员。

伤员医疗

森林火灾的患者常见的抱怨包括烟雾吸入、支气管痉挛、热损伤以及烧伤。2003 年澳大利亚堪培拉周边发生火灾后，堪培拉医院急诊室患者有 233 种表现（表 157-1）。

表 157-1　2003 年澳大利亚堪培拉火灾后急诊室患者的症状

情　况	表　现	住　院
呼吸问题/吸入烟雾	65	10
眼部问题（疼痛、溃疡、异物）	43	0
创伤（跌倒和机动车辆）	45	6
烧　伤	24	10
药物问题*	21	0
适应和慢性疾病†	5	5
其　他	30	5
合　计	233	36

资料来源：改编自 Richardson DB，Kumar S.堪培拉丛林火灾，澳洲医学期刊，2004；181：40-2。

*无家可归的人所需常用药品供应，包括胰岛素、抗精神病药和家庭用氧气。

†需紧急住所的慢性疾病患者。

2003 年圣地亚哥火灾后，空气质量差是导致医院患者增多的主要因素。[10]

烧伤初步医治中重要的是决定患者的医治位置。可在流动护理环境、一般医院或者专业烧伤治疗机构医治烧伤患者。影响该决定的因素包括烧伤面积和厚度、烧伤位置（例如面部和会阴）、并发症以及幼儿或老年。

实例介绍

　　2001年圣诞节，5000名消防员在澳大利亚悉尼周边区域灭火70多起。风速达90km/h，因此火势难以控制。主要高速道路封锁，驾驶员进退两难，许多监视员为暑假度假者。皇家国家公园疏散3000人。在接下来的数天，情况更加恶化，风更加猛烈，气温为39℃。

　　第二周，120万平方米的矮灌丛地烧毁。比罗得岛的面积大约50%。一般的火灾怀疑为故意纵火。许多纵火者年龄为9~16岁。[11-12]

　　新南威尔士健康部抗灾科管理健康反映，9家养老院共疏散15名客户。100余人从家中撤离，接收帮助。部署10个救灾医疗队，若干前往因封路隔离的社区。报告两人死亡。[13]

💡 特殊考虑事项

　　林野火灾为特有灾难。条件有利于火势发展时，多数情况下可以预测。减少燃料等预防措施可减少火灾对人的影响。

　　林野火灾为连续事件，可能蔓延至相邻区域或者其他区域。除战争外，许多可导致"创伤"的其他灾难可能导致或结束"新"损伤。还具有局限的地理地形。

　　林野火灾的另一个特殊考虑事项为需要医疗设施救治伤员时，火灾能烧毁或者威胁这些设施。

🌐 隐患

　　应对林野火灾存在若干潜在隐患，包括：

　　1. 未准备应对大量辨别能力低的患者（例如，吸入烟雾或者眼部异物患者）的充足系统；

　　2. 未考虑由于人员参与火灾或者出行受限而不能应对灾难；

　　3. 未能准备充足的为远离家园或社区的人运输常用药物的系统；

　　4. 未考虑火灾或烟雾可能直接威胁医疗机构；

　　5. 未意识到林野火灾为持续事件，可能持续数天或数周，而且变化迅速；

　　6. 未能意识到烧伤的范围，可能导致输液复苏不充分或未通过检伤分类进入合适的医疗机构。

参 考 文 献

1. Wildland Fires : A Historical Perspective. U.S. Fire Administration. Topical Fire Research Series, Volume 1. Issue 3, October 2000. Available at : http : //www.usfa. fema.gov/downloads/pdf/tfrs/v1i3-508.pdf

2. Ainsworth J, Doss TA. Natural History of Fire and Flood Cycles. Santa Barbara, Calif : University of California ; 1955.

3. South Wales Fire Service Available at : http : //www.fire-tan.org. uk/Fire_Safety/index.html.

4. Pyne S. The long burn. Whole Earth Mag. Winter 1999. Available at http : //www.wholeearthmag.com/ ArticleBin/292.html.

5. Flematti GR, Ghisalberti EL., Dixon KW, Trengove RD. A compound from smoke that promotes seed germination. Science 2004 ; 305（5686）: 977.

6. National Interagency Fire Center. Boise, Idaho. Available at http : // www.nifc.gov/stats/wildlandfirestats.html.

7. Williams J.Managing fire-dependent ecosystems : we need a public lands policy debate. Fire Management Today. 2004 ; 64 : 6-11.

8. Fairbanks Museum & Planetarium. Available at : http : //www.fairbanksmuseum.org/CMS100Sample_CF/ uploadedfiles/fire_in_the_forest.pdf.

9. Rhode MS. Fires in the wildland – urban interface : best command practices. Fire Management Today. 2004 ; 64 : 27-31.

10. Hoyt KS, Gerhart AE. The San Diego County wildfires : perspectives of healthcare.Disaster Management Response. 2004 ; 2 : 46-52.

11. Available at : http : //www.disasterrelief.org/Disasters/ 020104 Ausfires4/index.html.

12. Richardson, I. The bushfires around St Albans : the worst bushfires in NSW.Xmas 2001–Jan 2002. Available at : http : //www.saintalbans. org.au/xmas_2001_ firesummary.html.

13. Cooper D, Flynn M, Hills M, et al. New South Wales bushfires 2001–2002 : catastrophe averted［abstract］. Presentation at 13th World Congress for Disaster and Emergency Medicine. Prehosp Disaster Med. 2002 ; 17 : s29.

158 隧道火灾

Daniel L. Lemkin，Wade Gaasch

事件说明

人们修筑隧道的历史已有数千年。隧道修筑在小河下方、穿过山脉或在城市地下。作为工程奇迹，修建隧道需移走大量土，而且仍能支撑其上方的巨大重量。

社会越来越依赖于作为运输系统主要组成部分的隧道，交通车辆、地铁和机动轨道车可在隧道中穿行。美国大城市的交通流量巨大。例如，2003年巴尔的摩麦克亨利堡隧道的交通流量超过4200万人。[1]地铁在最大的城市下方编织复杂的隧道网络。尽管公众很少看到，但铁路系统仍然非常活跃，而且在城镇和乡村环境中采用了许多隧道。货运列车隧道缺少有害材料限制，多数情况下，缺少充足的通风和消防系统。[2]列车火灾具有更大的破坏潜能，如果没有安全系统，情况更加严重。[3]交通量大而且运送易燃的有害材料，因此不可避免会发生隧道火灾。恐怖主义威胁不断增加，与意外事件相比，故意引发隧道火灾或爆炸更可能成为潜在的毁坏性更强的灾难。

处理隧道火灾的最大挑战之一是提早意识到各个隧道的施工和特点差异巨大。数年来，技术和材料已发生巨大变化，处理隧道紧急事件的工作人员可能面对多种不同的情况。多数旧隧道采用钻机、炸药以及大量体力劳动进行挖掘。许多隧道采用马蹄铁形几何形状，并内衬有钢和混凝土。使用大量液压隧道掘进机挖掘隧道，形成清洁的圆柱管，管内铺设加固支架。由于建筑材料和几何形状的差异，需采用不同类型的系统疏散、通风和灭火。

确保响应人员安全后，隧道火灾发生时的首要任务是疏散所有受困人员。在大型道路隧道和地铁系统中，则需疏散成千上万的人。[4]客车铁路隧道可能超出或取代地铁乘客数量。若严格用于货运，列车上通常仅有2~3名工作人员。因为构造千差万别，因此逃生路线和规程也各不相同。

许多旧隧道为单管构造，但是大部分现代道路隧道为双联拱。长长的旅客运输单管隧道通常设有通往地面的逃生路线楼梯。双隧道常含有较差的隧道坑道口[5]，即连接双管的密闭通道。坑道口通常被视为隧道一侧的入口，间距均匀。有时贴有标签，但是有时未贴标签，这些入口为驾驶者逃避迅速蔓延的烟雾和热的重要避难所。若入口被封，则双隧道用作平行逃生路线，分别供应空气并遮挡热量。若坑道通常处于打开状态，则会污染未受影响的隧道。

地铁隧道为单隧道或双隧道，较差隧道通风方式不同。而且还有威胁逃生乘客的其他危害——加电第三轨。通常这些轨道的工作电压为750伏特直流电压。紧急情况下，应关闭加电轨道。加电导轨分为许多独立的部分，可能暂时不能关闭占用轨道部分的电源。给乘客和救援人员造成严重威胁。救援人员应配备"带电操作杆"（电压检测器），就电压检测器的使用为救援人员提供培训，保证在近距离工作前，轨道电源切断。重复检查轨道，始终按照轨道带电处理，以尽量减少触电死亡的概率。若允许配备人员，则应委任专业人员对电进行连续监控轨道带电情况。这样可提供工作人员和疏散的乘客的安全性。

一旦起火，大量烟雾和过热气体迅速充满隧道密闭空间。[6] 几分钟内，受害者便被 538℃ 以上的烟雾包围。若要为逃生驾驶者和乘客提供安全的环境，隧道工程师设计并建立各种类型的通风系统。最简单的系统为纵向系统。从隧道一端注入空气，进入作为乘客交通工具的分格车室，从另一端排出。根据系统，进气风扇推动气流，排风扇排除气流。对于多数系统而言，采用推挽式组合运行。确定发生火灾后，人工或自动系统激活风机，将大量烟雾和热量吹跑，以使其远离主要人群。如果系统能在隧道产生足够大的空气速度，火灾供风侧会产生临时的安全环境。但是由于风吹过具有过热排除废气的火焰产生的"火炉效应"[5]，因此排风侧更加危险。纵向通风隧道中火焰排气侧受困者将迅速死于强热和烟雾暴露。这种类型的系统，风机通常可倒转，从而可从任何方向排气。但是，该特性可能无效。车流在隧道中形成天然气流。车辆穿过隧道，带动空气流动。产生"活塞效应"，几分钟后消失，甚至在车辆停止后消失。根据进气风扇和排气风扇的容量和位置，自然气流可能难以压制。若试图压制气流，则会增加隧道内的紊流而且会散布过热气体和烟雾。必须测试此类系统，防止在火灾真正发生时造成灾难性后果。许多旧隧道、地铁、轨道和小型车辆隧道采用纵向通风系统。

另一种方法为横向通风系统，许多大都市行车隧道均采用这种系统。这些系统，圆形隧道分为三格横向部分。每日往返上班者使用的部分为中心部分。两个大型的半圆形部分被隐藏起来，但是起着重要作用。其中包括通信天线、排水系统以及进气和排气通风系统。两个入口附近的大型建筑内设有许多风机，通过隧道大型水泥管道汇集空气。荷兰隧道采用 84 台风机通风。麦克亨利堡隧道的 4 条管采用 24 台容量更大的风机通风。一般情况下，通过车道任何一侧设置的通风口在路缘供风。排出的废气通过钢板吊顶通风口吸入，并从通风楼的烟囱吹出。一般情况下，系统气流量较大，已在真正发生大火的情况下证明可有效运行。与纵向流动系统不同，经证明，横向流动系统会恶化火灾或者使逃生的驾驶者陷入危险境地。现代系统包括可调节气流调节器，用于排除大火上方或周围的气流，从而加速烟雾和过热气体的疏散。

一旦解决通风问题，并保证疏散后，应将进行灭火。不得轻易或草率决定进入隧道灭火。无法确定隧道火源存在怎样的危害。多数车行隧道限制有害物质运输，但是铁路隧道未做相同的限制要求。尽管存在相应法律，但是汽车可能故意或无意通过受限隧道运输有害物质。恐怖主义威胁更是无法预见，而且可能故意设置二次爆炸装置。为灭火进入隧道时应非常小心。若可以，应检查所有运输工具携带的材料安全数据表。所有货运列车列车长均携带有"组成表"，其中含有列车所有车厢位置、其内物品、潜在危害以及灭火具体说明的详细信息。

并非所有易燃物品都可采用水灭火。例如钠粉末与水接触时，将进行剧烈放热反应，从而自燃。铁路行业拥有许多有害材料专家。获得其专业知识和当地及区域专家专业知识进行危害评估前，不得盲目灭火。至少所有响应人员应可以使用并且熟悉交通运输部的《紧急应变指南》，其中列出了多数工业危害、其标牌识别号以及灭火信息。

尽管隧道为密闭空间，但是影响范围较广。大火燃烧时，毒气伴随烟雾释放到隧道两端或通风楼。应连续监控，防止对社区造成危害。若可能释放毒气，则应进行提早考虑并规划居民疏散措施。隧道火灾可能导致其他非紧急严重后果。主要车行线路或地铁线路封闭可能导致主要交通延误。若损毁严重且需要修复，则延误时间可能更长。铁路中断时间延长可能严重影响区域工业以及商业的生存能力。此外，隧道通常设有通信和网络数据电缆。火灾通常会破坏这些线路，而且导致整个地区或国家严重的远程通信中断。

🡠 事前措施

事件发生前，修改所有应急行动计划，重点说明与火灾和爆炸相关的特殊危害。具体强调规定辖区内所有隧道的疏散、通风以及灭火工作。由于各个隧道构造不同，所以应急行动人员必须熟悉各个隧道的基础设施，与隧道官员协调现场考察和培训工作。培训会议有多种目的，包括危害分析、验证操作程序、确定和纠正缺陷、测试通信设备以及改善部门关系。定期测试通风系统和输水系统。可能存在有害物质，应形成可应对重大事件的专家网络。涉及的人员和部门为环境部、环境保护局、铁路、工业卫生学家、毒理学家、结构隧道工程师以及公共工程部。本清单非详细清单，可能根据辖区和可能当地风险而变化。

➡ 事后措施

确认发生隧道火灾后的主要目标是疏散被困乘客或者驾驶汽车者。迅速和隧道控制中心官员协调，有助于火灾定位以及直接提供适当的通风，为疏散人员提供安全的环境。开始常规灭火活动前，应迅速识别可能的有害物质。大部分隧道火灾涉及单个车辆，这就意味着不会对驾驶汽车者或者隧道造成威胁；涉及易燃液体的较大卡车和火灾危害更大。处理隧道等密闭空间的未知危害时，保证采用迅速、熟悉且有条不紊的方法。如果不是单纯的火灾，应激活预先安排的应急有害材料网，以进行决策。

👥 伤员医疗

隧道火灾引发的多数损伤与烟雾吸入有关。如果人们能够穿越相邻管道，逃出大火，就能避免潜在的致命性烟雾或者过热气体暴露。对于大火中受困于排气侧的人员，一旦启动纵向通风，则不可能幸存。救援人员主要应迅速将驾驶汽车者和乘客疏散至隧道外的安全位置。救援工作重点是检查被丢弃的车辆和地铁车厢是否有人不能移动至安全位置。根据隧道的大小以及受伤人员的数量，可能宣布大规模伤亡事件。应急医疗服务人员应遵守用于检伤分类和伤员运输的标准事件指挥系统协议。某些情况下，应保证有烧伤治疗中心和高压治疗能力中心。

📷 实例介绍

通过无线电打来电话，告知当地铁路隧道口处冒出烟雾。[8]消防人员抵达后发现，大量黑烟从隧道冒出。消防人员穿戴好配套呼吸装置，然后携带21/2英寸的干管，走进隧道。铁路工程师和列车长冲向消防官员处，建议在审核其组成后再进入隧道。他们发现若干有害车厢，车厢内有硫酸、乙烯、三聚丙烯以及无水氨。停止所有消防活动，人员撤离隧道。通知有害材料小组，小组携带气体取样装置抵达现场。铁路部门也派遣其有害材料专家，而且咨询工业卫生学家、毒理学家和工程师小组。

烟雾从隧道的另一端冒出，位于人口密集区。一座重要的高速桥梁距离隧道入口1/8英里的范围内。开始形成高峰期交通。初步取样结果证明无有毒气体释放。市长亲临现场，并询问："目前情况如何？"你将怎样向市长汇报？

💡 特殊考虑事项

隧道火灾具有无数特有挑战，仓促采取应急响应应措施非常危险，有时甚至令人泄气。由于某些因素的影响，通常消防通道受阻。因为在密闭空间内且烟雾浓重，能见度很低。许多隧道很长，根据隧道情况，可能大火附近没有可靠的水源。一旦发生火灾，人们将抛弃自己的车辆，而这些车辆将阻塞隧道，除行走外，其他方式都不能通过。消防员需步行很长距离，从在抵达火灾处时减少了其配套呼吸装置中的可用空气量。

其他情况导致灭火活动非常危险。由于在密闭空间，因此不能迅速疏散，如果发生闪燃或者爆炸，通常没有避难区域。对于易燃液体灭火，易燃液体易于挥发，从而充满整个隧道，为危险的爆炸创造了条件。在瑞士采用弃置的铁路隧道进行隧道火灾模拟时，汽油火灾中，洒水装置开始灭火后 19 分钟，发生爆炸。[2]另一个将灭火活动复杂化的因素是隧道内形成危险蒸汽。若没有有效的逃离方式，向剧烈燃烧的火焰喷水可能对消防员和疏散人员造成危害，而灭火作用却不显著。

🌍 隐患

应对隧道火灾时可能存在若干潜在隐患，包括下列内容：

- 作业人员不熟悉具体的隧道特点、系统以及危害；
- 通风系统使用不当，可能对疏散人员造成威胁，将灭火活动复杂化；
- 火灾前，未测试通风以及竖管系统能力；
- 未协调有害材料专家网，而这些专家可以处理并协助进行危害分析、缓解以及清理工作；
- 未确定潜在的危害，而提前进行消防活动；
- 未适当使用通风和消防系统；
- 未能确定弃置车辆是否无人，而且无可能存活的不能移动的患者。

参 考 文 献

1. "The Fort McHenry Tunnel, A Toll Facility of The Maryland Transportation Authority" (Informational Flyer) The

Maryland Transportation Authority，Office of Media and Customer Relations. Baltimore，Maryland. 2004.

2. Bajwa C. An Analysis of a Spent Fuel Transportation Cask Under Severe Fire Accident Conditions. ML022340066. Washington，DC：Spent Fuel Project Office，U.S. Nuclear Regulatory Commission；2002.

3. Styron HC. CSX Tunnel Fire，Baltimore，MD. USFA-TR-140. Technical Report Series，U.S. Fire Administration，Federal Emergency Management Agency. July 2001.

4. Facts at a glance. Chicago：Chicago Transit Authority；2004.Available at：http：//www.transitchicago.com/welcome/overview.html#a.

5. Hay RE. Prevention and Control of Highway Tunnel Fires. Publication no. FHWA-RD-83-032 U.S.Department of Transportation，Federal Highway Administration-Office of Bridge Technology.May 2000.National Technical Information Service，Springfield，VA 22161.

6. CFD（Computational Fluid Dynamics）analysis of fire growth and smoke spread in tunnels. ARUP Fire Safety Engineering for Tunnels. Website：http：//www.arup.com/fire/skill.cfm？pageid=4383

7. Media Advisory - Keynote：The Internet Performance Authority. San Mateo，Calif：Keynote Systems，Inc；2001.

8. National Transportation Safety Board Advisory. Investigation into the Derailment of CSX Train L41216 in Howard Street Tunnel，Baltimore，Maryland，August 7，2001. Washington，DC. Website：http：//www.ntsb.gov/pressrel/2001/010807.htm. Media Contact：Keith Holloway，（202）314-6100.

159　枪击：大量人员伤亡

Leon D. Sanchez，Jason Imperato

事件说明

2001 年，美国发生 20308 起自杀事件，其中 11348 起涉及枪械。[1]枪击损伤包括暴力、意外以及自残损伤。其中大部分损伤是由于手枪导致的。尽管多数枪击仅涉及一名受害者，但是若干广为传播的案例中，单个事件中多人被杀或者受伤。

枪械分为两种：步枪和猎枪。步枪（即手枪或者来复枪）的枪管上有螺旋槽。弹壳发射时，火药燃烧，在密闭空间产生气体，气体产生的压力推动子弹发射。枪管中的子弹加速，在枪口处达到最大速度（枪口速度），然后飞向目标。子弹进入组织后，开始滚动变形。根据子弹的组成以及其穿过的组织特性，子弹可能膨胀、碎裂或者仍然保持完整。[3-6]

猎枪与来复枪和手枪不同，因为它们具有光滑的枪管，发射热气体、填料以及多种抛射体或单一抛射体（带有来复线的单丸猎枪弹）。含有多种抛射体的子弹装药以圆锥形从枪口发射出。猎枪枪口到抛射体影响点之间的距离是决定损伤等级的主要因素。在短射程内（少于 6m），含有多种抛射体的子弹装药将导致单孔损伤（直径小于等于 6cm），可能导致潜在的深伤口，而且大量组织受损。短射程内，软组织影响，使个别弹丸变形，增大其原有横截面积，从而导致组织压碎增多或者孔径增大。多个弹丸导致多个伤口严重碎裂。由于影响范围增大，弹丸变形和组织受损量逐渐增大。影响范围超过 7m 时，多个抛射体导致多个不连续的伤口，与潜在的大规模组织破坏无关。[3]

猎枪同样可以发射带有来复线的单丸猎枪弹，用于猎杀较大的动物。枪口速度或者带有来复线的单丸猎枪弹（487m/s）约为非扩散型被甲弹丸步枪抛射体的一半。带有来复线的单丸猎枪弹不能保持角定向，子弹从枪口推出时才具有角定向，但是向目标前进时朝横向方向漂移。带有来复线的单丸猎枪弹在影响范围从 5m 增加至 45m 时速度减少 25%。在短射程内（小于或等于 45m），撞击到组织后，子弹变形，从而增大永久或者临时腔的尺寸。

事前措施

医院、急诊室和出诊机构均应备有救灾总计划，防止发生袭击事件。大量人员伤亡事件发生，需协调当地、政府和联邦公共安全资源。若大量患者在短时间内寻求医疗护理，可能需要更换应急医疗服务（EMS）和医院检伤分类系统。保健服务人员应联系通用预防措施。发生大量人员伤亡时，有必要在现场和医院进行受害者检伤分类。受害者检伤分类协议为准备就绪的救灾计划的组成部分。救灾计划应到位，人员应熟悉计划，从而在事件发生时，尽量避免混乱。

事后措施

第一响应人员和 EMS 人员应确认，在现场进行伤员评估前，现场安全。若发现大量人员伤亡，而且需宣布发生灾难，必须通知适当的渠道并且启动检伤分类协议。尽量提前通知接受患者的医院，保证医院人员做好治疗蜂拥而至的患者的准备。不应忘记为受害者、旁观者和现场人员提供心理帮助。

临床表现

子弹通过两种方式损伤组织：组织压碎和组织牵张。两种方式对应抛射体通道产生永久性和临时性腔。[4,7] 子弹穿过组织时，将压碎在直接在其通道上的组织。这是枪伤的主要损伤方法。损伤的最重要决定因素为子弹压碎的组织。被压碎的组织对应子弹形成的永久性腔。由于子弹带有更高的能量，因此临时腔形成的损伤变得更加重要。

🧑 伤员医疗

枪伤人员初步评估与多处外伤受害者的初步评估相类似，开始进行 ABC 评估（即气道、呼吸以及循环），然后进行二次调查和持续监护，包括生命体征、心电图监护以及脉搏血氧饱和度。检查的重点是检测穿透性或者穿孔性损伤。认真检查患者背部、头发下方、腋下以及臀沟，有助于确定损伤。对认为子弹穿透的区域拍摄 X 光照片，确定抛射体位置。按照临床表现，进行实验室研究。

对于任何其他的医院前环境和急诊室的多处外伤受害者，继续进行评估、复苏以及持续医治。最好在咨询外伤科医生后进行枪伤治疗。若资源不充足，则在治疗过程中应提早决定患者转院。

穿过胸腔纵隔的伤口需进行彻底评估，即使是稳定的患者。在这种环境下，必须排除主动脉、心脏、心包膜以及食道损伤。具有不稳定生命体征的患者或者评估期间不稳定的患者应在双侧插胸管。还应考虑心包填塞，采用床旁超声是确定心脏阻塞最快的方法。通常手术探查可以表明患者病情。[5]

下腹穿透性枪伤患者需进行剖腹探查，即使是生命体征稳定的患者。病情稳定、背部或者侧腹受伤的患者采用计算机断层照相法和观察法进行评估，但是这些患者也可进行手术探查。必须和外伤医生共同作出决定。

四肢损伤需进行远端神经血管评估。子弹无须横切血管，便可引发损伤。应考虑患有导致受伤区域肿胀的并发性综合征。若怀疑动脉损伤，则采用血管造影术。枪伤骨折按照开放性骨折治疗，提早服用抗生素。通常有必要进行失活性软组织清除术。[5]

头部穿透性枪伤患者通常不能幸免于难。抵达医院后仍存活的头部损伤者应咨询神经外科医生诊断。脊椎损伤即使子弹实际未穿过椎管，也可能损伤脊椎。采用类固醇检查穿透性脊髓损伤。此外，对于中央神经系统损伤，不得延误胸腹损伤评估，因为胸腹损伤可迅速致命。

💡 特殊考虑事项

必须将枪伤报告给适当的部门。多数情况下，枪击为法律实施部门的犯罪调查对象。因此，应保存医疗记录和患者财产作为证据。如果需要剪掉患者衣物，则注意避免将子弹可能穿过的位置切开。需为执法部门保留的任何材料应置于合适的袋子内，因为材料袋可以防止水分挥发，防止降低证据质量。将所有发现的伤口位置记录在医疗记录中，包括在伤口周围发现的火药残余物。通常难以区分入口伤和出口伤。尽管人们通常认为，较小的伤口为入口伤，但是也并非适用于所有情况。若复原子弹，则避免在子弹侧面做任何标记，因为这将干扰膛线司法鉴定。[3] 保管链保存所需的复原子弹标记需在头部或基底。

实例介绍

1999年4月20日周二上午11:10，Dylan Klebold和Eric Harris分别开车抵达科罗拉多州利特尔顿哥伦拜恩中学。尽管学生抵达学校司空见惯，但是之后发生的事件震惊全国。

大约在上午11:14，一名男孩的行李袋内装有两颗20lb的丙烷炸弹，并将其放置在学校自助食堂的桌子附近，然后返回其车中。炸弹未能点燃，两名男孩开始准备下一轮进攻。

Klebold身穿工装裤和黑色T恤（前面写着"愤怒"两个字），配备一把9mm半自动手枪和一把12口径双筒枪管锯短的猎枪。Harris身穿黑色长裤和白色T恤（上面写着"自然淘汰"），配备一把9mm卡宾枪和12口径枪筒锯短的唧筒式猎枪。两人均穿有防水短外衣，用于隐藏武器，系着装满弹药的多用皮带。他们还携带着装满自制炸弹的双肩背包和行李袋。

上午11:19，Klebold和Harris进入学校，开始朝学校自助食堂、过道和学校图书馆外的学生开火。包括警察、医疗工作人员和特警队在内的当地、州和联邦部门被派遣至现场。12:02~12:05，学生疯狂逃离学校远离危险，两名学生向抵达现场等在学校外面的警察和护理人员开火。最终，Klebold和Harris将枪对准自己，然后开火，下午12:08，哥伦拜恩屠杀结束。

在美国历史上最具灾难性的学校枪击事件中，共12名学生、1名老师和两名杀人者死亡，21人受伤。

🜨 隐患

存在若干应对枪击的潜在隐患，包括：

- 安全前，允许 EMS 人员进入现场；
- 事件发生前救灾计划不到位；
- 患者初期治疗，外伤医未参与；
- 未考虑将患者转至其他机构；
- 未评估稳定的胸腹损伤患者。

参 考 文 献

1. National Center for Health Statistics. Vital Statistics Mortality Data,Underlying Cause of Death Detail,2001. U.S. Department of Health and Human Services，Public Health Service，Centers for Disease Control and Prevention；Atlanta；2001.

2. Weapon Related Injury Surveillance System. Weapon Related Injury Update Oct 1999. Massachusetts Department of Public Health，Bureau of Health Statistics，Research and Evaluation；Boston；1999.

3. Di Maio V. Gunshot Wounds. CRC Press LLC；Boca Raton，Fla；1999.

4. Fackler ML. Ballistic injury. Ann Emerg Med.1986；15：1451-5.

5. Swan KG. Missile injuries：wound ballistics and principles of management. Milit Med. 1987；152：29-34.

6. Zajychuck R，ed. Textbook of Military Medicine. Part I，Volume 5. Conventional warfare：ballistics，blast and burn injuries. TMM Publications，Washington，D.C.；1989.

7. Fackler ML. Wound ballistics：a review of common misconceptions. JAMA 1980；259：2730.

160 狙击手攻击

Jennifer E. DeLaPena, Leon D. Sanchez

事件说明

狙击手通常是经过训练的射手，隐藏在暗处向暴露人员开枪。这些攻击通常使用威力巨大、高能的军式设计突击步枪。这种步枪可进行半自动或自动射击。半自动武器的射击速度取决于射手扣动扳机的频率，而自动武器可在不松开扳机的情况下持续射击。公众更易于获取攻击步枪。[1]

步枪、散弹枪和手枪是三种主要的火器，其中步枪的威力最大。[1]发射弹药时，火药的燃烧在封闭空间产生气体，从而产生推动子弹前进的压力。子弹在枪管内加速，并在离开枪管时达到其最大速度（被称为枪口速度）。军式设计的步枪的枪管较长，从而能让子弹达到更高的枪口速度。[1-5]

现今使用的大部分子弹均至少部分包覆外壳。外壳是一层围绕铅芯的较硬金属，可使子弹达到更高的枪口速度；如果没有外壳，铅弹在更高的枪口速度时可能发生剥离，从而很快堵塞火器的枪管。[5]军式设计的子弹为全包覆子弹，而面向公民出售的子弹通常有一截铅芯暴露在顶端外（软尖弹），可改造成各种空尖弹。与全包覆子弹相比，铅芯暴露在顶端外的子弹在进入人体时更易使本身较软的铅发生变形。空尖弹的设计使其在穿透人体时发生膨胀。全包覆子弹和空尖弹造成的损伤类型不同，尽管关于软尖弹或空尖弹会导致更严重的组织破坏的宣称尚未得到一致证实。

事前措施

鉴于最近发生于华盛顿特区狙击手攻击，如发生狙击手攻击，则混乱和恐慌会相继发生，应急部门应制定灾难应急方案和协议来处理此类事件。应急部门人员应熟悉各应急方案以减少混乱。这可能需要地方、州和联邦公共安全资源的协调。

医疗服务提供者应经常演练普遍预防措施。如有多名受害者和伤亡人员时，必须使用受害者分流协议。这些协议是灾难应急方案的重要组成部分，医护人员需对这些协议加以了解。

事后措施

对院前救助人员和第一响应人员而言，接近受害者和评估伤亡前，对现场的保护和宣布安全十分重要。如果患者是清醒状态，应询问其听到几声枪响和其他与事件相关的信息，如他们的位置、攻击者的位置、武器的位置或所使用的武器。应将枪伤事件报告给有关当局。

应密切联系紧急医疗服务人员和接收医院，以便其有尽可能多的时间提前为伤亡人员准备需使用的医疗设施。为受害者及其家人提供心理帮助同样重要。

临床表现

枪击造成的伤害产生于两种机制：组织粉碎和组织拉伸。随着子弹在组织中行进，子弹将直接粉碎其前进路径上的组织，这将导致一个永久性空腔。在大部分枪伤中，这是主要的损伤方式。高速下的射弹通道同样会使直接路径周围的组织发生远离射弹路径的转移。随着这类组织自路径向外延伸，将形成暂时组织空腔。这在高速子弹造成的伤害机制中更为重要，

例如在狙击手攻击中正面遇袭。[3, 6]

　　组织拉伸的程度和形成暂时空腔的大小取决于受伤组织的弹性。弹性组织如肌肉、皮肤和肺是良好的吸能物。它们的弹性使其即使在形成暂时空腔后仍能保持大量自身的结构和功能。无弹性组织，包括肝脏、心脏和大脑，在暂时空腔的影响下更可能破裂和丧失活性。[5]

　　由于大脑被包在坚硬的容器（头骨）里，因此大脑组织较之其他无弹性组织更易受到暂时空腔的影响。坚硬的容器在组织空腔形成过程中防止了组织的转移，导致随着子弹的穿透，头骨内部压力增加。这种压力只能通过射入口或射出口释放。同样，大脑对结构性破坏十分敏感。以上几点综合起来导致对准头部的高速射击极具破坏性。

伤员医疗

　　院前环境和应急部门对枪伤受害者的初步评估与处理其他外伤受害者相似。对 ABC（即气道、呼吸、循环）进行初步评估后，应进行次级评估和生命体征的持续监测。检查应集中在穿通伤或穿孔伤的检测。除去所有衣物，对射入口和射出口的详细检查必须包括背部、头发下、腋下、会阴和臀沟。射线检测有助于确认子弹的位置。临床上有指征时应安排射线检测和实验室研究。对枪伤的评估和处理最好在咨询创伤外科医生的情况下进行。如对患者进行处理的地方没有适当资源，应对患者进行固定并尽快转移。

　　如枪伤穿过纵隔膜，则必须怀疑造成对主动脉、心脏、心包和食道的伤害。这类伤害要求进行全面评估，即使患者病情稳定。通常对这类患者进行手术探查。生命体征不稳或评估过程中不稳的患者应插入双侧胸管，且考虑心包填塞的出现。超声可快速确认心脏压塞。[4]

　　可通过计算机断层扫描对侧部或背部受枪伤的患者进行评估，如患者状态稳定可进行观察。对患者进行观察的决定需经创伤外科医生同意，因为这类患者可能需要进行手术探查。腹部受枪伤的患者需要进行开腹探查术。

　　四肢受到枪伤可能引起神经血管损伤和破裂。对神经血管功能的评估应谨慎。应密切监视受伤区域肿胀引起的腔室症候群。如怀疑有动脉损伤，应

实施血管造影术。高速枪伤应先进行清创，之后缝合。枪击造成的骨折为开放性骨折，应在早期使用抗生素。[4]

　　应连同神经外科医生评估头部枪伤。此类伤害往往凶多吉少。直接穿透伤可能导致脊髓损伤，但有时尽管子弹未直接穿过椎管，脊柱也可能由于暂时空腔而受到损伤。脊髓的直接穿透伤并不需要进行类固醇治疗。尽管对中枢神经系统的损伤会分散内科医生的注意力，但尽快进行胸腹伤的评估和治疗十分重要。

实例介绍

　　2002年10月的持续3周期间，美国东部发生华盛顿特区狙击手攻击事件。事件导致巴尔的摩-华盛顿特区内及周围地区的10人死亡，3人重伤。使用枪支为毒蛇武器公司生产的XM-15系列口径为223的半自动步枪，此款平民用枪相当于美国军队使用的M-16突击步枪，射击范围为50~100码。

　　这起狙击手攻击事件开始于2002年10月2日，始于发生在蒙哥马利县的15小时内连续5起恶性枪击案，蒙哥马利县位于马里兰州，是华盛顿北部的一个郊区县。这起攻击事件在华盛顿特区持续了3周，使居民十分恐慌。枪击发生在加油站、超市、餐厅和学校，围绕华盛顿形成大致圆形范围。受害者表面上为随机选择，不分种族、性别和社会经济地位。

　　攻击事件发生期间，北美媒体使用大量开播时间和报纸版面报道每起新枪击。2002年10月中旬，所有新闻电视网络均进行每起新枪击的实况持续报道。

　　2002年10月24日，约翰·艾伦·穆罕默德和李·伯德·马尔沃被发现在一辆蓝色1990年产的雪佛兰车里休息，而车子停在马里兰休息站，之后二人以非法携带枪支的罪名被逮捕。在穆罕默德车上的一个袋子中发现一支223口径的步枪和枪架。随后开展的弹道学测试最终确定被查封的步枪与早期枪击案中发现的14颗子弹中的11颗有关。2004年3月，穆罕默德被判处死刑，马尔沃被判处终身监禁。

特殊考虑事项

　　必须将枪击报告给有关当局。由于医疗记录和患者财产通常要作为证据，因此必须谨慎处理。使用纸袋收集执法需要保存的材料，因为塑料袋会产生水分，从而损坏证据。如发现子弹，必须进行标记，标记应作于弹头或弹底部，而不是子弹侧面。在子弹侧面标记将干扰对步枪型号的判断。在移除衣物时需注

意避免剪开子弹可能穿过的衣物部分。所有确认的枪伤位置应记录于医疗记录，如在伤口周围观察到有火药残渣，则应进行注释。对射入口和出口的区分通常是据证推论。较小的伤口通常被认为是射入口，但情况并不总是如此。[2]

🌐 隐患

对狙击手攻击的回应有几个潜在隐患，包括：

- 接近受害者前未确定现场安全与否；
- 未全面检查患者并确认多处创伤；
- 处理患者前未咨询外科医生；
- 未考虑到转移至其他设备；
- 未对病情稳定的胸腹伤患者作充分评估。

参 考 文 献

1. Barach E, Tomlanovich M, Nowack R. Ballistics : a pathophysiologic examination of the wounding mechanisms of firearms, Part I. J Trauma. 1986 ; 26 : 225-35 ; Part II. J Trauma. 1986 ; 26 : 374-83.
2. Di Maio V. Gunshot Wounds : Practical Aspects of Firearms, Ballistics, and Forensic Techniques. Boca Raton, Fla : CRC Press LLC ; 1999.
3. Fackler ML. Ballistic injury. Ann Emerg Med. 1986 ; 15 : 1451-5.
4. Swan KG. Missile injuries : wound ballistics and principles of management. Milit Med. 1987 ; 152 : 29-34.
5. Zajychuck R, ed. Textbook of Military Medicine. Part I, Volume 5. Conventional warfare : ballistics, blast and burn injuries. Falls Church, VA : TMM Publications ; 1989.
6. Fackler ML. Wound ballistics : a review of common misconceptions. JAMA 1980 ; 259 : 2730.

161 手榴弹和钢管炸弹损伤

Charles Stewart

事件说明

近期的恐怖主义事件呈现炸药使用量日益增加的趋势。这些恐怖主义分子的首选武器通常为手榴弹、钢管炸药或含炸药的背心。其他恐怖主义分子将使用火箭推进榴弹（原本用于摧毁装甲）。

钢管炸弹

钢管炸弹的设计相当简单：由充有炸药的一根管件制成。钢管端盖用于包裹炸药、控制爆炸力。爆炸钢管的碎片受爆炸力助推，且能在很远的距离处引起致死损伤。由于钢管的尺寸和材料多种多样，因此钢管的尺寸和形状变化很大。这些装置通常含有废金属或由废金属包裹，可增加碎片数量和后续损伤。

钢管炸弹可由书包、公文包或双肩背包携带。1996 年亚特兰大奥运会期间百年纪念公园恐怖爆炸性装置是含有钢管炸弹的背包。

手榴弹

在第二次世界大战中，手榴弹由铸铁制成，形状是粉碎性椭圆形（适于投掷者投掷手榴弹）。由于手榴弹的形状像菠萝，因此，手榴弹又被称作菠萝弹。越南战争后，美国陆军部署了蛋形手榴弹（通过在高爆炸药周围缠绕带有刻痕的钢丝而制成）。相比旧式铸铁体，钢丝能分成更多、更小的碎片。设备被广泛模仿，并得到改进，广泛应用于全世界。美式 M26 手榴弹的重量为 425g，保险栓延时时间为 5s，平均投掷距离约为 40m，爆炸半径为 10m，致死距离为 5m，致伤距离为 25m。其他国家还研制了圆柱形手榴弹（带手柄）和马铃薯捣碎机。这些手榴弹的性能和规格类似于美国手榴弹。

进化的两种特殊手榴弹现已广泛应用。手榴弹爆炸效应可能会使急诊医师受伤或死亡。这两种手榴弹包括投射士兵投射范围以外手榴弹的步枪弹及反坦克手榴弹。进化的手榴弹均已改进为火箭推进榴弹（如下所述）。

其他类手榴弹也在生产阶段，但伤人能力大多很弱。其他类手榴弹包括冲击手榴弹（即先动用闪光弹）、照明手榴弹、烟雾手榴弹、燃烧手榴弹和化学或气体手榴弹。这些手榴弹通常为圆柱形。

枪榴弹

手榴弹发射器已改进为手榴弹投射武器，准确度高约达 200m。在越南战争中，首次使用 M79 手榴弹发射器。该型发射器类似于短粗（40mm）、后装、拆开式散弹枪。军方还设计了安装在步兵 M16 步枪（所用炸药同于 M79 武器所用炸药）的手榴弹发射器。北大西洋公约组织和前华沙组织成员国的军事集团所用武器的设计大多类似。警察机关常用大量装置投射控暴剂、非致命武器和烟雾。军用和民用手榴弹发射武器所能装载的子弹数不同。此外，急诊医师可能会遇到因这些枪械而受伤的患者。榴弹所含炸药及所造成的危害程度同于常见的棒球手榴弹。

火箭推进榴弹

第一次世界大战初次使用坦克。反坦克武器需能够可靠地穿透敌军坦克的坦克装甲。此问题的一种解决方案是增大榴弹尺寸，并将其安装在火箭上方，进而制成火箭推进榴弹。许多国家动用数百万的人制造这些枪械，并将廉价的火箭推进榴弹销往几百个反叛群体和恐怖组织。苏联火箭推进榴弹可重复装载。美国散布着类似的不可重复装载的轻型反坦克武器（M72 LAW 或 M136 AT4）。火箭推进榴弹旨在摧毁坦克上的装甲、携带大量的爆炸材料（爆炸材料量多于其他枪械）。火箭推进榴弹的更详细资料，请参见本书"火箭推进榴弹袭击"一文。

临床表现

爆炸造成的创伤通常分为以下几类：冲击波直接效应所引起的损伤（一级冲击伤）、受爆炸波作用而加速的其他物体造成的损伤（二级冲击伤）、受害者移动所产生的影响（三级冲击伤）及爆炸或爆炸物所造成的综合影响。

一级冲击伤的受害者几乎都伴有其他类型的损伤，例如，飞溅碎片所造成的穿透伤或不可移动物体冲击所产生的钝挫伤。[1]由于武器所含炸药量较少，因此，一级冲击伤（由手榴弹、钢管炸弹或自杀背心）受害者的数量可能不多。（自杀背心是简易爆炸装置，被做成背心、腰带或背包。）有关自杀炸弹的详细信息，请参见本书"人体炸弹"一文。有关一级冲击伤的详细信息，请参见本书"人体炸弹"一文和"爆炸：常规"一文。

就手榴弹和钢管炸弹而言，二级冲击伤是最为常见、最易造成故意伤害的机制。恐怖装置通常需为爆炸混合物加装其他物体（例如，钉子、螺母和螺栓），以增加二级冲击伤的效果。应合理设计军用器械（例如手榴弹），以增加爆炸所抛射出的碎片数量。穿透伤常出现于暴露部位（头部、颈部和四肢）。

当受害者身体被爆炸气浪推入另一物体时，受害者会出现三级冲击伤。[2-3]手榴弹中相对少量的炸药不可能造成三级冲击伤。火箭推进榴弹、钢管炸弹或自杀背心所含的相对大量的炸药可能造成三级冲击伤。

➡ 事前措施

背包、公文包或口袋所携带的爆炸装置所产生的后果实际上难以预测。尽管这些装置在美国并不常用，但随着全球政治环境的改变，可能会发生此类爆炸事件。急诊医师应加深对这类装置的影响的了解，必须做好治疗面临爆炸危险的受害者的准备。

➡ 事后措施

手榴弹或钢管炸弹爆炸后的主要损伤是弹片伤所引起的穿透伤。非常靠近爆炸地点的伤员可能会遭受一级冲击伤或创伤性切断伤。在密闭空间内（例如，车辆、矿山、建筑物和地铁）所发生的爆炸可能会导致更高的死亡率和发病率。

现场医疗护理

以下为患者（被手榴弹或钢管炸弹炸伤）现场医疗的护理要点：

- 合理的初期护理类似于常规的创伤护理；
- 快速疏散将增加存活的可能性；
- 检伤分类时，未尝试最终护理；
- 创伤性切断所造成的动脉出血需用止血带进行控制，当受伤所安全时，患者将接受最终护理；
- 不得在现场进行强度复苏；
- 未对严重伤亡事件现场心肺复苏术作出说明。

➡ 伤员医疗

手榴弹或钢管炸弹所含爆炸物发生爆炸后，常见伤为钝挫伤、穿透伤和热创伤。院前救援人员、急诊医师和创伤医生对前述损伤非常了解。[4]创伤多为软组织损伤、骨科外伤或头部损伤。[5-7]对于被手榴弹或钢管炸弹炸伤的患者而言，治疗方法同于其他创伤受害者。

首要管理步骤是评估生命支持的必要性、确保患者气道通畅、通风良好、循环充分。如上所述，使用止血带能够争取时间，将受害者送至安全地点接受适当的医疗护理。

随后应进行全面体检。外伤多由装置或其附近的金属碎片引起。

几项筛查研究有益于治疗一级冲击伤伤员。实际上，就更小的装置而言，研究重点应转向多个穿透碎片的影响。擦伤或创伤看似较小，但可能会遮蔽大量碎片射入口。医师务必牢记：爆炸碎片的移动速度可能是军用子弹的5倍。

需对靠近严重爆炸区的所有患者进行X胸片检查。若患者未穿防弹衣，则应假定胸内存有碎片，直至经X胸片检查证明对气胸和胸内碎片呈阴性。通过

X胸片，还可能会看出膈肌下部存在碎片或自由空气。若在膈肌下部发现碎片或自由空气，则说明腹内的空腔脏器破裂。若出现创伤性切断或在患者四肢内发现损伤，则胶片将显示长骨。

若根据经验或体检结果表明头部、胸部或腹部存在病理，则需对这些部位进行 CT 扫描。若患者无意识，则 CT 扫描结果不可取。当缝合碎片伤时，80%会受感染。爆炸所抛射的碎片可透过射线。医术高明的医疗提供者应仔细查验受伤程度，并考虑对外伤进行 CT 扫描、超声波或磁共振成像，以评估是否存在射线可透的异物。

唯一有益的实验室研究是血红蛋白序列的测定。这些测定方法有益于评估严重出血患者。数据可用于指导输血要求。

冲击伤员的高血压由以下机制引起：

- 因受伤而失血（与心血管系统无关），当创伤性切断或在现代粉碎性手榴弹的近距离处还存有多个碎片时，常出现这一现象；
- 因胃肠出血而失血；
- 因腹内实体器官破裂而失血；
- 气胸导致血管和心脏压迫，进而产生高血压；
- 因气泡栓塞的心血管反应而产生高血压；
- 因迷走神经反射而产生高血压。

对这些患者的处置方法取决于受害者所受的损伤。应考虑靠近爆炸中心的患者，至少观察 24 小时（即使患者未出现明显损伤）。

实例介绍

当时你正在收听职业美式橄榄球赛事。新闻播报员报道称："50码线"处发生剧烈爆炸。火箭推进榴弹从摄像机旁疾驰飞过，并冲向场地另一侧的观众。此时，你意识到，作为最靠近事发地点的医院，你所在的医院将在几分钟后收治大量的伤员。你立即启动了灾害应急计划，并为即将到达的伤员救治工作做好准备。

电视画面显示紧急医疗服务提供者到达事发现场，开始救护受害者。当时，你首先拨打电话，联系医院管理员。当热狗商贩扔出第二个火箭推进手榴弹，并将目标对准救援集合点时，你惊呆了。伤员同时包括紧急医疗服务提供者。

⚙ 特殊考虑

期盼重伤员在轻伤入院后入院。轻伤员常跳过紧急医疗服务，并直接进入最近的医院。应两次清点

第一个小时到达的伤员数量，以便粗略估计"第一波"伤员。

确保爆炸后，受害者的身体活动量最小；若伤员在爆炸后运动，则一级冲击伤的严重程度会增加。在第二次世界大战中，有的伤员先是表现良好，但却在剧烈运动后死亡。[8]

🌐 隐患

二次装置

务必检查受害者是否藏有武器、诱雷和爆炸物。投弹者常常成为受害者。二次装置隐藏在伤员身上的状况也很常见。通常，二次装置是手榴弹（去除引线）。此时，若身体受到扰动，则硬饵飞出，手榴弹爆炸。

突发性呼吸困难

若肺爆震伤患者突然出现呼吸困难症状，则临床医生应假定患者患有张力性气胸，并应受到相应治疗。当患者因手榴弹或钢管炸弹而出现胸部破片伤时，极有可能出现张力性气胸症状。

肺爆

若临床医生尚未考虑一级冲击伤的可能性，则对患者的护理会更为复杂。

空运

手榴弹或钢管炸弹爆炸所造成的气胸可能会在撤离过程中进一步恶化。无论飞行高度和距离如何，出现气胸症状的伤员必须插入胸管。疏散飞机应在最低高度飞行。

参 考 文 献

1. Cernak I, Savic J, Ignajatovic D, et al. Blast injury from explosive munitions. *J Trauma*. 1999；47：96–103.

2. de Candole CA. Blast injury. *Can Med Assoc J.* 1967；96：207–14.

3. Stuhmiller JH, Phillips YY, Richmond DR. The physics and mechanisms of primary blast injury. In：Bellamy RF, Zajtchuk R, eds.*Conventional Warfare：Ballistic, Blast, and Burn Injuries.*Washington, DC：Office of the Surgeon General of the United States Army；1991：241–70.

4. Weiner SL, Barrett J. Explosions and explosive device-

related injuries. In Weiner SL, Barrett J (eds) : *Trauma Management for Civilian and Military Physicians*. Philadelphia : Saunders ; 1986 : 13-26.

5. Hadden WA, Rutherford WH, Merrett JD. The injuries of terrorist bombing : a study of 1532 consecutive patients. *Br J Surg*. 1978 ; 65 : 525-31.

6. Mallonee S, Shariat S, Stennes G, et al. Physical injuries and fatalities resulting from the Oklahoma City Bombing. *JAMA* 1996 ; 276 : 382-7.

7. Frykberg ER, Tepas JJ, Alexander RH. The 1983 Beirut Airport terrorist bombing : injury patterns and implications for disaster management. *Am Surg*. 1989 ; 55 : 134-41.

8. Hutton JE Jr. Blast lung : history, concepts, and treatment. *Curr Concepts Trauma Care*. 1986 ; 9 : 8-14.

162 结构倒塌简介（挤压伤和挤压伤综合征）

Pier Luigi Ingrassia，Alessandro Geddo，Francesca Lombardi，Francesco Della Corte

🏥 事件说明

挤压伤常见于灾害。因结构倒塌而受伤的伤员常出现挤压伤。结构倒塌由地震、飓风、龙卷风、爆炸和其他大规模事件引起。挤压伤综合征是横纹肌溶解的系统损害，由肌组织持续受压引起[1-2]；再灌注损伤为特殊损伤，由创伤性横纹肌溶解引起。

Bywaters 和 Beall 首次在英文文献中描述了挤压伤综合征。[3] 两人对困于英国爆炸建筑物下方的几名患者进行了描述。这几名患者在事后均出现了急性肾衰竭症状。挤压伤综合征的临床特征主要由创伤性横纹肌溶解和肌细胞内含物的释放决定。挤压伤综合征的机理是压力或拉伸导致渗透性增加。当肌纤维膜受拉伸时，钠、钙和水泄漏到肌质，捕获肌肉细胞内的细胞外液。除元素内流外，细胞还会将钾和其他有毒物质（例如，肌红蛋白、磷和尿酸盐）释放到循环系统中。[4-6] 受损的其他细胞可能释放乳酸、组胺、白细胞三烯、过氧化物、氧自由基、超氧化物、溶解酵素和酶（例如肌酸磷酸激酶）。

这类事件可能会引起低血容量性休克、高钾血症、代谢性酸中毒、筋膜间室综合征和急性肾衰竭。急性肾衰竭由血容量减少及后期肾血管收缩、代谢性酸中毒和肾中毒物质（例如，肌红蛋白、尿酸、磷酸盐）引起。当受损肌细胞摄取液体量增加致使筋膜凝顿的筋膜间室内含的受损骨骼肌细胞肿大时，筋膜间室综合征会发生。一旦间室压力超过毛细血管灌注压（约30mmHg），则间室内部的组织会出现缺血，且会出现筋膜间室综合征。

大地震常会引起多处挤压伤综合征。受害者会出现横纹肌溶解和色素诱发的急性肾衰竭。挤压伤综合征的发生率预计为 2%~5%。挤压伤综合征患者约 50% 会出现肾衰竭，其中 50% 需血液透析。[5]

⬅ 事前措施

急诊医师、全科医师、外科医生和儿科医生应熟悉挤压伤及挤压伤综合征的诊断和医治方法。应做好挤压伤患者现场治疗专用的便携式医药箱的整理工作。该项工作属于备灾、治疗患者的组成部分。这些医药箱所含的材料和工具应当能够治疗至少 5 名重症患者。同时，医药箱还应包括患者安置区内所有医疗救助中心的电话号码。患者需尽快（理论时间为 1 小时）转移到患者安置区。[7]

医疗救助中心应设在距事发地点步行距离不超过 1 小时的位置，以确保道路可达性（即使公路运输系统出现故障）。医疗救助中心的场地包括学校、体育馆、消防站和医院。此外，场地必须设在直升机着陆场，以便于患者疏散及物资设备的供应。

由于挤压伤综合征是大规模事件致死的普通原因，因此，应提前确定血液透析设施及其能力。

灾害发生后，应预测通信挑战。因此，首要任务是必须组建独立供电的通信网络。医院（尤其是急诊室和重症监护室），收治多名危重患者。当严重伤亡事件发生时，检伤分类规范至关重要。为确保患者分类遵循病情严重程度和疏散优先级的原则，国际上建议用简单检伤分类和快速治疗系统对患者进行分类。[8]

➡ 事后措施

医疗和救援人员协同努力对救护受挤压的受害者

极为重要。受挤压的受害者的发病率和死亡率可能非常高。解救前及解救时的积极治疗有助于阻止挤压伤所引起的肾脏和心脏并发症。

由于挤压伤综合征是致使发病率和死亡率升高的第二重要原因，因此，检伤分类指南需将挤压伤综合征整合到患者评估中，以实现血液透析资源的战略使用。

即使不使用专用设备，现场的灾害医疗人员也可获得受挤压受害者的相关生理参数。用于确定哪类患者需接受早期挤压伤综合征干预的初始现场检伤分类模型由以下三个因素组成：

- 脉搏率；
- 反应活动延迟（＞3 小时）；
- 宏观尿检结果。

第二种检伤分类模式（应用于医疗机构）由其他参数组成，包括下列的实验室测试：

- 心动过速；
- 宏观尿检结果异常；
- 白细胞计数；
- 高钾血症。

血液透析机和过滤器及肾病学家、护理和技术人员需在国家和国际发出资源调集命令后 24~36 小时内到达救灾现场。紧急透析装置应设立在便于进入的区域，以免患有其他损伤且需大手术的患者出现运送难题。治疗灾难受害者的现场医生可借助远程医疗或网络连接咨询远方的肾病专家，征求复杂病例治疗的建议。有关选用特定透析方式的决策应考虑受害者的高异化状态、电解质紊乱程度、多发伤和出血倾向的存在性及特定的地理条件、运输问题及其他后勤难题。普通血液透析可高效地清除溶质、治疗多名患者，应用普通血液透析无须使用抗凝剂。

腹部创伤患者难以实施腹膜透析。腹膜透析通常不能有效清除钾和其他分解代谢产物。这种透析短期有效。然而，对于未提供普通血液透析设备的灾害情形，腹膜透析可发挥短暂作用。

伤员医疗

一旦发现挤压伤，应尽快治疗挤压伤员。应注意是否可能出现伴随损伤，例如，骨折、实体器官损害或骨髓损伤。静脉内通道需用大孔径静脉内导管获得。应尽快给患者输液。[10-12] 由于这些患者需要大量液体，因此，需提供多条静脉通道。同时，在解救患者时，应拉出单个静脉通道。生理盐水是适于静脉输液复苏的首选输注液。解救时，应输注生理盐水（1000~1500mL/h）。当形成尿流时，应保持强迫性甘露醇碱性药利尿治疗（8L/d；尿液 pH ＞ 6.5）。一旦患者入院，浓度为 5% 葡萄糖应由生理盐水替代，以降低钠载荷。由于重大事件发生后的前 2 个小时不能获得大量的静脉注射液，因此高渗透性的生理盐水能安全有效地治疗多种创伤患者。[13] 此外，建议用弗利导管准确测量尿量。

碱化将使尿液中酸性正铁血红素的溶解度增加，有助于排尿。碱化可防止肾衰竭。应继续碱化尿液，直至尿液中不能检测出肌红蛋白为止。除用作渗透压性利尿剂发挥保护作用外，甘露醇还是有效的氧自由基清除剂。此外，利用这一机制，还可降低再灌注损伤程度。[4, 6]

入院时，应测量电解质、动脉血气和肌酶。对轻伤患者的尿液进行简单的尿糖测试，判断尿液是否呈血阳性，进而诊断亚临床横纹肌溶解，确定是否存在临界情况。若这些患者因医疗设施受限而出院，则建议每天检查患者尿液的颜色和尿量，留意急性肾衰竭的其他症状，例如体重增加和水肿。[1]

大地震肾病患者的临床结果受创伤类型、伴随事件、临床过程中所观察到的并发症及流行病学特征（例如，年龄、与参考医院之间的距离及从灾害发生到送入参考医院的历时）影响。[14] 静脉注射的启动时间越早，越有利于预防急性肾衰竭。解救后，若液体治疗延后 6 小时，则急性肾衰竭注定会发生。若不能达到理想的尿排除量，则应考虑使用利尿药（首选呋

实例介绍

作为一名紧急医疗服务救护车上的医师，你收治了一名由建筑物倒塌致伤的受害者。你对患者的气道、呼吸和循环系统进行了评估。同时，你正在与救援人员进行协调。随后应考虑哪些注意事项？

- 通知911调度中心，并得到指示；
- 及早考虑是否需要截肢；
- 将止血带用作伤法；
- 疏通多条静脉通道，开始输液；
- 实施现场筋膜切开术。

注意：需开通多条静脉通道，降低解救过程中静脉通道缺乏的可能性，实施大量生理盐水的静脉流出，以阻止急性肾衰竭和血液透析。

嘀苯胺酸）。未及早接受静脉治疗，且强迫性碱性利尿药仍未起效的患者的肾衰竭可能会进一步恶化，可能需要血液透析。[15]

有病例报告显示高血氧能够改善挤压伤员的临床结果。[16-17] 这种治疗方法仅限于救灾（不能进入高压氧舱）。

💡 特殊考虑

毋庸置疑，结构倒塌或重大灾难（例如地震）发生后会立即出现大量死者。[18] 在仍然存活的伤员中，短期死亡率会随患者埋于碎石下方时间的延长而急剧增加。在前几个小时，人员鲜有死亡。24 小时后，存活曲线开始骤降。5 天后仍未恢复的伤员全部死亡。救灾医疗计划应由医疗救助链组成。伤员通过医疗救助链在事故现场接受生命支持措施。医疗救助开始几个小时后，伤员被运送至医院接受更为细致的治疗。挤压伤所引发的挤压伤综合征可防、可治。挤压伤患者可能会表现出几种症状或体征；因此，在治疗挤压伤员时，医务人员须维持高的怀疑指数。

🌐 隐患

在应对结构倒塌的过程中，存在几个隐患，包括：

- 事件发生前，未预先设置疏散路线；
- 尚不了解当地的救灾指挥人员；
- 受害者解救后，治疗被延误；
- 延后实施静脉注射；
- 挤伤怀疑指数低；
- 未能继续监测高急性肾衰竭风险的患者。

参 考 文 献

1. Sever MS，Erek E，Vanholder R，et al. Clinical findings in the renal victims of a catastrophic disaster：in the Marmara earthquake.*Nephrol Dial Transplant*. 2002；17：1942-9.

2. Visweswaran P，Guntupalli J. Rhabdomyolysis. *Crit Care Clin*.1999；15：415-28.

3. Bywaters EGL，Beall D. Crush injuries with impairment of renal function. *BMJ* 1941；1：427-32.

4. Better OS. Rescue and salvage of casualties suffering from the crush syndrome after mass disasters. *Military Med*. 1999；164：366-9.

5. Erek E，Sever MS，Serdenge 饶 i K，et al. An overview of morbidity and mortality in patients with acute renal failure due to crush syndrome：the Marmara earthquake experience. *Nephrol Dial Transplant*. 2002；17：33-40.

6. Smith J，Greaves I. Crush injury and crush syndrome：a review. *J Trauma*. 2003；54：S226-30.

7. Schulz CH，Di Lorenzo RA，Koenig KL，et al. Disaster medical direction：a medical earthquake response curriculum. *Ann Emerg Med*.1991；20：470-1.

8. Benson M，Koenig KL，Schultz CH. Disaster triage：START，then SAVE – a new method of dynamic triage for victims of a catastrophic earthquake. *Prehospital Disaster Med*. 1996；11：117-24.

9. Vanholder R，Sever MS，Erek E，et al. Rhabdomyolysis. *J Am Soc Nephrol*. 2000；11：1553-61.

10. Better OS，Stein JH. Early management of shock and prophylaxis of acute renal failure in traumatic rhabdomyolysis. *N Engl J Med*.1990；322：825-9.

11. Better OS and Rubinstein L. Management of shock and acute renal failure in casualties suffering from crush syndrome. *Ren Fail*.1997；19：647-53.

12. Noji EK. Prophylaxis of acute renal failure in traumatic rhabdomyolisis. *N Engl J Med*. 1990；323：550-1.

13. Vassar MJ，Fisher RP，O'Brien PE，et al. A multicenter trial for resuscitation of injured patients with 7.5% sodium chloride：the effect of added dextran 70：the Multicenter Group for the Study of Hypertonic Saline in Trauma Patients. *Arch Surg*. 1993；128：1003-11.

14. Sever MS，Erek E，Vanholder R，et al. Lessons learned from the catastrophic Marmara earthquake：factors influencing the final outcome of renal victims. *Clin Nephrol*. 2004；61：413-21.

15. Castañer Moreno J. Insuficiencia renal aguda postraumática. *Rev Cubana Med Milit*. 1999；28：41-8.

16. Siriwanij T，Vattanagomgs V，Sitprija V. Hyperbaric oxygen therapy in crush injury. *Nephron* 1997；75：484-5.

17. James PB. Hyperbaric oxygen treatment for crush injury. *BMJ* 1994；309：1513.

18. Pointer JE，Michaelis J，Saunders C，et al. The 1989 Loma Prieta earthquake：impact on hospital patient care. *Ann Emerg Med*.1992；21：1228-33.

163 列车脱轨

J. Scott Goudie

事件说明

铁路是重要的旅客和工业品运输载体。以往事故证明,大量的不同类货物在多种情形下均可能存在风险。

- 高速旅客列车行驶至西南农村时脱轨[1];
- 北达科他州农村发生列车脱轨和危险品泄漏事故[2];
- 芝加哥市的两列市郊往返列车发生碰撞[3];
- 巴尔的摩市中心发生货物列车脱轨事故(事发后发生危险品泄漏和火灾)[4]。

每种情形(远方事故现场、大量患者或列车、附近居民和现场紧急响应人员的危险品泄漏事故)均存在特有问题。

铁路灾害大多不是故意的,由人为错误或设备故障引起,但铁路仍为恐怖主义分子首要的袭击目标(如 2004 年 3 月马德里地铁爆炸案)。跨越美国的许多铁路里程极难确保每段铁路的安全,这恰为恐怖分子提供了潜在的软目标。

事前措施

为有效响应列车脱轨事故,医院、急诊室、紧急医疗服务和消防部门应针对大量伤亡和危险品灾害制定灾害应急计划。这些计划提供配套设备,并实施常规的桌上模拟演习和救灾实战演习。当地应急服务部之间完善的通信与协调系统至为重要。此外,还需维持与地区、州和联邦救灾应急机构的联络点。

应进行灾害评估,根据铁路数量、铁路附近的人口密度、铁路交通量、铁路运输特点(例如,铁路、高速通勤列车、工业产品、危险废物)及铁路附近易受损害的设施(例如,学校、私人疗养院、医院、公寓大楼、军事基地),确定发生铁路灾害的可能性。因此,应急响应中存在许多特殊问题。

事后措施

最初重点是对受害者进行解救、检伤分类、运输与治疗。对于边远地区的铁路,可能难以到达现场,必须使用航空医疗设施、地面响应人员。一旦到达现场,需执行下列任务:①快速评估,确定可能的危险品泄漏情况;②在安全位置设立事件指挥官和指挥中心。若危险品污染的可能性尚未确定,则需从铁路管理公司获得相关的上车信息及材料安全数据表。

需按指定系统(例如,简单检伤分类和快速治疗系统)对伤员进行现场的检伤分类。现场的检伤分类应将受害者优先救治到医疗中心(根据受伤程度)。[5]受害者的运输可能包括其他全部资产,例如,地面运输救护车和航空医学运输。此外,有些设施还可能需要起吊作业,例如,汽车、警车或消防车和军事运输车。解救和疏散后,受害者的识别和跟踪至为重要。若现场未提供其他标志信息,则被解救和疏散的伤员应附上检伤分类标记号。当生者和死者被送至医疗中心时,应弄清最终标志,以确保受害者得以及时和准确识别。

及早联系和协调州、地区和国家组织(例如,美国国家运输安全委员会和美国联邦应急管理局),在为严重铁路灾害事故提供适当响应方面将发挥重要作用。当地资源将被快速耗尽,因此,获取外援(例如,由美国国家警卫队或救灾医疗援助团队提供的援助)至关重要。

铁路灾害现场均可能是犯罪现场。必须设立应急响应通道。解救受害者至关重要，然而，务必不要破坏可能的证据。当发生恐怖袭击事件时，二次装置可能会针对紧急救灾反应机构。

应由单个实体（医院的公共事务办公室、当地警察部门或消防部门或外部机构）进行协调，及早向新闻机构进行通报。例如，美国铁路公司负责列车事故公共事务信息和新闻发布工作。[1]

伤员医疗

乘客所受创伤的严重程度不一，从简单的撕裂伤和骨折到严重的头部损伤和减速伤（例如，大动脉或肠系膜撕脱伤）都有。损伤模式可能变化很大，取决于乘客所处的位置（例如，静坐与站立、前向座与后向座）：

- 站立患者出现颈部和颅面部损伤的可能性高[6]；
- 静坐患者出现胸腹损伤的可能性更高；
- 坐在前向座的患者更可能出现面部损伤和减速伤。[7]

在长期解救过程中，受害者可能出现挤压伤综合征，且可能会受暴露影响（例如，低体温症和高体温症）。另外，还可能会出现大量烧伤或冲击伤，取决于列车上是否存在可燃材料或是否存在恐怖炸弹。

乘客和列车工作人员所受创伤通常是首要的医学挑战。然而，当出现危险品暴露时，暴露和发病可能性可能会波及救援工作人员和灾区附近的居民。发生创伤后，铁路员工最常出现的症状包括：呼吸系统不适、恶心、呕吐和头痛，这些症状均暗示有新的危险品暴露。[8]列车脱轨事发现场附近居民和第一响应人员最可能受暴露而出现呼吸、皮肤或眼部损伤。[4]救援人员适当使用个人防护设备、离开现场时受害者与救援人员的消毒及疏散附近居民均可使危险品泄漏所造成的影响程度降至最低。

做好准备，治疗存在心理问题的大量伤员（立即发病和延后发病）。[9]这些受害者可能会出现心理问题、躯体症状（或两者）。严重的列车脱轨事故发生后，列车乘客和附近居民可能会出现外伤后应激障碍。[10]建立危机事故支持中心，并为受害者、家庭和第一响应人员提供应激处理、牧师服务和心理支持，以确保铁路事故后短期和长期心理后遗症能降至最低。

实例介绍

在一个工作日下午，社区医院的急诊室接到了一个电话，称列车在40英里外的边远小镇脱轨。初期报告显示，货物列车（6名工人在列车上）在小学附近脱轨。脱轨事故现场发生了严重的火灾爆炸事故。当地的消防和紧急医疗系统员工涌入现场，寻求医疗指导。

下一步措施是什么？若高速通勤列车上有100名旅客，那应采取的应急措施有何不同？

特殊考虑

响应人员可能会遇到很多问题，但列车脱轨事故具有特殊性。列车脱轨事故可能发生在城市（附近居民和工作人员可能会受损伤），也可能发生在隔离区和城区，因此，事故应急会受延误。伤员数量少至铁路人员，多至通勤列车上的几百名乘客。每起列车脱轨事故均可能存在危险品暴露状况。同时，救援人员也可能会遇到严重的问题。为确保灾难反应计划能够有效遏止列车事故，必须考虑多种可能性。

隐患

在应对列车脱轨的过程中，存在几个隐患，包括：

- 未制定和演练灾害应急预案；
- 未能与其他机构协调应急预案；
- 未意识到危险品排放；
- 未能维持调查官犯罪现场的完整性；
- 未能正确识别受害者和死者；
- 未就疏散风险和必要性等问题进行沟通。

参 考 文 献

1. Jenkins BM. Protecting surface transportation systems and patrons from terrorist activities. *MTI Report*. 1997；97：20－7.
2. National Transportation Safety Board. Railroad Accident Report，NTSB # RAR-04-01. Washington，DC：2004. Available at：http：//www.ntsb.gov/publictn/2004/RAR0401.htm.
3. National Transportation Safety Board. Railroad Accident Brief，NTSB # RAB-04-07.Washington，DC：2004. Available at：http：//www.ntsb.gov/publictn/2004/RAB0407.htm.
4. Hsu EB，Grabowski JG，Chotani RA，et al. Effects

on local emergency departments of large-scale urban chemical fire with hazardous materials spill. *Prehospital Disaster Med*. 2002；17：196 - 201.

5. Super G，Groth S，Hook R.*START：Simple Triage and Rapid Treatment Plan*.Newport，CA：Hoag Memorial Hospital Presbyterian；1994.

6. Cugnoni HL，Finchman C，Skinner DV. Cannon Street rail disaster：lessons to be learned. *Injury* 1994；25：11 - 3.

7. Ilkjaer LB，Lind T. Passengers' injuries reflected carriage interior at the railway accident in Mundlestrup，Denmark.

Accid Anal Prev. 2001；33：285 - 8.

8. Orr MF，Kaye WE，Zeitz P，et al. Public health risks of railroad hazardous substance emergency events. *J Occup Environ Med*. 2001；43：94 - 100.

9. Hagstrom R. The acute psychological impact on survivors following a train accident. *J Trauma Stress*. 1995；8：391 - 402.

10. Chung MC，Easthope Y，Farmer S，et al. Psychological sequelae：posttraumatic stress reactions and personality factors among community residents as secondary victims. *Scand J Caring Sci*.2003；17：265 - 70.

164 地铁脱轨

Jason Dylik，David Marcozzi

事件说明

在城市中，地铁是常见的公共交通工具之一。地铁以电气化列车为主。每趟列车可运输几百或几千名乘客。由于地铁行驶在轨道而非公路上，因此，地铁脱轨会产生许多问题，轻至重击声（乘客几乎注意不到），重至灾难性故障（引起大量伤亡）。历史上最严重的地铁事故之一是 1918 年 11 月 1 日发生在纽约市的地铁脱轨事故。无经验的地铁调度员（代替电车司机）进入隧道的速度过快，致使列车脱轨，列车撞向墙体，造成 97 人死亡，200 人受伤。这起事故使布鲁克林运输公司停业 1 个月。[1-2] 在随后几年，地铁变得相对安全，但事故（包括脱轨）仍有发生。操作员措施是列车脱轨的最常见原因。[3] 铁道或车辆的蓄意破坏也可能会导致脱轨。2004 年 3 月 11 日，西班牙马德里的 4 辆通勤列车上同时发生了 10 起炸弹爆炸，造成 191 人死亡，2000 多人受伤。[4]

事发位置可能会给应急机构带来特殊的挑战。地铁可能在地下、高架月台或跨过水体、峡谷和沟壑的桥梁上运行。当地铁脱轨事故发生时，需疏散困在黑暗隧道中的列车（离出口的步行距离远）。当发生地上列车脱轨时，列车可能会翻倒；高架铁路上发生的列车脱轨可能会使整个列车跌落桥梁，乘客和应急响应人员面临从高架铁路跌落的风险；越过水体的高架铁路可能存在其他危害（例如，跌落到水中的受害者被淹死）。电气列车事故的常见危害是电击。许多地铁系统设第三轨，第三轨能为列车提供几百伏直流电压，接触第三轨道会有致命危险。

事前措施

由医院救灾规划人员实施危害分析应包括对医院附近地铁或火车站的勘察。应仔细审查之前发生在医院服务区的脱轨事故，以确定是否有危险区（未来更易发生事故的区域）。移动列车所产生的动能与车厢数和速度成比例。当发生脱轨事故时，动能越高，乘客遭受损伤的风险越高。[5] 将经过当地火车站和轨道的每趟列车的车厢数与每节车厢的载客量相乘便可从理论上估算出火车事故产生的伤员数量。若这类列车事故造成的患者数量超过了当地的院前和医院资源，则应针对此情形制订多部门灾难应急计划。

事后措施

地铁事故发生后，可能会出现多种灾害现场，响应人员应特别注意现场安全问题。应充分调集资源，解决面临的特殊状况。此外，还应实施预想的受害者疏散计划。受害者救援工作完成后，需评估钢轨底座，以便在铁轨恢复通车前确定钢轨底座结构的完整性。车厢也需经过检查，确定是否能够继续使用。

救援工作完成后，相关机构的资深人员和专业救援机构的其他培训人员应会同应急响应人员，说明事故情况，了解救援和恢复过程中所遇到的难题。

伤员医疗

列车事故受害者可能包括多种伤员。在低速列车脱轨事故中，肌肉骨骼损伤，例如脚踝受伤和腕关节受伤和由于列车坠落所造成的损伤最为常见；在高速列车脱轨事故中，减速力可能非常大（外伤范围类似于高速脱轨致钝挫伤患者）。隧道中发生的高速脱轨事故可能会碰撞隧道支柱或标柱，支柱或标柱可能会保持完好，但会引起乘客车厢倒塌。[6-7] 烟火和有毒气体均会恶化钝性伤。[4]

列车事故现场易受多种危险因素的影响。应急响应人员必须了解各种危险因素，并采取预防措施，避免这些危险因素。带电电线或电气化列车第三轨均存在电击危险，容易引起烧伤、呼吸和心脏停止。

若地铁隧道发生火灾，则会降低氧气含量，产生有毒烟气。若出现火灾，则应在救援前控制火势。可能存在的危险包括：碎片坠落、现场结构和列车车厢倒塌、救援人员和受害者从高架铁路上坠落。

当现场安全得到保证时，受害者应尽快从事故区撤离，以尽量降低产生其他现场危害的风险，便于进行合理的检伤分类、现场治疗及运至医院。当发生高架铁路事故时，需采用高角度绳索救援方式。若现场的情形需使用脊柱固定技术，且需用长板解救数百名患者，则应急响应人员将面临巨大的技术和后勤挑战。在此情形下，需由现场医师进行评估。临床上颈椎无明显损伤的患者有利于快速救治（可能会出现脊椎伤和其他损伤）。

检伤分类区应建在迎风事故区外部（远离潜在危害）、便于救护车进入的区域。应利用严重伤亡事故的标准算法对患者进行检伤分类。发生下列情况时，可能会发生严重的伤亡事故：

- 患者数量和损伤性质超出了正常的固定和看护水平；
- 紧急医疗服务人员的数量导致无法在允许时间内将患者运至现场；
- 医院在允许时间内所具备的固定能力不足以收治所有患者。

可在现场对受伤患者进行基本的创伤固定。烟雾吸入或接触其他有毒烟气的患者应接收补充氧气。

此外，还应预测电击是否致使患者出现电烧伤或呼吸或心搏停止。

特殊考虑

在地下或高架平台上发生的地铁脱轨事故可能与救援人员难以进入救生通道有关。地下事故可能由烟火、有毒气体造成。烟火、有毒气体将危及受害者和救援人员。救援人员（携带解救设备和其他救生设备）应在隧道中行走很长一段距离到达现场，然后将患者步行运出隧道。若列车车厢受损严重或受挤压严重，则在解救乘客时可能需使用重型设备（不属于标准紧急医疗服务或消防部门的职责）。应针对这些情形提前规划。救灾规划需有有关响应机构（包括高速运输管理局）代表的参与。

隐患

在应对地铁脱轨的过程中，存在几个隐患，包括：

- 消防、警察、紧急医疗服务和政府部门（例如，美国国家运输安全委员会）制定的应急预案不充分；
- 铁路线上的轨道电力和服务中断不及时、不彻底；
- 地下毒气蓄积；
- 因设备下陷、地面不平整（例如，桥梁、地下或水下隧道）或位置偏远致使救援和解救技术难度大；
- 一些患者可能被困、自救或由非紧急医疗服务人员运送，事故发生时，无法确定列车上的乘客数量。

实例介绍

在夏日一个周六的下午，地上地铁（11节车厢、乘客和乘务员约245人）朝游乐场和城市水族馆驶去。在乘务员未知的情况下，前方轨道遭到肆意摧毁，连接轨道的道钉被拔出。虽轨道仍保持完整，但列车轨道脱轨。

虽然驶过铁轨断裂处的第一节车厢未发生故障，但当第二节车厢驶过时，轨道裂开，第三节车厢脱轨，将列车拧成S形，并猛烈撞击墙体。列车指挥员发出警报，旁观者拨打911。未受伤的列车乘务员开始确定受伤乘客数量。警察、消防和紧急医疗服务单位到达现场。此次脱轨事故造成大量伤亡。

总计有116名受害者转移，1人死亡（严重硬膜外血肿，形成疝）。其他3名红色标记的受害者入院，治疗及时，康复出院。列车重新回到轨道，停止通车，重新修复铁路，重新恢复通车，钢轨底座、墙体和轨道得以修复。美国国家运输安全委员会将脱轨原因确定为轨道受损，操作员错误的可能性也不可排除在外。轨道破坏者尚未查明。

参 考 文 献

1. Scores Killed, Many Hurt on B.R.T., *New York Times*. November 2, 1918 : 1 - 2.
2. Death beneath the streets. WGBH, Boston MA, Feb. 17, 1997.Available at : http : //www.pbs.org/wgbh/amex/technology/nyunderground/death.html.
3. National Transportation Safety Board, Railroad Accident Report, Washington DC, June 17, 1997, PB97-916302, NTSB/RAR-97/02, p 153.
4. Gutierrez de Ceballos JP, Fuentes FT, Diaz DP, et al. Casualties treated at the closest hospital in the Madrid, March 11, terrorist bombings. *Crit Care Med*. 2005 ; 33 :

5. Jussila J, Kjellstrom BT, Leppaniemi A. Ballistic variables and tissue devitalisation in penetrating injury-establishing relationship through meta-analysis of a number of pig tests. *Injury* 2005 ; 36 : 282 - 92.
6. Pirmann D. NYC subway accidents. June 15, 2004. Available at : http : //www.nycsubway.org/faq/accidents.html
7. National Transportation Safety Board, Railroad Accident Report, Washington DC, October 27, 1992, PB92-916304, NTSB/RAR-92/03, p 12.
8. Available at : http : //www.directives.doe.gov/pdfs/doe/doetext/ neword/151/g1511-1v4-3.html.

S108.

165 公共汽车事故

Kavita Babu

事件说明

2002 年，美国公共汽车运行里程数为 351 亿千米。[1]尽管数字很惊人，但严重的公共汽车事故并不常见。美国国家安全委员会的数据显示，公交客车致命伤的风险低于自用车致命伤风险 170 多倍。[2]然而，单车的额定载客量可能会大于 50。[3]因此，在实际环境中，公共汽车事故可能会立即引起严重伤亡事故。

2000 年公共汽车数据显示受伤人数为两万多人，死亡人数为 82。[4]尽管公共汽车和包租公共汽车数据可用，但有关公共汽车事故的最全面数据是根据校车碰撞分析确定的。每天有 2200 多万美国儿童乘坐校车。[5]1999 年，18000 多人在校车事故中受伤，造成 164 人死亡。[6]致死事故的特点包括汽车前部碰撞、侧碰撞、车辆倾翻及与列车碰撞。[7]美国国家运输安全局的资料显示，死亡和严重创伤通常是由乘客坐在碰撞点引起的。[8]

单起事故的分析对汽车工业安全标准的制定具有指导意义。校车乘客安全的主特征被称为"分隔设计"。根据校车尺寸及乘客受碰撞力小的特点，1977 年通过了相关立法，其目的是确保新校车的生产过程采用"分隔设计"标准。[9]座椅为高座椅靠背和前面座椅间的乘客创造分隔空间。座位本身由钢材制成，用于吸收汽车弯曲变形所产生的能量。然而，在翻覆事故中，这种生产方法的作用有限。在翻覆事故中，乘客可能被抛出座位。[10]

人们对校车和公共汽车使用安全带一直存有争议。国家运输机构认为在公共汽车上配备安全带会使严重颈部损伤的风险更大。此外，应更为合理地分配安全带费用，以满足其他安全问题的费用需求。汽车安全带的主要目标是防止弹射（而在公共汽车事故中不常见），因此，对公共汽车安全带的作用尚存质疑。[11]

支持者认为安全带是防止乘客在翻覆和侧碰事故中受伤的重要干预措施。[11]随着这一争论的继续，有关提高公共汽车安全的研究仍为许多政府、专业机构和组织的重中之重。

事前措施

各公共安全系统、急诊室和医院需制订科学合理的计划，应对严重的公共汽车事故。严重的公共汽车事故将使单所医院的资源迅速出现紧张状况。在这种情况下，需调集地方、州和联邦政府的资源。院前检伤分类对于防止附近医院患者过多具有重要作用。现场人员应将状态不稳定的患者运送至附近医院，而轻伤患者可转移至边远的医疗机构。

在公共汽车事故现场，院前人员所面临的一个特殊难题是解救受害者。应对车祸所用的标准解救工具和方法可能不益于解救公共汽车内的受害者。解救所面临的困难程度，可参照 2003 年内布拉斯加州奥马哈市发生的事故。此次事故过后，美国国家运输安全委员会在近期提议所有的消防和救援人员均应接受公共汽车解救方法相关的专业培训。[12]

当公共汽车潜入水中时，快速解救公共汽车事故的受害者尤为重要。最近发生在中国和印度的事故（公共汽车离开公路，进入附近河流）均造成了大量的人员死亡。[13-14]公共汽车事故伤亡人数多还与设备老旧、公共汽车过度拥挤、标准的司机培训缺乏和路况危险有关。

事后措施

近几年，国家运输机构将采集和编写公共汽车和包租公共汽车事故数据作为制定适用安全干预措施的优先考虑因素。临床医师和当地的救援和执法人员报告公共汽车事故的力度对于事故监管至为重要。

若公共汽车事故造成大量的人员伤亡，则救灾响应需包括快速成立地方、州和国家丧葬小组，以准确、快速确定残骸。[15]

伤员医疗

澳大利亚的一项有关校车事故中儿童伤亡的研究显示，头部损伤和失血是最为常见的死因。[16]同钝挫伤的其他诱因一样，需及时关注气道、呼吸系统和循环系统。格拉斯哥昏迷评分低或受重伤的患者需进行快速的气道管理。应进行适当的脊柱固定。需对患者进行快速的二次评估（若出现大量伤亡，则应特别注意检伤分类）。生命和肢体受威胁的患者需得到紧急处理。然而，其他患者应快速转移至或经过检伤分类至更低的照顾程度。在大多数公共汽车事故中，"受伤后仍能走的"患者数远多于"致残"伤员数。[17]然而，当多名伤员受伤严重时，医务人员需能够快速调集医院和医疗机构的资源，以免单个医疗保健机构出现患者过多的现象，从而使入院患者均能接受治疗。

实例介绍

你正在小型社区医院的急诊室（配有15个病床）工作。从社区医院乘救护车到达最近的1级创伤中心需耗时40分钟。在周一早晨，你收到了自动倾卸卡车与校车相撞的预先通知。校车翻覆，左侧着地，尾部冒火。消防员赶到时，火被扑灭。现场护理人员不能确定校车上的乘客数量，估计为20人。解救进展缓慢。报道称，校车事故造成1人死亡。当地的紧急医疗服务（EMS）调度部门正在向邻近城镇寻求帮助。紧急医疗服务（EMS）人员在15分钟内将第一名受害者送至医院。

特殊考虑

在公共汽车事故中，人员所受的外伤与简单的机动车碰撞事故所造成的外伤在诸多方面都有差异。然而，公共汽车事故产生的伤员数远多于车祸（取决于公共汽车载客量和事故严重程度）。当地资源会迅速变为紧张状态。

隐患

在应对公共汽车事故的过程中，存在几个隐患，包括：

- 制定的紧急服务级、社区级和州级的大量伤员协议不完善；
- 社区级紧急医疗服务人员接受的公共汽车解救方法方面的培训不足；
- 小学生和公共交通乘客未受到紧急出口操作和使用方面的培训；
- 不能预测是否存在大量创伤受害者；
- 不能预测是否存在大量小儿科受害者；
- 不能预测是否有大量烧伤受害者的气道需要护理；
- 未能将公共汽车事故（任何严重程度）通知美国国家运输安全委员会或美国国家公路交通安全管理局，未能提供更合理数据，未能改善总体安全性。

参 考 文 献

1. Cernak I, Savic J, Ignajatovic D, et all American Public Transportation Association. Table 70 : Bus and Trolleybus National Totals. APTA Public Transportation Fact Book. Washington，DC : APTA；2002.

2. National Safety Council. What are the Odds of Dying ? Odds of Death due to Injury, United States 2000. Itasca, IL : National Safety Council；2000.

3. U.S. Department of Transportation，Office of Public Affairs. NHTSA sends school bus report to Congress. May 7, 2002. Available at : http : //www.nhtsa.dot.gov/nhtsa/announce/press/PressDisplay.cfm ? year=2002&filename=pr37-02. html.

4. U.S. Department of Transportation，Federal Transit Administration. 2000 Transit Safety and Security Statistics and Analysis Report.Washington，DC : USDOT；2002.

5. National Center for Education Statistics. Table 51 : Public School Pupils Transported at Public Expense and Current Expenditures for Transportation : 1929-30 to 1999-2000. Digest of Education Statistics.Washington，DC : National Center for Education Statistics；2002.

6. National Safety Council. School Bus Safety Rules. Fact Sheet Library, National Safety Council. December 23, 2002. Available at : http : //www.nsc.org/library/facts/

schlbus.htm.

7. National Highway Traffic Safety Administration. Table 5 : School Bus Passenger Fatalities by Most Harmful Event. Report to Congress.School Bus Safety : Crashworthiness Research.Washington，DC : NHTSA.2002.

8. National Transportation Safety Board.Safety Study － Crashworthiness of Large Post-Standard School Buses. NTSB/SS-87/01.Washington，DC : NTSB ; 1987.

9. National Highway Traffic Safety Administration. Section 1.3 : School Bus Occupant Protection Requirements. Report to Congress. School Bus Safety : Crashworthiness Research. Washington，DC : NHTSA. 2002.

10. Sibbald B. MDs call for new safety features after death in school bus crash.cmAJ 2003 ; 169 : 951.

11. Lapner PC，Nguyen D. Analysis of a school bus collision : mechanism of injury in the unrestrained child. Can J Surg. 2003 ; 46 : 269.

12. National Transportation Safety Board. School Bus Run-off-Bridge Accident. Highway Accident Report. NTSB/HAR-04/01. Omaha，Neb : NTSB.

13. Pratap A. India bus accident kills 28 children. CNN ; November 18，1997. Available at : http : //www.cnn.com/WORLD/9711/18/india.bus/ index.html.Reuters. Bus accident in western China kills 34. CNN ; 2001.Available at : http : //www.cnn.com/2001/WORLD/asiapcf/east/08/11/bus.crash/index.html. Valenzuela A，Martin-de las Heras，Marques T，et al. The application of dental methods of identification to human burn victims in a mass disaster. Int J Legal Med. 2000 ; 133 : 236-9.

16. Cass DT，Ross F，Lam L. School bus related deaths and injuries in New South Wales. J Rehabil Res Dev. 2003 ; 40 : 309-19.

17. National Highway Traffic Safety Administration. Occupant fatalities in school buses (model year 1997-2001) by person type. Fatality Analysis Reporting System : 1999-2000.Washington，DC : NHTSA ; 2000.

166 坠机备灾与响应

Dan Hanfling, Christopher R. Lang

事件说明

美国每天的商业航班超过 27000 班次，这使得航空旅行成为每英里行驶里程最安全的公共交通运输方式之一。[1] 然而，坠机事故常被视为严重灾害，通常会产生长期的严重利益损失。随着当前科学技术的进步，航空业的趋势是使用大型飞机、远距离飞行。为此，做好空难紧急预案仍为当地灾害规划的重要因素。[2] 美国有 850 多家机场处理区域、国家和国际飞航，既定社区的响应方案不仅限于理论层面。

事前措施

美国国家运输安全委员会（NTSB）对"机体损失"事故中飞机尺寸和受伤严重程度等相关数据进行了分析。分析结果显示航空事故率呈下降趋势，乘客和机组人员的生还率升高。这得益于宽体、大型商用飞机使用量的增加。这类飞机有益于提高结构整体性，改善乘员保护机制，提高断油和熄火能力，控制机舱材料燃烧产生有毒烟雾。[3] 一项针对 1977~1986 年有关坠机事故生还者的调查显示，仅有 8 次严重坠机事故（伤员数量超过 50 人）。此外，重伤员数量超过 50 人的坠机事故仅有 3 次。[4] 另一项调查针对 1987~1991 年美国的 8 起商业航空飞行坠机事故，结果表明初期死亡率为 0~46%。每次坠机事故中生还的受伤乘客数量平均为 60 人。[5] 然而，随着载客量的增加，伤员数量可能会显著增加。例如，1977 年 3 月 27 日发生在加那利群岛特纳利夫岛的坠机事故，当时，两架满载乘客的波音 747 飞机在跑道上相撞，发生爆炸。此次事故致使停机坪上的 500 人死亡，

60 名乘客受重伤，许多重伤乘客随后死亡。

坠机事故的生还率主要取决于事故发生时及发生后的飞机条件。机身仅受到碰撞后的生还人数可能多于机身先受碰撞再起火爆炸后的生还人数。1990 年 1 月发生在纽约长岛的哥伦比亚航空 052 号班机（燃料耗尽）空难能够证明这一点。机上总共有 158 名乘客，其中 85 人生还。[6-7] 大多数乘客因受创伤死亡，而非吸入烟雾致死。若因碰撞而产生火灾或爆炸，则乘客安全风险呈指数增长。此外，即使在可生还事件中，火灾也会致使很高的乘客发病率和死亡率（主要由于乘客受热、烟雾和有毒气体而迅速丧失行动能力）。1985 年 8 月 22 日曼彻斯特国际机场英国空游航空公司波音 737 飞机事故调查结果证明，乘客在进入紧急状态后 4.5 分钟内死亡。当时，烟雾可能在 2 分钟内进入机身。[8] 这一实例充分证明了机舱密闭空间内烟雾的侵略性质及其灾难性后果。

坠机响应计划所需考虑的最后的重要因素是坠机事故的发生位置。大多数飞机事故（85%）发生在机场起飞和降落过程中或发生在机场 8 千米半径范围内。这些统计数字预示着机场紧急作业规划和机场外规划（包括水域附近机场的应对预案）的重要性。

根据美国联邦航空条例（FAR Part 139.325），每名飞机操作员需每隔 3 年至少进行一次全面的机场应急预案演练。[9] 演练旨在确保应变机构熟悉各自职责，提高执行效率。机场地面应急响应从调集机场救援消防物质开始，但通常会快速升级为互助响应事件。若坠机事故发生在机场外，则受影响的管辖区的初始职责是提供消防和救援响应。在当前恐怖事件日益增加的环境下，向飞机释放火箭推进榴弹的事件日益引起关注。例如，2002 年 11 月 29 日，火箭推进

榴弹险些射向即将从肯尼亚蒙巴萨岛起飞的阿基亚以色列航空公司的波音 757 飞机。在当前的安全风险环境下，任何的航空危急状况均可能被认为是由恐怖分子引起的。因此，机场外事故应急措施包括地方、州和联邦紧急响应人员，包括大量执法物资。[10] 若机场靠近水域，则机场外灾害应急计划需针对坠落至水中的飞机采取离岸响应策略。这一响应计划包括机场水救援资源和市级、海岸警卫队以及国防部的其他旋翼和水上救援物资。[11]

➡ 事后措施

无论坠机事件发生于何处，救灾行动均可能分为四个行动阶段（专栏 166-1）。初始阶段为应急响应阶段，主要任务是救生、消防及相关的安全行动。灭火、搜救、紧急医疗护理、交通流向与控制及周边安全等部门在此阶段成立。赶赴现场的第一批紧急救援人员将设立统一指挥所和集结区，用于完成现场事件管理。需注意：若有多个坠落地点或大量残骸散落在广阔的地理区域，则需设立多个统一指挥所，以对救灾现场进行有效指挥和控制。当最后一名生还乘客从现场运走，且坠落地点的生命安全危害处于稳定状态或被消除时，则说明救灾行动完成。

专栏 166-1　事后行动阶段

- 第1阶段：应急响应
- 第2阶段：过渡和稳定
- 第3阶段：调查
- 第4阶段：恢复

第二阶段，过渡和稳定阶段与紧急响应阶段同时出现。此阶段将作为坠机事件初期相应期与事件调查和恢复期的桥梁。此阶段的任务是评估灾难地点、制定长期战略和恢复计划，包括预测人员和资源需求。与地方或州卫生部门协同制定停尸行动方案。同时，还应根据死因裁判官的要求制定相关规定。另外，美国国家运输安全委员会的人员也将在此行动阶段赶赴现场。最后，消防部门将现场作业控制工作交由警察局负责，以预测下一阶段的行动任务。

当坠落现场处于稳定状态时，救灾程序进入调查阶段。此阶段可能会持续几天、几周或几个月。调查涉及各个方面，旨在确定坠机事故的根源。调查工作

与联邦航空委员会、地方、州和执法机构及航空公司代表所提供支援的协调工作仍为美国国家运输安全委员会的主要职责。美国国家运输安全委员会负责"残骸地点"的指挥和管控，以调查坠机原因。需密切协调执法组织才可完成上述任务，管理事故现场。美国国家运输安全委员会还将与失事飞机所属航空公司、其他的航空组织及地方、州政府合作，协调联邦资源（旨在满足空难受害者及其家属的需求）。需提供家庭咨询服务、受害者鉴定服务和法庭服务、联络外国政府和翻译服务，以帮助当地机构和航空公司处理严重空难事故。[12] 美国国家运输安全委员会将领导空难调查。若空难事故确由犯罪行为引起，则联邦调查局将介入事件调查，协调危机管理，应对恐怖袭击事件。[13] 此外，美国国土安全部可选派一位代表，协调事件总体响应。[14]

事件的最后一个阶段是恢复阶段。调查阶段完成后，进入恢复阶段。此阶段也可能会持续几天、几周或几个月。此阶段开始的标志是向正常航行业务过渡，任务包括：完成坠机现场的清污工作；人员、设备和其他资源的遣散；编写所有报告、事件记录和其他文档。事后报告（详细描述坠机事件的四个行动阶段）编制完成标志着这一阶段的结束。

👥 伤员医疗

飞机事故的损伤机制主要由钝挫伤、穿透伤和热损伤引起。多种损伤机制可能共存，引起多系统创伤。这些损伤大多由五个主因的其中之一引起。这五个主因包括：暴发性减压、挤压伤和神经挤压伤、乘客防护系统、灼伤和热辐射及疏散引起的事故。

航空器完整性受损后，迅速减压和爆发性减压可能成为初期事件之一。迅速减压和暴发性减压可能会影响许多器官系统，包括肺、鼻窦和胃肠道。就气压伤而言，应预先处置充气结构。肺损伤最为严重，产生的原因是快速增长的正压力导致肺组织撕裂及气胸。此外，创伤性窦道损伤和鼓膜破裂可能是由窦道压力增加引起的。最后，胃肠作用可能会引起肠穿孔和通气损伤（由于横膈抬高）。

机身残骸出现挤压伤和神经挤压伤的可能性大。挤压伤和神经挤压伤可能会引起事后伤亡。飞机碰撞地面后，机舱空间变小，可能会引起挤压伤和神经挤

压伤。骨折、头部损伤、颈部创伤和横纹肌溶解为常见伤。此外，火、烟和水将增加发病率和死亡率风险（受热损伤或溺水伤害影响）。

乘客防护系统可使损伤模式类似于机动车碰撞事故。然而，相比机动车碰撞事故，坠机事故的速度大幅提高。因此，头部、胸腔、骨盆和腹部很可能受钝器伤（发生频次依次下降），包括硬脑膜外和硬脑膜下血肿、主动脉夹层、实体器官溃疡和骨盆骨折。若未配备肩部约束带（带安全腰带），则身体运动量更大，受伤风险更大。此外，机舱内的无缆物体可能会变为抛射物，引起钝挫伤或穿透伤。

在非致命失事中，热损伤和灼伤是主要死因。这是因为飞机空间受限，乘客不能快速逃离机舱。有毒烟雾（尤其是一氧化碳）将构成重大风险（表166-1）。一项针对1986~1990年军用飞机事故死亡率的研究分析了535起事件的碳氧血红蛋白，其中碳氧血红蛋白水平升高（高出饱和度10%）的事件有23起（占4%）。在不同情况下，受害者虽在坠机事件中幸免于难，但却在事后火灾事故中丧生。[15]

表 166-1　碳氧血红蛋白的临床表现

碳氧血红蛋白（%）	临床表现
< 10	无
10	呼吸短促（SOB）——剧烈运动量
20	呼吸短促——中等运动量、轻微头痛
30	头痛、过敏性、容易疲劳、判断障碍
40~50	头痛、精神错乱、崩溃症、昏厥
60~70	意识不清、呼吸衰竭、长期接触致死
80	迅速致命
> 80	立即致命

资料来源：数据改编自Klette K、Levine B、Springate C等人。1986~1990年军用飞机死亡率毒理学研究结果。Forensic Sci Int. 1992；53：143-8。

最后，飞机疏散引起的损伤有多种。坠机环境混乱，视觉感知严重受阻、碰撞其他乘客或暴露残骸的风险显著提高。主要损伤包括骨折、扭伤和软组织损伤。此外，喷气燃料或液压液引起的火花和化学烧伤可能会造成显著的健康风险。

生还者的特定损伤模式可分为三大类。骨折是最常见的损伤，大致占所有损伤[16]的1/4（表166-2）。这些损伤严重程度不一，轻至分离的闭合性骨折（需最少的医疗护理），重至复合脊椎伤、骨盆和开放性

长骨骨折（常与血液动力学的不稳定性及脂肪栓塞所引起的潜在风险有关）。热损伤和灼伤是引起遇救乘客发病率（包括气道的吸入性损伤风险）的另一个主要原因。最后，胸廓内和腹内器官所受的钝挫伤和穿透伤可能会引起大出血和休克。这些症状通常与直接碰撞或机舱内大物体的运动有关。

表 166-2　海军分布和海军陆战队航空事故损伤（根据诊断类别）

诊　断	占报告的总损伤类别的百分比（%）
骨折/脱位伤	22.8
挫伤	16.1
撕裂伤	12.3
擦伤	8.3
热灼伤	7.9
扭伤/拉伤	7.6
多发性极重损伤	6.3
截肢/撕脱伤	3.6
出血	2.4
穿孔/骨折	2.1
脑震荡	1.1
挤压伤	1.1
断头术	1.1
其他损伤	7.3

资料来源：数据改编自《美国海军航空军医手册：虚拟海军医院项目》第3版第25章飞机事故验尸表25-1。请登录：http://www.vnh.org/FSManual/25/04。

经过对艾奥瓦州苏城坠机事故响应计划的事后调查，发现存在以下几个重要问题[17-18]：

- 无紧急车辆出入口，致使交通阻塞，撤离方案不明确。
- 事故设备和资源管理不完善。救护车配备其他设备，包括便携式氧气、静脉内输注用品和加压敷裹（对于现场响应具有重要价值）。然而，这些设备未被运至现场，且仍在医务运输单位。
- 未做好公共信息发布的协调工作，致使媒体和新闻机构的报告不一致。
- 消防车水泵出现故障，致使10分钟内供水不足。
- 乘客数量未知，坐在监护人座椅的孩子未计入乘客座位表。
- 事故现场人们所用语言不同，但却未配备相应的翻译人员，导致沟通不畅。

实例介绍

美国联合航空公司232号从丹佛科罗拉多州国际机场飞往芝加哥奥黑尔国际机场,机上载有296名乘客。这一天天气晴朗,不受任何天气条件限制。飞机在飞行1小时17分钟后,尾部发动机(2号)发生灾难性故障,致使液压系统损耗,飞机瘫痪。飞机于下午3:20宣布在艾奥瓦州苏城机场附近发生紧急事故。飞机碰撞前5分钟,5家机场救援消防公司和4家当地的消防车公司在机场外围待命,等待救援损坏的飞机。

下午4:00点,飞机右机翼首次与地面碰撞,飞机备用油箱起火。当飞机冲出跑道进入附近的玉米田时,飞机完全翻覆。飞机后半部分被完全截断。主机舱和驾驶员座舱向前滚翻,致使飞机的倒立位置距碰撞区3700英尺。烟火四处蔓延。生还者从坠落飞机上跌落下来,呼喊救命。

参与奥瓦州苏城机场坠机事故救援机构超过26家。在296名乘客和机组成员中,112人死于坠机事故,其中35人死于烟雾吸入(表166-3)诱发的窒息。[17]由于灭火响应及时,因此,伤员数量降至最低。火灾得到控制后,开始对患者进行检伤分类。撞机后90分钟内将196名患者送至医院属于紧急医疗服务响应的一部分。

表166-3 美国联合航空公司232号乘客所受损伤

损 伤	机组人员数量	乘客数量	总计
致命伤	1	110	111
重 伤	6	41	47
轻 伤	4	121	125
无损伤	0	13	13
总 计	11	285	296

资料来源:数据改编自美国国家运输安全委员会针对苏城机场美国联合航空公司232号飞机出具的事故报告PBSO-910406NTSB/AAR-SO/06。请登录:http://amelia.db.erau.edu/reports/ntsb/aar/AAR90-06.pdf。

特殊考虑

鉴于美国面临反复遭受恐怖袭击的严重风险,因此,坠机事件响应需充分利用执法手段(尤其在事件的初期调查阶段)。这类事件响应计划的例证是1996年夏天环球航空公司800号航班坠入纽约长岛南部海岸的响应计划,及2001年10月美国航空公司587号航班从肯尼迪国际机场起飞时飞机失事后的响应计划。这类响应的复杂性在于送入医院的生还者最终需要接受执法询问和审查。从现场带进医院的所有衣物和其他个人用品需视为证据。因此,需与当地执法官员合作,将这些衣物和个人用品按约定规程收集和保存。重要警示:确定遇救乘客身上是否有武器或其他武器的存在。这些武器通常与劫持者有关。然而,随着联邦空中安全警卫官的重新引入,飞机数量日益增加(尤其是以主要的高危城镇区作为始发航班的飞机),这类武器实际上来自执法人员。

隐患

救灾现场的检伤分类决策大多按简单分类、快速治疗(START)检伤分类决策算法预测。这一系统主要依据:人体损伤识别,按优先级分类(根据具体的生理条件,包括气道、呼吸系统和循环系统)。这一系统的主要作用是先运送最紧急的患者,再运送非紧急的轻伤患者。该系统包括色标系统,用于将患者分为相应的损伤状态。

此外,尽管这种检伤分类法适用于大多数严重伤亡情况,但仍需适用于坠机灾害(尤其是产生火灾或爆炸的坠机事故)。仅出现轻度喉部刺激(无其他损伤)的患者可分配到优先级最低的运输组。然而,这类症状可能是伤情恶化[出现吸入性损伤(因乘客机舱发生爆炸和火灾、接触有毒气体或吸入水或有毒液体(若事发地点在水沟)]的先兆。这类患者的响应类别应自动升高,并应以更快的速度从现场运走。若院外保健提供者出具的初期评估意见认为吸入性损伤的怀疑指数仍很高,则需及早地进行气道护理。这种情况说明了持续再评估和观察检伤分类与治疗状态变化的必要性。

参 考 文 献

1. Accidents, Fatalities, and Rates, 2004 Preliminary Statistics U.S.Aviation, National Transportation Safety Board. Accessed at:http://www.ntsb.gov/aviation/Table1.htm.

2. Mollard R, Akestedt T, Cabon P, et al. Summary and recommendations for future ultra-long range operations. *Aviat Space Environ Med*. 2004;75:B124.

3. Abelson LC, Star LD, Stefanki JX. Passenger survival in wide-bodied jet aircraft accidents vs. other aircraft:a comparison. *Aviat Space Environ Med*. 1980;51:1266-9.

4. Rutherford WH. An analysis of civil aircrash statistics 1977-86 for the purposes of planning disaster exercises. *Injury* 1988;19:384-8.

5. Anderson PB. A comparative analysis of the EMS and rescue responses to eight airliner crashes in the United

States.*Prehospital Disaster Med*. 1995；10：142-53.

6. Dulchavsky SA, Geller ER, Iorio DA. Analysis of injuries following the crash of Avianca Flight 52. *J Trauma*. 1993；34：282-4.

7. Van Amerengen RH, Fine JS, Tunik MG, et al. The Avianca plane crash：an emergency medical system's response to pediatric survivors of the disaster. *Pediatrics* 1993；92：105-10.

8. Hill IR. An analysis of factors impeding passenger escape from aircraft fires. *Aviat Space Environ Med*. 1990；61：261-5.

9. *Code of Federal Regulations Title 14*. Volume 2, revised. U.S. Government Printing Office via GPO Access CITE：14CFR139.325；January 1, 2001：812-3. Available at：*http：//ecfr.gpoaccess.gov/cgi/t/text*.

10. *Fairfax County Emergency Operations Plan, Aircraft Crash Appendix for Off Airport Incidents*. Fairfax County, Virginia：Fairfax County Division of Emergency Management；March 2, 2004.

11. *Multi-Agency Ocean Rescue Disaster Plan and Drill*. Broward County, Florida：United States Fire Administration, Federal Emergency Management Agency. Available at：http：//www.usfa. fema.gov/downloads/txt/publications/tr-079.txt.

12. National Transportation Safety Board. *Federal Family Assistance Plan for Aviation Disasters*. April 2000. Available at：October 28, 2005 at http：//www.ntsb.gov/publictn/2000/spc0001_body.htm.

13. *Presidential Decision Directive 39：U.S. Policy on Counterterrorism*.The White House, June 21, 1995. Available at：October 28, 2005 at *http：//www.fas.org/irp/offdocs/pdd39htm*.

14. *National Response Plan：Homeland Security Presidential Directive（HSPD-5）*. The White House, February 28, 2003.Available at：October 28, 2005 at *http：//www.fas.org/irp/offdocs/nspd/hspd-5.html*.

15. Klette K, Levine B, Springate C, et al. Toxicological findings in military aircraft fatalities from 1986-1990. *Forensic Sci Int*. 1992；53：143-8.

16. *United States Naval Flight Surgeon's Manual：The Virtual Navy Hospital Project*. 1991：3rd ed. Chapter 25. Bureau of Medicine and Surgery, Naval Aviation Medical Institute. Pensacola, Florida Available at：*http：//www.vnh.org/FSManual/25/04Autopsy.html*.

17. National Transportation Safety Board Aircraft Accident Report PBSO-910406NTSB/AAR-SO/06 United Airlines Flight 232, Sioux Gateway Airport. Sioux City, Iowa：July 19, 1989. Available at：*http：//amelia.db.erau.edu/reports /ntsb/aar/AAR90-06/pdf*

18. Brown G. *The Crash of Flight 232*.. Lecture series provided at University of Nebraska, Omaha. January 23, 2002. Accessed on October 28, 2005 at http：//ai.unomaha.edu/video/

167 飞行表演事故灾害

Peter D. Panagos

事件说明

飞行表演一般发生在夏季。在飞行表演期间，飞行员将展示他们的飞行技巧和飞机。尽管一些飞行表演出于商业目的，但仍有许多飞行表演旨在筹集慈善基金。飞行表演通常在海岸线或大城市（展示多种静态飞机和直升机）的军用或大型民用机场举行。若空间允许，则可能会提供其他的娱乐和街市摊位。军方飞行特技小组、民间飞行特技小组的飞行表演及大规模的焰火表演一定会吸引大量民众。由于民众关注航空飞行，因此，特定飞行表演所聚集的民众数量从几百人到几千人不等。

飞行表演过程中发生的灾害属于大规模伤亡事故。事故可能会致人发病和死亡。然而，社区基础设施仍能维持完好。在过去 30 年，与飞行表演有关的事故造成了大量的人员伤亡（表 167-1）。鉴于地面事故、航空灾祸或恐怖主义袭击可能造成大量人员伤亡，因此，事前规划、事件响应和事后反应需全面规划，以有效管理任何的潜在状况。

表 167-1 过去 30 年内飞行表演的致死事故

日　期	位　置	描　述	伤亡人数
2002年7月	乌克兰西部	执行军事演习任务的俄罗斯苏27战斗机坠落冲向人群	84/115
1999年6月	斯洛伐克布拉迪斯拉发	英国空军"鹰200"在飞行表演期间坠毁	1/1
1997年7月	比利时奥斯坦德	正在升空执行特技飞行表演任务的轻型飞机坠落冲入红十字会帐篷附近的人群	9/57
1997年9月	马里兰州巴尔的摩格伦马丁国家机场举办的切萨皮克航空展	F-117A在飞越时坠毁	5/0
1988年8月	德国西部拉姆施泰因空军基地	三架意大利空军战斗机在半空中坠毁，冲向人群	70/100
1988年6月	法国-瑞士边境的Mulhouse-Habsheim	新空客A320在低空飞行表演时坠毁	3/133
1982年9月	德国西部曼海姆	携带多国跳伞者的美国陆军支努干直升机坠毁	46人死亡
1973年6月	法国巴黎	在巴黎航空展期间，标准的俄罗斯图144-超声速大型客机（协和斯基）在半空中爆炸	15（6名机组成员、9名地面人员）

事前措施

救灾准备工作包括从基本事件规划（例如，解决大批群众的卫生需求）到针对严重航空灾祸（伤亡严重且存在危险品危险）的疏散计划。[1-8] 有效的灾难应急计划将对化学与环境、人员和实物资源及规划人员（专栏 167-1）提供的运输要素的危害[7]进行风险分析，进而确定潜在问题。一旦制订相应的计划，则需进行救灾演练，评估有效性和完整性。

专栏 167-1　飞行表演前的风险分析

安全要求

- 飞行表演与基地飞行调度的隔离
- 恐怖主义/故意毁坏/盗窃

停车计划与交通管制

- 普通公众
- 残疾人
- VIP
- 人群到达和离开计划

FAA协调

- 动态表演的日程安排
- 空域协调

紧急预案与演练

- 公布紧急预案并演练
- 社区资源

通信和PA系统

- 许多方法和备用通信系统
- 主要负责人和服务人员的电话簿

人群管控围栏

- 危险区无禁烟标志
- 在敏感区外停车

行人障碍

- 跌倒危害
- 隔声、遮光措施
- 公共厕所
- 父母失散站
- 公布的安全指南
- 医疗应急计划

医疗应急计划

- 明确划分的急救站
- 在人群中安排急救人员
- 飞机场和当地的紧急医疗服务运输
- 用于旋翼疏散的登陆区

公厕设施

- 足以满足群众需求的公厕数量
- 实施日常清洗
- 洗手站

供应商设置

- 保障区和保障基础设施

完整的救灾计划包括在救援、消防、爆炸性军械处理、后勤保障、卫勤保障、协调公共事务/媒体、协调执法官员、残骸位置、安全、恢复和保护及通知主要负责人等方面制定应急规划。[9] 备灾官员之前就意识到良好培训和演练的价值。救灾计划的大多数原则均以实际灾难性条件下所吸取的惨痛教训为基础。[10] 演练有利于学习实际和受控环境下（基本无风险）的应对方案。

➡ 事后措施

就突发事件而言，需迅速启动预警机制。这是因为重伤员的存活与否与时间密切先关。若飞行表演事故灾害造成机场地面人员伤亡，则需立即了解灾害情况。坠机通知需借助一级或二级通信网完成。此外，发布的坠机消息应包括机型、紧急情况性质、坠机或飞机降落跑道的位置、机上的人数、危险物品、潜在的地面损伤及其他相关信息。若现场有存活者，则不允许迅速转入护理阶段。经培训的救援队需将伤员送至安全位置或将医疗队送入安全区域。

若伤员数量多，则需建立检伤分类体系。[3] 应按标准命名法预先指定伤员管理区。医学主任需确保事故指挥官了解最新情况，包括伤员数量和类型、其他支持的必要性及指挥所制定决策的其他事实。[11-12]

若飞机坠入偏远位置，则机场的响应人员将进入预定集合地点。就任何一种灾害而言，仅当事故现场处于安全状态时，医疗人员才可进入。

一旦生还者得到护理、剩余死者安全或离开现场，则应尽快就反应充分性进行评估，包括物资和设备评估（例如，太少？不合适？未提供？）和人员（例如，经充分培训？管理绩效？）。这些评估用于改变灾害响应计划，改善未来响应。

不幸事故对应急组成员和团队的心理影响不得忽视。响应人员或现场工作人员应考虑重大事故报告或心理健康工作人员所采取的其他干预措施。[13-14] 家人和朋友需考虑其他干预措施。

👥 伤员医疗

就任何巨大灾害而言，一旦现场视为安全，则下一个考虑重点将是伤员的检伤分类、治疗、移动和疏散。若飞行表演期间未发生重大灾难事件，则损伤和疾病类型因气象条件和地理位置的不同而变化。遇到的状况为急诊室的常见状况，例如，脱水、中毒、晒伤、动物/昆虫咬伤、绊倒/跌落伤、慢性疾病恶化和争执。[1]

若坠机事故致使地面人员受到侵袭，则多系统致命损伤的可能性提高。许多飞机事故死亡由多处创伤、烧伤引起。爆炸性损伤和冲击伤（包括穿透伤和钝挫伤）的原因是飞机突然减速、机身撞击地面（有火源且分布着飞机易燃材料和军械）。爆炸相关损伤会影响大多数器官系统，并产生独特的损伤模式（竞技场不常见）。损伤的现场管理通常限于检伤分类、固定及向适当等级护理单位的伤员运送。[15~21]

若机组人员顺利逃离飞机，则救援人员应了解人员撞击伤模式。尽管飞机结构旨在改善坠机后的存活可能性，但人类对飞机减速及坠机后爆炸的耐受能力是多种因素复变函数。[22-24] 根据美国陆军病理学研究中心损伤分析报告，有四种主要的损伤类型需考虑：热损伤、侵入性损伤、撞击伤和减速损伤。[22-23, 25] 尽管受阻燃防护服的保护，但机组成员会在飞机燃料与材料点火、吸入烟灰和燃烧产品（包括一氧化碳、皮肤与软组织灼伤、软组织收缩和焦灼、热破裂与截肢及严重烧伤）后遭受热损伤。因主旋叶、螺旋桨、树木或电线占据空间而引起的侵入性损伤也是导致严重损伤的常见原因。最后，冲击力和减速力也会引起损伤（损伤程度由减速位置及机体位置力的分布决定，见表167-2。例如，碰撞前弹射出来的飞行员可能会生还，但可能会出现四肢骨折（由于高速弹射会引起剧烈的四肢运动）。

飞机失事地点可能存在多种危害。参与飞机事故恢复、检查和事故报告编写的人员可能会面临物质危险（由危险品、易燃和有毒液体、锐利或重型武器和疾病引起）。危险物品（例如，火药驱动装置、电线和氧气瓶）为重要注意事项。爆炸性军械处理人员应注意增压气瓶、液压容器、机舱盖的导爆线等物品，确保现场安全，避免产生其他损伤。[9, 24, 26-33]

最后，一旦受伤或被困受害者离开坠机现场，则该区域应被视为犯罪现场。除人员面临威胁外，残骸和物品不得受干扰或移动。需做好安排，确保事故现场安全，防止残骸被进一步损害，防止救援人员和公众受伤。

🔅 特殊考虑

大多数先进的军用飞机包含复合机构（由嵌入基体材料中的轻质、增强型硬纤维材料制成）。尽管这些材料具有明显的结构优势，但会对救援和医务人员带来威胁。研究表明，复合纤维可能会引起短期的轻度皮肤、眼部和呼吸问题，但长期致癌可能性尚不明确。因此，需谨慎使用个人防护设备。

飞机最常采用的增强型纤维是石墨、双马来酰亚胺树脂和硼纤维（例如 Kevlar 合成纤维）。例如，F-18A/B 含有 1000 磅（或飞机结构总重量的 98%）的复合材料。[22] 当环氧基释放时，这些纤维变为便于进入皮肤的细小碎片，且会引起皮肤刺激。石墨纤维尺寸非常小，质量非常轻，其造成的呼吸威胁类似于石棉。当飞机仍在燃烧或冒烟时，仅有消防员在附近。一旦火完全熄灭并冷却，复合材料通常需喷射固定剂（例如，聚丙烯酸或飞机灭火泡沫），用以控制复合纤维材料的释放。最后，靠近纤维的所有人员应穿戴美国职业安全与卫生研究所许可的一次性空气过滤面具、杜邦特卫强一次性罩衣、耐穿刺手套和护镜，并在离开现场前冲澡。[22, 25, 29-30]

此外，人若在失事事故中遭受损伤，则可能会面临暴露于血液和体液的风险。人体免疫缺损病毒、乙型肝炎病毒、莱姆病和破伤风均会危及救援人员。乙型肝炎病毒能够在风干状态下存活几周。因此，坠机现场的救援人员和医务人员应熟悉潜在的现场危害，遵守职业安全与保健管理总署的工作实践控制措施[31]，并利用个人防护设备。[32]

🌐 隐患

在应对飞行表演事故灾害袭击的过程中，存在几个隐患，包括：

- 由于预先未制订应急计划，未定期评审和纠正方案错误，因而，未能识别、准备重大灾难事件，且未针对重大灾难事件进行适当演练。
- 预先规划不当，不能满足大量人群（由老人和儿童组成）的医疗需求。很多人患有先天疾病，接触了大量的环境因素，承受了巨大的精神压力（机场事故带来的特有精神压力）。
- 不能确认地面人员所遭受的特有损伤（由于坠机事故现场附近的爆炸力）。
- 由于未意识到现代飞机坠机现场（含有复合材料、生物危害和非爆炸军械）的危害风险，因此，应急响应人员未意识到自己可能会成为伤员（使用个人防护装置对于避免响应人员损伤具有重要意义）。
- 未能确定坠机生还者（遭受突然减速力，并接触危险品）独特的损伤模式。

参 考 文 献

1. Mears GD，Batson DN. Mass gatherings. In：Bosker G，ed.*Textbook of Adult and Pediatric Medicine*. Atlanta：American Health Consultants；2000.

2. Schultz CH，Koenig KL，Noji EK. A medical disaster response to reduce immediate mortality after an earthquake. *N Engl J Med*. 1996；334：438–44.

3. Schultz CH，Koenig KK，Noji EK. Disaster preparedness and response. In：Rosen P，Barkin RM，eds. *Emergency Medicine：Concepts and Clinical Practice*. 4th ed. St Louis：Mosby；1998：324–33.

4. Hogan DE，Burstein JL，eds. *Disaster Medicine*. Philadelphia：Lippincott Williams and Wilkins；2002.

5. De Lorenzo RA. Mass gathering medicine：a review. *Prehospital Disaster Med*. 1997；12：68.

6. Waeckerle JF. Disaster planning and response. *N Engl J Med*. 1991；324：815.

7. Levitin HW，Siegelson HF. Hazardous materials：disaster medical planning and response. *Emerg Med Clin North Am*. 1996；14：327.

8. Auf der Heide E. *Disaster Response：Principles of Preparation and Coordination*. St Louis：Mosby；1989.

9. Edwards M. Airshow disaster plans. *Aviat Space Environ Med*.1991；62：1192–5.

10. de Boer J.Tools for evaluating disasters：preliminary results of some hundred of disasters. *Eur J Emerg Med*. 1997；4：107–10.

11. Christen H，Maniscalco P. *The EMS Incident Management System*. Upper Saddle River，NJ：Prentice–Hall Inc；1998；1–15.

12. Irwin RL. The incident command system（ICS）. In Auf der Heide E，ed. *Disaster Response：Principles of Preparation and Coordination*. St Louis：Mosby；1989.

13. Burkle FM Jr. Acute–phase mental health consequences of disasters：implications for triage and emergency services. *Ann Emerg Med*. 1996；28：119–28.

14. Linton JC，Kommor MJ，Webb CH. Helping the helpers：the development of a critical incident stress management team through university/community cooperation. *Ann Emerg Med*. 1993；22：663.

15. Pepe PE，Kvetan V. Field management and critical care in mass disasters.*Crit Care Clin*. 1991；7：321–7.

16. Dunne MJ Jr，McMeekin RR. Medical investigation of fatalities from aircraft accident burns. *Aviat Space Environ Med*. 1977；48：964–8.

17. Mason JK. *Aviation Accident Pathology*. London：Butterworths；1962.

18. McMeekin RR. Patterns of injury in fatal aircraft accidents. In：Mason JK，Reals WJ，eds. *Aerospace Pathology*. Chicago：College of American Pathologists Foundation；1973.

19. Mariani F. Spinal and spinal cord injuries in aviation medicine［Italian/English］. *Minerva Med*. 1978；69：3621–30.

20. Shanahan DF，Mastroianni GR. Spinal injury in a U.S. Army light observation helicopter. *Aviat Space Environ Med*. 1984；55：32–40.

21. Boyarsky I，Shneiderman A. Natural and hybrid disasters–causes，effects，and management. *Top Emerg Med*. 2002；24：1–25.

22. *Aircraft Mishap Investigation Handbook*. Brooks Air Force Base，TX：The Society of USAF Flight Surgeons；2002，

23. *The US Naval Flight Surgeon's Pocket Reference to Aircraft Mishap Investigation*. 4th ed. Pensacola：Society of United States Naval Flight Surgeons；1995.

24. *US Naval Flight Surgeon Manual*. 3rd ed. Washington，DC：The Bureau of Medicine and Surgery，Department of the Navy；1991.

25. McMeekin RR. Aircraft accident investigation. In：DeHart RL，ed.*Fundamentals of Aerospace Medicine*. Philadelphia：Lea & Febiger；1985.

26. Rayman RB. Aircraft accident investigation for flight surgeons.*Aeromedical Rev*. 1979；3：79.

27. Thompson RL. Cause of death in aircraft accidents：drowning vs.traumatic injuries. *Aviat Space Environ Med*. 1977；48：924–8.

28. Ernsting J，Nicholson AN，Rainford DJ，eds. *Aviation Medicine*. 3rd ed. London：Arnold；2003.

29. Department of the Air Force Human Systems Center. *Response to Aircraft Mishaps Involving Composite Materials（Interim Guidance）*. Consultative Letter，AL–OE–BR–CL–1988–0108. Brooks Air Force Base，Tex：AFMC；1998.

30. Mishap Risk Control Guidelines for Advanced Aerospace Materials：Environmental，Safety，and Health Concerns for Advanced Composites. LT John M. Olson（Project Engineer），McClellan Air Force Base，CA；October 1993.

31. Bloodborne Pathogens 29 CFR Part1910.1030. Washington，DC：Occupational Safety & Health Administration；2001.

32. National Institute of Justice，Guide for the Selection of Personal Protection Equipment for Emergency First Responders，NIJ Guide 102–00（Volumes I，IIa，IIb，and IIc），November 2002. Available at：http：//www.osha.gov.

168 小行星、流星体和宇宙飞船重返事故

Jay Lemery，Faith Vilas

事件说明

自 46 亿年前起，我们所在星球的自然历史就充满着地外物体撞击的证据。彗星、小行星和流星体是宇宙的"撞击器"，理论上称作地球生命的发源者（第一个有机分子）和破坏者（恐龙灭绝）。[1-2] 人们认为，地球外物体撞击的证据（例如，美国亚利桑那州直径 1.24km 的陨石坑和尤卡坦半岛海岸外的撞击地点）造成了 6500 万年前的恐龙灭绝，这种强度的撞击极其罕见。实际上，在不到 100 年前，人们认为有一个直径 60m 的小流星体在西伯利亚人口稀少区域的 8km 范围内爆炸，将几百平方千米范围内的所有植被夷为平地。当进入地球大气层时，大多数流星体被焚化。在晴朗的夜空，人们能够看到流星。实际上，每天约有 100 吨天体材料（以微小的粉尘为主）坠入地球。[3] 在最近几年，随着不断了解宇宙，不断接触宇宙，人们日益意识到撞击器对人类带来的风险是巨大的，轻至局部创伤，重至灾难性伤害。我们将这些事件分为三类：

- 局部效应近地物体（NEO）撞击；
- 全局效应近地物体（NEO）撞击；
- 人工轨道空间碎片重返。

撞击器所遭受的风险与其尺寸[2]成正比（表 168-1）。直径小于 50m 的撞击器最易被焚化；直径为 1~2km 的撞击器将摧毁撞击地点附近的区域；直径大于 2km 的撞击器可能会引起闭塞性局部损害，并将大量的尘埃排入平流层，其后果类似于"核冬天"，将影响全球，改变整个生态系统（全球温度下降、农业生产力丧失和社会崩溃）。[2] 由于地球 70% 以上的面积被水覆盖，因此，海洋撞击可能会引起海

啸，致使几十千米外的海岸平原遭受洪水。

人类在近 40 年内开发太空的过程中所制造的太空碎片和人为太空垃圾是另一个潜在的地球撞击器来源。根据美国空军太空司令部提供的数据，绕地球运动的物体数量多于 8900。[4] 尽管大多数的轨道碎片会在重返时被焚化，但仍有一些材料能存留（由于使用耐热材料例如航天飞机瓷砖或采用的设计方案能够将温度迅速降至熔点以下）。哥伦比亚航天飞机的悲剧证明受控重返可能会出现故障。当发生故障时，亚轨道碎片可能会大量存留，对生命和财产造成巨大损失。

事前措施

靠近太阳（和地球）绕轨运行的流星体以及彗星被归类为近地物体。从事撞击危害研究的天文学家所关注的近地物体是指直径大于 150m，且能在 1.3 倍日地平均距离范围内（14967 万 km）绕地球运转的近地物体。美国国家航空航天局的目标是在 2008 年前发现 90% 的直径大于 1km 的近地物体。

自 2004 年春天起，总共发现 2883 个近地物体：719 个近地物体为直径大于 1km 的流星体，607 个近地物体为均有潜在危害的流星体。具有特定危害的流行体的撞击风险极小，风险大约比单个人每年受雷电袭击的风险小 100 倍。[5]

直径为 50~1000m 的近地物体

直径大于 50m 的撞击器平均每隔 100 年便会撞击地球表面一次。撞击器的组成可确定局部损害的范围与类型。若物体的物理一致性低，彗星体（含冰）结构松散、密度低，则在撞击前不能保持完整，且可

表 168-1 撞击器的地面效应

环境作用	分类（撞击器直径）		
	受灾区域（300m）	文明毁灭性灾难（2km）	K/T灭火器（10～15km）
火球和（或）重返喷射物着火	归零地的局部大火	仅在归零地的数百千米以内着火	全球火风暴
平流层的尘埃遮住阳光	平流层尘埃低于毁灭的水平	在全球范围内(几乎是全球性的) 阳光降至"多云天"；全球农业受到夏季霜冻的威胁	全球冬季，连续多年夜间能见度低
其他大气效应：硫酸盐气溶胶,水注入同温层臭氧破坏硝酸、烟雾等	没有(本地除外)	硫酸盐和烟雾增加粉尘的影响；臭氧层可能被摧毁	各种因素协同作用产生长达十年之久的冬季。接近酸化海洋的水平（更可能是由硫酸引起，而不是硝酸）
地震	本地地面晃动	重大损害在数百千米的归零地	全球温和至中度损伤
海啸	洪水沿着海岸线的历史性比例上涨	海岸线近似的海洋淹没内陆数万千米	原发性和继发海啸洪水最海岸线，100km内陆，淹没低洼地区
陨石坑区的总体破坏程度	在陨石坑区5～10km	陨石坑区～50km	整个火山口直径超过数百千米

资料来源：Chapman CR，Durda DD，Gold T。彗星/流星体撞击危害：系统方法。美国西南研究院网站。请登录：http://www.boulder.swri.edu/clark/neowp.html；（Toon OB，Zahnle K，Morrison D等人）。流星体和彗星撞击引起的环境扰动。《地球物理》1997年版，35：41-78。

能在地球大气层发生爆炸。科学家认为这种情况曾发生在1908年6月30日西伯利亚的通古斯大爆炸中。

一般而言，进入地球大气层后，裂开的外来物体的直径分别为540m（结冰物体）、330m（石头）和200m（固态铁）。由于穿过大气层时物体会产生大量的热和压力，因此，物体形状会发生变化，且直径增至初始直径的5～10倍。表面撞击将会掘出材料（取决于冲入速度和撞击角），致使撞击坑的大小为撞击器的10～25倍。俄罗斯 Puchezh-Katunky 撞击坑的直径为40km。一个模型估算此撞击坑是由岩态小行星（速度为20km/s，撞击角为45°）导致的。[6-8]此次撞击事件毁坏了撞击中心40km范围内深为100m的近表面土层。

直径小于1km的撞击器预计具有局部破坏效应，包括撞击坑的整体破坏效应、热辐射表面的火灾、压缩气爆、低洼地区的潮汐浪洪水及撞击区外的压缩波损伤。通古斯大爆炸等事件对人类的影响程度最小。然而，若延后几小时发生，则欧洲人口（和数以百万计的生命）较为密集的区域可能会面临危险。

直径为 1~2km 的近地物体

人们认为，平均每隔几十万年，直径大于1km的近地物体会发生一次撞击。直径大于1km的近地物体可能会造成全局毁坏性后果。撞击坑的直径可达50km，碎片可能会被射入平流层，遮挡太阳光并威胁全球的农业生产。超热的撞击碎片可能会陨落至地球表面。海洋撞击可能会致使几十千米的内陆地区发生洪水灾害。尽管海洋撞击事件少见，但在最近10年，我们目睹了太阳系中的海洋撞击事件。苏梅克-列维九号彗星9于1994年与木星相撞，产生了20块可辨别的撞击碎片（直径为2km）。彗星撞击地球会导致几十亿人死亡，且会危及地球上的大多数物种。[9]

直径为 10~15km 的近地物体

直径为10~15km的近地物体撞击地球的可能性很小，约为50万年/次。随后几十年为"核冬天"，几百千米范围内受到撞击、海啸和整体毁坏，进而引发全球"地震"。这类撞击的影响将会造成全球温度发生大幅变化。这也是导致恐龙灭绝的根本原因。

轨道碎片

轨道碎片是过去50年人类空间探索努力的人为副产品。根据美国战略司令部的要求，在轨道碎片中，7%为作战卫星，15%为火箭体，78%为破碎的卫星和非活跃卫星。[4] 在太阳光热和太阳辐射、爆炸和碎片碰撞的作用下，这些物体将会进一步变小。电机壳、氧化铝微粒、火箭发动机衬层残留物、放松螺栓、固体燃料碎片、涂料碎屑和绝缘物质仅是在高出地球表面 850~1000km 的位置（航天飞机和国际空间站在 340~400km 的轨道上运行）发现的直径约为 2cm 的物体（总共 7 万个）的一部分。[10]

尽管重返过程中产生的大量热和压力将会焚化大量轨道碎片的质量，但一些卫星部件能够耐受此过程。若卫星部件的熔化温度足够高或部件形状有助于快速散热，则这些部件将一直存在。当碎片进入较低的大气区域时，碎片将会失重，开始冷却，且将以相对较低的速度（自由沉降速度）从天而降，这些碎片将会给生命和财产造成潜在危害。

尽管美国国家航空航天局试图跟踪轨道碎片，并预测重返卫星撞击地球的位置，但这是一个不确定的科学：在较高位置，大气密度很大，因此，重返阻力的计算会出现误差。其他混淆因素包括重力场变化、太阳辐射压力和大气阻力。预测的重返时间准确度一般控制在实际时间的 10% 以内，这将导致地面的误差界限为几英里。人们认为在过去 40 年存留的碎片重量大于 1400 吨。[4]

当地球面临被中型和大型撞击器袭击的危险时，我们可能会提前预知（几年到几十年）。随着媒体的大量报道和推测，民众可能会立即产生严重的心理反应。科学家、公共卫生官员和政治领袖所面临的前所未有的挑战是如何将已知风险和可能的解决方案准确告知民众。计算的风险和公众认为的风险可能会存在不一致，引发民众担忧，甚至产生集体歇斯底里。[11] 社会边缘可能会出现熟悉的世界末日所设想的场景。心理健康提供者预测部分民众会更为忧虑、低沉。

➡ 事后措施

如前所述，撞击器受损风险与其尺寸有关。伤员和财产损害应被视为其他严重伤亡事件中的患者。

流星体被归类为石铁（镍铁金属）或陨石。陨石可分为两个子组：球粒状陨石和不含球粒陨石。球粒状陨石（约占陨石的 86%）是早期太阳系物质（自太阳系形成后尚未发生巨大变化）的总和；不含球粒陨石（约占陨石的 8%）是大多数镁硅酸盐熔化和再结晶的产物。1% 的流星体是这两类陨石的砾岩（称为陨铁石）。

当流星体撞击时，速度将达到极限速度，且从进入大气时的高温开始冷却。外层或熔壳厚度通常为 1~2mm。进入大气层时被烧尽的流星体部分通常不会在接触地球表面（硅酸盐材料通常是热的不良导体）时燃烧。有目击人称，他们看到了捕获陨落物体、裂成两部分的情景，并发现了冰粒。流星体由地球上大量存在的材料构成，不会产生中毒或辐射风险。

历史上，大型人造轨道物体（太空实验室、和平号空间站）受控再进入地球的偏远的、非栖息地（海洋）。然而，宇宙飞船部分可相对完整地返回地球（如同美国"哥伦比亚号"宇宙飞船）。除撞击风险外，这些物体还会产生毒理学风险。火箭推进剂（例如肼和四氧化氮）会产生化学燃烧和吸入风险。结构材料（例如铍）会引起肺损害。其他的潜在危害包括氨气、辐射源［例如，放射性测高计、点燃的军械（例如应急离机舱烟火）］和其他外来物体（例如科学有效载荷）、太阳能电池板、环境控制产品（例如，高锰酸锂和高锰酸盐）。目前，轨道上尚无核动力设备（例如铀动力设备）。

一旦轨道碎片再进入轨迹，则碎片会发生分散和断裂（取决于质量）。碎片的"足迹"由脚印"后部"较重的物体和脚印"前部"较轻的物体组成。

在特定的再进入情况下，法律和国家安全问题需调集几个司法管辖区的执法人员。例如 2002 年，多个国家的执法部门与美国国家航空航天局协同努力，直接对民众提起诉讼，使得"哥伦比亚号"宇宙飞船残骸地点的完整性得以保留，使得纪念品寻觅者破坏残骸现场的行为得以遏制。在这种情况下，需调集军队（负责国家安全问题或海洋打捞）。此外，若残骸现场跨越国家边境，则需国际协调。

⚕ 伤员医疗

从本文讨论的事故看，伤员医疗无特殊性。钝挫伤可能由更小的撞击器引起。大型撞击器可能会引起烧伤和冲击伤。就直径大于 1km 的大型撞击器而言，人道主义 / 难民危机为主要问题。

在任何撞击器情形中，心理治疗是另一个重要因素。通常情况下，即使是最小的流星体撞击，媒体也会进行大量报道，致使未受影响地区的民众感到不安和焦虑。当残骸撞击引起生命损失时，心理健康将成为主要问题。国民的悲观心态可能会影响所有人。因此，民众还可能会遭受抑郁和创伤后应激障碍的风险。

失去亲人的民众应得到特殊关照。尽管相关部门作了诸多努力，避免民众遭受更多痛苦，但航天员和美国国家航空航天局的其他人员（同于 2011 年 9 月 11 日世贸中心爆炸后纽约市的消防员）极力搜救哥伦比亚号宇宙飞船残骸的行为使原本严重的心理创伤进一步恶化。

🔆 特殊考虑

本文的特别之处可能在于灾害的潜在范围。若直径大于 1~2km 的近地物体被认定为地球撞击器，则需要史无前例的国际协调努力。工作范围将会令人畏惧。由于天文学工作组可借助科学合理的协议确认撞击器，并在发布公告前确认风险，因此，各个分支机构可利用互联网各自分工。最初的努力可能集中于了解撞击器的形状、结构、矿物成分和自旋态。这些特征更有利于澄清风险。未来的策略可能包括将太阳帆或发动机加装到近地物体上，使其路径发生偏转。

应提及最后一个考虑因素。由于空间技术的不断发展，且在未来几十年更易获取，因此，卫星和太空交通工具更易成为恐怖分子的袭击目标，很可能成为城区、电力 / 化学综合设施或军用目标的撞击器。

🌏 隐患

撞击器事故隐患需借助不间断的全球通信进行预测。进入电离层的撞击器可能会干扰卫星通信和安全网。据报道，撞击前观察到流星"火球"的人们闻到了金属味，这可能是由于电磁干扰引起的。

有 用 网 站

- http：//impact.arc.nasa.gov；NASA asteroid and comet impact hazards
- http：//neo.jpl.nasa.gov；NASA Near Earth Orbit Program Web site

参 考 文 献

1. Chyba CF，Owen TC，Ip W-H."Impact Delivery of Volatiles and Organic Molecules to Earth." In：Gehrels T，ed. Hazards Due to Comets & Asteroids. University of Arizona Press. Tucson，AZ. 1994：9-58.
2. Morrison D，Chapman CR，Slovic P."The Impact Hazard". In：Gehrels T，ed. Hazards Due to Comets & Asteroids. University of Arizona Press. Tucson，AZ. 1994：59-92.
3. Kyte FT，Wasson JT. Accretion rate of extraterrestrial matter：iridium deposited 33 to 67 million years ago. Science 232：1225-9，1986.
4. U.S. Air Force Space Command Web site. Available at：http：//fas.org/spp/military/ program/track/mccall.pdf. McCall, G.H."Space Surveillance." Last accessed October 27，2005.
5. Chapman CR，Durda DD，Gold RE. The comet/asteroid impact hazard：a systems approach. Southwest Research Institute Website.Available at：http：//www.boulder.swri.edu/clark/neowp.html.
6. Ivanov BA. Geomechanical models of impact cratering ［abstract］. Presented at the International Conference On Large Meteorite Impacts and Planetary Evolution. Sudbury，Canada，1992：40.
7. Pevzner LA，Kirijakov A，Vorontsov A，et al. Vorotilovskay drillhole：first deep drilling in the central uplift of large terrestrial impact crater［abstract］. Lunar Planet Sci. 1992；XXIII：1063-4.
8. Shoemaker EM."Interpretation of lunar craters." In：Kapal Z，ed. Physics and Astronomy of the Moon. 1962：283-359. New York：Academic Press（Elsevier）.
9. A'Hearn M."The impacts of D/Shoemaker-Levy 9 and bioastronomy." In：Astronomical and Biochemical Origins and the Search for Life in the Universe. Proceedings of the 5th international conference on bioastronomy（held in Capri，Italy July 1-5，1996），IAU Colloquium 161. Published in Bologna，Italy：Editrice Compositori，1997：165.
10. NASA Office of Space Operations Website（Dawn Brooks，editor）. Available at：http：//www.hq.nasa.gov/osf/station/viewing/history.html.
11. Benjamin GC. Managing terror：public health officials learn lessons from bioterrorism attacks. Physician Exec. 2002；28：80-3.
12. Ahrens TJ，Harris AW."Deflection and Fragmentation of Near-Earth Asteroids." In：Gehrels T，ed. Hazards Due to Comets & Asteroids. University of Arizona Press. Tucson，AZ. 1994：897-928.

169 建筑物倒塌

Catherine Y. Lee，Timothy Davis

🌀 事件说明

2001 年 9 月 11 日的恐怖袭击事件令美国民众震惊，世贸中心大楼遭到破坏。此外，灾害救援医学最前线面临着建筑物倒塌或连续性倒塌的风险。连续性倒塌是建筑物倒塌主要或根源性的致伤和致死原因。[1] 在工程界，自 1968 年 Ronan Point 公寓倒塌事件以来，人们已持续研究连续性倒塌达 40 年之久。[2] 连续性倒塌是 "结构倒塌连锁反应（小部分结构受损之后）" 或 "局部倒塌的蔓延（最终引起整个结构的倒塌或大部分倒塌）"。[3-4] 简言之，连续性倒塌是多米诺效应，其后果是使底层楼之上的每一层楼发生连续倒塌。[3] 本文将交替使用建筑物倒塌、结构倒塌和连续倒塌等术语。

有 6 种原因导致建筑物倒塌：设计不完善、建筑质量存在问题、地基失效、超负荷、意外倒塌及上述原因的组合。引起设计不完善的原因是工程计算错误，未全面考虑所有应力和重量、数据错误和材料选择不佳。[5] 建筑质量存在问题是全世界建筑物倒塌事故中最常见的原因。建筑质量问题是由室内钢结构、铆接不良、固定不牢固和焊缝不良导致的。[5] 当出现地基失效情况时，建筑物下方的土壤可能不适于支撑建筑物重量。地震灾害可致使地基失效。地震发生时，若建筑物建在不稳定土壤上方或不适于拴接在地基上，则建筑物将与固定件或配件脱离。[6] 超负荷，即超过建筑物所能耐受的正常计算应力，包括地震、台风、海啸或人为事件（例如，机动车撞击主要的支撑柱、煤气爆炸或爆炸）。[4] 例如，受冲击波产生的极高的瞬时压力影响，爆炸会损害建筑物。[3] 根据爆炸强度的大小、与建筑物间的距离及建筑结构的坚固

性，爆炸可能会在几毫秒内产生连续性倒塌。[3] 冲击波先袭击最靠近爆炸位置的建筑物最弱点，并冲向低楼层的外墙，最终导致墙体垮塌和窗户破碎。[3] 当冲击波蔓延时，会进入结构，上下推建筑物的所有楼层，引起倒塌[3]。冲击波对障碍结构（例如，建筑物室外硬面）的反作用力将使压力超过事故峰值压力 13 倍。[3, 7] 实验证明，垂直于事故冲击波的暴露面所受到的压力可达 5000psi。[3] 当压力超过 0.15~0.22 psi 时，窗户玻璃被震碎。[3]

⬅ 事前措施

尽管工程师认为无法阻止连续性倒塌的发生，但他们认为设计合理的工艺可改善建筑物性能，耐受或提高建筑物的防倒塌性能。[1, 8] 国家建筑设计院鼓励设计适于耐受连续性倒塌威胁的多重灾害减灾和抗灾预案，包括自然和技术灾害。[1] 预防恐怖主义爆炸的具体减灾措施以窗户和玻璃危害为重点、防护距离和室外 "硬化"。除增加设施和可能威胁位置（例如，卡车炸弹）间的防护距离外，还需用土壤、护柱、种植机和挡土墙实施场地设计和周边防御设施的改建，这些措施均可阻碍和延后恐怖主义袭击（暗示建筑物倒塌）。[3] 限制停车、车辆进入结构内部后周围是其他减灾方法。[3] 然而，一旦这些措施失效，则增强建筑物外墙的结构 "硬化" 用于缓解爆炸影响。设计外墙的目的是确保结构（例如，墙体、门和窗）以一种弹性模式损坏（非瞬间破裂）。否则，会引起剪切损伤，产生多个能够引起严重损伤的水泥、玻璃和其他物质碎片。[3] 在 1998 年美国驻肯尼亚和坦桑尼亚使馆爆炸事件中，美国国务院发现，"尽管五层的增强

型混凝土结构受损程度较小，但爆炸致使大部分外墙变为碎石——破坏窗户、窗框、内部办公区隔间和建筑物尾部的其他固定件"。横飞玻璃、内部混凝土砌块墙体、加剧和固定件二次破碎所造成的使馆伤亡人数最多。[1, 8-9] 非结构性组件（例如，吸顶灯）、灯具、窗、办公设备、计算机、文件、空调、电力设备及储存在厨房内和挂在墙壁上的物体也可能变为损伤危害。[3, 6] 在地震事件中，这些非结构部件可能脱钩、移位和挥动，引起损伤和损害。[3] 此外，美国联邦紧急管理署建议优化建筑设计，以便于实施紧急救援和响应，促使可行的疏散、救援和恢复（通过有效布置、结构设计和紧急系统以及机械／电力系统的备份）。[3]

➡️ 事后措施

建筑物倒塌后，被困的存活者很少需要快速救援。若未经合理规划就迅速、轻率地进入热区，则富有价值的人力资源所发挥的作用可能受限。止创术仍然适用于伤员（若钝挫伤止创术基本无效）复苏。

大部分的存活伤员将在 60 分钟内到达附近医院（通过自备运输或由紧急医疗服务运输），尽管救灾管理人员预测到入院生还者会使用大量的资源（远超过损伤严重评分相似的伤员的资源基准利用量）。因连续性倒塌而受重伤的生还者可与爆炸性损伤所造成的生还者进行对比。此外，这类生还者需要大量的医院资源。与普通医院和重症监护室的停留、手术和呼吸机使用时间相比，入院的爆炸伤员所需的时间更长。此外，相比受机动车或枪伤的 ISS 伤员，这类伤员更需要到康复机构住院。[10-11]

一些普通的应急管理方案包括：

- 遵守医院和区域的灾害系统计划；
- 预测严重程度是否增加，伤员到达是否会被延误；
- 预测检伤分类顺序是否"倒置"——重伤患者晚于轻伤患者入院（未经紧急医疗系统的检伤分类直接进入最近的医院）[12]；
- 两次清点第一个小时的伤员数量，以粗略预测第一批伤员的总数[12]；
- 通过所有可靠的信息提供者（包括当地的警察和消防部门、紧急医疗服务、事件指挥系统、区域紧急管理部门、当地卫生部门和目击伤员）获取并记录

事件性质、潜在毒物暴露、环境危害和伤员位置的详细信息，获取流行病学损伤数据是国家的强制议程。[13]

■ 医疗

连续性结构倒塌所造成的伤亡和损伤模式类似于地震，比单纯冲击损伤更为严重。[14] 最终伤员总数和损伤模式在很大程度上取决于先前的状况：时间、占用、警报、疏散效率、个人健康状态及建筑设计和建筑材料。大多数受伤的生还者受轻伤，仅需门诊服务和自我护理。身体表面所受的穿透伤和钝挫伤是生还者中最常见的损伤（重伤员大多为烧伤、创伤性切断伤及头部、胸部和腹部损伤）。[14-16] 建筑倒塌事故中常见的特征损伤如表 169-1 所示。尽管爆炸威力的 TNT 当量不同，但 Frykberg 发现，当恐怖分子发动爆炸袭击致使建筑垮塌时，大量受害者会立即死亡，且严重死亡率一直维持在高位。[16]

直接被困在倒塌物中的患者大多不能生还，将死于现场或被送往医院的途中（即使在倒塌后实施救援）。在部分完好的支撑结构附近区域最易发现被困生还者。前 24 个小时过后，能救出的存活者（儿童除外）很少。一半以上的儿童会出现头部或面部创伤。由于儿童的气道已被堵塞，因此，儿童心肺呼吸骤停的主因可能是呼吸系统障碍。因此，心肺呼吸骤停的儿童首先应清理气道。若无自发脉搏或呼吸，则儿童不能救活，且不得进行 CPR。

大多数伤员满足组织、生理或损伤机制标准。伤员应立即运送至一级或二级创伤中心。此外，限定的现场时间仍为标准时间。假定被困时间为 1 小时以上的伤员出现挤压综合征和横纹肌溶解。筋膜间室综合征、横纹肌溶解和急性肾衰竭由结构倒塌、解救时间延长、严重烧伤和中毒引起。若伤员出现多处钝挫伤，则需进行酸中毒、电解质失衡和肾衰竭检查。复苏工作重点是确定正确的治疗方法，例如，激动和癫痫患者采用筋膜切开术或服用苯二氮卓类药物；用晶体溶液治疗液体量不足；用碳酸氢钠治疗酸中毒；用血液透析法治疗肾衰竭或高血钾。

💡 特殊考虑

肢体的切断性损伤是多系统损伤的标志。这类损

表 169-1　与连续性倒塌相关的损伤机制

类　别	特　征	患病的身体部位	损伤 类 型
穿透伤	由飞行残骸与碎片引起	任何身体部位均可能患病	穿透弹道损伤（碎片） 眼部穿透伤（可能是隐匿性损伤）
钝挫伤	由坠落物体、吹出的残骸或人被爆炸气浪抛出引起	任何身体部位均可能患病	骨折和创伤性切断伤 闭合性和开放性脑损伤
一级冲击伤	烈性炸药的典型损伤，由超高压冲击波与体表的撞击引起	充气结构最易受损（即肺部、胃肠道和中耳）	肺爆震伤（肺气压伤） 鼓膜破裂和中耳受损 腹部出血和穿孔 眼球破裂 脑震荡［TBI（头部损伤无体征）］
其他损伤	非因穿透伤、钝挫伤和一级冲击伤引起的伤病，包括现有身体状况的恶化及并发症	任何身体部位均可能患病	烧伤（瞬间、局部和全层） 挤压伤 闭合性和开放性脑损伤 哮喘、慢性阻塞性肺病或其他呼吸问题（由灰尘、有毒烟雾引起） 心绞痛 高血糖症、高血压

伤通常因靠近冲击位置引起。[17-18] 伤口可能会被严重污染。直至破伤风状态得到评估后，才可进行原发性闭合。务必对伤口、头部损伤及眼睛、耳朵和应激水平引起的损伤进行密切监护。可能会发生气泡栓塞，症状表现为中风、心肌梗死、急腹症、失明、耳聋、脊髓受伤或跛行。在某些情况下，超高压氧气疗法可达到良好的治疗效果 [19, 20]。

实例介绍

伦敦纽汉是1968年新开发的县城，由全新的公寓大楼环绕。人们的生活方式得到了改善，不同于Ham镇东部和西部脏乱差的情景。利用安全、快速的施工方法，Ronan Point公寓大楼在两年内建成，并于1968年首次开放。这座公寓大楼高64m，由100所公寓组成。房客可立即入住。人们入住公寓大楼仅两个月后，18层发生天然气爆炸，致使整个公寓角落的结构倒塌。受多米诺效应影响，18层之下的楼层爆裂，墙体和楼面从顶部开始倒塌。倒塌前，大多数居民（共260人）从楼梯井下楼。公寓大楼的倒塌如同扑克牌一般。然而，受冲击影响，4人立即死亡。若公寓当时完全住满，则会致使更多的人死亡。一名年长的患者随后在医院死亡，致使存活伤员的数量上升至17人。

居民发现了设计缺陷。选用廉价的建筑材料、施工工艺不良、施工检查力度不够等因素造成了建筑物倒塌。Ronan Point公寓大楼于1986年被摧毁。在这次灾害后，人们很少建造这种公寓大楼。

若建筑物倒塌后发生爆炸，则冲击有关的腹部损伤的初期临床症状可能比较平稳，但随后可能会出现急腹症或败血症。[21] 爆炸后出现的一级肺爆震伤和腹部冲击伤与高死亡率有关。[22-23] 轻微创伤性脑损伤的症状（例如脑震荡）和外伤后应激障碍可能相同。[24]

听觉系统损伤和脑震荡易被忽略。由于耳鸣和突发的短暂性或长期性耳聋等症状可能会出现，因此，需用信函进行沟通和发布通知。[25] 当发生工业和犯罪爆炸事故时，应考虑接触吸入毒素和有毒物质（例如，一氧化碳、氰和高铁血红蛋白）的可能性。[26]

2003 年 8 月，俄罗斯莫兹多克的军事医院发生爆炸，造成 3 层建筑物倒塌，41 人死亡，多名护士、医生和其他人员被困。[27] 医院建筑物倒塌可能会使重要的社区资源蒙受损失。

人群的蜂拥所造成的致命伤害可能大于事件本身。2002 年 1 月 27 日，尼日利亚拉各斯一个大型军事弹药堆发生爆炸，致使 300 人快速死亡。然而，另有 800 人（包括小孩）在大规模人口迁徙过程中死亡，致使几个建筑物全部和部分倒塌。[28]

🌐 隐患

在应对建筑倒塌的过程中，存在几个隐患，包括：

● 不利于伙伴救援和伤员的自备运输。救援工作多由生还者和旁观者实施，撤离、清理现场，并将大批的暴露人群撤离热通道。

- 不要将危重病人留在临时检伤分类点，而是将他们立刻转移。外伤不能在现场得到改善。此外，在创伤黄金阶段，灾害会不停出现。

- 紧急医疗救治与劳工法不允许将过量的门诊伤员转移至超过接诊能力的医院。[29]

- 另一隐患是针对偏远地区启动全院灾难应急计划，而未及时派驻医务人员。仅有附近的 1~3 家医院能够收治大多数伤员，另一半伤员在 60 分钟内到达。

- 若呼吸机和心脏监视器数量不足，则重伤员的院内转运通常会受限后被延误。

- 不得将能够移动的伤员认为是"焦虑但健康"。所有人员都受到一定的物理创伤和环境危害。以色列小儿科创伤学家建议将检伤分类协议中的"轻度"删除。

- 心脏呼吸骤停的成人伤员死亡或无法挽救。除确定是否存在生命体征。

参 考 文 献

1. National Research Council. *Blast Mitigation for Structures : 1999 Status Report on the DTRA/TSWG Program*. Washington, DC : National Academy Press ; 1999.

2. BBC News Online. 1968 : Three die as tower block collapses. Available at : http ://news.bbc.co.uk/onthisday/hi/dates /stories/may/16/ newsid_2514000/2514277.stmA.

3. U.S. Federal Emergency Management Agency. *Risk Management Series : Reference Manual to Mitigate Potential Terrorist Attacks Against Buildings*. Washington, DC : FEMA ; 2003.

4. Gould NC. Quantifying the risk for progressive collapse in new and existing buildings. International Risk Management Institute, March 2003. Available at : http ://www.irmi.com/expert/Articles/2003/Gould03.aspx.

5. Calvert JB. The collapse of buildings : why the World Trade Center Towers collapsed. Available at : http ://www.du.edu/~jcalvert/tech/failure.htm.

6. U.S. Federal Emergency Management Agency. What is an earthquake ? National Earthquake Hazards Reduction Program. Available at : http ://www.fema.gov/hazards/earthquakes/quake. shtm.

7. Boffard KD, MacFarlane C. Urban bomb blast injuries : patterns of injury and treatment. *Surg Ann*. 1993 ; 25 : 29-47.

8. Multihazard Mitigation Council. *Prevention of Progressive Collapse : Report on the July 2002 National Workshop and Recommendations for Future Efforts*. Washington, DC : Multihazard Mitigation Council of the National Institute of Building Sciences ; 2003.

9. U.S. Department of State. Report of the Accountability Review Boards on the Embassy Bombings in Nairobi and Dar es Salaam on August 7, 1998. U.S. Department of State ; January 1999. Available at : http ://www.state.gov/www/regions/africa/kenya_tanzania. html.

10. Peleg K, Aharonson-Daniel L, Stein M, and the Israeli Trauma Group (ITG). Gunshot and explosion injuries : characteristics, outcomes, and implications for care of terror-related injuries in Israel. *Ann Surg*. 2004 ; 239 : 311-8.

11. Peleg K, Aharonson-Daniel L, Michael M, Shapira SC, and the IsraelTrauma Group. Patterns of injury in hospitalized terrorist victims. *Am J Emerg Med*. 2003 ; 21 : 258-62.

12. U.S. Centers for Disease Control and Prevention. Explosions and Blast Injuries : A Primer for Clinicians. Available at : http :// www.cdc. gov/masstrauma/preparedness/primer.htm.

13. National Research Council. *Protecting People and Buildings from Terrorism, Technology Transfer for Blast-Effects Mitigation*.Washington, DC : National Academy Press ; 2001.

14. Butcher TP. Explosive emergencies treating blast injuries in the field. *JEMS* 1991 : 50-54.

15. Frykberg ER, Tepas JJ 3rd. Terrorist bombings : lessons learned from Belfast to Beirut. *Ann Surg*. 1988 ; 208 : 569-76.

16. Frykberg ER. Medical management of disasters and mass casualties from terrorist bombings : how can we cope ? *J Trauma*. 2002 ; 53 : 201-12.

17. Hull JB. Traumatic amputation by explosive blast : pattern of injury in survivors. *Br J Surg*. 1992 ; 79 : 1303-6.

18. Hull JB, Bowyer GW, Cooper GJ, Crane J. Patterns of injuries in those dying from traumatic amputation caused by bomb blast. *Br J Surg*. 1994 ; 81 : 1132-5.

19. Guy RJ, Glover MA, Cripps NP. The pathophysiology of primary blast injury and its implications for treatment. Part I : The thorax. *J Royal Nav Med Serv*. 1998 ; 84 : 79-86.

20. Vavrina J, Muller W. Therapeutic effect of hyperbaric oxygenation in acute acoustic trauma. *Rev Laryngol Otol Rhinol (Bord)*. 1995 ; 116 : 377-80.

21. Wightman JM, Gladish SL. Explosions and blast injuries. *Ann Emerg Med*. 2001 ; 37 : 664-78.

22. Leibovici D, Gofrit ON, Stein M, et al. Blast injuries : bus versus open-air bombings – a comparative study of injuries in survivors of open-air versus confined-space explosions. *J Trauma*. 1996 ; 41 : 1030-5.

23. Stuhmiller LH, Phillips YY, Richmond DR. The physics and mechanisms of primary blast injury, a brief history.

In : Bellamy RF, Zajtcjuk JT, eds. *Conventional Warfare : Ballistics, Blast, and Burn Injuries*. Textbook of Military Medicine series. Washington, DC : Office of the Surgeon General at TMM Publications ; 1991 : 241-70.

24. Barrow DW, Rhoades HT. Blast concussion injury. *JAMA* 1944 ; 125 : 900-2.

25. Hirsch FG. Effects of overpressure on the ear : a review. *Ann NY Acad Sci*. 1968 ; 152 : 147-162.

26. Quenemoen LE, Davis YM, Malilay J, et al. The World Trade Center bombing : injury prevention strategies for high-rise building fires. *Disasters* 1996 ; 20 : 125-32.

27. Tavernise S, Myers SL. Toll in Russia climbs to 41 in bombing at a hospital. *New York Times*. August 3, 2003. Available at : http : // www.sullivan-county.com/bush/41_russia.htm.

28. United Nations Disaster Assessment and Coordination Team, UNDAC Mission to Lagos, Nigeria. *United Nations Disaster Assessment 31 January-7 February 2002 Munitions Depot Explosion Environmental and Humanitarian Assessment Report*. Geneva, Switzerland, UNDAC (UN Disaster Assessment and Coordination Team), Feb. 7, 2002.

29. American College of Emergency Physicians. EMTALA. Available at : http : //www.acep.org/webportal/Practice Resources/ IssuesBy Category/EMTALA/default.htm.

30. Waisman Y, Aharonson-Daniel L, Mor M, et al. The impact of terrorism on children : a two-year experience. *Prehospital Disaster Med*. 2003 ; 18 : 242-8.

170 桥梁倒塌

Laura Diane Melville，Najma Rahman-Khan

⊗ 事件说明

1980年5月9日早晨，Summit Venture号进入了艰难的船运航道段。此航道段引向坦帕湾（通过阳光高架桥）。该船为油轮，有两个足球场大。暴风突袭，能见度几乎降为零，船的雷达系统停止运转。综合各种因素，船长决定继续向前航行，试图从桥梁下方通过。船只冲压距航道213m的南部码头，致使阳光高架桥中央跨孔坍塌到航道。数辆汽车和一辆克里夫兰长途汽车消失在坦帕湾。该事件造成35人死亡。[1]

由于处理桥梁倒塌的医疗或灾难应急计划很少，因此，必须通过报纸和其他案例获取信息，以进一步了解已发生的状况及未来可能发生的状况。桥梁倒塌大多由结构失效引起。然而，天气（包括洪水、龙卷风、地震）、爆炸（意外或非意外）、战争行为或恐怖主义、撞向桥梁的物体（例如驳船）和潜在的核炸弹或脏弹爆炸等其他因素也会引起桥梁倒塌。从2011年9月11日纽约发生恐怖袭击事件起，我们很容易联想到下列情形：交通负荷量大（包括人行道、机动车道和轨道交通）的桥梁和重要的标志性桥梁（例如，金门大桥或布鲁克林大桥）成为恐怖主义袭击的主要目标。在战争期间，桥梁成为袭击目标。T形相生桥是投射在日本广岛"小男孩"原子弹的目标。

牢记：桥梁并非跨江大桥。上跨公路桥为一般桥梁。此类结构也可能发生倒塌。这类倒塌事件可能需要实施更多的针对结构倒塌的干预措施（例如，城市搜救队和有限空间内的医疗干预）。

简要说明不同类型的桥梁可能有益于了解风险类型。桥梁有多种类型，例如，拱桥、斜拉桥、吊桥、平台跨孔、桁架桥和梁桥（前三种最为常见）。拱形桥相对较小，通常长40~152m。这类桥梁不允许水平载荷支座的移动。因此，通常位于稳固地面，并横渡峡谷和河流。

斜拉桥通常长91~488m，配有连续梁桥，一个或两个索塔架设在中部（桥梁与索塔由支撑缆线连接）。索塔承载负荷最多。此种设计支撑力强，可抵御地震和强风，但当发生位移或地基渗入不均时，仍会出现倒塌。新的阳光高架桥是单索塔斜拉桥的范例。

吊桥（例如金门大桥）的跨度通常约为610~2134m。这些桥梁通常配有缆索。缆索能与各端连接，将负载传给锚具。每一侧的锚具可提供强力支撑，但其结构使得桥梁易受强风影响。塔科马海峡吊桥（也称作"舞动的格蒂"）的倒塌是吊桥倒塌的有效例证。[2-4]

塔科马海峡吊桥是吊桥倒塌的实例。该桥于1940年倒塌（受强风影响）。然而，在桥梁倒塌前，桥梁波动是当地人或外来游客的景观之一。根据吊线结构，桥梁的水平和垂直波动引起结构倒塌。大风期间，桥梁左右侧之间的差异高达8.5m。这次事件发生之前，桥梁建设的强制性标准是"质轻、美观和灵活"。然而，这次事故使得有关单位不得不对此进行重新评估，以确保安全性和稳定性。[2]倒塌前拍摄到的视频可在互联网上搜到。[3]

另一起有名的桥梁灾害是2002年5月26日发生于美国俄克拉荷马州I-40桥梁（横跨阿肯色河）倒塌事件。此次倒塌事件是因空油驳冲压引起的。几十辆汽车和牵引式挂车掉入河中，事故导致14人死亡。此次灾害让人们回想起阳光高架桥事件。同之前的事件一样，以前的多起事件均可作为实际发生的警告。由于水浑浊，因此，救援工作可能被延后几天。13 人被淹死，1 人死于头部钝挫伤。根据美国国家运输安全委员会的规定，桥梁可能会因设计老旧而倒塌。若桥梁改用现代标准，则桥梁可耐受冲击。[5-6]

桥梁并非全都用来运送汽车。在 1997 年以色列马加比厄运动会期间，横跨受污的雅孔河的人行天桥（人行桥）倒塌，4 名运动员死亡，多人受伤。3 名死者的死因是摄入污染水所引起的感染并发症。有关桥梁倒塌受伤类型的医学数据极难获得，但一份摘要叙述了这些运动员所受的轻伤。其中有 65 名非致命伤者的损伤是受桥梁倒塌的直接影响。肌与骨骼损伤的最常见组织区为大腿（20.9%）、腰椎（15.3%）、脚和踝（13.3%）。最常见的损伤类型为扭伤（49.0%）和拉伤（27.6%）。[7] 然而，该份摘要尚未提供重伤受害者信息。跌入河流的运动员受严重影响。新闻报道信息表明，当桥梁倒塌事件与机动车或列车有关时，受伤范围会更广。由阳光高架桥和美国俄克拉荷马州桥梁灾害获得的材料可知，死者大多受严重创伤、淹溺或两者都有。在大多数情况下，溺水死亡的受害者很少受颈椎损伤以外的损伤。[8-9] 治疗受害者（由桥梁倒塌引起）的方案规划人员需注意上述事情。

◀ 事前措施

负责公有桥梁管理的各级政府机构（州、县、市、镇）需由联邦公路管理局制订危机管理计划。[2] 这些计划由警察、司法、消防、救援、紧急医疗服务、海岸警卫队、美国陆军工程兵团、美国联邦航空局和铁路部门共同参与。

医院应了解所在地区的桥梁救灾计划，并了解运输路线受损及患者涌入如何影响医疗设施。此种情形应纳入医院灾难应急计划的考虑范围。规划的关键在于是否预测到多名职工无法进入工作现场或撤离工作现场，即清洁工和医院仅有的两名创伤医生。医院代表应制订联邦州和当地计划。这是因为急诊室可能成为医疗后果的中心点。重要问题是改变交通路线，指定收治医院等。

由俄克拉荷马州运输部开发的 Geographical Resource Intranet Portal 软件程序可覆盖所有地区的道路，含有火车和高交通容量处理能力、医院位置信息及有易于快速恢复交通流量的其他信息。此程序可

使俄克拉荷马州运输部在两小时内疏散交通（2002年 I-40 桥梁倒塌后）。[10] 应确定医院是否配有高压氧舱，以满足受害者或救援者的需求。

通信问题（医院内外）最为重要，必须在事件发生前予以解决。此问题通常是制订和实施灾难应急计划中最具挑战性的一项任务。在规划和演练过程中，应着重考虑此问题。结构下方和水下被困人员的解救工作由搜救队伍（包括潜水员）完成。需为紧急车辆和救援人员设定规划路线，以便进出事件现场。此外，水体知识（例如，水流和污染物）对有效救援也至为重要。若天气、地震或恐怖主义造成倒塌，则其他结构和资源（包括医院）可能受损。倒塌也可能由化学或核武器引起。[11]

检伤分类人员应清楚大批量伤员检伤分类原则（遵照"为最多的人谋求最大的幸福"的原则）。此原则以成功解救的可能性和可用资源为基础。大批量伤员检伤分类多将患者标记为黑色、红色、黄色和绿色（分别表示死亡、急诊、重症和受伤后仍能走动的患者）。这类系统的两个实例是简单分类和快速治疗系统与紧急的简单分类和快速治疗系统（用于儿科的检伤分类）。[12] 从冷水中救出的人员（无生命体征）应采取积极的复苏措施（在非大批伤员环境下）。若为大批伤员事件，则将患者标为黑色。

如果桥梁倒塌是大事件的一部分，则美国联邦紧急事务管理局和灾害医疗救助队将成为响应的一部分（几天后）。灾害医疗救助队旨在成为快速反应的要素，用于补充当地医疗，直至其他联邦或合同资源调集到现场或情况得到解决。[13]

▶ 事后措施

救援时，救援人员必定会面临风险。但应尽量确保区域的安全，尽量确保现场人员的安全。由于高架结构将继续坍塌，因此，倒塌桥梁非常危险。大量水下碎片可能会危及潜水员。天气和水流状况也会影响潜水员。在特定情况下，应评估桥梁倒塌事故是否因生物、化学或辐射恐怖袭击引起。

科学合理的计划必须有序进行。各机构间的顺利通信至为关键。同本书所述的其他所有情况一样，联邦、州和当地资源的协调将使情况处理最为有效。传统观点是应急组必须独立坚守 12~24 个小时。[11, 13] 若恶劣的天气条件或地质灾害事件（例如地震）导致

桥梁倒塌，则隔离时间应延长。如果医院自身在倒塌事件中（例如地震致使电力中断）受损，则需启动内部和外部灾难应急计划。城市搜救队可能需要行动。此外，应为被困的存活者现场提供初步医疗护理。如有大量受害者，则应将病情稳定的患者送至离现场较远的医院。受伤后仍能走动的伤员和焦虑但健康的伤员经常自己到最近医院而重病伤员常被送至最近医院。[11]

桥梁倒塌事件的医院灾难应急计划所需包含的其他灾难管理问题包括医疗和非医疗志愿者的工作范围，医院诊疗外伤和儿科能力，如何及从何处转移患者，医务人员如何回到医院（如普通的交通路线不可用）。

伤员医疗

有关桥梁倒塌常见损伤的详细治疗方案超出了本文的讨论范围。这些话题将在本书其他地方进行说明。对于任何水上桥梁，近乎溺死将成为主要的受伤机制。尽管近乎溺死一般与其他创伤无关，但此情形将产生钝挫伤和溺水损伤。在这种情况下，创伤受害者可能因其损伤和溺水损伤而丧失能力。

如有爆炸，则将出现冲击伤。一级冲击伤由冲击波大气压力变化的直接作用引起。当加速物体（在爆炸能量作用下）撞击受害者时，可能会出现二级损伤（钝挫伤或弹道穿透伤）。受害者身体因膨胀气体和强风而移位，出现三级冲击伤。跌倒并撞击物体时会出现创伤。一级冲击伤大多发生在含气的器官系统中（以中耳、肺部和肠为主）。遭受一级冲击伤的存活受害者很少需要治疗。[14]

低体温症是使浸没和被困患者的治疗复杂化的一个重要因素。然而，低体温症实际上能够改善患者的生存结果和神经病学结果。"在受害者身体回暖前的死亡，并不是真的死亡"的原则是急诊医学规范[11]，但根据救灾检伤分类协议，无呼吸和脉搏的患者将不能复苏（与体温无关）。这些患者的临床表现可能成为现场和收治医院医务人员的道德和情感挑战。

被困于碎石下方或挤压车辆内部的受害者可能会受到挤压伤，且需要治疗（遵照现场和急诊室收治空间有限的医学原则）。头部损伤也为常见损伤。如上所述，污染可能会增加浸没患者的救援难度。同任何灾害一样，与压力有关的医学疾病和心理问题出

2月中旬，你和另一名急诊室的主治医生在二级创伤中心值夜班。大约两千米外，有一条穿越大川际际公路。大学的1级创伤中心横跨河流。实际上，在医院工作而在河流另一侧生活的医务人员非常少。桥梁年久失修，计划在下一会计年度进行维修。你所在的医院参与了当地的应急管理办公室和联邦公路管理办公室的灾难应急计划。

上午6点，你准备换班。几个居民从吸烟专用区进入，向你诉说听到了雷鸣。然而，这一天天气晴朗。你告诉他们应当戒烟，并准备急诊室交接。约15分钟后，医院的紧急医疗服务电话铃响起，你得知发生了恐怖事故——大量油罐车爆炸，引起桥梁倒塌。你准备收治50名患者。多辆汽车着火。几辆车落入桥下的冰河中。医务人员都不清楚发生了什么，恐怖主义的谣言仍在传播。由于交通是双向的，因此，桥梁两侧有受伤人员，靠近医院侧的患者将送至医院（无论受伤程度如何）。

你通知了院务主任，并启动了灾难应急计划，包括增设检伤分类区，通知手术室和其他外科医生。急诊室人员在大厅设立了临时诊所，治疗非重症患者。你所在部门的负责人打电话称其正乘坐警察局的直升机赶往医院。直升机将在附近降落（由于医院无直升机起飞及降落场）。

患者开始陆续到达医院，医院的病床被占满。几名患者出现重伤（烧伤和钝挫伤）。受害者均未从水中恢复。海岸警卫队即将到达现场，搜救小组也正在赶往现场的途中。有些问题与化学品暴露有关。居住在医院附近的几名心脏病学家和几名献血者刚到达急诊室，准备接受救治。你是院方的事故指挥官，需与紧急医疗服务、警察、消防人员及大学的同事时刻保持联系。入院的患者数量越来越多。你听到潜水员遇到困难（由于河流状况不佳），不能靠近受害者。然而，医院的第一名低体温的近乎溺死受害者正在（借助基本的生命支持，方法脉搏微弱且不能获取血压读数）入院途中。

现恶化，则需对受害者、响应人员和家庭成员采取干预措施。[11, 15]

特殊考虑

桥梁最可能因严重的环境状况、结构性缺陷和磨损而倒塌。然而，结构损坏、冲击或袭击也可能会引起桥梁的突然倒塌。若桥梁是通往另一区域的重要途径或交通遭到严重破坏，则人员不能工作或回家。

尽管溺死的受害者很少出现并发创伤（颈椎损伤除外），但当车辆撞击水面并被淹没时，车内人员

可能遭受双重伤害。若受害者先遭受严重创伤后被淹没，则几乎不能存活。然而，在此情形下，应预测患者是否存在这些损伤。若倒塌的桥梁未跨过河流，则受害者被困并受挤压。在此情况下，干预措施多为其他结构倒塌情况下所采取的干预措施。此外，接触污水也可能造成化学中毒和败血症。

🌐 隐患

在应对桥梁倒塌的过程中，存在几个隐患，包括：

- 未能针对当地或重要桥梁制订计划；
- 州和当地机构未能掌握科学合理的救灾计划；
- 事故发生前，未能制订科学合理的医院救灾计划；
- 在严重事故（地震、洪水或恐怖袭击）计划中，未考虑桥梁倒塌的可能性；
- 在制订桥梁倒塌计划的过程中，未考虑严重事件（例如地震或洪水）；
- 由于未考虑此类严重事件（例如地震或洪水），因此，医院自身的功能受损；
- 缺乏水条件相关知识，包括污染水平和污染水体的化学成分；
- 未能设立备用道路，致使医务人员无法进入医院。

参 考 文 献

1. "A blinding squall, then death" St. Petersburg Times. Available at www2.sptimes.com/weather/SW.2.html.
2. Northwestern University's Infrastructure Technology Institute's Bridge Disaster Links Page. Available at：http：//www.iti.nwu. edu/links/bridges/disasters.html.
3. Mark Ketchum's Bridge Collapse Page. Available at：http：//www.ketchum.org/bridgecollapse.html.
4. NOVA Online. Super Bridge：Resources. Available at：http：//www.pbs.org/wgbh/nova/bridge/resources.html.
5. CNN.com Divers find three victims from bridge collapse May 27, 2002 Available at：http：//archives.cnn.com/2002/US/05/26/ barge.bridge.
6. CBS news Web site. Still searching for the bodies. Available at：http：//www.cbsnews.com/stories/2002/ 05/28/national/main510320.shtml.
7. Kolt GS, Wajswelner H, Adonis M, et al. *Injury Toll Following the Maccabiah Games Bridge Collapse：Implications for Sports Medicine Coverage*. Adelaide, Australia：Australian Conference of Science and Medicine in Sport；1998.
8. Olshaker JS. Submersion. *Emerg Med Clin North Am*.2004；22：357.
9. Orlowski JP, Szpilman D. Drowning rescue, resuscitation and reanimation.*Pediatr Clin North Am*. 2001；48：627–46.
10. Adams J. ODOT gets a GRIP on transportation. May 1, 2003. Available at：http：//www.geospatial–online.com/geospatialsolutions/article /articleDetail.jsp？ id=56069.
11. Hogan DE, Burnstein JL, eds. *Disaster Medicine*. Philadelphia：Lippincott, Williams and Wilkins；2002.
12. Lovejoy JC. Initial approach to patient management after largescale disasters. *Clin Pediatr Emerg Med*. 2002；3：217–23.
13. U.S. Department of National Security. National Disaster Medical System Web site. Available at：http：//www.oep–ndms.dhhs.gov.
14. Wightman JM, Gladish SL. Explosions and blast injuries. *Ann Emerg Med*. 2001；37：664–78.
15. Barbera JA, Lozano M. Urban search and rescue medical teams：FEMA task force systems. *Prehospital Disaster Med*. 1993；8；349–55.

171 人群踩踏事件

Angela M. Mills，C. Crawford Mechem

事件说明

人群踩踏事件是最严重的人群拥挤踩踏事件之一。其诱发因素包括建筑火灾和撤离及大型体育赛事或音乐会中人员的大量进出。在人群拥挤踩踏事故中，重伤和死亡常由挤压和踩踏引起。1942 年 11 月 28 日，椰树林（一家著名的波士顿夜总会）发生火灾，引发人群的普遍恐慌。内开门和密封门的关闭妨碍了人员撤离。[1]1989 年 4 月 15 日英国南约克郡谢菲尔德足球半决赛期间，后期进入的球迷因空间有限而出现挤压伤。由于周围设置了围栏，因此，人员无法逃离该区域。该事故致使 95 人丧生，400 多人需要住院治疗。[2-3] 这就是无数起人群踩踏事故中的两个实例。

群集事故模型有助于了解事故原因、预防和缓解措施。此模型的四个要素构成缩略词 FIST。其中，F 表示人群所受挤压力，I 表示实际的或感知的人群行为信息，S 表示与灾害有关的物理空间，T 表示事件持续时间。[4] 挤压力是由人与人之间的相互推搡和斜靠产生的。由于人群前后通常缺乏沟通，因此，后面的人推搡前方的人，致使前方人员受伤。受伤或跌倒的个人将成为他人移动的障碍。在这种情况下，无法接近跌倒的人。[4-5] 若卷入灾害事件的人很多，则可能表现出群众行为，随大流。当人群拥挤事故发生时，备用出口往往被忽略或不能得到充分利用，造成附加伤害。

经广泛研究，逃离恐慌呈现以下特点：惊慌的人试图以更快的速度（相比平常）移动，开始推搡他人，并与他人发生直接接触。这种移动（尤其在障碍物附近的移动）将变得不可协调。出口被阻塞。人群产生的压力可能超过 4500 牛顿，可致使钢轨弯曲，砖墙坠落。[4, 6-7]

经论证，加宽的走廊会降低恐慌人群的移动速度。经过对老鼠的研究发现，最有效的逃离方案是设定合理的门尺寸，每次只能允许一只老鼠通过。随着门宽增加，老鼠将不再排成一排，而且开始互相竞争，从而延长了逃离时间。[8] 这种行为与急速行进的行人有关。行人将会阻塞出口，致使人们不能以步行速度安全通过出口。在场地施工过程中，不得设置障碍物或在出口前方设置不对称的柱子，以提高外流量。[6]

人群踩踏事件将致使多人受伤和死亡。创伤性窒息是死亡和重伤的最常见原因。由于人与人垂直叠放（上方的人挤压下方的人）或在水平方向受到推力，因此，死者大多是由压迫性窒息引起的。创伤性窒息是由于胸部或上腹部受到严重挤压损伤引起的。人们认为，受伤机制是急性、严重的静脉高压。[9-10] 临床表现有多种，包括：心搏停止、癫痫持续状态、持续精神错乱和皮质盲。[2] 多数症状仅出现在上部躯体（与下部躯体分开）。临床表现包括：面部水肿和瘀斑、颅骨青紫、结膜下出血、眼球突出及面部和上胸部淤血。

创伤性窒息可能伴有致命的肺部、心脏和胃肠损伤，包括肺挫伤、气胸、心脏衰弱、连枷胸、肝溃疡和脾溃疡以及胃肠出血。上腔静脉综合征可能类似于创伤性窒息的临床表现，应予以排除。颅底骨折也可能出现类似临床表现。由于压缩力的受力部位通常是胸部或上腹部，因此，创伤性窒息一般不会出现颅底骨折。发病率和死亡率与受压严重程度和持续时间及合并其他外伤的高发生率有关。这些损伤的检验应借助 CT 扫描、多普勒超声或超声波心电图（属于体检项）。长期的神经病学后遗症很少见。及早恢复呼吸和低氧纠正即可完全恢复。[9-10]

除创伤性窒息及合并伤外，踩踏事件发生后还可能出现许多其他损伤，包括肌肉骨骼外伤、软组织挤压伤、急性右心拉伤[3]和臂丛撕脱伤[2]。挤压伤（包括挤压综合征、筋膜间室综合征和急性外伤性缺血）将引起出血、水肿、低灌注（局部低氧和局部缺血）。尽管组织可能会受到影响，但筋膜室的神经和肌肉的风险会增加。细胞死亡引起钾、磷酸盐和肌红蛋白的释放（部分挤压综合征伴有横纹肌溶解）。大多数挤压综合征是由于持续压迫 4 小时或更长时间而产生的。并发症包括血容量减少、低血压、弥漫性血管内凝血（肾功能衰竭是最严重的并发症）。肌酸激酶的峰值水平证明与肾衰竭和死亡人数有关。[11-13]

⬅ 事前措施

人类踩踏事故发生地点设有或未设有组织性的大型集会医疗中心。大型集会事件需要多个机构（包括紧急医疗服务、消防和警察部门、当地急诊部门和医院、当地政府部门和其他部门）的密切协调。大型活动规划所需考虑的因素包括活动类型与持续时间、机械设备和地点、进出路线和参与者年龄。人们从前述踩踏事故中掌握了许多预防未来踩踏事件的措施。预防措施的考虑因素包括提供预留座位，而不提供大型活动入场券，以避免使用固定障碍物，确保多个出口的可用性，尽量减少障碍物，限用酒精，并促使人群排队进出。[4, 14-15]

➡ 事后措施

应启动事故指挥系统（全美国使用的标准应急管理系统），应对人类踩踏事件。有效通信的建立至为关键。院前医疗提供者需开始检伤分类和快速治疗，确定如何最有效地将患者送至地区医院。医院（尤其是急诊室）应制定救灾协议，有效处理大批伤亡事件。[16]

🤲 伤员医疗

当治疗踩踏受害者时，应遵循标准的创伤协议。创伤性窒息的治疗多为支持性的，旨在治疗合并其他外伤，包括肺和心肌挫伤、气胸、腹内损伤、神经损伤。快速输氧和有效呼吸构成治疗的主要部分。此外，应抬高病床床头。最初受挤压伤的存活者的预后表现良好。前几个小时未死亡患者的恢复率约为 90%。[10]

当受压严重时，需评估患者是否在踩踏事故中受挤压伤，包括挤压和间室综合征的后遗症。治疗目标是抑制肾衰竭（通过阻止高血压，并保持尿量）。应尽早服用适量静脉注射液（含晶体溶液），以尽量增加血管内体积和肾输注。最好在解救前，服用适量的静脉注射液。尿量应维持在 200mL/h 左右。尿液碱化会增加肌红蛋白的溶解度和排泄物。尿液 pH 值应维持在 6~7。使用甘露醇尚存争议，但有助于排尿。若疑似患有筋膜间室综合征，则应直接测量间室压力。若压力升高，则需筋膜切开术。[11-13]超高压氧气疗法可有效治疗严重的四肢挤压损伤。[17]

实例介绍
一个周六晚上，1200多人聚集在市中心的大型夜总会，欣赏著名乐队的表演。赞助者在盥洗室吸烟，引起火灾并迅速蔓延到建筑物。人群恐慌并快速拥入最近的出口，结果发现许多出口处于锁定状态。后方的人向前推，致使前方多人跌倒，变为向前拥入人群的障碍物。人们拨打了911，紧急响应人员赶到现场，但难以接近受害者。100多人受伤。受害者开始进入急诊室。一名22岁的妇女被送至急诊室，她接受了氧疗，出现面部浮肿和瘀点。一位23岁的男士被送入急诊室，他失去意识，面部和躯干周围出现了多个瘀斑。其他受害者随后纷纷入院。

💡 特殊考虑

当发生人群踩踏事故时，难以接近和解救患者。必须考虑紧急响应人员是否安全。创伤性窒息和挤压综合征是少见的临床疾病并且可能引起高死亡率和发病率。在院前和实施解救前进行早期的积极治疗有益于确保最佳结果。适当规划、公共教育和部门间合作可尽量减小人群踩踏和合并其他外伤和死亡的风险。

🌐 隐患

在应对人类踩踏事故的过程中，存在几个隐患，包括：

- 各部门间的协调不当，未能对大型集会活动作出响应；

- 未向人员、医院和急诊室发布人群踩踏事故警告；
- 人群踩踏事故的受害者未能快速恢复供氧和呼吸；
- 出现创伤性窒息和受压严重的患者未被及早发现，未得到积极治疗。

参 考 文 献

1. Saffle J. The 1942 fire at Boston's Cocoanut Grove nightclub. *AmJ Surg*. 1993；166：581–91.
2. Wardrope J，Hockey M，Crosby A. The hospital response to the Hillsborough tragedy. *Injury* 1990；21：53–54.
3. Grech E，Bellamy C，Epstein E，et al. Traumatic mitral valve rupture during the Hillsborough football disaster：case report. *J Trauma*. 1993；35：475–6.
4. Fruin J. The causes and prevention of crowd disasters. In：Smith R，Dickie J，eds. *Engineering for Crowd Safety*. Amsterdam：Elsevier Science Publishers；1993：99–108.
5. Johnson N. Panic at "The Who Concert Stampede"：an empirical assessment. *Soc Probl*. 1987；34：362–73.
6. Helbing D，Farkas I，Vicsek T. Simulating dynamical features of escape panic. *Nature* 2000；407：487–90.
7. Low D. Statistical physics：following the crowd. *Nature* 2000；407：465–66.
8. Saloma C，Perez G，Tapang G，et al. Self-organized queuing and scale-free behavior in real escape panic. *Proc Natl Acad Sci USA*. 2003；100：11947–52.
9. DeAngeles D，Schurr M，Birnbaum M，et al. Traumatic asphyxia following stadium crowd surge：stadium factors affecting outcome. *Wisc Med J*. 1998；97：42–5.
10. Dunne J，Shaked G，Golocovsky M. Traumatic asphyxia：an indicator of potentially severe injury in trauma. *Injury* 1996；27：746–9.
11. Smith J，Greaves I. Crush injury and crush syndrome：a review. *J Trauma*. 2003；54：S226–30.
12. Malinoski D，Slater M，Mullins R. Crush injury and rhabdomyolysis. *Crit Care Clin*. 2004；20：171–92.
13. Delaney J，Drummond R. Mass casualties and triage at a sporting event. *Br J Sports Med*. 2002；36：85–8.
14. Grange J. Planning for large events. *Curr Sports Med Rep*. 2002；1：156–61.
15. Milstein A，Maguire B，Bissell R，et al. Mass-gathering medical care：a review of the literature. *Prehospital Disaster Med*. 2002；17：151–62.
16. Schultz C，Koenig K，Noji E. Disaster preparedness. In：Marx J，Hockberger R，Walls R，et al，eds. *Rosen's Emergency Medicine*. 5th ed. Vol III. St Louis：Mosby；2002：2631–40.
17. Bouachour G，Cronier P，Gouello J，et al. Hyperbaric oxygen therapy in the management of crush injuries：a randomized doubleblind placebo-controlled clinical trial. *J Trauma*. 1996；41：333–9.

172 矿 难

Dale M. Molé

事件说明

工业革命使化石燃料需求大幅增加。在美国，沿弗吉尼亚州詹姆士河分布的露天煤矿床早在 1702 年就成为锻造炉的燃料来源。当地表煤炭供应量减少时，矿工将继续进行地下煤炭开采。深部采掘和通风不良使甲烷混合物的形成量增加。第一起煤矿爆炸事故发生在 1810 年，这次矿难事故无法避免。[1]

20 世纪上半叶，每次矿难事故均会造成几百人死亡。采矿技术和采矿安全措施的进步大幅降低了地下作业的危害。但这完全还未消除危险因素。单就美国而言，自 1980 年起，矿难就造成 169 名矿工死亡。[2]

在突发的矿难事件中，解救被困矿工是确保其生还的关键。缺乏沟通、光线极暗、空间受限、体温降低、有毒气体和受伤均对被困构成威胁。这些因素将决定矿工能否存活。

救援时，最具挑战性的一项任务是确定是否有幸存者，并确定幸存者的位置和状态。发生矿难时，煤矿通信系统常会受损或中断。低频无线电波能穿过岩石，可确保信号发送至煤矿的警报和通信装置。在一些情况下，地震定位器能够探测被困矿工所产生的振动。若钻出一个逃生洞，则利用预定代码轻敲钻孔，便可发送有益信息。

矿难发生后，应先断电，降低点火源引发火灾或爆炸的可能性。跳入光线极度黑暗环境中的矿工需利用头盔灯（由电池供电，且维持时间有限）尽快逃生。

低环境温度和采矿作业、蓄水层、雨水或洪水产生的水将对全身湿透的矿工构成严重威胁。水中浸泡将使导热损失量增加 5 倍，很快出现低体温症状。适应性生存机制（例如寒颤产热）将使代谢产热增加 2~5 倍，但氧气消耗量和二氧化碳产生量大幅增加——密闭小空间的主要问题。[3] 低体温症阻抑中枢神经系统，损害判断力，并使逃生活动受阻。

矿井内的空气中含多种气体。矿工曾将金丝雀用作生物气体探测仪。原因是相对少量的有害气体或毒气便能使金丝雀死亡。毒气一词最初源自德语词汇 dampf，意思是"雾气"或"蒸汽"。该词是方言，用以描述地下矿井的气体混合物（通常为有毒气体或氧气不足）。

沼气主要指煤炭或其他含碳物质分解（在缺氧条件下）产生的甲烷。当空气中的浓度为 5%~15% 时，将发生爆炸。戴氏安全灯是最早的探测装置之一，能够探测出 1% 以下的气体浓度。火焰颜色和火焰高度表示甲烷量。当氧气含量较低时，火焰完全熄灭。当前可使用专用比色检测器。

窒息性气体是指缺氧条件下二氧化氮和二氧化碳的混合物。这类气体可使火焰熄灭，造成窒息死亡。二氧化碳是含碳物质的完全燃烧、矿工和动物新陈代谢、有机物质腐蚀、煤炭氧化或碳酸水产生的。

碳酸气是指缺氧条件下矿井天然气的混合物。白坑气含大量一氧化碳，常出现在柴油机尾气和引爆炸药物、柴火或炭火中，是由含碳物质的不完全燃烧引起的。这种无色、无味的气体与氧气竞争血红蛋白的结合部位。其亲和力是氧气的 218 倍。氧合血红蛋白游离曲线由正态 S 形曲线转变为渐近曲线，损坏或抑制氧气输送到组织。氧气需求量高的组织（例如脑和心脏）先受到影响。症状包括乏力、头晕、头痛、癫痫、意识不清和低血压。

余留毒气是爆炸产生的气体，通常含有大量的一氧化碳和氮氧化物。相关报告显示，二氧化氮可在肺部产生硝酸。臭毒气或硫化氢伴有特殊的臭鸡蛋气味。有机分解、矿石酸性物质与硫矿物的反应或含硫爆炸物（例如，黑火药或炸药）的燃烧所产生的副产品能溶于水，且会在矿池搅动时释放。副产品的毒性极大，作用机理类似于氰化物。当浓度较高时，人会失去意识、癫痫发作并在短暂呼吸后死亡。

其他气体包括充电站产生的高爆性氢气、二氧化硫（在肺部生成硫酸）、乙炔（在低氧条件下加热甲烷或电石与水发生化学反应）。

氧气是存活的关键。环境条件能够维持生命取决于氧气分压而非绝对百分率。火灾或代谢活动能够快速消耗受限的密闭空间内的氧气。洪水可能会压缩鼓泡，增加总压力，使氧气分压达到危险水平。由于空气中的氧气含量为21%，且正常大气压力（1个绝对大气压）等于760torr，因此，氧气分压为760×0.21或160torr。绝对大气压表示为1ata×0.21或0.21ata。若大气压力为翻倍（即1520torr或2ata），则氧气分压表达式为（1520torr×0.21）320torr=或（2ata×0.21）=0.42ata。长期接触高氧分压（>0.5ata）会引起肺部氧中毒。吸入0.6ata氧气后，大多数人会在不到24小时内出现呼吸症状。[4]相反，由于封闭空间内的幸存者会消耗氧气，因此，氧气分压将会降低，产生组织缺氧的症状和体征，例如，呼吸困难（即气饥）、发绀病、认识受损、肌肉协调不良和意识不清。

氮气组成79%的大气，常被视为惰性（新陈代谢缓慢）气体。然而，吸入高压氮气会产生麻醉作用。麻醉作用的大小与剂量有关，即氮气分压越大，麻醉作用越大。氮麻醉造成认知障碍和精神运动性障碍。若吸入室内空气的压力为4~7ata，则人所受到的氮气分压高，对听觉和视觉刺激的反应延后、神经肌肉协调能力受损、思路不清晰，并可能出现思维定势。其麻醉作用类似于酒精中毒，矿工逃生能力降低。

二氧化碳分压仅为0.001ata或大气压力的1/1000。二氧化碳为细胞代谢的副产物。每消耗1标准立方尺氧气，则会产生等量的二氧化碳。若二氧化碳水平超过0.10ata，则先出现意识不清，后死亡。在密闭空间内，生存的限制因素是二氧化碳而非氧气。[5]

食物和水是维持长期生存的重要因素。热量摄入不足可能会造成饥饿性腹泻，使存活可能性降低。[6]

⬅ 事前措施

矿井救援行动中最显著的进步之一是1856年自给式呼吸器的应用。这种呼吸器使救援行动更为安全。美国联邦法规标题30第49部分要求国内的每个矿井组建矿井救援队。本部分规定了每个队伍的人员数量，并概述了物量标准、培训标准及必要的设备、维护和储存。现代矿山救援（人员经过高级培训且设备先进）已将混乱的、不协调的救援转变为高效、协调良好的集体力量。医学元素与团队的完全整合是实施成功救援的重要因素。

现代救援队利用现代气体检测与通信设备、地震定位器、地震检波器和其他设备寻找矿工。救援车辆配备了呼吸器、充电设施、手动工具、医药用品和气体分析设备。矿井内组成气体的定性和定量分析将成为判断过去及当前大气条件（例如，一氧化碳浓度升高，可能会引发火灾）的重要线索。

矿井紧急作业队可从地面钻孔，解救矿工。一旦钻开小直径"逃生孔"，则救援者将话筒、灯和照相机下入矿井，帮助寻找矿工，确定状况，并给予救助。利用专门设计的"搜救舱"可安全拖拽出被困矿工。

➡ 事后措施

紧急情况发生后的前几个小时最为重要。矿井救援队、矿井人员及地方、州和联邦官员的协调至为重要。指挥中心组成矿山救援工作的中枢，包括通信设备、地下图解和区域地图。当矿上救援队赶到现场时，应建立轮班制度（指定勘察队、候补队和备用队）。工作区（带自来水）可用来清洗、测试和准备呼吸装置。

边界安全的重要性为：确保紧急救援人员的进出通道畅通，确保旁观者不会阻碍救援工作或确保旁观者不受伤。工作人员或警员应守护通往矿井的所有道路。

应在灾难现场以外搭设新闻中心。新闻中心应成为新闻媒体接收信息的唯一地点。公共事务官员授权向公众发布信息。此外，公共事务官员还应负责所发布信息的准确性。家庭等待区应远离救援活动和媒体中心。

在紧急情况下，应为救援人员提供食品和居住场所。食品可由附近饭店提供。美国红十字会具有丰富的赈灾服务经验。附近旅馆通常可提供宿营。若无宿营，则应在救援场所搭设帐篷和简易床。维持现场卫生对于控制救援人员之间的传染病暴发至为关键。

开矿是指救援或恢复作业过程中评估地下情况并搜寻矿工的过程。救援人员在进入地下前，应确定最安全路径。在竖井开采矿中，应全面检测矿用罐笼（即电梯）是否工作正常。此外，应测试竖井是否有气体、烟雾或水。

某些灾情的现场条件可能便于在不配备自给式呼吸器的情况下开始初期勘察。仅当通风系统功能正常，且气体测试显示气体安全时，才可在不戴面具的情况下进行勘察。候补搜救队员（戴呼吸器）应在一旁等待，准备实施救援。当发现通风系统受损，或当气体分析证明存在有害或爆炸性气体或氧气不足，或当发现烟雾或遭受损害时，"不戴面具"的勘察应立即停止。当条件不再适于"不戴面具"的勘察时，应设立"新鲜空气基地"。佩戴呼吸器的搜救队应继续勘察。标准的矿山救护设备包括气体检测器、氧气指示器、通信设备、热成像摄像机或热灵敏器件、连接线、图板和地图标记、去垢棒、手杖、担架、急救药箱、灭武器、工具、毛毯和附加的呼吸器。进入地下前，各救援队应简要汇报矿井发生的情况及现在的状况。

由于每个地下煤矿均含有有害气体、烟尘，因此，通风系统经由主进气竖井从地表吸入气体。通风控制装置迫使空气沿特定方向流动（流速一定），可确保每个矿井段的通风良好。压差由主风扇产生，必须对其实施监控，以确保地下救援队安全（建立新鲜空气基地，并开展勘察后）。通风系统的改动需由指挥中心完成。当救援队进入矿井时，应检查所有的通风控制装置。搜救队员必须能够识别受损的通风控制装置，确定通风气体的方向和速度（使用风力计或烟管），测量矿井入口的横断面积，并计算风量（借助面积和速度参数）。气容量（立方英尺）等于速度（英尺／分）与面积（平方英尺）的乘积。

地下煤矿火灾会带来爆炸危害、消耗氧气，并产生烟气、有毒气体和热。因此，这类火灾的危害巨大。发生火灾时，应维持通风，抽出防火区之外的爆炸气体和蒸馏油，并确保救援队远离烟、热和火。煤矿发生爆炸的常见原因是甲烷气、煤尘或两者混合物的点燃。爆炸会使顶板支护爆裂、通风控制装置受损、机械设备发生变形或散射出碎片，并可能引发更大的火灾。屋顶和拱肋的强度变小，火势继续蔓延。爆炸初期，通风系统可能受损，因此，可能会继续爆炸。

实例介绍

2002年7月24日晚，在地下24073m作业的Quecreek煤矿矿工打破了一个墙体（与充水的Saxon煤矿分开）。1.5亿加仑的水涌入煤矿，致使矿井内的压力升高至正常大气压力的两倍以上。

应当地官方的要求，在接到第一个救援电话18个小时内，美国海军在William Arnold家庭农场谷仓建立了再压室（常用于水下抢险救援工作）。此外，现场还设立了9个多座再压室、5个单座再压室。现场的60名海军也已做好收治患者的准备。

经全球定位系统坐标确定准确位置后，救援队钻开了15cm的救生孔。停止钻孔作业时，可听到另一端的轻敲声。地上发送9次轻敲声后，地下传回9次轻敲声，这说明9名矿工尚未死亡。高压空气通过钻孔输入井下。高压气体不仅可用作新鲜空气源，还有助于抑制矿井内水位上升。矿井入口的涡轮泵将水抽出矿井，但抽干矿井内的水需要几周的时间。

钻出一个81cm的救援孔。圆柱形黄色钢罩（救生舱）可通过救援孔下入矿井，将矿工提升74m。固定在救生舱上的远程摄像机有助于确定矿井内的情况，并查看生命征象。由于大多数救生舱未遮盖，可能会倒塌，因此，救生舱初次进入矿井时，应装入食品、水和毛毯。

为防止钻通矿井时的快速减压，应为救生孔设计并安装专用帽，以确保解救矿工时井内压力得到维持。一旦达到正常压力，则矿工可能会在15分钟后出现减压病症状。在这段潜伏期内，矿工必须离开救援孔，迅速接受医学检查和消毒，并恢复到再压室的压力。这些工作完成后，应根据美国海军试验潜水站（佛罗里达州巴拿马城）编制的水下救援表所列数据实施减压操作。

满负荷运转的水泵可使矿井内的水位以每小时10cm的速度（近乎完美的空气饱和减压方案）下降，并降低矿井内的压力。午夜过后不久，第一名矿工到达地面。他从头到脚全被煤尘覆盖。救援人员将他从上坡运送至消毒帐篷。医务人员将他的衣服剪掉，开始进行大致的医学病史记录和医学检查。经肥皂水和温水消毒后，他被迅速转送至医疗中心。当民间紧急医疗人员开始为患者实施静脉注射时，海军人员得到了生命体征，开始进行体检。这一过程又重复了8次。最后一名矿工于凌晨2：45被解救。一名患者出现减压病症状，需在再压室接受治疗。

⚕ 伤员医疗

当矿难造成几名矿工被困井下或受损（爆炸、屋顶垮落或着火后）时，应搭建临时医疗设施。初期固定后，应认真考虑患者运送装置。患者运送装置包括救护车或逃离飞机（配有医务人员）。若矿井中的大量尸体被找到，则必须设立临时停尸室。

💡 特殊考虑

感染伤和挤压伤的延后治疗及有毒气体、低体温症和营养不足的协同效应将使遇难矿工的医治面临巨大挑战。若长期停留于地下，则必须进行消毒。一氧化碳中毒需用高压氧治疗。

🌐 隐患

在应对矿难事故的过程中，存在几个隐患。未考虑煤矿透水致使矿井压力升高的情况，可能会造成死亡或永久失明（由于减压病）。此外，矿井救援队所接受的医疗培训不足，也会致使实际紧急情况下效率不能达到最佳，造成可避免的伤亡。

参 考 文 献

1. Kravitz J. *An Examination of Major Mine Disasters in the United States and a Historical Summary of MSHA's Mine Emergency Operations Program*. Available at：http：//www.msha.gov/S&HINFOTECHRPT/MED/MAJORMIN.pdf.

2. United States Mine Rescue Association. Available at：http：//www. usmra.com.

3. Danzl D，Prozos R，Hamlet M. *Accidental hypothermia*. In Auerbach PS，ed：*Management of Wilderness and Environmental Emergencies*.St Louis：Mosby；1989.

4. Dougherty J，Styer D，Eckenhoff R. *The Effects of Hyperbaric and Hyperoxic Conditions on Pulmonary Function During Prolonged Hyperbaric Chamber Air Saturation Dives*. Bethesda，Md：Undersea Biomedical Research；1981.

5. Molé D. *Submarine Escape and Rescue：An Overview*. San Diego，Calif：Submarine Development Group One；1990.

6. House C，House J，Oakley H. Findings from a simulated disabled submarine survival trial. *Undersea Hyperb. Med.* 2000，Winter；27（4）：175-83.

7. Molé D. Steaming to assist at the Quecreek Mine disaster. *Navy Med.* 2002；93：18-29.

173 潜艇和水面船舰事故

Steven T. Cobery，Dale M. Molé

事件说明

水面上航行的船舶可完成多项重要任务，支持世界各国的发展。远洋运输仍是大批量材料的主要运输方式。积极部署的海洋船只（装有传统和特殊武器）用于在全世界执行任务。在海洋和内陆水域，数以百万艘的捕鱼船（尺寸不同）在海洋中航行。海洋既是重要的食物来源，又能大幅推动当地经济的发展。大型旅游船提供了各种娱乐方式，足以满足每年几百万度假者的娱乐、休闲需求。潜艇（几乎仅用于军事）潜伏在地球各个海洋，通常处在不利环境条件下，且远离医疗救护站。

当论及船上人员和乘客的医疗护理时，世界每个航行段均面临着特殊挑战。大多数船只缺少医疗设施。原因是船舶大多缺乏空间。由于知识水平和受培训程度有限、医疗设备的数量和质量不足，因此，第一响应人员无法发挥正常作用。仅大型船舶配有专有的、经医疗培训的人员。"船上医生"需履行小型商用船舶上非医务工作者的附随义务。船舶几乎均配备供诊断成像和实验室测试设备。通信设备的能力差异很大，有的配有非常先进的卫星语音通信系统，有的配有可视的视线信号系统。海上运输大批伤员事故所带来的挑战或岸上设施所遭受的灾害均是巨大的。

海上运输所面临的共同敌人是工作环境不定且存在危险。海上船舶的内部均经过精心设计，可节约能源、人力、金钱和空间。假设陆地设施存在职业危害。陆地设施包括发电厂（足以为邻近设施提供照明）、处理装置（每日可处理几吨材料）和机械厂（配有多台旋转设备和高压系统）。这些设施的职业危害将给工人造成巨大风险。现将设施放置在移动平台

（大小约等于脚印的 1/4）上，并使其在外部环境条件下（从风平浪静到"风暴"，即浪高 9m，阵风风速为 160km/ 时）高效工作。由于海上作业［在危险环境中（船舶内部和外部）］存在诸多限制因素，因此，大量死伤事故的风险可能呈指数增长。

运输船伤亡通常分为三类：火灾、高压 / 高温职业接触和洪水 / 溺死。火灾通常为运输船上的最大敌人。由于运输船上有无数易燃和可燃材料，因此，各类火灾无处不在，通常存在致命危险。除火灾外，船上火灾的伤亡还源于烟尘吸入、电击、有毒气体和化学品燃烧。因此，船员应优先运用消防技能，利用消防设备。船上任何位置均可能发生火灾。火灾大多由发电装置和液压装置引起。[1] 当发生火灾时，船员应首先灭火，然后照看伤员。这一优先顺序有时会致使伤员延后送入医疗设施（尤其当火灾发生在海洋而非发生在码头侧）。

除推进装置上的火灾外，高压 / 高温气体和液体的职业暴露还将给船上的医疗救助能力带来挑战。大多数船舶由以下四种方式之一提供动力：蒸汽、内燃电力传动、燃气轮机和核。[2] 各种方式均利用高温、高压气体推动原动机、涡轮（转速通常大于 2000 转 / 分）。推动装置管道系统的灾难性破裂将致使轮机舱封闭空间内人员迅速（几分钟内）死亡。病灶接触这些液体将引起烧伤、高压蒸汽穿透、毒气吸入或摄入或钝挫伤。当船舶由核动力推进时，辐射暴露使伤害和治疗更为复杂。海事工程应用的特性是船舶的机械和辅助系统不限于特定空间；高压气体、水力和惰性气体系统决定轮船长度，包括生活、娱乐、餐饮服务和甲板露天场所。

在任何海洋环境条件下，水承载、穿过和围绕船体。海洋威力增加了一种危害（陆地上不能看到）。

船舶淹没通常不是由船体损坏引起的，而是由冷却水系统故障或船壳穿透连锁装置故障引起的。水突然涌入所产生的力易于引起一级钝挫伤或二级钝挫伤（与坠落或碰撞有关）。若救援延后，则会出现溺死（人被水冲走或人受灾难性洪水影响）。缺氧性脑损伤、低体温症和心肺障碍是常见综合征。[3]海洋活动的长期存在将使这些伤亡成为持续威胁。

潜艇灾难具有特定挑战。失控洪水导致潜艇沉没。仅当浮力非常小时，相对少量的洪水才可阻止潜艇浮出水面（尤其当失去推力时）。若深海发生潜艇沉没事故，则不存在医疗问题（超过潜深后，潜艇向内破裂）。然而，由于大陆架最易发生潜艇碰撞，因此，沉没潜艇中很可能有幸存者。

等待救援和开始逃离的决策取决于潜艇的内部和外部环境。水深大于 180m 时，不宜立即逃生，即使潜艇内部环境极为不利，即高压、低氧和毒气。灾难现场的天气可能不利于快速解救幸存者。潜艇船员存活 5~7 天为理想目标。然而，灾害性质可能会大幅缩短存活时间。

决定存活的阻碍因素有很多。水浸入降低潜艇内部体积，压缩空气。因此，船员承受的气压升高。当总压力增加时，组成气体的分压也会相应地增加。氧气和氮气是空气的主要成分。当分压较高时，会致人死亡。中枢神经系统氧中毒会在几分钟内致人死亡。当氮气分压较高时，会致人昏迷（取决于剂量），且组织氮气含量过多。若幸存者组织内氮气饱和，则必须减压或慢慢恢复至正常大气压，以免发生致命的减压病。由于二氧化碳浓度上升到致死浓度后，氧气浓度不足以维持生命，因此，人体代谢所产生的二氧化碳将成为密闭环境中被困潜水员的限制因素。由于海洋平均温度为 4℃，因此，被洪水浸湿的衣服使人立即出现低体温症。颤抖有助于维持核心体温，但耗氧量和二氧化碳生成量会显著增加。火灾产生的毒气或被洪水浸没的电池所产生的氯气迫使船员使用紧急呼吸装置或逃离（在不利条件下）。[4]

即使在最佳条件下，潜艇逃险也可能存在危害。当肺气压伤引起动脉气体栓塞和减压病时，需立即采取高压氧治疗。

⬅ 事前措施

医院职工、急诊室医务人员、门诊患者收治机构

和港务局应具有既定的、经反复演练的方案，及时建立可靠通信系统，确保做好收治伤员的准备工作。应为一级收治医疗机构分配地理责任区，以便伤员快速找到相应的救治通道，缩短响应时间。大批伤员计划应由地方、州和联邦机构（包括海岸警卫队和海军基地）共同参与制订。本计划将建立最高效的运输、检伤分类和治疗方法。这些计划应明确指明收治医疗机构飞机着陆场的能力，包括直升机起飞及降落场的全球定位系统坐标，起飞及降落场所能容纳的直升机数量与类型及当地特殊的飞行因素。当出现放射性污染或接触有害物质时，应使用特殊的消毒程序，处理各种可能状况。此外，还应设立二级医疗机构，以收治一级医疗机构未能收治的伤员。

➡ 事后措施

一旦收到有关收治海上平台伤员的通知，港务局和美国海岸警卫队/美国海军所收到的反馈信息将有助于进一步优化大批伤员救治计划，应对未来事件。

👥 伤员医疗

由于海上事故伤员种类相对较多，因此，伤员治疗应遵守特异性损伤的护理标准。然而，两种常见的复杂因素应予以解决。若长期接触海洋恶劣天气，则伤员会立即出现低体温症。在大多数海洋中，不到 30 分钟便会出现低体温症（Tc < 35℃）。发作表现各不相同，取决于多种因素，包括水温、海况、患者穿衣数量和种类、体型及其他因素。[5]尽管许多航行船需配备防护服（由于伤员紧急情况或物理位置），但许多伤员不能获得这些防护服。当其他损伤可能更为明显时，低体温症有时会被忽视。因此，低体温症将成为原发性损伤。

接触有毒或有害物质（包括放射性流体或废料）可能成为伤员治疗的隐性的复杂因素。根据大批伤员计划，摄入、治疗或护理前，应采取适当的控制或消毒措施，以确保收治机构中治疗人员和其他患者的安全。然而，灾难管理计划需包括针对受污伤员采取救命、保肢治疗术，以及确保医务人员的安全环境。每间急诊室需具有经反复演练的治疗/消毒计划，应对受污患者。用温肥皂水轻轻擦拭患处，便可去除大多数放射性表面污染物。涤气可能含有污染物，因此，

实例介绍

1988年8月26日晚，搭载49人的秘鲁潜艇Pacocha与正在返回秘鲁卡亚俄的日本捕鱼船相撞。潜艇在距陆地约6海里处沉入海中43m。23名船员努力爬上船，但其中3名船员之后被淹溺或在救援前暴露于14 ℃的水。船长和3名船员尽力保护潜艇，但潜艇还是很快被淹溺。

23名潜水艇人员被困于前方舱室内。此时，洪水致使内部压力增至正常大气压的3倍左右。约20小时后，二氧化碳浓度升高，幸存者被迫从潜水艇撤离。当到达海面时，所有船上人员均需在高压氧舱内接受再加压治疗，以应对减压病。22名潜水艇人员中，1人死亡，其他人员出现严重的脑损伤或四肢瘫痪。[6]

此做法应予以避免。[4] 应评估化学接触的酸碱性，以确保使用的中和剂适当。一旦确定患者已消毒，则可安全进入治疗机构。受污患者的救命干预措施需与患者的接触暴露风险进行权衡。

💡 特殊考虑

船上空间通常难以通行，尤其当备有大量医疗设备和担架时。因此，初步评估、解救及运送至露天甲板等工作均会面临挑战，最终阻碍医疗救护。准确传达患者所在位置将缩短恢复时间。小型船只需依靠外部医疗援助。

当发生放射性释放或泄漏事故时，放射性控制措施将大幅减慢响应、恢复和治疗时间。放射地点的管理具有明确规定。这些规定旨在尽量避免公众接触放射性物质。当伤员受污染时，医疗机构将积极努力，阻止受伤人员、公众接触放射性物质，以便为伤员进行有效消毒，尽量避免治疗被延误。然而，救命和保肢措施的优势需超过医疗急救员低水平放射性暴露的风险。

爆炸灾害是许多船舶（尤其是战舰）上真正的潜在危害。美国海军舰船上发生的大多数灾害均由地区司令官和医疗机构及人员管理。然而，若事发地点远离美国海军专用的医疗中心（能够收治大批伤员），则这类海上事故需要民间援助（尤其当战船部署在领海之外）。海上灾难救援计划需包括爆炸伤（例如，钝挫伤或穿透伤、截肢和冲击伤）治疗的基本知识和计划。

🌐 隐患

在应对舰艇事故的过程中，存在几个隐患，包括：

- 海上灾害大批伤员计划未得到全面演练；
- 未考虑患者治疗过程中的放射性或毒物污染；
- 因放射性水平低而延迟救命或保肢治疗；
- 沟通不畅，不利于协调患者运送；
- 未能预测和适当治疗低体温症患者；
- 未能将基本的医学指令完整传达给现场人员（缺乏医学经验）；
- 未能确定高压氧舱的位置。

参 考 文 献

1. Tyrell D. Accidental fire causes. In : *Guide for Conducting Marine Fire Investigations*. 2000 : 25-37.
2. *Jane's Marine Propulsion*. 2002.
3. Ibsen LM. Submersion and asphyxial injury. *Crit Care Med*.2002 ; 30（11 Suppl）: S402-8.
4. MolllJ DM. Submarine medicine. In : Edmonds C, Lowry C, Pennefather J, eds. *Diving and Subaquatic Medicine*. 3rd ed. 1992 : 499-512.
5. Willis D. The dirty bomb : management of victims of radiological weapons. *Medsurg Nurs*. 2003 ; 12 : 397-401.
6. Harvey C, Carson J. *The B.A.P. Pacocha（SS-48）Collision : The Escape and Medical Treatment of Survivors*. Submarine Development Group One ; 1988. San Diego.

174 劫　机

Kurt R. Horst

事件说明

　　劫机是指武装劫持飞机。[1]2001 年 9 月 11 日纽约世贸中心劫持事件发生前，大多数劫持事件均将飞机用作运输工具，将乘客当作人质。劫持者一般会提出特殊需求。[1]这些需求会通过谈判方式解决。

　　第一次有记录的劫机事件于 1931 年发生在秘鲁。当时，一群武装革命分子靠近福特三引擎飞机，试图逼迫飞行员飞往他们的指定地点。[1-2]这一要求遭到飞行员拒绝。僵持 10 天后，飞行员被释放。[1-2]不幸的是，许多劫机事件并不能以如此和平的方式解决。表 174-1 列出了几起影响较大的劫机事件。

　　2001 年 "9·11" 事件前，反劫机演练遵循共同策略。该理念以先前应对劫持者的经验为基础。根据要求，机组人员应尽量避免制服这些劫持者，并鼓励以和平方式（即使以满足劫持者要求为代价）解决劫机事件。"9·11" 劫持事件的目标是用飞机制造自杀袭击。在此情形下，共同战略不起作用。[5]

　　自此次袭击起，培训理念发生了变化。当前采用的培训理念为机组成员培训共同战略。这一理念要求飞行员不打开驾驶舱门。同时，联邦航空管理局新规定要求对驾驶舱门进行加固。然而，若门被攻破，则机组人员将竭力保护飞机，以免落入劫持者手中。[6]新立法（包括战斗飞行员反恐法案 2002）为飞行员培训和委派开辟了一条道路。[6-7]此项立法规定飞行员可携带武器，以进一步确保飞机驾驶舱的安全。[6-7]

　　《航空和交通安全法》于 2001 年 11 月通过。与此同时，美国运输安全管理局正式成立。该机构旨在监督旅行安全。[8-9]美国运输安全管理局起初为美国运输部的下属部门，现为国土安全部门的一个下属机构。[9]美国运输安全管理局现负责监督乘客、行李和货物的筛选，检测可能存在的威胁，包括爆炸物。[8-9]

　　由之前的劫机事件可知，许多人质状况是靠武力解决的。过去 10 年的战略性紧急医疗支援现场作战对这类行动具有重要作用。紧急医疗提供者（经过辅助医疗等级培训）将担任特种武器和战术部队（SWAT）成员。特种武器和战术部队具有解救飞机人质的职责。进入后，应提供及时的高水平医疗护理，以提高伤员的存活可能性。[10-11]

事前措施

　　就劫机事故而言，应重点关注检测方法，阻止事件发生。如前文详述，自 2001 年 "9·11" 劫持事件发生起，美国运输安全管理局带头作了许多变动。[8-9]

　　医务人员应了解劫机和劫持人质情况下受害者的多种损伤模式。了解并参与战略性紧急医疗支援作战有助于提高存活能力。[10-11]当发生人质情况时，受害者的医疗状况较事件发生前可能会急性恶化。由于事件本身所带来的压力或缺乏常规药物，这种状况可能会立即出现。例如，由于糖尿病患者无法从行李中取出胰岛素（特为短程飞行准备），因此，患者很可能出现高血糖反应。同样地，紧急响应人员应做好准备，治疗大量的基本医疗状况。

　　航空公司的全体员工必须不断接受培训（遵守机组成员培训共同战略），预防未来可能出现的自杀袭击事件。[6-7]飞行员携带武器显然是备受争议的话题。然而，若采用这种做法，则需对飞行员进行武器安全与使用的相关培训。[7]商用航班若配备空军中将和执法官员，则可进一步保护飞机。原因是这些人员均接

表 174-1　选定的劫机事件

时间	事　　　件
1968年	巴勒斯坦人民解放阵线（PFLP）的3名成员劫持了以色列航空公司的飞机。40天后，人质和劫持者被释放。[1-2]
1969年	在1个月内，8架美国大型客机被劫持到古巴。针对此次劫持事件，联邦航空管理局成立了特别小组，并通过武器筛选设备确定了劫持者身份[2]
1970年	4架大型客机（包括美国航空母舰搭载的一种机型）被巴勒斯坦人民解放阵线（PFLP）劫持。另外3架飞机在约旦沙漠顺利迫降。乘客离机后，飞机发生爆炸。7名巴勒斯坦人民解放阵线（PFLP）成员从监狱获释后，所有人质纷纷被解救[1-3]
1970年	东方航空公司班机的副驾驶员被劫持者劫持，身负重伤。副驾驶员向劫持者开枪，致使劫持者受重伤。受伤飞行员使飞机安全着陆[2]
1976年	巴勒斯坦人劫持了法国航空公司的飞机。当飞机在乌干达降落后，以色列突击队解救了105名乘客。以色列突击队员对劫持者转移人质的大楼进行了猛烈攻击。3名乘客、所有的劫持者和一名突击队员被杀害
1982年	埃及航空公司的一架飞机被巴勒斯坦人劫持并飞往马耳他。此时，埃及突击队登上飞机，致使55人死亡[2]
1984年	4名阿拉伯籍劫持者登上科威特航空公司的喷气客机，迫使飞机在伊朗降落。飞机刚刚降落，他们就杀死了两名美国公民，并对其他乘客实施暴行。埃及军方对飞机进行了猛烈攻击，解救了剩余人质[3]
1985年	黎巴嫩什叶派穆斯林在瑞典劫持了一架环球航空公司的大型客机，杀死了美籍飞机维修人员。其余乘客在12周内被解救。两个月后，签订了《国际保安与发展合作法》（1985年）。此项法律为新机场保安设备的开发及其他安检员（担任空军中校）的雇用提供了资金保障[3-4]
1986年	僵持16小时后，巴基斯坦武装力量猛烈攻击卡拉奇的泛美航空公司的飞机
1988年	泛美航空公司的喷气客机在苏格兰洛克比发生爆炸。爆炸是由放置在卡式录音机中的爆炸装置引起的。事件发生后，启动了多种安全措施，包括安装爆炸物探测装置和严厉打击企图在机场安检区持有枪支的犯罪分子[3-4]
1996年	劫持者不允许飞行员着陆添加燃料，致使埃塞俄比亚航空公司的飞机坠入印度洋。这次事件造成125名乘客死亡
2001年	2001年9月，3架美国飞机被劫持，被蓄意用于摧毁纽约市的世贸中心大楼和华盛顿的五角大楼。乘客试图重新获得飞行控制权时，第四架被劫持飞机坠入宾夕法尼亚州[1-2, 4]

受过劫机预防方面的培训。[12] 最后，飞机乘客可能会感觉到自己正在受他们保护。决策指定非常困难。此外，以特定方式给出建议并非易事。然而，由2001年9月11日的劫持事件可知，普通公民的行动阻止了第四架大型客机到达目的地。[5]

➜ 事后措施

上述信息可用于制订针对劫机预谋的具体行动计划。一旦飞机着陆，则劫持者与执法人员之间可展开谈判。另外，专业小组可利用一系列手段进入飞机，制服劫持者。医务人员应时刻待命，准备医治劫持者和人质的损伤。

⚕ 伤员医疗

劫机事件的受害者所受的损伤可能有多种。随着乘客与行李安检愈加严格，枪弹伤可能非常少（尤其与之前的劫持事件相比）。然而，由于某些飞行员均携带武器，以及军事特种部队和特种武器战略小组还

有机会实施武装救援，因此，一旦飞机着陆，则可能会出现枪弹伤。同样地，专业小组和急诊室的紧急救援人员必须做好准备，提供必要的及时护理。此外，一系列器械（例如，刀、螺丝刀和其他锋利物体）所产生的穿透伤治疗方法应类似于枪伤治疗方法。

通常情况下，应首先评估气道、呼吸和循环，再进行二次评估。应根据要求进行评估。此外，应首先用晶体溶液进行静脉内复苏。

肺部所受的穿透伤可能会引起心脏损伤，造成心包填塞。心包填塞应及早识别，并通过液体复苏、针头抽吸和后期的手术治疗等手段进行治疗。[13-14] 一般情况下，贝克三体征不会出现。贝克三体征是心包填塞的征兆，症状包括低血压、颈静脉舒张恶化和心音不清。超声波检查法用于确认诊断。胸廓切开术对于这种状况的治疗至为关键。[14] 若疑似出现高压性气胸（表现为低血压、颈静脉舒张恶化、单侧呼吸音减弱和气管偏移），应在拍X光胸片之前立即进行空针减压。[13, 15] 随后应实施管状胸廓造口术。[15] 大血管和肺部的单纯性气胸、血胸和多种损伤也可能会发生。应及早识别这些症状。这些症状可能需要手术治疗。[13-14]

识别贯通伤口、取出内脏、判断是否有触痛及腹膜症状，便可确定穿透腹部创伤。重要生命体征的任何异常均可能意味着内出血。[16] 诊断腹腔灌洗、外伤重点腹部超声波（FAST）和CT扫描均有助于管理病情稳定的患者。然而，可能还需要紧急的开腹探查术（尤其当患者病情不稳定时）。[16-17]

颈部受到的穿透伤可能会引起多个结构的变化，包括脉管系统、食道管和气管。专业外科服务需进一步评估这些损伤。许多损伤可能需要外科手术干预。综合征包括感染、癫痫和畸变的神经功能紊乱。[19]

钝挫伤也可能存在。撞击头部可能会引起大量损伤，包括硬脑膜外、硬脑膜下水肿和（脑）实质内出血。这些可通过CT扫描进行诊断，也可咨询神经外科医生。[19] 撞击胸部可能会引起肋骨骨折、气胸和血胸，这些症状可通过空针减压和管状胸廓造口术进行治疗。[15] 腹部所受的钝挫伤可引起实体器官损伤和内出血。体检结果包括腹部触痛、腹膜炎症状和腹部擦伤或瘀斑。需用超声波（外伤重点腹部超声波检查）、CT扫描或诊断腹腔灌洗法进行评估。此外，阳性结果可能需要监控或外科手术干预。[20] 四肢损伤的管理包括出血控制和骨折固定，直至患者得到确定性处理。

此外，还可能会接触化学致残剂，例如，1-氯乙酰苯（梅斯催泪毒气）和辣椒油树脂（即胡椒喷雾剂）。这些毒剂具有刺激性，会影响眼睛、呼吸道和皮肤。救援者和保健提供者应佩戴适当的防护设备，以免接触刺激物。受限空间内的刺激性会更为持久。此外，应立即移走释放区的受害者。呼吸道症状可能需要吸入β2激动剂（例如沙丁胺醇）。[21] 眼部症状需通过摘除接触镜片和眼灌洗进行治疗。症状好转后，用裂隙灯检查眼睛，以探测角膜擦伤。此外，如存在擦伤，则应使用相应的局部抗生素。[22]

此外，一些受害者可能出现基本的医疗状况（需要治疗）。受害者所面临的重要问题是心理创伤。心理创伤的形式包括急性应激反应。此外，一些人还可能出现外伤后应激障碍。一种抑制应激障碍或减少症状的可能的干预方法是在事件发生后立即进行晤谈。1994年12月法国航空公司飞机遭劫持后，精神病学专家小组对乘客进行了晤谈。劫机事件发生后5个小时内，两名乘客被乘客前方的劫持者杀害，第三名乘客在第二天死亡。飞机离开马赛后，35名乘客被解救。军方突击飞机54小时后，其他

实例介绍

有3人在巴尔的摩波尔特/沃什机场登上了飞往洛杉矶的飞机。飞机起飞后不久，这3人挥动着胡椒喷雾剂容器，并宣称他们将要控制这架飞机。他们还携带着许多锋利的木质器械。机组成员试图制服其中一人，但由于接触了胡椒喷雾剂，因此，机组成员未能将劫持者制伏。

其中一人开始敲打驾驶舱门，命令迅速打开驾驶舱门，否则将杀害人质。飞行员和副驾驶员确定舱门牢固，于是，立即向空中交通指挥员（要求空中交通指挥员迅速返回巴尔的摩波尔特/沃什机场）发送无线电信号。空中交通指挥员还通知了地方当局。当局立即对机场劫机事件给予了响应。

坐在一名劫持者旁边的空军中将劫持者制伏。剩下的一名劫持者从他附近的座位上抓起一人，并用锋利的物体指向人质的喉部，威胁要杀死人质。空军中将意识到他们正在返回巴尔的摩波尔特/沃什机场，于是，他们向后退，试图与劫持者进行谈判。

飞机着陆后，并立即碰见特种武器和战术部队队员。特种武器和战术部队携带着专用的医疗用品。他们知道了劫持者数量，并确定了进入飞机的最佳位置。特种武器和战术部队猛烈攻击飞机，最终射向劫持者（挟持人质）。其他两名劫持者被逮捕，未出现意外事件。

特种武器和战术部队的护理人员试图治疗劫持者，但他们的头部受到致命损伤。他们意识到飞机前方的乘客（包括3名机组成员）均出现了一定程度的呼吸困难和眼部流泪症状。他们意识到可能会接触化学刺激物和呕吐毒素。这些受害者被很快解救出飞机。他们的眼睛均受到不同程度的刺激。出现呼吸道症状的人员将用氧气和沙丁胺醇进行治疗。这些患者得到了当地医院的评估，数小时后被解救。

曾有过心肌梗死病发史的乘客最终出现了胸痛症状，但乘客随身携带的行李上却未装有硝酸甘油。乘客出现发汗和呼吸过速的症状。同时，疼痛还蔓延至左臂。护理人员输氧、注射阿司匹林和硝酸甘油，症状有所好转。随后转入当地医院就医，被诊断为急性心肌梗死。

188名乘客被解救。研究显示，首先被解救的乘客大多出现心理反应（可能是担心获救后迅速被人质处决）。[23] 不幸的是，这项研究并未继续跟踪患者，不能确定单次晤谈能够抑制心理症状的恶化。尽管许多人支持使用快速晤谈法（例如危机事故应激晤谈），但一些评审结果尚不确定这种单次简快治疗方法是否有效。[24] 更好的方法是将晤谈用作促进门诊患者康复的桥梁（如确定持续治疗有助于进一步治疗患者）。

💡 特殊考虑

劫机事件的独特因素包括：

- 尽管历史上曾经有过劫持人质和条件谈判的实例，但自杀式劫机事件的可能性仍然存在；
- 飞机为密闭的小空间，若飞机处于飞行状态，则人质无法逃脱；
- 飞机驾驶舱需始终被锁定（无论事件是否发生在乘客舱）；
- 飞机驾驶舱上的持枪飞行员可阻止劫持者控制飞机；
- 空军中将有助于制服预谋实施劫持的劫持者；
- 由于空间受限，因此，若特勤组进入飞机（消除劫持者的威胁），则受伤人数可能会增加；
- 在密闭空间内接触化学致残剂可能会致使大量乘客出现症状；
- 事件发生后，许多乘客可能会出现心理反应；
- 乘客的基本生理状况可能会严重恶化。

🌐 隐患

在应对劫机事件的过程中，存在几个隐患，包括：

- 没有合理科学的安检流程，未能探测到飞机上放置的潜在武器；
- 假定劫持者仅希望使飞机转向，使飞机降落在另一位置；
- 允许劫持者掌控飞机驾驶舱（打开飞机驾驶舱门）；
- 机组人员未得到适当的培训，不了解如何对应对预谋劫机行为的机组成员培训共同战略；
- 医疗物资未并入专业的反应小队，解救人质时，专业反应小队可进入飞机；
- 医务人员未佩戴防护设备，尤其是在可能会暴露于化学致残剂的情况下。

参 考 文 献

1. Wikipedia. Aircraft hijacking. Available at：http：//en.wikipedia.org/wiki/Aircraft_hijacking.
2. Worldhistory.com. Aircraft hijacking. Available at：http：//www.worldhistory.com/wiki/a/aircraft-hijacking.htm.
3. Federal Aviation Administration. FAA historical chronology：civil aviation and the federal government, 1926-1996. 1998 Available at：http：//www.faa.gov/docs/b-chron.doc.
4. Rumerman J. Aviation security. U.S. Centennial of Flight Commission. Available at：http：//www.centennialofflight.gov/essay/Gove rnment_Role/security/POL18.htm.
5. National Commission of Terrorist Attacks upon the United States.Staff statement no. 4：the four flights. Initially presented January 26-27, 2004, in Washington, DC, at the Seventh Public Hearing of the Commission. Available at：http：//news.findlaw.com/hdocs/doc：/terrorism/911comm-SS4.pdf.
6. Loy J. Statement of Admiral James M. Loy Administrator, Transportation Security Administration before the Committee on Commerce, Science, and Transportation. United States Senate；September 9, 2003. Available at：http：//www.tsa.dot.gov/public/display？ theme=47&content=0900051980069a68.
7. Homeland Security Act of 2002. Title XIV-Arming Pilots Against Terrorism. Available at：http：//thomas.loc.gov/cgi-bin/ query/z？ c107：h.r.5005.enr.
8. Aviation and Transportation Security Act. Public Law 107-71.November 19, 2001. Available at：http：//frwebgate.access.gpo.gov/cgi-bin/getdoc.cgi？ dbname=107_cong_public_laws&docid=f：publ071.107.pdf.
9. Transportation Security Administration. Report to Congress on Transportation Security. March 31, 2003. Available at：http：//www.tsa.gov/interweb/assetlibrary/Report_to_Congress_on_Transportation Security Final_March_31_2003.pdf.
10. Heck J, Pierluisi G. Law enforcement special operations medical support. *Prehospital Emerg Care*. 2002；5：403-6.
11. Heiskell L, Carmona R. Tactical emergency medical services：an emerging subspecialty of emergency medicine. *Ann Emerg Med*.1994；23：778-85.
12. Federal Aviation Administration. FAA federal air marshal program（September 2001）. Available at：http：//www.faa.gov/Newsroom/factsheets/2001/factsheets_0109.htm.
13. Shahani R, Galla JD. Penetrating chest trauma. Updated June 11, 2004. Available at：http：//www.emedicine.com/med/topic2916.htm.
14. Schouchoff B. Penetrating chest trauma. *Top Emerg Med*.2001；23：12-19.
15. Schouchoff B, Rodriguez A. Blunt chest trauma. *Top Emerg Med*.2001；23：1-11.
16. Kaplan L, Alson R, Talavera F, et al. Abdominal trauma, penetrating.Updated May 16, 2003. Available at：http：//www.emedicine.com/emerg/topic2.htm.
17. Kirkpatrick A, Sirois M, Ball C, et al. The hand-held ultrasound examination for penetrating abdominal trauma. *Am J Surg*.2004；187：660-5.
18. Thompson E, Porter J, Fernandez L. Penetrating neck trauma：an overview of management. *J Oral Maxillofac*

Surg. 2002；60：918-23.

19. Shepard S，Dulebohn SC，Talavera F，et al. Head trauma. Updated July 26, 2004. Available at：http：//www.emedicine.com/med/topic2820.htm.

20. Salomone JA，Salomone JP. Abdominal trauma, blunt. Updated May 16, 2003. Available at：http：//www.emedicine.com/emerg/topic1.htm.

21. Smith J，Greaves I. The use of chemical incapacitant sprays：a review. *J Trauma*. 2002；52：595-600.

22. Rega PP，Mowatt-Larssen E，Sole DP. CBRNE-irritants：Cs, Cn, Cnc, Ca, Cr, Cnb, PS. Updated June 29, 2004. Available at：http：//www.emedicine.com/emerg/topic914.htm.

23. Cremniter D，Crocq L，Louville P，et al. Posttraumatic reactions of hostages after an aircraft hijacking. *J Nerv Mental Dis*.1997；185：344-6.

24. Rose S，Bisson J，Wessely S. Psychological debriefing for preventing post traumatic stress disorder（PTSD）［systematic review］.Cochrane Depression, Anxiety and Neurosis Group. *Cochrane Database of Systematic Reviews*. Volume 3. 2004. Available at：http：//www.cochrane.org/cochrane/revabstr/AB000560.htm.

175 飞机冲向高层建筑物

Kurt R. Horst

事件说明

2001 年 9 月 11 日针对纽约世贸中心的袭击是严重损害和破坏的残酷实例。在此次袭击事件中，飞机冲击高层建筑物。对事件的彻底检查可能有助于了解事件的影响程度。在 20 分钟内，两架波音 767 喷气机与世贸中心南部和北部的大楼相撞，立即造成 157 名乘客、机组成员及建筑物内的大量人员丧生。两座大楼在先后不到两小时内倒塌。[1]

世贸中心大楼于 1973 年建成，高度超过 396m。[2] 它由轻质的外围管设计，结构基本类似于装蛋箱。[2-3] 因此，这一设计是冗余的。如果几根柱子失效，则负荷将转移到邻近的柱子上。[3] 该设计考虑了大量风载荷和飞机（尤其是波音 707）冲击的耐受性。[3-4]

大楼为何会迅速倒塌？调查和研究仍在继续，从理论上来说主要的原因是火灾。每次撞击后，初期爆炸将点燃几十加仑的喷气燃料，火势迅速蔓延至各个楼层。人们认为大量的热及整个结构中火势的瞬时蔓延引起了结构损伤和钢梁的变形。多个钢梁失效，且冲击部位下方的楼层不能耐受 10~20 个楼层坠落所形成的巨大重量。建筑物最终因巨大重量的惯性而倒塌。实际上，建筑物的 95% 为空气。结构所受的横向负荷不足。[3]

这一系列袭击致使 2800 多人死亡，包括 400 多名紧急救援人员。[5] 大楼中的灾难性事件是由多种不同构件的大规模伤亡事故（MCI）造成的。事发时，先发生爆炸（可能引起冲击伤），再发生高层建筑火灾。其必将带来独特的挑战。由于后期还可能出现建筑物倒塌，因此，可能需在受限空间内进行救援。[6] 建筑物周围的损伤包括冲击伤、吸入性损伤和热损

伤。[7] 此外，两个高层结构也会增加事件的复杂性。若两个结构的碰撞不同步，则一般会引起两起大批量伤员事件。[6]

袭击发生后，联邦航空航天管理局中止了美国境内的所有飞行活动。军方将大量资源调往美国东海岸。军事空中巡逻也相继展开。[8-9] 常规航空业务缓慢恢复。新安保措施逐渐施行。[10]

初始混淆和错误通信致使一幢或两幢大楼内人员的撤离被延误。[11] 事件响应过程中也可能出现通信困难。正如所料，无线电波传输增加。第一架飞机侵袭第一幢大楼后，无线电波传输的信息不完整或不易理解。纽约警署的直升机通报了有关大楼即将倒塌的信息，但该信息并未转发至现场的紧急响应人员处。[12]

最后，大量的普通公民、内科医生、护士和其他保健提供者赶赴现场，提供援助。这一过程被称作"汇合志愿主义"。尽管志愿者出于好意，但仍存在多方面的问题。一般而言，这些人员均未经过培训，不能胜任院前工作。他们一般缺乏现场救援所需的安全和个人防护设备。与此同时，他们与其他人员的生命均可能受到威胁。这些人员一般也从事自由撰写、设立特有的检伤分类和治疗区（无法与事故指挥员取得联系）。身份确认及追责可能会受到不良影响。[13]

事前措施

通过这一惨剧，可学到很多教训。有些教训是通过直觉获得的。一个主要目标是调查如何改善高层建筑结构的完整性，以确保高层建筑能够应对威胁。尽管世贸中心大楼耐受了初始撞击，但最终因为缺乏结构完整性（由于随后的火势产生大量的热）而倒塌。[3-4]

许多机构仍在继续调查倒塌原因。随着调查的深入，未来建筑物的完整性可能会进一步提高。此外，撞击事件发生后，结构工程师的及时赶赴现场也有助于确定未来发生倒塌的可能性。结构工程师也有益于评估周围建筑物所受的损害（正如2001年"9·11"恐怖袭击事件发生后所呈现的状况）。[5]

鉴于疏散时间相对较短、高层建筑物尺寸非常大，因此，应急出口应布设合理、易于理解，且经过合理演练。由扩音器清晰、准确和正确地广播信息有助于缩短乘客的讨论时间（关于威胁是否需要疏散）。[5, 14]

应急人员需严格遵守各项协议，并维持事故指挥系统。需严格执行问责制度。此外，需确保救援人员的安全。[15] 附加的冗余通信系统有助于降低系统故障。[16] 与此同时，整个系统故障的应急计划（例如使用滑行装置）需经合理设计。所有的应急人员需接受应对具体环境的培训，包括高层建筑和结构灭火、救援作战、建筑物倒塌事件先兆的识别及受限空间的救援。

大规模伤亡事件发生前，需启用医疗检伤分类系统，且需经过合理演练。[17] 需提供偏远地区医院病床状态和专业能力等相关信息。此举有助于患者收治点的病伤员分布。事件发生前，需与周边的救护勤务部门和消防部门拟定互助协议，以确保资源充足，能够应对事件。[18-20] 美国联邦紧急事务管理局还可提供多种互助的联邦级资源（如需要）。[21] 此外，鉴于日均紧急呼叫数量会继续增加，因此，不得将所有资源调拨到单个事件现场。[13]

最后，医院灾害应急计划应增加正常的人员配备和资源。[13] 这有助于减少汇合志愿主义的问题，以免给医院和事故现场造成灾害。此外，医院应做好充分准备，收治大量患者。受伤后仍能走动的大量轻伤患者首先入院，伤势更为严重的患者随后入院。下一批患者可能包括从结构中解救出来的患者以及受伤的应急人员。[7]

防止此类事件的发生显然是最为重要的。2001年11月，美国通过了《航空和运输安全法案》，成立了美国运输安全局。此外，一系列新的安保措施（包括提高机场的安检级别、加固商用飞机的驾驶舱门）也相继出台。此外，该法还描述了在商用飞机上部署经专业培训的执法机构（即空军中将）。[22] 最后，还应设置科学合理的最后一道防线，以免飞机被控制

且对大城市的高层结构造成威胁。2001年11月之后，最后一道防线包括军事飞行巡逻（能够快速响应潜在威胁，并实施致命武力）。[8]

➡ 事后措施

应遵照纽约世贸中心袭击的经验制订适当的行动计划。该计划用于引导有效的应急响应，可尽量减少伤亡和生命损失。飞机撞击高层结构后，应采取以下措施：

- 应在场地、城市和当地机场附近设立空域限制。在许多情况下，限制范围非常广（如2011年的"9·11"恐怖袭击事件）。
- 事故区附近应设有军用机场，以提供适当保护（如果事件由恐怖主义行为引起）。
- 消防或警用直升机资产应设置在结构附近，且应继续监测是否有发生倒塌事故的迹象。
- 警察应在事发地点附近设置周界，以免旁观者和非紧急人员（包括赶赴现场实施救助的人员）进入。
- 应启动事故指挥系统。
- 冗余通信系统应设计合理，能够处理后续的无线电通信量增加的状况。
- 需与周围服务公司和私人公司拟定互助协议。应安排指定的集结待命区，以防现场出现拥堵状况。
- 应实施救援抢险与灭火行动。
- 事发地点附近应设立检伤分类点，并配备紧急医疗服务和消防人员。这些地点应远离实际的事发地点，以防遭受灾害影响（如果结构倒塌）。
- 受灾建筑内的人员应立即开始疏散，居住者应毫不犹豫地从应急出口通道撤离。
- 抢险救援工作可能存在安全问题。若担心建筑物倒塌，则应发出清晰的警报信号，通知机组人员快速撤离。
- 当地和边远医院应提供全部资源。此外，这些医疗设施的患者分布需适当，而非检伤分类至就近的医疗设施。
- 医院应启动灾害应急计划，设专人职守，并调拨其他资源。
- 此外，应急医疗与消防资源应科学合理，以便

实例介绍

上午10:30分，芝加哥奥黑尔国际机场与一架757飞机失去联系，并意识到飞行路线发生变化。多次尝试无线电联系后，意识到飞机可能存在紧急状况，于是立即向上级通报。两架F-15军用战斗机从附近训练场调至现场进行调查。

随着军用飞行员向飞机逐渐靠近，飞行员报告飞行高度将降低，并朝芝加哥的西尔斯大厦飞去。飞机收到更多信息之前，波音757飞机撞向了第87层楼。碎片从结构坠落后，形成火球。

美国联邦航空管理局的代表意识到此次事件可能为恐怖袭击。于是，他们立即在芝加哥市设置了空中管制。从芝加哥机场起飞的所有飞机着陆。途经芝加哥奥黑尔国际机场和中途机场的飞机全都转移到其他航线。军队调集了多组F-16和F-15飞行员。这些飞行员正在美国的主要城市进行侦查。

芝加哥警方在事发现场附近设立了边界，并启用直升机，调查受损情况。同时，芝加哥警方还立即对事态变化情况进行更新。当地的消防和紧急医疗服务部门作出了响应。救灾部门立即启动了事故指挥系统。同时，紧迫危险区外部还设置了检伤分类区，以便收治因结构倒塌所造成的受伤后仍能走动的伤员并救助居住者。负责伤员初期治疗和撤离的小组所在位置应尽量靠近事发现场，以提供及时护理和运送。

撞击后，应立即撤离西尔斯大厦。大楼内总共撤出成百上千人，并经由街道撤至远离事发现场的位置。进入建筑物的消防员开始帮助居住者，并组织灭火（蔓延至第85层楼）。

上午11:25分，芝加哥警用直升机注意到第86层楼附近的结构看似向外弯曲，立即将这一情况通报给了事故指挥官。事故指挥官命令立即疏散抢险救援人员。一名结构工程师乘坐直升机查看撞击地点，他感觉至少建筑物结构良好。他还注意到，随着火势的不断蔓延，建筑物结构将遭到破坏。

两小时后，火灾得到控制。撞击地点上方的几个楼梯井仍保持完整。此外，第87层楼以上的居住者能够被解救。

撞击时估计有8000名居住者。300名伤员由指定的检伤分类区的紧急医疗服务进行治疗，并分配到当地医院。估计有7300名居住者被迫疏散。波音757飞机上的210名乘客及建筑物内的700名居住者遇难。调查仍在进行。从调查结果看，此次事件可能是恐怖主义行为。

所有地方医院立即启动了医院灾害应急计划，旨在播放电视新闻报道并接收芝加哥消防署的通知。医院人员仍坚守岗位。事发时被困在家中的人员来到医院治疗或休息（根据具体的灾害应急计划的要求）。

继续处理日常的紧急呼叫量。

● 机组成员应适当休息，备足饮用水。应成立救援和应急医疗行动小组，以应对应急人员受困或受伤的状况。

● 当发生建筑物倒塌或事故现场需经长时间处理（致使当地资源紧张）时，应制订科学、合理的计划，以请求其他的地方、州和联邦资源，包括专业小组、救灾丧葬援助小组和兽医医疗援助小组。

伤员医疗

这类事件的受害者可能会出现冲击伤。受害者可能在结构内部[与撞击地点间的距离不同或在撞击地点下方（由于残骸坠落）]。典型的钝挫伤和穿透伤是由初始撞击、飞溅的碎片和冲击气浪引起的。[23]因此，受害者可能存在开放性和闭合性头部损害，需立即诊断。如受害者被物体撞击或撞击墙体或其他结构（被冲击气浪抛出后），则受害者还可能出现脊髓损伤。撕裂伤、骨折以及所有形式的胸部和腹部创伤均有可能出现。[24]一级冲击伤将会影响含气器官（例如，肺部、肠、中耳），将给保健提供者带来特殊挑战，必须及早诊断。[23-24]

热损伤和吸入性损伤是由喷气燃料和室内成分点燃（初始撞击后）引发的火灾造成的[5]。在某些情况下，这些损伤可能较为严重，尤其当处于靠近初始撞击地点的位置时。烧伤的种类和严重程度不同。必要的话，烧伤患者应转入烧伤中心接受治疗。治疗方法应尽量简单，如涂敷抗生素软膏。然而，胸部的全层和周围烧伤需要焦痂切除术。[25]居住者需接受检查，以确定是否存在吸入性损伤的迹象，包括鼻咽或口咽内是否存在烟灰、呼吸是否困难和是否存在哮喘症状。此外，应继续监控这些患者的状况是否发生变化。若疑似出现这类损伤，则应及早进行积极的气道管理。[25-26]应及早确定受害者是否因吸入一氧化碳或氰化物而中毒。若出现吸入性中毒症状，则需采用超高压氧气疗法或服用氰化物解毒包。[26]当发生倒塌时，大量尘土和碎片也可能引起吸入性损伤（如在世贸中心袭击中所见到的场景）。[7]这类损伤可能会引发哮喘，并使基本的肺部症状恶化。[24]

紧急救援人员应经过适当培训，掌握个人防护设备（包括护目镜、手套和呼吸器）的使用方法，以防吸入因倒塌引起的尘土。[27]钝挫伤和穿透伤应采用标准的治疗方法，先评估气道、呼吸和循环系统，再进行全面的再次评估，以确定其他损伤。应采用补氧疗法。如需要，还应进行插管治疗。应遮蔽伤口，并对骨折部位进行夹板固定。应在急诊室及早完成神经外科、外科手术和骨科评估。此外，还应采取适当的干预措施。

💡 特殊考虑

撞击高层建筑结构的飞机代表独特环境。可能的损伤模式往往有多种，包括钝挫伤、穿透伤、热损伤和吸入性损伤。由于建筑物尺寸很大而且撞击地点一般为建筑物的顶部，因此，难以靠近患者。火灾可能会阻碍居住者逃离，阻碍救援人员靠近受害者和灭火。建筑物结构完整性问题难以确定。此外，二次倒塌的可能性也可能存在。

这些事件的位置（一般发生在市内）可能会损坏碰撞结构及周围建筑物。坠落的碎片可能会损害附近建筑物结构，致使结构不良。[5]二次碰撞可能会迫使附近的商铺和居民疏散。二次火灾还可能会蔓延到这些建筑物。坠落的碎片还可能使撞击地点下方的人员受伤或死亡。

被撞的高层建筑以及事发地点附近的大部分区域均需疏散。一幢大楼或整个城区所逃离的成千上万人可能会带来独特的挑战。应清晰标记市内的疏散路线。此类事件发生前，应制订适当计划，转移人群。

由于受害者可能会担忧恐怖袭击，因此，救援人员应警惕另一架飞机是否存在二次爆炸装置（如同在2001年"9·11"恐怖袭击事件中所见到的状况）。[23]同理，需加强警力和军事力量，以保护现场及周围大气空间。空中旅行和航空公司可能会受到巨大打击。

🌐 隐患

在应对飞机碰撞高层建筑物的过程中，存在几个隐患，包括：

- 未启动事故指挥系统，未听从指挥；
- 未针对整体系统故障的情况开发一系列冗余通信系统和应急计划；
- 未能及时疏散高层建筑物的内部人员；
- 未能意识到可能或迫近建筑物倒塌的迹象；
- 未控制通往现场的道路（注：由于可用资源与区域大小受限，因此，通往现场的道路有时难以控制）；
- 未经请求的志愿者擅自进入现场；

- 未遵守检伤分类协议；
- 医疗机构未制订科学合理的医院灾害应急计划，不能应对患者的大批涌入；
- 不能确定是否每日需为事发地点以外的社区紧急医疗和消防服务部门配备人员。

参 考 文 献

1. In-depth special war against terror : interactive attacks explainer. Available at : http : //www.cnn.com/SPECIALS/2001/trade. center/map.html.

2. Public Broadcasting System. Building big : wonders of the world databank – World Trade Center. Available at : http : //www.pbs.org/ wgbh/buildingbig/wonder/st ructure/world_trade.html.

3. Eager T, Musso C. Why did the World Trade Center collapse？ Science, engineering, and speculation. *JOM.* 2001；53：8–11.

4. NOVA Online. Why the towers fell. Available at : http : //www.pbs.org/wgbh/nova/wtc.

5. McAllister T, ed. *World Trade Center Building Performance Study : Data Collection, Preliminary Observations, and Recommendations.*FEMA Report 403. Washington, DC : Federal Emergency Management Agency；2002.

6. Arnold J, Halpern P, Tsai M, et al. Mass casualty terrorist bombings : a comparison of outcomes by bombing type. *Ann Emerg Med.* 2004；43：263–73.

7. Centers for Disease Control and Prevention. Rapid assessment of injuries among survivors of the terrorist attack on the World Trade Center, New York City, September 11, 2001.*MMWR* 2002；51：1–5.

8. Center for Cooperative Research. Complete 911 timeline. Available at : http : //www.cooperativeresearch.org/timeline. jsp？ timeline=complete_911_timeline.

9. September 11 : chronology of terror. Available at : http : //www.cnn.com/2001/US/09/11/chronology.attack.

10. FAA orders new safety measures. Available at : http : //www.cnn.com/2001/TRAVEL/NEWS/09/12/faa. airports/index.html.

11. Averill JD. Federal building and fire safety investigation of the World Trade Center disaster. World Trade Center investigation status, project 7 : occupant behavior, egress, and emergency communications. June 23, 2004. National Institute of Standards andTechnology. Available at : http : //wtc.nist.gov/pubs/June2004 OccupantBehavior EmergencyCommunications.pdf.

12. Sunder SS. NIST response to the World Trade Center disaster : World Trade Center investigation status. National Institute of Standards and Technology. Available at : http : //wtc.nist.gov/pubs/June2004 WTCStatusprint. pdf.

13. Cone D, Weir S, Bogucki S. Convergent volunteerism. *Ann Emerg Med.* 2003；1：457-62.

14. Proulx G. Terrorist attack on the World Trade Center findings on evacuation issues. CIB Global Leaders Summit on Tall Buildings.Available at：http：//www.bre.co.uk/cibtallbuildingssummit/pdf/ proulx.pdf.

15. Jackson B, Baker J, Ridgley M, et al. Protecting emergency responders.Vol 3. In：*Safety Management in Disaster and Terrorism Response*. NIOSH Publication 2004-144. Washington, DC：National Institute for Occupational Safety and Health.

16. Garrison H. Keeping rescuers safe.*Ann Emerg Med.* 2002；40：633-5.

17. Frykberg E. Principles of mass casualty management following terrorist disasters.*Ann Surg.* 2004；239：319-21.

18. The White House. Mutual aid agreements：support for first responders outside the major metropolitan areas. Available at：http：//www.whitehouse.gov/homeland/firstresponder s/mutualaidagreements.html.

19. Harrald JR. Observing and documenting the inter-organizational response to the September 11 attacks. Presented at：Countering terrorism：lessons learned from natural and technological disasters. February 28-March 1, 2002. Available at：http：//dels.nas.edu/ dr/docs/harrald.pdf.

20. Tierney K. Lessons learned from research on group and organizational response to disasters. Presented at：Countering terrorism：lessons learned from natural and technological disasters. February 28-March 1, 2002. Available at：http：//dels.nas.edu/dr/docs/ tierney. pdf.

21. Federal Emergency Management Agency. National mutual aid and resource management initiative. Available at：http：//www.fema. gov/preparedness/mutual_aid.shtm.

22. Aviation and Transportation Security Act. Public Law 107-71.November 19, 2001. Available at：http：//frwebgate. access.gpo.gov/cgi-bin/getdoc.cgi？ dbname=107_cong_public_laws&docid=f：publ071.107.pdf.

23. Wightman J, Gladish S. Explosions and blast injury. *Ann Emerg Med.* 2001；37：664-78.

24. Centers for Disease Control and Prevention. Explosions and blastinjuries：a primer for clinicians. Available at：http：//www.bt.cdc.gov/masstrauma/explosions.asp.

25. Alson R. Burns, thermal. Updated October 28, 2003. Available at：http：//www.emedicine.com/emerg/topic72.htm.

26. Lafferty KA. Smoke inhalation. Updated August 1, 2001. Availableat：http：//www.emedicine.com/emerg/topic538.htm.

27. Centers for Disease Control and Prevention. Use of respiratory protection among responders at the World Trade Center site：New York City, September 2001. *MMWR* 2002；51（Special Issue）：6-8.

176 冲入核电站的大型客机

Rick G. Kulkarni

事件说明

核电站被公认为是未来恐怖袭击事件的潜在目标。继 2001 年 9 月 11 日纽约世贸中心和五角大楼发生恐怖袭击事件后，公众、联邦监管机构和立法者提高了相关意识，对核电站耐受大规模、高速客机（装满燃料的燃料箱或几乎装满燃料的燃料箱）直接袭击的能力引发担忧。[1] 美国核管理委员会（NRC）是负责美国 100 多座核电站的联邦机构，该机构向所有获得许可的核电站发布了几项监管令，足以应对日益增加的安全威胁。[2-3]

1979 年宾夕法尼亚州哈里斯堡附近的三里岛发生事故后，美国国会颁布了条例，要求将所有的核电站纳入应急预案。该法案的直接影响是美国核管理委员会（NRC）要求核电站的操作员设立 16km 的应急计划区（核电站附近设有警笛）。[1] 场外备灾（即在核电站边界以外组织州和地方政府的紧急备灾活动）需由联邦紧急事务管理署负责。[4]

核电站能够耐受极端事件，例如地震和飓风。然而，设计规格中尚未明确说明大型客机燃料直接碰撞核电站安全壳厂房的状况。仅当建筑物结构完整性受损时，才会存在熔毁和后续污染风险，致使大量人员遭受辐射暴露（由大型客机直接碰撞安全壳厂房引起）。[5] 如安全壳厂房未遭破坏，则大多数放射性裂变产物仍将存在。安全壳厂房所受的大规模损害是由碰撞引起的。例如，厂房建筑材料随时间老化的陈旧核电站很可能受到撞击或因持久和严重的灾难性大火（类似于纽约世贸中心大楼结构钢的熔毁）致使构件强度受到严重影响。此外，就熔毁事件而言，反应堆槽及其控制设备均可能受到后期的直接损害或冷却机构（旨在控制燃料棒核反应所产生的热）的功能出现异常。[1, 5]

美国核管理委员会目前正在对这类坠毁情境的影响实施详细的工程分析。美国核管理委员会的发言人向国会和其他联邦监管机构反复证明："冲入安全壳厂房的飞机大多不会引起明显的辐射释放。[2]"

如有发生大范围核污染的可能性，则辐射暴露对人类所造成的即时效应大多会影响胃肠道和皮肤中快速分裂的放射性敏感细胞。同时，当出现脑水肿时，中枢神经系统可能会受到影响。若患者幸存于辐射中毒的立即效应，则造血效应是延缓死亡的原因。[6]

消化道症状

大量接触（例如，> 10 戈瑞）30 分钟以内或少量接触（例如，< 0.5 戈瑞）6 小时后，可能会出现消化道症状。若接触的辐射剂量较高，则症状可能会较早发作，会出现迁延不愈的状况。首发症状包括恶心、呕吐、厌食和腹泻。肠道剥脱是造成败血症的主要原因。当辐射暴露引起造血效应时，败血症会更加明显。由于血液会渗入消化道，因此，患者还可能出现脱水。[6]

外皮

辐射量的增加可能会引起脱毛、红斑和脱皮症状。若大量接触，则 1 个小时内便会出现红斑、发疱和坏死等症状；若少量接触，则 1~2 小时内会出现红斑、发疱和坏死等症状。

中枢神经系统

大量暴露可能会导致脑水肿。患者可能会出现头痛或眩晕症状。不祥之兆是精神状态发生变化（出现或未出现癫痫症状）。[6]

◄ 事前措施

美国核管理委员会正在着力确保核电站安全，防止大型客机遭受袭击。自 2001 年 9 月 11 日起，美国核管理委员会已相继出台了多套综合性安保计划，包括加强巡逻、加大安保力度、安装其他物理障碍、加强与执法机构的协调及禁止人员擅自进入。一些法律措施规定采取一系列措施，包括在所有的核电站位置安装防空武器以及部署美国国民警卫队（自 2001 年 9 月 11 日起）。[3] 此外，增加碘药丸储备正在考虑中。[3]

核电站事故的公众意识也很重要。居住在核电站附近的人员应能够识别警笛声，了解其相关性，并准备及时、有序的疏散。应配备足够的应急物资，以应对电力中断。此外，应储备碘药丸。作为联邦强制性措施（三里岛事件发生后）的一部分，国会要求所有的核电站与美国核管理委员会共同努力，定期组织人员疏散和事故停机演练，以防核电站发生故障、事故或恐怖袭击。美国核管理委员会和联邦紧急事务管理署将监控演练过程。[2, 4] 自 2001 年 9 月 11 日恐怖袭击事件后，美国所有的核电站始终处于最高的警报级别。美国核管理委员会和其他机构（包括商用核电站操作员）所掌握的技术资料非常有限。

➡ 事后措施

一旦事故发生，则必须立即启动预定的灾害应急计划。利用适当的个人防护设备防止辐射暴露。救援人员应有秩序地疏散不能靠自己离开现场的受害者。出现冲击伤和烧伤的受害者应接受急诊创伤护理。此外，患者可能伴有挤压伤。出现冲击伤、烧伤和挤压伤的大批量伤员的护理将在本书其他章节进行论述。所有受害者均应疏散到核电站的逆风位置，并评估损伤程度（表 176-1）。受害者应脱去放射性污染衣物。当采取事后措施时，应及早通知收治医院。辐射中毒的受害者应远离治疗区的其他患者。指定的安全壳和消毒区应使用单独的水和通风系统。安保人员应控制人员的擅自进入，以尽量减少放射性污染的扩散。[6]

所有的救援和医务人员应使用通用的预防措施（防护衣、防护手套、防护罩和鞋套）。辐射调查监控

表 176-1 全身辐射暴露的疾病分类 *

类 别	暴露（戈瑞）	症 状
无 症 状	< 1	无
轻度症状	1~2	恶心、呕吐 ALC > 2000/mm^3（48小时内）
中度症状	2~4	中度胃肠道症状 ALC > 1200/mm^3（48小时内）
重度症状	4~10	重度胃肠道症状 ALC < 1200/mm^3（48小时内）
致命症状	>10~12	重度胃肠道症状（30分钟内） ALC < 300/mm^3（48小时内）

注：ALC 表示淋巴细胞绝对计数。
*LD$_{50}$=4.5 戈瑞接受治疗（未接受治疗率为 100%）。

器需用于预防已知区域以外受到的污染。疑似受到污染的所有设备和衣物均应放置在塑料袋中，以便进行适当储存和处理。

核泄漏的主要成分是放射性碘。放射性碘被人体吸收，并在甲状腺中聚集。因此，受害者可能会患上甲状腺癌。[7-8] 所有受辐射暴露的人员（尤其是应急计划区）应在辐射暴露后的 1 小时内服用碘化钾药丸，以防吸入放射性碘。[6-7]

伤员医疗

显然，第一批伤员可能会表现为冲击伤和烧伤。这些患者应按标准创伤协议进行治疗。仅可对无须采取快速的救命医疗干预措施的患者进行去污。应先采取干预措施，再进行去污。应根据辐射暴露程度及症状表现，制定针对性治疗方案。然而，有一些常用的核心措施供辐射暴露的受害者使用。所有伤口应首先用生理盐水冲洗，再用 3% 的过氧化氢或肥皂液冲洗。当辐射暴露水平为中度或较高时，需在两个小时内完成胃肠去污（用活性炭进行肠道清洗）工作。需用静脉内止吐剂和静脉注射液进行支持性治疗。同时，还应覆盖开放性创伤和烧伤。此外，需将患者尽早转运到医疗机构，接受高级治疗（例如，预防病毒、服用造血生长因子并进行骨髓移植）。[4]

特殊考虑

安全壳厂房总体结构失效是致使大规模污染事件发生的主要原因（当反应堆材料释放时）。尽管大型

实例介绍

当地的警方人士称,一伙人将装有炸药的汽车停放在洛杉矶与圣地亚哥之间的加利福尼亚公路,并宣称要袭击San Onofre核电站。事件立即上报至美国核管理委员会和国防部。与此同时,北美空防司令部向美国核管理委员会和国防部发出警报,一架波音767波音客机要冲向San Onofire,且未就直接通信作出回应。

喷气式飞机的军事人员从加利福尼亚州兰开斯特的爱德华兹空军基地爬出来。他们的任务是阻止客用喷气式飞机飞行,并命令飞机立即改变航向,立即降落在圣地亚哥国际机场。此外,San Onofire立即采取了紧急措施,关闭核电站。几分钟过后,波音767飞机冲入核电站的安全壳厂房。随后,空军喷气式飞机能够与乘客喷气式飞机内的机组成员进行视觉接触。尽管碰撞并未立即损害反应堆芯混凝土安全壳厂房的结构完整性,但碰撞破坏了核反应堆的外部电源,关闭流程受阻,备份发电机发生故障,且反应堆冷却剂的泄漏致使堆芯熔毁。

核电站附近区域宣布进入紧急状态。居住在圣地亚哥县北部、奥兰治县及邻近洛杉矶县的人们被迫撤离。建议服用一剂碘化钾。

抗议者迅速在圣地亚哥国际机场外部路障后面搭建了会议室作为作战总指挥部供记者收集有关状况的简报。使用次级备用发电机,启动快速响应计划,当地消防员高效行动,组织救火(由大型客机碰撞引起)及核电站工作人员充分利用紧急关闭协议等措施,均可避免堆芯熔毁。大型客机上的245人以及地面上的5人在此次事件中丧生。

客机的直接碰撞不能致使安全壳厂房受损,但后期喷气燃料大火或爆炸的影响可能会使安全壳设施受到进一步的机械与热损害,因此,厂房结构倒塌。

核电站所存放的放射性物质量高出核武器很多倍。如发生意外灾害或蓄意的破坏行为,少量材料释放即可带来严重影响。

辐射不能通过光、味觉或其他感觉探测出来。响应人员和其他人员应考虑这种情况。需牢记的另一个要素是:摄入非放射性碘药丸可阻碍放射性碘(在核电站熔毁时释放的放射性碘)的吸收和聚集。

尽管尚无大型客机冲入核电站的事件发生,但并不能排除这种恐怖主义袭击方式。核电站周围的地方、区、州以及联邦机构和医务人员需提高警惕,时刻准备救灾。

隐患

在应对飞机冲入核电站的过程中,存在几个隐患,包括:

- 救援人员未使用适当的个人防护设备;
- 未能迅速隔离受影响的人员;
- 未能及时通知收治医院;
- 患者未能得到妥善分类(根据辐射暴露程度);
- 未能确定和治疗紧急创伤;
- 未能针对恐怖袭击事件制订大规模治疗计划。

参 考 文 献

1. Behrens CE. *Nuclear Power Plants:Vulnerability to Terrorist Attack*. Congressional Research Service Report for Congress;2003.
2. United States Nuclear Regulatory Commission. Nuclear reactors. Available at:http://www.nrc.gov/reactors.html.
3. Nuclear Regulatory Commission. Nuclear security – before and after September 11. Available at:http://www.nrc.gov/what-wedo/safeguards.html.
4. U.S. Federal Emergency Management Agency. Radiological Emergency Preparedness Program. Available at:http://www.fema.gov/preparedness/repp.shtm.
5. Lyman ES. The vulnerability of nuclear power plant containment buildings to penetration by aircraft. Nuclear Control Institute. September 21, 2001. Available at:http://www.nci.org/01nci/09/aircrashab.htm.
6. Jones MP. Radiation injury. In:Schaider J, Hayden S, Wolfe R, et al.*Rosen & Barkin's 5-Minute Emergency Medicine Consult*. 2nd ed.Philadelphia:Lippincott, Williams & Wilkins;2003:932-3.
7. Kahn LH, von Hippel F. Nuclear power plant emergencies and thyroid cancer risk:what New Jersey physicians need to know. *N Engl J Med*. 2004;101:22-7.
8. Parfitt T. Chernobyl's legacy. 20 years after the power station exploded, new cases of thyroid cancer are still rising, say experts.*Lancet* 2004;363:1534.

177 脏弹（放射性散布装置）*

George A. Alexander

事件说明

脏弹是结合放射性材料和传统炸药的装置。人们相信全球的恐怖组织会对这一装置感兴趣并且能够构建脏弹并发动袭击。[1] 当今世界只发生过两例记录在案的关于恐怖分子使用脏弹的事件。[2] 两次事件均发生在俄国。1995 年，车臣叛乱分子在莫斯科的一家公园埋了一颗铯 -137 脏弹，并在引爆之前对媒体进行警告。1998 年，有人在车臣的铁路线附近发现了一个含有放射性材料的盒子与爆破式地雷。脏弹相对容易获得、有导致伤亡的潜力、可污染大范围地区、可造成负面的心理影响、可引发经济动荡，因此对恐怖分子很具吸引力。脏弹威胁可造成医疗和公共卫生灾难。

脏弹由传统炸药、三硝基苯甲（TNT）、硝酸铵或各种其他爆炸材料制成。[3] 脏弹被引爆时，首次爆炸会扩散热气、散布放射性材料造成死亡或损伤，且在无核爆炸的情况下，在大面积的地理区域内散布高毒性气体。脏弹的散布影响取决于所使用炸药的数量、放射源的物质形态以及大气条件。[4] 脏弹在技术上也被称为放射性散布装置。

许多不同的放射源被用于制造脏弹。放射源可从医院和医疗诊所、工业放射和计量装置、食物消毒器、电源、通信装置、导航指向标、石油测井仪以及科学研究实验室中非法获取。一些常见的放射源包括钴 -60、锶 -90、铯 -137、铱 -192、镭 -226、

钚 -238、镅 -241、锎 -252，由于具有可用性，因此很有可能被用作脏弹。

若吸入、摄食或在开放伤口上沉积 α 发射放射源，会对健康造成严重的伤害。β 发射源可引起皮肤的深层 β 烧伤。γ 射线可刺穿身体组织，并引起深度组织损伤。

最有可能出现的脏弹情境为少量低水平放射源或大量高水平放射源与烈性炸药相结合。在第一种情境中，脏弹的使用包含几居里的 γ 射线，例如钴 -60 或铯 -137 与几千克的烈性炸药。在这种情况下，脏弹的主要目的是在人群中引起恐慌，扰乱他们的社区。由于放射量很小，对于个体的放射暴露很低，因此不会立即对健康产生影响，长期对健康造成影响的可能性也很小。

在第二种情境中，脏弹的使用包含大量的穿透性放射源与复杂的烈性炸药。这种脏弹在引爆后会在大片区域上空散布大量的放射性材料。由于爆炸而导致的损伤很可能会被放射性污染，然后接受威胁生命的放射量。这种装置旨在致使数十或数百人死亡，使数百或数千人受伤或生病，并散播恐慌情绪。[5]

常规爆炸装置在引爆后很容易识别（由于相关的爆炸）。但是，包含放射性组分的脏弹引发的袭击需要花费大量时间进行识别。因此，第一响应人员应使用放射性探测设备，以鉴别任何爆炸后的放射性组分。[6]

急性放射损伤的识别应基于患者的病史和临床表现。[7] 放射损伤的严重程度取决于三个因素：放射穿透的深度、吸收的放射量、组织的辐射量。对于局部的放射暴露，损伤的初始症候可能为放射性烧伤，包括红斑、水疱或脱皮。脏弹造成的低全身剂量

---

* 本文所表达的观点仅是作者的观点，并不代表美国国立癌症研究所、美国国立卫生研究院或美国卫生和公共服务部的官方政策或态度。

为 0 ～ 100cGy，这时患者普遍不会出现症状；中度全身剂量为 100~200cGy，这时患者会表现为急性放射症状的初期（恶心和呕吐）；当剂量超过 200cGy，患者会出现恶心、呕吐、腹泻、红斑和发热的症状。预测放射损伤临床严重程度的有用方法是观察呕吐发作的时间。若开始呕吐的时间低于 4 小时，则患者接收的放射量较高。

实验室数据显示，淋巴细胞计数的早期改变与反射损伤的严重程度相关。全部的淋巴细胞计数少于 $1000mm^3$ 和高于 $500mm^3$ 时，分别表示中度和重度放射暴露。每 4~6 小时重复检查全部血细胞计数，可评估淋巴细胞消耗动力。外周血淋巴细胞中的染色体双着丝粒也可用于计算暴露量。表现为急性放射症状的患者，在 2~3 周内可能会出现骨髓抑制，并伴有嗜中性粒细胞减少、淋巴细胞减少以及血小板减少。

← 事前措施

紧急医疗服务部门、医院急诊室、门诊部应确定他们所在的社区是否是恐怖分子脏弹袭击的潜在目标，这是可采取的最重要的预先行动之一。地方和州执法部门以及响应部门应协调合作，提供一份关于评估脏弹威胁和制定医疗放射事件或损伤方案的框架。该方案应为总灾难计划的一部分。放射灾难计划应处理消毒、安全、放射监测以及放射性材料的促排。医疗放射响应队中应包括医院放射安全主管。医务人员应了解放射性污染物的危害并培训有关放射性监测技术，需懂得操作放射量测定器、盖革米勒计数器以及个人防护装置。放射探测能力对于有效的医疗响应至关重要。医院应对患者实施现实的消毒计划、控制暴露的封锁计划以及疏散计划。应对公众实施放射风险沟通计划。

→ 事后措施

紧急医疗第一响应人员到达脏弹事件现场后应启动治疗和疏散伤员的方案。应告知所有响应人员爆炸和放射危险。保健提供者应告知其他人有关安全措施，以保护公众并减轻放射对健康产生的影响。从现场疏散至医院或医疗机构的患者应接受常规放射检测并按需要进行消毒。保健提供者应控制任何医务人员的暴露污染。临床医生应将伤亡情况

和潜在危险告知州和地方有关部门，并寻求他们的帮助。医院放射安全人员应定期监测急诊室的放射性污染。

伤员医疗

对临床医生来说，脏弹造成的损伤是一项新的重大挑战。放射性材料会影响许多器官系统，它所引发的复杂的爆炸和热损伤与脏弹有关。由于放射性污染物不是一种威胁生命的医疗急救，因此应首先治疗常规损伤。应对遭受爆炸创伤和放射损伤的患者进行复苏和稳定治疗。应首先评估患者的呼吸道、呼吸以及循环系统。放射暴露的受害者需接受特异性治疗，应咨询血液学、肿瘤学、放射和传染病专家。遭受内脏污染的患者的有效治疗需使用相关放射性同位素及其物理形态的知识。应快速实施治疗，以确定其有效性。但在恐怖事件中，起初，放射源是未知的。[8] 几种通用方法可用于治疗内脏放射性污染，这些治疗方法包括减少吸收量（使用普鲁士蓝）、去除阻塞（使用碘化钾）、以非放射性材料代替进行修正（口服磷酸盐）、动员组织进行消除（使用氯化铵）、螯合作用（使用钙盐和锌盐）。[9]

接收低全身剂量的患者可能会在两天之内出现胃肠道窘迫。止吐药可有效减少胃肠道症状，通常会在服用的第一天出现效果。若未出现效果，则应考虑进行静脉输液。

遭受爆炸创伤和放射性损伤的患者的预后会比仅遭受放射性损伤的患者严重。[10] 被放射性材料污染的伤口应用生理盐水进行冲洗，并使用常规无菌技术进行治疗。[4] 被 α 发射放射性同位素污染的伤口通常做切除处理。若患者接收的全身放射剂量大于 100cGy，则应尽快闭合伤口，以预防致命性传染病。

虽然可用的抗生素很多，但条件致病菌的传染会在暴露于中度和高度放射剂量的患者中造成重大问题。在这种情况下，存活率的主要确定性因素是细菌感染的治疗和骨髓的积极复苏。[10]

特殊考虑

与普遍观点相反，脏弹并不属于大规模杀伤性武器。[5] 反之，它可被用作大规模干扰性武器。[3] 由于放射物无色、无臭、无味，听不到、看不到并且具有不

确定性，因此无法知道一个人是否暴露于放射物，然后会在大多数人中引发恐惧和恐慌。脏弹事件的心理影响需特殊考虑。

对社会和心理问题重要性的认知对恐怖脏弹袭击的应对至关重要。[6]这类事件会在社会各个层次中引发深刻的心理影响，包括个人、家庭、社区以及国家。脏弹袭击可引发大范围的恐慌、脆弱感的增加以及对社会机构的信任和信心。[6]本质上，这类事件会对情绪、身体、认知或人际关系造成影响。袭击过后，大量人会遭受数年的慢性窘迫。虽然脏弹袭击会创造独特的挑战，但在治疗这些受影响的人群时，仍应遵循灾难心理健康的基本原理。

实例介绍

在一个繁忙的周四早上，你听到广播新闻报道你所在的大城市中拥挤的市中心发生了大规模的爆炸。伤员正被从现场转移至地区医院。官员相信爆炸是自然气体泄漏引起的。

之后，你看到一名47岁的男子被带到你所在医院的急诊室，爆炸使得现场的建筑物倒塌，这个人被困在倒下的残骸中将近3小时。他的症状包括：左大腿疼痛、晕眩、恶心、无力以及胸部有灼烧感。你开始高度怀疑，于是进行了放射性检测，检测显示 β－γ 发射器的高水平放射性。对患者进行粗略检查后，发现其面部表层和上肢遭受多重撕裂伤，左大腿遭受深度穿透伤。初步全血细胞计数的结果并不显著。

同时，市长宣布此次爆炸是由恐怖分子制造的放射性脏弹袭击造成的。另外两名遭受多重损伤的患者被救护车送至医院。急诊室现在挤满了12名出现呕吐和恶心的门诊患者。

🌐 隐患

提供最佳医疗的阻碍如下所示：

- 在潜在的恐怖分子脏弹袭击发生前，未充分准备医疗响应计划；
- 地方和州应急响应部门未协调合作；
- 医疗提供者对放射性同位素的基本科学原理不了解；
- 未就放射性暴露影像的医疗管理咨询有临床经验的专家；
- 未意识到在脏弹袭击后会出现由紧张诱发的恶心和呕吐（放射事故后，很多人会认为自己已暴露于放射物，即使他们并未真正地暴露，而这一现象是由对这类人群的观察得出的[11]）。

参 考 文 献

1. Meyer J. Al Qaeda feared to have "dirty bombs." *The Los Angeles Times*. February 8, 2003 : A1.

2. Edwards R. Only a matter of time？ *New Sci*. 2004 ; 182 : 8–9.

3. King G. *Dirty Bomb : Weapon of Mass Disruption*. New York : Penguin Group ; 2004.

4. Mettler FA, Voelz GL. Major radiation exposure – what to expect and how to respond. *N Engl J Med*. 2002 ; 346 : 1554–61.

5. Zimmerman PD, Loeb C. Dirty bombs : the threat revisited. Center for Technology and National Security Policy, National Defense University. *Defense Horizons*. No. 38, January, 2004.

6. National Council on Radiation Protection and Measurement. *Management of Terrorist Events Involving Radioactive Material*.Report No. 138. Bethesda, Md : National Council on Radiation Protection and Measurement ; 2001.

7. Gusev I, Guskova AK, Mettler FA Jr, eds. *Medical Management of Radiation Accidents*. 2nd ed. Boca Raton, Fla : CRC Press ; 2001.

8. Leikin JB, McFee RB, Walter FG, et al. A primer for nuclear terrorism. *Dis Mon*. 2003 ; 49 : 485–516.

9. Voelz GL. Assessment and treatment of internal contamination : general principles. In : Gusev I, Guskova AK, Mettler FA Jr, eds.*Medical Management of Radiation Accidents*. 2nd ed. BocaRaton, Fla : CRC Press ; 2001 : 319–36.

10. Conklin JJ, Walker RI. Diagnosis, triage, and treatment of casualties.
In : Conklin JJ, Walker RI, eds. *Military Radiobiology*. San Diego, Calif : Academic Press, Inc ; 1987 : 231–40.

11. International Atomic Energy Agency. *The Radiological Accident in Goiania*. Vienna : International Atomic Energy Agency ; 1988.

178 核废料存放设施爆炸

Constance G. Nichols

事件说明

核废料为用于医疗、工业、研究、武器开发和制造以及发电的放射性核素的放射性副产品。理论上，放射性核素使用的任何设施为核废料存放设施。经使用的放射性核素在存放到更加可靠的存放设施前，各个现场必须安全稳妥地存放经使用的放射性核素。目前，美国有 131 个设施，计划内华达州尤卡山为核废料最终存储地点。

核废料存放设施火灾、自然灾害或者蓄意爆炸均可能导致放射性材料释放，从而导致不同程度的伤亡情况。1982 年，美国国会命令能源部修建核反应堆肥料和其他形式的高放射性核废料永久性地下存放设施。1987 年，国会下令能源部仅开发内华达州尤卡山，作为可能的核废料存放场所。2002 年，美国总统布什推荐尤卡山为核废料存放场所。由于开发的问题，尤卡山不能按照计划于 2010 年开放。

目前正在试图扩大等待长期处理的废物场地的湿水池仓库（耗资较少），因为现有湿水池仓库将达到其最大容量。有些人将更加昂贵的干储库（即混凝土储存钢制容器）作为拖延措施。[1]

美国核管理委员会认为，废燃料盛放在陶瓷材料内，因此市民不可能暴露于其中。暴露条件为：废燃料被粉碎，例如高速冲击或爆炸，或者废燃料在持久的大火中高温燃烧。[1]不幸的是，2001 年 9 月 11 日客机爆炸，创造了类似的条件。

内华达核废料存放场所的开发缓慢，而且引起争议，多年不能使用该区域。因此，有必要将使用放射性核素的任何场所作为可能的核废料存放设施。

某种程度上，核废料存放场所的常规非核爆炸与放射性散布装置或者"脏弹"的爆炸相似。其区别在于散布的放射性核素浓度、数量以及种类。另一个重要因素是爆炸是意外事故还是为了最大化散布放射性核素的蓄谋行为。

事前措施

各个城市和医院均备有救灾总计划。核废料存放场所备有污染处理程序。事件发生前，与城市和医院救灾规划师沟通当地设施的放射性核素的数量以及类型，这一点非常重要。尽管国家安全利益可能妨碍材料数量的具体说明，但治疗该事件受害人的应急服务和保健服务人员应可以了解材料的一般特性。

应考虑进行意外泄漏、常规爆炸以及恐怖分子袭击等放射情况的演习，使所有应急护理人员了解反射性灾难的特殊考虑事项。医院和救护车的辐射检测器位置是该环境下工作的人员知识库的组成部分，应视为基本去污原理。

事后措施

通知核废料存放设施爆炸后，医院和应急服务人员应按照其救灾计划进行响应。消防人员和警察设置热区和冷区，开始进行受害人去污。在这种情况下，将污染视为外部污染，除受污染的伤口和灰尘或碎屑吸入外。确定时间性质后，尽快实施放射安全特殊计划。现场去污需求以及运输的时机应该在去污区确定并且应作为放射性事件规划的一部分。

在收治机构，非紧急患者进入前，应进行放射性污染安检。紧急患者应立即进行急救护理，然后进行去污。未在现场去污的非卧床伤员必须在进入治疗机构前去污。因此，配备充足的个人防护设备的警察和安全人员应指导可能受污染的患者到适当的机构部门，保证患者不会污染治疗区域。

如果可能的话，所有紧急服务和医院人员应佩戴辐射剂量佩章。医院辐射安全官员应检测治疗区域、伤员和工作人员，防止二次受害。

伤员医疗

去污染后，在事故现场或者医疗机构按照其损伤和病情治疗患者。但是，即使在去污前也应提供急救服务。大部分伤员患有爆炸伤和烧伤。应为患者进行基本外伤护理（放射损伤患者的详细护理信息，参见第9节）。医院辐射安全官员应对患者进行重新评估，确定患者在住院或者出院前进行去污。需告知患者辐射中毒的副作用，并且建立系统，随访潜在受害者，确定辐射暴露的辐射疾病和继发性疾病。

美国联邦紧急事务管理局辐射事故工具包规定医

实例介绍

"天哪！"候诊区中发出这样的声音。检伤分类护士跑回来，告诉员工核电站发生爆炸。看电视时，当地新闻节目报告发生辐射释放事故，令人震惊。核管理委员会和联邦紧急事务管理局将参与其中。4个人跑进急诊室，称其已受"辐射"，等待看病的患者收拾好自己的物品，跑到停车场。

你给管理员打电话，索要最高等级的救灾计划。资源管理护士将检伤分类官员防护服交给你，然后指引你到救护车入口处。

院治疗，内容如下：

"如果辐射剂量不高而且辐射时间不长，可修复辐射损伤。应在医疗机构治疗疑似被放射性有害物污染的损伤受害者，该医疗机构有能力治疗这种类型的损伤。当地官员必须保证，应急行动计划中规定有这些机构。注意：目前，美国医疗社区设备不完善，因而不能处理大规模辐射中毒事件。仅一个医院急诊室——田纳西州橡树岭——专门用于这种类型的伤员治疗。[2]"

如果设施内含有核废料或者其他含碘废料，则需要在暴露后采用碘预防。

表178-1为世界卫生组织辐射暴露后碘使用指导方针。[3]

特殊考虑

内部污染

吸入或摄入辐射源的患者不能通过传统冲洗方法去污。可清除被污染伤口。肺血管树难以去污，但是鼻黏膜灌洗可清除大量受阻颗粒。使用药剂加速为胃肠道流通是可选择的治疗形式。24小时内，必须收集所有废水，直至未发现放射性为止。

孕妇

需忠告孕妇放射性对胎儿的影响。需考虑暴露量以及胎儿发育阶段。

心理健康问题

预期辐射事件会导致公众对当前危害以及长期健康影响可能性的广泛恐慌以及担心。事件受害者可对

表178-1　规划稳定碘预防中考虑的不同人群参考级 *

人　口　群	考虑的照射途径	参　考　级
初生婴儿、幼儿、儿童、未满18岁的青少年、孕妇和哺乳妇女	吸入（和摄取[†]）	10mGy[‡] 甲状腺可避免剂量
40岁以下成人	吸入	100mGy[‡] 甲状腺可避免剂量
40岁以上成人	吸入	5 Gy[§] 甲状腺预期剂量

资料来源：《1999年核事故更新后碘预防指导方针》。

* 理想水平不考虑实时未知数量的许多放射性核素事故响应计划中涉及的实际情况。因此，基本安全标准中未规定100mGy的通用干预水平。但是，这并不妨碍特殊年龄组碘预防实时计划实用性考虑的需要。

[†]若有其他代替品供应，不得让幼儿摄入牛奶。

[‡]遵守这些值能保证所有年龄组剂量位于确定性影响阈值以下。

[§] 对本组进行干预，保证预防对甲状腺的确定性影响。5Gy为基本安全标准中规定的确定性影响极限值。

患者进行危机咨询，而且需长期提供心理健康服务。

慢性健康问题

辐射暴露可能存在随机效应，包括癌症和遗传效应。当地医疗机构预期大量患者寻求医治，暴露于不安全等级的任何人员需长期监护。

🌐 隐患

在核废料存放设施爆炸响应方面，存在若干潜在隐患，包括：

- 缺乏区域内核废料存放设施的知识；
- 缺少放射去污程序培训；
- 救护车和治疗机构污染；
- 若位于事件发生地点附近，可能污染治疗机构；
- 疏散治疗机构所需位置；
- 由于担心家人和安全问题，缺少人员。

参 考 文 献

1. Report to the Chairman，Subcommittee on Energy and Air Quality，Committee on Energy and Commerce，U.S. House of Representatives. Spent nuclear fuel：options exist to further enhance security. U.S. General Accounting Office；July 2003. Available at：http：//www.gao.gov/new.items/d03426.pdf.

2. U.S. Federal Emergency Medical Agency. Toolkit for managing the emergency consequences of terrorist incidents. Appendix C：radiological incidents. July 2002. Available at：http：//www.fema.gov/preparedness/toolkit.shtm.

3. World Health Organization. Guidelines for iodine prophylaxis following nuclear accidents：update 1999. Geneva：1999. Available at：http：//www.who.int/ionizing_radiation/pub_meet/Iodine_Prophylaxis_guide.pdf.

179 海　难

Lucille Gans

事件说明

虽然海难不再像过去几个世纪那样频繁地发生，但当数以万计的船只沉入海底时，会留下数以万计的尸体，因此海难仍然是造成交通运输业的悲剧和损失的主要来源。[1] 海难涉及的船型包括游艇、快艇、渡轮、驳船、货柜轮、货轮、渔船、潜艇、海洋石油平台以及其他轮船。

有几个原因会致使船只失去适航性，而这几个原因通常会同时出现。尽管生命损失通常是由人类的错误造成的，但引发灾难的通常原因是暴风雨、火灾和爆炸。影响因素包括对技术的过度依赖，这会导致基础和现今航海技术的损失；还包括对天气和海洋环境给船只带来的缺陷和风险的低估。技术进步意味着船只的尺寸和承载力的增加，但相应的潜在生命和财产损失的可能性也会增加。人为因素包括未建立或遵循流程以提高船只、乘客以及船员的安全，缺乏经验，偷工减料以节约时间和金钱。若商业机构只考虑竞争力、维护时间表、货物的安全优于乘客和船员，那么肯定会造成灾难。坚持遵守正确的流程和标准，再加上知识、经验和随机应变的能力，幸存率会得到提高。[2]

虽然海难事件也会引发创伤性损伤，但溺水是海难导致的最常见的死因，紧接着便是低体温症。[2] 这些损伤包括但并不局限于烧伤、爆炸导致的爆炸伤、钝挫伤和穿透性损伤。[3] 此外，在最初船只沉没时幸存的受害者若未被及时营救，则会最终死于脱水、饥饿或伏在救生筏或海上漂浮物上时暴露。

海难还包括无生命损失，但却有船上货物损失，并导致海洋水体、海洋生物、海岸线的污染和损失

的情况出现。这种情况通常会涉及游轮，正如阿拉斯加的瓦尔迪兹号和澳大利亚的海女皇号。其他在近海遭到破坏且装载危险物品的货船包括 Multitank Ascania，装载的是具有高度爆炸性的醋酸乙烯酯；还有 Bilboa，装载的是硅铁合金（当暴露于潮湿的环境时，会释放毒气和爆炸性气体）。近几十年来，这类事故仅发生过数百起。[4] 这类事故的救援、打捞和恢复正常的过程，会耗费巨额成本。例如，瓦尔迪兹号发生溢油事故后，其清理费用估计为 2.2 亿美元。

事前措施

在出港之前，货轮和客轮均应遵守各种法律和海洋协定，包括遵守船只注册国家的国家法律。许多在"方便旗"下注册的远洋船只会遵守其他国家的国家海洋法，这些国家的海洋法通常不如乘客或货船公司所在国家的国家海洋法严厉。[3]

此外，船只还需遵守其进入的个人港口的安全需求。国际海事组织（IMO）是联合国的专门机构，负责船只安全并预防船只的海洋污染。[5] 同样，2001 年 9 月 11 日，纽约市世界贸易中心的恐怖袭击之后，国际海事组织制定了《国际船舶和港口设施安全法规》中的港口安全措施，这一法规在 2004 年生效。[6]

所有船只均需装载足够所有乘客和船员使用的救生衣和救生艇或救生筏。国家间的救生衣或人员漂浮装置（PFDs）标准有很大不同。此外，水上运动的人员漂浮装置的设计有更大的活动自由，例如帆板运动所提供的浮力较小。人员漂浮装置应可调节，以适应各种体型、身高和衣物体积，包括专业的防护设备。最理想的情况是人员漂浮装置应能够自动扶正，

保持穿戴者停留在水面上，当所需浮力为最小的 150 牛顿时，保持呼吸道没有水的侵入。人员漂浮装置应配备跨带，防止装置缩至肩膀。但即使是身着合适的人员漂浮装置，穿戴者在用腿作为海锚时，也会把脸朝着海浪的方向。意识损伤的人，浸泡在冷水中时会出现低体温症，无法在呼吸与不规则地溅在脸上的海浪与呼吸之间协调，可能会溺水身亡。[2]

船离开港口之前，应至少进行一次救生艇演练和其他安全指导。但并不能保证这些信息会以多种语言的方式提供给乘客，或乘客能够理解、牢记或在发生紧急情况时遵循这些信息。

需维护救生艇、救生筏及其发射设备，以确保其功能和适航性。每一艘救生艇均应至少提供一些生存供给，包括水、食物配给、救生筏修理设备、海锚和振铃器，例如喇叭裤、电灯和镜子。国际海事组织规定船只必须装载救生艇设备，所装载数量根据人数决定。船上的每个人应携带装有额外的供应物、衣物和药品的袋子，在弃船时，这些物品会成为必需品，这是海事监管机构或帆船赛举办方的指导要求。[2,7]

船只的外部因素（例如天气和海洋条件会影响船只的安全通行）、先进技术（例如都卜勒气象雷达和全球定位系统与加强型全球通信系统相结合），大大提高了近年来的海洋安全记录。[7]

➡️ 事后措施

一旦船的完整性遭到破坏或确定乘客或船员的安全受到其他威胁，则有必要启动救援程序。应在船上发出警报并通过无线电将警报传播至有关海洋和地面援救系统。应对船只和船上人员的潜在危险进行评估，在评估时应考虑到潜在条件的恶化。

若船上的资源足以应对出现的问题，则应为相关人员提供咨询并启动干预措施。必须很好地了解火灾扑救的程序，一旦检测出火灾的出现，应立即启动。

若船上的现有资源可处理发生的事件，则应通过无线电传输发送紧急信号。若船只陷入即刻的危险中，则应传输呼救信号。在上述两种情况中，无线电传输的信息应包含船名、事件性质、船上人数以及所处地理位置的经纬度。历史上，经常出现由于处在困境中的船只发送的信息不完全或通知失败而造成的营救延迟，最终导致生命损失。[2]

通常情况下，船上的人最好留在船上，除非船长

确定船只处于沉没的危险当中。在离开船只之前，每个人均应穿上救生衣或人员漂浮装置。若有可能，还应穿上海上救生服。

救生艇和救生筏相对较小，舒适度比不上尺寸较大的船，尤其是在风浪大的海面上更是如此。此外，大多数的救生筏没有转向或航行装置。

船员应将进入救生艇或救生筏的方法以及启动程序告知乘客。一旦开始漂浮，救生艇上的人应尝试营救水中的幸存者，这会大大降低双方遭遇低体温症的可能性。因此，救生筏上的人必须尽早实施救援程序，并使双方的衣物干燥。[2]此外，即使救援人员会在很短时间内到达，也应配给食物和水。[7]幸存者不应饮用海水，无论是多少量，因为这会大大降低存活的概率。[2]应采取措施降低晕船发生的概率，可服用止吐药（若有），因为晕船会使很多疾病恶化，并进一步影响救生筏的卫生以及被困人员的斗志。[7]

👥 伤员医疗

救援人员包括那些经过水上救援培训和配有特殊装配的人，例如美国海岸防卫搜救组。[8]但通常情况下，救援人员一般是离事发地最近的人群，这些人往往没有相关知识或装备装置，无法进行最有效的救援。

从水中营救出的人最常遭受的条件是溺水和低体温症。救援者在为受害者取暖并提供干燥的衣物时，应先将受害者的湿衣物移除，并将皮肤和头发擦干。若有海上救生服，则受害者穿上之后，可保持被动复温。但是，当有很多受害者被从冷海水中营救出来时，救援船上的设备和衣物不足以救援每个人。这时，有必要将一件救生衣穿到两个人身上，可将体温较高的受害者与体温较低的受害者进行配对。[2]

虽然低体温症的恶化很普遍且出现得很快，但从救生艇和救生筏中营救的受害者有可能遭受热病，包括晒伤、中暑虚脱和热休克，最后一个症状需紧急医疗干预。[2]

被救援的幸存者在海上长时间漂浮后会遭受脱水或饥饿以及暴露，可能需要长时间的复苏和重症医疗护理。

💡 特殊考虑

海上救援通常是由引发事件的非常因素并发的

事件。不良能见度、强风和风浪会阻碍救援者接近或发现遭受损害的船只或海上漂浮的受害者。一旦确定位置之后，狂浪和低温会进一步地危及救援者和受害者，还会破坏救援和医疗设备。盐水会立即或随时间降低设备的有效性。噪声、不良能见度和低体温症会干扰救援者与受害者之间的沟通，并且两者之间有可能存在语言障碍。受害者通常会出现低体温症、脱水和衰竭的症状，这会降低其自我救援的能力。

从冷水中被救援出的受害者会出现体温后降，这属于低体温症的并发症，受害者若遭受溺水后晕倒，则会导致死亡。周围组织的冷血循环至身体核心后，使身体核心的温度下降，是显著恶化的临床表现。[9-10]

受害者在溺水后被营救的临床状态会逐渐或突然恶化，原因是伴有低氧和随后出现的呼吸衰竭的呼吸窘迫综合征的出现。受害者即使是在经过重症医疗护理后，也可能会出现肺水肿、心血管并发症和多器官衰竭。[11]有必要实施支持性治疗，并将其迅速送至三级护理中心。

实例介绍

这是一辆载有1200名乘客和700名船员的国际游轮上横越大西洋航行的第三天，船离大陆有1609km。午夜后不久，突然传来一声巨大的爆炸声，紧接着轮机舱起火。值班船员降低了船速并立即启动了应急灭火措施，但成效甚微。

初步评估之后，发现并无明显的船体损伤，但船的电力出现故障。在轮机舱工作的船员失踪。另外7名船员在初期爆炸和奋力扑灭火灾的过程中受伤。虽然许多乘客都已上床休息，且并未意识到这种情况，但大部分乘客仍然未入睡，并且越来越担心，有一些人已经开始焦虑，这种情况在晚上早些时候饮用的酒精的作用下变得更加严重。应急照明灯点亮了大部分的船区。

不到1小时后，火灾开始蔓延。两艘离得最近且可提供帮助的大船分别在402km和483km之外，但都作出了反应并正在朝受困游轮的方向行驶。烟雾开始向船只的许多通道和下甲板蔓延，因此船长和船员决定启动火灾警报提醒乘客。许多乘客慢慢醒来，在听到吵闹声且发现无正常照明时都很迷惑。一些乘客在听到并看到通道中的烟雾时开始惊慌。虽然火灾警报附带了说明，但大多数的人并未穿上船舱中的救生衣。

若不迅速展开救援，则许多未佩戴人员漂浮装置和未穿救生衣的乘客会在惊慌和未能成功地遵循船员指导的情况下跳入水中。在救援船只到达之前，未佩戴人员漂浮装置的乘客会溺水或遭受低体温症，除非他们能够得到其他人的救助进入救生艇中。

受害者在浸入水中时身上会沾满燃油或吞食或吸入石油，然后他们会出现呕吐、吸入性肺炎或局限性肺炎或结膜炎的症状。[2]

石油污染还会使皮肤伤口的愈合变得复杂，例如擦伤或穿透性损伤，因为海水中含有细菌或其他污染物。长期暴露于救生艇的湿态条件会出现海水疥病、脓疱或溃疡。在救生艇和救生筏上的受害者的脚部长期处于冷和潮湿的环境中，无法活动，会出现下肢水肿以及血液淤积和组织肿胀。[2]

从海水中营救的幸存者会咽下大量的盐水，并出现渗透性腹泻和高钠血，需要大量补充液体并仔细监测电解质。[2]

从海水中营救出之后到接受权威医疗护理之前有一段时间的延迟。虽然救援船上有足够的人员和设备，可提供急救护理，甚至是为受害者进行复苏，但天气和海水条件会延迟将患者送至可提供外科护理或重症护理的地方（例如内地三级护理中心）的时间。同样，事发地与最近的相关保健机构的距离会很远，尤其是海洋中间的救援。

同样条件下，复杂救援也会使船只和潜艇事故的调查变得困难和危险。散乱在海底的证据，停留在距离海平面几千米的冷的、黑暗的水中，随着强大的洋流流动。[12]可能不会有幸存者能够描述导致悲剧的事件或所采取的任何反应措施，无论这些措施是有效的、勇敢的或是鲁莽的。关于海上悲剧事件的原因不会得出结论性理论，相反只有冲突理论和推测，但无论如何，专家必须尝试确认到底是哪里出了问题，这样才能得出预防未来灾难的推荐方法。[13]

🔄 隐患

在应对海难时存在几项隐患，如下所示：

- 未重视危险的天气和海洋条件，尤其是与船只的缺陷或损伤相关的方面；
- 未采取正规程序或航海技术改变条件；
- 未遵循航行、航海和海运的规则；
- 单独依赖技术，未能鉴别船体结构和功能的缺陷和不足；
- 未及时请求帮助或救援；
- 未遵循安全程序，缺乏对疏散和紧急出口以及设备的了解；
- 未弃船或部署紧急逃生设备，例如救生衣或人员漂浮装置、海上救生服以及救生艇；

- 在弃船之前，未发射紧急无线电示位救援信号；
- 在弃船后无水和食物供应。

参 考 文 献

1. Bonsall TE. *Great Shipwrecks of the 20th Century*. Baltimore, Md : Bookman Publishing ; 1988 : 6-12.

2. Golden F, Tipton M. *Essentials of Sea Survival*. Champaign, Ill : Human Kinetics ; 2002.

3. Roberts SE. Work-related mortality among British seafarers in flags of convenience shipping, 1976-95. *Int Marit Health*. 2003 ; 54 : 7-25.

4. Australian Maritime Safety Authority. Available at : *http : // www.amsa.gov.au*.

5. International Maritime Organization Web site. Available at : http : //www.imo.org.

6. International Maritime Organization. IMO adopts comprehensive maritime security measures. Conference of Contracting Governments to the International Convention for the Safety of Life at Sea, 1974 : December 9-13, 2002. Available at : http : //www.imo.org/Newsroom/mainframe. asp？topic_id=583&doc_id=2689.

7. Howorth F, Howorth M.*The Grab Bag Book*. London : Adlard Coles Nautical ; 2002.

8. U.S. Coast Guard Web site. U.S. Department of Homeland Security. Available at : http : //www.uscg.mil.

9. Giesbrecht GG, Bristow GK. A second postcooling afterdrop : more evidence for a convective mechanism. *J Appl Physiol*. 1992 ; 73 : 1253-8.

10. Giesbrecht GG. Prehospital treatment of hypothermia. *Wilderness Environ Med*. 2001 ; 12 : 24-31.

11. Volturo GA. Submersion injuries. In : Harwood-Nuss A, Wolfson AB, Linden CH, et al, eds.*The Clinical Practice of Emergency Medicine*. 3rd ed. Philadelphia : Lippincott Williams & Wilkins ; 2001 : 194-6.

12. Bird L. *The Wreck Diving Manual*. Ramsbury, Marlborough : The Crowood Press ; 1997 : 9-43.

13. Krieger M. *All the Men in the Sea*. New York : The Free Press ; 2002 : 1-221.

180 游轮传染病暴发

Scott G. Weiner

事件说明

古往今来，通过轮船造成的传染病的传播影响了历史的进程。例如，由鼠疫杆菌引起的黑死病通过来自东欧的轮船传播开来。14 世纪，瘟疫致使至少 1/3 的欧洲人口死亡。这种流行病导致连续 40 天拒绝载有疑似病例的船只靠岸的现象出现，这时"隔离"一词第一次出现，这一词来自意大利单词 quaranta，意思是"四十"。船载天花也起到一定的作用，实际上在 1779 年，法国水手之间暴发传染病后，使得英格兰免遭法国的入侵。[1] 船只的封闭环境和长时间的航行导致了较高的传染病概率。

在现代，飞机已经代替了轮船，成为主要的远程客运方式，但近期选择轮船作为度假交通方式的人正在稳步增长。2003 年，超过 950 万人选择游轮度假，比 2002 年增加了 10.2%，比 1994 年增加了198%。[2-3] 2003 年游轮航行的平均长度为 6.88 天。[2] 最新的游轮的标准承载量为 2000 名乘客，而船上会有数百人有潜在的感染疾病的风险。

游轮上的传染病可以分为三类：胃肠道传染病、呼吸道传染病和其他传染病。

胃肠道传染病

目前，胃肠道疾病是最常在游轮上暴发的疾病。一项关于 1986~1993 年 31 起游轮胃肠炎暴发的研究显示，其中有 39% 来自细菌源（包括肠毒素性大肠杆菌、痢疾菌属、沙门菌属和金黄色葡萄球菌），29% 来自诺瓦克或诺瓦克样病毒（统称为诺瓦克病毒），还有 32% 的病因不明。[4] 在已确定的来源中，48% 来自船上暴露物（尤其是食物），10% 是在陆上旅行时获得的，还有 42% 的来源未知。[4]

最近的一项研究发现流行病的转变，诺瓦克病毒的发病率在增加。[5] 专家对 21 起急性胃肠炎疫情进行了研究，其中有 9 起事件是由诺瓦克病毒引起的，3 起是由细菌引起的，9 起事件的病因不明。乘客感染率为 5%~19%。[5] 但是，在 1998 年的一次疾病暴发中，841 名乘客中有超过 80% 的人被感染，这也表明了这种病毒的高度传染特性。[6] 由于诺瓦克病毒的传染性较高，因此在轮船的密闭空间中，乘客之间很容易传播微生物，从而可能导致上百人处于风险之中。

呼吸道传染病

然而，给游轮上的乘客和船员造成苦恼的最常见的疾病是胃肠炎、呼吸道传染病，约占传染病的 1/3。[3] 医学研究中有关于军团病和流感暴发的报告。[7-8] 1994 年暴发的嗜肺军团菌传染病疫情与轮船的旋涡浴有关，9 艘不同轮船中有 50 名乘客受到感染，其中一名乘客丧生。[7] 2000 年，另一项关于流感 A 和 B 的疫情研究中，37% 的乘客出现类流感疾病，40 名乘客入院治疗，还有 2 名乘客死亡。[8] 虽然在医学研究中并无关于疫情的报告，但其他通过呼吸道传播的疾病，例如白喉、肺结核和脑膜炎依然有暴发的可能性。[1]

其他传染病

其他传染病包括疟疾、黄热病和水痘，还涉及游轮上一些潜在的病原体。[1] 1997 年船员之间暴发了风疹疫情，这些船员大多来自无常规免疫接种规划的国家，这件事提醒人们近距离接触可能会造成意外的疾病传播。[9]

事前措施

预防是避免传染病暴发可采取的唯一也是最重要的措施。为达到这一目标，美国疾病控制与预防中心（CDC）和游轮业相互合作，在 1975 年制订了船舶环境卫生计划（VSP）。[10] 该计划用于预防美国境内传染病的引入或传播，并协助游轮业制订和实施环境卫生计划以保护乘客和船员。[10] 船舶环境卫生计划还包括（未宣布）对从国际港口驶入美国的船只进行每年两次的检查，每两周公布一次检查结果，作为卫生得分。[4, 10-11]

作为船舶环境卫生计划协定的一方，游轮业必须保持对每艘游轮上发生的胃肠道疾病的事件报告。当患者在 24 小时之内连续发生 3 次或更多次的腹泻或发生呕吐和其他疾病症状（包括恶心，这属于晕船的症状）时，应报告肠炎病例。[10] 游轮公司采取充分的传染病控制措施也很重要，包括正确消毒、过滤、储存水、水疗设施和通气系统的常规保养，以预防空气传染病的传播。[6]

另一个重要的措施是在船上设置保健机构，在发生疫情时能够对患者进行治疗。美国急诊医师学会公布了船只医疗机构的指导方针，国际游船公司委员会中有 16 个成员已经同意满足或超额满足这些要求。[12-13] 虽然指导方针并未明确关于传染病的细节，但仍要求轮船公司对医生和护士进行专业培训，配备输液泵、胃肠系统药物、呼吸系统药物，并制订应急准备计划。[12] 轮船应至少能够提供口服或静脉注射的水化治疗，并备有或通过空运能够及时获得足够剂量的抗生素，以治疗军团菌传染病和细菌性肠胃炎。

事后措施

疫情一经确认，应立即启动事先确定的消毒计划。[5] 在第一次出现疑似疫情的迹象时，应迅速实施控制措施，这在根本上有三个重要原因：①很多人饮用相同的水，食用相同的食物，并处在相同的环境中，因此均有感染的风险；②在疫情暴发时，船上的医疗资源会在很短时间内被用完；③若不进行干预，传染病会迅速地传播至其他轮船。[10]

国际检疫法规定，在疫情暴发后，行驶至美国港口的船只的船长应向距离最近的检疫站报告疫情情况。此外，若船上的乘客超过 12 名，则在到达美国之前，船长应报告 24 小时之内船上出现腹泻症状的乘客或船员的人数。若有至少 3% 的乘客或船员生病，则根据船舶环境卫生计划，应对此实施调查。[10]

调查由三个阶段组成：①通过面谈和问卷调查的方式进行流行病学调查；②疾病控制与预防中心进行实验室调查，以确定造成传染病的药物；③环境卫生调查，对传播源（通常为水、食物或空气）进行分析。在调查结束之后，将包含控制和预防的建议信息送至游轮公司。[10]

有关粪便和水采集的完整指导方针请访问疾病控制与预防中心的网站。[10] 此外，世界卫生组织还发布了《轮船卫生环境指南》，为传染病传播的预防提供了进一步的帮助。[6] 一旦发生疫情，应立即对轮船进行消毒，隔离生病的船员，若有可能，应在乘客临床痊愈后继续隔离 72 小时。[5] 应使用适当的消毒剂，例如氯气、苯酚化合物或加速过氧化氢产品对轮船进行消毒处理。[5] 此外，医务人员应提醒乘客和船员使用肥皂水多次并认真地洗手。

伤员医疗

船上的医务人员和船员面临的首要问题是治疗船上数百名伤员的药物供应以及适当的靠泊口。船上的医务人员必须强制对医疗进行配给，按照患者数量分配医疗资源。受到严重感染的患者应首先接受治疗。例如，年幼、年老或严重脱水的患者应在其他人之前接受静脉注射液体治疗。船员应将轮船停泊至适当的港口，以使数以百计的伤员都能够得到治疗。若有选择，在附近的城市有大港口时，则不应将船停泊在小港口。提前打电话给接收港口，并进行提醒，这一点也很重要。

应根据个人的疾病进程对治疗方法进行调整。对于患有病毒性肠胃炎的患者，仅需进行支持性治疗。诺瓦克病毒疾病会持续 12~60 小时，并通常伴有恶心、呕吐以及水样腹泻症状的突然发作。潜伏期为 12~48 小时。目前尚无特定的治疗方法或疫苗存在。[5] 虽然具有自限性，但病毒性肠胃炎通常会发生在儿童、老年人和患有严重原发性疾病的人群中。治疗方法应包括：对症状轻微的患者进行口服补液治疗，对脱水较严重的患者进行静脉注射液体治疗。若确定疾病的原因为细菌性，则应为受感染的乘客提供适当的抗生素（例如环丙沙星）治疗。

其他治疗方法取决于致病原。军团病的表现包括：轻度发热性疾病和严重的肺炎，并伴有不适、咳嗽以及胃肠道症状。[14] 标准的肺炎抗生素治疗，例如阿奇霉素或左氧氟沙星的药物治疗会起到一定的疗效，船上应有这类药物的储备。抛开病因不谈，可对病情严重的患者实施空中转移。[15]

所幸，游轮传染病的暴发很少发生，并且通常具有自限性和非致命性。1986~1993 年，疾病控制与预防中心的调查显示，平均每1000 艘游轮中有1.4 艘游轮暴发疫情，或每天每1000 万乘客中有2.3 名乘客感染。最新的一项研究显示，船舶环境卫生计划可有效减少疫情暴发的数量。[4, 11] 但是，一旦疫情发生，游轮暴发的传染病很有可能成为重大的医疗灾难。疫情暴发会迅速将船上的医疗资源用尽。适当的准备和计划有助于预防灾难性事件的发生。

🔍 特殊考虑

游轮属于封闭空间，会有数以千计的人在这个空间内生活数天，这表示传染病迅速传播的概率很大。船上只有有限的资源，因此，在疫情暴发期间，船上

实例介绍 *

这是一艘较新的游轮，可承载2500名乘客和800名船员，正处在常规航行的状态中。从迈阿密到加勒比海的各个港口需要7天的时间，在这7天时间里，越来越多的患者到船上的医务室就诊，抱怨自己出现腹泻症状。航行的第3天，30名乘客（1%）和10名船员（1%）出现了肠胃炎。到第7天，总共有285名乘客（11%）和25名船员（3%）出现了疾病症状。

按照要求，医务人员将这一情况报告给疾病控制与预防中心，随即展开调查。一份调查问卷被分发至每一名乘客手中，调查最终确定有523名乘客（21%）的症状表现为急性胃肠炎。在对数个粪便样本进行聚合酶链反应测定后，其结果显示诺瓦克病毒阳性。患有胃肠炎的患者中，有418名患者（80%）的症状在48小时内自动消退，有89名患者（17%）的症状在96小时内消退，4名老年患者在上岸后入院治疗，在确定无并发症后出院回家。

虽然经过了严格的消毒，但在下一次航行中，船上依然出现疫情。轮船公司停止了这艘船的服务工作，进行了为期1周的清洁和卫生处理，之后无后续的病例报告。

*改编自游轮上与诺克瓦病毒相关的肠胃炎的疾病暴发。美国，200年，《发病率与死亡率周报》2002；51：1110-5。

的医疗机构会很快陷入混乱。

轮船经常停泊的港口是美国传染病最流行的地方，因此也提高了将病原菌带入船上的可能性。此外，船员的背景多种多样，有一些船员对疾病的敏感性可能会增加，当然这取决于个人的免疫状况。

虽然目前尚无关于船上生物恐怖主义事件的报道，但这种可能性仍不能排除。游轮可能成为故意将传染性病毒传播至一个国家的传播方式。船上的船员和医务人员应提高警惕。

传染病的暴发会给游轮公司造成巨大的经济损失，因为游轮公司可能需要取消轮船未来的航行，并且乘客乘坐该公司的轮船旅行的可能性也会降低。此外，预防措施是最重要的。

🌐 隐患

在应对游轮上传染病暴发时存在几项隐患，如下所示：

- 未给轮船的医务室配备适当的医疗人员和医疗资源；
- 未识别或报告传染病的暴发；
- 未迅速隔离和治疗受感染的乘客和船员；
- 疫情暴发后，未对轮船进行正确的消毒；
- 在疫情暴发事件中，未制订大众治疗计划，包括将患者空运出去或将送医疗资源运至船上。

参 考 文 献

1. Minooee A，Rickman LS. Infectious diseases on cruise ships. *Clin Infect Dis*. 1999；29：737-43.

2. Cruise Lines International Association. CLIA member cruise lines post strong passenger growth with over 9.5 million cruisers in 2003.*Cruise News*. February 2004. Available at：http：//www.cruising.org/CruiseNews/news.cfm？NID=156.

3. Peake DE，Gray CL，Ludwig MR，et al. Descriptive epidemiology of injury and illness among cruise ship passengers. *Ann Emerg Med*. 1999；33：67-72.

4. Koo D，Maloney K，Tauxe R. Epidemiology of diarrheal disease outbreaks on cruise ships, 1986 through 1993. *JAMA* 1996；275：545-7.

5. Outbreaks of gastroenteritis associated with noroviruses on cruise ships – United States，2002.*MMWR Morb Mortal Wkly Rep*.2002；51：1112-5.

6. World Health Organization. Ship sanitation and health. February 2002.Available at：http：//www.who.int/mediacentre/factsheets/fs269/en.

7. Jernigan DB, Hofmann J, Cetron MS, et al. Outbreak of legionnaires'disease among cruise ship passengers exposed to a contaminated whirlpool spa. *Lancet* 1996；347：494-9.

8. Brotherton JM, Delpech VC, Gilbert GL, et al. A large outbreak of influenza A and B on a cruise ship causing widespread morbidity.*Epidemiol Infect*. 2003；130：263-71.

9. Rubella among crew members of commercial cruise ships – Florida, 1997.*MMWR Morb Mortal Wkly Rep*. 1998；46：1247-50.

10. Centers for Disease Control and Prevention, National Center for Environmental Health. Vessel Sanitation Program. Available at：http：//www.cdc.gov/nceh/vsp.

11. Cramer EH, Gu DX, Durbin RE, et al. Diarrheal disease on cruise ships, 1990-2000：the impact of environmental health programs.*Am J Prev Med*. 2003；24：227-33.

12. American College of Emergency Physicians. Health care guidelines for cruise ship medical facilities. *Ann Emerg Med*. 1998；31：535.

13. International Council of Cruise Lines. Medical facilities guidelines.January 1, 2002. Available at：http：//www.iccl.org/policies/medical2.cfm.

14. Thibodeau KP, Viera AJ. Atypical pathogens and challenges in community-acquired pneumonia. *Am Fam Physician*. 2004；69：1699-706.

15. Prina LD, Orzai UN, Weber RE. Evaluation of emergency air evacuation of critically ill patients from cruise ships. *J Travel Med*.2001；8：285-92.

181 劫持人质

Dale M. Molé

事件说明

　　近年来，发生在世界范围内的劫持人质事件和绑架事件愈发多见。其中一些事件与政治有关，而其他案件涉及金钱。此外，还有一些案件只是因为受害者在错误的时间出现在错误的地点。一家国际知名的保险公司——Hiscox 集团的资料显示，世界各地的绑架案中，绑匪提出赎金要求的案件数量从 1998 年的 1690 起增加到 1999 年的 1789 起。在这些案件中，超过 90% 都是发生在世界公认的最危险的 10 个地区：哥伦比亚、墨西哥、苏联、巴西、菲律宾、尼日利亚、印度、厄瓜多尔、委内瑞拉和南非。[1]赎金要求比例的上升与很多因素有关，例如，绑匪目无法纪、当地政治局势动荡不安以及贫穷。对于罪犯来说，绑架远比毒品交易或抢劫盗窃更有吸引力，这是因为绑匪很容易逃之夭夭且以这种方式赚钱的速度更快。实际发生的绑架 / 劫持人质案件远比公布的统计数据要多，因为很多绑架案件发生得悄无声息，很少被报道。

　　在 67% 的案件中，罪犯最终拿到赎金，在商业发达的国家，赎金的平均数额高达 200 万美元。如果罪犯未能拿到赎金，则受害者存活下来的希望就变得极其渺茫，特别是在拉丁美洲地区，更是如此。根据保险业的统计数据，我们发现购买了绑架和勒索保险的美国人，在绑架案中存活下来的数量是没有购买保险的美国人数量的 4 倍。

　　值得注意的是，劫持人质和绑架事件不仅仅是海外国家面临的棘手问题。每年，美国联邦调查局都会立案调查大约 400 起发生在美国国内的绑架案，且在大约 1/3 的案件中，绑匪提出赎金要求。从以往的案件来看，似乎银行分行的经理及其家人是绑匪最喜欢的劫持对象。[2]还有一些绑架 / 劫持人质事件的发生带有一定的偶然性，当罪犯进行其他犯罪活动时处于不利地位，这时，现场的人们就不幸被罪犯劫持，当作人质，与警方斡旋。

　　鉴于国际恐怖主义的威胁日益增加，且美国人质政治价值不断提高，美国政府的官方政策是，当发生劫持美国政府官员或平民的案件时，绝不与罪犯或罪犯团伙妥协。虽说如此，但美国还是会尽一切努力，利用所有资源，确保美国公民得到释放并安全返回。处理绑架案件的原则就是：绝不对绑匪提出的赎金要求、释放监狱重犯、改变美国国策或其他要求作出让步，因为如果作出让步，将会增加其他美国公民遭到劫持的危险。美国国务院将与绑匪组织的头目进行联系，尽一切努力确保人质得到释放。

　　但是，有时唯一可行的方案就是进行人质救援行动，尽管行动的危险性极大。地方、州和联邦的执法机构都有专门的队伍，进行人质救援或处理僵持不下的局面。这些队伍训练有素、行动迅速、相互配合且装备精良，能够快速救出人质，控制局面。[3]美国联邦调查局人质拯救队（HRT）成立于 1982 年，参与超过 200 次人质救援行动、反恐怖主义活动、制止暴力犯罪活动及其他联邦执法行动，做出极大贡献。

　　战术紧急医疗服务（TEMS）是应急医学新兴的一个领域，根据市民法为执法人员和嫌疑犯提供医疗服务。战术紧急医疗服务不仅能够提高成功完成任务的概率，还会减少无辜平民、嫌疑犯和军官受伤和死亡的概率。通常情况下，依照一定战术进行的医疗服务与传统针对平民的紧急医疗服务有很大不同。

　　执法机构在应对危机时，会将区域进行封锁。内周长是地理学上定义的案件发生地点周边的一定范围，并由战术执法机构进行控制（如特种武器和战术部队、特殊反应部队等）。外周长相比于内周长范围更大，将民众隔离在外，确保安全，由巡警或普通制服警察进行控制。

同样的，根据危险程度，要围绕事故现场划分危险区域（如热区、温区和冷区），这有助于战术紧急医疗服务的实施。热区是紧邻现场的地域，最为危险，且人员再次受伤的可能性极大，救援人员进行救治的危险性极大。例如，区域附近的建筑中埋伏有狙击手，整个区域都在狙击手的射程之内。在这种情况下，将人员撤离到更加安全的区域，等待医疗救治可能是唯一的选择。冷区不存在威胁，且伤员的护理与任何普通平民事件中基本一致。温区的威胁较小，介于暖区和冷区之间。由于温区处于中间地带，医务人员很难判断采取何种医治方案，所以对医务人员的挑战最大。在进行医疗干预之前，应考虑伤员或医疗战术家是否会再次受伤。采取战术紧急医疗服务时，一些在普通情况下的标准程序不再适合，比如在移动颈部穿透伤的患者之前，应先将护颈圈套在患者的脖颈处，进行保护和固定。

⊝ 事前措施

个人

为了确保安全，游客应该制订简单的旅行计划并避免一些举止和行为。对于外国游客来说，隐藏真实身份是有必要的。[4] 计划出国旅行的人们应保持低调，不透露自己的财产状况。出门旅行时不应携带珠宝首饰和价格昂贵的东西，而应存放在家中。应该将他们所处的具体位置告知同事、朋友和家人。

出门旅行的人们的行李牌、言行举止和衣装打扮应适宜。应避免在公共场所阅读地图册或在脖子上挂着数码相机，因为其他人一眼就能看出你是一名游客，这会增加你成为罪犯目标的可能性。在外旅行过程中如果乘坐公交车，那么最安全的区域应该是公交车中间靠近过道的座位；如果乘坐飞机，那么最安全的区域则是飞机中间靠近窗户的座位。

当外出游玩时，不应将个人的证件放在酒店的房间里，也不应随便为陌生人开门。应事先设想好一条逃生路线，以防发生火灾或其他灾难事故时能够快速逃出酒店。在条件允许的情况下，尽量不要选择入住酒店一层的房间。

当驾车行驶穿过人流密集的地区时，应关好车窗。最好在出发之前，对车辆进行详细检查，确保车辆的状态良好，而且在踏上旅程之前，应事先确定好行车路线。应该牢记安全区的位置，比如警察局、医院和酒店。此外，应尽量绕开乡村或偏远地区，在单独旅行或旅行团人数很少时这一点尤为重要。

在条件允许的情况下，尽量搭乘直达航班，避免在高风险地区停留，这对旅客来说非常重要。与陌生人交谈时，旅客应该知道什么内容是可以谈论的，同时也应该知道这些谈话有可能被窃听。旅客的日程安排不应一成不变，特别是在一个国家逗留时间较长时，应该适当改变日程安排和计划。应不断改变自己的旅行路线，而不应总是在同一家餐厅进餐或按照常规路线在同一条小路上慢跑。在国外的城市游览和参观时，应谨慎行事，如果有陌生人试图参与你们的谈话，应小心。有些人自认为对一个国家非常熟悉，并因此放松警惕，这其实是错误且非常危险的。途经战乱地区或灾区时，在遇到路障时应格外小心，因为控制路障的人可能会索要钱财或旅客身上其他值钱的东西。如果旅客中有人在救济机构工作，应能够提供身份证明，且其旅行车辆应有清晰可见的标志。外出旅行时不要选择与军队车辆颜色相同的车辆。

旅客遇到的看管路障的人员可能是气势凌人的、毫无纪律的、未经训练甚至喝醉的。旅客不应有任何冒犯性的举动，也不要出言不逊。应该坚定而不失礼貌地告知对方当局已经批准他们在该地区旅游。如果旅客中有救援工作者，则应该马上表明友好态度，因为这是一个旅客得到信任的最大资产。[5]

医疗支持元素

需为专业的执法／人质拯救小组提供综合的医援支援。为医疗支援人员提供即时培训是不现实的，而且会扰乱救援任务，置人质和救援人员于危险之中。一些机构提供为内科医生、护理人员和急救医务人员进行战术紧急医疗服务方面的培训。其中第一个也是最著名的就是反毒品和反恐怖主义行动医疗支援项目。健康科学统一服务大学的伤员护理研究中心确立了这一项目，并将严酷的战争环境中提供护理的经验和教训运用到民间疗法之中。战术紧急医疗服务的任何一门学科的基础课程都应包括口头讲解和实践练习，涉及的领域至少包括以下方面：

- 威胁评估和医学情报；
- 战火中的护理；
- 人质生存；
- 临床司法科学；
- 武器及其威力；
- 通过路障运送药品；
- 毒性危害（例如，秘密毒品实验室和大规模杀伤武器）；
- 跟踪治疗的疗效；
- 专用设备和医药箱。

事后措施

劫持人质事件中最为危险的两个时间段是事件发生的最初和最后阶段，特别是需要采取人质救援行动的劫持事件。一开始，被劫持的人质应保持沉默，尽量不引起注意。他们应该完全听从恐怖分子发出的任何指令，不作任何反抗，这就是"被动合作"。不要随意乱动或采取威胁恐怖分子的行为，应避免直视恐怖分子或有其他举动，这可能会引起恐怖分子的注意，威胁其生命安全。如果被要求保持安静，那么就不应谈话或耳语。如果可能的话，应扔掉身上的身份证件或其他证件，因为这些证件可能会进一步激怒恐怖分子。

若被劫持，人质应该想尽一切办法保持良好的健康状况。因为他们不知道在什么地方、什么时间才能吃上下一顿饭，也不知道下一顿饭是什么，在经历了最初的几个小时，当局面渐渐稳定下来以后，绑匪会提供食物，这时人质应该将食物全部吃掉。此外，他们还应该尽量保持身体的运动。

由于被劫持的时间可能会很长，所以所有人质应该尝试互相沟通，达成一致。他们之间的友谊越牢固，劫匪杀害或伤害他们的难度就越大。在绝对确保安全之前，不要尝试逃跑。[6]

如果一个人质被劫持者捆绑，那么在他们被捆绑的过程中，尽量将身体往下滑动，这会使得绳子不会那么紧。同样，还可以挺起自己的胸脯或稍微分开自己的手腕。人质应该尽量用牙齿咬住塞进口中的物体，防止被塞进口中。如果双手被捆绑在身后，如果可能的话，应该将双手绕过自己的双脚。当双手绕到身体前方之后，就可以用牙齿解开结头了。

不管在什么地方被劫持，人质都应该仔细观察周边环境，寻找安全的区域，为可能的救援行动做准备。如果发生枪击或爆炸，应立即趴到地上。如果可能的话，应该寻找沟渠、洼地或实体墙进行躲避。千万不要抬高身体或者起身奔跑。

伤员医疗

采取何种医疗方案取决于很多因素：人质被劫持的时间和劫持地点的条件、人质之前的身体状况以及人质是被释放还是通过救援行动解救的。救援行动是非常危险的，救援人员和人质都有可能受伤。进行战术医疗服务时，三种最为常见的导致死亡的原因是：非控制性出血、气道损伤以及张力性气胸。

对于所有人质来说，最为重要的可能是情绪和心理健康的恢复，即使对于没有受到任何外伤的人质来说，亦是如此。即使对于身体最为健壮的人来说，受到劫持时，对于自己命运的无力掌控以及生死攸关的态势都会对其心理状态产生影响。

特殊考虑

调查发现，经历过绑架案或劫持人质事件的当事人在事后患有创伤后压力心理障碍症（PTSD）的

实例介绍

2004年5月23日晚，3名犯罪嫌疑人绑架了南非共和国的副高级专员Nicky Scholtz，地点就在吉隆坡最为繁华的街道之一，离专员参加会议下榻的酒店不远。其中，一名罪犯正面劫持了专员并强迫他上车，车上坐着另外两名嫌疑犯。专员被一个坚硬的物体击昏，随后嫌犯开车离开。3名嫌疑犯将车开到事先约好的地点与另外4名嫌犯会合，这4名嫌犯随后开着另外一辆车将专员劫持。Scholtz被带到吉隆坡以南19km的地方并被囚禁长达一周时间。他被劫匪用绳子捆绑，并遭到毒打，绑匪强迫他开支票并通过他的信用卡支取现金，总金额达到4200美元，绑匪使用这笔钱购买了大量的武器和炸药。专员遭受了很大痛苦，两条肋骨骨折、下颌骨折，且腿部、面部、手臂和双腿有严重瘀伤。

当地媒体报道后，绑匪将其释放。但是他们对他进行了威胁，声称如果他将这件事说出去，他们将会杀死他。根据Scholtz提供的信息，7名嫌犯很快被拘捕。没有迹象表明这起事件与政治有关，人们认为Scholtz只是被当作了普通绑架对象。

这起事件表明，对周围环境和形势作出正确判断是非常重要的，无论你身处国内还是异国他乡。

可能性很大。创伤后压力心理障碍症患者的病症主要表现为：对创伤性事件的持续回忆（例如，逼真的噩梦、脑中持续闪现当时的画面、生理反应引起对事件的回忆）、回避行为（例如，躲避一切和创伤事件有关的人、事和地点）以及过度警觉（例如，失眠、反应过激、注意力难以集中）。对于有过生死攸关经历的当事人来说，患有创伤后压力心理障碍症是很正常的，通过及时的医学干预，当事人可能不会出现这种症状，或者症状较轻。

严重事件晤谈（CISD）是事件发生后医学护理的重要组成部分。在人质获释或被解救之后的24~72小时是最理想的干预时间，至少要有一名训练有素的心理健康专家，并安排一次有组织的会面。经历创伤事件后一天，当事人必须得到休息（无论是心理上还是身体上）。大约3天之后，当事人开始试图控制自己的情绪，以便将痛苦的经历抛于脑后，所以要果断进行干预。

严重事件晤谈通常持续几个小时，其主要内容包括：进行事后情况说明并解释原因，了解当事人简单的个人经历，开展讨论，每位参加者回忆他们看到和经历的一切以及当时的情绪反应，询问参加者的症状，确定他们是否患有创伤后压力心理障碍症，简单介绍创伤后压力心理障碍症，让当事人了解这是经历恐怖事件后的正常反应，对需要进行进一步诊治的患者开展治疗。

🌏 隐患

在应对劫持人质事件时，存在着很多隐患，包括：

- 身处高风险环境中的人缺少对周围环境和事态的判断。
- 对女性恐怖分子降低警觉，疏于防范。

- 斯德哥尔摩综合征：由 Nils Bejerot 教授首先提出，1973 年在瑞典斯德哥尔摩发生了一起劫持人质事件，两名银行劫匪劫持了 4 名人质，并对其实施了长达 6 天的严酷折磨。但是令人惊讶的是，这些人质最后竟然对劫匪产生了强烈的依赖。Bejerot 教授对这一现象进行了深入的研究。这种综合征的症状表现为对绑匪或劫持者的情绪依赖，试图博得劫持者的欢心或认可，痛恨警方或负责救援行动的其他组织，当出现机会时，拒绝逃生。
- 未能为专业的执法队伍提供正确有效的医疗支援。
- 在创伤性事件发生后，未能及时开展严重事件晤谈。

参 考 文 献

1. Hiscox Group Ltd. *Kidnapping Reaches Record Peak*［press release］. London：Hiscox Group Ltd；April 19, 2000.
2. Boyle C. In the underworld：kidnapping, hostage-taking, and extortion on the rise. *Insurance J.* July 10, 2000. Available at：http：//www.insurancejournal.com/magazines/southcentral/2000/07/10/coverstory/ 22644. htm.
3. Whitcomb C. *Cold Zero：Inside the FBI Hostage Rescue Team*. Boston：Little, Brown and Company；2001.
4. Savage P. *The Safe Travel Handbook*. San Francisco：Lexington Books；1993.
5. Green J. Dealing with trouble – the wilder issues. In：Ryan J, Mahoney PF, Greaves I, et al, eds. *Conflict and Catastrophe Medicine：A Practical Guide*. London：Springer；2002.
6. Auerbach A. *Ransom*. New York：Henry Holt and Company；1998.
7. MacDonald E. *Shoot the Women First*. New York：Random House；1991.888 OTHER

182 国内动乱和暴动 *

Denis J. FitzGerald

🏴 事件说明

国内动乱还可以称作民众骚动，它的破坏性正在日益增强，严重影响着公共秩序、社会治安与和谐稳定。当国内的一个团体认为社会中的一部分力量是敌对的，或者毫不关心他们的见解、权利和要求（他们的感觉不一定准确）时，就会引发国内动乱。最典型的民众骚动包括劳动罢工、大规模的示威游行以及暴动。暴动的影响最为恶劣，它不仅严重地影响了公共秩序，而且对公共安全造成了巨大威胁。为了使本文更有参考价值，在描述国内动乱时，首先回顾历史上发生的一些动乱，而后对动乱发生的根源和发展过程进行讨论。

国内动乱在美国根深蒂固，早在美国建国之前，就已出现，最早可以追溯到发生在 1770 年的波士顿惨案。[1] 尽管一系列法律条款详细论述了和平解决冲突的方法和机制，但是在历史的长河中，美国社会还是经历了数不清的暴力动乱事件。距今较近的动乱事件包括 20 世纪 60 年代发生的大规模骚乱、罗德尼金殴打事件（1992）引发的一系列民众暴乱、发生在华盛顿特区（2000）针对世界银行的示威游行过程中警察和抗议者发生的火爆冲突。特别是当国内动乱演变为暴力行为时，社会公共秩序的需求和宪法赋予的个人言论自由的权利之间微妙的平衡就会被破坏。

国内动乱由很多因素引起，而且这些因素之间有着密切的联系，并互相影响。[2] 这些因素包括对抗的

参与者、激化事态的导火索、团体动力、领导团体和紧张情绪的弥漫。为了更好地了解国内动乱，在此对以上每种因素进行简单的介绍。

在各种各样的动乱事件中，参与者几乎覆盖了所有社会阶层，包括了不同年龄、性别、政治党派、社会地位和经济能力。所有的参与者都与组织保持联系，贡献却有大有小。一些核心人物将全部身心都投入其中，而其他大多数人只是参与到疯狂的动乱之中。

激化事态并引发民众骚乱的导火索很多，例如，当人们认为一些政策或事件是错误的时候，便积极采取行动进行抗议。此外，当涉及特殊利益、执法不公以及对政治环境不满时，也容易引发动乱。当一个团体的政治诉求遭到拒绝，就会转而迁怒于与其持不同见解的人或者负责维持治安的人员，进而引发暴乱。

由于在团体中，匿名感较强、个人的责任意识明确、强烈的社会统一性要求且个人不再独自作出决定，所以团体中对个人的压制减少，逐渐成为团体的行为准则。此外，团体中的人在犹豫不决或遭遇挫折时，会听从团队领袖的建议，服从他的命令并以其为榜样，而团队的领袖往往过分自信甚至变得武断，并第一个挑起事端。团队中反抗情绪的不断高涨有时会使得团队内部变得更加团结，参加者受到鼓舞，群情激奋，团结一致，产生令人震惊的力量。

在有利环境中，这种团队的凝聚力会因为这些因素而产生不可思议的综合效果。这时，团体在本质上变成了一个独立的自治机构，团队成员有着统一的身份、目标、中心思想和行动。通常来说，团体中的成员更愿意参与到那些无法依靠个人力量取得成功的活动中去。如果团队的情绪变为愤怒或失望，这时"从

---

* 本文内容仅反映了作者的观点，并不代表美国国防部或美国政府的官方政策。

众心理"会起作用，实施暴力活动，进而演变为暴动。值得注意的是，根据反移情反应，参与镇压民众动乱的警察和其他人应该时刻保持警惕，注意团队成员的行为，不要让以上因素产生任何负面影响。

国内动乱的形式主要有两种。首先，国内动乱流动性很强，且随着事态的发展，破坏性会逐步增强。例如，动乱最初可能只是有计划的示威游行。示威游行是指一群人（术语是抗议者或示威者）因为相同的目标聚在一起，进行抗议活动（比如抗议一个政治政策）。根据宪法第一修正案，一般情况下，示威游行是以和平方式表达想法的活动，而且是合法行为。然而，近年来，一些示威游行活动演变为暴力行为，具有破坏性，因为一些团体的个人常常开展非法活动。

如果示威游行真的演变为暴力行为，局势就会变得混乱不堪，最后演变为暴动，而该团体也会被认为是暴徒。在暴力冲突中，局势会不断升级，这时就需要采取控制措施来控制局面。

此外，很多发生在当今社会的国内动乱表现为另一种形式。[3]一群不相干的人在同一场合聚集，比如共同观看一场体育比赛或旁观法庭的审判程序，当法院作出裁决时，往往会引起人群中小部分极端主义分子的不满，他们会立即作出反应，扰乱现场秩序，而这其中的深层原因是社会中潜在的不同种族、社会地位和经济能力。这些极端团体的暴力行为和疯狂行径是随意的，且随着事件的推移，会影响更多人的日常生活。这些暴力事件的特殊性在于，仅仅依靠公共安全人员是不够的，需要借助外部力量来维持秩序，平息动乱。

⬅ 事前措施

在争分夺秒的紧张局势下，如果事先有所准备，就能够挽救更多人的性命。在国内动乱发生之前，做好准备并制订相应计划至关重要，因为如果暴发暴力冲突，留给救援队进行救援的时间就会变得非常有限。基本的准备工作应该将重点放到救援设备的更新换代上，只有这样，在最坏的情况发生时，比如大规模的暴乱，救援队伍才可以迅速控制局势。此外，还需要开展有针对性的训练并合理调配资源，为动乱发生之后的医疗救援做充分的准备，保证伤员在受伤地点到入院治疗的过程中得到有效的医治和护理。重要的准备程序应包括：①医疗小组和战术响应小组在现

场的积极配合；②各地区各个级别的医疗资源的整合；③各个医院应变程序的不断改进。在此基础之上，针对一些特殊事件（例如宣布进行的示威游行），还应提前完成医疗威胁评估。

为了确保事件的所有参与者都能够得到最佳的医疗服务，需要将医疗援助与战术响应相结合。在暴力事件的暴发地点，移动外勤人员（MFF）可以响应战术安排，迅速控制暴乱。在动乱发生之前，医疗支援队伍应与移动外勤人员建立工作关系，并在实战中相互配合，共同完成任务。为了在战术行动中有组织地进行医疗救援，必须在各个方面做好充分的准备工作，主要包括：

- 后勤——负责现场医务人员的部署、训练和医疗设备的配备；
- 预防策略——确保水合作用的进行并为移动外勤人员提供防护设备；
- 急诊护理的实施——在为伤员进行医治的同时，尽快将伤员撤离事故现场；
- 清除污染系统——确定抗议者造成的污染，并进行空气净化处理；
- 高级医疗服务通道——将外勤服务人员的现场反应与紧急医疗系统和医院相连接。

就地区层面来说，事先制定的规划必须确保所有医疗资源得到有效利用，在事故指挥系统中发挥应有作用。首先，针对大规模国内动乱指定的地区灾难应急计划应该包括有一个医疗附录，将医疗服务与其他公共安全功能结合起来。通过患者护理的资源准备，解决紧急医疗服务（例如，救护车工作人员的保护和现场康复后勤），[4]转院（例如，确保旅行路线的安全），当地医院的综合实力（例如，确定创伤等级和转移条件）以及互助中遇到的问题。其次，建立稳定的通信系统之前，应促进执法机构、应急医疗系统派遣和地方医疗设施之间的信息共享。该系统可能根据之前存在的灾难应急网络改编而成，并可以在国内动乱事件中起到应有作用。

各个医院，特别是急诊部门也需要为国内动乱事件的发生做好相应的准备。在很多方面，这些准备活动可能与之前的灾难应急计划一致，但不同的是，职工数量增多，另外还建立了紧急事件中心。针对国内动乱的准备工作中比较特殊的内容包括：面对暴动者的暴力行为，如何确保医院的安全、对受伤的抗议者进行治疗、暴乱后的污染问题、发生大规模伤亡的可

能性以及控制被捕人员。

对于事先确定进行的游行示威活动，地区的医疗规划者有必要进行医疗威胁评估（MTA）。医疗威胁评估通过分析各种可能的威胁、评估医疗方面的缺陷、找出各种可能的应对策略并发掘不同的资源，为特殊事件中可能发生的医疗情况做好准备，进而确保伤员得到合理的治疗。在事件发生之前，可以通过多种渠道获取相关信息，包括医院现场勘测、线路测量、原始资料以及实施抗议的团体的过往信息。针对特殊事件，医疗威胁评估的内容可能还会包括对周围条件、医院综合实力以及示威者可能扔掉的物体的分析。

➜ 事后措施

大规模国内动乱引发的暴力事件发生后，医疗单位应尽一切努力在力所能及的范围内，对区域内的伤员进行治疗。在最初的一段时间内，应将注意力放在民众骚乱对于医疗工作者产生的情绪影响上，并对所有承受巨大压力的人员提供医疗支援。

医院的员工应继续为当事人及其家属提供必要的医疗服务，并按照要求向社会发布适当的信息。从长远来看，医学专家有必要同市民代表进行会谈，汇报事件伤员的医疗进展。最为重要的是，应当提高今后面对类似事件时医疗反应的水平。及时总结经验教训，讨论救援工作中的成功之处和不足，今后再次发生民众骚乱时，能够更好地为伤者提供医疗服务。

⚕ 伤员医疗

国内动乱发生后的伤员医疗成功与否与很多重要因素有关。在大规模事件发生后，医院或相关机构应根据灾难应急计划对伤员进行救治。民众骚乱事件的伤员医疗是很特殊的，因为常常有大量的潜在患者，暴乱导致的伤病类型比较特殊并且骚乱中常使用非致命武器。

动乱事件的伤亡人数与动乱的规模和范围有关。根据可利用资源的多少，医务工作者在特定情况下可能依照大规模伤亡事件的检伤分类原则提供医疗服务。是否采用该方法可能还需要根据伤员病情的严重与否以及不同医院的伤员分布情况确定。

举例来说，发生在罗德尼金事件后的民众骚乱中，因暴乱导致的伤病类型主要有三种。第一种伤病是由暴乱中的积极分子的袭击或者其他犯罪行为（比如打劫）造成的。伤者可能同时出现钝挫伤和穿透伤，枪伤、刺伤或捶打所致瘀伤最为常见。民众骚乱导致的第二种伤病包括车祸事故。钝挫伤最为常见，伤员包括被打伤的行人以及汽车碰撞的受害者，这是由于骚乱中暴徒破坏了交通路线、疯狂驾驶或者破坏了交通信号灯。最后一组患者的症状表现为严重的呼吸困难，而且由于患者之前的身体状况本就不甚理想，导致其无法接受必要的治疗。这一组患者还包括透析患者和糖尿病患者。

在当今社会的民众动乱中，常常涉及非致命武器的使用。非致命武器即为可以致残或用来分散人群的武器，但是不会造成严重的伤害。非致命武器在一般情况下确实如字面含义不会造成严重损伤，但是依然可能造成重伤甚至死亡。在应对民众骚乱时，执法部门通常会使用两种低致命性战剂。化学战剂就是其中一种，包括催泪瓦斯或胡椒喷雾剂，使用后会强烈刺激上呼吸道。在治疗时，应首先打开门窗，散去毒剂，保证新鲜空气的流通，同时为伤员准备冷水。另外一种战剂便是抛射类弹药，比如"豆袋子弹"，使用这类战剂会导致现场人员出现轻微撕裂伤甚至严重内伤。[6] 总之，医务人员应对这些低致命性武器及其威力有所了解。

💡 特殊考虑

在应对民众动乱时，医务人员应该特别注意以下三个方面。即判断伤员是否处于危险环境，判断动乱现场的医疗—法律环境并开展现场试验。在进行医疗救治时，都应注意这三个方面。

在动乱后的救治过程中，对于医务人员最重要的一点就是判断治疗现场是否处于危险环境中。危险环境是指完成既定任务时，在现场可能受伤的情况。在民众动乱中，医务人员的人身安全随时可能受到威胁，如暴力示威者、危险的人海战术、抛掷物体的污染、基本供应物资的短缺以及临时武器的出现。医务人员必须同时为敌对双方进行救治——被逮捕的示威者、受伤的旁观者以及受伤的执法人员。除了正确使用防护设备外，医务人员还必须对周围环境进行观察，出现危险时，立即采取措施，保证伤员的安全。

此外，医务人员还应该判断动乱后的医疗—法

实例介绍

　　炎夏的一天，一件众人瞩目的案件正在审理，陪审团最后判定多名警官无罪，理由是他们在那一年较早前的一次枪击案件中没有任何过错。判决刚刚公布，愤怒的人群便聚集在市中心，喊着司法公正的口号。聚集的人越来越多，并向市政厅方向前进，试图对判决进行抗议。局面愈加紧张，最后变为暴力事件，人群中的一些人开始打砸周边建筑的玻璃，放火焚烧街边的垃圾桶，抢夺车辆。

律环境，并意识到进行医疗救援的后果和影响。为了患者考虑，医务人员必须极其小心，保护好现场的证据，并收集现场遗留的武器、子弹或衣物。因为之后可能需要向法院提供证词，医务人员还必须能够判断伤员的伤病类型。

　　在示威游行演变为暴力事件后，抗议者可能会向维持秩序的警察投掷各种各样的物体。无论从医学还是法律角度，很重要的一个担心就是这些警察可能会沾染污血。这时，应该对现场投掷的各种红色液体进行现场血液检查。在进行现场检测后，应将血样送往专业的实验室，进行进一步确认。

🌐 隐患

　　在发生民众动乱后，在进行医疗服务时，存在着一些潜在的隐患，包括：

- 未能理解现代社会中国内动乱的动力学和影响；
- 未能在事件发生前，就提供医疗服务连续性的医疗应急、沟通以及协调制订计划；
- 未能理解国内动乱中医疗伤亡的性质，包括低致命武器造成的损伤模式；
- 未能在事件之后通过采取短期和长期措施迅速恢复；
- 在面临内乱环境威胁下提供护理时，未考虑到个人安全；
- 未识别出国内动乱事件中独特的法医影响。

参 考 文 献

1. Civil disorder. Los Angeles County Sheriff Emergency Operations Bureau；1997.

2. Civil disturbances. *US Army Field Manual 19-15*. Washington，DC：Headquarters，Department of the Army；2005.

3. *Law Enforcement Bulletin*. U.S. Federal Bureau of Investigation；March 1994.

4. *Civil Disturbances in Emergency Medical Services：Special Operations Student Manual*. Federal Emergency Management Agency. U.S. Fire Administration，National Fire Academy，Maryland；2002.

5. Koehler G，Isbell D，Freeman C，et al. Medical care for the injured：the emergency medical response to the April 1992 Los Angeles civil disturbance. State of California Emergency Medical Services Authority；March 1993. Available at：http://www.usc.edu/isd/ archives/cityinstress/ medical/contents.html.

6. Suyama J，Panagos P，Sztajnkrycer M. Injury patterns related to the use of less-lethal weapons during a period of civil unrest. *J Emerg Med*. 2003；25：219-27.

183 大规模电力系统故障

M. Kathleen Stewart，Charles Stewart

事件说明

闪电、强风、冰暴、飓风和洪水以及有意或无意的破坏或电力系统侵袭会导致电力中断。[1-5] 在某些情况下，电源故障造成的规模很大，时间也很长，会由持续的灾难引发，例如洪水。在其他情况下，它们是唯一的灾难因素。

本文将会讨论大规模电力故障的潜在原因，它会对灾难救援造成什么样的影响，医生在遭遇这种灾难时应作的选择。这里需要强调的是，本文的介绍并非详尽无遗，而是仅旨在描述在世界范围内，尤其是紧急医疗服务（EMS）易遭受的各种类型袭击。

现代电力系统主要由六大部分组成：

- 发电站；
- 输电线路中使用的变压器，将产生的电力的电压升高；
- 输电线路；
- 用于配电线路的变电站，降低电力电压；
- 配电线路；
- 变电器，将配电电压降至消费者的设备可用的水平。

美国全境的发电站均通过电力网相互连接。这使得一个州发出的电力可被输送至另一个州的用户。另外，当有城镇的发电站出现故障，或是遭到有意或无意的破坏时，其他地区的发电站可为其提供电力。

在美国，电力系统被分为 3 个网格系统：东北电网、西部电网以及得克萨斯州电网。两大电源子网格系统，安大略－纽约－新英格兰电力库和宾夕法尼亚州－新泽西－马里兰电力库（PJM 互联系统）一起组成东北电网。这些发电站发出的电在全国近 80 万 km 的输电线路（携带高压电）之间传送。

在典型的电力系统中，发电站的发电机交付的电压为 1 万 ~26 万伏特（V）。通过电力网的高压输电线路，电力被传送至区域变电站。由于高压可更有效且长距离地传输，因此变压器将电压值升高至 120 万 ~750 万伏，以通过远距离的一次输电线路。在区域变电站，电压被转化为 69 万 ~13.8 万伏的水平。社区变电站的另一组变压器将电压降至 2400 或 4160 伏或 1527 或 33 千伏（kV）的配送水平。最后，电压再一次经过配电变压器转化为家庭、医院和办公室可使用的电压（220~1200 伏）。

用于承载高压线路的塔最容易遭受恐怖分子的破坏，恐怖分子以此达到破坏电力系统的目的。只有用适度的常规炸药引爆 2 或 3 座电塔，才足以中断高压输电线路。塔和线路的维修和更换需数天至数周的时间。

简单的炸药可很容易地用于破坏任何地上高压配电系统。地下系统的接近有一些困难，有额外的防护措施进行限制。虽然这一策略可破坏配电系统，但却不能破坏电力设备。就这一点而言，其结果与自然发生的事件造成的结果类似。

另一个装置，石墨炸弹可引爆电气装置和配电系统的成千上万的碳纤维导电电线。这会导致电力系统短路。

1991 年，石墨炸弹（又称 G 炸弹）被用于海湾战争，成功地使伊拉克 85% 的电力供应中断。北大西洋公约组织（NATO）在 1999 年 5 月使用了更新的炸弹装置，成功地中断了塞尔维亚 70% 的电力供应。[6] 这些炸弹会破坏配电系统，但却无法破坏电力设备。

最后，电磁脉冲（EMP）装置可导致大规模的电力故障。但"引爆"时，电磁脉冲武器（又称 E 炸弹）可产生强大的能量波，使大范围的电力设备短路，包括电脑（即使是安装在汽车和卡车中以及用于操作红绿灯的电脑）、收音机和公共电力供应。在有效射程内，这些武器几乎可中断任何非屏蔽式电力装置。（一些军用无线电通信系统被设计用于抵抗电磁脉冲，但大多民用设备不足以阻挡这种类型的袭击。）燃烧带来的损害或电力电路的过载会远远超出爆炸和电磁脉冲辐射直接影响的区域。

国家的空中交通管制系统是否可"强硬"地抵抗电磁脉冲，目前尚不得而知。[6] 联邦航空管理局遭受电磁脉冲袭击的风险程度可能（且适当地）被分类。民用客机可能会失踪。它们没有通信系统、助航设备或着陆灯，电子电传操纵电路被大型的电磁脉冲装置破坏后，在某些情况下，它们甚至可能不能够控制飞机。

商业计算机设备对电磁脉冲装置尤其敏感[4]，如超高频和甚高频无线电接收器、电视和手机。[5] 对于依赖科技的社区保健来说，这些设备短路的后果是令人难以置信的。但是，虽然电磁脉冲装置可破坏电子设备，但至少在理论上不会对人类造成伤害。[7]

电磁脉冲武器存在三种基本类型：核武器、通量压缩发电机、高功率微波发电机。虽然对这三种武器的深入讨论超出了本文的讨论范围，但总而言之，每一种类型的武器都可造成不同程度的破坏。那些只了解基本工程和技术技能的人无法利用电磁脉冲技术。政府和恐怖分子建筑电磁脉冲武器的材料类似。秘密市场随时都有充分发展且便于部署的武器出售。由于美国实际上已经部署了这种武器（在沙漠风暴中，电磁脉冲武器被设计用于模拟核弹产生的电流）[8]，如今，这种武器很有可能被恐怖国家设计利用。电磁脉冲装置非常便于携带，甚至可进行远距离操作。在空气中或摩天大楼的顶层附近引爆电磁脉冲装置可使武器的威力达到最大化。

⬅ 事前措施

即使是在 2001 年 9 月的恐怖袭击之前，美国医院的灾难计划也主要用于应对涉及大规模创伤或大规模损伤的外部灾难，例如，空难、辐射事故或传染病暴发。尽管很有必要针对这类事件制订计划，但实际上，灾难性的电力故障是最有可能出现的情境。到

20 世纪 60 年代，工程师和建筑师开始从户外封闭建筑，建造单独由电力控制的力学环境。当电力供应出现故障时，现代医院变得完全不适宜居住。

计划外断电的准备措施

灾难计划制订者必须不仅考虑到常用装置，例如电灯和关键区域的电力，还应采取措施在修复电力时，保护电力系统不受无意识行为的破坏。[9] 财政限制通常限制了医院在应急电力防护方面的充分支出。医院的会计通常不会认为保证医院的电力 24 小时完全无故障是物有所值的。具有讽刺意味的是，医院在提供电力防护时，通常会保护数据系统，而非急救护理系统。

作为设备预防性维修计划的一部分，电力出现故障时，需检查、维护和测试预备运转的装置。需准备、实施和测试用于维修关键服务的计划和清单。许多医院在晚上或凌晨医院的日常活动开始之前测试其应急电力供应系统。选择这两个时间进行检测是因为此时的临床活动较少，因此引起的混乱也较少，临床负载正常或高峰时，无法反映应急电力供应系统的试验负载。许多医院在手术室处于使用状态时，无法对应急电力供应系统进行测试。另外，在典型的医院的一天时间中，力学过程、建造过程、放射学过程和其他临床过程均有不同。

抵抗电磁脉冲装置的防护措施

若未购买军用通信设备，则很难对电磁脉冲武器进行防护抵抗。车辆需配备电脑以满足美国环境保护署的要求，而这些电脑很容易遭受袭击。紧急医疗服务可采取的一些防电磁脉冲武器的措施如下所示：

1. 建造一个法拉第笼。法拉第笼由粗金属丝网制成，并将其连接至地面，完全包含被保护的项目。若任何电源电缆、数据电缆或天线均被放置在笼中，则会变得毫无意义。将所有设备都罩在笼中，则会断开电池和其他电源供应。

2. 维持备用无线电、监控和发动机点火备件的供应，将备件放置在笼中。

3. 在恐怖威胁期间，一次只使用一个系统。切断其他系统的电力和天线，并将其放置在法拉第笼中。

4. 若车辆的点火系统出现故障，则断开蓄电池负极桩，等待两分钟，然后尝试重新启动车辆。一些新型汽车的电脑化点火系统可通过这种方式重新连接。

关键服务的连续性

应选择备用发电机和不间断电源，并通过合格的电力服务承包商安装，然后与公用电力公司进行协调。应避免电力供应的不当转换，这一点尤其重要。这会使得电力反馈至常规电力系统，导致设备和发电机的损坏。

与备用电源一样，柴油发电机本身不能提供自动防止故障的备用电源，以保护医院的患者。公共设施的关闭与发电机电力启动之间的落差会破坏计算机化的诊断和生命支持设备。对于敏感的电子设备来说，即使是 3 秒钟的中断也很危险。出于相同的原因，在预算允许的情况下，电子工程师和承包商倾向于使用不间断电源以保护关键设备不受短暂中断的破坏。

➡️ 事后措施

当电力被修复时，会用到以下设备：
- 手动开关需被放置在关闭的位置；
- 需检查阀门，确保其处于正确的位置；
- 在电力恢复时，需核实公用设备的可操作性，例如，蒸汽、收音机、手机、电脑和寻呼机；
- 修复电力时，出于安全考虑，应关闭自动启动设备，以将电力负荷降至最低。

👥 伤员医疗

断电会导致不同类型的损伤。在农村地区，受害者会由于没有充足的食物、水和药物，遭受更长时间的困境。在气候相对较冷的地区，也可能会由于暴露导致损伤。对于一般人群来说，风险和损伤类型由断电的地区决定。

存在安全和健康风险的职业

操作机器和电力工具以及从事化学工艺的工人可能会遭受损伤、暴露于危险的化学品或丧生于未及时修复的关键系统的电力的突然丧失。

当被困在电梯、地铁和公共交通设施中时，人们可能会受伤。其中大多数损伤是在尝试从局部环境逃至"较安全"区域的过程中遭受的。

医院患者的风险

依赖于呼吸器的患者需使用其他呼吸设备，例如

由专业人员操作的面罩式呼吸器。一些呼吸器内置有短期不间断的电源，可在电力故障后，短时间地为患者供应氧气。手术室的设备会出现故障。一些设备，例如心肺旁路机是很重要的设备，应使用不间断电源进行防护。其他设备，例如电灯，可在短暂的断电期间（未受到损坏）使用电池电源。实验室设备，尤其是电脑化的设备，在仅仅断电几秒钟时也会中断运行。因此，这一设备必须使用不间断电源保护，以确保被测试的数据不丢失或被损坏。

💡 特殊考虑

电磁脉冲装置导致的灾难性电力故障需要更换设备中所有的计算机电路，这意味着在计算机点火控制电路更换之前，救护车不能使用，还意味着医院内从心脏监视器到实验室设备的每一个计算机化部件都需要更换。

实例介绍

2003年8月14日下午4：11，美国东北部发生断电事故。由于激增至300兆瓦的电流向网格系统的东部移动，之后又向西反射，因此网格系统在9秒之内崩溃。断电事故影响了24086平方千米的区域，大约5000万人处于无电力供应的状态下。100座发电厂，包括22座核发电厂关闭（在关闭之后，花费36小时的时间重新启动核发电厂）。

由于抽水站出现故障，克利夫兰市有150万人处于无水状态。国民警卫队使用卡车为这些人运送了7600加仑水，为他们解了燃眉之急。由于机场和空中交通控制系统处于无电状态，8月14日，北美取消了300个航班。纽约市出现6场严重的火灾，800人被困于电梯之中，8万多人拨打911报警，超过4万名警察出动。多伦多有100人被困于电梯之中，有1484人拨打火警电话。

若断电的情况是由恐怖分子使用电磁脉冲炸弹故意引起的，则受影响区域的紧急医疗系统、警察或消防人员可能不会有救援的能力（由于交通故障），未受保护的装置会遭受破坏。

🌐 隐患

在应对大规模电力系统故障时存在几项隐患，如下所示：
- 由于电池故障、燃料供应不充足、过热或燃油泵故障导致备用发电机故障。许多发电机是备用定额，也就是说它们仅可在 24 小时内运行

两小时。

● 未检查备用发电机在预期满载的状态下是否可长时间运行，应至少每两年检查一下，每次12 小时。

参 考 文 献

1. Nates JL. Combined external and internal hospital disaster : impact and response in a Houston trauma center intensive care unit. *Crit Care Med*. 2004；2：686-90.

2. Franklin C. What we learned when Allison turned out the big light.*Crit Care Med*. 2004；32：884-5.

3. Lewis CP. Disaster planning, Part I. Overview of hospital and emergency department planning for internal and external disasters.*Emerg Med Clin North Am*. 1996；14：439-52.

4. Dealing with power failure : how Spokane hospitals survived the ice storm. *Hosp Secur Saf Manage*. 1997；17：3-4.

5. Milsten A. Hospital responses to acute-onset disasters : a review.*Prehospital Disaster Med*. 2000；15：32-45.

6. Rogers K. Are electromagnetic pulses terrorists' next weapon of choice？ *Las Vegas Review-J*. September 30, 2001. Available at：http：//www.globalsecurity.org/org/news/2001/010930-attack04.htm.

7. Fulghum DA. EMP weapons lead race for non-lethal technology.*Aviation Week Space Technol*. May 2, 1993；138：61.

8. Defense News, April 13-19, 1992.

9. CBC News Web site. Blackout by the numbers. Updated November 14, 2003. Available at：http：//www.cbc.ca/news/background/poweroutage/numbers.htm

184 医院断电

Narc C. Restuccia

事件说明

电源丧失对于任何医疗机构、患者和员工来说都是灾难性的。设备的正常运行、患者的安全治疗和诊断、机构中所有人的安慰都需要持续的供热、冷却和电源。丧失其中任何一个或全部都会导致机构的灾难。

天气较冷时，热力的丧失会使员工的身体感到不适，工作条件也会变得恶劣。对于患者来说，供热功能的丧失意味着他们会有遭受低体温症的风险。在较热的天气或月份中，冷却功能的丧失会使医疗专业人员在诊断和治疗患者时感到疲乏。对于患者来说，冷却功能的丧失会使他们遭受过热、脱水并使其基础疾病恶化。最后，电力的丧失会严重影响所有医疗设施。许多仪器设备都是通过电力运转诊断和治疗患者的。电脑用于追踪患者的病史、测试，若电能供应中断，则无法安排医疗干预的进行。在电力丧失的情况下，电动呼吸器将不会起作用，会潜在地导致患者缺氧和死亡。在发生电力故障时，所有的实验室测试和射线超声检查都不能进行操作。静脉泵、电击器和其他生命支持设备会立即失效，并给依赖于这些设备的患者带来严重的后果。同样，医疗护理提供者充分查看环境、存取患者信息、实施诊断和治疗干预以及一般的职责的能力会严重或可能完全地退化。手术室会陷入黑暗之中，有可能手术正在进行当中。更平凡但仍很重要的方面是，机构为患者和员工提供的食物的储存和加工的能力也会严重退化。若保存药物和疫苗的设备所需的最佳储存温度丧失，则许多药物和疫苗的稳定性和效力也会受到影响，最坏的可能性是所有的药物都失效，而最好的情况则是机构需花钱重新购

置一批药物。最终，电力的恢复会潜在地给员工和患者带来风险。电力的中断可能是恐怖主义活动的结果或更有可能是自然灾害带来的。

事前措施

所有医院都应有相应的一般性灾难计划。场景的设想必须是电力、供热和冷却功能的丧失。这种意外事件必须包括是否受影响的设备是唯一的，也就是说所有其他的医疗设备均未受影响；或者是否整个地区/区域都受到影响。在两种情况中，都应有相应的对于需要紧急护理的患者的护理、运输和检伤分类计划。计划的输入、接受和知识及其意外事件必须从地方和区域紧急医疗服务（EMS）部门以及地理位置邻近的医疗机构中获取。在发生电力丧失事件时，有必要将患者转移出受影响的设备，将检伤分类的患者转移出受影响的机构，并且协调地方、区域甚至是国家的可用资源。

供热能力的丧失

虽然这一问题并不常出现，但位于气候较冷地区的医院必须有相应的应急计划，在发生供热能力丧失的事件时保护机构的员工和患者。位于偏远地区、附近无其他医疗机构的医院在发生这种情况时，患者转移的困难会被放大。

由于自然灾害或人为因素发生这种情境时，会有多家邻近的保健机构受到影响，受影响的患者数量会增加，情况也会更加复杂。不仅受到影响的住院患者数量会大幅增加，而且那些需要进行常规、持续、紧急医疗护理的当地人也会受到影响。这类事件需区

域、州和联邦反应来减轻灾难。

应对供热能力丧失的必要事前措施包括：

- 精心制订计划并进行灾难策略演练；
- 经常检测医院的供热系统，并确认供热设备的替代设备；
- 在所有的主要供热能力丧失时，确认为护理区的患者供热的方法；
- 正式建立医院的紧急事件控制指挥系统（ICS）并进行演练，该系统必须包括：确认向应急操作中心（EOC）报告的人员，制定具有明确功能、报告流程、个体期望的指挥系统，个体包括应急操作中心和所有机构的工作人员；
- 识别并装备应急操作中心（在大多数计划中沟通是最薄弱的环节）；
- 为目前正在医院接收治疗的患者的护理和寻求紧急医疗护理的公众寻找替代地点 / 机构；
- 鉴别为替代机构配备的员工（若有需要）；
- 与其他机构就这类突发情况制定谅解备忘录，其中应包括将患者转移至未受影响机构的方法，应包括地方、区域、遍及全州和其他州的机构；
- 地方紧急医疗服务的工作人员应参与大量患者转移计划的制订；
- 确定可继续留在受影响机构进行护理的患者（如果有）；
- 确定通知一般公众关于紧急情况性质的最好方法、这一通知会如何影响公众、受影响机构的能力、何时恢复正常的工作状态。

冷却能力的丧失

医院中有效调节空气的能力丧失会导致类似的问题。但与设备供热能力的丧失相比，所遭遇的问题并不显著，这类紧急事件的计划具有一定的相似性。

应对医院冷却能力丧失的必要事前措施包括：

- 精心制订计划并进行灾难策略演练；
- 经常检查医院的冷却系统，并确认冷却设备的替代设备；
- 在所有主要的冷却能力丧失时，确认为护理区的患者制冷的方法；
- 正式建立医院的紧急事件控制指挥系统，并进行演练，所列如上；
- 识别并装备应急操作中心；

- 为目前正在医院接收治疗的患者的护理和寻求紧急医疗护理的公众寻找替代地点 / 机构；
- 若有需要，为这些机构鉴别工作人员；
- 与其他机构就这类突发情况制定谅解备忘录，其中应包括将患者转移至未受影响机构的方法；
- 地方紧急医疗服务的工作人员应参与大量患者转移的计划的制订；
- 确定可继续留在受影响的机构进行护理的患者（如果有）；
- 确定通知一般公众关于紧急情况性质的方法、这一通知会如何影响公众、受影响机构的能力、何时恢复正常的工作状态。

电力丧失

电力丧失具有极大的破坏性，但不幸的是，这种情况经常发生。[1] 在现代医疗机构中，由电力供应才能工作的重症患者护理和辅助装置、设备和服务有很多。[2] 即使是可靠的电力供应持续中断的时间很短也可能会带来灾难性的损失。即使是电力损失持续的时间很短，现代电脑、监控系统、实验室仪器以及许多其他的电脑驱动装置也不能正常地工作。这些设备对电力供应的依赖为恐怖活动创造了绝好的目标。

每个保健机构必须对这类事件进行预先计划，还应有相应的强有力的灾难计划。在发生电力丧失的事件时，电力递送未中断的机构的工作人员必须做好准备，并能够立即展开行动。系统和设备即使是短时间停电，也必须提前完成识别，并进行持续地检测和准备。必须提前计划识别潜在的事件（例如，特大热浪、龙卷风、飓风或人为事件），若预计会发生这类事件或者这类事件已经发生，则应做好启动灾难计划的准备。对于电力丧失的情况，任何医疗机构都应提前做好准备，若有可能，在这类事件发生后，最可取的办法是尝试作出反应。[3]

应对电力丧失的事前措施包括：

- 制订强有力的、周密的灾难计划，并进行演练；
- 鉴别主要的电源，其中应包括电力输入的丧失情境；
- 鉴别替代电源，包括为不能等待紧急发电机启动工作（通常为 3 秒或更长时间[1]）的设备配备不间断供电系统，此外，紧急发电机（通常为柴油发动机）的数量和发电能力均可满足使

用需求;

- 持续检查主要的电源和所有紧急系统;
- 持续对医院的工作人员进行培训,优先培训应急备用电力系统的使用方法;
- 确保所有紧急发电系统的燃料充足或燃料可随时补充;
- 鉴别为患者提供护理的替代方法,并在电力丧失事件发生时,允许员工运行所有备用发电设备;
- 正式建立医院的紧急事件控制指挥系统并进行演练,确认最终安排将医院的患者疏散至另一机构的指挥结构;
- 识别并装备应急操作中心,考虑到所有电力丧失的情况;
- 在发生所有电力丧失的事件时,为目前正在医院接受治疗的患者、寻求常规和紧急医疗护理的公众寻找替代的护理机构;
- 若有需要,为这些机构鉴别工作人员;
- 与其他机构就这类突发情况制定谅解备忘录,其中应包括将患者转移至这些机构;
- 地方紧急医疗服务部门的工作人员应参与大量患者转移计划的制订;
- 确定可继续留在受影响机构进行护理的患者(如果有);
- 确定通知一般公众关于紧急情况性质的方法、事件对医院的影响、可提供与不可提供的服务、紧急情况的持续时间;
- 鉴别随温度而变的药物和疫苗(大部分都随温度而变),并为正在医院接收治疗的病情最严重的患者制订立即护理的替代计划;
- 鉴别为患者和员工提供食物的替代方法。

事后措施

一旦发生任何类型的电力丧失事件,医疗机构必须启动其灾难计划,为应急操作中心提供医务人员,并按照计划采取应对措施。根据紧急事件的类型、范围、持续时间和起源地,通知地方、州和联邦公共卫生以及公共安全部门。任何上述机构所作反应均应以上文中列出的因素为基础。灾难计划及其实施应足够灵活,以适应获得的任何关于灾难的新信息。医疗机构应花大力气记录所需的资源,以满足患者和处理危

机的护理需求。应迅速尝试将机构带入运转的防灾状态,但若未成功,应通过紧急事件控制指挥系统安排患者转移。州和联邦的费用报销将全部以这些记录为依据。

伤员医疗

冷却能力丧失

医疗机构冷却功能的丧失通常不会导致新患者的流入。但若发生人为或自然事故对地方或地区造成影响则有可能出现新患者的流入。这些事故包括爆炸、火灾、地震、飓风或龙卷风。在这种情况下,地方资源很快会消耗完,这时会需要外部资源的援助。外部资源运至事件发生地需要一定的时间,因此应制订应急计划以护理医院的患者以及社区的新患者,同时做好将患者转送至其他未受影响的机构的准备。

当医院发生冷却能力丧失事件时,灾难计划可指导患者的治疗。处于热损伤的高度风险下的患者需进行快速鉴别并对其作出安排,或者使其所处环境的温度升高,或者将其转至未受影响的医院。这些人包括幼童、老年人和患有共生疾病(例如心脏疾病)的患者。医务人员领导、医务人员以及医院的领导应共同作出决定,确定是否将其他患者继续留在医院治疗。在转移患者时必须保证每个患者的最佳利益,替代医院应有足够的床位,紧急医疗服务人员应有能力对患者的转移作出响应。正如每一家医疗机构都是唯一的,每次灾难也是唯一的,因此需要计划的预先制订、强势的领导、良好的沟通以及医院及其员工的承诺。

供热能力丧失

医院发生供热能力丧失事件时,将会产生与冷却能力丧失相同的问题。其关键的不同在于,在大多数情况下,位于较冷气候地区的医院发生供热能力丧失事件时,需将医院所有的患者以及新患者转移。

电力丧失

在医院发生电力丧失事件时,应优先考虑那些依靠电力驱动的生命支持系统的患者。这类患者为通过呼吸器进行呼吸的患者、使用主动脉内球囊泵的患者、使用电力驱动的静脉输液泵输入极其重要药物(例如升压药)的患者以及手术室的患者。在许多情

况下，若所有的电力均丧失，备用电池可用于多数装置。对于使用呼吸器的患者，通过换气挽救生命的其他方法包括 Oxylator（乔治亚州罗斯维尔股份有限公司的挽救生命系统），这是一种氧气驱动的非电通气设备；或是面罩式手动呼吸器。替代的应急计划，应备好可供其他设备使用的便携式电源。预先计划、强势领导、良好的沟通、应急计划和医院员工的献身精神是至关重要的。

实例介绍

圣约瑟夫社区医院，位于明尼苏达州的一个拥有20万人口的城市，拥有200个床位。整座城市还有另外两家规模差不多的医院：市立医院有250个床位，纪念医院有275个床位。一个特别寒冷的一月的一天，圣约瑟夫医院的供热系统在黎明前遭遇了一场火灾，这是一台旧设备，医院正准备建设资金到位时，对设备进行升级。医院丧失了所有供热能力。在一小时之内，温度开始下降。医院的住院率达到80%，急诊室（ED）、地板和单人的重症监护室一共住有162名患者。

医院宣布灾难来临，并建立应急操作中心。院长、财务主管、首席医疗官、急诊室负责人、重症监护室负责人、首席护士长、护士长、设备主管、社会服务部负责人、保安部负责人、警长、外联主管全被召集在应急操作中心。大家很快确定供热设备遭到严重损坏，可能需要数天至数周甚至是数月的时间才能恢复使用。医务人员正在寻找患者护理区的替代供热资源。院长迅速发布了如下命令：

- 建立紧急事件控制指挥系统；
- 关闭急诊室，通知地区和区域紧急医疗服务部门将患者通过救护车转移；
- 急诊室提供给未住院的患者；
- 确保医院的安全，未经允许不得入内；
- 取消所有打算入院的患者名额和所有外科手术，并通知受影响的患者；
- 通过当地的电视和广播电台就医院的状况发表公开声明，通知新闻媒体；
- 将圣约瑟夫的问题告知其他区域的医院，并请求帮助；
- 将紧急事件的性质告知地方政府并请求援助；
- 设备主管、急诊室负责人、重症监护室负责人、社区护理组织主管和护士长制订行动计划。

行动计划包括：

- 将替代供热系统用于患者护理区，例如，小型取暖器、辐射加热器和保温毯；
- 鉴定需转移至功能齐全的医院的患者，例如，附近的医院、康复机构和疗养院；
- 获得患者的医生或机构管理员的认可；
- 确认转移患者的正确方法；
- 确认可安全出院回家的患者，并进行安排；
- 确认所需的其他工作人员。

在灾难发生12个小时后，所有病情严重的患者均被转移至其他医院。其他患者有的出院回家，有的被送至适当的护理机构。这时，应急操作中心解散，并开始确认损失数量、维修费用、设备恢复正常的时间的程序。

特殊考虑

现代医疗设备唯一依赖于供热设备、冷却设备和最特殊的电力供应设备的持续可用性。上述任何一个条件的丧失都会必然导致机构灾难计划的启动。对于这类紧急情况，事前计划、应急鉴别、演练、机构和人员的献身是取得积极结果的至关重要的因素。

隐患

在应对医院断电时存在几项隐患，如下所示：

- 灾难计划不充分，不足以应对热力、冷却或电力的丧失；
- 未准备备用的冷却、供热和最特殊的电力资源；
- 未与其他保健机构签订谅解备忘录，以至于在发生紧急情况时，无机构支持受灾机构；
- 未充分告知并培训支援人员，以使其在发生电力丧失事件时发挥应有作用；
- 未在灾难发生前对员工进行培训；
- 事前灾难计划未包括送往医院前的紧急医疗服务系统；
- 未对上述故障的反应能力进行连续测试，其中包括备用系统的故障测试；
- 在补救措施的尝试失败后，未立即疏散患者。

参 考 文 献

1. Harrington M. Emergency：the critical condition of hospital power. *EC&M*. August 1，2002：1-8. Available at：http：//ceenews.com/mag/electric_clarification_ideals_wirenut/.
2. Nates JL. Combined external and internal hospital disaster：impact and response in a Houston trauma center intensive care unit. *Crit Care Med*. 2004；32：686-90.
3. O'Hara JF Jr，Higgins TL. Total electrical power failure in a cardiothoracic intensive care unit. *Crit Care Med*. 1992；20：840-5.
4. Franklin C. What we learned when Allison turned out the big light.*Crit Care Med*. 2004；32：884-5.

185 故意污染水源

事件说明

2001 年的 "9·11" 恐怖事件迫使公共卫生和医疗团体、联邦安全和监管局、州和地方的水厂开始考虑美国水源受到污染的可能性，因为水源是恐怖组织企图扰乱和破坏国家公共建设重要元素的一部分。[1-4] 水源和水配送系统是恐怖分子在美国活动的潜在目标，因为水源是工业化社会的每个部门的重点需求。[2] 即使是对供水装置的短期破坏也会很大程度地影响到一个社区，并且作为恐怖袭击的一部分，市区供水系统的故意污染会导致严重的医疗、公共卫生和经济后果。2005 年，飓风 "卡特里娜" 破坏了海湾地区的供水系统，这生动地证明了一个社区的供水装置遭受破坏的严重程度。正如这场大规模的飓风所展现的一样，在美国，水源的生物、化学或放射性药剂的污染通常是由自然灾害、工业污染或无意的人为事件造成的。但是，在战争史上，平民使用的水井、水库和其他水资源的故意污染已被敌对的军事力量用作袭击的一种方式。许多军队都采取过这种作战方法，其中包括罗马军队，他们用发生病变的人类尸体和动物尸体污染了敌人的饮用水。[4] 随着技术的提高和现代科学技术的进步，生物、化学和放射性战剂的传播机制已大规模地扩张，现在，水源也是一种传播机制。无论是恐怖分子使用的先进科学技术，或是古代的作战方法，水源的公开性或隐蔽性污染仍是对美国民众的一个潜在的公共卫生威胁。

目前，水源的故意污染是恐怖袭击的一部分这一说法已得到国会的证实，证实这一说法的是由政府的审查小组、疾病控制与预防中心（CDC）和环境保护署（EPA）水咨询卫生警报的联合小组发出的共识声明。[5-6] 作为 2002 年国会报告的一部分，美国国家科学院国家研究委员会认为：供水系统的污染和破坏属于美国潜在的恐怖威胁。[5]2003 年 2 月 7 日，根据联邦情报局接收的信息以及对这些信息作出的分析，国家恐怖威胁级别被提升至高风险级别。继这次高度的警报之后，美国疾病控制与预防中心和环境保护署发布了《应对高威胁级别过程中的水咨询》，文中描述道：对于国家水源公共设施的恐怖袭击风险，公共卫生、医疗和自来水厂需提高警觉。[6]2002~2003 年，被指控威胁污染美国市政供水系统的嫌疑犯被逮捕，加强了公众对饮用水系统遭受恐怖袭击的理解。[3-4]

故意水污染导致的疾病谱

生物、化学和放射性药剂是潜在的恐怖武器，这些药剂可通过多种暴露途径传播，其中包括水。[2, 4, 7-9] 在正常情况下，水源性疾病的识别和治疗以及暴露于水污染物的健康效应的诊断面临着挑战，但这种挑战在恐怖分子实施水污染的恐怖行动时更为显著。[10] 生物、化学、放射性药剂对水源的故意污染会导致一系列疾病的产生，并且会影响到每一个器官系统，其中包括但不仅限于胃肠道、呼吸道、皮肤、造血器官、免疫系统和神经系统。此外，经水传播的药剂会通过身体的各个入口进入体内，包括：①摄食或吸入受污染的水；②在进行沐浴时经皮肤吸收受污染的水；③皮肤病变处直接接触受污染的水；④食用制作过程中受到水污染的食物；⑤通过食物链或农业方式间接摄入受到水污染的食物。[4]

故意的水源污染造成的疾病的准确诊断和正确治疗的关键因素在于：保健提供者在初始病例出现症

状时将水作为生物、化学和放射性药剂传播的一种暴露途径。恐怖分子使用各种与其他传播模式相关的药剂污染水源，这些化合物会引发一系列与水相关的疾病。生物、化学和放射性药剂是潜在的恐怖药剂，这些药剂受到公共卫生组织的关注，有关这些药剂可能的水源暴露途径和武器化传播均在表 185-1 中列出。

事前措施

虽然执业医师无法预防故意水污染造成的首发疾病病例或损伤，但是他们在将这类事件的影响降至最低的过程中起着关键作用。为防止对恐怖主义相关的水源性疾病病例的错误诊断，执业医师应在事件发生前，对水源暴露的方法或生物、化学和放射性药剂的传播模式有所了解。[4]

医疗团体的事前准备对减少以下情况的出现至关重要：①水污染恐怖主义事件对公共卫生的影响；②饮用水可用性和分布的二次破坏；③故意水污染事件后，公众对水安全和质量缺乏信心的精神影响。[2-4] 若事前措施包括恐怖主义防范和灾难应对方案、医疗界和公共卫生专业人员培训，则可对水污染恐怖事件作出控制反应，而非造成公共卫生危机。[4, 11]

在美国，作为地方水厂和几个联邦公共卫生局协作努力的一部分，他们已作出重大努力以提高和加强故意水系统污染的检测和描述。[3-4, 12] 作为上述努力的结果，通过加强型的多层防护，美国水系统的物理安全性比以前更好。但是，目前仍存在几个潜在的污染点会成为水污染恐怖主义的目标。因此，医疗团体应按顺序对这些水系统的脆弱点进行了解，能够在评估疑似与水有关的病例时，完成准确的暴露史，这一点至关重要。多个科学共识组织、公共卫生部门和水利专家已经概括出一系列美国水源和分布系统的污染点。[4-5] 这些信息总结在表 185-2 中，其作用是在对表现为水源性恐怖主义的不寻常症候群或非典型的疾病模式进行评估时，为保健提供者和公共卫生专业人员提供一份有价值的资源。

事后措施

虽然水源的环境监测性正在提高，水污染恐怖事件的初始迹象为：不断有出现不寻常或无法解释的

疾病或损伤的患者到他们的保健提供者处或急诊室问诊，当地的疾病趋势和疾病模式出现变化，或社区范围内的水源性疾病暴发。因此，医疗保健者和公共卫生部门的执业医师会最先发现生物、化学或放射性药剂已被释放在目标人群的水源中，因此这类人必须明白自己作为"前线响应者"。在恐怖主义活动导致的与水有关的疾病的检测过程中，特定的临床表现和疾病综合征是生物、化学或放射性药剂通过水源途径进行恐怖袭击的表现。医疗团队应对这类疾病模式和疾病群保持高水平的警惕和意识，这有助于更快地发现水源性恐怖袭击，并且对任何事后行动计划都很关键。与恐怖主义有关的疾病的疑似病例的早期和准确检测对于公共卫生部门和水厂及时的启动后续的流行病学调查、实施正确的补救措施和预防努力尤其重要。[4] 在事后阶段，保健执业医师在评估任何疑似病例或不寻常的疾病模式的临床表现时，需"像流行病学家一样思考"。[13] 通过流行病学方法，执业医师对由故意水污染导致的水源性疾病的诊断敏锐性会显著增强。几种流行病学模式和警戒线索已经公布，这可为面临与恐怖主义相关的疾病诊断挑战的医疗和公共卫生部门提供有价值的资源，这些疾病可能由包括水在内的多种暴露途径导致，并且在临床和公共卫生环境的应用很广泛（专栏 185-1）。

事后措施还需保健提供者熟知与执法人员、公共事业部门、媒体以及有关公众之间正确的沟通机制。即使是未经实验室确认或在最终确诊之前，若保健提供者怀疑患者的综合征或不寻常的疾病模式与水污染恐怖活动有关，则应立即联系有关公共卫生部门。这是公共卫生部门采取下列行动的最重要的第一步：①立即展开调查；②指导保健提供者和受影响的社区；③根据需要与地方、州、联邦部门建立沟通与合作；④联系当地的水厂，以立即采取补救和防护措施。保健提供者必须加强对这一事后措施的认识，以启动故意饮用水源污染的高风险危险事件的正确响应。

伤员医疗

故意水源暴露导致的医疗后遗症的性质取决于多种因素，如下所示：①药物特性，包括毒性和致病力；②个体宿主的易感性和免疫水平；③药物在环境中的运动和稀释。[14-15] 个体宿主的易感性和生物、化学、

表 185-1　选定生物、化学和放射性药剂，将水作为潜在传播模式进行恐怖袭击 *

生物药剂

细菌性病原体	**瘟疫** 鼠疫杆菌	**病毒性出血热** （例如，埃博拉病毒、马尔堡病、拉沙热、里夫特裂谷热、黄热病、汉坦病毒和登革热）
炭疽热 炭疽杆菌	**沙门菌** 鼠伤寒沙门菌和伤寒杆菌（急性胃肠炎和伤寒症）	
布鲁氏菌病 布鲁氏菌、猪布鲁菌、牛布鲁菌、犬布鲁菌（波状热或马尔他热）	**志贺氏菌病** 痢疾志贺菌和其他志贺菌属	**寄生性病原体**
霍乱 霍乱弧菌	**兔热病** 土拉弗朗西斯菌	**隐孢子虫病** 小隐孢子虫和其他孢子虫
产气荚膜梭菌	**病毒性病原体**	**立克次体病原体和类立克次体病原体**
马鼻疽 类鼻疽伯克霍尔德菌（原名为鼻疽假单胞菌）	**甲肝病毒（HAV）**	**鹦鹉热** 鹦鹉热衣原体
	天花 大天花	**Q热** 立克次体
类鼻疽 类鼻疽伯克氏菌（原名为类鼻疽假单胞菌）	**病毒性脑炎** （例如脑脊髓炎，VEEJ）	**斑疹伤寒症** 普氏立克次体

生物毒素

细菌生物毒素	**T-2真菌毒素** 由镰刀菌中提取	**海洋毒素**
肉毒梭菌毒素 （肉毒毒素属）	**鱼腥藻毒素** 蓝藻细菌、水华鱼腥藻产物	
产气荚膜梭菌毒素		
金黄色葡萄球菌肠毒素B（SEB） （例如，金黄色葡萄球菌产生的蛋白质毒素）	**微囊藻毒素** 蓝藻细菌、微囊藻产物	**石房蛤毒素** （麻痹性贝类中毒或进行性核上性麻痹）沟鞭藻类、膝沟藻产物
真菌衍生生物毒素（真菌毒素）	**植物和藻类生物毒素**	
黄曲霉毒素 黄曲霉代谢物	**蓖麻毒素** 由蓖麻子中提取	**河豚毒素** 由河豚类中提取的神经毒素

化学药剂

神经毒剂（"毒气"） **G类毒剂（易挥发）** GA（塔崩）、GB（沙林）、GD（索曼） **V类毒剂（不易挥发）** VX	**起疱糜烂性毒剂** 路易士L、L-1、L-2、L-3	**工业或农业药剂** 杀虫剂，持久性和非持久性
	氮芥类HN-1、HN-2、HN-3	**二噁英、呋喃、多氯联苯（PCBs）**
血液性毒剂（窒息剂或全身中毒性毒剂）	**失能性毒剂（精神或行为改变化合物）**	**二噁英、呋喃、多氯联苯（PCBs）**
氰化物 氰化氢（AC） 氯化氢（CK）	**中枢神经抑制剂** ［例如，BZ（二苯羟乙酸-3-奎宁环指）和类似化合物］	**爆炸性硝基化合物和氧化剂** （例如，硝酸铵结合水/燃油） **易燃工业气体和液体** （例如，汽油和丙烷）
胂化合物（胂剂） 乙基二氯胂（ED） 二氯化苯基胂（PD）	**中枢神经兴奋剂** ［例如，LSD（麦角酸和二乙胺）］	**有毒工业气体、液体和固体** （例如，氰化物和腈类） **腐蚀性工业酸和碱** （例如，硝酸和硫酸）

放射性药剂	
辐射恐怖主义威胁情境	潜在的暴露途径和药物来源
	外部暴露
核爆炸	外部辐射暴露来自爆炸后形成的羽流中的核素
手提箱大小的核炸弹爆炸	外部放射物和污染物来自表面沉积的污染物和活化产物
	个人皮肤和衣物污染
	内部污染
核反应	由于爆炸后形成含有核素的羽流，内部污染是吸入羽流造成的
核电站遭到蓄意破坏或"核泄漏"	内部污染是由于吸入释放的疑似污染物造成的
	内部污染是由于个人吸入或摄食污染物造成的
辐射传播设备	内部污染是由于摄食受污染的食物和水造成的
放射性散布装置或"脏弹"释放	内部污染是通过皮肤或伤口吸收或接触受污染的材料（包括水）形成的

* 经允许，修改并转载自《面对水污染恐怖主义，医生应做准备：在线准备指南》。网址：http：//www.waterhealthconnection.org/bt。

表 185-2　潜在的美国水源故意污染点

保健提供者在对与恐怖主义有关的疾病的疑似病例进行评估时，应谨记潜在的水污染源和生物、化学和放射性药剂的不寻常的递送模式*：

- **社区水源系统的上游或收集点**：水源系统由小溪流、水体、河流、配水池、蓄水层、水井和水坝组成，这些地方可能会成为故意污染的水源点
- **社区水源进水口或水处理厂**：许多水源系统的设计是从水源储备处的中央进水口接收水源，这些水源随后经过社区水处理厂的过滤和消毒，最后变为饮用水进行配送。进水口和社区水处理厂均是恐怖活动和故意水污染的目标
- **后处理供水系统中的选择点**：经过处理的水通过输送管道被输送至水消费者或最终用户的家和公司里。供水系统或总水管的选定部分是另一个潜在的水污染点，会成为恐怖袭击的目标，会影响特定区域的社区、学校、医疗中心或疗养院
- **私人住宅或办公大楼的供水连接、独立建筑水源、水箱、水池或储水罐**：经过处理的水被储存在距离水消费者或最终用户非常接近的地方以及独立建筑或建筑连接处，也可能会成为恐怖主义水污染点
- **食物加工用水、瓶装水产品或商业用水**：使用加工或制作用水以及瓶装水产品也是潜在的恐怖主义水污染点
- **娱乐水域和承受水域的故意污染**：经过处理和未经处理的娱乐水域均可能会成为潜在的水污染点，这其中包括游泳池、水上公园和自然水体（小湖或池塘）。承受水域，例如河流、河口和湖泊会被排污沟和雨水沟系统的废水二次污染，这些废水可能会在恐怖袭击中遭受生物、化学或放射性药剂的环境污染

* 经允许，修改并转载自《面对水污染恐怖主义，医生应做准备：在线准备指南》。网址：http：//www.waterhealthconnection.org/bt。[4]

放射性药剂致病力以及毒性的不同可能会导致水源性疾病（恐怖事件导致）严重度的巨大差异。[16] 故意污染导致的与水有关的疾病可能会使健康人群表现出良性症状或自限性疾病，而易损患者在经过同样的水源暴露后会出现严重的发病率和死亡率。此外，由于有50种药剂可能会被分散在水中（见表185-1），因此根据恐怖活动所使用的药剂，与水污染恐怖活动相关的疾病的医疗管理和治疗方案会有相应显著的改变。[4]

面对恐怖活动导致的与水有关的疾病评估和管理，保健执业医师和公共卫生专家已制定出在线临床管理指南。[4, 10] 关于《面对水污染恐怖主义，医生应做准备：在线准备指南》，请访问 http：//www.waterhealthconnection.org/bt。表 185-1 中列出了这一免费资源，关于生物、化学和放射性药剂对水源的故意污染导致的疾病的处理，该表提供了"24/7"的医疗管理指南。

💡 特殊考虑

1. 即使对水源的环境监测不断提高，人群中发生的水污染事件的早期指标依然为疾病趋势和疾病模式

专栏 185-1　表明潜在的与恐怖主义相关的暴露和疾病的流行病学指标和警戒线索

目前，已有几种流行病学模式被确定为恐怖袭击的警戒线索。但是，没有一条指标可单独确诊为与恐怖主义有关的疾病。在此，这些指标和警戒线索作为培训工具，保健提供者和公共卫生执业医师可在疾病趋势的评估中使用，以确定进一步的调查*：

- 表现为点源疾病和损伤模式的病情严重的患者和临终患者的数量会在短时间内破纪录。
- 袭击率非常高，60%~90%的潜在暴露患者会出现可能的生物、化学或放射性药剂暴露导致的症状或疾病。
- 先前健康人群出现严重和频繁的疾病表现。
- 由于免疫功能不全者和患有衰弱疾病的易损人群出现疾病所需的接种剂量或毒物暴露量小于一般健康人群，因此这两类人群中的患者会不断增加，并且会有早期表现。
- 地理区域自然发生之前从未出现过的疾病时，疾病诊断的"不可能的流行病学"。
- 诊断为患胃肠道、呼吸道、神经和发热疾病的患者数量高于平常。
- 出现几种可辨认的症状和症候的致命病例的破纪录数量表示传播或分散原点的生物、化学或反射性药剂的剂量为致死剂量。
- 特定的社区或区域可能会发生局部传染病流行，这表示后处理水分布系统可能受到选择点污染。
- 单一地点（学校、医院、疗养院）出现不寻常或罕见生物病原体的多重感染。
- 传统的治疗方法对患者缺乏反应性和临床疗效。
- 类似或不同的流行病在相同或不同地点的几乎同时暴发表示故意的生物或化学药剂释放的组织模式。
- 在一年之中的不寻常时间内，社区出现流行性疾病或社区内正常的媒介传播不属于水源性恐怖事件。
- 在短时间内，参加过相同的公共活动、集会或到过同一娱乐场所的人群中出现地理群聚性病例。
- 表现为急性神经疾病或伴有进行性全身无力的颅神经损伤的患者的数量增加。
- 暴露途径不寻常或不常见的疾病，例如，由水环境中不常见的水性药剂导致的疾病。

*经允许，修改并转载自《面对水污染恐怖主义，医生应做准备：在线准备指南》。网址：http：//www.waterhealthconnection. org/bt。

的改变。因此，保健提供者是其社区发生水污染恐怖袭击的第一识别者。

2. 恐怖分子使用水作为药剂的传播模式时，若临床评估和流行病学调查未考虑水源途径暴露或散布模式的可能性，则会混淆诊断，延迟治疗并妨碍采取公共卫生防护措施。

3. 由于水源性疾病的体征和症状以及水污染的健康效应通常表现为非特异性，并且类似于与水污染相关的更常见的疾病，因此很难对水污染恐怖活动导致的水源性疾病进行识别。

4. 在水污染的恐怖活动中，会出现水传播病原体的混合感染与多种化学药剂的暴露，暴露患者会由于混合性药物暴露而出现急性和延迟性症状，这会使准确及时的诊断变得复杂。

5. 直接或间接的环境污染（包括雾化恐怖袭击造成的排污沟和雨水沟系统的废水污染或患者消毒过程中产生的净化废水污染）会导致生物、化学或放射性药剂的水源性暴露。

🌐 隐患

- 在疑似恐怖事件的早期病例出现时，未将水作为可能的暴露途径或传播模式；
- 未识别出公共卫生关注的多达 50 种的潜在恐怖主义药剂可通过水作为传播模式进行散播；
- 未将疑似水源性疾病及时通知有关公共卫生部门，未及时实施补救措施，未采取公共卫生防护措施；
- 未考虑到易损人群对于故意水污染的发病率死亡率的高风险，未考虑其特殊需求；
- 未将饮用水的替代资源作为备灾计划的一部分，以确保受影响的社区在水污染事件后的数天乃至数周内有充足的饮用水；
- 未就相关患者和公众的水安全提供有效的风险交流。

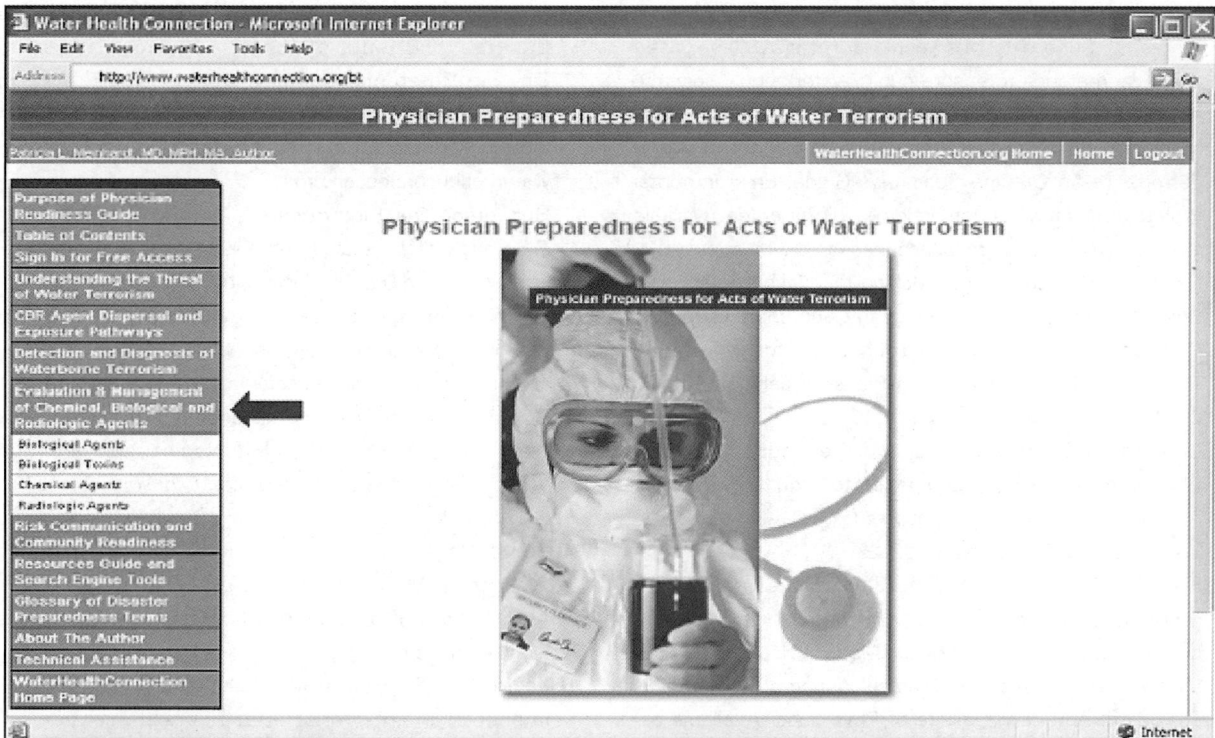

图 185-1 《面对水污染恐怖主义，医生应做准备：在线准备指南》是免费的在线医疗资源，网址：http://www.waterhealthconnection.org/bt

实例介绍

国土安全部发布了一份敏感通讯公告，公告声明：近期情报显示基地组织成员已讨论过进行饮用水源袭击的计划。目前有两种潜在的袭击情境：①通过对水公共设施进行物理袭击，破坏水递送系统；②将化学或生物药剂导入水分布系统和后处理设备。几天之后，一家大型医疗中心的急诊室（ED）在一晚上接诊了大量患者，经过评估，这些患者均出现了全身性的无力、疲乏、口干和吞咽困难的症状。一名年长的患者还出现视力模糊、局部麻痹和发音含糊的症状。急诊室的病例中无明显的年龄和性别分布，但一天中出现相同症状的患者的数量逐渐增多。实验室确认还未作出，但到第二天清晨，社区的未知流行病的推定诊断为肉毒中毒。大量的患者突然出现急性肉毒素中毒总症状，而这些人又未摄食共同的高风险食物，这表示这一事件可能为恐怖事件，因此医院通知了当地的公共卫生部门。虽然此时肉毒素中毒病例的症状较轻，但医疗中心恐怖主义防备团队和卫生部门认为这些初期病例预示着大规模暴露事件的来临。

通过高超的病史采集技术，调查人员查出了社区肉毒中毒暴发的水源问题。很明显，社区的其中一个供水区的"成品水"或饮用水遭到肉毒素的故意污染。肉毒素对后处理饮用水的故意污染引起了社区居民的恐慌，也给他们带来了灾难。患者连续对当地的保健提供者提出问题，例如："我喝的水安全吗？"更糟糕的是，国家新闻媒体已到达现场并且等在医疗中心入口处。

社区饮用水的故意污染导致目标水处理厂关闭，等待进一步的通知。这次关闭导致居民社区几家水依赖行业拒绝饮用水。水源受到影响地区的公司、学校和疗养院都很关心他们何时才能获得安全的市政水源。几天之后，受污染的水处理厂仍未开始工作，当地的社区政府感到很有压力，他们要处理饮用水的破坏问题和由此导致的经济和公共卫生问题，以及正在进行中的公众风险交流危机。面对水递送系统的破坏，公共卫生和医疗部门要制订应急计划，确定何时受污染的水处理厂开始工作会"安全"，并要使当地的居民确信他们的市政用水是安全的。

参 考 文 献

1. Clark RM，Deininger RA. Protecting the nation's critical infrastructure：the vulnerability of US water supply systems. *J ContingenciesCrisis Manag*. 2000；8：73-80.

2. Krieger G. Water and food contamination. In：Chase KH，Upfal MJ，Krieger GR，et al，eds. Terrorism：Biological，Chemical and Nuclear from Clinics in Occupational and Environmental Medicine.Philadelphia：WB Saunders；

2003：253-62.

3. States S，Scheuring M，Kuchta J，et al. Utility-based analytical methods to ensure public water supply security. *Am Water Works AssocJ*. 2003；95：103-15.

4. Meinhardt PL. Physician Preparedness for Acts of Water Terrorism：An On-line Readiness Guide. Environmental Protection Agency，Arnot Ogden Medical Center. Available at：http：//www.waterhealthconnection.org/bt/index.asp

5. National Research Council. Making the Nation Safer：The Role of Science and Technology in Countering Terrorism. Committee on Science and Technology for Countering Terrorism，National Academies Press：Washington，DC；2002.

6. Centers for Disease Control and Prevention. CDC and EPA Water Advisory in Response to High Threat Level. Available at：http：//www.phppo.cdc.gov/HAN/ArchiveSys/ViewMsgV.asp？Alert Num=00123.

7. Franz DR，Jahrling PB，McClain DJ，et al. Clinical recognition and management of patients exposed to biological warfare agents. *Clin Lab Med*. 2001；21：435-73.

8. Inglesby TV，O'Toole T. Medical Aspects of Biological Terrorism. American Collage of Physicians. Available at：http：//www.acponline. org/bioterro/medicalaspets.htm.

9. Headquarters，Departments of the Army，Navy and the Air Force，and Commandant，Marine Corps. Field Manual：Treatment of Biological Warfare Agent Casualties. Available at：http：//www.nbc-med.org/SiteContent/MedRef/OnlineRef/FieldManuals/FM8_284/fm8_284.pdf.

10. Meinhardt PL. Recognizing Waterborne Disease and the Health Effects of Water Pollution：Physician On-line Reference Guide. Environmental Protection Agency，American Water Works Association，Arnot Ogden Medical Center. Available at：http：//www.waterhealthconnection.org.

11. Henderson DA. Bioterrorism as a public health threat. *Emerging Infectious Diseases*. 1998：4（3）. Available at：http：//www.cdc.gov/ ncidod/eid/vol4no3/hendrsn.htm.

12. Environmental Protection Agency. EPA Actions to Safeguard the Nation's Drinking Water Supplies. Available at：http：//www.epa.gov/safewater/security/secfs.html.

13. Burkle FM. Mass casualty management of a large-scale bioterrorist event：an epidemiological approach that shapes triage decision. *Emerg Med Clin North Am*. 2002；20：409-36.

14. Public Health Response to Biological and Chemical Weapons：WHO Guidance. World Health Organization. Available at：http：//www. who.int/csr/delibepidemics/biochemguide/en/.

15. Kaufmann AF，Meltzer MI，Schmid GP. The economic impact of a bioterrorist attack：are prevention and postattack intervention programs justifiable？ *Emerg Infect Dis*. 1997；2（3）. Available at：http：//www.cdc.gov/ncidod/EID/vol3no2/downkauf.htm.

16. Burrows WD，Renner SE. Biological warfare agents as threats to potable water. *Environ Health Perspect*. 1999；107：975-84.

186 食源污染

Marc C. Restuccia

⚡ 事件说明

虽然许多国家食品供应的监督水平已得到提高，但包括美国在内的世界范围内的食源性疾病仍会引发严重的发病率和死亡率。食源性病原体链条扩大的因素有很多，如下所示：现代大规模生产农场的增加；现代水供应的规模；从其他国家进口食物，美国对此缺乏严格的食物加工和运输的指导方针；大量食品加工厂的出现；食物运送至消费者的距离太长。问题的范围并不十分准确。[1] 据估计，世界范围内受影响的人口有数百万。大部分遭受食源污染的人均只出现了短暂的不适。但儿童和老人会伴有全身性疾病，并且对于免疫功能不全者（癌症患者、AIDS 患者、接受过器官移植的患者）来说，食源性疾病可能是致命的。在美国，每年大约有 7600 万人遭受食源性疾病，其中约有 5000 人死亡。[2]

实际上，食源性疾病通常是人类活动（或疏忽）的结果。它们可被归为日常生活常见的疾病或是对既定人群食物链实施故意袭击的结果。下面我们将分别介绍上述几种情况。

典型的食物中毒

不正确的处理会导致食物的粪便污染，这是大多数食源性疾病的常见原因。引发食源性疾病的典型药剂包括细菌、病毒、寄生虫和毒素。最近，一种新型药物——朊病毒被认为是引发人类疾病的原因，这种病被称为传染性海绵状脑病。一些国家发现了受感染的肉牛。英国记录有人类感染的病例。这些发现使得英国和美国的肉牛业遭到破坏，导致很多国家禁止进口英国和美国的食物。此外，世界范围内的许多人开始考虑改变他们的饮食习惯，牛肉的消耗量大幅下降。

食源污染的一个原因是自然事件引发的食物供应链的破坏。例如，地震、龙卷风、飓风或洪水等情境会在食物生长、加工和运输或制作过程中对食物造成污染，并在受感染的人群中引发严重后果。所幸，在这类事件中，未受到影响的州、地区、国家或世界范围内的其他地区可为受灾地区或区域提供未受污染的食物。

在典型情境中，很难对食源性疾病作出诊断。除非有很多人出现症状，并且确定明确的识别源，否则个人保健提供者很难识别出食源性流行病。这种疾病的潜伏期可能为几小时——如细菌毒素的情况；也可能为几天，如许多细菌性、病毒性、寄生虫类和原生动物类药剂；还可能为数年，如朊病毒诱发的疾病。食源性疾病与许多由其他原因引起的胃肠功能障碍类似，这使得诊断极难做出。

至于典型的食源性疾病，若受感染人群的病史中有共同点，如参加一场特别的婚礼、在特定的饭店用餐、在特定的食物市场购买特定的食品，则诊断很快会成为证据。若有大量患者出现在急诊室、医生的办公室和应急医疗中心，医生没有问正确的问题或未得到准确的回答，则诊断无法及时做出。食源性疾病的典型症状和体征为恶心、呕吐、腹泻、腹痛、发热和脱水，这些症状在很多非食源性疾病中也会出现，因此，需要医术高明的临床医生才能将这些症状与食源性疾病相联系。

对食源的故意袭击

在当前世界范围内的恐怖活动的形势下，个人或组织故意污染特定人群的食物供应的可能性不可忽略。出于这种担忧，国会颁布了《2002 年公共卫生安全和生物恐怖预防应对法案》。食品药品监督管理局负责制定指导方针，以确保美国生产的和国外进口的食物的安全。这些法规仍在制定之中，请访问食品药品监督管理局的网站。此外，国土安全部创建后，人们开始认识到美国的农业和食品工业也包含在需要保护的社会基础设施关键部分的列表中。[3] 种植者、供应商之间距离扩大化，长途运输通常需要穿越国界，这使得食品供应链特别容易遭受故意污染。虽然社会中从未有过真实的经历，但在历史上，曾有敌对国家寻找生物武器破坏敌对国家的食物供应的实例。[4]

恐怖分子若要寻求破坏一个国家的食物供应，尤其是像美国这样高度工业化的国家，食物污染的潜在目标有很多。农作物、牲畜、植物肥料、动物饲料食品加工和分配链中的产品、储存设备、运输模式、食品和农业研究实验室均可提供这类恐怖活动的潜在地点。正如审计总署（GOA）在其 2003 年报告中所强调的，寻求引起经济动荡的个人或组织很可能会以牲畜和农作物为目标。[3] 相反，若这类组织寻求引发人类疾病，他们可能会污染加工阶段、配送或运输阶段的食物成品，或是潜在的消费场所。后者有一个实例，20 世纪 80 年代，邪教组织试图影响地方选举，他们用沙门菌污染了当地饭店的沙拉柜。[5] 邪恶组织想要通过这一行动使当地的群众感染严重的疾病，以使其无法参加选举，从而使邪教组织能够获得选举的大多数选票。

审计总署的报告[3]强调联邦政府保护农业的控制和食品供应之间存在着巨大的缺口。这些缺口包括口蹄疫边境检查人员缺乏培训、检查国际旅客的重要级别的检查人员人数不足、扫描技术不充分或在货物和大宗邮件设备中的用途不一致。[3]

食物供应的生物恐怖袭击的潜在损失（尤其是涉及牲畜）会比牲畜和处理动物尸体的成本要高得多。[4]正如英国暴发的口蹄疫（非恐怖事件），英国食品供应安全信心的丧失以及旅游业收入的损失使英国的经济损失成倍增加。在恐怖分子发起的食品污染袭击中，假设恐怖分子试图将影响最大化，所造成的经济损失和破坏将会放大许多倍。

最终，食品供应的生物恐怖袭击的纯粹威胁或建议将足以严重破坏经济和目标人群的生命。人们对食品供应安全的信心缺乏会对目标区域造成难以想象的后果。

在食源污染事件中，识别污染的速度随着所使用药剂的变化而变化。对于潜伏期较长的药剂，例如牛海绵状脑病（疯牛病），第一指征是样本牲畜的疾病测试结果为阳性。但是，它在人群中的潜伏期不会为数年。与其他以人群为目标的药剂和在食品生产链后期被导入的药剂（例如前面介绍的沙门菌）相比，它在人体内潜伏仅仅数小时至数天，即会使人体出现食物中毒的症状和体征。这类症状和体征与典型的食源性疾病相似，但会严重很多倍。完全可以想象得到，不仅保健机构和提供者会接诊数量庞大且病情严重的患者，就连保健提供者本身都有可能会病得很严重。一场有计划的恐怖活动会首先将保健设施作为目标，以使生命损失和受灾群众的生产力遭到的破坏达到最大值。

🔙 事前措施

任何食物供应链部分的可能污染，无论是由于故意的恐怖行动还是单纯由于人类的粗心造成的，都必须在事件发生前制订响应计划。这类事件的响应计划必须满足如下要求：迅速识别已发生变化的食品供应、限制其在卫生和经济方面的影响、治疗受影响的人群、鉴别无污染食物替代资源。需有足够数量的未受影响的公共安全人员和保健人员对疫情进行识别、限制它的扩张、维护公共安全、治疗受害者。地方、州和联邦官员需事先识别易受污染的食物供应链之间的关系，并实施预防政策和计划。

对所有人口进行培训十分有益。农民、经销商、零售商和消费者需了解潜在的食源性疾病，识别症状及症候，当食品供应链受到损害时，应能够鉴别，若出现这种情况，应能够果断地采取行动。地方、州和联邦各级的立法者需了解食品供应的易损性，并主动启动包括提供资金在内的立法程序。这一立法可保护食品供应，治疗受害者，限制任何食品供应中断造成的经济损失。

症状监测是一种相对较新的快速追踪和识别疾病趋势的方法。城市、区域、州甚至是较大的社区均可通过电脑分享人群的健康背景。具体实例为：监测系统接收每日入住地区急诊室的患者的症状和诊断数据。这一系统在理论上可快速识别不寻常的疾病群，警告人们进行健康饮食，启动计划前响应。这一强大的工具还可应用于食品供应污染之外，在任何疾病暴发或生物恐怖袭击事件中均可发挥作用。

每一个医院、居民点、州和国家均应预先制订灾难应对计划，以包含食品供应中断的可能性。这些计划应包括所需药物的获取和分配；地方卫生局、公共安全局、医疗团队尤其是公众之间的沟通方法。替代食品供应的识别也应为计划的一部分。虽然可以指望州和联邦相关部门的协助，但这一反应通常需花费一些时间，因此，上文提到的每一个实体均应备有详细的处理灾难前几小时甚至是前 3 天的计划。

如前所述，较大的州和联邦对食品供应的监督在预防和限制广泛的食源性疾病的影响方面起着至关重要的作用。食物产品的生产和运输（可能需穿越国界）过程的检测水平均应提高。对这类疫情进行快速围堵可限制其进行性，将其对经济的影响降至最低，并可重筑公众对食品供应的信心。

🠖 事后措施

在暴发食源性中毒疫情后，医疗专业人员需保持高度的怀疑，以确定这一疾病群是否为不寻常的疾病群。开放的沟通渠道和工具（例如症状监测）的使用将对问题的早期识别、疫情发展的限制和受害者的及时且正确的治疗起到至关重要的作用。受影响区域的关键的社会因素，如警察、消防员、保健人员的影响必须恢复更加正常的功能。在整个情境的控制中，尽早地通知和清晰的沟通渠道极其重要。

🖐 伤员医疗

对于许多遭受食源性疾病的人来说，主要的治疗方法为支持疗法。对于某些疾病，正确的抗生素治疗可以挽救生命或至少减短疾病的持续时间。

💡 特殊考虑

在确定是否发生食源污染时的最大困难是患者染病的途径。在早期，许多执业医师通常会将患者诊断为病毒性胃肠炎。只有在社区保健提供者、食品供应厂和政府部门相互沟通并准备行动时，才能鉴别出这类事件，并在造成严重的卫生和经济后果前进行处理。

📷 实例介绍

贝德福德瀑布位于新英格兰的海岸线，是一个相对孤立的小镇。最近，一群提倡无政府主义形式的人开始进入小镇并购买财产。随着新移民的拥入，当地的居民越来越不安。随着他们的阶层不断壮大，新移民开始体现其政治权利，其成员赢得政府委员会的席位。出于恐慌，当地人开始计划有效地将那些身居高位的新移民赶下台的公投。各团体之间激起一场尖锐且激烈的争论。公投开始的前一周，许多长住居民开始陆续到当地的急诊室（ED）和医生的办公室问诊，抱怨自己出现恶心、呕吐和腹痛的症状。当地的急诊室主管想到在过去的10年中发生的沙门菌疫情的类似情况，然后这位主管开始怀疑此次事件。当大量受感染者的粪便培养结果显示为沙门菌阳性时，急诊室联系了当地的有关部门和卫生局。警长立即逮捕了新选出的行政委员、学校董事会的代表和无政府主义团体的其他成员，并控告他们蓄意制造食物中毒事件，企图影响即将到来的选举。卫生局主任通知了州有关部门和疾病控制与预防中心，并请求他们的援助。援助人员到达时，25名当地居民已经病倒，这25人全部是反对新移民的长住居民。医疗中心的工作人员立即对其展开治疗，并开始实施全面调查。调查员迅速确定所有病倒的人都曾在同一饭店就餐，并参加过相同的主要为当地人准备的酒席，并且无政府主义团体曾屡次到过这类地方。所有患者都食用了相同的鸡蛋沙拉。调查人员在对饭店的食品加工区检查后，发现其中的沙门菌培养结果为阳性，与感染受害者的病菌相同。但进一步的调查显示，有问题的鸡蛋沙拉曾因疏忽被遗忘在冰箱外长达24小时，然后又与新鲜的鸡蛋沙拉一起提供给饭店的老顾客。所幸，所有的受害者均在5~7天后恢复了健康，没有留下严重的后遗症。警长释放了嫌疑人，并警告镇上的律师，这起事件可能会出现多个法律案件。公投如期举行。

🌐 隐患

- 在食源污染事件中，未制订有明确细节和采取措施的灾难应对计划；
- 社区保健提供者和卫生局未就疾病出现的新趋势进行沟通；
- 未保护社区保健提供者和公共安全部门免遭疫情的破坏；
- 在主要食源受到污染或无可用的食源时，未识别能给民众提供食物的替代方法；
- 各级的立法者未主动立法以预防和限制疫情带来的影响。

参 考 文 献

1. Keene WE. Lessons from investigations of food borne disease outbreaks.*JAMA*. 1999；181：1845-7.
2. Bashai WR，Sears CL. Food poisoning syndromes. *Gastroenterol Clin North Am*. 1993；3：579.
3. General Accounting Office. Bioterrorism：A Threat to Agriculture and the Food Supply. Available at：http：// www.gao.gov/new.items/d04259t.pdf.
4. Cain S. Agroterrorism. A Purdue Extension Backgrounder. Available at：http：//www.ces.purdue.edu/eden/disasters/ agro/Agroterrorism.doc.
5. wbur.org. Bioterrorism in History：1984：Rajneesh Cult Attacks Local Salad Bar. Available at：http：//www.wbur. org/special/specialcoverage/feature_bio.asp

187 大规模集会

Katharyn E. Kennedy

事件说明

大规模集会可以被定义为大量个体出于特定的目的聚集在特定地方的事件。[1]世界范围内每年会发生上千起此类事件。在美国，550万人参加全国汽车运动竞赛（NASCAR）。多达650万人参加国家篮球协会（NBA）、国家橄榄球联盟（NFL）或全国大学体育总会。其他类似事件包括休闲活动（赛会、运动会和音乐会）、宗教节日、游行、示威以及公共秩序混乱。过去30年，美国和欧洲均为此类集会提供了一些类型的医疗护理。活动组织者需对活动参加者的安全和健康负责。

大规模集会的指定人数有很多说法，曾有人规定集会人数应大于1000，但很多研究者认为人数应大于25000。为这些集会的参加者和观众提供的医疗护理存在相当大的变化。所提供的初级护理、紧急和灾难护理以及疏散都规定有一般标准。美国急救医师协会（ACEP）[4]和国家急救医疗服务医师协会（NAEMSP）[5]解决了之前指导方针和标准护理缺乏的问题。1998年的一项调查[6]显示，在美国，虽然许多州都开始处理管理指南的疏漏，但只有6个州为大规模集会的护理提供管理指南。

全世界的集会曾发生过许多灾难，尤其是在足球比赛中（表187-1）。正如1996年佐治亚州亚特兰大奥运会期间百年纪念公园发生的爆炸事件所显示的一样，恐怖主义威胁也已成为一个不幸的事实。

事前措施

大规模集会概述

在世界范围内有组织的大规模集会中，存在着可预测的医疗问题和不可预测的医疗护理。所需资源的事先计划和预测，基于对预测的医疗保健用途和公共卫生风险认真的需求评估，可使所提供的医疗护理的标准达到最佳水平（专栏187-1）。[7]

医疗保健的提供是活动策划者的责任。公共卫生官员需参与活动的早期规划，尤其是大型活动，例如奥运会、世界博览会和朝圣活动。地方卫生部门应参与监督活动所需食物的储存和制作以及活动的卫生需求。一旦确定有问题，在大规模集会中提供医疗护理的人员需与地方紧急医疗服务（EMS）人员、消防人员以及执法人员保持联络。保健提供者应分别实施地面和建筑计划，保守估计可能的出席人数，识别任何特殊危害。出席人数的估计可以预先售出的门票数或先前的类似活动为基础。但众所周知，正如丹佛的宗教弥撒集会（1993），原先预计的参加人数是25万，但实际有50万人参加，因此先前的历史并不可靠。活动当天的门票销售会使人群涌入足球场，正如1989年英格兰和2001年非洲的足球比赛开始之前发生的情况（专栏187-1）一样。

需预先进行考虑活动中所提供的医疗护理类型（表187-2）。[8-12]应预先确定初级医疗护理的准备，例如急救护理和可能会发生灾难的准备。医疗人员配置等级和类型也需进行预先准备。活动中的推荐人员比率包括每5万名参加者配置1或2名内科医生、1或2名护理人员；每1万名参加者配置1名急诊技师；每1000名参加者配置一名急救提供者。[13]现场医生可将救护车转送至地方医院的人数减少89%之多[14]，显著地减少活动对当地急诊医疗服务和医院的影响。在可能发生创伤事件且距离医疗机构较远的活动中，应强烈鼓励内科医师出席或加强预期的灾难预防。大

表 187-1　主要足球灾难

日　　期		灾　　难
1985	5月11日	英格兰布拉德福德：由于布拉德福德足球场的一场火灾，致使56人被烧伤致死、200人受伤
	5月26日	墨西哥墨西哥城：由于观众强行进入赛场，导致10人被踩踏致死、29人受伤
	5月29日	比利时布鲁塞尔：在海赛尔体育场，英国足球迷攻击对手意大利足球队的支持者。一面混凝土挡墙倒塌，导致39人死亡、超过400人受伤
1988	3月12日	尼泊尔加德满都：在强冰雹天气来临时，80名球迷在寻求庇护时被踩踏致死
1989	4月15日	英格兰谢菲尔德：96人在希尔斯堡球场死亡。许多人是在拥挤区域护栏倒塌时被挤压致死的
1992	5月5日	科西嘉巴斯蒂亚：看台倒塌时有17人死亡
1996	10月16日	危地马拉市：在马特奥弗洛雷斯体育场，球迷在往外逃时，造成84人死亡，147人受伤
2001	4月11日	南非约翰内斯堡：人群挤进已经过分拥挤的体育场，埃利斯公园球场内发生挤压，43人死亡、250人受伤
	5月9日	加纳阿克拉：球场内的人在往外逃时超过120人死亡

专栏 187-1　大规模集会所需的医疗护理

- 提供护理的人的身份认定
- 医生的医疗监督
- 护理所需的识别水平、提供护理的人员以及所需正确的设备公共卫生问题
- 治疗设备和护理途径
- 伤员的输送
- 紧急医疗方面
- 沟通
- 指挥与控制
- 记录

资料来源：改编自国家急救医疗服务医师协会提供的数据。

表 187-2　预测大规模集会的医疗需求

活动类型	预 期 损 伤
政治活动	轻伤和重伤
宗教活动	轻伤、热相关问题、心脏问题
体育比赛/音乐活动	使用药物/酒精、轻伤
体育比赛	轻微创伤、热相关问题、心脏问题
赛车活动	严重创伤、热和酒精相关问题

规模集会中存在的许多变量的相互作用会使计划具有挑战性。对这些情况的了解有助于进行充分和有效的计划制订。但是，不可预期的情况也可进行预测。

环境因素也会影响活动中医疗用途的预测。热病是户外音乐会、教会活动和政治示威的一个因素。1996 年，加利福尼亚的 AIDS 骑车比赛中有 31% 的医生参与，这其中就存在热疾病相关问题。[15] 丹佛的教会活动导致出现 21000 名患者，而这一情况是无法事先预料的，这次的集会主要是年轻人的集会，导致他们生病的部分原因是在高温下步行 22.5km。[3] 1996 年亚特兰大奥运会期间，为预先购买门票的观众提供的关于预防热疾病的培训计划和解决措施，可减少高热和潮湿的环境中遭受这类问题的患者数量。[16] 在较冷天气期间举行的活动中，参与者和观众所需的医疗使用率会降低。[17]

酒精和非法药物的使用会增加患者的数量。历史上，音乐节、摇滚音乐会和狂欢聚会等活动中，酒精和药物的消耗率较高。英国的一次露天音乐会导致 4% 的人被初步诊断为酒精中毒。[18] 温布利球场禁止消费酒精饮料的规定使与酒精相关的疾病减少了50%。

医疗使用率的预测可使医疗人员的配置等级更加准确。但据报道，医疗使用率会发生很大的变化。一项研究显示，整体的医疗使用率随人群规模的增加而减少。100 万人参加的活动，平均每 1 万人中会出现 10 名患者。参加人数较少的活动中，平均每 1 万名观众中会出现 1 名患者。[1] 事件本身的医疗使

用率也会发生改变。在洛杉矶奥运会期间，足球比赛的使用率为 68‰，而划艇和赛艇运动的使用率为 6.8‰。其他需考虑到的变量包括参加者的年龄；活动举办时间和持续时间；运动性活动与非运动活动；活动类型；是否有烟花、火把或篝火；室内与户外活动；设备和地点。"开关"活动的出席人数很难预估，而预先销售的门票在很大程度上可起到帮助作用。

人口统计预测有助于制订预先计划。老年人会参加教会活动、古典音乐会和大型运动会。[19] 年轻人通常会参加摇滚音乐会和赛车活动。[20] 儿童的需求也应考虑在内。大多数儿童会遭受轻伤，但医疗队也应为处理严重的医疗紧急情况和创伤做准备。儿童集会的整体医疗使用率为 19.2‰，其中 50% 为 14 岁以下儿童。需及时制定规范，为无成人陪伴且受轻伤的儿童提供护理。[11] 人群的"情绪"是一个不可预测的变量。特定类型的音乐、竞争对手已知、宗教狂热会导致行为破坏并增加医疗使用率。人群过度拥挤的活动会使观众产生距离太近而不舒服的感觉。环境条件，例如恶劣天气、肮脏的条件、恶劣的卫生环境和饮用水的缺乏会导致人群丑陋行为的出现。

虽然活动中存在很多变量，但活动类型和温度是最有助于预测医疗使用率的变量。[1, 9, 31]

在预测完使用率、处理完医疗人员配置等级后，应考虑救助站的位置、人数和类型。举办固定赛事的体育场通常会设计出专门的区域并指定为医疗护理区。对于其他活动，救助站的位置到参加者的距离应为 5 分钟的步行距离。救助站的设置应很明显，活动主办者应将位置告知参加者和其他活动人员。在预期的活动开始之前，应充分且适当地配备这些区域，直至活动结束。在为可能会发生类似于心跳停止或下肢骨折的人群提供医疗护理时，应考虑如何将患者转送至救助站。应考虑提供将患者转送至医院的救护车及这些车辆的进出通道。医疗护理组织者需了解当地医院的能力，并应在活动之前与医院取得联系。应注重场地、人员、医疗控制中心的沟通需求的处理。应考虑到活动的医疗提供者、其他活动策划者、当地的紧急医疗服务部门、警察和消防人员之间的沟通需求。应选定备用的通信工具，如手持设备或手机，医务人员必须能够与当地的调度中心取得联系。

必须使用医务人员事件指挥系统。活动的医疗官应监督现场提供的医疗护理的所有方面。活动的检伤分类官在指定的处理区实施和指挥伤员的医疗评估，或在人群中巡回，将患者运送至医疗中心区域。活动的治疗官应监督伤者和患者的治疗。活动运输官应指挥患者的运送（至其他医疗机构），后勤官在活动中为紧急医疗服务提供必要的支持。还需考虑到危险物品处理队、消毒、野外急救或业余无线电团队的需求。

所有的患者都应记录在案。使用无碳记录（NCR）纸可在患者需转送至医疗机构时提供复印件。记录可用于医疗和法律目的，还可用于研究目的。

音乐会 / 体育赛事

医疗使用率会根据音乐的类型而改变，节奏布鲁斯音乐的比率为万分之一点三，福音 / 基督会为万分之十二点六。音乐会的平均使用率为万分之二点一。[19] 通常摇滚音乐会的比率是其他音乐会的 2.5 倍。"狂舞"、人群冲浪和舞台跳水等活动预计参与的观众人数会使医疗事件迅速增加。[22] 其他问题包括轻微创伤和酒精或非法药物中毒。[23]

跌倒、遇袭、被护栏挤压、各种导弹引发的头部损伤会造成外科问题。摇滚音乐会中有超过 1.4% 的观众发生严重的创伤。医疗问题包括头痛、晕厥、哮喘和低血糖症。心脏骤停不常出现，概率为万分之零点零一至万分之零点零四。竞技表演中常出现哮喘。[24]

终极体育赛事大概就是奥运会了。观众和参赛者的医疗护理计划应在主办城市揭晓后立即开始制订。除常规的医疗护理外，还存在潜在的传染病传播、人群挤压的损伤风险，而如今最真实的风险是恐怖活动或反政府示威。地方、州和联邦各级的周密计划，对确保各有关方面的卫生和安全至关重要。[25-27] 1996 年的亚特兰大奥运会中设立了专业的事件评估小组，以处理类似抗生素和解毒剂的问题。各级医疗提供者应接受关于化学、生物和放射性药剂的培训。[28] 地方医院应进行大规模的消毒工作。地方紧急医疗服务提供者应执行统一的操作计划和规程，增加一致意见的沟通、制定热病的管理规程、发布大规模伤亡事件的反应指南。公共卫生部门应积极处理热病，包括宣传册，给门票购买者发放口袋书、遮蔽物、水、宽檐帽、防晒霜和水喷雾器（在最拥挤的地方）。上述物品加上低于正常情况的温度可降低预期中暑者的人数。

马拉松比赛

每年会举行超过 300 场马拉松比赛，此外还有不计其数的半程马拉松比赛、三项全能比赛、5km 和 10km 比赛。事前措施包括赛事安排、参赛人数、天气、医疗队经验。比赛开始时间提前和半程马拉松比赛可减小损伤的风险。[29-30] 鼓励参赛者尽早寻求帮助以减少严重医疗问题的出现。[31] 在比赛开始之前，就脱水、低血糖、衰竭、起疱、充分准备和训练的重要性、能量饮料可减少医疗需求等方面进行培训。对于有哮喘史的参赛者应鼓励其携带呼吸器，并应告诫参赛者若感觉不适应停止参赛。沿途应设置易于接近的可见的急救站，设立移动救护团队，且医疗控制中心应提供充分的医疗保险。医疗提供者之间的无线电沟通很重要，终点线的救护帐篷应包括医务队、检伤分类团队、按摩治疗师和足科医生。电脑追踪芯片用于识别接受医疗治疗的参赛者的人数，并在未来的护理提供和供应计划中起帮助作用。

朝圣

每年会有上百万人参加朝圣。伊斯兰穆斯林对沙特阿拉伯圣地麦加的朝圣活动一般会持续 5~7 天，将有来自 140 个国家的 250 万人参加。朝圣活动涉及的从麦加到阿拉法特平原的往返行程为 38.6km。许多朝圣者为来自第三世界国家的老年人，居住在条件恶劣的帐篷中，并且每天都要进行耗费体力的朝拜仪式。在印度，每年有上百万朝圣者到 Sabarimala 神庙朝觐 Ayyappa。这一活动的持续时间为 40 天，到神庙需经过 90 分钟的艰苦跋涉。世界各地还有许多其他小规模的朝圣活动。

这些活动存在一些可预料的问题。许多参加朝圣的人的身体状况并不好，有很多人患有慢性疾病。麦加朝圣过程中经常会有人出现热衰竭。1980~1981 年，这些人中遭遇中暑的病例翻了一番。在活动开始之前和活动期间对朝圣者进行培训，可避免上述情况的出现。传染病暴发也是常出现的情况，包括流行性脑脊髓膜炎、肠胃炎、甲型、乙型、丙型肝炎以及各种人畜共患病。疫苗接种政策、传染病控制政策以及公共卫生举措的实施可成功地解决上述问题。[32] 朝圣者需持有正规的疫苗接种证明才能获得进入沙特阿拉伯的签证。面罩可减少呼吸道疾病的传播。

在麦加的朝拜地有免费的医疗护理提供。1997 年和 1998 年开始的治疗和释放计划使得救护车的运送减少了 73%。[33] 在印度的 Sabarimala 神庙，现场也设有医疗中心，在 41 天的时间里通常会有 8000 名朝圣者接受医疗护理。

事后措施

在大规模集会的各种灾难之后，从之前发生的灾难中吸取教训是最重要的。1985 年，随着海瑟尔惨案等一系列灾难的不断出现，《观众暴力和不当行为欧洲公约》问世。该公约确定体育当局应与警察进行合作，以确保将分离竞技双方的支持者，控制进入球场的人数，并禁止在球场内饮用含酒精饮料。1989 年英格兰的希斯堡惨剧之后，《吉布森报告》问世，第一次建议在体育场提供医疗护理。座位逐排升高的全座体育场能容纳更多的观众，也更加安全。

伤员医疗

通常，大多数参赛者需要接受轻伤医疗干预，第一响应者或护理人员即可处理。[8] 护理人员可使用检伤分类规程对伤员进行鉴定，将初步稳定的伤员转送至医院，而不是在现场等待医生的治疗。[34]

在摇滚音乐会中，1.4% 的参加者会遭受严重外伤。跌倒、遇袭、被护栏挤压、各种"导弹"引发的头部损伤会造成轻微创伤。预期的医疗问题包括头痛、晕厥、换气过度、哮喘、癫痫和低血糖症。在亚特兰大奥运会上，大多数的损伤为扭伤或拉伤（13%）以及擦挫伤（7%）。支气管炎较常出现（9%），由热痉挛/脱水而寻求医疗护理的人数占 7%。[26] 此外，报道有 3 人出现心脏停止。在大规模集会中，电击器的提供是一个重要的考量。[35]

马拉松比赛的参赛选手中出现低钠血症的现象越来越普遍。血清钠水平低于 136mmol/L 即为低钠血症，通常是由水中毒引起的。症状较轻的病例可通过液体复苏和食用咸食得到治疗，直至恢复排尿后才能停止治疗。症状为中度的患者每隔一小时需进行钠水平检查，症状较重的患者需进行静脉输液，进行利尿剂加 3% 生理盐水的治疗。并发症，例如癫痫、肺水肿和昏迷应进行正确的治疗。应告知参赛者体重每减少一磅，仅补充 16 盎司的盐水即可。在比赛结束时，参赛者由于静脉积水而导致运动性衰竭的现象时有发生。将患者双腿抬高仰卧并口服电解质/碳水化合物溶液进行补水，即可得到治疗。脱水症状应进行临床评估并进行口服补液治疗。热病可采用通常的方法治疗。低血糖症可进行口服或静脉葡萄糖替代治疗。

许多在活动之前身体虚弱的朝圣者可能需要接受重症急救。这些人中有许多会感染热病或传染病。免费医疗护理、现场医疗设施以及重症护理水平护理的提供可满足需求。

大规模集会通常会有灾难发生，需提供正确的医疗护理。通常，创伤性窒息会导致死亡[36]，快速的医疗干预可改变这种情况。

💡 特殊考虑

每一次大规模集会都应作为独特的事件来考虑。认真和详尽的预先计划可起到很大的作用。活动中医疗护理的提供也很重要。若发生大规模的伤亡事件，则需地方紧急医疗服务提供者进行救助。与乡村或偏远地区的集会相比，城市环境中的大规模集会的特点与需求均有所不同。尽管人群的医疗需求很难预测，但使用更为科学的方法进行预先研究可处理这些需求。在计划制订过程中，即使是类型、持续时间、预计参加人数和天气条件也应认真考虑。

🌏 隐患

- 关于大规模集会的医疗护理的提供缺乏立法规范的最低标准；
- 缺乏协调、整合的预先计划；
- 缺乏提供所需公共卫生行动和医疗资源的资金；
- 未确定活动的医疗主管；
- 未学习先前的经验；
- 对预期的出席人数估计不足；
- 未考虑到所有的变量，例如，观众规模、人数统计、活动持续时间和环境因素；
- 未考虑到且未作应对恐怖主义或大规模损伤活动的准备；
- 未能在 1 小时之内让所有的观众进入体育场；
- 在活动中，未考虑到救护车的出入通道；
- 保安人员缺乏培训，导致未能识别和控制潜在的危险情况。

📷 实例介绍

你总是渴望挑战，多月以前你接受了医疗主管的职位，负责在你所在的城市举行250周年庆典时，监督大型露天音乐会的医疗护理。根据预先售出的门票情况，预计会有5万名观众。你与这次活动安排正规医疗护理的关键人物进行了数小时的会谈。在活动的当天早上，气温已升至平均温度10℃以上，湿度也正在攀升。活动开始1小时后，许多手持伪造门票的人出现，预计人数已达到75000。在万众瞩目的重金属乐队准备演奏前不久，你的无线电接到呼叫，人群已在狂舞区疯狂地跳舞，行为开始不受控制，护理人员担心人群会受到挤压……

参 考 文 献

1. Michael JA，Barbera JA. Mass gathering medical care：a twenty-five year review. *Prehospital Disaster Med*. 1997；12（4）：305-12.

2. Rose W，Laird S，Prescott J，et al. Emergency medical services for collegiate football games. A six and one-half year review. *Prehospital Disaster Med*. 1992；7：159-9.

3. De Lorenzo RA. Mass gathering medicine：a review. *Prehospital Disaster Med*. 1997；12（1）：68-72.

4. Leonard RB，Petrilli R，Noji EK，et al. Provision for Emergency Medical Care for Crowds. Dallas：ACEP Publications；1990：1-25.

5. Jaslow D，Yancy A，Milsten A. Mass gathering medical care. *Prehosp Emerg Care*. 2000；4（4）：359-60.

6. Jaslow D，Drake M，Lewis J. Characteristics of state legislation governing medical care at mass gatherings. *Prehosp Emerg Care*.1999；3（4）：316-20.

7. Jaslow D，Yancy A，Milsten A. Mass Gathering Medical Care：The Medical Director's Checklist for the NAEMSP Standards and Clinical Practice Committee. Lenexa, Kan：National Association of Emergency Medical Services Physicians；2000.

8. Varon J，Fromm RE，Chanin K，et al. Critical illness at mass gatherings is uncommon. *J Emerg Med*. 2003；25（4）：409-13.

9. Arbon P，Bridgewater F，Smith C. Mass gathering medicine：a predictive model for patient presentation and transport rates. *Prehospital Disaster Med*. 2001；16（3）：109-16.

10. Zeitzkm，Schneider DP，Jarrett D，et al. Mass gathering events：retrospective analysis of patient presentations over seven years at an agricultural and horticultural show. *Prehospital Disaster Med*. 2002；17（3）：147-50.

11. Thierbach AR，Wolcke BB，Piepho T，et al. Medical support for children's mass gatherings. *Prehospital Disaster Med*.2003；18（1）：14-9.

12. Milsten AM, Maguire BJ, Bissell RA. Mass-gathering medical care : a review of the literature. 2002 ; 17 (3) : 151-62.

13. Football Licensing Authority : Guide to Safety at Sports Grounds.4th ed. London : The Stationery Office ; 1997.

14. Grange JT, Baumann GW, Vaezazizi R. On-site physicians reduce ambulance transports at mass gatherings. *Prehosp Emerg Care*.2003 ; 7 (3) : 322-6.

15. Friedman LJ, Rodi SW, Krueguer MA, et al. Medical care at the California AIDS Ride 3 : experiences in event medicine. *Ann Emerg Med*. 1998 ; 31 (2) : 219-23.

16. Centers for Disease Control and Prevention.mmWE : Prevention and management of heat-related illness in many spectators and staff during the Olympic Games - Atlanta, July 6-23, 1996. *JAMA*.1996 ; 45 (29): 631-3.

17. Eadie JL. Health and safety at the 1980 Winter Olympics, Lake Placid, New York. *J Environ Health*. 1981 ; 43 (4) : 178-87.

18. Hewitt S, Jarrett L, Winter B. Emergency medicine at a large rock festival. *J Accid Emerg Med*. 1996 ; 13 (1) : 26-7.

19. Grange JT, Green SM, Downs W. Concert medicine : spectrum of problems encountered at 405 major concerts. *Acad Emerg Med*.1999 ; 6 (3) : 202-7.

20. Nardi C, Bettini M, Brazoli C, et al. Emergency medical services in mass gatherings : the experience of the Formula 1 Grand Prix 'San Marino' in Imola. *Eur J Emerg Med*. 1997 ; 4 (4) : 217-23.

21. Milsten AM, Seaman KG, Liu P, et al. Variables influencing medical usage rates, injury patterns, and levels of care for mass gatherings.*Prehospital Disaster Med*. 2003 ; 18 (4) : 334-46.

22. Janchar T, Samaddar C, Milzman D. The mosh pit experience : emergency medical care for concert injuries. *Am J Emerg Med*.2000 ; 18 (1) : 62-3.

23. Erickson TB, Koenigsberg M, Bunney E, et al. Prehospital severity scoring at major rock concert events. *Prehospital Disaster Med*.1997 ; 12 (3) : 195-9.

24. Fromm RE, Varon J. Frequency of asthma exacerbations at mass gatherings. *Chest*. 1999 ; 116 (4) : 251S.

25. Meehan P, Toomey KE, Drinnon J. Public health response for the 1996 Olympic Games. *JAMA*. 1998 ; 279 (18) : 1469-73.

26. Wetterhall SF, Coulombier DM, Herndon JM, et al. Medical care delivery at the 1996 Olympic Games. *JAMA*. 1998 ; 279 (18) : 1463-8.

27. Flynn M. More than a sprint to the finish : planning health support for the Sydney 2000 Olympic and Paralympic Games. *ADF Health*.2000 ; 1 : 129-32.

28. Sharp TW, Brennan RJ, Keim M, et al. Medical preparedness for a terrorist incident involving chemical or biological agents during the 1996 Atlanta Olympic Games. *Ann Emerg Med*. 1998 ; 32 (2) : 214-23.

29. Crouse B, Beattie K. Marathon medical services : strategies to reduce runner morbidity. *Med Sci Sports Exerc*.1996 ; 28 (9) : 1093-6.

30. Roberts WO. A 12-year profile of medical injury and illness for the Twin Cities Marathon. *Med Sci Sports Exerc*. 2000 ; 32 (9) : 1549-55.

31. Ridley SA, Rogers PN, Wright IH. Glasgow marathons 1982-1987.A review of medical problems. *Scott Med J*. 1990 ; 35 (1) : 9-11.

32. Memish ZA. Infection control in Saudi Arabia : meeting the challenge.*Am J Infect Control*. 2002 ; 30 (1) : 570-65.

33. Al-Bayouk M, Seraj M, Al-Yamani I, et al. Treat and Release : A New Approach to the Emergency Medical Needs of the Oldest Mass Gatherings - The Pilgrimage. Presented at : 11th World Congress on Emergency and Disaster Medicine. Free Paper Session Topicsand Abstracts, May 10-13, 1999, Osaka, Japan, 2002.

34. Salhanick SD, Sheahan W, Bazarian JJ. Use and analysis of field triage criteria for mass gatherings. *Prehospital Disaster Med*.2003 ; 18 (4) : 347-52.

35. Crocco TJ, Sayre MR, Liu T, et al. Mathematical determination of external defibrillators needed at mass gatherings. *Prehosp Emerg Care*. 2004 ; 8 (3) : 292-7.

36. Orue M, Pretell R. Mass Casualty in a Pop Music Concert Instead of Being a Programmed Event : Home Fair 1997, Lima, Peru.Available at : http : //pdm.medicine.wisc.edu/moncerrat.htm.

188 生态恐怖主义*

George A. Alexander

事件说明

生态恐怖主义或生态暴力活动定义为针对环境或者生态系统使用力量恐吓、惊吓、威胁或者威迫政府或者社会。[1] 恐怖分子或者个别国家使用核、辐射、生物或者化学战剂，或者武器作为生态恐怖主义方法是似是而非的。通过合法途径以及非法途径均可获得放射剂。非常容易且廉价制备和使用化学和生物战剂。除对人类的灾难性影响外，战剂还会对环境造成破坏。因此，全球的恐怖分子更可能诉诸于生态恐怖主义。

商业核电反应堆、废燃料仓库或者和燃料再处理设施的阴谋破坏或者袭击均可导致生态恐怖主义。美国有 107 座核电厂，世界上约有 429 座核电站。[2]

1986 年，苏联车诺比核电厂事故严峻地提醒人们恐怖分子试图向环境中释放放射性核材料进行生态恐怖主义活动的潜在情景。车诺比事件造成 28 人突然死于放射性暴露，134 名患者患有急性放射性综合征，成千上万人疏散，几乎同样多的人参与到清理工作中。[3] 大量大气微粒回降导致远离事故现场的相当大的忧虑。事故发生后 10 天内，据以色列、科威特、土耳其、日本、中国、美国和加拿大的报告，放射性升级。[4] 此外，放射性沉降物污染了欧洲的大量森林区域。[5]

大型的放射性散布装置（RDD）也可能污染环境或生态系统。大型放射性散布装置中的高放射性燃料散布造成的环境危害类似于车诺比核电站事故对环境的危害，但是规模略小。[6] 放射性气体、液体和颗粒将导致严重的环境污染。放射性污染的风险区域可延伸至爆炸地点外数英里远。

生物病原菌可以用于实施生态恐怖主义。例如，由于可形成孢子，且引发炭疽病的微生物炭疽杆菌非常稳定，因此该特性吸引恐怖分子使用炭疽病孢子污染环境。人们知道休眠孢子可能在某些遗址存活数百年。[7] 使用便于携带的作物喷雾器在公园、操场或者运动场释放气溶胶炭疽病孢子，将污染这些区域，而且可能感染接触孢子的无疑心的人们。公众得知恐怖分子小组释放孢子后可能引起广泛的忧虑、恐慌和害怕。

1990 年海湾战争期间，伊拉克人故意从科威特油田释放油，目的在于污染沙特阿拉伯水域和海岸线。这样的行为相当于生态恐怖主义。[1] 约 645km 的波斯湾海岸线被油污染。[8] 溢油造成的环境后果是数年来对海岸线和沿海水域造成不良影响。类似陆地油散布行为导致科威特大量区域被油污染。伊拉克人点燃科威特油田是另一种形式的生态恐怖主义。科威特 700 多个油井燃烧约 10 个月。[9] 大火每天燃烧 600 万桶油，整个地区被大量烟雾吞没。[10] 生态恐怖主义行为导致环境污染，严重程度超出以前的任何其他人为灾难。[11] 生态灾难的长期环境影响未知。[12]

据估计，1984 年[13] 印度博帕尔异氰酸甲酯意外泄漏造成 1 万多人死亡，发病者约 20 万人，严酷地提醒人们恐怖分子试图向环境中释放有毒工业化学品进行生态恐怖活动的潜在情况。[1] 化学生态恐怖主义的威胁极大。据估计，全球常用化学品达 7 万种，而且每年化工行业上市 200~1000 种新的合成化学品。[9]

事前措施

医疗和公共健康服务人员应对生态恐怖主义的首

---

* 本文所述观点为作者观点，不代表国家癌症研究所、国家健康研究所或者美国卫生和公众服务部的政策或者立场。

要挑战是评估潜在的环境目标以及核、放射性、生物和化学战剂对生态的威胁。应制定针对多种可能的目标的医疗响应计划。计划含有可能类型的生态恐怖主义说明，包括预期危害识别和尽量降低危害采取的响应措施。规定各种威胁情况所需的医疗资源和增加资源的计划。咨询在恐怖分子威胁处理方面经验丰富的专家。按照具体类型或者战剂种类，根据情况采取医疗响应计划。与当地和州有害材料响应小组以及医疗和环境实验室协调计划。

➔ 事后措施

生态恐怖主义意识是第二项挑战，应注重恐怖主义行动是否已经发生。提前检测生态危害为预防和减少不良的人类和环境健康风险的目标。在化学或放射性暴露的潜在危害或风险评估中，需考虑物质原有毒性和暴露特性。意识到威胁后，对袭击采取可靠的医疗响应是第三项挑战。进行生态风险评估，估计由于特殊危害导致不能维持的生态健康影响发生的可能性。生态风险评估的基本因素包括：定义问题、获得必要信息/数据、评估危害可能性、评估暴露可能性、整合危害和暴露评估（风险特性说明）、汇总并提交结果。[14]

👥 伤员医疗

与各种形式的生态恐怖主义相关的具体人员损伤治疗不在本文的讨论范围内，而在本书的其他部分。故意将核、放射性、生物或者化学战剂或武器释放到环境中，可能导致严重的公共健康灾难。此类事件具有特殊特性，需紧急响应人员特殊考虑。战剂释放到相关疾病症状出现的时间为潜伏期。急性病潜伏期可能在几分钟或数小时内，而慢性暴露隐伏，而且直到许多人患有灾难性疾病才会被发现。数月过去了，人们不知道它们已经暴露，而且存在风险。暴露的长期影响可能是最重要的考虑因素，尤其是在没有急性影响的情况下。[15]

上述恐怖分子武器临床病理影响众所周知。作为已知或者疑似事件的焦点，可能出现特殊并合症状的综合症状。急性放射性综合征与核或辐射时间有关。特殊生物综合征与各种传染病战剂有关。许多有毒化学制剂可能引发化学综合征。

💡 特殊考虑

正如上面所示的那样，需专门考虑生态恐怖主义的医疗、公共健康以及环境后果。无论是否为生态威胁，紧急响应人员以及保健服务人员均应采用类似的医疗和公共健康管理原理。生态恐怖主义污染物暴露可能导致大量人患有急性疾病。事实上，任何恐怖分子生态危害暴露后，人们都可能出现非特异性症候，例如，头痛、疲劳、皮疹、发热、眼部和呼吸系统不适、肠胃问题、疲倦以及注意力差。

根据所涉及的战剂，恐怖分子释放污染环境的有毒战剂后，需要立即疏散现场。不幸的是，可能没有充分评估风险所需信息以及疏散决定依据的信息。在这种情况下，应考虑健康风险评估，以作出决定，在恐怖分子释放后是否有必要立即疏散，或者预测长期的健康影响。健康风险评估包括危害识别、剂量—响应评估、暴露评估以及风险特性描述。[1]

🌀 隐患

提供最佳医疗和公共健康管理的障碍包括下列内容：

- 生态恐怖分子袭击前缺乏充足的准备、应急响应以及恢复计划；
- 与当地和州医疗、公共健康和环境响应机构缺少协调；
- 未咨询健康专业人士，健康专业人士具有应对特殊类型的生态恐怖主义的专业知识；
- 缺乏认识：受影响人群的非特异性症状报告也

实例介绍

路过急诊室时，你看到电视正在播放新闻快讯，大约20分钟前位于你所在的120床位社区医院8km远的核电站发生一系列爆炸。新闻直升机鸟瞰图表明，发生伴有巨大烟雾的反应堆外壳结构火灾，据报告，烟雾正沿着东北方向向16km外的人口密集的城市移动。爆炸发生时，现场有500多名工人。召集数百名其他人员进行救援、电厂控制和消防。当地报社刚刚接到匿名电话，报告其听说电厂爆炸并非意外。电厂遭蓄意破坏，美国的空气、土地以及水域被污染。农业大州州长宣布情况紧急，呼吁群众保持冷静。1小时后，3名严重外伤患者（包括烧伤）被救护车送往医院。30分钟后，5名救援人员抵达医院，抱怨其感到恶心，并有呕吐症状。

会影响各种形式的生态恐怖主义；

- 缺乏强调生态恐怖主义的心理影响的行为和社会健康专业人士的参与。

参 考 文 献

1. Alexander GA. Ecoterrorism and nontraditional military threats. Mil Med. 2000；165：1-5.

2. King G. Dirty Bomb：Weapon of Mass Disruption.New York：Penguin Group；2004.

3. Soloviev V, Ilyin LA, Baranov AE, et al. Radiation accidents in the former U.S.S.R. In：Gusev I, Guskova AK, Mettler FA Jr, eds. Medical Management of Radiation Accidents. 2nd ed. Boca Raton, Fla：CRC Press；2001：157-94.

4. Guskova AK, Gusev IA. Medical aspects of the accident at Chernobyl. In：Gusev I, Guskova AK, Mettler FA Jr, eds. Medical Management of Radiation Accidents. 2nd ed. Boca Raton, Fla：CRC Press；2001：195-210.

5. Linkov I, Morel B, Schell WR. Remedial policies in radiologically-contaminated forests：environmental consequences and risk assessment. Risk Anal. 1997；17：67-75.

6. National Council on Radiation Protection and Measurement. Management of Terrorist Events Involving Radioactive Material. Report No. 138. Bethesda, Md：National Council on Radiation Protection and Measurement；2001.

7. Knobler SL, Mahmoud AAF, Pray LA, eds. Biological Threats and Terrorism：Assessing the Science and Response Capabilities. Washington, DC：National Academy Press；2002.

8. Overton EB, Sharp WD, Roberto P. Toxicity of petroleum. In：Cockerham LG, Shane BS, eds. Basic Environmental Toxicology. Boca Raton, Fla：CRC Press；1994：133-56.

9. Moeller DW. Environmental Health. Cambridge, Mass：Harvard University Press；1997.

10. Warner F. The environmental consequences of the Gulf War. Environ. 1991；33：5-7.

11. Johnson DW, Kilsby CG, McKenna DS, et al. Airborne observations of the physical and chemical characteristics of the Kuwait oil smoke plume. Nature. 1991；353：617-21.

12. Small RD. Environmental impact of fires in Kuwait. Nature. 1991；350：11-12.

13. Murthy RS. Bhopal gas leak disaster：impact on mental health. In：Havenaar JM, Cwikel JG, Bromet EJ, eds. Toxic Turmoil：Psychological and Societal Consequences of Ecological Disasters. New York：Kluwer Academic/Plenum Publishers；2002：129-48.

14. Rodier DJ, Zeeman MG. Ecological risk assessment. In：Cockerham LG, Shane BS, eds. Basic Environmental Toxicology. Boca Raton, Fla：CRC Press；1994：581-604.

15. Hyams KC, Murphy FM, Wessely S. Responding to chemical, biological, or nuclear terrorism：the indirect and long-term health effects may present the greatest challenge. J Health Polit Policy Law. 2002；27：273-91.

189 计算机和电子恐怖行为以及 EMS

M. Kathleen Stewart，Charles Stewart

⊗ 事件说明

与互联网连接的设备可能为印刷机、广播站以及装配场设备。随着互联网的出现，恐怖组织可能通过媒体传播未掺假的并且不受政府检查员影响的信息。[1]同样的，恐怖分子使用互联网进行临时炸药和袭击装置的说明、宣传和计划传播，已变得不足为奇。恐怖活动中使用电脑对社会造成真实和真正的威胁。[2]

不幸的是，"网络攻击"或"网络恐怖主义"头条备受关注，媒体严重忽略恐怖分子对电脑、网络、信息架构以及互联网的实际使用。我们的弱点事实是令人更加畏惧，并且远远不能安心的。

影响应急医疗服务的攻击有三种：病毒攻击、拒绝服务攻击和"社会工程"攻击，出于违法目的检索安全或受限数据。

病毒/蠕虫病毒

通常将恶意的计算机程序称为病毒，因为计算机病毒的某些特性与生物病毒相同。计算机病毒需功能主机进行复制，仅与适当主机工作，生物病毒在人与人之间传播，而计算机病毒在计算机之间传播。

计算机病毒和生物病毒存在相似之处。生物病毒为保护罩内的脱氧核糖核酸（DNA）片段；计算机病毒必须载入另一个程序、文件或者电子邮件顶部，从而进入电脑，与生物病毒相同，电脑病毒利用周围的无害程序包躲过抗病毒软件的检测。

人们创造电脑病毒，写病毒代码，并进行检测，保证病毒能够发挥预期功效，并按照设计进行传播。

计算机具有病毒活性副本，则视为被"传染"。病毒的激活方式取决于病毒的设计（编码）。有些病毒只需用户打开被感染文件便可激活，其他病毒则需用户采取特殊措施才可激活。

20 世纪 80 年代首次发现传统计算机病毒。20 世纪 80 年代，不仅在大型的集中区域使用计算机，而且还在小型公司和家中使用计算机，因为这时较小的计算机——个人计算机（PC）出现了。首批病毒为特洛伊木马病毒。特洛伊木马为恶意计算机程序，要求做一件事情（通常为游戏或者应用程序），但实际上也做其他事情，例如清除你的磁盘。特洛伊木马程序不能自动复制。

另一种早期病毒为引导扇区病毒。引导扇区为一个小程序，用于启动电脑和加载操作系统的过程，从而其引导至存储器内。通过将代码放入引导扇区，病毒保证将其立即加载到存储器中而且能够在电脑开启的任何时候运行。

现代病毒入侵时更具隐伏性。Word 文件（.doc）、电子表格（.xls）以及图片（.gif 和 .jpg）附件可能包含病毒附件。即使打开一个受污染网站也可能会下载病毒程序。扩展名为 .exe、.com 或者 vbs 的文件为可执行文件，可以进行设计者规定的任何破坏。许多病毒采用双程序名后缀来进行掩护，例如，.stuff.gifvbs。

病毒在计算机上激活后，计算机在使用带病毒文件或程序时，病毒自动或者被计算机用户复制到文件、磁盘和程序中。计算机病毒和其他程序的巨大差异在于计算机病毒为专门设计的本身可复制的程序。病毒程序执行时，病毒检查硬盘，确定磁盘是否存在易于受影响程序。若存在，病毒将病毒代码加入程序中或者用自身代码更换程序或者文件。目前病毒完成本身复制，以感染两个或者更多程序。用户每次驱动任何受感染程序，病毒便有机会通过攻击其他程序进行复制，而且继续循环。通常在计算机用户不知情的情况下进行复制（有时受感染程序为用户不能控制的系统程序）。

病毒通常含有一个"有效荷载"或者病毒可执行的其他程序（除本身复制外）。有效荷载各有不同，可能仅仅是骚扰或者具有破坏性。某些非破坏性以及重要有效荷载包括记录输入的每次击键的记录程序、自动向计算机的每个地址发送电子邮件的程序以及为陌生人打开检查和使用你的计算机门户的程序。如果有效荷载设计良好，用户可能不会意识到计算机被病毒感染。公共电脑、非安全商业电脑可作为远程情报收集装置。通常难以定位损坏的程序，因为许多键盘记录程序命名或者作为必要的系统文件或者文件夹隐藏。

蠕虫病毒仅为自身能够从一台主机复制到另一台主机的病毒。复制的蠕虫病毒到处寻找，通过可用的计算机网络感染具有相同安全缺陷的电脑。蠕虫病毒通过使用网络和互联网迅速感染其他电脑。

软盘、CD 或 DVD 程序可发现现代计算机病毒，可能隐藏在多种电子邮件附件中，而且可在互联网上下载的材料中发现现代计算机病毒。[3-4]

近期破坏性病毒／蠕虫实例

红色代码病毒（现在具有多种变种）首先在2001 年 7 月出现，最终在美国感染 30 万台电脑。[5]蠕虫病毒利用 Microsoft IIS Web 服务器打开的安全措施。没有人知道这种病毒源于何处或者谁编写了这种病毒。根据日期，蠕虫病毒对时间敏感。每月第1 天至第 19 天，蠕虫病毒可繁殖。第 20 天至 27 天，蠕虫病毒针对特殊位置发动拒绝服务攻击。第 27 天至月底，电脑内蠕虫病毒"休眠"。[6]某些变种在操作系统中打开隐蔽的访问端口（后门），允许其他病毒入侵。隐蔽的访问端口（后门）概念非常重要。进入的隐秘端口允许恶意编程者远程访问，甚至控制受影响计算机的程序运行。作为某些操作系统的"远程帮助"服务组成部分，利用带有病毒的污染程序，或者由设计者或者编程员植入程序中，可进行访问（不满意或者按照指示操作）。

即使 Microsoft 提供红色代码病毒补丁，但是许多系统管理员未获得或者应用其系统的补丁，未受保护的计算机仍然易于受该病毒攻击。

采用类似方法侵入的目的更加恶劣：例如，2001 年 9 月 11 日后的 1 周首次出现尼姆达蠕虫病毒，恐怖分子攻击美国，目标为财政部门。[2]更加"智能"的蠕虫病毒尼姆达自身可通过若干方式复制：感染电子邮件程序、自身复制到计算机服务器上或者影响从被感染 web 服务器上下载被感染网页的用户。尼姆达影响数百万台电脑，并降低互联网的速度。尼姆达蠕虫病毒的复制速度比红色代码蠕虫病毒的复制速度快，而且导致数十亿美元的损失。[8]

2003 年 1 月 23 日出现 Slammer 蠕虫病毒，也称为"蓝宝石"蠕虫病毒。[9]Slammer 利用将网页发送给用户的服务器的弱点。这是历史上最快的网络攻击。每 8.5 秒钟 Slammer 感染数量翻倍，Slammer释放的前 10 分钟，其破坏性超过 90%。在韩国和日本，Slammer 使部分互联网瘫痪；扰乱芬兰的电话服务；在美国，Slammer 大幅度降低航空预定系统、信用卡网络以及自动取款机的速度。[8]

Slammer 合理变成后具有更大的破坏性。下一种改进 Slammer 释放后，破坏性更大。Slammer 蠕虫病毒甚至能够影响城市或者更大区域的电话和其他中继通信系统（包括某些无线电线路）。尽管控制系统不能直接被 Slammer 等互联网病毒损坏，拒绝为配水系统、铁路转辙部位、电网、化工厂和电话系统提供服务，可能导致广泛的非破坏性故障。由于上述隐蔽访问点"绘图"（远程识别），恐怖分子可能已针对具体的弱点进行骚扰。

可能重新设计现代病毒／蠕虫，破坏或者至少严重削弱美国 911 紧急响应系统。病毒／蠕虫病毒还可能严重削弱或者破坏电力、运输以及远程通信系统，并扰乱供水以及我们的防御系统。

"社会工程"攻击

"社会工程"是组织保安体系中最薄弱的环节利用人类。[10]目的在于哄骗人们泄露秘密或者其他信息，从而危及目标系统的安全。例如，臭名昭著的凯文·米特尼克依靠真人易受骗且提供友好帮助访问公司网络的特点，通过电话入侵多数公司。[11]黑客可以称为组织，佯装为丢失密码的用户或者出现在网站，仅仅等待有人为其打开门。[12-13]

缓解社会工程进攻的方法包括下列内容。

- 激活正在运行的访问者 ID，将访问者提供的名称和数字及拓展名匹配；
- 设置你的组织的出站访问者 ID，仅显示服务台电话号码，而非个人电话分机；
- 实施组织回叫政策，有人致电，询问组织信息，即你将回电，然后查询或者拨打电话号码或询问公司交换台操作员；
- 注意贴有非办公室消息的信息；
- 严禁其他人员将其实际访问载入你的安全 ID 卡安全室或者设施中——即使该人显然有自己的卡；
- 质疑陌生人，询问你是否能将其带入某人的办公室或者陪伴其出去，如果陌生人妨碍你，则联系安全部门；
- 了解你的信息技术（IT）支持人员；
- 严禁将你的网络密码记录到便条纸或将其贴到你的键盘底部，"黑客"（寻找并破解密码的专家）知道查看何位置；
- 注意要求你的密码确认的邮件，这种做法通常称为"网络钓鱼"，即利用非法手段获得密码；
- 定期使用谷歌搜索你的组织，仔细检查你的组织防火墙外是否有敏感信息；
- 启动安全报警系统，接听可以电话的人，报告简单的电子邮箱地址，例如 securityalert@company.com，如果有人致电，表示其为 IT 部门，并询问你的网络密码，回答"不"，挂断电话，然后联系 IT 和安全部门。

拒绝服务攻击

拒绝服务（DoS）攻击并非病毒，但是黑客用于防止或者否定合法用户访问计算机或者服务器的方法。对于连接互联网的各个计算机，丧失服务就相当于不能以任何方式通过特殊的网络服务发送电子邮件或者丧失所有网络连接和服务。

最常见的拒绝服务攻击仅为向某个网址发送更多的流量，比程序员根据用户预期发送流量所设计的数据缓冲流量多攻击者可能意识到目标系统有可利用的弱点或者可能会起效，攻击者仅仅试图攻击。例如，恐怖分子编写自动拨打 911 的计算机程序。911 接话员接听电话，但是发现是骚扰电话。如果程序继续重复该任务，由于电话线繁忙，可防止合法用户拨打

911。这就称之为拒绝服务。

许多拒绝服务工具还能实施分布式拒绝服务（DDoS）攻击。例如，想象一下，恐怖分子现在将其程序植入许多互联网电脑中，然后所有电话同时拨打 911。将造成较大的影响，因为更多的计算机将拨打 911。而且更加难以确定攻击者位置，因为程序并没有在攻击者的计算机上运行；攻击者仅控制秘密安装程序的计算机。这就是分布式拒绝服务攻击。分布式拒绝服务攻击还可能毁坏计算机系统的编程和文件。

最坏的情况下，可强制互联网连接网站停止运行。若为主要控制系统，组织将不能使用连接互联网的控制功能。

杀毒软件如何防止拒绝服务攻击？

通过病毒，拒绝服务攻击工具将秘密地被安装到许多无毒计算机系统中。不知不觉中安装拒绝服务工具的系统称为僵尸攻击代理或者靶标。"僵尸"系统由黑客集中管理，用于发动对目标计算机的拒绝服务器攻击。"僵尸"并非拒绝服务进攻的受害者，但是用于进行实际的攻击。

杀毒软件检测可植入拒绝服务攻击代理的病毒，但是不能检测到拒绝服务攻击。通过提取已知僵尸攻击代理的模式或者有特征的符号，杀毒产品可检测危及的系统恶意软件。黑客秘密安装僵尸攻击代理时，杀毒软件还可以检测。[14]

难以追踪拒绝服务攻击中请求包的起源，特别是对于分布式拒绝服务攻击而言。不可能防止所有拒绝服务攻击，但是服务器管理员可采取预防措施，减少拒绝服务攻击危及的风险。预防措施不在本文的范围内。不断更新杀毒软件并使用上述良好的计算做法，IT 服务可防止系统称为僵尸攻击代理或者避免对拒绝服务攻击帮助。

◀ 事前措施

重要的保护措施为所有计算机安装商业防病毒程序并经常更新计算机病毒防护，几乎为定期更新。设置计划，进行操作系统更新并运行病毒扫描。如果发现，清除病毒。

各种病毒专门针对具体的操作系统或程序编程。如果计算机使用不同的 Windows（例如 Windows 98、2000 或 XP），专门针对 Unix 的病毒不会干扰

电脑。同样，如果计算机使用 Linux，Window 病毒不会影响计算机。利用普遍程序的弱点，形成某些病毒。例如，Microsoft Outlook 为病毒的目标，那么未使用 Outlook 作为电子邮件程序的用户不会受这种病毒骚扰。

- 设置计算机病毒保护，打开各个文件前进行扫描。
- 除非你知道文件由你认识并信任的人发送，否则不得打开任何文件或附件。文件打开后执行，而且如果文件中含有有害或破坏性病毒 / 蠕虫病毒，则你的系统刚被感染或者你可能感染发送电子邮件的任何人。
- 除非宏指令来自已知来源，否则不得在应用程序中使用。宏指令为将病毒引入系统的常见方法。
- 保证系统管理员拥有可靠的备份计划，可在紧急情况下迅速恢复操作系统和主要程序。保证备份随时可以使用而且更新，以反映新的操作系统和程序更新。
- 调度中心等主要操作系统配备专家评估计算机，检查是否存在允许其他如前的隐蔽后门。
- 保证已采用操作系统可用的所有更新，而且操作系统内的安全服务激活到位。

➡ 事后措施

- 对于主要操作系统，若遭到破坏，可立即使用已知的未受感染的所有必要软件工作副本。能够 "恢复" 针对此类型问题的计算机系统的人受训人员为内部人员每天 24 小时值班。
- 可能最重要的措施是向负责人、系统管理员或者其他指定人员报告任何可以的电子邮件或者不同寻常的计算机活动。与互联网服务供应商建立随叫随到的接触点，适当的执法官员通过组织或外部操作员发现发动的网络攻击。机敏且观察力敏锐的当地操作员曾发现了加利福尼亚芒廷维尤市网站攻击（参见本文以下内容）。

👪 伤员医疗

预期不会存在 "网络" 攻击导致的直接医疗伤员。可能导致的唯一直接伤员是由于不能调配应急车辆或者与这些车辆取得联系而导致无法提供服务的伤员。医疗护理包括潜在疾病治疗，促使拨打求助电话。此外，某些机构使用互联网患者护理和跟踪系统。攻击时，这些系统不能运行，甚至提供不准确的数据。所有依赖计算机和互联网系统的医疗机构应具有充足的备份。

💡 特殊考虑

由于以下两种原因，互联网化（以网络为中心）社会是屡弱的猎物。首先，恐怖分子日益完善的技术包括大规模破坏和伤亡武器以及计算机使用不断增多。其次，我们越来越依靠计算机，包括对安全性至关重要的计算机，因此我们的经济和技术系统的定时攻击弱点越来越多。[15]

美国整个重要的基础设施，包括电力、远程通信、保健、运输、水以及互联网，都容易遭受网络攻击。目前，许多控制系统、通信系统和调度系统与互联网连接，因此可能遭到入侵。不包括网络攻击对财政部门或者国家防御部门的可能影响。

🌐 隐患

- 不得使用保护等级差的密码，例如 "admin"、"administrator" 或 "password"；
- 不得将密码留在便贴纸上或粘贴到计算机及桌子上；
- 任何时候不得通过电子邮件或电话提供密码；
- 保证经常更新计算机病毒保护（将病毒保护软件设置为自动更新，实现最迅速的保护）；
- 为了安全通信，不得使用无线网络。

实例介绍

2001年夏季，加利福尼亚芒廷维尤市网站IT协调员发现可疑的计算机入侵模式。后来联邦调查局进行调查。调查人员发现，与美国其他城市/市政府计算机入侵者相同。显然，这些计算机入侵来自中东和南亚。入侵者正在寻找有关城市公用设施、政府办公室和应急系统的信息。[6]

"9·11" 侵袭后，基地组织间谍控制若干计算机，计算机入侵显得更加重要。官员发现这些计算机对美国基础设施广泛监测。[8]

参 考 文 献

1. Conway M. Reality bytes : cyberterrorism and terrorist 'use' of the Internet. Available at : http ://www. firstmonday.dk/issues/issue 7_11/conway/.

2. Institute for Security Technology Studies at Dartmouth College Technical Analysis Group. Examining the cyber capabilities of Islamic terrorist groups. Available at : http :// www.ists. dartmouth.edu/TAG/ITB/ITB_032004.pdf.

3. Scandariato R , Knight JC. An automated defense system to counter Internet worms. Available at : http :// dependability.cs.virginia.edu/publications/2004/scandariat

4. Meinal C. How hackers break in. Sci Am. 1998 ; 279 : 98-105.

5. Carnegie Mellon Software Engineering Institute. CERT Advisory CA-2001-19 "Code Red" worm exploiting buffer overflow in IIS indexing service DLL. Available at : http :// www.cert.org/advisories/CA-2001-19.html.

6. Frontline. Cyberwar ! The warnings ? Available at : http :// www.pbs.org/wgbh/pages/frontline/shows/cyberwar/ warnings/.

7. Carnegie Mellon Software Engineering Institute.CERT Advisory CA-2001-26 Nimda worm. Available at : http :// www.cert.org/advisories/CA-2001-26.html.

8. Frontline. Cyberwar ! Introduction. Available at : http :// www.pbs. org/wgbh/pages/frontline/shows/cyberwar/etc/ synopsis.html.

9. Moore D , Paxson V , Savage S , Shannon C , Staniford S , Weaver N. The spread of the Slammer/Sapphire worm. Available at : www.cs. berkeley.edu/~nweaver/sapphire/.

10. Arthurs W. A proactive defence to social engineering. Available at : http ://www.sans.org/rr/papers/51/511.pdf.

11. Gragg D. A multi-level defense against social engineering. Available at : http ://www.sans.org/rr/papers/51/920.pdf.

12. Allen M. The use of 'social engineering' as a means of violating computer systems. Available at : http ://www. sans.org/rr/papers/51/529.pdf.

13. Gulati R. The threat of social engineering and your defense against it. Available at : http ://www.sans.org/rr/ papers/51/1232.pdf.

14. Orvis WJ , Krystosek P , Smith J. Connecting to the Internet securely ; protecting home networks. Available at : vialardi.org/VdSF/pdf/Websecurity.pdf.

15. Greenwell WS. Learning lessons from accidents and incidents involving safety-critical software systems [master's thesis presentation] .Available at : www. cs.virginia.edu/colloquia/event310.html.

190 **VIP 护理**

Lynne B. Burnett

事件说明

人人生而平等。托马斯·杰斐逊的名言，针对美国社会和政治体系，似乎提出质疑，因此需要专门用一定的篇幅讨论 VIP 护理——贵宾。区别对待 VIP 与其他患者是否合理，特别是在灾难发生的情况下？肯定或否定的回答均正确，需强调视情况而定。

在医学领域中，VIP 含义不同，通常指能对医护人员有非同寻常影响的患者，从广义来说，指"出现在医院、凭借名望、地位或维护公众利益，实质上扰乱患者护理正常过程的人。[2]"包括那些有公众、经济或政治影响的人，以及有非同寻常专业影响的个人[1]，包括从美国总统或其他重要政治人物到吉普赛之王、著名演员、知名运动健将、医院董事会主席[2]等。尽管上述任何一位人物均有可能扰乱医院日常的患者护理过程，但他们在灾难发生时造成的影响绝大部分取决于他们社会角色的重要性。

事前措施

医疗组织必须制订针对预期级别超出急诊室和医院标准操作程序的事件的灾难应急计划。此类文件应包括一份针对 VIP 进行治疗的书面计划，并至少列明以下几点[2]：

- 对 VIP 的到来应通知哪些医院人员？按什么顺序通知？
- VIP 住院治疗期间的安全计划是什么？
- 谁决定是否需要建立指挥中心？其人员组成是什么？指挥中心的功能是什么？
- 媒体如何获取必要信息？

- 其他患者将得到何种护理？

如果 VIP 是由美国特勤局保护的重要人员，那么在时间允许的情况下，一支先遣队将首先对医院实力进行了解，选择一家或多家医院收治 VIP，同时选择最安全保密的行驶路线。前期计划同样包括与当地紧急医疗服务系统、医院及外伤中心针对各种"假定"场景制订计划，以确保为 VIP 的到来做好准备。[4] 例如，如果总统或副总统到创伤病房的路程超过 20 分钟，则直升机救援能力应最优先考虑。

如有必要，应决定哪些门、走廊和电梯能够且应被密封，哪些区域能够且应被疏散。如可能，选择一部电梯来转移 VIP，并使用电子扫描进行持续性守卫。临床情况允许时，最好让 VIP 停留在医院最安全地带的房间（套间）内，并将设备运来此地。[5]

医院应准备向 VIP 保安人员提供一份详细的人员花名册，包括所有人员的社会保险号和出生日期。[5]

事后措施

为配合计划的响应，急诊室和医院必须快速达到预期的需求或威胁级别以及灾难自身的需求级别所需要的安全性。在暗杀行动中，VIP 的保安特遣队无法得知地点范围和涉及人员。[2] 在这种情况下，应授予保安特遣队控制医院环境的权力。如因安全原因医院必须关闭，则必须使用埃姆斯密电进行通知。

VIP 的出现通常引起人群控制问题，不仅有媒体或支持者，还有服务负责人、其他医务人员、管理员、护士及其他想看 VIP 或观看事件进展的其他医院人员。[2] 人员过多而非人手不够导致对人员靠近的控制十分必要且成问题。[2] 医院安全管理员必须将非必要医院人员隔离在 VIP 所在区域外，同时保护 VIP 的安全。控制人员靠近时最好在关键地区安排一位资深急诊医师，以免发生保安人员无法确认谁可被允许进入急诊室或不好阻止资深医师或管理人员的情况。如 VIP 患者需住院治疗，应列出允许接近 VIP 的人员名单并每日更新，以及仅能靠近授权人员的方法（例如，时常更换有识别码的 pin 码）。[5]

对 VIP 的护理需要进行调整和组织，以免造成护理混乱和责任分散。[6]临床责任和行政责任应分开。[2]在急诊室，患者病情将是是否由一位资深急诊医师承担临床控制、将行政控制委派给一名初级医师或护士长或做相反安排的决定因素。

另一个医院必须考虑的是由灾难产生的巨大媒体兴趣，且稍后将因为涉及 VIP 而被放大。媒体政策将确保信息的发布得到很好的控制，且 VIP 患者的隐私得到适当保护。[2]目标应是准确、及时信息的有序传达和开展内容为讨论记者的哪些问题可以提问和回答的讨论会。应考虑在一个远离医院的地点建立新闻发布区。任命一位资深医师担任发言人。应指示其他所有医院人员不要同媒体谈话，并对走廊或电梯里的谈话提高警惕。

🚑 伤员医疗

灾难医疗护理的首要考虑之一是伤员验伤分类，并据此设立护理优先级。当众多患者中有 VIP 时，决定谁将最先得到护理有医学、实际和道德方面的考虑。伤员验伤分类最早于战争时期进行，以满足军事需要。因此，针对士兵的护理是轻伤优先于重病或重伤。这种方法从士兵中扩展开来，例如在地震中，优先治疗轻伤人员，而这些轻伤人员可护理其他重伤人员。[7]

从伦理上讲，如果一个人对实现重要社会目标有必不可少的贡献，则基于其社会效用而对其进行优先护理是有道理的。[7]如果 VIP 为政府官员，或其具备响应危机领导能力，或其的死亡会显著影响社区、州或国家的意志，那么，此类 VIP 达到"核心使命"角色的标准，则按军事方法进行伤员验伤分类则拥有最高级别优先权。

VIP 综合征常用于形容护理人员由于患者的权力或影响力让他们失去了客观性，以及为良好医疗护理制定冷静、理性的必要决策的能力，从而导致他们改变了通常的操作程序。VIP 综合征可能促使医护人员减少检查、诊断程序或治疗方法来解除患者的病痛[9]或尴尬。例如，相比其他患者，医师的配偶较少可能接受妇科检查。[10]由此导致的结果可能是漏诊。[9]另一方面，如果采用过于激进的方法，患者可能经历非必要的痛苦和有潜在危险的程序。治疗 VIP 时，应首先将他看作是一名患者，接着才将他看待为 VIP[2]，以标准方式对其进行评估，包括所有令人尴尬的有创性检查。"从生物学上讲，教皇和总统没什么不同，护理时没必要改变想法。[9]"

为促进护理的有序顺利转移，急诊医师和医院里负责该患者的专家有必要进行协调[7]，从而带来了另一个被确认为对 VIP 患者进行护理过程中发生的综合征。由于患者是 VIP，而使日常不在急诊室工作的资深医师以不协调方式介入，从而扰乱急诊室的正常工作流程时，主治医师综合征将会发生。[2]医疗服务提供者在熟悉的角色上行使职责十分必要。主治医师必须负责指挥并解释采用的医疗同其他所有相似病症的患者完全一样，这是因为"通常使用的医疗方法才是正确的医疗方法"[9]可酌情进行商议，但始终应明确哪位医师负责患者的临床治疗[2]，其是否为急诊主治医师、创伤外科医生或其他专家。

💡 特殊考虑

VIP 可能有医师随行。[2]如果 VIP 是美国特勤局的重要保护对象，则特勤局应保护并在必要时援救当事人。同时，与可能在现场的第一急救者配合的白宫医疗队有责任对患者进行评估、恢复知觉，并将其转移至合适地点进行最终救治。白宫医疗队的所有成员均为军事人员，包括医师和急救或特级护理护士，他们负责全程陪同主要保护对象并提供初步医疗。取得高级心脏救命术和高级创伤生命支持[5]资质的医师代表其擅长家庭医学、内科医学或急救医学。所有白宫医疗队成员，无论是军官还是征募兵，均已完成化学、生物、辐射、核和爆炸的培训，其中部分医师完成了战术医学课程以支持特警队。

在危及生命的情况下，医院的主治医师承担制定患者医疗决策的责任，但外交、联合领导和良好的判断力通常需考虑到 VIP 医师在患者护理中的参与。例如，急诊室的医师可能是内科医生，被要求对由具有急救医师资格的医师陪同的 VIP 提供初步医疗。相反，可能具有急救医师资格的急诊室医师需负责为 VIP 提供紧急产科保健，而由具有丰富产科保健经验的家庭医生陪同该 VIP。

如果 VIP 是美国总统，则在无数因素中需要考虑的首要问题是总统能否作出必要决策来实现政府职责。携带式"橄榄球"，由总统贴身军事助手保管的公文包，是发动核战的必要密码。同样包含其中的还有将总统权力移交至副总统的"紧急行动计划"，包括紧急执行的必要文书。[11]

美国宪法第 25 条修正案提出副总统可作为代总统执掌总统权力和职责的机制。在这种情况下，白宫医生在基于医疗诊断判断总统是否适合执政的宪法程序中起着关键作用。[5] 即使白宫医师有对总统状况保密的职责，但实际上这点必须被打破，"总统的健康情况是否妨碍其履行工作[11]"，"身体损伤是医疗判断，而能否执政则是政治决策[11]"。因此，白宫医师的验伤结果和意见将被报告至白宫及内阁官员的机密小组[5]，其将作出最终决策，总统是否无法执政或是否对总统决策有任何问题。

实例介绍

对你的城市而言这是第一次。尽管有时州长会来访问，但美国总统包括副总统从未来过，现在这三位将在中学体育馆共同开展竞选活动。

你所在的医院有84个床位，尽管其很好地为当地居民提供了很多医疗需求，但特勤局清晰地提出如需对其保护对象进行关键医疗护理的情况发生时，需转移至航空医疗转运路程30分钟以外的创伤中心。从东南方向迅速靠近的暴风雪使计划发生了改变，然而，你所在的医院被通知为当前的主要接收医院。指派至急诊室的特勤局特工将为你提供以下形势报告：总统和州长乘坐竞选汽车，途中和副总统及第一夫人汇合，副总统乘坐另一辆竞选汽车从州的北部地区过来，第一夫人刚从华盛顿乘坐飞机过来。由于暴风雪使总统车队速度放慢，副总统和第一夫人已在市长的陪同下召开了竞选集会。

大部分人心中对那天最大的担忧是天气对出席人数的影响，而头戴红帽坐在前排靠近舞台位置的小伙子并未考虑这个问题。当副总统开始演讲后，一个头戴红帽的人跳上舞台，大叫着他有炸弹并要杀死所有人。美国特勤局抓住他时，第一夫人跌下舞台撞到了头。她开始痉挛、呕吐和明显误吸。尽管未受伤，但副总统跌进椅子，他的拳头在胸前传统"领带结"的位置握紧。对天气充满抱怨的人群在看到舞台上的争执和听到戴红帽男人的尖叫威胁后开始惊慌地从建筑物处逃离。数人被数百个试图从并不存在的炸弹波及范围中逃离的人们踩踏。

美国特勤局通知副总统和第一夫人正在来医院的途中。EMS 系统将转播此信息到基站，且市长和27名社区市民将转移至你所在的医院。当美国特勤局等待副总统和第一夫人的抵达，并确认第一夫人住院期间总统使用的房间时，指挥所联系并通知他们由于在暴风雪中按总统的指令行驶过快，总统乘坐的汽车在前往医院的途中冲出路堤并翻滚数次。总统、州长和约15名随员（司机、特勤局人员、白宫医师、州长的安全人员、总统幕僚、竞选助手）均受伤并将转移至你所在的医院。凝视你并快速走向你、带着权威感的某人问道："你是负责的医生吗？"

🌐 隐患

未像对待其他患者一样对 VIP 提供治疗——过多或过少。

参 考 文 献

1. Strange RE. The VIP with illness. Mil Med. 1980；45（7）：473-5.

2. Smith MS, Shesser RF. The emergency care of the VIP patient. New Engl J Med. 1988；319（21）：1421-3.

3. NurseZone.com. Nurses a heartbeat away from the president. Available at：http：//www.nursezone.com/Stories/Spotlight On Nurses.asp？articleID=5067.

4. Clark AA. All the president's medics. J Emerg Med Serv. 1992；17（8）：57-8，62.

5. Nelsen V. VIP protection and executive protection in hospitals. J Healthc Protect Manage. 1989；6（1）：56-68.

6. O'Leary DS, O'Leary MR. Care of the VIP patient. New Engl J Med. 1989；320（15）：1016.

7. Beauchamp TL, Childress JF. Justice. In：Principles of Biomedical Ethics.5th ed. New York：Oxford University Press Inc；2001：225-82.

8. Hogan DE, Lairet J. Triage. In：Hogan DE, Burstein JL, eds. Disaster Medicine. Philadelphia：Lippincott Williams & Wilkins；2002：10-5.

9. Block AJ. Beware of the VIP syndrome.（When status of a person affects medical care decisions）［editorial］. Chest.1993；104（4）：989.

10. Diekema DS. It's wrong to treat VIPs better than other patients. ED Manag. 2000；12（8）：92-3.

11. Murray FJ. President's top doctor haunted by possibility of threats，errors. The Washington Times. April 16，2000.

译 后 记

《灾害救援医学》中文版终于与读者见面了，译者还要向读者说明三个问题，以示对原书出版单位负责，对读者负责：一是我们为什么翻译这本书？二是我们是如何翻译这本书的？三是我们为什么将书名定为《灾害救援医学》？并以此文代译后记。

一、我们为什么要翻译这本书

翻译本书的原因主要源于现实的需要。我国从2003年抗击SARS以来，政府层面进一步加快了对灾害应急救援体系的建设，并推动了我国灾害救援医学的发展。经党中央、国务院、中央军委批准成立的中国国际救援队（China International Search And Rescue Team，CISAR）也于2003年5月23日首次代表我国政府与人民赴阿尔及利亚执行国际救援任务，成功地营救出压埋在废墟下的受困人员，并为灾民提供紧急医疗救治服务，这种融合搜索、营救、紧急医疗于一体的新型专业化救援队伍为我国现代化救援队伍的建队起到示范作用。紧随中国国际救援队建队之后，我国军队、武警部队、地方层面多种类型的现代化灾害救援队伍如雨后春笋般快速发展起来。在日复一日、年复一年的突发公共事件应对中，各级灾害救援医学从业人员、科研与教学人员，对如何科学施救的需求越来越清晰，寻找一本系统化、专业化的《灾害救援医学》教科书来指导工作，这将是我国数以百万计从业人员的工作需要。寻找国际上最好的灾害救援医学专著一直是我们的目标。

二、我们是如何翻译这本书的

当我们在为数并不多的灾害救援医学类外文书籍

中遴选时，发现了由爱思唯尔（Elsevier）公司出版的 *Disaster Medicine*，本书的系统性、创新性、研究性三大特点给人留下了深刻的印象，使我们决心翻译这本书。众所周知，爱思唯尔医学部作为全球最大的医学信息提供商，占据了有关医学科技、医学教育和医疗保健等著作和期刊全球英语医学类出版物45%以上的市场份额，出版物被世界上多数医学院校和医疗机构所采用，很多期刊在ISI目录上名列前茅，如《柳叶刀》（*The Lancet*）、《细胞》（*Cell*）等医学杂志，受到临床一线专家教授与普通医务工作者的普遍欢迎。爱思唯尔（Elsevier）公司总部设立在荷兰阿姆斯特丹，网址为http://www.elsevier.com，在世界各地设有86个分支机构，在北京亦设有办事处。我们获得了爱思唯尔公司对本书的使用与翻译授权，并委托中国科学技术出版社办理了中译本在中国的出版授权。另外，就 *Disaster Medicine* 原著主编格雷戈里·赛奥顿（Gregory R.Ciottone）而言，他是国际公认的灾害救援医学与应急管理领域的专家，于1965年出生，毕业于马萨诸塞大学医学院，医学博士，从事急诊医学工作20多年。赛奥顿博士创立了美国第一个灾害救援医学奖学金项目并担任哈佛大学医学院灾害救援医学系主任，是30多个国家的急救医学顾问，具有雄厚的灾害救援医学功底，并具备杰出的组织才能，能把100多位学者的思想围绕着灾害救援医学这一主线集中到一本巨著里，本身就是取得了非凡的成就。全书15个篇章190个章节，由190多位学者共同完成。

翻译好本书的难度超出了我们的预料。从2007年开始，我院灾害救援医学专业的研究生导师与学生频繁地引用与查询此书，并将书中许多章节作为灾害救援医学研究与讨论的课件，许多章节被当成作业翻译了出来，由老师进行审校。此后，我们萌生了完整地翻译此书的想法，随后我们加紧了对本书的翻译，由武警部队灾害救援医学研究所郭晓、贺加贝、孙瑜三位海外留学归国学者，进行了历时一年多的修改与补译，后又委托北京外国语大学英语系冯国华教授、中国传媒大学罗青教授、中国地震局物理研究所顾建华教授等一批对灾害救援及医学英语有造旨的学者进行了审校，遂成此书，历时已过 5 年，其中艰辛自不待言。

三、我们为什么将书名定为《灾害救援医学》

作为本领域的从业者，如何将 Disaster Medicine 翻译成对应的中文才符合"信、达、雅"，既尊重中外的语言差异又方便东西方学术交流？这是我们面对的一个问题，需要反复斟酌。从字面上讲，Disaster Medicine 可直接译作"灾害医学"或"灾难医学"，我们为什么把书名定为《灾害救援医学》？我们认为应加入"救援"两字，将其翻译成为一个词组"灾害救援"，才能体现造词者的本义。原因是中文与西文中的造词习惯存在差异，翻译时需要相互校正。如救援领域里常见的英语单词 fireman，词典里一般解释是：A fireman is a person, usually a man, whose job is to put out fires. 显然经常是指"扑灭火的人"，据说由日本人首先翻译成"消防员"，在日本明治维新时代，"消防员"的翻译以和制汉语的形式传入我国，我们就接受了，并觉得符合传统的汉语构词逻辑，因此翻译很贴切。然而，fireman 分明由"火"与"人"构成，确实曾经指过"生火的人"，fireman 在英语中的本义就有"锅炉工"的意思，很显然"灭火者"与"生火者"两个对立的意思在一个英语单词中出现了，对于英语母语者而言，根据语境可以区分所指的是"消防员"还是"锅炉工"。但是，对于中国学习者来说，这种两种对立的概念用同一个词表达，必然产生混乱。由此一词的翻译可见，东西方造词的习惯不同，东西方文明都在根据行动的主体与客体的相关性造新词，但西文词汇造出的新词到底是主动还是被动关系，则未作区分，因此相反意思同见一

词的现象存在。而中文构词，注重行动的主动与被动的区分。还有一些例子可以说明这个现象。类似的英语术语还有很多，如：Disaster Planning 直译为"灾害计划"，容易让人误以为是去制造灾害的计划，其实为"灾害处置计划"；Disaster Preparation 直译为"灾害准备"，其实是针对灾害做出的"灾害救援准备"；Disaster Response 直译为"灾害反应"，其实为针对灾害做出的灾害救援响应；Disaster Law 字面上是"灾害法"，而实为"灾害应对法"。上述所有译文，如果不将原来单纯的名词补充上对应的动词，就会扰乱中国读者的构词思维。所以，我们理解 Disaster Medicine 真正的意义是"根据医学的规律去救援的科学"，主体是人，客体是灾害，手段是医学科学，因此翻译时加入人类的主体行动"救援"这个动词，译成"灾害救援医学"则语义完整准确，不会产生歧义。好在目前灾害救援医学作为一个学科已越来越为人所知，为人所用，我们译作灾害救援医学其实也是顺应了时代和历史的变迁。国内有的学者将"救援医学"从中文逆译成英文 Rescue Medicine，虽然符合中文造词习惯，但不符合英语的造词习惯。我们检索了许多词典及维基百科全书，都没有找到 Rescue Medicine 这种说法，与许多英美专业人士交流时，他们都听不懂这个词指的是什么，只有 Disaster Medicine 的说法广为人知。

由于 Disaster Medicine 是一门新兴的科学，因此许多新概念与术语的翻译在我国尚未统一。本书原著 190 个章节，涵盖了当今常见的灾难及低概率灾害事件，内容多而全，因此译书中还存在许多读者不熟悉，甚至可能引起争议的译词。由于译者水平有限，虽已竭力但疏漏之处亦难幸免，恳请读者在《中华灾害救援医学》杂志网页（http://www.cjdm.com.cn），经由反馈意见窗口，为本书译文提供宝贵意见。

最后，再次向为此书的翻译工作给予大量指导建议的国内外同行表示衷心的感谢！

主译：郑静晨

2013 年 9 月 14 日

主译者简介

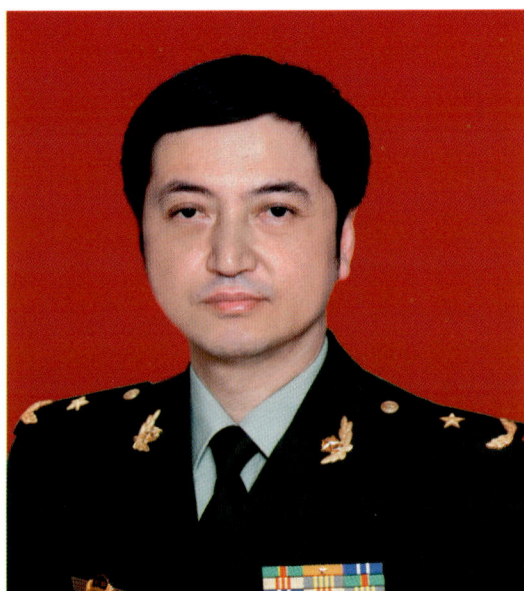

郑静晨，中国工程院院士、教授、博士生导师，武警少将警衔，武警总部后勤部副部长兼武警总医院院长。国务院应急管理专家组专家、中国国际救援队首席医疗官、中国医学救援学会副会长。先后赴美国、德国、荷兰参加国际灾害救援研究和训练，并取得联合国授予的国际救援专家资格。主编《中华灾害救援医学》杂志，主编《救援医疗（专业版）》、《救援医疗（普及版）》等救援教材12部，发表救援论文100余篇。曾荣获国家科技进步一等奖、二等奖、吴阶平医学奖、武警部队科技进步一等奖多项奖项。

2001年参与组建由国务院和中央军委批准的中国国际救援队，2011年组建由国家卫生部批准的国家应急医疗救援队，2013年组建由中国红十字会总会批准成立的中国红十字救援队。先后19次带队或组队执行印尼海啸、巴基斯坦地震、中国四川省汶川地震、海地地震等国内外重大灾害任务。根据北京奥组委批准成立的2008年奥运应急医疗队，提供奥运村应急医疗保障。荣立一等功1次、三等功5次，并荣获"中国医师奖"、"杰出救援医学专家"荣誉称号，2010年当选年度"全国优秀医院院长"。